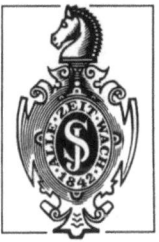

M. B. Shields G. K. Krieglstein

GLAUKOM

Grundlagen Differentialdiagnose Therapie

Mit 266 überwiegend farbigen Abbildungen, 7 Farbtafeln im Anhang
und 20 Tabellen

Springer-Verlag
Berlin Heidelberg New York
London Paris Tokyo
Hong Kong Barcelona
Budapest

Prof. Dr. M. Bruce Shields
Duke University Medical Center, Department of Ophtalmology
Durham, NC-27710, USA

Prof. Dr. Günter Karl Krieglstein
Direktor der Universitäts-Augenklinik Köln
Joseph-Stelzmann-Straße 9, 50931 Köln, BRD

Titel der amerikanischen Originalausgabe: M. Bruce Shields: Textbook of Glaucoma, 3rd Edition.
© Williams & Wilkins 1992

ISBN-13: 978-3-642-77054-8   e-ISBN-13: 978-3-642-77053-1
DOI: 10.1007/978-3-642-77053-1

Die Deutsche Bibliothek– CIP-Einheitsaufnahme
Shields, M.B.: Glaukom: Grundlagen, Differentialdiagnose, Therapie / M.B. Shields; G.K. Krieglstein.-
Berlin; Heidelberg; New York; London; Paris; Tokyo; Hong Kong; Barcelona; Budapest: Springer, 1993
    Einheitssacht.: Textbook of glaukoma <dt.>

NE: Krieglstein, Günter K. [Bearb.]

Das Werk ist urheberrechtlich geschützt. Die dadurch begründeten Rechte, insbesondere die der Übersetzung, des Nachdrucks, des Vortrags, der Entnahme von Abbildungen und Tabellen, der Funksendung, der Mikroverfilmung oder der Vervielfältigung auf anderen Wegen und der Speicherung in Datenverarbeitungsanlagen, bleiben, auch bei nur auszugsweiser Verwertung, vorbehalten. Eine Vervielfältigung dieses Werkes oder von Teilen dieses Werkes ist auch im Einzelfall nur in den Grenzen der gesetzlichen Bestimmungen des Urheberrechtsgesetzes der Bundesrepublik Deutschland vom 9. September 1965 in der jeweils geltenden Fassung zulässig. Sie ist grundsätzlich vergütungspflichtig. Zuwiderhandlungen unterliegen den Strafbestimmungen des Urheberrechtsgesetzes.

© Springer-Verlag Berlin Heidelberg 1993
Softcover reprint of the hardcover 1st edition 1993

Die Wiedergabe von Gebrauchsnamen, Handelsnamen, Warenbezeichnungen usw. in diesem Werk berechtigt auch ohne besondere Kennzeichnung nicht zu der Annahme, daß solche Namen im Sinne der Warenzeichen- und Markenschutz-Gesetzgebung als frei zu betrachten wären und daher von jedermann benutzt werden dürften.

Produkthaftung: Für Angaben über Dosierungsanweisungen und Applikationsformen kann vom Verlag keine Gewähr übernommen werden. Derartige Angaben müssen vom jeweiligen Anwender im Einzelfall anhand anderer Literaturstellen auf ihre Richtigkeit überprüft werden.

Einbandgestaltung: E. Kirchner

Datenkonvertierung, Druck und Binden: Appl, Wemding

25/3145-5 4 3 2 1 0 – Gedruckt auf säurefreiem Papier

Vorwort

M.B. Shields' "Textbook of Glaucoma" wird weltweit als "the glaucoma book" geschätzt. Seit dem Erscheinen der ersten Auflage 1982 hat der Autor mit großer Sorgfalt und der Kontinuität eines Jahrzehntes neue Wissensstoffe aufgenommen, Sekundärliteratur aktualisiert und die inhaltliche Gestaltung auf neue Konzepte der Glaukomatologie abgestimmt. Das vorliegende Lehrbuch ist die deutsche Ausgabe der 3. Auflage von M.B. Shields' "Textbook of Glaucoma". Da es sicherlich nicht klug ist, ein Standardwerk mit dieser Erfolgsanamnese in seinem Konzept zu verändern, entspricht die deutsche Ausgabe weitgehend dieser 3. Auflage. Änderungen und Ergänzungen wurden jedoch im Bereich der Untersuchungstechnologie und der medikamentösen Therapie vorgenommen, da hier für den deutschen Sprachraum spezifische Aspekte zu berücksichtigen sind.

Die überzeugende Logik zugunsten eines solchen Lehrbuches ist der Brückenschlag von der immensen Fülle wissenschaftlicher Originalliteratur – für den Nicht-Spezialisten nicht mehr überschaubar und damit nicht nutzbar – zu einer praxisrelevanten, übersichtlichen Zusammenstellung der Fortschritte auf diesem augenärztlichen Spezialgebiet. Wobei jedem der Weg zurück in die Originalliteratur offenbleibt, was durch insgesamt 4918 Literaturzitate jeweils am Ende eines Kapitels gewährleistet ist. Die Illustration eines Lehrbuches ist ein Spiegel gelebter Erfahrung seiner Autoren in diesem Fachgebiet. 265 Abbildungen und 20 Tabellen zu allen Bereichen der Glaukomatologie betonen diesen Aspekt, der auch der Anwendung von theoretischem Wissen für die tägliche Praxis in hohem Maße dienlich ist.

Die Gliederung des Buches berücksichtigt drei große Abschnitte (Grundlagen, Klinik, Therapie), die insgesamt 38 Kapitel umfassen. Jedes Kapitel wird durch eine farbig unterlegte Gliederung eingeleitet und mit einer ebenso hervorgehobenen Zusammenfassung abgeschlossen. Dies ermöglicht sowohl schnell eine gezielte Fragestellung nachzulesen (Kapitelgliederung) wie auch mit wenigen Zeilen die Essenz eines gesamten Kapitels (Zusammenfassung) zu erfassen. Eine weitgehende Gliederung innerhalb der Kapitel erleichtert in Verbindung mit der umfangreichen Bebilderung das Lesen und gewährt einen leichten, gedanklichen Einstieg an jedem Punkt des Buches.

Mein besonderer Dank gilt Frl. Monika Koch, deren Hilfe bei der Manuskriptaufbereitung unersetzlich war, Herrn Klemens Schwind/Pro Edit GmbH/Heidelberg für seinen professionellen Einsatz bei der Buchgestaltung sowie den Mitarbeitern des Springer-Verlages für stete Unterstützung.

Herzlich danken möchte ich auch meinem Freund M. Bruce Shields, Professor of Ophthalmology am Duke University Medical Center in Durham/North Carolina, der in beispielhafter Kooperativität die deutsche Ausgabe seines "Textbook of Glaucoma" gefördert und ermöglicht hat.

Köln, im Sommer 1993 *Günter K. Krieglstein*

Inhaltsübersicht

Kapitel 1. Überblick
1.1 Die sozioökonomische Bedeutung des Glaukoms 1
1.2 Definition des Glaukoms 1
1.3 Zur Verhütung der Erblindung durch Glaukom 2
Literatur 2

Teil I: Allgemeine Grundlagen

Kapitel 2. Kammerwasserdynamik I: Anatomie und Physiologie . . . 5
2.1 Der Einfluß der Kammerwasserdynamik auf den Augeninnendruck 5
2.2 Eine Übersicht der Anatomie 5
2.3 Kammerwasserproduktion 7
2.3.1 Histologie des Ziliarkörpers 7
2.3.1.1 Ziliarmuskel 7
2.3.1.2 Gefäße des Ziliarkörpers 7
2.3.1.3 Epithelien des Ziliarkörpers 9
2.3.2 Die Feinstruktur der Ziliarkörperfortsätze 9
2.3.2.1 Ziliarkörperkapillaren 9
2.3.2.2 Stroma der Ziliarkörperfortsätze 10
2.3.2.3 Epithelien der Ziliarkörperfortsätze 10
2.3.3 Theorien der Kammerwasserbildung 11
2.3.4 Umfang der Kammerwassersekretion 13
2.4 Funktion und Zusammensetzung des Kammerwassers 13
2.4.1 Funktion 13
2.4.2 Zusammensetzung 13
2.5 Der Ausstrom von Kammerwasser 15
2.5.1 Histologie der konventionellen Abflußwege 15
2.5.1.1 Skleralsporn 15
2.5.1.2 Schwalbe-Linie 15
2.5.1.3 Trabekelmaschenwerk 16
2.5.1.4 Schlemm-Kanal 17
2.5.1.5 Intrasklerale Sammelkanälchen 17
2.5.1.6 Episklerale und konjunktivale Venen 18
2.5.2 Feinstruktur des Trabekelmaschenwerkes und des Schlemm-Kanals 19
2.5.2.1 Uveales und korneosklerales Maschenwerk 19
2.5.2.2 Juxtakanalikuläres Maschenwerk 20
2.5.2.3 Die äußere Wand des Schlemm-Kanals 22
2.5.2.4 Altersabhängige Veränderungen 22
2.5.3 Unkonventionelle Abflußwege 22
2.5.3.1 Uveoskleraler Abfluß 23
2.5.3.2 Uveovortexabfluß 23

2.5.4	Der normale Abflußwiderstand für Kammerwasser	23
2.5.4.1	Abflußwiderstand im Trabekelmaschenwerk	23
2.5.4.2	Abflußwiderstand im Schlemm-Kanal	26
2.5.4.3	Abflußwiderstand in den intraskleralen Abflußkanälen	26
2.5.4.4	Abflußwiderstand in den unkonventionellen Abflußwegen	27
2.5.5	Episkleraler Venendruck	27
2.6	Zusammenfassung	27
Literatur		27

Kapitel 3. Kammerwasserdynamik II: Untersuchungsmethoden ... 34

3.1	Untersuchung der Kammerwasserproduktion	34
3.1.1	Zykloskopie	34
3.1.2	Messung der Sekretionsrate für Kammerwasser	34
3.1.2.1	Fluorophotometrie	34
3.1.2.2	Andere Methoden zur Berechnung des Kammerwassereinstromes	35
3.2	Untersuchung des Kammerwasserabstroms	35
3.2.1	Gonioskopie	35
3.2.1.1	Historischer Überblick	35
3.2.1.2	Prinzip	36
3.2.1.3	Direkte Gonioskopie	36
3.2.1.4	Indirekte Gonioskopie	37
3.2.1.5	Vergleich von direkter und indirekter Gonioskopie	39
3.2.1.6	Reinigung diagnostischer Kontaktgläser	39
3.2.1.7	Gonioskopisches Erscheinungsbild des normalen Kammerwinkels	39
3.2.1.8	Aufzeichnung gonioskopischer Befunde	41
3.2.2	Tonographie	41
3.2.2.1	Historischer Überblick	42
3.2.2.2	Mathematische Grundlage	42
3.2.2.3	Okuläre Parameter mit Einfluß auf die Tonographie	43
3.2.2.4	Technik	43
3.2.2.5	Fehlerquellen	45
3.2.2.6	Interpretation der Ergebnisse	45
3.2.2.7	Klinischer Informationswert	46
3.2.3	Die Messung des episkleralen Venendruckes	47
3.3	Zusammenfassung	47
Literatur		48

Kapitel 4. Augeninnendruck und Tonometrie ... 50

4.1	Augeninnendruck	50
4.1.1	Was ist normal?	50
4.1.2	Die Verteilung in der Allgemeinbevölkerung	50
4.1.3	Faktoren mit langfristigem Einfluß auf den Augeninnendruck	51
4.1.4	Faktoren mit kurzfristigem Einfluß auf den Augeninnendruck	52
4.2	Tonometer und Tonometrie	56
4.2.1	Klassifikation der Tonometer	56
4.2.1.1	Indentationstonometer	56
4.2.1.2	Applanationstonometer	57
4.2.1.3	Nonkontakttonometer	57
4.2.2	Schiötz-Indentationstonometrie	57
4.2.2.1	Beschreibung des Tonometers	57
4.2.2.2	Prinzip der Indentationstonometrie	57
4.2.2.3	Technik	58
4.2.2.4	Fehlerquellen	59

4.2.2.5	Elektronische Indentationstonometer	60
4.2.3	Goldmann-Applanationstonometrie	60
4.2.3.1	Grundprinzip	60
4.2.3.2	Beschreibung des Tonometers	61
4.2.3.3	Meßtechnik	61
4.2.3.4	Meßfehler	62
4.2.3.5	Desinfektion des Goldmann-Tonometer	63
4.2.4	Andere Applanationstonometer mit variabler Applanationskraft	64
4.2.4.1	Handapplanationstonometer nach dem Goldmann-Prinzip	64
4.2.4.2	Mackay-Marg-Tonometer	64
4.2.4.3	Tonometer nach dem Mackay-Marg-Prinzip	65
4.2.4.4	Pneumatische Tonometer (Pneumotonometer)	66
4.2.5	Maklakov-Applanationstonometer	66
4.2.6	Nonkontakttonometer	67
4.2.7	Andere Tonometer	68
4.2.8	Vergleich der verschiedenen Tonometer	69
4.2.8.1	Vergleich mit dem Goldmann-Tonometer bei Augen mit regulärer Hornhautstruktur	69
4.2.8.2	Tonometrie bei Hornhautpathologie	71
4.2.8.3	Tonometrie auf weichen Kontaktlinsen	71
4.2.8.4	Tonometrie bei Augen mit einer Gastamponade	72
4.2.8.5	Tonometrie an Tieraugen	72
4.3	Zusammenfassung	72
Literatur		73

Kapitel 5. Papille und peripapilläre Retina 79

5.1	Anatomie und Histologie	79
5.1.1	Terminologie	79
5.1.2	Allgemeine Beschreibung	79
5.1.3	Aufbau der Papille	80
5.1.4	Gefäßversorgung	80
5.1.5	Astrogliales Stützgewebe	82
5.1.6	Kollagenes Stützgewebe	82
5.1.7	Axone der Papille	83
5.2	Pathogenese der glaukomatösen Papillenatrophie	85
5.2.1	Theorien	85
5.2.2	Argumente und Belege	85
5.2.2.1	Anatomische und histopathologische Studien	85
5.2.2.2	Untersuchungen zur Durchblutung	87
5.2.2.3	Fluoreszenzangiographische Befunde	87
5.2.2.4	Veränderungen des axoplasmatischen Flusses	88
5.2.2.5	Elektrophysiologische Studien	90
5.2.2.6	Vergleich mit nicht-glaukomatösen Papillenveränderungen	90
5.2.3	Schlußfolgerungen	91
5.3	Klinisches Erscheinungsbild der glaukomatösen Papille	91
5.3.1	Morphologie der normalen Papille	91
5.3.1.1	Allgemeine Kennzeichen	91
5.3.1.2	Die physiologische Exkavation	92
5.3.1.3	Der physiologische neuroretinale Randsaum	95
5.3.1.4	Die physiologische peripapilläre Netzhaut	96
5.3.2	Morphologie der glaukomatösen Papille	97
5.3.2.1	Schädigungsmuster der glaukomatösen Papille	97
5.3.2.2	Gefäßzeichen der glaukomatösen Papillenschädigung	101

5.3.2.3	Peripapilläre Veränderungen bei der glaukomatösen Papillenatrophie	104
5.3.2.4	Reversibilität der glaukomatösen Exkavation	104
5.4	Differentialdiagnose der glaukomatösen Optikusatrophie	105
5.4.1	Normvarianten	105
5.4.2	Entwicklungsbedingte Anomalien	105
5.4.3	Nicht-glaukomatöse Ursachen der erworbenen Exkavation	106
5.5	Klinische Untersuchungsmethoden zur Beurteilung der Papille	106
5.5.1	Methoden der Beurteilung und Dokumentation in der Praxis	106
5.5.2	Photographische und andere Prüfmethoden	107
5.6	Automatisierte Bildanalyse der Papille	108
5.6.1	Instrumente	108
5.6.2	Beurteilung der Instrumente	111
5.6.3	Klinische Anwendung	111
5.7	Zusammenfassung	111
Literatur		112

Kapitel 6. Visuelle Funktion bei Glaukom 120

6.1	Das normale Gesichtsfeld	120
6.2	Glaukomatöse Veränderungen	122
6.2.1	Diffuser Gesichtsfeldschaden	122
6.2.2	Andere Nachweismethoden einer diffusen Schädigung der visuellen Funktion bei Glaukom	123
6.2.2.1	Farbsinn	123
6.2.2.2	Kontrastempfindlichkeit	123
6.2.2.3	Elektrophysiologische Studien	124
6.2.2.4	Verschiedene Untersuchungsmethoden	125
6.2.3	Nervenfaserbündelausfälle	125
6.2.3.1	Streuung	125
6.2.3.2	Bogenförmige Gesichtsfeldausfälle	127
6.2.3.3	Differentialdiagnose von Bogenskotomen	127
6.2.3.4	Nasaler Gesichtsfeldeinbruch	127
6.2.3.5	Vertikaler Gesichtsfeldsprung	128
6.2.3.6	Temporaler Sektorausfall	128
6.2.3.7	Zum Wert der Untersuchung des peripheren Gesichtsfeldes	128
6.2.3.8	Fortgeschrittene Gesichtsfeldausfälle	128
6.2.4	Gesichtsfeldveränderungen bei Normaldruckglaukom	129
6.2.5	Gesichtsfeldveränderungen bei akuter Augeninnendrucksteigerung	129
6.2.6	Reversibilität glaukomatöser Gesichtsfeldausfälle	129
6.2.7	Korrelation von Papillen- und Gesichtsfeldbefunden	129
6.3	Untersuchungsmethoden und Geräte für die Prüfung des Gesichtsfeldes	130
6.3.1	Grundprinzipien	130
6.3.1.1	Kinetische Untersuchungsmethoden	131
6.3.1.2	Statische Untersuchungsmethoden	131
6.3.1.3	Prüfmarken	132
6.3.1.4	Darbietung der Prüfmarken	133
6.3.1.5	Hintergrundleuchtdichte	134
6.3.1.6	Physiologische Faktoren mit Einfluß auf das Gesichtsfeld	134
6.3.1.7	Psychologische Faktoren mit Einfluß auf das Gesichtsfeld	135
6.3.2	Manuelle Perimetrie	135
6.3.2.1	Tangentenskala	135
6.3.2.2	Bogen- und Kugelperimeter	136

6.3.2.3	Spezielle Methoden	137
6.3.2.4	Aufzeichnung und Bewertung manueller Gesichtsfelddaten	139
6.3.3	Automatisierte Perimetrie	139
6.3.3.1	Warum Automatisierung?	139
6.3.3.2	Klassifikation automatisierter Perimeter	139
6.3.3.3	Technische Ausstattung	140
6.3.3.4	Prüfstrategien	141
6.3.3.5	Interpretation der Gesichtsfeldbefunde	143
6.3.3.6	Vergleich spezieller automatischer Perimeter	144
6.4	Zusammenfassung	146
Literatur		146

Kapitel 7. Glaukomscreening . . . 153
7.1	Probleme der Reihenuntersuchung	153
7.2	Screeningmethoden	154
7.2.1	Tonometrie	154
7.2.2	Beurteilung von Papille und peripapillärer Netzhaut	155
7.2.3	Prüfung der visuellen Funktion	155
7.3	Risikogruppen	156
7.4	Ort der Reihenuntersuchung	156
7.5	Verlaufskontrolle	156
7.6	Rechtliche Aspekte	157
7.7	Zusammenfassung	157
Literatur		157

Teil II: Klinische Glaukomformen

Kapitel 8. Klassifikation . . . 161
8.1	Klassifikation nach Ätiologien	161
8.2	Klassifikation nach Mechanismen der Augendrucksteigerung	162
8.2.1	Offenwinkelglaukome	163
8.2.2	Winkelblockglaukome	164
8.3	Zusammenfassung	164
Literatur		164

Kapitel 9. Primäres Offenwinkelglaukom . . . 165
9.1	Terminologie	165
9.1.1	Die Bedeutung des Augeninnendruckes	165
9.1.2	Okuläre Hypertension	166
9.1.3	Normaldruckglaukom	166
9.2	Epidemiologie	167
9.2.1	Häufigkeit innerhalb der Glaukome	167
9.2.2	Prävalenz in der Allgemeinbevölkerung	167
9.2.3	Inzidenz bei okulärer Hypertension	167
9.2.4	Auftreten der Gesichtsfeldausfälle	168
9.3	Risikofaktoren	168
9.3.1	Allgemeine Charakteristika der Patienten	168
9.3.2	Klinische Befunde	170
9.4	Normaldruckglaukom	171
9.4.1	Klinische Unterschiede	171
9.4.2	Mögliche Ursachen des Normaldruckglaukoms	172
9.4.3	Differentialdiagnose	173

9.5	Zusätzliche Untersuchungsmethoden	173
9.5.1	Tonographie	173
9.5.2	Wassertrinkversuch	173
9.5.3	Mydriasistest	174
9.5.4	Therapieversuche	174
9.5.5	Wirkung lokaler Steroidgabe	175
9.5.6	Effekt des Augeninnendruckes auf die visuelle Funktion	175
9.5.7	Andere publizierte Testmethoden	175
9.6	Theorien zur Ätiologie	176
9.6.1	Histopathologische Befunde	176
9.6.2	Einfluß des Kammerwassers	177
9.6.3	Kortikosteroidsensitivität	177
9.6.4	Immunologische Studien	180
9.7	Behandlung	180
9.7.1	Wann behandeln?	180
9.7.2	Wie behandeln?	181
9.7.3	Behandlung des Normaldruckglaukoms	183
9.8	Zusammenfassung	183
Literatur		184

Kapitel 10. Primäres Winkelblockglaukom 191

10.1	Terminologie	191
10.1.1	Pupillarblockglaukom	191
10.1.2	Plateauiris	192
10.1.3	Kombinationsformen	192
10.2	Epidemiologie	192
10.3	Klinische Befunde	193
10.3.1	Risikofaktoren	193
10.3.1.1	Allgemeine Charakteristika der Patienten	193
10.3.1.2	Ophthalmologische Befunde	194
10.3.2	Provokationstests	197
10.3.2.1	Mydriasistest	198
10.3.2.2	Dunkelzimmertest	198
10.3.2.3	Bauchlagentest	198
10.3.2.4	Pilokarpin-Phenylephrin-Test	198
10.3.2.5	Andere Provokationsmethoden	198
10.3.3	Prädisponierende Faktoren	199
10.3.3.1	Mydriasis begünstigende Einflüsse	199
10.3.3.2	Miosis begünstigende Einflüsse	199
10.3.4	Symptome des akuten Winkelblockglaukoms	200
10.3.4.1	Subakutes Winkelblockglaukom	200
10.3.4.2	Akutes Winkelblockglaukom	200
10.3.4.3	Chronisches Winkelblockglaukom	200
10.3.5	Klinische Befunde während eines akuten Glaukomanfalls	200
10.4	Theorien zum Pathomechanismus	202
10.4.1	Relativer Pupillarblock	202
10.4.2	Plateauiris	203
10.4.3	Chronisches Winkelblockglaukom	204
10.5	Differentialdiagnose	204
10.5.1	Offenwinkelglaukome	204
10.5.2	Sekundäre Winkelblockglaukome	204
10.6	Therapie	205
10.6.1	Medikamentöse Therapie	205

10.6.2	Operative Therapie	205
10.7	Zusammenfassung	207
Literatur		207

Kapitel 11. Primäres kongenitales Glaukom 211
11.1	Terminologie	211
11.1.1	Klassifikation der kindlichen Glaukome	211
11.1.2	Klassifikation der primär kongenitalen Glaukome	211
11.2	Allgemeine Aspekte	212
11.2.1	Häufigkeit	212
11.2.2	Manifestationsalter	212
11.2.3	Heredität	212
11.2.4	Rasse	212
11.3	Klinische Befunde	212
11.3.1	Anamnese	213
11.3.2	Vordere Augenabschnitte	213
11.3.3	Refraktionsfehler	213
11.3.4	Tonometrie	214
11.3.5	Spaltlampenuntersuchung	214
11.3.6	Gonioskopie	215
11.3.7	Ophthalmoskopie	216
11.3.8	Perimetrie	217
11.3.9	Sehschärfe	217
11.3.10	Ultrasonographie	217
11.4	Ätiologie	217
11.4.1	Physiologische Entwicklung des vorderen Augensegmentes	217
11.4.1.1	Embryologie	217
11.4.2	Theorien zur Entwicklungsstörung des Kammerwinkels beim primär kongenitalen Glaukom	219
11.5	Differentialdiagnose	220
11.5.1	Epiphora	220
11.5.2	Hornhautveränderungen	221
11.5.3	Andere Glaukome in der Kindheit	221
11.6	Behandlung	221
11.6.1	Medikamentöse Therapie	221
11.6.2	Chirurgie	221
11.6.3	Postoperative Betreuung	222
11.7	Zusammenfassung	223
Literatur		223

Kapitel 12. Entwicklungsbedingte Glaukome mit weiteren Anomalien . . . 225
12.1	Allgemeine Terminologie	225
12.2	Axenfeld-Rieger-Syndrom	226
12.2.1	Terminologie	226
12.2.2	Allgemeine Merkmale	226
12.2.3	Ophthalmologische Befunde	226
12.2.3.1	Hornhaut	226
12.2.3.2	Kammerwinkel	228
12.2.3.3	Iris	229
12.2.3.4	Weitere Anomalien des Auges	230
12.2.3.5	Glaukom	230

12.2.4	Allgemeine Merkmale	230
12.2.5	Histopathologische Befunde	231
12.2.6	Theorien zum Pathomechanismus	232
12.2.7	Differentialdiagnose	233
12.2.7.1	Iridokorneal-endotheliales Syndrom (ICE-Syndrom)	233
12.2.7.2	Posteriore polymorphe Hornhautdystrophie	233
12.2.7.3	Peters-Anomalie	233
12.2.7.4	Aniridie	234
12.2.7.5	Kongenitale Irishypoplasie	234
12.2.7.6	Okulodentodigitale Dysplasie	234
12.2.7.7	Ektopie von Linse und Pupille	234
12.2.7.8	Kongenitales Ectropium uveae	234
12.2.8	Behandlung	235
12.3	Peters-Anomalie	235
12.3.1	Allgemeine Merkmale	235
12.3.2	Klinisch-pathologische Befunde	235
12.3.3	Glaukom bei Peters-Anomalie	236
12.3.4	Differentialdiagnose	236
12.3.4.1	Andere Ursachen einer zentralen Hornhauttrübung bei Kindern	236
12.3.4.2	Keratoconus posterior	237
12.3.4.4	Kongenitale Hornhautleukome und Hornhautstaphylome	237
12.3.5	Behandlung	237
12.4	Aniridie	237
12.4.1	Allgemeine Merkmale	237
12.4.2	Klinisch-pathologische Befunde	238
12.4.2.1	Iris	238
12.4.2.2	Hornhaut	238
12.4.2.3	Linse	238
12.4.2.4	Foveahypoplasie	238
12.4.2.5	Andere okuläre und allgemeine Fehlbildungen	240
12.4.3	Glaukom bei Aniridie	240
12.4.4	Behandlung des Glaukoms	240
12.5	Weitere Syndrome mit Glaukom	241
12.5.1	Loewe-Syndrom (okulozerebrorenales Syndrom)	241
12.5.2	Chromosomenanomalien	241
12.5.2.1	Trisomie 21 (Down-Syndrom)	241
12.5.2.2	Trisomie-D-(13–15)-Syndrom	241
12.5.2.3	Trisomie 18 (Edwards-Syndrom)	242
12.5.2.4	Turner-Syndrom (X0-Syndrom)	242
12.5.3	Stickler-Syndrom	242
12.5.4	Zellweger-Syndrom	242
12.5.5	Hallermann-Streiff-Syndrom	242
12.5.6	Rubenstein-Taybi-Syndrom	242
12.5.7	Okulodentodigitale Dysplasie	242
12.5.8	Mukopolysaccharidosen	242
12.5.9	Zystinose	243
12.5.10	Prader-Willi-Syndrom	243
12.5.11	Waardenburg-Syndrom	243
12.5.12	Cockayne-Syndrom	243
12.5.13	Fetales Alkoholsyndrom	243
12.6	Zusammenfassung	243
Literatur		244

Kapitel 13. Glaukom bei Erkrankungen des Hornhautendothels 247
13.1 Iridokorneal-endotheliales Syndrom 248
13.1.1 Terminologie 248
13.1.1.1 Progressive Irisatrophie 248
13.1.1.2 Chandler-Syndrom 248
13.1.1.3 Cogan-Reese-Syndrom 248
13.1.2 Allgemeine Merkmale 249
13.1.3 Klinisch-pathologische Befunde 249
13.1.3.1 Hornhautveränderungen 249
13.1.3.2 Kammerwinkelveränderungen 252
13.1.3.3 Irisveränderungen 253
13.1.4 Theorien zum Pathomechanismus 254
13.1.5 Differentialdiagnose 255
13.1.5.1 Hornhautendothelerkrankungen 256
13.1.5.2 Iriserkrankungen mit Auflösung der Irisstruktur 256
13.1.5.3 Noduläre Irisveränderungen 256
13.1.6 Behandlung 257
13.2 Posteriore polymorphe Hornhautdystrophie 257
13.2.1 Allgemeine Merkmale 257
13.2.2 Klinisch-pathologische Befunde 257
13.2.2.1 Hornhautveränderungen 257
13.2.2.2 Kammerwinkel- und Irisveränderungen 257
13.2.3 Theorien zum Pathomechanismus 258
13.2.4 Differentialdiagnose 259
13.2.5 Behandlung 259
13.3 Fuchs-Endotheldystrophie 259
13.3.1 Terminologie und klinisch-pathologische Befunde 259
13.3.1.1 Cornea guttata 259
13.3.1.2 Fuchs-Endotheldystrophie 260
13.3.2 Auftreten von Glaukom 261
13.3.2.1 Einfluß des Augeninnendruckes auf das Hornhautendothel 261
13.3.2.2 Cornea guttata und Kammerwasserabfluß 261
13.3.2.3 Fuchs-Endotheldystrophie und Glaukom 261
13.3.3 Behandlung 261
13.4 Zusammenfassung 261
Literatur 262

Kapitel 14. Glaukom bei Erkrankungen der Iris 264
14.1 Pigmentglaukom 264
14.1.1 Terminologie 264
14.1.2 Allgemeine Merkmale 265
14.1.3 Klinische Befunde 266
14.1.3.1 Spaltlampenbiomikroskopische Befunde 266
14.1.3.2 Gonioskopiebefunde 267
14.1.3.3 Fundusbefunde 267
14.1.3.4 Verlauf des Glaukoms 267
14.1.4 Theorien zum Pathomechanismus 269
14.1.4.1 Mechanismus der Pigmentdispersion 269
14.1.4.2 Mechanismus der Augeninnendrucksteigerung 269
14.1.5 Differentialdiagnose 271
14.1.6 Behandlung 271
14.2 Iridoschisis 271
14.2.1 Allgemeine Kennzeichen 271

14.2.2	Klinisch-pathologische Befunde	271
14.2.3	Pathomechanismus des Glaukoms	272
14.2.4	Differentialdiagnose	272
14.2.5	Behandlung	273
14.3	Zusammenfassung	273
Literatur		273

Kapitel 15. Glaukom bei Linsenerkrankungen 275

15.1	Exfoliationssyndrom	275
15.1.1	Terminologie	275
15.1.1.1	Kapselabschilferung	275
15.1.1.2	Exfoliationssyndrom	275
15.1.2	Epidemiologie	276
15.1.3	Allgemeine Merkmale	276
15.1.4	Klinische Befunde	277
15.1.4.1	Linsenveränderungen	277
15.1.4.2	Irisveränderungen	278
15.1.4.3	Andere Spaltlampenbefunde	278
15.1.4.4	Gonioskopische Befunde	278
15.1.4.5	Verlauf der Glaukomerkrankung	279
15.1.5	Histopathologische Befunde und Theorien zum Pathomechanismus	280
15.1.5.1	Exfoliationsmaterial	280
15.1.5.2	Mechanismus der Pigmentdispersion	281
15.1.5.3	Pathomechanismus des Glaukoms	281
15.1.6	Differentialdiagnose	281
15.1.6.1	Kapselabschilferung	281
15.1.6.2	Primäre Amyloidose	281
15.1.6.3	Pigmentdispersion	282
15.1.7	Behandlung	282
15.1.7.1	Glaukom	282
15.1.7.2	Katarakt	282
15.2	Glaukom bei Linsendislokation	282
15.2.1	Terminologie	282
15.2.2	Klinische Formen der Ectopia lentis	283
15.2.2.1	Traumatische Linsendislokation	283
15.2.2.2	Ectopia lentis simplex	283
15.2.2.3	Ectopia lentis et pupillae	283
15.2.2.4	Marfan-Syndrom	284
15.2.2.5	Homozystinurie	284
15.2.2.6	Weill-Marchesani-Syndrom	284
15.2.2.7	Spontane Linsendislokation	284
15.2.2.8	Andere Erkrankungen mit begleitender Ectopia lentis	284
15.2.3	Pathogenese des Glaukoms	284
15.2.3.1	Pupillarblock	285
15.2.3.2	Phakolytisches Glaukom	285
15.2.3.3	Trauma	285
15.2.4	Behandlung	285
15.2.4.1	Pupillarblock	285
15.2.4.2	Phakolytisches Glaukom	286
15.2.4.3	Chronische Glaukome	286
15.3	Glaukom bei Katarakt	286
15.3.1	Phakolytisches Glaukom (Linsenproteinglaukom)	286
15.3.1.1	Terminologie	286

15.3.1.2	Klinische Befunde	286
15.3.1.3	Theorien zum Pathomechanismus	286
15.3.1.4	Differentialdiagnose	287
15.3.1.5	Behandlung	287
15.3.2	Glaukom durch Linsenpartikel	288
15.3.2.1	Terminologie	288
15.3.2.2	Klinische Befunde	288
15.3.2.3	Theorien zum Pathomechanismus	288
15.3.2.4	Differentialdiagnose	288
15.3.2.5	Behandlung	288
15.3.3	Phakoanaphylaxie	288
15.3.3.1	Terminologie	288
15.3.3.2	Klinische Befunde	289
15.3.3.4	Theorien zum Pathomechanismus	289
15.3.3.5	Differentialdiagnose	289
15.3.3.6	Behandlung	289
15.3.4	Intumeszente Linse	289
15.4	Zusammenfassung	289
Literatur		290

Kapitel 16. Glaukom bei Erkrankungen der Netzhaut, des Glaskörpers und der Aderhaut 294

16.1	Neovaskuläres Glaukom	294
16.1.1	Terminologie	294
16.1.2	Für Rubeosis iridis prädisponierende Faktoren	294
16.1.2.1	Diabetische Retinopathie	295
16.1.2.2	Retinale Gefäßverschlüsse	295
16.1.2.3	Andere retinale Erkrankungen	296
16.1.2.4	Andere Augenerkrankungen	296
16.1.2.5	Extraokuläre Gefäßerkrankungen	296
16.1.3	Theorien zur Gefäßneubildung	296
16.1.3.1	Retinale Ischämie	296
16.1.3.2	Angiogene Faktoren	297
16.1.3.3	Chronische Dilatation von Blutgefäßen des Auges	298
16.1.3.4	Vasoinhibitorische Faktoren	298
16.1.4	Klinisch-pathologischer Verlauf	298
16.1.4.1	Prärubeotisches Stadium	298
16.1.4.2	Präglaukomatöses Stadium (Rubeosis iridis)	299
16.1.4.3	Offenwinkelglaukomstadium	300
16.1.4.4	Winkelblockglaukomstadium	301
16.1.5	Differentialdiagnose	302
16.1.6	Behandlung	303
16.1.6.1	Panretinale Photokoagulation	303
16.1.6.2	Panretinale Kryotherapie	303
16.1.6.3	Goniophotokoagulation	304
16.1.6.4	Medikamentöse Behandlung	304
16.1.6.5	Zyklodestruktive Behandlungsmethoden	304
16.1.6.6	Filtrationschirurgie	304
16.1.6.7	Andere operative Methoden	305
16.2	Änderungen des Augeninnendruckes bei Netzhautablösung	305
16.2.1	Erniedrigter Augeninnendruck und Netzhautablösung	305
16.2.2	Glaukome bei Netzhautablösung	305
16.2.2.1	Primäres Offenwinkelglaukom und Netzhautablösung	305

16.2.2.2	Pigmentglaukom und Netzhautablösung	306
16.2.2.3	Glaukom sekundär auf eine rhegmatogene Amotio retinae (Schwartz-Syndrom)	306
16.2.2.4	Glaukom sekundär auf andere Formen der Netzhautablösung	307
16.3	Winkelblockglaukome bei Erkrankungen der Netzhaut, des Glaskörpers und der Aderhaut	307
16.3.1	Zentralvenenthrombose	307
16.3.2	Hämorrhagische Netzhaut- oder Aderhautabhebung	307
16.3.3	Ziliochoroidale Effusion	307
16.3.3.1	Nanophthalmus	307
16.3.3.2	Ureales Effusionssyndron	308
16.3.3.3	Andere Ursachen der ziliochoroidalen Effusion	308
16.3.4	Frühgeborenenretinopathie (retrolentale Fibroplasie)	308
16.3.5	Persistierender hyperplastischer primärer Glaskörper	309
16.3.6	Retinale Dysplasie	309
16.4	Retinitis pigmentosa	309
16.5	Zusammenfassung	309
Literatur		310

Kapitel 17. Glaukom bei erhöhtem episkleralen Venendruck 315

17.1	Episkleraler Venendruck	315
17.2	Allgemeine Kennzeichen des erhöhten episkleralen Venendruckes	315
17.2.1	Äußere Augenabschnitte	315
17.2.1.1	Augeninnendruck	315
17.2.1.2	Gonioskopie	315
17.2.1.3	Tonographie	316
17.3	Klinische Formen des erhöhten episkleralen Venendruckes	316
17.3.1	Venöse Abflußstörung	316
17.3.1.1	Thyreogene Ophthalmopathie	316
17.3.1.2	Vena-cava-superior-Syndrom	317
17.3.2	Arteriovenöse Fistel	317
17.3.2.1	Karotis-Sinus-cavernosus-Fisteln	317
17.3.2.2	Orbitavarizen	318
17.3.2.3	Sturge-Weber-Syndrom	318
17.3.3	Idiopathische episklerale Venendrucksteigerungen	318
17.4	Pathomechanismen des Sekundärglaukoms	318
17.4.1	Direkter Effekt	319
17.4.2	Abflußwiderstand	319
17.4.3	Akuter Kammerwinkelverschluß	319
17.4.4	Neovaskuläres Glaukom	319
17.5	Behandlung	319
17.6	Zusammenfassung	320
Literatur		320

Kapitel 18. Glaukom bei intraokularen Tumoren 322

18.1	Primäre Melanome der Uvea	322
18.1.1	Melanome der Uvea anterior	324
18.1.1.1	Klinische Bilder und Pathomechanismen des Sekundärglaukoms	324
18.1.1.2	Differentialdiagnose	326
18.1.2	Melanome der Chorioidea	326
18.1.3	Additive Diagnostik	327
18.1.3.1	Ultrasonographie	327
18.1.3.2	Aufnahme von radioaktivem Phosphor	327

18.1.3.3	Fluoreszenzangiographie der Iris	327
18.1.3.4	Zytopathologische Untersuchungen	328
18.1.3.5	Gefrierschnittdiagnostik	328
18.1.4	Prognose	328
18.1.5	Behandlung	329
18.2	Maligne Allgemeinerkrankungen	329
18.2.1	Karzinommetastasen	329
18.2.2	Melanommetastasen	330
18.2.3	Leukämien	331
18.2.4	Andere Neoplasien	331
18.2.4.1	Lymphome	331
18.2.4.2	Histiozytose X	331
18.2.4.3	Multiple Myelome	331
18.3	Tumoren des Auges in der Kindheit	331
18.3.1	Retinoblastom	331
18.3.1.1	Häufigkeit des Glaukoms	331
18.3.1.2	Pathomechanismus des Glaukoms	332
18.3.1.3	Differentialdiagnose	332
18.3.1.4	Behandlung	332
18.3.2	Juveniles Xanthogranulom	332
18.3.3	Medulloepitheliom	332
18.4	Benigne Tumoren der Uvea anterior	332
18.4.1	Irisnävi	333
18.4.2	Zysten	333
18.4.3	Melanozytome	333
18.4.4	Melanosen	333
18.4.5	Adenome	333
18.4.6	Leiomyome	334
18.5	Phakomatosen	334
18.5.1	Sturge-Weber-Syndrom (enzephalotrigeminale Angiomatose)	334
18.5.1.1	Allgemeine Befunde	334
18.5.1.2	Okuläre Befunde	334
18.5.1.3	Theorien zum Pathomechanismus des Glaukoms	335
18.5.1.4	Behandlung	335
18.5.2	Neurofibromatose von Recklinghausen	335
18.5.2.1	Allgemeine Merkmale	335
18.5.2.2	Okuläre Befunde	335
18.5.2.3	Behandlung	336
18.5.3	Angiomatose Hippel-Lindau	336
18.5.4	Naevus Ota (okulodermale Melanozytose)	336
18.5.4.1	Allgemeine Merkmale	336
18.5.4.2	Glaukom	336
18.5.4.3	Behandlung	337
18.6	Zusammenfassung	337
Literatur		338

Kapitel 19. Glaukom bei entzündlichen Augenerkrankungen 341

19.1	Iridozyklitis	341
19.1.1	Terminologie	341
19.1.1.1	Akute Iridozyklitis	341
19.1.1.2	Subakute Iridozyklitis	341
19.1.1.3	Chronische Iridozyklitis	341
19.1.2	Klinische Formen von Iridozyklitis und Glaukom	342

19.1.2.1	Akute Uveitis anterior	342
19.1.2.2	Sarkoidose	343
19.1.2.3	Juvenile rheumatoide Arthritis	344
19.1.2.4	Spondylitis ankylosans (Marie-Strümpell-Erkrankung)	345
19.1.2.5	Pars Planitis (chronische Zyklitis)	345
19.1.2.6	Glaukomatozyklitische Krise (Posner-Schlossmann-Syndrom)	346
19.1.2.7	Fuchs-Heterochromiezyklitis	346
19.1.2.8	Morbus Behçet	347
19.1.2.9	Reiter-Syndrom	348
19.1.2.10	Glaukom mit entzündlichen Präzipitaten auf dem Trabekelmaschenwerk (Grant-Syndrom)	348
19.1.2.11	Epidemische Wassersucht	348
19.1.2.12	Infektionskrankheiten	348
19.1.3	Theorien zum Pathomechanismus des Glaukoms	349
19.1.3.1	Kammerwassersekretion	350
19.1.3.2	Abflußleichtigkeit	350
19.1.4	Behandlung	350
19.1.4.1	Entzündung	351
19.1.4.2	Glaukom	351
19.2	Andere Formen der okulären Entzündung	352
19.2.1	Choroiditis und Retinitis	352
19.2.1.1	Vogt-Koyanagi-Harada-Syndrom	352
19.2.1.2	Sympathische Ophthalmie	352
19.2.1.3	Zytomegalieretinitis	352
19.2.1.4	Toxokariasis	352
19.2.2	Keratitis	352
19.2.2.1	Interstitielle Keratitis	352
19.2.2.2	Herpes-simplex-Keratouveitis	353
19.2.2.3	Herpes-zoster-Keratouveitis	353
19.2.2.4	Adenovirus Typ 10	353
19.2.3	Skleritis	353
19.2.4	Episkleritis	354
19.3	Zusammenfassung	354
Literatur		355

Kapitel 20. Steroidglaukom ... 358

20.1	Geschichtlicher Überblick	358
20.2	Klinische Befunde	358
20.3	Theorien zum Pathomechanismus	359
20.4	Prävention	360
20.4.1	Patientenkriterien	360
20.4.2	Medikamentenauswahl	360
20.4.2.1	Applikationsart	360
20.4.2.2	Relativer augendrucksteigernder Effekt lokaler Steroide	361
20.5	Behandlung	362
20.6	Zusammenfassung	362
Literatur		362

Kapitel 21. Glaukom bei intraokularen Blutungen ... 365

21.1	Glaukom bei Hyphäma	365
21.1.1	Stumpfes Augentrauma	365
21.1.1.1	Allgemeine Aspekte	365
21.1.1.2	Komplikationen	365

21.1.1.3	Behandlung	367
21.1.2	Perforierende Verletzungen	369
21.1.3	Hyphäma bei intraokularen Eingriffen	369
21.1.4	Spontane Hyphämata	370
21.1.4.1	Intraokulare Tumoren	370
21.1.4.2	Neovaskularisation	370
21.1.4.3	Gefäßknäuel am Pupillarsaum	370
21.2	Glaukom bei älterer intraokularer Blutung	370
21.2.1	„Ghost-cell"-Glaukom	370
21.2.1.1	Theorien zum Pathomechanismus	370
21.2.1.2	Spezifische Ursachen	371
21.2.1.3	Klinische Befunde	372
21.2.1.4	Differentialdiagnose	372
21.2.1.5	Behandlung	372
21.2.2	Hämolytisches Glaukom	373
21.2.3	Hämosiderotisches Glaukom	373
21.3	Zusammenfassung	373
	Literatur	373

Kapitel 22. Glaukom bei Augenverletzungen ... 377

22.1	Kontusionsverletzungen	377
22.1.1	Allgemeine Aspekte	377
22.1.2	Klinische Befunde	377
22.1.3	Pathomechanismus des Glaukoms	377
22.1.4	Behandlung des Glaukoms	380
22.2	Perforierende Verletzungen	380
22.2.1	Allgemeine Aspekte	380
22.2.2	Pathomechanismus des Glaukoms	381
22.2.3	Behandlung des Glaukoms	381
22.3	Verätzungen	382
22.4	Bestrahlungsschäden	382
22.5	Zusammenfassung	382
	Literatur	382

Kapitel 23. Glaukom nach Augenoperationen ... 384

23.1	Malignes Glaukom (Ziliarblockglaukom)	384
23.1.1	Terminologie	384
23.1.2	Klinische Formen	384
23.1.2.1	Klassisches malignes Glaukom	385
23.1.2.2	Malignes Glaukom bei Aphakie	385
23.1.2.3	Malignes Glaukom bei Pseudophakie	385
23.1.2.4	Malignes Glaukom durch Miotika	385
23.1.2.5	Malignes Glaukom bei intraokularer Entzündung	385
23.1.2.6	Malignes Glaukom bei Netzhauterkrankungen	385
23.1.2.7	Spontanes malignes Glaukom	385
23.1.3	Theorien zum Pathomechanismus	386
23.1.3.1	Kammerwasserfluß nach posterior	386
23.1.3.2	Erschlaffung der Zonulafasern	387
23.1.4	Differentialdiagnose	387
23.1.4.1	Pupillarblockglaukom	387
23.1.4.2	Aderhautabhebungen	388
23.1.4.3	Suprachoroidale Blutung	388
23.1.5	Behandlung	388

23.1.5.1	Medikamentös	388
23.1.5.2	Operativ	389
23.1.5.3	Behandlung des Partnerauges	390
23.2	Glaukom bei Aphakie oder Pseudophakie	390
23.2.1	Terminologie	390
23.2.2	Inzidenz	390
23.2.2.1	Aphakie	390
23.2.2.2	Pseudophakie	390
23.2.3	Pathomechanismen der Augeninnendrucksteigerung	391
23.2.3.1	Verformung des Kammerwinkels	391
23.2.3.2	Einfluß von α-Chymotrypsin	392
23.2.3.3	Einfluß viskoelastischer Substanzen	392
23.2.3.4	Entzündung und Blutung	393
23.2.3.5	Pigmentdispersion	393
23.2.3.6	Glaskörperprolaps in die Vorderkammer	394
23.2.3.7	Pupillarblock	394
23.2.3.8	Kammerwinkelsynechien und/oder Trabekelschaden	395
23.2.3.9	Epithelinvasion	396
23.2.3.10	Fibröse Proliferation	396
23.2.3.11	Melanozytäre Proliferation	397
23.2.3.12	Neodym:YAG-Laser-Kapsulotomie	397
23.2.4	Behandlung	397
23.2.4.1	Präoperative Überlegungen	397
23.2.4.2	Intraoperative Überlegungen	398
23.2.4.3	Frühe postoperative Phase	398
23.2.4.4	Späte postoperative Phase	399
23.3	Glaukom nach perforierender Keratoplastik	400
23.3.1	Inzidenz	400
23.3.2	Klinische Befunde und Pathomechanismen des Glaukoms	400
23.3.2.1	Frühe postoperative Phase	400
23.3.2.2	Späte postoperative Phase	401
23.3.3	Behandlung	401
23.3.3.1	Präventive Maßnahmen	401
23.3.3.2	Behandlung des Glaukoms	401
23.4	Glaukom bei Glaskörper- und Netzhautoperationen	402
23.4.1	Glaukom nach Pars-plana-Vitrektomie	402
23.4.1.1	Inzidenz	402
23.4.1.2	Klinische Befunde und Pathomechanismen des Glaukoms	402
23.4.2	Glaukom nach eindellenden Netzhautoperationen	403
23.4.3	Glaukom nach panretinaler Photokoagulation	404
23.5	Zusammenfassung	404
Literatur		404

Teil III: Behandlung der Glaukome

Kapitel 24. Prinzipien der medikamentösen Glaukomtherapie ... 415

24.1	Klassifikation der Antiglaukomatosa	415
24.1.1	Topisch applizierte Pharmaka	415
24.1.2	Systemisch applizierte Wirkstoffe	418
24.2	Pharmakokinetik lokal applizierter Wirkstoffe	418
24.2.1	Pharmakokinetik im Bindehautsack	418

24.2.2	Hornhautpermeation	419
24.2.3	Intraokulare Faktoren mit Einfluß auf die Arzneimittelkonzentration	419
24.3	Pharmazeutische Zubereitung von Arzneimitteln zur Anwendung am Auge	420
24.3.1	Lösungsmittel	420
24.3.2	pH-Wert	421
24.3.3	Konzentration	422
24.3.4	Zusatzstoffe	422
24.3.5	Molekulargewicht	422
24.3.6	Tropfengröße	422
24.4	Praktische Aspekte der medikamentösen Glaukomtherapie	422
24.4.1	Wann behandeln?	422
24.4.2	Was verordnen?	422
24.4.3	Wie verordnen?	423
24.4.4	Aufklärung des Patienten	423
24.4.5	Verlaufskontrolle	426
24.4.6	Möglichkeiten der Patientenführung	427
24.5	Zusammenfassung	427
Literatur		427

Kapitel 25. Parasympathomimetika 430

25.1	Pilokarpin	430
25.1.1	Wirkungsmechanismus	430
25.1.2	Applikation	432
25.1.3	Arzneimittelwechselwirkungen	435
25.1.4	Nebenwirkungen	435
25.2	Parasympathomimetika mit zweifachem Wirkungsmechanismus	436
25.2.1	Karbachol	437
25.2.2	Aceclidin	437
25.3	Indirekte Parasympathomimetika	437
25.3.1	Physostigmin (Eserin)	437
25.3.2	Ecothiopatiodid	438
25.3.3	Andere starke, relativ irreversible Cholinesterasehemmstoffe	439
25.4	Zusammenfassung	439
Literatur		440

Kapitel 26. Sympathomimetika 445

26.1	Epinephrin	445
26.1.1	Wirkungsmechanismus	445
26.1.2	Applikation	446
26.1.3	Dipivefrin	447
26.1.4	Adrenerge Supersensitivität	447
26.1.5	Arzneimittelwechselwirkungen	448
26.1.6	Nebenwirkungen	450
26.2	Clonidin/Apraclonidin	452
26.2.1	Ausgangssubstanz: Clonidin	452
26.2.2	Wirkungsmechanismus	453
26.2.3	Klinische Prüfungen	453
26.2.4	Klinische Indikationen	453
26.2.5	Nebenwirkungen	453
26.3	Untersuchungen zu anderen α-adrenergen Agonisten	454
26.3.1	Norepinephrin	454

26.3.2	Pargylin	454
26.4	Untersuchungen zu β-adrenergen Agonisten	454
26.4.1	Isoproterenol	454
26.4.2	Forskolin	454
26.4.3	Choleratoxin	455
26.4.4	Terbutalin	455
26.4.5	Salbutamol	455
26.4.7	Pirbuterol	455
26.5	Untersuchungen zu unspezifischen Adrenergika	455
26.5.1	Vanadat	455
26.5.2	Nylidrin	455
26.6	Zusammenfassung	455
Literatur		456

Kapitel 27. Sympatholytika ... 462

27.1	Betasympatholytika (β-Blocker)	462
27.1.1	Frühe Erfahrungen	462
27.1.2	Timolol	462
27.1.2.1	Frühe klinische Studien	462
27.1.2.2	Wirkungsmechanismus	463
27.1.2.3	Applikation	464
27.1.2.4	Langfristige Wirksamkeit	464
27.1.2.5	Arzneimittelwechselwirkungen	465
27.1.2.6	Klinische Indikationen	465
27.1.2.7	Nebenwirkungen	465
27.1.3	Betaxolol	467
27.1.3.1	Wirksamkeit	467
27.1.3.2	Arzneimittelwechselwirkungen	467
27.1.3.3	Nebenwirkungen	468
27.1.4	Levobunolol	468
27.1.5	Metipranolol	469
27.1.6	Weitere lokal applizierbare β-Blocker	469
27.1.6.1	Carteolol	469
27.1.6.2	D-Timolol	470
27.1.6.3	Atenolol	470
27.1.6.4	Metoprolol	470
27.1.6.5	Pindolol	470
27.1.6.6	Nadolol	470
27.1.6.7	Befunolol	471
27.1.6.8	Penbutolol	471
27.2	α-Sympatholytika	471
27.2.1	Thymoxamin	471
27.2.2	Prazosin	472
27.2.3	Corynanthin	472
27.2.4	Dapiprazol	472
27.3	α- und β-Antagonisten	472
27.3.1	Labetalol	472
27.4	Zusammenfassung	472
Literatur		473

Kapitel 28. Karboanhydrasehemmstoffe ... 481

28.1	Wirkungsmechanismus	481
28.1.1	Karboanhydrase	481

28.1.2	Hemmung der Karboanhydrase	481
28.2	Applikation	482
28.3	Nebenwirkungen	483
28.3.1	Störungen des Elektrolythaushaltes	483
28.3.2	Gastrointestinale Symptome	483
28.3.3	Nebenwirkungen durch die Sulfonamidstruktur	483
28.3.4	Andere Nebenwirkungen	484
28.4	Spezielle Karboanhydrasehemmstoffe	485
28.4.1	Acetazolamid	485
28.4.2	Methazolamid	486
28.4.3	Diclofenamid	486
28.4.4	Ethoxzolamid	486
28.5	Lokal applizierbare Karboanhydrasehemmstoffe	486
28.6	Zusammenfassung	487
Literatur		487

Kapitel 29. Hyperosmotika ... 490

29.1	Wirkungsmechanismus	490
29.1.1	Reduktion des Glaskörpervolumens	490
29.1.2	Hypothalamisch-neuronale Theorie	490
29.1.3	Veränderungen des Ziliarkörperepithels	491
29.2	Nebenwirkungen	491
29.3	Spezielle Hyperosmotika	491
29.3.1	Perorale Wirkstoffe	491
29.3.2	Intravenöse Wirkstoffe	492
29.4	Zusammenfassung	493
Literatur		493

Kapitel 30. Kannabinoide, Prostaglandine und andere Antiglaukomatosa in wissenschaftlicher Erprobung ... 495

30.1	Kannabinoide	495
30.1.1	Wirkungsmechanismus	495
30.1.2	Nebenwirkungen	496
30.2	Prostaglandine	496
30.2.1	Frühe Studien	496
30.2.2	Wirkungsmechanismus	497
30.2.3	Nebenwirkungen	497
30.3	Weitere Substanzen	497
30.4	Neuroprotektiva	498
30.5	Zusammenfassung	499
Literatur		499

Kapitel 31. Anatomische Grundlagen der Glaukomchirurgie ... 502

31.1	Übersicht	502
31.2	Strukturen der Hydrodynamik	503
31.2.1	Ziliarkörper	503
31.2.2	Kammerwinkel	503
31.3	Äußere Augenabschnitte	504
31.3.1	Anteriore Limbusregion	504
31.3.2	Bindehaut und Tenonkapsel	505
31.3.3	Posteriore Limbusregion	505
31.4	Zusammenfassung	506
Literatur		506

Kapitel 32. Grundsätzliche Aspekte der Laserchirurgie der Glaukome ... 507
32.1   Grundprinzipien von Lasern 507
32.2   Eigenschaften des Laserlichtes 508
32.3   Laserinduzierte Gewebeveränderungen 509
32.3.1 Thermische Effekte 509
32.3.2 Ionisierende Effekte 509
32.3.3 Photochemische Effekte 509
32.4   Übertragung des Laserlichtes auf das Auge 510
32.5   Spezielle Laser für die Glaukomchirurgie 511
32.5.1 Argonlaser 511
32.5.2 Neodym:YAG-Laser 511
32.5.3 Weitere ophthalmologische Laser 512
32.6   Sicherheitsaspekte beim Umgang mit Lasern 512
32.7   Zusammenfassung 513
Literatur 513

Kapitel 33. Aspekte der antiglaukomatösen Mikrochirurgie 514
33.1   Wundheilung 514
33.1.1 Koagelphase 514
33.1.2 Proliferationsphase 514
33.1.3 Granulationsphase 515
33.1.4 Kollagenphase 515
33.2   Anästhesie 515
33.2.1 Lokalanästhesie 515
33.2.2 Zusätzliche Medikationen zur Lokalanästhesie 516
33.3   Instrumente 516
33.3.1 Hämostase 516
33.3.2 Umgang mit dem Gewebe 516
33.3.3 Nahttechnik 516
33.4   Zusammenfassung 516
Literatur 517

Kapitel 34. Chirurgie des Kammerwinkels 518
34.1   Lasertrabekuloplastik 518
34.1.1   Historischer Hintergrund 518
34.1.2   Theorien zum Wirkungsmechanismus 519
34.1.3   Methodik 520
34.1.3.1 Apparative und instrumentelle Voraussetzungen 520
34.1.3.2 Gonioskopische Aspekte 520
34.1.3.3 Behandlungsprotokoll 521
34.1.4   Komplikationen 522
34.1.5   Modifikationen 523
34.1.5.1 Operative Varianten 523
34.1.5.2 Pharmakologische Parameter 525
34.1.6   Ergebnisse 525
34.1.6.1 Kurzfristige Augendrucksenkung 525
34.1.6.2 Faktoren mit Einfluß auf die augeninnendrucksenkende Wirkung 525
34.1.6.3 Langfristige Augeninnendrucksenkung 526
34.1.6.4 Wiederholte Lasertrabekuloplastik 526
34.1.7   Indikationen 526
34.2   Trabekulotomie 527
34.2.1   Mikrochirurgische Trabekulotomie 527
34.2.1.1 Operationstechnik 527

34.2.1.2	Komplikationen	527
34.2.1.3	Modifikationen	528
34.2.2	Lasertrabekulotomie	528
34.3	Goniotomie	529
34.3.1	Operationstechnik	529
34.3.2	Komplikationen	530
34.3.3	Modifikationen	531
34.3.4	Ergebnisse und Vergleich von Trabekulotomie und Goniotomie	531
34.4	Zyklodialyse	532
34.4.1	Theorien zum Wirkungsmechanismus	532
34.4.2	Operationstechnik	532
34.4.3	Modifikationen	532
34.4.4	Postoperative Behandlung	533
34.4.5	Komplikationen	533
34.5	Goniosynechiolyse	534
34.6	Goniophotokoagulation	534
34.7	Zusammenfassung	535
Literatur		535

Kapitel 35. Chirurgie der Iris . . . 540
35.1	Laseriridotomie	540
35.1.1	Geschichtlicher Hintergrund	540
35.1.2	Operationstechnik	540
35.1.2.1	Instrumente	540
35.1.2.2	Präoperative Medikation	541
35.1.2.3	Wahl der Perforationsstelle	541
35.1.2.4	Iridotomie mit dem kontinuierlich emittierenden Argonlaser	542
35.1.2.5	Iridotomie mit gepulsten Lasern	543
35.1.3	Vergleich von Argon- und Neodym:YAG-Laser-Iridotomien	544
35.1.4	Prävention und Behandlung von Komplikationen	545
35.2	Mikrochirurgische Iridektomie	547
35.2.1	Laseriridotomie vs. mikrochirurgische Iridektomie	547
35.2.2	Operationstechniken	547
35.2.2.1	Periphere Iridektomie	547
35.2.2.2	Sektoriridektomie	549
35.2.3	Vorbeugung und Behandlung von Komplikationen	549
35.2.3.1	Intraoperative Komplikationen	549
35.2.3.2	Postoperative Komplikationen	549
35.3	Periphere Laseriridoplastik	550
35.4	Laserpupilloplastik	550
35.5	Irissphinkterotomie	551
35.6	Zusammenfassung	551
Literatur		551

Kapitel 36. Filtrationschirurgie . . . 554
36.1	Wirkungsmechanismus	554
36.1.1	Filtrationsstelle	554
36.1.2	Filterkissen	554
36.1.3	Abtransport des Kammerwassers	555
36.2	Grundsätzliche Aspekte der Filtrationschirurgie	555
36.2.1	Limbale Parazentese	556
36.2.2	Präparation des Bindehautlappens	556
36.2.3	Periphere Iridektomie	558

36.2.4	Verschluß der Bindehautwunde	558
36.2.5	Injektion von Flüssigkeit	558
36.2.6	Postoperative Behandlung	559
36.3	Filtrationsoperationen	559
36.3.1	Ungedeckte Filtrationsoperationen	559
36.3.1.1	Sklerektomie	559
36.3.1.2	Trepanation nach Elliot	561
36.3.1.3	Thermische Sklerostomie (Scheie-Operation)	561
36.3.1.4	Iridenkleisis	562
36.3.1.5	Lasersklerostomie (ab externo)	562
36.3.1.6	Interne Sklerostomie	563
36.3.2	Filtrationsöffnungen mit lamellärer Skleradeckung (Trabekulektomie)	563
36.3.2.1	Theorien zum Wirkungsmechanismus	564
36.3.2.2	Operationsmethodik	565
36.3.2.3	Modifikationen der Operationstechnik	566
36.3.3	Antiglaukomatöse Implantate	567
36.3.3.1	Schlauchförmige Implantate	567
36.3.3.2	Implantate mit Ventilmechanismen	568
36.4	Prävention und Behandlung von Komplikationen	568
36.4.1	Intraoperative Komplikationen	568
36.4.1.1	Einriß oder Lochbildung im Bereich des Bindehautlappens	568
36.4.1.2	Blutung	568
36.4.1.3	Choroidale Effusion	569
36.4.1.4	Andere intraoperative Komplikationen	569
36.4.2	Frühe postoperative Komplikationen	569
36.4.2.1	Hypotonie und flache Vorderkammer	569
36.4.2.2	Erhöhter Augeninnendruck und aufgehobene Vorderkammer	572
36.4.2.3	Erhöhter Augeninnendruck und tiefe Vorderkammer	573
36.4.2.4	Weitere frühe postoperative Komplikationen	577
36.4.3	Späte postoperative Komplikationen	577
36.4.3.1	Ungenügende Filtration	577
36.4.3.2	Filterkissenfistel	578
36.4.3.3	Endophthalmitis	578
36.4.3.4	Katarakt	579
36.4.3.5	Weitere postoperative Spätkomplikationen	579
36.5	Vergleich der verschiedenen Filtrationsoperationen	580
36.5.1	Ungedeckte Operationen	580
36.5.2	Gedeckte Trabekulektomie vs. ungedeckte Operationen	580
36.6	Zusammenfassung	581
Literatur		581

Kapitel 37. Zyklodestruktive Glaukomchirurgie 588

37.1	Übersicht	588
37.2	Historische zyklodestruktive Operationen	589
37.2.1	Perforierende Zyklodiathermie	589
37.2.2	Weitere historische zyklodestruktive Eingriffe	589
37.3	Zyklokryotherapie	589
37.3.1	Wirkungsmechanismus	589
37.3.2	Operationstechnik	590
37.3.3	Komplikationen	592
37.3.4	Indikationen	593
37.4	Transsklerale Zyklophotokoagulation	593

37.4.1	Geräte	593
37.4.2	Theorien zum Wirkungsmechanismus	594
37.4.3	Operationstechnik	595
37.4.4	Klinische Erfahrungen	597
37.5	Weitere Möglichkeiten der Zyklophotokoagulation	598
37.5.1	Transpupillare Zyklophotokoagulation	598
37.5.2	Intraokulare Zyklophotokoagulation	599
37.5.3	Therapeutischer Ultraschall	600
37.6	Weitere zyklodestruktive Operationen	601
37.6.1	Transsklerale Zyklodestruktion mit Mikrowellen	601
37.6.2	Ziliarkörperresektion	601
37.7	Zusammenfassung	601
Literatur		601

Kapitel 38. Operationsverfahren bei Glaukom und Katarakt 605

38.1	Indikationen	605
38.1.1	Einschätzung des Sehvermögens	605
38.1.2	Kataraktextraktion alleine	605
38.1.3	Filtrationsoperation alleine	606
38.1.4	Kombinierte Kataraktextraktion und Glaukomchirurgie	606
38.2	Operationstechniken	607
38.2.1	Kataraktchirurgie bei Glaukomaugen	607
38.2.2	Kataraktextraktion nach Filtrationsoperation	608
38.2.3	Kombinierte Katarakt- und Glaukomchirurgie	609
38.3	Zusammenfassung	611
Literatur		611

Farbtafeln 613

Quellenverzeichnis zu den Abbildungen 623

Sachverzeichnis 625

Kapitel 1. Überblick

1.1 Die sozioökonomische Bedeutung des Glaukoms
1.2 Definition des Glaukoms
1.3 Zur Verhütung der Erblindung durch Glaukom

1.1 Die sozioökonomische Bedeutung des Glaukoms

Glaukom ist eine der häufigsten Ursachen der Erblindung in der gesamten Welt. Basierend auf Statistiken der Regierung und der Industrie sind in den USA etwa 1,4 Mio. Menschen an Glaukom erkrankt [1]. Obwohl die Glaukome im höheren Lebensalter überwiegen, tritt die Erkrankung in ihren verschiedenen Erscheinungsformen in allen Teilbereichen der Gesellschaft auf mit erheblichen gesundheitlichen und ökonomischen Konsequenzen [2,3]. Zahlen einer Erhebung aus dem Jahre 1977 lassen vermuten, daß mehr als 400 Mio. Dollar pro Jahr für direkte Behandlungskosten beim Glaukom in USA ausgegeben werden und daß weitere 1,9 Milliarden Dollar durch die Einbuße an produktiver Arbeitszeit verloren gehen [4]. In den alten Bundesländern der Bundesrepublik Deutschland leben nach Schätzungen ca. 30 000 Glaukomerblindete, die jährlich ca. 300 Mio. DM Blindengeld beziehen. Die Kosten für die medikamentöse Dauertherapie von etwa 500 000 Patienten in diesen Bundesländern werden auf ca. 100 Mio. DM jährlich geschätzt. Diese Zahlen belegen überzeugend die sozioökonomische Bedeutung der Glaukome in der Palette der großen Gesundheitsprobleme unserer Gesellschaft.

1.2 Definition des Glaukoms

Oberbegriff für verschiedene Erkrankungen. Einer der grundlegendsten Aspekte zum Glaukom ist, daß es sich nicht um einen einzelnen Erkrankungsprozeß handelt. Vielmehr liegt eine breitgefächerte Gruppe von Erkrankungen vor, die durch ein großes Spektrum klinischer und histopathologischer Manifestationen geprägt ist. Dieser Aspekt der vielfältigen Ätiopathogenese der Glaukome ist nicht immer der Allgemeinheit oder sogar medizinischem Fachpersonal geläufig, was häufig zu Verwirrung führt. So kann ein Patient z.B. nur schwer verstehen, daß er keine subjektiven Symptome bei seiner Glaukomerkrankung hat, während ein Bekannter oder Freund plötzlich heftigste Schmerzen und Rötung des Auges bei einer Erkrankung erleidet, die offenbar den gleichen Namen trägt. Ein anderer Patient wiederum entnimmt dem Beipackzettel eines Medikamentes, welches er wegen einer Erkältung verordnet bekam, daß Vorsicht bei Patienten mit Glaukom geboten ist und er nicht darüber informiert wurde, daß diese Vorsicht nur bei bestimmten Glaukomformen angeraten ist.

Terminologie. Somit sollte der Ausdruck *Glaukom* nur in Beziehung zur gesamten Erkrankungsgruppe gleichsam als Oberbegriff verwendet werden, so wie man den Oberbegriff Krebserkrankung benutzt, um sich auf eine Gruppe vieler verschiedener Erkrankungen zu beziehen, die die Charakteristika malignen Wachstums gemeinsam haben. Wann immer man sich auf eine patientengerechte Diagnose beruft, sollte man eine präzisere Ausdrucksform wählen, wie z.B. *primäres Weitwinkelglaukom*, die sich auf eine wohl definierte Glaukomform bezieht, das der individuellen Situation gerecht wird.

Die „gemeinsamen Nenner". Wenn man sich bemüht, eine Definition des Glaukoms aufzustellen, die allen Glaukomformen gerecht wird, könnte man sagen: „Augenerkrankungen, bei denen der Augeninnendruck (IOD) für eine bleibende, normale Funktion des Sehnervenkopfes zu hoch ist". Diese Definition ist jedoch eine grobe Vereinfachung einer sehr komplexen und nur teilweise verstandenen Augenerkrankung. Wir wissen z.B. nicht, welches Augendruckniveau im individuellen Patienten zu einem Glaukomschaden der Sehnervenscheibe führt, ebenso wie uns der vollständige Pathomechanismus der glaukomatösen Sehnervenschädigung noch unklar ist. Es besteht jedoch Klarheit darüber, daß die Schädigung des Sehnerven mit einem progressiven Gesichtsfeldverlust einhergeht, der zu einer völligen, irreversiblen Erblindung führen kann, wenn eine rechtzeitige Diagnose und Behandlung nicht erfolgt. Dies sind die 3 „gemeinsamen Nenner" (Augeninnendruck, Sehnervenschaden, Gesichtsfeldverlust), die die pathogenetische Wegstrecke zur Erblindung bei allen Formen von Glaukom markieren und auch die Grundlage für unser Verständnis der gesamten Erkrankungsgruppe darstellen. In Teil I dieses Buches werden diese Parameter diskutiert, soweit sie zum allgemeinen Verständnis der Glaukome beitragen.

1.3 Zur Verhütung der Erblindung durch Glaukom

Ist eine Erblindung durch Glaukom eingetreten, so gibt es keine bekannte Therapie, die das Sehvermögen wiederherstellen könnte. Jedoch kann in vielen Fällen die Erblindung durch Glaukom vermieden werden. Dieses präventiv-medizinische Ziel erfordert aber eine frühe Aufdeckung der Erkrankung und eine angemessene Therapie. Die Frühdiagnose hängt von den Möglichkeiten ab, die ersten klinischen und sinnesphysiologischen Äquivalente der Glaukomerkrankung zu erkennen. In Teil II dieses Buches werden die verschiedenen Formen der Glaukomerkrankung und ihre klinischen und histopathologischen Kennzeichen besprochen. Eine adäquate Therapie erfordert stets das bestmögliche Verständnis der beteiligten Pathomechanismen wie auch detaillierte Kenntnisse zu den Medikamenten und den Operationen, die wir zur Reduktion und Kontrolle des Augeninnendruckniveaus einsetzen. In Teil III des Buches werden die medikamentösen und operativen Optionen für die Therapie der Glaukome vorgestellt.

Literatur

1. National Center for Health Statistics: Prevalence of selected chronic conditions, United States, 1979–1981. Vital and Health Statistics, series 10, no. 155. Washington, D.C.: Government Printing Office, 1986. (Publication no. DHHS (FHS) 86-1583)
2. Leske, MC: The epidemiology of open-angle glaucoma. A review. Am J Epidemiol 118:166, 1983.
3. Ghafour, IM, Allan, D, Foulds, WS: Common causes of blindness and visual handicap in the west of Scotland. Br J Ophthal 67:209, 1983.
4. Roden, DR: The prevalence and cost of glaucoma. In: Glaucoma Detection and Treatment. Proceedings of the First National Glaucoma Conference, Sponsored by the National Society to Prevent Blindness, Tarpon Springs, Florida, 1980, p. 20.

Teil I: Allgemeine Grundlagen

Kapitel 2. Kammerwasserdynamik I: Anatomie und Physiologie

2.1 Der Einfluß der Kammerwasserdynamik auf den Augeninnendruck
2.2 Eine Übersicht der Anatomie
2.3 Kammerwasserproduktion
2.3.1 Histologie des Ziliarkörpers
2.3.2 Die Feinstruktur der Ziliarkörperfortsätze
2.3.3 Theorien der Kammerwasserbildung
2.3.4 Umfang der Kammerwassersekretion
2.4 Funktion und Zusammensetzung des Kammerwassers
2.4.1 Funktion
2.4.2 Zusammensetzung
2.5 Der Ausstrom von Kammerwasser
2.5.1 Histologie der konventionellen Abflußwege
2.5.2 Feinstruktur des Trabekelmaschenwerkes und des Schlemm-Kanals
2.5.3 Unkonventionelle Abflußwege
2.5.4 Der normale Abflußwiderstand für Kammerwasser
2.5.5 Episkleraler Venendruck
2.6 Zusammenfassung

Die Beschäftigung mit Glaukom konzentriert sich überwiegend auf die Konsequenzen des erhöhten Augeninnendruckes (IOD). Es ist deshalb nur zu logisch, das Studium der Glaukomerkrankungen damit zu beginnen, welche physiologischen Parameter das Augeninnendruckniveau kontrollieren, was gleichbedeutend ist mit den dynamischen Regelgrößen der Kammerwasserdynamik.

2.1 Der Einfluß der Kammerwasserdynamik auf den Augeninnendruck

Um einen äußerst komplexen und nur teilweise aufgeklärten physiologischen Zusammenhang auf seine einfachste Form zu reduzieren, kann man sagen, daß der Augeninnendruck eine Funktion oder Resultante des Kammerwassereinstromes in das Auge und des Abstroms von Kammerwasser aus dem Auge ist.

Wenn Einstrom und Abstrom mengenmäßig identisch sind, hat sich ein Gleichgewicht ausgebildet und der Augeninnendruck bleibt konstant.

Der Einstrom hängt ab von der Kammerwassersekretionsmenge, während der Abstrom aus dem Auge vom Strömungswiderstand in den Abflußstrukturen wie auch vom episkleralen Venendruck abhängt. Somit ist die Regulation des Augeninnendruckes eine Funktion von: 1. Kammerwasserproduktion, 2. Strömungswiderstand in den Abflußstrukturen und 3. episkleralem Venendruck.

Der folgende Teil dieses Kapitels ist diesen 3 Parametern und seinen komplexen Wechselwirkungen mit dem Augeninnendruck gewidmet.

2.2 Eine Übersicht der Anatomie

Das Kammerwasser ist für fast alle Abschnitte des Auges von Bedeutung, wenngleich die beiden Hauptstrukturen der Kammerwasserdynamik der *Ziliarkörper* (der Ort der Kammerwasserproduktion) und der *Limbus* sind (wo die wesentlichen Abflußstrukturen für Kammerwasser enthalten sind). Der stufenweise Aufbau, aufgezeigt in einem schematischen Modell (Abb. 2.1 a–d), illustriert die enge räumliche Beziehung dieser beiden Strukturen und die umgebende Anatomie:

– Der *Limbus* ist eine anatomische Übergangszone zwischen Hornhaut und Sklera. An der inneren Oberfläche des Limbus liegt eine Eindellung, der Sulcus scleralis, der einen scharf abgesetzten posterioren Rand aufweist, den *Skleralsporn*, und eine abfallende vordere Wandung, die sich in die periphere Hornhaut fortsetzt.
– Ein siebartiges Gewebe, das *Trabekelmaschenwerk*, überbrückt den Sulcus scleralis im Kammerwinkel und geht in einen ringförmigen Kanal, den sog. *Schlemm-Kanal* über. Wo das Trabekelma-

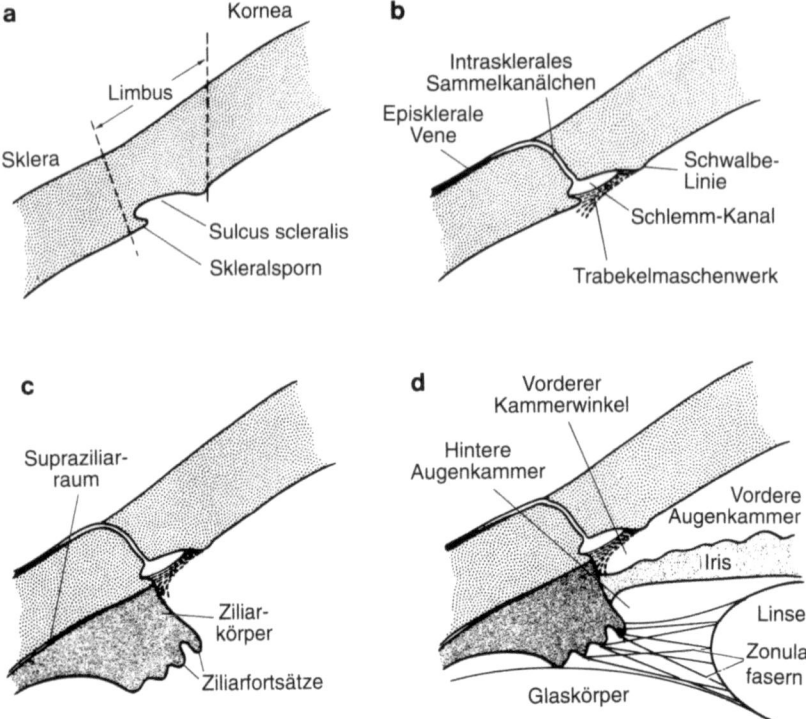

Abb. 2.1 a–d. Schrittweise Darstellung eines schematischen Modells, das die anatomische Beziehung der Strukturen aufzeigt, die an der Kammerwasserdynamik beteiligt sind. **a** Limbus. **b** Primäre Abflußwege für Kammerwasser. **c** Ziliarkörper (Kammerwasserproduktionsort). **d** Iris und Linse

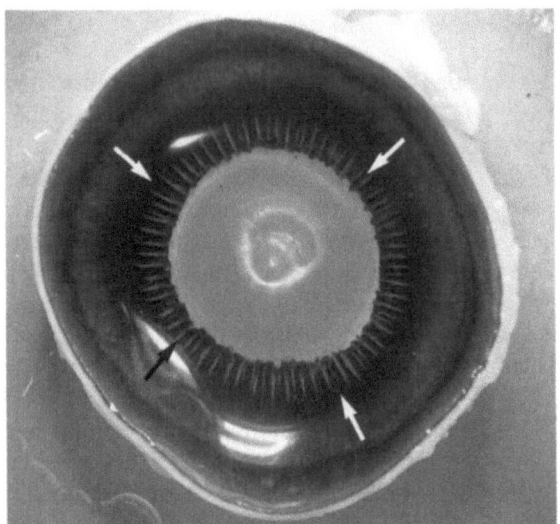

Abb. 2.2. Anatomische Übersicht des Ziliarkörpers mit der Darstellung der radialen Erhebungen der Ziliarkörperfortsätze *(Pfeile)*

schenwerk in die periphere Hornhaut inseriert, entsteht ein kleiner Wulst, der als *Schwalbe-Linie* bekannt ist. Der Schlemm-Kanal ist durch intrasklerale Sammelkanälchen mit den episkleralen Venen verbunden. Das Trabekelmaschenwerk, der Schlemm-Kanal und die intraskleralen Sammelkanälchen repräsentieren die Hauptabflußwege für Kammerwasser.

– Der Ziliarkörper setzt am Skleralsporn an und bildet einen potentiellen Raum zwischen sich und der Sklera, den Supraziliarraum. Im Querschnitt erscheint der Ziliarkörper wie ein rechtwinkliges Dreieck und die *Ziliarkörperfortsätze* (der tatsächliche Produktionsort für Kammerwasser) nehmen den nach innen und vorne gelegenen Anteil des Ziliarkörpers ein, der etwa 2 mm nach posterior reicht in die Gegend der sog. Pars plicata (oder Corona ciliaris). Die Ziliarkörperfortsätze bestehen aus ungefähr 70 limbusradialen Erhebungen (die großen Ziliarfortsätze), dazwischen liegt eine gleiche Anzahl kleinerer Fortsätze (kleine oder intermediäre Ziliarkörperfortsätze) [1] (Abb. 2.2). Die posterioren 4 mm des Ziliarkörpers, die Pars plana (oder Pars orbicularis ciliaris) hat eine flache innere

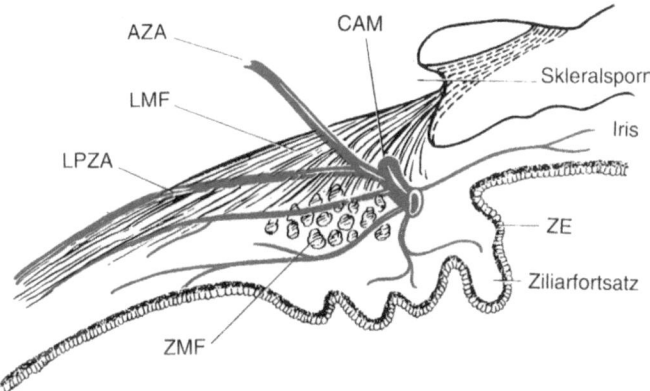

Abb. 2.3. Die 3 wesentlichen Anteile des Ziliarkörpers. 1. Der Ziliarmuskel, zusammengesetzt aus den longitudinalen Muskelfasern *(LMF)* und zirkulären Muskelfasern *(ZMF)*. 2. Das Gefäßsystem, das von Ästen der anterioren Ziliararterien *(AZA)* und der langen posterioren Ziliararterien (LPZA) aufgebaut wird, die den Circulus arteriosus major *(CAM)* bilden. 3. Das Ziliarkörperepithel (ZE), zusammengesetzt aus einer äußeren pigmentierten und einer inneren nicht-pigmentierten Schicht

Oberfläche und geht an der Ora serrata in die Aderhaut über.

- Die *Iris* inseriert an der Pars anterior des Ziliarkörpers und läßt eine variable Bandbreite dieser Struktur im Kammerwinkel sichtbar zwischen der Iriswurzel und dem Skleralsporn, in den gonioskopischen Befunden als *Ziliarkörperband* bezeichnet. Die *Linse* ist am Ziliarkörper durch die Zonulafasern aufgehängt und ist hinten von Glaskörper und vorne von Kammerwasser begrenzt. Die Iris unterteilt den kammerwassergefüllten Raum des Auges in eine hintere und vordere Augenkammer und der Winkel, der zwischen peripherer Iris und peripherer Hornhaut gebildet wird, wird allgemein als die *vordere Kammerwinkelbucht* bezeichnet. Weitere Details, die für die gonioskopische Beurteilung des Kammerwinkels von Bedeutung sind, werden in Kap. 3 besprochen.

2.3 Kammerwasserproduktion

2.3.1 Histologie des Ziliarkörpers

Der Ziliarkörper ist einer der 3 Anteile des Tractus uvealis oder der Gefäßschicht des menschlichen Auges, neben den anderen beiden Strukturen dieses Systems, der Iris und der Choroidea. Der Ziliarkörper mißt vom Skleralsporn bis zur Ora serrata 6 mm und ist zusammengesetzt aus 1. Muskulatur, 2. Gefäßen und 3. Epithelien (Abb. 2.3).

2.3.1.1 Ziliarmuskel

Der Ziliarmuskel besteht aus zwei wesentlichen Anteilen: den *longitudinalen* und den *zirkulären Muskelfasern*. Die longitudinalen Muskelanteile fixieren den Ziliarkörper am Limbus auf Höhe des Skleralsporns. Diese Muskelfasern erstrecken sich nach posterior, um in die suprachoroidalen Lamina (Fasern, die Aderhaut und Sklera verbinden) bis zurück zum Äquator und darüber hinaus zu inserieren. Die zirkulären Muskelfasern machen die anterioren und inneren Anteile des Ziliarkörpers aus und laufen parallel zum Limbus. Ein dritter, kleiner Teil des Ziliarmuskels besteht aus radialen Fasern, die die longitudinalen und zirkulären Muskelanteile verbinden.

2.3.1.2 Gefäße des Ziliarkörpers

Nach unserem traditionellen Verständnis ist die Vaskularisation des Ziliarkörpers aufgebaut aus den *Aa. ciliares anteriores* und den *Aa. ciliares posteriores longae*, die nahe der Iriswurzel anastomosieren, um den *Circulus arteriosus major* der Iris aufzubauen, von wo aus Äste die Iris, den Ziliarkörper und die vordere Choroidea versorgen. Neuere Forschungen mit Gefäßausgußpräparaten und sequentiellen Mikroschnitten an Primatenaugen haben jedoch gezeigt, daß der Aufbau dieses Gefäßsystems komplexer ist, mit einem Kollateralkreislauf auf mindestens 3 Ebenen [2]:

1. Die anterioren Ziliararterien auf der Oberfläche der Sklera geben laterale Äste ab, die den episkleralen Plexus versorgen und mit Ästen der benachbarten anterioren Ziliararterien anasto-

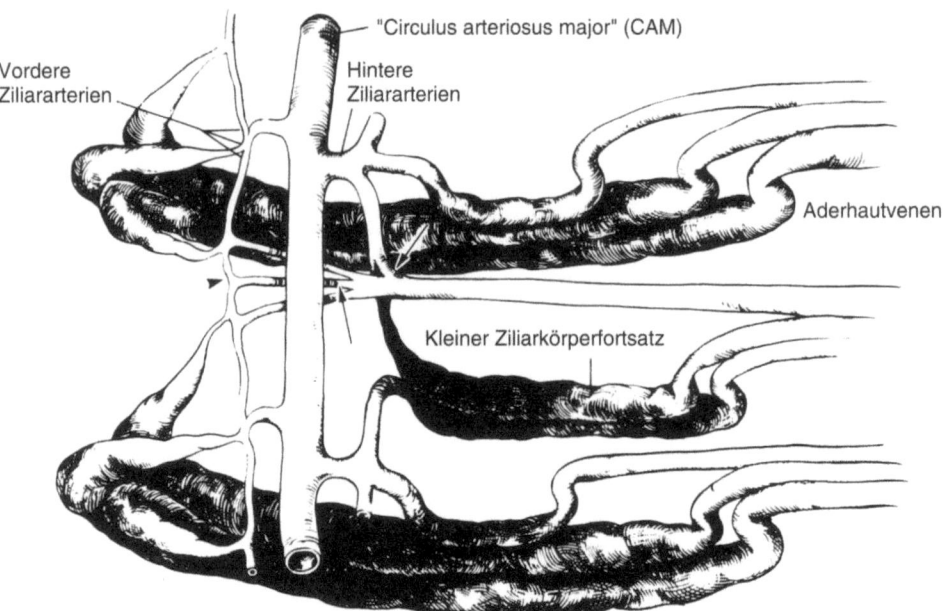

Abb. 2.4. Gefäßverbindungen von 2 benachbarten größeren Ziliarkörperfortsätzen mit einem kleineren Ziliarkörperfortsatz in der Mitte. Die lateralen Äste der vorderen Arteriolen bilden ein kapilläres Netzwerk zwischen den Ziliarkörperfortsätzen *(Pfeilspitze)*, das eine Verbindung zwischen den großen Fortsätzen ergibt. Die seitlich abgehenden hinteren Ziliararterien bilden posteriore, zwischen den Fortsätzen gelegene Gefäßnetze, die die kleinen Ziliarkörperfortsätze mit Blut versorgen. Zusätzlich gelangt venöses Blut aus den Gefäßnetzen zwischen den Fortsätzen direkt in die Aderhautvenen *(Pfeile)*. Der Circulus arteriosus major *("CAM")* führt die arterielle Hauptblutversorgung des Ziliarkörpers

mosieren, um einen *episkleralen Gefäßbogen* aufzubauen.
2. Die anterioren Ziliararterien perforieren dann die limbale Sklera. Im Ziliarmuskel selbst anastomosieren Äste dieser Arterien miteinander als auch mit Ästen der langen posterioren Ziliararterien, um einen *intramuskulären Gefäßbogen* aufzubauen. Anteile der anterioren Ziliararterien geben auch Kapillaren an den Ziliarmuskel und an die Iris ab und schicken rückläufige Ziliararterien an die vordere Choriokapillaris.
3. Der *Circulus arteriosus major* ist letztlich der am wenigsten beständige der drei kollateralen Gefäßsysteme. Obwohl Untersuchungen an Primatenaugen auch eine Beteiligung von perforierenden, anterioren Ziliararterien nachweisen, konnten mikrovaskuläre Ausgußpräparate an menschlichen Augen [3], wie auch gleichwertige Gefäßdarstellungen an verschiedenen Nichtprimatenaugen [4,5] belegen, daß der Circulus arteriosus major überwiegend durch paralimbale Äste der langen, posterioren Ziliararterien gebildet wird. Auf jeden Fall ist dieser arterielle Gefäßbogen die unmittelbare Gefäßversorgung für die Iris und die Ziliarkörperfortsätze.

Im Gegensatz zur traditionellen Lehrmeinung gibt es überzeugende Hinweise aus Untersuchungen an menschlichen Augen, daß eine Blutströmung in den vorderen Ziliararterien vom Innern des Auges zur Außenseite besteht. Diese Untersuchungen begründen sich auf Fluoreszeinangiographien [6] mit schneller Sequenz und auf Beobachtungen, daß ein Anstieg des Augeninnendruckes mit einer Abnahme des Druckes in den anterioren Ziliararterien [7,8] sowie mit einer Zunahme des Durchmessers dieser Gefäße verbunden ist [8].

Die Ziliarkörperfortsätze bei Primaten werden durch zwei verschiedene Äste aus dem Circulus arteriosus major versorgt: die anterioren und posterioren Arteriolen der Ziliarkörperfortsätze [9]. Die *anterioren Arteriolen* der Ziliarkörperfortsätze versorgen die anterioren und marginalen (am meisten innen gelegenen) Anteile der großen Ziliarkörperfortsätze. Diese Arteriolen haben Verengungen ihrer Lumina, bevor sie in irregulär erweiterte Kapillaren innerhalb der Fortsätze übergehen und stellen vermutlich präkapilläre Sphinkter der Arteriolen dar. Hier kann der anatomische Angriffspunkt adrenerger und neuronaler Steuerungsmechanismen der Kammerwassersekretion über eine Regulation des Blutflusses in die

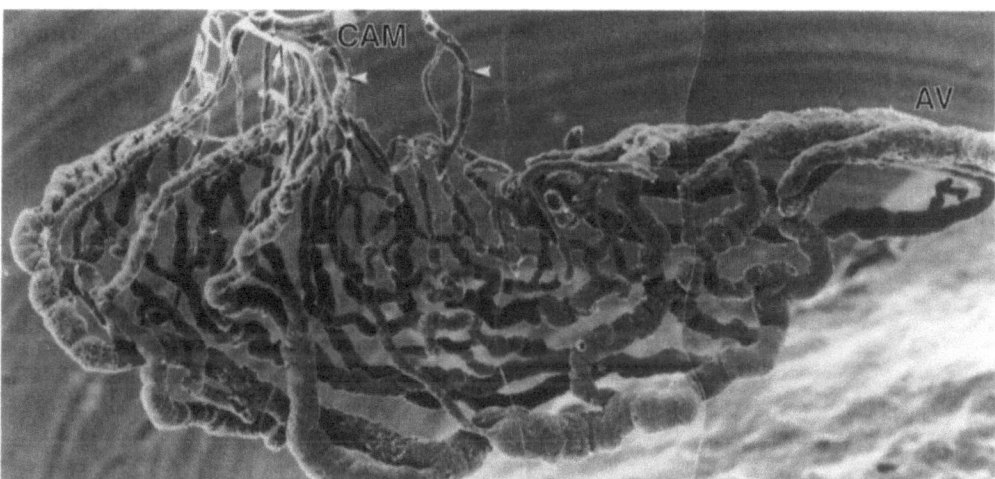

Abb. 2.5. Gefäßausgußpräparat eines einzelnen Ziliarkörperfortsatzes. Konstringierte vordere Ziliararteriolen *(Pfeile)* treten in den vorderen Anteil des Ziliarkörperfortsatzes ein, um große, irreguläre, venenähnliche Kapillarstrukturen zu bilden, die die Randzonen des Ziliarkörperfortsatzes einnehmen. Rückwärts gelegen entspringen Arteriolen mit größerem Durchmesser *(Pfeilspitzen)* und treten etwa in die Mitte der Fortsätze ein, um sich in kleinere Kapillaren aufzuteilen, die gewöhnlich auf die Basis der Fortsätze beschränkt sind. Alle Kapillaren ziehen nach posterior, um in Aderhautvenen *(AV)* einzumünden. *(CAM)* Circulus arteriosus major. (Originalvergrößerung, × 150.)

Ziliarkörperfortsätze in Konsequenz physiologischer und pharmakologischer Transmitter sein [4,5]. Die *posterioren Arteriolen* der Ziliarkörperfortsätze versorgen die zentralen, basalen und posterioren Anteile der großen Ziliarkörperfortsätze, wie auch alle Anteile der kleinen Ziliarkörperfortsätze. Diese Arteriolen sind von einem größeren Durchmesser als die anterioren Arteriolen und haben keine Verengungen, wie sie im erstgenannten Gefäßsystem sphinkterähnlich erscheinen. Beide Gruppen von Arteriolen haben Anastomosen, die zwischen den Fortsätzen liegen. Der venöse Blutabstrom geschieht in die Aderhautvenen entweder von den hinteren Anteilen der großen und kleinen Fortsätze oder durch eine direkte Verbindung zu den Gefäßanastomosen zwischen den Ziliarkörperfortsätzen (Abb. 2.4 und 2.5).

Eine ähnlich zweifache arterielle Gefäßversorgung der Ziliarkörperfortsätze wurde bei Kaninchen nachgewiesen [4], während andere untersuchte Spezies (Kühe, Schweine, Schafe, Ziegen, Hunde, Katzen, Ratten und Meerschweinchen) nur einen Typus von Arteriolen haben, die sich posterior von dem Circulus arteriosus major zur Irisbasis erstrecken, von wo aus sie die Ziliarkörperfortsätze versorgen [5].

2.3.1.3 Epithelien des Ziliarkörpers

Zwei Schichten von Epithel begrenzen die dem Augeninneren zugewandte Oberfläche der Ziliarkörperfortsätze und der Pars plana: 1. das pigmentierte Epithel, bestehend aus der äußeren Schicht, an das Stroma angrenzend und zusammengesetzt aus flacheren kubischen Zellen, während 2. das nicht-pigmentierte Epithel die innere Schicht bildet, angrenzend an das Kammerwasser in der hinteren Augenkammer und bestehend aus säulenförmigen Zellen (weitere Details unter 2.3.2).

2.3.2 Die Feinstruktur der Ziliarkörperfortsätze

Jeder Ziliarkörperfortsatz ist aufgebaut aus 1. Kapillaren, 2. Stroma und 3. Epithelien (Abb. 2.6).

2.3.2.1 Ziliarkörperkapillaren

Ein dichtes Netzwerk von Kapillaren befindet sich im Zentrum eines jeden Ziliarkörperfortsatzes. Das Kapillarendothel ist sehr dünn mit Fenestrierungen oder sog. „falschen Poren" durchsetzt, die Areale von fehlendem Zytoplasma darstellen, wo Plasmamembranen ineinander übergehen als räumlicher Bezug für eine erhöhte Permeabilität. Eine Basalmembran um-

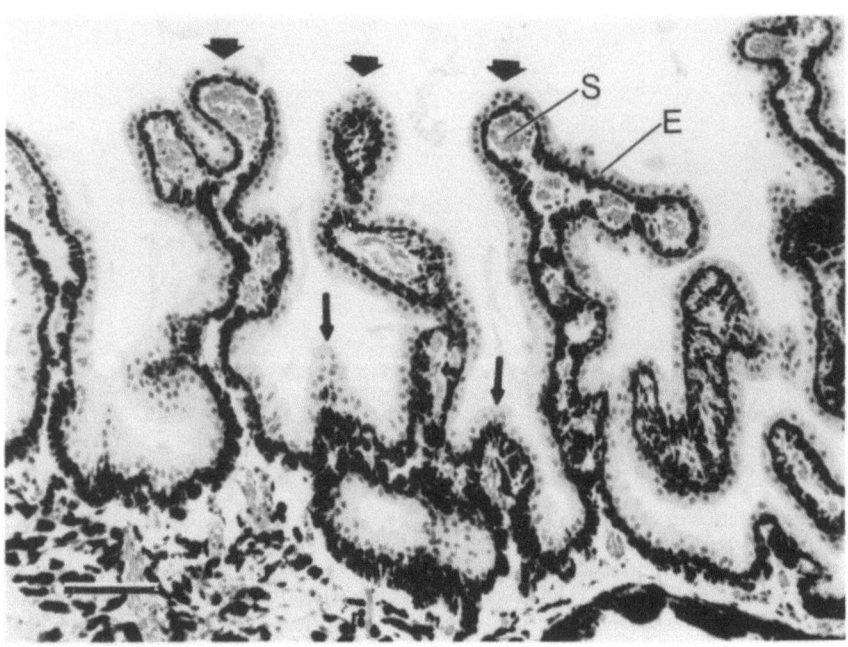

Abb. 2.6. Lichtmikroskopische Ansicht von Ziliarkörperfortsätzen, die senkrecht angeschnitten sind, so daß sowohl große Ziliarkörperfortsätze *(große Pfeile)* und kleine Ziliarkörperfortsätze *(kleine Pfeile)* zur Darstellung kommen. Man beachte das Gefäßstroma *(S)* umgeben von einem äußeren pigmentierten und einem inneren, nicht-pigmentierten Epithel *(E)*. (Hämatoxylineosin; Strichmarkierung=100 µm.)

gibt das Endothel, wandständige Zellen oder Perizyten sind innerhalb der Basalmembran lokalisiert [10].

2.3.2.2 Stroma der Ziliarkörperfortsätze

Ein sehr dünnes Stroma umgibt das kapillare Netzwerk der Ziliarkörperfortsätze und trennt die Kapillaren von den Epithelschichten. Das Stroma ist zusammengesetzt aus einer Grundsubstanz, die aus Mukopolysacchariden, Proteinen und gelösten Plasmaanteilen (außer jenen mit sehr hohem Molekulargewicht) besteht, sowie wenigen Kollagenbindegewebefasern und wandernde Zellen aus dem Bindegewebe und aus dem Blut [10]. Tubuläre Mikrofibrillen mit und ohne Elastin wurden im Ziliarkörper von Kühen nachgewiesen, besonders im Stroma der Pars plana in anatomischer Beziehung zu den Zonulafasern [11].

2.3.2.3 Epithelien der Ziliarkörperfortsätze

Zwei Schichten von Epithel umgeben das Stroma der Ziliarkörperfortsätze, wobei die apikalen Oberflächen der beiden Epithelschichten aufeinander stehen (Abb. 2.7) [10,12–14].

Das *Pigmentepithel* ist charakterisiert durch zahlreiche Melaningranula im Zytoplasma und einer atypischen Basalmembran auf der stromalen Seite.

Das *nicht-pigmentierte* Epithel hat eine Basalmembran bestehend aus Fibrillen in einem Glykoprotein. Diese Membran, die an das Kammerwasser angrenzt, wird auch als *Membrana limitans interna* bezeichnet und geht in die Zonulafasern der Linse über. Zahlreiche Mitochondrien befinden sich im Zytoplasma zusammen mit einem spärlich entwickelten rauhen und glatten endoplasmatischen Retikulum und einer knappen Anzahl von Ribosomen. Aufreihungen von Bläschen nahe der freien Zelloberfläche, sog. „pinozytische Vesikel", werden nur bei einer Fixation mit Osmiumtetroxyd gesehen, und man glaubt, daß diese artifizielle Tubulae darstellen, die am Ende angeschnitten sind [12]. Der Zellkern hat einen Nukleolus, der wahrscheinlich Ribosomen enthält. Die Zellmembran ist 200 Å dick und ist durch Einfaltungen und Interdigitationen gekennzeichnet. Einfaltungen bestehen besonders an der freien Zelloberfläche, Interdigitationen besonders seitlich, was jedoch verschiedene Anschnitte identischer Strukturen sind.

Es wurde eine Anzahl *interzellulärer Verbindungen* beschrieben, die benachbarte Zellen innerhalb

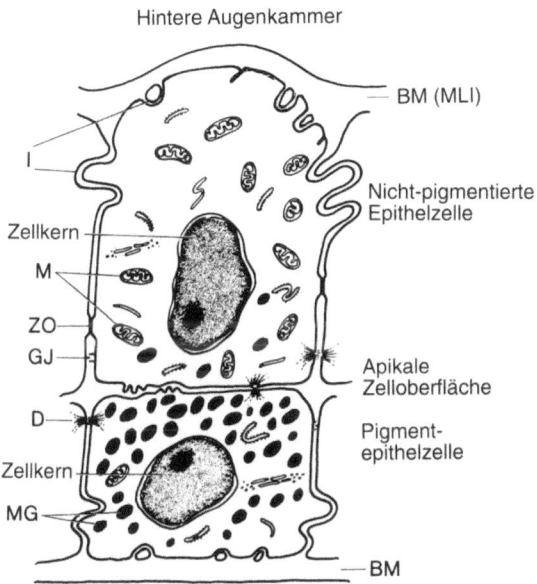

Abb. 2.7. Die zwei Schichten des Ziliarkörperepithels. Die apikalen Grenzflächen sind genau aufeinander abgestimmt. Die Basalmembran *(BM)* grenzt die doppelte Zellschicht ab und bildet eine innere Grenzmembran (Membrana limitans interna, *MLI*) auf der kammerwasserzugewandten Seite. Das nicht-pigmentierte Epithel ist charakterisiert durch Mitochondrien *(M)*, Zonula occludentes *(ZO)* und laterale und oberflächliche Interdigitationen *(I)*. Das pigmentierte Epithel enthält zahlreiche Melaningranula *(MG)*. Zusätzlich bestehen interzelluläre Verbindungen einschließlich Desmosomen *(D)* und Öffnungen in den Zellwänden (sog. „Gap junctions", *GJ*)

des Epithels als auch mit den apikalen Zellflächen der angrenzenden Epithelschicht verbinden [15,16]. Elektrophysiologische Untersuchungen am Ziliarkörperepithel des Kaninchens lassen vermuten, daß alle Zellen im Epithel ein funktionelles Synzytium bilden [17,18]. Dichte Verbindungen („tight junctions") schaffen eine Permeabilitätsgrenze zwischen den nicht-pigmentierten Epithelzellen, was einen Teil der *Blut-Kammerwasser-Schranke* darstellt. Diese dichten Zellverbindungen („tight junctions") werden paradoxerweise dem „durchlässigen" Typus dieser Zellverbindungen zugeordnet, ganz im Gegensatz zu dem „undurchlässigen" Typus, der in der Blut-Retina-Schranke vorliegt. Hier laufen die hauptsächlichen Diffusionswege für Wasser und Ionentransport [19,20]. Mikrovilli trennen die beiden Schichten von Epithelzellen. Außerdem wurden sog. *Ziliarkörperkanäle* als Räume zwischen den beiden Epithelschichten beschrieben [21]. Man glaubt, daß sie eine Beziehung zur Kammerwasserproduktion haben, da sie sich zwischen dem 4. und 6. Schwangerschaftsmonat entwickeln, zeitgleich mit dem Beginn der Kammerwasserproduktion.

2.3.3 Theorien der Kammerwasserbildung

Das Kammerwasser wird aus dem Blutplasma der Kapillaren der Ziliarkörperfortsätze gebildet. Um die hintere Augenkammer zu erreichen müssen deshalb die verschiedenen Bestandteile des Kammerwassers die 3 Grenzschichten der Ziliarkörperfortsätze überwinden: die Kapillarwand, das Stroma und die Epithelien. Die wesentliche Transportbarriere auf diesem Wege ist die Zellmembran und die ihr zugeordneten, interzellulären Verbindungen. Die einzelnen Komponenten des Kammerwassers scheinen diese Barriere über einen der folgenden 3 Mechanismen zu überwinden [22]:

1. *Diffusion* (lipidlösliche Substanzen werden durch lipidhaltige Anteile der Zellmembran proportional ihres Konzentrationsgradienten durch die Membran transportiert);
2. *Ultrafiltration* (Wasser und wasserlösliche Substanzen, begrenzt durch Molekülgröße und Ladung, fließen durch theoretische „Mikroporen" in den Proteinbauteil der Zellmembran aufgrund ihres osmotischen Gradienten oder hydrostatischen Druckes);
3. *Sekretion* (wasserlösliche Stoffe von größerem Molekulargewicht oder höherer Molekülladung werden durch aktiven Transport durch die Zellmembran gebracht). Letzterer Mechanismus wird wahrscheinlich durch globuläre Proteine in der Membran vermittelt und ist energieabhängig.

Alle 3 Transportmechanismen sind vermutlich bei der Kammerwasserbildung beteiligt, möglicherweise in Übereinstimmung mit dem folgenden vereinfachten, 3teiligen Schema:

1. Bildung eines Plasmareservoirs. Markerstudien lassen vermuten, daß die meisten Plasmabestandteile sehr leicht die Kapillaren der Ziliarkörperfortsätze passieren, durch das Stroma hindurch und zwischen die pigmentierten Epithelzellen einwandern bevor sie sich hinter den „tight junctions" der nicht-pigmentierten Epithelzellen anreichern [23,24]. Untersuchungen an gesunden Ratten weisen auf eine perikapilläre Permeabilität in den Ziliarkörperfortsätzen hin, die beeinflußt wird durch die Anwesenheit fixierter anionischer Gruppen, die wiederum die Penetration und Akkumulation kationischer Marker begünstigen

[25]. Dieser Stofftransport geschieht hauptsächlich durch Ultrafiltration. Pharmaka, die die ziliare Perfusion verändern, können einen Effekt auf den Augeninnendruck auf diesem Niveau ausüben [3,4,5,9,26].

2. Transport durch die Blut-Kammerwasser-Schranke. Die dichten Verbindungen („tight junctions") zwischen den nicht-pigmentierten Epithelzellen begründen einen Teil der Blut-Kammerwasser-Schranke und bestimmte Stoffe werden offensichtlich aktiv durch diese Grenzschicht in die hintere Augenkammer transportiert, wodurch sie einen osmotischen Gradienten schaffen. Untersuchungen mit isolierten Ziliarkörperfortsätzen des Kaninchens belegen, daß Kammerwasser durchaus sezerniert werden kann über die Schaffung eines geringen osmotischen Gradienten entlang der Basalmembran der nicht-pigmentierten Zellschicht [27]. Es besteht ein spezifischer Pumpmechanismus für *Natriumionen* [28,29] und etwa 70% dieses Elektrolyts werden aktiv in die hintere Augenkammer transportiert [30], während der Rest die hintere Augenkammer durch passive Ultrafiltration [22] oder Diffusion [30] erreicht. Der aktive Transport von Na^+ ist von der Na^+-Ka^+-aktivierten ATPase abhängig [31], scheint jedoch der Konzentration von Na^+ im Plasma nicht korreliert zu sein [32].

Ein viel geringerer Prozentsatz der *Chloridionen* wird aktiv transportiert und dieser Mechanismus scheint abhängig zu sein von der Anwesenheit von Natrium als auch vom pH [33,34]. *Kaliumionen* werden durch Sekretion und Diffusion abgegeben [35]. Ein mögliches Modell für den Übertritt von Na^+ und Cl^- in das Kammerwasser ist, daß die Na^+-K^+-ATPase Natriumionen pumpt im Austausch für K^+ im Kammerwasser. K^+ wird durch K^+-Kanäle rücktransportiert und Cl^- diffundieren passiv durch Cl^--Kanäle in das Kammerwasser [36]. Die Elektrolytbewegung durch das Ziliarepithel wird hauptsächlich durch elektrochemische Gradienten gemessen. Untersuchungen am Ziliarkörperepithel des Kaninchens haben aber gezeigt, daß ein elektrophysiologisch stiller Na^+- und Cl^--Flux besteht, was auf einen zusätzlichen Mechanismus der Elektrolytverschiebungen hinweist [37].

Askorbinsäure wird gegen einen sehr hohen Konzentrationsgradienten sezerniert [30], mit einem vermutlich geringen Anteil passiver Diffusion [38].

Aminosäuren werden durch drei verschiedene Carrier sezerniert [39]. Die sehr schnelle Umwandlung zwischen *Bikarbonat* und CO_2, was durch die Karboanhydrase katalysiert wird, macht es sehr schwer über die relativen Anteile beider Substanzen zu entscheiden. Jedoch konnte gezeigt werden, daß die Bikarbonatbildung den Flüssigkeitstransport durch seine Wirkung auf Na^+ [40] beeinflußt, möglicherweise durch die Regulierung des pH für einen optimalen aktiven Transport von Na^+ [22].

3. Flüssigkeitstransport durch Osmose. Der osmotische Gradient entlang des Ziliarkörperepithels, der aus dem aktiven Transport obiger Substanzen resultiert, führt zu einer Verschiebung anderer Plasmabestandteile durch Ultrafiltration und Diffusion. Es gibt gute Hinweise dafür, daß Natrium das hauptsächliche Ion ist, welches für die Bewegung von Wasser in die hintere Augenkammer verantwortlich ist [26,28,41].

Die präzise anatomische Lokalisation der Kammerwasserproduktion scheint überwiegend in den vorderen Anteilen der Pars plicata entlang der Spitzen oder höchsten Erhebungen der Ziliarkörperfortsätze zu sein, zumal nachgewiesen werden konnte, daß diese zelluläre Region 1. vermehrte basale und laterale Interdigitationen, Mitochondrien und rauhes endoplasmatisches Retikulum in den nicht-pigmentierten Ziliarepithelzellen besitzt, 2. zahlreiche Fenestrationen im Kapillarendothel aufweist, 3. eine dünnere Schicht von Ziliarstroma trägt und 4. eine Zunahme der Zellorganellen und offenen Zellverbindungen zwischen pigmentierten und nicht-pigmentierten Epithelzellen besteht [42,43]. Wird außerdem Natriumfluoreszein systemisch zugeführt und der Ziliarkörper mit einem speziellen Gonioskop beobachtet, kann ein fluoreszeingefärbtes Kammerwasser vorwiegend an den Spitzen der Ziliarkörperfortsätze identifiziert werden [44].

Der Ort der aktiven Transportmechanismen ist vermutlich die nicht-pigmentierte Epithelzelle, besonders in den Zellmembranen an den lateralen Interdigitationen, da diese Region 1. überaus viel Na^+-Ka^+-aktivierte ATPase und Karboanhydrase besitzt [45], 2. eine höhere spezifische Aktivität für glykolytische Enzyme nachzuweisen ist [46], und 3. eine bevorzugte Einlagerung von markiertem Sulfat in Makromoleküle (überwiegend Glykolipide und Glykoproteine) besteht [47,48]. Das Ziliarkörperepithel enthält auch α- und β-adrenerge Rezeptoren. Pharmaka, die auf diese Rezeptoren oder Enzyme (wie Karboanhydrase) einwirken, können die Kammerwasserproduktion und damit den Augeninnendruck dadurch beeinflussen, indem sie die aktiven Transportmechanismen verändern [49].

Untersuchungen zur Ultrastruktur an Primatenaugen lassen vermuten, daß das Ziliarkörperepithel zusätzlich zum aktiven Transport von Kammerwasser sekretorisches Material produziert, welches in das Ziliarkörperstroma diffundiert und möglicherweise in das Blut übertritt [50].

2.3.4 Umfang der Kammerwassersekretion

Die Sekretionsmenge an Kammerwasser (Einstrom) wird in Mikroliter pro Minute (µl/min) gemessen. Der ermittelte Wert variiert etwas in Abhängigkeit der Meßtechniken, die im nächsten Kapitel besprochen werden. Eine Größenordnung, die allgemein akzeptiert wird, ist etwa 2 µl/min [13], obwohl fluorophotometrische Untersuchungen, die vermutlich die zuverlässigsten Ergebnisse geben, einen Mittelwert von 2,4 ± 0,6 µl/min im nicht beeinflußten menschlichen Auge ergeben [51].

Es wurden viele Parameter geprüft, die einen Einfluß auf die Kammerwassersekretion haben könnten. Früher glaubte man, daß eine Erhöhung des Augeninnendruckes mit einer Abnahme der Kammerwassersekretion einhergeht, was auch als *Pseudofazilität* bezeichnet wurde [52–57]. Neuere Untersuchungen zeigten jedoch, daß die Kammerwassersekretionsmenge relativ augendruckunabhängig ist. Eine mögliche Erklärung für widersprüchliche Ergebnisse mag darin liegen, daß früheren wissenschaftlichen Untersuchungen relativ kurze Beobachtungszeiträume zugrunde lagen, da eine längere Augendrucksteigerung sehr viel weniger Auswirkung auf die Sekretionsmenge von Kammerwasser hat [58–61].

Fluorophotometrische Untersuchungen stützen das traditionelle Konzept, daß die Kammerwasserproduktion mit dem Lebensalter abnimmt [62], obwohl das Ausmaß der altersabhängigen Änderung der Kammerwasserbildung weniger ausgeprägt ist als man ursprünglich glaubte und nur etwa 2% (0,06 µl/min) pro Lebensdekade ausmacht [51,63]. Die Kammerwassersekretion ist in der Tat eine viel konstantere physiologische Größe als der Augeninnendruck oder das Vorderkammervolumen mit Hinblick auf Altersabhängigkeit [63]. Die Kammerwassersekretion ist bei Diabetikern reduziert, was unabhängig vom Typus des Diabetes ist [64].

Die Kammerwasserbildung ist deutlich geringer während des Schlafes, mit einer durchschnittlichen Absenkung um 45 ± 20% [65,66]. Die tageszeitlichen Schwankungen der Kammerwassersekretion im menschlichen Auge werden offensichtlich durch Änderungen des endogenen Adrenalinspiegels, der für die Ziliarepithelien bioverfügbar ist, verursacht, höchstwahrscheinlich über einen Effekt auf die β-adrenergen Rezeptoren des sekretorischen Epithels [67,68].

Intraokulare Entzündungen wie eine Iridozyklitis reduzieren die Kammerwasserbildung [69], vermutlich durch ein Aufbrechen des Ziliarkörperepithels [70]. Die Kammerwasserbildung ist auch vermindert während der hypotonen Phase nach einer Zyklodialyse, jedoch nicht im weiteren Verlauf, wenn diese nicht von einer Iridozyklitis begleitet ist [69]. Eine Aderhautabhebung in einem hypotonen Auge geht häufig einher mit einer Herabsetzung der Kammerwasserbildung [69], aber ist nicht deren Ursache. Eine Netzhautablösung ist in der Regel begleitet von einer Augeninnendrucksenkung, obwohl es nicht völlig klar ist, wieviel davon durch eine Abnahme der Kammerwassersekretion zu erklären ist [71] oder durch eine Zunahme des Kammerwasserabstromes über unkonventionelle, posteriore Abflußwege [69]. Arzneimittel, die auf die Kammerwasserbildung einwirken, werden in Teil III besprochen.

2.4 Funktion und Zusammensetzung des Kammerwassers

2.4.1 Funktion

Zusätzlich zur Schlüsselrolle, den physiologischen Augeninnendruck aufrecht zu erhalten, vermittelt Kammerwasser wichtige metabolische Funktionen durch den Antransport von Substraten und den Abtransport von Metaboliten von der avaskulären Hornhaut und Linse. Zum Beispiel nimmt die Hornhaut Glukose und Sauerstoff aus dem Kammerwasser auf und setzt in dieses Milchsäure und eine geringe Menge von CO_2 frei [30,72]. Die Linse nimmt ebenfalls Glukose aus dem Kammerwasser auf und produziert Laktat und Pyruvat [30]. Außerdem, so wird berichtet, werden Kalium und Aminosäuren aus dem Kammerwasser von der Linse aufgenommen, während Natrium von der Linse in das Kammerwasser abgegeben wird [39]. Der Stoffwechsel des Glaskörpers und der Retina scheinen auch Beziehungen zum Kammerwasser zu haben. So werden z.B. Substanzen wie Aminosäuren und Glukose vom Kammerwasser in den Glaskörper abgegeben [30,39].

2.4.2 Zusammensetzung

Aus den vorhergehenden Ausführungen wird ersichtlich, daß die Zusammensetzung des Kammerwassers nicht nur von den biologischen Mechanismen seiner

Produktion abhängt, sondern auch von den ständigen metabolischen Interaktionen, die auf seinem Wege durch die Kompartimente des Auges stattfinden. Die große Übereinstimmung in der Zusammensetzung des Kammerwassers bei phaken und aphaken Augen läßt jedoch vermuten, daß der Linsenstoffwechsel nahezu keine direkten Auswirkungen auf die Zusammensetzung des Kammerwassers hat [73]. Ein Stoffaustausch durch Diffusion entlang der Iris kann für die Änderung der biochemischen Qualität des Kammerwassers zwischen der hinteren und vorderen Augenkammer schon bedeutender sein, obwohl hierfür eine erhebliche Speziesvariabilität gilt. Untersuchungen an Kaninchenaugen zeigten, daß die Gesamtkonzentration gelöster Substanzen, pH und osmotischer Druck in der hinteren Augenkammer mit der vorderen Augenkammer identisch sind, während das tatsächliche biochemische Spektrum in den beiden Kompartimenten des Auges unterschiedlich ist [74]. Die Unterschiede sind zu erklären durch den aktiven Transport in die hintere Augenkammer und einen passiven Transfer in die vordere Augenkammer, wo die Irisgefäße permeabel sind für Anionen und auch für Nichtelektrolyte [74]. Untersuchungen mit Markersubstanzen an Primatenaugen weisen auf einen unidirektionalen, vesikulären Transport in Irisgefäßen hin, der verantwortlich ist für die selektive Verschiebung anionischer Substanzen von den Augengeweben in den Blutstrom [75]. Beim Rhesusaffen macht die Komplexität der interendothelialen Zellverbindungen in den Blutgefäßen der Iris es jedoch sehr wahrscheinlich, daß diese Gefäße an der Kammerwasserdynamik nur minimal teilnehmen [76,77].

Die folgenden Aussagen, summarisch dargestellt in Tabelle 2.1, beschreiben nur im allgemeinen das Inhaltsprofil des Kammerwassers, ausgedrückt relativ gegenüber Plasma [72–74,78–81]. Das Kammerwasser sowohl in der vorderen wie in der hinteren Augenkammer ist gering *hyperton* im Vergleich zum Plasma. Es hat einen *sauren pH*, mit einem pH-Wert in der vorderen Augenkammer von 7,2 [79]. Die am hervorstechendsten zwei Charakteristika des Kammerwassers sind 1. ein ausgeprägter *Überschuß an Askorbat* (15mal mehr als im arteriellen Plasma) und 2. ein ausgeprägtes *Defizit an Protein* (0,02 % im Kammerwasser im Vergleich zu 7 % im Plasma). Bei einer Untersuchung von 22 verschiedenen Spezies aus der Säugetierreihe wurde ein sehr weiter Bereich von Askorbinsäurespiegeln im Kammerwasser gefunden, der gewöhnlich bei Tagtieren höher lag als bei Nachttieren, woraus man vermuten kann, daß die Askorbinsäure eine protektive Rolle gegenüber lichtinduzierten Risiken spielen könnte [82].

Untersuchungen mit intravenöser Injektion von fluoreszeinmarkierter Meerrettichperoxidase an gesunden Kaninchen weisen darauf hin, daß die Proteine im Kammerwasser aus dem Ziliarkörper stammen und zur Vorderfläche der Iris strömen [83]. Der Eiweißgehalt des Kammerwassers zeigt sowohl quantitative wie qualitative Unterschiede zu Serum, was eine Erklärung dafür sein kann, daß Kammerwasser nicht durch eine künstliche Membran fließt, die eine Porengröße aufweist wie sie in den Abflußwegen für Kammerwasser besteht [84,85]. Das Albumin-Globulin-Verhältnis ist das gleiche wie im Plasma, obwohl weniger γ-Globulin vorhanden ist. Das menschliche Kammerwasser enthält IgG, aber nicht IgD, IgA oder IgM [86]. Eiweiß und Antikörper im Kammerwasser bilden dann ein Gleichgewicht mit Plasma (ein sog. *plasmoides Kammerwasser*), wenn es zu intraokularen Entzündungen kommt. Nach einer chirurgischen Aspiration von Kammerwasser aus der Vorderkammer hat das neugebildete Kammerwasser einen hohen Proteingehalt, was man bei Untersuchungen an Affenaugen dadurch erklärt hat, daß neue Lücken in der inneren Wand der Endothelauskleidung des Schlemm-Kanals und vergrößerte Extrazellulärräume im Ziliarepithel der Pars plicata anterior entstehen [87,88].

Die relativen Konzentrationen freier Aminosäuren im menschlichen Kammerwasser variieren mit den Kammerwasserplasmakonzentrationen in einem Bereich von 0,08–3,14, was für die Annahme eines ak-

Tabelle 2.1 Allgemeines Profil des menschlichen Kammerwassers (dargestellt in Relation zum Plasma)

Gering hyperton
Saurer pH
Ausgeprägter Überschuß von Askorbat
Ausgeprägter Mangel an Protein
Geringer Überschuß von:
 Chlorid
 Laktat[a]
Geringer Mangel von:
 Natrium (Untersuchung an Kaninchen)
 Bikarbonat[a]
 Kohlendioxid
 Glukose
Andere Inhalte/Kennzeichen (in der Literatur berichtet):
 Aminosäuren (variable Konzentrationen)
 Natriumhyaluronat
 Noradrenalin
 Koagulationsfördernde Faktoren
 Gewebeplasminogenaktivator
 Latente Kollagenaseaktivität

[a] Variiert mit Meßtechnik

tiven Transportes der Aminosäuren spricht [89]. Die Konzentrationen der meisten anderen Ionen und Nichtelektrolyte liegen sehr nahe an denen im Plasma, unterschiedliche Aussagen in der Literatur beziehen sich hauptsächlich auf Speziesunterschiede und auf verschiedene Meßtechniken. Im allgemeinen hat das menschliche Kammerwasser einen geringen Überschuß an Chlorid und ein geringes Defizit an Bikarbonat [79,80]. Es führen jedoch verschiedene Faktoren zu einer schnellen Änderung der Bikarbonatspiegel des Kammerwassers. Die gemessenen Konzentrationen müssen jedoch nicht unbedingt die relativen Konzentrationen an Bikarbonat wiedergeben, die durch das Ziliarepithel abgegeben wurden. Milchsäure ist nach wissenschaftlichen Publikationen in einem relativen Überschuß im menschlichen Kammerwasser enthalten [80], obwohl der ermittelte Gehalt erheblich mit der Meßtechnik variiert. Natrium bei Kaninchen [78] und Glukose im menschlichen Auge [80] zeigen einen relativen Mangel im Kammerwasser. Der gesamte CO_2-Gehalt im Kammerwasser variiert erheblich unter den Arten, mit einem gewissen Mangel im menschlichen Auge [90].

Natriumhyaluronat im menschlichen Kammerwasser, das vor der Kataraktextraktion bestimmt wurde, hat einen Mittelwert von 1,14 ± 0,46 mg/g, ohne wesentlichen Unterschied zwischen Patienten mit Glaukom oder Diabetes [91]. Noradrenalin wird stets im Kammerwasser nachgewiesen und zwar höher bei Patienten, die sich einer Katarakt- oder einer Glaukomoperation unterzogen [92]. Das menschliche Kammerwasser enthält auch Faktoren, die die Koagulation fördern und die Fähigkeit haben, die Blutungszeit aus dem Ohrläppchen zu verkürzen, ebenso wie die Prothrombinzeit und die partielle Thromboplastinzeit [93]. Jedoch ist das Verhältnis von Gewebeplasminogenaktivator zu Gesamtprotein im gesunden menschlichen Kammerwasser ungefähr 30mal größer als im Plasma, was auf eine wichtige Rolle bei der intraokularen Fibrinolyse hinweist [94]. Eine latente Kollagenaseaktivität wurde auch im menschlichen Kammerwasser nachgewiesen, was beim Stoffwechsel der extrazellulären Matrix im Trabekelmaschenwerk eine Rolle spielen kann [95].

2.5 Der Ausstrom von Kammerwasser

Wie bereits dargelegt, verläßt der größte Anteil des Kammerwassers das Auge über die vordere Kammerwinkelbucht durch ein Abflußsystem, welches aus Trabekelmaschenwerk, Schlemm-Kanal, intrasklera-len Sammelkanälchen und episkleralen wie konjunktivalen Venen besteht. Man schätzt, daß dieser Verbund an Abflußwegen, häufig auch in der Literatur als die *konventionellen Abflußwege* bezeichnet, etwa 83 [96] bis 96 % [97] des gesamten menschlichen Kammerwassers unter physiologischen Bedingungen transportiert. Die übrigen 5–15 % des Kammerwassers verlassen das Auge durch eine Anzahl von Abflußwegen, deren physiologischer Mechanismus nur teilweise verstanden wird und *uveosklerale* [97–99] und Uvea-Vortex-Abflußwege [100] einbeziehen. Gemeinsam werden diese alternativen Abflußwege auch als das *unkonventionelle Abflußsystem* [101] oder sekundäre Abflußwege [102] bezeichnet. Eine andere Bezeichnung für die konventionellen Abflußwege ist *kanalikulärer Kammerwasserabfluß* (über den Schlemm-Kanal), für die unkonventionellen Abflußwege *extrakanalikulärer Abflußweg* (Brubaker 1981, pers. Mitteilung).

2.5.1 Histologie der konventionellen Abflußwege

2.5.1.1 Skleralsporn

Die posteriore Begrenzung des Sulcus scleralis bildet ein Bündel von Bindegewebefasern, das parallel zum Limbus verläuft und in den Kammerwinkel hinein etwas vorspringt, den Skleralsporn (Abb. 2.1) [103]. Der Skleralsporn besteht zu 75–80 % aus Kollagen und zu 5 % aus elastischen Fasern [104]. Man vermutete, daß diese zirkuläre Struktur verhindert, daß der Ziliarmuskel den Schlemm-Kanal zum kollabieren bringt [103].

2.5.1.2 Schwalbe-Linie

An die anteriore Begrenzung des Trabekelmaschenwerkes schließt sich ein glattes Gewebeareal an, das zwischen 50 μ und 150 μ Breite variiert und Zone S genannt wird [105]. Der vordere Anteil dieser Region besteht aus dem Übergang des trabekulären zum kornealen Endothel und dem verdünnten Ende der Descemet-Membran. Die hintere Begrenzung ist abgesetzt durch eine diskontinuierliche Erhebung, die sog. Schwalbe-Linie, die durch die schräge Insertion von uvealen Trabekeln in das limbale Bindegewebestroma hinein geformt wird [105]. Anhäufungen sekretorischer Zellen, sog. Zellen der Schwalbe-Linie, wurden unterhalb dieser Erhebung in Affenaugen nachgewiesen und man nimmt an, daß sie eine phospholipidähnliche Substanz produzieren, den Kammerwasserabstrom durch das kanalikuläre System fördert [106].

2.5.1.3 Trabekelmaschenwerk

Wie bereits besprochen wird der Sulcus scleralis durch das Trabekelmaschenwerk überbrückt, welches in einen Ringkanal, den *Schlemm-Kanal*, übergeht. Das Trabekelmaschenwerk besteht aus einem bindegewebigen Grundgerüst, das von Endothel ausgekleidet wird und in 3 Abschnitte unterteilt werden kann: 1. das uveale Maschenwerk, 2. das korneo-sklerale Maschenwerk und 3. das juxtakanalikuläre Maschenwerk (Abb. 2.8–2.10).

Uveales Maschenwerk. Dieser Anteil des Trabekelsystems grenzt an das Kammerwasser in der Vorderkammer an und wird durch band- oder strangförmige Trabekel aufgebaut, die von der Iriswurzel

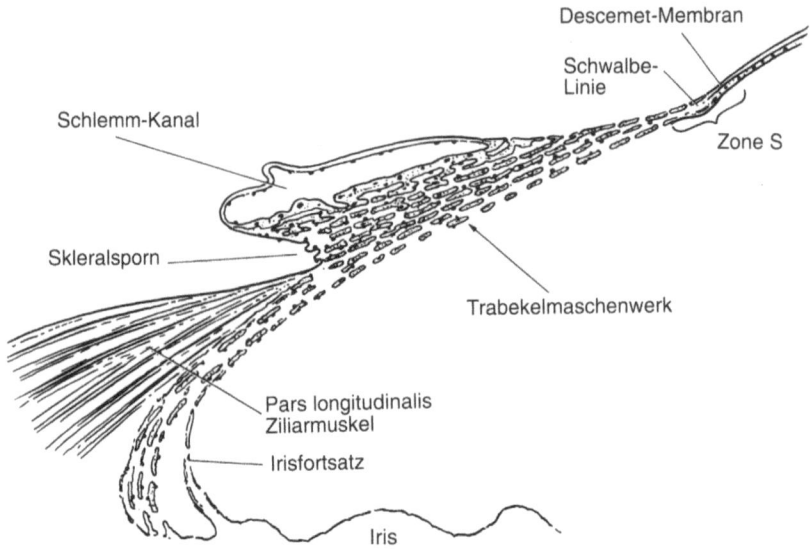

Abb. 2.8. Das Trabekelmaschenwerk erstreckt sich von Iris, Ziliarkörper und Skleralsporn zur vorderen Begrenzung des Sulcus scleralis und bildet durch diese Überbrückung des Sulcus scleralis den Schlemm-Kanal

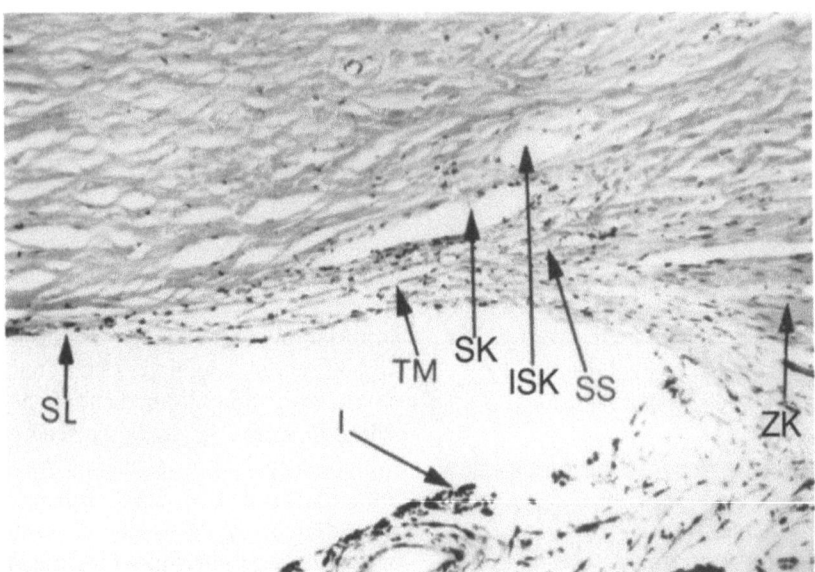

Abb. 2.9. Lichtmikroskopische Darstellung der konventionellen Abflußwege. *(I)* Iris, *(ZK)* Ziliarkörper, *(SS)* Skleralsporn, *(TM)* Trabekelmaschenwerk, *(SK)* Schlemm-Kanal, *(ISK)* intrasklerale Sammelkanälchen, *(SL)* Schwalbe-Linie (Hämatoxylineosin; Originalvergrößerung, × 128)

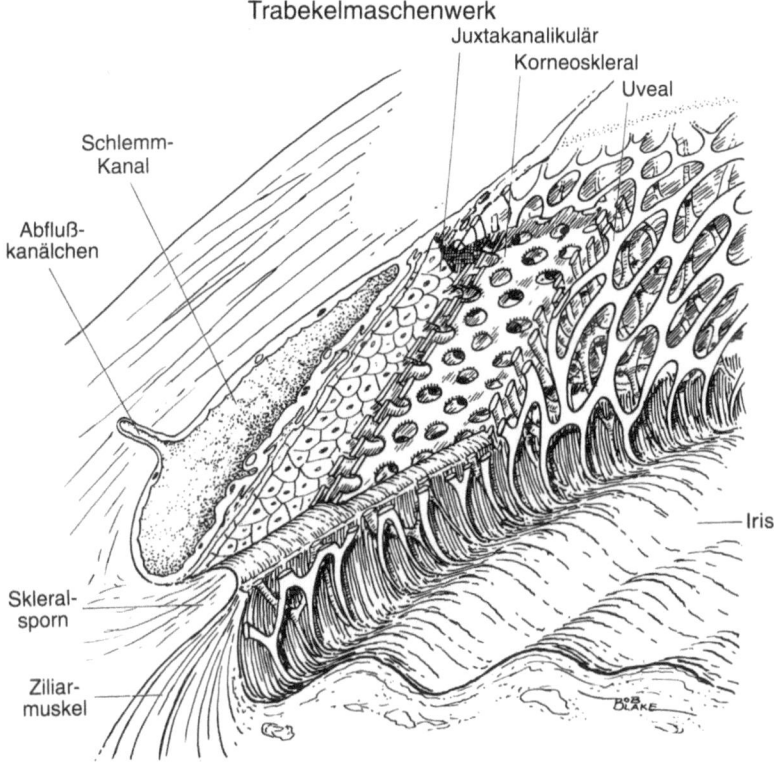

Abb. 2.10. Die drei Schichten des Trabekelmaschenwerkes (gezeigt im stufenweisen Aufbau): 1. uveal, 2. korneoskleral und 3. juxtakanalikulär

und dem Ziliarkörper zur peripheren Kornea ziehen. Die Anordnung dieser Trabekelbänder schafft irreguläre Öffnungen einer Größe zwischen 25–75 μ [107].

Korneoskleales Maschenwerk. Dieser Anteil des Trabekelsystems erstreckt sich vom Skleralsporn zu der Vorderwand des Sulcus scleralis und besteht aus Blättern von Trabekel, die durch elliptische Öffnungen perforiert sind. Diese Öffnungen werden zunehmend kleiner, umso näher die Trabekelblätter an den Schlemm-Kanal heranreichen, mit einer Porengröße von 5–50 μ im Durchmesser [107].

Juxtakanalikuläres Maschenwerk. Der am weitesten außen gelegene Anteil des Maschenwerkes (in Angrenzung an den Schlemm-Kanal) besteht aus einer Schicht von Bindegewebe, das an beiden Seiten von Endothel ausgekleidet ist [108]. Die äußere Endothelschicht bildet die innere Wand des Schlemm-Kanals, während die innere Endothelschicht kontinuierlich in das übrige Trabekelendothel übergeht.

2.5.1.4 Schlemm-Kanal

Dies ist ein endothel-ausgekleideter Kanal von durchschnittlich 190–370 μ Lumenweite [109,110]. In der Regel besteht nur ein Kanal, dieser kann sich jedoch gelegentlich in ein plexusartiges System aufzweigen.

2.5.1.5 Intrasklerale Sammelkanälchen

Der Schlemm-Kanal ist mit den episkleralen und konjunktivalen Venen durch ein komplexes System von Sammelkanälchen verbunden. Die intraskleralen kammerwasserführenden Kanäle, die sog. *Kammerwasservenen nach Ascher* [111] wurden definiert als Gefäße, die an der äußeren Wand des Schlemm-Kanals entspringen und in den episkleralen und konjunktivalen Venen münden, wo eine laminare Schichtung von Kammerwasser und Blut zu erkennen ist, auch als *laminierte Venen nach Goldmann* bezeichnet [112]. Vielfach werden die proximalen Abschnitte dieser Gefäße auch als *Abfluß-* [110,113] oder *Sammelkanälchen* [109] bezeichnet, da der strukturelle Aufbau der äußeren Wand des Schlemm-Kanals sich

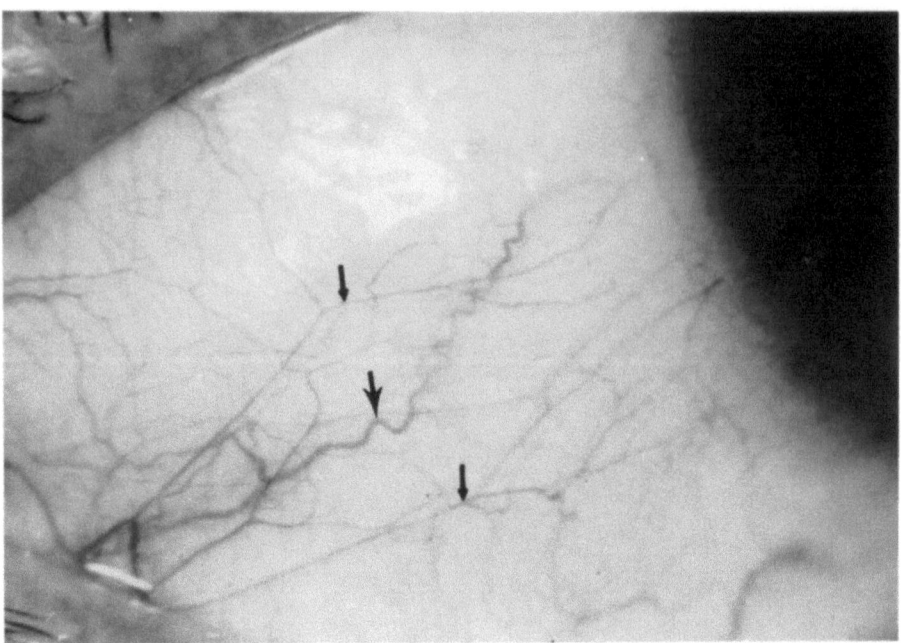

Abb. 2.11. Spaltlampenansicht von normalen episkleralen und konjunktivalen Gefäßen. Man beachte die typische, große, serpiginöse vordere Ziliararterie *(großer Pfeil)* und die dünneren, gestreckter verlaufenden episkleralen und konjunktivalen Venen *(kleine Pfeile)*

in das erste Drittel dieser Kanäle fortsetzt [113]. Zwei Arten von intraskleralen Kanälchen wurden identifiziert: 1. direkte Abflußkanäle mit einem großen Durchmesser, die nach einem kurzen intraskleralen Verlauf direkt in das episklerale Venensystem mündet, und 2. indirekte Abflußkanäle, aufgebaut aus zahlreicheren, feineren Kanälchen, die einen intraskleralen Plexus bilden bevor sie in das episklerale Venensystem einmünden [109,110,113–115]. Die intraskleralen Kammerwasserkanäle haben keine Verbindung mit den Gefäßen der Uvea, ausgenommen von gelegentlich sehr feinen Verbindungen mit dem Ziliarmuskel [116]. Es gibt keine arteriellen Verbindungen [114,116], obwohl arteriovenöse Gefäßanastomosen in den anterioren episkleralen Blutgefäßen vorkommen können.

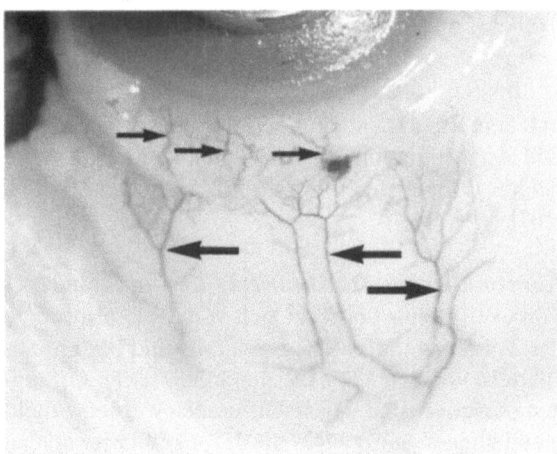

Abb. 2.12. Tuscheperfusion der vorderen Augenkammer in einem menschlichen Autopsieauge, das die Füllung der episkleralen *(große Pfeile)* und konjunktivalen *(kleine Pfeile)* Venen mit Kammerwasser zeigt

2.5.1.6 Episklerale und konjunktivale Venen

Die kammerwasserführenden Gefäße schließen sich dem episkleralen Venensystem auf verschiedenen Wegen an [111]. Die meisten dieser kammerwasserführenden Gefäße sind nach posterior gerichtet und münden in die episkleralen Venen ein, während wenige das subkonjunktivale Gewebe durchdringen und in die konjunktivalen Venen einmünden. Manche Kammerwasservenen ziehen zur anterioren Limbusregion, während die meisten kurz parallel zum Limbus verlaufen, bevor sie sich nach posterior wenden und in Konjunktivalvenen einmünden. Manche Kammerwasservenen bilden Gefäßschlingen um Konjunktivalvenen zu erreichen, oder sie verlaufen auf eine kurze Distanz in der peripheren Hornhaut, bevor sie sich wieder nach posterior richten (Abb. 2.11, 2.12). Beim Rhesusaffen haben die Bindehautgefäße einen Durchmesser, der dem von Kapillaren entspricht, während die meisten Gefäße des episkleralen Plexus die Größe von Venolen haben [118]. Beide Arten von Gefäßen haben eine einfache Wandung, die aus Endothel und einer diskontinuierlichen Schicht von Perizyten aufgebaut ist, durch die Meerrettichperoxidase (und vermutlich auch Kammerwasser) in das subkonjunktivale und episklerale lockere Bindegewebe frei diffundiert [118]. Die episkleralen Venen geben ihr Blut in den Sinus cavernosus über die vorderen Ziliarvenen und die V. ophthalmica superior ab, während die Bindehautvenen in die V. ophthalmica superior oder in Venen des Gesichtsbereiches über die V. palpebralis und V. angularis einmünden [112].

2.5.2 Feinstruktur des Trabekelmaschenwerkes und des Schlemm-Kanals

2.5.2.1 Uveales und korneosklerales Maschenwerk

Obwohl die strukturelle Anordnung dieser beiden Trabekelanteile unterschiedlich ist, wie zuvor diskutiert, ist die Ultrastruktur identisch. Jedes Trabekelband oder Trabekelblatt ist aus vier konzentrischen Schichten zusammengesetzt [119]:

1. Ein *innerer Bindegewebekern* ist aus typischen Kollagenfasern mit der üblichen Periodizität von 640 Å aufgebaut [119]. Indirekte Immunfluoreszenzuntersuchungen des menschlichen Trabekelmaschenwerkes zeigen, daß der zentrale Kern des Trabekelbandes Kollagen vom Typ I und III sowie Elastin enthält [120,121].
2. *„Elastische" Fasern* sind in Wirklichkeit zusammengesetzt aus anderenorts typischen Kollagens, angeordnet in einem spiraligen Muster mit einer scheinbaren Periodizität von 1000 Å [122]. Diese spiralförmigen Fibrillen können locker oder eng aufgewickelt sein und so eine gewisse Flexibilität für die Trabekel vermitteln [123].
3. Als *Glasmembran* wird eine Schicht zwischen dem spiralförmigen Kollagen und der Basalmembran des Endothels bezeichnet [119]. Es ist eine breite Zone zusammengesetzt aus feinen Filamenten, eingebettet in eine Grundsubstanz [121].
4. *Eine Endothelschicht* ergibt eine kontinuierliche Auflage auf die Trabekel. Die Zellen sind größer, in der Form weniger regulär und haben weniger ausgeprägte Zellgrenzen als Hornhautendothelzellen [105]. Sie sind durch Zellöffnungen („Gap junctions") und Desmosomen verbunden, was eine gewisse Stabilität ergibt, jedoch dem Kammerwasser einen freien Übertritt durch die offenen endothelialen Spalten ermöglicht [123,124]. Im Zytoplasma menschlicher Trabekelendothelien wurden zwei Arten von Filamenten gefunden [125,126]. 6-nm-Filamente sind vorwiegend in der Zellperipherie, rund um den Zellkern und in den zytoplasmatischen Fortsätzen lokalisiert. Dabei handelt es sich um Aktinfilamente [126], die für Zellkontraktion, Motilität, Phagozytose und Pinozytose sowie für die Zelladhäsion von Bedeutung sind. Untersuchungen an Gewebekulturen zeigen, daß Aktinfilamente wichtig sind für die Regulierung der Form und der zytoskeletalen Organisation der menschlichen Trabekelzellen [127], im Trabekel der Affen [128] und beim Rind [129]. Intermediäre Filamente von 10 nm sind in den Zellen zahlreicher und zusammengesetzt aus Vimentin und Desmin. Entsprechend immunzytochemischen Untersuchungen an kultivierten, menschlichen Trabekelzellen besitzen diese Zellen muskelähnliche Funktionen [130].

Tierexperimentelle Untersuchungen an Geweben des Trabekelmaschenwerkes ergaben, daß die Zellen eine heterogene Mischung von Glykosaminoglykanen und Glykoproteinen synthetisieren [131,132], die über das gesamte Trabekelmaschenwerk verteilt sind [131–138]. Das menschliche Trabekelmaschenwerk enthält auch Hyaluronsäure, Chondroitinsulfat, Dermatansulfat, Keratansulfat [137] und Heparansulfat [120,139–142]. Andere Komponenten der extrazellulären Matrix des menschlichen Trabekelwerkes sind Fibronektin und Laminin (Bestandteile der Glykoproteinbasalmembran) und Kollagene der Typen III, IV und V in der Basalmembran [120,143–145]. Es konnte am menschlichen Trabekelmaschenwerk auch gezeigt werden, daß es Zellen enthält, die Glykoproteine der Klasse II bilden, die zum Hauptkomplex der Histokompatibilität gehören und vermutlich eine wesentliche Rolle beim Aufbau und Regulierung der okulären Immunität spielen [146,147]. Eine neuronenspezifische Enolase wurde im Trabekelmaschenwerk an Affenaugen nachgewiesen, was auf die Anwesenheit neuroregulatorischer Zellen hinweist [148].

Für die trabekulären Endothelzellen wurde nachgewiesen, daß sie phagozytieren und Fremdstoffe abbauen können [103,149–153], daß sie zelluläre Bruchstücke umhüllen, von den Trabekellamellen ablösen und durch den Schlemm-Kanal abtransportieren

[154]. Die Pigmentierung im Trabekelmaschenwerk hat keine Beziehung zur Zellularität oder Morphologie des Gewebes [155].

2.5.2.2 Juxtakanalikuläres Maschenwerk

Der Anteil des Trabekelmaschenwerkes, der direkt an den Schlemm-Kanal angrenzt (und damit letztlich die innere Wand des Schlemm-Kanals aufbaut) unterscheidet sich histologisch von den anderen Teilen des Trabekelsystems und wurde in der Literatur unterschiedlich bezeichnet, je nachdem wie man die anatomischen Grenzen dieses Gewebes definiert (z. B. *juxtakanalikuläres Bindegewebe, poröses Trabekelgewebe* oder einfach *endotheliales Maschenwerk*). Im weiteren Sinne besteht es aus 3 Schichten [156], die hier beginnend mit der innersten Schicht aufgezeigt werden (Abb. 2.13, 2.14):

1. Die *trabekuläre Endothelschicht* geht kontinuierlich in das Endothel des korneoskleralen Maschenwerkes über und kann als ein Bestandteil von diesem selbst betrachtet werden.

2. Eine *zentrale Bindegewebeschicht* variabler Dicke ist nicht fenestriert und hat verschiedene Schichten paralleler, spindelförmiger Zellen, lose aneinandergefügt in einer bindegewebigen Grundsubstanz [108,152,157]. Dieses Gewebe enthält Kollagen vom Typ III, aber kein Kollagen vom Typ I oder Elastin [120]. Die Bindegewebezellen im menschlichen Maschenwerk und im Trabekelmaschenwerk des Kaninchen enthalten ausgekleidete Vertiefungen und ummantelte Bläschen in der Zytoplasmamembran, die an der rezeptorvermittelten Endozytose beteiligt sind [158,159].

3. Das *Endothel der Innenwand des Schlemm-Kanals* ist der am weitesten außen gelegene Anteil des Trabekelmaschenwerkes. Es ist somit das letzte Gewebe, welches das Kammerwasser durchdringen muß, bevor es das Lumen des Schlemm-Kanals erreicht. Diese Endothelschicht hat wichtige morphologische Charakteristika, die sich von dem übrigen Endothel des Trabekelmaschenwerkes und am Schlemm-Kanal unterscheiden. Die Oberfläche ist höckrig durch die hervorstehenden Zellkerne [157], zystenähnliche Vakuolen [160] und finger-

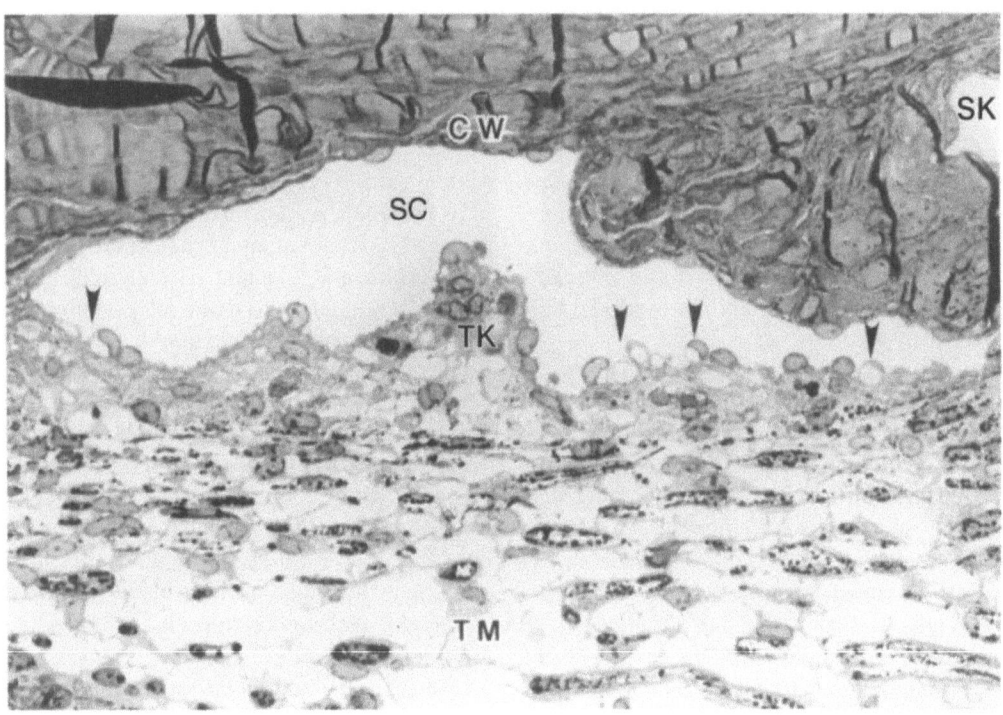

Abb. 2.13. Lichtmikroskopische Darstellung des Schlemm-Kanals *(SC)* und des benachbarten Trabekelmaschenwerkes *(TM)* eines normotensiven Rhesusaffenauges. Die trabekuläre Wand des Schlemm-Kanals *(TK)* mit vorspringenden, vakuolentragenden Zellen *(Pfeile); CW* korneosklerale Wand des Schlemm-Kanals *(CW); SK* Sammelkanälchen. (Toluidinblau; Originalvergrößerung, × 1030.)

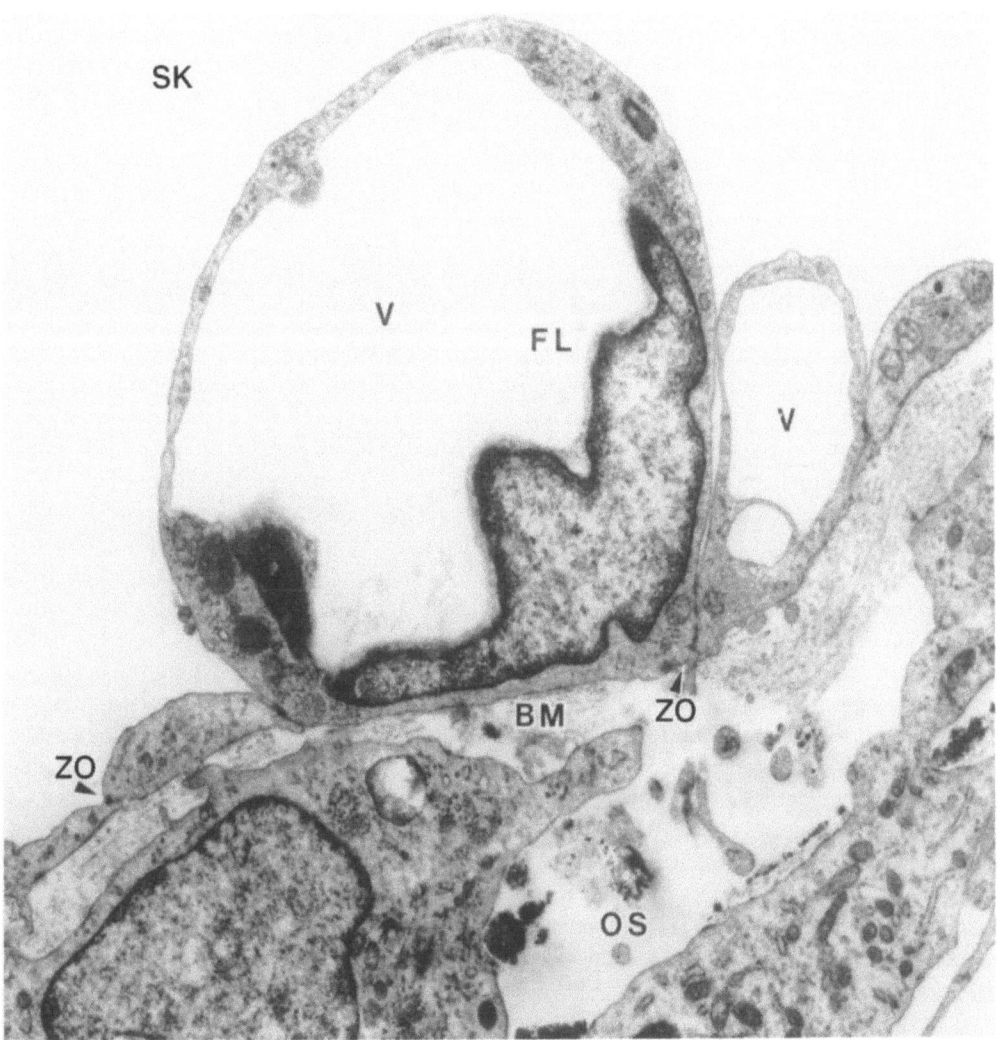

Abb. 2.14. Elektronenmikroskopische Darstellung der trabekulären Wand des Schlemm-Kanals *(SK)* eines normotensiven menschlichen Auges mit vakuolenhaltigen Endothelzellen *(V)*, das flockiges Material enthält *(FL)*. *ZO* Zonula occludentes, *BM* Basalmembran, *OS* offene Räume im endothelialen Maschenwerk. (Originalvergrößerung, × 15000)

artigen Vorsprünge [161], die sich in den Kanal vorwölben. Die fingerartigen Vorsprünge wurden beschrieben als endotheliale Tubuli mit offenen Lumina, obwohl es keine Übereinstimmung darüber gibt, ob sie eine Verbindung darstellen zwischen der vorderen Augenkammer und dem Schlemm-Kanal [161] oder gar keine richtigen Öffnungen haben [162]. Aktinfilamente, wie sie kürzlich im uvealen und korneoskleralen Trabekelendothel nachgewiesen wurden, sind auch in der inneren Wand des Endothels des Schlemm-Kanals vorhanden [126].

Die interzellulären Räume sind ca. 150–200 Å breit und benachbarte Zellen sind durch eine Palette interzellulärer Verbindungen verknüpft [122,157]. Es ist jedoch nicht klar, wie eng diese Zellverbindungen den interzellulären Verband zusammenhalten, nachdem gezeigt wurde, daß sie sich für den Durchtritt von Erythrozyten öffnen können [157]. Zonulae occludentes wurden in Untersuchungen an Primatenaugen nachgewiesen, die aber von meanderförmigen Kanälen als Extrazellularräume oder schlitzförmige Poren durchbrochen werden, wenngleich man vermutet, daß dies nur für einen geringen Anteil des Kammerwassers bedeutsam ist, welches das Auge über die konventionellen Abflußwege verläßt [124]. Die Endothelzellen sind über zytoplasmatische Fortsätze an den darunterliegenden subendothelialen Zellen und am Trabekelmaschenwerk verankert [163].

Öffnungen in den Endothelzellen wurden durch viele Forscher beschrieben. Erhebliche Meinungsverschiedenheit besteht jedoch bezüglich der Morphologie und Funktion dieser Befunde. Im allgemeinen bestehen diese Öffnungen aus feinen *Poren* oder *Riesenvakuolen*. Die Größe der Poren variiert erheblich, wenngleich die Porenweite meist im Bereich von 0,5–2,0 μ liegt [107,109,164–170]. Markerstudien haben gezeigt, daß diese Poren Verbindungen haben zu den intertrabekulären Räumen und dem Schlemm-Kanal [168,169]. Die Riesenvakuolen in den Endothelzellen wurden einst als Postmortemartefakte beurteilt [171], aber zahlreiche Studien haben mittlerweile deren Existenz bestätigt und weisen darauf hin, daß sie am Kammerwasserabstrom beteiligt sind [156,172–175]. Es kann durchaus sein, daß sowohl Poren wie auch Vakuolen unterschiedliche Teile identischer transzellulärer Kanäle darstellen [168]. Die mögliche Bedeutung dieser Strukturen für den Abflußwiderstand für Kammerwasser wird später in diesem Kapitel diskutiert.

Sondermann-„Kanäle", obwohl ursprünglich beschrieben als endothelausgekleidete Kanäle zwischen Schlemm-Kanal und intertrabekulären Räumen [176], wurden später interpretiert als verschlungene Verbindungen, die irregulär und schräg durch das Maschenwerk ziehen [177] oder als tiefe Einkerbungen in Querschnitten [156], spaltförmigen Räumen zwischen den Zellen [178] oder als Artefakte [107]. Es ist sehr unwahrscheinlich, daß diese Strukturen, falls sie existieren, eine bedeutsame Rolle im Kammerwasserabstrom spielen.

2.5.2.3 Die äußere Wand des Schlemm-Kanals

Das Endothel der äußeren Wand des Schlemm-Kanals ist eine Einzelzellschicht, die in das Endothel der Innenwand übergeht [162]. Die Oberfläche ist glatter als an der inneren Wandung und hat größere, weniger zahlreiche Zellen [179] und keine Poren [164,165], aber zahlreiche große *Ausführungskanäle*, wie zuvor beschrieben. Zellen, die das Myosin glatter Muskulatur enthalten, wurden in den Kammerwasserabflußwegen in Nachbarschaft der Sammelkanälchen gefunden, gering distal zur äußeren Wand des Schlemm-Kanals [180]. Außerdem wurden lippenförmige Verdickungen um die Öffnungen der Abflußkanälchen in der äußeren Wand des Schlemm-Kanals beobachtet [110,113] sowie Septen nachgewiesen, die von diesen Öffnungen zur inneren Wand des Schlemm-Kanals ziehen und evtl. dazu beitragen, das Lumen des Schlemm-Kanals offenzuhalten [109,110,113]. Das Endothel ist gegenüber den Kollagenbündeln des Limbus separiert durch eine Basalmembran [122] sowie eine Schicht von Fibrozyten und Fibroblasten [113].

2.5.2.4 Altersabhängige Veränderungen

Das gesunde menschliche Trabekelmaschenwerk macht im Laufe des Lebens eine Reihe von Veränderungen durch. Die allgemeine Konfiguration ändert sich von einer langen, keilförmigen Form zu einer kürzeren, mehr rhomboidalen Form [181]. Der Skleralsporn wird im Laufe des Lebens prominenter, das uveale Maschenwerk wird kompakter und lokalisierte Verschlüsse des Schlemm-Kanals werden häufiger [181]. Das Balkensystem des Trabekelwerkes wird zunehmend dicker und die endotheliale Zellularität nimmt ab [181,182] mit einer Geschwindigkeit von etwa 0,58% der Zellen pro Jahr [183], was gelegentlich zu einem Verlust der Endothelbeschichtung von Trabekellamellen führt [181]. Die Abnahme in der Anzahl von Riesenvakuolen geht einher mit einer Abnahme der Zellzahl im Schlemm-Kanal, obwohl beides, Abnahme der Vakuolen und die Abnahme der Zellularität, durch eine altersbezogene Abnahme der Größe des Schlemm-Kanals erklärt werden könnte [184]. Eine Einengung der intertrabekulären Räume und eine Zunahme der extrazellulären Matrix, besonders der elektronenmikroskopisch dichten Plaques in der Nähe des juxtakanalikulären Maschenwerkes, werden ebenfalls mit zunehmendem Lebensalter gesehen [181,182].

Weitere Beobachtungen am Trabekelmaschenwerk und Schlemm-Kanal in Beziehung zum Abflußwiderstand für Kammerwasser werden später in diesem Kapitel diskutiert, während jene Veränderungen, die für den Wirkungsmechanismus von Antiglaukomatosa von Bedeutung sind, in Teil III besprochen werden.

2.5.3 Unkonventionelle Abflußwege

Wie bereits früher in diesem Kapitel angesprochen, erreicht das Kammerwasser fast jeden Abschnitt des Auges. Es ist deshalb wahrscheinlich, daß viele Gewebe des Auges, wie auch Retina und Kornea, an einem unkonventionellen Abfluß von Kammerwasser teilhaben, indem sie geringe Mengen das Kammerwassers absorbieren. Dieses Phänomen wurde jedoch präzise nur für die Uvea untersucht. Zwei Abflußwege wurden dabei identifiziert, wobei Kammerwasser das Auge nach Absorption durch die vordere Uvea verläßt.

2.5.3.1 Uveoskleraler Abfluß

Markerstudien mit menschlichen [96] und Tieraugen [97–101] haben gezeigt, daß Kammerwasser durch die Iriswurzel und interstitielle Räume des Ziliarmuskels den Suprachoroidalraum erreicht. Von hier passiert es zu den episkleralen Geweben via Poren in der Sklera, die die Ziliararterien und Nerven umgeben, entlang der Blutgefäße der Optikusscheiden oder durch die spezielle Anordnung der Kollagenstrukturen der Sklera. Untersuchungen an Cynomolgusaffen wiesen einen geringen hydrostatischen Druck im Suprachoroidalraum im Vergleich zur Augenvorderkammer nach und man vermutete, daß diese Druckdifferenz die treibende Kraft für den uveoskleralen Abfluß ist [185].

2.5.3.2 Uveovortexabfluß

Es wurde auch durch Markerstudien bei Primaten belegt, daß Irisgefäße einen unidirektionalen Fluß in das Lumen der Gefäße durch einen vesikulären Transport ermöglichen, der nicht energieabhängig ist [186]. Die markierte Prüfsubstanz kann die Gefäße der Iris, des Ziliarmuskels und der vorderen Choroidea penetrieren und somit die Vortexvenen erreichen [99].

Eine computertomographische Untersuchung mit perfundierten Röntgenkontrastmitteln an Rhesusaffen zeigte, daß diese unkonventionellen Abflußwege sofort durch zirkulierendes Blut in der Uvea und möglicherweise den extraokulären Muskeln entleert werden, da eine Bewegung des Kontrastmittels nach posterior durch die Augapfelhüllen beim lebenden Tier nicht nachgewiesen wurde, aber unmittelbar nach dem Tod dort nachweisbar war, wenn der Augeninnendruck künstlich aufrechterhalten wurde [187].

2.5.4 Der normale Abflußwiderstand für Kammerwasser

Wenn man einen durchschnittlichen Augeninnendruck von 15 mm Hg und einen episkleralen Venendruck von etwa 10 mm Hg annimmt, so muß ein Widerstand gegenüber dem Kammerwasserabstrom von 5 mm Hg angenommen werden, um ein physiologisches Gleichgewicht zwischen Ein- und Abstrom von Kammerwasser zu erklären. Grant [188,189] zeigte, daß eine 360°-Inzision in das Trabekelmaschenwerk des nichtglaukomatösen, enukleierten menschlichen Auges 75% des Abflußwiderstandes eliminiert. Die exakte Lokalisation und Natur dieses Abflußwiderstandes innerhalb der konventionellen Abflußwege ist jedoch ungewiß. Die folgenden Beobachtungen ermöglichen jedoch ein gewisses Verständnis für diese wichtige Frage.

2.5.4.1 Abflußwiderstand im Trabekelmaschenwerk

Wissenschaftliche Untersuchungen mit radioaktiv markierten Elementen zeigen einen relativ freien Durchfluß durch die trabekulären Räume und das juxtakanalikuläre Bindegewebe bevor diese das nach innen gewandte Endothel des Schlemm-Kanals erreichen [157,168,169,173]. Es scheint daher, daß diese Endothelschicht für den wesentlichen Anteil des Abflußwiderstandes für Kammerwasser verantwortlich ist, der im Trabekelmaschenwerk liegt, obwohl andere Anteile dieses Widerstandsystems auch zur Regulierung des Kammerwasserabflusses beitragen dürften.

Poren und *Riesenvakuolen* im Endothel der Innenwand des Schlemm-Kanals, wie bereits ausgeführt, sind offensichtlich ein wichtiger Teil eines transzellulären Abflußweges für Kammerwasser, da sich Markersubstanzen, die in die Vorderkammer injiziert werden, in diesen Vakuolen und Poren nachweisen lassen [157,168,169,173,190]. Die Beobachtung, daß die Konzentration der markierten Substanzen in den Riesenvakuolen nicht immer die gleiche ist wie im juxtakanalikulären Bindegewebe [157], läßt vermuten, daß ein dynamisches System, in dem die Vakuolen intermittierend sich öffnen und schließen, zum Transport des Kammerwassers vom juxtakanalikulären Gewebe in den Schlemm-Kanal vorliegt (Abb. 2.15) [173]. Ob dieser Transport aktiv oder passiv stattfindet, wird kontrovers beurteilt.

Eine indirekte Beweisführung für die Theorie eines aktiven Transportes mag im Nachweis von Enzymen [191] und elektronenmikroskopisch nachweisbaren Strukturen [192] gesehen werden, die für ein aktives Transportsystem in oder in unmittelbarer Nähe der Endothelschicht sprechen. Die meisten wissenschaftlichen Untersuchungen favorisieren jedoch einen passiven Transport (druckabhängig), da die Anzahl und die Größe der Vakuolen zunimmt mit einer langsamen Steigerung des Augeninnendruckes [193–196]. Außerdem ist dieses Phänomen im enukleierten Auge reversibel [193], wobei die Hypothermie keinerlei Effekt auf die Vakuolisierung des Endothels im enukleierten Auge hat [197].

Es kann deshalb gut sein, daß potentielle transzelluläre Räume im Endothel der inneren Wand des

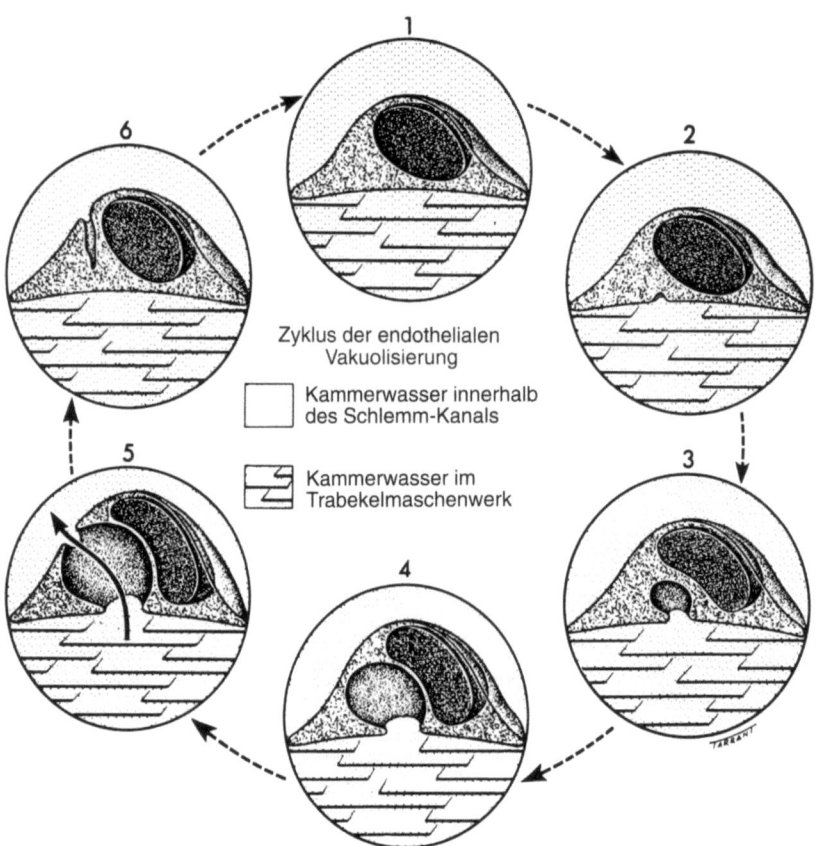

Abb. 2.15. Theorie des transzellulären Transportes von Kammerwasser, währenddessen sich eine Anzahl von Poren und Riesenzellvakuolen zur bindegewebigen Seite des juxtakanalikulären Maschenwerkes öffnet *(2–4)* (vielleicht in Reaktion auf den transendothelialen hydrostatischen Druck). Die Verbindung des basalen und apikalen Zellplasmas schafft einen temporären transzellulären Kanal *(5)*, der den Durchfluß von Kammerwasser in den Schlemm-Kanal erlaubt

Schlemm-Kanals bestehen, die als ein System von Vakuolen und Poren augendrucksensitiv reagieren, um Kammerwasser vom juxtakanalikulären Gewebe in den Schlemm-Kanal zu transportieren. Der tatsächliche Abflußwiderstand für Kammerwasser durch dieses System ist quantitativ noch nicht präzisiert, obwohl man es berechnet hat, basierend auf einer geschätzten Größe und Anzahl von Poren im Endothel der Innenwand des Schlemm-Kanals. Der errechnete Abflußwiderstand durch die Endothelzellen entspricht aber nur einem Teil des gesamten Abflußwiderstandes [198–201].

Die folgenden Überlegungen wurden diskutiert, um den Widerspruch zu klären, daß die beobachtete Morphologie des Endothels der Innenwand des Schlemm-Kanals nicht dem 5 mm Hg-Druckabfall entlang dieses Gewebes entspricht: 1. der hauptsächliche Abflußwiderstand könnte anderswo im Trabekelmaschenwerk lokalisiert sein (wofür es eigentlich keinen überzeugenden Hinweis gibt) [200]; 2. die Schrumpfung des Gewebes während der Präparation zur Elektronenmikroskopie kann eine artifizielle Vergrößerung der natürlichen Lumina verursachen [200] (was bei den meisten theoretischen Modellen berücksichtigt wird); 3. die Gewebepräparation könnte extrazelluläres Material verändern oder entfernen [200,201], 4. Proteine oder Glykoproteine im Kammerwasser könnten einen größeren Abflußwiderstand induzieren als isotonische Lösungen [202], und 5. nur ein kleiner Anteil des juxtakanalikulären Gewebes könnte tatsächlich filtrieren [200]. Wahrscheinlich erklärt eine Kombination aller dieser Aspekte (speziell die letzten 3) die Diskrepanzen zwischen dem errechneten und gemessenen Kammerwasserabflußwiderstand. Einige dieser Möglichkeiten sollen nun mehr im Detail betrachtet werden.

Glykosaminoglykane (saure Mukopolysaccharide), die in großer Konzentration innerhalb der Trabekellamellen, ebenso wie an der Oberfläche der Endothelzellen der Trabekel sowie im juxtakanalikulären

Gewebe [139–141] vorhanden sind, können erheblich zum Kammerwasserabflußwiderstand im Trabekelmaschenwerk beitragen [200,201]. Diese Polysaccharidketten in kovalenter Anordnung mit Protein bilden hochpolymere Komplexe, die eine osmotische Wirkung ausüben, die die Hydratation des Trabekelmaschenwerkes aufrechthält. Zusätzlich kann eine sehr starke negative Ladung die elektromagnetischen Eigenschaften der Gewebe beeinflussen, die eine Richtungsgebung des Ionentransportes im Kammerwasser bestimmen.

Der genaue Mechanismus, durch den Glykosaminoglykane den Abflußwiderstand beeinflussen und den Kammerwasserabfluß durch das Trabekelmaschenwerk regulieren, ist noch nicht klar. Es wird vermutet, daß Enzyme, die Glykosaminoglykane abbauen, durch Lysosomen im Maschenwerk freigesetzt werden, um die Glykosaminoglykane zu depolymerisieren, wodurch der Abflußwiderstand reduziert wird [203,204]. Die *Hyaluronidase* vermindert den Abflußwiderstand bei Nichtprimatenaugen, was auf eine Glykosaminoglykanschranke für die Kammerwasserabflußströmung hinweist, obwohl vergleichbare Ergebnisse bei Primaten und menschlichen Augen nicht vorliegen [189,205,206]. Ein weiterer Artenunterschied wurde durch die prolongierte Perfusion von Augen nachgewiesen, was eine allmähliche Zunahme der Abflußleichtigkeit beim Kaninchenauge verursacht, vermutlich durch ein Auswaschphänomen von Hyaluronidase-sensitiven Komponenten am Ort des Abflußwiderstandes [207,208]. Bei Primatenaugen kommt es jedoch zu einer Abnahme der Fazilität während der prolongierten Perfusion [209]. Das unterschiedliche Verhalten kann im Ligamentum pectinatum des Kaninchenauges gesehen werden, das offensichtlich Glykosaminoglykane in den Fontana-Räumen anhäuft [210]. Perfusionsstudien mit Hyaluronidase an enukleierten Affenaugen nach einer Trabekulotomie lassen vermuten, daß der Abflußwiderstand, der auf Glykosaminoglykane zurückzuführen ist, nur eine geringe Beziehung zum Trabekelmaschenwerk hat [211].

Glukokortikoidrezeptoren wurden im Trabekelmaschenwerk von Trabekulektomiestückchen aus menschlichen Glaukomaugen und nicht-glaukomatösen Autopsieaugen nachgewiesen [212], ebenso wie in Gewebekulturen von menschlichen Trabekelzellen [213], was darauf hinweist, daß Glukokortikoide die Abflußleichtigkeit beeinflussen durch einen direkten Effekt auf den Metabolismus der Zellen. Der Biomechanismus kann vermittelt werden über Vorstufen der Komponenten der extrazellulären Matrix, im Sinne einer Zunahme der Kollagensynthese oder einer Reduktion der Synthese von Glykosaminoglykanen, Glykoproteinen oder Glykolipiden [214]. Glukokortikoide hemmen auch die Synthese von Prostaglandinen [215], deren Entstehung in Gewebekulturen menschlicher Trabekelzellen nachgewiesen wurde [215,216]. Prostaglandine können in hohen Dosen den Augeninnendruck steigern, aber in mäßigen bis niedrigen Konzentrationen den Augeninnendruck signifikant absenken [217].

Kontraktile Mikrofilamente, wie sie kürzlich beschrieben wurden, findet man im Endothel der Innenwand des Schlemm-Kanals wie im Endothel, welches die Trabekel bedeckt. Die Perfusion von Affenaugen mit Substanzen, die die Mikrofilamente aufbrechen, sowie Cytochalasin B [218–221] Cytochalasin D [221] oder EDTA [222,223], reduzieren signifikant den Abflußwiderstand und die histologischen Untersuchungen ergeben, daß dies überwiegend durch einen Eingriff in das Trabekelmaschenwerk oder in die Innenwand des Schlemm-Kanals geschieht [219,220,222,223].

Sulfhydrylgruppen in Trabekelzellen scheinen auch die Kammerwasserabflußleichtigkeit über verschiedene Mechanismen zu modulieren. Die Perfusion mit bestimmten Sulfhydrylreagentien, einschließlich Iodacetsäure [224], Iodacetamid [225] und Stickstoffethylmaleimid [226], verbessert die Abflußleichtigkeit. Offensichtlich geschieht dies nicht durch eine Stoffwechselhemmwirkung, sondern durch eine Veränderung der Sulfhydrylgruppen der Zellmembran an multiplen Stellen des Endothels, das den Schlemm-Kanal auskleidet [227]. Im Gegensatz dazu verursachen Quecksilbersulfhydrylsubstanzen eine Abnahme der Abflußleichtigkeit, vermutlich durch eine Schwellung der Zellen des Trabekelmaschenwerkes [228]. Ein anderer Mechanismus, durch den Sulfhydrylgruppen die Abflußleichtigkeit beeinflussen können, betrifft Wasserstoffperoxid, ein physiologischer Bestandteil des Kammerwassers, der die Abflußleichtigkeit durch eine oxidative Schädigung des Trabekelmaschenwerkes reduziert. Es wurde nachgewiesen, daß das Trabekelmaschenwerk des Kalbes die sulfhydrylhaltige Substanz Glutathion [229], wie das Enzym Glutathionperoxidase [230] enthält, das die Reaktion zwischen Glutathion und Wasserstoffperoxid katalysiert, wodurch das letztere entgiftet wird und vermutlich dadurch das Maschenwerk vor seinen schädlichen Auswirkungen schützt [231].

Fibrinolytische Aktivität wurde im Endothel des Schlemm-Kanals nachgewiesen [232], aber es wurden keine Hinweise auf gerinnungsfördernde Faktoren gefunden [233]. Der Gewebeplasminogenaktivator, der verantwortlich ist für die Umwandlung von Plasminogen in Plasmin, wodurch die Lysis von geformtem Fibrin ermöglicht wird, ist in vielerlei Geweben des Auges einschließlich des Trabekelmaschenwerkes bei menschlichen Augen und Tieraugen nachgewiesen worden [234–236]. Dies spricht dafür, daß eine hämostatische Balance besteht, die in Richtung Fibrinolyse verschoben ist, wodurch diese Regionen der Abflußwege vor einer Verstopfung durch Fibrin und Thromben geschützt werden [232–236]. Zusätzlich zur beschleunigten Auflösung von Hyphämata kann der Gewebeplasminogenaktivator den Abflußwiderstand auch unter normalen Bedingungen beeinflussen, indem er den Gehalt an Glykoproteinen in der extrazellulären Matrix verändert [200,201].

2.5.4.2 Abflußwiderstand im Schlemm-Kanal

Hat das Kammerwasser das Lumen des Schlemm-Kanals erreicht, so kann der Abflußwiderstand in den intraskleralen Abflußkanälchen von der räumlichen Konfiguration des Kanallumens abhängen. Es bestehen unterschiedliche Meinungen darüber, ob das Kanallumen allseits offen ist und einen zirkumferenten Kammerwasserfluß ermöglicht. Perfusionsstudien an enukleierten menschlichen Augen lassen vermuten, daß Kammerwasser nicht mehr als 10° innerhalb des Kanals zirkulär fließt [237], obwohl in kindlichen Augen nur ein geringer Widerstand gegenüber einem zirkumferenten Kammerwasserfluß besteht [238]. Studien an einem segmentalen Blutreflux in den Schlemm-Kanal zeigen auch, daß der Kanal normalerweise völlig offen ist und eine zirkumferente Strömung besteht [239].

Augendruckabhängige Veränderungen der Kammerwasserabflußleichtigkeit sind vermutlich verursacht durch einen Kollaps des Schlemm-Kanals. Eine Steigerung des Augeninnendruckes geht einher mit einem vergrößerten Abflußwiderstand [193,240–242], der höchstwahrscheinlich auf einen Kollaps des Kanallumens zurückzuführen ist. Histologische Studien mit perfundierten Augen bei unterschiedlichem Augendruckniveau zeigen, daß eine Verengung des Kanallumens bei hohen Augendruckwerten durch eine Dehnung des Trabekelmaschenwerkes [193,243,244], durch eine Zunahme der Endothelvakuolen [194–196] und eine Aufblähung der Endothelzellen der Kanalinnenwand in das Kanallumen hinein entsteht [163]. Perfusionsstudien lassen ebenso vermuten, daß der Abflußwiderstand für Kammerwasser physiologischerweise auch abhängt von einer intakten, unnachgiebigen Außenwand des Schlemm-Kanals, gegen die die Innenwand durch den hohen Augeninnendruck gepreßt wird [245], evtl. als ein Effekt der Blockade von intraskleralen Abstromkanälchen (Sammelkanälchen) durch die innere Wand des Kanals [246]. Es liegen jedoch erhebliche Differenzen zwischen den verschiedenen Säugetieraugen in der Reaktion auf einen erhöhten Perfusionsdruck vor und man vermutet, daß andere Faktoren oder zusätzliche zum Kollaps des Schlemm-Kanals mitentscheidend sind, was den Einfluß des erhöhten Augeninnendruckes auf den Abflußwiderstand betrifft [247].

Wie aus den genannten Beobachtungen zu erwarten ist, nimmt der Abflußwiderstand durch die Dehnung des Schlemm-Kanals ab. Das Trabekelmaschenwerk wird beschrieben als eine dreidimensionale Anordnung diagonal kreuzender Kollagenfasern, die auf eine Verschiebung nach rückwärts und einwärts mit einer Aufweitung des Schlemm-Kanals reagieren [248]. Der Effekt einer Dehnung des Trabekelsystems wurde nachgewiesen durch eine Vertiefung der vorderen Augenkammer während Perfusionsexperimenten, bei denen keine Iridektomie angelegt wurde [188], durch ein Nachhintenpressen der Linse [237,246,249–252, 237] oder durch Spannung der Aderhaut [253]. Mit jedem experimentellen Modell zeigte sich, daß die Spannung im Trabekelmaschenwerk einhergeht mit einer Zunahme der Abflußleichtigkeit, die auf die Aufweitung des Schlemm-Kanals zurückzuführen ist [250,252] und eine Zunahme der Porosität der inneren Wand bedingt [250].

Wie schon ausgeführt, eliminiert eine Inzision des Trabekelmaschenwerkes über 360° (Trabekulotomie) etwa 70% des physiologischen Abflußwiderstandes [188,189]. Wenn jedoch so ein Auge bei 7 mm Hg perfundiert wird, eliminiert die Trabekulotomie nur die Hälfte des Abflußwiderstandes, mit einer weiteren Abnahme des Widerstandes von 2% pro mm Hg bei Anstieg des Augeninnendruckes [254]. Dies belegt, daß ein signifikanter Anteil des Abflußwiderstandes für Kammerwasser in die distalen Partien der Abflußwege zu projizieren ist und, daß dieser Abflußwiderstand mit zunehmendem Augeninnendruck abnimmt.

2.5.4.3 Abflußwiderstand in den intraskleralen Abflußkanälen

Der Rest des Abflußwiderstandes für Kammerwasser scheint innerhalb der intraskleralen Abflußkanäle zu liegen. Eine Studie an Affenaugen zeigte, daß 60–65% des Abflußwiderstandes im Trabekelmaschenwerk, 25% innerhalb des ersten Drittels oder

der ersten Hälfte der Sklera zu liegen kommen und 15 % in der äußeren Sklerahälfte oder in den äußeren zwei Dritteln zu sehen sind [255].

2.5.4.4 Abflußwiderstand in den unkonventionellen Abflußwegen

Im Gegensatz zu den konventionellen Abflußwegen wurde zum unkonventionellen Abfluß berichtet, daß er mit einer Steigerung des Augeninnendruckes zunimmt, vermutlich als ein Ergebnis der Ultrafiltration von Kammerwasser in die Uveagefäße hinein [97]. Es wurde auch gezeigt, daß diese Abflußwege durch Miotika reduziert werden [96]. Man muß sagen, daß unser Verständnis der unkonventionellen Abflußwege mehr auf die Physiologie als auf die Anatomie gründet und weitere Untersuchungen notwendig sind, um Funktion und Anatomie in diesem Bereich besser zu korrelieren.

2.5.5 Episkleraler Venendruck

Wie bereits früher in diesem Kapitel besprochen, ist der episklerale Venendruck ein weiterer Faktor, der den Augeninnendruck beeinflußt. Die genauen Zusammenhänge zwischen episkleralem Venendruck und der Kammerwasserdynamik sind komplex und nur teilweise geklärt. Man glaubte bislang allgemein, daß der Augeninnendruck mm Hg für mm Hg mit dem episkleralen Venendruck ansteigt, obwohl es durchaus sein kann, daß die Höhe des Augeninnendruckanstieges größer ist als der Anstieg des episkleralen Venendruckes [256]. Der normale episklerale Venendruck liegt in einem Bereich von 8–12 mm Hg [257–261], und in einer Studie zeigte sich, daß dieser mit dem Lebensalter nicht variiert [261]. Jedoch sind diese Meßwerte erheblich durch die individuelle Meßtechnik beeinflußt [262], was im nächsten Kapitel weiter dargelegt wird.

2.6 Zusammenfassung

Der Augeninnendruck ist das Ergebnis eines komplexen Zusammenspiels verschiedener Komponenten der Kammerwasserdynamik, besonders dem Ausmaß der Kammerwassersekretion, dem Abflußwiderstand für Kammerwasser und dem episkleralen Venendruck. Das Kammerwasser wird gebildet von den Ziliarkörperfortsätzen durch Ultrafiltration aus Plasma der Kapillaren, aktiven Transport bestimmter Inhaltsstoffe aus dem Plasma durch eine Epithelbarriere und einer Bewegung von anderen Plasmakomponenten durch das Epithel in Konsequenz eines osmotischen Gradienten, der durch aktive Transportmechanismen geschaffen wird. Das Kammerwasser tritt in die hintere Augenkammer zwischen Iris und Linse ein und unterhält einen Stoffaustausch mit fast allen Geweben des Auges, besonders der Hornhaut, Iris, Linse, Glaskörper und Retina. Die Hauptmenge des Kammerwassers fließt durch die Pupille in die vordere Augenkammer und verläßt das Auge über die Strukturen der vorderen Kammerwinkelbucht, vorwiegend durch das Trabekelmaschenwerk und den Schlemm-Kanal (die sog. konventionellen Abflußwege), zu einem geringen Anteil durch Absorption in der vorderen Uvea. Vom Schlemm-Kanal gelangt das Kammerwasser in die intraskleralen Sammelkanäle, um sich mit der Blutströmung in den episkleralen Venen zu vereinigen.

Literatur

1. Hogan, MF, Alvarado, JA, Weddell, JE: Histology of the Human Eye. Philadelphia, WB Saunders, 1971, p. 269.
2. Morrison, JC, Van Buskirk, EM: Anterior collateral circulation in the primate eye. Ophthalmology 90:707, 1983.
3. Woodlief, NF: Initial observations on the ocular microcirculation in man. I. The anterior segment and extraocular muscles. Arch Ophthal 98:1268, 1980.
4. Morrison, JC, DeFrank, MP, Van Buskirk, EM: Regional microvascular anatomy of the rabbit ciliary body. Invest Ophthal Vis Sci 28:1314, 1987.
5. Morrison, JC, DeFrank, MP, Van Buskirk, EM: Comparative microvascular anatomy of mammalian ciliary processes. Invest Ophthal Vis Sci 28:1325, 1987.
6. Talusan, ED, Schwartz, B: Fluorescein angiography. Demonstration of flow patterns of anterior ciliary arteries. Arch Ophthal 99:1074, 1981.
7. Sakimoto, G, Schwartz, B: Decrease of anterior ciliary arterial pressure with increased ocular pressure. Invest Ophthal Vis Sci 25:992, 1984.
8. Nanba, K, Schwartz, B: Increased diameter of the anterior ciliary artery with increased intraocular pressure. Arch Ophthal 104:1652, 1986.
9. Morrison, JC, Van Buskirk, EM: Ciliary process microvasculature of the primate eye. Am J Ophthal 97:372, 1984.
10. Smelser, GK: Electron microscopy of a typical epithelial cell and of the normal human ciliary process. Trans Am Acad Ophthal Otol 70:738, 1966.
11. Streeten, BW, Licari, PA: The zonules and the elastic microfibrillar system in the ciliary body. Invest Ophthal Vis Sci 24:667, 1983.
12. Tormey, JMcD: The ciliary epithelium: an attempt to correlate structure and function. Trans Am Acad Ophthal Otol 70:755, 1966.

13. Holmberg, A: Ultrastructure of the ciliary epithelium. Arch Ophthal 62:935, 1959.
14. Holmberg, A: Differences in ultrastructure of normal human and rabbit ciliary epithelium. Arch Ophthal 62:952, 1959.
15. Raviola, G, Raviola, E: Intercellular junctions in the ciliary epithelium. Invest Ophthal Vis Sci 17:958, 1978.
16. Smith, RL, Raviola, G: The structural basis of the blood-aqueous barrier in the chicken eye. Invest Ophthal Vis Sci 24:326, 1983.
17. Green, K: Physiology and pharmacology of aqueous humor inflow. Surv Ophthal 29:208, 1984.
18. Green, K, Bountra, C, Georgiou, P, House, CR: An electrophysiologic study of rabbit ciliary epithelium. Invest Ophthal Vis Sci 26:371, 1985.
19. Cunha-Vas, JG: The blood-ocular barriers. Invest Ophthal Vis Sci 17:1037, 1978.
20. Pederson, JE: Fluid permeability of monkey ciliary epithelium in vivo. Invest Ophthal Vis Sci 23:176, 1982.
21. Wulle, KG: Zelldifferenzierungen im Ciliarepithel während der menschlichen Fetalentwicklung und ihre Beziehungen zur Kammerwasserbildung. Graefe's Arch Ophthal 172:170, 1967.
22. Richardson, KT: Cellular response to drugs affecting aqueous dynamics. Arch Ophthal 89:65, 1973.
23. Uusitalo, R, Palkama, A, Stjernschantz, J: An electron microscopical study of the blood-aqueous barrier in the ciliary body and iris of the rabbit. Exp Eye Res 17:49, 1973.
24. Smith, RS, Rudt, LA: Ultrastructural studies of the blood-aqueous barrier. 2. The barrier to horseradish peroxidase in primates. Am J Ophthal 76:937, 1973.
25. Peress, NS, Tompkins, DC: Pericapillary permeability of the ciliary processes. Role of molecular charge. Invest Ophthal Vis Sci 23:168, 1982.
26. Macri, JF, Cevario, SJ: The formation and inhibition of aqueous humor production. Arch Ophthal 96:1664, 1978.
27. Farahbakhsh, NA, Fian, GL: Volume regulation of nonpigmented cells from ciliary epithelium. Invest Ophthal Vis Sci 28:934, 1987.
28. Becker, B: The effect of hypothermia on aqueous humor dynamics. III. Turnover of ascorbate and sodium. Am J Ophthal 51:1032, 1961.
29. Berggren, L: Effect of composition of medium and of metabolic inhibitors on secretion in vitro by the ciliary processes of the rabbit eye. Invest Ophthal 4:83, 1965.
30. Sears, ML: The aqueous. In: Adler's Physiology of the Eye, 6th ed., Moses, RA, ed. CV Mosby, St. Louis, 1975, p. 232.
31. Bonting, SL, Becker, B: Studies on sodium-potassium activated adenosinetriphosphatase. XIV. Inhibition of enzyme activity and aqueous humor flow in the rabbit eye after intravitreal injection of ouabain. Invest Ophthal 3:523, 1964.
32. Cole, DF: Some effects of decreased plasma sodium concentration on the composition and tension of the aqueous humor. Br J Ophthal 43:268, 1959.
33. Holland, MG, Gipson, CC: Chloride ion transport in the isolated ciliary body. Invest Ophthal 9:20, 1970.
34. Holland, MG: Chloride ion transport in the isolated ciliary body. II. Ion substitution experiments. Invest Ophthal 9:30, 1970.
35. Bito, L, Davson, H: Steady-state concentrations of potassium in the ocular fluids. Exp Eye Res 3:283, 1964.
36. Helbig, H, Korbmacher, C, Wohlfarth, J, et al: Electrical membrane properties of a cell clone derived from human nonpigmented ciliary epithelium. Invest Ophthal Vis Sci 30:882, 1989.
37. Chu, T-C, Candia, OA: Electrically silent Na^+ and Cl^- fluxes across the rabbit ciliary epithelium. Invest Ophthal Vis Sci 29:594, 1988.
38. Chu, T-C, Candia, OA: Active transport of ascorbate across the isolated rabbit ciliary epithelium. Invest Ophthal Vis Sci 29:594, 1988.
39. Reddy, VN: Dynamics of transport systems in the eye. Invest Ophthal Vis Sci 18:1000, 1979.
40. Maren, TH: The rates of movement of Na^+, Cl^-, and HCO_3^- from plasma to posterior chamber: effect of acetazolamide and relation to the treatment of glaucoma. Invest Ophthal 15:356, 1976.
41. Cole, DF: Effects of some metabolic inhibitors upon the formation of the aqueous humor in rabbits. Br J Ophthal 44:739, 1960.
42. Hara, K, Lutjen-Drecoll, E, Prestele, H, Rohen, JW: Structural differences between regions of the ciliary body in primates. Invest Ophthal Vis Sci 16:912, 1977.
43. Ober, M, Rohen, JW: Regional differences in the fine structure of the ciliary epithelium related to accommodation. Invest Ophthal Vis Sci 18:655, 1979.
44. Mizuno, K, Asaoka, M: Cycloscopy and fluorescein cycloscopy. Invest Ophthal 15:561, 1976.
45. Lutjen-Drecoll, E, Lonnerholm, G, Eichhorn, M: Carbonic anhydrase distribution in the human and monkey eye by light and electron microscopy. Graefe's Arch Ophthal 220:285, 1983.
46. Russman, W: Levels of glycolytic enzyme activity in the ciliary epithelium prepared from bovine eyes. Ophthal Res 2:205, 1971.
47. Feeney, L, Mixon, R: Localization of ^{35}sulfated macromolecules at the site of active transport in the ciliary processes. Invest Ophthal 13:882, 1974.
48. Feeney, L, Mixon, RN: Sulfate and galactose metabolism in differentiating ciliary body and iris epithelia: autoradiographic and ultrastructural studies. Invest Ophthal 14:364, 1975.
49. Krupin, T, Wax, M, Moolchandani, J: Aqueous production. Trans Ophthal Soc UK 105:156, 1986.
50. Raviola, G: Evidence for a secretory process, distinct from that of the aqueous humor, in the ciliary epithelium of *Macaca mulatta*. Trans Ophthal Soc UK 105:140, 1986.
51. Brubaker, RF: The flow of aqueous humor in the human eye. Trans Am Ophthal Soc 80:391, 1982.
52. Brubaker, RF, Kupfer, C: Determination of pseudofacility in the eye of the rhesus monkey. Arch Ophthal 75:693, 1966.
53. Kupfer, C, Sanderson, P: Determination of pseudofacility in the eye of man. Arch Ophthal 80:194, 1968.
54. Bill, A: Aspects of suppressability of aqueous humour formation. Doc Ophthal 26:73, 1969.
55. Brubaker, RF: The measurement of pseudofacility and true facility by constant pressure perfusion in the normal rhesus monkey eye. Invest Ophthal 9:42, 1970.
56. Leydhecker, W, Rehak, S, Mathyl, J: Investigations on homeostasis: the effect of experimental changes of pressure on the production of aqueous humour in the living rabbit eye. Klin Monatsbl Augenheilkd 159:427, 1971.
57. Kupfer, C, Ross, K: Studies of aqueous humor dynamics in man. 1. Measurements in young normal subjects. Invest Ophthal 10:518, 1971.
58. Bill, A: Effects of longstanding stepwise increments in eye pressure on the rate of aqueous humor formation in a primate (*Cercopithecus ethiops*). Exp Eye Res 12:184, 1971.

59. Carlson, KH, McLaren, JW, Topper, JE, Brubaker, RF: Effect of body positions on intraocular pressure and aqueous flow. Invest Ophthal Vis Sci 28:1653, 1985.
60. Moses, RA, Grodzki, WJ Jr, Carras, PL: Pseudofacility. Arch Ophthal 103:1653, 1985.
61. Brown, JD, Brubaker, RF: A study of the relation between intraocular pressure and aqueous humor flow in the pigment dispersion syndrome. Ophthalmology 96:1468, 1989.
62. Becker, B: The decline in aqueous secretion and outflow facility with age. Am J Ophthal 46:731, 1958.
63. Brubaker, RF, Nagtaki, S, Townsend, DJ, et al: The effect of age on aqueous humor formation in man. Ophthalmology 88:283, 1981.
64. Hayashi, M, Yablonski, ME, Boxrud, C, et al: Decreased formation of aqueous humour in insulin-dependent diabetic patients. Br J Ophthal 73:621, 1989.
65. Reiss, GR, Lee, DA, Topper, JE, Brubaker, RF: Aqueous humor flow during sleep. Invest Ophthal Vis Sci 25:776, 1984.
66. McLaren, JW, Trocme, SD, Relf, S, Brubaker, RF: Rate of flow of aqueous humor determined from measurements of aqueous flare. Invest Ophthal Vis Sci 31:339, 1990.
67. Topper, JE, Brubaker, RF: Effects of timolol, epinephrine, and acetazolamide on aqueous flow during sleep. Invest Ophthal Vis Sci 26:1315, 1985.
68. Gharagozloo, NZ, Larson, RS, Kullerstrand, LJ, Brubaker, RF: Terbutaline stimulates aqueous humor flow in human during sleep. Arch Ophthal 106:1218, 1988.
69. Pederson, JE: Ocular hypotony. Trans Ophthal Soc UK 105:220, 1986.
70. Howes, EL, Cruse, VK: The structural basis of altered vascular permeability following intraocular inflammation. Arch Ophthal 96:1668, 1978.
71. Dobbie, JG: A study of the intraocular fluid dynamics in retinal detachment. Arch Ophthal 69:53, 1963.
72. Cole, DF: Aqueous and ciliary body. In: Biochemistry of the Eye, Graymore, CN, ed. Academic Press, London, 1970, p. 114.
73. De Berardinis, E, Tieri, O, Iuglio, N, Polzella, A: The composition of the aqueous humour of man in aphakia. Acta Ophthal 44:64, 1966.
74. Kinsey, VE: Comparative chemistry of aqueous humor in posterior and anterior chamber of rabbit eye. Its physiologic significance. Arch Ophthal 50:401, 1953.
75. Raviola, G, Butler, JM: Asymmetric distribution of charged domains on the two fronts of the endothelium of iris blood vessels. Invest Ophthal Vis Sci 26:597, 1985.
76. Freddo, TF, Raviola, G: The homogeneous structure of blood vessels in the vascular tree of *Macaca mulatta* iris. Invest Ophthal Vis Sci 22:279, 1982.
77. Freddo, TF, Raviola, G: Freeze-fracture analysis of the interendothelial junctions in the blood vessels of the iris in *Macaca mulatta*. Invest Ophthal Vis Sci 23:154, 1982.
78. Reddy, DVN: Chemical composition of normal aqueous humor. In: Biochemistry of the Eye, Dardenna, MU, Nordmann, J, eds. Karger, Basel, 1968, p. 167.
79. Becker, B: Chemical composition of human aqueous humor. Effects of acetazolamide. Arch Ophthal 57:793, 1957.
80. De Berardinis, E, Tieri, O, Polzella, A, Iuglio, N: The chemical composition of the human aqueous humour in normal and pathological conditions. Exp Eye Res 4:179, 1965.
81. Kinsey, VE, Reddy, DVN: Chemistry and dynamics of aqueous humor. In: The Rabbit in Eye Research, Prince, JH, ed. Charles C Thomas, Springfield, Ill., 1964, p. 218.

82. Reiss, GR, Werness, PG, Zollman, PE, Brubaker, RF: Ascorbic acid levels in the aqueous humor of nocturnal and diurnal mammals. Arch Ophthal 104:753, 1986.
83. Freddo, TF, Bartels, SP, Barsotti, MF, Kamm, RD: The source of proteins in the aqueous humor of the normal rabbit. Invest Ophthal Vis Sci 31:125, 1990.
84. Pavao, AF, Lee, DA, Ethier, CR, et al: Two-dimensional gel electrophoresis of calf aqueous humor, serum, and filter-bound proteins. Invest Ophthal Vis Sci 30:731, 1989.
85. Ethier, CR, Kamm, RD, Johnson, M, et al: Further studies on the flow of aqueous humor through microporous filters. Invest Ophthal Vis Sci 30:739, 1989.
86. Sen, DK, Sarin, GS, Saha, K: Immunoglobulins in human aqueous humour. Br J Ophthal 61:216, 1977.
87. Okisaka, S: Effects of paracentesis on the blood-aqueous barrier: a light and electron microscopic study on cynomolgus monkey. Invest Ophthal 15:824, 1976.
88. Bartels, SP, Pederson, JE, Gaasterland, DE, Armaly, MF: Sites of breakdown of the blood-aqueous barrier after paracentesis of the rhesus monkey eye. Invest Ophthal Vis Sci 18:1050, 1979.
89. Dickinson, JC, Durham, DG, Hamilton, PB: Ion exchange chromatography of free amino acids in aqueous fluid and lens of the human eye. Invest Ophthal 7:551, 1968.
90. Davson, H, Luck CP: A comparative study of the total carbon dioxide in the ocular fluids, cerebrospinal fluid, and plasma of some mammalian species. J Physiol 132:454, 1956.
91. Laurent, UBG: Hyaluronate in human aqueous humor. Arch Ophthal 101:129, 1983.
92. Trope, GE, Rumley, AG: Catecholamines in human aqueous humor. Invest Ophthal Vis Sci 26:399, 1985.
93. Khodadoust, AA, Stark, WJ, Bell, WR: Coagulation properties of intraocular humors and cerebrospinal fluid. Invest Ophthal Vis Sci 24:1616, 1983.
94. Tripathi, RC, Park, JK, Tripathi, BJ, Millard, CB: Tissue plasminogen activator in human aqueous humor and its possible therapeutic significance. Am J Ophthal 106:719, 1988.
95. Vadillo-Ortega, F, Gonzalez-Avila, G, Chevez, P, et al: A latent collagenase in human aqueous humor. Invest Ophthal Vis Sci 30:332, 1989.
96. Jocson, VL, Sears, ML: Experimental aqueous perfusion in enucleated human eyes. Arch Ophthal 86:65, 1971.
97. Bill, A, Phillips, CI: Uveoscleral drainage of aqueous humour in human eyes. Exp Eye Res 12:275, 1971.
98. Pederson, JE, Gaasterland, DE, MacLellan, HM: Uveoscleral aqueous outflow in the rhesus monkey: importance of uveal reabsorption. Invest Ophthal Vis Sci 16:1008, 1977.
99. Inomata, H, Bill, A: Exit sites of uveoscleral flow of aqueous humor in cynomolgus monkey eyes. Exp Eye Res 25:113, 1977.
100. Sherman, SH, Green, K, Laties, AM: The fate of anterior chamber fluorescein in the monkey eye. I. The anterior chamber outflow pathways. Exp Eye Res 27:159, 1978.
101. Inomata, H, Bill, A, Smelser, GK: Unconventional routes of aqueous humor outflow in cynomolgus monkey (*Macaca irus*). Am J Ophthal 73:893, 1972.
102. McMaster, PRB, Macri, FJ: Secondary aqueous humor outflow pathways in the rabbit, cat, and monkey. Arch Ophthal 79:297, 1968.
103. Moses, RA, Grodzki, WF Jr: The scleral spur and scleral roll. Invest Ophthal Vis Sci 16:925, 1977.

104. Moses, RA, Grodzki, WJ Jr, Starcher, BC, Galione, MJ: Elastin content of the scleral spur, trabecular mesh, and sclera. Invest Ophthal Vis Sci 17:817, 1978.
105. Spencer, WH, Alvarado, J, Hayes, TL: Scanning electron microscopy of human ocular tissues: trabecular meshwork. Invest Ophthal 7:651, 1968.
106. Raviola, G: Schwalbe line's cells: a new cell type in the trabecular meshwork of *Macaca mulatta*. Invest Ophthal Vis Sci 22:45, 1982.
107. Flocks, M: The anatomy of the trabecular meshwork as seen in tangential section. Arch Ophthal 56:708, 1957.
108. Fine, BS: Observations on the drainage angle in man and rhesus monkey: a concept of the pathogenesis of chronic simple glaucoma. A light and electron microscopic study. Invest Ophthal 3:609, 1964.
109. Hoffmann, F, Dumitrescu, L: Schlemm's canal under the scanning electron microscope. Ophthal Res 2:37, 1971.
110. Rohen, JW, Rentsch, FJ: Morphology of Schlemm's canal and related vessels in the human eye. Graefe's Arch Ophthal 176:309, 1968.
111. Ascher, KW: The Aqueous Veins. Biomicroscopic Study of the Aqueous Humor Elimination. Charles C Thomas, Springfield, Ill., 1961.
112. Last, RJ: Wolff's Anatomy of the Eye and Orbit, 5th ed. WB Saunders, Philadelphia, 1961, p. 49.
113. Rohen, JW, Rentsch, FJ: Electronmicroscopic studies on the structure of the outer wall of Schlemm's canal, its outflow channels and age changes. Graefe's Arch Ophthal 177:1, 1969.
114. Jocson, VL, Sears, ML: Channels of aqueous outflow and related blood vessels. I. *Macaca mulatta* (rhesus). Arch Ophthal 80:104, 1968.
115. Jocson, VL, Sears, ML: Channels of aqueous outflow and related blood vessels. II. *Cercopithecus ethiops* (Ethiopian green or green vervet). Arch Ophthal 81:244, 1969.
116. Jocson, VL, Grant, WM: Interconnections of blood vessels and aqueous vessels in human eyes. Arch Ophthal 73:707, 1965.
117. Gaasterland, DE, Jocson, VL, Sears, ML: Channels of aqueous outflow and related blood vessels. III. Episcleral arteriovenous anatomoses in the rhesus monkey eye (*Macaca mulatta*). Arch Ophthal 84:770, 1970.
118. Raviola, G: Conjunctival and episcleral blood vessels are permeable to blood-borne horseradish peroxidase. Invest Ophthal Vis Sci 24:725, 1983.
119. Ashton, N: The exit pathway of the aqueous. Trans Ophthal Soc UK 80:397, 1960.
120. Murphy, CG, Yun, AJ, Newsome, DA, Alvarado, JA: Localization of extracellular proteins of the human trabecular meshwork by indirect immunofluorescence. Am J Ophthal 104:33, 1987.
121. Gong, H, Trinkaus-Randall, V, Freddo, TF: Ultrastructural immunocytochemical localization of elastin in normal human trabecular meshwork. Curr Eye Res 8:1071, 1989.
122. Fine, BS: Structure of the trabecular meshwork and the canal of Schlemm. Trans Am Acad Ophthal Otol 70:777, 1966.
123. Yi, Y, Li, Y: Histochemical and electron microscopic studies of the trabecular meshwork in normal human eyes. Eye Sci 1:9, 1985.
124. Raviola, G, Raviola, E: Paracellular route of aqueous outflow in the trabecular meshwork and canal of Schlemm. A freeze-fracture study of the endothelial junctions in the sclerocorneal angle of the macaque monkey eye. Invest Ophthal Vis Sci 21:52, 1981.
125. Grierson, I, Rahi, AHS: Microfilaments in the cells of the human trabecular meshwork. Br J Ophthal 63:3, 1979.
126. Gipson, IK, Anderson, RA: Actin filaments in cells of human trabecular meshwork and Schlemm's canal. Invest Ophthal Vis Sci 18:547, 1979.
127. Ryder, MI, Weinreb, RN, Alvarado, J, Polansky, JR: The cytoskeleton of the cultured human trabecular cell. Characterization and drug response. Invest Ophthal Vis Sci 29:251, 1988.
128. Weinreb, RN, Ryder, MI, Polansky, JR: The cytoskeleton of the cynomolgus monkey trabecular cell. Invest Ophthal Vis Sci 27:1312, 1986.
129. Grierson, I, Miller, L, Yong, JD, et al: Investigations of cytoskeletal elements in cultured bovine meshwork cells. Invest Ophthal Vis Sci 27:1318, 1986.
130. Iwamoto, Y, Tamura, M: Immunocytochemical study of intermediate filaments in cultured human trabecular cells. Invest Ophthal Vis Sci 29:244, 1988.
131. Knepper, PA, Collins, JA, Weinstein, HG, Breen, M: Aqueous outflow pathway complex carbohydrate synthesis in vitro. Invest Ophthal Vis Sci 24:1546, 1983.
132. Ohnishi, Y, Taniguchi, Y: Distributions of ^{35}S-sulfate and ^{3}H-glucosamine in the angular region of the hamster: light and electron microscopic autoradiography. Invest Ophthal Vis Sci 24:697, 1983.
133. Richardson, TM: Distribution of glycosaminoglycans in the aqueous outflow system of the cat. Invest Ophthal Vis Sci 22:319, 1982.
134. Rohen, JW, Schachtschabel, DO, Berghoff, K: Histoautoradiographic and biochemical studies on human and monkey trabecular meshwork and ciliary body in short-term explant culture. Graefe's Arch Ophthal 221:199, 1984.
135. Schachtschabel, DO, Berghoff, K, Rohen, JW: Synthesis and composition of glycosaminoglycans by explant cultures of human ciliary body and ciliary processes in serum-containing and serum-free defined media. Graefe's Arch Ophthal 221:207, 1984.
136. Polansky, JR, Wood, IS, Maglio, MT, Alvarado, JA: Trabecular meshwork cell culture in glaucoma research: evaluation of biological activity and structural properties of human trabecular cells in vitro. Ophthalmology 91:580, 1984.
137. Acott, TS, Westcott, M, Passo, MS, Van Buskirk, EM: Trabecular meshwork glycosaminoglycans in human and cynomolgus monkey eye. Invest Ophthal Vis Sci 26:1320, 1985.
138. Yue, BYJT, Elvart, JL: Biosynthesis of glycosaminoglycans by trabecular meshwork cells in vitro. Curr Eye Res 6:959, 1987.
139. Berggren, L, Vrabec, F: Demonstration of a coating substance in the trabecular meshwork of the eye and its decrease after perfusion experiments with different kinds of hyaluronidase. Am J Ophthal 44:200, 1957.
140. Armaly, MF, Wang, Y: Demonstration of acid mucopolysaccharides in the trabecular meshwork of the rhesus monkey. Invest Ophthal 14:507, 1975.
141. Grierson, I, Lee, WR: Acid mucopolysaccharides in the outflow apparatus. Exp Eye Res 21:417, 1975.
142. Mizokami, K: Demonstration of masked acidic glycosaminoglycans in the normal human trabecular meshwork. Jap J Ophthal 21:57, 1977.
143. Worthen, DM, Cleveland, PH: Fibronectin production by cultured human trabecular meshwork cells. Invest Ophthal Vis Sci 23:797, 1985.

144. Floyd, BB, Cleveland, PH, Worthen, DM: Fibronectin in human trabecular drainage channels. Invest Ophthal Vis Sci 26:797, 1985.
145. Hernandez, MR, Weinstein, BI, Schwartz, J, et al: Human trabecular meshwork cells in culture: morphology and extracellular matrix components. Invest Ophthal Vis Sci 28:1655, 1987.
146. Lynch, MG, Peeler, JS, Brown, RH, Niederkorn, JY: Expression of HLA class I and II antigens on cells of the human trabecular meshwork. Ophthalmology 94:851, 1987.
147. Latina, M, Flotte, T, Crean, E, et al: Immunohistochemical staining of the human anterior segment. 106:95, 1988.
148. Stone, RA, Kuwayama, Y, Laties, AM, Marangos, PJ: Neuron-specific enolase-containing cells in the rhesus monkey trabecular meshwork. Invest Ophthal Vis Sci 25:1332, 1984.
149. Grierson, I, Chisholm, IA: Clearance of debris from the iris through the drainage angle of the rabbit's eye. Br J Ophthal 62:694, 1978.
150. Grierson, I, Day, J, Unger, WG, Ahmed, A: Phagocytosis of latex microspheres by bovine meshwork cells in culture. Graefe's Arch Ophthal 224:536, 1986.
151. Barak, MH, Weinreb, RN, Ryder, MI: Quantitative assessment of cynomolgus monkey trabecular cell phagocytosis and absorption. Curr Eye Res 7:445, 1988.
152. Shirato, S, Murphy, CG, Bloom, E, et al: Kinetics of phagocytosis in trabecular meshwork cells. Flow cytometry and morphometry. Invest Ophthal Vis Sci 30:2499, 1989.
153. Johnson, DH, Richardson, TM, Epstein, DL: Trabecular meshwork recovery after phagocytic challenge. Curr Eye Res 8:1121, 1989.
154. Grierson, I, Lee, WR: Erythrocyte phagocytosis in the human trabecular meshwork. Br J Ophthal 57:400, 1973.
155. Johnson, DH: Does pigmentation affect the trabecular meshwork? Arch Ophthal 107:250, 1989.
156. Speakman, JS: Drainage channels in the trabecular wall of Schlemm's canal. Br J Ophthal 44:513, 1960.
157. Feeney, L, Wissig, S: Outflow studies using an electron dense tracer. Trans Am Acad Ophthal Otol 70:791, 1966.
158. Diaz, G, Orzalesi, N, Fossarello, M, et al: Coated pits and coated vesicles in the endothelial cells of trabecular meshwork. Exp Eye Res 35:99, 1982.
159. Diaz, G, Carta, S, Orzalesi, N: Nonrandom distribution of coated pits and vesicles in the connective tissue cells of the trabecular meshwork of rabbit. Graefe's Arch Ophthal 224:147, 1986.
160. Anderson, DR: Scanning electron microscopy of primate trabecular meshwork. Am J Ophthal 71:90, 1971.
161. Johnstone, MA: Pressure-dependent changes in configuration of the endothelial tubules of Schlemm's canal. Am J Ophthal 78:630, 1974.
162. Svedbergh, B: Protrusions of the inner wall of Schlemm's canal. Am J Ophthal 82:875, 1976.
163. Johnstone, MA: Pressure-dependent changes in nuclei and the process origins of the endothelial cells lining Schlemm's canal. Invest Ophthal Vis Sci 18:44, 1979.
164. Segawa, K: Electron microscopic observations on the replicas of Schlemm's canal. Acta Soc Ophthal Jap 73:2013, 1969.
165. Segawa, K: Scanning electron microscopic studies on the iridocorneal angle tissue in normal human eyes. Acta Soc Ophthal Jap 76:659, 1972.
166. Holmberg, A: The fine structure of the inner wall of Schlemm's canal. Arch Ophthal 62:956, 1959.
167. Holmberg, A: Schlemm's canal and the trabecular meshwork. An electron microscopic study of the normal structure in man and monkey (Cercopithecus ethiops). Doc Ophthal 19:339, 1965.
168. Inomata, H, Bill, A, Smelse, GK: Aqueous humor pathways through the trabecular meshwork and into Schlemm's canal in the cynomolgus monkey (Macaca irus). Am J Ophthal 73:760, 1972.
169. Segawa, K: Pores of the trabecular wall of Schlemm's canal. Ferritin perfusion in enucleated human eyes. Acta Soc Ophthal Jap 74:1240, 1970.
170. Segawa, K: Pore structures of the endothelial cells of the aqueous outflow pathway: scanning electron microscopy. Jap J Ophthal 17:133, 1973.
171. Shabo, AL, Reese, TS, Gaasterland, D: Postmortem formation of giant endothelial vacuoles in Schlemm's canal of the monkey. Am J Ophthal 76:896, 1973.
172. Tripathi, RC: Ultrastructure of the trabecular wall of Schlemm's canal in relation to aqueous outflow. Exp Eye Res 7:335, 1968.
173. Tripathi, RC: Mechanism of the aqueous outflow across the trabecular wall of Schlemm's canal. Exp Eye Res 11:116, 1971.
174. Tripathi, RC: Ultrastructure of the exit pathway of the aqueous in lower mammals (a preliminary report on the ("angular aqueous plexus"). Exp Eye Res 12:311, 1971.
175. Tripathi, RC: Aqueous outflow pathway in normal and glaucomatous eyes. Br J Ophthal 56:157, 1972.
176. Sondermann, R: Beitrag zur entwicklung und morphologie des Schlemmschen kanals. Graefe's Arch Ophthal 124:521, 1930.
177. Ashton, N, Brini, A, Smith, R: Anatomical studies of the trabecular meshwork of the normal human eye. Br J Ophthal 40:257, 1956.
178. Iwamoto, T: Further observation on Sondermann's channels of the human trabecular meshwork. Graefe's Arch Ophthal 172:213, 1967.
179. Lutjen-Drecoll, E, Rohen, JW: Uber die endotheliale auskleidung des Schlemmschen kanals im silberimpragnationsbild. Graefe's Arch Ophthal 180:249, 1970.
180. de Kater, AW, Spurr-Michaud, SJ, Gipson, IK: Localization of smooth muscle myosin-containing cells in the aqueous outflow pathway. Invest Ophthal Vis Sci 31:347, 1990.
181. McMenamin, PG, Lee, WR, Aitken, DAN: Age-related changes in the human outflow apparatus. Ophthalmology 93:194, 1986.
182. Miyazaki, M, Segawa, K, Urakawa, Y: Age-related changes in the trabecular meshwork of the normal human eye. Jap J Ophthal 31:558, 1987.
183. Alvarado, J, Murphy, C, Polansky, J, Juster, R: Age-related changes in trabecular meshwork cellularity. Invest Ophthal Vis Sci 21:714, 1987.
184. Ainsworth, JR, Lee, WR: Effects of age and rapid high-pressure fixation on the morphology of Schlemm's canal. Invest Ophthal Vis Sci 31:745, 1990.
185. Emi, K, Pederson, JE, Toris, CB: Hydrostatic pressure of the suprachoroidal space. Invest Ophthal Vis Sci 30:233, 1989.
186. Raviola, G, Butler, JM: Unidirectional transport mechanism of horseradish peroxidase in the vessels of the iris. Invest Ophthal Vis Sci 25:827, 1984.
187. Butler, JM, Raviola, G, Beers GJ, Carter AP: Computed tomography of aqueous humor outflow pathways. Exp Eye Res 39:709, 1984.
188. Grant, WM: Further studies on facility of flow through the trabecular meshwork. Arch Ophthal 60:523, 1958.

189. Grant, WM: Experimental aqueous perfusion in enucleated human eyes. Arch Ophthal 69:783, 1963.
190. Tripathi, RC, Tripathi, BJ: The mechanism of aqueous outflow in lower mammals. Exp Eye Res 14:73, 1972.
191. Tarkkanen, A, Niemi, M: Enzyme histochemistry of the angle of the anterior chamber of the human eye. Acta Ophthal 45:93, 1987.
192. Vegge, T: Ultrastructure of normal human trabecular endothelium. Acta Ophthal 41:193, 1963.
193. Johnstone, MA, Grant, WM: Pressure-dependent changes in structure of the aqueous outflow system of human and monkey eyes. Am J Ophthal 75:365, 1973.
194. Grierson, I, Lee, WR: Changes in the monkey outflow apparatus at graded levels of intraocular pressure: a qualitative analysis by light microscopy and scanning electron microscopy. Exp Eye Res 19:21, 1974.
195. Grierson, I, Lee, WR: Pressure-induced changes in the ultrastructure of the endothelium lining Schlemm's canal. Am J Ophthal 80:863, 1975.
196. Kayes, J: Pressure gradient changes on the trabecular meshwork of monkeys. Am J Ophthal 79:549, 1975.
197. Van Buskirk, EM, Grant, WM: Influence of temperature and the question of involvement of cellular metabolism in aqueous outflow. Am J Ophthal 77:565, 1974.
198. Bill, A, Svedbergh, B: Scanning electron microscopic studies of the trabecular meshwork and the canal of Schlemm – an attempt to localize the main resistance to outflow of aqueous humor in man. Acta Ophthal 50:295, 1972.
199. Moseley, H, Grierson, J, Lee, W: Mathematical modeling of aqueous humor outflow from the eye through the pores in the lining endothelium of Schlemm's canal. Clin Phys Physiol Meas 4:47, 1983.
200. Seiler, T, Wollensak, J: The resistance of the trabecular meshwork to aqueous humor outflow. Graefe's Arch Ophthal 223:88, 1985.
201. Ethier, CR, Kamm, RD, Palaszewski, BA, et al: Calculations of flow resistance in the juxtacanalicular meshwork. Invest Ophthalmol Vis Sci 27:1741, 1986.
202. Johnson, M, Ethier, CR, Kamm, RD, et al: The flow of aqueous humor through micro-porous filters. Invest Ophthal Vis Sci 27:92, 1986.
203. Francois, J: The importance of the mucopolysaccharides in intraocular pressure regulation. Invest Ophthal 14:173, 1975.
204. Hayasaka, S, Sears, ML: Distribution of acid phosphatase, beta-glucuronidase, and lysosomal hyaluronidase in the anterior segment of the rabbit eye. Invest Ophthal Vis Sci 17:982, 1978.
205. Grierson, I, Lee, WR, Abraham, S: A light microscopic study of the effects of testicular hyaluronidase on the outflow system of a baboon (*Papio cynocephalus*). Invest Ophthal Vis Sci 18:356, 1979.
206. Knepper, PA, Farbman, AI, Telser, AG: Exogenous hyaluronidase and degradation of hyaluronic acid in the rabbit eye. Invest Ophthal Vis Sci 25:286, 1984.
207. Van Buskirk, EM, Brett, J: The canine eye: in vitro dissolution of the barriers to aqueous outflow. Invest Ophthal Vis Sci 17:258, 1978.
208. Van Buskirk, EM, Brett, J: The canine eye: in vitro studies of the intraocular pressure and facility of aqueous outflow. Invest Ophthal Vis Sci 17:373, 1978.
209. Kaufman, PL, Erickson, KA, Bárány, EH: Effect of repeated anterior chamber perfusion on intraocular pressure and total outflow facility in the cynomolgus monkey. Invest Ophthal Vis Sci 24:159, 1983.
210. Morrison, JC, Van Buskirk, EM: The canine eye: pectinate ligaments and aqueous outflow resistance. Invest Ophthal Vis Sci 23:726, 1982.
211. Peterson, WS, Jocson, VL: Hyaluronidase effects of aqueous outflow resistance. Quantitative and localizing studies in the rhesus monkey eye. Am J Ophthal 77:573, 1974.
212. Hernandez, MR, Wenk, EJ, Weinstein, BI, et al: Glucocorticoid target cells in human outflow pathway: autopsy and surgical specimens. Invest Ophthal Vis Sci 24:1612, 1983.
213. Weinreb, RN, Bloom, E, Baxter, JD, et al: Detection of glucocorticoid receptors in cultured human trabecular cells. Invest Ophthal Vis Sci 21:403, 1981.
214. Hernandez, MR, Weinstein, BI, Wenk, EJ, et al: The effect of dexamethasone on the in vitro incorporation of precursors of extracellular matrix components in the outflow pathway region of the rabbit eye. Invest Ophthal Vis Sci 24:704, 1983.
215. Weinreb, RN, Mitchell, MD, Polansky, JR: Prostaglandin production by human trabecular cells: in vitro inhibition by dexamethasone. Invest Ophthal Vis Sci 24:1541, 1983.
216. Weinreb, RN, Polansky, JR, Alvarado, JA, Mitchell, MD: Arachidonic acid metabolism in human trabecular meshwork. Invest Ophthal Vis Sci 29:1708, 1988.
217. Bito, LZ, Draga, A, Blanco, J, Camras, CB: Long-term maintenance of reduced intraocular pressure by daily or twice daily topical application of prostaglandins to cat or rhesus monkey eyes. Invest Ophthal Vis Sci 24:312, 1983.
218. Kaufman, PL, Bárány, EH: Cytochalasin B reversibly increases outflow facility in the eye of the cynomolgus monkey. Invest Ophthal Vis Sci 16:47, 1977.
219. Svedbergh, B, Lutjen-Drecoll, E, Ober, M, Kaufman, PL: Cytochalasin B-induced structural changes in the anterior ocular segment of the cynomologus monkey. Invest Ophthal Vis Sci 17:718, 1978.
220. Johnstone, M, Tanner, D, Chau, B, Kopecky, K: Concentration-dependent morphologic effects of cytochalasin B in the aqueous outflow system. Invest Ophthal Vis Sci 19:835, 1980.
221. Kaufman, PL, Erickson, KA: Cytochalasin B and D dose-outflow facility response relationships in the cynomolgus monkey. Invest Ophthal Vis Sci 23:646, 1982.
222. Kaufman, PL, Svedbergh, B, Lutjen-Drecoll, E: Medical trabeculocanalotomy in monkeys with cytochalasin B or EDTA. Ann Ophthal 11:795, 1979.
223. Bill, A, Lutjen-Drecoll, E, Svedbergh, B: Effects of intracameral Na_2EDTA and EGTA on aqueous outflow routes in the monkey eye. Invest Ophthal Vis Sci 19:492, 1980.
224. Barany, EH: In vitro studies of the resistance to flow through the angle of the anterior chamber. Acta Soc Med Uppsal 59:260, 1954.
225. Epstein, DL, Hashimoto, JM, Anderson, PJ, Grant, WM: Effect of iodoacetamide perfusion on outflow facility and metabolism of the trabecular meshwork. Invest Ophthal Vis Sci 20:625, 1981.
226. Epstein, DL, Patterson, MM, Rivers, SC, Anderson, PJ: N-ethylmaleimide increases the facility of aqueous outflow of excised monkey and calf eyes. Invest Ophthal Vis Sci 22:752, 1982.
227. Lindenmayer, JM, Kahn, MG, Hertzmark, E, Epstein, DL: Morphology and function of the aqueous outflow system in monkey eyes perfused with sulfhydryl reagents. Invest Ophthal Vis Sci 24:710, 1983.

228. Freddo, TF, Patterson, MM, Scott, DR, Epstein, DL: Influence of mercurial sulfhydryl agents on aqueous outflow pathways in enucleated eyes. Invest Ophthal Vis Sci 25:278, 1984.
229. Kahn, MG, Giblin, FJ, Epstein, DL: Glutathione in calf trabecular meshwork and its relation to aqueous humor outflow facility. Invest Ophthal Vis Sci 24:1283, 1983.
230. Scott, DR, Karageuzian, LN, Anderson, PJ, Epstein, DL: Glutathione peroxidase of calf trabecular meshwork. Invest Ophthal Vis Sci 25:599, 1984.
231. Nguyen, KPV, Chung, ML, Anderson, PJ, et al: Hydrogen peroxide removal by the calf aqueous outflow pathway. Invest Ophthal Vis Sci 29:976, 1988.
232. Pandolfi, M, Kwaan, HC: Fibrinolysis in the anterior segment of the eye. Arch Ophthal 77:99, 1967.
233. Pandolfi, M: Coagulation Factor VIII localization in the aqueous outflow pathways. Arch Ophthal 94:656, 1976.
234. Tripathi, BJ, Geanon, JD, Tripathi, RC: Distribution of tissue plasminogen activator in human and monkey eyes. Ophthalmology 94:1434, 1987.
235. Park, JK, Tripathi, RC, Tripathi, BJ, Barlow, GH: Tissue plasminogen activator in the trabecular endothelium. Invest Ophthal Vis Sci 28:1341, 1987.
236. Shuman, MA, Polansky, JR, Merkel, C, Alvarado, JA: Tissue plasminogen activator in cultured human trabecular meshwork cells. Predominance of enzyme over plasminogen activator inhibitor. Invest Ophthal Vis Sci 29:401, 1988.
237. Van Buskirk, EM, Grant, WM: Lens depression and aqueous outflow in enucleated primate eyes. Am J Ophthal 76:632, 1973.
238. Van Buskirk, EM: Trabeculotomy in the immature, enucleated human eye. Invest Ophthal Vis Sci 16:63, 1977.
239. Moses, RA, Hoover, GS, Oostwouder, PH: Blood reflux in Schlemm's canal. I. Normal findings. Arch Ophthal 97:1307, 1979.
240. Ellingsen, BA, Grant, WM: The relationship of pressure and aqueous outflow in enucleated human eyes. Invest Ophthal 10:430, 1971.
241. Ellingsen, BA, Grant, WM: Influence of intraocular pressure and trabeculotomy on aqueous outflow in enucleated monkey eyes. Invest Ophthal 10:705, 1971.
242. Brubaker, RF: The effect of intraocular pressure on conventional outflow resistance in the enucleated human eye. Invest Ophthal 14:286, 1975.
243. Grierson, I, Lee, WR: The fine structure of the trabecular meshwork at graded levels of intraocular pressure. (1) Pressure effects within the near-physiological range (8–30 mm Hg). Exp Eye Res 20:505, 1975.
244. Grierson, I, Lee, WR: The fine structure of the trabecular meshwork at graded levels of intraocular pressure. (2) Pressure outside the physiological range (0 and 50 mm Hg). Exp Eye Res 20:523, 1975.
245. Ellingsen, BA, Grant, WM: Trabeculotomy and sinusotomy in enucleated human eyes. Invest Ophthal 11:21, 1972.
246. Moses, RA: The conventional outflow resistances. Am J Ophthal 92:804, 1981.
247. Hashimoto, JM, Epstein, DL: Influence of intraocular pressure on aqueous outflow facility in enucleated eyes of different mammals. Invest Ophthal Vis Sci 19:1483, 1980.
248. Moses, RA, Arnzen, RJ: The trabecular mesh: a mathematical analysis. Invest Ophthal Vis Sci 19:1490, 1980.
249. Van Buskirk, EM: Changes in the facility of aqueous outflow induced by lens depression and intraocular pressure in excised human eyes. Am J Ophthal 82:736, 1976.
250. Moses, RA, Etheridge, EL, Grodzki, WJ Jr: The effect of lens depression on the components of outflow resistance. Invest Ophthal Vis Sci 22:37, 1982.
251. Van Buskirk, EM: Anatomic correlates of changing aqueous outflow facility in excised human eyes. Invest Ophthal Vis Sci 22:625, 1982.
252. Rosenquist, RC Jr, Melamed, S, Epstein, DL: Anterior and posterior axial lens displacement and human aqueous outflow facility. Invest Ophthal Vis Sci 29:1159, 1988.
253. Moses, RA, Grodzki, WJ Jr: Choroid tension and facility of aqueous outflow. Invest Ophthal Vis Sci 16:1062, 1977.
254. Rosenquist, R, Epstein, D, Melamed, S, et al: Outflow resistance of enucleated human eyes at two different perfusion pressures and different extents of trabeculotomy. Curr Eye Res 8:1233, 1989.
255. Peterson, WS, Jocson, VL, Sears, ML: Resistance to aqueous outflow in the rhesus monkey eye. Am J Ophthal 72:445, 1971.
256. Kollarits, CR, Gaasterland, D, Di Chiro, G, et al: Management of a patient with orbital varices, visual loss, and ipsilateral glaucoma. Ophthal Surg 8:54, 1977.
257. Brubaker, RF: Determination of episcleral venous pressure in the eye. A comparison of three methods. Arch Ophthal 77:110, 1967.
258. Podos, SM, Minas, TF, Macri, FJ: A new instrument to measure episcleral venous pressure. Comparison of normal eyes and eyes with primary open-angle glaucoma. Arch Ophthal 80:209, 1968.
259. Krakau, CET, Widakowich, J, Wilke, K: Measurements of the episcleral venous pressure by means of an air jet. Acta Ophthal 51:185, 1973.
260. Phelps, CD, Armaly, MF: Measurement of episcleral venous pressure. Am J Ophthal 85:35, 1978.
261. Zeimer, RC, Gieser, DK, Wilensky, JT, et al: A practical venomanometer. Measurement of episcleral venous pressure and assessment of the normal range. Arch Ophthal 101:1447, 1983.
262. Gaasterland, DE, Pederson, JE: Episcleral venous pressure: a comparison of invasive and noninvasive measurements. Invest Ophthal Vis Sci 24:1417, 1983.

Kapitel 3. Kammerwasserdynamik II: Untersuchungsmethoden

3.1 Untersuchung der Kammerwasserproduktion
3.1.1 Zykloskopie
3.1.2 Messung der Sekretionsrate für Kammerwasser
3.2 Untersuchung des Kammerwasserabstroms
3.2.1 Gonioskopie
3.2.2 Tonographie
3.2.3 Die Messung des episkleralen Venendruckes
3.3 Zusammenfassung

3.1 Untersuchung der Kammerwasserproduktion

3.1.1 Zykloskopie

Diese Untersuchungsmethode ermöglicht eine direkte Sichtbarkeit der Ziliarkörperfortsätze unter bestimmten Bedingungen, wie z.B. bei einer sehr großen Iridektomie, einer breiten Irisretraktion, einer Aniridie oder bestimmten Fällen von Aphakie (Abb. 3.1). Obwohl spezielle Kontaktgläser mit einer skleralen Indentation zur Zykloskopie entwickelt wurden [1,2], ist diese Untersuchungsmethode immer noch auf einen kleinen Prozentsatz der Augen beschränkt, bei denen die Möglichkeit für eine direkte Sichtbarkeit der Ziliarkörperfortsätze gegeben ist. Der Haupteinsatz dieser Methode ist bis jetzt weitgehend auf wissenschaftliche Untersuchungen an den Ziliarkörperfortsätzen reduziert [1,2] oder in Verbindung mit laserchirurgischen Eingriffen an den Ziliarkörperfortsätzen (transpupilläre Zyklophotokoagulation), die in Teil III besprochen werden.

3.1.2 Messung der Sekretionsrate für Kammerwasser

3.1.2.1 Fluorophotometrie

Bei den meisten Untersuchungsmethoden mit Fluoreszein wird der Vitalfarbstoff über eine Iontophorese in die vordere Augenkammer gebracht, um entweder 1. den Fluß des ungefärbten Kammerwassers von der hinteren Augenkammer in die vordere Augenkammer mit photogrammetrischen Methoden [3] oder 2. die Veränderung der Fluoreszeinkonzentration in der vorderen Augenkammer mittels der Fluorophotometrie zu messen [4–9]. Von beiden Methoden ist die Fluorophotometrie die am meisten angewandte und z.Z. die wissenschaftliche Standardtechnik, mit der die Sekretionsrate an Kammerwasser am gesunden menschlichen Auge wie auch bei Glaukompatienten unter verschiedenen Bedingungen, wie z.B. unter Einwirkung antiglaukomatöser Wirkstoffe [9] berechnet wird.

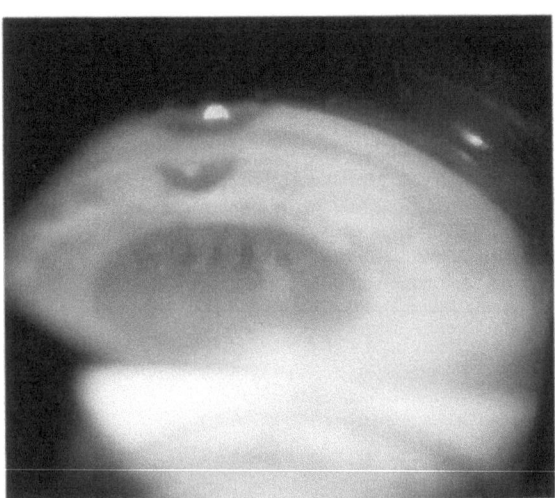

Abb. 3.1. Transpupilläre Ansicht von Ziliarkörperfortsätzen, wie sie bei der Zykloskopie an einem Auge mit neovaskulärem Glaukom zu sehen sind, bei dem eine fibrovaskuläre Membran eine ausgeprägte Dilatation und anteriore Retraktion der Iris bewirkt hat

3.1.2.2 Andere Methoden zur Berechnung des Kammerwassereinstromes

Man hat radioaktiv markierte Isotopen verwendet, um an Tieraugen den Kammerwassereinstrom zu messen, entweder 1. durch Bestimmung der Anreicherung des Isotops in der vorderen Augenkammer [10] oder 2. durch die Quantifizierung der Abnahmerate des in die Vorderkammer injizierten Isotops [11]. Die Perfusion von Augen auf einem konstanten Druckniveau kann auch im Tierexperiment dazu verwandt werden den Kammerwassereinstrom zu bestimmen [12].

3.2 Untersuchung des Kammerwasserabstroms

3.2.1 Gonioskopie

Die Gonioskopie ist eine klinische Untersuchungsmethode zur Beurteilung der Strukturen des Kammerwinkels. Bei der Behandlung des Glaukoms ist die Gonioskopie Grundvoraussetzung zur Klassifizierung des Glaukoms, was wiederum für die Erstellung eines angemessenen Therapieplanes essentiell ist, da die Behandlung einer Glaukomgruppe ineffektiv oder kontraindiziert in einer anderen sein kann. Die vorliegende Diskussion beschränkt sich auf Untersuchungstechniken und normale anatomische Befunde, während die Veränderungen des Kammerwinkels bei den verschiedenen Glaukomformen in Teil II besprochen werden.

3.2.1.1 Historischer Überblick [13]

1907 machte Trantas erstmals den Kammerwinkel in einem Auge mit Keratoglobus durch die Indentation des Limbus sichtbar. Erst später prägte er den Begriff Gonioskopie. Salsmann führte die erste Gonioskopielinse 1914 ein und Koeppe verbesserte sie 5 Jahre später durch den Entwurf eines steileren Kontaktglases. Troncoso trug ebenfalls zur Entwicklung der Gonioskopie bei, indem er ein Gonioskop für die Vergrößerung und Beleuchtung des Kammerwinkels konstruierte. 1938 entwickelte Goldmann

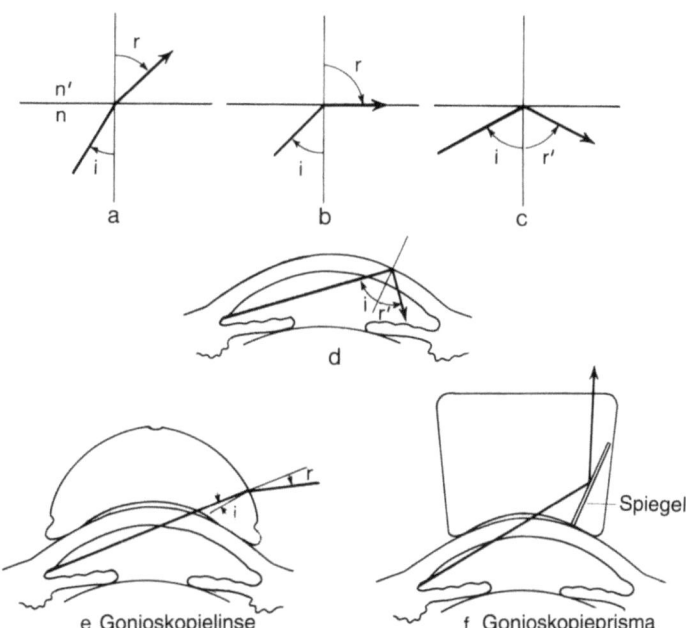

Abb. 3.2 a–f. Prinzip der Gonioskopie. **a** Lichtstrahlen werden gebrochen, wenn der Einfallswinkel *(i)* am Übergang von zwei brechenden Medien mit verschiedenen Brechungsindizes *(n und n')* geringer ist als der kritische Winkel. **b** Der Brechungswinkel *(r)* wird 90°, wenn i dem kritischen Winkel entspricht. **c** Licht wird reflektiert, wenn i den kritischen Winkel überschreitet. **d** Licht von der vorderen Augenkammerbucht überschreitet den kritischen Winkel am Hornhaut-Luft-Übergang und wird zurück in das Auge reflektiert. **e, f** Kontaktlinsen haben einen Brechungsindex *(n)* ähnlich dem der Hornhaut, wodurch das Licht in die Kontaktlinse eintritt und dann an der Oberfläche gebrochen wird (Gonioskopielinse) oder reflektiert jenseits der Grenzfläche Kontaktlinse/Luft am Spiegel (Gonioskopieprisma)

sein Gonioprisma und Barkan begründete die Anwendung der Gonioskopie bei der Behandlung des Glaukoms.

3.2.1.2 Prinzip (Abb. 3.2 a–f) [14]

Das Problem ist der *kritische Winkel*. Wenn Licht durch ein Medium mit größerem Brechungsindex in ein anderes mit geringerem Brechungsindex fällt, so ist der Brechungswinkel (r) größer als der Einfallswinkel (i). Wenn r gleich 90° ist, so hat i den kritischen Winkel erreicht. Wenn i den kritischen Winkel überschreitet, wird Licht in das erste Medium zurückreflektiert. Der kritische Winkel für den Hornhaut-Luft-Übergang ist ungefähr 46°. Lichtstrahlen aus dem Kammerwinkel überschreiten den kritischen Winkel und werden deshalb zurück in die Vorderkammer reflektiert, womit eine Sichtbarkeit des Kammerwinkels nicht möglich ist.

Das Problem ist durch eine optische Eliminierung der Hornhaut lösbar. Da der Brechungsindex einer Kontaktlinse etwa so groß wie der der Hornhaut ist, ergibt sich nur eine minimale Brechung am Übergang beider brechenden Medien, was den optischen Effekt der Hornhautvorderfläche weitgehend eliminiert. Deshalb geht das Licht aus dem Kammerwinkel in die Kontaktlinse und tritt dann durch die neugeschaffene Grenzfläche Kontaktlinse/Luft aus, was nach zwei grundsätzlichen Strukturprinzipien möglich ist. Bei der *direkten Gonioskopie* ist die konvexe Begrenzung des Kontaktglases (Gonioskopielinse) so beschaffen, daß der kritische Winkel nicht erreicht wird und die Lichtstrahlen werden am Kontaktglas-Luft-Übergang gebrochen und nicht reflektiert. Bei der *indirekten Gonioskopie* werden die Lichtstrahlen über einen Spiegel in der Kontaktlinse (Gonioskopieprisma) reflektiert und verlassen das Kontaktglas über einen nahezu rechten Winkel zum Kontaktlinsen-Luft-Übergang. Die am häufigsten benutzten Gonioskopielinsen und Gonioskopieprismen sind in Tabelle 3.1 aufgeführt.

3.2.1.3 Direkte Gonioskopie

Geräte

Die *Koeppe-Linse* ist der Prototyp der diagnostischen Gonioskopielinse und in verschiedenen Durchmessern und Krümmungsradien der Kontaktfläche erhältlich (Abb. 3.3). Eine per Hand geführte Beobachtungseinheit (eigentliches Gonioskop) ermöglicht eine 15- bis 20fache Vergrößerung. Diese kann entweder direkt gehalten werden oder an der Decke über ein Gegengewicht oder ein elastisches Band aufgehängt sein [15]. Die Lichtquelle ist gewöhnlich eine separate, handgehaltene Beleuchtungseinheit, wie die fokale Beleuchtung nach Barkan, oder die Beleuchtungseinheit ist an die Beobachtungseinheit angebracht.

Tabelle 3.1. **Kontaktlinsen zur Gonioskopie**

	Linse	Beschreibung/Anwendung
I. Gonioskopielinsen (Direkte Gonioskopie)	1. Koeppe	1. Prototyp einer diagnostischen Gonioskopielinse
	2. Richardson-Shaffer	2. Kleine Koeppe-Linse für Kinder
	3. Layden	3. Gonioskopielinse für Frühgeborene
	4. Barkan	4. Prototyp einer chirurgischen und diagnostischen Gonioskopielinse
	5. Thorpe	5. Chirurgische und diagnostische Gonioskopielinse für den Operationssaal
	6. Swan-Jacob	6. Chirurgische Gonioskopielinse für Kinder
II. Gonioskopieprismen (Indirekte Gonioskopie)	1. Goldmann Einspiegelkontaktglas	1. Spiegel geneigt um 62° zur Gonioskopie
	2. Goldmann Dreispiegelkontaktglas	2. Ein Spiegel für Gonioskopie, 2 für Retinauntersuchung; vergütete Oberfläche zur Verwendung für Lasereingriffe
	3. Zeiss Vierspiegelkontaktglas	3. Alle 4 Spiegel 64° zur Gonioskopie geneigt; Halterung notwendig (Unger); Kontaktflüssigkeit nicht notwendig
	4. Posner Vierspiegelkontaktglas	4. Modifiziertes Zeiss-Vierspiegelgonioskopieprisma mit befestigtem Handgriff
	5. Sussman Vierspiegelkontaktglas	5. Gonioskopieprisma nach Zeiss-Prinzip, mit der Hand zu halten
	6. Thorpe Vierspiegelkontaktglas	6. Vierspiegel-Gonioskopieprisma mit 62° Spiegelneigung; Kontaktflüssigkeit notwendig
	7. Ritch Lasertrabekuloplastiklinse	7. Vierspiegel-Gonioskopieprisma; 2 Spiegel mit 59°-Neigung und 2 mit 62°-Neigung mit einer konvexen Linse über 2 Spiegeln

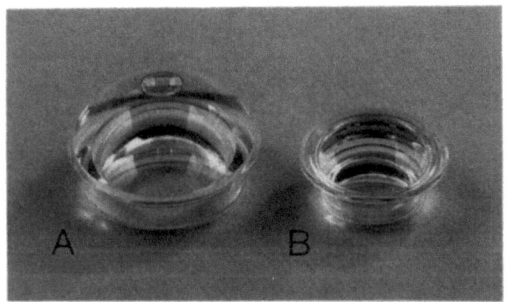

Abb. 3.3. Koeppe-Gonioskopielinsen. *A* Erwachsenenlinse, *B* Linse für Kinder

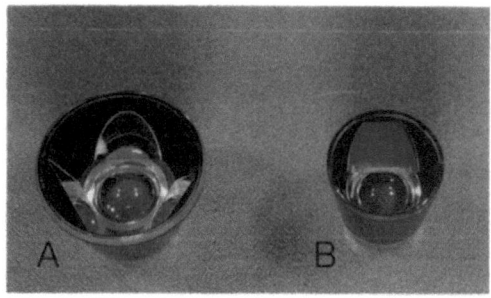

Abb. 3.5. Goldmann-Gonioskopieprismen. *A* Dreispiegelkontaktglas (abgerundeter Spiegel für Gonioskopie), *B* Einspiegelkontaktglas

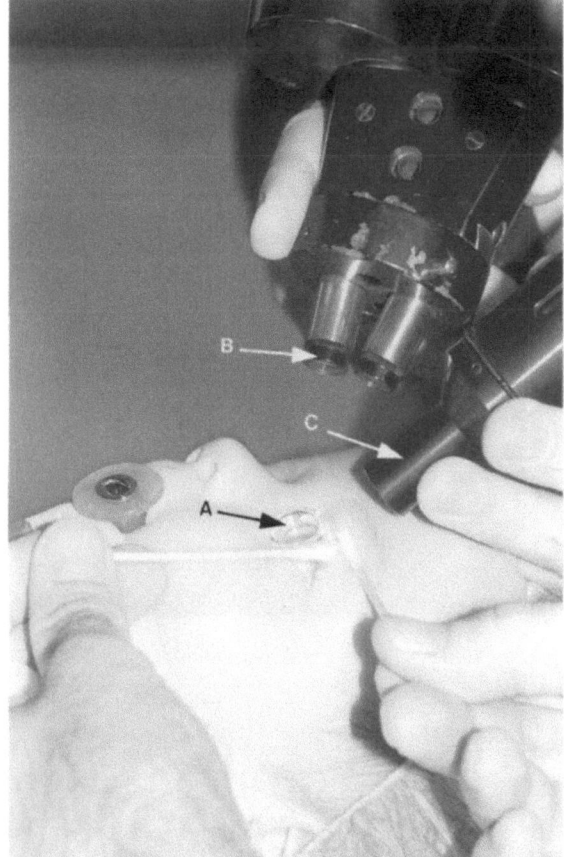

Abb. 3.4. Untersuchungstechnik der direkten Gonioskopie bei der Untersuchung eines Kleinkindes in Narkose. *A* Koeppe-Gonioskopielinse, *B* Gonioskop/Mikroskop, *C* fokale Beleuchtungseinheit

Untersuchungstechnik

Die direkte Gonioskopie wird am liegenden Patienten ausgeführt, vorzugsweise an einem mobilen Untersuchungstisch. Nach Applikation eines Lokalanästhetikums wird die Gonioskopielinse nach Be- feuchtung mit einer Elektrolytlösung, einer viskösen Lösung wie z. B. Methylzellulose oder einfach über den Tränenfilm des Patienten auf die Hornhaut aufgebracht. Der Untersucher hält in der Regel das „Gonioskop" in einer Hand und die Lichtquelle in der anderen (Abb. 3.4). Gelegentlich ist ein Assistent notwendig, um die Gonioskopielinse in die gewünschte Position zu bringen. Alternativ können Gonioskop und Beleuchtungseinheit verbunden sein, was dem Untersucher die Möglichkeit gibt mit der anderen Hand die Gonioskopielinse zu bewegen. In jedem Falle inspiziert der Untersucher den Kammerwinkel, indem er seine Position oder die des Untersuchten verändert, bis die 360°-Zirkumferenz des Kammerwinkels untersucht ist.

3.2.1.4 Indirekte Gonioskopie

Instrumente

Ein Gonioskopieprisma und eine Spaltlampe sind die einzigen Geräte, die für eine indirekte Gonioskopie notwendig sind. Das Goldmann-Einspiegelglas ist der Prototyp für ein Gonioskopieprisma (Abb. 3.5). Der Spiegel in diesem Gonioskopieprisma hat eine Höhe von 12 mm und eine Neigung von 62° gegenüber der planen Oberfläche des Glases. Der zentrale Trichter hat einen Durchmesser von 12 mm und einen posterioren Krümmungsradius von 7,38 mm. Das Goldmann-Dreispiegelglas hat zwei Spiegel für die Untersuchung des Augenhintergrundes und einen Spiegel für den Kammerwinkel, der eine Neigung von 59° hat. Der Krümmungsradius der Rückfläche dieser beiden Standardkontaktgläser zur Diagnostik nach Goldmann ist so beschaffen, daß eine viskose Flüssigkeit den Raum zwischen Hornhaut und Kontaktglas ausfüllen muß. Jedoch wurde auch eine dem Goldmann-Gonioskopieprisma verwandte Kontaktlinse mit einem Krümmungsradius von 8,4 mm entwickelt, die

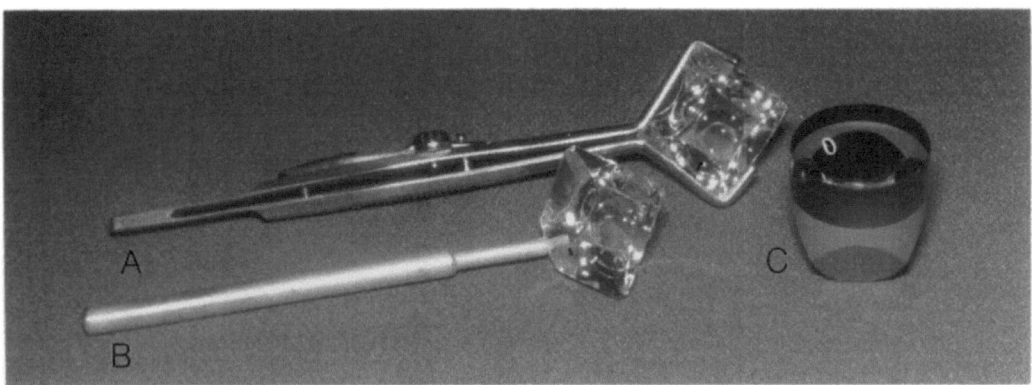

Abb. 3.6. Vierspiegelgonioskopieprismen (alle 4 Spiegel für Gonioskopie). *A* Zeiss-Vierspiegelgonioskopieprisma mit Halterung nach Unger, *B* Posner-Linse, *C* Sussman-Linse

keine Kontaktflüssigkeit braucht [16]. Dem Goldmann-Prinzip verwandte Kontaktlinsen wurden auch mit einer antireflektiven Oberflächenvergütung hergestellt, die für die Lasertrabekuloplastik anzuwenden sind.

Bei der *Vierspiegellinse* von Zeiss haben alle 4 Spiegel eine Neigung von 64° zur Untersuchung des Kammerwinkels, wodurch die Notwendigkeit der Linsenrotation entfällt. Das ursprüngliche Vierspiegelglas wird an einer Art Gabel befestigt (Halterung nach Unger), während neuere Entwicklungen an einem permanenten Haltegriff befestigt sind (Posner-Linse) oder direkt mit der Hand gehalten werden (Sussman-Linse) (Abb. 3.6) [17]. Es wurde auch eine justierbare Spaltlampenbefestigung für das Zeiss-Vierspiegelgonioskopieprisma entwickelt [18]. Die posteriore Kurvatur des Zeiss-Gonioskopieprismas ist ähnlich der der Hornhautoberfläche, wodurch die Tränenflüssigkeit des Patienten als Flüssigkeitsbrücke zwischen Hornhaut und Kontaktlinse ausreicht.

Die *Ritch-Lasertrabekuloplastiklinse* hat 4 Gonioskopiespiegel, zwei mit einer Neigung von 59° und zwei mit einer Neigung von 62° mit einer Konvexlinse über jeweils einen der beiden Spiegel [19]. Eine weitere Vierspiegellinse, auch als *Trabeculens* bezeichnet, hat eine 30 Dioptrien, konvexe Kontaktlinse in einem hohlen Trichter mit 4 Spiegeln in einer 62°-Neigung [20]. Diese Linse kann sowohl für diagnostische Zwecke als auch für die Lasertrabekuloplastik und für die Iridotomie verwandt werden. Der Einsatz der Gonioskopieprismen für die Laserchirurgie des Kammerwinkels wird in Teil III besprochen.

Sowohl mit den Goldmann- wie auch den Zeiss-Gonioskopieprismen wird der Kammerwinkel „indirekt" über einen Spiegel in den gegenüberliegenden

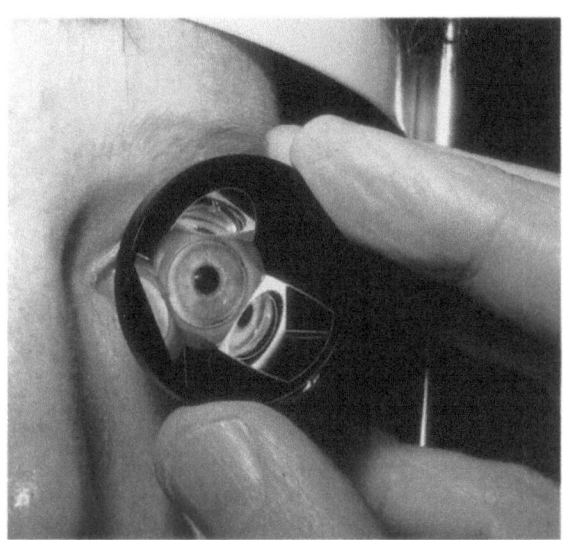

Abb. 3.7. Untersuchungstechnik der indirekten Gonioskopie mit dem Goldmann-Dreispiegelglas

180° beurteilt. Es wurde jedoch auch ein Gonioskopieprisma mit doppelten Spiegeln entwickelt, das eine direkte Beobachtung ermöglicht [21].

Untersuchungstechnik

Die Hornhaut wird anästhesiert, danach das Gonioskopieprisma auf das Patientenauge an der Spaltlampe auf die Hornhaut mit oder ohne eine Kontaktflüssigkeit aufgesetzt, abhängig vom Krümmungsradius der dem Auge zugewandten Kurvatur (Abb. 3.7, 3.8). Das Gonioskopieprisma wird dann auf dem Auge rotiert, um die gesamten 360° der Kammerwinkelzirkumferenz einzusehen, oder die verschiedenen Qua-

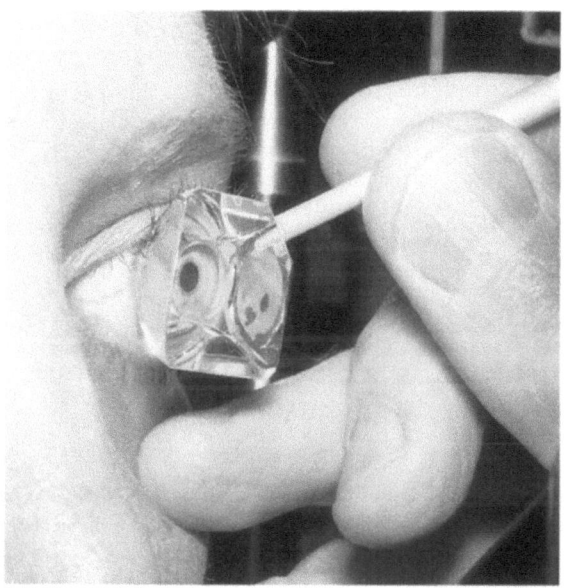

Abb. 3.8. Untersuchungstechnik der indirekten Gonioskopie mit dem Zeiss-Vierspiegelglas

dranten werden über 4 Spiegel beobachtet. Die Einsicht in einen engen Kammerwinkel kann verbessert werden durch das Kippen des Gonioskopieprismas (oder z. B. durch die Aufforderung an den Patienten in die Richtung des Spiegels zu sehen). Die Befunde bedürfen jedoch der Interpretation mit Vorsicht, da dadurch die Einschätzung der Kammerwinkelweite verändert werden kann [22].

3.2.1.5 Vergleich von direkter und indirekter Gonioskopie

Es gibt keine einhellige Meinung darüber, welche grundsätzliche Gonioskopiemethode die beste ist. Es werden Vorzüge für beide Gonioskopiemethoden genannt. Mit der direkten Gonioskopie kann die Höhe des Untersuchereinblicks variiert werden, um tiefer in den Kammerwinkel einzusehen, während das Gonioskopieprisma diesbezüglich durch die Höhe des Spiegels begrenzt ist. Außerdem führt die direkte Gonioskopielinse weniger zur Verzerrung der Vorderkammergeometrie. Beide Merkmale sind wünschenswert, wenn es gilt die wahre Kammerwinkelweite abzuschätzen [23,24]. Ein großer Vorteil der direkten Gonioskopie, besonders des Koeppe-Gonioskops für Kinder, ist ihre Anwendung am sedierten oder intubierten Patienten wie bei der Untersuchung von Kindern und Säuglingen. Die direkten Gonioskopielinsen sind auch bei der Untersuchung des Fundus durch eine enge Pupille mit einem direkten Ophthalmoskop nützlich.

Bei der indirekten Gonioskopie ermöglicht die Spaltlampe bessere optische Bedingungen und eine günstigere Beleuchtung, was von großem Vorteil ist bei der Beurteilung von Details und subtilen Veränderungen im Kammerwinkel [25]. Außerdem verlangt die indirekte Gonioskopie weniger zusätzliches Instrumentarium und Raum (unter der Voraussetzung, daß eine Spaltlampe immer in einem Untersuchungsraum vorhanden ist) und ist sicherlich schneller auszuführen als die direkte Gonioskopie. Letzteres Argument trifft besonders für das Zeiss-Vierspiegelkontaktglas zu, für welches eine Kontaktflüssigkeit nicht notwendig ist. Gonioskopieprismen mit einer Kurvatur der dem Auge zugewandten Fläche, die der Hornhautoberfläche angenähert ist, führen auch zu einer geringeren oder keinen Veränderung der Hornhautgeometrie [22,26]. Außerdem ermöglichen Gonioskopieprismen mit größeren Spiegeln die Einsicht in engere Kammerwinkel [22]. Das Zeiss-Vierspiegelglas kann wegen des geringeren Durchmessers der Hornhautkontaktfläche auch als „Kompressionsgonioskop" verwandt werden, was in Teil II unter Winkelblockglaukom [27] erläutert wird.

3.2.1.6 Reinigung diagnostischer Kontaktgläser

Jedes Untersuchungsgerät, das das Auge berührt, birgt die mögliche Gefahr der Übertragung bakterieller und viraler Infektionen. Dieses Problem wird detaillierter im nächsten Abschnitt anhand der Tonometrie dargestellt, obwohl die grundlegenden Prinzipien der Instrumentenreinigung ebenso auf die diagnostischen Kontaktgläser zutreffen. Zusätzlich zu den Sterilisationslösungen wurden Behälter entwickelt, die es ermöglichen, daß die Kontaktgläser in ständigem Kontakt mit einer Desinfektionslösung bleiben [28].

3.2.1.7 Gonioskopisches Erscheinungsbild des normalen Kammerwinkels

Beginnend von der Iriswurzel und sich schrittweise nach vorne in Richtung Hornhaut bewegend, können folgende Strukturen im Kammerwinkel eines gesunden Erwachsenenauges identifiziert werden (Abb. 3.9, 3.10).

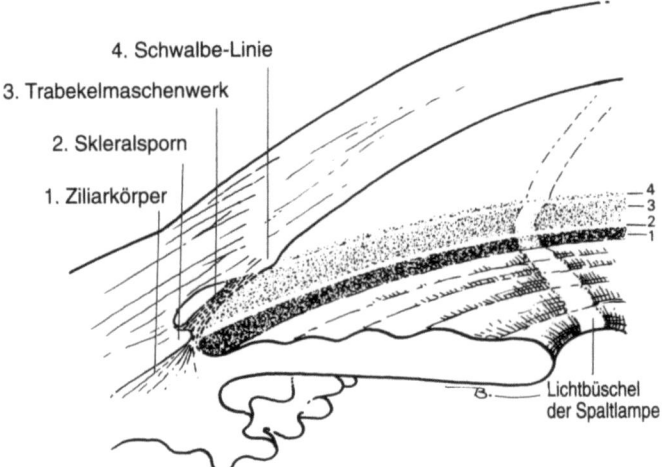

Abb. 3.9. Normaler Kammerwinkel des Erwachsenen mit dem gonioskopischen Bild *(rechts)* und dem Querschnitt der entsprechenden Strukturen *(links)*. 1. Ziliarkörperband; 2. Skleralsporn; 3. Trabekelmaschenwerk (in Abhängigkeit der Pigmentierung); 4. Schwalbe-Linie

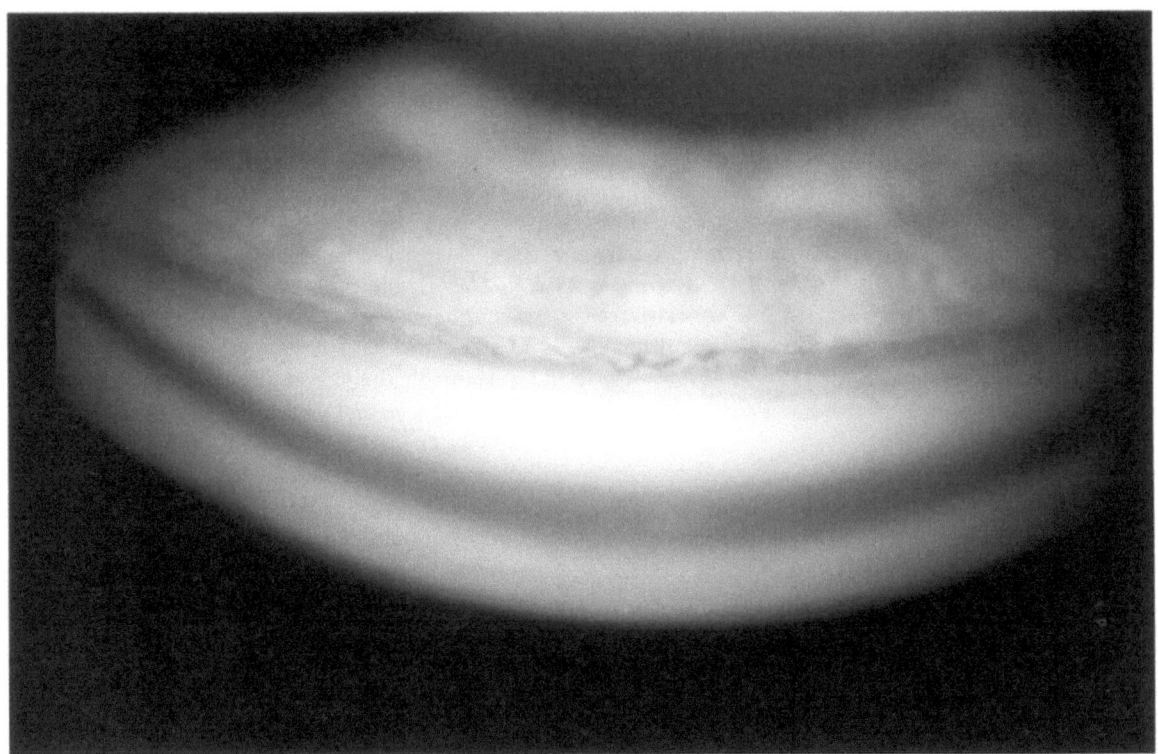

Abb. 3.10. Gonioskopisches Bild eines physiologisch konfigurierten, weiten Kammerwinkels mit guter Sichtbarkeit des Trabekelmaschenwerkes in voller Breite, des Ziliarkörperbandes und eines Astes des Circulus arteriosus major der peripheren Iris

Das Ziliarkörperband

Dieses Gewebe ist der Anteil des Ziliarkörpers, der durch die Irisinsertion am Ziliarkörper in der Vorderkammer sichtbar ist. Die Weite dieses sichtbaren Bandes hängt ab vom Niveau der Irisinsertion und ist gewöhnlich weiter bei Myopie und enger bei Hyperopie. Die Färbung des Ziliarkörperbandes erscheint gewöhnlich grau oder dunkelbraun.

Skleralsporn

Dies ist die posteriore Lippe des Sulcus scleralis, der nach hinten an den Ziliarkörper und nach vorne an das korneosklerale Maschenwerk angrenzt. Der Skleralsporn stellt sich gewöhnlich als eine prominente weiße Linie zwischen Ziliarkörperband und funktionellem Trabekelmaschenwerk dar; es sei denn, die Sichtbarkeit ist durch ein dichtes uveales Maschenwerk oder eine exzessive Pigmentierung aufgehoben. Häufig kann man eine variable Anzahl feiner pigmentierter Fortsätze sehen, die den Skleralsporn von der Iriswurzel zum funktionellen Maschenwerk überkreuzen. Diese werden als *Irisfortsätze* bezeichnet und stellen Verdickungen des posterioren uvealen Maschenwerkes dar.

Funktionelles Trabekelmaschenwerk

Dieses erscheint als pigmentiertes Band vor dem Skleralsporn gelegen. Obwohl das Trabekelmaschenwerk in Wirklichkeit von der Iriswurzel bis zur Schwalbe-Linie reicht, kann man zwei Anteile unterscheiden: 1. den vorderen Anteil zwischen Schwalbe-Linie und dem Vorderrand des Schlemm-Kanals, der in geringerem Maße am Kammerwasserabstrom teilnimmt, und 2. den hinteren (oder funktionellen) Anteil, der den übrigen Anteil des Maschenwerkes darstellt und der der wesentliche Ort für Kammerwasserabfluß ist (besonders der Anteil unmittelbar über dem Schlemm-Kanal) [29].

Das Erscheinungsbild des funktionellen Maschenwerkes variiert erheblich in Abhängigkeit von Ausmaß und Verteilung der Pigmentablagerung. Bei der Geburt besteht noch keine Pigmentierung, sie entwickelt sich erst mit zunehmendem Alter von einem blassen Maschenwerk bis zu dunkelbraun, ganz in Abhängigkeit des Ausmaßes der Pigmentdispersion in die vordere Augenkammer hinein. Die Pigmentverteilung kann in bestimmten Augen über die gesamte Zirkumferenz von 360° homogen sein, jedoch auch irregulär in anderen. In den funktionellen Anteilen des Maschenwerkes, besonders bei gering pigmentierten Augen, kann zuweilen ein Blutreflux im Schlemm-Kanal als ein rotes Band gesehen werden.

Schwalbe-Linie

Dies ist die Verbindung zwischen den Strukturen des Kammerwinkels und der Hornhaut. Es ist eine feine Erhebung unmittelbar anterior zum Maschenwerk und wird oft gonioskopisch durch eine schmale Pigmentierungslinie besonders inferior identifiziert.

Normale Blutgefäße

Blutgefäße werden üblicherweise im Kammerwinkel nicht gesehen, obwohl Schlingen des Circulus arteriosus major vor dem Ziliarkörperband und seltener über dem Skleralsporn und dem Trabekelmaschenwerk liegen können. Diese Gefäße verlaufen typischerweise zirkumferent im Kammerwinkel. Außerdem kann man gelegentlich eine vordere Ziliararterie mit einem mehr radialen Gefäßverlauf im Ziliarkörperband bei gering pigmentierten Augen finden. Zirkumferente und radiale Gefäße kann man selten auch in der peripheren Iris von nur gering pigmentierten Augen sehen. In einer Studie an 100 Patienten ohne einen Grund für eine abnorme Vaskularisation des Kammerwinkels hatten 16 normale Gefäße im Kammerwinkel an beiden Augen und 10 nur an einem Auge [30]. Radial verlaufende Gefäße sind häufiger in der peripheren Iris, während zirkumferente Gefäßverläufe wahrscheinlicher im Ziliarkörperband zu finden sind.

3.2.1.8 Aufzeichnung gonioskopischer Befunde

Eine größere Zahl von Schemata zur Beschreibung der Kammerwinkelweite und des Erscheinungsbildes der Kammerwinkelstrukturen wurden empfohlen und diese werden in Teil II näher diskutiert. Deskriptive Beschreibungen und Zeichnungen sind wahrscheinlich die brauchbarste Methode, um Befunde des Kammerwinkels zu dokumentieren. Die aufgezeichneten Informationen sollten enthalten: 1. die Konfiguration des Kammerwinkels; 2. die Weite des Kammerwinkels in Bezug auf die am weitesten posterior gelegene Struktur, die noch erkannt wird; 3. den Grad der Pigmentierung und 4. das Vorliegen pathologischer Strukturen. Ein normaler Kammerwinkelbefund kann z.B. folgendermaßen beschrieben werden: „weit offen, mit Sichtbarkeit eines breiten Ziliarkörperbandes über 360° und mäßiger Pigmentierung des Trabekelmaschenwerkes". Zeichnungen kann man auch in ein vorbereitetes Schema konzentrischer Anordnung eintragen, um spezifischere Details zu dokumentieren.

3.2.2 Tonographie

Die Tonographie ist eine klinische, nichtinvasive Untersuchungsmethode zur Abschätzung der Abflußleichtigkeit für Kammerwasser. Sie war außerordentlich wertvoll für unser Verständnis der Pathomechanismen der Glaukome und die Wirkungen antiglaukomatöser Medikamente, wenngleich der klinische Informationswert für die Frühdiagnose und die Behandlung des Glaukoms nach wie vor Gegenstand kontroverser Diskussion ist. Trotzdem ist die Tonographie der näheren Betrachtung wert, da das Verständnis der zugrundeliegenden Physiologie eine gewisse Einsicht in die komplexen Zusammenhänge der Parameter ergibt, die Bezug zur Kammerwasserdynamik haben.

3.2.2.1 Historischer Überblick

Im 19. Jahrhundert konzentrierte der französische Arzt und Physiologe Poiseuille sein Interesse für die Zirkulation des Blutes auf Untersuchungen über die Strömung von Flüssigkeiten in Röhren sehr kleinen Durchmessers [31]. Diese Arbeiten führten zur Aufstellung einer mathematischen Gleichung, das Poiseuille-Gesetz, das die Strömungsgeschwindigkeit (F) einer Flüssigkeit in einer rigiden Röhre zu 1. dem Radius der Röhre (r), 2. dem Druckabfall im Verlaufe der Röhre (P1-P2/l) und 3. dem Viskositätskoeffizienten (n) der Flüssigkeit in Beziehung setzt [32]:

$$F = \frac{\pi r^4}{8n} \cdot \frac{P1 - P2}{l}$$

1949 versuchte Goldmann das Poiseuille-Gesetz auf die Kammerwasserströmung anzuwenden und vermutete, daß das Ausmaß an Kammerwasserabstrom durch das Trabekelmaschenwerk (F) direkt proportional dem Augeninnendruck (Po) minus dem episkleralen Venendruck (Pv) und umgekehrt proportional dem Abflußwiderstand (R) sei [33]:

$$F = \frac{Po - Pv}{R}$$

Die Gleichung beinhaltet, daß die Kammerwasserströmung im lebenden Gewebe des Auges mit den gleichen linearen Größen wie die einer Flüssigkeit in einer rigiden Röhre beschrieben werden kann, eine Annahme, die sich im folgenden als nicht zutreffend erwies. Trotzdem waren es Modifikationen des Poiseuille-Gesetzes, die zur mathematischen Grundlage der Tonographie wurden.

Etwa zur gleichen Zeit als Poiseuille seine Untersuchungen ausführte, beobachtete Pagenstecher (1878), daß eine Massage des Auges den Augeninnendruck senkt. 1905 berichtete Schiötz, daß eine wiederholte Tonometrie den Augeninnendruck senkt, wenngleich in geringerem Ausmaße in Augen mit Glaukom. Polak-van Gelder, der diese Beobachtungen aufnahm, beschrieb 1911 eine Technik wiederholter Applikationen der Tonometrie für 1–2 min, um zwischen gesunden und glaukomatösen Augen zu unterscheiden. Schoenberg modifizierte diese Technik im darauffolgenden Jahr, indem er eine kontinuierliche Applikation eines Tonometers wählte und einen Druckabfall auf der Skala des Instrumentes ablesen konnte [34].

1950 führte Grant [35] das moderne Konzept der Tonographie ein, indem er eine Modifikation des Poiseuille-Gesetzes mit einer elektronischen Technik der kontinuierlichen Augeninnendruckmessung kombinierte.

3.2.2.2 Mathematische Grundlage

Beziehung von IOD zu Kammerwasserausstrom

Wie Goldmann [33] anregte, ist das Ausmaß des Kammerwasserabstroms (F), ausgedrückt in µl/min, proportional dem Augeninnendruck (Po), minus dem episkleralen Venendruck (Pv):

$$F \propto (Po - Pv)$$

Grant [35,36] schlug vor, daß die Faktoren, die diese Proportionalität in eine Gleichung umwandeln, zusammengefaßt als Koeffizient der Abflußleichtigkeit (C) bezeichnet werden, der mit der Dimension µl/min/mm Hg belegt wird:

$$F = C \, (Po - Pv)$$

Der C-Wert drückt somit das Ausmaß der Änderung der Kammerwasserabströmung aus, die durch eine Änderung des Augeninnendruckes bewirkt wird, was eine indirekte Beschreibung der Durchgängigkeit des Abflußsystems ist.

Bestimmung des C-Wertes [35]

Die Tonographie ist eine Methode zur Abschätzung des C-Wertes über eine Steigerung des IOD mit dem Gewicht des Indentationstonometers und der nachfolgenden Beobachtung der abfallenden Augendruckkurve. (Diese Diskussion setzt ein Verständnis der Indentationstonometrie voraus, die im nächsten Kapitel erläutert wird). Das Gewicht des Tonometerkolbens auf der Hornhaut steigert den IOD vom Ausgangsdruck (Po) auf ein neues, höheres Augendruckniveau (Pt). Die Augendrucksteigerung verursacht eine vermehrte Abströmung von Kammerwasser, was zu einer Veränderung des Kammervolumens (V) führt, das aus den Friedenwald-Tabellen ermittelt wird, die die Volumenveränderungen zu den Zeigerausschlägen des Schiötz-Tonometers in Beziehung setzen [37]. Direkte Messungen der intraokularen Volumenverschiebungen an enukleierten Augen haben die Friedenwald-Berechnungen bestätigt [38]. Unter der Voraussetzung, daß die Augendrucksteigerung andere okuläre Parameter nicht beeinflußt, entspricht das Ausmaß der intraokularen Volumenveränderung ($\Delta V/T$) der Abflußmenge an Kammerwasser.

Die Standardtonographiemethode mißt den Augeninnendruck über einen Zeitraum von 4 min (z. B. T=4). Die Veränderung des Augeninnendruckes während dieser Zeit wird dargestellt als ein arrithmetisches Mittel der Drucksteigerung durch die Tonometerbelastung in aufeinanderfolgenden halbminütigen Intervallen (m Pt – Po). Der C-Wert wird dann aus der Grant-Gleichung abgeleitet:

$$C = \frac{V}{T(m\,Pt - Po)}$$

Perfusionsstudien an enukleierten menschlichen Augen haben die Grant-Gleichung bestätigt, obwohl neuere Tabellen, die für diese Formel benutzt wurden, weitaus höhere C-Werte ergaben als allgemein angenommen [39].

3.2.2.3 Okuläre Parameter mit Einfluß auf die Tonographie

Die mathematische Grundlage der Tonographie geht davon aus, daß sich nur der Kammerwasserabstrom durch die Drucksteigerung verändert. Es gibt jedoch eine Reihe anderer okulärer Parameter, die auf die Drucksteigerung reagieren und das tonographische Ergebnis beeinflussen können.

Die *Kammerwassersekretion* kann in der frühen Phase der Augeninnendrucksteigerung abnehmen, vornehmlich als ein Effekt der Änderung der Ultrafiltration [40]. Jede nachfolgende Augendrucksenkung in Konsequenz einer Herabsetzung der Kammerwasserproduktion täuscht eine Zunahme der Abflußleichtigkeit vor und wird *Pseudofazilität* genannt. Dies trifft für etwa 20% des Gesamt-C-Wertes zu [40]. Die Tonographie mißt den gesamten C-Wert, ohne zwischen der echten Abflußleichtigkeit und der sog. Pseudofazilität unterscheiden zu können. Neuere fluorophotometrische Untersuchungen lassen vermuten, daß sich die Kammerwasserproduktion aber relativ unempfindlich gegenüber *langfristigen* Veränderungen des IOD verhält [41].

Der *Abflußwiderstand* nimmt mit der Erhöhung des Augeninnendruckes zu. Die physiologische Grundlage dieses Phänomens wurde in Kap. 2 diskutiert. Das tonographische Äquivalent ist eine Abnahme des C-Wertes [42]. Dieses Phänomen bezieht sich jedoch auf die konventionellen Abflußwege. Der Einfluß der unkonventionellen, extrakanalikulären Abflußwege auf das Tonographieergebnis ist noch nicht geklärt.

Der *episklerale Venendruck* nimmt durchschnittlich um 1,25 mm Hg mit der Augeninnendrucksteigerung während der Tonographie zu [43], was üblicherweise in der Tonographieformel durch einen Zusatz von 1,25 zu Po korrigiert wird. Messungen des episkleralen Venendruckes während der Tonographie belegen, daß der Anstieg am größten in der ersten Hälfte der Tonographie ist, mit einem Rückgang auf nahezu das Ausgangsdruckniveau vor der Tonographie am Ende der Aufzeichnung der Tonographiekurve und einer durchschnittlichen, insgesamten Änderung des episkleralen Venendruckes während dieser 4 min von 0,44 mm Hg [44].

Die *okuläre Rigidität* ist ein Ausdruck für die „Dehnbarkeit" der Augapfelhüllen in Reaktion auf die Augendrucksteigerung und faßt vermutlich verschiedene Charakteristika des Auges zusammen. Eine durchschnittliche okuläre Rigidität von 0,0125 wird bei der Berechnung des tonographischen C-Wertes zugrundegelegt, obwohl für diese Größe eine erhebliche Variabilität von Patient zu Patient besteht, der zu einem möglichen Fehler der Tonographie beiträgt. Aus diesem Grunde ist es günstig den Augeninnendruck mit dem Applanationstonometer zu überprüfen, bevor man mit der Tonographie beginnt, und diesen Wert mit dem Po des Indentationstonometers zu vergleichen, als eine Möglichkeit größere Fehlerquellen durch eine abnorme okuläre Rigidität zu identifizieren.

Die *Verschiebung von Blut aus der Uvea* als Reaktion auf die Augeninnendrucksteigerung durch das Schiötz-Tonometer beeinflußt ebenfalls das Tonographieergebnis, obwohl der tatsächliche Effekt nicht präzise quantifizierbar ist [45].

3.2.2.4 Technik

Die Standardtonographieeinheit besteht aus einem elektronischen Indentationstonometer, das kontinuierlich den Augeninnendruck auf einem Papierstrei-

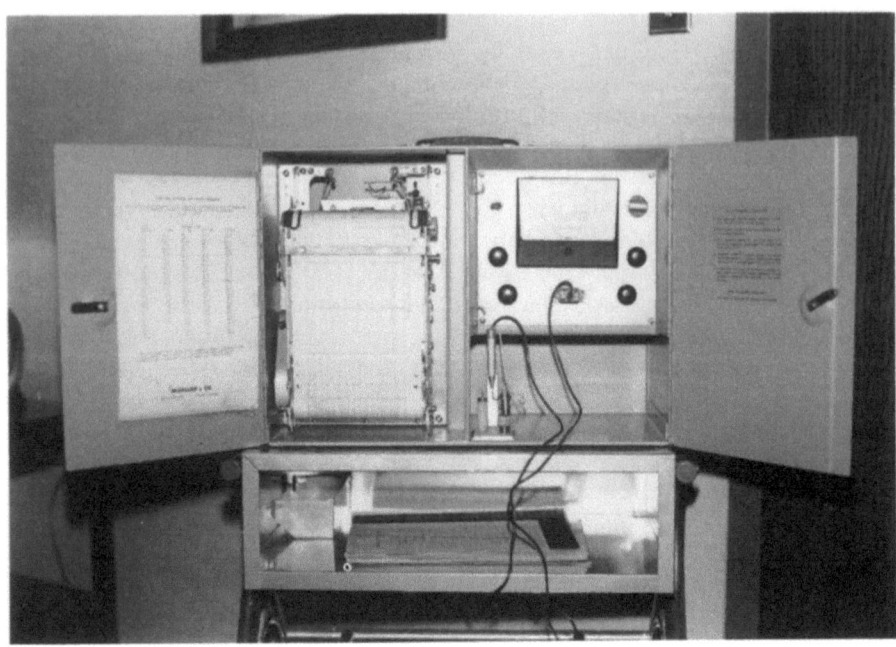

Abb. 3.11. Tonographieeinheit

fen mit Skalierung aufzeichnet (Abb. 3.11). Mit dem laufenden Recorder wird das Tonometer bei Zeigerausschlägen 0 und 7 kalibriert. Danach wird die Registriernadel für die nachfolgenden Aufzeichnungen auf 0 justiert. Der Patient fixiert im Liegen eine Testmarke über sich. Nach Instillation eines Tropfen eines Lokalanästhetikums auf die Hornhaut wird der Augeninnendruck durch zweimaliges kurzes Aufsetzen des elektronischen Tonometers gemessen.

Die 4minütige Augendruckaufzeichnung geschieht durch ein sanftes Aufsetzen des elektronischen Tonometers auf die apikale Hornhaut und Beibehaltung dieser Positionierung bis eine kontinuierliche Augendruckkurve über die gesamten 4 min vorliegt. Eine korrekte Tonographiekurve zeigt feine Oszillationen und einen sanften, abfallenden Verlauf. Bei kurzem Ansteigen der Tonographiekurve oder irregulären Ausschlägen während der ersten wenigen Sekunden, was nicht ungewöhnlich ist, sollte die Aufzeichnung fortgeführt werden bis man eine gute, kontinuierliche 4-min-Kurve erhält. Der Abfall der Tonographiekurve wird dann quantifiziert, indem man ein Lineal durch die Mitte der Druckoszillationen legt (Abb. 3.12). Die Zeigerausschläge werden zu Beginn und am Ende der 4-min-Kurve notiert. Po und die Veränderung des Zeigerausschlages über 4 min (R) ergeben den C-Wert aus speziellen Tonographietabellen.

Eine grundlegende Annahme der Tonographie ist, daß die C-Wert-Berechnungen einer jeden Minute aus dem klinischen Tonogramm nicht wesentlich differieren, obwohl nachgewiesen wurde, daß dies nicht zutrifft und daß ein Trend zu höheren Werten in der ersten Minute mit einer fortlaufenden Abnahme der C-Werte für die folgenden Minuten besteht [46]. Dieser Fehlermöglichkeit wird durch den Tonographietest nach Leydhecker Rechnung getragen, bei dem der konstantere Teil der Tonographiekurve zwischen der 3. und 7. Minute für die Berechnung des Quotienten aus Abflußleichtigkeit und Po verwandt wird. Es wurde auch ein Computerprogramm zur Auswertung der Tonogramme und Beurteilung der Befunde entwickelt [47] und ein computerassistiertes Tonographiegerät konstruiert, das im Mittelwert Abflußleichtigkeiten ergab, die nicht statistisch signifikant von denen einer Standardtonographieeinheit verschieden waren [48].

Applanationstonometer verursachen eine viel geringere Veränderung des Augeninnendruckes, was einen geringeren Effekt auf den Abflußwiderstand und auf die anderen Parameter ergibt, die durch die Augendruckänderung beeinflußt werden. Die Anwendung des Applanationstonometers zur Tonographie wurde mit Applanationstonometern wissenschaftlich überprüft, die ein konstantes Augeninnendruckniveau [49,50] oder einen konstanten Durchmesser des Hornhautkontaktes mit dem Applanationsprisma einhalten

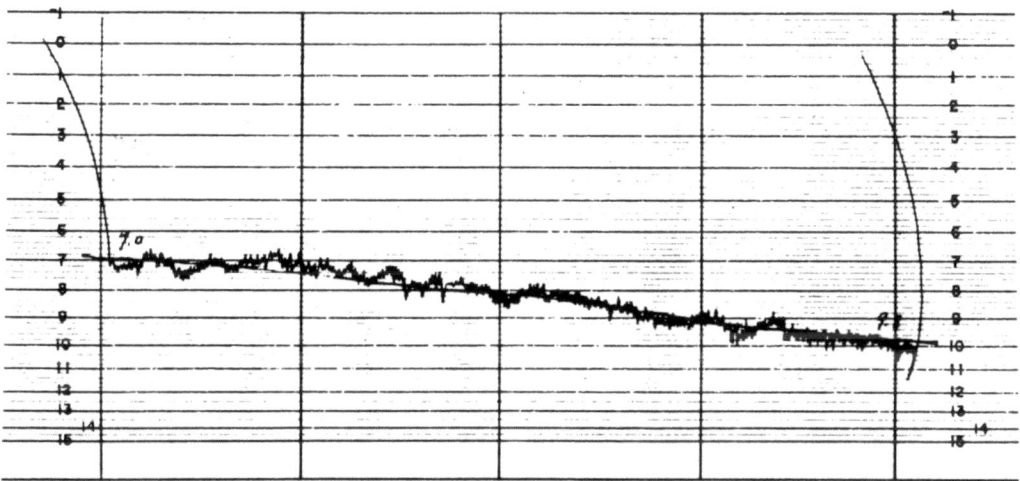

Abb. 3.12. Tonographiekurve

[51]. Diese Tonographietechniken sind jedoch noch im experimentellen Stadium. Die Tonographie mit einem pneumatischen Tonometer (Pneumotonographie, beschrieben in Kap. 4) wurde mit der Schiötz-Tonographie an gesunden und glaukomatösen Patienten verglichen und die Ergebnisse zeigten, daß im Durchschnitt identische C-Werte ermittelt werden, aber bei einer signifikant höheren intraindividuellen Variabilität und einer größeren Beobachtervariabilität [52].

3.2.2.5 Fehlerquellen

Abweichungen des Hornhautkrümmungsradius von einem angenommenen Mittel von 7,8 mm können die Augeninnendruckaufzeichnungen wesentlich beeinflussen [34].

Moses-Effekt. Die Öffnung in der Tonometerfußplatte muß bei elektronischen Tonometern gering größer sein, um eine Blockierung des Tonometerkolbens zu verhindern. Bei geringen Zeigerausschlägen kann sich die Hornhaut in den Raum zwischen Tonometerkolben und Öffnung einwölben, wodurch der Kolben nach oben gedrückt ist und zu falsch-hohen Augendruckwerten führt [53].

Veränderungen der Stromspannung können einen offensichtlichen Drift der Augendruckmessungen vortäuschen, was durch einen Spannungsstabilisator und durch das strikte Vermeiden magnetischer Felder minimiert werden kann [34].

Konsensuelle Augendrucksenkung. Der Augeninnendruck sinkt am nicht untersuchten Partnerauge etwa um 1 mm Hg während der Tonographie des ersten Auges. Zunächst nahm man eine neuronale Grundlage dieses Phänomens an, aber es wurde später gezeigt, daß dieses Phänomen sekundär durch die Austrocknung der Hornhaut durch das Offenhalten des Auges für die Fixation über 4 min geschieht [54]. Diese Fehlerquelle kann durch die Abdeckung des Auges mit einer Plastikfolie eliminiert werden, während das eine Auge tonographiert wird [54].

Augenbewegungen können auch die Tonographiekurve verändern.

Relaxationseffekt des Patienten. Während der ersten 15–20 s nach dem Aufsetzen des Tonometers auf die Hornhaut fällt der Augeninnendruck mit der Relaxation des Patienten ab. Man sollte deshalb etwas Zwischenzeit belassen, bevor man mit der Aufzeichnung der 4-min-Kurve beginnt.

Beobachtungsfehler durch eine inadäquate Reinigung des Tonometers, ungenaue Kalibrierung oder schlechte Positionierung des Tonometers auf dem Auge, ebenso wie ungenaue Auswertungen der aufgezeichneten Kurve können zu unpräzisen Ergebnissen führen.

3.2.2.6 Interpretation der Ergebnisse

Trotz der vielfältigen Fehlerquellen der Tonographie und der Möglichkeit, daß die angenommenen Grenzwerte ungenau sind, erscheint es notwendig, sich mit den gebräuchlichen Grenzwerten vertraut zu machen.

Tabelle 3.2. Prävalenz pathologisch erniedrigter C-Werte

C-Wert	Gesunde (n = 909)	Glaukompatienten (n = 250)	Familienvorgeschichte an Glaukom (n = 220)
< 0.18	2.5 %	65 %	20 %
< 0.13	0.15 %	43 %	11 %

Tabelle 3.3. Prävalenz pathologisch erhöhter Po/C-Quotienten

C-Wert	Gesunde	Glaukompatienten	Familienvorgeschichte an Glaukom
< 100	2.5 %	73 %	21 %
< 138	0.15 %	50 %	14 %

Aus einer Untersuchung an 1379 Augen ermittelte Becker [55] folgende Werte:

C-Wert. Der mittlere C-Wert an 909 gesunden Augen war 0,28 µl/min/mm Hg, die Prävalenz pathologisch erniedrigter C-Werte ist in Tabelle 3.2 dargestellt.

Po/C-Quotient. Der Mittelwert für die gesunde Bevölkerung war 56, die Prävalenz pathologisch erhöhter Po/C-Quotienten ist in Tabelle 3.3 dargestellt.

Bei einer klinischen Studie an 7577 Augen zeigte sich, daß der C-Wert mit dem Alter abnimmt, mit einem Mittelwert von 0,2932 im Altersbereich 41–45 Jahre, im Vergleich zu 0,2518 in der Altersgruppe von 81–85 Jahre. Es bestand kein Unterschied zwischen Männern und Frauen in jedem Altersbereich [56].

Wenn C-Wert und Po überhaupt nicht korrelieren, muß man verschiedene Möglichkeiten bedenken [34]. Ein pathologisch erniedrigter C-Wert bei einem normalen Ausgangsdruck kann zurückzuführen sein: 1. auf erhöhte Reibung des Tonometerstiftes, 2. pathologisch erniedrigte okuläre Rigidität oder 3. Kammerwasserhyposekretion. Ein hoher C-Wert bei erhöhtem Augeninnendruck kann erklärt werden durch: 1. künstlich erhöhten Po, 2. hohe okuläre Rigidität, 3. hohe Pseudofazilität, 4. erhöhten episkleralen Venendruck, 5. Winkelblockglaukom (das Gewicht des Tonometers kann den Kammerwinkel öffnen) oder 6. den Moses-Effekt.

Der wellenförmige Verlauf der Tonographiekurve impliziert: 1. feine Oszillationen, die die Pulsamplitude darstellen; 2. längere Fluktuationen, die die respiratorischen Bewegungen darstellen und 3. noch größere irreguläre Fluktuationen (sog. Traube-Hering-Wellen), die periodischen Oszillationen des allgemeinen Blutdruckes entsprechen. Herzarrhythmien (z. B. Extrasystolie, Bigeminie, etc.) können ebenfalls Unregelmäßigkeiten in der Tonographiekurve bedingen [57].

3.2.2.7 Klinischer Informationswert

Wie bereits angedeutet, wird der Wert der Tonographie bei der Aufdeckung und der Behandlung des Glaukoms höchst unterschiedlich beurteilt. Bei folgenden Situationen wird der Tonographie bei einem Teil der Augenärzte ein gewisser klinischer Informationswert zugeordnet.

Als *zusätzliches diagnostisches Kriterium* beim Weitwinkelglaukom wird der Tonographie eine gewisse prognostische Aussagekraft für die Entstehung von Sehnervenveränderungen bei erhöhtem Augeninnendruck unterstellt [58,59], obwohl dies nicht in allen klinischen Studien belegt werden konnte [60]. Der Po/C-Quotient wird allgemein als der sensitivere Parameter in dieser Situation eingeschätzt [58,59] und einem der Tonographie vorausgehenden Wassertrinktest (diskutiert in Kap. 9) wird eine Verstärkung der Aussagekraft der Tonographie nachgesagt [58]. Es wird jedoch in vielen Untersuchungen betont, daß eine abnorme Tonographiekurve und C-Wert noch nicht eine Glaukomdiagnose ausmachen, jedoch Verdachtsmomente darstellen, die eine sorgfältige Verlaufskontrolle des Patienten rechtfertigen [61].

Von einer ausgeprägten *tageszeitlichen Augendruckschwankung* glaubte man, daß sie mit niedrigen C-Werten korrelieren, aber in einer Untersuchung von 388 Augen konnte gezeigt werden, daß eine einzelne Augendruckmessung besser mit der Tagesdruckkurve korreliert als die Tonographieergebnisse [62].

Beim *Winkelblockglaukom* wurde ein Abfall von 25–30 % im C-Wert als eine zusätzliche Information für einen positiven Provokationstest angenommen. Außerdem soll ein C-Wert von weniger als 0,1 nach einem akuten Glaukom einen Hinweis dafür darstellen, daß eine periphere Iridektomie allein nicht ausreicht [34].

Intraokulare Entzündungen, wie nach intraokularen Eingriffen, Traumata, entzündlichen Erkrankungen, etc., können eine pathologische Abflußleichtigkeit durch vorübergehende Herabsetzung der Kammerwassersekretion maskieren und die Tonographie könnte während dieser Phase den pathologischen Abflußwiderstand aufdecken [34].

Auch bei *Myasthenia gravis* kann die Tonographie nützlich sein, da ein Anstieg im Augeninnendruck von 2–5 mm Hg nach intravenöser Gabe von Tensilon auftritt [63].

Da sowohl Blut und Kammerwasser in unterschiedlichem Ausmaße während der Tonographie aus dem Auge gepreßt werden, mag eine zukünftige Anwendung der Tonographie auch in der Möglichkeit der Untersuchung der hinteren Augenabschnitte liegen, dem Anteil des Auges, der direkte Beziehung zum Verfall des Sehvermögens hat, indem man den Koeffizienten der Blutverdrängung durch die Tonographie bestimmt [45, 64].

3.2.3 Die Messung des episkleralen Venendruckes

Es wurden eine Reihe von Untersuchungstechniken für die Messung des episkleralen Venendruckes entwickelt. Alle diese Methoden verwenden den partiellen Kollaps der episkleralen Venen unter einer bestimmten Krafteinwirkung, die geeignet ist, den Blutstrom zu komprimieren. Die *Druckkammertechnik* verwendet eine dünne Membran, die über die Spitze eines hohlen Applanationsköpfchens gezogen ist, was wiederum mit Luft [65, 67] oder Kochsalzlösung [68] gefüllt ist (Abb. 3.13). Der Druck in der Kammer wird solange angehoben bis die sich vorbeugende Membran die gewünschte sichtbare Veränderung am zugeordneten Gefäß erkennen läßt. Die meisten dieser Geräte werden an einer Spaltlampe befestigt, obwohl ein tragbarer Druckwandler die Möglichkeit zur Messung des episkleralen Venendruckes in verschiedenen Körperlagen ergibt [69].

Ein anderes Instrument mit einer *Torsionsfeder* verwendet ein durchsichtiges Applanationsköpfchen aus Plastik, das mit der Torsionsfeder mit einer Halterung verbunden ist [65, 70]. Das Applanationsköpfchen wird über einer Vene eingestellt und der Anpreßdruck des Köpfchens gegen das Gefäß gesteigert bis der erwünschte Referenzpunkt an der Blutsäule des Gefäßes erreicht ist.

Die *Luftstoßmethode* verwendet einen definierten Luftstrom, um durch den Luftdruck auf das Gefäß das Kollapsphänomen auszulösen [71]. Beim Vergleich der ersten beiden Methoden mit der direkten Intravasalmessung des episkleralen Venendruckes zeigt die Methode mit der Druckkammer eine gewisse Überlegenheit gegenüber der Technik mit der Torsionsfeder [65].

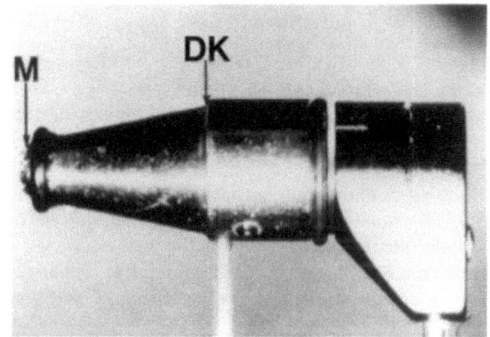

Abb. 3.13. Köpfchen des Instrumentes zur Messung des episkleralen Venendruckes mit einer flexiblen Membran *(M)*, die gegen das episklerale Gefäß gepreßt wird, und einer Druckkammer *(DK)*, die den Druck auf die Membran überträgt

Wie in Kap. 2 angeführt, liegt der normale episklerale Venendruck allgemein zwischen 8 und 11 mm Hg. Zwei Aspekte haben erheblichen Einfluß auf das Meßergebnis, der gewählte Referenzpunkt am Gefäß und die Wahl des Gefäßes. Vergleicht man die Druckkammertechnik mit der direkten Kanülierung des Gefäßes, so ergibt sich, daß eine geringe Gefäßindentation, mehr als ein intermittierender oder dauernder Kollaps des Venenlumens die genauesten Ergebnisse gibt [68]. Es wurde empfohlen, daß der beste Meßpunkt gerade distal der Verbindung einer Kammerwasservene mit einer episkleralen Vene ist, obwohl diese Verbindung oft schwierig auszumachen ist und es praktikabler erscheint, alle Messungen 3 mm vom Limbus entfernt vorzunehmen [67].

3.3 Zusammenfassung

Es werden Geräte und Untersuchungsmethoden für die Prüfung der Kammerwassersekretion vorgestellt, einmal durch die direkte Beobachtung der Ziliarkörperfortsätze (Zykloskopie) oder durch die Bestimmung der Kammerwassersekretionsrate (Fluorophotometrie). Andere Untersuchungsmethoden beurteilen die Region des Kammerwasserabflusses im Kammerwinkel durch eine direkte Beobachtung (Gonioskopie), messen den Abflußwiderstand für Kammerwasser (Tonographie) und ermöglichen eine Messung des episkleralen Venendruckes. Von den genannten Untersuchungsmethoden wird lediglich die Gonioskopie in der täglichen Praxis des Augenarztes angewandt, während die übrigen vorwiegend Forschungszwecken dienen.

Literatur

1. Mizuno, K, Asaoka, M: Cycloscopy and fluorescein cycloscopy. Invest Ophthal 15:561, 1976.
2. Mizuno, K, Asaoka, M, Muroi, S: Cycloscopy and fluorescein cycloscopy of the ciliary process. Am J Ophthal 84:487, 1977.
3. Holm, O: A photogrammetric method for estimation of the pupillary aqueous flow in the living human eye. I. Acta Ophthal 46:254, 1968.
4. Brubaker, RF, Nagtaki, S, Townsend, DJ, et al: The effect of age on aqueous humor formation in man. Ophthalmology 88:283, 1981.
5. Jones, RF, Maurice, DM: New methods of measuring the rate of aqueous flow in man with fluorescein. Exp Eye Res 5:208, 1966.
6. Bloom, JN, Levene, RZ, Thomas, G, Kimura, R: Fluorophotometry and the rate of aqueous flow in man. Arch Ophthal 94:435, 1976.
7. Coakes, RL, Brubaker, RF: Method of measuring aqueous humor flow and corneal endothelial permeability using a fluorophotometry nomogram. Invest Ophthal Vis Sci 18:288, 1979.
8. Brubaker, RF, Coakes, RL: Use of xenon flash tube as the excitation source in new slit-lamp fluorophotometer. Am J Ophthal 86:474, 1978.
9. Brubaker, RF, McLaren, JW: Uses of fluorophotometry in glaucoma research. Ophthalmology 92:884, 1985.
10. Becker, B: The measurement of rate of aqueous flow with iodide. Invest Ophthal 1:52, 1962.
11. Macri, JF, Cevario, SJ: The formation and inhibition of aqueous humor production. Arch Ophthal 96:1664, 1978.
12. Wickham, MG, Worthen, DM, Downing, D: A randomized technique of constant-pressure infusion. Invest Ophthal 15:1010, 1976.
13. Becker, S: Clinical Gonioscopy–A Text and Stereoscopic Atlas. CV Mosby, St. Louis, 1972.
14. Rubin, ML: Optics for Clinicians, 2nd ed. Triad Scientific Publishing, Gainesville, Fla., 1974, p. 56.
15. O'Rourke, J, Lal, M, Kalwat, W: Weightless Koeppe gonioscopy. Arch Ophthal 99:1646, 1981.
16. Kapetansky, FM: A bubble-free goniolens. Ophthal Surg 19:414, 1988.
17. Sussman, W: A new instrument for gonioscopy. Ophthalmology 86:130, 1979.
18. Kaufman, PL, Neider, MW, Pankonin, WH: Slitlamp mount for Zeiss gonioscopy lens. Arch Ophthal 99:1455, 1981.
19. Ritch, R: A new lens for argon laser trabeculoplasty. Ophthal Surg 16:331, 1985.
20. Mizuno, K: A new multipurpose goniolens. Arch Ophthal 106:1309, 1988.
21. Kapetansky, FM, Johnstone, MA: A direct-view goniolens. Am J Ophthal 93:242, 1982.
22. Becker, SC: Unrecognized errors induced by present-day gonioprisms and a proposal for their elimination. Arch Ophthal 82:160, 1969.
23. Hetherington, J Jr: Koeppe lens gonioscopy. In: Controversy in Ophthalmology, Brockhurst, FJ, Boruchoff, SA, Hutchinson, BT, Lessell, S, eds. WB Saunders, Philadelphia, 1977, p. 142.
24. Campbell, DG: A comparison of diagnostic techniques in angle-closure glaucoma. Am J Ophthal 88:197, 1979.
25. Schwartz, B: Slit lamp gonioscopy. In: Controversy in Ophthalmology, Brockhurst, RJ, Boruchoff, SA, Hutchinson, BT, Lessell, S, eds. WB Saunders, Philadelphia, 1977, p. 146.
26. Smith, RJH: An improved diagnostic contact lens. Br J Ophthal 63:482, 1979.
27. Forbes, M: Gonioscopy with corneal indentation. Arch Ophthal 76:488, 1966.
28. Vijfvinkel, G, de Jong, PTVM: Disinfectant container for diagnostic lenses. Am J Ophthal 99:600, 1985.
29. Inomata, H, Tawara, A: Anterior and posterior parts of human trabecular meshwork. Jpn J Ophthal 28:339, 1984.
30. Shihab, ZM, Lee, P-F: The significance of normal angle vessels. Ophthal Surg 16:382, 1985.
31. Bingham, EC: Biography of Dr. Jean Leonard Marie Poiseuille. Rheological Memoirs 1:vii, 1940.
32. Frank, NH: Introduction to Mechanics and Heat, 2nd ed. McGraw-Hill, New York, 1939, p. 246.
33. Goldmann, H: Augendruck und glaukom. Die Kammerwasservenen und das Poiseuille'sche Gesetz. Ophthalmologica 118:496, 1949.
34. Drews, RC: Manual of Tonography. CV Mosby, St. Louis, 1971.
35. Grant, WM: Tonographic method for measuring the facility and rate of aqueous flow in human eyes. Arch Ophthal 44:204, 1950.
36. Grant, WM: Clinical measurements of aqueous outflow. Arch Ophthal 46:113, 1951.
37. Friedenwald, JS: Some problems in the calibration of tonometers. Am J Ophthal 31:935, 1948.
38. Hetland-Eriksen, J, Odberg, T: Experimental tonography on enucleated human eyes. II. The loss of intraocular fluid caused by tonography. Invest Ophthal 14:944, 1975.
39. Hetland-Eriksen, J, Odberg, T: Experimental tonography on enucleated human eyes. I. The validity of Grant's tonography formula. Invest Ophthal 14:199, 1975.
40. Kupfer, C: Clinical significance of pseudofacility. Am J Ophthal 75:193, 1973.
41. Carlson, KH, McLaren, JW, Topper, JE, Brubaker, RF: Effect of body position on intraocular pressure and aqueous flow. Invest Ophthal Vis Sci 28:1346, 1987.
42. Moses, RA: Constant pressure applanation tonography. III. The relationship of tonometric pressure to rate of loss of ocular volume. Arch Ophthal 77:181, 1967.
43. Linnér, E: Episcleral venous pressure during tonograpy. Acta XVII Cong Ophthal 3:1532, 1955.
44. Leith, AB: Episcleral venous pressure in tonography. Br J Ophthal 47:271, 1963.
45. Fisher, RF: Value of tonometry and tonography in the diagnosis of glaucoma. Br J Ophthal 56:200, 1972.
46. Armaly, MF: On the consistency of tonography. II. One minute analysis of clinical tonogram. Klin Monatsbl Augenheilkd 184:299, 1984.
47. Strobel, J: A new method of evaluating tonograms. Klin Monatsbl Augenheilkd 183:301, 1983.
48. Teitelbaum, CS, Podos, SM, Lustgarten, JS: Comparison of standard and computerized tonography instruments on human eyes. Am J Ophthal 99:403, 1985.
49. Moses, RA: Constant pressure applanation tonography with the Mackay-Marg tonometer. I. A preliminary report. Arch Ophthal 76:20, 1966.
50. Moses, RA: Constant pressure applanation tonography with the Mackay-Marg tonometer. II. Limits of the instrument. Arch Ophthal 77:45, 1967.
51. Moses, RA, Grodzki, WJ Jr, Arnzen, RJ: Constant-area applanation tonography. Invest Ophthal Vis Sci 20:722, 1981.

52. Feghali, JG, Azar, DT, Kaufman, PL: Comparative aqueous outflow facility measurements by pneumatonography and Schiøtz tonography. Invest Ophthal Vis Sci 27:1776, 1986.
53. Moses, R: Tonometry–effect of tonometer footplate hole on scale reading. Further studies. Arch Ophthal 61:373, 1959.
54. Grant, WM, English, FP: An explanation for so-called consensual pressure drop during tonography. Arch Ophthal 69:314, 1963.
55. Becker, B: Tonography in the diagnosis of simple (open angle) glaucoma. Trans Am Acad Ophthal Otol 65:156, 1961.
56. Johnson, LV: Tonographic survey. Am J Ophthal 61:680, 1966.
57. Haik, GM, Perez, LF, Reitman, HS, Massey, JY: Tonographic tracings in patients with cardiac rhythm disturbances. Am J Ophthal 70:929, 1970.
58. Becker, B, Christensen, RE: Water-drinking and tonography in the diagnosis of glaucoma. Arch Ophthal 56:321, 1956.
59. Portney, GL, Krohn, M: Tonography and projection perimetry. Relationship according to receiver operating characteristic curves. Arch Ophthal 95:1353, 1977.
60. Pohjanpelto, PEJ: Tonography and glaucomatous optic nerve damage. Acta Ophthal 52:817, 1974.
61. Podos, SM, Becker, B: Tonography–current thoughts. Am J Ophthal 75:733, 1973.
62. Phelps, CD, Woolson, RF, Kolker, AE, Becker, B: Diurnal variation in intraocular pressure. Am J Ophthal 77:367, 1974.
63. Wray, SH, Pavan-Langston, D: A reevaluation of edrophonium chloride (Tensilon) tonography in the diagnosis of myasthenia gravis: with observations on some other defects of neuromuscular transmission. Neurology 21:586, 1971.
64. Spaeth, GL: Tonography and tonometry. In: Clinical Ophthalmology, Vol. 3, Ch. 47, Duane, TD, ed. Harper & Row, Hagerstown, Md., 1976.
65. Brubaker, RF: Determination of episcleral venous pressure in the eye. A comparison of three methods. Arch Ophthal 77:110, 1967.
66. Phelps, CD, Armaly, MF: Measurement of episcleral venous pressure. Am J Ophthal 85:35, 1978.
67. Zeimer, RC, Gieser, DK, Wilensky, JT, et al: A practical venomanometer. Measurement of episcleral venous pressure and assessment of the normal range. Arch Ophthal 101:1447, 1983.
68. Gaasterland, DE, Pederson, JE: Episcleral venous pressure: a comparison of invasive and noninvasive measurements. Invest Ophthal Vis Sci 24:1417, 1983.
69. Friberg, TR: Portable transducer for measurement of episcleral venous pressure. Am J Ophthal 102:396, 1986.
70. Podos, SM, Minas, TF, Macri, FJ: A new instrument to measure episcleral venous pressure. Comparison of normal eyes and eyes with primary open-angle glaucoma. Arch Ophthal 80:209, 1968.
71. Krakau, CET, Widakowich, J, Wilke, K: Measurements of the episcleral venous pressure by means of an air jet. Acta Ophthal 51:185, 1973.

Kapitel 4. Augeninnendruck und Tonometrie

4.1 Augeninnendruck
4.1.1 Was ist normal?
4.1.2 Die Verteilung in der Allgemeinbevölkerung
4.1.3 Faktoren mit langfristigem Einfluß auf den Augeninnendruck
4.1.4 Faktoren mit kurzfristigem Einfluß auf den Augeninnendruck
4.2 Tonometer und Tonometrie
4.2.1 Klassifikation der Tonometer
4.2.2 Schiötz-Indentationstonometrie
4.2.3 Goldmann-Applanationstonometrie
4.2.4 Andere Applanationstonometer mit variabler Applanationskraft
4.2.5 Maklakov-Applanationstonometer
4.2.6 Nonkontakttonometer
4.2.7 Andere Tonometer
4.2.8 Vergleich der verschiedenen Tonometer
4.3 Zusammenfassung

4.1 Augeninnendruck

4.1.1 Was ist normal?

Bei der Diskussion des Glaukombegriffes könnte der Augeninnendruck als „normal" bezeichnet werden, der *nicht* zu einem Glaukomschaden des Sehnerven führt. Leider kann eine derartige Definition nicht präzise numerisch abgegrenzt werden, da nicht alle Augen in gleicher Weise auf ein gegebenes Augeninnendruckniveau reagieren. Man kann lediglich die Häufigkeitsverteilung des Augeninnendruckes in der allgemeinen Bevölkerung darstellen und mit Patientengruppen mit einem manifesten Glaukom vergleichen, um den verschiedenen Augeninnendruckbereichen ein gewisses Glaukomrisiko zuzuordnen. Im folgenden Kapitel sollen deshalb die Häufigkeitsverteilung des Augeninnendruckes in der allgemeinen, scheinbar augengesunden Bevölkerung und nichtglaukomatöse Einflüsse auf den Augeninnendruck besprochen werden. In Teil II dieses Buches wird dann die klinische Bedeutung unterschiedlicher Augendruckbereiche innerhalb der verschiedenen Glaukomformen diskutiert.

4.1.2 Die Verteilung in der Allgemeinbevölkerung

Die am häufigsten in der Literatur zitierte Querschnittsuntersuchung der Bevölkerung ist die von Leydhecker et al. [1], bei der 10 000 Menschen ohne bekannte Augenerkrankung mit dem Schiötz-Tonometer untersucht wurden. Die Autoren erhielten eine Häufigkeitsverteilung der Augeninnendruckwerte, die einer Gauß-Kurve ähnelte, jedoch zu höheren Drucken verschoben war, was sie mit zwei Subpopulationen erklärten: einen größeren Anteil mit „normalen" Augendruckwerten und eine kleinere Gruppe, von der man glaubte, daß sie eine bis dahin unentdeckte Glaukomgruppe repräsentiert (dies schloß Individuen mit und ohne nachgewiesenen glaukomatösen Sehnervenschaden ein). In der „gesunden" Bevölkerungsgruppe war der mittlere Augeninnendruck 15,5 ± 2,57 mm Hg. Die zweifache Standardabweichung (2SD) oberhalb des Mittelwertes lag bei 20,5 mm Hg, was die Autoren als die obere Grenze des „normalen" Augeninnendruckes deuteten, da etwa 95 % des Stichprobenumfanges unterhalb einer Gauß-Kurve innerhalb des Mittelwertes ± 2SD zu liegen kommen. Diese Annahme ist jedoch dann nicht völlig gerechtfertigt, wenn die Häufigkeitsverteilung eine Verschiebung nach einer Seite aufweist. Das Konzept „normaler" Augeninnendruckgrenzen kann deshalb nur als eine grobe Annäherung akzeptiert werden [2].

Spätere Querschnittsuntersuchungen der Bevölkerung zu Screeningzwecken, die entweder die Indentations- oder Applanationstonometrie verwandten (diese Augendruckmeßmethoden werden später in diesem Kapitel erläutert) haben mit den Befunden von Leydhecker übereingestimmt, was die Häufigkeitsverteilung der Augeninnendruckwerte in der allgemeinen Bevölkerung betraf, mit geringen Differenzen, vermutlich erklärt durch unterschiedliche Probandengruppen und Testmethoden (Tabelle 4.1) [3–10]. Die Trennung der beiden Gruppen in „gesund" und „krank" allein aufgrund des Augeninnendruckes ist aber nicht so einfach als man zum Zeit-

Tabelle 4.1. Publizierte Augeninnendruckverteilungen in der allgemeinen Bevölkerung

Untersucher	Anzahl untersuchter Individuen	Alter (Jahre)	IOD (mmHg) Mittelwert	SD
Untersucht mit dem Schiötz-Tonometer				
Leydhecker, et al. (1958)	10000	10–69	15,8	2,75
Johnson (1966)	7577	> 41	15,4	2,65
Segal u. Skwierczynska (1967)	15695	> 30	15,3–15,9 (Frauen)	
			15,0–15,2 (Männer)	
Untersucht mit dem Applanationstonometer				
Armaly (1965)	2316	20–79	15,91	3,14[a]
Perkins (1965)	2000	> 40	15,2	2,5(OD)
			14,9	2,5(OS)
Loewen et al. (1976)	4661	9–89	17,18	3,78
Ruprecht et al. (1978)	8899	5–94	16,25	3,45
Shiose u. Kawase (1986)	75545 (Männer)	< 70	14,60	2,52
	18158 (Frauen)		15,04	2,33
David et al. (1987)	2504	40–70 +	14,93	4,04

[a] Errechnet aus publizierten Daten für getrennte Untersuchungsgruppen nach Geschlecht und Alter

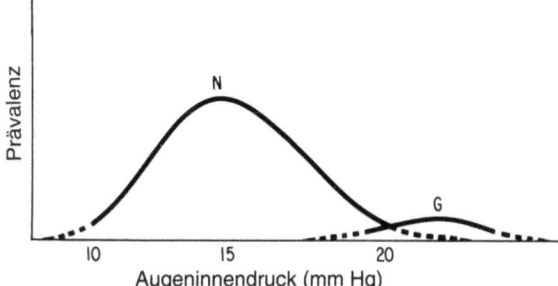

Abb. 4.1. Theoretische Verteilung der Augeninnendruckwerte bei nicht-glaukomatösen *(N)* Individuen und bei Glaukompatienten *(G)*, die eine Überlappung der beiden Gruppen zeigt (die *gestrichelten Linien* markieren den Bereich der unsicheren Zuordnung in den Randverteilungen beider Gruppen)

punkt der Untersuchung vermutete, da noch viele andere Faktoren den Augeninnendruck beeinflussen. Außerdem reagieren, wie schon dargelegt, die Augen unterschiedlich auf ein gegebenes Augeninnendruckniveau. Dies führt zu einem Überlappen der Augeninnendruckverteilungen gesunder Individuen und Glaukomkranker, was nur auf theoretischer Grundlage illustriert werden kann (Abb. 4.1), da eine genaue Abgrenzung beider Gruppen nicht möglich ist.

4.1.3 Faktoren mit langfristigem Einfluß auf den Augeninnendruck

Von folgenden Faktoren glaubt man, daß sie einen steten Einfluß während des gesamten Lebens auf den Augeninnendruck in unterschiedlichem Maße ausüben:

Genetik. Der Augeninnendruck der allgemeinen Bevölkerung unterliegt einem hereditären Einfluß, vermutlich über einen polygenen, multifaktoriellen Vererbungsmodus [11–13]. Außerdem ist der Augeninnendruck höher bei Individuen mit einer vergrößerten Sehnervenexkavation [10] und bei Menschen mit Verwandten mit einem chronischen Weitwinkelglaukom [5,14].

Alter. Die Literatur gibt unterschiedliche, z. T. widersprüchliche Aussagen über den Einfluß des Alters auf den Augeninnendruck. Kinder haben vermutlich einen niedrigeren Augeninnendruck als die übrige Bevölkerung, obwohl genaue Messungen wegen des Effektes des intendierten Lidschlusses auf den Augeninnendruck beim wachen Kleinkind oder durch die Einflüsse von Anästhetika bei Tonometrie während des Schlafes schwierig sind. Der mittlere Augeninnendruck bei Kleinkindern (wenn man nur eine Lokalanästhesie der Hornhaut für die Tonometrie verwendet) wurde mit 11,4 ± 2,4 mm Hg bei Neugeborenen [15] und mit 8,4 ± 0,6 mm Hg bei Säuglingen unterhalb des 4. Lebensmonates angegeben [16], obwohl in einer anderen Untersuchung an frühgeborenen Säuglingen ein Mittelwert von 18 mm Hg beschrieben wurde [17]. Die Anwendung der Allgemeinanästhesie oder eines Hypnotikums bei älteren Kindern kann den Augeninnendruck künstlich senken (ausführlich später in diesem Kapitel diskutiert). In einer klinischen Studie wurde der mittlere Augeninnendruck für Kinder bei Tonometrie in Halothananästhesie mit 7,8 ± 0,4 mm Hg am Ende des 1. Lebensjahres mit einem langsamen Anstieg um etwa 1 mm Hg pro Jahr bis zu 11,7 ± 0,6 mm Hg zum Ende des 5. Lebensjahres angegeben [16].

In der erwachsenen Bevölkerung entspricht die Augeninnendruckverteilung einer Gauß-Kurve zwischen dem 20. und 40. Lebensjahr [5]. Danach beginnt eine Verschiebung der Verteilungskurve zu höheren Druckwerten mit zunehmendem Alter [5,7,8]. Einige Untersucher glauben, daß dieses Phänomen durch eine positive, unabhängige Korrelation zwischen Augeninnendruck und Alter zu erklären ist [5,10,18,19]. Andere jedoch fanden eine schwache [20,21] oder negative [9,22] Korrelation und vermuten, daß andere Faktoren wie Pulsfrequenz [20], Übergewicht [9] oder Blutdruck [9,21,22] für den offensichtlichen Anstieg des Augeninnendruckes mit zunehmendem Lebensalter verantwortlich sind. Falls wirklich eine positive Korrelation zwischen Augeninnendruck und Alter existiert, kann diese durch eine reduzierte Abflußleichtigkeit für Kammerwasser bedingt sein, da auch die Kammerwassersekretion mit zunehmendem Lebensalter tatsächlich gering abnimmt [23–25].

Geschlecht. Zwischen dem 20. und 40. Lebensjahr ist der Augeninnendruck bei Männern und Frauen gleich. Im höheren Lebensalter fällt die altersabhängige Zunahme des mittleren Augeninnendruckwertes bei Frauen größer aus als bei Männern, was mit dem Beginn der Menopause zusammenfällt, während die Zunahme der Standardabweichung der Augeninnendruckverteilung bei beiden Geschlechtern gleichbleibt [5].

Refraktion. Es besteht eine positive Korrelation zwischen Augeninnendruck und der Bulbusachsenlänge [26] wie auch der höheren Myopie [10,14,27,28]. In einer weiteren Studie an Patienten mit Anisometropie und Myopie fand man keinen Unterschied des Augendruckverhaltens zwischen beiden Augen [29]. Myope haben eine höhere Inzidenz eines primären Weitwinkelglaukoms und es ist schwierig zu entscheiden, ob die höheren Augeninnendruckwerte in dieser Gruppe ein Vorstadium der Glaukomerkrankung oder tatsächlich höhere Augendruckwerte in der Gesamtgruppe myoper Individuen darstellen.

Rasse. Die rassische Zugehörigkeit kann gelegentlich die Augeninnendruckverteilung beeinflussen. So fand man bei Indianerstämmen in Neu Mexiko signifikant niedrigere Augendruckwerte als in einer Vergleichsgruppe mit anderer ethnischer Zugehörigkeit [30]. Es wurde auch in der Literatur berichtet, daß Farbige etwas höhere Augendruckwerte haben als Weiße [18,19] und, daß Personen, die in Afrika oder Asien geboren wurden höhere Augendruckwerte haben als jene, die in Europa oder Amerika geboren wurden [10].

4.1.4 Faktoren mit kurzfristigem Einfluß auf den Augeninnendruck

Die folgenden Faktoren stellen Einflußgrößen auf den Augeninnendruck dar, die einen Anstieg oder Abfall des Augeninnendrucks bewirken, der Sekunden bis Monate dauern kann:

Tageszeitliche Schwankungen. Wie viele andere biologische Größen unterliegt der Augeninnendruck zyklischen Fluktuationen über den gesamten Tageszeitraum. Die in der Literatur berichteten mittleren Amplituden der Tagesdruckschwankungen des Augeninnendruckes reichen von etwa 3 [31] – 6 mm Hg [32]. Eine Amplitude tageszeitlicher Augendruckschwankungen von mehr als 10 mm Hg wird allgemein als pathologisch betrachtet [33]. Bei glaukomatösen Augen wurden Augendruckschwankungen bis über 30 mm Hg im tageszeitlichen Verlauf publiziert [33]. Das Profil der tagesrhythmischen Augendruckänderungen wird traditionell mit einem Augendruckgipfel in den Morgenstunden beschrieben [31]. Andere klinische Studien haben jedoch viele Ausnahmen von dieser Regel gezeigt (wenn es denn überhaupt eine Regel dafür gibt), mit häufigen Druckspitzen am Nachmittag wie auch kurzzeitigen Fluktuationen während des gesamten Tages [32–35].

Die offensichtliche klinische Bedeutung der tageszeitlichen Augendruckschwankungen ist das Risiko, Augendruckspitzen mit einzelnen Augendruckmessungen zu übersehen. In einer Studie, bei der Tagesdruckkurven durch Eigentonometrie des Patienten aufgezeichnet wurden, fanden sich die Hälfte der Druckspitzen außerhalb der üblichen Sprechstundenzeiten und es wurden erheblich höhere Augendruckwerte bei den Patienten nachgewiesen, bei denen eine vermutete oder dokumentierte Progression des Glaukomschadens vorlag [36]. Mit der gleichen Methode der Eigentonometrie fanden diese Autoren, daß viele Patienten einen signifikanten Abfall des Augeninnendruckes zwischen der Zeit des Erwachens und 30 min später haben [37]. Sie vermuten, daß entweder der Mechanismus des Aufwachens mit einem vorübergehenden Augeninnendruckanstieg einhergeht oder, daß signifikante Augendruckspitzen abgeklungen sind, bevor der Patient in der Sprechstunde oder Klinik erscheint.

Der physiologische Mechanismus tagesrhythmischer Augendruckveränderungen ist ungeklärt. Ergebnisse tonographischer Studien sind widersprüchlich, da die einen eine umgekehrte Beziehung zwischen Augeninnendruck und Abflußleichtigkeit [38] und die anderen überhaupt keine Beziehung zwischen beiden Größen nachweisen [33]. Zirkadiane Änderungen des Augeninnendruckes beim Kaninchen wurden mit dem Kammerwassereinstrom korreliert [39,40]. Es wurde auch eine Beziehung zwischen den adrenokortikalen Steroiden und der Tagesrhythmik des Augeninnendruckes vermutet, da die Tagesschwankungen des Plasmakortisols mit den Augeninnendruckänderungen parallel verlaufen, wobei die Plasmakortisolveränderung dem Augeninnendruck 3–4 h vorauseilt [38,41]. Außerdem ließ sich zeigen, daß die Unterbrechung der physiologischen, täglichen Kortikosteroidinkretion die Tagesschwankungen des Augeninnendruckes verändert [38,42] und die perorale Einnahme von Metyrapon, ein Hemmstoff der Biosynthese der Nebennierenhormone, mit einer Abnahme des Augeninnendruckes einhergeht [43].

Einfluß der Körperlage. Die meisten Untersuchungen belegen einen Anstieg des Augeninnendruckes beim Wechsel vom Sitzen zum Liegen von im Mittel 0,3 auf 6 mm Hg [44–46], obwohl einige Untersucher die Augendruckänderungen bei Wechsel der Körperlage in gesunden Augen nicht bestätigen konnten [47,48]. Der Einfluß der Körperlage auf den Augeninnendruck ist offensichtlich größer bei Glaukomaugen [44,46,49] und bleibt selbst nach einer erfolgreichen Trabekulektomie erhalten [49]. Eine klinische Untersuchung vermutet, daß der Einfluß der Körperlage am größten bei Patienten mit Normaldruckglaukom sei [50], obwohl in einer anderen Untersuchung gefunden wurde, daß auch 15 % der Patienten mit okulärer Hypertension einen Augeninnendruckanstieg von 5–9 mm Hg beim Wechsel vom Sitzen zum Liegen zeigen und, daß dieser Anstieg über eine Beobachtungszeit von 4 h unverändert bleibt [51]. Dieser Lageeffekt des Augeninnendruckes ist auch größer bei Patienten mit einer Zentralvenenthrombose [48] und bei Patienten mit einem Bluthochdruck 15 min nach dem Hinlegen, wenn man diese Patientengruppen mit einer Gruppe mit normalem Blutdruck vergleicht [52]. Diese Beobachtungen erklären auch, warum die meisten venösen Verschlußerkrankungen der Netzhaut in den Morgenstunden auftreten.

Kipptischversuche mit einer Kopftieflagerung führten zu einem weiteren Anstieg des Augeninnendruckes, der dem Ausmaß der Körperneigung korrelierte [53]. In einer Studie fand man 5 min nach völliger Kopftieflagerung einen mittleren Augendruckanstieg von 16,8 ± 2,8 auf 32,9 ± 7,9 mm Hg in gesunden Augen und von 21,3 ± 2,3 mm Hg auf 37,6 ± 5 mm Hg in Glaukomaugen [54]. Der Biomechanismus dieses Phänomens ist durch die Steigerung des episkleralen Venendruckes bei Kopftieflagerung erklärt [55].

Einfluß körperlicher Anstrengung. Körperliche Betätigung kann entweder zu einem Absinken oder zu einer Erhöhung des Augeninnendruckes führen, ganz in Abhängigkeit von Art und Umfang der körperlichen Aktivität. Längere körperliche Anstrengung wie Laufen oder Fahrradfahren senkt nach der Literatur den Augeninnendruck [56–61]. Die Augendrucksenkung betrug durchschnittlich 24 % des Ausgangsdruckniveaus bei Gesunden [57] und 30 % bei Patienten mit chronischem Weitwinkelglaukom [59], wenngleich die Literaturangaben dazu ziemlich variieren. In einer klinischen Studie wurde gezeigt, daß eine kurzdauernde Aerobic-Übung eine mittlere Augendrucksenkung von 5,9 ± 0,6 mm Hg auslöste, die etwa 30 min andauerte, und daß 4-monatiges Ausdauertraining das individuelle Augendruckprofil gering herabsetzte, aber die hypotensive Wirkung einer kurzdauernden körperlichen Anstrengung reduzierte [61]. Theorien zum Mechanismus dieser Augendruckänderungen beziehen sich auf eine vermehrte Serumosmolarität [58] oder eine metabolische Azidose [59]. Eine Salzbelastung bei Patienten auf einem Fahrradergometer ergab nur einen geringen Augeninnendruckabfall von 1 mm Hg [62]. Die meisten Untersucher stimmen darüber überein, daß zahlreiche Faktoren bei dem Einfluß langfristiger körperlicher Anstrengung auf den Augeninnendruck beteiligt sind.

Zu plötzlichen körperlichen Anspannungen wie bei einem Valsalva-Versuch [56,63] oder bei der Elektroschockbehandlung [64] wurden ebenfalls akute Augendrucksteigerungen berichtet. Die Ursachen für dieses Phänomen liegen höchst wahrscheinlich bei dem erhöhten episkleralen Venendruck. Besonders bei einem Valsalva-Versuch sind der episklerale Venendruck und der intraorbitale Tonus stark erhöht.

Lidschluß und Augenbewegung. Man konnte nachweisen, daß der reflektorische Lidschluß den Augeninnendruck um 10 mm Hg steigern kann, während ein kräftiger Lidkrampf den Augeninnendruck bis auf 90 mm Hg ansteigen lassen kann [65]. Es wurde aber auch gezeigt, daß wiederholter, kräftiger Lidschluß den Augeninnendruck geringfügig herabsetzt, was bei Glaukomaugen weniger ausgeprägt sein soll [66]. Eine aktive, möglichst weite Öffnung der Lidspalte verursacht eine Erhöhung des Augeninnendruckes von etwa 2 mm Hg, was durch die Zunahme des Orbitavolumens durch die Retraktion des Oberlides in die Orbita hinein erklärt werden kann [67]. Die Angaben der Literatur differieren stark, ob eine Herabsetzung des Tonus des M. orbicularis, wie bei der Fazialislähmung oder der Fazialisblockade bei Lokalanästhesie am Auge den Augeninnendruck reduziert [68,69]. Patienten mit einem Horner-Syndrom bei Ausfall des 3. Neurons haben ebenfalls eine geringe Herabsetzung des Augeninnendruckes, jedoch ohne eine Änderung der Kammerwasserdynamik [70]. Die Kontraktion der extraokularen Muskulatur beeinflußt das Augendruckniveau. Es ist erwiesen, daß der Augeninnendruck bei horizontalen Blickbewegungen leicht ansteigt [71], besonders wenn die volle Zugwirkung der Augenmuskulatur bei nicht-konkomitierendem Strabismus begrenzt ist [72]. Während Motilitätseingriffen, insbesondere bei Augen mit einer endokrinen Orbitopathie, kann der Augeninnendruck bis zu 84 mm Hg ansteigen [73].

Intraokulare Faktoren. Zusätzlich zu zahlreichen intraokularen Erkrankungen, die zu Sekundärglaukom führen können (was in Teil II dieses Buches behandelt wird), können einige intraokulare Situationen zu einer Reduktion des Augeninnendruckes führen. Die Uveitis anterior, wie bereits in Kap. 2 angedeutet, führt häufig zu einer geringen Herabsetzung des Augendruckniveaus, als eine Konsequenz der Abnahme der Kammerwassersekretionsrate. Die rhegmatogene Netzhautablösung führt ebenfalls zu einer Herabsetzung des Augeninnendruckes, offensichtlich als ein Ergebnis einer Herabsetzung der Kammerwassersekretion [74], wie auch durch einen Shuntmechanismus von Kammerwasser aus der hinteren Augenkammer durch den Glaskörper und Netzhautloch in den subretinalen Raum durch das retinale Pigmentepithel [75].

Allgemeine Faktoren. Die meisten Untersuchungen haben eine positive Korrelation zwischen dem allgemeinen Bluthochdruck, besonders dem systolischen Blutdruckwert, und dem Augeninnendruckniveau aufgezeigt [9,14,18–20,22,76–78], obwohl zumindest in einer Studie eine signifikante negative Korrelation gefunden wurde [21]. Während kardiopulmonärer Bypasschirurgie kommt es zu einer Herabsetzung der okulären Perfusion und zu einem geringen Anstieg des Augeninnendruckes, womöglich durch einen Effekt der Hämodilution, womit auch die mögliche Komplikation einer anterioren ischämischen Optikoneuropathie entsteht [79,80]. Dieses Risiko kann reduziert werden, indem Mannitol 30 min vor dem Bypasseingriff verabreicht wird, anders als beim üblichen Vorgehen der Applikation von Mannitol zu Beginn des Eingriffes [81]. Ein geringer Anstieg des Augeninnendruckes kann während der ersten beiden Tage nach kardiopulmonärer Bypasschirurgie bestehen [82]. Dies hat keine Beziehung zur Gewichtszunahme oder Hämodilution und könnte ein Begleitphänomen der postoperativen Medikation sein.

Eine allgemeine Hyperthermie verursacht bei Kaninchen [83] wie auch am Menschen [84] einen Augeninnendruckanstieg. Andere allgemeine Faktoren, die eine positive Korrelation mit dem Augeninnendruck haben sollen, sind Übergewicht [9,22], Pulsfrequenz [20] und Hämoglobinkonzentration [20,85].

Zusätzlich zu den möglichen hormonellen Einflüssen auf die Tagesrhythmik des Augeninnendruckes, wie bereits ausgeführt, gibt es vorläufige wissenschaftliche Belege dafür, daß der Augeninnendruck mit dem Spiegel von ACTH, Glukokortikoiden sowie Wachstumshormonen ansteigt und in Reaktion auf Progesteron, Östrogen, Choriogonadotropin und Relaxin (einem Polypeptid aus dem Corpus luteum, das während der Schwangerschaft sezerniert wird) abnimmt [86,87]. Der Augeninnendruck, so wird berichtet, ist höher bei Patienten mit Hypothyreoidismus und niedriger bei Patienten mit Hyperthyreoidismus [88]. Patienten mit einer Akromegalie haben einen gering erhöhten Augeninnendruck, obwohl dies offensichtlich durch die verstärkte Dicke der Hornhautmitte und seinen Auswirkungen auf das tonometrische Ergebnis beeinflußt werden kann [89]. Der Augeninnendruck wird scheinbar nicht beeinflußt durch die Gonadektomie bei Kaninchen [90] oder durch den Menstruationszyklus beim Menschen [91,92], obwohl man zeigen konnte, daß der Augeninnendruck signifikant niedriger während der Schwangerschaft ist [93]. Lokal appliziertes antidiuretisches Hormon (Vasopressin) senkt den Augeninnendruck menschlicher Augen, während die intravenöse Verabreichung beim Kaninchen den Augendruck steigert [94]. Intravenöse Applikation von Releasingfaktoren der Hypophysenhormone beeinflußt in unterschiedlichem Ausmaß den Augeninnendruck beim Kaninchen, wobei der Kortikotropin-Releasing-Faktor und der Releasingfaktor für luteinisierendes Hormon eine Abnahme, das Releasinghormon für Thyreotropin einen Anstieg des Augendruckes bewirkt [95].

Andere Allgemeinerkrankungen, die mit Änderungen des Augeninnendruckes einhergehen, sind die myotone Dystrophie, bei der der Augeninnendruck erheblich erniedrigt ist, offensichtlich als das Ergebnis einer herabgesetzten Kammerwassersekretion [96].

Diabetiker sollen einen höheren Augeninnendruck haben als die übrige allgemeine Bevölkerung [77,97], wobei der Augeninnendruck während einer akuten Hypoglykämie bei Patienten mit einem insulinpflichtigen Diabetes abfällt [98].

Umweltbedingungen. Ist der Mensch sehr kalter Witterung ausgesetzt, sinkt der Augeninnendruck, wahrscheinlich als ein Ergebnis der Abnahme des episkleralen Venendruckes [99]. Eine Herabsetzung der Schwerkraft steigert den Augeninnendruck, wahrscheinlich durch eine Flüssigkeitsverschiebung, was für Raumfahrtunternehmen von Bedeutung ist [100].

Allgemeinanästhesie. Eine Allgemeinanästhesie geht meist mit einer Herabsetzung des Augeninnendruckes einher [101], obwohl es hiervon Ausnahmen gibt, wie z. B. bei einer Anästhesie mit Trichloräthylen [102] und Ketamin [102–105], von denen berichtet wurde, daß sie den Augeninnendruck während der Narkose steigern. Folgende zwei Situationen sollten dem Augenarzt besonders bezüglich Änderungen des Augeninnendruckes während der Allgemeinanästhesie gegenwärtig sein:

Bei der Untersuchung von *Säuglingen* und *Kleinkindern* in Allgemeinanästhesie bei der Verdachtsdiagnose eines kongenitalen Glaukoms muß die narkosebedingte Augeninnendrucksenkung, wie vorausgehend in diesem Kapitel bereits angesprochen, als diagnostischer Fallstrick besonders berücksichtigt werden, da dadurch ein pathologisch erhöhter Augeninnendruck maskiert werden kann. Die Untersuchungen mit Halothan, dem Anästhetikum, welches am meisten zu diesem Zweck verwandt wird, sind bezüglich seines Einflusses auf den Augeninnendruck bei Kindern verwirrend, wobei zumindest eine Studie eine Abnahme des Augeninnendruckes [16] und andere keine signifikanten Unterschiede von Augeninnendruckwerten bei Neugeborenen und Säuglingen aufweisen, die nur mit einem lokalen Anästhetikum tonometriert wurden [106,107]. Hypnotika, die nur eine kurze Bewußtlosigkeit bewirken, wie z. B. 4-Hydroxybutyrat, sollen ebenfalls den Augeninnendruck herabsetzen [108]. Auch Barbiturate und Tranquilizer können in manchen Fällen eine vorübergehende Augendrucksenkung bewirken [105,109].

Bei operativen Eingriffen am *offenen Auge*, wie bei perforierenden Verletzungen oder während intraokularer Operationen, ist es ein Hauptanliegen des Chirurgen, plötzliche Augendrucksteigerungen zu vermeiden, was zu einem Auspressen intraokularer Strukturen führen würde. Depolarisierende Relaxanzien wie Sukzinylcholin [110] und Suxamethonium [111] führen zu einer vorübergehenden Augeninnendrucksteigerung über einen kombinierten Mechanismus: 1. die Kontraktion der extraokularen Muskulatur und 2. die intraokulare Vasodilatation. Eine Vorbehandlung mit nicht-depolarisierenden Muskelrelaxanzien, wie z. B. d-Tubocurarin und Gallamin [110,111] oder mit einer unterschwellig paralytischen Dosis von Sukzinylcholin vor der vollen Dosierung zur Muskelerschlaffung [112], erwiesen sich als effektiv, diese akuten Augendrucksteigerungen während der endotrachialen Intubation zu vermeiden. Auch die Vorbehandlung mit Diazepam [113], Fazadinium [114] oder Atracurium [115] kann das Risiko plötzlicher Augeninnendrucksteigerungen eliminieren. Es wurde vermutet, daß das intramuskuläre Sukzinylcholin weniger Augeninnendrucksteigerungen verursacht als die intravenöse Gabe [116]. Die endotrachiale Intubation kann ebenfalls zu einem Augeninnendruckanstieg führen und weder intravenöses Lignocain [117] noch Atracurium [115] können dies verhindern.

Man hat auch festgestellt, daß ein erhöhtes pCO_2 [118,119] einen Augeninnendruckanstieg bewirkt, der nicht durch die Vorbehandlung mit Azetazolamid [119] blockiert werden kann, während eine erhöhte O_2-Spannung mit einer Augendrucksenkung einhergeht [120]. Untersuchungen an Kaninchen zeigen, daß letzteres Phänomen auf eine Abnahme des episkleralen Venendruckes zurückzuführen ist [121].

Ernährung und Pharmaka. Folgende Wirkstoffe und andere Substanzen wurden bezüglich ihres Effektes auf den Augeninnendruck untersucht. Dabei wird jedoch nicht auf antiglaukomatöse Wirkstoffe eingegangen, die in Teil III diskutiert werden.

Es konnte belegt werden, daß *Alkohol* den Augeninnendruck bei Glaukompatienten stärker als bei Gesunden senkt [122]. In einer anderen Untersuchung zeigte sich, daß Individuen mit einer Alkoholabstinenz eine höhere Prävalenz der okulären Hypertension hatten als eine Vergleichsgruppe von Probanden, die eine gewisse Menge an Alkohol täglich konsumierten [14]. Die Augendrucksenkung geht nicht einher mit einer Veränderung der Abflußleichtigkeit für Kammerwasser [122] und man vermutete, daß der Mechanismus sowohl durch eine Suppression des zirkulierenden antidiuretischen Hormons (was zu einer Herabsetzung der Wasseraufnahme in das Auge führt) als auch durch eine direkte Hemmung der Kammerwassersekretion zu erklären ist [123].

Koffein verursacht einen geringen, vorübergehenden Anstieg des Augeninnendruckes, obwohl die Koffeinspiegel, die bei dem üblichen Kaffeetrinken auftreten, offensichtlich keine signifikante, andauernde Augendrucksteigerung bewirken [109,124]. Das Trinken von Tee verursachte weniger Augendruckanstieg bei Glaukompatienten als das übliche Trinken von Kaffee [124].

Eine *fettarme Diät* erwies sich als augendrucksenkend, was in Verbindung mit der begleitenden Herabsetzung der Plasmaprostaglandinspiegel gesehen werden kann [125].

Rauchen führt zu einer vorübergehenden Augendrucksteigerung [126,127]. In einer Untersuchung führte das Rauchen einer Zigarette zu einem Anstieg des Augeninnendruckes von mehr als 5 mm Hg, bei 37% der Glaukompatienten und bei 11% der Gesunden [127].

Heroin und *Marihuana* senken den Augeninnendruck (letzteres wird in Teil III diskutiert), während LSD eine Augendrucksteigerung verursacht [128]. Kortikosteroide führen ebenfalls zu einer Augendrucksteigerung und werden im Detail in Teil II besprochen.

Allgemein verabreichte *Vasodilatatoren*, wie z.B. Glyzeroltrinitrat (Nitroglyzerin) [129,130], Pentaerythritoltetranitrat [129], Isosorbiddinitrat [130], Benzyklan [130], Nikotinsäure [131] und Zyklandelat [131], haben nach publizierten Untersuchungen keinen Einfluß auf den Augeninnendruck bei gesunden und glaukomkranken Augen mit weitem Kammerwinkel. Eine Studie zeigte jedoch, daß Nitroglyzerin bei Verabreichung über eine Perfusion den Augeninnendruck senkt, ebenso wie Isosorbiddinitrat den Augeninnendruck bei Gesunden wie auch bei Patienten mit Weitwinkelglaukom oder Winkelblockglaukom mindert [132]. Die perorale Aufnahme der Digitaliszubereitung, β-Methyldigoxin, kann auch den Augeninnendruck senken [133].

Allgemein angewandte *Anticholinergika*, wie Atropin [134,135] Propanthelin [136] und Pizotifen [137] haben keinen Effekt auf den Augeninnendruck bei gesunden oder glaukomkranken Augen mit weitem Kammerwinkel. Dies trifft jedoch nur bei der kurzfristigen Verabreichung zu. Die lokale Applikation von Zyklopentolat steigert den Augeninnendruck jedoch bei einigen Patienten mit Weitwinkelglaukom [134,138] und man vermutete, daß diese Patienten auch eine manifeste Augendrucksteigerung in Konsequenz einer langfristigen, allgemeinen Verabreichung von Anticholinergika zeigen [135]. Substanzen, die ein Winkelblockglaukom auslösen können, werden in Teil II diskutiert.

Antiepileptika (z.B. Diphenylhydantoin [109]), Amphetamine (z.B. Dextroamphetamin [109]) und Antihistaminika (z.B. Cimetidin, ein Histamin-2-Rezeptor-Antagonist [139]) zeigten keinen Einfluß auf den Augeninnendruck bei Weitwinkelglaukompatienten.

Prostaglandine können bei lokaler Applikation den Augeninnendruck senken oder steigern, was dosisabhängig geschieht, und sie werden diesbezüglich weiter in Teil III des Buches besprochen. Frauen, die sich einem prostaglandininduzierten Abort unterzogen, zeigten keine signifikante Veränderung des Augeninnendruckes [140].

4.2 Tonometer und Tonometrie

4.2.1 Klassifikation der Tonometer

Alle klinisch angewandten Tonometer messen den Augeninnendruck, indem sie eine Formveränderung des Augapfels zu der dazu notwendigen Krafteinwirkung in Beziehung setzen. Die beiden grundlegenden Bauarten von Tonometern unterscheiden sich durch Art und Ausmaß der Deformierung der Hornhautkrümmung während des Meßvorganges: Indentation und Applanation (Abplattung).

4.2.1.1 Indentationstonometer

Die Art der Bulbusdeformierung bei diesem Tonometertyp ist eine Eindellung der Hornhautkuppel (Abb. 4.2 a). Die wirklich präzise Form der Hornhautdeformierung ist jedoch variabel und nicht voraussagbar. Außerdem führen Indentationstonometer zu einer relativ großen intraokularen Volumenverschiebung. Aus diesem Grunde müssen Umrechnungstabellen zur Abschätzung des Augeninnendruckes ver-

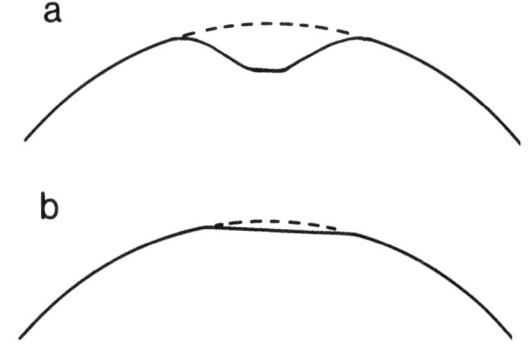

Abb. 4.2 a, b. Hornhautdeformierung durch Indentationstonometer (Eindellung der apikalen Hornhaut) **(a)** und Applanationstonometer (einfache Abplattung) **(b)**

wandt werden, denen empirische Daten von In-vitro- und In-vivo-Untersuchungen zugrundeliegen. Der Prototyp aus dieser Gruppe von Tonometern ist das Schiötz-Tonometer, das 1905 in die Augenheilkunde eingeführt wurde.

4.2.1.2 Applanationstonometer

Die Bulbusdeformierung mit diesem Tonometertyp entspricht einer einfachen Abplattung (Abb. 4.2 b). Wegen der weitgehenden Konstanz der kornealen Formveränderung in den meisten Fällen, kann dessen Beziehung zum Augeninnendruck von mathematischen Berechnungen abgeleitet werden. Applanationstonometer können auch dadurch unterschieden werden, ob sie Krafteinwirkung oder Applanationsfläche messen:

Variable Krafteinwirkung. Dieser Tonometertyp mißt die Krafteinwirkung, die notwendig ist, um eine bestimmte Applanationsfläche (Abplattung) der Hornhautoberfläche zu erzielen. Der Prototyp dieses Tonometers ist das Goldmann-Applanationstonometer, das 1954 in die Augenheilkunde eingeführt wurde.

Variable Abplattungsfläche. Andere Applanationstonometer messen die Größe der kornealen Abplattungsfläche bei einer konstanten, bekannten Krafteinwirkung (Gewicht). Der Prototyp in dieser Gruppe ist das Maklakov-Tonometer, welches 1885 in die Augenheilkunde eingeführt wurde. Der Unterscheidung zwischen Indentations- und Applanationstonometern korreliert jedoch nicht streng das Ausmaß der intraokularen Volumenverschiebung. Bei Applanationstonometern des Maklakov-Typs ist die Volumenverschiebung im Augeninneren so groß, daß Umrechnungstabellen notwendig sind.

4.2.1.3 Nonkontakttonometer

Ein dritter Tonometertyp mißt den Zeitbedarf, der notwendig ist, um die Hornhaut zu deformieren in Konsequenz einer standardisierten Krafteinwirkung (ein Luftstoß).

Im folgenden sollen zunächst die Beschreibungen und Meßprinzipien der verschiedenen Tonometer besprochen, anschließend relative Vor- und Nachteile verglichen werden.

4.2.2 Schiötz-Indentationstonometrie

4.2.2.1 Beschreibung des Tonometers

Der Tonometerkörper hat eine Fußplatte, die der apikalen Hornhaut aufsitzt. Ein zentraler Senkstift ist frei beweglich (ausschließlich des Effektes einer bestimmten Reibung zwischen den Grenzflächen) innerhalb eines Schaftes in der Fußplatte. Das Ausmaß der Hornhauteindellung durch den zentralen Senkstift wird durch einen Zeigerausschlag auf eine Skala übertragen. Der bewegliche Senkstift des Tonometers wird mit einem 5,5-g-Gewicht belastet, was in Abhängigkeit des Augendruckniveaus gegen ein 7,5-, 10- oder 15-g-Gewicht ausgetauscht werden kann (Abb. 4.3).

4.2.2.2 Prinzip der Indentationstonometrie

Wenn der Senkstift des Indentationstonometers die Hornhaut eindellt, steigt der Ausgangsdruck (Po) auf ein neues Druckniveau unter der Gewichtsbelastung

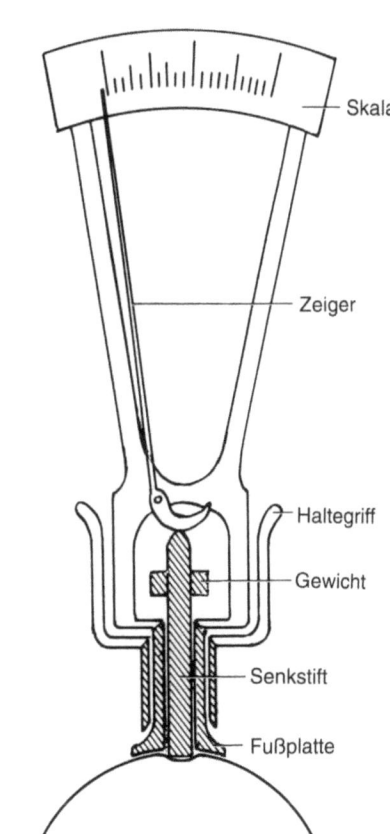

Abb. 4.3. Querschnitt durch ein Schiötz-Indentationstonometer mit Darstellung der wesentlichen Bauteile

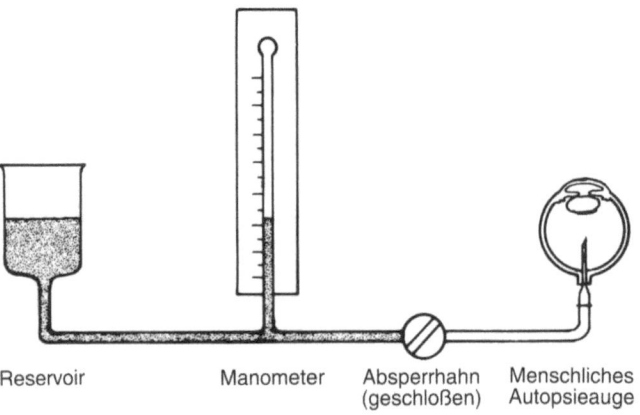

Abb. 4.4. Versuchsanordnung für die manometrische Kalibrierung des Schiötz-Tonometers

des Tonometers (Pt). Da das Tonometer tatsächlich den Augendruck Pt mißt, ist es notwendig, den Ausgangsdruck Po für den entsprechenden Zeigerausschlag und das zugehörige Gewicht zu bestimmen. Schiötz ermittelte Po in Experimenten, bei denen ein Manometer mit einem enukleierten Auge durch eine Kanüle verbunden war, die über den Sehnerven in das Auge eingebracht wurde. Zwischen der Kanüle mit Verbindung zum Augeninneren und dem Manometer wurde ein Absperrhahn plaziert sowie eine Verbindung zu einem höhenjustierbaren Wasserreservoir hergestellt, um verschiedene Augendruckniveaus im enukleierten Auge durch die Höhenverstellung des Reservoirs zu erreichen (Abb. 4.4). Schiötz führte zwei verschiedene Druckmessungen aus. Im ersten Versuchsansatz blieb der Absperrhahn offen, wenn er das Tonometer auf die Hornhaut aufsetzte, was eine Korrelation von Pt mit dem Zeigerausschlag und dem Tonometergewicht erlaubte. Im zweiten Versuchsansatz (geschlossener Absperrhahn) wurde das gewünschte Augendruckniveau durch die Höhe des Wasserreservoirs auf das Auge übertragen und dann der Absperrhahn geschlossen, bevor das Tonometer auf die Hornhaut aufgesetzt wurde, wodurch sich eine Korrelation von Po mit Zeigerausschlag und Tonometergewicht aufstellen ließ. Die gewonnenen Daten von beiden Versuchen waren die Grundlage für die Kalibrierung des Schiötz-Tonometers.

Die Veränderung des Augeninnendruckes von Po auf Pt ist ein Ausdruck für den Widerstand, den ein Auge der intraokularen Volumenverschiebung (Vc) entgegenbringt. Mit der Einführung der Indentationstonometrie waren als normal erachtete Augeninnendruckwerte erheblich höher als der heute allgemein akzeptierte Normbereich des Augeninnendruckes. Erst durch die Arbeit von Friedenwald in den späten 30er Jahren wurde die Indentationstonometrie auf eine mathematische Basis gestellt. Friedenwald [141] entwickelte eine empirische Formel für die lineare Beziehung zwischen dem Logarithmus des Augeninnendruckes und der Volumenverschiebung in einem gegebenen Auge. Diese Formel hat eine einzige numerische Konstante, den *Koeffizienten der okulären Rigidität* (K), der ein ungefähres Maß für die Dehnbarkeit der Augapfelhüllen ist. Friedenwald entwickelte ein Nomogramm, um K aus zwei Anzeigen des Tonometers mit verschiedenen Gewichten abzuschätzen. Spätere Untersuchungen mit dem Applanationstonometer mit verschieden großen Abplattungsflächen unterstützten die Richtigkeit seiner mathematischen Beziehungen [142]. Basierend auf dieser Formel und weiteren Experimenten berechnete Friedenwald [143] ein durchschnittliches K von 0.0245 und verwandte diesen Wert, um eine Reihe von Umrechnungstabellen aufzustellen, die in der Literatur als die 1948-Tabellen beschrieben werden. Später revidierte er seine Berechnung eines durchschnittlichen K auf einen Wert von 0,0215 [144], auf den er eine neue Reihe von Tabellen gründete, die als die 1955-Tabellen bekannt wurden [145]. Spätere Untersuchungen haben jedoch gezeigt, daß die 1948-Tabellen besser mit den Messungen mit dem Goldmann-Applanationstonometer übereinstimmen [146,147].

4.2.2.3 Technik

Der Augeninnendruck wird am liegenden Patienten gemessen, der ein Fixationsobjekt über sich betrachtet. Der Untersucher öffnet mit Daumen und Zeigefinger die Lidspalte und setzt die Tonometerfußplatte sanft auf die apikale, anästhesierte Hornhaut in einer Weise auf, daß der zentrale Senkstift des Tonometers

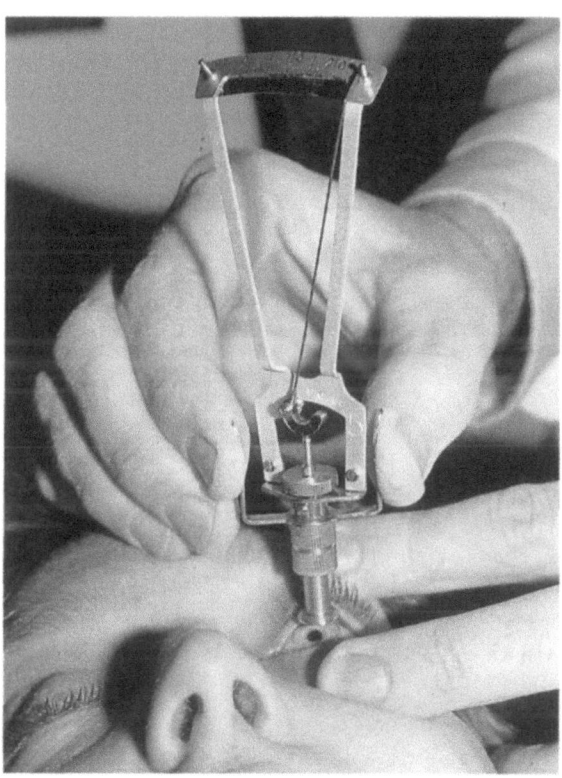

Abb. 4.5. Technik der Indentationstonometrie mit dem Schiötz-Tonometer

sich möglichst reibungsarm bewegt (Abb. 4.5). Wenn das Tonometer richtig auf das Auge aufgesetzt ist, sieht der Untersucher eine feine Bewegung der Zeigernadel auf der Skalierung des Tonometers in Konsequenz okulärer Pulsation. Es wird dann der Zeigerausschlag abgelesen, der dem Mittelwert zwischen den extremen dieser pulsatorischen Schwankungen entspricht. Es ist üblich, mit dem 5,5-g-Gewicht zu beginnen, ist der Zeigerausschlag weniger als 4, so wird ein zusätzliches Gewicht auf den zentralen Senkstift aufgelegt. In einer Umrechnungstabelle wird der Augeninnendruck in Millimeter Quecksilber (mm Hg) in Abhängigkeit des Zeigerausschlages und des Gewichtes auf dem Senkstift abgelesen. Es sollten für die Befunddokumentation Zeigerausschlag, Gewicht auf dem Senkstift, Augeninnendruck und die Umrechnungstabelle, aus der der Augeninnendruck abgelesen wurde, verzeichnet werden. Ein Zeigerausschlag 7 mit dem 5,5-g-Gewicht, was einem Augeninnendruck von 12 mm Hg nach der 1955-Umrechnungstabelle entspricht, würde z. B. folgendermaßen dokumentiert werden:

$$7/5,5 = 12 \text{ mm Hg ('55)}.$$

4.2.2.4 Fehlerquellen

Die Genauigkeit der Indentationstonometrie hängt ab von der Annahme, daß alle Augen gegenüber der äußeren Krafteinwirkung der Indentation in gleicher Weise reagieren, was nicht der Fall ist. Im folgenden werden einige Faktoren aufgezeigt, die zu einem möglichen Meßfehler beitragen können.

Okuläre Rigidität. Da die Umrechnungstabellen auf einem „durchschnittlichen" Koeffizienten der okulären Rigidität (K) basieren, werden Augen, die wesentlich von dem durchschnittlichen K-Wert abweichen, falsche Augeninnendruckwerte ergeben. Ein abnorm hoher K wird deshalb falsch-hohe Augeninnendruckwerte bedingen, während ein abnorm niedriger K zu falsch-niedrigen Augendruckmessungen führt. Faktoren, von denen man annimmt, daß sie mit einer abnorm *hohen okulären Rigidität* einhergehen, sind hohe Hyperopie [148], extreme Myopie [141], langjähriges Glaukom [141], altersbedingte Makuladegeneration [149] und Therapie mit Vasokonstriktoren [141]. Andererseits soll eine *Herabsetzung des Rigiditätskoeffizienten* bestehen bei hoher Myopie [148], erhöhtem Augeninnendruck (was die niedrigen K-Werte während eines Wassertrinktestes erklärt) [150], Osteogenesis imperfecta [151], Miotikatherapie, besonders mit Cholinesterasehemmstoffen [148], Therapie mit Vasodilatanzien [141], Amotiochirurgie mit Kryopexie [152], Sklerαeindellung [153,154], Vitrektomie [154] oder intravitrealer Injektion eines kompressiblen Gases [153–155]. Vom Keratokonus glaubte man, daß er mit einem abnorm niedrigen K einhergeht, dies kann jedoch ein Artefakt der dünnen Hornhaut sein, da das Phänomen nach einer Keratoplastik an diesem Auge nicht zu reproduzieren ist [156]. Literaturangaben über die Beziehung von Alter und okulärer Rigidität sind widersprüchlich [141,148,157].

Die Technik zur Bestimmung von K gründet auf dem Konzept der Differentialtonometrie, wobei man zwei Ablesungen des Indentationstonometers mit verschiedenen Gewichten und Friedenwalds Nomogramm, wie vorher dargelegt, verwendet [141]. Es mag vielleicht genauer sein, einen Wert mit dem Schiötz-Tonometer mit dem 10-g-Gewicht und den zweiten mit einem Applanationstonometer abzulesen und diese Werte in das Friedenwald-Nomogramm zu übertragen [158]. Dabei gilt jedoch zu bedenken, daß beide Tonometriemethoden in unterschiedlichen Körperlagen ausgeführt werden und die Änderung der Körperlage allein bereits eine Änderung des Augeninnendruckes bedingen kann. Chandler und

Grant [159] glaubten, daß die Bestimmung der okulären Rigidität bei jedweder Methode ungenau und von geringem klinischen Wert ist, wenn nicht eine präzisere Kalibrierung der Indentationstonometrie erreicht wird. Versuche, die Augeninnendruck-Volumen-Beziehung der Bulbushüllen über einen weiten Druckbereich präzise zu beschreiben, führten zu einer Darstellung der okulären Rigidität mit einem einzelnen Parameter, wobei die Proportionalitätskonstante K unempfindlich gegenüber Änderungen des Augeninnendruckes ist [160].

Änderungen des intraokularen Blutvolumens. Die unterschiedliche Auspressung von Blut aus dem Aderhautbereich während der Indentationstonometrie kann ebenfalls erheblich die Augeninnendruckmessung beeinflussen [161].

Hornhauteinflüsse. Entweder eine steilere oder dickere Hornhaut würden eine größere intraokulare Volumenverschiebung während der Indentationstonometrie bedingen, was zu falsch-hohen Augendruckwerten führt [143].

Moses-Effekt. Dieser Effekt der Indentationstonometrie wurde in Kap. 3 (3.2.2 Tonographie, s. S. 41 ff) diskutiert.

4.2.2.5 Elektronische Indentationstonometer

Grant kombinierte das Konzept der Schiötz-Tonometrie mit einer kontinuierlichen elektronischen Aufzeichnung des Augeninnendruckes zur Anwendung in der Tonographie (diskutiert in Kap. 3), was zu entsprechenden elektronischen Tonometern führte, die jedoch nie zu einem festen Bestandteil der klinischen Routine wurden.

4.2.3 Goldmann-Applanationstonometrie

4.2.3.1 Grundprinzip

Goldmann [162] begründete sein Konzept der Applanationstonometrie auf eine Modifikation des Maklakov-Fick-Gesetzes (in der Literatur auch als Imbert-Fick-Gesetz bezeichnet) [163]. Dieses Gesetz besagt, daß eine äußere Krafteinwirkung (W) auf eine sphärische Fläche dem Druck innerhalb der Sphäre (P_t) mal der applanierten Fläche (A) entspricht (Abb. 4.6 a):

$$W = P_t \times A$$

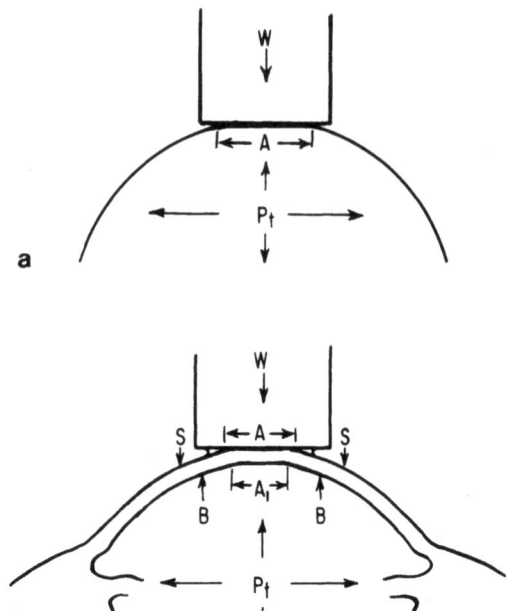

Abb. 4.6. *A* Imbert-Fick-Gesetz ($W = P_t \times A$), *B* Modifikation des Imbert-Fick-Gesetzes für die Hornhaut ($W + S = P_t \times A_1 + B$)

Die Gültigkeit dieser Gesetzmäßigkeit würde jedoch voraussetzen, daß die sphärische Oberfläche 1. perfekt sphärisch, 2. trocken, 3. voll flexibel und 4. unendlich dünn ist. Die Hornhaut erfüllt diese biophysikalischen Voraussetzungen nicht, da sie asphärisch ist und einen Flüssigkeitsfilm trägt, weder vollständig flexibel noch unendlich dünn ist. Der Flüssigkeitsfilm führt zu einer Oberflächenspannung und Kapillaradhäsion (S), während die Eigensteifigkeit der Hornhaut eine der Applanation entgegengerichtete Kraft (B) bildet, die unabhängig vom Augeninnendruck ist. Da die Hornhaut außerdem eine zentrale Dicke von ungefähr 0,55 mm hat, wird die äußere Applanationsfläche (A) nicht die gleiche sein wie die innere Applanationsfläche (A_1). Es ist deshalb notwendig, das Imbert-Fick-Gesetz in der folgenden Weise zu modifizieren, um diese biophysikalischen Charakteristika der menschlichen Hornhaut zu berücksichtigen (Abb. 4.6 b):

$$W + S = P_t A_1 + B$$

Ist $A_1 = 7{,}35$ mm^2, heben sich S und B wechselseitig auf und $W = P_t$. Die exakte innere Applanationsfläche wird erreicht, wenn der Durchmesser der externen kornealen Applanationsfläche 3,06 mm ist, was bei der Goldmann-Applanationstonometrie Voraussetzung ist. Ein äußerer Applanationsdurchmesser von 3,53 mm ist ebenfalls noch akzeptabel [164]. Die intraokulare Volumenverschiebung, die durch eine Applanationsfläche von 3,06 mm Durchmesser erreicht wird, entspricht etwa 0,5 mm³, so daß Pt sehr nahe an Po herankommt und die okuläre Rigidität das Meßergebnis nicht wesentlich beeinflußt.

4.2.3.2 Beschreibung des Tonometers [165]

Das Tonometer ist an eine übliche Spaltlampe angebracht, so daß der Blick des Untersuchers durch das Zentrum eines Bildteilungsprismas fällt, das zur Applanation der Hornhaut verwandt wird. Zwei Prismen innerhalb des Applanationsköpfchens teilen optisch die kreisförmige Applanationsfläche der Hornhaut in zwei Halbkreise. Die Prismen sind im Applanationsköpfchen so angeordnet, daß die inneren Begrenzungen der Halbkreise sich bei einer Applanationsfläche von 3,06 mm berühren. In einer Abänderung dieser Anordnung wurden beide Prismen nahe an das Objektiv der Spaltlampe plaziert und dadurch die Bilddoppelung und Bildverschiebung bewirkt [166]. Das Applanationsköpfchen wird über einen Träger mit dem Tonometerkörper verbunden, der eine Ringfeder und verschiedene Hebel enthält, die notwendig sind, um eine variable Kraft über das Applanationsprisma auf die Hornhaut auszuüben (Abb. 4.7 a–c).

4.2.3.3 Meßtechnik

Nach Lokalanästhesie der Hornhaut wird der Tränenfilm mit Fluoreszeinnatrium angefärbt. Während die apikale Hornhaut und das Applanationsprisma durch das kobaltblaue Licht der Spaltlampe beleuchtet werden, wird das Applanationsköpfchen in einen sanften Kontakt mit der apikalen Hornhaut gebracht (Abb. 4.8). Die Fluoreszenz des angefärbten Tränenfilms erleichtert die Sichtbarkeit des Flüssigkeitsmeniskus am Rand der Kontaktfläche von Hornhaut und Applanationsprisma. Meist geschieht die Anfärbung der Tränenflüssigkeit durch das Eintauchen eines fluoreszein-imprägnierten Papierstreifens in den

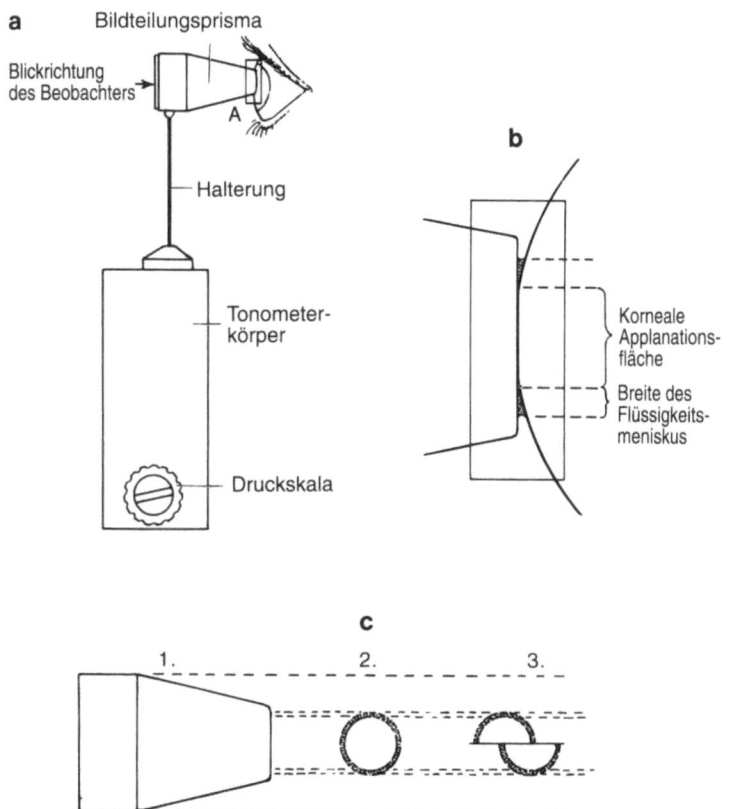

Abb. 4.7a–c. Goldmann-Applanationstonometrie. **a** Wesentliche Bausteine des Tonometers, dargestellt im Kontakt mit der Hornhaut des Patienten. **b** Vergrößerter Ausschnitt mit Darstellung des Flüssigkeitsmeniskus am Hornhautkontakt des Applanationsprismas. **c** Das Applanationsköpfchen *(1.)* erzeugt einen fluoreszeinhaltigen kreisförmigen Flüssigkeitsmeniskus *(2.)*, der durch die Prismen in 2 Halbkreise *(3.)* zerlegt wird

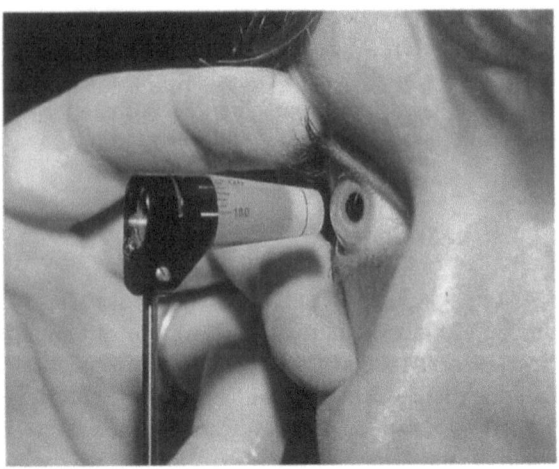

Abb. 4.8. Technik der Applanationstonometrie mit dem Goldmann-Tonometer

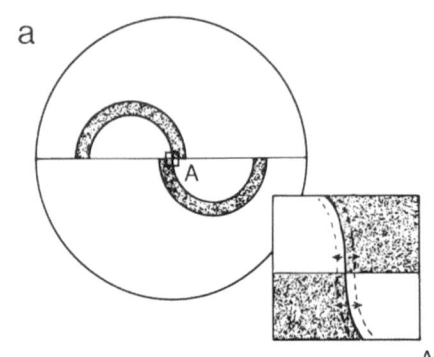

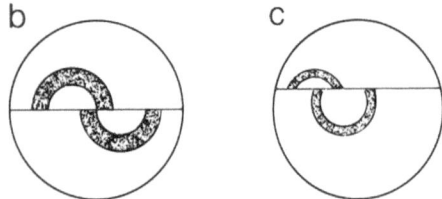

Abb. 4.9 a–c. Fluoreszeinhalbkreise bei der Goldmann-Applanationstonometrie. **a** Exakte Breite der Fluoreszeinhalbkreise und Positionierung des Meßköpfchens an der Hornhaut. Die Vergrößerung *(A)* zeigt die okulären Pulsationen an den Oszillationen der Halbkreise. **b** Die Fluoreszeinhalbkreise sind zu breit. **c** Unkorrekte vertikale und horizontale Auflage des Applanationsprismas auf der Hornhaut

Tränenfilm des unteren Bindehautsackes. Es zeigte sich, daß ein 0,5 %iger Fluoreszeingehalt des Tränenfilms die bestmögliche Fluoreszenz zur Darstellung der Halbkreise ergibt [167], entsprechende kommerzielle Zubereitungen in Verbindung mit einem Lokalanästhetikum sind im Handel [168]. Experimentelle Untersuchungen haben gezeigt, daß der Konservierungsstoff in diesen kommerziellen Fluoreszeinlösungen einen ausreichenden Schutz gegenüber einer bakteriellen Kontamination darstellt [168–170], besonders wenn man einen Behälter mit Tropfpipette benutzt, obwohl man auch im Schraubverschluß einer kompressiblen Augentropfenflasche erhebliche bakterielle Kontaminationen nachgewiesen hat [170]. Einige Untersucher glaubten, daß man die Goldmann-Applanationstonometrie auch ohne Fluoreszein ausführen könnte, dies ergibt jedoch eine erhebliche Unterschätzung des tatsächlichen Augendruckniveaus und kann deshalb nicht empfohlen werden [171]. Die Fluoreszeinhalbkreise werden durch das Bildteilungsprisma betrachtet und der Auflagedruck des Applanationsköpfchens an der Hornhaut wird so weit gesteigert, bis sich die inneren Halbkreisflächen gerade berühren (Abb. 4.9 a–c). Ebenso wie bei der Indentationstonometrie können die okulären Pulsationen während des Meßvorgangs beobachtet werden, wenn das Tonometerköpfchen korrekt auf der Hornhaut positioniert ist. Der Untersucher schätzt den Mittelwert der pulsatorischen Schwankungen zur Bestimmung des Augeninnendruckes ab. Der Augeninnendruck kann dann direkt von der Tonometerskala abgelesen werden. Es wurde auch ein elektronisches Applanationstonometer beschrieben, bei dem die Applanationsfläche elektronisch gemessen und der Augeninnendruck automatisch aufgezeichnet wird [172].

4.2.3.4 Meßfehler

Fluoreszeinhalbkreise. Die Breite des Flüssigkeitsmeniskus kann die Ablesung gering beeinflussen, da ein übermäßig breiter Flüssigkeitsmeniskus falsch-hohe Augendruckwerte ergibt [163]. Die falsche Anlage des Meßköpfchens auf der Hornhaut in einer vertikalen Richtung (ein Halbkreis ist größer als der andere) würde ebenso zu falsch-hohen Augendruckwerten führen (Abb. 4.9 a–c) [165].

Hornhautparameter. Die Dicke der Hornhaut beeinflußt das Meßergebnis bei der Applanationstonometrie. Bei abnorm dünner Kornea erhält man falsch-niedrige Meßwerte [173]. Eine abnorm dicke Hornhaut führt zu falsch-hohen Messungen des Augeninnendruckes, vorausgesetzt, daß die erhöhte Hornhautdicke durch Kollagenfibrillen zustande kommt [173,174], während eine Verdickung des Hornhautstromas durch ein Ödem zu falsch-niedrigen Meßwerten führt [173]. Die Hornhautkrümmung hat auch einen Einfluß auf die Augendruckmessungen, wobei die Meßwerte ungefähr um 1 mm Hg für jeweils 3 Dioptrien Zunahme der Hornhautbrechkraft ansteigen [175]. Ein hoher Hornhautastigmatismus führt zu einer elliptischen Applanation der Hornhaut. Mit dem Bildteilungsprisma in der üblichen horizontalen Stellung und der Horizontalverschiebung der Halbkreise wird der Augeninnendruck unterschätzt bei einem Astigmatismus mit der Regel und überschätzt bei einem Astigmatismus gegen die Regel, wobei etwa 1 mm Hg dem Meßfehler entspricht, der aus 4 Dioptrien Astigmatismus entsteht [176]. Um diese Fehlerquelle zu reduzieren, muß man das Applanationsprisma so weit drehen, bis die Halbierungslinie zwischen den beiden Fluoreszeinhalbkreisen bei 45° zur Hauptachse der elliptischen Applanation ist [165] oder einen Mittelwert aus der horizontalen und vertikalen Ablesung bestimmen [175]. Eine irreguläre Hornhautoberfläche oder andere Hornhautpathologie wird die Fluoreszeinhalbkreise verzerrt darstellen und die Meßgenauigkeit entsprechend beeinflussen [165].

Verlängerter Hornhautkontakt. Ein verlängerter Kontakt des Applanationsprismas mit der Hornhaut kann zur Verletzung des Hornhautepithels führen, was gegen sehr häufige Ablesungen des Augeninnendruckes in kurzer Zeit spricht [165]. Außerdem verursacht ein verlängerter Kontakt des Meßköpfchens mit der Hornhaut eine scheinbare Abnahme des Augeninnendruckes über einen Zeitraum von Minuten [165]. Dieses Phänomen ist besonders ausgeprägt bei Augen mit einer Karotisstenose, was die Vermutung nahelegt, daß der Meßfehler durch verlängerten Hornhautkontakt mit dem intraokularen Blutvolumen zu tun hat [177].

Kalibrierung. Es ist wichtig, daß das Goldmann-Tonometer in periodischen Zeitabständen kalibriert wird. Anleitungen für eine schnelle, einfache Überprüfung der Kalibrierung des Tonometers werden mit dem Meßgerät geliefert und sollte etwa einmal im Monat ausgeführt werden. Falls die Überprüfung der Kalibrierung durch den Untersucher Abweichungen ergibt, sollte das Tonometer gewartet werden. In Deutschland unterliegt jedes Augentonometer der gesetzlichen Eichpflicht. Die Eichung muß in zweijährlichen Abständen durch das zuständige Landeseichamt vorgenommen werden.

4.2.3.5 Desinfektion des Goldmann- (und auch anderer) Tonometer

Alle Tonometer, die die Oberfläche des Auges berühren, können eine Infektion übertragen, wie z.B. den Adenovirus einer epidemischen Keratokonjunktivitis oder den Herpes-simplex-Virus Typ I. Außerdem besteht die Gefahr der Übertragung ernsterer Erkrankungen, wie z.B. Hepatitis und Aids.

Hepatitis-B-Oberflächenantigen-DNA-Polymerase und Hepatitis-B-Virus-DNA wurden in der Tränenflüssigkeit in einem hohen Prozentsatz von Hepatitis-B-Trägern nachgewiesen [178,179], und das Antigen konnte am Tonometerköpfchen bei einem Viertel der Patienten in einer Untersuchungsreihe identifiziert werden [178]. Das humane T-Zell-lymphotrope Virus vom Typ III (HTLV-III), der Auslöser der Aids-Erkrankung, wurde in der Tränenflüssigkeit bei 5 von 16 Patienten mit Aids oder Aids-assoziierten Krankheiten isoliert [180,181]. Obwohl es bislang keine Hinweise gibt, daß das Aids-Virus durch Kontakt mit Tränenflüssigkeit übertragen werden kann, sind Vorsichtsmaßnahmen notwendig, um diese Möglichkeit soweit es geht zu minimieren und die Weiterverbreitung anderer pathogener Keime, die in der Tränenflüssigkeit auftreten können, auszuschließen.

Es wurde eine ganze Reihe von Möglichkeiten beschrieben, das Applanationsköpfchen zu desinfizieren. Der Adenovirus Typ 8 läßt sich entfernen oder inaktivieren, indem man das Applanationsköpfchen für 15 min in eine verdünnte Lösung von Natriumhypochlorid, 3%igem Wasserstoffperoxid oder 70%igem Isopropylalkohol eintaucht. Auch das Abwischen mit Alkohol oder mit Thimerosal 1:1000 ist ausreichend [182]. Der Herpes-simplex-Virus Typ I kann wirksam durch das Abwischen des Applanationstonometers mit 70%igem Isopropylalkohol eliminiert werden [183]. Zehnminütiges Abspülen mit Leitungswasser entfernt alles nachweisbare Hepatitis-B-Oberflächenantigen von kontaminierten Tonometern [178]. Das Abwischen des Applanationsköpfchens mit 3%igem Wasserstoffperoxid oder 70%igem Isopropylalkohol führt zu einer vollständigen Desinfektion von Applanationsköpfchen, die mit dem Aids-Virus kontaminiert waren [184]. Andere Methoden einer Infektionsausbreitung über die Applanationstonometrie vorzubeugen sind: 1. einmal zu verwendende, sterile Überzüge über das Applanationsköpfchen [185,186] oder 2. die Sterilisation durch Ultraviolettlicht [187]. Es wurde auch ein Desinfektionsbehälter für die Applanationsköpfchen des Goldmann-Tonometers beschrieben, bei dem eine

Plastik-Petri-Schale mit 11 mm breiten Bohrungen im Deckel verwandt wurde [188].

Im August 1988 wurde von der American Academy of Ophthalmology, der National Society to Prevent Blindness und der Contact Lens Association of Ophthalmologists in Amerika eine gemeinsame Warnschrift verfaßt, die zeitgemäße Empfehlungen für den Umgang mit augenärztlichen Untersuchungsgeräten unter dem Aspekt der Weiterverbreitung von Aids und anderen Infektionskrankheiten enthielt [189]. Das Abwischen des Applanationsköpfchens des Goldmann-Tonometers mit einem Alkoholschwämmchen wurde als eine ausreichende Desinfektionsmaßnahme bewertet, dies galt auch für die Fußplatte des Schiötz-Tonometers, das digitale Pneumotonometer und Nonkontakttonometer. Alternative Möglichkeiten für die Desinfektion von Applanationsköpfchen, wie dies zuvor auch durch das Center for Disease Control empfohlen wurde [190], sind das Eintauchen in eine Natriumhypochloridlösung (Haushaltsbleiche 1:10), 3 % Wasserstoffperoxid oder 70 % Isopropylalkohol für 5 min. Welche Methode man auch anwendet, es ist wichtig, das Desinfektionsmittel sorgfältig von der Kontaktfläche des Tonometers mit dem Auge zu entfernen, da sowohl Alkohol [191] wie auch Wasserstoffperoxid zu verübergehenden Hornhautschäden führen können.

4.2.4 Andere Applanationstonometer mit variabler Applanationskraft

4.2.4.1 Handapplanationstonometer nach dem Goldmann-Prinzip

Perkins-Handapplanationstonometer. Bei diesem Tonometer wird das gleiche Applanationsköpfchen wie beim Goldmann-Tonometer verwandt. Die Lichtquelle wird über eine Batterie mit Strom versorgt und die Applanationskraft manuell variiert. Ein internes Gegengewicht ermöglicht die Anwendung dieses Tonometers lageunabhängig, entweder am liegenden oder sitzenden Patienten (Abb. 4.10) [193].

Draeger-Handapplanationstonometer. Dieses Tonometer ist im Bauprinzip dem Perkins-Tonometer ähnlich, es verwendet jedoch ein anderes Applanationsprisma und variiert die Applanationskraft über einen Elektromotor [194,195].

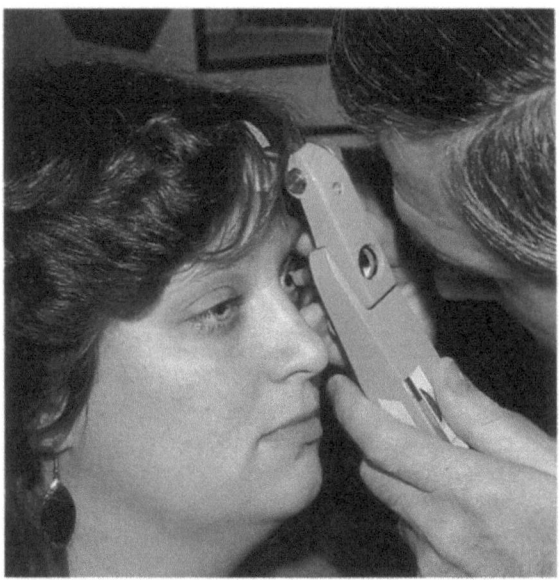

Abb. 4.10. Technik der Applanationstonometrie mit dem Perkins-Tonometer

4.2.4.2 Mackay-Marg-Tonometer

Obwohl das Originaltonometer nicht mehr verfügbar ist, wurden neue Modelle entwickelt, die das gleiche Meßprinzip verwenden. Aus diesem Grunde soll zunächst das Original-Mackay-Marg-Tonometer besprochen und dann neuere Geräte dieses Meßprinzips vorgestellt werden.

Grundkonzept [196]. Es wird die Kraft gemessen, die notwendig ist, um die ebene Fußplatte eines Kolbens innerhalb des Tonometersensors gegen den Widerstand der Hornhautdeformierung bündig mit dem umgebenden Schaft zu bekommen. Der Effekt der Hornhautrigidität (die Kraft, die notwendig ist, um die Eigensteifigkeit der Hornhaut zu überwinden) wird auf den Kolbenschaft übertragen, so daß die Fußplatte des Meßkolbens nur den Augeninnendruck mißt.

Beschreibung des Instrumentes [197]. Die Fußplatte hat einen Durchmesser von 1,5 mm und ist von einem Gummischaft umgeben. Die Kraft, die notwendig ist, um die Fußplatte bündig mit dem Schaft zu halten, wird elektronisch registriert und auf einem Papierstreifen aufgezeichnet.

Untersuchungstechnik [197]. In dem Moment, in dem der Tonometersensor die Hornhaut berührt, zeigt die Aufzeichnungskurve einen Anstieg (entsprechend der Kraft, die notwendig ist, um die Fußplatte des Kol-

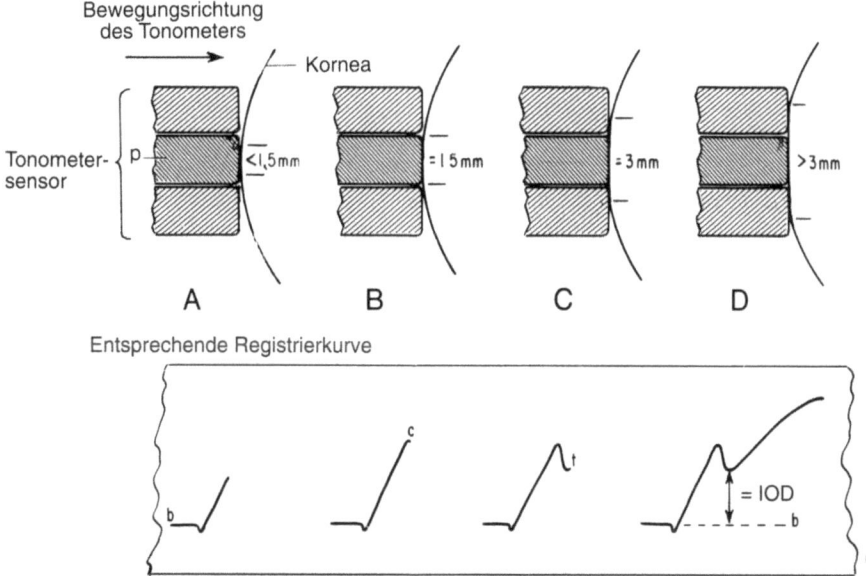

Abb. 4.11. Mackay-Marg-Tonometrie (modifiziert nach Marg et al.). *A* Mit dem Kontakt des Kolbens des Tonometersensors mit der Hornhaut *(p)* steigt die Druckkurve an. *B* Wenn der Gipfel der Kurve *(c)* erreicht ist, entspricht der Durchmesser des Hornhautkontaktes dem des Sensorkolbens (1,5 mm). *C* Mit weiterer kornealer Abplattung wird die Kraft der kornealen Eigensteifigkeit auf den Kolbenschaft übertragen, und die Druckkurve zeigt einen Abfall *(t)*, wenn der Durchmesser des Hornhautkontaktes 3 mm beträgt. *D* Bei weiterer Hornhautabplattung führt dies zu einer künstlichen, exogenen Erhöhung des Augeninnendruckes. Die Distanz von der Grundlinie *(b)* bis zum initialen Tal der Druckkurve wird als Augeninnendruck bewertet

bens bündig mit dem Kolbenschaft zu bekommen), bis die applanierte Fläche einen Durchmesser von 1,5 mm erreicht. An diesem Punkt (dem Gipfelpunkt der Kurve) entspricht der gemessene Druck gegen den Tonometerkolben dem tatsächlichen Augeninnendruck und der notwendigen Kraft um die Hornhaut abzuplatten. Die Registrierkurve fällt dann ein wenig um den Effekt der kornealen Rigidität ab, die auf den Kolbenschaft übertragen wird. Wenn die korneale Applanatationsfläche 3 mm im Durchmesser hat (initiales Tal der Aufzeichnungskurve) mißt der Sensor nur den tatsächlichen Augeninnendruck. Die Kurve danach steigt an als das Ergebnis einer exogenen Augendrucksteigerung (Abb. 4.11). Da dieses Tonometer den Augeninnendruck unverzüglich während eines kurzen Augenblickes registriert, sind mehrere Ablesungen notwendig, um einen Mittelwert aus den Augeninnendruckfluktuationen in Konsequenz der okulären Pulsationen abzuschätzen.

4.2.4.3 Tonometer nach dem Mackay-Marg-Prinzip

Neuere Varianten des Mackay-Marg-Tonometers unterscheiden sich durch integrierte Programme, die automatisch akzeptable Meßvorgänge auswählen und inadäquate Messungen ablehnen. Drei oder mehr Augendruckablesungen werden gemittelt und auf einer digitalen Anzeige dargestellt. Unter diesen Tonometermodellen wurden klinisch das *CAT-100-Applanationstonometer* geprüft [198], ebenso das digitale, elektronische *Challenger-Applanationstonometer* (Nachfolger des neu konzipierten EMT-20) [199] und das *Biotronics-Tonometer* [200]. Keines dieser Tonometer hat bisher eine ausreichende Genauigkeit für die klinische Anwendung belegen können.

Tono-Pen. Dieses Hand-Mackay-Marg-Tonometer enthält eine Spannungsmeßeinheit, die ein elektrisches Signal abgibt, wenn die Fußplatte die Hornhaut applaniert [201]. Ein auf einem einzelnen Chip beruhender, eingebauter Mikroprozessor registriert die Druckkurven und mittelt 4–10 Ablesungen für eine digitale Anzeige. Es gibt auch den Prozentsatz der Variabilität zwischen den geringsten und höchsten der akzeptablen Druckmessungen von 5 bis 20% an. Der Tono-Pen ist das am besten klinisch getestete Tonometer des Mackay-Marg-Meßprinzips, obwohl die publizierten Ergebnisse sehr widersprüchlich sind (hierauf wird am Schluß des Kapitels eingegangen).

4.2.4.4 Pneumatische Tonometer (Pneumotonometer) [202,203]

Grundprinzip. Das Konzept dieses Tonometers ist in etwa vergleichbar dem des Mackay-Marg-Tonometers, indem ein zentraler Sensor den Augeninnendruck mißt, während die umgebende Struktur die Hornhaut abplattet. Der Sensor ist in diesem Falle eine Luftdruckkammer und nicht ein elektronisch kontrollierter Meßkolben.

Beschreibung des Tonometers. An einem Ende eines bleistiftähnlichen Halters befindet sich ein kleiner druckregistrierender Stutzen, der einen äußeren Durchmesser von 0,25 Zoll und eine zentrale Druckkammer von 2 mm Durchmesser hat. Dieses kleine Endstück ist mit einem elastischen Diaphragma überzogen und die Druckluft in der zentralen Druckkammer entweicht an der Fußplatte zwischen dem Diaphragma und dem Auslaß der Druckkammer. Der Luftdruck in der Druckkammer ist abhängig von dem Widerstand, den das Auge der Abplattung und damit dem Druckausgleich nach außen bietet. Ein elektronischer Druckwandler überträgt die Luftdruckwerte als eine Druckkurve auf einen Papierstreifen.

Meßtechnik. Wenn der Tonometersensor die Hornhaut berührt, steigt die Druckkurve an, wenn die Fußplatte mit dem Diaphragma die Hornhautoberfläche berührt und abplattet (Abb. 4.12). Wenn die Kontaktfläche der Fußplatte mit dem Diaphragma der Applanationsfläche entspricht, wird eine initiale Deflektion registriert, die dem Augeninnendruck und der Kraft zur Deformierung der Hornhaut entspricht. Mit weiterem Hornhautkontakt wird die Kraft zur Überwindung der Eigensteifigkeit der Hornhaut durch den Sensor aufgefangen und die Druckkurve zeigt ein Tal, das in Beziehung zur Grundlinie dem aktuellen Augeninnendruck entspricht. Darüber hinausgehender Hornhautkontakt führt zu einer künstlichen Augeninnendrucksteigerung und zu einem zweiten Kurvenanstieg (Abb. 4.13). Das Tonometer kann auch für eine kontinuierliche Augendruckaufzeichnung verwendet werden.

4.2.5 Maklakov-Applanationstonometer

Grundprinzip. Maklakov führte in die Augeninnendruckmessung das Konzept ein, den Augeninnendruck abzuschätzen, indem man die Applanationsfläche der Hornhaut durch ein bekanntes, definiertes Gewicht mißt [204]. Diese Meßtechnik ist in Rußland noch weit verbreitet.

Tonometer und Meßtechnik [204,205]. Ein hantelförmiger Metallzylinder hat zwei flache Endplatten mit poliertem Glas an beiden Seiten mit einem Durchmesser von 10 mm. Ein Satz vier solcher Geräte ist verfügbar, die 5, 7,5, 10 und 15 g wiegen. Mit einem Handgriff wird das Tonometer auf die Hornhaut aufgesetzt. Eine Farbschicht (eine Suspension aus Argyrol, Glyzerin und Wasser) wird auf beide Endplatten aufgebracht und am liegenden Patienten auf die anästhesierte Hornhaut aufgesetzt. Das Instrument verbleibt für 1 s streng vertikal auf der Hornhaut. Dadurch entsteht ein zirkulärer Abdruck auf der Fußplatte, der der abgeplatteten Hornhautfläche entspricht. Der Durchmesser dieser weißen Fläche wird mit einer transparenten Meßskala auf 0,1 mm genau abgelesen und der Augeninnendruck aus Umrechnungstabellen für das entsprechende Gewicht des Meßkolbens ermittelt.

Umrechnungstabellen. Obwohl die intraokulare Volumenverschiebung mit dem Maklakov-Tonometer geringer als bei der Indentationstonometrie ist, ist sie doch groß genug, damit die okuläre Rigidität bei der Berechnung des Augeninnendruckes der Berücksichtigung bedarf. Kalfa hat dieses Problem etwa zur gleichen Zeit erkannt, zu der Friedenwald sein Konzept der okulären Rigidität für die Schiötz-Tonometrie erarbeitete [206]. Auch er verwandte verschiedene Ge-

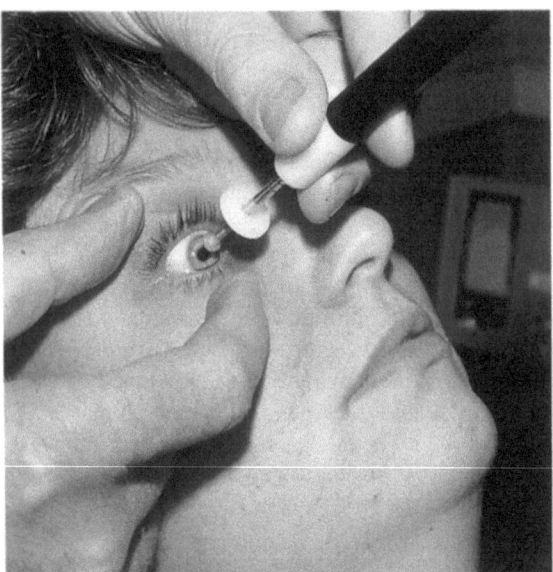

Abb. 4.12. Technik der Tonometrie mit dem pneumatischen Tonometer

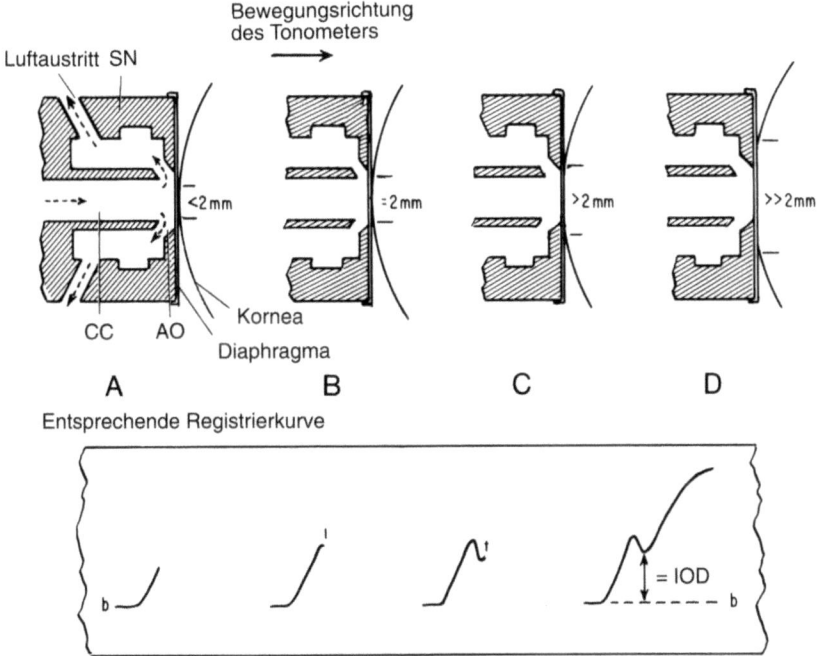

Abb. 4.13. Pneumatische Tonometrie (modifiziert nach Durham et al.). *A* Ein Drucksensor *(sn)* berührt die Hornhaut, die einen Widerstand gegenüber der Luftströmung *(gestrichelte Linien)* induziert, der durch den Anlagedruck einer ringförmigen Öffnung *(ao)* zu einem entsprechenden Anstieg in der Augendruckaufzeichnung führt. *B* Wenn der Durchmesser des Hornhautkontaktes 2 mm entspricht, entsteht ein initialer Kurvenanstieg *(i)*. *C* Mit weiterer Hornhautabplattung wird die Kraft der kornealen Eigensteifigkeit auf die Stirnplatte des Drucksensors übertragen, und der Luftdruck in der zentralen Druckkammer *(cc)* mißt den Augeninnendruck, dargestellt durch die Distanz von Grundlinie *(b)* zum Tal der Druckkurve *(t)*. *D* Eine weitere Hornhauteindellung durch das Tonometer führt zu einem artifiziellen Augeninnendruckanstieg

wichte um die okuläre Rigidität der Augapfelhüllen zu berechnen, was er als „elastometrischen Druckanstieg" bezeichnete. Es wurden neue Umrechnungstabellen entwickelt, die Nomogramme für die Differentialtonometrie enthielten [207].

Weitere Tonometer des Maklakov-Typs sind in Tabelle 4.2 aufgeführt.

4.2.6 Nonkontakttonometer

Das Nonkontakttonometer wurde 1972 von Grolman [214] eingeführt und hat den einzigartigen Vorteil gegenüber anderen Tonometern, daß es das Auge während des Meßvorgangs nicht berührt und lediglich einen Luftstoß auf das Auge überträgt. Dieses Tonometer ist nicht mit pneumatischen Tonometern zu verwechseln, wie sie vorher besprochen wurden.

Grundkonzept. Ein Luftstoß vermittelt eine konstante Krafteinwirkung, die für einen sehr kurzen Augenblick die Hornhaut deformiert. Es ist sehr schwer die exakte Geometrie der Hornhautdeformierung zu be-

Tabelle 4.2. Applanationstonometer mit variabler Hornhautabplattung

Tonometer	Beschreibung/Anwendung
1. Maklakov-Kalfa [204]	1. Prototyp
2. Applanometer [208]	2. Keramikfußplatten
3. Tonomat [209]	3. Einmalfußplatten
4. Halberg-Tonometer [210]	4. Transparente Fußplatte für direkte Ablesung mit multiplen Gewichten
5. Barraquer-Tonometer [211]	5. Plastiktonometer zur Anwendung im Operationssaal
6. Ocular-Tension-Indicator [212]	6. Verwendung des Goldmann-Applanationsprismas mit definiertem Gewicht zu Screeningzwecken (Messung von Augeninnendruckwerten über oder unter 21 mm Hg)
7. Glauco-Test [213]	7. Screening-Tonometer mit verschiedenen Fußplatten für eine Grenzwerttonometrie

stimmen, obwohl man annimmt, daß die Hornhautoberfläche in dem Augenblick, in dem die Augendruckmessung stattfindet, abgeplattet wird. Der Zeitaufwand von einem internen Referenzpunkt bis zu dem Augenblick, in dem die Hornhaut deformiert wird, wird gemessen und in einen Augeninnendruckwert umgerechnet, basierend auf vorausgegangenen Vergleichen mit dem Goldmann-Applanationstonometer.

Beschreibung des Tonometers [214–216]. Das Originalnonkontakttonometer ist auf einem Untersuchungstisch angebracht und besteht aus 3 Untereinheiten: 1. einem Justierungssystem, welches dem Untersucher ermöglicht, auf die apikale Hornhautregion in den 3 Dimensionen (axial, vertikal und lateral) optisch zu justieren; 2. einem optoelektronischen Registriersystem zur Erfassung der Hornhautapplanation, welches aus einem Transmitter besteht, der ein Lichtbüschel auf den Hornhautscheitelpunkt richtet, einem Empfänger und Detektor, der nur parallele, koaxiale, vom Hornhautscheitel reflektierte Strahlen aufnimmt, und 3. einem pneumatischen System, das einen Luftstoß aus Raumluft generiert, der direkt gegen die Hornhaut gerichtet ist. Ein neueres, Hand-NKT, das Pulsair-Tonometer ist auch kommerziell verfügbar [217, 218].

Meßtechnik [214–216]. Der Patient beobachtet ein integriertes Fixationsobjekt, während der Untersucher das Tonometer auf den Hornhautscheitelpunkt richtet, indem er die Reflektion des Fixationsobjektes von der Patientenhornhaut auf einen stationären Ring abbildet (Abb. 4.14). Während dieser Zeit wird das Licht des Transmitters von der nicht beeinflußten Hornhaut reflektiert, was nur einer geringen Anzahl von Lichtstrahlen den Eintritt in den Empfänger ermöglicht. Wenn die Hornhaut des zu messenden Auges und das Tonometer gut aufeinander abgestimmt sind, löst der Untersucher den Luftstoß auf die Hornhaut aus. In diesem Augenblick, während die zentrale Hornhaut deformiert oder abgeplattet wird, wird die Größtmenge von Reflexlicht erfaßt, was als das Maximum der registrierten Lichtmenge aufgezeichnet wird. Die Zeitdauer von einem internen Referenzpunkt bis zur Registrierung der maximalen Lichtmenge wird in einen Augeninnendruckwert umgerechnet und auf einer digitalen Anzeige dargestellt (Abb. 4.15 a–d).

Der Zeitaufwand für eine durchschnittliche NKT-Augeninnendruckmessung ist etwa 1–3 ms (1/500 einer Herzaktion) und entspricht somit einem zufälligen Punkt auf der okulären Pulskurve, so daß diese als wesentliche Variable das Meßergebnis beeinflussen kann (eine Mittelwertbildung aus pulsatorischen Schwankungen wie bei anderen Tonometern erfolgt hier nicht). Außerdem gilt es zu bedenken, daß Glaukomaugen einen erheblich größeren Bereich von Kurzzeitfluktuationen des Augeninnendruckes haben [219]. Die Wahrscheinlichkeit, daß eine Kurzzeitmessung des Augeninnendruckes den Mittelbereich pulsatorischer Augeninnendruckschwankungen angibt, nimmt mit der Anzahl der Druckmessungen zu [220]. Aus diesem Grunde wird empfohlen, daß man mindestens 3 Ablesungen innerhalb eines Bereiches in 3 mm Hg erhält und daraus einen Mittelwert bildet.

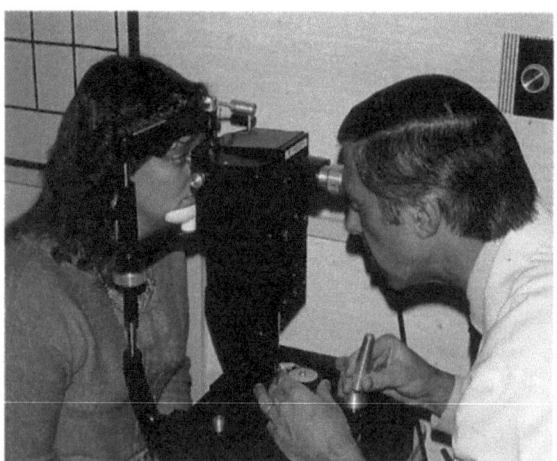

Abb. 4.14. Technik der Nonkontakttonometrie. Der Untersucher *(rechts)* justiert das Tonometer auf ein von der Patientenhornhaut reflektiertes Testobjekt *(links)* und löst mit der rechten Hand bei korrekter Justierung einen Luftstoß aus

4.2.7 Andere Tonometer

Geräte zur kontinuierlichen Augeninnendruckaufzeichnung. Für die Diagnose und Behandlung des Glaukoms wäre ein Tonometer, das den Augeninnendruck kontinuierlich für Stunden, Tage oder unbegrenzt, ohne artifizielle Beeinflussung des Augendruckniveaus, aufzeichnen kann, von großem Nutzen. Vorläufige Laborversuche haben die Möglichkeit einer telemetrischen Augeninnendruckkontrolle geprüft. Ein Spannungsmeßgerät kann in einer Kontaktlinse angebracht werden, um Veränderungen im meridionalen Winkel des korneoskleralen Überganges zu messen [221]. Es kann auch an ein Skleraumschnürungsband angebracht werden, um die Ausdehnung des Augapfels aufzuzeichnen [222]. Ein anderes Vorgehen ist der Einsatz eines skleralen Applanationsgerätes, das an einen passiven, radiotelemetrischen

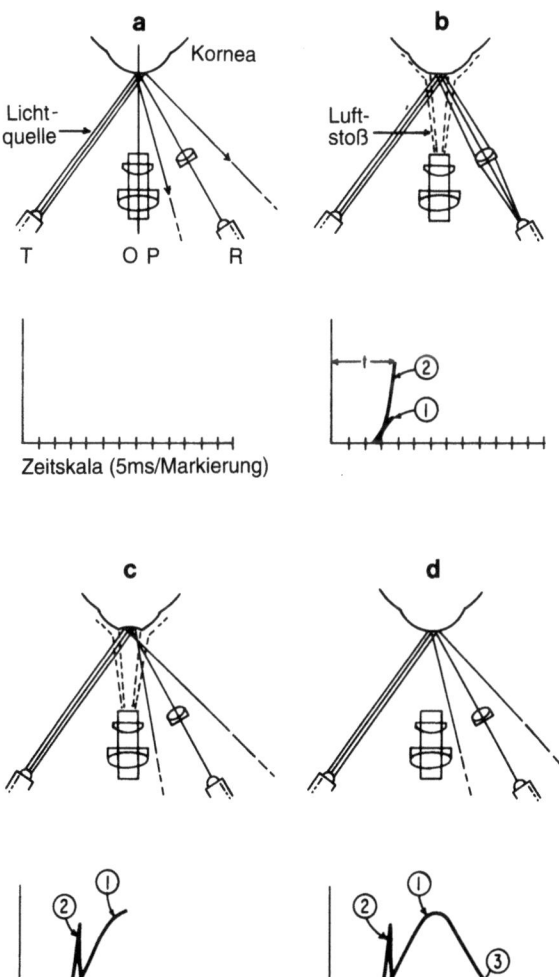

Abb. 4.15 a–d. Nonkontakttonometrie. **a** Die Lichtquelle des Transmitters *(T)* wird von der unbeeinflußten Hornhaut zum Empfänger *(R)* reflektiert, nachdem das Tonometer durch ein optisches System *(O)* auf die Hornhaut justiert ist. **b** Ein Luftstoß *(1)* eines pneumatischen Systems *(P)* deformiert die Hornhaut, was die Lichtmenge *(2)*, die durch R aufgenommen und gemessen wird, vergrößert. Die Zeit *(t)* von einem internen Referenzpunkt bis zu dem Augenblick maximaler Lichtregistrierung (was vermutlich der Applanation der Hornhaut entspricht) wird in Augeninnendruck umgerechnet (basierend auf Kalibrierungen mit einem Goldmann-Applanationstonometer); der Augeninnendruck wird dann digital angezeigt. **c** Der weitere Luftstoß produziert eine momentane Konkavität der Hornhautoberfläche, was eine dramatische Reduktion der durch R aufgenommenen Lichtmenge verursacht. **d** Sobald die Hornhaut wieder ihre ursprüngliche Gestalt einnimmt, wird in einem zweiten kurzen Moment der Applanation ein weiterer kleiner Gipfel verursacht *(3)*

Druckwandler angebracht ist [223,224]. Es wurde auch ein Tonometer beschrieben, das mit applanierenden Saugnäpfen arbeitet und den Augeninnendruck bilateral über 1 h am liegenden Probanden mißt [225].

Heimtonometrie. Eine weitere Möglichkeit, um vielfache Augeninnendruckmessungen zu verschiedenen Zeiten des Tages und der Nacht zu erhalten (außer der Aufzeichnung einer Augendruckkurve in der Klinik durch Ärzte, Schwestern oder Techniker), ist die Augeninnendruckmessung in der häuslichen Umgebung des Patienten. Dabei muß ein Familienmitglied in der Technik der Schiötz-Tonometrie unterrichtet werden, um diese an seinem Verwandten auszuführen, wenngleich die Genauigkeit der Ergebnisse erheblich variiert. Ein neues Gerät, dem das Applanationsprinzip zugrunde liegt, kann von dem Patienten selbst ohne Hilfe Dritter angewandt werden und zeigt sich in vorläufigen Studien vielversprechend [36,37,226,227].

Es wurde auch versucht, den Augeninnendruck dadurch zu bestimmen, indem man die Kontaktzeit eines über eine Spiralfeder angetriebenen Hämmerchens mit dem Auge [228] oder die Frequenz eines vibrierenden Sensors in Kontakt mit der Hornhaut (Vibratonometer) [229] mißt.

Bei allen Betrachtungen zu neuartigen Augendruckmeßgeräten gilt es zu bedenken, daß in Deutschland jedes Tonometer vor der Anwendung am Patienten der Bauartzulassung durch die Physikalisch-technische Bundesanstalt bedarf. Das in seiner Bauart zugelassene Augendruckmeßgerät unterliegt der gesetzlichen Eichpflicht mit der Überprüfung der Kalibrierung in zweijährigem Abstand durch das zuständige Landeseichamt.

4.2.8 Vergleich der verschiedenen Tonometer

4.2.8.1 Vergleich mit dem Goldmann-Tonometer bei Augen mit regulärer Hornhautstruktur

Die präziseste Methode für die Beurteilung der Genauigkeit eines Tonometers ist der Vergleich mit manometrischen Druckmessungen in der kanülierten vorderen Augenkammer. Während diese Methode häufig bei Tieraugen oder menschlichen Autopsieaugen angewandt wird, ist der Einsatz am lebenden menschlichen Auge aus verständlichen Gründen begrenzt. Eine andere Möglichkeit ist das zu prüfende Tonometer mit demjenigen zu vergleichen, dessen Meßergebnisse als am genauesten allgemein akzeptiert sind. Bei Augen mit regulärer Hornhautstruktur ist das Goldmann-Applanationstonometer allgemein als Standard akzeptiert, an dem sich andere Tonometerkonstruktionen zu messen haben. Es sollte jedoch auch bedacht werden, daß selbst zwei aufeinanderfolgende Goldmann-Augendruckmessungen am gleichen Auge in kurzer Zeit mit dem gleichen Gerät und gleichem Untersucher [230] oder mit 2 Tonometern und 2 Untersuchern [231] in etwa 30 % paarweiser Messungen um 2 oder 3 mm Hg differieren können. Unterschiede aufeinanderfolgender Messungen von etwa 2 mm Hg können somit auch bei der präzisesten Form der Augendruckmessung am lebenden Auge vorkommen.

Schiötz-Tonometer. Viele Vergleichsstudien belegen, daß das Schiötz-Tonometer gegenüber dem Goldmann-Tonometer niedrigere Meßwerte ergibt [232–234]. Dies trifft auch zu, wenn man den Effekt der unterschiedlichen Körperlage auf den Augeninnendruck eliminiert, indem man beide Meßmethoden am liegenden Patienten anwendet [143,235,236]. In einer klinischen Studie wurde ein erheblicher Einfluß des Alters auf die Unterschiede zwischen beiden Meßmethoden festgestellt, mit den größten Unterschieden im 6. und 7. Lebensjahrzehnt [237]. Die Meßdifferenzen mit beiden Tonometern und der Einfluß der okulären Rigidität sind so beschaffen, daß man davon ausgehen kann, daß das Schiötz-Tonometer den Augeninnendruck nur in einem bestimmten Druckbereich einigermaßen korrekt wiedergibt [143] und von sehr begrenztem Wert für Screeningzwecke ist [233,234,238]. Das Schiötz-Tonometer ist besonders ungeeignet in Situationen, bei denen die okuläre Rigidität sich signifikant geändert hat, wie nach einer Operation der Netzhautablösung [152–154] oder in Augen, die eine kompressible Gastamponade enthalten [153–155, 239].

Perkins-Applanationstonometer. Dieses Tonometer schnitt im Vergleich mit dem Goldmann-Gerät günstig ab [240,241]. In einer klinischer Studie war die mittlere Differenz der Meßergebnisse zwischen beiden Geräten 1,4 mm Hg [240]. Das Perkins-Gerät ist besonders nützlich für Augendruckmessungen bei Säuglingen und Kindern in Narkose und ist lageunabhängig am sitzenden und liegenden Patienten gleich genau. Es gilt deshalb als exzellentes Tonometer für den Operationssaal zu Untersuchungen in Allgemeinanästhesie oder auf der Krankenstation am bettlägerigen Patienten.

Draeger-Applanationstonometer. Vergleichsstudien mit der Goldmann-Tonometrie ergaben unterschiedliche Ergebnisse, wobei eine klinische Prüfung eine ausreichende Übereinstimmung bestätigt [241], während in einer anderen Untersuchung das Draeger-Gerät nicht besser als ein ordentlich angewandtes Schiötz-Tonometer beurteilt wird [242]. Wegen seines komplexeren Bauprinzips ist das Draeger-Tonometer schwieriger anzuwenden als das Perkins-Tonometer und die Akzeptanz durch den Patienten ist schlechter.

Mackay-Marg-Tonometer. Zwischen den Augendruckmessungen mit dem Mackay-Marg- und dem Goldmann-Tonometer wurde eine signifikante Korrelation nachgewiesen, wenn eine Lokalanästhesie bei beiden Meßmethoden angewandt wurde. Dabei lagen die Mackay-Marg-Ergebnisse in der Regel jedoch höher als die Goldmann-Meßwerte [243]. Wenn das Mackay-Marg-Tonometer ohne Anästhesie verwendet wird, liegen die Augendruckwerte etwa 2 mm Hg höher als mit dem gleichen Gerät an der anästhesierten Hornhaut [243]. In einer klinischen Studie fanden sich ganz beträchtliche Abweichungen zwischem dem Mackay-Marg-Tonometer und dem Goldmann-Gerät, wenn das Mackay-Marg-Tonometer von einer technischen Assistentin angewandt wurde [244].

Tonometer nach dem Mackay-Marg-Prinzip. Wie schon vorher gesagt, wurden die meisten neueren Instrumente, die sich das Mackay-Marg-Prinzip zunutze machen (CAT 100, Challenger, EMT-20, Biotronics-Tonometer), im klinischen Gebrauch als nicht ausreichend genau bewertet [198–200]. Der Tono-Pen zeigte günstige Vergleichswerte mit manometrischen Messungen an menschlichen Autopsieaugen [245,246]. Im klinischen Vergleich mit Goldmann-Meßwerten fanden einige Studien eine gute Korrelation, besonders im normalen Augeninnendruckbereich [246–248], obwohl die meisten Untersuchungen darüber übereinstimmen, daß im höheren Druckbereich die Werte niedriger als mit dem Goldmann-Gerät liegen und im unteren Augendruckbereich zu hohe Werte gemessen werden [201,247,248]. Eine Vergleichsstudie fand eine durchschnittliche Abweichung von 2,7 mm Hg zwischen paarweisen Messungen mit dem Goldmann- und Tono-Pen-Gerät, bei einer Differenz von mehr als 5 mm Hg in 7 % der Vergleichstonometrien [249]. In einer weiteren Untersuchung war die Diskrepanz zwischen beiden Meßmethoden nicht so systematisch, um einen Korrekturfaktor für das Aufzeichnen von Augendruckprofilen einzufügen [250].

Pneumatische Tonometer. Vergleichsstudien mit einem pneumatischen Tonometer, dem Pneumatonographen, zeigten eine günstige Korrelation mit dem Goldmann-Tonometer [251,252], selbst wenn das pneumatische Tonometer von einer technischen Assistentin angewandt wurde [234]. Der Pneumatonograph ergab jedoch statistisch signifikant höhere Werte [251,252] als das Goldmann-Tonometer und bei einer klinischen Studie an einem frühen Modell dieses Tonometertyps zeigte sich auch eine ungenügende Korrelation mit den Applanationswerten [253]. In einer Laboruntersuchung mit dem Pneumatonographen wurden verschiedene Fehlerquellen identifiziert, die ein zu hohes Augendruckniveau sogar im physiologischen Bereich bedingen [254]. Die Autoren befanden, daß das Gerät für eine Tonographie nicht geeignet sei.

Halberg-Applanationstonometer. Der Vergleich dieses Tonometers mit dem Goldmann-Tonometer fiel günstiger aus als mit dem Schiötz-Tonometer [234,255], obwohl der Pneumatonograph in einer Studie besser abschnitt [234]. Man nahm an, daß der Umgang mit dem Halberg-Tonometer leichter zu erlernen sei als mit dem Perkins-Handapplanationstonometer [256], wenngleich Medizinstudenten in einer anderen Untersuchung das Schiötz-Tonometer vorzogen und damit auch genauere Ergebnisse erzielten [257].

Glauco-Test. Untersuchungen mit diesem Tonometer lassen vermuten, daß es ein gutes Screeninggerät ist [213], selbst wenn es durch eine technische Assistentin gebraucht wird [234].

Nonkontakttonometer. Bei den meisten klinischen Prüfungen, die von einem Vergleich mit dem Goldmann-Applanationstonometer ausgehen, zeigt sich, daß das NKT relativ zuverlässig innerhalb des physiologischen Druckbereiches ist, obwohl die Zuverlässigkeit im höheren Druckbereich nachläßt und es bei einer pathologischen Hornhaut oder schlechter Fixation des Patienten von begrenztem Wert ist [214–216,258]. Eine Studie fand eine gute Korrelation zwischen den mittleren Augeninnendruckwerten mit beiden Tonometertypen, jedoch eine erheblich größere intraindividuelle Varianz mit dem NKT [259].

Das Pulsair-Hand-NKT zeigte günstige Vergleichswerte mit dem Goldmann-Tonometer an gesunden und glaukomkranken Augen [217] und konnte effektiv postoperative Augeninnendrucksteigerungen aufdecken [218]. Eine klinische Studie zeigte jedoch eine mittlere, absolute Abweichung von 2,49 mm Hg bei paarweisen Messungen mit dem Goldmann-Tonometer und dem Pulsair-Gerät, wobei 8 % der paarweisen Meßwerte um mehr als 5 mm Hg differierten [249]. Eine andere Studie zeigte eine streng lineare Korrelation zwischen den Meßwerten beider Instrumente, obwohl das Pulsair-Gerät tendentiell geringere Augendruckwerte oberhalb des Normbereiches ergab [260].

Ein wichtiger Vorteil des NKT ist die Elimination von potentiellen Risiken, die bei jeder Kontakttonometrie auftreten wie z. B. 1. Hornhauterosio, 2. Reaktionen auf Lokalanästhetika und 3. Verbreitung von Infektionen. Außerdem kann ein Nonkontakttonometer zuverlässig durch paramedizinisches Personal angewandt werden und hat evtl. Vorteile bei Reihenuntersuchungen und womöglich bei wissenschaftlichen Untersuchungen zu lokal angewandten Antiglaukomatosa. Vorsicht ist jedoch geboten bei pathologischen Hornhäuten, nachdem subepitheliale Bullae nach NKT-Augendruckmessungen auftraten [261]. Außerdem besteht eine geringe Chance, daß Infektionen verbreitet werden könnten durch eine Kontamination der Frontfläche des Tonometers durch Tröpfchen des Tränenfilms zu dem Zeitpunkt, wenn der Luftstoß auf das Auge auftritt, weshalb eine Säuberung mit einem Alkoholschwämmchen nach der Druckmessung ratsam ist.

4.2.8.2 Tonometrie bei Hornhautpathologie

Die Genauigkeit der Goldmann- und Maklakov-Applanationstonometer sowie der Nonkontakttonometer ist begrenzt bei Augen mit einer irregulären Hornhautoberfläche. Bei Hornhautnarben und Hornhautödem nimmt man an, daß das Mackay-Marg-Tonometer am vorteilhaftesten ist [262–264]. Es gibt jedoch auch Berichte, daß das pneumatische Tonometer bei erkrankten Hornhäuten brauchbare Ergebnisse liefert [264,265]. Bei einer Untersuchung am kanulierten Autopsieauge mit einer pathologischen Hornhaut zeigte der Pneumatonograph objektivere und konstantere Meßwerte als das Mackay-Marg-Tonometer [266]. Der Tono-Pen ergab gute Vergleichswerte mit dem Mackay-Marg-Tonometer bei unregelmäßiger Hornhautoberfläche in einer weiteren klinischen Studie [267].

4.2.8.3 Tonometrie auf weichen Kontaktlinsen

Es wurde behauptet, daß das Mackay-Marg-Tonometer, der Pneumatonograph und der Tono-Pen den Augeninnendruck durch weiche Verbandslinsen hinreichend genau messen können, obwohl weiche Kontaktlinsen unterschiedlicher Brechkraft entsprechende Meßfehler mit dem Tono-Pen ergaben [271]. Applanationsmeßwerte sollen durch die Brechkraft von Kontaktlinsen mit hohem Wassergehalt beeinflußt werden und es wurden Korrekturtabellen zur Kompensation dieses Effektes entwickelt [272]. Eine Auswertung von NKT-Messungen auf Augen mit und ohne weiche Kontaktlinsen ergab, daß die Brechkraft der Linse die Differenzen paarweiser Messungen beeinflußt mit den größten Abweichungen bei hyperopen Linsen [273].

4.2.8.4 Tonometrie bei Augen mit einer Gastamponade

Wie schon angedeutet, verändert eine intraokulare Gastamponade die sklerale Rigidität erheblich, was besonders die Indentationstonometrie verfälscht. Ein pneumatisches Tonometer ergab an Augen mit einer intravitrealen Gastamponade erheblich geringere Meßwerte als das Goldmann-Tonometer [239], während der Tono-Pen eine bessere Übereinstimmung mit den Goldmann-Meßwerten an Augen nach einer Pars-plana-Vitrektomie und einem Gas-Flüssigkeits-Austausch ergab [274]. In einer anderen Untersuchung an 50 Augen mit pathologischen Hornhäuten nach Vitrektomie und Gas-Flüssigkeits-Austausch zeigten die Meßwerte mit Tono-Pen und Pneumotonometer eine gute Korrelation bei einer mittleren Differenz von 1,4 mm Hg, wobei der Tono-Pen in der Regel geringere Meßwerte ergab [275]. Eine manometrische Untersuchung an menschlichen Autopsieaugen zeigte, daß beide Tonometer den Augeninnendruck signifikant in einem Druckbereich über 30 mm Hg unterschätzten [275].

4.2.8.5 Tonometrie an Tieraugen

Man fand, daß das Mackay-Marg-Tonometer bessere Ergebnisse liefert als der Pneumatonograph bei Augeninnendruckmessungen an Hunden [276], während sie in einer anderen Untersuchung in gleicher Weise zuverlässige Ergebnisse lieferten [277]. An Primatenaugen nach einer Epikeratophakie, bei der der Augeninnendruck durch einen Druckwandler kontrolliert wurde, ergab das Mackay-Marg-Tonometer zuverlässige Meßergebnisse oberhalb 20 mm Hg, hatte jedoch eine geringere Genauigkeit unterhalb dieses Druckbereiches, während das Goldmann-Tonometer über den gesamten Meßbereich präzise war [278]. Untersucher sollten vorsichtig sein bei der Interpretation von Meßwerten mit dem Pneumatonographen an Tieraugen, da er nur für menschliche Augen kalibriert wurde. Eine wissenschaftliche Untersuchung stellt die Kalibrierung des Pneumatonographen für Kaninchenaugen unter Verwendung des offenen und geschlossenen manometrischen Systems dar [279].

4.3 Zusammenfassung

Die Verteilung der Augeninnendruckwerte in der allgemeinen Bevölkerung entspricht einer Gauß-Glockenkurve mit der Ausnahme einer Verschiebung zu höheren Druckwerten des rechten Kurventeils. Der Mittelwert ist etwa 15 mm Hg und 2 Standardabweichungen ober- und unterhalb des Mittelwertes ergeben einen „Normbereich" von etwa 10–20 mm Hg. Außer Glaukom beeinflussen viele Faktoren den Augeninnendruck und können in 2 Kategorien unterteilt werden: 1. jene Einflußgrößen, die einen langfristigen Effekt auf den Augeninnendruck haben, und 2. jene Einflußgrößen, die kurzzeitige Fluktuationen des Augendruckes bedingen. Die erstere Gruppe schließt Genetik, Alter, Geschlecht, Refraktionsfehler und Rasse ein, während die zweite Gruppe von Parametern tageszeitliche Schwankungen, Körperlage, körperliche Betätigung, Lid- und Augenbewegungen, verschiedene intraokulare und allgemeine Umstände, Allgemeinanästhesie und Ernährung sowie Arzneimittel umfassen.

Tonometer messen den Augeninnendruck, indem sie eine Deformierung der Hornhaut in Beziehung setzen zu der Kraft, die für die Deformierung notwendig ist. Einige Tonometer indentieren die Hornhaut, wie das Schiötz-Tonometer, während andere eine Abplattung der Hornhaut bewirken. In letzterer Gruppe von Augendruckmeßgeräten verwenden einige Tonometer eine variable Kraft, um eine Standardapplanationsfläche zu erzeugen, wofür das Goldmann-Applanationstonometer das Vorbild ist, während andere die Applanationsfläche bestimmen, die durch eine konstante Kraft erreicht wird. Wieder andere Tonometer, wie das Mackay-Marg- und pneumatische Tonometer, verwenden ein modifiziertes Applanationsprinzip mit einer elektronischen Aufzeichnung des Augeninnendruckes. Das Nonkontakttonometer deformiert die apikale Hornhaut mit einem Luftstoß und zeichnet den Augeninnendruck automatisch auf.

Literatur

1. Leydhecker, W, Akiyama, K, Neumann, HG: Der intraokulare Druck gesunder menschlicher Augen. Klin Monatsbl Augenheilkd 133:662, 1958.
2. Colton, T, Ederer, F: The distribution of intraocular pressures in the general population. Surv Ophthal 25:123, 1980.
3. Johnson, LV: Tonographic survey. Am J Ophthal 61:680, 1966.
4. Segal, P, Skwierczyńska, J: Mass screening of adults for glaucoma. Ophthalmologica 153:336, 1967.
5. Armaly, MF: On the distribution of applanation pressure. I. Statistical features and the effect of age, sex, and family history of glaucoma. Arch Ophthal 73:11, 1965.
6. Perkins, ES: Glaucoma screening from a public health clinic. Br J Ophthal 1:417, 1965.
7. Loewen, U, Handrup, B, Redeker, A: Results of a glaucoma mass screening program. Klin Monatsbl Augenheilkd 169:754, 1976.
8. Ruprecht, KW, Wulle, KG, Christl, HL: Applanation tonometry within medical diagnostic "check-up" programs. Klin Monatsbl Augenheilkd 172:332, 1978.
9. Shiose, Y, Kawase, Y: A new approach to stratified normal intraocular pressure in a general population. Am J Ophthal 101:714, 1986.
10. David, R, Zangwill, L, Stone, D, Yassur, Y: Epidemiology of intraocular pressure in a population screened for glaucoma. Br J Ophthal 71:766, 1987.
11. Armaly, MF: The genetic determination of ocular pressure in the normal eye. Arch Ophthal 78:187, 1967.
12. Armaly, MF, Monstavicius, BF, Sayegh, RE: Ocular pressure and aqueous outflow facility in siblings. Arch Ophthal 80:354, 1968.
13. Levene, RZ, Workman, PL, Broder, SW, Hirschhorn, K: Heritability of ocular pressure in normal and suspect ranges. Arch Ophthal 84:730, 1970.
14. Seddon, JM, Schwartz, B, Flowerdew, G: Case-control study of ocular hypertension. Arch Ophthal 101:891, 1983.
15. Radtke, ND, Cohan, BE: Intraocular pressure measurement in the newborn. Am J Ophthal 78:501, 1974.
16. Goethals, M, Missotten, L: Intraocular pressure in children up to five years of age. J Pediatr Ophthal Strab 20:49, 1983.
17. Musarella, MA, Morin, JD: Anterior segment and intraocular pressure measurements of the unanesthetized premature infant. Metab Pediatr Syst Ophthal 8:53, 1985.
18. Klein, BE, Klein, R: Intraocular pressure and cardiovascular risk variables. Arch Ophthalmol 99:837, 1981.
19. Hiller, R, Sperduto, RD, Krueger, DE: Race, iris pigmentation, and intraocular pressure. Am J Epidemiol 115:674, 1982.
20. Carel, RS, Korczyn, AD, Rock, M, Goya, I: Association between ocular pressure and certain health parameters. Ophthalmology 91:311, 1984.
21. Schulzer, M, Drance, SM: Intraocular pressure, systemic blood pressure, and age: a correlation study. Br J Ophthal 71:245, 1987.
22. Shiose, Y: The aging effect on intraocular pressure in an apparently normal population. Arch Ophthal 102:883, 1984.
23. Becker, B: The decline in aqueous secretion and outflow facility with age. Am J Ophthal 46:731, 1958.
24. Gartner, J: Aging changes of the ciliary epithelium border layers and their significance for intraocular pressure. Am J Ophthal 72:1079, 1971.
25. Brubaker, RF, Nagataki, S, Townsend, DJ, Burns, RR, Higgins, RG, Wentworth, W: The effect of age on aqueous humor formation in man. Ophthalmology 88:283, 1981.
26. Tomlinson, A, Phillips, CI: Applanation tension and axial length of the eyeball. Br J Ophthal 54:548, 1970.
27. Deodati, F, Fontan, P, Mouledous, J-M: La tension oculaire du grand myope. Arch D'Ophthalmologie 34:77, 1974.
28. David, R, Zangwill, LM, Tessler, Z, Yassur, Y: The correlation between intraocular pressure and refractive status. Arch Ophthal 103:1812, 1985.
29. Bonomi, L, Mecca, E, Massa F: Intraocular pressure in myopic anisometropia. Internat Ophthal 5:145, 1982.
30. Kass, MA, Zimmerman, TJ, Alton, E, Lemon, L, Becker, B: Intraocular pressure and glaucoma in the Zuni Indians. Arch Ophthal 96:2212, 1978.
31. Katavisto, M: The Diurnal Variations of Ocular Tension in Glaucoma. Acta Ophthalmologica Suppl 78, Copenhagen, 1964.
32. Kitazawa, Y, Horie, T: Diurnal variation of intraocular pressure in primary open-angle glaucoma. Am J Ophthal 79:557, 1975.
33. Newell, FW, Krill, AE: Diurnal tonography in normal and glaucomatous eyes. Trans Am Ophthal Soc 62:349, 1964.
34. Henkind, P, Leitman, M, Weitzman, E: The diurnal curve in man: new observations. Invest Ophthal 12:705, 1973.
35. Smith, J: Diurnal intraocular pressure: correlation to automated perimetry. Ophthalmology 92:858, 1985.
36. Wilensky, JT, Gieser, DK, Mori, MT, et al: Self-tonometry to manage patients with glaucoma and apparently controlled intraocular pressure. Arch Ophthal 105:1072, 1987.
37. Zeimer, RC, Wilensky, JT, Gieser, DK: Presence and rapid decline of early morning intraocular pressure peaks in glaucoma patients. Ophthalmology 97:547, 1990.
38. Boyd, TAS, McLeod, LE: Circadian rhythms of plasma corticoid levels, intraocular pressure and aqueous outflow facility in normal and glaucomatous eyes. Ann NY Acad Sci 117:597, 1964.
39. Rowland, JM, Sawyer, WK, Tittel, J, Ford, CJ: Studies on the circadian rhythm of IOP in rabbits: correlation with aqueous inflow and cAMP content. Curr Eye Res 5:201, 1986.
40. Smith, SD, Gregory, DS: A circadian rhythm of aqueous flow underlies the circadian rhythm of IOP in NZW Rabbits. Invest Ophthal Vis Sci 30:775, 1989.
41. Weitzman, ED, Henkind, P, Leitman, M, Hellman, L: Correlative 24-hour relationships between intraocular pressure and plasma cortisol in normal subjects and patients with glaucoma. Br J Ophthal 59:566, 1975.
42. Kimura, R, Maekawa, N: Effect of orally administered hydrocortisone on the ocular tension in primary open-angle glaucoma subjects. Preliminary report. Acta Ophthalmologica 54:430, 1976.
43. Levi, L, Schwartz, B: Decrease of ocular pressure with oral metyrapone: a double-masked crossover trial. Arch Ophthal 105:777, 1987.
44. Anderson, DR, Grant, WM: The influence of position on intraocular pressure. Invest Ophthal 12:204, 1973.
45. Krieglstein, GK, Brethfeld, V, Collani, EV: Comparative intraocular pressure measurements with position independent hand-applanation tonometers. Graefe's Arch Ophthal 199:101, 1976.
46. Jain, MR, Marmion, VJ: Rapid pneumatic and Mackay-Marg applanation tonometry to evaluate the postural effect on intraocular pressure. Br J Ophthal 60:687, 1976.

47. Kindler-Loosli, C, Schmidt, T: Intraocular pressure after changing the patient's position. Graefe's Arch Ophthal 194:17, 1975.
48. Williams, BI, Peart, WS: Effect of posture on the intraocular pressure of patients with retinal vein obstruction. Br J Ophthal 62:688, 1978.
49. Parsley, J, Powell, RG, Keightley, SJ, Elkington, AR: Postural response of intraocular pressure in chronic open-angle glaucoma following trabeculectomy. Br J Ophthal 71:494, 1987.
50. Tsukahara, S, Sasaki, T: Postural change of IOP in normal persons and in patients with primary wide open-angle glaucoma and low-tension glaucoma. Br J Ophthal 68:389, 1984.
51. Leonard, TJK, Kerr-Muir, MG, Kirkby, GR, Hitchings, RA: Ocular hypertension and posture. Br J Ophthal 67:362, 1983.
52. Williams, BI, Peart, WS, Letley, E: Abnormal intraocular pressure control in systemic hypertension and diabetes mellitus. Br J Ophthal 64:845, 1980.
53. Linder, BJ, Trick, GL, Wolf, ML: Altering body position affects intraocular pressure and visual function. Invest Ophthal Vis Sci 29:1492, 1988.
54. Cook, J, Friberg, TR: Effect of inverted body position on intraocular pressure. Am J Ophthal 98:784, 1984.
55. Friberg, TR, Sanborn, G, Weinreb, RN: Intraocular and episcleral venous pressure increase during inverted posture. Am J Ophthal 103:523, 1987.
56. Biró, I, Botár, Z: On the behavior of intraocular tension in various sport activities. Klin Monatsbl Augenheilkd 140:23, 1962.
57. Lempert, P, Cooper, KH, Culver, JF, Tredici, TJ: The effect of exercise on intraocular pressure. Am J Ophthal 63:1673, 1967.
58. Stewart, RH, LeBlanc, R, Becker, B: Effects of exercise on aqueous dynamics. Am J Ophthal 69:245, 1970.
59. Kypke, W, Hermannspann, U: Glaucoma physical activity and sport. Klin Monatsbl Augenheilkd 164:321, 1974.
60. Shapiro, A, Shoenfeld, Y, Shapiro, Y: The effect of standardised submaximal work load on intraocular pressure. Br J Ophthal 62:679, 1978.
61. Passo, MS, Goldberg, L, Elliot, DL, Van Bus[chkirk, EM: Exercise conditioning and intraocular pressure. Am J Ophthal 103:754, 1987.
62. Shapiro, A, Shapiro, Y, Udassin, R, et al: The effect of salt loading diet on the intraocular pressure. Acta Ophthal 60:35, 1982.
63. Oggel, K, Sommer, G, Neuhann, TH, Hinz, J: Variations of intraocular pressure during Valsalva's maneuver in relation to body position and length of the bulbus in myopia. Graefe's Arch Ophthal 218:51, 1982.
64. Epstein, HM, Fagman, W, Bruce, DL, Abram, A: Intraocular pressure changes during anesthesia for electroshock therapy. Anesthesia and Analgesia 54:479, 1975.
65. Coleman, DJ, Trokel, S: Direct-recorded intraocular pressure variations in a human subject. Arch Ophthal 82:637, 1969.
66. Green, K, Luxenberg, MN: Consequences of eyelid squeezing on intraocular pressure. Am J Ophthal 88:1072, 1979.
67. Moses, RA, Carniglia, PE, Grodzki, WJ Jr, Moses, J: Proptosis and increase of intraocular pressure in voluntary lid fissure widening. Invest Ophthal Vis Sci 25:989, 1984.
68. Losada, F, Wolintz, AH: Bell's palsy: a new ophthalmologic sign. Ann Ophthal 5:1093, 1973.
69. Starrels, ME, Krupin, T, Burde, RM: Bell's palsy and intraocular pressure. Ann Ophthal 7:1067, 1975.
70. Wentworth, WO, Brubaker, RF: Aqueous humor dynamics in a series of patients with third neuron Horner's Syndrome. Am J Ophthal 92:407, 1981.
71. Moses, RA, Lurie, P, Wette, R: Horizontal gaze position effect on intraocular pressure. Invest Ophthal Vis Sci 22:551, 1982.
72. Saunders, RA, Helveston, EM, Ellis, FD: Differential intraocular pressure in strabismus diagnosis. Ophthalmology 87:59, 1981.
73. Raizman, MB, Beck, RW: Sustained increases in intraocular pressure during strabismus surgery. Am J Ophthal 101:308, 1986.
74. Pederson, JE: Experimental retinal detachment: IV. Aqueous humor dynamics in rhegmatogenous detachments. Arch Ophthal 100:1814, 1982.
75. Pederson, JE, Cantrill, HL: Experimental retinal detachment: V. Fluid movement through the retinal hole. Arch Ophthal 102:136, 1984.
76. Bulpitt, CJ, Hodes, C, Everitt, MG: Intraocular pressure and systemic blood pressure in the elderly. Br J Ophthal 59:717, 1975.
77. Leske, MC, Podgor, MJ: Intraocular pressure, cardiovascular risk variables, and visual field defects. Am J Epidemiol 118:280, 1983.
78. Williams, BI, Ledingham, JG: Significance of intraocular pressure measurement in systemic hypertension. Br J Ophthal 68:383, 1984.
79. Levy, NS, Rawitscher, R: The effect of systemic hypotension during cardiopulmonary bypass on intraocular pressure and visual function in humans. Ann Ophthal 9:1547, 1977.
80. Larkin, DFP, Connolly, P, Magner, JB, et al: Intraocular pressure during cardiopulmonary bypass. Br J Ophthal 71:177, 1987.
81. Larkin, DFP, Murphy, R, Magner, JB, Eustace, P: Management of intraocular pressure during cardiopulmonary bypass. Acta Ophthal 65:591, 1988.
82. Deutch, D, Lewis, RA: Intraocular pressure after cardiopulmonary bypass surgery. Am J Ophthal 107:18, 1989.
83. Krupin, T, Bass, J, Oestrich, C, et al: The effect of hyperthermia on aqueous humor dynamics in rabbits. Am J Ophthal 83:561, 1977.
84. Shapiro, A, Shoenfeld, Y, Konikoff, F, et al: The relationship between body temperature and intraocular pressure. Ann Ophthal 13:159, 1981.
85. Broekema, N, van Bijsterveld, OP, de Bos Kuil, RJC: Intraocular pressure during hemodialysis. Ophthalmologica 197:60, 1988.
86. Kass, MA, Sears, ML: Hormonal regulation of intraocular pressure. Surv Ophthal 22:153, 1977.
87. Elman, J, Caprioli, J, Sears, M, et al: Chorionic gonadotropin decreases intraocular pressure and aqueous humor flow in rabbit eyes. Invest Ophthal Vis Sci 28:197, 1987.
88. Aziz, MA: The relationship of I.O.P. to hormonal disturbance. Bull Ophthal Soc Egypt 60:303, 1967.
89. Bramsen, T, Klauber, A, Bierre, P: Central corneal thickness and intraocular tension in patients with acromegaly. Acta Ophthal 58:971, 1980.
90. van den Pol, A, Maul, E, Sears, M: Unilateral gonadectomy does not alter contralateral intraocular pressure in rabbit eyes. Invest Ophthal Vis Sci 16:246, 1977.
91. Feldman, F, Bain, J, Matuk, AR: Daily assessment of ocular and hormonal variables throughout the menstrual cycle. Arch Ophthal 96:1835, 1978.

92. Green, K, Cullen, PM, Phillips, CI: Aqueous humour turnover and intraocular pressure during menstruation. Br J Ophthal 68:736, 1984.
93. Green, K, Phillips, CI, Cheeks, L, Slagle, T: Aqueous humor flow rate and intraocular pressure during and after pregnancy. Ophthal Res 20:353, 1988.
94. Wallace, I, Moolchandani, J, Krupin, T, et al: Effects of systemic desmopressin on aqueous humor dynamics in rabbits. Invest Ophthal Vis Sci 29:406, 1988.
95. Liu, JHK, Dacus, AC, Bartels, SP: Thyrotropin releasing hormone increases intraocular pressure. Mechanism of action. Invest Ophthal Vis Sci 30:2200, 1989.
96. Walker, SD, Brubaker, RF, Nagataki, S: Hypotony and aqueous humor dynamics in myotonic dystrophy. Invest Ophthal Vis Sci 22:744, 1982.
97. Klein, BEK, Klein, R, Moss, SE: Intraocular pressure in diabetic persons. Ophthalmology 91:1356, 1984.
98. Frier, BM, Hepburn, DA, Fisher, BM, Barrie, T: Fall in intraocular pressure during acute hypoglycaemia in patients with insulin dependent diabetes. Br Med J 294:610, 1987.
99. Ortiz, GJ, Cook, DJ, Yablonski, ME, et al: Effect of cold air on aqueous humor dynamics in humans. Invest Ophthal Vis Sci 29:138, 1988.
100. Wirt, H, Draeger, J: Tonometry in microgravity. Klin Monatsbl Augenheilkd 188:505, 1986.
101. Duncalf, D: Anesthesia and intraocular pressure. Trans Am Acad Ophthal Otol 79:562, 1975.
102. Schreuder, M, Linssen, GH: Intra-ocular pressure and anaesthesia. Direct measurements by needling the anterior chamber in the monkey. Anaesthesia 27:165, 1972.
103. Maddox, TS Jr, Kielar, RA: Comparison of the influence of ketamine and halothane anesthesia on intraocular tensions of nonglaucomatous children. J Ped Ophthal 11:90, 1974.
104. Schutten, WH, Van Horn, DL: The effects of ketamine sedation and ketamine-pentobarbital anesthesia upon the intraocular pressure of the rabbit. Invest Ophthal Vis Sci 16:531, 1977.
105. Erickson-Lamy, KA, Kaufman, PL, McDermott, ML, France, NK: Comparative anesthetic effects on aqueous humor dynamics in the cynomolgus monkey. Arch Ophthal 102:1815, 1984.
106. Ausinsch, B, Graves, SA, Munson, ES, Levy, NS: Intraocular pressures in children during isoflurane and halothane anesthesia. Anesthesiology 42:167, 1975.
107. Dominguez, A, Banos, MS, Alvarez, MG, et al: Intraocular pressure measurement in infants under general anesthesia. Am J Ophthal 78:110, 1974.
108. Wyllie, AM, Beveridge, ME, Smith, I: Intraocular pressure during 4-hydroxy-butyrate narcosis. Br J Ophthal 56:436, 1972.
109. Peczon, JD, Grant, WM: Sedatives, stimulants, and intraocular pressure in glaucoma. Arch Ophthal 72:178, 1964.
110. Meyers, EF, Krupin, T, Johnson, M, Zink, H: Failure of nondepolarizing neuromuscular blockers to inhibit succinylcholine-induced increased intraocular pressure, a controlled study. Anesthesiology 48:149, 1978.
111. Bowen, DJ, McGrand, JC, Hamilton, AG: Intraocular pressures after suxamethonium and endotracheal intubation. Anaesthesia 33:518, 1978.
112. Meyers, EF, Singer, P, Otto, A: A controlled study of the effect of succinylcholine self-taming on intraocular pressure. Anesthesiology 53:72, 1980.
113. Cunningham, AJ, Albert, O, Cameron, J, Watson, AG: The effect of intravenous diazepam on rise of intraocular pressure following succinylcholine. Am J Ophthal 93:536, 1982.
114. Couch, JA, Eltringham, RJ, Magauran, DM: The effect of thiopentone and fazadinium on intraocular pressure. Anaesthesia 34:586, 1979.
115. Murphy, DF, Eustace, P, Unwin, A, Magner, JB: Atracurium and intraocular pressure. Br J Ophthal 69:673, 1985.
116. Goldstein, JH, Gupta, MK, Shah, MD: Comparison of intramuscular and intravenous succinylcholine on intraocular pressure. Ann Ophthal 13:173, 1981.
117. Murphy, DF, Eustace, P, Unwin, A, Magner, JB: Intravenous lignocaine pretreatment to prevent intraocular pressure rise following suxamethonium and tracheal intubation. Br J Ophthal 70:596, 1986.
118. Kielar, RA, Teraslinna, P, Kearney, JT, Barker, D: Effect of changes in PCO_2 on intraocular tension. Invest Ophthal Vis Sci 16:534, 1977.
119. Petounis, AD, Chondreli, S, Vadaluka-Sekioti, A: Effect of hypercapnea and hyperventilation on human intraocular pressure during general anaesthesia following acetazolamide administration. Br J Ophthal 64:422, 1980.
120. Gallin-Cohen, PF, Podos, SM, Yablonski, ME: Oxygen lowers intraocular pressure. Invest Ophthal Vis Sci 19:43, 1980.
121. Yablonski, ME, Gallin, P, Shapiro, D: Effect of oxygen on aqueous humor dynamics in rabbits. Invest Ophthal Vis Sci 26:1781, 1985.
122. Peczon, JD, Grant, WM: Glaucoma, alcohol, and intraocular pressure. Arch Ophthal 73:495, 1965.
123. Houle, RE, Grant, WM: Alcohol, vasopressin, and intraocular pressure. Invest Ophthal 6:145, 1967.
124. Higginbotham, EJ, Kilimanjaro, HA, Wilensky, JT, et al: The effect of caffeine on intraocular pressure in glaucoma patients. Ophthalmology 96:624, 1989.
125. Naveh-Floman, N, Belkin, M: Prostaglandin metabolism and intraocular pressure. Br J Ophthal 71:254, 1987.
126. Shephard, RJ, Ponsford, E, Basu, PK, LaBarre, R: Effects of cigarette smoking on intraocular pressure and vision. Br J Ophthal 62:682, 1978.
127. Mehra, KS, Roy, PN, Khare, BB: Tobacco smoking and glaucoma. Ann Ophthal 8:462, 1976.
128. Green, K: Ocular effects of diacetyl morphine and lysergic acid diethylamide in rabbit. Invest Ophthal 14:325, 1975.
129. Whitworth, CG, Grant, WM: Use of nitrate and nitrite vasodilators by glaucomatous patients. Arch Ophthal 71:492, 1964.
130. Leydhecker, W, Waller, W, Krieglstein, G: The effect of vasodilators on the intraocular pressure. Klin Monatsbl Augenheilkd 164:293, 1974.
131. Peczon, JD, Grant, WM, Lambert, BW: Systemic vasodilators, intraocular pressure, and chamber depth in glaucoma. Am J Ophthal 72:74, 1971.
132. Wizemann, AJS, Wizemann, V: Organic nitrate in glaucoma. Am J Ophthal 90:106, 1980.
133. Hardt, BW, Johnen, R, Fahle, M: The influence of systemic digitalis application on intraocular pressure. Graefe's Arch Ophthal 219:76, 1982.
134. Lazenby, GW, Reed, JW, Grant, WM: Short-term tests of anticholinergic medication in open-angle glaucoma. Arch Ophthal 80:443, 1968.
135. Lazenby, GW, Reed, JW, Grant, WM: Anticholinergic medication in open-angle glaucoma. Long-term tests. Arch Ophthal 84:719, 1970.

136. Hiatt, RL, Fuller, IB, Smith, L, et al: Systemically administered anticholinergic drugs and intraocular pressure. Arch Ophthal 84:735, 1970.
137. Stelzer, R, Wohlzogen, FX: Anticholinergic drugs in open-angle glaucoma. Klin Monatsbl Augenheilkd 177:151, 1980.
138. Valle, O: Effect of cyclopentolate on the aqueous dynamics in incipient or suspected open-angle glaucoma. Acta Ophthalmologica: XXI Meeting of Nordic Ophthalmologists June 13–16, 1973, p. 52.
139. Feldman, F, Cohen, MM: Effect of histamine-2 receptor blockade by cimetidine on intraocular pressure in humans. Am J Ophthal 93:351, 1982.
140. Ober, M, Scharrer, A: Changes in intraocular pressure during prostaglandin-induced abortion. Klin Monatsbl Augenheilkd 180:230, 1982.
141. Friedenwald, JS: Contribution to the theory and practice of tonometry. Am J Ophthal 20:985, 1937.
142. Moses, RA, Tarkkanen, A: Tonometry: the pressure-volume relationship in the intact human eye at low pressures. Am J Ophthal 47:557, 1959.
143. Friedenwald, JS: Some problems in the calibration of tonometers. Am J Ophthal 31:935, 1948.
144. Friedenwald, JS: Tonometer calibration: an attempt to remove discrepancies found in the 1954 calibration scale for Schiøtz tonometers. Trans Am Acad Ophthal Otol 61:108, 1957.
145. Kronfeld, PC: Tonometer calibration empirical validation. The committee on standardization of tonometers. Trans Am Acad Ophthal Otol 61:123, 1957.
146. Anderson, DR, Grant, WM: Re-evaluation of the Schiøtz tonometer calibration. Invest Ophthal 9:430, 1970.
147. Bayard, WL: Comparison of Goldmann applanation and Schiøtz tonometry using 1948 and 1955 conversion scales. Am J Ophthal 69:1007, 1970.
148. Drance, SM: The coefficient of scleral rigidity in normal and glaucomatous eyes. Arch Ophthal 63:668, 1960.
149. Friedman, E, Ivry, M, Ebert, E, et al: Increased scleral rigidity and age-related macular degeneration. Ophthalmology 96:104, 1989.
150. Draeger, J: Die Abhangigkeit des Rigiditatskoeffizienten von der Hohe des intraokularen Druckes. Ophthalmologica 140:55, 1960.
151. Kaiser-Kupfer, MI, McCain, L, Shapiro, JR, et al: Low ocular rigidity in patients with osteogenesis imperfecta. Invest Ophthal Vis Sci 20:807, 1981.
152. Harbin, TS Jr, Laikam, SE, Lipsitt, K, et al: Applanation-Schiøtz disparity after retinal detachment surgery utilizing cryopexy. Ophthalmology 86:1609, 1979.
153. Johnson, MW, Han, DP, Hoffman, KE: The effect of scleral buckling on ocular rigidity. Ophthalmology 97:190, 1990.
154. Simone, JN, Whitacre, MM: The effect of intraocular gas and fluid volumes on intraocular pressure. Ophthalmology 97:238, 1990.
155. Aronowitz, JD, Brubaker, RF: Effect of intraocular gas on intraocular pressure. Arch Ophthal 94:1191, 1976.
156. Foster, CS, Yamamoto, GK: Ocular rigidity in keratoconus. Am J Ophthal 86:802, 1978.
157. Draeger, J: Untersuchungen uber den Rigiditatskoeffizienten. Doc Ophthal 13:431, 1959.
158. Goldmann, H, Schimdt, TH: Der Rigiditatskoeffizient. (Friedenwald). Ophthalmologica 133:330, 1957.
159. Chandler, PA, Grant, WP: Glaucoma, 2nd ed. Lea and Febiger, Philadelphia, 1979, p. 16.
160. van der Werff, TJ: A new single-parameter ocular rigidity function. Am J Ophthal 92:391, 1981.
161. Hetland-Eriksen, J: On tonometry. 2. Pressure recordings by Schiøtz tonometry on enucleated human eyes. Acta Ophthal 44:12, 1966.
162. Goldmann, MH: Un nouveau tonometre a aplanation. Bull Soc Franc Ophthal 67:474, 1954.
163. Goldmann, H, Schmidt, TH: Uber applanationstonometrie. Ophthalmologica 134:221, 1957.
164. Stepanik, J: Tonometry results using a corneal applanation 3.53 mm in diameter. Klin Monatsbl Augenheilkd 184:40, 1984.
165. Moses, RA: The Goldmann applanation tonometer. Am J Ophthal 46:865, 1958.
166. Koester, CJ, Campbell, CJ, Donn, A: Ophthalmic optical instruments: two recent developments. Jpn J Ophthal 24:1, 1980.
167. Grant, WM: Fluorescein for applanation tonometry. More convenient and uniform application. Am J Ophthal 55:1252, 1963.
168. Quickert, MH: A fluorescein-anesthetic solution for applanation tonometry. Arch Ophthal 77:734, 1967.
169. Stewart, HL: Prolonged antibacterial activity of a fluorescein-anesthetic solution. Arch Ophthal 88:385, 1972.
170. Coad, CT, Osato, MS, Wilhelmus, KR: Bacterial contamination of eyedrop dispensers. Am J Ophthal 98:548, 1984.
171. Roper, DL: Applanation tonometry with and without fluorescein. Am J Ophthal 90:668, 1980.
172. Draeger, J, Hechler, B, Levedag, S, Wirt, H: Automatic measurement of intraocular pressure with an electronic sensor tonometer. Klin Monatsbl Augenheilkd 190:539, 1987.
173. Ehlers, N, Bramsen, T, Sperling, S: Applanation tonometry and central corneal thickness. Acta Ophthal 53:34, 1975.
174. Johnson, M, Kass, MA, Moses, RA, Grodzki, WJ: Increased corneal thickness simulating elevated intraocular pressure. Arch Ophthal 96:664, 1978.
175. Mark, HH: Corneal curvature in applanation tonometry. Am J Ophthal 76:223, 1973.
176. Holladay, JT, Allison, ME, Prager, TC: Goldmann applanation tonometry in patients with regular corneal astigmatism. Am J Ophthal 96:90, 1983.
177. Bynke, H, Wilke, K: Repeated applanation tonometry in carotid occlusive disease. Acta Ophthal 52:125, 1974.
178. Moniz, E, Feldman, F, Newkirk, M, et al: Removal of Hepatitis B surface antigen from a contaminated applanation tonometer. Am J Ophthal 91:522, 1981.
179. Gastaud, P, Baudouin, CH, Ouzan, D: Detection of HBs antigen, DNA polymerase activity, and hepatitis B virus DNA in tears: relevance to hepatitis B transmission by tears. Br J Ophthal 73:333, 1989.
180. Fujikawa, LS, Salahuddin SZ, Palestine AG, et al. Isolation of the human T-lymphotropic virus type III from the tears of a patient with the acquired immunodeficiency syndrome. Lancet 2:529, 1985.
181. Fujikawa, LS, Salahuddin, SZ, Ablashi, D, et al: HTLV-III in the tears of AIDS patients. Ophthalmology 93:1479, 1986.
182. Craven, ER, Butler, SL, McCulley, JP, Luby, JP: Applanation tonometer tip sterilization for adenovirus type 8. Ophthalmology 94:1538, 1987.
183. Ventura, LM, Dix, RD: Viability of herpes simplex virus type 1 on the applanation tonometer. Am J Ophthal 103:48, 1987.

184. Pepose, JS, Linnette, G, Lee, SF, MacRae, S: Disinfection of Goldmann tonometers against human immunodeficiency virus type 1. Arch Ophthal 107:983, 1989.
185. Nardi, M, Bartolomei, MP, Falco, L, Carelli, F: Disposable film cover for the tip of Goldmann's tonometer. Graefe's Arch Ophthal 223:109, 1985.
186. Assia, E, Bartov, E, Blumenthal, M: Disposable parafilm cover for the applanation tonometer. Am J Ophthal 102:397, 1986.
187. Wizemann, A: Modified version of UV sterilizer to disinfect Goldmann tonometer heads, gonioscopes and fundus contact lenses. Klin Monatsbl Augenheilkd 181:40, 1982.
188. Van Buskirk, EM: Disinfectant receptacle for applanation tonometers. Am J Ophthal 104:307, 1987.
189. Am Acad Ophthal: Clinical Alert 2/4, Updated Recommendations for Ophthalmic Practice in Relation to the Human Immunodeficiency Virus. August 1988.
190. Centers for Disease Control: Recommendations for preventing possible transmission of human T-lymphotropic virus type III/lymphadenopathy-associated virus in tears. MMWR 34:533, 1985.
191. Soukiasian, SH, Asdourian, GK, Weiss, JS, Kachadoorian, HA: A complication from alcohol-swabbed tonometer tips. Am J Ophthal 105:424, 1988.
192. Pogrebniak, AE, Sugar, A: Corneal toxicity from hydrogen peroxide-soaked tonometer tips. Arch Ophthal 106:1505, 1988.
193. Perkins, ES: Hand-held applanation tonometer. Br J Ophthal 49:591, 1965.
194. Draeger, J: Simple hand applanation tonometer for use on the seated as well as on the supine patient. Am J Ophthal 62:1208, 1966.
195. Draeger, J: Principle and clinical application of a portable applanation tonometer. Invest Ophthal 6:132, 1967.
196. Mackay, RS, Marg, E: Fast, automatic, electronic tonometers based on an exact theory. Acta Ophthal 37:495, 1959.
197. Marg, E, Mackay, RS, Oechsli, R: Trough height, pressure and flattening in tonometry. Vision Res 1:379, 1962.
198. Blondeau, P: Clinical evaluation of the Dicon CAT 100 applanation tonometer. Am J Ophthal 99:708, 1985.
199. Lim, JI, Ruderman, JM: Comparison of the Challenger digital applanation tonometer and the Goldmann applanation tonometer. Am J Ophthal 102:154, 1986.
200. Miller, K, Sanborn, GE, Jennings, LW: Clinical evaluation of the Cavitron biotronics tonometer. Arch Ophthal 106:1210, 1988.
201. Kao, SF, Lichter, PR, Bergstrom, TJ, et al: Clinical comparison of the Oculab Tono-Pen to the Goldmann applanation tonometer. Ophthalmology 94:1541, 1987.
202. Durham, DG, Bigliano, RP, Masino, JA: Pneumatic applanation tonometer. Trans Am Acad Ophthal Otol 69:1029, 1965.
203. Langham, ME, McCarthy, E: A rapid pneumatic applanation tonometer. Comparative findings and evaluation. Arch Ophthal 79:389, 1968.
204. Posner, A: An evaluation of the Maklakov applanation tonometer. EENT Monthly 41:377, 1962.
205. Posner, A: Practical problems in the use of the Maklakov tonometer. EENT Monthly 42:82, 1963.
206. Friedenwald, JS: Contribution to the theory and practice of tonometry. II. An analysis of the work of Professor S. Kalfa with the applanation tonometer. Am J Ophthal 22:375, 1939.
207. Schmidt, TFA: Calibration of the Maklakoff tonometer. Am J Ophthal 77:740, 1974.
208. Posner, A: A new portable applanation tonometer. EENT Monthly 43:88, 1964.
209. Posner, A, Inglima, R: The Tonomat applanation tonometer. EENT Monthly 46:996, 1967.
210. Halberg, GP: Hand applanation tonometer. Trans Am Acad Ophthal Otol 72:112, 1968.
211. Barraquer, JI: New applanation tonometer for operating room. Ophthalmologica 153:225, 1967.
212. Jensen, JB: An ocular tension indicator of the applanation type. Acta Ophthal 45:546, 1967.
213. Kaiden, JS, Zimmerman, TJ, Worthen, DM: An evaluation of the GlaucoTest screening tonometer. Arch Ophthal 92:195, 1974.
214. Grolman, B: A new tonometer system. Am J Optom & Arch Am Acad Optom 49:646, 1972.
215. Forbes, M, Pico, G, Grolman, B: A noncontact applanation tonometer description and clinical evaluation. Arch Ophthal 91:134, 1974.
216. Shields, MB: The non-contact tonometer. Its value and limitations. Surv Ophthal 24:211, 1980.
217. Fisher, JH, Watson, PG, Spaeth, G: A new handheld air impulse tonometer. Eye 2:238, 1988.
218. Vernon, SA: Non-contact tonometry in the postoperative eye. Br J Ophthal 73:247, 1989.
219. Piltz, JR, Starita, R, Miron, M, Henkind, P: Momentary fluctuations of intraocular pressure in normal and glaucomatous eyes. Am J Ophthal 99:333, 1985.
220. Moses, RA, Arnzen, RJ: Instantaneous tonometry. Arch Ophthal 101:249, 1983.
221. Greene, ME, Gilman, BG: Intraocular pressure measurement with instrumented contact lenses. Invest Ophthal 13:299, 1974.
222. Wolbarsht, ML, Wortman, J, Schwartz, B, Cook, D: A scleral buckle pressure gauge for continuous monitoring of intraocular pressure. Internat Ophthal 3:11, 1980.
223. Cooper, RL, Beale, DG, Constable, IJ: Passive radiotelemetry of intraocular pressure in vivo: calibration and validation of continual scleral guard-ring applanation transensors in the dog and rabbit. Invest Ophthal Vis Sci 18:930, 1979.
224. Cooper, RL, Beale, DG, Constable, IJ, Grose, GC: Continual monitoring of intraocular pressure: effect of central venous pressure, respiration, and eye movements on continual recordings of intraocular pressure in the rabbit, dog, and man. Br J Ophthal 63:799, 1979.
225. Nissen, OI: Bilateral recording of human intraocular pressure with an improved applanating suction cup tonograph. Acta Ophthal 58:377, 1980.
226. Zeimer, RC, Wilensky, JT, Gieser, DK, et al: Evaluation of a self tonometer for home use. Arch Ophthal 101:1791, 1983.
227. Zeimer, RC, Wilensky, JT, Gieser, DK, et al: Application of a self-tonometer to home tonometry. Arch Ophthal 104:49, 1986.
228. Dekking, HM, Coster, HD: Dynamic tonometry. Ophthalmologica 154:59, 1967.
229. Roth, W, Blake, DG: Vibration tonometry–principles of the vibra-tonometer. J Am Optom Assoc 34:971, 1963.
230. Moses, RA, Liu, CH: Repeated applanation tonometry. Am J Ophthal 66:89, 1968.
231. Phelps, CD, Phelps, GK: Measurement of intraocular pressure: a study of its reproducibility. Graefe's Arch Ophthal 198:39, 1976.
232. Smith, JL, et al.: The incidence of Schiøtz-applanation disparity. Cooperative study. Arch Ophthal 77:305, 1967.

233. Bengtsson, B: Comparison of Schiøtz and Goldmann tonometry in a population. Acta Ophthal 50:445, 1972.
234. Krieglstein, GK: Screening tonometry by technicians. Graefe's Arch Ophthal 194:221, 1975.
235. Armaly, MF, Salamoun, SG: Schiøtz and applanation tonometry. Arch Ophthal 70:603, 1963.
236. Schwartz, JT, Dell'Osso, GG: Comparison of Goldmann and Schiøtz tonometry in a community. Arch Ophthal 75:788, 1966.
237. Bengtsson, B: Some factors affecting the relationship between Schiøtz and Goldmann readings in a population. Acta Ophthal 51:798, 1973.
238. Stepanik, J: Why is the Schiøtz tonometer not suitable for measuring intraocular pressure? Klin Monatsbl Augenheilkd 176:61, 1980.
239. Del Priore, LV, Michels, RG, Nunez, MA, et al: Intraocular pressure measurement after pars plana vitrectomy. Ophthalmology 96:1353, 1989.
240. Dunn, JS, Brubaker, RF: Perkins applanation tonometer clinical and laboratory evaluation. Arch Ophthal 89:149, 1973.
241. Krieglstein, GK, Waller, WK: Goldmann applanation versus hand-applanation and Schiøtz indentation tonometry. Graefe's Arch Ophthal 194:11, 1975.
242. Finlay, RD: Experience with the Draeger applanation tonometer. Trans Ophthal Soc UK 90:887, 1970.
243. Moses, RA, Marg, E, Oechsli, R: Evaluation of the basic validity and clinical usefulness of the Mackay-Marg tonometer. Invest Ophthal 1:78, 1962.
244. Petersen, WC, Schlegel, WA: Mackay-Marg tonometry by technicians. Am J Ophthal 76:933, 1973.
245. Hessemer, V, Rösler, R, Jacobi, KW: Comparison of intraocular pressure measurements with the Oculab Tono-Pen vs manometry in humans shortly after death. Am J Ophthal 105:678, 1988.
246. Boothe, WA, Lee, DA, Panek, WC, Pettit, TH: The Tono-Pen. A manometric and clinical study. Arch Ophthal 106:1214, 1988.
247. Frenkel, REP, Hong, YJ, Shin, DH: Comparison of the Tono-Pen to the Goldmann applanation tonometer. Arch Ophthal 106:750, 1988.
248. Hessemer, V, Rossler, R, Jacobi, KW: Tono-Pen, a new handheld tonometer: comparison with the Goldmann applanation tonometer. Klin Monatsbl Augenheilkd 193:420, 1988.
249. Armstrong, TA: Evaluation of the Tono-Pen and the Pulsair tonometers. Am J Ophthal 109:716, 1990.
250. Farrar, SM, Miller, KN, Shields, MB, Stoup, CM: An evaluation of the Tono-Pen for the measurement of diurnal intraocular pressure. Am J Ophthal 107:411, 1989.
251. Quigley, HA, Langham, ME: Comparative intraocular pressure measurements with the pneumatonograph and Goldmann tonometer. Am J Ophthal 80:266, 1975.
252. Jain, MR, Marmion, VJ: A clinical evaluation of the applanation pneumatonograph. Br J Ophthal 60:107, 1976.
253. Wuthrich, UW: Postural change and intraocular pressure in glaucomatous eyes. Br J Ophthal 60:111, 1976.
254. Moses, RA, Grodzki, WJ Jr: The pneumatonograph. A laboratory study. Arch Ophthal 97:547, 1979.
255. Francois, J, Vancea, P, Vanderkerckhove, R: Halberg tonometer. An evaluation. Arch Ophthal 86:376, 1971.
256. Zimmerman, TJ, Worthen, DM: A comparison of two hand-applanation tonometers. Arch Ophthal 88:421, 1972.
257. Kaiden, JS, Zimmerman, TJ, Worthen, DM: Hand-held tonometers. An evaluation by medical students. Arch Ophthal 89:110, 1973.
258. Jessen, K, Hoffmann, F: Current standardization of air-pulse tonometers and methods of testing them, taking the non-contact tonometer II as an example. Klin Monatsbl Augenheilkd 183:296, 1983.
259. Derka, H: The American Optical non-contact tonometer and its results compared with the Goldmann applanation tonometer. Klin Monatsbl Augenheilkd 177:634, 1980.
260. Sponsel, WE, Kaufman, PL, Strinden, TI, et al: Evaluation of the Keeler Pulsair non-contact tonometer. Acta Ophthal 67:567, 1989.
261. Insler, MS: Acute corneal bullae produced during non-contact tonometry. Am J Ophthal 101:375, 1986.
262. Kaufman, HE, Wind, CA, Waltman, SR: Validity of Mackay-Marg electronic applanation tonometer in patients with scarred irregular corneas. Am J Ophthal 69:1003, 1970.
263. McMillan, F, Forster, RK: Comparison of MacKay-Marg, Goldmann, and Perkins tonometers in abnormal corneas. Arch Ophthal 93:420, 1975.
264. West, CE, Capella, JA, Kaufman, HE: Measurement of intraocular pressure with a pneumatic applanation tonometer. Am J Ophthal 74:505, 1972.
265. Krieglstein, GK, Waller, WK, Reimers, H, Langham, ME: Intraocular pressure measurements on soft contact lenses. Graefe's Arch Ophthal 199:223, 1976.
266. Richter, RC, Stark, WJ, Cowan, C, Pollack, IP: Tonometry on eyes with abnormal corneas. Glaucoma 2:508, 1980.
267. Rootman, DS, Insler, MS, Thompson, HW, et al: Accuracy and precision of the Tono-Pen in measuring intraocular pressure after keratoplasty and epikeratophakia and in scarred corneas. Arch Ophthal 106:1697, 1988.
268. Meyer, RF, Stanifer, RM, Bobb, KC: MacKay-Marg Tonometry over therapeutic soft contact lenses. Am J Ophthal 86:19, 1978.
269. Rubenstein, JB, Deutsch, TA: Pneumatonometry through bandage contact lenses. Arch Ophthal 103:1660, 1985.
270. Khan, JA, LaGreca, BA: Tono-Pen estimation of intraocular pressure through bandage contact lenses. Am J Ophthal 108:422, 1989.
271. Panek, WC, Boothe, WA, Lee, DA, et al: Intraocular pressure measurement with the Tono-Pen through soft contact lenses. Am J Ophthal 109:62, 1990.
272. Draeger, J: Applanation tonometry on contact lenses with high water content: problems, results, correction factors. Klin Monatsbl Augenheilkd 176:38, 1980.
273. Insler, MS, Robbins, RG: Intraocular pressure by non-contact tonometry with and without soft contact lenses. Arch Ophthal 105:1358, 1987.
274. Hines, MW, Jost, BF, Fogelman, KL: Oculab Tono-Pen, Goldmann applanation tonometery, and pneumatic tonometry for intraocular pressure assessment in gas-filled eyes. Am J Ophthal 106:174, 1988.
275. Lim, JI, Blair, NP, Higginbotham, EJ, et al: Assessment of intraocular pressure in vitrectomized gas-containing eyes. A clinical and manometric comparison of the Tono-Pen to the pneumotonometer. Arch Ophthal 108:684, 1990.
276. Gelatt, KN, Peiffer, RL Jr, Gum, GG, et al: Evaluation of applanation tonometers for the dog eye. Invest Ophthal Vis Sci 16:963, 1977.
277. Gelatt, KN, Gun, GG, Barrie, KP: Tonometry in glaucomatous globes. Invest Ophthal Vis Sci 20:683, 1981.
278. Olson, PF, McDonald, MB, Werblin, TP, Kaufman, HE: Measurement of intraocular pressure after epikeratophakia. Arch Ophthal 101:1111, 1983.
279. Neault, TR, Cooke, D, Brubaker, RF: Modification and calibration of the Bigliano-Webb tonometer for improved accuracy of tonometry in rabbits. Curr Eye Res 8:9, 1989.

Kapitel 5. Papille und peripapilläre Retina

5.1 Anatomie und Histologie
5.1.1 Terminologie
5.1.2 Allgemeine Beschreibung
5.1.3 Aufbau der Papille
5.1.4 Gefäßversorgung
5.1.5 Astrogliales Stützgewebe
5.1.6 Kollagenes Stützgewebe
5.1.7 Axone der Papille
5.2 Pathogenese der glaukomatösen Papillenatrophie
5.2.1 Theorien
5.2.2 Argumente und Belege
5.2.3 Schlußfolgerungen
5.3 Klinisches Erscheinungsbild der glaukomatösen Papille
5.3.1 Morphologie der normalen Papille
5.3.2 Morphologie der glaukomatösen Papille
5.4 Differentialdiagnose der glaukomatösen Optikusatrophie
5.4.1 Normvarianten
5.4.2 Entwicklungsbedingte Anomalien
5.4.3 Nicht-glaukomatöse Ursachen der erworbenen Exkavation
5.5 Klinische Untersuchungsmethoden zur Beurteilung der Papille
5.5.1 Methoden der Beurteilung und Dokumentation in der Praxis
5.5.2 Photographische und andere Prüfmethoden
5.6 Automatisierte Bildanalyse der Papille
5.6.1 Instrumente
5.6.2 Beurteilung der Instrumente
5.6.3 Klinische Anwendung
5.7 Zusammenfassung

Die entscheidende Folge des erhöhten Augeninnendruckes in einem Auge mit Glaukom ist die progressive Atrophie der Sehnervenpapille. Da diese Strukturschädigung zum irreversiblen Verlust des Sehvermögens führt, ist ein grundlegendes Verständnis der Pathomechanismen der glaukomatösen Optikusatrophie für die Diagnostik und Behandlung der Glaukome essentiell.

5.1 Anatomie und Histologie

5.1.1 Terminologie

Bei allen Diskussionen über Glaukom wird als Sehnervenkopf der distale Anteil des N. opticus definiert, der direkt dem erhöhten Augeninnendruck ausgesetzt ist. In diesem Sinne reicht der Sehnervenkopf (Papille) von der Retinaoberfläche bis zum Beginn des myelinisierten Anteils des Sehnerven, unmittelbar hinter der Sklera. Der Terminus *Sehnervenkopf* ist in der ophthalmologischen Fachsprache dem Terminus *Sehnervenpapille* gleichwertig. Der angelsächsische Ausdruck „optic disc" ist nicht glücklich, da dieser eine flache, zweidimensionale Struktur vermuten läßt. In der Regel wird in der Literatur der Ausdruck *Papille* des Sehnerven angewandt, wenn man den Teil des Sehnervenkopfes meint, der klinisch ophthalmoskopisch sichtbar ist.

5.1.2 Allgemeine Beschreibung

Der Sehnervenkopf ist aus Nervenfasern zusammengesetzt, die in der Ganglionzellschicht der Netzhaut entspringen und aus allen Richtungen des Fundus zur Papille zusammenlaufen. An der Oberfläche der Papille biegen die neuronalen Axone abrupt ab, um den Bulbus über einen fenestrierten Anteil der Sklera, die sog. *Lamina cribrosa* zu verlassen. Innerhalb der Papille sind die Axone in etwa 1000 Faszikel oder Bündel gruppiert und werden durch Astrogliozyten gestützt. Es besteht eine erhebliche Variation in der Größe der Papille. In einer klinischen Studie wird der Durchmesser mit einer Varianz von 1,18–1,75 mm angegeben [1]. Andere Untersuchungen berichteten über einen Größenbereich von 0,85 bis 2,43 mm im geringsten und über eine Varianz von 1,21 bis 2,86 mm im größten Durchmesser [2] oder einen mittleren Durchmesser von 1,88 mm vertikal und 1,77 mm horizontal [3]. Die Oberfläche der Papille kann von 0,68

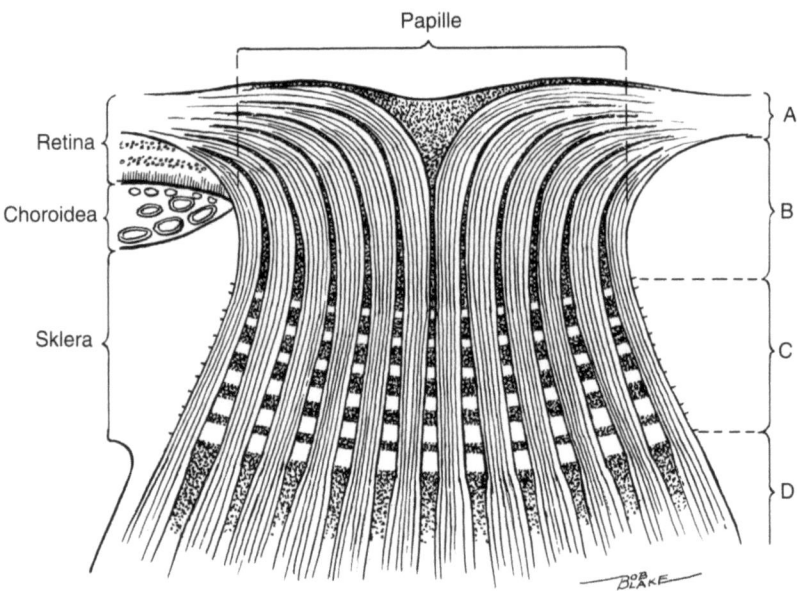

Abb. 5.1. Die verschiedenen Abschnitte des Sehnervenkopfes. *A* Nervenfaserschicht, *B* prälaminare Papille, *C* Lamina cribrosa, *D* retrolaminarer Abschnitt

bis 4,42 mm² variieren [2]. Der Durchmesser des Sehnerven vergrößert sich auf etwa 3 mm unmittelbar hinter der Sklera, wo die Neuronen ihre Myelinscheiden aufnehmen. Die Papille ist auch Ursprungsort und Austritt der zentralen Retinagefäße. Diese Gefäße geben einige Äste an die Papille ab; die überwiegende Blutversorgung der Papille kommt jedoch aus der ziliaren Blutzirkulation.

5.1.3 Aufbau der Papille

Die Papille oder der Sehnervenkopf kann willkürlich in die folgenden 4 Abschnitte von anterior nach posterior unterteilt werden (Abb. 5.1) [4]:

Nervenfaserschicht. Die innerste Schicht der Papille wird überwiegend aus den Neuronen gebildet. Beim Rhesusaffen besteht diese Schicht zu 94 % aus Neuronen und zu 5 % aus Astrozyten [5]. Die Neuronenbündel enthalten zunehmend mehr interaxonales Gliagewebe im intraokularen Abschnitt des Sehnerven, wenn man diese Struktur von intraokular nach posterior verfolgt [5].

Prälaminare Papillenregion (auch als der anteriore Abschnitt der Lamina cribrosa bezeichnet [6]). Die vorgegebenen Strukturen auf diesem Niveau der Papille sind Neuronen und Astrozyten mit einer signifikanten Zunahme des quantitativen Anteils von astroglialem Gewebe.

Lamina cribrosa. Dieser Anteil des Sehnervenkopfes enthält fenestrierte Schichten skleralen Bindegewebes mit gelegentlich elastischen Fasern. Astrozyten trennen die Schichten und umsäumen die Öffnungen [6], wodurch die Neuronenbündel das Auge verlassen.

Retrolaminarer Abschnitt. Dieser Teil der Papille ist charakterisiert durch eine Abnahme von Astrozyten und dem Beginn der Myelinscheiden, die von Oligodendrozyten gebildet werden. Die Axonenbündel sind von bindegewebigen Septen umgeben.

Die posteriore Begrenzung der retrolaminaren Papille ist nicht klar definiert. In Experimenten an Affenaugen mit Tuschefüllung konnte gezeigt werden, daß bei erhöhtem Augeninnendruck sich die Papille bis 3–4 mm hinter der Lamina cribrosa nicht anfärbt [7]. In einem ähnlichen Experiment mit nicht-markierten Mikrosphären ergab sich jedoch eine Durchblutung der retrolaminaren Region, sehr nahe an die Lamina cribrosa, selbst wenn der Augeninnendruck auf ein Niveau gesteigert wurde, das den retinalen Blutfluß unterbrach [8].

5.1.4 Gefäßversorgung

Arterielle Blutversorgung. Die 4 Abschnitte des Sehnervenkopfes entsprechen in etwa einer vierfachen Gefäßversorgung (Abb. 5.2):

Die *Oberfläche der Nervenfaserschicht* wird hauptsächlich durch Äste der Arteriolen der zentra-

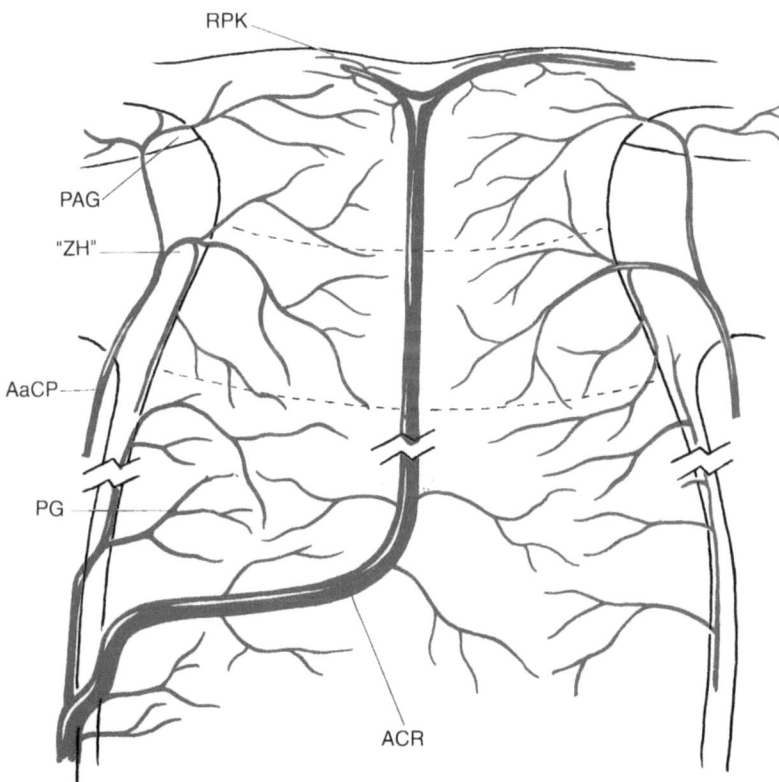

Abb. 5.2. Gefäßversorgung der Papille. *ACR* A. centralis retinae, *RPK* radiale peripapilläre Kapillaren, *PG* piale Gefäße, *AaCP* kurze, hintere Ziliararterien, *PAG* peripapilläre Aderhautgefäße, „*ZH*" Zinn-Haller-„Gefäßkranz"

len Netzhautarterie versorgt, die mit Gefäßen der prälaminaren Papillenregion anastomosieren [9] und in die peripapillären Kapillaren der Netzhaut und die langen radialen peripapillären Kapillaren übergehen [4]. Ein oder mehrere Gefäße aus dem Ziliarkreislauf der prälaminaren Papille können gelegentlich vergrößert sein und zilioretinale Arterien bilden [4].

Der *prälaminare Papillenabschnitt* wird durch Präkapillaren und Kapillaren der kurzen hinteren Ziliararterien versorgt, entweder von direkten Ästen der Arteriolen um den Sehnerven herum oder von indirekten Ästen der peripapillären Aderhaut [4,9,10].

Die *Region der Lamina cribrosa* wird auch von Gefäßen versorgt, die direkt aus den kurzen, hinteren Ziliararterien entspringen und innerhalb der Lamina einen dichten Gefäßplexus bilden [4,9]. Die kurzen, hinteren Ziliararterien bauen auch das nicht immer vollständig vorhandene Gefäßsystem rund um die Lamina cribrosa, den sog. Zinn-Haller-„Gefäßkranz" auf [4,9].

Die *retrolaminare Papillenregion* wird aus dem ziliaren (von rückläufigen, pialen Gefäßen) und retinalen Blutkreislauf versorgt. Die A. centralis retinae gibt auch zentripetale Gefäßäste vom pialen Gefäßsystem ab und häufig, jedoch nicht immer, auch zentrifugale Gefäße [11]. Es wurde auch eine „zentrale Sehnervenarterie" als ein Ast der A. ophthalmica beschrieben, die die axialen Anteile des Sehnerven versorgt [12]. Diese Arterie wurde auch in anderen morphologischen Studien bestätigt, kann jedoch eine seltene Variante der normalen Anatomie darstellen [11].

Man beobachtete auch eine Verbindung zwischen kleinen Gefäßen der retrolaminaren Papillenregion zur Netzhautoberfläche [9] und folgerte, daß die Mikrogefäßversorgung der Papille einen integralen Bestandteil des Retina-Sehnerven-Gefäßsystems darstellt [10].

Kapillaren der Papille. Obwohl sie sowohl dem retinalen wie dem ziliaren Gefäßkreislauf entstammen, ähneln die Kapillaren der Papille morphologisch mehr den Netzhautkapillaren als denen der Choriokapillaris. Charakteristika sind: 1. Tight junctions, 2. zahlreiche Perizyten und 3. nicht-fenestriertes Kapillarendothel [10]. Das Kapillarsystem der Papille ist undurchlässig für Fluoreszein und entspricht einer Art Sehnerven-Blut-Schranke, was die Annahme stützt, daß die Gefäßversorgung von Retina und Pa-

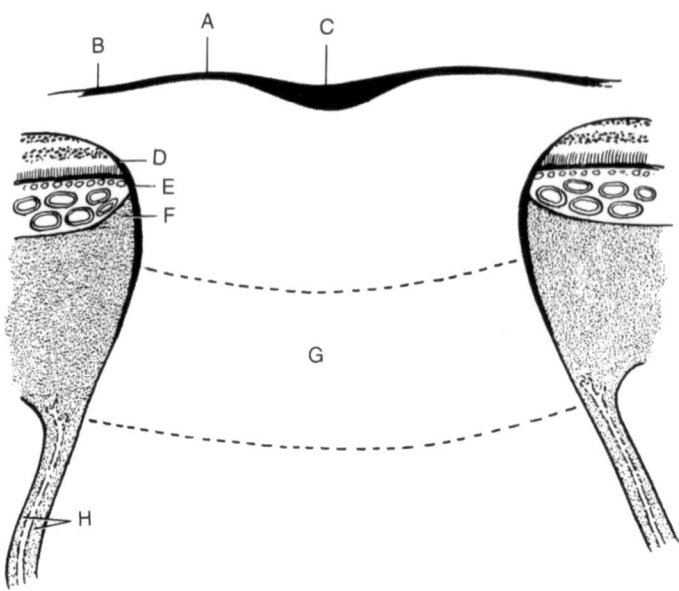

Abb. 5.3. Stützgewebe des Sehnervenkopfes. *A* Membrana limitans interna nach Elschnig, *B* kontinuierlicher Übergang mit der Membrana limitans interna retinae, *C* zentraler Meniskus nach Kuhnt, *D* intermediäres Bindegewebe nach Kuhnt, *E* Grenzgewebe nach Jacoby, *F* Grenzgewebe nach Elschnig, *G* Lamina cribrosa, *H* meningeale Sehnervenhüllen

pille in einer Einheit mit dem ZNS gesehen werden muß [9,10]. Die Anzahl der Kapillaren nimmt hinter der Lamina ab, besonders in der Umgebung der größeren Gefäße [13].

Venöser Abstrom. Der Abtransport des venösen Blutes der Papille geschieht hauptsächlich über die V. centralis retinae, obwohl ein Teil des venösen Blutes Anschluß an das chorioidale Venensystem gewinnt, wodurch eine weitere Verbindung zwischen Retina und Chorioidea entsteht [4]. Gelegentlich sind diese Verbindungen zwischen beiden Gefäßsystemen vergrößert im Sinne von retinoziliaren Venen, die Blut von der Retina in die Chorioidea drainieren, oder es bestehen ziliooptikale Venen, die Blut vom Ziliarkreislauf zur V. centralis retinae drainieren [14].

5.1.5 Astrogliales Stützgewebe

Die Astrozyten bilden eine kontinuierliche Schicht zwischen den Neuronen und den Blutgefäßen der Papille [15]. Beim Rhesusaffen machen die Astrozyten 5% des Volumens der Nervenfaserschicht aus, was auf 23% in der laminaren Papillenregion zunimmt und dann auf etwa 11% in der retrolaminaren Papille abnimmt [5]. Die Astrozyten sind durch sog. „Gap junctions" verbunden, die den Tight junctions ähneln, jedoch winzige Spalten zwischen den äußeren Blättern der Zellmembran aufweisen [16].

Die Astroglia bildet auch eine oberflächliche Schutzschicht der Papille (Abb. 5.3). Die Membrana limitans interna nach Elschnig trennt die Papille vom Glaskörperraum und geht kontinuierlich in die Membrana limitans interna der Retina über [15,17–19]. Der zentrale Anteil der Membrana limitans interna über der Papille wird auch als der zentrale Meniskus nach Kuhnt [18] bezeichnet. Feinstrukturelle Untersuchungen an der Papille des Affenauges belegen eine Dicke der Membran von 70 nm am Papillenrand, jedoch nur 50 nm in der mittleren Peripherie [19]. Obwohl der zentrale Meniskus nach Kuhnt traditionell als eine zentrale Verdickung der Membrana limitans interna der Papille beschrieben wird, haben feinstrukturelle Untersuchungen eine Verdünnung auf 20 nm in dieser Region nachgewiesen [19]. Das intermediäre Gewebe nach Kuhnt grenzt den Sehnerven von der Netzhaut ab, während das Grenzgewebe nach Jacoby den Sehnerven von der Aderhaut trennt [6,18].

5.1.6 Kollagenes Stützgewebe

Lamina cribrosa. Die Lamina cribrosa besteht aus fenestrierten Blättern von Bindegewebe und wenig elastischen Fasern bedeckt von Astrozyten [6], wobei man regionale Unterschiede sowohl bei menschlichen

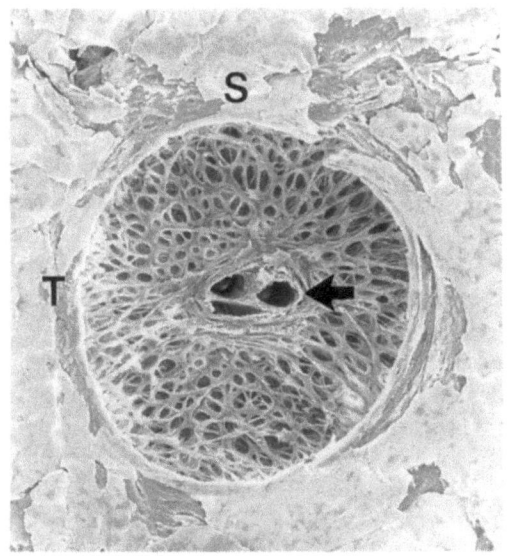

Abb. 5.4. Anatomische Übersicht der Lamina cribrosa mit den Öffnungen für die zentralen Netzhautgefäße *(Pfeil)* und den umgebenden Poren der Lamina cribrosa für den Durchtritt der Nervenfaserbündel. Man beachte die größeren Fenestrierungen in den oberen und unteren Quadranten. *S* superior, *T* temporal

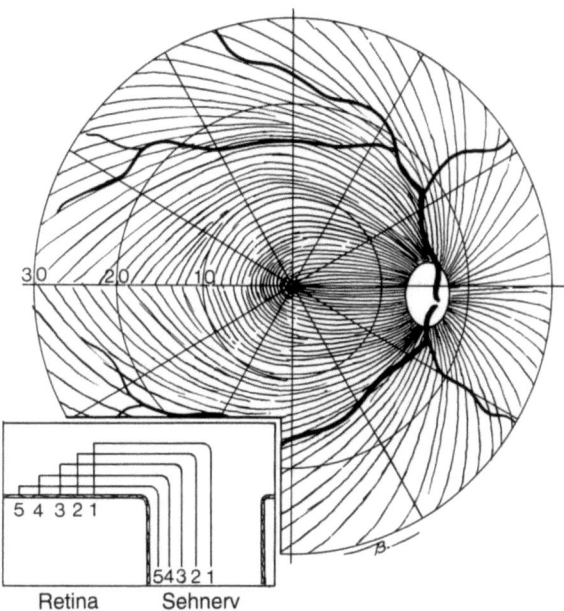

Abb. 5.5. Anordnung der retinalen Nervenfasern. Man beachte den bogenförmigen Verlauf ober- und unterhalb der Fovea für Nervenfasern temporal der Papille. Der Bildeinschub links unten zeigt einen Querschnitt durch die Anordnung der Axone mit den Fasern, die von der peripheren Netzhaut kommen, näher an der Aderhaut verlaufend und peripher in die Papille einmündend, während die Nervenfasern näher am Sehnerv mehr auf der Glaskörperseite verlaufen und den überwiegend zentralen Anteil des Nerven aufbauen

wie bei nicht-menschlichen Primatenaugen innerhalb der Lamina nachgewiesen hat. Die superioren und inferioren Anteile der Lamina cribrosa haben im Vergleich mit den nasalen und temporalen Anteilen größere Poren und ein dünneres Bindegewebe als auch weniger astrogliales Stützgewebe (Abb. 5.4) [20–22]. Die mögliche Bedeutung der regionalen Unterschiede im anatomischen Aufbau der Lamina cribrosa für den Pathomechanismus der glaukomatösen Schädigung wird später in diesem Kapitel besprochen.

Die Lamina cribrosa der menschlichen Papille enthält eine besondere extrazelluläre Matrix, die aus Kollagen Typ I–VI, Laminin und Fibronektin zusammengesetzt ist [23–25]. Morphologische Studien an jungen, menschlichen Spenderaugen haben gezeigt, daß die kribriformen Platten der Lamina cribrosa aus einem Kern elastischer Fasern mit einer spärlichen ungleichmäßigen Verteilung von Kollagen Typ III, bedeckt auch mit Kollagen Typ IV und Laminin [26] bestehen. Zellkulturen der menschlichen Lamina cribrosa zeigten 2 Zellinien, die offensichtlich diese extrazelluläre Matrix synthetisieren [27]. Das Profil der extrazellulären Matrix von Papillen in Affenaugen ist ähnlich [28,29]. Abweichungen in der Zusammensetzung der extrazellulären Matrix der Lamina cribrosa können die Sehnervenfunktion beeinflussen und auch seine Empfindlichkeit gegenüber einer glaukomatösen Schädigung bei erhöhtem Augeninnendruck entscheiden.

Ein Bindegeweberand, das *Grenzgewebe nach Elschnig*, erstreckt sich gelegentlich zwischen der Aderhaut und dem Sehnervenkopf, besonders temporal (Abb. 5.3) [18]. An der Bulbusrückwand ist der Sehnerv durch die Hirnhäute (Pia, Arachnoidea und Dura) umgeben, die aus Bindegewebe bestehen, das durch meningotheliale Zellen oder Mesothel bedeckt ist [30]. Vaskularisiertes Bindegewebe erstreckt sich von der inneren Begrenzung der Pia mater in Form von longitudinalen Septen in den Sehnerven, wodurch im intraorbitalen Abschnitt des Sehnerven die Nervenfaserbündel teilweise separiert werden [18].

5.1.7 Axone der Papille

Retinale Nervenfaserschicht. Die Axone verlaufen in der Nervenfaserschicht der Netzhaut von den Ganglienzellen zur Papille in einem charakteristischen Verteilungsmuster (Abb. 5.5). Die Nervenfasern der temporalen Peripherie entspringen beidseits einer horizontalen Teilungslinie, der Raphe, und verlaufen bo-

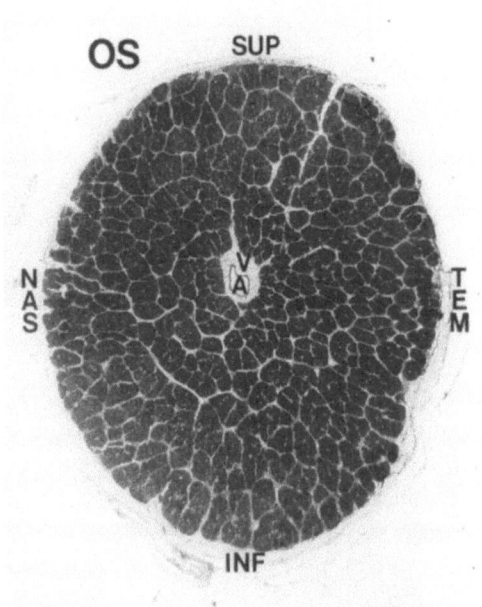

Abb. 5.6. Lichtmikroskopische Darstellung eines gesunden Sehnerven im Querschnitt mit den dunkler gefärbten Neuronenbündeln und dem dazwischenliegenden glialen Stützgewebe, das auch die Öffnungen für die zentralen Netzhautgefäße umgibt. *SUP* superior, *TEM* temporal, *INF* inferior, *NAS* nasal, *V* Vene, *A* Arterie

genförmig ober- oder unterhalb der Fovea, während die der zentralen Netzhaut die *papillomakulären Fasern* bilden. Die Neurone der nasalen Netzhaut verlaufen mehr direkt zur Papille. Die Bedeutung dieser anatomischen Anordnung für die Konfiguration von Gesichtsfeldausfällen bei Glaukom wird im nächsten Kapitel besprochen. Die Axone der Nervenfaserschicht bei Affen und Kaninchen sind in Faserbündeln durch Bindegewebetunnel aus verlängerten Fortsätzen der Müller-Zellen gruppiert [31-33]. Die Bündel an Axonen, besonders auf der temporalen Seite, werden größer umso näher sie an der Papille liegen, als Konsequenz der Aufnahme weiterer Neurone [34], was normalerweise ophthalmoskopisch in Form einer retinalen Streifung sichtbar wird [33]. Die Axone innerhalb der Bündel variieren im Durchmesser, wobei die stärkeren Fasern aus den mehr peripheren Netzhautanteilen entspringen [34]. Die relative Anordnung der verschiedenen Fasertypen innerhalb der Neuronenbündel variiert unter den verschiedenen Affenspezies, die diesbezüglich wissenschaftlich untersucht wurden [34].

Axone in der Papille. Die bogenförmigen Nervenfasern der Netzhaut nehmen den oberen und unteren Papillenpol ein, wobei die Axone der peripheren Netzhaut die mehr peripheren Anteile der Papille aufbauen (Abb. 5.6) [35]. Die bogenförmigen Nervenfasern sind am empfindlichsten auf frühe Glaukomschäden der Papille. Die papillomakulären Fasern machen ungefähr 1/3 des distalen N. opticus aus, vorwiegend inferotemporal, wo die Axonendichte höher ist [36,37]. Sie vermischen sich mit extramakulären Nervenfasern, was den Erhalt der zentralen Sehschärfe bei frühen glaukomatösen Papillenschäden erklärt.

Die durchschnittliche Neuronenanzahl einer gesunden Papille dürfte bei etwa 1,2 Mio. liegen, ein Ergebnis, das sich auf die manuelle Auszählung eines geringen Anteils des gesamten neuronalen Querschnitts des Sehnerven stützt [38]. Unter Verwendung computerassistierter Bildanalyse an Querschnitten von Sehnerven wurden jedoch geringere Durchschnittswerte ermittelt, 693,316 in einer Studie [39] und 969,279 in einer anderen [37]. Alle morphologischen Studien stimmen darin überein, daß es eine erhebliche Variabilität in der Anzahl der Axone in gesunden Augen von etwa ± 200 000 Fasern gibt. Die in der Literatur publizierten Mittelwerte für den Durchmesser der Axone reicht von 0,65 bis 1,10 µm [37,39,40]. Axone aller Durchmesser sind im Sehnerven vermischt, obwohl die höheren Durchmesser offensichtlich im nasalen Optikussegment häufiger auftreten [37].

Einfluß des Alters

Bei der Geburt ist der Sehnerv sehr klein und fast nicht myelinisiert [41]. Die Myelinisierung, die vom ZNS zum Auge während der Reifung fortschreitet, ist in der retrolaminaren Region des Sehnerven am Ende des 1. Lebensjahres weitgehend abgeschlossen [42]. Das Bindegewebe der Lamina cribrosa ist zum Zeitpunkt der Geburt noch wenig ausgebildet, was für die größere Empfindlichkeit der kindlichen Papille spricht, eine glaukomatöse Exkavation bei erhöhtem Druck zu entwickeln, was wiederum auch die Möglichkeit der Reversibilität der kindlichen Exkavation erklärt [43]. Mit zunehmendem Alter vergrößern sich die inneren Anteile der kribriformen Schichten mit einer scheinbaren Zunahme der Dichte an Kollagen vom Typ I, III und IV sowie Elastin [44]. Mit fortschreitendem Alter tritt auch ein zunehmender Verlust von Axonen auf, einhergehend mit einer Zunahme der meningealen und fibrösen Septen im anatomischen Querschnitt [37-41]. Der altersabhängige Verlust von Axonen wurde mit 5000 pro Jahr berechnet [37], wenngleich eine statistisch signifikante Beziehung zwischen Alter und mittlerer Nervenfaserzahl im Optikus nicht bewiesen werden konnte, vermutlich auch wegen der großen interindividuellen Varianz der Gesamtneuronenzahl [39]. Eine wissenschaftliche Untersuchung läßt einen selektiven Verlust der dicken Neurone mit zunehmendem Alter vermuten [39], was in anderen Studien nicht bestätigt wurde [37,40].

5.2 Pathogenese der glaukomatösen Papillenatrophie

5.2.1 Theorien

Die Pathogenese der glaukomatösen Optikusatrophie ist Gegenstand unterschiedlicher Meinungen seit dem mittleren 19. Jahrhundert, als 2 Konzepte im gleichen Jahr vorgestellt wurden. 1858 vermutete Müller [45], daß der erhöhte Augeninnendruck zu einer direkten Kompression und zum Absterben der Neurone (die mechanische Theorie) führte, während von Jaeger [46] meinte, daß eine vaskuläre Abnormalität die zugrundeliegende Ursache der glaukomatösen Optikusatrophie sei (Gefäßtheorie). 1892 schlug Schnabel [47] ein weiteres Konzept zum Verständnis der Pathogenese der glaukomatösen Optikusatrophie vor. Er glaubte, daß eine Atrophie neuronaler Strukturen leere Räume im Gewebe bildet, die den Sehnerven nach hinten ziehen (Schnabels Theorie zur kavernösen Optikusatrophie).

Zunächst erhielt die mechanische Theorie die meiste Akzeptanz durch die Experten [48–50]. Dieses Konzept behielt seinen Vorrang während des ersten Viertels des 20. Jahrhunderts bis LaGrange und Beauvieux [51] die Gefäßtheorie 1925 popularisierten. Im Prinzip stützte sich diese Theorie auf die Annahme, daß die glaukomatöse Optikusatrophie sekundär nach Ischämie auftritt, entweder als primäre Konsequenz des hohen Augeninnendruckes oder sekundär infolge eines Gefäßschadens ohne Beziehung zum Augeninnendruck [52–54]. 1968 kam zu diesen Überlegungen die Rolle des axoplasmatischen Flusses bei der glaukomatösen Optikusschädigung hinzu [55], was die mechanische Theorie stärkte, aber den möglichen Einfluß einer Ischämie nicht entkräften konnte.

5.2.2 Argumente und Belege

Eine große Anzahl von Forschungsprojekten zur Pathogenese der glaukomatösen Optikusatrophie ergaben folgenden Kenntnisstand zum Verständnis dieses komplexen Problems:

5.2.2.1 Anatomische und histopathologische Studien

Histopathologische Befunde an menschlichen Augen mit einer Glaukomanamnese ermöglichen den unmittelbarsten Einblick in Veränderungen und Vorgänge, die die glaukomatöse Optikusatrophie begleiten, wenngleich sie nicht völlig den Schädigungsmechanismus erklären können. Einer der begrenzenden Aspekte ist, daß viele glaukomatöse Autopsieaugen in einem sehr fortgeschrittenen Erkrankungsstadium gewonnen werden, was zu möglichen Fehldeutungen bezüglich der frühen pathogenetischen Charakteristika führen kann. Neuere Untersuchungen, bei denen man bemüht ist, klinische Befunde mit histopathologischen Veränderungen der Papille in Augen mit verschiedenen Glaukomstadien zu korrelieren, können manche strittige Punkte diesbezüglich klären.

Veränderungen der Glia. Es wurde früher vermutet, daß der Verlust astroglialen Stützgewebes dem neuronalen Untergang vorausgeht [56], wovon man glaubte, daß dies eine Erklärung für die frühe und reversible glaukomatöse Exkavation beim kindlichen und angeborenen Glaukom sei [57]. Nachfolgende Studien haben jedoch gezeigt, daß Gliazellen nicht selektiv bei den Frühstadien des chronischen Glaukoms untergehen, und daß sie in Wirklichkeit die einzigen, übrigbleibenden Zellen nach einem völligen Verlust der Axone bei fortgeschrittener glaukomatöser Optikusatrophie sind [58, 59].

Veränderungen der Gefäße. Eine weitere Annahme war, daß der Verlust der kleinen Blutgefäße in der Papille mit der Atrophie der Axone einhergeht [60] und in einer histologischen Untersuchung wurde auf einen selektiven Verlust der retinalen, radialen, peripapillären Kapillaren in Augen mit chronischem Weitwinkelglaukom hingewiesen [61]. Andere nachfolgende Untersuchungen haben jedoch gezeigt, daß weder eine Korrelation zwischen der Atrophie der Gefäßversorgung und den Gesichtsfeldausfällen [62] noch ein wesentlicher selektiver Verlust von Sehnervenkapillaren in menschlichen Glaukomaugen besteht [58,59,63]. Bei Tiermodellen der Optikusatrophie (hervorgerufen entweder durch dauerhaften hohen Augeninnendruck [63], Durchtrennung des Sehnerven [64–66] oder Photokoagulation der retinalen Nervenfaserschicht [67]) war die resultierende Blässe der Papille nicht assoziiert mit einer Abnahme der Relation von Kapillaren zu neuronalem Gewebe, obwohl der Durchmesser der Gefäße verringert war [66]. Vielmehr zeigten diese Untersuchungen eine

Proliferation [65] oder Reorganisation [64,67] von glialem Gewebe, was die ophthalmoskopische Erkennbarkeit der Gefäße der Papille erschwert.

Veränderungen der Lamina cribrosa. Die nach posterior gerichtete Ausbuchtung der Lamina cribrosa wurde lange Zeit als ein charakteristisches Kennzeichen des fortgeschrittenen glaukomatösen Papillenschadens bewertet [68,69], was auch in der Tat eine sehr frühe Veränderung in einem kindlichen Glaukomauge sein kann [43]. Fortführende Untersuchungen haben jedoch belegt, daß Veränderungen der Lamina cribrosa tatsächlich ein frühes Primärereignis in der Pathogenese der glaukomatösen Optikusatrophie sein können. An enukleierten menschlichen Augen [70] führte die akute Augeninnendrucksteigerung zu einer Ausbuchtung der Lamina cribrosa und zu vergleichbaren Veränderungen wie sie auch in einem Glaukommodell an Primatenaugen auftreten [71]. Nichtinvasive Messungen zu Verdrängungsphänomenen an der Papille mit Laser-Doppler-Methoden an Glaukomaugen post mortem ergeben eine Abnahme der Sehnervenreaktion mit zunehmender glaukomatöser Atrophie [72]. In einer histopathologischen Auswertung von 25 menschlichen Glaukomaugen war die Kompression übereinanderliegender Blätter der Lamina cribrosa die am frühesten faßbare morphologische Veränderung, während die Ausbuchtung der gesamten Lamina cribrosa nach hinten erst später auftrat und überwiegend den oberen und unteren Papillenpol betraf [73].

In den Frühstadien des Glaukoms bei Erwachsenen ist das Ausmaß der Ausbuchtung der Lamina nicht ausreichend, um die ophthalmoskopisch sichtbare Exkavation quantitativ zu erklären, könnte jedoch in ihrem Umfang geeignet sein, eine Kompressionsläsion der Axone zu verursachen und man hat deshalb folgerichtig vermutet, daß die individuelle Struktur der Lamina cribrosa eine wichtige Determinante in der Empfindlichkeit des Sehnervenkopfes auf erhöhten Augeninnendruck ist [58,59]. Ein Vergleich des bindegewebigen Stützapparates und der Porengröße der Lamina cribrosa zwischen Individuen unterschiedlicher rassischer Zugehörigkeit konnte die größere Empfindlichkeit farbiger Patienten für eine glaukomatöse Optikusatrophie nicht erklären [74]. Unterschiede in der extrazellulären Matrix können vermutlich auch eine wichtige Rolle bei der Progression der glaukomatösen Sehnervenläsion spielen und ätiologische Bedeutung haben [75].

Veränderungen der Axone. Die morphologische Grundlage der frühen glaukomatösen Sehnervenex-

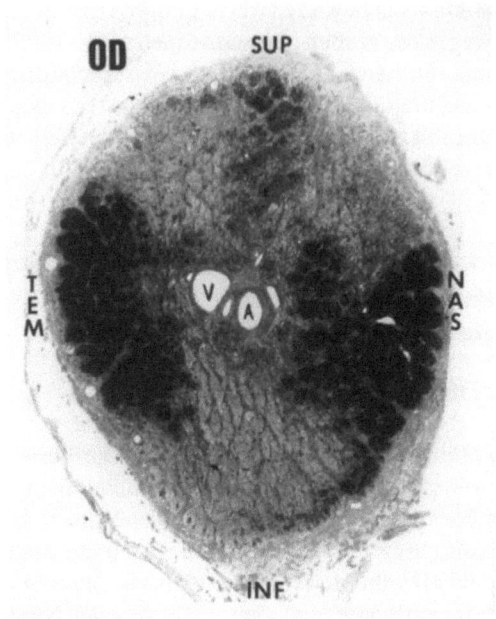

Abb. 5.7. Lichtmikroskopischer Querschnitt durch eine Papille bei glaukomatöser Optikusatrophie mit einem Verlust von Sehnervenfaserbündeln vorwiegend in den unteren und oberen Quadranten (zu vergleichen mit einem gesunden Sehnervenkopf in Abb. 5.6). *SUP* superior, *NAS* nasal, *INF* inferior, *TEM* temporal, *V* Vene, *A* Arterie

kavation bei Erwachsenen ist der Verlust neuronaler Axone [58,59,76]. Tierexperimentelle Modelle an Primatenaugen, die einem dauerhaft erhöhten Augeninnendruck ausgesetzt wurden, belegen, daß der Glaukomschaden mit einer posterioren und lateralen Ausbuchtung der Lamina cribrosa einhergeht, was die Axone komprimiert [77]. Der Schädigungsmechanismus bezieht zunächst alle Nervenfaserbündel im Sehnerven ein, jedoch mit einer größeren Betroffenheit des unteren und oberen Papillenpols [73]. Bei Andauern des Schädigungsprozesses nimmt die Empfindlichkeit der oberen und unteren Nervenfaserbündel noch mehr zu (Abb. 5.7) [58,59,73,76]. Histologische Untersuchungen sowohl am Sehnerven des Affenauges [78] wie auch an menschlichen Augen [79] zeigten, daß die Nervenfasern mit dem größeren Durchmesser empfindlicher reagieren und eher atrophieren, obwohl kein Faserdurchmesser völlig vom Schädigungsmechanismus ausgespart bleibt. Die vorwiegende Atrophie der dickeren Nervenfasern geht sowohl darauf zurück, daß ihr Anteil am oberen und unteren Papillenpol größer ist als auch auf eine größere Empfindlichkeit gegenüber der pathologischen Augendrucksteigerung per se.

5.2.2.2 *Untersuchungen zur Durchblutung*

Die Durchblutung der prälaminaren Papille bei Katzen ist relativ stark, verglichen mit der Blutströmung in den posterioren Anteilen der Papille, wobei offensichtlich eine Autoregulation die Änderungen des mittleren arteriellen Blutdruckes kompensiert [80]. Eine Erhöhung des Augeninnendruckes beeinflußt die Durchblutung der Papille, der Retina und der Aderhaut im Katzenauge nur wenig, solange die Differenz zum mittleren arteriellen Blutdruck 25mm Hg nicht wesentlich unterschreitet. Der Blutfluß in der Lamina cribrosa ist nur bei extremen Augendrucksteigerungen eingeschränkt, was wiederum für eine Autoregulation der Blutströmung in der Papille bei der Katze spricht [81]. Eine andere tierexperimentelle Studie an der Katze ergab jedoch, daß die elektrophysiologischen Funktionen der Ganglienzellen vom arteriellen Perfusionsdruck und nicht von der absoluten Höhe des Augeninnendruckes abhängen [82]. Eine Echtzeitanalyse des oxidativen Stoffwechsels der Papille bei Katzen belegt, daß die metabolischen Auswirkungen vom Augeninnendruck und/oder dem mittleren arteriellen Blutdruck abhängen und, daß ein Absenken des Augeninnendruckes die metabolische Dysfunktion der Papille wieder verbessern kann [83].

Eine kurzfristige Erhöhung des Augeninnendruckes beim Affen änderte die Durchblutung der Papille nicht, solange der Augeninnendruck 75 mm Hg nicht überschritt. Im langfristigen Glaukommodell beim Affen konnte ebenfalls kein offensichtlicher Einfluß auf die Durchblutung der Papille festgestellt werden [84]. Eine Untersuchung der Sauerstoffspannung in der Papille des Affenauges zeigte, daß die Autoregulation Änderungen des arteriellen Perfusionsdruckes kompensiert [85]. Messungen der Papillendurchblutung an menschlichen Augen mit Laser-Doppler-Methoden wiesen ebenfalls eine autoregulatorische Kompensation des reduzierten Perfusionsdruckes bei erhöhtem Augeninnendruck nach [86]. Eine Untersuchungstechnik mit kontinuierlicher Aufzeichnung der Papillenfärbung während und unmittelbar nach einer plötzlichen, willkürlichen Steigerung des Augeninnendruckes zeigte, daß die Anpassungsmöglichkeiten des Glaukomauges an akute Augendrucksteigerungen verglichen mit einem gesunden Auge signifikant geringer sind [87] und man vermutete deshalb, daß die Ischämie der glaukomatösen Papille womöglich auch auf eine fehlerhafte Autoregulation zurückzuführen sei [81,85].

5.2.2.3 *Fluoreszenzangiographische Befunde*

Fluoreszenzangiographischer Normbefund. Das normale Fluoreszeinverteilungsmuster der Papille wird üblicherweise in 3 Phasen beschrieben [4]

1. Eine initiale Füllungsphase oder präretinale arterielle Phase stellt wahrscheinlich die Füllung der prälaminaren und laminaren Kribrosaregion durch die hinteren kurzen Ziliararterien dar. Fluoreszein aus retrobulbären Blutgefäßen kann ebenso zu dieser Phase der Farbstoffüllung beitragen [88].
2. Das Maximum der Fluoreszenz oder die retinale, arteriovenöse Phase, geschieht hauptsächlich durch die Füllung des dichten Kapillarplexus der Papillenoberfläche über retinale Arteriolen. Mit zunehmendem Lebensalter reduziert sich die Füllungszeit sowohl der retinalen wie der chorioidalen Zirkulation [89].
3. In einer späten Phase über 10–15 min tritt eine verzögerte Farbstoffüllung der Papille auf, was vermutlich auf Fluoreszein im Bindegewebe der Lamina cribrosa zurückzuführen ist. Markerstudien an Affenaugen machen auch eine Farbstofffreisetzung aus der benachbarten Aderhaut wahrscheinlich [90].

Künstlich erhöhter Augeninnendruck. Der Effekt eines experimentell erhöhten Augeninnendruckes auf das fluoreszenzangiographische Verteilungsmuster bildet die Grundlage für unser Verständnis der relativen Vulnerabilität von Gefäßstrukturen bei erhöhtem Augeninnendruck in gesunden und glaukomatösen Augen. Infolge einer Augeninnendrucksteigerung kommt es zu einer allgemeinen Verzögerung in der gesamten okulären Zirkulation. Die prälaminare Papillenregion gehört wohl zu den empfindlichsten Abschnitten des okulären Gefäßsystems beim Affenauge unter den Bedingungen einer Augendrucksteigerung [4,91].

Untersuchungen zur Vulnerabilität der peripapillären Aderhaut auf Augeninnendrucksteigerungen ergaben sehr widersprüchliche Ergebnisse. Die Fluoreszenzangiographie an Affenaugen zeigte eine erhöhte Empfindlichkeit dieser Gefäßabschnitte gegenüber Drucksteigerungen [4,91]. Ebenso ergaben Fluoreszenzangiographien an menschlichen Glaukomaugen eine vergleichbare Verzögerung des Farbstoffeintrittes in die peripapilläre Aderhaut [91–95]. Diese Verzögerung reagiert empfindlich auf Augeninnendrucksteigerungen [92] und man vermutete, daß dieser Gefäßeffekt an der peripapillären Aderhaut zur glaukomatösen Sehnervenatrophie beiträgt [94]. Andererseits haben fluoreszenzangiographische Studien an gesunden menschlichen Augen auch vergleichbare Verzögerungen oder irreguläre Aderhautfüllungen bei normalen Druckwerten ergeben [96,97]. Außerdem erwiesen sich die peripapillären Aderhautkapillaren gesunder menschlicher Augen als relativ resistent gegenüber artifiziellen Augeninnendrucksteigerungen [98]. Darüber hinaus ergab eine fluoreszenzangiographische Studie an Patienten mit Normaldruck- oder Weitwinkelglaukom keinen Hinweis dafür, daß die Hypoperfusion der peripapillären Aderhaut zur Hypoperfusion der Papille beiträgt [99]. An Katzen wurde ein selektives Füllungsdefizit der radialen, retinalen, peripapillären Kapillaren mittels Tuscheperfusion gezeigt [100]. Wie jedoch vorausgehend diskutiert, stehen die histopathologischen Befunde in Widerspruch zu Änderungen dieses Gefäßsystems bei Glaukomaugen [61,62]. Die meisten Studien an Affenaugen [4,91] und gesunden menschlichen Augen [101,102] haben gezeigt, daß die chorioidale Zirkulation im allgemeinen vulnerabler als die der Netzhaut bei erhöhtem Augeninnendruck ist, obwohl in einer Studie gleiches Füllungsverhalten bei erhöhtem Augeninnendruck für beide Gefäßsysteme nachgewiesen wurde [103].

Untersuchungen an Glaukomaugen. Fluoreszenzangiographische Untersuchungen an glaukomatösen und nicht-glaukomatösen menschlichen Augen haben 2 Arten von Füllungsdefekten der Papille nachgewiesen: 1. persistierende Hypoperfusion und 2. vorübergehende Hypoperfusion [104,105].

Persistierende Hypoperfusion, also ein absoluter Füllungsdefekt, kommt häufiger bei Augen mit Glaukom besonders bei Niederdruckglaukom vor und es wird behauptet, daß dies mit dem Gesichtsfeldausfall korreliert [104–106]. Zu den Charakteristika eines Füllungsdefektes gehört eine verlangsamte Blutströmung, ein kleineres Gefäßbett, engere Gefäße und eine vermehrte Permeabilität dieser Gefäße [107]. Der Füllungsdefekt kann entweder lokalisiert oder diffus auftreten. Ersterer spiegelt vermutlich die Empfindlichkeit der betroffenen Gefäßabschnitte unabhängig von dem Augeninnendruckniveau wieder und ist typisch für Normaldruckglaukom [99]. Fokale Füllungsdefekte kommen hauptsächlich am oberen und unteren Papillenpol vor [104–106,108]. Bei Glaukomaugen werden sie am häufigsten am Exkavationsrand, bei gesunden Augen häufiger am Grunde der Exkavation nachgewiesen [109]. Die diffuse Hypoperfusion wird hauptsächlich als ein Effekt langfristiger Augendrucksteigerung gewertet [99].

Patienten mit okulärer Hypertension (erhöhter Augeninnendruck, aber normale Papille und normales Gesichtsfeld) haben häufiger fluoreszenzangiographisch nachweisbare Füllungsdefizite als die gesunde Bevölkerung, wenngleich weniger als Glaukomaugen [106,110]. Die einzige andere Augenerkrankung, die absolute angiographische Füllungsdefekte ergibt, ist die sektorielle ischämische Neuropathie des N. opticus [111]. Die angiographischen Füllungsdefekte der Glaukompapille werden aber als spezifisch interpretiert und man hat deshalb vorgeschlagen, die Fluoreszenzangiographie der Papille als ein differentialdiagnostisches Kriterium zwischen Weitwinkelglaukom und anderen, klinisch-ophthalmoskopisch ähnlichen Veränderungen der Papille zu verwenden [111]. Eine überzeugende Korrelation zwischen Gefäßveränderungen der Papille und Gesichtsfeldausfällen bei Glaukom ist noch nicht präzise erarbeitet. Es gibt jedoch Literaturhinweise, daß die Entwicklung neuer Gesichtsfeldausfälle mit Veränderungen der Papillenzirkulation einhergeht, nachgewiesen mit der Fluoreszenzangiographie [112]. Mit der computerassistierten Bildanalyse hat man versucht, die Fluoreszenzangiogramme der Papille objektiv zu quantifizieren und man konnte dabei Hinweise gewinnen, daß die Zunahme der angiographischen Füllungsdefizite mit der Progression der Glaukomerkrankung korreliert [113].

Die *transiente Hypoperfusion* oder ein relatives Füllungsdefizit werden auch in der gesunden Bevölkerung gesehen und korrelieren nicht mit den Papillen- oder Gesichtsfeldveränderungen [104–106]. Es wurde aber auch postuliert, daß sie in absolute Füllungsdefekte übergehen können, was man als ein Zeichen eines drohenden Gesichtsfeldausfalles deutete [106].

In einer fluoreszenzangiographischen Studie konnte ein Farbstoffaustritt auf der Papille bei fortgeschrittener glaukomatöser Optikusatrophie bei 9 von 150 Patienten mit primärem Weitwinkelglaukom nachgewiesen werden [114]. Eine Fluoreszeinfärbung der Papille wurde bei 30 % der glaukomatösen Augen in einer weiteren Studie verifiziert [104,105]. Die Auswertung von Fluoreszenzangiogrammen zur Beurteilung der Durchblutung glaukomatöser Augen ergab eine verminderte Durchblutung bei erhöhtem Augeninnendruck, wie auch in 2 Fällen von Normaldruckglaukom [115].

5.2.2.4 Veränderungen des axoplasmatischen Flusses

Physiologie des axoplasmatischen Flusses. Axoplasmatische Fluß oder axonaler Transport bezeichnet die Bewegung von Stoffen entlang des Axons eines Nerven (Dendriten können auch ähnliche Stofftransporte aufweisen) in einer vorhersagbaren, energieabhängigen Weise. Dieser Stofftransport ist durch eine schnelle und langsame Komponente charakterisiert, wenngleich zahlreiche intermediäre Transportgeschwindigkeiten bestehen können [116]. Die schnelle Phase entspricht einem Stofftransport von 410 mm/Tag in verschiedenen Spezies und bringt diese Substanzen zu den Vesikeln der Synapsen, dem Axolemma und agranulären, endoplasmatischen Retikulum des Axons, während die langsame Phase 1–3 mm/Tag entspricht und Wachstum und Stoffwechsel des Axons dient [116]. Der axoplasmatische Fluß kann orthograd (von der Netzhaut zum Corpus geniculatum laterale) oder retrograd (vom Corpus geniculatum laterale zur Netzhaut) sein [117].

Experimentelle Untersuchungen am axoplasmatischen Fluß. Es wurden Tiermodelle entwickelt (meist an Affenaugen), bei denen man den axoplasmatischen Fluß durch die Injektion radioaktiver Aminosäuren untersuchte, z. B. durch die intravitreale Applikation von tritiummarkiertem Leuzin. Die Aminosäure wird für die Proteinsynthese der retinalen Ganglionzelle aufgenommen und zeigt dann eine Bewegung von der Ganglionzelle zum Sehnerv, womit ein histologischer Nachweis der orthograden Bewegung des radioaktiv markierten Proteins möglich wird [118]. Zusätzlich kann der retrograde Fluß durch die Beobachtung der Anhäufung bestimmter, nichtmarkierter neuronaler Komponenten wie von Mitochondrien in der Elektronenmikroskopie [119] geprüft werden oder durch die Injektion von Markersubstanzen wie Meerrettichperoxidase in das Corpus geniculatum laterale und die Untersuchung seiner Bewegung in Richtung Retina [120]. Diese experimentellen Modelle ermöglichen jene Mechanismen zu untersuchen, die eine pathologische Blockade des axoplasmatischen Flusses bedingen, die wiederum an der glaukomatösen Sehnervenatrophie des menschlichen Auges beteiligt sein können.

Einfluß des Augeninnendruckes auf den axoplasmatischen Fluß. Der erhöhte Augeninnendruck beim Affen verursacht eine Blockade des axoplasmatischen Flusses auf Höhe der Lamina cribrosa [117,121–126] und am Rande der posterioren skleralen Öffnungen [126]. Diese Blockade des axoplasmatischen Flusses betrifft die schnelle [122,125] als auch die langsame [122] Phase, sowohl die orthograden wie die retrograden Komponenten [117,124,127]. Im Affenauge sind durch die Blockade des schnellen axoplasmatischen Flusses vorwiegend die superioren, temporalen und inferioren Anteile der Papille betroffen [128]. Die Höhe und die Dauer der Augendrucksteigerung beeinflussen den Beginn, die Verteilung und das Ausmaß der axoplasmatischen Blockade in der Papille [125,127,129,130]. Der Mechanismus, über den der erhöhte Augeninnendruck zur axoplasmatischen Blockade führt, ist unklar; zwei populäre Theorien sind jedoch: mechanisch und vaskulär.

Die *mechanische Theorie* beruht darauf, daß physikalische Änderungen in der Papille wie z. B. Verschiebungen in den Fenestrierungen der Lamina cribrosa als eine Konsequenz der Ausbuchtung zur Blockade des axoplasmatischen Flusses führen [55,69,125]. Diese Hypothese wird gestützt durch die Beobachtung, daß der erhöhte Augeninnendruck zur Flußblockade führt, obwohl die kapillare Zirkulation der Papille intakt bleibt und ein künstlich erhöhter pO$_2$ aufrechterhalten wird [117,131]. Außerdem wird berichtet, daß eine Blockade des axoplasmatischen Flusses auch bei okulärer Hypotonie auftritt [122,124,132], was verschiedene Autoren zur Vermutung veranlaßte, daß eine Druckdifferenz entlang der Papille, resultierend entweder aus einer relativen Zu- oder Abnahme des Augeninnendruckes, mechanische Veränderungen mit Kompression der Axonenbündel verursacht [122,124,132,133].

In Widerspruch zur mechanischen Theorie steht die Beobachtung, daß ein erhöhter intrakranieller Druck bei Affen weder eine Blockade des schnellen axoplasmatischen Flusses verursacht, noch diesen verhindert in Konsequenz einer Augeninnendrucksteigerung, obwohl der Druckgradient an der Lamina cribrosa reduziert war [134]. Dies weist darauf hin, daß mehr als ein einfacher mechanischer oder hydrostatischer Mechanismus bei der Blockade des axoplasmatischen Flusses als Folge einer Augendrucksteigerung beteiligt ist [134]. Gegen eine einfache mechanische Theorie spricht auch die Beobachtung, daß die Schädigung der Neurone diffus innerhalb eines Bündels auftritt, mehr als fokal, was man eigentlich bei der Abscherläsion der Neurone in der Lamina erwarten müßte [135] und, daß die Lokalisation der Flußunterbrechung nicht dem Querschnitt der Nervenfaserbündel entspricht, ebenso nicht der Form der Laminaporen oder der Dichte der bindegewebigen Septen zwischen den Neuronenbündeln [136,137].

Die *vaskuläre Theorie* vermutet, daß die Ischämie eine bestimmte Rolle bei der Blockade des axoplasmatischen Flusses bei erhöhtem Augeninnendruck spielt. Die Unterbindung der kurzen, posterioren Ziliararterien am Affenauge blockiert sowohl die langsame [138,139] wie auch die schnelle Komponente [140] des axoplasmatischen Flusses, obwohl dadurch keine glaukomatöse Exkavation ausgelöst wurde [138,139]. Der Zentralarterienverschluß führt auch zu einer Unterbrechung des schnellen orthograden und retrograden axonalen Flusses [141]. Außerdem war die Anhäufung von Markersubstanzen auf Höhe der Lamina cribrosa umgekehrt proportional zum Perfusionsdruck in Katzenaugen [142] und die augeninnendruckabhängige Blockade des axonalen Transportes war ausgeprägter in Augen mit einer angiotensininduzierten Blutdrucksteigerung [143]. Es wurde auch an Affenaugen mit erhöhtem Augeninnendruck beobachtet, daß die Farbstofffreisetzung aus dem Kapillarnetz der Papille mit der Blockade des axonalen Flusses auf Höhe der Lamina cribrosa einhergeht [144].

Gegen einen vaskulären Mechanismus bei der druckinduzierten Unterbrechung des axoplasmatischen Flusses spricht die Beobachtung, daß die Unterbindung der rechten A. carotis communis beim Affen, was den gemessenen Druck in der A. ophthalmica um 10–20 mm Hg gegenüber der linken Seite reduziert, nicht wesentlich den Augeninnendruckeffekt auf die Unterbrechung des axonalen Transportes beeinflußt [145]. Bei der Untersuchung des retrograden axoplasmatischen Flusses an enukleierten Rattenaugen wurde eine direkte Beziehung zum Augeninnendruck gefunden, wenngleich kein Einfluß der Blutzirkulation bestand und zu bedenken ist, daß die Lamina cribrosa an diesem Tierauge nur eine einzige bindegewebige Platte darstellt [120]. Es kann daher gut sein, daß andere Faktoren, oder zusätzlich zur Ischämie und zum mechanischen Abknicken der Axone in einer vielschichtigen Lamina cribrosa bei der augeninnendruckinduzierten Unterbrechung des axoplasmatischen Flusses beteiligt sind.

5.2.2.5 Elektrophysiologische Studien

Wird der Augeninnendruck bei gesunden menschlichen Augen künstlich erhöht, tritt eine signifikante Reduktion der Amplituden der elektroretinographischen Komponenten auf [146,147]. Die visuell evozierten Potentiale sind jedoch nur betroffen, wenn der Augeninnendruck sich dem intraokularen Blutdruck annähert oder überschreitet. Die perfusionsdruckabhängigen Amplituden der visuell evozierten Potentiale bei gesunden menschlichen Augen zeigen auch einen „Knick", der auf eine mögliche vaskuläre Autoregulation hinweist und bei Glaukompatienten nicht beobachtet wurde [148] (evtl. ein Hinweis auf ein potentielles Defizit der Autoregulation beim Glaukom). Wie bereits ausgeführt, erwiesen sich die elektrophysiologischen Funktionen der retinalen Ganglienzellen bei Katzen mehr abhängig vom Perfusionsdruck als von der absoluten Höhe des Augeninnendruckes [82].

5.2.2.6 Vergleich mit nicht-glaukomatösen Papillenveränderungen

Untersuchungen bei anderen Augenerkrankungen ergeben eine gewisse, indirekte Einsicht in die möglichen Pathomechanismen der glaukomatösen Optikusatrophie. So zeigten z. B. histopathologische Untersuchungen bei fortgeschrittener peripapillärer Aderhautatrophie eine völlig normale Papille, was darauf hindeutet, daß die Gefäßversorgung beider Strukturen unabhängig voneinander ist [149]. Untersuchungen der nicht-glaukomatösen Optikusatrophie wurden dazu verwandt, um eine ischämische Grundlage der glaukomatösen Papillenläsion zu stützen wie auch abzulehnen. Bei Patienten mit einer *anterioren ischämischen Optikoneuropathie* wird häufig eine dem Glaukom ähnliche Exkavation gesehen, wenn die Ischämie auf eine Riesenzellarteriitis zurückzuführen ist. Die „pseudoglaukomatöse" Exkavation ist jedoch seltener bei nicht-arteriitischen Ischämien der Papille [150–152]. Diese Beobachtungen führten zu der Annahme, daß Glaukom und die vordere ischämische Optikoneuropathie eine gemeinsame Gefäßätiologie für den Papillenschaden haben, sich aber in Ausmaß und Zeitbedarf der Veränderungen unterscheiden [150]. Es wurde auch vermutet, daß die akute ischämische Optikoneuropathie einer der verschiedenen Mechanismen der Sehnervenveränderung beim chronischen Glaukom ist [153]. Wenn dies zutrifft, sollten Unterschiede in den Gesichtsfeldveränderungen auch auf Unterschiede in Art und Verteilung der Ischämie hinweisen [152]. Außerdem betrifft das Ausfallmuster von Nervenfasern bei der nichtarteriitischen, anterioren, ischämischen Optikoneuropathie vorwiegend die obere Hälfte des Sehnerven, was untypisch für Glaukom ist [154].

In gewissem Widerspruch zu obigen Untersuchungen zeigte eine Übersicht zu 170 Augen mit nichtglaukomatöser Optikusatrophie verschiedener Ursachen eine geringe, aber signifikante Zunahme der Papillenexkavation [155]. Die Exkavationen waren jedoch morphologisch-ophthalmoskopisch unterschiedlich von denen, wie man sie bei Glaukom sieht, was gegen eine vaskuläre Ätiologie bei der glaukomatösen Exkavation spräche. Außerdem zeigten sich bei 18 Patienten nach einer Schocksituation und massiv reduzierter peripherer Gewebeperfusion keine Anzeichen einer nachfolgenden „pseudoglauko-

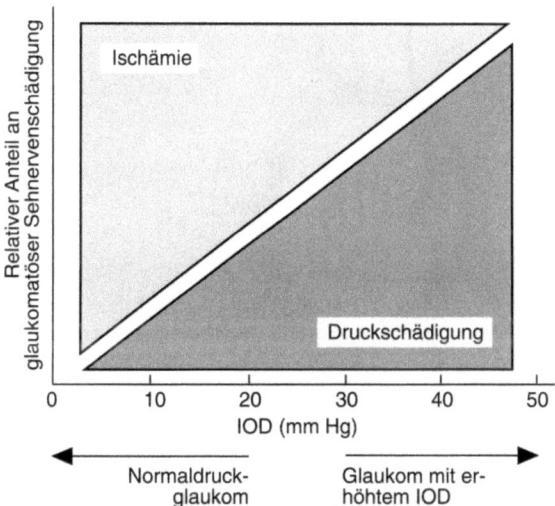

Abb. 5.8. Theoretische Darstellung des relativen Einflusses mechanischer und vaskulärer Schädigungsgrößen auf die Entwicklung der glaukomatösen Optikusatrophie in Abhängigkeit vom IOD

matösen" Optikusatrophie oder Gesichtsfeldveränderungen [156].

Die kavernöse Atrophie des Sehnerven, wie ursprünglich von Schnabel beschrieben [47], wurde einst als eine Form der glaukomatösen Optikusatrophie in Konsequenz sehr gravierender Augendrucksteigerungen betrachtet. Diese zeigt sich jedoch auch bei Patienten mit normalen Augendruckwerten, bei denen diese Veränderungen altersbedingt in Verbindung mit einer generalisierten Arteriosklerose auftraten [157].

5.2.3 Schlußfolgerungen

Die vorliegenden wissenschaftlichen Untersuchungen lassen eine Beteiligung der Blockade des axoplasmatischen Flusses bei der Pathogenese der glaukomatösen Papillenläsion erkennen. Es ist jedoch noch unklar, ob mechanische oder vaskuläre Parameter vorwiegend für diese Blockade verantwortlich sind, und ob andere Veränderungen nicht auch bei dem letztendlichen Verlust der Axone von Bedeutung sind. Es kann gut sein, daß alle diese Faktoren zu einem bestimmten Grade bei dem glaukomatösen Papillenschaden mitwirken, oder, wie Spaeth [104,105] vermutete, es mehr als nur einen Schädigungsmechanismus bei der Glaukompapille gibt. Die beobachteten Unterschiede bei den glaukomatösen Gesichtsfeldveränderungen zwischen Patienten mit Normaldruckglaukom und Glaukom mit erhöhtem Augeninnendruck führten deshalb zu der Vermutung, daß die Ischämie der dominierende Schädigungsfaktor bei den Glaukomen im unteren Verteilungsbereich der Augendruckwerte sei, während ein direkterer mechanischer Effekt des Druckes bei den Patienten mit hohen Augeninnendruckwerten vorherrscht (Abb. 5.8) [158].

5.3 Klinisches Erscheinungsbild der glaukomatösen Papille

Während sich die Glaukomforschung weiterhin auf Untersuchungen zur Pathophysiologie der glaukomatösen Papillenläsion konzentriert, ist es die Aufgabe des praktizierenden Augenarztes sich mit der klinisch-ophthalmoskopischen Morphologie der glaukomatösen Papillenveränderungen vertraut zu machen, da diese einen zuverlässigen frühen Hinweis auf den Glaukomschaden des Auges geben.

5.3.1 Morphologie der normalen Papille

Um pathologische Veränderungen der Papille rechtzeitig zu erkennen, sollte zunächst das gesamte Spektrum der Normvarianten geläufig sein.

5.3.1.1 Allgemeine Kennzeichen

Das ophthalmoskopische Erscheinungsbild der Papille ist in der Regel ein vertikales Oval, das in Größe und Form erheblich variieren kann. Klinische, morphometrische Studien zeigten bis zu 6-fache Unterschiede in der Fläche der normalen Papille [159,160], was in Übereinstimmung mit histologischen Studien steht, die vorher in diesem Kapitel zitiert wurden [1–3]. Der zentrale Papillenanteil weist in der Regel eine Einbuchtung, die *Exkavation*, sowie ein zentrales Areal der Blässe auf, die einem teilweisen oder völligen Fehlen der Axone in Papillenmitte entspricht, häufig verbunden mit der Sichtbarkeit der Lamina cribrosa. Während Größe und Lokalisation von Exkavation und zentraler Blässe im gesunden Auge häufig identisch sind, ist es wichtig zu wissen, daß besonders bei Papillenerkrankungen dies nicht immer zutrifft [161], und man sollte sich stets vergegenwärtigen, diese beiden Parameter nicht synonym zu verwenden. Die Gewebezone zwischen Exkavation und Papillenrand wird als *neuroretinaler Randsaum* bezeichnet. Er enthält den Großteil der

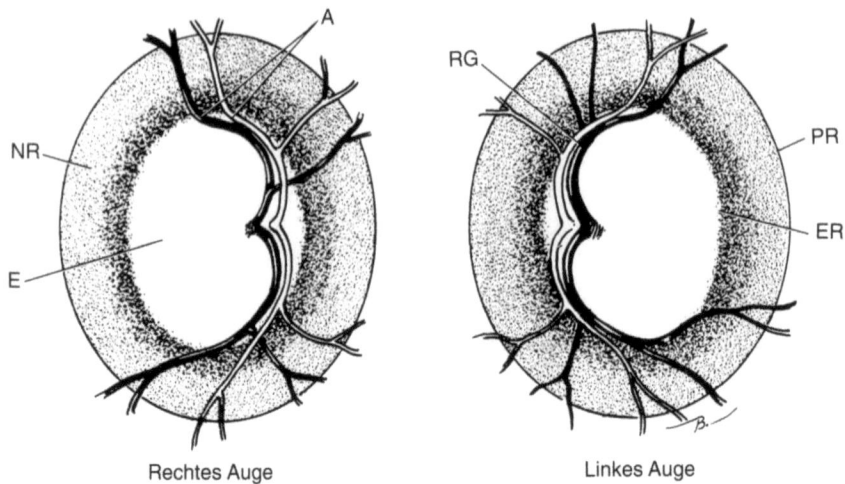

Abb. 5.9. Normale Papillen mit neuroretinalem Randsaum *(NR)*, Papillenrand *(PR)*, Exkavationsrand *(ER)*, Exkavation *(E)*, Retinagefäßen *(RG)* und Abknickung der Gefäße am Exkavationsrand *(A)*. Man beachte, daß die Größe der Exkavation zwischen beiden Augen symmetrisch und der neuroretinale Randsaum gleichmäßig über 360° ist

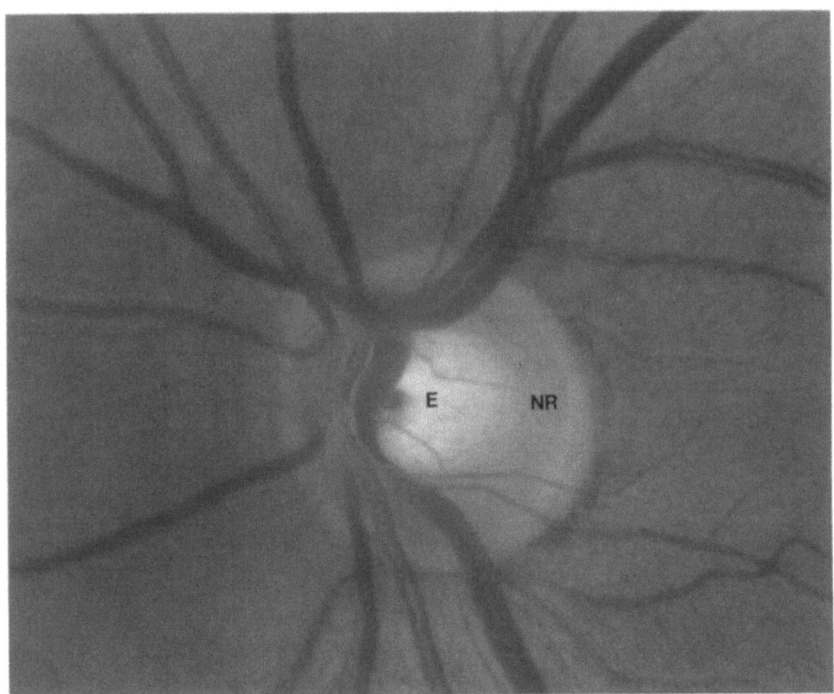

Abb. 5.10. Fundusphoto einer normalen Papille mit neuroretinalem Randsaum *(NR)* und Exkavation *(E)*

Axone und hat normalerweise aufgrund seiner Kapillarisierung eine orange-rötliche Färbung. Die großen retinalen Blutgefäße steigen am nasalen Exkavationsrand empor und zeigen häufig eine Abknickung an dieser Stelle, bevor sie den neuroretinalen Randsaum in Richtung Retina überkreuzen (Abb. 5.9 und 5.10).

5.3.1.2 Die physiologische Exkavation

Größe. Die Größe der Sehnervenexkavation wird in der Regel als die horizontale Relation von Exkavation zu Papille (C/D-Ratio) beschrieben. Dieser Quotient variiert erheblich innerhalb der gesunden Bevölkerung, was durch die enorme Variabilität des Papillendurchmessers erklärt ist [3]. Literaturangaben über die Exkavationsverteilung in der allgemeinen Bevölkerung differieren entsprechend der Untersuchungsmethoden. Werden die Papillen durch direkte Ophthalmoskopie beurteilt, ergibt sich keine Verteilungskurve nach Gauß, wobei die meisten Augen eine C/D-Ratio von 0,0–0,3 hatten und nur 1–2% mehr als 0,7 aufwiesen [162]. Wenn man jedoch stereoskope Beurteilungskriterien anwendet, findet sich eine Gauß-Verteilung mit einer mittleren C/D-Ratio von 0,4 und etwa 5% der Papillen mit 0,7 und größer [163]. In einer anderen Untersuchung wurden 2 Methoden der Papillenbeurteilung verglichen, wobei die stereoskope Prüfung mit einer Hruby-Linse durchweg größere Exkavationsschätzungen mit einem Mittelwert von 0,38 ergab, verglichen mit 0,25 bei der direkten Ophthalmoskopie [164]. Diese Autoren betonten jedoch, daß die Diskrepanz zwischen der Beurteilung der Exkavationsgröße am gleichen Auge zu verschiedenen Zeitpunkten selten 0,2 überschreitet, so daß eine Befunddokumentation mit einer solchen Exkavationsdifferenz über einen gewissen Zeitrahmen als Verdachtsmoment zu gelten hat [164]. Es ist auch wichtig zu betonen, daß physiologische Exkavationen in beiden Augen eines Individuums in der Regel weitgehend symmetrisch sind [162,163,165, 166], mit einer Differenz der Exkavationsgröße von mehr als 0,2 in beiden Augen in weniger als 1% der Individuen der gesunden Bevölkerung [162].

Die Größe der Exkavation ist häufig bei den Eltern und Geschwistern eines Individuums ähnlich [162,167,168] und man nimmt an, daß die Exkavation auf der Grundlage einer polygenen, multifaktoriellen Vererbung genetisch determiniert ist [162]. Der Vererbbarkeit werden 2/3 der Papillenmorphologie zugeschrieben, während man die übrige Variabilität kleinen Entwicklungsfehlern zuordnet [168]. Es kann deshalb durchaus hilfreich sein andere Familienmitglieder zu untersuchen, wenn es gilt, zwischen einer großen physiologischen Exkavation und einer beginnenden glaukomatösen Exkavation zu unterscheiden. Die Größe der normalen Papillenexkavation scheint nicht mit der Familienanamnese von Offenwinkelglaukom zu korrelieren [162,169], obwohl einige Studien vermuten lassen, daß eine schwache Korrelation mit höheren Augeninnendruckwerten [163,169–171], pathologischen, tonographischen Abflußleichtigkeiten [169,170] oder hoher IOD-Sensitivität auf lokale Kortikosteroide [172] besteht.

Einige Untersuchungen fanden keinen signifikanten Zusammenhang zwischen Lebensalter und Größe einer physiologischen Exkavation [160,162,167,169, 173], während andere Studien behaupten, daß sowohl Exkavation [163,164,171,174] wie auch Blässe in höherem Alter zunehmen. Eine Studie vermutet, daß diese Veränderungen auf eine langsame, aber stete Zunahme des Papillendurchmessers mit zunehmendem Lebensalter zurückzuführen sind, ohne daß sich die Gesamtfläche des neuroretinalen Randsaumes verändert. Der Nettoeffekt dieser Veränderung wäre damit eine Abnahme der Breite des Randsaumes und eine Zunahme des Papillendurchmessers [171]. Wie jedoch bereits vorher betont, kommt es auch zu einem progressiven, altersabhängigen Verlust von Axonen in der Papille, was histologisch bestätigt wurde [37–41]. Es ist wichtig darauf hinzuweisen, daß jedwede Zunahme der Exkavation mit dem Alter sehr langsam erfolgt und nicht mit der schnelleren Progression der glaukomatösen Exkavation verwechselt werden darf.

Es wurden auch rassische Unterschiede in der Papillenmorphologie aufgezeigt, wobei Farbige größere Papillen und Exkavationsgrößen aufwiesen als Weiße [176,177]. Die meisten morphometrischen Studien fanden keine Korrelation zwischen Exkavationsgröße und Geschlecht [162,163,167,168], obwohl ein Untersucher einen größeren Anteil von zentraler Blässe bei weißen Männern als bei weißen Frauen fand [175]. Refraktionsfehler korrelieren offensichtlich nicht mit dem Durchmesser der physiologischen Exkavation [160,162,167,171], obwohl eine Untersuchung an hochmyopen Augen (höhere Myopie als 8 Dioptrien) eine signifikante Korrelation zwischen Refraktion und Papillengröße belegte [178].

In der Differentialdiagnose der glaukomatösen Optikusatrophie ist es sehr wichtig zwischen einer physiologischen großen Exkavation und einer glaukombedingten Vergrößerung der Exkavation zu unterscheiden (Abb. 5.11). Ein wichtiges Unterscheidungskriterium ist die Symmetrie der Papillengröße zwischen rechtem und linkem Auge in der physiologischen Situation, wobei man die normale Variation der Morphologie, wie vorher diskutiert, in Betracht ziehen muß. Ein anderes hilfreiches Kriterium ist die Konfiguration der Exkavation und des neuroretinalen Randsaumes, wie auch das Erscheinungsbild der peripapillären Pigmentierung und der Nervenfaserschicht (beides wird später in diesem Kapitel diskutiert), die identisch sind in Partneraugen mit entweder einer großen oder physiologischen Exkavation [179]. Der wichtigste Parameter ist jedoch die Dokumentation einer progressiven Vergrößerung der Exkavation, was in hohem Maße beweisführend für Glaukom ist.

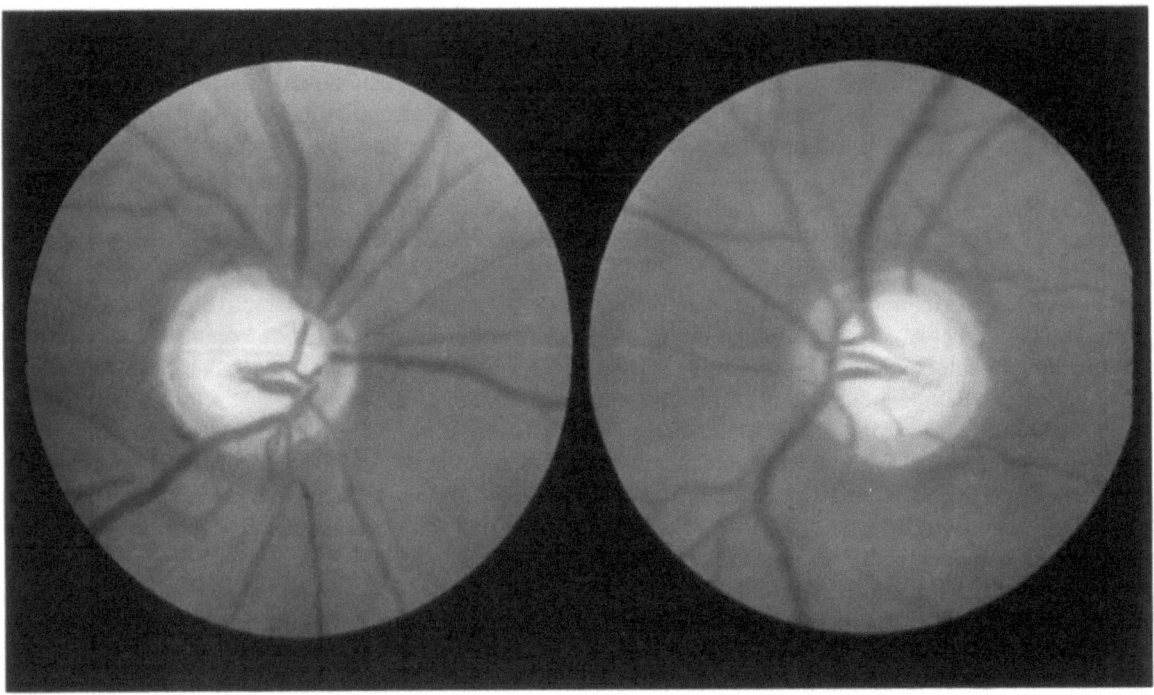

Abb. 5.11. Große, physiologische Sehnervenexkavation, charakterisiert durch die symmetrische Größe der Exkavation und den intakten, gleichmäßigen neuroretinalen Randsaum an beiden Augen

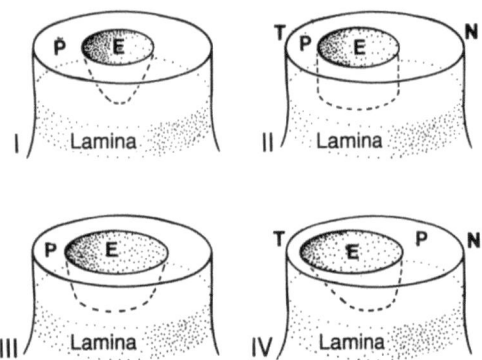

Abb. 5.12. Schematische Darstellung der Variabilität der räumlichen Anordnung der physiologischen Exkavation, basierend auf einer Klassifikation von Elschnig und entsprechender Aufzeichnung der dreidimensionalen Kontur [160,161]. *I* klein, trichterförmig *II* temporal, zylindrisch, *III* zentral, durchgängig, *IV* steile nasale Wandung mit Anstieg der temporalen Wand zum Papillenrand. *P* Papille, *E* Exkavation, *T* temporal, *N* nasal

Form. Die Form der physiologischen Exkavation korreliert ungefähr der Form der Papille, was bedeutet, daß die Ränder der Exkavation und der Papille tendentiell mehr oder weniger parallel verlaufen [180]. Jedoch ist der inferiore neuroretinale Randsaum am breitesten in den 4 Quadranten, gefolgt von superior, nasal und temporal [160]. Konsequenterweise hat die Exkavation damit eine leicht horizontal-ovale Form in der Mehrheit der gesunden Augen, so daß eine vertikale Elongation der Exkavation gegenüber der Horizontalen als ein verdächtiges Kriterium gewertet werden muß [160,164]. Die dreidimensionale Form der Exkavation variiert sogar mehr noch als die zweidimensionale Konfiguration bei gesunden Augen. 1899 teilte Elschnig die physiologischen Exkavationen in die folgenden Gruppen aufgrund ihrer unterschiedlichen Form ein. Diese Klassifikation wurde anschließend durch die Biomorphometrie der Papillenoberfläche bestätigt (Abb. 5.12) [181,182]:

- Typ I: Kleine Exkavation mit trichterförmiger Wandung.
- Typ II: Temporale, zylindrische (steilwandige) Exkavation.
- Typ III: Zentrale, durchgängige Exkavation.
- Typ IV: Temporal oder zentral gelegene Exkavation mit einer gut ausgebildeten nasalen Wandung, aber einer temporalen Wand, die langsam zum Papillenrand aufsteigt. Dies ist besonders häufig entlang des inferotemporalen Randes und kann mit einer frühen glaukomatösen Schädigung verwechselt werden [183].
- Typ V: Entwicklungsbedingte Anomalien (später in diesem Kapitel besprochen).

Die dreidimensionale Konfiguration der Exkavation scheint die C/D-Ratio in der Weise zu beeinflussen, daß Exkavationen mit steilen Rändern eine größere Fläche einnehmen als jene mit temporal flachem Anstieg [160].

5.3.1.3 Der physiologische neuroretinale Randsaum

Traditionell wird mehr über die Exkavation als über den neuroretinalen Randsaum, sowohl bei gesunden wie bei glaukomatösen Papillen geschrieben. Tatsächlich sind es jedoch die Veränderungen des Randsaumes in einem Glaukomauge, die zu Veränderungen der Exkavation wie auch zu dem glaukomatösen Gesichtsfeldausfall führen. Die relative Exkavationsgröße (C/D-Ratio) ist nur ein indirektes Maß für das neuronale Gewebe der Papille, was irreführend sein kann, da ein großer Durchmesser der Papille von einer geringen Breite des Randsaumes und einer größeren Exkavation begleitet sein kann, wenngleich die Gesamtfläche neuronalen Gewebes der Papille konstant bleibt [171,184]. Es ist deshalb wichtig, die morphologischen Parameter des neuroretinalen Randsaumes wohl zu beachten.

Wie bereits dargelegt, ist der neuroretinale Randsaum einer gesunden Papille im inferioren Quadranten am breitesten, gefolgt von superior und nasal, mit der dünnsten Stelle am temporalen Papillenrand [160]. Eine Reihe von morphometrischen Untersuchungen versuchten die Oberfläche des neuroretinalen Randsaumes mit der der gesamten Papille zu korrelieren und es besteht weitgehend Übereinstimmung darin, daß beide Größen positiv korreliert sind (größere Papillen haben größere Randsaumflächen) [160,185–187]. Die dreidimensionale Form der Exkavation beeinflußt diese Korrelation jedoch in einer Weise, daß die Randsaumfläche zwar zunimmt mit der Fläche der Papille, jedoch um einen größeren Faktor bei Papillen mit flach nach temporal auslaufenden Exkavationen als bei Papillen mit zirkulär steilwandigen Exkavationen [187]. Die Flächenzunahme des neuroretinalen Randsaumes mit zunehmender Papillengröße scheint auch zumindest teilweise auf eine größere Anzahl retinaler Ganglienzellaxone zurückzuführen zu sein [3].

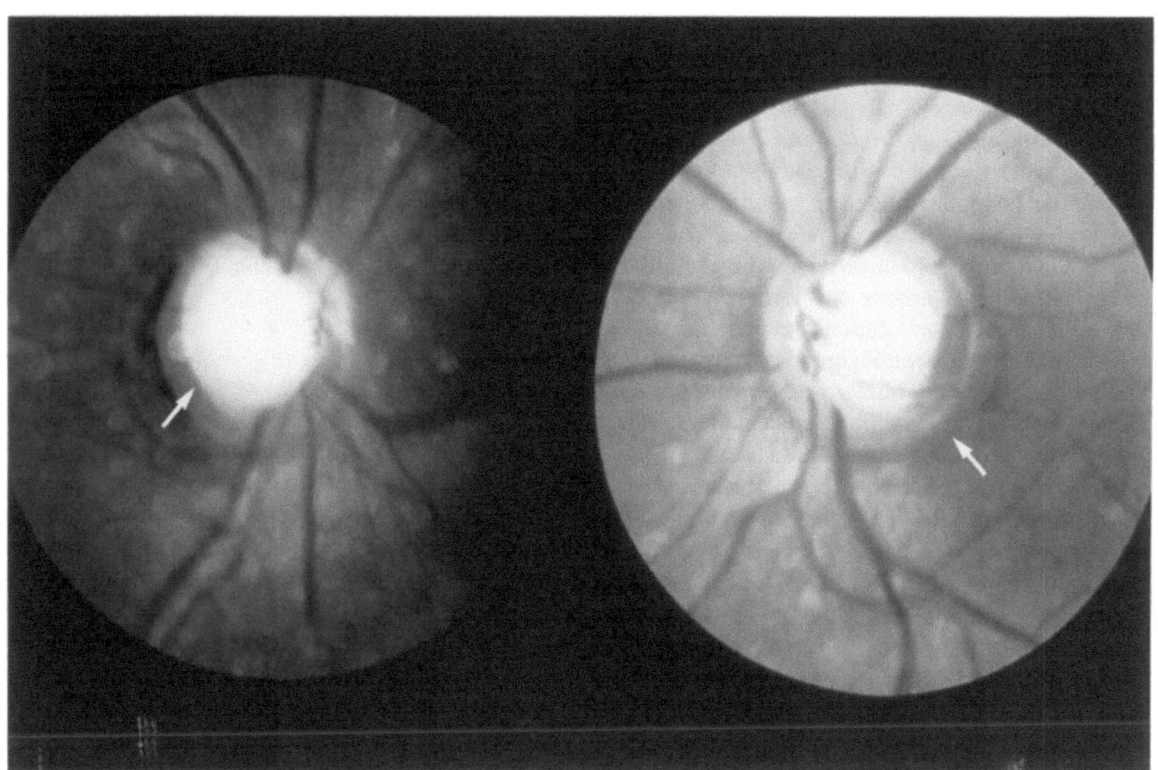

Abb. 5.13. „Schiefergrauer Halbmond an den Papillen", der die Begrenzung des neuroretinalen Randsaumes inferotemporal verwischt *(Pfeile)*

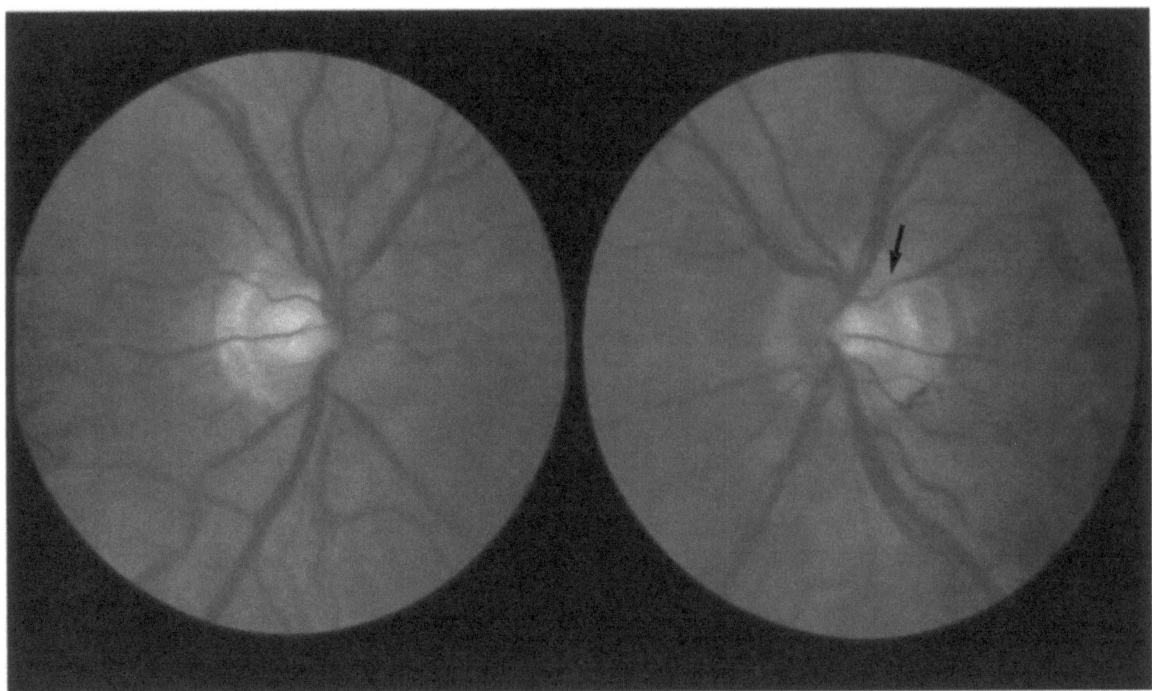

Abb. 5.14. Schräger Sehnerveneintritt bei einem myopen Patienten mit erschwerter Sichtbarkeit der temporalen Papillenrandbegrenzung und einem breiten, temporalen, peripapillären Konus, der die Unterscheidung zwischen physiologischer und glaukomatöser Exkavation beeinflußt. Im vorliegenden Falle größere Exkavation mit freiliegenden zirkumlinearen Gefäßen am linken Auge *(Pfeil)*, beweisführend für eine glaukomatöse Läsion

Verschiedene Faktoren können die Interpretation der Breite des neuroretinalen Randsaumes beeinflussen. Es wurde ein *grauer Halbmond in der Papille* beschrieben, der typischerweise schiefergrau erscheint und an der temporalen oder inferotemporalen Peripherie des neuroretinalen Randsaumes liegt [188]. Dieses Phänomen ist häufiger bei Farbigen und stellt offensichtlich eine Variante der normalen Anatomie dar. Wenn man jedoch diesen „grauen Halbmond" mit einem peripapillären Pigmentkonus verwechselt, könnte dies zu einer Fehlinterpretation des physiologischen Randsaumes im Sinne einer pathologischen Verdünnung in dieser Region führen (Abb. 5.13).

Eine andere Fehlerquelle bei der Interpretation des neuroretinalen Randes ist bei der *Papille bei Myopie* gegeben, wo der schräge Sehnerveneintritt die temporale Begrenzung der Papille bei der ophthalmoskopischen Beurteilung verwischt und eine pathologische Verdünnung dieser Struktur vermuten läßt (Abb. 5.14). Andere Kennzeichen von hochmyopen Papillen, die die Interpretation der Papillenabmessungen beeinflussen, sind z.B. eine größere Papillenoberfläche, eine flachere Exkavation, wodurch eine Vertiefung während der Glaukomerkrankung maskiert werden kann und ein temporaler peripapillärer Konus, der mit peripapillären Pigmentveränderungen verwechselt werden kann, die um glaukomatöse Papillen auftreten [178].

Man hat auch beobachtet, daß Patienten mit Diabetes mellitus eine Zunahme des neuroretinalen Randgewebes im Laufe der Zeit aufweisen, was die Autoren mit einer Schwellung des Papillengewebes erklären [189].

5.3.1.4 Die physiologische peripapilläre Netzhaut

Die retinale Nervenfaserschicht. Die Streifung der retinalen Nervenfaserschicht ist normalerweise ophthalmoskopisch an den Lichtreflexen der retinalen Nervenfaserbündel zu erkennen [33,190]. Diese sind nur sichtbar bei einer kritischen Dicke der Nervenfaserbündel und deshalb bestmöglich am hinteren Augenpol in der peripapillären Region, besonders an den vertikalen Papillenpolen und davon ausgehend am temporalen Fundus erkennbar [191]. In einer umfangreichen klinischen Studie war die retinale Nervenfaserschicht am besten in der unteren Nervenfaserarkade beurteilbar, gefolgt vom oberen Nervenfaserbogen, der temporalen Makularegion und schließlich der nasalen Netzhaut [192]. Die Nervenfaserschicht und damit auch ihre Sichtbarkeit nimmt im Laufe des Lebens ab [192].

Varianten der peripapillären Pigmentierung. Die gesunde Papille ist von verschiedenen Grenzzonen umgeben, die in Breite, Ausmaß der Zirkumferenz und Pigmentierung variieren. In einer klinisch-morphologischen Vergleichsstudie wurden verschiedene klinisch-ophthalmologische Bilder mit den anatomischen Befunden korreliert [193]. Eine *sklerale Lippe*, die ophthalmoskopisch normalerweise als eine weiße Umrandung erscheint und den Papillenrand markiert, entspricht morphologisch der anterioren Extension der Sklera zwischen Chorioidea und Papille. Ein *chorioskleraler Halbmond* entsprechend einer breiteren Zone irregulärer Depigmentierung, meist einhergehend mit einem schrägen Sklerakanal, stellt eine Retraktion des retinalen Pigmentepithels am Papillenrand dar, häufig verbunden mit einer Verdünnung oder einem Fehlen der Aderhaut an der Papille. Ein peripapillärer Halbmond verstärkter Pigmentierung kann eine *Fehlposition der embryonalen Einfaltung* mit einer doppelten Schicht retinalen Pigmentepithels oder einer doppelten Schicht inkomplett ausgebildeter Retina in der Umgebung der Papille darstellen. *Irreguläre Pigmentierungen* um die Papille herum deuten auf ein hypopigmentiertes oder hyperpigmentiertes Pigmentepithel der Netzhaut hin.

5.3.2 Morphologie der glaukomatösen Papille

Morphologische Veränderungen der Papille bei Glaukom sind typischerweise progressiv, asymmetrisch und ophthalmoskopisch erkennbar an einer Reihe charakteristischer Schädigungsmuster.

5.3.2.1 Schädigungsmuster der glaukomatösen Papille

Während die Nervenfaserbündel bei einem progressiven Glaukom sukzessive zerstört werden, zeigt sich eine Verdünnung des neuroretinalen Randsaumes nach einem der folgenden charakteristischen, klinischen Mustern:

Fokale Atrophie. Ein selektiver Verlust von neuroretinalem Gewebe beim Glaukom geschieht häufig am unteren und oberen Papillenpol (in einem viel geringeren Ausmaße temporal), was zu einer Vergrößerung der Exkavation in einem vertikalen oder schrä-

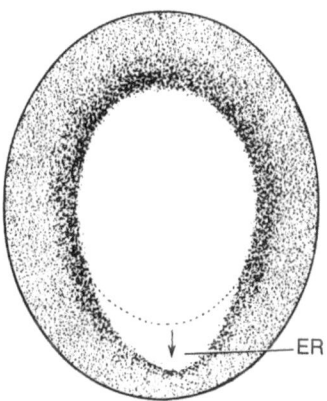

Abb. 5.15. Vergrößerung der Exkavation nach inferior *(Pfeil)* mit Markierung des ursprünglichen Exkavationsrandes *(gestrichelte Linie)* bei einer Papille mit lokalisierter Einkerbung des Randsaumes *(ER)*

gen Durchmesser führt (Abb. 5.15) [194–201]. Ganz im Gegensatz zu einer gesunden Papille ist dann der inferotemporale Randsaum dünner als die Region temporal oben, der Quotient aus horizontaler zu vertikaler Exkavation wird kleiner [201]. Die mittlere Oberfläche des neuroretinalen Randes der Papille ist typischerweise geringer als bei einer gesunden Papille und deshalb ein besserer Parameter als die C/D-Ratio zur Unterscheidung früher glaukomatöser Papillenschädigung von gesunden Augen [201–203]. Wie bereits ausgeführt, begrenzt die große Variation im ophthalmoskopischen Erscheinungsbild der neuroretinalen Region der gesunden Papille die klinische Nützlichkeit dieses eigentlich sehr empfindlichen Parameters.

Die fokale Atrophie des neuroretinalen Randsaumes beginnt oft als ein kleiner, diskreter Ausfall, meist im inferotemporalen Quadranten, was in der angelsächsischen Literatur als *polare Einkerbung* [196,197], *fokale Einkerbung* [198] oder *grubenähnliche Vertiefung* [199] bezeichnet wird. Mit der Vergrößerung und Vertiefung eines lokalisierten Ausfalles des neuroretinalen Randsaumes, häufig in unmittelbarer Nachbarschaft eines großen Retinagefäßes, kommt es zu einem *scharfkantigen, steil abfallenden Exkavationsrand* [196]. Wenn die lokale Verdünnung des neuroretinalen Gewebes den Papillenrand erreicht (es ist kein neuronales Gewebe an dieser Stelle mehr erkennbar), spricht man auch von einer *scharfkantigen Randung* oder Randständigkeit der Exkavation [196]. Wenn ein Netzhautgefäß diese Stelle des Papillenrandes überkreuzt, wird es rechtwinklig am Papillenrand abknicken und teilweise unter dem Papillenrand verschwinden, was auch als *bajonettförmi-*

ges Abknicken des Gefäßes am Papillenrand bezeichnet wird.

Konzentrische Atrophie. Im Gegensatz zur lokalisierten Atrophie des Randsaumes kann die glaukomatöse Papillenschädigung, wenn auch weniger häufig, zu einer konzentrischen Vergrößerung der Exkavation führen, die manchmal auch nach horizontal, aber häufiger nach inferotemporal oder superotemporal gerichtet ist [197]. Da der Verlust von neuroretinalem Gewebe üblicherweise temporal beginnt und dann zirkumferent nach oben und unten fortschreitet, wird dieses Phänomen auch als die *temporale Ausbreitung* [196,197] bezeichnet. In einer klinischen Studie wurde diese generalisierte Ausdehnung der Exkavation unter Beibehaltung ihrer „runden" Gestalt als die häufigste Form früher glaukomatöser Optikusläsion identifiziert [204]. Da es sehr schwierig ist diese Form der glaukomatösen Exkavation von einer physiologischen, großen Exkavation zu unterscheiden, ist es wichtig, die Exkavation beider Augen auf Symmetrie zu vergleichen und Serienphotographien zum Nachweis progressiver Veränderungen anzulegen.

Eine *Verdünnung des neuroretinalen Randes* kann auch als ein halbmondförmiger Schatten am Papillenrand erkannt werden, wenn das intensive Licht des direkten Ophthalmoskopes über den Papillenrand streicht [205]. Die histologische Erklärung für dieses Phänomen ist unsicher, man hält es jedoch für ein ophthalmoskopisches Zeichen der frühen glaukomatösen Schädigung [206] und es sollte nicht verwechselt werden mit dem bereits diskutierten grauen Halbmond an der Papille [188].

Vertiefung der Exkavation. Bei einigen Fällen ist die vorwiegende Form der frühen glaukomatösen Papillenschädigung eine Vertiefung der Exkavation, von der man behauptet hat, daß sie nur bei jenen Papillen auftritt, bei denen die Lamina cribrosa initial dem Augeninnendruck direkt exponiert war [207]. Dies kann zum sog. *Brückenphänomen* der Gefäße führen, bei dem die Blutgefäße erst einen freien Raum überbrücken und dann später in die vertiefte Exkavation hineinkollabieren [196,197]. Das Freiliegen der Lamina cribrosa durch die Vertiefung der Exkavation wird durch die Fenestrierung der Lamina erkannt, was man auch als „Laminaflecken" bezeichnet [196]. In den meisten Fällen ergeben die Öffnungen der Lamina cribrosa ophthalmoskopisch ein punktförmiges Bild, obwohl sie manchmal auch gestreift erscheinen und es wird behauptet, daß dieses letztere Bild der Laminaporosität häufiger mit glaukomatösen Gesichtsfeldausfällen einhergeht [208,209].

Diskrepanz von Blässe/Exkavation. Bei den Frühstadien der glaukomatösen Optikusläsion kann die Vergrößerung der Exkavation einer Zunahme der zentralen Fläche an Blässe vorausgehen. Dieses biphasische Muster unterscheidet sich von anderen

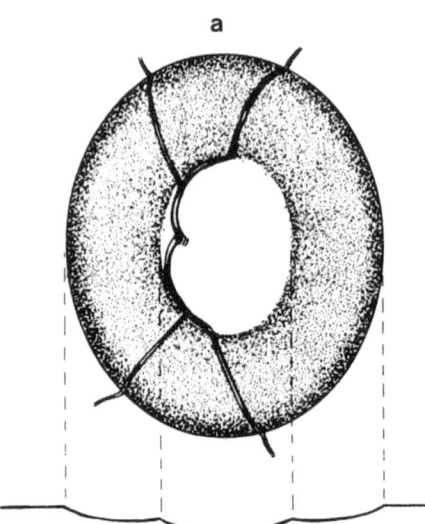
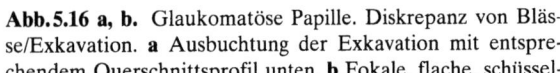
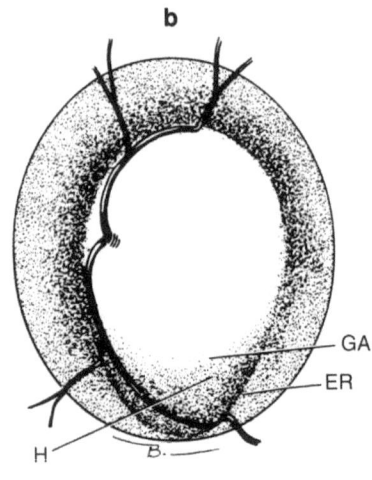

Abb. 5.16 a, b. Glaukomatöse Papille. Diskrepanz von Blässe/Exkavation. **a** Ausbuchtung der Exkavation mit entsprechendem Querschnittsprofil unten. **b** Fokale, flache, schüsselförmige Aushöhlung *(H)* zwischen der Grenze der Abblassung *(GA)* und Exkavationsrand *(ER)*. Man beachte die Abknickung der Gefäße in beiden Fällen

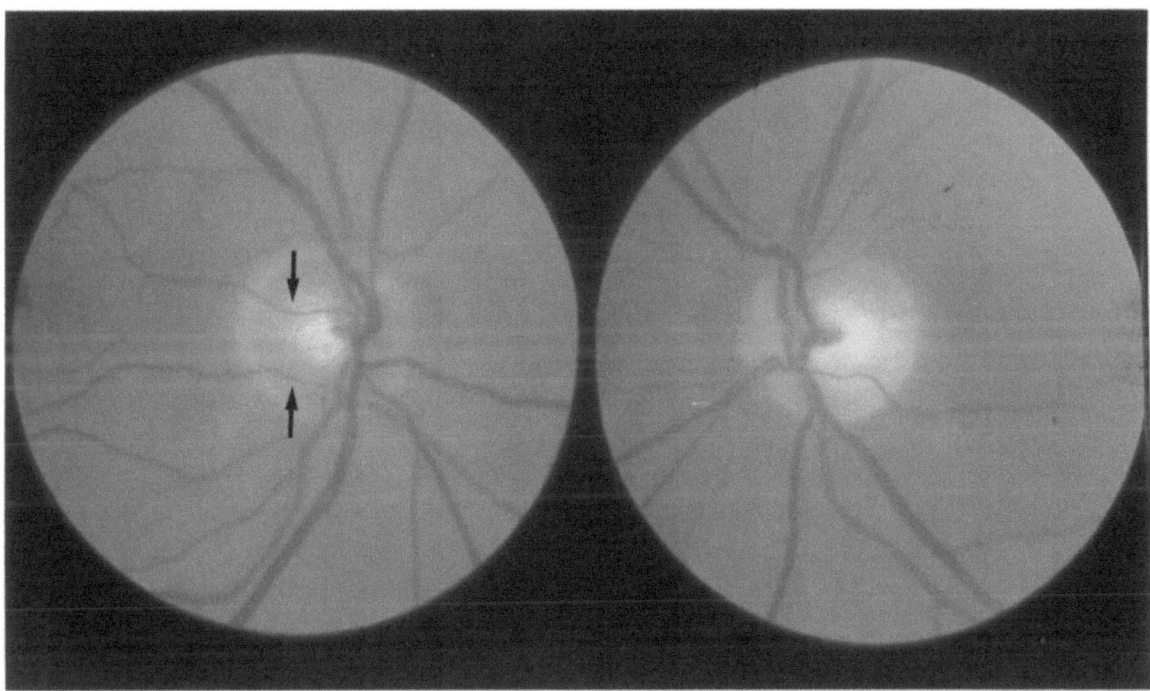

Abb. 5.17. Flache, pathologische Exkavation der Papille, erkennbar durch absteigende Papillengefäße *(Pfeile)* mit Abknickung am Papillenrand

Ätiologien der Optikusatrophie, bei denen der Flächenanteil an Blässe typischerweise größer als der der Exkavation ist [161]. Ein potentieller diagnostischer Fallstrick bei der Interpretation der Sehnervenexkavation bei Glaukom ist, sich nur auf das Gebiet der zentralen Blässe zu konzentrieren und dabei das erheblich größere Areal der tatsächlichen Exkavation zu unterschätzen. Man kann diesen Fehler vermeiden, indem man die abknickenden Gefäße am Exkavationsrand beachtet oder die Papille mit stereoskopen Untersuchungsmethoden beurteilt. Obwohl die Diskrepanz zwischen zentraler Papillenblässe und Exkavation typisch und beweisführend für eine glaukomatöse Exkavation ist, so kann sie dennoch zuweilen bei gesunden Papillen auftreten [183].

Die Diskrepanz zwischen Exkavation und Blässe kann bei diffuser wie auch bei fokaler Vergrößerung der Exkavation auftreten. Es kann aber auch zu einer flachen, *schüsselförmigen Ausbuchtung* des Exkavationsgrundes kommen, wobei die schüsselförmige Ausbuchtung ophthalmoskopisch bis an die Papillenränder bei Konstanz einer kleinen zentralen, blassen Exkavation heranreicht (Abb. 5.16 a, b, Abb. 5.17) [210]. Eine *lokalisierte schüsselförmige Läsion* bedeutet eine fokale, flache, langsam ansteigende Exkavation meist im inferotemporalen Quadranten [197]. Bleibt die normale Färbung des neuroretinalen Randsaumes

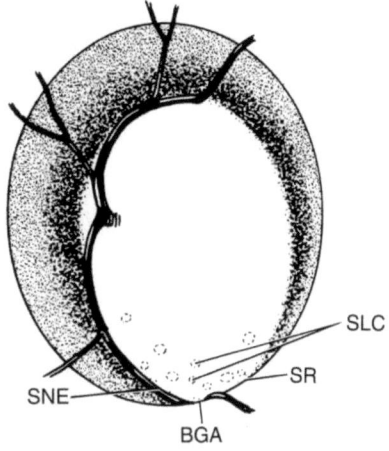

Abb. 5.18. Inferotemporaler Verlust des neuroretinalen Randsaumes mit scharfkantigem Rand *(SR)* der Papille, scharfkantiger, nasaler Begrenzung der Exkavation *(SNE)*, bajonettförmiger Gefäßabknickung *(BGA)* und Sichtbarkeit der Lamina cribrosa *(SLC)*

in der Papillenregion einer fokalen, schüsselförmigen Läsion erhalten, so wird dies auch als „rötliche Aushöhlung" [196] bezeichnet. Mit zunehmender Läsion verändert sich diese Rottönung in einen Grauton, der auch als „Schattenzeichen" bezeichnet wird, ein Übergang mit Sichtbarkeit der Laminaporosität ist ebenfalls möglich (Abb. 5.18 und 5.19) [196].

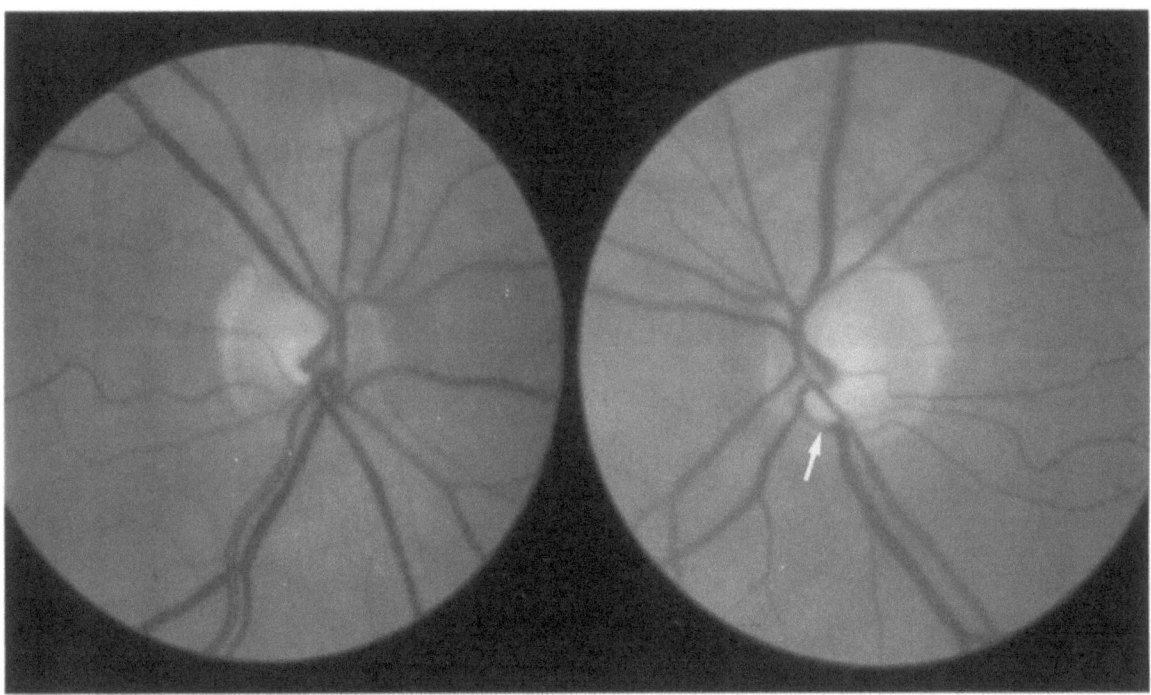

Abb. 5.19. Glaukomatöse Papillenexkavation mit einer größeren Exkavation am linken Auge mit einem scharfkantigen Exkavationsrand und bajonettförmigem Abknicken der Gefäße unten *(Pfeil)*

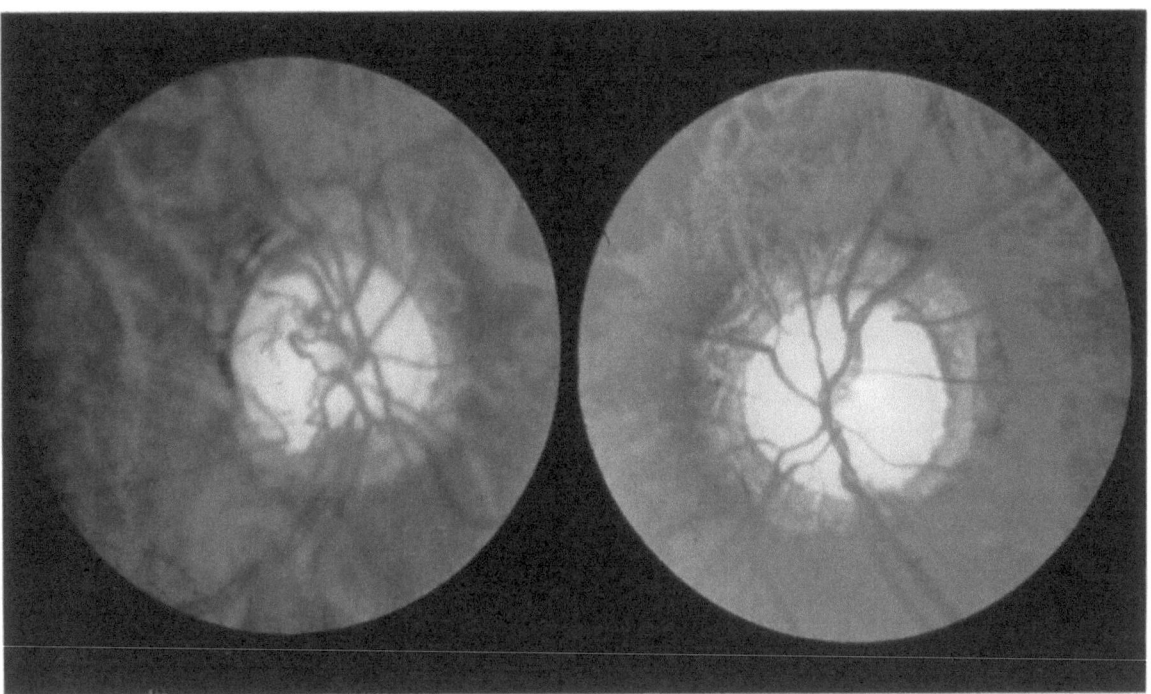

Abb. 5.20. Fortgeschrittene glaukomatöse Optikusatrophie mit ausgeprägten Shuntgefäßen (linker Teil der Abbildung)

Fortgeschrittene glaukomatöse Exkavation. Wenn es nicht gelingt die glaukomatöse Optikusläsion in ihrer Progression durch geeignete therapeutische Maßnahmen und Kontrolle des Augeninnendruckes aufzuhalten, ist die unvermeidliche morphologische Konsequenz der völlige Verlust des neuroretinalen Randgewebes. Das Endergebnis ist die totale Papillenexkavation, was klinisch als eine weiße Papille ohne neuroretinalen Randsaum und einem bajonettförmigen Abknicken aller Gefäße am Papillenrand erscheint (Abb. 5.20). Die Aushöhlung des Sehnervenkopfes in alle Richtungen („bean-pot"-Phänomen) ergibt im histologischen Querschnitt eine extreme Verlagerung der Lamina nach posterior und eine Unterminierung der Papillenränder (Abb. 5.21) [197,198].

5.3.2.2 Gefäßzeichen der glaukomatösen Papillenschädigung

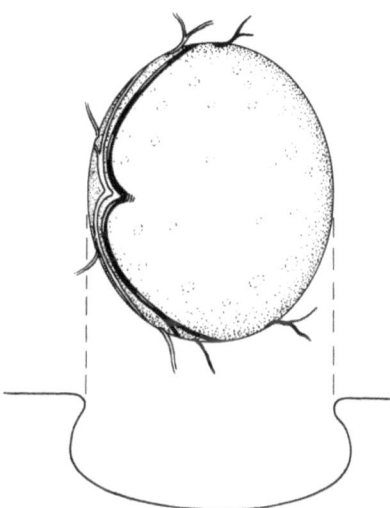

Abb. 5.21. Fortgeschrittene glaukomatöse Papillenatrophie mit totaler Exkavation („bean-pot"-Phänomen); Querschnittsdarstellung *unten*

Papillenblutungen. Kleine splitterförmige, radiale Papillenblutungen, meist am Papillenrand (Abb. 5.22 und 5.23), sind ein allgemeines Kennzeichen der glaukomatösen Papillenschädigung [211,212]. Man schätzt, daß sie mindestens bei einem Drittel der Glaukompatienten im Verlaufe der Erkrankung auftreten [213]. Da sie nach ihrem Auftreten wieder resorbiert werden, können sie bei einer Untersuchung vorhanden, bei der nächsten bereits wieder verschwunden sein und bei einer weiteren, späteren Vorstellung an gleicher oder anderer Stelle wieder auftreten. Die häufigste Lokalisation der Papillenrandblutungen ist der untere Quadrant, wenngleich sie auch oben oder an irgendeinem anderen Punkt der Papillenzirkumferenz, wenn auch seltener, vorkommen können. Obwohl Papillenrandblutungen nicht absolut pathognomonisch für Glaukom sind, stellen sie ein wichtiges, klinisches Merkmal dar, da sie das erste morphologische Schädigungszeichen an der Papille sein können und oft einem Defekt der retinalen Nervenfaserschicht [214], Einkerbungen des neuroretinalen Randsaumes [215] oder glaukomatösen Gesichtsfeldausfällen [216,217] vorausgehen. Diese Gefäßphänomene sind dann besonders pathognomonisch für Glaukom, wenn sie in Verbindung mit einem erhöhten Augeninnendruck auftreten [218], obwohl diese Blutungen auch bei nur geringen Augendrucksteigerungen bei Patienten mit Normaldruckglaukom vorkommen [213]. Sie sind wesentlich häufiger bei diabetischen Glaukompatienten [219,220]. Wenngleich sie nicht stets mit einer Zunahme der Papillenschädigung einhergehen [220,221], sind sie dennoch als ein Zeichen dafür zu werten, daß die Glaukomer-

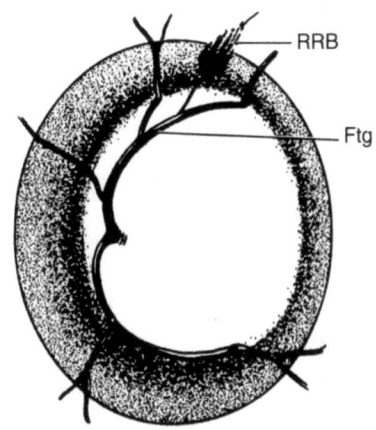

Abb. 5.22. Gefäßveränderungen bei der glaukomatösen Papillenschädigung. Radiale Randblutung *(RRB)* und freiliegende zirkumlineare Gefäße *(FZG)*

krankung nicht gut kontrolliert ist [211,212,218]. Es wurde beobachtet, daß eine Papillenrandblutung bei einem Patienten mit symptomatischer Glaskörperabhebung ein frühes Zeichen eines chronischen Glaukoms sein kann [222].

Tortuositas von Netzhautgefäßen. Eine vermehrte Schlängelung von Gefäßen an der Papille tritt bei fortgeschrittener glaukomatöser Optikusatrophie auf und kann bei einigen Patienten auch bei beginnender, glaukomatöser Papillenläsion vorkommen. Man glaubt, daß die ophthalmoskopisch sichtbare Tortuositas Gefäßschlingen darstellt, die in Konsequenz ei-

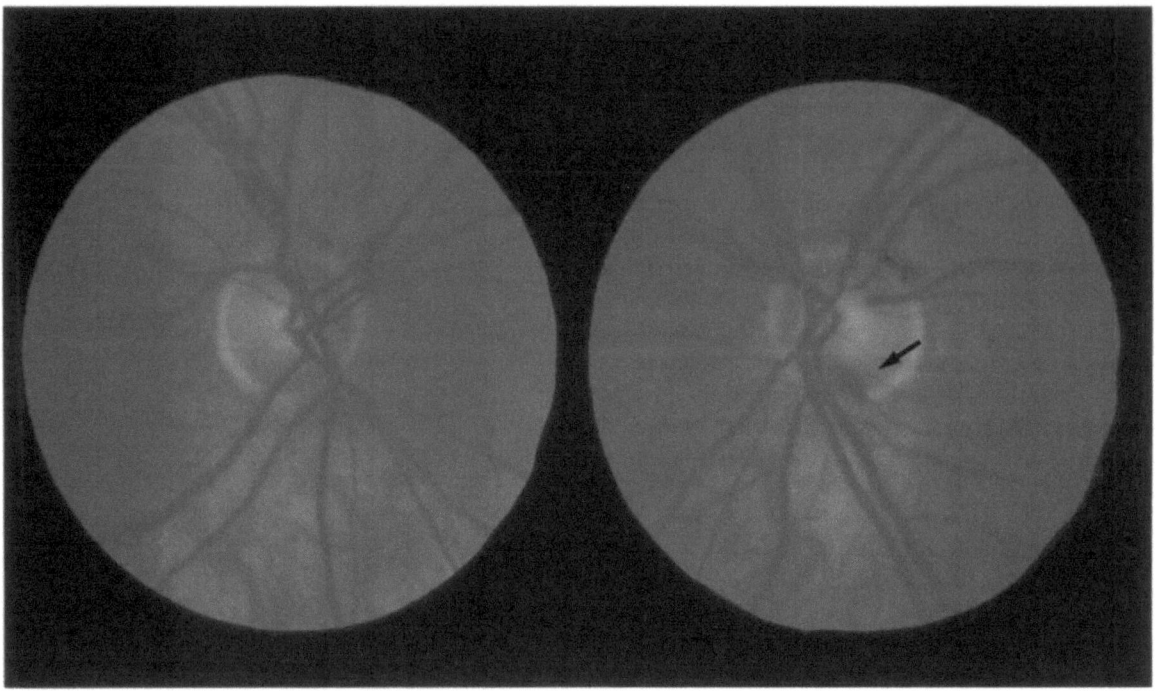

Abb. 5.23. Papillenrandblutung *(Pfeil)* bei Glaukompapille

ner chronischen, retinalen Venostase entstehen [223]. Veno-venöse Gefäßanastomosen in Verbindung mit chronischen Astvenenverschlüssen wie auch das Bild der akuten Zentralvenenthrombose der Netzhaut mit massiven, flammenförmigen präretinalen Blutungen treten bei Augen mit chronischem Weitwinkelglaukom häufiger auf [223]. Papillenveränderungen im Sinne einer asymptomatischen Venostase, was als eine Erweiterung von Kollateralvenen gedeutet wird, schätzt man auf eine Inzidenz von 3% bei Patienten mit frühen oder gemäßigten Glaukomveränderungen der Papille und kann ein Hinweis auf die Progression der glaukomatösen Papillenschädigung sein [224].

Zilioretinale Arterien. Eine klinische Studie an 20 Patienten mit bilateralem, symmetrischen Weitwinkelglaukom und einseitigen, zilioretinalen Arterien ergab, daß die Größe der Exkavation und der fortgeschrittenere Gesichtsfeldausfall in dem Auge mit der zilioretinalen Arterie zu beobachten war [225], obwohl in einer anderen, methodisch vergleichbaren Studie diese Beobachtung nicht bestätigt werden konnte [226].

Lage der Netzhautgefäße. Die Lage der zentralen Netzhautgefäße in Beziehung zur Exkavation kann eine gewisse diagnostische Bedeutung haben. Die Aussagekraft eines *Brückenphänomens* von Netzhautgefäßen, wobei die Gefäße eine Brücke über die sich langsam vertiefende Exkavation bilden [196,197], wurde bereits besprochen. Ein anderes Gefäßzeichen von diagnostischer Wertstellung ist das *Freiliegen zirkumlinearer Gefäße* [227,228]. Bei vielen physiologischen Papillen können ein oder 2 Gefäße durch einen zirkumlinearen Verlauf an der Exkavation einen Teil der physiologischen Exkavation abgrenzen. Bei der glaukomatösen Zunahme der Exkavation können diese zirkumlinearen Gefäße ihre anatomische Beziehung zum Rand der Exkavation jedoch verlieren (Abb. 5.22). Dieses Gefäßzeichen kann gelegentlich auch bei nicht-glaukomatösen Erkrankungen der Papille auftreten [228], wie auch bei wenigen Menschen mit einer physiologischen Exkavation [229]. Eine ältere Lehrmeinung ist, daß die nasale Verdrängung der großen retinalen Gefäße der Papille ein Glaukomzeichen sei. Nachdem diese Gefäße jedoch am nasalen Exkavationsrand in das Auge eintreten und auch hier das Auge verlassen, ist die Lokalisation innerhalb der Papille eine Funktion der Exkavationsgröße, irrespektive einer physiologischen oder glaukomatösen Exkavation, und stellt damit kein sehr wichtiges diagnostisches Kriterium dar [170].

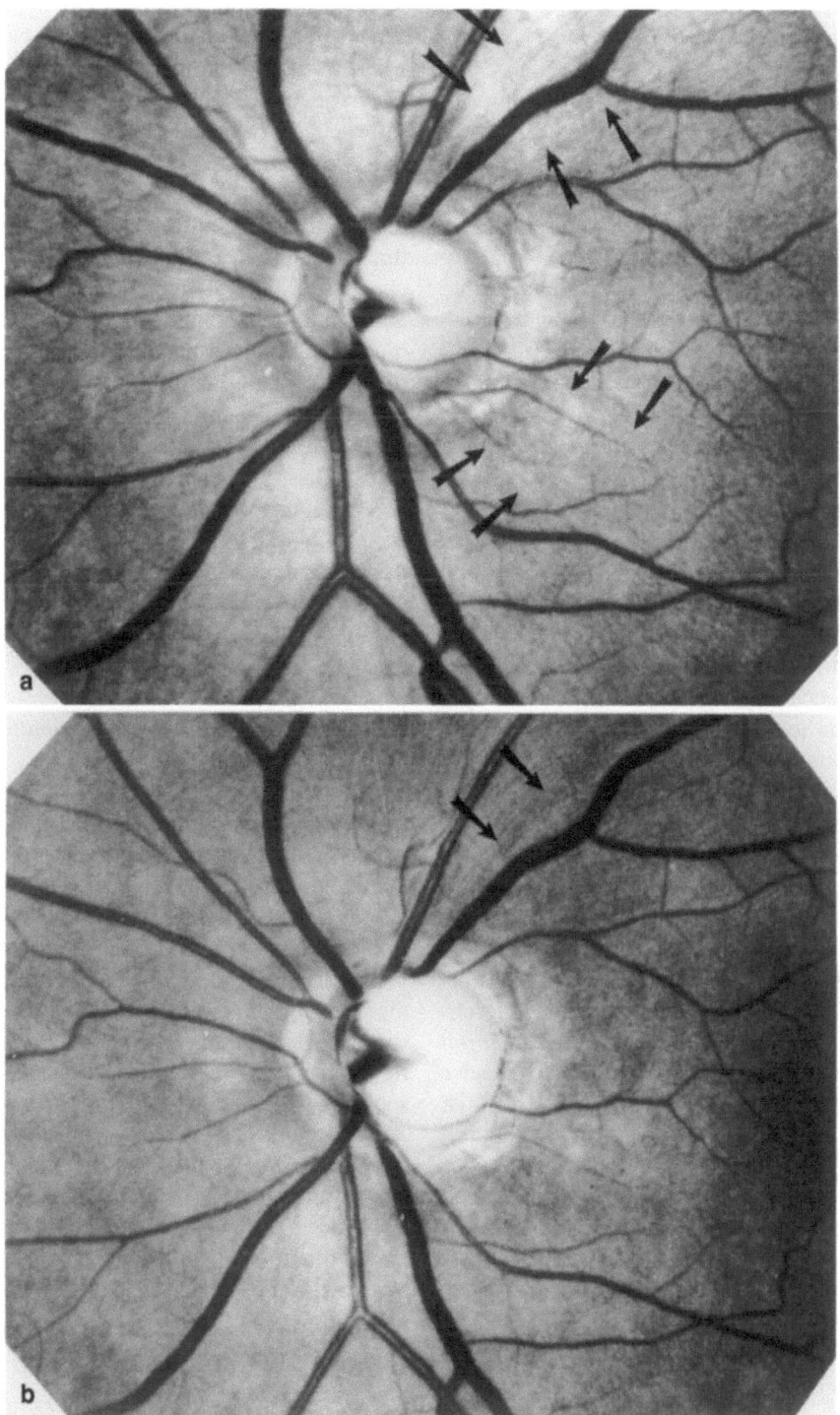

Abb. 5.24 a, b. Nervenfaserbündeldefekte bei Glaukom. **a** Normale Streifung der bogenförmigen Nervenfaserbündel, am besten ophthalmoskopierbar im superotemporalen und inferotemporalen Quadranten *(Pfeile)*. **b** Gleiches Auge mit fortgeschrittener glaukomatöser Papillenläsion mit einem keilförmigen Defekt der Nervenfaserschicht oben *(Pfeile)* und einem diffusen Verlust von Nervenfasern unten

5.3.2.3 Peripapilläre Veränderungen bei der glaukomatösen Papillenatrophie

Nervenfaserbündeldefekte. Der Untergang von Axonenbündeln, der auch zu den Veränderungen des neuroretinalen Randsaumes und schließlich zur glaukomatösen Optikusatrophie führt, bedingt ebenso sichtbare Ausfälle der retinalen Nervenfaserschicht. Die Nervenfaserschichtdefekte erscheinen ophthalmoskopisch als dunkle Streifen unterschiedlicher Breite in der peripapillären Region parallel zur physiologischen Streifung der retinalen Nervenfaserschicht (Abb. 5.24 a, b) [230–232]. In einer morphologischen Studie an Affenaugen wurde nachgewiesen, daß der Verlust der Streifung der Nervenfaserschicht sein anatomisches Korrelat im Verlust von Axonen hat [31,233]. Diese Veränderungen folgen oft Papillenrandblutungen [214,234] und korrelieren in hohem Maße mit den Gesichtsfeldveränderungen [230–232], dem neuroretinalen Randsaum und Fluoreszeinfüllungsdefekten [236]. Bei Glaukomen mit erhöhten Augeninnendruckwerten und Nervenfaserschichtdefekten besteht auch eine höhere Inzidenz hoher Myopie mit schrägem Sehnerveneintritt [237].

Das diagnostische Problem bezüglich der Nervenfaserschichtdefekte ist, daß diese auch bei vielen anderen neuroophthalmologischen Erkrankungen wie auch bei okulärer Hypertension und bei gesunden Individuen vorkommen können. Die sorgfältige Beobachtung dieser Befunde hat Sensitivität und Spezifität für die Glaukomdiagnostik verbessert. Bei manchen Glaukomaugen ist der Verlust von Axonen der Nervenfaserschicht der Netzhaut diffus oder generalisiert, während Nervenfaseruntergänge bei anderen Patienten lokalisiert oder keilförmig innerhalb der Schicht auftreten können. Der diffuse Verlust ist häufiger bei Glaukompatienten als bei der okulären Hypertension [238], aber wiederum häufiger bei der okulären Hypertension als bei normotensiven Augen [239]. Die fokalen Nervenfaserschichtdefekte sind in direkterer Weise mit einem lokalisierten Gesichtsfeldausfall assoziiert als bei Fällen mit diffusem Nervenfaserverlust [240].

Man hat versucht, die computerassistierte Bildanalyse zur Messung der Dicke der juxtapapillären Nervenfaserschicht zu verwenden und dabei nachgewiesen, daß dies den üblichen Papillenparametern bei der Unterscheidung zwischen normalen und glaukomatösen Augen diagnostisch überlegen ist [241].

Peripapilläre Depigmentierung. Veränderungen in der peripapillären Pigmentierung gehen häufig einher mit dem glaukomatösen Papillenschaden, werden jedoch auch in anderen Situationen wie bei der Myopie oder bei Altersveränderungen beobachtet. Wie bereits diskutiert, können verschiedene Änderungen der peripapillären Pigmentierung in gesunden Augen differenziert werden [193]. Die sklerale Lippe oder der *peripapilläre Halo* ist ein schmales, homogenes helles Band am Papillenrand. Das Auftreten auffälliger Halos ist häufiger bei Glaukom, obwohl die durchschnittliche Größe der Halos statistisch die gleiche wie bei nicht-glaukomatösen Augen ist [242]. Ein choriosklerater Halbmond oder *peripapilläre Atrophie* wird definiert als eine irreguläre, variabel pigmentierte Region peripher des peripapillären Halos. Er tritt bei Augen mit glaukomatöser Papillenschädigung häufiger auf und ist größer als bei gesunden Augen [243,244]. Man hat auch beobachtet, daß diese Aderhautatrophiezone bei Augen mit Glaukom zunimmt [245]. Es gibt vorläufige Hinweise dafür, daß das Fehlen peripapillärer Atrophie das Risiko einer glaukomatösen Papillenschädigung bei Patienten mit erhöhtem Augeninnendruck mindert [246].

5.3.2.4 Reversibilität der glaukomatösen Exkavation

Es ist allgemein akzeptiert, daß die glaukomatöse Papillenschädigung und der korrespondierende Gesichtsfeldverlust eine irreversible Situation sind. Wenngleich dies unstrittig für viele Fälle zutrifft (besonders wenn dies mit einem tatsächlichen Verlust von Nervenfaserbündeln einhergeht), gibt es doch einige Situationen, bei denen die glaukomatöse Exkavation reversibel sein kann. Dies wird besonders häufig beobachtet bei Kindern in Glaukomfrühstadien, speziell während des 1. Lebensjahres, wenn der hohe Augeninnendruck erfolgreich chirurgisch beherrscht wird [247,248]. Es wurde auch über eine Reversibilität bei Erwachsenen berichtet, wenn die glaukomatöse Exkavation nachweisbar von kurzer Dauer war, nach einer massiven Herabsetzung des Augendruckniveaus durch chirurgische oder medikamentöse Maßnahmen [249,252].

5.4 Differentialdiagnose der glaukomatösen Optikusatrophie

5.4.1 Normvarianten

Normvarianten der physiologischen Exkavation, des neuroretinalen Randsaumes und der peripapillären Retina, die mit glaukomatösen Veränderungen verwechselt werden könnten, wurden bereits besprochen. Außerdem können entwicklungsbedingte Anomalien und nicht-glaukomatöse Optikusatrophien zu diagnostischer Unsicherheit führen.

5.4.2 Entwicklungsbedingte Anomalien

Kolobome der Papille können eine glaukomatöse Exkavation vortäuschen. Der kolobomatöse Defekt kann die gesamte Papille einbeziehen, die vergrößert und pathologisch exkaviert erscheint (Abb. 5.25) [253,254]. Bei einigen Fällen ist das ophthalmoskopisch-diagnostische Problem durch zusätzliche Gesichtsfeldausfälle erschwert, die durchaus denen bei Glaukom ähneln können, jedoch typischerweise nicht fortschreiten. Eine Variante des Papillenkoloboms, das sog. „morning-glory"-Syndrom, ist charakterisiert durch ein großes, trichterförmiges staphylomatöses Kolobom der gesamten Papille und der peripapillären Region mit einem zentralen weißlichen Gewebe, auffälligen peripapillären Pigmentunregelmäßigkeiten und multiplen, radial angeordneten Netzhautgefäßen [255,256]. Ein hoher Prozentsatz dieser Augen bekommt eine Netzhautablösung [257]. Eine andere Papillenanomalie, die ein atypisches Kolobom darstellt, ist die *kongenitale Grubenpapille* [256]. Sie ist erkennbar als eine lokalisierte, blasse Eindellung der Papille, gewöhnlich nahe des temporalen und inferotemporalen Randes der Papille, die seltenerweise auch in anderen Regionen des Sehnerven gefunden wird und es können auch 2 oder sogar mehr Gruben an der Papille eines Auges auftreten [256]. Diese Papillenanomalie führt zu Gesichtsfeldstörungen durch eine makuläre oder extramakuläre, seröse Netzhautabhebung [258]. Es wurden auch Fälle beschrieben, bei denen kongenitale Papillengruben über einen Beobachtungszeitraum von vielen Jahren größer wurden [259].

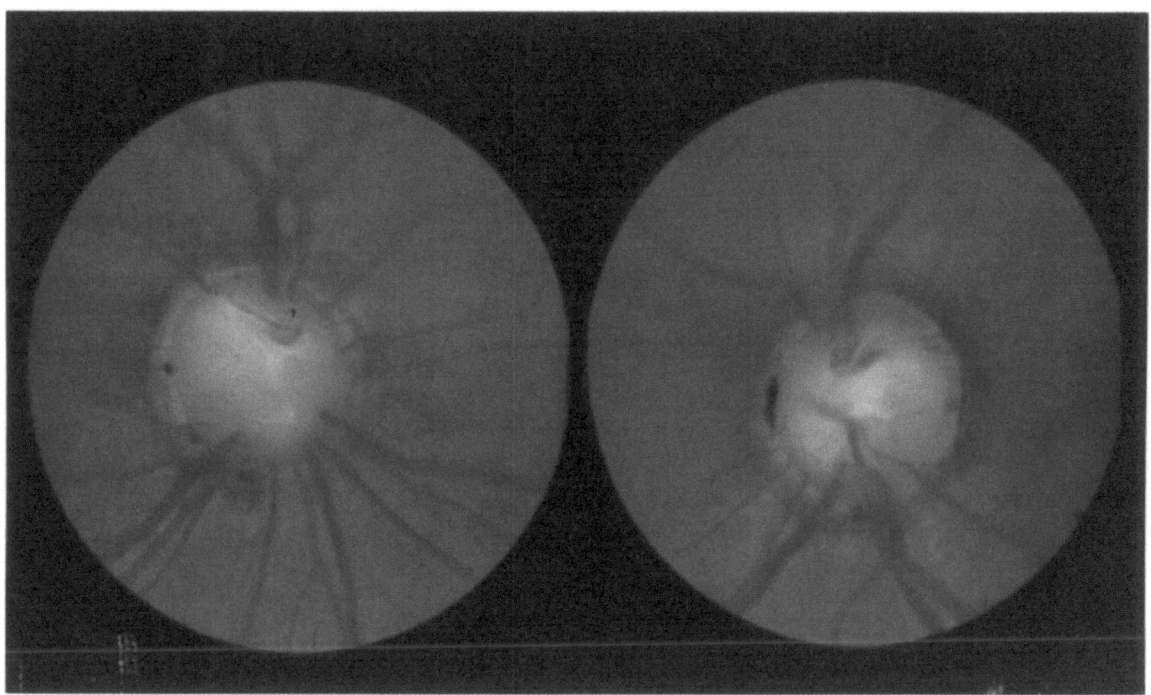

Abb. 5.25. Kolobome der Papille als ein Beispiel entwicklungsbedingter Papillenanomalien, die mit einer glaukomatösen Papillenschädigung verwechselt werden können

5.4.3 Nicht-glaukomatöse Ursachen der erworbenen Exkavation

Kontrollierte, klinische Studien haben gezeigt, daß auch erfahrene Ophthalmologen nicht immer zwischen einer glaukomatösen und nicht-glaukomatösen Papillenläsion aufgrund des ophthalmoskopischen Erscheinungsbildes der Papille alleine unterscheiden können [260]. Diagnostische Parameter, die bei der Unterscheidung zusätzliche Hilfe bieten sind die Blässe des neuroretinalen Randsaumes bei nicht-glaukomatösen Papillenläsionen und die Obliteration des Randgewebes bei Glaukom [261]. Eine nicht-glaukomatöse Sehnervenerkrankung, die zu einer erworbenen Exkavation führt, ist die vordere, ischämische Optikoneuropathie, besonders wenn die Ischämie auf der Grundlage einer Arteriitis entstand [150–152]. Es wurde auch eine ähnliche Situation beschrieben, bei der eine Infarzierung der Papille eine flache Exkavation inferotemporal sowie bogenförmige Gesichtsfeldausfälle hervorrief [262]. Im Unterschied zu Glaukom waren die Veränderungen jedoch nicht progressiv. Eine erworbene Exkavation der Papille kann auch bei Kompressionsläsionen des Sehnerven (z.B. bei einem intrakraniellen Aneurysma) vorkommen, die von Frühveränderungen der glaukomatösen Exkavation nicht unterscheidbar ist [263]. Eine signifikante Zunahme der C/D-Ratio beobachtete man auch bei einer Reihe von Patienten, die mit panretinaler Argon- oder Xenonphotokoagulation behandelt wurden [264].

5.5 Klinische Untersuchungsmethoden zur Beurteilung der Papille

Eine zunehmende Exkavation der Papille bei einem Patienten mit Glaukom ist der zuverlässigste Indikator, daß der Augeninnendruck nicht adäquat kontrolliert ist. Es ist deshalb essentiell, den Papillenbefund sorgfältig zu erheben und zu dokumentieren, in einer Weise, die mit bestmöglicher Sicherheit auch subtile glaukomatöse Veränderungen während der Beobachtungszeit erfaßt. In der täglichen Routine bedeutet dies eine genaue stereoskope Beurteilung mit der indirekten oder direkten Ophthalmoskopie und Photodokumentation. Zusätzlich stehen eine Reihe neuer, elektronisch-optischer Methoden zur Verfügung, die evtl. in der Zukunft noch präzisere Methoden der Verlaufsbeurteilung ermöglichen.

5.5.1 Methoden der Beurteilung und Dokumentation in der Praxis

Bei der klinischen Beurteilung der Papille ist das direkte Ophthalmoskop vorteilhaft, wenn man die Nervenfaserschicht im rotfreien Licht bei enger Pupille beurteilen möchte. Eine in das Ophthalmoskop integrierte Meßskala kann die relative Exkavationsgröße abschätzen helfen [265]. Bei der direkten Ophthalmoskopie läßt sich jedoch eine Reihe frühglaukomatöser Veränderungen der Papille und der peripapillären Region schwerlich aufdecken. In der täglichen Praxis ist deshalb die beste Methode, feine Veränderungen zu identifizieren, die stereoskope Beurteilung. Eine informationsreiche, stereoskope Beurteilung ist an der Spaltlampe mit einem Kontaktglas (z.B. Goldmann-Dreispiegelkontaktglas), mit einer 90-Dioptrien-Lupe (Abb. 5.26) oder einer Hruby-Linse möglich (Abb. 5.27). Die Hruby-Linse wird über eine Halte-

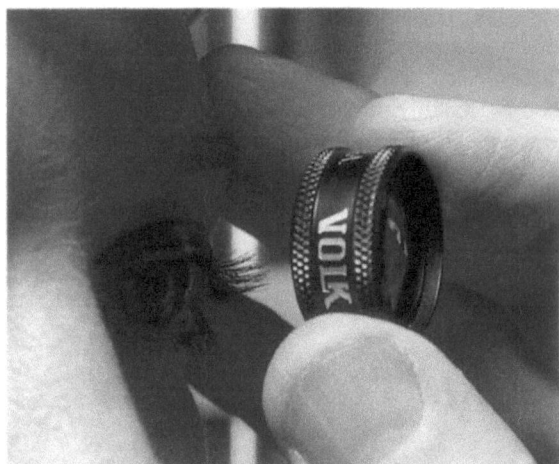

Abb. 5.26. Indirekte Ophthalmoskopie zur Beurteilung der Papille mit der 90-Dioptrien-Lupe an der Spaltlampe

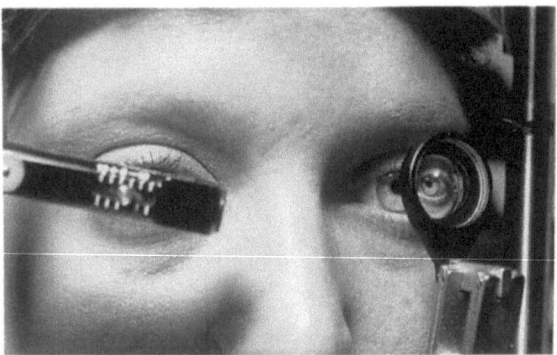

Abb. 5.27. Hruby-Linse mit Vorrichtung an der Spaltlampe zur stereoskopen Beurteilung der Papille

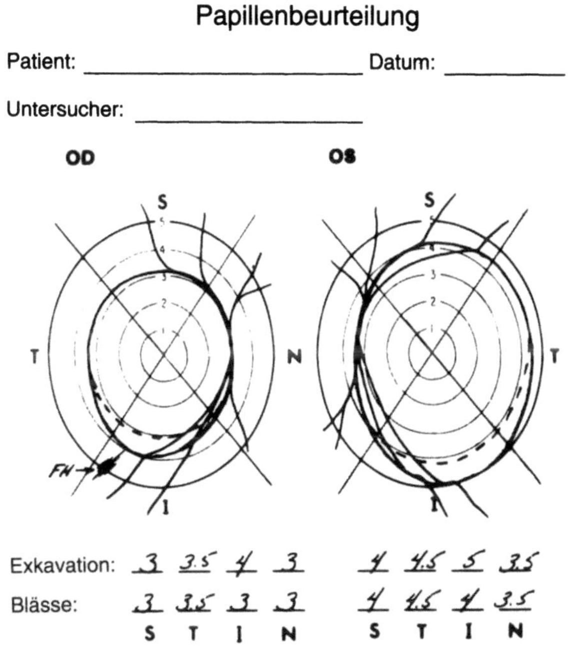

Papillenbeurteilung

Patient: _____ Datum: _____
Untersucher: _____

OD   OS

Exkavation: 3 3.5 4 3   4 4.5 5 3.5
Blässe: 3 3.5 3 3   4 4.5 4 3.5
             S T   I N   S T   I N

Abb. 5.28. Beispiel für eine zeichnerische Befunderfassung an der Papille, angefertigt zum Zeitpunkt der stereoskopen Beurteilung der Papille als Zusatz zur Papillenphotographie

vorrichtung an der Spaltlampe fixiert. Die 90-Dioptrien-Lupe wird mit der Hand gehalten, obwohl auch hierfür eine Haltevorrichtung für die Spaltlampe entwickelt wurde [266]. Alle 3 Untersuchungsmethoden bieten die Vorteile der Vergrößerung und Stereopsis. Da jedoch die laterale und axiale Vergrößerung ungleich sind, besteht ein gewisses Maß an Bildverzerrung, wobei das Goldmann-Kontaktglas und die 90-Dioptrien-Linse eine Abnahme der scheinbaren Tiefe und die Hruby-Linse eine geringe Zunahme vortäuschen [267]. Subjektive Abschätzungen der Abmessungen der Exkavation variieren erheblich, selbst unter Glaukomexperten [268–270]. Die Beobachtervarianz ist geringer, wenn man die vielen komplexen Parameter der Papille und der peripapillären Netzhaut, die typisch für eine Glaukomläsion sind, in ihrer Gesamtheit in die Beurteilung einbezieht [271]. Genaue Zeichnungen unter Berücksichtigung von Exkavation und Blässe in allen Quadranten, der Position und dem Abknicken der großen Gefäße, Papillenrandblutungen und der peripapillären Veränderungen sind hilfreich (Abb. 5.28). Aber selbst die noch so genaue Aufzeichnung von Details ist nicht geeignet, diskrete Veränderungen bei allen Patienten zu erfassen und die Befundaufzeichnung in der Sprechstunde sollte nur als ein zusätzliches Hilfsmittel der unverzichtbaren photographischen Dokumentation angesehen werden.

5.5.2 Photographische und andere Prüfmethoden

Zweidimensionale Photodokumentation. Ob in Farbe oder Schwarzweiß hat die zweidimensionale Photodokumentation gegenüber der Stereophotographie die Vorteile der einfacheren technischen Ausführung und der geringeren Kosten. Außerdem können die relativen Abmessungen der zentralen Abblassung und der Exkavation direkt auf dem Photo abgeschätzt werden [272,273]. Obwohl man in einer Studie befand, daß monokulare und stereoskope Photographien vergleichbare Genauigkeit ergaben [274], so hat die monokulare Photographie den Nachteil, daß die Exkavationsränder nur ungenau bestimmbar sind. Die Projektion eines feinen Linienmusters auf die Papille wurde als Hilfsmittel zur Verbesserung der Erkennung der Exkavationsränder sowohl bei zweidimensionaler wie auch bei der Stereophotographie empfohlen [275,276]. Es wurden auch Techniken entwickelt, um elektronisch Schwarzweißrasterphotos der Papille herzustellen, um ein objektives Maß der zentralen Papillenblässe zu erhalten [277,278]. Das Hauptgewicht der zweidimensionalen Papillenphotographie wird in der Zukunft auf der Dokumentation der *Nervenfaserschicht der Netzhaut* liegen. Spezielle photographische Techniken, um feine Details dieses morphologischen Parameters herauszuarbeiten, schließen monochromatische (rotfreie) Filter und hochauflösende Filme [279–282], Photographie mit Kreuzpolarisation [283], Weitwinkelfunduskameras [284] und spektrale Reflektion ein [285].

Stereophotographie. Die Stereophotographie ermöglicht eine zuverlässigere Beurteilung der Papillenexkavation wie auch anderer Parameter des glaukomatösen Papillenschadens [161,194]. Stereophotographie ist möglich entweder indem man 2 Photos in einer Sequenz auf dem gleichen Film mit einem entsprechenden Adapter (Allen-Separator) [286] aufnimmt, indem man simultan 2 Photos mit 2 Kameras nach dem Prinzip der indirekten Ophthalmoskopie (stereoskope Funduskamera nach Donaldson) [287,288] oder mit einem Prismenseparator aufnimmt [289]. Alle 3 Methoden wurden bezüglich ihrer Reproduzierbarkeit verglichen, wobei die Donaldson-Kamera die besten Ergebnisse zeigte [290]. Es wurden auch spezielle Bildbetrachter entwickelt, mit denen 2 Stereophotos simultan verglichen werden [291], wobei man für das Ausmessen von Papille und Exkavation Schablonen benutzte [292].

Serienvergleiche. Die *Stereochronoskopie* verwendet das Prinzip der Stereoskopie, um feine Veränderungen in der Papillenphotographie zu verschiedenen Zeitpunkten aufzudecken [293,294]. Wenn die Exkavation zugenommen hat, wird die Ungleichheit an dieser Stelle von aufeinanderprojizierten Photographien einen stereoskopen Effekt ergeben. Eine Modifikation dieses Konzeptes wird auch als Stereochronometrie bezeichnet, die einen Stereoplotter zum Ausmessen der Veränderungen zweier aufeinanderprojizierter Photos verwendet [295]. Andere Methoden um Unterschiede in Serienfundusphotographien zu identifizieren sind z.B. die Bewertung des *Flimmerphänomens* bei alternierendem Betrachten zwei aufeinander folgender Photos [296]. Bei der *elektronischen Subtraktion* werden Regionen der Ungleichheit zwischen 2 Bildern verstärkt [297].

Farbtonmessungen. Es wurden auch Methoden entwickelt, um eine Herabsetzung oder Veränderung der Farbintensität der Papille quantitativ zu erfassen [298–300]. Bei einer solchen photographischen Technik versucht man quantitativ die relative Helligkeit der beleuchteten Papille zu bestimmen [301].

Fluoreszeinangiographie. Papillenuntersuchungen mit der Fluoreszeinangiographie wurden früher in diesem Kapitel besprochen und mögen vielleicht eines Tages eine praktische klinische Anwendung bei der Aufdeckung und Behandlung des Glaukoms haben.

Ultrasonographie. Es wurde nachgewiesen, daß man mit Ultraschall glaukomatöse Exkavationen einer C/D von 0,7 oder größer bestimmen kann [302]. Mit einem hochauflösenden Kontakt-B-Bildechogramm ist es vielleicht eines Tages möglich die Exkavationsgröße in Augen mit Trübungen der brechenden Medien zuverlässig zu beurteilen [303].

5.6 Automatisierte Bildanalyse der Papille

Der Wert selbst der raffiniertesten Papillenphotographie ist begrenzt durch die Notwendigkeit einer subjektiven Interpretation der Konfiguration von Papille und Exkavation sowie der Farbmuster der Papille und der peripapillären Netzhaut. Bemühungen, die Beurteilung dieser subtilen Parameter zu verfeinern, konzentrierten sich auf *Photogrammetrie*, Planimetrie der Papillenkonfiguration [207,304–308] und *Kolorimetrie*, wie bereits diskutiert [298–300]. Diese Untersuchungsmethoden wurden initial manuell ausgeführt, was außergewöhnlich zeitraubend und deshalb von begrenzter klinischer Nützlichkeit ist. Mit dem Einsatz der Computertechnologie ergibt sich jedoch jetzt die Möglichkeit, diese Prüfstrategien in die klinische Glaukomatologie einzuführen.

5.6.1 Instrumente

Das Konzept der computerassistierten Bildanalyse der Papille wurde von Bernard Schwartz begründet, der Prototypen zur Analyse der Papillenkonturen und der Papillenblässe entwickelte (Abb. 5.29) [309,310]. Seitdem wurden mehrere kommerzielle Entwicklungen in der Literatur vorgestellt, die eine computergestützte Analyse von Papillenkonturen und -blässe ermöglichen.

Der *Rodenstock Optic Nerve Head Analyzer* (ONHA) wurde am genauesten von diesen Entwicklungen klinisch geprüft (Abb. 5.30) [311–324]. Obwohl der ONHA nicht mehr kommerziell verfügbar ist, vermittelt die Erfahrung mit diesem Gerät eine gute Grundlage für das weitere Verständnis computergestützter Bildanalyse der Papille und für die kritische Beurteilung neuer Entwicklungen zur klinischen Anwendung. Das Gerät mißt die Konturen der Papille, indem es vertikale Lichtstreifen auf die Papille pro-

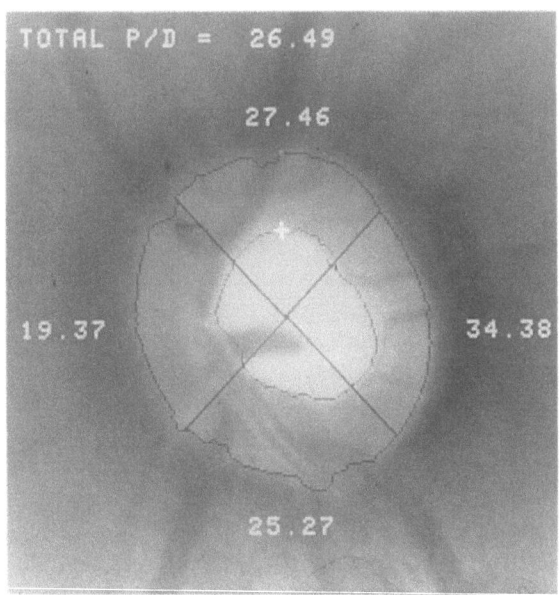

Abb. 5.29. Beispiel einer automatisierten Bildanalyse. Der Computer hat die Konturen der Papille und das Gebiet der zentralen Blässe *(schwarze Linien)* ebenso wie die verschiedenen Quadranten der Papille abgegrenzt. Die Zahlen geben den Prozentsatz der Blässe über die gesamte Papillenregion *(TOTAL P/D)* als auch in jedem Quadranten an

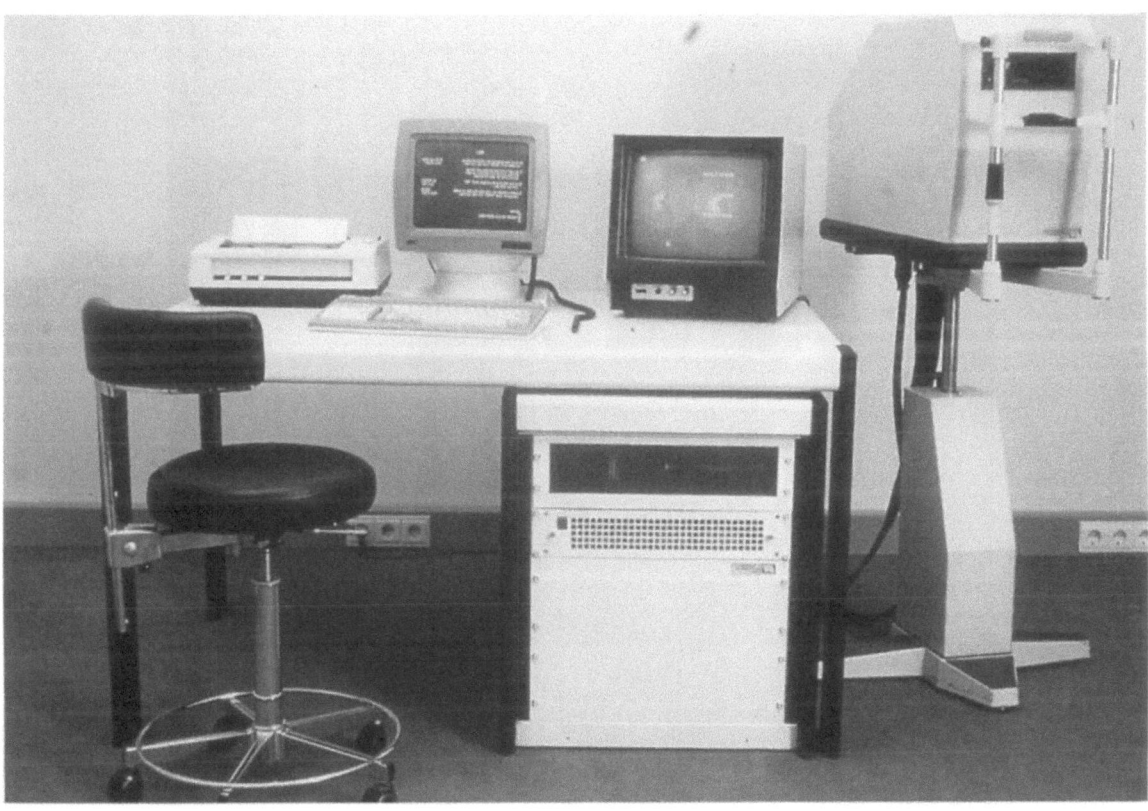

Abb. 5.30. Rodenstock Optic Nerve Head Analyzer. *Rechts* Videokamera zur Aufnahme simultaner Papillenphotos, *links* Mikrocomputer mit Bildschirm, Tastatur und Drucker

jiziert und dann simultane Stereovideobilder anfertigt, die durch einen Mikrocomputer entwickelt werden. Disparitäten zwischen korrespondierenden Punkten entlang der Lichtstreifen von Stereopaaren werden für die Entwicklung vertikaler Konturlinien und einer dreidimensionalen Papillenzeichnung verwendet (Abb. 5.31 a, b). Eine Kartierung der Papillenblässe wird durch 2 Videobilder mit roter und grüner Wellenlänge gewonnen, wobei die Relation der Farbreflektivität an verschiedenen Bildpunkten berechnet wird. Die verfügbare Software ermöglicht einen begrenzten Ausdruck der Papillen- und Exkavationsabmessungen, die jedoch auf einer willkürlichen Definition der Papillengrenzen beruhen.

Zwei weitere Geräte, das *Topcon IS 2000* (früher PAR IS 2000) [325–328] und der *Humphrey Retinal Analyzer* (RA) [329,330] unterscheiden sich vom ONHA hauptsächlich durch die Darstellungsmethode der dreidimensionalen Topographie von Papille und Retina. Beide Geräte können Daten von entweder simultanen Stereobildern oder Stereophotographien auswerten und beide verwenden die Disparität zwischen bestehenden Strukturen in 2 Bildern im Gegensatz zur Projektion von Lichtstreifen im ONHA. Diese Instrumente haben auch eine weiter entwickelte Software, die den Ausdruck aktueller Konturdetails ermöglicht. Außerdem kann das IS 2000 Lageveränderungen der Papillengefäße als ein Maß des progredienten Papillenschadens erfassen [327].

Weitere Entwicklungen werden z. Z. erforscht. Bei einer Neuentwicklung werden die Änderungen in sukzessiven Papillenphotos dadurch erfaßt, indem man eine lokalisierte Bewegung in den Bildern darstellt, wenn sie in schneller Folge auf einem Fernsehmonitor wiedergegeben werden [331].

Eine andere Entwicklung fokussiert einen Laserstrahl auf die Papille und mißt das reflektierte Licht in einem konfokalen Detektor, der eine tomographische Rasterserie erzeugt und eine Messung dreidimensionaler Strukturen ermöglicht [332]. Wiederum ein anderes System verwendet die Streuung und Reflektion eines Laserstrahls von der anterioren und posterioren Oberfläche der Retina um ihre Dicke zu quantifizieren [333].

Vielversprechende Neuentwicklungen zur klinischen Biomorphometrie sind der Heidelberg-Retina-

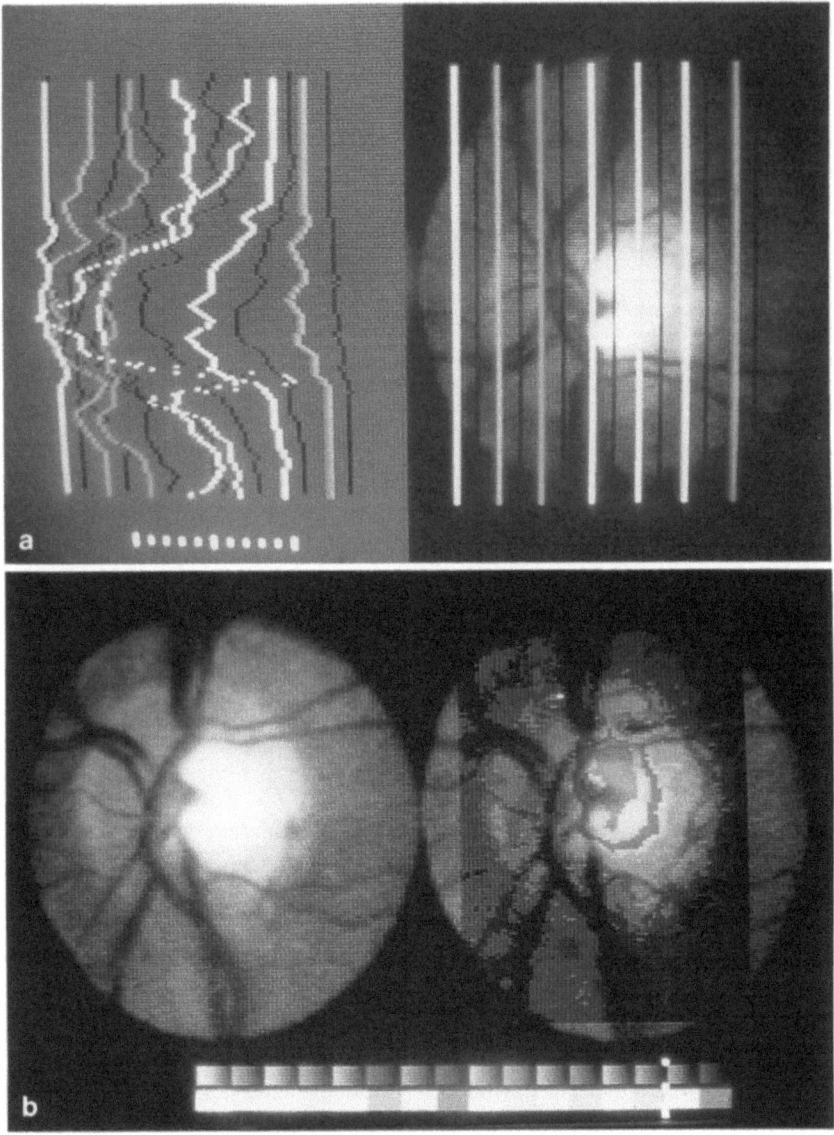

Abb. 5.31 a, b. Topographische Bilder der Papille, aufgezeichnet mit dem Rodenstock Optic Nerve Head Analyzer. **a** Vertikale Konturlinien. **b** Dreidimensionale Papillendarstellung

tomograph (HRT) und das Zeiss-Confocal-Scanning-Ophthalmoskop, die beide einen Laserstrahl zur Abtastung der zentralen Fundusoberfläche verwenden. Über die wohl am weitesten entwickelte Hard- und Software, angewandt in überzeugenden klinischen Studien, verfügt der Heidelberg-Retinatomograph. Vorläufige Ergebnisse zur Oberflächenanalyse des zentralen Fundus durch das Zeiss-Confocal-Scanning-Laser-Ophthalmoskop sind ebenfalls sehr positiv. Das Rodenstock-Scanning-Laser-Ophthalmoskop ermöglicht eine direkte Ophthalmoskopie ohne medikamentöse Mydriasis mit Laserlicht und vermittelt ein Schwarzweißphoto von Papille und Fundus, wobei eine gute Bildqualität auch bei Trübungen der brechenden Medien erreicht wird. Eine automatisierte Bildanalyse erfolgt mit diesem Ophthalmoskop derzeit noch nicht. Einen vorzüglichen Überblick über den technologischen Stand und die klinische Aussagemöglichkeit der Laserophthalmoskopie und Lasertomographie des menschlichen Auges findet sich in der Monographie von Nasemann und Burk (Nasemann JE, Burk ROW: Laser scanning ophthalmoscopy and tomography. Quintessenz, München 1990).

5.6.2 Beurteilung der Instrumente

Alle diese Entwicklungen haben ihren klinischen Wert dadurch unter Beweis zu stellen, indem Zuverlässigkeit und Präzision der übermittelten Information belegt werden. Untersuchungen zur Zuverlässigkeit wurden durch multiple Messungen am gleichen Auge innerhalb einer kurzen Zeit und der anschließenden Berechnung der intraindividuellen Varianz der Ergebnisse ausgeführt. Derartige Studien haben gezeigt, daß die Messungen der Papillenkonturen durch den ONHA von akzeptabler Zuverlässigkeit sind, besonders was die C/D-Ratio und die Fläche des neuroretinalen Randsaumes betrifft [311–315]. Vergleichbare Resultate wurden auch für den IS 2000 [326] und den RA [329,330] berichtet. Die Genauigkeit topographischer Messungen mit dem ONHA wurde an einem Plastikmodellauge geprüft. Man fand die Ergebnisse klinisch brauchbar, wenn geeignete Korrekturfaktoren verwendet wurden [319]. Eine Korrelation zwischen den computererrechneten topographischen Daten und der manuellen Analyse von stereoskopen Photographien ergab günstige Werte für den ONHA [320,321] und weniger günstige für den IS 2000 [328].

Es wurde auch die Zuverlässigkeit der Blässemessungen mit dem ONHA geprüft. Die Varianz der Ergebnisse war für die globale Analyse der Papillenblässe (Verteilung der Blässewerte über das gesamte Bild) akzeptabel [316,317]. Die Ergebnisse waren jedoch nicht adäquat, wenn man spezifische Blässewerte innerhalb der Papille mit weiteren Messungen des gleichen Auges verglich [318].

5.6.3 Klinische Anwendung

Selbst wenn eine Geräteentwicklung zuverlässige und genaue Daten liefert, kann diese Information klinisch wenig relevant sein. Eine Tatsache, die bei der Beurteilung der computerassistierten Bildanalyse der besonderen Beachtung bedarf ist, daß die üblichen Papillenparameter wie Exkavationsgröße und Breite des neuroretinalen Randsaumes die komplexen Konturen und Farbmuster der Papille nur inadäquat beschreiben. Außerdem besteht eine breite Überlappung der Ergebnisse zwischen gesunden und glaukomatösen Augen, die auch dafür spricht, daß man nach neuen, spezifischeren Parametern suchen muß, um die Daten aus modernen, quantitativen Untersuchungstechniken zu interpretieren [322]. Eine Entwicklungsmöglichkeit ist die absolute Größenbestimmung der Papille und ihrer Anteile. Ein weiteres Entwicklungsziel ist die relative Dicke der peripapillären Nervenfaserschicht zu messen, die vielleicht ein nützlicheres Kriterium für die frühe Erfassung von axonalem Verlust beim Glaukom ist [323,324]. In jedem Falle wird die weiterführende Erforschung der Möglichkeiten computergestützter Bildanalytik der Papille kompliziertere Methoden hervorbringen, um feine, konsekutive Veränderungen der Papille und der peripapillären Netzhaut bei der Behandlung der Glaukompatienten zu erfassen.

5.7 Zusammenfassung

Der Sehnervenkopf ist zusammengesetzt aus Axonen der retinalen Ganglienzellen, Blutgefäßen und astroglialem und kollagenem Bindegewebe. Die gesunde Papille hat eine erhebliche Variation in Größe und Oberfläche. Die Pathogenese der glaukomatösen Optikusläsion involviert eine Unterbrechung des axoplasmatischen Flusses, obwohl nicht klar ist, ob dies ein direkter mechanischer Effekt des erhöhten Augeninnendruckes ist oder sekundär nach Gefäßveränderungen auftritt. Die glaukomatöse Optikusatrophie ist klinisch charakterisiert durch einen progressiven, asymmetrischen Verlust des neuroretinalen Randgewebes der Papille, der sich durch eine Vergrößerung der Exkavation und der zentralen Blässe manifestiert. Die Zunahme der Exkavation zeigt sich meist lokalisiert, häufig in Form einer Verdünnung des inferioren oder superioren Anteils des neuroretinalen Randsaumes. Die Vergrößerung der Exkavation geht häufig der Zunahme der zentralen Blässe voraus, wodurch eine Diskrepanz zwischen Blässe und Exkavation entsteht. Andere wichtige Zeichen der glaukomatösen Papillenläsion sind die Papillenrandblutungen und die peripapillären Nervenfaserbündeldefekte. Die Differentialdiagnose der glaukomatösen Optikusatrophie schließt die Normvarianten, entwicklungsbedingte Anomalien und nicht-glaukomatöse Ursachen erworbener Exkavation ein. Untersuchungsmethoden zur Beurteilung der Papille sind sorgfältige Ophthalmoskopie, photographische Dokumentation und neuere Methoden unter Einbeziehung der automatisierten Bildanalyse, die in jüngster Zeit entwickelt wurden und in der Zukunft evtl. eine präzisere Beurteilung der Papillenveränderungen als traditionelle Methoden ergeben.

Literatur

1. Kronfeld, PC: Normal variations of the optic disc as observed by conventional ophthalmoscopy and their anatomic correlations. Trans Am Acad Ophthal Otol 81:214, 1976.
2. Jonas, JB, Gusek, GC, Guggenmoos-Holzmann, I, Naumann, GOH: Size of the optic nerve scleral canal and comparison with intravital determination of optic disc dimensions. Graefe's Arch Ophthal 226:213, 1988.
3. Quigley, HA, Brown, AE, Morrison, JD, Drance, SM: The size and shape of the optic disc in normal human eyes. Arch Ophthal 108:51, 1990.
4. Hayreh, SS: Anatomy and physiology of the optic nerve head. Trans Am Acad Ophthal Otol 78:240, 1974.
5. Minckler, DS, McLean, IW, Tso, MOM: Distribution of axonal and glial elements in the rhesus optic nerve head studied by electron microscopy. Am J Ophthal 82:179, 1976.
6. Anderson, DR: Ultrastructure of human and monkey lamina cribrosa and optic nerve head. Arch Ophthal 82:800, 1969.
7. Hamasaki, DI, Fujino, T: Effect of intraocular pressure on ocular vessels. Arch Ophthal 78:369, 1967.
8. Geijer, C, Bill, A: Effects of raised intraocular pressure on retinal, prelaminar, laminar, and retrolaminar optic nerve blood flow in monkeys. Invest Ophthal Vis Sci 18:1030, 1979.
9. Liebermann, MF, Maumenee, AE, Green, WR: Histologic studies of the vasculature of the anterior optic nerve. Am J Ophthal 82:405, 1976.
10. Anderson, DR, Braverman, S: Reevaluation of the optic disc vasculature. Am J Ophthal 82:165, 1976.
11. Hayreh, SS: The central artery of the retina: its role in the blood supply of the optic nerve. Br J Ophthal 47:651, 1963.
12. Francois, J, Neetens, A: Vascularization of the optic pathway. I. Lamina cribrosa and optic nerve. Br J Ophthal 38:472, 1954.
13. Goder, G: The capillaries of the optic nerve. Am J Ophthal 77:684, 1974.
14. Zaret, CR, Choromokos, EA, Meisler, DM: Cilio-optic vein associated with phakomatosis. Ophthalmology 87:330, 1980.
15. Anderson, DR, Hoyt, WF, Hogan, MJ: The fine structure of the astroglia in the human optic nerve and optic nerve head. Trans Am Ophthal Soc 65:275, 1967.
16. Quigley, HA: Gap junctions between optic nerve [xn[fphead astrocytes. Invest Ophthal Vis Sci 16:582, 1977.
17. Anderson, DR: Ultrastructure of the optic nerve head. Arch Ophthal 83:63, 1970.
18. Anderson, DR, Hoyt, WF: Ultrastructure of intraorbital portion of human and monkey optic nerve. Arch Ophthal 82:506, 1969.
19. Heegaard, S, Jensen, OA, Prause, JU: Structure of the vitread face of the monkey optic disc (*Macacca mulatta*). Graefe's Arch Ophthal 226:377, 1988.
20. Quigley, HA, Addicks, EM: Regional differences in the structure of the lamina cribrosa and their relation to glaucomatous optic nerve damage. Arch Ophthal 99:137, 1981.
21. Radius, RL, Gonzales, M: Anatomy of the lamina cribrosa in human eyes. Arch Ophthal 99:2159, 1981.
22. Radius, RL: Regional specificity in anatomy at the lamina cribrosa. Arch Ophthal 99:478, 1981.
23. Hernandez, MR, Igoe, F, Neufeld, AH: Extracellular matrix of the human optic nerve head. Am J Ophthal 102:139, 1986.
24. Rehnberg, M, Ammitzboll, T, Tengroth, B: Collagen distribution in the lamina cribrosa and the trabecular meshwork of the human eye. Br J Ophthal 71:886, 1987.
25. Goldbaum, MH, Jeng, S, Logemann, R, Weinreb, RN: The extracellular matrix of the human optic nerve. Arch Ophthal 107:1225, 1989.
26. Hernandez, MR, Luo, XX, Igoe, F, Neufeld, AH: Extracellular matrix of the human lamina cribrosa. Am J Ophthal 104:567, 1987.
27. Hernandez, MR, Igoe, F, Neufeld, AH: Cell culture of the human lamina cribrosa. Invest Ophthal Vis Sci 29:78, 1988.
28. Morrison, JC, Jerdan, JA, L'Hernault, NL, Quigley, HA: The extracellular matrix composition of the monkey optic nerve head. Invest Ophthal Vis Sci 29:1141, 1988.
29. Morrison, JC, L'Hernault, NL, Jerdan, JA, Quigley, HA: Ultrastructural location of extracellular matrix components in the optic nerve head. Arch Ophthal 107:123, 1989.
30. Anderson, DR: Ultrastructure of meningeal sheaths. Normal human and monkey optic nerves. Arch Ophthal 82:659, 1969.
31. Radius, RL, Anderson, DR: The histology of retinal nerve fiber layer bundles and bundle defects. Arch Ophthal 97:948, 1979.
32. Radius, RL, Anderson, DR: The course of axons through the retina and optic nerve head. Arch Ophthal 97:1154, 1979.
33. Radius, RL, de Bruin, J: Anatomy of the retinal nerve fiber layer. Invest Ophthal Vis Sci 21:745, 1981.
34. Ogden, TE: Nerve fiber layer of the primate retina: morphometric analysis. Invest Ophthal Vis Sci 25:19, 1984.
35. Minckler, DS: The organization of nerve fiber bundles in the primate optic nerve head. Arch Ophthal 98:1630, 1980.
36. Hoyt, WF, Luis, O: Visual fiber anatomy in the infrageniculate pathway of the primate. Arch Ophthal 68:94, 1962.
37. Mikelberg, FS, Drance, SM, Schulzer, M, et al: The normal human optic nerve. Ophthalmology 96:1325, 1989.
38. Balazsi, AG, Rootman, J, Drance, SM, et al: The effect of age on the nerve fiber population of the human optic nerve. Am J Ophthal 97:760, 1984.
39. Repka, MX, Quigley, HA: The effect of age on normal human optic nerve fiber number and diameter. Ophthalmology 96:26, 1989.
40. Johnson, BM, Miao, M, Sadun, AA: Age-related decline of human optic nerve axon populations. Age 10:5, 1987.
41. Dolman, CL, McCormick, AQ, Drance, SM: Aging of the optic nerve. Arch Ophthal 98:2053, 1980.
42. Magoon, EH, Robb, RM: Development of myelin in human optic nerve and tract: a light and electron microscopic study. Arch Ophthal 99:655, 1981.
43. Quigley, HA: The pathogenesis of reversible cupping in congenital glaucoma. Am J Ophthal 84:358, 1977.
44. Hernandez, MR, Luo, XX, Andrzejewska, W, Neufeld, AH: Age-related changes in the extracellular matrix of the human optic nerve head. Am J Ophthal 107:476, 1989.
45. Müller, H: Anatomische Beitrage zur Ophthalmologie: Ueber Nervean-Veranderungen an der Eintrittsstelle des Schnerven. Arch Ophthal 4:1, 1858.
46. von Jaeger, E: Ueber Glaucom und seine Heilung durch Iridectomie. Z Ges der Aertze zu Wien 14:465, 484, 1858.
47. Schnabel, J: Das glaucomatose Sehnervenleiden. Archiv fur Augenheilkunde XXIV:18, 1892.
48. Laker, C: Ein experimenteller Beitrag zur Lehre von der glaucomatosen Excavation. Klin Monatsbl Augenheilkd 24:187, 1886.

49. Schreiber, L: Ueber Degeneration der Netzhaut naut experimentellen und pathologisch-anatomischen Untersuchungen. Graefe's Arch Ophthal 64:237, 1906.
50. Fuchs, E: Ueber die Lamina cribrosa. Graefe's Arch Ophthal 91:435, 1916.
51. LaGrange, F, Beauvieux, J: Anatomie de l'excavation glaucomateuse. Arch Ophthal (Paris) 42:129, 1925.
52. Duke-Elder, S: Fundamental concepts in glaucoma. Arch Ophthal 42:538, 1949.
53. Gafner, F, Goldmann, H: Experimentelle Untersuchungen uber den Zusammenhang von Augendrucksteigerung und Gesichtsfeldschadigung. Ophthalmologica 130:357, 1955.
54. Duke-Elder, S: The problems of simple glaucoma. Trans Ophthal Soc UK 82:307, 1962.
55. Lampert, PW, Vogel, MH, Zimmerman, LE: Pathology of the optic nerve in experimental acute glaucoma. Electron microscopic studies. Invest Ophthal 7:199, 1968.
56. Shaffer, RN: The role of the astroglial cells in glaucomatous disc cupping. Doc Ophthal 26:516, 1969.
57. Shaffer, RN, Hetherington, J Jr: The glaucomatous disc in infants. A suggested hypothesis for disc cupping. Trans Am Acad Ophthal Otol 73:929, 1969.
58. Quigley, HA, Green, WR: The histology of human glaucoma cupping and optic nerve damage: clinicopathologic correlation in 21 eyes. Ophthalmology 86:1803, 1979.
59. Quigley, HA, Addicks, EM, Green, WR, Maumenee, AE: Optic nerve damage in human glaucoma. II. The site of injury and susceptibility to damage. Arch Ophthal 99:635, 1981.
60. Schwartz, B: Cupping and pallor of the optic disc. Arch Ophthal 89:272, 1973.
61. Kornzweig, AL, Eliasoph, I, Feldstein, M: Selective atrophy of the radial peripapillary capillaries in chronic glaucoma. Arch Ophthal 80:696, 1968.
62. Daicker, B: Selective atrophy of the radial peripapillary capillaries and visual field defects in glaucoma. Graefe's Arch Ophthal 195:27, 1975.
63. Quigley, HA, Hohman, RM, Addicks, EM, Green, WR: Blood vessels of the glaucomatous optic disc in experimental primate and human eyes. Invest Ophthal Vis Sci 25:918, 1984.
64. Quigley, HA, Hohman, RM, Addicks, EM: Quantitative study of optic nerve head capillaries in experimental optic disc pallor. Am J Ophthal 93:689, 1982.
65. Quigley, HA, Anderson, DR: The histologic basis of optic disk pallor in experimental optic atrophy. Am J Ophthal 83:709, 1977.
66. Henkind, P, Bellhorn, R, Rabkin, M, Murphy, ME: Optic nerve transection in cats. II. Effect on vessels of optic nerve head and lamina cribrosa. Invest Ophthal Vis Sci 16:442, 1977.
67. Radius, RL, Anderson, DR: The mechanism of disc pallor in experimental optic atrophy. A fluorescein angiographic study. Arch Ophthal 97:532, 1979.
68. Hayreh, SS: Pathogenesis of cupping of the optic disc. Br J Ophthal 58:863, 1974.
69. Emery, JM, Landis, D, Paton, D, et al: The lamina cribrosa in normal and glaucomatous human eyes. Trans Am Acad Ophthal Otol 78:290, 1974.
70. Levy, NS, Crapps, EE: Displacement of optic nerve head in response to short-term intraocular pressure elevation in human eyes. Arch Ophthal 102:782, 1984.
71. Radius, RL, Pederson, JE: Laser-induced primate glaucoma. II. Histopathology. Arch Ophthal 102:1693, 1984.
72. Zeimer, RC, Ogura, Y: The relation between glaucomatous damage and optic nerve head mechanical compliance. Arch Ophthal 107:1232, 1989.
73. Quigley, HA, Hohman, RM, Addicks, EM, et al: Morphologic changes in the lamina cribrosa correlated with neural loss in open-angle glaucoma. Am J Ophthal 95:673, 1983.
74. Dandona, L, Quigley, HA, Brown, AE, Enger, C: Quantitative regional structure of the normal human lamina cribrosa. A racial comparison. Arch Ophthal 108:393, 1990.
75. Hernandez, MR, Andrzejewska, WM, Neufeld, AH: Changes in the extracellular matrix of the human optic nerve head in primary open-angle glaucoma. Am J Ophthal 109:180, 1990.
76. Vrabec, F: Glaucomatous cupping of the human optic disk. A neuro-histologic study. Graefe's Arch Ophthal 198:223, 1976.
77. Quigley, HA, Addicks, EM: Chronic experimental glaucoma in primates. II. Effect of extended intraocular pressure elevation on optic nerve head and axonal transport. Invest Ophthal Vis Sci 19:137, 1980.
78. Quigley, HA, Sanchez, RM, Dunkelberger, GR, et al: Chronic glaucoma selectively damages large optic nerve fibers. Invest Ophthal Vis Sci 23:913, 1987.
79. Quigley, HA, Dundelberger, GR, Green, WR: Chronic human glaucoma causing selectively greater loss of large optic nerve fibers. Ophthalmology 95:357, 1988.
80. Weinstein, JM, Duckrow, RB, Beard, D, Brennant, RW: Regional optic nerve blood flow and its autoregulation. Invest Ophthal Vis Sci 24:1559, 1983.
81. Sossi, N, Anderson, DR: Effect of elevated intraocular pressure on blood flow. Occurrence in cat optic nerve head studied with Iodoantipyrine I 125. Arch Ophthal 101:98, 1983.
82. Grehn, F, Prost, M: Function of retinal nerve fibers depends on perfusion pressure: neurophysiologic investigations during acute intraocular pressure elevation. Invest Ophthal Vis Sci 24:347, 1983.
83. Novack, RL, Stefansson, E, Hatchell, DL: Intraocular pressure effects on optic nerve-head oxidative metabolism measured in vivo. Graefe's Arch Ophthal 228:128, 1990.
84. Quigley, HA, Hohman, RM, Sanchez, R, Addicks, EM: Optic nerve head blood flow in chronic experimental glaucoma. Arch Ophthal 103:956, 1985.
85. Ernest, JT: Pathogenesis of glaucomatous optic nerve disease. Trans Am Ophthal Soc LXXIII:366, 1975.
86. Riva, CE, Grunwald, JE, Sinclair, SH: Laser doppler measurement of relative blood velocity in the human optic nerve head. Invest Ophthal Vis Sci 22:241, 1982.
87. Robert, Y, Steiner, D, Hendrickson, P: Papillary circulation dynamics in glaucoma. Graefe's Arch Ophthal 227:436, 1989.
88. Ernest, JT, Archer, D: Fluorescein angiography of the optic disk. Am J Ophthal 75:973, 1973.
89. Schwartz, B, Kern, J: Age, increased ocular and blood pressures, and retinal and disc fluorescein angiogram. Arch Ophthal 93:1980, 1980.
90. Tso, MOM, Shih, C-Y, McLean, IW: Is there a blood-brain barrier at the optic nerve head? Arch Ophthal 93:815, 1975.
91. Hayreh, SS: Optic disc changes in glaucoma. Br J Ophthal 56:175, 1972.
92. Rosen, ES, Boyd, TAS: New method of assessing choroidal ischemia in open-angle glaucoma and ocular hypertension. Am J Ophthal 70:912, 1970.

93. Raitta, C, Sarmela, T: Fluorescein angiography of the optic disc and the peripapillary area in chronic glaucoma. Acta Ophthal 48:303, 1970.
94. Blumenthal, M, Best, M, Galin, MA, Toyofuku, H: Peripapillary choroidal circulation in glaucoma. Arch Ophthal 86:31, 1971.
95. Hayreh, SS: The pathogenesis of optic nerve lesions in glaucoma. Trans Am Acad Ophthal Otol 81:197, 1976.
96. Oosterhuis, JA, Boen-Tan, TN: Choroidal fluorescence in the normal human eye. Ophthalmologica 162:246, 1971.
97. Evans, PY, Shimizu, K, Limaye, S, et al: Fluorescein cineangiography of the optic nerve head. Trans Am Acad Ophthal Otol 77:260, 1973.
98. Best, M, Toyofuke, H: Ocular hemodynamics during induced ocular hypertension in man. Am J Ophthal 74:932, 1972.
99. Hitchings, RA, Spaeth, GL: Fluorescein angiography in chronic simple and low-tension glaucoma. Br J Ophthal 61:126, 1977.
100. Alterman, M, Henkind, P: Radial peripapillary capillaries of the retina. II. Possible role in Bjerrum scotoma. Br J Ophthal 52:26, 1968.
101. Blumenthal, M, Gitter, KA, Best, M, Galin, MA: Fluorescein angiography during induced ocular hypertension in man. Am J Ophthal 69:39, 1970.
102. Blumenthal, M, Best, M, Galin, MA, Gitter, KA: Ocular circulation: analysis of the effect of induced ocular hypertension on retinal and choroidal blood flow in man. Am J Ophthal 71:819, 1971.
103. Archer, DB, Ernest, JT, Krill, AE: Retinal, choroidal, and papillary circulations under conditions of induced ocular hypertension. Am J Ophthal 73:834, 1972.
104. Spaeth, GL: Fluorescein angiography: its contributions towards understanding the mechanisms of visual loss in glaucoma. Trans Am Ophthal Soc LXXIII:491, 1975.
105. Spaeth, GL: The Pathogenesis of Nerve Damage in Glaucoma: Contributions of Fluorescein Angiography. Grune & Stratton, New York, 1977.
106. Schwartz, B, Rieser, JC, Fishbein, SL: Fluorescein angiographic defects of the optic disc in glaucoma. Arch Ophthal 95:1961, 1977.
107. Sonty, S, Schwartz, B: Two-point fluorophotometry in the evaluation of glaucomatous optic disc. Arch Ophthal 98:1422, 1980.
108. Fishbein, SL, Schwartz, B: Optic disc in glaucoma. Topography and extent of fluorescein filling defects. Arch Ophthal 95:1975, 1977.
109. Adam, G, Schwartz, B: Increased fluorescein filling defects in the wall of the optic disc cup in glaucoma. Arch Ophthal 98:1590, 1980.
110. Loebl, M, Schwartz, B: Fluorescein angiographic defects of the optic disc in ocular hypertension. Arch Ophthal 95:1980, 1977.
111. Talusan, E, Schwartz, B: Specificity of fluorescein angiographic defects of the optic disc in glaucoma. Arch Ophthal 95:2166, 1977.
112. Talusan, ED, Schwartz, B, Wilcox, LM Jr: Fluorescein angiography of the optic disc. A longitudinal follow-up study. Arch Ophthal 98:1579, 1980.
113. Tuulonen, A, Nagin, P, Schwartz, B, Wu, D-C: Increase of pallor and fluorescein-filling defects of the optic disc in the followup of ocular hypertensives measured by computerized image analysis. Ophthalmology 94:558, 1987.
114. Tsukahara, S: Hyperpermeable disc capillaries in glaucoma. Adv Ophthal 35:65, 1978.
115. Moses, RA: Intraocular blood flow from analysis of angiograms. Invest Ophthal Vis Sci 24:354, 1983.
116. Minckler, DS, Tso, MOM: A light microscopic, autoradiographic study of axoplasmic transport in the normal rhesus optic nerve head. Am J Ophthal 82:1, 1976.
117. Minckler, DS, Bunt, AH, Johanson, GW: Orthograde and retrograde axoplasmic transport during acute ocular hypertension in the monkey. Invest Ophthal Vis Sci 16:426, 1977.
118. Taylor, AC, Weiss, P: Demonstration of axonal flow by the movement of tritium-labeled protein in mature optic nerve fibers. Proc Natl Acad Sci USA 54:1521, 1965.
119. Weiss, P, Pillai, A: Convection and fate of mitochondria in nerve fibers: axonal flow as vehicle. Proc Natl Acad Sci USA 54:48, 1965.
120. Johansson, J-O: Inhibition of retrograde axoplasmic transport in rat optic nerve by increased IOP in vitro. Invest Ophthal Vis Sci 24:1552, 1983.
121. Anderson, DR, Hendrickson, A: Effect of intraocular pressure on rapid axoplasmic transport in monkey optic nerve. Invest Ophthal 13:771, 1974.
122. Minckler, DS, Tso, MOM, Zimmerman, LE: A light microscopic, autoradiographic study of axoplasmic transport in the optic nerve head during ocular hypotony, increased intraocular pressure, and papilledema. Am J Ophthal 82:741, 1976.
123. Quigley, HA, Anderson, DR: The dynamics and location of axonal transport blockade by acute intraocular pressure elevation in primate optic nerve. Invest Ophthal 15:606, 1976.
124. Minckler, DS, Bunt, AH, Klock, IB: Radioautographic and cytochemical ultrastructural studies of axoplasmic transport in the monkey optic nerve head. Invest Ophthal Vis Sci 17:33, 1978.
125. Quigley, HA, Guy, J, Anderson, DR: Blockage of rapid axonal transport. Effect of intraocular pressure elevation in primate optic nerve. Arch Ophthal 97:525, 1979.
126. Sakugawa, M, Chihara, E: Blockage at two points of axonal transport in glaucomatous eyes. Graefe's Arch Ophthal 223:214, 1985.
127. Radius, RL, Anderson, DR: Reversibility of optic nerve damage in primate eyes subjected to intraocular pressure above systolic blood pressure. Br J Ophthal 65:661, 1981.
128. Radius, RL: Distribution of pressure-induced fast axonal transport abnormalities in primate optic nerve. Arch Ophthal 99:1253, 1981.
129. Quigley, HA, Anderson, DR: Distribution of axonal transport blockade by acute intraocular pressure elevation in the primate optic nerve head. Invest Ophthal Vis Sci 16:640, 1977.
130. Gaasterland, D, Tanishima, T, Kuwabara, T: Axoplasmic flow during chronic experimental glaucoma. I. Light and electron microscopic studies of the monkey optic nerve head during development of glaucomatous cupping. Invest Ophthal Vis Sci 17:838, 1978.
131. Quigley, HA, Flower, RW, Addicks, EM, McLeod, DS: The mechanism of optic nerve damage in experimental acute intraocular pressure elevation. Invest Ophthal Vis Sci 19:505, 1980.
132. Minckler, DS, Bunt, AH: Axoplasmic transport in ocular hypotony and papilledema in the monkey. Arch Ophthal 95:1430, 1977.

133. Tso, MOM: Axoplasmic transport in papilledema and glaucoma. Trans Am Acad Ophthal Otol 83:771, 1977.
134. Anderson, DR, Hendrickson, AE: Failure of increased intracranial pressure to affect rapid axonal transport at the optic nerve head. Invest Ophthal Vis Sci 16:423, 1977.
135. Radius, RL, Anderson, DR: Rapid axonal transport in primate optic nerve. Distribution of pressure-induced interruption. Arch Ophthal 99:650, 1981.
136. Radius, RL, Bade, B: Axonal transport interruption and anatomy at the lamina cribrosa. Arch Ophthal 100:1661, 1982.
137. Radius, RL: Pressure-induced fast axonal transport abnormalities and the anatomy at the lamina cribrosa in primate eyes. Invest Ophthal Vis Sci 24:343, 1983.
138. Levy, NS, Adams, CK: Slow axonal protein transport and visual function following retinal and optic nerve ischemia. Invest Ophthal 14:91, 1975.
139. Levy, NS: The effect of interruption of the short posterior ciliary arteries on slow axoplasmic transport and histology within the optic nerve of the rhesus monkey. Invest Ophthal 15:495, 1976.
140. Radius, RL: Optic nerve fast axonal transport abnormalities in primates. Occurrence after short posterior ciliary artery occlusion. Arch Ophthal 98:2018, 1980.
141. Radius, RL, Anderson, DR: Morphology of axonal transport abnormalities in primate eyes. Br J Ophthal 65:767, 1981.
142. Radius, RL, Bade, B: Pressure-induced optic nerve axonal transport interruption in cat eyes. Arch Ophthal 99:2163, 1981.
143. Sossi, N, Anderson, DR: Blockage of axonal transport in optic nerve induced by elevation of intraocular pressure. Effect of arterial hypertension induced by Angiotensin I. Arch Ophthal 101:94, 1983.
144. Radius, RL, Anderson, DR: Breakdown of the normal optic nerve head blood-brain barrier following acute elevation of intraocular pressure in experimental animals. Invest Ophthal Vis Sci 19:244, 1980.
145. Radius, RL, Schwartz, EL, Anderson, DR: Failure of unilateral carotid artery ligation to affect pressure-induced interruption of rapid axonal transport in primate optic nerves. Invest Ophthal Vis Sci 19:153, 1980.
146. Sipperley, J, Anderson, DR, Hamasaki, D: Short-term effect of intraocular pressure elevation on the human electroretinogram. Arch Ophthal 90:358, 1973.
147. Bartl, G: The electroretinogram and the visual evoked potential in normal and glaucomatous eyes. Graefe's Arch Ophthal 207:243, 1978.
148. Pillunat, LE, Stodtmeister, R, Wilmanns, I, Christ, TH: Autoregulation of ocular blood flow during changes in intraocular pressure. Preliminary results. Graefe's Arch Ophthal 223:219, 1985.
149. Weiter, J, Fine, BS: A histologic study of regional choroidal dystrophy. Am J Ophthal 83:741, 1977.
150. Hayreh, SS: Anterior Ischemic Optic Neuropathy. Springer-Verlag, New York, 1975.
151. Quigley, H, Anderson, DR: Cupping of the optic disc in ischemic optic neuropathy. Trans Am Acad Ophthal Otol 83:755, 1977.
152. Sebag, J, Thomas, JV, Epstein, DL, Grant, WM: Optic disc cupping in arteritic anterior ischemic optic neuropathy resembles glaucomatous cupping. Ophthalmology 93:357, 1986.
153. Hitchings, RA: The optic disc in glaucoma, III: Diffuse optic disc pallor with raised intraocular pressure. Br J Ophthal 62:670, 1978.
154. Quigley, HA, Miller, NR, Green, WR: The pattern of optic nerve fiber loss in anterior ischemic optic neuropathy. Am J Ophthal 100:769, 1985.
155. Radius, RL, Maumenee, AE: Optic atrophy and glaucomatous cupping. Am J Ophthal 85:145, 1978.
156. Jampol, LM, Board, RJ, Maumenee, AE: Systemic hypotension and glaucomatous changes. Am J Ophthal 85:154, 1978.
157. Brownstein, S, Font, RL, Zimmerman, LE, Murphy, SB: Nonglaucomatous cavernous degeneration of the optic nerve. Report of two cases. Arch Ophthal 98:345, 1980.
158. Caprioli, J, Spaeth, GL: Comparison of visual field defects in the low-tension glaucomas with those in the high-tension glaucomas. Am J Ophthal 97:730, 1984.
159. Jonas, JB, Gusek, GC, Guggenmoos-Holzmann, I, Naumann, GOH: Variability of the real dimensions of normal human optic discs. Graefe's Arch Ophthal 226:332, 1988.
160. Jonas, JB, Gusek, GC, Naumann GOH: Optic disc, cup and neuroretinal rim size, configuration and correlations in normal eyes. Invest Ophthal Vis Sci 29:1151, 1988.
161. Schwartz, B: Cupping and pallor of the optic disc. Arch Ophthal 89:272, 1973.
162. Armaly, MF: Genetic determination of cup/disc ratio of the optic nerve. Arch Ophthal 78:35, 1967.
163. Schwartz, JT, Reuling, FH, Garrison, RJ: Acquired cupping of the optic nerve head in normotensive eyes. Br J Ophthal 59:216, 1975.
164. Carpel, EF, Engstrom, PF: The normal cup-disk ratio. Am J Ophthal 91:588, 1981.
165. Fishman, RS: Optic disc asymmetry. A sign of ocular hypertension. Arch Ophthal 84:590, 1970.
166. Holm, OC, Becker, B, Asseff, CF, Podos, SM: Volume of the optic disk cup. Am J Ophthal 73:876, 1972.
167. Hollows, FC, McGuiness, R: The size of the optic cup. Trans Ophthal Soc Aust NZ 19:33, 1966.
168. Bengtsson, B: The inheritance and development of cup and disc diameters. Acta Ophthal 58:733, 1980.
169. Armaly, MF, Sayegh, RE: The cup/disc ratio. The findings of tonometry and tonography in the normal eye. Arch Ophthal 82:191, 1969.
170. Armaly, MF: The optic cup in the normal eye. I. Cup width, depth, vessel displacement, ocular tension and outflow facility. Am J Ophthal 68:401, 1969.
171. Bengtsson, B: The alteration and asymmetry of cup and disc diameters. Acta Ophthal 58:726, 1980.
172. Becker, B: Cup/disk ratio and topical corticosteroid testing. Am J Ophthal 70:681, 1970.
173. Snydacker, D: The normal optic disc. Ophthalmoscopic and photographic studies. Am J Ophthal 58:958, 1964.
174. Schwartz, B: Optic disc changes in ocular hypertension. Surv Ophthal 25:148, 1980.
175. Schwartz, B, Reinstein, NM, Lieberman, DM: Pallor of the optic disc. Quantitative photographic evaluation. Arch Ophthal 89:278, 1973.
176. Beck, RW, Messner, DK, Musch, DC, et al: Is there a racial difference in physiologic cup size? Ophthalmology 92:873, 1985.
177. Chi, T, Ritch, R, Stickler, D, et al: Racial differences in optic nerve head parameters. Arch Ophthal 107:836, 1989.
178. Jonas, JB, Gusek, GC, Naumann, GOH: Optic disc morphometry in high myopia. Graefe's Arch Ophthal 226:587, 1988.

179. Jonas, JB, Zach, F-M, Gusek, GC, Naumann, GOH: Pseudoglaucomatous physiologic large cups. Am J Ophthal 107:137, 1989.
180. Tomlinson, A, Phillips, CI: Ovalness of the optic cup and disc in the normal eye. Br J Ophthal 58:543, 1974.
181. Portney, GL: Qualitative parameters of the normal optic nerve head. Am J Ophthal 76:655, 1973.
182. Portney, GL: Photogrammetric categorical analysis of the optic nerve head. Trans Am Acad Ophthal Otol 78:275, 1974.
183. Shields, MB: Problems in recognizing non-glaucomatous optic nerve head cupping. Perspect Ophthal 2:129, 1978.
184. Balazsi, AG, Drance, SM, Schulzer, M, Douglas, GR: Neuroretinal rim area in suspected glaucoma and early chronic open-angle glaucoma. Correlation with parameters of visual function. Arch Ophthal 102:1011, 1984.
185. Caprioli, J, Miller, JM: Optic disc rim area is related to disc size in normal subjects. Arch Ophthal 105:1683, 1987.
186. Britton, RJ, Drance, SM, Schulzer, M, et al: The area of the neuroretinal rim of the optic nerve in normal eyes. Am J Ophthal 103:497, 1987.
187. Jonas, JB, Gusek, GC, Guggenmoos-Holzmann, I, Naumann, GOH: Correlations of the neuroretinal rim area with ocular and general parameters in normal eyes. Ophthal Res 20:298, 1988.
188. Shields, MB: Gray crescent in the optic nerve head. Am J Ophthal 89:238, 1980.
189. Klein, BEK, Moss, SE, Klein, R, et al: Neuroretinal rim area in diabetes mellitus. Invest Ophthal Vis Sci 31:805, 1990.
190. Radius, RL: Thickness of the retinal nerve fiber layer in primate eyes. Arch Ophthal 100:807, 1982.
191. Quigley, HA, Addicks, EM: Quantitative studies of retinal nerve fiber layer defects. Arch Ophthal 100:807, 1982.
192. Jonas, JB, Nguyen, NX, Naumann, GOH: The retinal nerve fiber layer in normal eyes. Ophthalmology 96:627, 1989.
193. Fantes, FE, Anderson, DR: Clinical histologic correlation of human peripapillary anatomy. Ophthalmology 96:20, 1989.
194. Kirsch, RE, Anderson, DR: Clinical recognition of glaucomatous cupping. Am J Ophthal 75:442, 1973.
195. Weisman, RL, Asseff, DF, Phelps, CD, et al: Vertical elongation of the optic cup in glaucoma. Trans Am Acad Ophthal Otol 77:157, 1973.
196. Read, RM, Spaeth, GL: The practical clinical appraisal of the optic disc in glaucoma: the natural history of cup progression and some specific disc-field correlations. Trans Am Acad Ophthal Otol 78:255, 1974.
197. Spaeth, GL, Hitchings, RA, Sivalingam, E: The optic disc in glaucoma: pathogenetic correlation of five patterns of cupping in chronic open-angle glaucoma. Trans Am Acad Ophthal Otol 81:217, 1976.
198. Hitchings, RA, Spaeth, GL: The optic disc in glaucoma. I: Classification. Br J Ophthal 60:778, 1976.
199. Radius, RL, Maumenee, AE, Green, WR: Pit-like changes of the optic nerve head in open-angle glaucoma. Br J Ophthal 62:389, 1978.
200. Betz, PH, Camps, F, Collignon-Brach, J, et al: Biometric study of the disc cup in open-angle glaucoma. Graefe's Arch Ophthal 218:70, 1982.
201. Jonas, JB, Gusek, GC, Naumann, GOH: Optic disc morphometry in chronic primary open-angle glaucoma: I. Morphometric intrapapillary characteristics. Graefe's Arch Ophthal 226:522, 1988.
202. Airaksinen, PJ, Drance, SM, Schulzer, M: Neuroretinal rim area in early glaucoma. Am J Ophthal 99:1, 1985.
203. Drance, SM, Balazsi, G: The neuro-retinal rim area in early glaucoma. Klin Monatsbl Augenheilkd 184:271, 1984.
204. Pederson, JE, Anderson, DR: The mode of progressive disc cupping in ocular hypertension and glaucoma. Arch Ophthal 98:490, 1980.
205. Cher, I, Robinson, LP: „Thinning" of the neural rim of the optic nerve-head. An altered state, providing a new ophthalmoscopic sign associated with characteristics of glaucoma. Trans Ophthal Soc U K 93:213, 1973.
206. Cher, I, Robinson, LP: Thinning of the neural rim: a simple new sign on the optic disc related to glaucoma–statistical considerations. Aust J Ophthal 2:27, 1974.
207. Portney, GL: Photogrammetric analysis of the three-dimensional geometry of normal and glaucomatous optic cups. Trans Am Acad Ophthal Otol 81:239, 1976.
208. Susanna, R Jr: The lamina cribrosa and visual field defects in open-angle glaucoma. Can J Ophthal 18:124, 1983.
209. Miller, KM, Quigley, HA: The clinical appearance of the lamina cribrosa as a function of the extent of glaucomatous optic nerve damage. Ophthalmology 95:135, 1988.
210. Chandler, PA, Grant, WM: Glaucoma, 2nd ed. Lea and Febiger, Philadelphia, 1977.
211. Drance, SM, Fairclough, M, Butler, DM, Kottler, MS: The importance of disc hemorrhage in the prognosis of chronic open angle glaucoma. Arch Ophthal 95:226, 1977.
212. Susanna, R, Drance, SM, Douglas, GR: Disc hemorrhages in patients with elevated intraocular pressure. Occurrence with and without field changes. Arch Ophthal 97:284, 1979.
213. Gloster, J: Incidence of optic disc hemorrhages in chronic simple glaucoma and ocular hypertension. Br J Ophthal 65:452, 1981.
214. Airaksinen, PJ, Mustonen, E, Alanko, HI: Optic disc hemorrhages precede retinal nerve fiber layer defects in ocular hypertension. Acta Ophthal (Copenh) 59:627, 1981.
215. Bengtsson, B, Holmin, C, Krakau, CET: Disc hemorrhage and glaucoma. Acta Ophthal 59:1, 1981.
216. Shihab, ZM, Lee, P-F, Hay, P: The significance of disc hemorrhage in open-angle glaucoma. Ophthalmology 89:211, 1982.
217. Bengtsson, B: Characteristics of manifest glaucoma at early stages. Graefe's Arch Ophthal 227:241, 1989.
218. Diehl, DLC, Quigley, HA, Miller, NR, et al: Prevalence and significance of optic disc hemorrhage in a longitudinal study of glaucoma. Arch Ophthal 108:545, 1990.
219. Poinoosawmy, D, Gloster, J, Nagasubramanian, S, Hitchings, RA: Association between optic disc haemorrhages in glaucoma and abnormal glucose tolerance. Br J Ophthal 70:599, 1986.
220. Tuulonen, A, Takamoto, T, Wu, D-C, Schwartz, B: Optic disc cupping and pallor measurements of patients with a disk hemorrhage. Am J Ophthal 103:505, 1987.
221. Heijl, A: Frequent disc photography and computerized perimetry in eyes with optic disc haemorrhage. Acta Ophthal 64:274, 1986.
222. Bengtsson, B: Chronic glaucoma and symptomatic vitreous detachment. Acta Ophthal 64:152, 1986.
223. Hitchings, RA, Spaeth, GL: Chronic retinal vein occlusion in glaucoma. Br J Ophthal 60:694, 1976.
224. Tuulonen, A: Asymptomatic miniocclusions of the optic disc veins in glaucoma. Arch Ophthal 107:1475, 1989.

225. Shihab, ZM, Beebe, WE, Wentlandt, T: Possible significance of cilioretinal arteries in open-angle glaucoma. Ophthalmology 92:880, 1985.
226. Lindenmuth, KA, Skuta, GL, Musch, DC, Bueche, M: Significance of cilioretinal arteries in primary open angle glaucoma. Arch Ophthal 106:1691, 1988.
227. Herschler, J, Osher, RH: Baring of the circumlinear vessel. An early sign of optic nerve damage. Arch Ophthal 98:865, 1980.
228. Osher, RH, Herschler, J: The significance of baring of the circumlinear vessel. A prospective study. Arch Ophthal 99:817, 1981.
229. Sutton, GE, Motolko, MA, Phelps, CD: Baring of a circumlinear vessel in glaucoma. Arch Ophthal 101:739, 1983.
230. Sommer, A, Miller, NR, Pollack, I, et al: The nerve fiber layer in the diagnosis of glaucoma. Arch Ophthal 95:2149, 1977.
231. Sommer, A, Pollack, I, Maumenee, AE: Optic disc parameters and onset of glaucomatous field loss. II. Static screening criteria. Arch Ophthal 97:1449, 1979.
232. Quigley, HA, Miller, NR, George, T: Clinical evaluation of nerve fiber layer atrophy as an indicator of glaucomatous optic nerve damage. Arch Ophthal 98:1564, 1980.
233. Iwata, K, Kurosawa, A, Sawaguchi, S: Wedge-shaped retinal nerve fiber layer defects in experimental glaucoma: preliminary report. Graefe's Arch Ophthal 223:184, 1985.
234. Airaksinen, PJ, Tuulonen, A: Early glaucoma changes in patients with and without optic disc hemorrhage. Acta Ophthal 62:197, 1984.
235. Airaksinen, PJ, Drance, SM: Neuroretinal rim area and retinal nerve fiber layer in glaucoma. Arch Ophthal 103:203, 1985.
236. Nanba, K, Schwartz, B: Nerve fiber layer and optic disc fluorescein defects in glaucoma and ocular hypertension. Ophthalmology 95:1227, 1988.
237. Chihara, E, Sawada, A: Atypical nerve fiber layer defects in high myopes with high-tension glaucoma. Arch Ophthal 108:228, 1990.
238. Airaksinen, PJ, Drance, SM, Douglas, GR, et al: Diffuse and localized nerve fiber loss in glaucoma. Am J Ophthal 98:566, 1984.
239. Sommer, A, Quigley, HA, Robin, AL, et al: Evaluation of nerve fiber layer assessment. Arch Ophthal 102:1766, 1984.
240. Airaksinen, PJ, Drance, SM, Douglas, GR, et al: Visual field and retinal nerve fiber layer comparisons in glaucoma. Arch Ophthal 103:205, 1985.
241. Caprioli, J: The contour of the juxtapapillary nerve fiber layer in glaucoma. Ophthalmology 97:358, 1990.
242. Wilensky, JT, Kolker, AE: Peripapillary changes in glaucoma. Am J Ophthal 81:341, 1976.
243. Jonas, JB, Naumann, OH: Parapapillary chorioretinal atrophy in normal and glaucoma eyes. II. Correlations. Invest Ophthal Vis Sci 30:919, 1989.
244. Buus, DR, Anderson, DR: Peripapillary crescents and halos in normal-tension glaucoma and ocular hypertension. Ophthalmology 96:16, 1989.
245. Rockwood, EJ, Anderson, DR: Acquired peripapillary changes and progression in glaucoma. Graefe's Arch Ophthal 226:510, 1988.
246. Kasner, O, Feuer, WJ, Anderson, DR: Possibly reduced prevalence of peripapillary crescents in ocular hypertension. Can J Ophthal 24:211, 1989.
247. Kessing, SV, Gregersen E: Distended disk in early stages of congenital glaucoma. Acta Ophthal 55:431, 1977.
248. Quigley, HA: Childhood glaucoma. Results with trabeculotomy and study of reversible cupping. Ophthalmology 89:219, 1982.
249. Pederson, JE, Herschler, J: Reversal of glaucomatous cupping in adults. Arch Ophthal 100:426, 1982.
250. Schwartz, B, Takamoto, T, Nagin, P: Measurements of reversibility of optic disc cupping and pallor in ocular hypertension and glaucoma. Ophthalmology 92:1396, 1985.
251. Greenidge, KC, Spaeth, GL, Traverso, CE: Change in appearance of the optic disc associated with lowering of intraocular pressure. Ophthalmology 92:897, 1985.
252. Katz, LJ, Spaeth, GL, Cantor, LB, et al: Reversible optic disk cupping and visual field improvement in adults with glaucoma. Am J Ophthal 107:485, 1989.
253. Jensen, PE, Kalina, RE: Congenital anomalies of the optic disk. Am J Ophthal 82:27, 1976.
254. Pagon, RA: Ocular coloboma. Surv Ophthal 25:223, 1981.
255. Kindler, P: Morning glory syndrome: unusual congenital optic disk anomaly. Am J Ophthal 69:376, 1970.
256. Apple, DJ, Rabb, MF, Walsh, PM: Congenital anomalies of the optic disc. Surv Ophthal 27:3, 1982.
257. Haik, BG, Greenstein, SH, Smith, ME, et al: Retinal detachment in the morning glory anomaly. Ophthalmology 91:1638, 1984.
258. Brown, GC, Shields, JA, Goldberg, RE: Congenital pits of the optic nerve head. II. Clinical studies in humans. Ophthalmology 87:51, 1980.
259. Theodossiadis, G: Evolution of congenital pit of the optic disk with macular detachment in photocoagulated and nonphotocoagulated eyes. Am J Ophthal 84:620, 1977.
260. Trobe, JD, Glaser, JS, Cassady, J, et al: Optic atrophy. Differential diagnosis by fundus observation alone. Arch Ophthal 98:1040, 1980.
261. Trobe, JD, Glaser, JS, Cassady, J, et al: Nonglaucomatous excavation of the optic disc. Arch Ophthal 98:1046, 1980.
262. Lichter, PR, Henderson, JW: Optic nerve infarction. Am J Ophthal 85:302, 1978.
263. Portney, GL, Roth, AM: Optic cupping caused by an intracranial aneurysm. Am J Ophthal 84:98, 1977.
264. Johns, KJ, Leonard-Martin, T, Feman, SS: The effect of panretinal photocoagulation on optic nerve cupping. Ophthalmology 96:211, 1989.
265. Romano, JH: Graticule incorporated into an ophthalmoscope for the clinical evaluation of the cup/disc ratio. Br J Ophthal 67:214, 1983.
266. Rosenwasser, GOD, Tiedeman, JS: A stable slit lamp mounting device for 90 D lens use in non-contact ophthalmoscopy. Ophthalmic Surg 17:525, 1986.
267. Repka, MX, Uozato, H, Guyton, DL: Depth distortion during slitlamp biomicroscopy of the fundus. Ophthalmology 93(S):47, 1986.
268. Shaffer, RN, Ridgway, WL, Brown, R, Kramer, SG: The use of diagrams to record changes in glaucomatous disks. Am J Ophthal 80:460, 1975.
269. Lichter, PR: Variability of expert observers in evaluating the optic disc. Trans Am Ophthal Soc LXXIV:532, 1976.
270. Schwartz, JT: Methodologic differences and measurement of cup-disc ratio. An epidemiologic assessment. Arch Ophthal 94:1101, 1976.
271. Tielsch, JM, Katz, J, Quigley, HA, et al: Intraobserver and interobserver agreement in measurement of optic disc characteristics. Ophthalmology 95:350, 1988.
272. Gloster, J, Parry, DG: Use of photographs for measuring cupping in the optic disc. Br J Ophthal 58:850, 1974.

273. Hitchings, RA, Genio, C, Anderton, S, Clark, P: An optic disc grid: its evaluation in reproducibility studies on the cup/disc ratio. Br J Ophthal 67:356, 1983.
274. Sharma, NK, Hitchings, RA: A comparison of monocular and 'stereoscopic' photographs of the optic disc in the identification of glaucomatous visual field defects. Br J Ophthal 67:677, 1983.
275. Cohan, BE: Multiple-slit illumination of the optic disc. Arch Ophthal 96:497, 1978.
276. Kennedy, SJ, Schwartz, B, Takamoto, T, Eu, JKT: Interference fringe scale for absolute ocular fundus measurement. Invest Ophthal Vis Sci 24:169, 1983.
277. Schwartz, B, Kern, J: Scanning microdensitometry of optic disc pallor in glaucoma. Arch Ophthal 95:2159, 1977.
278. Rosenthal, AR, Falconer, DG, Barrett, P: Digital measurement of pallor-disc ratio. Arch Ophthal 98:2027, 1980.
279. Frisen, L: Photography of the retinal nerve fibre layer: an optimised procedure. Br J Ophthal 64:641, 1980.
280. Sommer, A, D'Anna, SA, Kues, HA, George, T: High-resolution photography of the retinal nerve fiber layer. Am J Ophthal 96:535, 1983.
281. Airaksinen, PJ, Nieminen, H: Retinal nerve fiber layer photography in glaucoma. Ophthalmology 92:877, 1985.
282. Peli, E, Hedges, TR III, McInnes, T, et al: Nerve fiber layer photography. A comparative study. Acta Ophthal 65:71, 1987.
283. Sommer, A, Kues, HA, D'Anna, SA, et al: Cross-polarization photography of the nerve fiber layer. Arch Ophthal 102:864, 1984.
284. Airaksinen, PJ, Nieminen, H, Mustonen, E: Retinal nerve fibre layer photography with a wide angle fundus camera. Acta Ophthal 60:362, 1982.
285. Knighton, RW, Jacobson, SG, Kemp, CM: The spectral reflectance of the nerve fiber layer of the macaque retina. Invest Ophthal Vis Sci 30:2393, 1989.
286. Allen, L: Stereoscopic fundus photography with the new instant positive print films. Am J Ophthal 57:539, 1964.
287. Donaldson, DD: A new camera for stereoscopic fundus photography. Arch Ophthal 73:253, 1965.
288. Donaldson, DD, Prescott, R, Kennedy, S: Simultaneous stereoscopic fundus camera incorporating a single optical axis. Invest Ophthal Vis Sci 19:289, 1980.
289. Saheb, NE, Drance, SM, Nelson, A: The use of photogrammetry in evaluating the cup of the optic nervehead for a study in chronic simple glaucoma. Can J Ophthal 7:466, 1972.
290. Rosenthal, AR, Kottler, MS, Donaldson, DD, Falconer, DG: Comparative reproducibility of the digital photogrammetric procedure utilizing three methods of stereophotography. Invest Ophthal Vis Sci 16:54, 1977.
291. Donaldson, DD, Grant, WM: Stereoscopic comparator with primary use for optic discs. Arch Ophthal 96:503, 1978.
292. Klein, BEK, Magli, YL, Richie, KA, et al: Quantitation of optic disc cupping. Ophthalmology 92:1654, 1985.
293. Schirmer, KE, Kratky, V: Stereochronoscopy of the optic disc with stereoscopic cameras. Arch Ophthal 98:1647, 1980.
294. Goldmann, H, Lotmar, W, Zulauf, M: Quantitative studies in stereochronoscopy (Sc): application to the disc in glaucoma. II. Statistical evaluation. Graefe's Arch Ophthal 222:82, 1984.
295. Takamoto, T, Schwartz, B: Stereochronometry: Quantitative measurement of optic disc cup changes. Invest Ophthal Vis Sci 26:1445, 1985.

296. Heijl, A, Bengtsson, B: Diagnosis of early glaucoma with flicker comparisons of serial disc photographs. Invest Ophthal Vis Sci 30:2376, 1989.
297. Alanko, H, Jaanio, E, Airaksinen, PJ, Nieminen, H: Demonstration of glaucomatous optic disc changes by electronic subtraction. Acta Ophthal 58:14, 1980.
298. Gloster, J: The colour of the optic disc. Doc Ophthal 26:155, 1969.
299. Davies, EWG: Quantitative assessment of colour of the optic disc by a photographic method. Exp Eye Res 9:106, 1970.
300. Berkowitz, JS, Balter, S: Colorimetric measurement of the optic disk. Am J Ophthal 69:385, 1970.
301. Hendrickson, P, Robert, Y, Stockli, HP: Principles of photometry of the papilla. Arch Ophthal 102:1704, 1984.
302. Cohen, JS, Stone, RD, Hetherington, J Jr, Bullock, J: Glaucomatous cupping of the optic disk by ultrasonography. Am J Ophthal 82:24, 1976.
303. Darnley-Fisch, DA, Byrne, SF, Hughes, JR, et al: Contact B-scan echography in the assessment of optic nerve cupping. Am J Ophthal 109:55, 1990.
304. Kottler, MS, Rosenthal, AR, Falconer, DG: Analog vs. digital photogrammetry for optic cup analysis. Invest Ophthal 15:651, 1976.
305. Krohn, MA, Keltner, JL, Johnson, CA: Comparison of photographic techniques and films used in stereophotogrammetry of the optic disk. Am J Ophthal 88:859, 1979.
306. Schirmer, KE: Simplified photogrammetry of the optic disc. Arch Ophthal 94:1997, 1976.
307. Rosenthal, AR, Falconer, DG, Pieper, I: Photo grammetry experiments with a model eye. Br J Ophthal 64:881, 1980.
308. Johnson, CA, Keltner, JL, Krohn, MA, Portney, GL: Photogrammetry of the optic disc in glaucoma and ocular hypertension with simultaneous stereo photography. Invest Ophthal Vis Sci 18:1252, 1979.
309. Schwartz, B: New techniques for the examination of the optic disc and their clinical application. Trans Am Acad Ophthal Otol 81:227, 1976.
310. Nagin, P, Schwartz, B: Detection of increased pallor over time. Computerized image analysis in untreated ocular hypertension. Ophthalmology 91:252, 1984.
311. Mikelberg, FS, Douglas, GR, Schulzer, M, et al: Reliability of optic disk topographic measurements recorded with a video-ophthalmograph. Am J Ophthal 98:98, 1984.
312. Caprioli, J, Klingbeil, U, Sears, M, Pope, B: Reproducibility of optic disc measurements with computerized analysis of stereoscopic video images. Arch Ophthal 104:1035, 1986.
313. Shields, MB, Martone, JF, Shelton, AR, et al: Reproducibility of topographic measurements with the Optic Nerve Head Analyzer. Am J Ophthal 104:581, 1987.
314. Tomita, G, Goto, Y, Yamada, T, Kitazawa, Y: Reliability of optic measurement with computerized stereoscopic video image analyzer. Acta Soc Ophthal Jpn 90:1317, 1986.
315. Bishop, KI, Werner, EB, Krupin, T, et al: Variability and reproducibility of optic disk topographic measurements with the Rodenstock optic nerve head analyzer. Am J Ophthal 106:696, 1988.
316. Miller, JM, Caprioli, J: Videographic quantification of optic disc pallor. Invest Ophthal Vis Sci 29:320, 1988.
317. Mikelberg, FS, Douglas, GR, Drance, SM, et al: Reproducibility of computerized pallor measurements obtained with the Rodenstock disk analyzer. Graefe's Arch Ophthal 226:269, 1988.

318. Miller, KN, Shields, MB, Ollie, AR: Reproducibility of pallor measurements with the Optic Nerve Head Analyzer. Graefe's Arch Ophthal 227:562, 1989.
319. Shields, MB, Tiedeman, JS, Miller, KN, et al: Accuracy of topographic measurements with the Optic Nerve Head Analyzer. Am J Ophthal 107:273, 1989.
320. Mikelberg, FS, Airaksinen, PJ, Douglas, GR, et al: The correlation between optic disk topography measured by the video-ophthalmograph (Roden[chstock Analyzer) and clinical measurement. Am J Ophthal 100:417, 1985.
321. Mikelberg, FS, Douglas, GR, Schulzer, M, et al: The correlation between cup-disk ratio, neuroretinal rim area, and optic disk area measured by the video-ophthalmograph (Rodenstock Analyzer) and clinical measurement. Am J Ophthal 101:7, 1986.
322. Caprioli, J, Miller, JM: Videographic measurements of optic nerve topography in glaucoma. Invest Ophthal Vis Sci 29:1294, 1988.
323. Caprioli, J, Miller, JM: Measurement of relative nerve fiber layer surface height in glaucoma. Ophthalmology 96:633, 1989.
324. Caprioli, J, Ortiz-Colberg, R, Miller, JM, Tressler, C: Measurements of peripapillary nerve fiber layer contour in glaucoma. Am J Ophthal 108:404, 1989.
325. Varma, R, Spaeth, GL: The PAR IS 2000: a new system for retinal digital image analysis. Ophthal Surg 19:183, 1988.
326. Varma, R, Steinmann, WC, Spaeth, GL, Wilson, RP: Variability in digital analysis of optic disc topography. Graefe's Arch Ophthal 226:435, 1988.
327. Varma, R, Spaeth, GL, Hanau, C, et al: Positional changes in the vasculature of the optic disk in glaucoma. Am J Ophthal 104:457, 1987.
328. Varma, R, Spaeth, GL, Steinmann, WC, Katz, LJ: Agreement between clinicians and an image analyzer in estimating cup-to-disc ratios. Arch Ophthal 107:526, 1989.
329. Dandona, L, Quigley, HA, Jampel, HD: Reliability of optic nerve head topographic measurements with computerized image analysis. Am J Ophthal 108:414, 1989.
330. Dandona, L, Quigley, HA, Jampel, HD: Variabil- [fpity of depth measurements of the optic nerve head and peripapillary retina with computerized image analysis. Arch Ophthal 107:1786, 1989.
331. Algazi, VR, Keltner, JL, Johnson, CA: Computer analysis of the optic cup in glaucoma. Invest Ophthal Vis Sci 26:1759, 1985.
332. Kruse, FE, Burk, ROW, Volcker, H-E, et al: Reproducibility of topographic measurements of the optic nerve head with laser tomographic scanning. Ophthalmology 96:1320, 1989.
333. Zeimer, RC, Mori, MT, Khoobehi, B: Feasibility test of a new method to measure retinal thickness noninvasively. Invest Ophthal Vis Sci 30:2099, 1989.

Kapitel 6. Visuelle Funktion bei Glaukom

6.1   Das normale Gesichtsfeld
6.2   Glaukomatöse Veränderungen
6.2.1 Diffuser Gesichtsfeldschaden
6.2.2 Andere Nachweismethoden einer diffusen
      Schädigung der visuellen Funktion bei Glaukom
6.2.3 Nervenfaserbündelausfälle
6.2.4 Gesichtsfeldveränderungen bei Normaldruck-
      glaukom
6.2.5 Gesichtsfeldveränderungen bei akuter Augeninnen-
      drucksteigerung
6.2.6 Reversibilität glaukomatöser Gesichtsfeldausfälle
6.2.7 Korrelation von Papillen- und Gesichtsfeldbefunden
6.3   Untersuchungsmethoden und Geräte
      für die Prüfung des Gesichtsfeldes
6.3.1 Grundprinzipien
6.3.2 Manuelle Perimetrie
6.3.3 Automatisierte Perimetrie
6.4   Zusammenfassung

Stürmische Fortschritte in der Technologie der Gesichtsfeldprüfung haben unser klinisches Verständnis des normalen und pathologischen Gesichtsfeldes erheblich beeinflußt. Die uns allen vertraute zweidimensionale Darstellung der konzentrischen Isopteren um den Fixationspunkt wird immer mehr durch die dreidimensionale Darstellung des „Gesichtsfeldberges" in Form von Symbolen und numerischen Werten abgelöst. Man darf dabei jedoch nicht vergessen, daß das normale Gesichtsfeld und die Veränderungen bei Glaukom die gleichen sind wie zu der Zeit als Bjerrum das glaukomatöse Bogenskotom entdeckte, indem er die Rückseite der Tür seines Untersuchungsraumes als Hintergrund für eine Gesichtsfeldprüfung vor etwa 100 Jahren verwandte. Aus diesem Grunde beginnt dieses Kapitel mit Ausführungen zum normalen Gesichtsfeld und in welcher Weise dieses durch Glaukom verändert wird. Im Anschluß daran werden Geräte und Untersuchungsmethoden vorgestellt, mit denen die Schädigungsmuster der visuellen Funktion bestmöglich erfaßt werden. Angesichts der Fülle von Literatur und neuen Entwicklungen auf diesem Gebiete der Glaukomatologie kann das Kapitel nur einen begrenzten Überblick geben und der interessierte Leser mag sich für das fortführende Studium zu dieser Problematik an verschiedene exzellente Lehrbücher der Perimetrie für weitere Details wenden [1–6].

6.1 Das normale Gesichtsfeld

Eine Hilfestellung für das Verständnis des Gesichtsfeldes und seiner klinischen Untersuchungsmethoden ist, sich dafür die klassische Analogie des Gesichtsfeldes von Traquair als „eine Insel des Sehens umgeben von einem Meer der Blindheit" zu vergegenwärtigen (Abb. 6.1). Die dreidimensionale Struktur des „Gesichtsfeldberges" kann durch quantitative Bestimmung gleicher Lichtempfindlichkeit entlang von Höhenlinien (Isopteren) auf den verschiedenen Ebenen des „Gesichtsfeldberges" oder durch die Messung der absoluten Höhe des „Gesichtsfeldberges" an verschiedenen Punkten (Lichtunterschiedsempfindlichkeit) beschrieben werden.

Gesichtsfeldgrenzen. Die Breite des „Gesichtsfeldberges" entspricht den peripheren Grenzen des Gesichtsfeldes, die sich im gesunden Gesichtsfeld mit einer maximalen Prüfpunktleuchtdichte etwa bis 60° oberhalb und nasal, 70–75° nach unten und 100–110° temporal der Fixation erstrecken [2]. Deshalb entspricht die typische Konfiguration des gesunden Gesichtsfeldes einem horizontalen Oval, meist mit einer flachen, inferonasalen Einbuchtung (Abb. 6.1). Die Form des Gesichtsfeldes ist meist von größerer diagnostischer Bedeutung als die absolute Größe, da letztere durch viele physiologische Variablen beeinflußt wird.

Gesichtsfeldkontur. Die Gipfel und Täler des „Gesichtsfeldberges" entsprechen Regionen erhöhter und herabgesetzter Lichtunterschiedsempfindlichkeit der Netzhaut innerhalb der peripheren Begren-

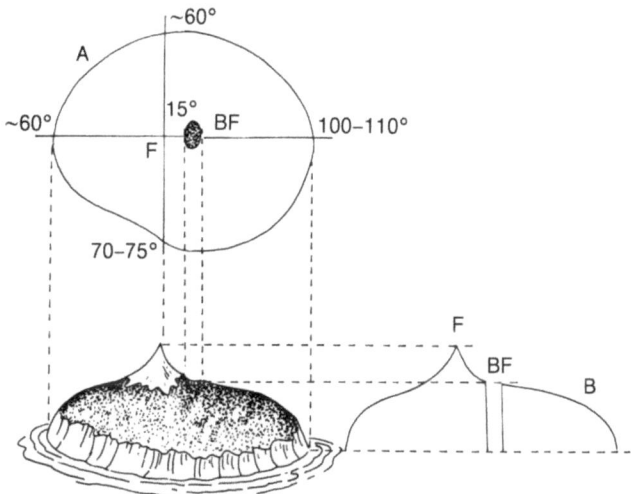

Abb. 6.1. Das normale Gesichtsfeld dargestellt in Analogie zu Traquairs „Insel des Sehens umgeben von einem Meer der Blindheit" mit einer Projektion auf die peripheren Gesichtsfeldgrenzen *(A)* und das Gesichtsfeldprofil *(B)*. Der Fixationspunkt *(F)* entspricht der Foveola der Retina und der blinde Fleck *(BF)* dem Eintritt des Sehnerven. Die ungefähren Abmessungen der Gesichtsfeldgrenzen und die Lage des blinden Fleckes sind in *A* dargestellt

zungen. Die dreidimensionale Kontur des Gesichtsfeldes kann man darstellen, indem man die relative Netzhautempfindlichkeit an speziellen Punkten aufzeichnet oder indem man Testmarken mit reduzierter Lichtintensität verwendet, um kleinere Isopteren innerhalb der absoluten Außengrenzen darzustellen. Die Region größter Lichtunterschiedsempfindlichkeit in einem normalen Gesichtsfeld ist der Fixationspunkt, der der Foveola der Retina entspricht und in der Profilperimetrie als ein sanft ansteigender Gipfelpunkt innerhalb eines hohen Plateaus der Lichtunterschiedsempfindlichkeit erscheint [7]. Die Lichtunterschiedsempfindlichkeit der Netzhaut nimmt dann nach peripher langsam ab, um an den Gesichtsfeldaußengrenzen steil abzufallen.

Der blinde Fleck. Innerhalb des Gesichtsfeldes liegt ein kleines physiologisches Skotom, der blinde Fleck, der der Stelle des Sehnerveneintrittes in das Auge entspricht. Er befindet sich etwa 15° temporal der Fixation und hat 2 Anteile: 1. einen absoluten Skotombereich und 2. einen relativen Skotombereich [8]. Der blinde Fleck im Sinne eines absoluten Skotoms entspricht präzise dem Sehnerveneintritt in das Auge und ist bei genauer Darstellung ein vertikales Oval. Da es keine Photorezeptoren im Bereich der Papille gibt, stellt sich der blinde Fleck unabhängig von der Lichtintensität der Prüfmarke dar. Der relative Rand-

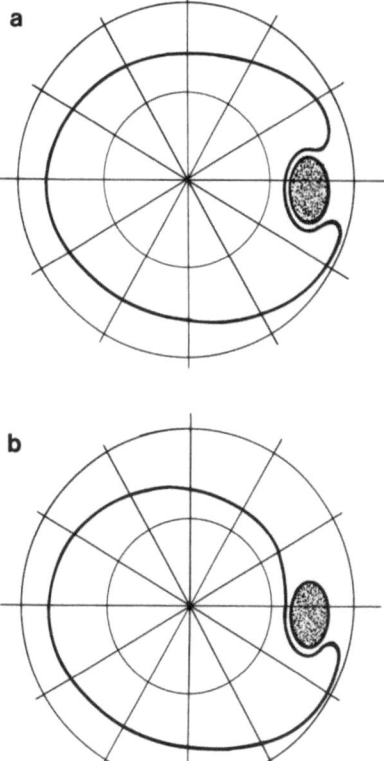

Abb. 6.2. **a** Falsches und **b** wirkliches Freiliegen des blinden Fleckes

bezirk des blinden Fleckes umgibt das absolute physiologische Skotom und entspricht der peripapillären Retina, die in dieser Region eine reduzierte Lichtempfindlichkeit, besonders inferior und superior aufweist. Dieser relative Anteil des blinden Fleckes im Gesichtsfeld ist abhängig von der Lichtintensität der Prüfmarke und variiert in der Größe in Abhängigkeit der verschiedenen Untersuchungsmethoden. Wenn die temporale Begrenzung des relativen Skotombereiches des blinden Fleckes nahe an die umgebende Isoptere heranreicht, können beide im Sinne eines Untersuchungsartefaktes ineinander übergehen und so ein *falsches Freiliegen des blinden Fleckes* verursachen. Da außerdem eine herabgesetzte Empfindlichkeit der peripapillären Netzhaut am oberen und unteren Papillenpol vorliegt, können Prüfmarken mit einer geringen Stimulusleuchtdichte eine vertikale Elongation des blinden Fleckes im Gesichtsfeld bedingen, der die umgebende Isoptere durchbricht und ein *echtes Freiliegen des blinden Fleckes* verursacht (Abb. 6.2 a, b).

6.2 Glaukomatöse Veränderungen

Die verbesserte Empfindlichkeit, mit der moderne Untersuchungsgeräte eine quantitative Untersuchung der visuellen Funktionen ermöglichen, haben unser Verständnis über die Natur und den Verlauf der progressiven Gesichtsfeldveränderungen bei Glaukom wesentlich geprägt. Während die zentrale Sehschärfe typischerweise erst in einem sehr fortgeschrittenen Stadium der Erkrankung verfällt, haben neueste Untersuchungen diskrete Veränderungen des sehr zentralen Gesichtsfeldes selbst bei Frühstadien des Glaukoms nachgewiesen [9–11]. Wenngleich der Pathomechanismus dieser Befunde noch unsicher ist, bestehen Hinweise für eine abnorme Autoregulation der makulären Retinadurchblutung bei Weitwinkelglaukom [12] und die entoptische Prüfung der retinalen Empfindlichkeit im Blaulicht ergab eine Korrelation zwischen einer herabgesetzten Leukozytenströmungsgeschwindigkeit in den makulären, retinalen Kapillaren und einer herabgesetzten visuellen Sensitivität bei Glaukom in dieser Region [13]. Obwohl Gesichtsfeldausfälle als Äquivalent von Nervenfaserbündeluntergängen die charakteristischsten Gesichtsfeldveränderungen bei Glaukom sind, kann man heute nachweisen, daß diesen Veränderungen eine diffuse Abnahme der retinalen Empfindlichkeit vorausgeht, was durch eine Reihe psychophysikalischer Untersuchungsmethoden gezeigt werden kann.

6.2.1 Diffuser Gesichtsfeldschaden

Die diffuse Herabsetzung der retinalen Lichtunterschiedsempfindlichkeit scheint eine der am frühesten nachweisbaren Veränderungen des Gesichtsfeldes bei einem Glaukompatienten zu sein [9], wenngleich eine klinische Studie vermuten läßt, daß diese Gesichtsfeldveränderung durch multiple lokale Ausfälle entsteht [14]. Der diagnostische Informationswert dieses Phänomens ist jedenfalls durch seine unspezifische Natur begrenzt. Man sollte jedoch darauf achten und Veränderungen dieser Art bei der Untersuchung und der Analyse des Gesichtsfeldes dokumentieren. In Zukunft werden diese Beobachtungen vermutlich größere diagnostische Bedeutung gewinnen, wenn sensitivere Meßmethoden entwickelt wurden und unser Verständnis der glaukomatösen und nicht-glaukomatösen Gesichtsfeldveränderungen parallel dazu neue Wege geht.

Konzentrische Einschränkung. Diffuse Gesichtsfeldveränderungen können manifest werden als eine Abnahme der retinalen Empfindlichkeit an speziellen Prüfpunkten der statischen Perimetrie oder als eine konzentrische Einschränkung der Isopteren bei der kinetischen Gesichtsfeldprüfung. Für beide Phänomene wurde nachgewiesen, daß sie anderen glaukomatösen Gesichtsfelddefekten bei vielen Patienten vorausgehen können [15,16]. Die konzentrische Einschränkung der Isopteren als eine frühe glaukomatöse Gesichtsfeldveränderung ist ausgeprägter im nasalen Gesichtsfeld, was auch als die „Verdichtung der peripheren nasalen Isopteren" bezeichnet wird [17]. Da jedoch eine allgemeine konzentrische Einschränkung der Isopteren eine vielfache Ursache haben kann, ist dieses unspezifische Zeichen von begrenztem diagnostischen Stellenwert [18].

Vergrößerung des blinden Fleckes. Eine Vergrößerung des blinden Fleckes im Gesichtsfeld aufgrund der Empfindlichkeitsherabsetzung der peripapillären Netzhaut wurde auch als ein frühes Zeichen glaukomatöser Gesichtsfeldveränderungen angesehen. Dies wird jedoch auch bei anderen Sehnerverkrankungen oder Netzhautveränderungen beobachtet und kann ebenso bei gesunden Individuen mit schwellennahen Prüfmarken auftreten, so daß es nicht als pathognomonisches Zeichen einer glaukomatösen Gesichtsfeldläsion gewertet werden kann [18].

Angioskotome. Angioskotome sind längliche, verzweigte Skotome ober- und unterhalb des blinden Fleckes, von denen man annimmt, daß sie durch den

Schattenwurf der großen Netzhautgefäße entstehen. Auch dazu wurde spekuliert, daß sie einer frühen glaukomatösen Gesichtsfeldveränderung entsprechen könnten [19]. Der Nachweis von Angioskotomen in reproduzierbarer Weise ist technisch kompliziert und hat keinen wesentlichen diagnostischen Wert.

6.2.2 Andere Nachweismethoden einer diffusen Schädigung der visuellen Funktion bei Glaukom

Zusätzlich zur diffusen Herabsetzung der retinalen Lichtunterschiedsempfindlichkeit, wie sie bei Gesichtsfeldveränderungen im Frühstadium des Glaukoms nachgewiesen werden können, gibt es andere psychophysikalische Untersuchungsmethoden, die die Hypothese stützen, daß eine allgemeine Minderung der visuellen Funktion ein sehr frühes Glaukomzeichen sein kann.

6.2.2.1 Farbsinn

Eine Herabsetzung der Farbempfindlichkeit wurde bei verschiedenen Glaukomformen beschrieben und kann nachweisbaren Verlusten des peripheren oder zentralen Sehens (Prüfung der zentralen Sehschärfe oder des Gesichtsfeldes) vorausgehen. Die meisten klinischen Untersuchungen bestätigen, daß Farbsinndefekte hauptsächlich die blauempfindlichen Rezeptoren betreffen [10,20–29]. Dies stimmt auch mit der Beobachtung überein, daß der Farbsinn für Blau in den Axonen mit größerem Durchmesser übertragen wird, die empfindlicher als die dünnen Axone auf den erhöhten Augeninnendruck reagieren [30]. Die Zapfen der Netzhaut für den Blausinn beteiligen sich wenig an der Helligkeitsempfindlichkeit oder an der zentralen Sehschärfe, was eine Erklärung dafür sein kann, warum Untersuchungen der zentralen Sehschärfe, des Gesichtsfeldes oder der Kontrastempfindlichkeit die Veränderungen des Farbsinnes nicht erkennen lassen. Die Farbsinnstörung ist häufiger bei Glaukom mit erhöhtem Augeninnendruck als bei Normaldruckglaukom [27] und tritt besonders bei sehr hohen Augendruckwerten auf [28], was ein gewisser Hinweis dafür ist, daß diese visuelle Läsion augeninnendruckabhängig ist.

Es besteht keine Klarheit darüber, ob den Veränderungen von Farbsinn und Gesichtsfeld, die mit einem Verlust von Nervenfaserbündeln einhergehen, der gleiche Pathomechanismus zugrundeliegt. Individuen mit einer okulären Hypertension mit Gelb-Blau- und Blau-Grün-Defekten hatten auch diffuse, frühe Veränderungen der retinalen Lichtunterschiedsempfindlichkeit [23] sowie ein erhöhtes Risiko glaukomatöse Gesichtsfelddefekte zu entwickeln, verglichen mit einer Probandengruppe mit erhöhtem Augeninnendruck, aber ohne gleichwertige Farbsinnveränderungen [20]. Die gleichen Farbsinnstörungen bei Patienten in einem Frühstadium des Glaukoms korrelierten signifikant mit diffusen Verlusten der retinalen Nervenfaserschicht [29]. Es wurde jedoch keine signifikante Korrelation zwischen der quantitativen Farbsinnstörung und dem quantitativen, statischen Gesichtsfeld innerhalb einer Gruppe mit okulärer Hypertension gefunden, wenn eine Alterskorrektur für die Farbsinnprüfung berücksichtigt wurde [31]. Eine weitere klinische Studie konnte keine klare Beziehung zwischen früher glaukomatöser Papillenläsion und Farbsinnstörungen nachweisen [24].

Die klinische Nützlichkeit der Farbsinnprüfung bei der Frühdiagnose des Glaukoms ist durch eine zu geringe Sensitivität und Spezifität begrenzt. Bei den meisten publizierten Studien wird der Farbsinn mit dem Farnsworth-Munsell-100-Hue-Test, dem D-15-Test oder Varianten von beiden geprüft, die allesamt zeitaufwendig und von fragwürdiger Präzision sind. Eine Untersuchung fand eine bessere Unterscheidung zwischen Glaukompatienten und der gesunden Bevölkerung bei Verwendung eines computergesteuerten Farbsinnprüfgerätes an einem Fernsehschirm, wobei der Patient ein Flimmerphänomen im Farbkontrast am Bildschirm erkennen muß [32]. Die Spezifität ist jedoch begrenzt durch die Tatsache, daß die Farbsinnstörung im Blaubereich auch die größte Altersabhängigkeit zeigt. Bei Querschnittsuntersuchungen von Bevölkerungsgruppen, unterteilt nach Alter und Linsendichte, konnten dennoch Farbsinnstörungen bei Glaukom nachgewiesen werden, die zumindest teilweise auf die Glaukomerkrankung zurückzuführen waren [33].

6.2.2.2 Kontrastempfindlichkeit

Diskrete Veränderungen des zentralen sowie peripheren Sehens können bei manchen Glaukompatienten vor den ersten, nachweisbaren Gesichtsfeldstörungen erkannt werden, indem man die Kontraststufe mißt, die für den Patienten notwendig ist, um zwei benachbarte Sehzeichen zu unterscheiden.

Räumliche Kontrastempfindlichkeit. Sinuswellenförmige Gitter von parallelen hellen und dunklen

Streifen (Arden-Gitter), bei denen der Patient das Streifenmuster bei verschiedenen Kontraststufen und Raumfrequenzen identifizieren muß, wurden in dieser Gruppe psychophysikalischer Untersuchungsmethoden am ausführlichsten geprüft [34]. Es wurde über eine Herabsetzung der Kontrastempfindlichkeit bei dieser Untersuchungsmethode für Glaukompatienten berichtet [34–40]. Bei einigen Studien zeigte sich eine Korrelation zwischen der Veränderung der Kontrastempfindlichkeit und den Gesichtsfeldbefunden [36–38] wie auch der Papillenläsion [38] und man vermutete sogar, daß diese Untersuchungsmethode die empfindlichste Prüfung für sinnespathophysiologische Veränderungen bei Glaukompatienten sei [40]. Die Überschneidung mit anderen Ursachen einer reduzierten räumlichen Kontrastempfindlichkeit (einschließlich der Altersveränderungen) ergab jedoch eine hohe Rate falsch-negativer und falsch-positiver Befunde [38,39,41–43]. Es ließ sich belegen, daß die räumliche Kontrastempfindlichkeit bei gesunden Menschen nach dem 50. Lebensjahr abnimmt und man fand geringe, alterskorrigierte Minderungen der Kontrastempfindlichkeit nur bei Glaukompatienten unter 50 Jahren [44]. Der Einfluß des Alters auf die räumliche Kontrastempfindlichkeit scheint aber unabhängig von der optischen Transparenz der Linse zu sein [45].

Die Aussagekraft der ursprünglichen Arden-Gitter war durch die Subjektivität der erforderlichen Patientenantworten begrenzt [46,47]. Eine Modifikation, wobei der Patient die Orientierung der Gitter angeben mußte, sollte letztere Fehlerquelle weitgehend minimieren [47]. Die beiden am häufigsten angewandten Untersuchungsmethoden sind mikroprozessorkontrollierte Videobilder und photographisch reproduzierte Gittermuster. Beide Methoden ergeben eine gute Approximation der räumlichen Kontrastfunktion [48].

Sinuswellenförmige Gitter und Laserinterferenzstreifen wurden auch als Stimuli bei der Gesichtsfeldprüfung zur Aufdeckung peripherer Ausfälle (besonders mit Gittermustern niedriger räumlicher Frequenz) verwandt, bevor man diese mit konventionellen Prüfmarken nachweisen konnte [49–51]. Man entwickelte auch Schriftzeichen mit geringen Kontraststufen, die gut mit den Ergebnissen der sinuswellenförmigen Gitter übereinstimmten, um damit Visusveränderungen nachzuweisen, die mit einer üblichen Snellen-Karte nicht gefunden wurden [52].

Zeitliche Kontrastempfindlichkeit. Die zeitliche Kontrastempfindlichkeit, bei der der Patient ein flackerndes Sehzeichen bei verschiedenen Frequenzen identifizieren muß, gibt ein weiteres Maß der Kontrastempfindlichkeit. Der Stimulus kann entweder als ein homogenes Flimmerfeld (Flimmerfusionsfrequenz) [2] oder als ein gegenphasiges, flimmerndes Gitter niedriger Raumfrequenz (räumlich-zeitliche Kontrastempfindlichkeit) dargestellt werden [44,53]. Glaukompatienten können eine verminderte Funktion bei beiden Methoden zeigen, obwohl letztere empfindlicher zu sein scheint [53,54]. In einer klinischen Studie wurde die räumlich-zeitliche Kontrastempfindlichkeit in den 4 Quadranten der Netzhaut geprüft und als aussagekräftiger für die Aufdeckung von Glaukom bewertet als die Prüfung der räumlichen Kontrastempfindlichkeit der zentralen Netzhaut, obwohl Alterseinflüsse die Nützlichkeit dieser Untersuchungsmethode auf Patienten unter dem 50. Lebensjahr beschränken [44]. Es verbleibt auch die Frage, ob der Verlust an zeitlicher Kontrastempfindlichkeit bei okulär hypertensiven Patienten eine frühe Glaukomschädigung oder einen vorübergehenden Einfluß des erhöhten Augeninnendruckes darstellt. In einer weiteren Studie vermutete man, daß beide Mechanismen innerhalb einer Gruppe von Patienten mit erhöhtem Augeninnendruck auftreten können [55].

Es wurden verschiedene Techniken zur Verbesserung der Untersuchung der Kontrastempfindlichkeit geprüft. In einer Studie wurde vermutet, daß die Bestimmung des Verhältnisses zwischen räumlicher Kontrastempfindlichkeit und Flimmersensitivität ein genaueres Maß für die visuelle Pathophysiologie als der Absolutwert der einzelnen Methode sei [56]. Ein anderer Test der zeitlichen Kontrastempfindlichkeit, bei dem die Patienten zwei schnell aufeinanderfolgende Lichtimpulse von einem einzelnen Impuls unterscheiden mußten, sollte nach Literaturberichten hoch empfindlich und spezifisch bei der Unterscheidung von glaukomatösen und gesunden Augen sein [57].

6.2.2.3 Elektrophysiologische Studien

Die vorhergehenden Parameter der visuellen Funktion sind alle abhängig von der Subjektivität der Patientenantwort. Eine erhebliche Forschungstätigkeit konzentriert sich auf andere, objektive Untersuchungsmethoden.

Elektroretinographie. Elektroretinogramme, angeregt durch ein Umkehrschachbrett- oder Gittermuster *(Muster-ERG),* sind relativ sensibel auf Störungen der retinalen Ganglienzell- oder Sehnervenfunktion. Muster-ERG zeigen reduzierte Amplituden bei Glaukompatienten [58–65]. Dies läßt sich sowohl bei Frühstadien des Glaukoms [66,67] und bei manchen Patienten mit erhöhtem Augeninnendruck nachweisen [68–70], besonders bei jenen mit einem erhöhten Risiko einen Glaukomschaden zu entwickeln [68]. Die Amplitudenreduktion im Muster-ERG bei okulärer Hypertension korreliert nicht mit der Höhe des Augeninnendruckes, der Exkavationsgröße [69] oder mit Farbsinndefekten [70], womit sich eine zusätzliche Bedeutung dieser Untersuchungsmethode in der Glaukomdiagnostik rechtfertigen läßt. Eine Reduktion der Amplitude und eine Zunahme der Latenz tritt auch in höherem Alter auf [63], einhergehend mit dem altersbezogenen, geschätzten Verlust retinaler Ganglienzellen. Tatsächlich konnte eine Reduktion des Muster-ERG direkt mit einer histologisch definierten Sehnervenläsion am Glaukommodell des Affen korreliert werden [71].

Das Elektroretinogramm, evoziert durch ein Blitzlicht *(Blitz-ERG)*, beeinflußt mehr die äußeren Netzhautelemente und ist nicht typischerweise bei Glaukom verändert. Die akute Augeninnendrucksteigerung bei Katzen verursacht jedoch eine Reduktion sowohl im Muster- wie auch im Blitz-ERG, proportional zur Herabsetzung des retinalen Perfusionsdruckes und unabhängig von der absoluten Höhe des Augeninnendruckes, was einen vaskulären Mechanismus vermuten läßt, von dem sich die Ganglienzellen weniger leicht erholen [72]. In einer klinischen Studie hatten Glaukompatienten reduzierte ERG-Amplituden bei Anregung durch einen Flimmerstimulus *(Flimmer-ERG)* [65].

Visuell evozierte Potentiale. Visuell evozierte Potentiale (VEP) können sowohl bei Patienten mit chronischem Glaukom [21,58,62,73–75] als auch beim akuten Glaukom pathologisch verändert sein [76], wenngleich diese Befunde eine größere Variabilität aufweisen als die Antwort im Muster-ERG [61,71]. Die dickeren Sehnervenaxone, die vorzugsweise bei Glaukom geschädigt werden, korrelieren mit den schnellen, nur vorübergehend reagierenden Netzhautganglienzellen. Eine verminderte Reaktion auf das Flimmer-VEP mit hoher Frequenz (oberhalb 13 Hz) korrelierte mit dem Ausmaß des Glaukomschadens [77].

In einer anderen Studie wiederum zeigten Glaukompatienten höhere Ausgangswerte bei der *Elektrookulographie* [78].

6.2.2.4 Verschiedene Untersuchungsmethoden

Bei der *Dunkeladaptation* wurden bei Patienten mit okulärer Hypertension pathologische Werte bei der Untersuchung mit Farbstimuli gefunden [79]. Bei einer *haploskopischen Darbietung*, bei der die eine Hälfte des Sehzeichens einem Auge und die andere Hälfte dem Partnerauge angeboten wird (als eine Möglichkeit den Defekt in der Sehbahn zu lokalisieren), wurden in vorläufigen Studien pathologische Befunde bei Patienten mit Weitwinkelglaukom erhoben [80]. Ein *relativer, afferenter Pupillendefekt* bietet eine weitere Meßgröße für Sehbahnstörungen bei Glaukom [81]. Man konnte zeigen, daß diese Veränderungen sich proportional zu dem Ausmaß der Gesichtsfeldausfälle verhalten [82–84] und nachweisbaren Gesichtsfelddefekten in der automatischen Perimetrie vorausgehen können [84]. Wenn der Pupillenbefund wie z. B. bei einer ausgeprägten Miosis die Bestimmung eines relativen, afferenten Pupillendefektes unmöglich macht, kann der *Helligkeitvergleichstest*, bei dem der Patient die Helligkeitsempfindung gegenüber einer identischen Lichtquelle mit einem Auge gegenüber dem Partnerauge durch die geschlossenen Lider angibt, korrekt das Vorliegen eines relativen, afferenten Pupillendefektes bei 92% der Glaukompatienten voraussagen [85]. In einer weiteren Studie hatten 86% der Glaukompatienten einen signifikanten Unterschied in der Helligkeitsbeurteilung zwischen beiden Augen [86].

6.2.3 Nervenfaserbündelausfälle

Während Untersuchungsmethoden für eine diffuse Schädigung der Sehfunktion, wie vorausgehend besprochen, vielleicht eines Tages die wichtigste Rolle bei der Frühdiagnose des Glaukoms einnehmen, so sind sie doch z. Z. noch zu unbeständig und unspezifisch, um eine eindeutige klinische Aussagekraft zu haben. Lokalisierte Ausfälle aufgrund des Verlustes oder der Funktionsminderung von Nervenfaserbündeln sind für Glaukom spezifischer und stellen den derzeit entscheidendsten Nachweis der Gesichtsfeldstörung bei Glaukom dar. Die funktionelle und anatomische Natur der Nervenfaserbündelausfälle entspricht ihrer retinalen Topographie wie in Kap. 5 beschrieben.

6.2.3.1 Streuung

Vor der Betrachtung spezieller Formen der Gesichtsfeldausfälle aufgrund von Nervenfaserbündeldefekten ist es wichtig sich zu vergegenwärtigen, daß diskreten Skotomen ein variables Schwellenwertverhalten bei wiederholter Prüfung im gleichen Gesichtsfeldareal vorausgehen kann [87–90]. Dies wurde als vermehrte Streuung, erhöhte Fluktuation oder als lokalisierte Gesichtsfeldstörung bezeichnet. Das Phänomen wird geprüft mit der *Lichtunterschiedsempfindlichkeit*, die definiert ist als die Stimulusleuchtdichte, die gegenüber dem Hintergrund mit einer 50%igen Wahrscheinlichkeit an einem gegebenen Netzhautort erkannt wird [91]. Klinische Prüfungen mit dieser Methode haben bei Glaukompatienten gezeigt, daß sie eine wesentlich größere Streuung innerhalb einer Untersuchung *(Kurzzeitfluktuation)* als auch von einer zu einer anderen Untersuchung *(Langzeitfluktuation)* [91–94] haben. Wenngleich die erhöhte Streuung als solche kein definitives Glaukomzeichen bei der Gesichtsfeldprüfung ist, sollte diese jedoch als Verdachtsmoment oder als ein frühes Zeichen eines bevorstehenden, absoluten Ausfalls bewertet werden.

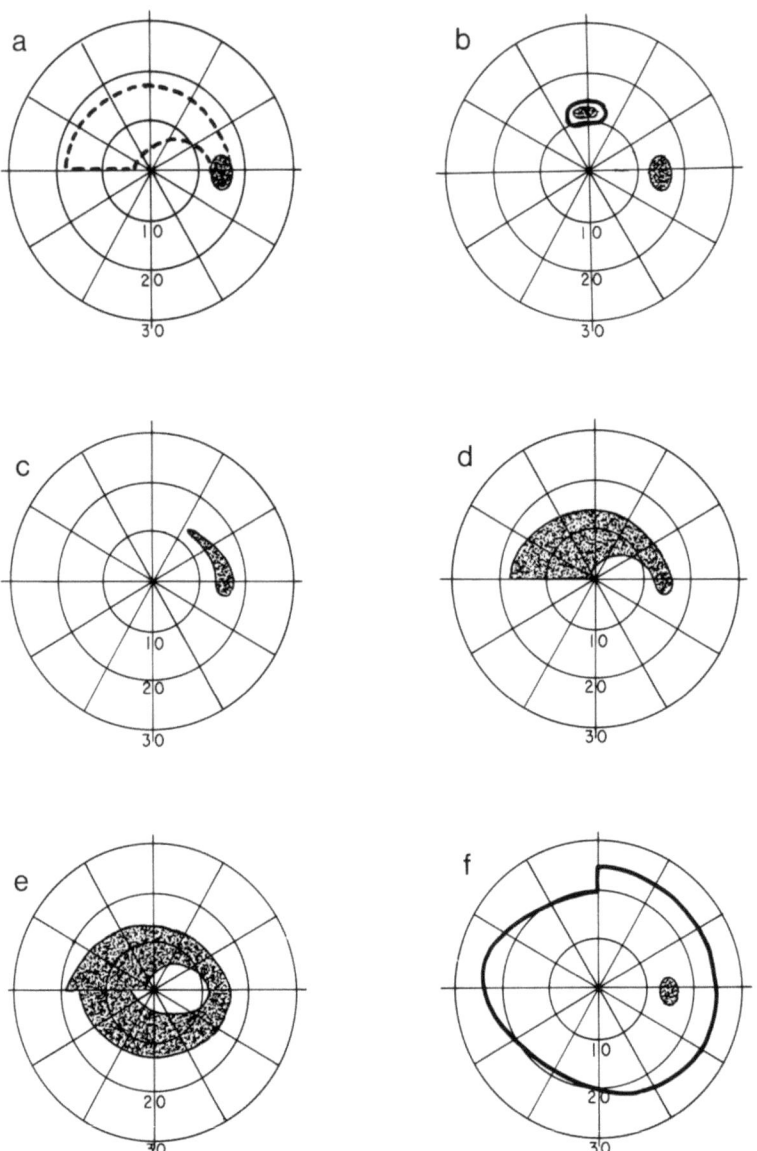

Abb. 6.3 a–f. Bogenförmige Nervenfaserbündelausfälle. **a** Das bogenförmige Bjerrum-Areal des zentralen Gesichtsfeldes ist mit gestrichelten Linien markiert. **b** Oberes, parazentrales Skotom mit einem zentralen, absoluten Ausfall umgeben von einem relativen Skotom. **c** Sogenanntes Seidel-Skotom. **d** Bogenskotom, das den Bjerrum-Bereich ausfüllt. **e** Doppeltes Bogenskotom oder Ringskotom mit einem „nasalen Sprung" im zentralen Gesichtsfeld. **f** Vertikaler Sprung oder hemianopsieähnliche Gesichtsfeldstörung

6.2.3.2 Bogenförmige Gesichtsfeldausfälle

Das Bjerrum-Areal im zentralen Gesichtsfeld entspricht einem bogenförmigen Bereich oberhalb und unterhalb der horizontalen Raphe, ausgehend vom blinden Fleck entsprechend dem bogenförmigen Verlauf der retinalen Nervenfasern (Abb. 6.3 a). Nasal reicht das Bjerrum-Areal an der Horizontalen bis 1° an die Fixation heran und erstreckt sich auf der Raphe bis etwa 20° nasal [95,96]. Frühe glaukomatöse Gesichtsfeldausfälle treten häufig in diesem bogenförmigen Bereich auf, ganz besonders in den oberen Quadranten, was einer Prädilektion des unteren und weniger häufig des oberen, temporalen Papillenpols bei ersten Glaukomläsionen des Sehnervenkopfes entspricht [95-97]. Beim ersten Auftreten von Gesichtsfeldausfällen im Bjerrum-Bereich erscheinen meist ein oder mehrere lokalisierte Defekte oder *parazentrale Skotome* (Abb. 6.3 b). Die Progression der Gesichtsfeldveränderungen entspricht dem typischen Verlaufsmuster eines zunächst flachen, parazentralen Empfindlichkeitsverlustes, der dichter und größer wird [98] und zuweilen ein absoluter Gesichtsfelddefekt zentral mit einem umgebenden relativen Skotom ist [89,99,100]. Gelegentlich ist das Bjerrum-Skotom mit dem blinden Fleck verbunden und läuft in einem leicht bogenförmigen Verlauf nach nasal aus, was früher auch als ein *Seidel-Skotom* bezeichnet wurde (Abb. 6.3 c). Wenn sich die ersten isolierten Ausfälle vergrößern und verschmelzen, können sie ein richtiges Bogenskotom bilden, das evtl. den gesamten Bjerrum-Bereich vom blinden Fleck bis zur horizontalen Raphe ausfüllt, was im eigentlichen Sinne als ein *Bogen-* oder *Bjerrum-Skotom* bezeichnet wird (Abb. 6.3 d). Bei weiterer Progression der Gesichtsfeldveränderungen kann ein doppeltes Bogenskotom oder Ringskotom entstehen (Abb. 6.3 e). Das Ausmaß fortschreitender Gesichtsfeldveränderung entspricht der Größe des Skotoms in dem Sinne, daß je größer das Skotom umso schneller seine weitere Zunahme ist [101].

6.2.3.3 Differentialdiagnose von Bogenskotomen

Obwohl ein Bogenskotom der vielleicht typischste glaukomatöse Gesichtsfeldausfall ist, ist er nicht absolut pathognomonisch und es gilt eine Reihe differentialdiagnostischer Aspekte zu berücksichtigen, ganz besonders, wenn Papillen- und Gesichtsfeldbefund offensichtlich nicht übereinstimmen: chorioretinale Läsionen, nicht-glaukomatöse Papillenläsionen, Sehnervenläsionen und Störungen der posterioren Sehbahn (Tabelle 6.1) [95,96,102].

Tabelle 6.1. Differentialdiagnose bogenförmiger Gesichtsfeldausfälle. (Modifiziert nach [102])

A. Chorioretinale Läsionen
  1. Juxtapapilläre Chorioiditis und Retinochorioiditis
  2. Myopie mit peripapillärer Atrophie
  3. Degeneration des retinalen Pigmentepithels und der Photorezeptoren
  4. Netzhautarterienverschlüsse
B. Sehnervenläsionen
  1. Drusen
  2. Plaques der Netzhautarterien
  3. Chronisches Papillenödem
  4. Papillitis
  5. Kolobome (einschließlich Grubenpapille)
C. Anteriore Sehnervenläsionen
  1. Verschlüsse der Karotis und der A. ophthalmica
  2. Ischämischer Infarkt
  3. Zerebrale Arteriitis
  4. Retrobulbärneuritis
  5. Stromverletzungen
  6. Exophthalmus
D. Posteriore Sehbahnläsionen
  1. Hypophysenadenom
  2. Arachnoiditis opticochiasmatica
  3. Meningeome des Dorsum sellae oder des Foramen opticum
  4. Ophthalmoplegia progressiva externa
  5. Pseudotumor cerebri

6.2.3.4 Nasaler Gesichtsfeldeinbruch (Abb. 6.3 e)

Der Ausfall von Nervenfasern geschieht selten in der oberen und unteren Gesichtsfeldhälfte gleich schnell. Folglich bilden sich häufig Gesichtsfeldeinbrüche an der Stelle, wo die Nervenfasern auf die horizontale Raphe stoßen. Da das obere parazentrale Gesichtsfeld in den Frühstadien des Glaukoms häufiger und ausgeprägter betroffen ist als die unteren Quadranten, entsteht ein nasaler Einbruch durch den größeren Gesichtsfeldschaden oberhalb der Horizontalen, was in der Literatur als ein „nasaler Sprung" oder „Rönne-Sprung" bezeichnet wird. Es können aber auch inferonasale Einbrüche auftreten. Die nasalen Einbrüche im Gesichtsfeld werden durch ihre zentrale oder periphere Lage unterschieden [103]. Ein *zentraler nasaler Sprung* entsteht durch die ungleiche nasale Begrenzung doppelter bogenförmiger Ausfälle. Die unterschiedliche Einengung der peripheren Isopteren, die durch entsprechende Nervenfaserbündelausfälle der mehr peripheren retinalen Nervenfasern entsteht, führt zu dem peripheren nasalen Gesichtsfeldeinbruch nach Rönne. Dieser kann auch als ein isoliertes Skotom in der nasalen Peripherie auftreten [104]. Die Form der peripheren nasalen Gesichtsfeldveränderungen unterscheidet sich entsprechend ihrer Distanz zum Fixationspunkt und wird deshalb nicht mit allen Isopteren gefunden [99,100].

6.2.3.5 Vertikaler Gesichtsfeldsprung (Abb. 6.3 f)

Ein treppenförmiger Gesichtsfeldausfall entlang der vertikalen Mittellinie wird auch als vertikaler Gesichtsfeldsprung oder hemianopsieähnliche Gesichtsfeldstörung bezeichnet, was eine seltene Form der glaukomatösen Gesichtsfeldläsion darstellt, obwohl in der Literatur eine Häufigkeit von bis zu 20 % der frühen Veränderungen berichtet wird [105]. Der sinnesphysiologische Pathomechanismus dieser Gesichtsfeldveränderung ist nicht völlig geklärt. Sie könnte durch eine spezielle Trennung der Nervenfaserbündel im Sehnerven für beide Seiten der Vertikalen entstehen [105]. Der vertikale Gesichtsfeldsprung erscheint häufiger auf der nasalen Seite der Vertikalen. Studien an gesunden Probanden haben jedoch auch eine größere Empfindlichkeit temporal der hemianopen Begrenzung nachgewiesen und man vermutete, daß ein kleiner peripherer Einbruch an der vertikalen Mittellinie das Verdachtsmoment einer Glaukomläsion des Gesichtsfeldes begründet, wenn der Defekt temporal lokalisiert ist [106,107]. Außerdem sollte der Nachweis einer hemianopen Gesichtsfeldstörung immer auch an eine neurologische Läsion denken lassen, ganz besonders wenn Papillen- und Gesichtsfeldbefunde offensichtlich nicht übereinstimmen.

6.2.3.6 Temporaler Sektorausfall

Da die retinalen Nervenfasern nasal der Papille direkt auf die Papille zulaufen, führt ein Schaden dieser Nervenfaserbündel zu einem sektorförmigen Ausfall temporal des blinden Fleckes [99,100]. Dieser Gesichtsfelddefekt tritt gewöhnlich erst in einem späteren Stadium der glaukomatösen Gesichtsfeldstörung auf [108].

6.2.3.7 Zum Wert der Untersuchung des peripheren Gesichtsfeldes

Ausfälle an den Gesichtsfeldaußengrenzen, wie zuvor beschrieben (z. B. peripherer nasaler Einbruch, vertikaler Gesichtsfeldeinbruch und temporale Sektorausfälle), werden meist in Verbindung mit Skotomen im Bjerrum-Bereich nachgewiesen, obwohl bei einigen Patienten mit frühen glaukomatösen Gesichtsfeldstörungen die peripheren Veränderungen die einzig nachweisbaren sein können [103,104,109,110]. Mit den automatischen, statischen Perimetern (diese werden später in diesem Abschnitt diskutiert) wird meist in der klinischen Routine nur das zentrale Gesichtsfeld von 24–30° untersucht, da die für den Patienten mögliche kritische Untersuchungszeit sonst leicht überschritten würde. Es erhebt sich damit die Frage, auf wieviel Information man verzichtet, wenn man die peripheren Gesichtsfeldanteile nicht untersucht. Beim Nachweis parazentraler Skotome erbringen die peripheren Isopteren keine wesentliche weitere Information bezüglich der Progression des Gesichtsfeldschadens [111]. Bei der initialen perimetrischen Diagnose kann jedoch ein peripherer Gesichtsfeldausfall, meist ein nasaler Einbruch, die erste und einzige Abweichung von der Norm darstellen, was für die automatische Perimetrie bei 3–11 % der Patienten in Abhängigkeit der Untersuchungsmethode nachgewiesen wurde [112–115]. Für die klinische Aussagefähigkeit ist die zusätzlich notwendige Untersuchungszeit für die nasale Peripherie nicht sehr wesentlich und moderne Prüfprogramme für die automatische Perimetrie berücksichtigen dies bereits (Programm G1 nach Flammer am Octopus-Perimeter).

6.2.3.8 Fortgeschrittene Gesichtsfeldausfälle

Der natürliche Verlauf fortschreitender, glaukomatöser Gesichtsfeldausfälle geht vermutlich mit der Entwicklung eines kompletten, doppelten Bogenskotoms mit zunehmender Ausdehnung zu den peripheren Gesichtsfeldgrenzen in allen Anteilen des Gesichtsfeldes einher, ausgenommen dem temporalen Gesichtsfeld. Dies führt zu einer *zentralen Gesichtsfeldinsel* und einem *temporalen Halbmond* in einem Spätstadium der Erkrankung. Bei zunehmender Schädigung wird die zentrale Gesichtsfeldinsel immer kleiner, bis sie schließlich völlig erlöscht, was sehr plötzlich geschehen kann. Die Glaukomchirurgie kann bei sehr kleinen, zentralen Gesichtsfeldinseln den Verlust des neuronalen Restbestandes bei manchen Patienten beschleunigen, womöglich durch die abrupte Augendruckänderung. Diese schwerwiegende Komplikation der Glaukomchirurgie ist jedoch nicht häufig genug, um eine Kontraindikation für einen operativen Eingriff bei diesen Patienten darzustellen [116]. Der temporale Gesichtsfeldrest ist relativ resistent gegenüber dem weiteren Verfall und kann noch lange nach dem Verlust der zentralen

Sehschärfe bestehen. Jedoch geht auch die temporale Gesichtsfeldinsel verloren, falls der erhöhte Augeninnendruck als Schädigungsursache fortbesteht, was zwangsläufig zum Verlust der Lichtscheinprojektion führt.

6.2.4 Gesichtsfeldveränderungen bei Normaldruckglaukom

Die Höhe des Augendruckes bei den verschiedenen Glaukomerkrankungen kann Form und Ausmaß der Gesichtsfeldausfälle beeinflussen, wenngleich die Literatur zu dieser Problematik durchaus widersprüchlich ist. Bei einer epikritischen, klinischen Studie an Patienten mit chronischem Offenwinkelglaukom und frühen Gesichtsfeldausfällen zeigte sich, daß Patienten mit einem diffusen Gesichtsfeldschaden höhere Augendruckwerte aufwiesen als jene mit lokalisierten Gesichtsfeldausfällen [117]. Glaukompatienten mit weitem Kammerwinkel, deren Augendruck nie über 21 mm Hg lag, was üblicherweise als Normaldruckglaukom (oder früher als Niederdruckglaukom) bezeichnet wird, haben gemäß verschiedener klinischer Studien tiefere und näher am Fixationspunkt gelegene Gesichtsfeldausfälle als Patienten mit chronischem Glaukom und hohem Augeninnendruck [118,119]. Andere Untersucher fanden hingegen keinen signifikanten Unterschied zwischen beiden Gruppen von Glaukompatienten, wenn man das gleiche Schädigungsmaß der Papille zugrunde legte [120,121].

6.2.5 Gesichtsfeldveränderungen bei akuter Augeninnendrucksteigerung

In den vorangegangenen Abschnitten wurden hauptsächlich Gesichtsfeldveränderungen besprochen, die überwiegend bei chronischen Glaukomformen auftreten. Wenn die Augeninnendrucksteigerung plötzlich auftritt und dramatisch ist, kann es zu einer Sequenz von entsprechenden Gesichtsfeldveränderungen kommen wie z. B. allgemeine Empfindlichkeitsreduktion, früher Verlust der zentralen Sehschärfe, akutes Bogenskotom und Vergrößerung des blinden Fleckes [122]. Wenn der akute Winkelblock unter Kontrolle gebracht ist, können sich die Gesichtsfeldveränderungen bei manchen Patienten normalisieren, während bei anderen eine Herabsetzung des Farbsinnes, eine allgemeine Empfindlichkeitsreduktion oder eine konzentrische Einschränkung, besonders in den oberen Quadranten, verbleiben kann [123].

Wird der Augeninnendruck künstlich gesteigert, entweder durch eine Kompression des Bulbus [124–126] oder mittels Provokation durch lokal applizierte Steroide [127–130], können glaukomtypische Gesichtsfeldausfälle [124–129] oder eine konzentrische Einschränkung der zentralen Isopteren [130] bei manchen Augen auftreten. Diese Veränderungen sind mit der Normalisierung des Augeninnendruckes wieder reversibel [128,129]. Es wird jedoch behauptet, daß diese Reaktion des Auges auf eine künstliche Augeninnendrucksteigerung bei Glaukompatienten häufiger auftritt [124–125], ganz besonders bei jenen mit einem Normaldruckglaukom [122], obwohl eine andere klinische Studie keinen signifikanten Unterschied zwischen Glaukompatienten und Gesunden nachweisen konnte [126].

6.2.6 Reversibilität glaukomatöser Gesichtsfeldausfälle

Wenngleich man glaukomatöse Gesichtsfelddefekte üblicherweise als irreversibel betrachtet, gibt es auch Literaturhinweise, daß sich sowohl die zentrale Sehschärfe als auch das Gesichtsfeld verbessern können, wenn der Augeninnendruck in den Frühstadien der Erkrankung effektiv gesenkt wird [131–134]. Andere Untersucher konnten jedoch keine Reversibilität von Veränderungen der visuellen Funktionen nach Augeninnendrucksenkung durch eine Argonlasertrabekuloplastik nachweisen [135,136]. Die Widersprüchlichkeit der Befunde mag ein Hinweis dafür sein, daß ein kritisches Ausmaß der Augeninnendrucksenkung und/oder eine Intervention zu einem kritischen Zeitpunkt im Verlaufe der Erkrankung notwendig ist, um eine Reversibilität der Gesichtsfeldstörung zu erreichen.

6.2.7 Korrelation von Papillen- und Gesichtsfeldbefunden

Bei den meisten Glaukompatienten gehen klinisch erkennbare Papillenveränderungen den ersten nachweisbaren Gesichtsfeldstörungen voraus [137]. Das Vorliegen oder Fehlen von glaukomatösen Gesichtsfeldausfällen kann meist, jedoch nicht immer, aufgrund des biomikroskopischen Erscheinungsbildes der Papille vorausgesagt werden [137–142]. Quigley et al. [143] korrelierten den Verlust von Axonen in der Papille mit den Gesichtsfeldbefunden und konnten nicht nur bestätigen, daß die Nervenfaserausfälle der reproduzierbaren Gesichtsfeldstörung bei vielen Patienten mit erhöhtem Augeninnendruck vorausgehen, sondern auch, daß das Ausmaß des neuronalen Verlustes in der Regel viel größer ist als man vom entsprechenden Gesichtsfeldausfall erwarten würde. Bei der üblichen manuellen Perimetrie können bis zu 35% der Sehnervenfasern in einem Auge fehlen, obwohl der Gesichtsfeldbefund noch normal ist, während bereits mehr als die Hälfte der Fasern ausgefallen sein können, wenn reproduzierbare Skotome nachgewiesen werden und bei einem fortgeschrittenen glaukomatösen Gesichtsfeldschaden häufig nur noch 10% oder weniger der Axone erhalten sind. Wenn man die Atrophie der retinalen Ganglienzellen mit den Ergebnissen der automatischen Perimetrie bei Glaukompatienten vergleicht, so entspricht ein Verlust von 20% der Ganglienzellen, besonders der großen Ganglienzellen, im zentralen 30°-Bereich der Retina einem Empfindlichkeitsverlust von 5 Dezibel, ein 40%iger Ganglienzellverlust würde einer Sensitivitätseinbuße von 10 Dezibel entsprechen und es verbleiben einige Ganglienzellen auch in Netzhautarealen mit 0 Dezibel Empfindlichkeit [144].

Die Art der glaukomatösen Papillenläsion läßt nicht nur das Vorhandensein eines Gesichtsfeldausfalles vermuten, sondern auch dessen Form. Ein ausgeprägter fokaler Verlust des neuroretinalen Randgewebes, besonders am unteren und oberen Papillenpol, ist der zuverlässigste morphologische Indikator für das Vorhandensein eines Gesichtsfeldausfalles [138,145–147] und gewöhnlich mit einem Skotom im entsprechenden Bjerrum-Bereich assoziiert. Bei einer Reihe von Patienten kann die Gesichtsfeldstörung nachgewiesen werden, bevor der Bereich der Abblassung den Papillenrand erreicht [145] und in seltenen Fällen wird ein Gesichtsfelddefekt evident, obwohl gleichmäßig runde und symmetrische Exkavationen bestehen [138].

Die Möglichkeit, einen drohenden Gesichtsfeldausfall anhand des Erscheinungsbildes der Papille vorauszusagen, ist weniger präzise als die Korrelation der Papillenläsion mit einem bestehenden Gesichtsfeldausfall. Weder einzelne Papillenparameter noch die Kombination verschiedener Zeichen der glaukomatösen Papillenläsion waren für diese Zielsetzung ausreichend zufriedenstellend. Die Parameter, die am besten mit dem Gesichtsfeldschaden korrelierten, waren vergrößerungskorrigierte Messungen der Fläche des neuroretinalen Randsaumes [148–151] und Ausfälle der retinalen Nervenfaserschicht [152–156]. Diffuse Veränderungen der Papillenstruktur oder der Nervenfaserschicht sind häufiger mit einer diffusen Herabsetzung der visuellen Funktion vergesellschaftet, während lokalisierte Papillenveränderungen auch mehr den lokalisierten Gesichtsfeldausfällen entsprechen [155]. Bei manchen Patienten fand man frühe Gesichtsfeldveränderungen bei Ausfällen der Nervenfaserschicht in der automatischen Perimetrie, wenn ein Nachweis mit der manuellen Perimetrie noch nicht gelang [157,158].

Die Korrelation von Papillen- und Gesichtsfeldveränderungen bei Glaukom ist jedenfalls gut genug, um sofort nach anderen Erkrankungen mit Störungen im Sehbahnbereich zu fahnden, wenn Papillen- und Gesichtsfeldbefund eine gewisse Diskrepanz aufweisen. Trotzdem unterstreicht die Tatsache, daß eine perfekte Übereinstimmung von Papillen- und Gesichtsfeldbefund bei Glaukom nicht existiert, die essentielle Bedeutung beider Untersuchungsmethoden bei der Diagnostik und Behandlung der Glaukome [159]. Die subtile Beurteilung der Papillenmorphologie und der retinalen Nervenfaserschicht haben ihre größte diagnostische Bedeutung in den sehr frühen Stadien der Erkrankung, während die genaue Beurteilung der Gesichtsfeldveränderungen bei der Verlaufskontrolle der fortgeschrittenen Erkrankungsstadien nützlicher erscheint [137,160].

6.3 Untersuchungsmethoden und Geräte für die Prüfung des Gesichtsfeldes

6.3.1 Grundprinzipien

Ebenso wie ein Kartograph die Außengrenzen und Höhenlinien einer Insel aufzeichnet, kann der Perimetrist die peripheren Begrenzungen und die Höhenlinien der Lichtunterschiedsempfindlichkeit des „Gesichtsfeldberges" messen. Dazu kann man sowohl ki-

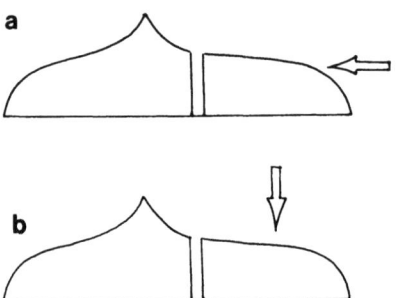

Abb. 6.4 a, b. Standarduntersuchungsmethoden für das Gesichtsfeld. Bei der kinetischen Prüfmethode (a) wird die Prüfmarke aus dem nicht-sehenden Bereich in den Wahrnehmungsbereich bewegt. Bei der statischen Prüfmethode (b) mißt man die Lichtunterschiedsempfindlichkeit der Netzhaut an einem vorgegebenen Netzhautort

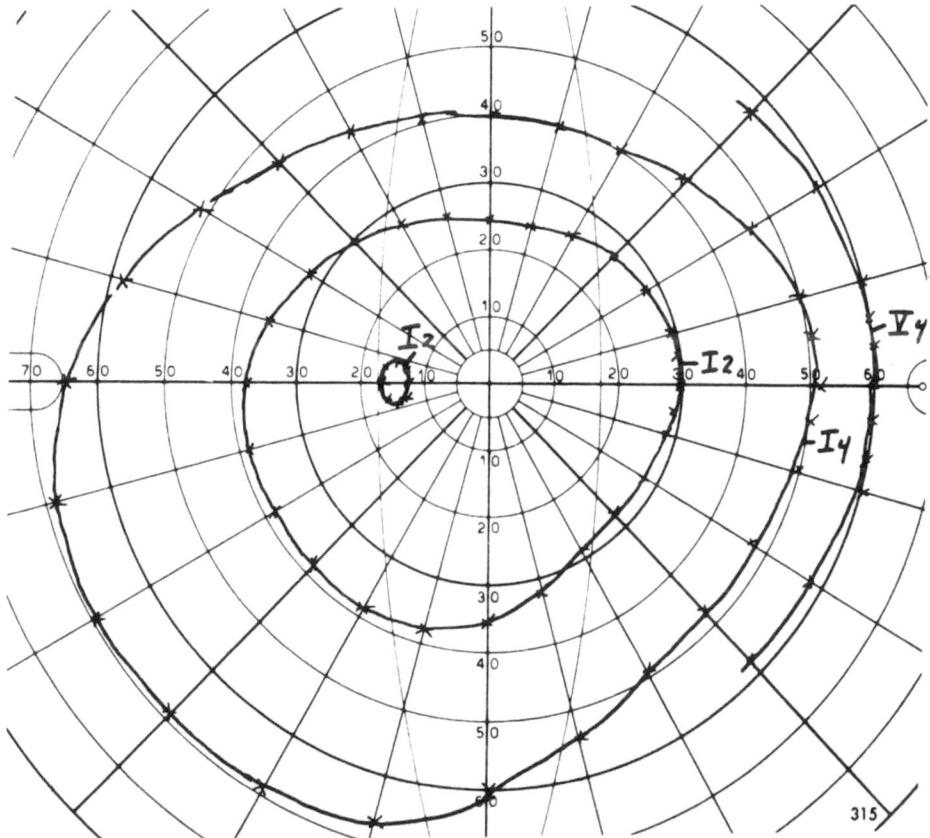

Abb. 6.5. Beispiel für eine manuelle, kinetische Perimetrie, wobei zwei vollständige Isopteren *(I_2 und I_4)* und eine dritte partielle Isoptere *(V_4)* in der nasalen Peripherie dargestellt werden. Der blinde Fleck wird mit der Prüfmarke I_2 bestimmt

netische und/oder statische Untersuchungsmethoden mit Geräten verwenden, die entweder manuell oder automatisiert betrieben werden.

6.3.1.1 Kinetische Untersuchungsmethoden

Hierbei wird eine Prüfmarke aus dem nicht-sehenden Bereich in den Wahrnehmungsbereich bewegt und der Punkt aufgezeichnet, an dem sie in Relation zum Fixationspunkt erkannt wird (Abb. 6.4 a). Bei dieser Methode werden die Begrenzungen des Gesichtsfeldes sowohl für die absoluten, peripheren wie auch für die relativen Grenzwerte der Lichtunterschiedsempfindlichkeit innerhalb des Gesichtsfeldes dokumentiert (Abb. 6.5). Die erhaltenen Isopteren entsprechen den Linien identischer Lichtunterschiedsempfindlichkeit der Netzhaut für eine bestimmte Prüfmarke, vergleichbar den Höhenlinien eines Berges. Größe und Form der Isoptere hängt dabei von der Größe und Leuchtdichte der Testmarke ab, mit der die Isoptere bestimmt wurde.

6.3.1.2 Statische Untersuchungsmethoden

Bei dieser Form der Gesichtsfeldprüfung wird eine ortskonstante Testmarke entweder überschwellig oder schwellennahe angeboten. Die *überschwellige Prüfmethode* entspricht einer „An-und-Ab-"Technik, bei der eine Prüfmarke über der erwarteten Wahrnehmungsschwelle an einem definierten Netzhautort für einen kurzen Augenblick dargeboten und die Leuchtstärke notiert wird, ab der der Patient die Prüfmarke nicht mehr erkennt. Damit kann man Regionen des Gesichtsfeldes mit relativer oder absoluter Herabsetzung der Lichtunterschiedsempfindlichkeit punktförmig absuchen (bei der Glaukomdiagnostik meist im zentralen Gesichtsfeldbereich). Bei der *statischen Profilperimetrie* oder statischen Schwellenperimetrie wird die Lichtunterschiedsempfindlichkeit entlang eines Meridians des Gesichtsfeldes in einer bestimmten Distanz der Prüforte gemessen. Dabei wird die Intensität der Prüfmarke aus dem unterschwelligen Bereich heraus langsam vergrößert und der Punkt aufgezeichnet, bei dem der Patient die

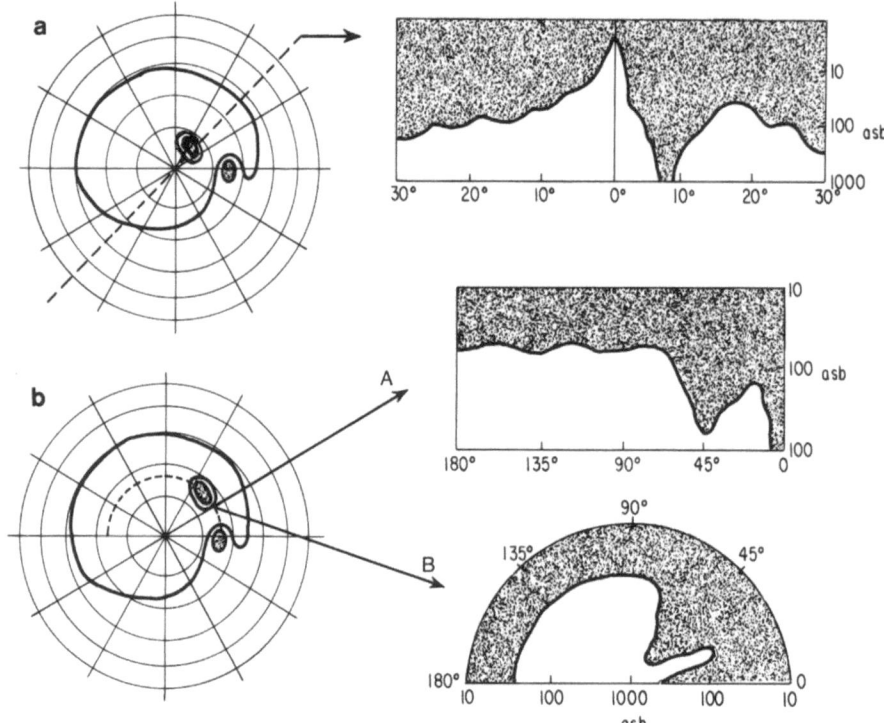

Abb. 6.6 a, b. Statische Schwellenperimetrie (Profilperimetrie). **a** Statische Perimetrie entlang eines Meridians. **b** Zirkuläre statische Perimetrie, Befunddokumentation entlang einer Abszisse *(A)* und auf einem zirkulären Gesichtsfeldschema *(B)*. Die *gestrichelten Linien* zeigen die Lage der Profilschnitte im Gesichtsfeld an

Prüfmarke zum ersten Mal erkennt (Abb. 6.4 b). Die erneute Reduktion der Lichtintensität der Prüfmarke aus dem überschwelligen Bereich heraus bis zur Nichtwahrnehmung der Prüfmarke ergibt ein Eingabelungsverfahren zur Bestimmung der Lichtunterschiedsempfindlichkeit der Netzhaut an einem definierten Netzhautort, wie dies auch viele Programme für automatische Perimetrie verwenden (Abb. 6.4 b). Die Prüfpunkte können wie bereits erwähnt, auf einem durch den Fixationspunkt gehenden Meridian des Gesichtsfeldes oder in einer zirkulären Anordnung in einer bestimmten Entfernung vom Fixationspunkt liegen. Die Aufzeichnung der Meßergebnisse kann entweder auf einer flachen Abszisse oder in einem zirkulären Schema erfolgen (Abb. 6.6 a, b). Die übliche Untersuchungsmethode mit automatischen Perimetern ist jedoch eine Testfolge von Netzhautpunkten in zufälliger Anordnung im zentralen Gesichtsfeld, deren Schwellenwerte als Symbole oder numerische Werte aufgezeichnet werden (Abb. 6.7 a, b).

Ohne Zweifel ist die statische Schwellenperimetrie für das Aufdecken beginnender glaukomatöser Gesichtsfeldstörungen empfindlicher als die kinetische Perimetrie [161]. In einer klinischen Studie mit Glaukompatienten wurde ein glaukomatöser Gesichtsfelddefekt, der in einer statischen zirkulären Perimetrie erfaßt wurde, zu einem Drittel der Fälle in der kinetischen Perimetrie übersehen [162].

6.3.1.3 Prüfmarken

Die Standardprüfmarke sowohl für die kinetische wie auch für die statische Perimetrie ist ein weißer Lichtfleck, dessen Wertigkeit als Stimulus durch die Variation der Prüfmarkengröße und/oder -helligkeit relativ gegenüber der Hintergrundleuchtdichte abgestuft werden kann. Bei gesunden Probanden steigt die mittlere retinale Empfindlichkeit mit zunehmender Größe der Prüfmarke an [163]. Folgende Modifikationen für die Art der Prüfmarke wurden klinisch getestet, um die Aussagekraft der perimetrischen Untersuchung zu verbessern.

Farbige Prüfmarken (verglichen mit weißen Stimuli) können die Ergebnisse der Gesichtsfeldprüfung in verschiedener Weise beeinflussen. Farbige Prüfmarken haben eine geringere Leuchtdichte und einen geringeren Reizwert als weiße Prüfmarken, wenn sie Licht reflektieren wie bei der Untersuchung mit der

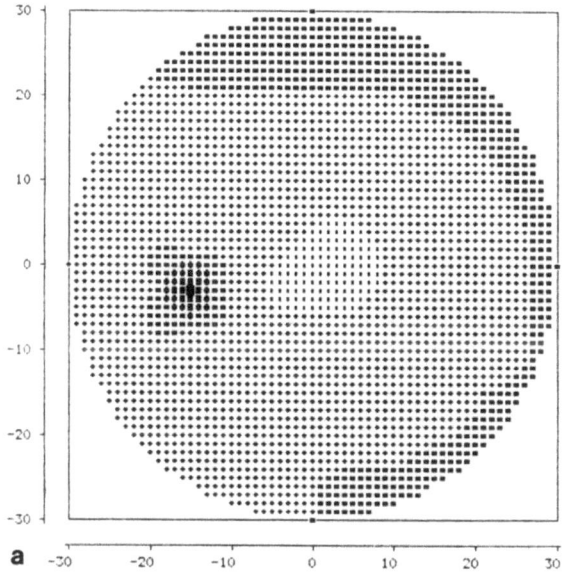 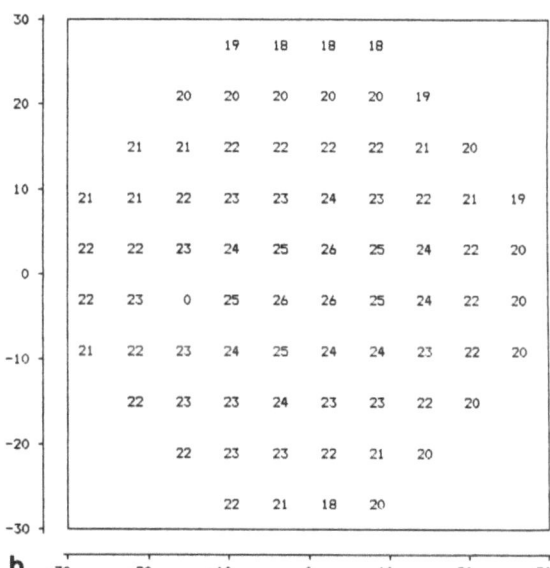

Abb. 6.7 a, b. Beispiele für eine Schwellenperimetrie mit automatischem Perimeter. Die retinale Lichtunterschiedsempfindlichkeit wird an einer Reihe von Netzhautpunkten innerhalb einer Exzentrizität von 30° des Gesichtsfeldes gemessen. Die Ergebnisse werden entweder symbolisch in Graustufen (a) und/oder in numerischen Schwellenwerten (b) dargestellt

Tangentenskala. Wenn die Leuchtdichte konstant bleibt und die Farbsättigung variiert wird, so ist der Stimulusreizwert empfindlicher auf spezifische Farbsinnstörungen wie sie bei manchen Glaukompatienten auftreten können [164]. Einige Untersucher wiesen darauf hin, daß eine solche Prüfmethode Gesichtsfeldausfälle erfaßt, die größer erscheinen als bei der Untersuchung mit konventionellen Beleuchtungseinheiten [165,166], obwohl andere Untersucher nicht bestätigen konnten, daß man mit farbigen Prüfmarken empfindlicher als mit weißen Prüfmarken glaukomatöse Gesichtsfeldveränderungen nachweisen könnte [167–169]. In einer klinischen Prüfung wird vermutet, daß eine blaue Prüfmarke gegen einen gelben Hintergrund mit größerer Empfindlichkeit eine beginnende Gesichtsfeldstörung aufdecken kann, was für einen manifesten Gesichtsfeldausfall jedoch nicht zutrifft [166].

Eine andere Modifikation der Prüfmarken, wie bereits angedeutet, ist die Untersuchung der *Kontrastempfindlichkeit* mit sinusförmigen Gittern geringer räumlicher Frequenz oder Laserinterferenzstreifen, als eine Möglichkeit des verbesserten Nachweises peripherer Ausfälle [49–51]. Verschiedene *Prüfmarkenformen* und *-muster*, die der Patient zu unterscheiden hat, sollen nach Literaturberichten ebenfalls für den Nachweis von Sehnervenläsionen von besonderem Wert sein [170,171]. Der Gewinn all dieser Prüfmarkenmodifikationen ist jedoch bislang noch nicht schlüssig und die Standarddarbietung einer Prüfmarke zur Untersuchung des Gesichtsfeldes ist nach wie vor der weiße Stimulus unterschiedlicher Größe und Leuchtdichte.

6.3.1.4 Darbietung der Prüfmarken

Um die Erwartungshaltung des Untersuchten über Ort und Zeit der nächsten Prüfpunktdarbietung so gering wie möglich zu halten, sollte die Stimulussequenz randomisiert sein und nicht einem vorhersagbaren Ortsmuster folgen. Es ist günstig, wenn die Intervallzeit zwischen zwei aufeinanderfolgenden Stimuli variabel ist und die Reaktionsgeschwindigkeit des Untersuchten berücksichtigt wird. Um Angstgefühle des Patienten bei der Prüfung im Bereich eines Gesichtsfeldausfalles zu vermeiden, sollte die Prüfmethode periodisch in den sehenden Bereich wechseln. Bei kinetischen Prüfmarken ist eine Prüfmarkengeschwindigkeit von 4°/s für alle Prüfmarken im zentralen und peripheren Gesichtsfeld optimal [172]. Die Prüfmarke sollte stets vom nicht-sehenden in das sehende Areal (von der Peripherie in Richtung Fixation) geführt werden, wenn eine Isoptere aufgezeichnet wird. Das gleiche gilt für die Bestimmung des blinden Fleckes oder eines Skotoms mit der bewegten Prüfmarke aus dem Zentrum des Gesichtsfeldausfalles heraus. Überschwellige Prüfmarken sollten eine konstante Darbietungszeit von etwa 0,5–1 s haben, wobei die Überschwelligkeit dem untersuchten Gesichtsfeldareal angepaßt sein sollte.

6.3.1.5 Hintergrundleuchtdichte

Die Hintergrundleuchtdichte für die manuelle Perimetrie war traditionell mesopisch, um sowohl Zapfen wie Stäbchen anzuregen. Die Hintergrundleuchtdichten, die für die statische und kinetische Perimetrie üblicherweise verwandt werden, reichen vom photopischen bis in den mesopischen Bereich (4–31,5 Apostilb), obwohl die optimale Leuchtdichte noch nicht eindeutig festgelegt ist. In einer klinischen Studie ergaben sich Hinweise, daß eine geringe Hintergrundleuchtdichte bei kleinen Transmissionsverlusten von Licht über die brechenden Medien signifikante Veränderungen der gemessenen Schwellenwerte bedingt [173]. Beim Vergleich skotopisch und photopisch bestimmter Gesichtsfelder waren lokalisierte Skotome bei Glaukompatienten von gleicher Tiefe. Diffuse skotopische Ausfälle waren jedoch deutlich größer als die photopisch erfaßten, was vermuten läßt, daß nicht alle Ganglionzelltypen gleichermaßen empfindlich auf den glaukomatösen Schädigungsmechanismus reagieren [174].

Bei Kugelperimetern sollte die photometrische Kalibrierung mit am Perimeter sitzenden Patienten vorgenommen werden, da die Reflektivität des Gesichtes des Patienten die Leuchtdichte beeinflußt. Der wichtigste Aspekt bezüglich der Leuchtdichten ist jedoch, die Leuchtdichte von Prüfmarke und Hintergrund in einem konstanten und reproduzierbaren Verhältnis während der gesamten Untersuchungszeit und von einer zu einer anderen Untersuchung zu halten.

6.3.1.6 Physiologische Faktoren mit Einfluß auf das Gesichtsfeld

Folgende Aspekte bedürfen bei der Gesichtsfeldprüfung wie auch bei der Interpretation der Befunde der Berücksichtigung:

Transparenz der brechenden Medien. *Katarakte*, besonders bei der Gesichtsfeldprüfung in Miosis, können zentrale oder periphere Gesichtsfeldausfälle vortäuschen oder bestehende vergrößern, was als eine Zunahme des glaukomatösen Gesichtsfeldschadens fehlgedeutet werden kann. Selbst eine geringe Lichtstreuung, wie sie bei einer beginnenden Kataraktentwicklung auftritt und nur eine geringfügige Wirkung auf die zentrale Sehschärfe hat, kann die Lichtunterschiedsschwelle der Netzhaut deutlich beeinflussen [175]. Wie bereits angedeutet, kann dieser irreführende Effekt bei geringer Hintergrundleuchtdichte verstärkt werden [173]. Bei einer klinischen Studie an 90 Glaukomaugen mit Katarakt zeigten 41 % der Augen das Verschwinden eines relativen oder absoluten Skotoms nach der Kataraktextraktion [176]. Kernkatarakte reduzieren die zentralen Schwellenwerte mehr als die peripheren, sowohl für kleine wie auch für große Prüfmarken, während kortikale Linsentrübungen die zentrale Empfindlichkeit mehr für kleine Prüfmarken und die periphere Empfindlichkeit für die großen Prüfmarken beeinflussen [177]. Man hat versucht, die glaukomatösen Gesichtsfeldveränderungen mit den Linsentrübungen [178] und der zentralen Sehschärfe [179] zu korrelieren, um dem Kliniker bei der Einschätzung der Bedeutung von Gesichtsfeldveränderungen bei Patienten mit Glaukom und Katarakt eine Hilfestellung zu geben. Transparenzverluste der brechenden Medien aus anderer Ursache wie z. B. Hornhauttrübungen, Hinterkapseltrübungen nach extrakapsulärer Kataraktchirurgie oder Glaskörpertrübungen können ebenso die Gesichtsfeldprüfung beeinflussen. Eine Applanationstonometrie vor der automatischen, statischen Schwellenperimetrie ergab in einer klinischen Studie keinen entscheidenden Effekt auf die Ergebnisse der Gesichtsfeldprüfung [180].

Pupillenweite. Eine ausgeprägte *Miosis* kann alleine bereits die zentralen wie peripheren Schwellenwerte der Netzhautunterschiedsempfindlichkeit mindern und die Gesichtsfeldausfälle größer erscheinen lassen [181], auch nach Korrektur der induzierten Myopie [182]. In einer klinischen Studie wurden Neutralfilter verwandt, um den Lichteinfall auf die Netzhaut in einem Ausmaß zu mindern, welches der Halbierung des Pupillendurchmessers entspricht, was die Schwellenwertbestimmung an zwei automatischen Perimetern um 1,1–1,7 dB reduzierte [183]. Aus diesem Grunde sollte die Pupillenweite bei jeder Gesichtsfeldprüfung notiert und der Einfluß der Miosis bei Änderung der Gesichtsfeldbefunde wohl berücksichtigt werden. Die Mydriasis hat weniger Einfluß auf die Gesichtsfeldprüfung, obwohl eine Pupillenerweiterung mit 1 % Tropicamid bei Gesunden ohne jedwede augenärztliche Medikation eine signifikante Herabsetzung der Schwellenwerte in der automatischen Perimetrie zeigte [184].

Brechungsfehler. Brechungsfehler können die Befunde des zentralen Gesichtsfeldes verändern. Die Myopie bedarf keiner Korrektur bei einem Untersuchungsabstand von 300 mm, wenn sie 3 Dioptrien nicht übersteigt. Posteriore Staphylome können Areale einer relativen Myopie verursachen, was zu sog. *Refraktionsskotomen* führt, die man mit glaukomatösen Gesichtsfeldveränderungen verwechseln kann, welche jedoch bei einer geeigneten Nahkorrektur verschwinden. Die *Hyperopie* hat einen größeren Einfluß auf das perimetrische Ergebnis, besonders für das zentrale Gesichtsfeld und selbst kleine hyperope Refraktionsfehler können die retinalen Schwellenwerte signifikant verändern [185–187]. Altersbezogene Tabellen für die Nahkorrektur sind verfügbar und eine Orientierungshilfe zur angemessenen Korrektur der Presbyopie, wenngleich die individuelle Ermittlung der bestmöglichen Nahkorrektur für 30–33 cm Prüfpunktabstand der bessere Weg ist. Die Kontaktlinse stellt die beste Korrektur zur Perimetrie des aphaken Auges dar, wenngleich eine Glaskorrektur mit schmalrandiger Fassung für die Untersuchung des zentralen Gesichtsfeldes zwischen 25 und 30° ausreicht. Für das periphere Gesichtsfeld ist keine Korrektur notwendig. Der Astigmatismus sollte ebenfalls korrigiert werden, wenn die zylindrische Korrektur nicht weniger als 1 Dioptrie ist, wofür ein sphärisches Äquivalent berücksichtigt werden kann.

Alter. Mit fortschreitendem Alter nehmen die retinalen Schwellenwerte ab. Dieser Effekt ist bereits bei 20jährigen nachweisbar und nimmt linear während des gesamten Lebens zu, er betrifft das periphere Gesichtsfeld und die oberen Quadranten stärker als die parazentralen und inferioren Anteile des Gesichtsfeldes [184,189]. Die altersbedingten Veränderungen des statischen Gesichtsfeldes sind offensichtlich mehr auf den involutiven Verlust von Neuronen zurückzuführen als auf präretinale Veränderungen [190].

6.3.1.7 Psychologische Faktoren mit Einfluß auf das Gesichtsfeld

Das Verständnis des Patienten über die Art und Weise der Gesichtsfeldprüfung, seine augenblickliche Wachsamkeit, Konzentration, Fixationskonstanz und Kooperation beeinflussen das Ergebnis der Gesichtsfeldprüfung [191]. Ein gewisser Lerneffekt bei der automatischen Perimetrie kann das Ergebnis der Untersuchung bei der ersten oder zweiten Gesichtsfeldprüfung mitbestimmen, was dafür spricht, daß das erste Gesichtsfeld, wenn es nicht mit den klinischen Befunden übereinstimmt, wiederholt werden sollte [192–194]. Eine andere klinische Studie ergab, daß eine mäßige Alkoholaufnahme die Lichtunterschiedsempfindlichkeit der Netzhaut in der automatischen Perimetrie nicht beeinflußt [195]. Bei der manuellen Perimetrie wird das Geschick des Perimetristen natürlich einen ganz wesentlichen Einfluß auf das Ergebnis der Gesichtsfeldprüfung haben [196].

6.3.2 Manuelle Perimetrie

6.3.2.1 Tangentenskala

Die Prüfung des Gesichtsfeldes an der Tangentenskala ist eine heute nur noch wenig ausgeführte Untersuchungsmethode und zählt zu den kaum standardisierbaren manuellen Perimetriemethoden. Die Tangentenskala besteht aus einer ebenen, viereckigen mit schwarzem Filz oder Flanell bespannten Tafel mit einer zentralen weißen Fixationsmarke zur Untersuchung der zentralen 30° des Gesichtsfeldes. Diese Perimetrie wird unter mesopischen Beleuchtungsbedingungen bei etwa 7 Candela ausgeführt, wobei der Patient entweder in 1 oder 2 Meter Abstand sitzt. Man kann an der Tangentenskala sowohl kinetisch wie auch überschwellig statisch untersuchen. Bei der kinetischen Methode bewegt der Untersucher eine Prüfmarke von der Peripherie in Richtung Fixationspunkt bis der Patient das Erkennen der Prüfmarke anzeigt. Dieses Vorgehen wird in verschiedenen Meridianen um den Fixationspunkt herum wiederholt, bis eine Isoptere aufgezeichnet ist. Der Stimuluswert der Prüfmarke wird durch Größe und/oder Farbe variiert. Die entsprechende Isoptere ist dann definiert durch das Verhältnis von Prüfmarkendurchmesser und der Untersuchungsdistanz zwischen Patient und Prüfmarke, was beides in mm ausgedrückt wird, z. B. „2/1000 Weiß" für eine 2 mm breite Prüfmarke in 1 Meter Entfernung (ist die Farbe der Prüfmarke nicht angegeben, wird eine weiße Prüfmarke vorausgesetzt).

Für eine orientierende, überschwellige, statische Perimetrie kann die scheibenförmige Prüfmarke von Schwarz nach Weiß rotiert werden oder man verwendet eine beleuchtete Prüfmarke mit einem An- und Abschalter. Gesichtsfeldorte, an denen der Patient die Prüfmarke nicht erkannt hat, werden dann mit kinetischer Prüfmethode weiter eruiert.

Die Tangentenskala hat die Vorteile geringer Kosten und der Einfachheit der Untersuchung. Die Reproduzierbarkeit dieser Prüfmethode ist jedoch außerordentlich begrenzt, was gerade für die Diagnostik und Behandlung des Glaukoms doch wichtig ist. Variationen der Hintergrundleuchtdichte, des Stimuluswertes der Prüfmarken und die Unmöglichkeit einer Fixationsüberwachung sind nachteilige Charakteristika. Außerdem kann das periphere Gesichtsfeld nicht untersucht werden, glaukomatöse Ausfälle in dieser Region sind damit nicht prüfbar.

6.3.2.2 Bogen- und Kugelperimeter

Mit diesen Geräten kann sowohl das zentrale wie das periphere Gesichtsfeld geprüft werden. Die Prüffläche des Perimeters ist dabei entweder ein gleichmäßig gebogener Metallarm (Bogenperimeter) oder eine Halbkugel. Bogenperimeter haben nur noch medizin-historische Wertstellung. Die kinetische Perimetrie am halbkugelförmigen Projektionsperimeter ist für die Glaukomdiagnostik wesentlich besser geeignet. Das Standardgerät für diesen Perimetertyp ist das *Goldmann-Perimeter* (Abb. 6.8 a, b) [197]. Vergleichbare Geräte wurden mit dem Goldmann-Perimeter mit unterschiedlichen Ergebnissen verglichen [198]. Die Halbkugel des Goldmann-Perimeters hat einen Radius von 300 mm und reicht bis zu 95° auf jede Seite des Fixationspunktes. Die Prüfmarke wird auf die Halbkugelinnenfläche projiziert und der Stimuluswert der Prüfmarke kann auf verschiedene Weise variiert werden: 1. durch die Prüfmarkengröße, 2. durch die Lichtintensität und 3. durch die Lichttransmission. Letztere Variable ermöglicht lediglich eine genauere Intensitätsabstimmung des Stimulus. Für die Bezeichnung der verwandten Prüfmarke werden auf dem Gesichtsfeldschema häufig folgende Parameter aufgezeichnet: 0–V für die Größe, 1–4 für die Intensität und a–e für die Lichttransmission. Eine Isoptere kann deshalb mit den Prüfmarkenparametern „I2e" bezeichnet werden, was bedeutet, daß die Prüfmarkengröße 1/4 mm² war, bei einer Leuchtdichte von 10 Millilambert und einer 100 %igen Transmission der Lichtquelle. Die Überwachung der Patientenfixation geschieht über ein Teleskop im Zentrum der Perimeterkugel.

Das Goldmann-Perimeter kann sowohl für die kinetische als auch für die statische Gesichtsfeldprüfung verwandt werden. Andere manuelle Perimeter wurden ausschließlich für die statische Schwellenperimetrie (Profilperimetrie) entworfen. Diese Perimeterreihe wurde durch das *Tübinger Perimeter* begründet, das ebenfalls ein Halbkugelperimeter darstellt mit ortskonstanten Prüfmarken mit variabler Leuchtdichte [199].

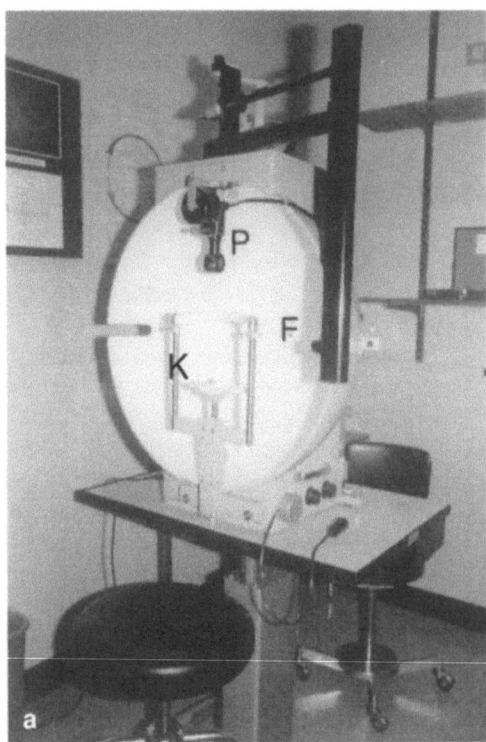 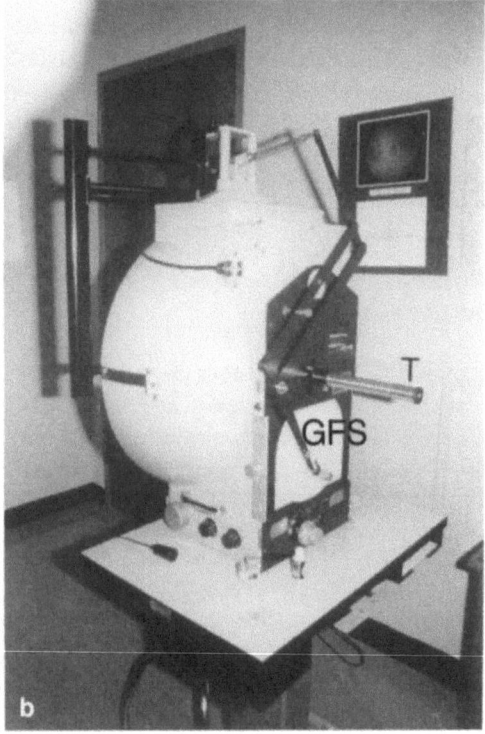

Abb. 6.8 a, b. Goldmann-Perimeter. **a** Patientenseite mit Kopfstütze *(K)*, Fixationsobjekt *(F)* und Projektionseinrichtung für die Prüfmarken *(P)*. **b** Untersucherseite mit Teleskop für die Fixationsüberwachung *(T)* und Gesichtsfeldschema *(GFS)* zur Lokalisierung und Registrierung der Prüfmarken

6.3.2.3 Spezielle Methoden

Für die Diagnostik und Behandlung der Glaukome hat die Gesichtsfeldprüfung zwei wesentliche Zielsetzungen: 1. Screeninguntersuchungen, um das Vorliegen einer glaukomatösen Gesichtsfeldschädigung nachzuweisen, und 2. Tiefenauslotung und Quantifizierung bekannter Ausfälle des Gesichtsfeldes für eine möglichst genaue Beschreibung des Gesichtsfeldschadens und als Grundlage für die Verlaufskontrolle der Erkrankung.

Screeningperimetrie. Armaly [200] entwickelte eine Screeningmethode zur Prüfung des Gesichtsfeldes am Goldmann-Perimeter, die von Drance et al. [201–203] modifiziert wurde und in der Literatur als *selektive Perimetrie* oder *Armaly-Drance-Technik* beschrieben wird. Das Grundkonzept dabei ist, jene Areale des Gesichtsfeldes statisch zu prüfen, die mit größter Wahrscheinlichkeit erste glaukomatöse Ausfälle zeigen. Bei dieser Technik wird ein Goldmann-Perimeter für die überschwellige, statische Perimetrie verwandt, um nach zentralen Ausfällen zu suchen, außerdem wird das periphere Gesichtsfeld in den sensiblen Regionen sowohl überschwellig statisch wie auch kinetisch mit Betonung der nasalen und temporalen Peripherie geprüft (Abb. 6.9). Eine Beurteilung dieser Untersuchungsmethode bei 106 Gesunden und 49 Pa-

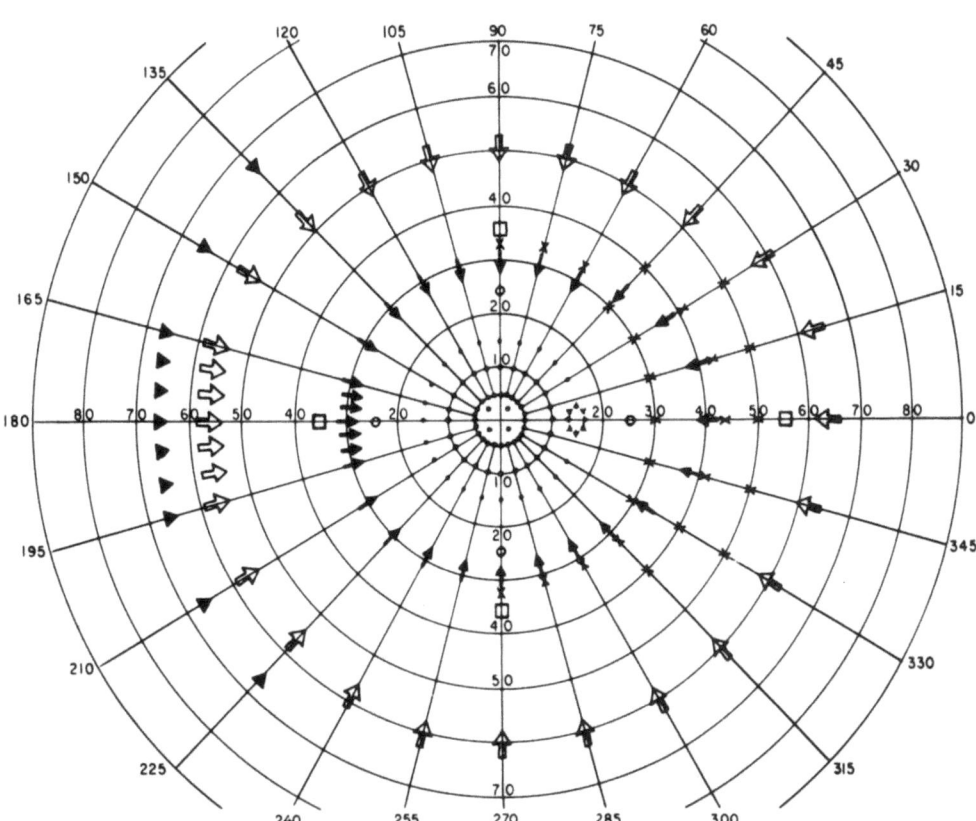

Abb. 6.9. Screening-Gesichtsfeldprüfung mit dem Goldmann-Perimeter (selektive Perimetrie, Armaly-Drance-Technik). 1. Der zentrale Schwellenwert wird zunächst mit der kleinsten Prüfmarke und der geringsten Intensität bestimmt, die der Patient an allen 4 Prüforten noch erkennt *(offene Kreise)*. 2. Die Prüfmarke für die zentrale Schwellenprüfung wird nach der statischen Prüfmethode in jedem Quadranten 5° vom Fixationspunkt entfernt *(volle Kreise)* dargeboten, um den Patienten mit der Prüfmethode vertraut zu machen. 3. Der blinde Fleck wird kinetisch mit der zentralen Prüfmarke an 8 Punkten geprüft *(kleine Pfeilspitzen)*. 4. Die Isopterengrenzen für die zentrale Prüfmarke werden alle 5° für 15° oberhalb und unterhalb des horizontalen Meridians und alle 15° entlang der restlichen Zirkumferenz geprüft *(volle Pfeile)*. 5. Mit der zentralen Prüfmarke werden die Lokalisationen 5, 10 und 15° Exzentrizität getestet *(volle Kreise)*. 6. Die peripheren Schwellenwerte zur Bestimmung der geeigneten Prüfmarke werden gesondert bestimmt *(offene Vierecke)*. 7. Die Isopterengrenzen für die peripheren Prüfmarken werden wie in Punkt 4 *(offene Pfeile)* geprüft. 8. Verschiedene Stellen mit der peripheren Prüfmarke werden in der temporalen Peripherie getestet *(X)*. 9. Die nasale Peripherie wird mit der Prüfmarke 4e 45° ober- und unterhalb des horizontalen Meridians geprüft *(große Pfeilspitzen)*. Eine Korrektur wird nur für die zentrale Prüfmarke, jedoch nicht für die Untersuchung der Peripherie verwandt

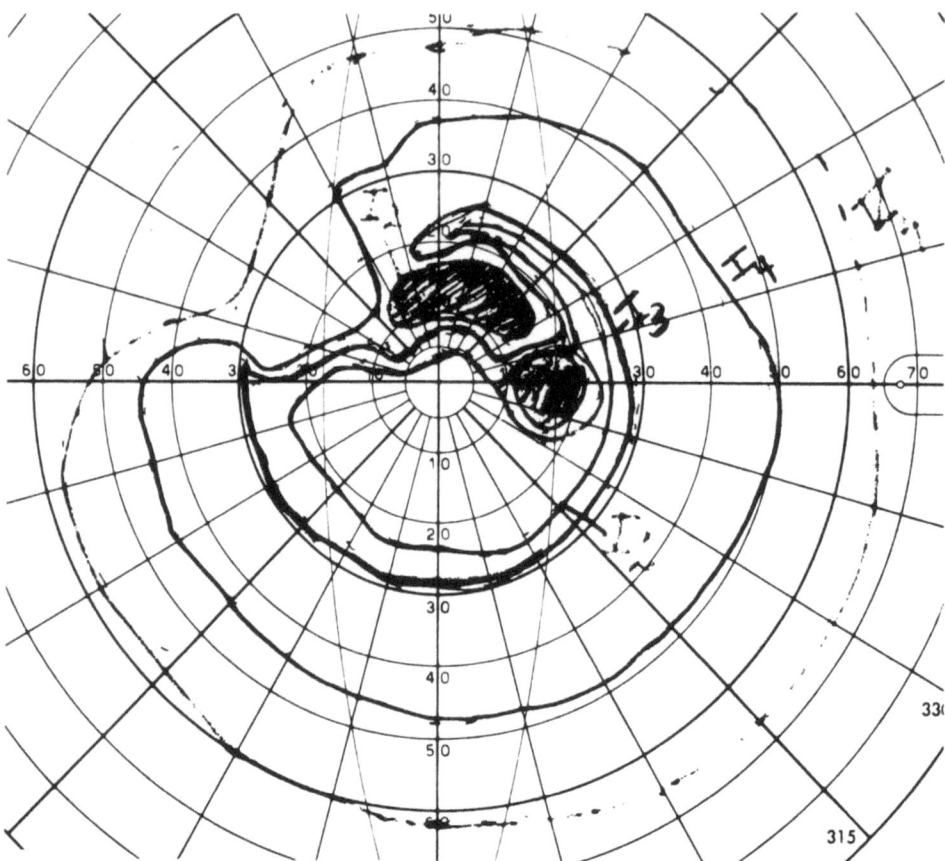

Abb. 6.10. Tiefenauslotung eines Skotoms mit dem Goldmann-Perimeter, bei dem ein oberes Bogenskotom und ein nasaler Einbruch mit vier Prüfmarken dokumentiert wird (I_2, I_3, I_4 und V_4)

tienten mit glaukomatösen Ausfällen zeigte eine hohe Sensitivität und Spezifität der Prüfmethode, die sie für klinische Zwecke wie auch für die Reihenuntersuchung geeignet erscheinen ließ [201,203]. Eine weitere Modifikation verwendet die Prüfmarke V4e für die nasale Isoptere, um eine Verdichtung der peripheren, nasalen Isopteren nachzuweisen [17]. Eine andere Untersuchungstechnik mit dem Goldmann-Perimeter ist, drei überschwellige Prüfmarken innerhalb von drei konzentrischen Regionen um den Fixationspunkt herum zu prüfen, in Übereinstimmung mit dem physiologischen Empfindlichkeitsgefälle der Netzhaut [204]. Andere Untersucher haben Prüfprotokolle entwickelt, um die Anzahl der Prüfpunkte ohne Verlust an Sensitivität und Spezifität zu reduzieren, indem man die Prüfpunkte in jenen Teilen des Gesichtsfeldes konzentrierte und verdichtete, wo man einen Ausfall mit großer Wahrscheinlichkeit erwartete [205,206].

Tiefenauslotung von Skotomen. Wird bei einer überschwelligen Screeninguntersuchung ein Gesichtsfeldausfall vermutet, hat der Untersucher eine zweifache Wahl. Das Gesichtsfeld kann bei einem zweiten Untersuchungstermin nochmals überprüft oder das verdächtige Gesichtsfeldareal im gleichen Untersuchungsgang durch eine Tiefenauslotung und Abgrenzung des vermuteten Ausfalls präzisiert werden. In den meisten Fällen ist es praktikabler die Gesichtsfeldprüfung mit einer Quantifizierung des Ausfalls fortzuführen. Die Umwandlung einer Screeninguntersuchung in eine statische Tiefenauslotung des Defektes ist mit der Armaly-Drance-Technik gut möglich, da beide am Goldmann-Perimeter mit identischen oder ähnlichen Prüfmarken ausführbar sind. Das Prinzip der Tiefenauslotung eines Gesichtsfeldausfalles ist, Größe und Form des Skotoms mit Prüfmarken unterschiedlicher Größe und Leuchtdichte zu beschreiben (Abb. 6.10). Für die manuelle Perimetrie ist die statische Profilperimetrie ebenfalls von großem Wert um einen bekannten Ausfall in Tiefe und Form des Skotoms darzustellen und damit eine gute Grundlage für die Verlaufskontrolle zu schaffen.

6.3.2.4 Aufzeichnung und Bewertung manueller Gesichtsfelddaten

Die komplexe Natur von Gesichtsfeldbefunden macht es schwierig, die gegebene Information auf eine einfache Beschreibung oder Zahlengröße zu reduzieren. Deshalb ist die Aufbewahrung der Befunde in ihrer ursprünglichen Form (wie sie direkt am Perimeter aufgezeichnet werden) der praktikabelste Weg der Befundspeicherung. Es wurden jedoch verschiedene Methoden entwickelt, Gesichtsfeldbefunde von manuellen, statischen und kinetischen Perimetern für eine Computerspeicherung zu konvertieren, um letztendlich Flächenberechnungen, graphische Darstellungen und Eingaben in den persönlichen Datenpool des Patienten zu ermöglichen [207,208]. Wenn es notwendig ist den Gesichtsfeldverlust bei der manuellen Perimetrie prozentual einzuschätzen, so kann man das Esterman-Gitter verwenden, in dem das Gesichtsfeld in 100 Quadrate variabler Größe entsprechend ihrem funktionellen Wert unterteilt ist, wobei jedes Quadrat 1 % entspricht [209–211]. Das Esterman-Gitter wird auch von der American Medical Association als Standard für das Ausmaß an Behinderung durch einen Gesichtsfeldschaden zugrundegelegt [212]. Es sind auch solche Bewertungsgitter zur Quantifizierung von Befunden an der Tangentenskala [209], am Projektionsperimeter [210] oder für das binokulare Gesichtsfeld verfügbar [211]. Bei Patienten mit fortgeschrittenem glaukomatösen Gesichtsfeldverlust zeigte sich die binokulare Bewertung der Befunde nach Esterman an einem automatischen Perimeter in guter Übereinstimmung mit den kombinierten, monokularen Gesichtsfeldbefunden [213].

6.3.3 Automatisierte Perimetrie

6.3.3.1 Warum Automatisierung?

Die Einführung der automatisierten oder computergesteuerten Perimetrie stellt den letzten großen Schritt in der historischen Entwicklung der Gesichtsfeldprüfung dar. Die erste Ära der Perimetrie begann in der Mitte des 19. Jahrhunderts mit der Arbeit von Von Graefe bei Verwendung von Tangentenskalen und Bogenperimetern. Eine wesentliche Begrenzung dieser Geräte war das Fehlen standardisierter Untersuchungsbedingungen (sowohl bezüglich der Prüfmarken wie auch der Hintergrundleuchtdichte), ebenso wie das Fehlen einer Fixationskontrolle. Dies verlangte nach einer neuen Zeit der standardisierten Gesichtsfeldprüfung, die in der Mitte dieses Jahrhunderts mit den epocheprägenden Entwicklungen von Goldmann begann. Es blieb jedoch das Problem der Subjektivität von Patient und Perimetrist. Während die Subjektivität der Untersuchungsmethode bezüglich des Untersuchten unumgänglich ist, kann die Subjektivität des Perimetristen bis zu einem gewissen Maße eliminiert werden wie sich zu Beginn der Ära der automatisierten Perimetrie Anfang der 70er Jahre erwies.

Durch den weitgehenden Wegfall der Untersuchersubjektivität in der automatischen Perimetrie verbesserte sich die Vergleichbarkeit und Reproduzierbarkeit der Gesichtsfeldbefunde. Außerdem eröffneten die Computer neue Möglichkeiten, die mit der manuellen Perimetrie nicht gegeben waren wie z. B. die randomisierte Darbietung der Prüfmarken, Beurteilungskriterien für die Zuverlässigkeit der Patientenantworten und biostatistische Programme zur Auswertung der Daten zu verschiedenen Zeitpunkten der Diagnostik und Verlaufskontrolle. Wenngleich der Informationswert der automatisierten Perimetrie unzweifelhaft größer ist, so muß man doch eingestehen, daß sie weder schneller noch billiger als die manuelle Perimetrie ist.

6.3.3.2 Klassifikation automatisierter Perimeter [214]

Halbautomatische Perimeter. Bei diesen Geräten ist der Perimetrist noch zu einem geringen Teil in die Gesichtsfeldprüfung eingebunden, wie z. B. bei der Darbietung der Prüfmarken, bei Entscheidungen zum Fortgang der Gesichtsfeldprüfung und bei der Aufzeichnung der Befunde. Diese Geräte werden überwiegend zu *Screeningzwecken* in der Glaukomdiagnostik eingesetzt.

Das *Screeningperimeter nach Harrington-Flocks* verwendet eine Blitzlichtdarbietung gleichzeitiger, mehrfacher Stimuli und der Patient wird gefragt, die Anzahl der gesehenen Blitze anzugeben [215]. Man befand dieses Perimeter für ausreichend zuverlässig in einer Studie von 1500 Gesichtsfeldprüfungen bei einer Reihenuntersuchung [216]. Der *Friedmann-Gesichtsfeldanalysator* ist ein ähnliches Gerät, welches die statische Darbietung einzelner oder mehrerer Prüfmarken verwendet, die in der Leuchtintensität variiert werden können [217,218]. Klinische Studien haben ebenso für dieses Perimeter die Zuverlässigkeit für Reihenuntersuchungen nachgewiesen [219]. Es zeigte sich zumindest gleich sensitiv wie eine sorgfältige manuelle Perimetrie am Goldmann-Perimeter bezüglich der Aufdeckung früher glaukomatöser Gesichtsfeldausfälle [220] und ist auch für die Verlaufskontrolle glaukomatöser Gesichtsfeldausfälle von einem gewissen Wert, wenngleich die Begrenzung darin liegt, daß es nur die zentralen 25° des Gesichtsfeldes berücksichtigt [221]. Ein weiterer Nachteil ist die Tatsache, daß Gesunde häufig Prüfpunktdarbietungen in der äußeren oberen Peripherie und in der Bjerrum-Region [222] übersehen, weshalb man derartige Ausfälle mit den Befunden Gesunder vergleichen sollte [223].

Kürzlich wurden auch *Fernsehschirme* für Reihenuntersuchungen des zentralen Gesichtsfeldes durch eine Modifikation der Vielfachpunktdarbietung nach Harrington-Flocks verwandt [224]. Ein TV-Monitor, ein Personalcomputer und ein Thermodrucker bildeten die Grundlage einer anderen Entwicklung für eine automatisierte Gesichtsfeldprüfung mit geringen Anschaffungskosten [225]. Der Informationswert dieser Methoden bedarf jedoch noch der Bestätigung.

Vollautomatische Perimeter. Bei diesen Geräten wird der Perimetrist während der Untersuchung durch den Computer ersetzt und hat keinen Einfluß mehr auf die Gesichtsfeldbefunde, abgesehen von dem sehr wichtigen Aspekt, daß der Patient gut über die Untersuchung aufgeklärt sein muß, bequem am Perimeter Platz findet und den Anforderungen der Untersuchung entsprechen kann. Die folgenden Abschnitte dieses Kapitels beschäftigen sich ausschließlich mit dieser Form der automatisierten Perimetrie.

6.3.3.3 Technische Ausstattung

Seit Einführung der computergesteuerten Perimetrie in den 70er Jahren wurde eine große Vielfalt von Geräten entwickelt. Viele davon sind kommerziell nicht mehr verfügbar, während die meisten verfügbaren bereits Modifikationen der ursprünglichen Entwicklungen darstellen.

Automatische Perimeter haben zwei wesentliche Komponenten: die Untersuchungseinheit oder das eigentliche Perimeter und die Steuerungseinheit. Die Untersuchungseinheit verwendet bei den meisten Entwicklungen eine kugelförmige Prüffläche, ähnlich dem manuellen Goldmann-Perimeter.

Statische Prüfmarken. Bei allen automatischen Perimetern werden statische Prüfmarken verwandt, obwohl bei einigen Modellen zusätzlich kinetische Prüfmarken bezüglich ihrer Brauchbarkeit getestet wurden [114,115]. Die Prüfmarken werden entweder in das Innere des Kugelperimeters projiziert oder die Darbietung erfolgt durch Lichtdioden (LEDs) bzw. in den Perimeterschirm integrierte Faseroptiken. Die Projektion der Stimuli hat den Vorteil zahlenmäßig unbegrenzter Prüforte, während Faseroptiken und Lichtdioden feste Positionen in der Halbkugel einnehmen müssen. Außerdem sind die LEDs in Bohrungen des Perimeterschirms untergebracht, was eine Wahrnehmung in den empfindlichsten Netzhautregionen gleichsam als einen Stimulus geringerer Intensität als die Hintergrundleuchtdichte ermöglicht [226,227]. Dieses sog. „Dunkellochphänomen" ergibt eine erhöhte Variabilität bei der wiederholten Schwellenwertbestimmung [226,227]. Projizierte Prüfmarken haben auch den Vorteil, daß sie in Größe und Lichtintensität verändert werden können. In der klinischen Praxis wird die Stimulusgröße bei der automatischen Perimetrie selten verändert, obwohl man nachgewiesen hat, daß große Prüfmarken noch eine Messung der Sehfunktion in Gesichtsfeldarealen ermöglichen, die man mit Prüfmarken von Standardgrößen als absolute Skotome betrachtet hätte [228]. Allen verschiedenen Prüfpunktdarbietungen ist gemeinsam, daß der Patient in unterschiedlicher Art anzeigt, wenn er die Prüfmarke erkannt hat, was durch den Computer registriert wird.

Fixation. Die Fixation des Patienten wird in verschiedener Weise und in Abhängigkeit des technischen Aufwandes des Perimeters überwacht. Einige verwenden ein Teleskop, ähnlich wie bei dem manuellen Goldmann-Perimeter, während andere dem Untersucher ermöglichen, die Augenstellung des Patienten über einen TV-Monitor zu kontrollieren. Irgendeine automatische Fixationskontrolle ist bei den meisten Computerperimetern integriert, entweder durch die periodische Überprüfung der Patientenantwort in dem vorher bestimmten blinden Fleck oder durch die Registrierung des Lichtreflexes von der apikalen Hornhaut des Patienten. Der Computer kann insbesondere bei letzterer Methode so programmiert werden, daß er die Untersuchung bei Fixationsverlust unterbricht.

Steuerungseinheit. Die Steuerungseinheit ermöglicht die Interaktion zwischen Untersucher und Computer über einen Dialogmonitor und einen Lichtgriffel oder ein Keyboard. Der Computer der Steuerungseinheit entnimmt das Untersuchungsprogramm einer Diskette oder einem Computerchip und kontrolliert bzw. überwacht den Untersuchungsablauf entsprechend dem angewählten Programm, bewertet die Antworten des Patienten und speichert die Daten. Die Steuerungseinheit enthält auch einen Drucker, der einen Ausdruck der Daten in Symbolen oder numerischen Werten ermöglicht. Die Computer in den größeren automatischen Perimetern ermöglichen auch eine Datenspeicherung und können eine statistische Analyse der Befunde in Relation zu abgespeicherten Normalbefunden oder gegenüber vorausgegangenen Gesichtsfeldprüfungen des gleichen Patienten anfertigen.

6.3.3.4 Prüfstrategien

Alle vollautomatischen Perimeter nutzen die Möglichkeiten einer *randomisierten Prüfpunktdarbietung* statischer Prüfmarken, um der Erwartungshaltung des Patienten über die nächste Stimulusdarbietung zu begegnen. Außerdem nutzt man eine *adaptive Untersuchungsmethode*, bei der die Prüfmarken entsprechend dem physiologischen Empfindlichkeitsgefälle der Netzhaut angeboten werden. Dabei kann man von alterskorrigierten Normkurven ausgehen oder die Patientenantworten aus einem, dem eigentlichen Untersuchungsprogramm vorausgehenden Kurzprogramm zugrunde legen (Abb. 6.11 a, b). Dieses Vorgehen (im Vergleich mit der Darbietung eines konstanten Stimuluswertes über das gesamte Gesichtsfeld wie bei vielen manuellen Prüfmethoden) verbessert die Balance zwischen Sensitivität (die Fähigkeit der Methode, pathologische Befunde aufzudecken) und Spezifität (die Fähigkeit der Methode, einen Normalbefund als solchen zu klassifizieren) der Untersuchung. Vollautomatische Perimeter unterscheiden sich in dem entscheidenden Aspekt, ob sie nur eine überschwellige Perimetrie oder eine echte Schwellenwertperimetrie ausführen können.

Überschwellige statische Perimeter. Mit diesen Perimetern wird ein Stimulus mit einer Leuchtdichte gering über dem zu erwartenden Schwellenwert an einem bestimmten Netzhautort angeboten. Einige Geräte zeigen lediglich an, ob die Prüfmarke gesehen oder nicht gesehen wurde, während andere einen zweiten Prüfpunkt mit höherer Leuchtdichte am gleichen Netzhautort anbieten, um zwischen relativen und absoluten Ausfällen zu unterscheiden. In jedem Falle sind diese Perimeter auf Screeningfunktionen beschränkt, da sie eine Tiefenauslotung oder präzise Begrenzung der Ausfälle nicht ermöglichen, wie dies für eine möglichst genaue Ausgangsbeurteilung des Gesichtsfeldbefundes oder für die Verlaufskontrolle unter Therapie notwendig ist. Mit der fortschreitenden

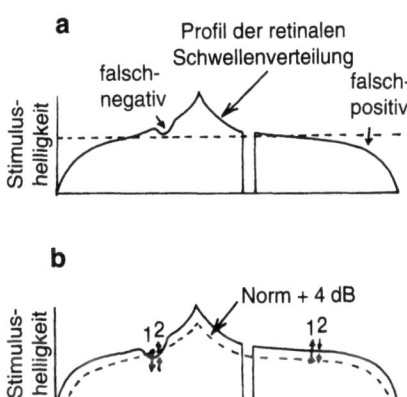

Abb. 6.11 a, b. Adaptive Prüfmethode bei der automatischen, statischen Perimetrie. **a** Wenn eine konstante Leuchtdichte der Prüfmarke im gesamten Gesichtsfeld angeboten wird, werden relative Ausfälle in der Nähe des Fixationspunktes übersehen (falsch-negativer Befund), während in den peripheren Gesichtsfeldarealen falsch-positive Befunde erhoben werden. **b** Die adaptive Prüfmethode minimiert diesen Fehler, indem sie die Prüfmarkenleuchtdichte der retinalen Exzentrizität anpaßt. Bei der Schwellenperimetrie wird die retinale Lichtunterschiedsempfindlichkeit am gegebenen Prüfort durch Zu- oder Abnahme der Leuchtdichte *(1)* des Prüfpunktes überschritten und dann ein zweites Mal mit kleineren Leuchtdichtestufen eingegeben *(2)*

den technischen Entwicklung in der automatischen Perimetrie werden diese Geräte mehr und mehr durch die Perimeter mit allen Möglichkeiten der Schwellenperimetrie ersetzt.

Statische Schwellenwertperimeter. Zusätzlich zur überschwelligen Screeningperimetrie können diese Geräte eine Vielfalt von schwellenwertorientierten Untersuchungsmethoden anwenden. Die am häufigsten angewandten Programme messen die retinale Schwelle an 70–80 Punkten innerhalb der 24–30° des zentralen Gesichtsfeldes. Es wird zunächst eine überschwellige Prüfmarke angeboten und die Leuchtdichte entweder gesteigert oder reduziert bis die Netzhautschwelle des Patienten überschritten ist (die Prüfmarke wird langsam erkannt oder verschwindet). Der retinale Schwellenwert wird dann ein zweites Mal in kleineren Leuchtdichteschritten überkreuzt, um die Schwellenwertbestimmung genauer zu gestalten. Viele Programme stimmen die Leuchtdichte nachfolgender Prüfpunkte auf die vorherigen Messungen ab (so wird die Leuchtdichte erhöht, wenn in der Umgebung eines bekannten Skotoms auf der Grundlage eines optimierten Algorithmus untersucht wird). Es wurden spezielle Programme entwickelt, die automatisch die Leuchtdichte in den Prüfpunkten um einen Gesichtsfeldausfall herum erhöhen, obwohl über den Nutzen derartiger Untersuchungsvariationen noch entschieden werden muß [229,230]. Andere Untersuchungsprogramme orientieren sich auf die Reduktion der Untersuchungszeit, entweder indem sie die initiale Prüfpunktleuchtdichte aus den vorausgegangenen Perimetrien bei dem gleichen Patienten anpassen oder nur an jenen Prüfpunkten eine Schwellenperimetrie ausführen, die in der überschwelligen Darbietung nicht erkannt wurden. In einer klinischen Vergleichsstudie von letzterer Technik mit einem reinen Schwellenwertprogramm zeigte sich, daß die verkürzte Untersuchungstechnik nur 1/3 des Zeitbedarfes hatte, jedoch ein unterschiedliches Ergebnis bei 18 von 104 Augen ergab [231].

Variabilität und Zuverlässigkeit. Verschiedene Untersuchungsprogramme können Variabilität und Zuverlässigkeit der Befunde dokumentieren. Bei Untersuchungsprogrammen für die Schwellenwertperimetrie wird ein Prozentsatz von Darbietungen zweimal getestet, um an diesen Punkten über die Reproduzierbarkeit der Schwellenbestimmung zu entscheiden (in der Literatur bezeichnet als *Kurzzeitfluktuation* und ausgedrückt als Quadratwurzel der Varianz). Man konnte auch zeigen, daß die Kurzzeitfluktuation aus einem Netz einzelner Schwellenbestimmungen abgeschätzt werden kann [232], was die Untersuchungszeit verkürzt. Die allgemeine Zuverlässigkeit der Patientenreaktion wird eingeschätzt durch die Anzahl *falsch-positiver Antworten* (Antwort, wenn kein Prüfpunkt dargeboten wurde) und *falsch-negativer* Antworten (keine Antwort auf einen Stimulus, der vorher erkannt wurde). Dazu zählt auch die Häufigkeit des *Fixationsverlustes* während der Untersuchungszeit. Mehrere klinische Prüfungen eines Perimeters, das die Fixation während der Perimetrie durch Anfragen des blinden Fleckes prüft (Humphrey-Field-Analyzer) ergaben einen hohen Prozentsatz von Untersuchungen, die als unzuverlässig eingestuft wurden, weil die Patienten das gesetzte Kriterium für den zulässigen Fixationsverlust überschritten [233–235].

Prüfpunktraster. Viele automatische Perimeter haben eine breite Palette von Prüfpunktrastern verfügbar. Die am häufigsten angewandten sind auf das zentrale Gesichtsfeld von 24–30° mit einer Rasterdichte von 6° begrenzt. Das 6°-Raster bringt nicht unbedingt den blinden Fleck zur Darstellung und kann vermutlich kleine glaukomatöse Defekte übersehen. Es wird daher empfohlen, insbesondere im zentralen Gesichtsfeldbereich zum Nachweis kleiner Skotome, ein dichteres Prüfpunktraster zu verwenden [236–238]. Spezielle Prüfprogramme ermöglichen sehr dichte Prüfpunktraster zur Untersuchung begrenzter Anteile des Gesichtsfeldes. Andere Untersuchungsprogramme sind für das periphere Gesichtsfeld außerhalb 30° entweder nur in den nasalen Quadranten oder über die gesamte Zirkumferenz von 360° ausgelegt. Die Prüfung des peripheren Gesichtsfeldes kann alleine oder in Verbindung mit einem zentralen Prüfprogramm verwandt werden. Die Rasterdichte für das periphere Gesichtsfeld ist in der Regel sehr gering. Die statische Untersuchung des peripheren, nasalen Gesichtsfeldes ergibt eine wertvolle zusätzliche Information bei der Suche nach glaukomatösen Ausfällen [239]. Eine automatische, kinetische Untersuchung des peripheren Gesichtsfeldes besonders nasal ist ebenfalls eine sinnvolle Ergänzung der zentralen Schwellenperimetrie bei vielen Patienten [114,115].

Gesichtsfeldausdruck. Der Computerausdruck gibt die Schwellenwerte für alle geprüften Netzhautorte wieder, was theoretisch der Leuchtdichte entspricht, die hell genug ist, um in 50% der Darbietungen erkannt zu werden. Die absolute Leuchtdichte wird in *Apostilb* gemessen und in logarithmischen Einheiten als *Dezibel* (dB) wiedergegeben, was einer besseren linearen Beziehung zwischen der visuellen Wahrnehmung und der Veränderung der Lichtintensität entspricht. Ein Dezibel entspricht 0,1 einer logarithmischen Einheit, so daß eine Empfindlichkeitsabnahme von 10 Dezibel einer 10-fachen Leuchtdichtenzunahme der Prüfmarke entspricht, während eine Empfind-

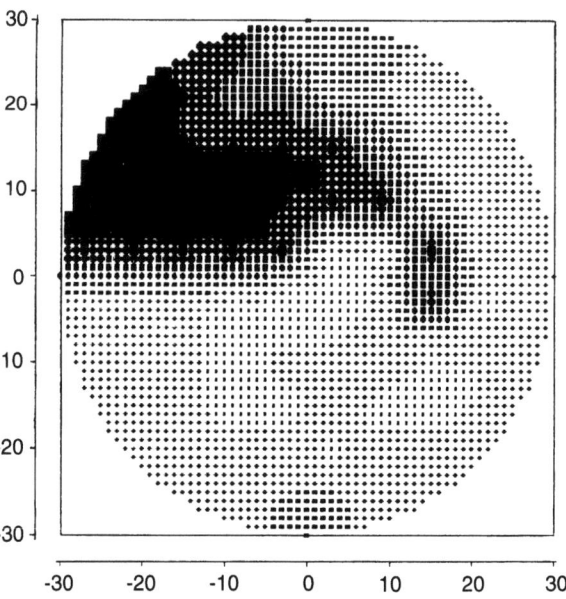

Abb. 6.12. Computerausdruck eines Gesichtsfeldbefundes bei der automatischen statischen Perimetrie mit einem oberen Bogenskotom und einem nasalen Einbruch (gleicher Patient wie in Abb. 6.10)

lichkeitsabnahme von 20 Dezibel einer 100-fachen Leuchtdichtenzunahme entspräche. Logarithmische Einheiten und Dezibel sind relativ und nicht immer identisch für alle Geräte. Der Ausdruck der Gesichtsfeldbefunde kann die retinalen Schwellenwerte in Dezibel, in einer Graustufenskala oder anderen Symbolen wiedergeben, wobei jedes Symbol einem Dezibelbereich entspricht (Abb. 6.12). Der numerische Ausdruck kann auch den Unterschied zwischen dem Untersuchungsergebnis und den alterskorrigierten Normwerten wiedergeben. Eine neuartige, graphische Darstellungsmethode gibt die Trends der Gesichtsfeldveränderungen durch eine Überlagerung von 2–4 Graustufenausdrucken und eine Trendanalyse der Gesichtsfeldveränderung in Form von Streifen an [240].

6.3.3.5 Interpretation der Gesichtsfeldbefunde

Gesichtsfeldausdrucke in der Computerperimetrie können durch den Kliniker in der gleichen Weise interpretiert werden wie Gesichtsfeldschemata bei der manuellen Perimetrie (indem man vorwiegend auf Nervenfaserausfälle wie parazentrale oder bogenförmige Skotome bzw. nasale Einbrüche achtet). Darüber hinaus können statische Schwellenwertbefunde mathematisch analysiert werden, was eine Aufdeckung subtilerer Gesichtsfeldveränderungen ermöglicht. Die diesbezüglichen statistischen Methoden werden auch als Gesichtsfeldindizes bezeichnet.

Gesichtsfeldindizes. Der Mittelwert aller Schwellenwertbestimmungen wird auch als *mittlere Sensitivität* bezeichnet, während der Mittelwert der Differenz zwischen dem gemessenen Schwellenwert und einem alterskorrigierten Normwert als mittlere *Defekttiefe* bezeichnet wird. Diese Angaben spiegeln hauptsächlich einen diffusen Gesichtsfeldschaden wieder. Eine andere Möglichkeit, um einen lokalisierten Defekt aufzudecken, ist die Anzahl von Schwellenwerten zu berechnen, die signifikant von den alterskorrigierten Normalwerten abweichen, was *Verlustvarianz* genannt wird. Die *korrigierte Verlustvarianz* berücksichtigt auch die *Kurzzeitfluktuation*, die früher in diesem Kapitel diskutiert wurde. Diese Indizes für einen lokalisierten Gesichtsfeldschaden sind unabhängig von der Lokalisation des Ausfalls im Gesichtsfeld. So können z. B. drei abweichende Prüfpunkte zufällig über das Gesichtsfeld verteilt sein oder in einer Gruppe auftreten. Da letzteres klinisch relevanter ist, wurden Untersuchungsmethoden entwickelt, die besonders auf eine Anhäufung pathologischer Meßpunkte achten. Dies wird als *räumliche Korrelation* oder *Clusteranalyse* bezeichnet [241]. Die klinische Bedeutung eines Ausfalls kann weiterhin mit *Wahrscheinlichkeitskarten* („probability maps") bewertet werden, die die Gesichtsfeldänderung in Relation zur Häufigkeit ihres Auftretens in der gesunden Bevölkerung darstellen [242,243]. Es zeigte sich auch, daß der Vergleich der Summen der Schwellenwerte in entsprechenden Gesichtsfeldarealen der oberen und unteren Hemisphäre beim Aufspüren glaukomatöser Gesichtsfeldveränderungen nützlich sein kann [244,245].

Schwellenwertvariabilität. Es besteht eine physiologische Kurzzeitfluktuation in dem Schwellenprofil der menschlichen Netzhaut („Gesichtsfeldberg") auch bei gesunden Individuen, besonders in der mittleren Peripherie und in den oberen Quadranten [246–248]. Außerdem zeigt jede untersuchte Person bei der Computerperimetrie eine gewisse Variation der Ergebnisse von einer zur anderen Untersuchung, was auch als *Langzeitfluktuation* [248] bezeichnet wird. Beide physiologischen Parameter müssen bedacht werden, wenn man die Bedeutung von Gesichtsfeldbefunden abschätzt. Darüber hinaus gilt es daran zu denken, daß bei einem glaukomatösen Gesichtsfeld die Variabilität zunimmt. Die durchschnittliche, gesamte Langzeitfluktuation bei klinisch gut kontrollierten Glaukompatienten ist der von Gesunden vergleichbar [249]. Es kann jedoch eine erhebliche Langzeitfluktuation in Gesichtsfeldarealen mit relativen Ausfällen auftreten [250]. Außerdem ist die Kurzzeitfluktuation um physiologische [251] und glaukomatöse Skotome größer [252]. Kurzzeit- und Langzeitfluktuation sind ebenso größer bei älteren Patienten [253]. Die Kurzzeitfluktuation fällt meist am größten auf bei der erstmaligen Untersuchung eines Patienten mit einem automatischen Perimeter, was auf einen gewissen Lerneffekt in den folgenden Untersuchungen hinweist [254]. In einer klinischen Studie war eine Veränderung in der Netzhautempfindlichkeit von durchschnittlich 5–7 dB zwischen zwei aufeinanderfolgenden Untersuchungen notwendig, um eine 95 %ige Vertrauensschwelle zur Bestätigung der Gesichtsfeldveränderung in einer dritten Untersuchung zu erreichen [255]. Bei der perimetrischen Frühdiagnose des Glaukoms kann der Unterschied zwischen dem rechten und linken Gesichtsfeld eines Patienten zuweilen ein diagnostisch wertvoller Aspekt sein [256,257].

Trendanalyse. Für einige automatische Perimeter sind statistische Auswertprogramme verfügbar, die dem Kliniker helfen sollen, die Bedeutung der gegebenen Gesichtsfeldindizes und der Fluktuation zu bewerten. Am besten geprüft ist wohl das *Deltaprogramm* des Octopus-Perimeters [258] und das *STATPAC*-Programm des Humphrey-Field-Analyzers [259]. Wenngleich die Statistikprogramme eine bessere Übereinstimmung in der Trendbewertung der Gesichtsfeldveränderung ergeben als ein erfahrener Kliniker auf der Basis seiner klinischen Erfahrung machen könnte, so läßt sich z. Z. die klinische Erfahrung bei der Interpretation der Gesichtsfeldbefunde noch nicht ersetzen [260]. In einer klinischen Studie, bei der die Ergebnisse einer Schwellenperimetrie am Octopus-Perimeter mit der manuellen Perimetrie verglichen wurden, zeigte sich, daß die gebräuchlichen Gesichtsfeldindizes bei der Bewertung der Gesichtsfeldveränderungen nicht absolut klinisch zuverlässig sind [261]. Wie Anderson [1] vorgeschlagen hat, ist die Interpretation von Gesichtsfeldbefunden an einem automatischen Perimeter immer noch die Summe von „einfacher Beobachtung, Statistik und gesundem Menschenverstand".

6.3.3.6 Vergleich spezieller automatischer Perimeter

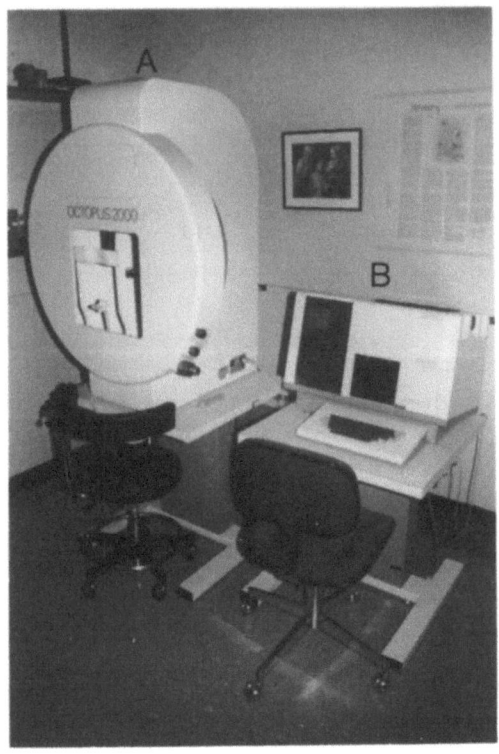

Abb. 6.13. Automatisches Perimeter Octopus 2000 R mit Untersuchungsteil *(A)* und Steuereinheit *(B)*

Überschwellige, statische Perimeter. Wie bereits gesagt, sind die meisten Geräte, die nur überschwellige Gesichtsfeldprüfungen ausführen können, durch Nachfolgemodelle für die Schwellenperimetrie abgelöst, obwohl noch einige als Geräte für die Reihenuntersuchung des Gesichtsfeldes verfügbar sind. Der *Fieldmaster 101* und *200*, der über Faseroptiken beleuchtete Prüfmarken in einem Kugelperimeter verwendet, wurde als Reihenuntersuchungsgerät ausführlich geprüft. Der Vergleich mit der manuellen Perimetrie am Goldmann-Perimeter oder am Tübinger Perimeter ergab günstige Ergebnisse und man zog den gerechtfertigten Schluß, daß diese Perimeter als qualitative Screeninggeräte brauchbar seien [262–266]. Das *Henson-CFS-2000-Screeningprogramm* ergab ebenfalls eine günstige Aussagekraft [267].

Geräte zur Schwellenperimetrie. Das erste Computerperimeter mit umfassender Leistungsfähigkeit war das *Octopus 201* mit den Nachfolgemodellen *Octopus 2000* und *Octopus 500* (Abb. 6.13). Mit allen Octopus-Perimetern wird die Prüfmarke auf eine Kugelfläche projiziert, die Fixationskontrolle erfolgt über einen kornealen Lichtreflex und die Beobachtung des Patientenauges über einen Fernsehmonitor. Wegen der Projektion der Stimuli sind diese Perimetermodelle von großer Flexibilität hinsichtlich aller zukünftigen Programmentwicklungen. Die einzelnen Octopus-Perimeter unterscheiden sich hauptsächlich durch die Leistungsstärke ihrer Computer. Klinische Prüfungen im Vergleich mit der manuellen Goldmann-Perimetrie oder mit dem Tübinger Perimeter ergaben exzellente Ergebnisse für diese automatischen Perimeter und brachten einen klaren Hinweis dafür, daß bei der manuellen, kinetischen Perimetrie kleine Gesichtsfelddefekte häufig übersehen werden [268–270].

Den Octopus-Perimetern ähnlich projiziert der *Humphrey-Field-Analyzer* die Prüfmarken auf eine Kugelfläche mit einem breiten Spektrum von Prüfstrategien. Im Unterschied zu den Octopus-Perimetern erfolgt die Fixationskontrolle durch die periodische Prüfung des blinden Flecks (Abb. 6.14). Es ist z. Z. das in Nordamerika am häufigsten verwandte automatische Perimeter. Der Vergleich mit der manuellen kinetischen Perimetrie begünstigt auch dieses Perimeter, häufig übersehene kleine Defekte mit der kinetischen Perimetrie sind mit dem Humphrey-Field-Analyzer gut nachweisbar [271]. In einer klinischen Studie zur Akzeptanz der Perimetrie durch Patient und Untersucher bevorzugten die Patienten das Goldmann-Perimeter, während die Perimetristen dem Humphrey-Field-Analyzer den Vorzug gaben. Octopus- und Humphrey-Perimeter wurden in verschiedenen Vergleichsstudien geprüft. In einer Untersuchung war die Kurzzeit- und Langzeitfluktuation mit dem Octopus-Gerät größer [273]. In einer anderen klinischen Studie wurden mit beiden automatischen Perimetern geringfügig mehr Ausfälle in der Profilschwellenperimetrie als mit dem manuellen Tübinger Perimeter nachgewiesen [274].

Der *Fieldmaster 300* (Squid) ist ein weiteres automatisches Projektionsperimeter, das in Europa jedoch kaum Anwendung fand. Geräte, die Lichtdioden für die Schwellenperimetrie verwenden, sind das *Dicon 2000, Fieldmaster 50* und *DigiLab 350*. Alle 4 Geräte sind in Europa wenig vertreten, wenngleich klinische Vergleichsstudien mit dem weit verbreiteten Octopus- und Humphrey-Perimeter keine eindeutige Unterlegenheit nachwiesen [275,276]. Die Patienten zeigten eine gewisse Präferenz für das Octopus-Gerät, den Squid und den Fieldmaster 50, während die Perimetristen Humphrey und Squid bevorzugten [275]. Bei den Projektionsperimetern ist auch ein Vergleich von Gesichtsfeldbefunden an unterschiedlichen Geräten besser möglich [275]. Der Vergleich von Schwellenwert-Äquivalenten am Octopus-, Humphrey- und Dicon-Perimeter in einer klinischen Prüfung ergab, daß ein 10%iger Informationsverlust beim Vergleich der Befunde an den verschiedenen Geräten gegenüber zwei aufeinanderfolgenden Untersuchungen am gleichen Gerät in Kauf genommen werden muß [277]. Der *Competer* ist ein anderes automatisches Perimeter mit Lichtdioden, das gute Vergleichsergebnisse mit der manuellen Perimetrie [278–280] und dem Octopus-Perimeter [281,282] ergab.

Das *Tübinger Automatikperimeter* (TAP) basiert auf einer großen Tradition der Perimeterentwicklung und berücksichtigt jahrzehntelange Erfahrungen der manuellen Tübinger Profilperimetrie. Das TAP hat ein sehr dichtes Prüfpunktraster und eignet sich besonders zur Bestimmung kleiner, tiefer Skotome wie sie z. B. beim Normaldruckglaukom vorkommen. Neben einer überschwelligen Prüftechnik ist auch eine uneingeschränkte Schwellenperimetrie möglich, was bei der hohen Prüfpunktzahl jedoch eine längere Untersuchungszeit erfordert.

Das *Tübinger Electronic Campimeter* (TEC) hat eine vergleichbare Prüfmethodik und Software, erzeugt die Lichtreize jedoch über einen Monitor. Dadurch ist es auch möglich am gleichen Bildschirm das Rauschfeld-Phänomen nach Aulhorn zu testen und zu dokumentieren. Hiermit ergibt sich eine besonders interessante Anwendungsbreite.

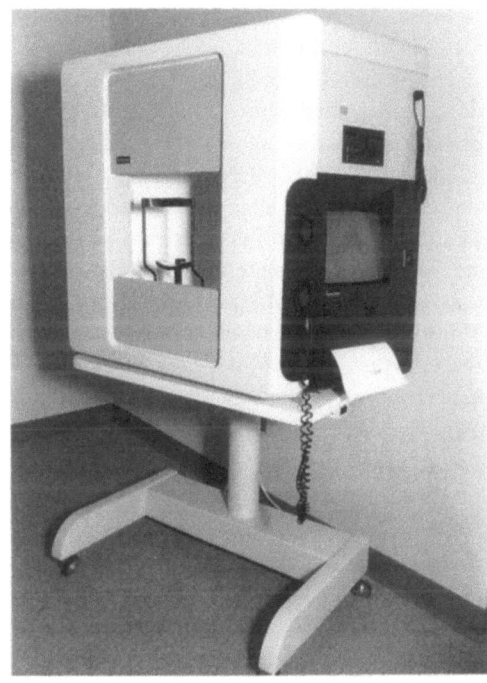

Abb. 6.14. Humphrey-Gesichtsfeldanalysator

Peritest und *Perimat 203* der Firma Rodenstock sind überschwellige Perimeter. Sie bestimmen zunächst das individuelle Empfindlichkeitsgefälle der Netzhaut und messen dann die Defekttiefen in den Stufen von 6, 12 oder 18 dB. Die Humphrey-Field-Analyzer 605–606 verwenden das gleiche Prinzip, bieten aber wahlweise einstufige, zweistufige oder quantitative Defekttiefenbestimmungen. Durch eine einfache Änderung der Software sind sie leicht in Schwellenperimeter konvertierbar.

Eine weitere interessante Geräteentwicklung ist das neue *Octopus 1-2-3* als ein verkleinertes Modell mit einer Okularlinse. Es prüft bis 30° Exzentrizität und bietet dabei prinzipiell viele Möglichkeiten, die sonst nur größere Geräte anbieten.

Das *Peristat 433* von Rodenstock ist ein neues LED-Perimeter, das neben einer sehr hohen Zahl von Prüfpunkten (433) und einer sehr flexiblen Programmgestaltung eine neuartige Prüfstrategie verwendet. Bei der dynamischen Strategie sind die Schrittweiten nach physiologischen Erkenntnissen optimiert. Die Untersuchungszeit wird ohne bedeutenden Informationsverlust auf weniger als die Hälfte reduziert.

Das *Ophthimus Ringperimeter* (High Tech Vision) ist ein Monitorgerät, das im Gegensatz zu den anderen Geräten nicht die Kontrastschwelle sondern die periphere Sehschärfe mißt. Dazu verwendet es einen

Dreifachring, dessen Helligkeiten so abgestimmt sind, daß er sich im Moment des Verschwimmens der Konturen an die Helligkeit der Umgebung anpaßt und damit unsichtbar wird. Die Wahrnehmung des Ringes setzt die Auflösung der 3 Ringe, also räumliches Erkennen, voraus. Damit genügt die einfache Antwort des Patienten über die Wahrnehmung des Ringes, um die periphere Sehschärfe zu bestimmen.

Eine ausführliche Darstellung der Eigenschaften aller aktuellen Automatikperimeter findet sich in dem Kapitel von Weber über *Automatische Perimetrie. Eine Geräteübersicht* [in Gloor B (Hrsg) (1992) *Perimetrie mit besonderer Berücksichtigung der automatischen Perimeter.* Enke, Stuttgart].

6.4 Zusammenfassung

Das normale Gesichtsfeld kann am besten in Form einer dreidimensionalen Anordnung der verschiedenen Regionen der Lichtunterschiedsempfindlichkeit der Netzhaut beschrieben werden. Die Spitze dieses „Gesichtsfeldberges" entspricht dem Fixationspunkt mit einem absoluten, physiologischen Skotom (blinder Fleck) entsprechend dem Sehnerveneintritt in das Auge und einem Empfindlichkeitsgefälle bis zu den Außengrenzen des Gesichtsfeldes entsprechend der abfallenden Netzhautsensitivität von zentral nach peripher. Frühe glaukomatöse Gesichtsfeldveränderungen führen zu charakteristischen Einbrüchen im „Gesichtsfeldberg". Es kann ein diffuser Gesichtsfeldschaden mit einer allgemeinen Herabsetzung des Empfindlichkeitsgefälles, wie dies mit verschiedenen psychophysikalischen Untersuchungsmethoden nachgewiesen wird, bestehen. Die glaukomspezifischere Gesichtsfeldveränderung ist jedoch der lokalisierte Gesichtsfeldausfall, der dem Verlauf der Sehnervenfasern entsprechend, als parazentrales sowie bogenförmiges Skotom ober- und unterhalb der Fixation sowie treppenförmiger peripherer Einbruch entlang der nasalen Horizontalen (nasaler Einbruch) auftreten kann. Geräte (Perimeter) zur Untersuchung des Gesichtsfeldes verwenden entweder eine kinetische und/oder statische Prüfmethode, der Untersuchungsablauf kann manuell oder automatisch, computerassistiert gesteuert und überwacht werden. Die Prüfmarken werden entweder gegen einen dunklen, ebenen Hintergrund wie bei einer Tangentenskala oder gegen kugelförmige Prüfflächen wie bei den modernen Geräten dargeboten. Automatische Perimeter können entweder halbautomatisch oder völlig automatisiert sein. Vergleichsstudien zeigen, daß die computergesteuerten, statischen Perimeter sensitiver und spezifischer als die manuelle Perimetrie in der Diagnostik und Verlaufskontrolle der glaukomatösen Gesichtsfeldveränderung sind.

Literatur

1. Anderson, DR: Perimetry With and Without Automation, 2nd ed. CV Mosby, St. Louis, 1987.
2. Harrington, DO: The Visual Fields. A Textbook and Atlas of Clinical Perimetry, 5th ed. CV Mosby, St. Louis, 1981.
3. Drance, SM, Anderson, DR: Automatic perimetry. In: Glaucoma. A Practical Guide. Grune and Stratton, Orlando, 1985.
4. Tate, GW Jr, Lynn, JR: Principles of Quantitative Perimetry: Testing and Interpreting the Visual Field. Grune and Stratton, New York, 1977.
5. Reed, H, Drance, SM: The Essentials of Perimetry Static and Kinetic, 2nd ed. Oxford University Press, London, 1972.
6. Whalen, WR, Spaeth, GL: Computerized Visual Fields. What They Are and How to Use Them. Slack Inc, Thorofare, NJ, 1985.
7. Hart, WM, Burde, RM: Three-dimensional topography of the central visual field. Sparing of foveal sensitivity in macular disease. Ophthalmology 90:1028, 1983.
8. Armaly, MF: The size and location of the normal blind spot. Arch Ophthal 81:192, 1969.
9. Anctil, J-L, Anderson, DR: Early foveal involvement and generalized depression of the visual field in glaucoma. Arch Ophthal 102:363, 1984.
10. Stamper, RL: The effect of glaucoma on central visual function. Trans Am Ophthal Soc 82:792, 1984.
11. Pickett, JE, Terry, SA, O'Connor, PS, O'Hara, M: Early loss of central visual acuity in glaucoma. Ophthalmology 92:891, 1985.
12. Grunwald, JE, Riva, CE, Stone, RA, et al: Retinal autoregulation in open-angle glaucoma. Ophthalmology 91:1690, 1984.
13. Sponsel, WE, DePaul, KL, Kaufman, PL: Correlation of visual function and retinal leukocyte velocity in glaucoma. Am J Ophthal 109:49, 1990.
14. Langerhorst, CT, Van den Berg, TJ, Greve EL: Is there general reduction of sensitivity in glaucoma? Internat Ophthal 13:31, 1989.
15. Hart, WM, Yablonski, M, Kass, MA, Becker, B: Quantitative visual field and optic disc correlates early in glaucoma. Arch Ophthal 96:2209, 1978.
16. Flammer, J, Eppler, E, Niesel, P: Quantitative perimetry in the glaucoma patient without local visual field defects. Graefe's Arch Ophthal 219:92, 1982.
17. de Oliveira-Rassi, M, Shields, MB: Crowding of the peripheral nasal isopters in glaucoma. Am J Ophthal 94:4, 1982.
18. Drance, SM: The early field defects in glaucoma. Invest Ophthal 8:84, 1969.

19. Colenbrander, MC: The early diagnosis of glaucoma. Ophthalmologica 162:276, 1971.
20. Drance, SM, Lakowski, R, Schulzer, M, Douglas, GR: Acquired color vision changes in glaucoma. Use of 100-hue test and Pickford anomaloscope as predictors of glaucomatous field change. Arch Ophthal 99:829, 1981.
21. Motolko, M, Drance, SM, Douglas, GR: The early psychophysical disturbances in chronic open-angle glaucoma. A study of visual functions with asymmetric disc cupping. Arch Ophthal 100:1632, 1982.
22. Adams, AJ, Rodic, R, Husted, R, Stamper, R: Spectral sensitivity and color discrimination changes in glaucoma and glaucoma-suspect patients. Invest Ophthal Vis Sci 23:516, 1982.
23. Flammer, J, Drance, SM: Correlation between color vision scores and quantitative perimetry in suspected glaucoma. Arch Ophthal 102:38, 1984.
24. Hamill, TR, Post, RB, Johnson, CA, Keltner, JL: Correlation of color vision deficits and observable changes in the optic disc in a population of ocular hypertensives. Arch Ophthal 102:1637, 1984.
25. Heron, G, Adams, AJ, Husted, R: Central visual fields for short wavelength sensitive pathways in glaucoma and ocular hypertension. Invest Ophthal Vis Sci 29:64, 1988.
26. Adams, AJ, Heron, G, Husted, R: Clinical measures of central vision function in glaucoma and ocular hypertension. Arch Ophthal 105:782, 1987.
27. Yamazaki, Y, Lakowski, R, Drance, SM: A comparison of the blue color mechanism in high- and low-tension glaucoma. Ophthalmology 96:12, 1989.
28. Yamazaki, Y, Drance, SM, Lakowski, R, Schulzer, M: Correlation between color vision and highest intraocular pressure in glaucoma patients. Am J Ophthal 106:397, 1988.
29. Airaksinen, PJ, Lakowski, R, Drance, SM, Price, M: Color vision and retinal nerve fiber layer in early glaucoma. Am J Ophthal 101:208, 1986.
30. Quigley, HA, Sanchez, RM, Dunkelberg, GR, L'Hernault, NL, Baginski, TA: Chronic glaucoma selectively damages large optic nerve fibers. Invest Ophthal Vis Sci 28:913, 1987.
31. Breton, ME, Krupin, T: Age covariance between 100-hue color scores and quantitative perimetry in primary open angle glaucoma. Arch Ophthal 105:642, 1987.
32. Gündüz, K, Arden, GB, Perry, S, et al: Color vision defects in ocular hypertension and glaucoma: quantification with a computer-driven color television system. Arch Ophthal 106:929, 1988.
33. Sample, PA, Boynton, RM, Weinreb, RN: Isolating the color vision loss in primary open-angle glaucoma. Am J Ophthal 106:686, 1988.
34. Arden, GB, Jacobson, JJ: A simple grating test for contrast sensitivity: preliminary results indicate value in screening for glaucoma. Invest Ophthal Vis Sci 17:23, 1978.
35. Strasser, B, Haddad, R, Keibl, L: Arden test for early glaucomatous damage. Klin Monatsbl Augenheilkd 178:136, 1981.
36. Lundh, BL, Lennerstrand, G: Eccentric contrast sensitivity loss in glaucoma. Acta Ophthal 59:21, 1981.
37. Motolko, MA, Phelps, CD: Contrast sensitivity in asymmetric glaucoma. Internat Ophthal 7:45, 1984.
38. Hitchings, RA, Powell, DJ, Arden, GB, Carter, RM: Contrast sensitivity gratings in glaucoma family screening. Br J Ophthal 65:515, 1981.
39. Stamper, RL, Hsu-Winges, C, Sopher, M: Arden contrast sensitivity testing in glaucoma. Arch Ophthal 100:947, 1982.
40. Ross, JE, Bron, AJ, Clarke, DD: Contrast sensitivity and visual disability in chronic simple glaucoma. Br J Ophthal 68:821, 1984.
41. Sokol, S, Domar, A, Moskowitz, A: Utility of the Arden grating test in glaucoma screening: high false-positive rate in normals over 50 years of age. Invest Ophthal Vis Sci 19:1529, 1980.
42. Hyvarin, L, Rovamo, J, Laurinen, P, et al: Contrast sensitivity in monocular glaucoma. Acta Ophthal 61:742, 1983.
43. Lundh, BL: Central contrast sensitivity tests in the detection of early glaucoma. Acta Ophthal 63:481, 1985.
44. Korth, M, Horn, F, Storck, B, Jonas, JB: Spatial and spatiotemporal contrast sensitivity of normal and glaucoma eyes. Graefe's Arch Ophthal 227:428, 1989.
45. Owsley, C, Gardner, T, Sekuler, R, Lieberman, H: Role of the crystalline lens in the spatial vision loss of the elderly. Invest Ophthal Vis Sci 26:1165, 1985.
46. Higgins, KE, Jaffe, MJ, Coletta, NJ, et al: Spatial contrast sensitivity. Importance of controlling the patient's visibility criterion. Arch Ophthal 102:1035, 1984.
47. Vaegan, F, Halliday, BL: A forced-choice test improves clinical contrast sensitivity testing. Br J Ophthal 66:477, 1982.
48. Tweten, S, Wall, M, Schwartz, BD: A comparison of three clinical methods of spatial contrast-sensitivity testing in normal subjects. Graefe's Arch Ophthal 228:24, 1990.
49. Regan, D, Beverley, KI: Visual fields described by contrast sensitivity, by acuity, and by relative sensitivity to different orientations. Invest Ophthal Vis Sci 24:754, 1983.
50. Neima, D, LeBlanc, R, Regan, D: Visual field defects in ocular hypertension and glaucoma. Arch Ophthal 102:1042, 1984.
51. Phelps, CD: Acuity perimetry and glaucoma. Trans Am Ophthal Soc LXXXII:753, 1984.
52. Regan, D, Neima, D: Low-contrast letter charts as a test of visual function. Ophthalmology 90:1192, 1983.
53. Atkin, A, Bodis-Wollner, I, Wolkstein, M, et al: Abnormalities of central contrast sensitivity in glaucoma. Am J Ophthal 88:205, 1979.
54. Tyler, CW: Specific deficits of flicker sensitivity in glaucoma and ocular hypertension. Invest Ophthal Vis Sci 20:204, 1981.
55. Tytla, ME, Trope, GE, Buncic, JR: Flicker sensitivity in treated ocular hypertension. Ophthalmology 97:36, 1990.
56. Regan, D, Neima, D: Balance between pattern and flicker sensitivities in the visual fields of ophthalmological patients. Br J Ophthal 68:310, 1984.
57. Stelmach, LB, Drance, SM, Di Lollo, V: Two-pulse temporal resolution in patients with glaucoma, suspected glaucoma, and in normal observers. Am J Ophthal 102:617, 1986.
58. Bobak, P, Bodis-Wollner, I, Harnois, C, et al: Pattern electroretinograms and visual-evoked potentials in glaucoma and multiple sclerosis. Am J Ophthal 96:72, 1983.
59. Wanger, P, Persson, HE: Pattern-reversal electroretinograms in unilateral glaucoma. Invest Ophthal Vis Sci 24:749, 1983.
60. Papst, N, Bopp, M, Schnaudigel, OE: Flash and pattern electroretinograms in advanced glaucoma. Klin Monatsbl Augenheilkd 184:199, 1984.
61. Papst, N, Bopp, M, Schnaudigel, OE: Pattern of electroretinogram and visually evoked cortical potentials in glaucoma. Graefe's Arch Ophthal 222:29, 1984.
62. Price, MJ, Drance, SM, Price M, et al: The pattern of electroretinogram and visual-evoked potential in glaucoma. Graefe's Arch Ophthal 226:542, 1988.

63. Korth, M, Horn, F, Storck, B, Jonas, J: The pattern-evoked electroretinogram (PERG): age-related alterations and changes in glaucoma. Graefe's Arch Ophthal 227:123, 1989.
64. Watanabe, I, Iijima H, Tsukahara, S: The pattern electroretinogram in glaucoma: an evaluation by relative amplitude from the Bjerrum area. Br J Ophthal 73:131, 1989.
65. Odom, JV, Feghali, JG, Jin, J-C, Weinstein, GW: Visual function deficits in glaucoma. Electroretinogram pattern and luminance nonlinearities. Arch Ophthal 108:222, 1990.
66. Wanger, P, Persson, HE: Pattern-reversal electroretinograms and high-pass resolution perimetry in suspected or early glaucoma. Ophthalmology 94:1098, 1987.
67. Weinstein, GW, Arden, GB, Hitchings, RA, et al: The pattern electroretinogram (PERG) in ocular hypertension and glaucoma. Arch Ophthal 106:923, 1988.
68. Trick, GL: PRRP abnormalities in glaucoma and ocular hypertension. Invest Ophthal Vis Sci 27:1730, 1986.
69. Trick, GL, Bickler-Bluth, M, Cooper, DG, et al: Pattern reversal electroretinogram (PRERG) abnormalities in ocular hypertension: correlation with glaucoma risk factors. Curr Eye Res 7:201, 1988.
70. Trick, GL, Nesher, R, Cooper, DG, et al: Dissociation of visual deficits in ocular hypertension. Invest Ophthal Vis Sci 29:1486, 1988.
71. Johnson, MA, Drum, BA, Quigley, HA, et al: Patternevoked potentials and optic nerve fiber loss in monocular laser-induced glaucoma. Invest Ophthal Vis Sci 30:897, 1989.
72. Siliprandi, R, Bucci, MG, Canella R, Carmignoto, G: Flash and pattern electroretinograms during and after acute intraocular pressure elevation in cats. Invest Ophthal Vis Sci 29:558, 1988.
73. Cappin, JM, Nissim, S: Visual evoked responses in the assessment of field defects in glaucoma. Arch Ophthal 93:9, 1975.
74. Towle, VL, Moskowitz, A, Sokol, S, Schwartz, B: The visual evoked potential in glaucoma and ocular hypertension: effects of check size, field size, and stimulation rate. Invest Ophthal Vis Sci 24:175, 1983.
75. Howe, JW, Mitchell, KW: The objective assessment of contrast sensitivity function by electrophysiological means. Br J Ophthal 68:626, 1984.
76. Mitchell, KW, Wood, CM, Howe, JW, et al: The visual evoked potential in acute primary angle closure glaucoma. Br J Ophthal 73:448, 1989.
77. Schmeisser, ET, Smith, TJ: High-frequency flicker visual-evoked potential losses in glaucoma. Ophthalmology 96:620, 1989.
78. Saraux, H, Grall, Y, Keller, J, et al: Electro-oculography and the glaucomatous eye. J Fr Ophthal 5:243, 1982.
79. Goldthwaite, D, Lakowski, R, Drance, SM: A study of dark adaptation in ocular hypertensives. Can J Ophthal 11:55, 1976.
80. Enoch, JM: Quantitative layer-by-layer perimetry. Invest Ophthal Vis Sci 17:208, 1978.
81. Kohn, AN, Moss, AP, Podos, SM: Relative afferent pupillary defects in glaucoma without characteristic field loss. Arch Ophthal 97:294, 1979.
82. Thompson, HS, Montague, P, Cox, TA, Corbett, JJ: The relationship between visual acuity, pupillary defect, and visual field loss. Am J Ophthal 93:681, 1982.
83. Brown, RH, Zilis, JD, Lynch, MG, Sanborn, GE: The afferent pupillary defect in asymmetric glaucoma. Arch Ophthal 105:1540, 1987.
84. Johnson, LN, Hill, RA, Bartholomew, MJ: Correlation of afferent pupillary defect with visual field loss on automated perimetry. Ophthalmology 95:1649, 1988.
85. Browning, DJ, Buckley, EG: Reliability of brightness comparison testing in predicting afferent pupillary defects. Arch Ophthal 106:341, 1988.
86. Teoh, SL, Allan, D, Dutton, GN, Foulds, WS: Brightness discrimination and contrast sensitivity in chronic glaucoma–a clinical study. Br J Ophthal 74:215, 1990.
87. Werner, EB, Drance, SM: Early visual field disturbances in glaucoma. Arch Ophthal 95:1173, 1977.
88. Werner, EB, Saheb, N, Thomas, D: Variability of static visual threshold responses in patients with elevated IOPs. Arch Ophthal 100:1627, 1982.
89. Hart, WM Jr, Becker, B: The onset and evolution of glaucomatous visual field defects. Ophthalmology 89:268, 1982.
90. Sturmer, J, Gloor, B, Tobler, HJ: How glaucomatous visual fields manifest themselves in reality. Klin Monatsbl Augenheilkd 184:390, 1984.
91. Flammer, J, Drance, SM, Zulauf, M: Differential light threshold. Short- and long-term fluctuation in patients with glaucoma, normal controls, and patients with suspected glaucoma. Arch Ophthal 102:704, 1984.
92. Heijl, A, Drance, SM: Changes in differential threshold in patients with glaucoma during prolonged perimetry. Br J Ophthal 67:512, 1983.
93. Flammer, J, Drance, SM, Fankhause, F, Augustiny, L: Differential light threshold in automated static perimetry. Factors influencing short-term fluctuation. Arch Ophthal 102:876, 1984.
94. Flammer, J, Drance, SM, Schulzer, M: Covariates of the long-term fluctuation of the differential light threshold. Arch Ophthal 102:880, 1984.
95. Harrington, DO: The Bjerrum scotoma. Trans Am Ophthal Soc 62:324, 1964.
96. Harrington, DO: The Bjerrum scotoma. Am J Ophthal 59:646, 1965.
97. Gramer, E, Gerlach, R, Krieglstein, GK, Leydhecker, W: Topography of early visual field defects in computerized perimetry. Klin Monatsbl Augenheilkd 180:515, 1982.
98. Mikelberg, FS, Drance, SM: The mode of progression of visual field defects in glaucoma. Am J Ophthal 98:443, 1984.
99. Drance, SM: The glaucomatous visual field. Br J Ophthal 56:186, 1972.
100. Drance, SM: The glaucomatous visual field. Invest Ophthal 11:85, 1972.
101. Mikelberg, FS, Schulzer, M, Drance, SM, Lau, W: The rate of progression of scotomas in glaucoma. Am J Ophthal 101:1, 1986.
102. Harrington, DO: Differential diagnosis of the arcuate scotoma. Invest Ophthal 8:96, 1969.
103. LeBlanc, RP, Becker, B: Peripheral nasal field defects. Am J Ophthal 72:415, 1971.
104. Werner, EB, Beraskow, J: Peripheral nasal field defects in glaucoma. Ophthalmology 86:1875, 1979.
105. Lynn, JR: Correlation of pathogenesis, anatomy, and patterns of visual loss in glaucoma. In: Symposium on Glaucoma. CV Mosby, St. Louis, 1975, p. 151.
106. Damgaard-Jensen, L: Vertical steps in isopters at the hemiopic border–in normal and glaucomatous eyes. Acta Ophthal 55:111, 1977.
107. Damgaard-Jensen, L: Demonstration of peripheral hemiopic border steps by static perimetry. Acta Ophthal 55:815, 1977.

108. Brais, P, Drance, SM: The temporal field in chronic simple glaucoma. Arch Ophthal 88:518, 1976.
109. Armaly, MF: Visual field defects in early open angle glaucoma. Trans Am Ophthal Soc 69:147, 1971.
110. Armaly, MF: Selective perimetry for glaucomatous defects in ocular hypertension. Arch Ophthal 87:518, 1972.
111. Schulzer, M, Mikelberg, FS, Drance, SM: A study of the value of the central and peripheral isoptres in assessing visual field progression in the presence of paracentral scotoma measurements. Br J Ophthal 71:422, 1987.
112. Mills, RP: Usefulness of peripheral testing in automated screening perimetry. Proc 6th Int Vis Field Symp, Heijl, A, Greve, EL, eds. Junk Publ, Dordrecht, The Netherlands, 1985, p. 207.
113. Caprioli, J, Spaeth, GL: Static threshold examination of the peripheral nasal visual field in glaucoma. Arch Ophthal 103:1150, 1985.
114. Stewart, WC, Shields, MB, Ollie, AR: Peripheral visual field testing by automated kinetic perimetry in glaucoma. Arch Ophthal 106:202, 1988.
115. Miller, KN, Shields, MB, Ollie, AR: Automated kinetic perimetry with two peripheral isopters in glaucoma. Arch Ophthal 107:1316, 1989.
116. Lichter, RR, Ravin, JG: Risks of sudden visual loss after glaucoma surgery. Am J Ophthal 78:1009, 1974.
117. Caprioli, J, Sears, M, Miller, JM: Patterns of early visual field loss in open-angle glaucoma. Am J Ophthal 103:512, 1987.
118. Hitchings, RA, Anderton, SA: A comparative study of visual field defects seen in patients with low-tension glaucoma and chronic simple glaucoma. Br J Ophthal 67:818, 1983.
119. Caprioli, J, Spaeth, GL: Comparison of visual field defects in the low-tension glaucomas with those in the high-tension glaucomas. Am J Ophthal 97:730, 1984.
120. Drance, SM: The visual field of low tension glaucoma and shock-induced optic neuropathy. Arch Ophthal 95:1359, 1977.
121. Motolko, M, Drance, SM, Douglas, GR: Visual field defects in low-tension glaucoma. Comparison of defects in low-tension glaucoma and chronic open angle glaucoma. Arch Ophthal 100:1074, 1982.
122. Radius, RL, Maumenee, AE: Visual field changes following acute elevation of intraocular pressure. Trans Am Acad Ophthal Otol 83:61, 1977.
123. McNaught, EI, Rennie, A, McClure, E, Chisholm, IA: Pattern of visual damage after acute angle-closure glaucoma. Trans Ophthal Soc U K 94:406, 1974.
124. Drance, SM: Studies in the susceptibility of the eye to raised intraocular pressure. Arch Ophthal 68:478, 1962.
125. Tsamparlakis, JC: Effects of transient induced elevation of the intraocular pressure on the visual field. Br J Ophthal 48:237, 1964.
126. Scott, AB, Morris, A: Visual field changes produced by artificially elevated intraocular pressure. Am J Ophthal 63:308, 1967.
127. Armaly, MF: Effect of corticosteroids on intraocular pressure and fluid dynamics. III. Changes in visual function and pupil size during topical dexamethasone application. Arch Ophthal 71:636, 1964.
128. Kolker, AE, Becker, B, Mills, DW: Intraocular pressure and visual fields: effects of corticosteroids. Arch Ophthal 72:772, 1964.
129. LeBlanc, RP, Stewart, RH, Becker, B: Corticosteroid provocative testing. Invest Ophthal 9:946, 1970.
130. Hart, Wm Jr, Becker, B: Visual field changes in ocular hypertension. A computer-based analysis. Arch Ophthal 95:1176, 1977.
131. Armaly, MF: The visual field defect and ocular pressure level in open angle glaucoma. Invest Ophthal 8:105, 1969.
132. Heilmann, K: On the reversibility of visual field defects in glaucomas. Trans Am Acad Ophthal Otol 78:304, 1974.
133. Flammer, J, Drance, SM: Reversibility of a glaucomatous visual field defect after acetazolamide therapy. Can J Ophthal 18:139, 1983.
134. Katz, LJ, Spaeth, GL, Cantor, LB, et al: Reversible optic disk cupping and visual field improvement in adults with glaucoma. Am J Ophthal 107:485, 1989.
135. Heijl, A, Bengtsson, B: The short-term effect of laser trabeculoplasty on the glaucomatous visual field. A prospective study using computerized perimetry. Acta Ophthal 62:705, 1984.
136. Holmin, C, Krakau, CET: Trabeculoplasty and visual field decay: a follow-up study using computerized perimetry. Curr Eye Res 3:1101, 1984.
137. Drance, SM: The disc and the field in glaucoma. Ophthalmology 85:209, 1978.
138. Hoskins, HD Jr, Gelber, EC: Optic disk topography and visual field defects in patients with increased intraocular pressure. Am J Ophthal 80:284, 1975.
139. Shutt, HKR, Boyd, TAS, Salter, AB: The relationship of visual fields, optic disc appearances and age in non-glaucomatous and glaucomatous eyes. Can J Ophthal 2:83, 1967.
140. Drance, SM: Correlation between optic disc changes and visual field defects in chronic open-angle glaucoma. Trans Am Acad Ophthal Otol 81:224, 1976.
141. Holmin, C: Optic disc evaluation versus the visual field in chronic glaucoma. Acta Ophthal 60:275, 1982.
142. Hitchings, RA, Spaeth, GL: The optic disc in glaucoma. II: Correlation of the appearance of the optic disc with the visual field. Br J Ophthal 61:107, 1977.
143. Quigley, HA, Addicks, EM, Green, WR: Optic nerve damage in human glaucoma. III. Quantitative correlation of nerve fiber loss and visual field defect in glaucoma, ischemic neuropathy, papilledema, and toxic neuropathy. Arch Ophthal 100:135, 1982.
144. Quigley, HA, Dunkelberger, GR, Green, WR: Retinal ganglion cell atrophy correlated with automated perimetry in human eyes with glaucoma. Am J Ophthal 107:453, 1989.
145. Read, RM, Spaeth, GL: The practical clinical appraisal of the optic disc in glaucoma: the natural history of cup progression and some specific disc-field correlations. Trans Am Acad Ophthal Otol 78:255, 1974.
146. Gloster, J: Quantitative relationship between cupping of the optic disc and visual field loss in chronic simple glaucoma. Br J Ophthal 62:665, 1978.
147. Hitchings, RA, Anderton, S: Identification of glaucomatous visual field defects from examination of monocular photographs of the optic disc. Br J Ophthal 67:822, 1983.
148. Airaksinen, JP, Drance, SM, Douglas, GR, Schulzer, M: Neuroretinal rim areas and visual field indices in glaucoma. Am J Ophthal 99:107, 1985.
149. Guthauser, U, Flammer, J, Niesel, P: The relationship between the visual field and the optic nerve head in glaucomas. Graefe's Arch Ophthal 225:129, 1987.
150. Caprioli, J, Miller, JM: Correlation of structure and function in glaucoma: quantitative measurements of disc and field. Ophthalmology 95:723, 1988.

151. Jonas, JB, Gusek, GC, Naumann, GOH: Optic disc morphometry in chronic primary open-angle glaucoma. II. Correlation of the intrapapillary morphometric data to visual field indices. Graefe's Arch Ophthal 226:531, 1988.
152. Sommer, A, Miller, NR, Pollack, I, et al: The nerve fiber layer in the diagnosis of glaucoma. Arch Ophthal 95:2149, 1977.
153. Sommer, A, Pollack, I, Maumenee, AE: Optic disc parameters and onset of glaucomatous field loss. II. Static screening criteria. Arch Ophthal 97:1449, 1979.
154. Airaksinen, PJ, Drance, SM, Douglas, GR, et al: Visual field and retinal nerve fiber layer comparisons in glaucoma. Arch Ophthal 103:205, 1985.
155. Drance, SM, Airaksinen, PJ, Price, M, et al: The correlation of functional and structural measurements in glaucoma patients and normal subjects. Am J Ophthal 102:612, 1986.
156. Okada, K, Minato, T, Miyaji, S: A method for contrasting control visual fields in the Humphrey Field Analyzer and Monochromatic turned-over fundus photographs. Ophthalmology (Japan) 30:925, 1988.
157. Airaksinen, PJ, Heijl, A: Visual field and retinal nerve fibre layer in early glaucoma after optic disc haemorrhage. Acta Ophthal 61:186, 1983.
158. Katz, J, Sommer, A: Similarities between the visual fields of ocular hypertensive and normal eyes. Arch Ophthal 104:1648, 1986.
159. Armaly, MF: The correlation between appearance of the optic cup and visual function. Trans Am Acad Ophthal Otol 73:898, 1969.
160. Funk, J, Bornscheuer, C, Grehn, F: Neuroretinal rim area and visual field in glaucoma. Graefe's Arch Ophthal 226:431, 1988.
161. Portney, GL, Krohn, MA: The limitations of kinetic perimetry in early scotoma detection. Ophthalmology 85:287, 1978.
162. Ourgaud, M: Static circular perimetry in open-angle glaucoma. J Fr Ophthal 5:387, 1982.
163. Choplin, NT, Sherwood, MB, Spaeth, GL: The effect of stimulus size on the measured threshold values in automated perimetry. Ophthalmology 97:371, 1990.
164. Hart, WM Jr, Hartz, RK, Hagen, RW, Clark, KW: Color contrast perimetry. Invest Ophthal Vis Sci 25:400, 1984.
165. Hart, WM Jr, Gordon, MO: Color perimetry of glaucomatous visual field defects. Ophthalmology 91:338, 1984.
166. Hart, WM Jr, Silverman, SE, Trick, GL, et al: Glaucomatous visual field damage. Luminance and color-contrast sensitivities. Invest Ophthal Vis Sci 31:359, 1990.
167. Logan, N, Anderson, DR: Detecting early glaucomatous visual field changes with a blue stimulus. Am J Ophthal 95:432, 1983.
168. Mindel, JS, Safir, A, Schare, PW: Visual field testing with red targets. Arch Ophthal 101:927, 1983.
169. Hart, WM Jr, Burde, RM: Color contrast perimetry: the spatial distribution of color defects in optic nerve and retinal diseases. Ophthalmology 92:768, 1985.
170. Johnson, CA, Keltner, JL, Balestrery, FG: Acuity profile perimetry. Description of technique and preliminary clinical trials. Arch Ophthal 97:684, 1979.
171. Drum, BA, Severns, M, O'Leary, DK, et al: Selective loss of pattern discrimination in early glaucoma. Applied Optics 28:1135, 1989.
172. Johnson, CA, Keltner, JL: Optimal rates of movement for kinetic perimetry. Arch Ophthal 105:73, 1987.
173. Klewin, KM, Radius, RL: Background illumination and automated perimetry. Arch Ophthal 104:395, 1986.
174. Drum, B, Armaly, MF, Huppert, W: Scotopic sensitivity loss in glaucoma. Arch Ophthal 104:712, 1986.
175. Heuer, DK, Anderson, DR, Knighton, RW, et al: The influence of simulated light scattering on automated perimetric threshold measurements. Arch Ophthal 106:1247, 1988.
176. Bigger, JF, Becker, B: Cataracts and open-angle glaucoma. The effect of cataract extraction on visual fields. Am J Ophthal 71:335, 1971.
177. Wood, JM, Wild, JM, Smerdon, DL, Crews, SJ: Alterations in the shape of the automated perimetric profile arising from cataract. Graefe's Arch Ophthal 227:157, 1989.
178. Guthauser, U, Flammer, J: Quantifying visual field damage caused by cataract. Am J Ophthal 106:480, 1988.
179. Radius, RL: Perimetry in cataract patients. Arch Ophthal 96:1574, 1978.
180. Ruben, JB, Lewis, RA, Johnson, CA, Adams, C: The effect of Goldmann applanation tonometry on automated static threshold perimetry. Ophthalmology 95:267, 1988.
181. Lindenmuth, KA, Skuta, GL, Rabbani, R, Musch, DC: Effects of pupillary constriction on automated perimetry in normal eyes. Ophthalmology 96:1298, 1989.
182. McCluskey, DJ, Douglas, JP, O'Connor, PS, et al: The effect of pilocarpine on the visual field in normals. Ophthalmology 93:843, 1986.
183. Heuer, DK, Anderson, DR, Feuer, WJ, Gressel, MG: The influence of decreased retinal illumination on automated perimetric threshold measurements. Am J Ophthal 108:643, 1989.
184. Lindenmuth, KA, Skuta, GL, Rabbani, R, et al: Effects of pupillary dilation on automated perimetry in normal patients. Ophthalmology 97:367, 1990.
185. Weinreb, RN, Perlman, JP: The effect of refractive correction on automated perimetric thresholds. Am J Ophthal 101:706, 1986.
186. Goldstick, BJ, Weinreb, RN: The effect of refractive error on automated global analysis program G-1. Am J Ophthal 104:229, 1987.
187. Heuer, DK, Anderson, DR, Feuer, WJ, Gressel, MG: The influence of refraction accuracy on automated perimetric threshold measurements. Ophthalmology 94:1550, 1987.
188. Haas, A, Flammer, J, Schneider, U: Influence of age on the visual fields of normal subjects. Am J Ophthal 101:199, 1986.
189. Jaffe, GJ, Alvarado, JA, Juster, RP: Age-related changes of the normal visual field. Arch Ophthal 104:1021, 1986.
190. Johnson, CA, Adams, AJ, Lewis, RA: Evidence for a neural basis of age-related visual field loss in normal observers. Invest Ophthal Vis Sci 30:2056, 1989.
191. Drance, SM, Berry, V, Hughes, A: Studies in the reproducibility of visual field areas in normal and glaucomatous subjects. Can J Ophthal I:14, 1966.
192. Heijl, A, Lindgren, G, Olsson, J: The effect of perimetric experience in normal subjects. Arch Ophthal 107:81, 1989.
193. Werner, EB, Krupin, T, Adelson, A, Feitl, ME: Effect of patient experience on the results of automated perimetry in glaucoma suspect patients. Ophthalmology 97:44, 1990.
194. Wild, JM, Dengler-Harles, M, Searle, AET, et al: The influence of the learning effect on automated perimetry in patients with suspected glaucoma. Acta Ophthal 67:537, 1989.
195. Zulauf, M, Flammer, J, Signer, C: The influence of alcohol on the outcome of automated static perimetry. Graefe's Arch Ophthal 224:525, 1986.
196. Trobe, JD, Acosta, PC, Shuster, JJ, Krischer, JP: An evaluation of the accuracy of community-based perimetry. Am J Ophthal 90:654, 1980.

197. Goldmann, H: Ein selbstregistrierendes Projektionskugelperimeter. Ophthalmologica 109:71, 1945.
198. Portney, GL, Hanible, JE: A comparison of four projection perimeters. Am J Ophthal 81:678, 1976.
199. Harms, H: Entwicklungsmoglichkeiten der Perimetrie. Graefe's Arch Ophthal 150:28, 1950.
200. Armaly, MF: Ocular pressure and visual fields. A ten-year follow-up study. Arch Ophthal 81:25, 1969.
201. Rock, WJ, Drance, SM, Morgan, RW: A modification of the Armaly visual field screening technique for glaucoma. Can J Ophthal 6:283, 1971.
202. Drance, SM, Brais, P, Fairclough, M, Bryett, J: A screening method for temporal visual defects in chronic simple glaucoma. Can J Ophthal 7:428, 1972.
203. Rock, WJ, Drance, SM, Morgan, RW: Visual field screening in glaucoma. An evaluation of the Armaly technique for screening glaucomatous visual fields. Arch Ophthal 89:287, 1973.
204. Fischer, RW: Supraliminal pattern perimetry with the Goldmann perimeter. Klin Monatsbl Augenheilkd 185:204, 1984.
205. Rabin, S, Kolesar, P, Podos, SM, Wilensky, JT: A visual field screening protocol for glaucoma. Am J Ophthal 92:530, 1981.
206. Stepanik, J: Diagnosis of glaucoma with the Goldmann perimeter. Klin Monatsbl Augenheilkd 183:330, 1983.
207. Hart, WM, Jr: Computer processing of visual data. II. Automated pattern analysis of glaucomatous visual fields. Arch Ophthal 99:133, 1981.
208. Weleber, RG, Tobler, WR: Computerized quantitative analysis of kinetic visual fields. Am J Ophthal 101:461, 1986.
209. Esterman, B: Grid for scoring visual fields. I. Tangent screen. Arch Ophthal 77:780, 1967.
210. Esterman, B: Grid for scoring visual fields. II. Perimeter. Arch Ophthal 79:400, 1968.
211. Esterman, B: Functional scoring of the binocular field. Ophthalmology 89:1226, 1982.
212. American Medical Association Guides to the Evaluation of Permanent Impairment, 2nd ed. American Medical Association, Chicago, 1984, p. 141.
213. Mills, RP, Drance, SM: Esterman disability rating in severe glaucoma. Ophthalmology 93:371, 1986.
214. Portney, GL, Krohn, MA: Automated perimetry: background, instruments and methods. Surv Ophthal 22:271, 1978.
215. Harrington, DO, Flocks, M: Multiple pattern method of visual field examination. J Am Med Assoc 157:645, 1955.
216. Roberts, W: The multiple-pattern tachystoscopic visual field screener in glaucoma. Arch Ophthal 58:244, 1957.
217. Friedman, A: The assessment of the efficacy of glaucoma control by static perimetry, or 'point' analysis of clinical visual thresholds. Trans Ophthal Soc UK 82:381, 1962.
218. Friedman, AI: Serial analysis of changes in visual field defects, employing a new instrument, to determine the activity of diseases involving the visual pathways. Ophthalmologica 152:1, 1966.
219. Greve, EL, Verduin, WM: Mass visual field investigation in 1834 persons with supposedly normal eyes. Graefe's Arch Ophthal 183:286, 1972.
220. Batko, KA, Anctil, J-L, Anderson, DR: Detecting glaucomatous damage with the Friedmann analyzer compared with the Goldmann perimeter and evaluation of stereoscopic photographs of the optic disk. Am J Ophthal 95:435, 1983.
221. Hicks, BC, Anderson, DR: Quantitation of glaucomatous visual field defects with the Mark II Friedmann analyzer. Am J Ophthal 95:692, 1983.
222. Henson, DB, Dix, SM, Oborne, AC: Evaluation of the Friedmann visual field analyser Mark II. Part 1. Results from a normal population. Br J Ophthal 68:458, 1984.
223. Henson, DB, Dix, SM: Evaluation of the Friedmann visual field analyser Mark II. Part 2. Results from a population with induced visual field defects. Br J Ophthal 68:463, 1984.
224. Flocks, M, Rosenthal, AR, Hopkins, JL: Mass visual screening via television. Ophthalmology 85:1141, 1978.
225. Accornero, N, Berardelli, A, Cruccu, G, Manfredi, M: Computerized video screen perimetry. Arch Ophthal 102:40, 1984.
226. Britt, JM, Mills, RP: The black hole effect in perimetry. Invest Ophthal Vis Sci 29:795, 1988.
227. Desjardins, D, Anderson, DR: Threshold variability with an automated LED perimeter. Invest Ophthal Vis Sci 29:915, 1988.
228. Wilensky, JT, Mermelstein, JR, Siegel, HG: The use of different-sized stimuli in automated perimetry. Am J Ophthal 101:710, 1986.
229. Fankhauser, F, Funkhouser, A, Kwasniewska, S: Evaluating the applications of the spatially adaptive program (SAPRO) in clinical perimetry: Part I. Ophthal Surg 17:338, 1986.
230. Asman, P, Britt, JM, Mills, RP, Heijl, A: Evaluation of adaptive spatial enhancement in suprathreshold visual field screening. Ophthalmology 95:1656, 1988.
231. Stewart, WC, Shields, MB, Ollie, AR: Full threshold versus quantification of defects for visual field testing in glaucoma. Graefe's Arch Ophthal 227:51, 1989.
232. Schulzer, M, Mills, RP, Hopp, RH, et al: Estimation of the short-term fluctuation from a single determination of the visual field. Invest Ophthal Vis Sci 31:730, 1990.
233. Katz, J, Sommer, A: Reliability indexes of automated perimetric tests. Arch Ophthal 106:1252, 1988.
234. Bickler-Bluth, M, Trick, GL, Kolker, AE, Cooper, DG: Assessing the utility of reliability indices for automated visual fields: testing ocular hypertensives. Ophthalmology 96:616, 1989.
235. Nelson-Quigg, JM, Twelker, JD, Johnson, CA: Response properties of normal observers and patients during automated perimetry. Arch Ophthal 107:1612, 1989.
236. King, D, Drance, SM, Douglas, GR, Wijsman K: The detection of paracentral scotomas with varying grids in computed perimetry. Arch Ophthal 104:524, 1986.
237. Weber, J, Dobek, K: What is the most suitable grid for computer perimetry in glaucoma patients? Ophthalmologica 192:88, 1986.
238. Gramer, E, Althaus, G, Leydhecker, W: The importance of grid density in automatic perimetry. A clinical study. Z Prakt Augenheilkd 7:197, 1986.
239. Seamone, C, LeBlanc, R, Rubillowicz, M, et al: The value of indices in the central and peripheral visual fields for the detection of glaucoma. Am J Ophthal 106:180, 1988.
240. Weber, J, Krieglstein, GK, Papoulis, C: Use of graphic analysis of topographical trends (GATT) for perimetric follow-up of glaucoma. Klin Monatsbl Augenheilkd 195:319, 1989.
241. Chauhan, BC, Drance, SM, Lai, C: A cluster analysis for threshold perimetry. Graefe's Arch Ophthal 227:216, 1989.
242. Heijl, A, Lindgren, G, Olsson, J, Asman, P: Visual field interpretation with empiric probability maps. Arch Ophthal 107:204, 1989.

243. Heijl, A, Asman, P: A clinical study of perimetric probability maps. Arch Ophthal 107:199, 1989.
244. Duggan, C, Sommer, A, Auer, C, Burkhard, K: Automated differential threshold perimetry for detecting glaucomatous visual field loss. Am J Ophthal 100:420, 1985.
245. Sommer, A, Enger, C, Witt, K: Screening for glaucomatous visual field loss with automated threshold perimetry. Am J Ophthal 103:681, 1987.
246. Jacobs, NA, Patterson, IH: Variability of the hill of vision and its significance in automated perimetry. Br J Ophthal 69:824, 1985.
247. Katz, J, Sommer, A: Asymmetry and variation in the normal hill of vision. Arch Ophthal 104:65, 1986.
248. Heijl, A, Lindgren, G, Olsson, J: Normal variability of static perimetric threshold values across the central visual field. Arch Ophthal 105:1544, 1987.
249. Werner, EB, Petrig, B, Krupin, T, Bishop, KI: Variability of automated visual fields in clinically stable glaucoma patients. Invest Ophthal Vis Sci 30:1083, 1989.
250. Heijl, A, Lindgren, A, Lindgren, G: Test-retest variability in glaucomatous visual fields. Am J Ophthal 108:130, 1989.
251. Haefliger, IO, Flammer, J: Increase of the short-term fluctuation of the differential light threshold around a physiologic scotoma. Am J Ophthal 107:417, 1989.
252. Diestelhorst, M, Kullenberg, C, Krieglstein, GK: Short-term fluctuation of retinal sensitivity at the borders of glaucomatous field defects. Klin Monatsbl Augenheilkd 191:439, 1987.
253. Katz, J, Sommer, A: A longitudinal study of the age-adjusted variability of automated visual fields. Arch Ophthal 105:1083, 1987.
254. Werner, EB, Adelson, A, Krupin, T: Effect of patient experience on the results of automated perimetry in clinically stable glaucoma patients. Ophthalmology 95:764, 1988.
255. Hoskins, HD, Magee, SD, Drake, MV, Kidd, MN: Confidence intervals for change in automated visual fields. Br J Ophthal 72:591, 1988.
256. Brenton, RS, Phelps, CD, Rojas, P, Woolson, RF: Interocular differences of the visual field in normal subjects. Invest Ophthal Vis Sci 27:799, 1986.
257. Feuer, WJ, Anderson, DR: Static threshold asymmetry in early glaucomatous visual field loss. Ophthalmology 96:1285, 1989.
258. Hills, JF, Johnson, CA: Evaluation of the t test as a method of detecting visual field changes. Ophthalmology 95:261, 1988.
259. Enger, C, Sommer, A: Recognizing glaucomatous field loss with the Humphrey STATPAC. Arch Ophthal 105:1355, 1987.
260. Werner, EB, Bishop, KI, Koelle, J, et al: A comparison of experienced clinical observers and statistical tests in detection of progressive visual field loss in glaucoma using automated perimetry. Arch Ophthal 106:619, 1988.
261. Chauhan, BC, Drance, SM, Douglas, GR: The use of visual field indices in detecting changes in the visual field in glaucoma. Invest Ophthal Vis Sci 31:512, 1990.
262. Keltner, JL, Johnson, CA, Balestrery, FG: Suprathreshold static perimetry. Initial clinical trials with the Fieldmaster automated perimeter. Arch Ophthal 97:260, 1979.
263. Johnson, CA, Keltner, JL: Automated suprathreshold static perimetry. Am J Ophthal 89:731, 1980.
264. Bobrow, JC, Drews, RC: Clinical experience with the Fieldmaster perimeter. Am J Ophthal 93:238, 1982.
265. Keltner, JL, Johnson, CA: Effectiveness of automated perimetry in following glaucomatous visual field progression. Ophthalmology 89:247, 1982.
266. Krieglstein, GK, Glaab, E, Gramer, E: The Fieldmaster-200 computer perimeter: a comparative, controlled clinical study of its sensitivity and specificity in glaucomatous field defects. Klin Monatsbl Augenheilkd 179:340, 1981.
267. Vernon, SA, Henry, DJ, Jones, SJ: Calculating the predictive power of the Henson field screener in a population at risk of glaucomatous field loss. Br J Ophthal 74:220, 1990.
268. Li, SG, Spaeth, GL, Scimeca, HA, et al: Clinical experiences with the use of an automated perimeter (Octopus) in the diagnosis and management of patients with glaucoma and neurologic diseases. Ophthalmology 86:1302, 1979.
269. Schmied, U: Automatic (Octopus) and manual (Goldmann) perimetry in glaucoma. Graefe's Arch Ophthal 213:239, 1980.
270. Wilensky, JT, Joondeph, BC: Variation in visual field measurements with an automated perimeter. Am J Ophthal 97:328, 1984.
271. Beck, RW, Bergstrom, TJ, Lichter, PR: A clinical comparison of visual field testing with a new automated perimeter, the Humphrey Field Analyzer, and the Goldmann perimeter. Ophthalmology 92:77, 1985.
272. Trope, GE, Britton, R: A comparison of Goldmann and Humphrey automated perimetry in patients with glaucoma. Br J Ophthal 71:489, 1987.
273. Brenton, RS, Argus, WA: Fluctuations on the Humphrey and Octopus perimeters. Invest Ophthal Vis Sci 28:767, 1987.
274. Mills, RP, Hopp, RH, Drance, SM: Comparison of quantitative testing with the Octopus, Humphrey, and Tübingen perimeters. Am J Ophthal 102:496, 1986.
275. Keltner, JL, Johnson, CA, Lewis, RA: Quantitative office perimetry. Ophthalmology 92:862, 1985.
276. Lewis, RA, Johnson CA, Keltner, JL, Labermeier, PK: Variability of quantitative automated perimetry in normal observers. Ophthalmology 93:878, 1986.
277. Anderson, DR, Feuer, WJ, Alward, WLM, Skuta, GL: Threshold equivalence between perimeters. Am J Ophthal 107:493, 1989.
278. Heijl, A, Drance, SM, Douglas, GR: Automatic perimetry (COMPETER). Ability to detect early glaucomatous field defects. Arch Ophthal 98:1560, 1980.
279. Heijl, A, Drance, SM: Computerized profile perimetry in glaucoma. Arch Ophthal 98:2199, 1980.
280. Gramer, E, Proll, M, Krieglstein, GK: Reproducibility of central visual field testing using kinetic or computerized static perimetry. Klin Monatsbl Augenheilkd 176:374, 1980.
281. Gramer, E, Gerlach, R, Krieglstein, GK: The sensitivity of the Competer® computer perimeter for detecting early glaucomatous field defects. Klin Monatsbl Augenheilkd 180:203, 1982.
282. Heijl, A, Drance, SM: A clinical comparison of three computerized automatic perimeters in the detection of glaucoma defects. Arch Ophthal 99:832, 1981.

Kapitel 7. Glaukomscreening

7.1 Probleme der Reihenuntersuchung
7.2 Screeningmethoden
7.2.1 Tonometrie
7.2.2 Beurteilung von Papille und peripapillärer Netzhaut
7.2.3 Prüfung der visuellen Funktion
7.3 Risikogruppen
7.4 Ort der Reihenuntersuchung
7.5 Verlaufskontrolle
7.6 Rechtliche Aspekte
7.6 Zusammenfassung

Die grundlegenden, diagnostischen Parameter der Glaukome wie sie in Teil I dieses Lehrbuches aufgezeigt wurden (Augeninnendruck, Papille, peripapilläre Netzhaut und visuelle Funktionen), charakterisieren nicht nur die diagnostischen Gemeinsamkeiten dieser ätiologisch differenten Erkrankungsgruppe des Auges sondern auch die wesentlichen Leitschienen für Verlaufskontrolle und Therapie. Teil II dieses Lehrbuches konzentriert sich darauf, wie diese einzelnen Parameter sich bei den speziellen, klinischen Glaukomformen verhalten. In diesem letzten Kapitel des ersten Teils soll noch einmal darüber nachgedacht werden, wie allgemeine Diagnosekriterien für Reihenuntersuchungen zur Frühdiagnose der Glaukome genutzt werden könnten.

Da die Erblindung durch Glaukom nur bei rechtzeitiger Diagnose und angemessener Behandlung mit wünschbarer Wahrscheinlichkeit verhindert werden kann, ist es ganz wesentlich, daß Leitlinien für eine Frühdiagnose bestehen. Einige Glaukomformen gehen mit einer Symptomatik einher, die den Patienten in einem Frühstadium der Erkrankung veranlassen, ärztliche Hilfe in Anspruch zu nehmen. In der überwiegenden Mehrzahl der Fälle gibt es keine subjektiven, frühen Warnsymptome. Dies trifft hauptsächlich für die chronischen Formen der primären und sekundären Glaukome zu, für die eine Reihenuntersuchung sinnvoll wäre. Die folgenden Überlegungen beschränken sich deshalb auf letztere Glaukomformen.

7.1 Probleme der Reihenuntersuchung

Jedes Reihenuntersuchungsprogramm, das effektiv sein soll, bedarf einer hinreichenden Sensitivität und Spezifität.

Sensitivität ist die Fähigkeit eines Testes, Individuen mit der gesuchten Erkrankung zu identifizieren, und sie wird ausgedrückt als die Prozentzahl der screeningpositiven in der Gesamtzahl bestätigter Erkrankungen (ein Screeningprogramm mit hoher Sensitivität beinhaltet also wenig falsch-negative Untersuchungsergebnisse).

Spezifität ist die Fähigkeit der Untersuchung, einen negativen Befund bei tatsächlichem Fehlen der gesuchten Erkrankung als solchen einzustufen und wird ausgedrückt als der Prozentsatz der negativen Untersuchungsergebnisse in der Gesamtzahl der Untersuchten ohne Krankheitszeichen (ein Screeningergebnis mit wenig falsch-positiven Befunden hätte eine hohe Spezifität) [1,2].

In der Vergangenheit waren die meisten Glaukomreihenuntersuchungen auf die Tonometrie beschränkt, mit einer noch vertretbaren Sensitivität von 50–70%, jedoch einer dürftigen Spezifität von 10–30% [3,4]. Wenn die Überweisung zur weiteren diagnostischen Abklärung auf einer einzelnen Augeninnendruckmessung beruhte, so wären für einen hohen Prozentsatz der untersuchten Bevölkerung kostenintensive Verlaufskontrollen und weiterführende Untersuchungen notwendig, während man einer kleineren, aber klinisch bedeutsameren Gruppe von Untersuchten, die tatsächlich ein Glaukom haben, mitteilen würde, daß sie gesund sind. Dies führte bei den meisten Glaukomspezialisten zu der Überzeugung, daß Reihenuntersuchungen für Glaukom auf alleiniger Grundlage der Tonometrie nicht gerechtfertigt seien. Dies ändert aber nicht die Notwendigkeit einer frühzeitigen Diagnose, und fortführende Forschungsarbeiten in dieser Richtung haben gezeigt, daß die Einbeziehung von einem oder mehreren zusätzlichen diagnostischen Parametern, wie z.B. die Bewertung der Papille, des Gesichtsfeldes oder die Einbeziehung von Risikogruppen sowohl Sensitivität als auch Spezifität einer Reihenuntersuchung erheblich verbessern können.

Ein anderes Problem für eine Reihenuntersuchung breiter Bevölkerungsgruppen für Glaukom wäre die Lokalisation der Untersuchungsstelle sowie die Mechanismen der Verlaufskontrolle. In den folgenden Ausführungen dieses Kapitels sollen verschiedene Aspekte zur Verbesserung der Effizienz der Glaukomfrühdiagnostik näher betrachtet werden.

7.2 Screeningmethoden

7.2.1 Tonometrie

Tonometer. Der Wirkungsgrad einer Reihenuntersuchung ist bei aller Einschränkung wesentlich mitbeeinflußt von der Zuverlässigkeit der angewandten Tonometrie [5]. Das Schiötz-Tonometer gibt z.B. signifikant niedrigere Meßwerte als das Goldmann-Applanationstonometer. Bei der Schiötz-Tonometrie hätte man also eine größere Chance Patienten mit Glaukom zu übersehen. Außerdem macht der Einfluß der okulären Rigidität auf die Schiötz-Tonometrie das Festlegen eines Grenzwertes für den Augeninnendruck schwierig. Das Perkins-Handapplanationstonometer ist wegen seiner Genauigkeit und Lageunabhängigkeit ein gutes Tonometer für Reihenuntersuchungen [6–7], es verlangt jedoch einen in der Tonometrie erfahrenen Anwender. Das Nonkontakttonometer kann mit hinreichender Genauigkeit durch technisches Hilfspersonal mit minimaler Ausbildung betrieben werden, das Risiko tonometriebedingter Hornhauterosionen ist eliminiert, Kontaminationsrisiken sind minimal und ebenso unerwünschte Nebenwirkungen von Lokalanästhetika [8]. Aus diesem Grunde hielt man das NCT für ein besonders günstiges Instrument für Reihenuntersuchungen, wenngleich die Streuung der Meßergebnisse im Vergleich zu dem als Standard weltweit akzeptierten Goldmann-Tonometer viel größer ist und die Meßergebnisse im Normbereich und bei geringfügig erhöhten Werten höher als in der Applanationstonometrie sind. Außerdem ist dieses Tonometer relativ teuer. Preiswerte Tonometer für Reihenuntersuchungszwecke wären das Halberg-Applanationstonometer [9] (in Deutschland nicht zugelassen), das GlaucoTest [10,11] und der Tono-Pen [12] (in Deutschland ebenfalls noch nicht zugelassen). Die Charakteristika dieser Tonometer werden in Kap. 4 besprochen.

Augeninnendruckgrenzwert. Das Hauptproblem des Augeninnendruckes als Screeningparameter ist die Überschneidung in der Häufigkeitsverteilung der gesunden und glaukomkranken Bevölkerung, so daß eine einfache Trennlinie zwischen diesen beiden Gruppen nicht existiert (Abb. 7.1). Die ideale Trennlinie wäre jene, die die geringsten falsch-negativen Befunde aufweist, ohne wesentliche Einbußen in der Spezifität. Diese Augeninnendruckgrenze wird meist bei 21 mm Hg angesetzt, obwohl manche Untersucher auch einen Grenzwert von 24 mm Hg zugrunde legten [13]. Andere Arbeitsgruppen verwandten ein zweiphasiges Vorgehen, wobei ein Augeninnendruck größer als 18 mm Hg mit dem NCT die Voraussetzung für eine zweite Tonometrie durch einen Arzt mit dem Applanationstonometer war und ein Augeninnendruck von 21 mm Hg oder höher als Referenzkriterium für die weitere diagnostische Aufarbeitung galt [14]. Es gibt jedoch keinen Augeninnendruckwert, der einen vernünftigen Kompromiß zwischen Sensitivität und Spezifität zuließe, so daß man akzeptieren muß, daß ein Augeninnendruckscreening unproduktiv bleibt, wenn es nicht mit anderen diagnostischen Kriterien verknüpft wird.

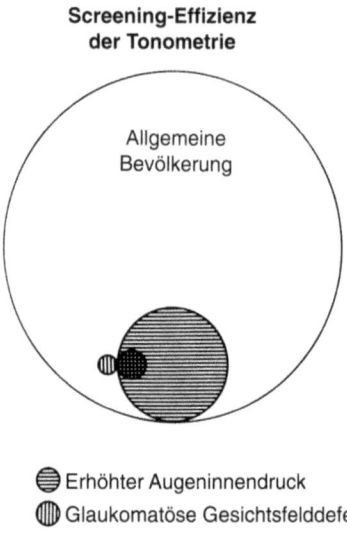

Abb. 7.1. Schematische Darstellung des Problems der Tonometrie als alleiniges Screening-Kriterium für Glaukom. Ein signifikanter Prozentsatz der allgemeinen Bevölkerung hat Augeninnendruckwerte über 21 mm Hg. Nur ein geringer Anteil aus dieser Gruppe hat jedoch auch glaukomatöse Gesichtsfeldveränderungen, während etwa eine gleich große Gruppe von Individuen mit Augeninnendruckwerten unter 21 mm Hg glaukomatöse Gesichtsfeldveränderungen aufweist

7.2.2 Beurteilung von Papille und peripapillärer Netzhaut

Relativer Informationswert der Tonometrie und Ophthalmoskopie. Es wurden klinische Studien ausgeführt, die prüften, ob die Tonometrie oder die Beurteilung der Papille für die Frühdiagnose des Glaukoms günstiger wären. Bei einer Reihenuntersuchung an 11 660 Menschen wurden 57 Fälle mit glaukomatösen Gesichtsfeldveränderungen (0,49%) gefunden, wobei eine Kombination aus Tonometrie und Ophthalmoskopie Grundlage der Reihenuntersuchung war [14]. Von diesen 57 Fällen wären durch die Tonometrie alleine 28 und durch die Ophthalmoskopie alleine 39 erkannt worden. Ohne die Kombination von Ophthalmoskopie und Tonometrie hätte man also 10 Fälle übersehen. In anderen Worten, ein Augeninnendruckscreening alleine hätte die Hälfte der Glaukompatienten übersehen, während ein Glaukomscreening durch Papillenbeurteilung 1/3 der Glaukompatienten übersehen hätte. Die meisten durch Ophthalmoskopie übersehenen Fälle waren Glaukome in Frühstadien mit geringen Gesichtsfeldveränderungen, während jene, die durch die Tonometrie übersehen wurden, meist fortgeschrittene Glaukome mit ausgeprägtem Gesichtsfeldverlust waren. In einer anderen Reihenuntersuchung an einem Gesundheitsvorsorgezentrum erfolgte die Nonkontakttonometrie und die Beurteilung der Papille durch einen Allgemeinarzt [13]. Von 770 untersuchten Menschen wurden 2,5% aufgrund des Augeninnendruckes alleine zur weiteren Untersuchung überwiesen, 8,7% wegen der Papillenbefunde und 2,1% wegen eines Verdachtsmomentes sowohl bezüglich des Augeninnendruckes wie der Papillenmorphologie. Diese Untersuchungen stützen die immer mehr akzeptierte Annahme, daß die Papille bei einer Reihenuntersuchung nahezu wichtiger als die Tonometrie wäre. Wegen der Beobachtervarianz bei der Papillenbeurteilung [15] und wegen der Fälle mit hohem Augeninnendruck vor einer Papillenschädigung bleibt die Kombination beider Untersuchungsmethoden für die Frühdiagnose des Glaukoms essentiell.

Möglichkeiten der Papillenbeurteilung. Eine Begrenzung der Praktikabilität eines Papillenscreenings ist die Notwendigkeit eines ausgebildeten Arztes zur Beurteilung der Papillenbefunde. In der Praxis eines Ophthalmologen oder eines speziell ausgebildeten Allgemeinarztes ist dies mit den Untersuchungsmethoden, wie sie in Kap. 5 dargestellt werden, gut möglich. Bei einer Reihenuntersuchung ist die Notwendigkeit einer Pupillenerweiterung bei allen Probanden und eines stets anwesenden Arztes meist schwierig. Eine Lösung dieser Probleme wäre eine Papillenphotographie mit einer Nonmydriatikfunduskamera und die Einsendung der Papillenphotographien an ein für die Auswertung geeignetes Zentrum [14]. Die Kriterien für eine Überweisung zur fortführenden Diagnostik sollten dann Blässe der Exkavation, Exkavationsgröße (Fläche, Asymmetrie, vertikale Elongation der Exkavation sowie Einkerbungen des Randsaumes), Nervenfaserbündelausfälle und Papillenrandblutungen [13,14] sein. Es ist gut vorstellbar, daß mit der Verfeinerung der Untersuchungstechnik eines Tages eine automatische Bildanalyse von Papillenphotographien zur Verfügung steht [13].

7.2.3 Prüfung der visuellen Funktion

Da eine fortschreitende Schädigung der visuellen Funktionen eine unvermeidliche Konsequenz aller Glaukomformen ist, können Screeningmethoden bezüglich der visuellen Funktion eine sehr sensitive und spezifische Methode der Glaukomdiagnostik sein. Die wesentliche Begrenzung dieses Vorgehens ist jedoch, daß die meisten Standarduntersuchungsmethoden für das Gesichtsfeld, die z. Z. die am häufigsten angewandte psychophysikalische Untersuchung der visuellen Funktion bei Glaukom darstellt, zu zeitaufwendig ist, um für groß angelegte Reihenuntersuchungen praktikabel zu sein. Es wurden auch spezielle Methoden der Gesichtsfeldprüfung für die manuelle wie für die automatische Perimetrie zu Screeningzwecken entwickelt, die die Untersuchungszeit auf ein akzeptables Maß reduzierten, ohne entscheidende Einbuße an Sensitivität und Spezifität. Einige dieser Untersuchungsmethoden sind in Kap. 6 besprochen. Das aussichtsreichste Konzept stellt wohl die automatische Perimetrie mit schwellennahen Prüfpunkten in Gesichtsfeldarealen mit größter Schädigungswahrscheinlichkeit bei frühen Glaukomstadien dar [16–18]. Die breite Anwendung solcher Perimeter ist jedoch durch die relativ hohen Kosten der apparativen Ausstattung begrenzt. Kostengünstigere, manuelle Screeningperimeter werden z. Z. entwickelt [19], die besonders in Entwicklungsländern evtl. eine vernünftige Alternative darstellen. Außerdem können neuere psychophysikalische Untersuchungsmethoden, Farbsinnprüfung oder Untersuchung der Kontrastempfindlichkeit eines Tages so viel an Informationswert für die Frühdiagnose des Glaukoms gewinnen, um auch als schnell auszuführende Testmethode der visuellen Funktion im Frühstadium des Glaukoms einsetzbar zu sein [20].

7.3 Risikogruppen

In USA empfiehlt der öffentliche Gesundheitsdienst, daß ein medizinisches Screeningprogramm mindestens 2 % Erkrankungsfälle in der allgemeinen Bevölkerung aufdecken müßte, um bezüglich der Kosten-Nutzen-Relation akzeptiert zu werden [16]. Viele Statistiken zur insgesamten Prävalenz der Glaukome in der Bevölkerung weisen darauf hin, daß die Gesamtheit der Glaukome dieses Kriterium wohl nicht erfüllt. Für eine geeignete Kosten-Nutzen-Effizienz sollten Glaukomreihenuntersuchungen deshalb auf Risikogruppen der Bevölkerung abzielen. Bezüglich des primären Offenwinkelglaukoms, das die eigentliche Zielgruppe für die meisten Glaukomscreeningprogramme ist, sind die entscheidenden Risikofaktoren Lebensalter, Rasse, positive Familienvorgeschichte, hohe Myopie und Gefäßerkrankungen einschließlich Diabetes mellitus [13]. Da einige dieser Erkrankungen in Gesundheitsvorsorgezentren häufiger als in der allgemeinen Bevölkerung anzutreffen sind, ist der Ort einer Reihenuntersuchung ein weiterer wichtiger Aspekt für den Erfolg eines Glaukomscreenings.

7.4 Ort der Reihenuntersuchung

Kommunale Vorsorgeprogramme. In der Vergangenheit wurden Reihenuntersuchungen häufig an öffentlich zugänglichen Untersuchungsstellen kommunaler Einrichtungen ausgeführt (oder Reihenuntersuchungen für Mitarbeiter von Firmen, bei Ausstellungen und Messen für Gesundheitsvorsorge, etc.). Reihenuntersuchungen dieser Art waren jedoch wenig effizient für die Aufdeckung von Glaukom, da die Aufdeckungsrate zu gering ist [13,21]. Außerdem ist bei diesen Untersuchungen wenig gewährleistet, daß positive Befunde einer weiteren diagnostischen Aufarbeitung zugeführt werden [22]. Ein weiteres Problem ist häufig die Tatsache, daß solche Reihenuntersuchungen meist durch Freiwillige ausgeführt werden, denen die diagnostische Vervollständigung des Verdachtsfalles nicht geläufig ist. Damit liegt der Hauptnutzen solcher Reihenuntersuchungen mehr in der Weckung des Problembewußtseins der Bevölkerung über die Bedrohung des Sehvermögens durch Glaukom.

Reihenuntersuchungen an Vorsorgezentren. Der allgemeinen Reihenuntersuchung der Bevölkerung ist ein Screening von Risikogruppen an Vorsorgezentren vorzuziehen [1,13,14,22]. Eine Möglichkeit ist das Screening in Firmen unter Einbeziehung des betriebsärztlichen Dienstes, wenn dies mit entsprechendem ophthalmologischen Sachverstand geschehen kann. Für ein derartiges Projekt wurde eine hohe Quote an Verlaufskontrollen bestätigt [22], wenngleich der bestmögliche Screeningeffekt nur durch die Einbeziehung eines Ophthalmologen gegeben war. In vielen Ländern existieren Vorsorgeprogramme seitens der Gesundheitsämter, die im Rahmen einer multiphasischen Gesundheitsvorsorge auch auf Glaukom achten [14]. Wichtig ist dabei jedoch, daß die Verdachtsdiagnose korrekt geklärt wird und entsprechende therapeutische Konsequenzen bei Bedarf gezogen werden [22]. Unter Berücksichtigung all dieser Aspekte ist der Ort für die beste Frühdiagnose des Glaukoms nach wie vor die Praxis des Augenarztes. Unbestritten vorteilhaft ist ein Screeningprogramm, das in eine größere ophthalmologische Praxisgemeinschaft integriert ist. In manchen Ländern wird angeregt, Nichtophthalmologen (z.B. Allgemeinärzte, Internisten, etc.) für die Glaukomfrühdiagnose zu gewinnen und ein entsprechendes Screening in ihr Untersuchungsprogramm zu integrieren [1,13]. Dem steht gegenüber, daß Ophthalmologen ihre Bemühungen für die Frühdiagnose des Glaukoms wirksamer gestalten können, wenn ihnen Risikopatienten aus anderen Disziplinen konsequent zugewiesen werden.

7.5 Verlaufskontrolle

Wie bereits angesprochen, ist ein entscheidendes Kriterium für den Erfolg einer Reihenuntersuchung für Glaukom, welcher Prozentsatz der Verdachtsfälle eine weitere Diagnostik und eventuelle Behandlungskonsequenzen akzeptiert. Unter diesem Aspekt müßte man den Wirkungsgrad von Reihenuntersuchungen bezüglich Sensitivität und Spezifität von Zeit zu Zeit erneut beurteilen. Dies ist nur möglich unter Einbeziehung eines Ophthalmologen in derartige Programme, der die positiven Screeningbefunde klären und die negativen Screeningresultate kritisch beurteilen kann. Zentren für präventive Medizin können diese Verbindungen zu Fachspezialisten zur optimalen Verlaufskontrolle vielleicht am besten herstellen. Eine möglichst vollständige Datensammlung, -speicherung und Abrufmöglichkeiten der Befunde ist dabei selbstverständlich. Mit zunehmender Verbreitung der Computertechnologie in der präventiven Medizin wird dies unzweifelhaft von zunehmender Bedeutung für die Aufdeckung der Glaukome in der Bevölkerung sein.

7.6 Rechtliche Aspekte

Eine ausführliche Bewertung von Reihenuntersuchungen für Glaukom (beschränkt auf Tonometrie) kam zu dem Schluß, daß diese rechtlich zulässig seien, da die möglichen Vorteile (z. B. Aufdeckung einer das Sehvermögen bedrohenden Erkrankung) die möglichen Nachteile wie Hornhautepithelverletzung, psychisches Trauma bei einem falsch-positiven Ergebnis oder das Risiko eines falsch-negativen Befundes überwiegen [23]. Der gleiche Bericht über die gesetzliche Grundlage von Reihenuntersuchungsprogrammen kam zu dem Schluß, daß eine vollständige Aufklärung des Untersuchten über mögliche Risiken der Untersuchung nicht notwendig sei [23].

7.7 Zusammenfassung

Um den Verlust des Sehvermögens durch Glaukom zu vermeiden, ist die frühzeitige Diagnose und Behandlung der Erkrankung notwendig. Das Fehlen warnender, subjektiver Symptome bei den meisten Glaukomformen macht es notwendig nach der Erkrankung in ihren Anfängen auf der Grundlage geeigneter Screeningprogramme (am besten durch den Augenarzt) zu suchen. Die Tonometrie alleine ist weder ausreichend sensitiv, noch spezifisch. Bezieht man andere Untersuchungsmethoden wie die Beurteilung der Papille, des Gesichtsfeldes oder wesentliche Risikofaktoren in das Untersuchungsprogramm mit ein, so werden Sensitivität und Spezifität erheblich verbessert. Andere wichtige Aspekte zur Problematik von Reihenuntersuchungen für Glaukom sind Untersuchungsort und die Möglichkeiten der Verlaufskontrolle.

Literatur

1. Pollack, JP: The challenge of claucoma screening. Surv Ophthal 13:4, 1968.
2. Packer, H, Deutsch, AR, Deweese, MW, et al: Efficiency of screening tests for glaucoma. JAMA 192:693, 1965.
3. Kahn, JA, Leibowitz, HM, Ganley, JP, et al: The Framingham eye study, outline and major prevalence findings. Am J Epidemiol 106:17, 1977.
4. Armaly, MF: Lessons to be learned from the collaborative glaucoma study. Surv Ophthal 25:139, 1980.
5. Schwartz, JT: Vagary in tonometric screening. Am J Ophthal 64:50, 1967.
6. Dunn, JS, Brubaker, RF: Perkins applanation tonometer. Clinical and laboratory evaluation. Arch Ophthal 89:149, 1973.
7. Krieglstein, GK, Waller, WK: Goldmann applanation versus hand-applanation and Schiøtz indentation tonometry. Graefe's Arch Ophthal 194:11, 1975.
8. Shields, MB: The non-contact tonometer. Its value and limitations. Surv Ophthal 24:211, 1980.
9. Zimmerman, TJ, Worthen, DM: A comparison of two hand-applanation tonometers. Arch Ophthal 88:421, 1972.
10. Kaiden, JS, Zimmerman, TJ, Worthen, DM: An evaluation of the GlaucoTest screening tonometer. Arch Ophthal 92:195, 1974.
11. Krieglstein, GK: Screening tonometry by technicians. Graefe's Arch Ophthal 194:221, 1975.
12. Boothe, WA, Lee, DA, Panek, WC, Pettit, TH: The Tono-Pen. A manometric and clinical study. Arch Ophthal 106:1214, 1988.
13. Levi, L, Schwartz, B: Glaucoma screening in the health care setting. Surv Ophthal 28:164, 1983.
14. Shiose, Y, Komuro, K, Itoh, T, et al: New system for mass screening of glaucoma, as part of automated multiphasic health testing services. Jpn J Ophthal 25:160, 1981.
15. Bechetoille, A, Aouchiche, M, Hartani, D: The study of Touggourt, a proposition for the large scale discovery of chronic glaucoma by examination of the optic disc. J Fr Ophthal 3:495, 1980.
16. Keltner, JL, Johnson, CA: Screening for visual field abnormalities with automated perimetry. Surv Ophthal 28:175, 1983.
17. Kosoko, O, Sommer, A, Auer, C: Screening with automated perimetry using a threshold-related three-level algorithm. Ophthalmology 93:882, 1986.
18. Henson, DB, Bryson, H: Clinical results with the Henson-Hamblin CFS 2000. Doc Ophthal Proc Series 49, 7th Internatl Vis Field Symp, Amsterdam, 233, 1987.
19. Damato, BE: Oculokinetic perimetry: a simple visual field test for use in the community. Br J Ophthal 69:927, 1985.
20. Sponsel, WE: Tonometry in question: can visual screening tests play a more decisive role in glaucoma and management? Surv Ophthal (suppl) 33:291, 1989.
21. Berwick, DM: Screening in health fairs. A critical review of benefits, risks, and costs. JAMA 254:1492, 1985.
22. McPherson, SD Jr: The challenge and responsibilities of a community approach to glaucoma control. The Sightsaving Review 50:15, 1980.
23. Franklin, MA: Medical mass screening programs: a legal appraisal. Cornell Law Quarterly 47:205, 1962.

Teil II: Klinische Glaukomformen

Kapitel 8. Klassifikation

8.1 Klassifikation nach Ätiologien
8.2 Klassifikation nach Mechanismen der Augendrucksteigerung
8.2.1 Offenwinkelglaukome
8.2.2 Winkelblockglaukome
8.3 Zusammenfassung

Tabelle 8.1. Klassifikation der Glaukome aufgrund ihrer Ätiologie

A. Primäre Glaukome
   1. Primäres Offenwinkelglaukom
   2. Primäres Winkelblockglaukom
B. Entwicklungsbedingte Glaukome
   1. Primär kongenitales Glaukom
   2. Entwicklungsbedingte Glaukome mit weiteren Anomalien
C. Sekundärglaukome
   1. Glaukom bei primären Veränderungen des Hornhautendothels
   2. Glaukom bei Veränderungen der Iris
   3. Glaukom bei Veränderungen der Linse
   4. Glaukom bei Veränderungen von Netzhaut, Glaskörper und Aderhaut
   5. Glaukom bei erhöhtem episkleralen Venendruck
   6. Glaukom bei intraokularen Tumoren
   7. Glaukom bei intraokularen Entzündungen
   8. Steroidglaukom
   9. Glaukom bei intraokularen Blutungen
   10. Glaukom nach Augenverletzungen
   11. Glaukom nach operativen Eingriffen

In Teil I dieses Buches wurden die für viele Glaukomformen wichtigen gemeinsamen Aspekte (Augeninnendruck, Einfluß des erhöhten Augeninnendruckes auf Papille und Gesichtsfeld, etc.) besprochen. In Teil II werden die speziellen klinischen und histopathologischen Charakteristika der einzelnen Glaukomformen behandelt. Das vorliegende Kapitel gibt eine kurze Einführung zu den klinischen Glaukomformen mit spezieller Berücksichtigung möglicher Klassifikationen. Eine Klassifikation der Glaukomformen kann nach verschiedenen Gesichtspunkten geschehen. Die beiden gebräuchlichsten Einteilungen orientieren sich an 1. den *Ätiologien* der zugrundeliegenden Ursachen für die Störung der Kammerwasserdynamik und 2. den *Mechanismen*, die im Kammerwinkel zu einem Anstieg des Augeninnendruckes führen.

8.1 Klassifikation nach Ätiologien

Die Glaukome können grundsätzlich in primäre und sekundäre Formen unterteilt werden. Das Einteilungsprinzip nach „primären" und „sekundären" Glaukomen ist eigentlich willkürlich, da alle Glaukome sekundär auf einen bestimmten Pathomechanismus auftreten. Die Verwendung dieser Bezeichnungen im vorliegenden Lehrbuch bezieht sich jedoch auf jedweden Erkrankungsprozeß, der für die Störung der Kammerwasserdynamik ursächlich ist. *Primäre Glaukome* gehen in der Regel nicht einher mit erkennbaren allgemeinen oder anderen Augenveränderungen, die die Augeninnendrucksteigerung erklären würden. Sie sind typischerweise beidseitig und man unterstellt allgemein, daß eine genetischer Abhängigkeit besteht. *Sekundäre Glaukome* sind dadurch charakterisiert, daß sie mit anderen Augen- oder Allgemeinerkrankungen einhergehen, die für die Veränderungen der Kammerwasserdynamik ursächlich sind. Sie können ein- oder beidseitig auftreten, vererbt oder erworben sein.

Eine dritte Gruppe von Glaukomen, die zuweilen von den primären und sekundären Glaukomen getrennt betrachtet werden, sind die *entwicklungsbedingten Glaukome*, bei denen eine Fehlentwicklung im Kammerwinkel für den erhöhten Abflußwiderstand für Kammerwasser verantwortlich ist. Innerhalb dieser Gruppe wird eine Glaukomform auch als *primär kongenitales Glaukom* bezeichnet, da allgemeine oder andere Augenveränderungen nicht immer bestehen. Die übrigen Varianten der entwicklungsbedingten Glaukome haben zusätzliche Augen-

Tabelle 8.2. Klassifikation der Glaukome nach den Mechanismen der Augendrucksteigerung

I. Offenwinkelglaukome
  A. Primäre Offenwinkelglaukome
  B. Sekundäre Offenwinkelglaukome
    1. Prätrabekuläre Formen (Membranen)
    2. Trabekuläre Formen
      a) Akkumulation von extrazellulärem Material
      b) Strukturelle Veränderungen
    3. Posttrabekuläre Formen
  C. Entwicklungsbedingte Offenwinkelglaukome
    1. Primär kongenitales Glaukom
    2. Entwicklungsbedingte Glaukome mit weiteren Anomalien
II. Winkelblockglaukome
  A. Primäres Winkelblockglaukom
  B. Sekundäre Winkelblockglaukome
    1. Anteriore Formen („Zugwirkung")
    2. Posteriore Formen („Schubwirkung")
      a) Mit Pupillarblock
      b) Ohne Pupillarblock
      c) Entwicklungsbedingte Winkelblockglaukome

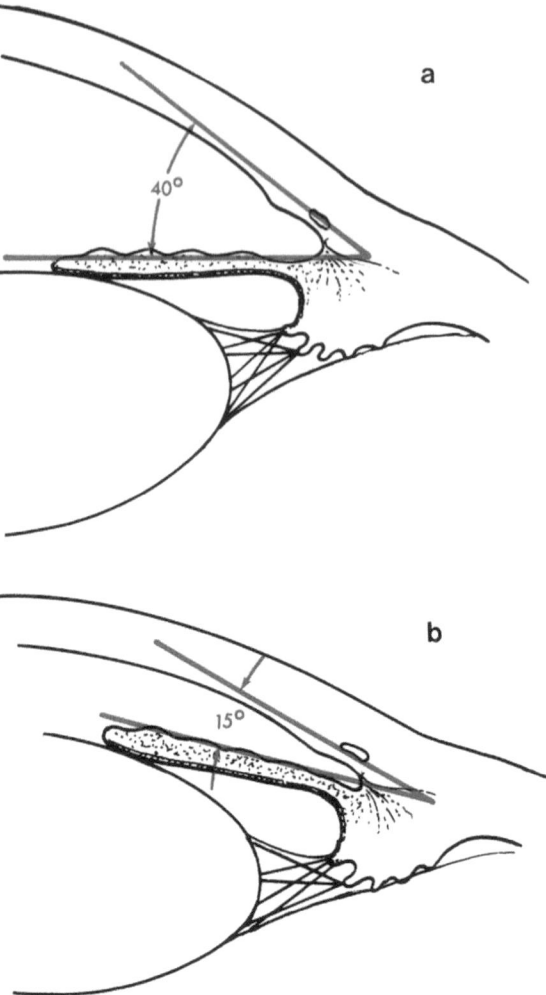

Abb. 8.1 a, b. Die Kammerwinkelbucht *(rote Linien)* wird durch Kornea und Iris geformt. **a** Typische Konfiguration der Kammerwinkelbucht bei den Offenwinkelglaukomen. **b** Enger Kammerwinkel, der typischerweise den meisten Formen von Winkelblockglaukom vorausgeht

oder allgemeine Anomalien. Diese entwicklungsbedingten Glaukome, mit oder ohne weitere Anomalien, werden meist in der Kindheit diagnostiziert. Außer dem primär kongenitalen Glaukom und den entwicklungsbedingten Glaukomen in der Kindheit gibt es auch eine Anzahl von Sekundärglaukomen bei Kindern, die keine Entwicklungs- oder Differenzierungsstörungen im vorderen Augensegment aufweisen.

Eine Einteilung der Glaukome aufgrund ihrer Ätiologie wird in Tabelle 8.1 wiedergegeben. Diese Form der Klassifikation wird der Gliederung der Kapitel in Teil II dieses Lehrbuches zugrundegelegt. Viele Glaukomerkrankungen haben in Abhängigkeit des Stadiums der Erkrankung einen mehrfachen Mechanismus der Augeninnendrucksteigerung. So haben z. B. Patienten mit einem neovaskulären Glaukom zu Beginn ihrer Glaukomerkrankung einen Offenwinkelmechanismus, der möglicherweise bei Fortschreiten der Erkrankung in einen Winkelblockmechanismus übergeht. Aus diesem Grunde ist es vielleicht hilfreich, sich auch eine Klassifikation nach den verschiedenen Mechanismen der Augendrucksteigerung zu vergegenwärtigen, bevor die einzelnen Glaukomformen entsprechend ihrer Ätiologie ausführlich besprochen werden.

8.2 Klassifikation nach Mechanismen der Augendrucksteigerung

Mit wenig möglichen Ausnahmen ist die Erhöhung des Augeninnendruckes bei allen Glaukomformen auf eine Zunahme des Abflußwiderstandes gegenüber Kammerwasser zurückzuführen. Die verschiedenen Mechanismen der Augendruckerhöhung können in Glaukomformen mit offenem Kammerwinkel und mit verschlossenem Kammerwinkel unterteilt werden (Tabelle 8.2), ein Einteilungskonzept, das von Barkan 1938 [1] vorgeschlagen wurde.

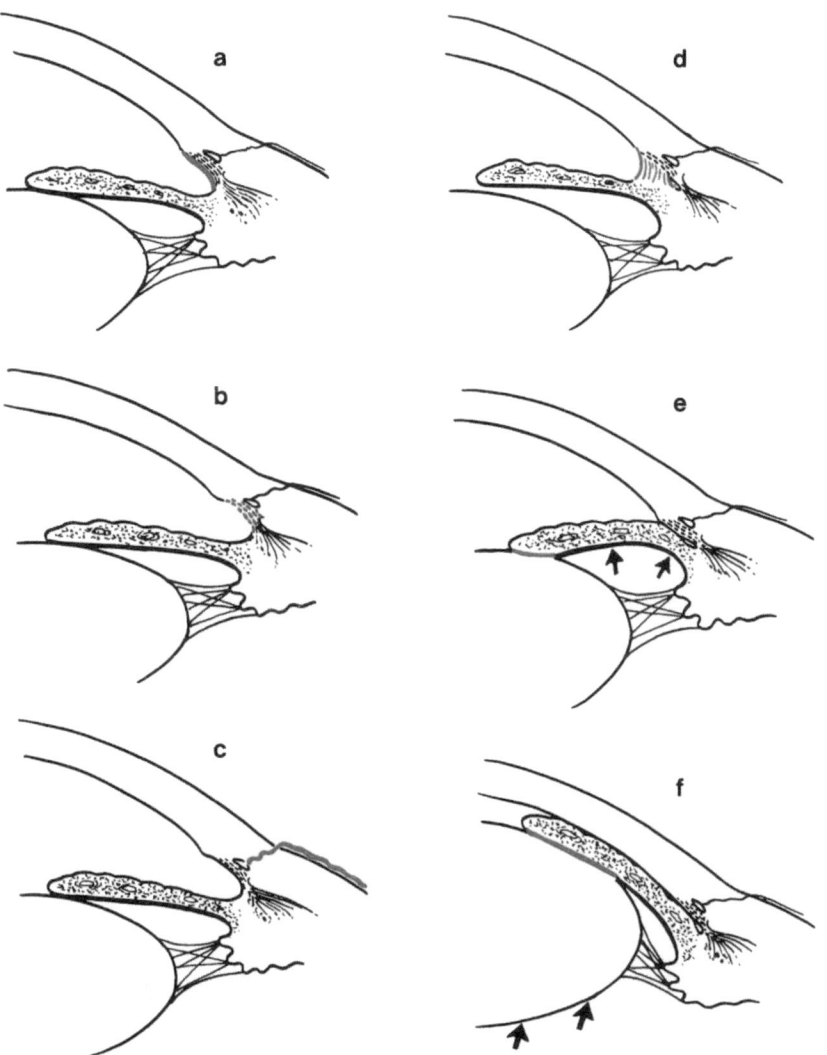

Abb. 8.2 a–f. Grundlegende Pathomechanismen der Sekundärglaukome (die Lokalisation der Verlegung des Kammerwasserabflusses ist *rot* dargestellt). Offenwinkelformen der Sekundärglaukome können die Verlegung prätrabekulär (**a**), trabekulär (**b**) oder posttrabekulär (**c**) haben. Winkelblockformen der Sekundärglaukome können durch Zugwirkung nach anterior (**d**) oder durch Schubwirkung von posterior entstehen. Letztere Form kann mit (**e**) oder ohne (**f**) Pupillarblock auftreten (die Pfeile geben die Richtung der Schubwirkung des Linsen-Iris- oder des Glaskörper-Iris-Diaphragmas nach vorne wieder)

8.2.1 Offenwinkelglaukome

Wie die Bezeichnung bereits vorgibt, treten diese Glaukomformen in Augen mit einem offenen Kammerwinkel auf (Abb. 8.1 a, b). Der Mechanismus des erhöhten Abflußwiderstandes für Kammerwasser liegt bei diesen Fällen in einer direkten Veränderung der Abflußstrukturen, deren Ursache entweder primär, sekundär oder entwicklungsbedingt ist.

Primäres Offenwinkelglaukom. Bei dieser häufigsten, chronischen Glaukomform liegt die für die Drucksteigerung verantwortliche Veränderung im Trabekelmaschenwerk. Der eigentliche Grund für die Erhöhung des Abflußwiderstandes ist nicht völlig geklärt, eine Anzahl von Theorien ist in Kap. 9 aufgezeigt.

Sekundäres Offenwinkelglaukom. In dieser Glaukomgruppe können verschiedene Mechanismen der Abflußverlegung auftreten (Abb. 8.2 a–f). Bei den *prätrabekulären Formen* kann der Kammerwasserfluß durch Membranen an der vorderkammerwärts gelegenen Seite des Trabekelmaschenwerkes in einem sonst offenen Kammerwinkel blockiert sein. Bei den *trabekulären Formen* liegt die Verlegung des Abflusses in Veränderungen innerhalb des Trabekelmaschenwerkes, sei es durch die Akkumulation von extrazellulären Materialien wie Zellen, Pigmentgranula, Fibrin oder durch strukturelle Veränderungen der Trabekel selbst, wie durch ein Ödem oder durch Fibrosierung. Bei den *posttrabekulären Formen* oder den sekundären Offenwinkelglaukomen liegt die Verlegung für den Kammerwasserabfluß distal des Trabekelmaschenwerkes, entweder im Schlemm-Kanal, den intraskleralen Abflußkanälchen oder den episkleralen Venen.

Entwicklungsbedingte Offenwinkelglaukome. Bei vielen Formen der entwicklungsbedingten Glaukome ist der Kammerwinkel offen, es besteht jedoch ein erhöhter Abflußwiderstand für Kammerwasser. Der Pathomechanismus kann bei diesen Fällen entweder eine inkomplette Entwicklung der Abflußwege oder eine sekundäre Veränderung dieser Gewebe in Konsequenz entwicklungsbedingter Anomalien benachbarter Strukturen sein.

8.2.2 Winkelblockglaukome

Bei diesen Glaukomformen ist die Vorderkammer flach und der Kammerwasserabfluß durch die Iriswurzel blockiert, die sich an das Trabekelmaschenwerk anlegt (Abb. 8.1). Die Abflußwege für Kammerwasser sind nicht normal ausgebildet, obwohl auch ein gleichzeitiger Schaden dieser Strukturen vorliegen kann. Wie bei den Offenwinkelglaukomen kann die zugrundeliegende Ätiologie entweder primär, sekundär oder entwicklungsbedingt sein.

Primäres Winkelblockglaukom. Die verschiedenen Faktoren, die zum Verschluß des Kammerwinkels bei dieser Glaukomform führen und in ihrem Zusammenwirken nicht völlig geklärt sind, werden in Kap. 10 aufgezeigt.

Sekundäres Winkelblockglaukom. Bei dieser Gruppe von Glaukomerkrankungen werden Pathomechanismen subsummiert, bei denen entweder die periphere Iris nach vorne gezogen oder von hinten nach vorne in den Kammerwinkel gedrückt wird (Abb. 8.2 a–f). Bei den *anterioren Formen* des sekundären Winkelblockglaukoms wird die periphere Iris bis zur Anlagerung an das Trabekelsystem nach vorne gezogen, meist durch die Kontraktion von Geweben im Kammerwinkel wie neovaskulären Membranen oder entzündlichen Präzipitaten. Bei den *posterioren Formen* des sekundären Winkelblockglaukoms wird das Irisdiaphragma durch einen erhöhten Druck in der hinteren Augenkammer nach vorne geschoben. Dabei muß zwischen Situationen mit und ohne Pupillarblock unterschieden werden. Bei ersterem Mechanismus wölbt sich die periphere Iris nach vorne in Konsequenz eines erhöhten Abflußwiderstandes von der hinteren in die vordere Augenkammer, was eine Verlagerung des Linsen-Iris-Diaphragmas nach vorne bedingt. Dies kann auch auftreten durch Synechien zwischen Iris und Linse. Bei den posterioren Formen ohne Pupillarblock geschieht die Vorwärtsbewegung von Linsen-Iris- oder Glaskörper-Iris-Diaphragma durch raumfordernde Prozesse in den tiefen Augenabschnitten wie bei einem Tumor, einer Blutung, einem Ziliarkörperödem oder einer Aderhautabhebung.

Entwicklungsbedingte Winkelblockglaukome. Bei diesen Glaukomformen ist die Kammerwinkelblockierung ein Ergebnis von entweder einer inkompletten Differenzierung der Kammerwinkelstrukturen oder eines sekundären Verschluß des Kammerwinkels durch Anomalien der Nachbarstrukturen.

8.3 Zusammenfassung

Für die Einteilung und Klassifikation der klinischen Glaukomformen gibt es 2 Möglichkeiten: 1. nach Ätiologien und 2. nach Pathomechanismen. Die erste Einteilung geschieht nach den zugrundeliegenden Veränderungen, die zur Störung der Kammerwasserdynamik führen, die entweder primär, sekundär oder entwicklungsbedingt sein können. Die Einteilung nach Pathomechanismen basiert auf den Vorgängen im Kammerwinkel, die zu einer Drucksteigerung führen. Letztere Klassifikation unterscheidet zwischen Offenwinkel- und Winkelblockglaukomen, die wiederum unterteilt werden nach den zugrundeliegenden Ursachen und speziellen strukturellen Veränderungen.

Literatur

1. Barkan, O: Glaucoma: classification, causes, and surgical control. Results of microgonioscopic research. Am J Ophthal 21:1099, 1938.

Kapitel 9. Primäres Offenwinkelglaukom

9.1 Terminologie
9.1.1 Die Bedeutung des Augeninnendruckes
9.1.2 Okuläre Hypertension
9.1.3 Normaldruckglaukom
9.2 Epidemiologie
9.2.1 Häufigkeit innerhalb der Glaukome
9.2.2 Prävalenz in der Allgemeinbevölkerung
9.2.3 Inzidenz bei okulärer Hypertension
9.2.4 Auftreten der Gesichtsfeldausfälle
9.3 Risikofaktoren
9.3.1 Allgemeine Charakteristika der Patienten
9.3.2 Klinische Befunde
9.4 Normaldruckglaukom
9.4.1 Klinische Unterschiede
9.4.2 Mögliche Ursachen des Normaldruckglaukoms
9.4.3 Differentialdiagnose
9.5 Zusätzliche Untersuchungsmethoden
9.5.1 Tonographie
9.5.2 Wassertrinkversuch
9.5.3 Mydriasistest
9.5.4 Therapieversuche
9.5.5 Wirkung lokaler Steroidgabe
9.5.6 Effekt des Augeninnendruckes auf die visuelle Funktion
9.5.7 Andere publizierte Testmethoden
9.6 Theorien zur Ätiologie
9.6.1 Histopathologische Befunde
9.6.2 Einfluß des Kammerwassers
9.6.3 Kortikosteroidsensitivität
9.6.4 Immunologische Studien
9.7 Behandlung
9.7.1 Wann behandeln?
9.7.2 Wie behandeln?
9.7.3 Behandlung des Normaldruckglaukoms
9.8 Zusammenfassung

9.1 Terminologie

Es besteht allgemeiner Konsens darüber, daß das *primäre Offenwinkelglaukom* (POWG) in seiner typischen Erscheinungsform durch die drei folgenden Kriterien definiert ist: 1. Augeninnendruck an mindestens einem Auge stets über 21 mm Hg; 2. offener Kammerwinkel mit unauffälligen Kammerwinkelstrukturen, keine weiteren okulären oder allgemeinen Erkrankungen, die den erhöhten Augeninnendruck erklären könnten; 3. typische glaukomatöse Gesichtsfeldveränderungen und/oder Papillenläsionen, wie in Kap. 5 und 6 beschrieben. Synonyme Bezeichnungen für das primäre Offenwinkelglaukom in der Literatur sind *Offenwinkelglaukom, chronisches Offenwinkelglaukom, chronisches Weitwinkelglaukom, Glaucoma chronicum simplex* und *chronisches Glaukom*.

9.1.1 Die Bedeutung des Augeninnendruckes

Der übliche Augeninnendruckgrenzwert von 21 mm Hg ist darauf zurückzuführen, daß 2 Standardabweichungen über dem statistischen Mittel innerhalb einer Gauss-Verteilung der Augendruckwerte den oberen Grenzwert des „Normbereiches" für diesen biologischen Parameter darstellen. Nachdem jedoch die Verteilung der Augeninnendruckwerte in der allgemeinen Bevölkerung nach rechts zu höheren Augendruckwerten hin verschoben ist, kann dieses Verteilungsprinzip nur eine grobe Annäherung der Normgrenzen wiedergeben. Kompliziert werden die Zusammenhänge in bezug auf den Augeninnendruck dadurch, daß viele Augen keine glaukomatösen Gesichtsfeldausfälle oder Papillenläsionen entwickeln (zumindest für einen sehr langen Zeitraum), obwohl der Augeninnendruck erheblich über 21 mm Hg liegen kann, während andere Individuen dagegen einen fortschreitenden glaukomatösen Sehnervenschaden bei Augeninnendruckwerten bekommen, die nie über diesem Grenzwert lagen. Diese Beobachtungen haben die Bedeutung des Augeninnendruckes bei der Entstehung des primären Offenwinkelglaukoms immer wieder zur Diskussion gestellt. Wenngleich die Beweisführung überzeugend ist, daß der Augeninnendruck eine ursächliche Rolle bei der Glaukomentstehung spielt, gibt es jedoch auch Hinweise dafür, daß andere ursächliche Faktoren bei der Glaukomentstehung mitwirken [1], was das Fehlen einer absoluten Korrelation zwischen Augeninnendruck und dem Risiko ein Glaukom zu entwickeln erklärt. Diese Diskrepanz zwischen der Höhe des Augeninnendruckes und dem Glaukomrisiko führte zu verschiedenen Zusatzbezeichnungen innerhalb der Gruppe der primären Offenwinkelglaukome.

9.1.2 Okuläre Hypertension

Patienten, die im Grunde nur die beiden erstgenannten Kriterien eines primären Offenwinkelglaukoms erfüllen (Augeninnendruck über 21 mm Hg ohne erkennbaren morphologischen Grund), aber eine normale Papillenmorphologie sowie ein befundfreies Gesichtsfeld aufweisen, haben nach üblicher Meinung eine sog. okuläre Hypertension [2,3]. Viele Autoren weisen auf Nachteile dieses Begriffes hin. Einige glauben, daß er nicht ausreichend auf die ernste Gefahr der Situation hinweist (daß ein bestimmter Prozentsatz dieser Patienten mit gewisser Wahrscheinlichkeit ein Glaukom entwickelt) und zu einem falschen Sicherheitsgefühl sowohl beim Patienten wie auch beim Arzt führen könnte. Außerdem ist es schwer vorstellbar, daß die Terminologie willkürlich in „Glaukom" umschlägt, wenn der Augeninnendruck ein Maß erreicht, bei dem die Therapie aus Augeninnendruckgründen allein indiziert erscheint. Chandler und Grant [4] ziehen deshalb den Begriff *frühes Offenwinkelglaukom ohne Schädigung* für diese Situation vor, während Shaffer [5] die Bezeichnung *Glaukomverdacht* empfiehlt. Letzterer Ausdruck kann auch andere Risikofaktoren für Glaukom einbeziehen wie z.B. eine verdächtige Papillenmorphologie. Welche Bezeichnung man auch immer für diese Situation wählt, der wichtigste Aspekt für Arzt und Patient bleibt, daß man sich über die möglichen Konsequenzen bezüglich der Entwicklung eines Glaukoms voll bewußt ist. In einem späteren Teil dieses Kapitels soll die Führung dieser Patienten besprochen werden.

9.1.3 Normaldruckglaukom

Am anderen Ende des Spektrums bezüglich der Empfindlichkeit des Sehnerven auf einen gegebenen Augeninnendruck rangieren jene Patienten mit einem offenen Kammerwinkel, mit unauffälligen Kammerwinkelstrukturen, die eine glaukomatös veränderte Papille und Gesichtsfeldausfälle haben, obwohl nie Augeninnendruckwerte über 21 mm Hg gemessen wurden. Diese Patienten haben nach der klassischen Nomenklatur ein *Niederdruckglaukom*, nach modernerer Terminologie wird auch die alternative Bezeichnung *Normaldruckglaukom* benutzt, da der Augeninnendruck meist „normal" oder „im oberen Normbereich" und selten „im unteren Normbereich" liegt. Einige Spezialisten glauben, daß das Normaldruckglaukom eine Variante des primären Offenwinkelglaukoms sei [6–8], während andere überzeugt sind, daß der Pathomechanismus der Optikusatrophie bei beiden Erkrankungen unterschiedlich sei [9–10]. Obwohl viele Unterschiede zwischen beiden Glaukomformen beschrieben wurden, die noch in einem späteren Teil dieses Kapitels referiert werden, macht eine Überschneidung der Befunde es sehr kompliziert, präzise zwischen den Patienten beider Glaukomformen zu unterscheiden.

Es könnte durchaus sein, daß das primäre Offenwinkelglaukom ein Spektrum von Erkrankungen mit mehreren ursächlichen Faktoren darstellt, wobei der Augeninnendruck nur der Wichtigste ist, mit variablem Ausmaß anderer Einflüsse auf die Pathogenese. So beschrieben Forscher z.B. 2 Untergruppen des primären Offenwinkelglaukoms [11]. Die erste Form, die sie als das sog. *senile, sklerotische Glaukom* bezeichneten, tritt vorwiegend im hohen Alter bei nur mäßig erhöhten Augeninnendruckwerten und normalen Kammerwinkelstrukturen auf; während die zweite Form, das sog. *Hochdruckglaukom*, bei den jüngeren Glaukompatienten mit sehr hohen Augeninnendruckwerten auftritt und Zeichen entwicklungsbedingter Veränderungen im Kammerwinkel aufweist. Beide Untergruppen sind auch den Verlauf der Papillenschädigung und das Erscheinungsbild der peripapillären Netzhaut und Aderhaut zu unterscheiden. In einer anderen Studie zeigte die Gruppe der primären Offenwinkelglaukompatienten zwei statistisch unterscheidbare Gruppen: eine kleinere Gruppe mit Hinweisen auf vasospastische Veränderungen mit einer engen Korrelation zwischen der mittleren Defekttiefe des Gesichtsfeldschadens und dem höchsten, beobachteten Augeninnendruck; eine größere Gruppe mit Hinweisen auf Veränderungen des Koagulationsstatus und anderer blutchemischer Befunde zeigte keine Korrelation zwischen den Gesichtsfeldindizes und den höchsten Augeninnendruckwerten [12]. Solange jedenfalls kein besseres Verständnis von Übereinstimmungen und Unterschieden zwischen den einzelnen Gruppen innerhalb der primären Offenwinkelglaukome besteht, erscheint es gerechtfertigt, diese Hauptgruppe der Glaukome nicht weiter in Untergruppen aufzuteilen.

9.2 Epidemiologie

9.2.1 Häufigkeit innerhalb der Glaukome

Das primäre Offenwinkelglaukom ist die weitaus häufigste Glaukomform, wenngleich es schwierig ist, das numerische Verhältnis von primären Offenwinkelglaukomen zu der Gesamtzahl von Glaukomen in einer Bevölkerungsgruppe abzuschätzen. Bei einer Reihenuntersuchung an 4231 Menschen in einem Altersbereich von 40 bis 75 Jahren wurden 39 Glaukompatienten gefunden, von denen 13 ein primäres Offenwinkelglaukom hatten (das entsprach einem Drittel der gefundenen Glaukome oder 0,28 % der Gesamtbevölkerung) [13]. Diese Anhaltszahl kann jedoch erheblich von einer Bevölkerungsgruppe zu einer anderen differieren, insbesondere bei rassischen Unterschieden.

9.2.2 Prävalenz in der Allgemeinbevölkerung

Es wurden mehrere große Querschnittsuntersuchungen ausgeführt, um die Anzahl von Patienten mit okulärer Hypertension und primärem Offenwinkelglaukom (oder Glaukom im allgemeinen) innerhalb der Bevölkerung zu einer bestimmten Zeit zu definieren [13–18]. In den meisten Untersuchungen war die Prävalenz des Glaukoms weniger als 1 %, obwohl die Literaturdaten entsprechend der demographischen Unterschiede der untersuchten Bevölkerungsgruppen erheblich variieren. Eine erhebliche Abhängigkeit der epidemiologischen Befunde entsteht auch durch unterschiedliche Diagnosekriterien und Screeningmethoden. Die meisten Reihenuntersuchungen belegen auch, daß die Prävalenz der okulären Hypertension erheblich größer ist als die des Glaukoms, selbst wenn man alle Glaukomformen einbezieht, woraus viele Untersucher den Schluß ziehen, daß der erhöhte Augeninnendruck nicht unvermeidbar zu einem manifesten Glaukom führen muß [19].

9.2.3 Inzidenz bei okulärer Hypertension

Es wurden viele Quer- und Längsschnittuntersuchungen ausgeführt, um die Häufigkeit des Auftretens eines primären Offenwinkelglaukoms in einer Gruppe unbehandelter, okulär hypertensiver Patienten zu bestimmen (Tabelle 9.1) [20–30]. Viele Untersuchungen umfaßten eine Verlaufsbeobachtung von 5–10 Jahren, während der die Inzidenz von Patienten, die einen glaukomatösen Gesichtsfeldausfall entwickelten, etwa 1 % pro Jahr war. Auch hier gibt es jedoch große Unterschiede der Befunde, was dafür spricht, daß ein höchst unterschiedliches Maß der Empfindlichkeit auf den erhöhten Augeninnendruck innerhalb einer Bevölkerung besteht. Man muß sich dabei vergegenwärtigen, daß auch „normotensive" Augen ein Glaukom bekommen können. Bei manchen Fällen kann sich dies als Normaldruckglaukom darstellen, während andere Patienten nur anfänglich einen Augeninnendruck unter 21 mm Hg haben und erst zu einem späteren Zeitpunkt erhöhte Augeninnendruckwerte bekommen und ein manifestes primäres Offenwinkelglaukom entwickeln [29,30].

Tabelle 9.1. Inzidenz des primären Offenwinkelglaukoms bei okulärer Hypertension

Untersucher	Anzahl der okulär Hypertensiven (Patienten)	Beobachtungszeitraum (Jahre)	Anzahl der aufgetretenen Offenwinkelglaukome (Patienten)
Perkins [20, 30]	124	5–7	4 (3,2 %)
Walker [21]	109	11	11 (11 %)
Wilensky et al. [22]	50	Mittelwert 6	3 (6 %)
Norskov [23]	68	5	0
Linner [24]	92	10	0
Kitazawa et al. [25]	75	Mittelwert 9,5	7 (9,3 %)
David et al [26]	61	Mittelwert 3,3 Bereich 1–11	10 (16,4 %)
Hart et al. [27]	92	5	33 (35 %)
Armaly et al. [29]	5886	13	(1,7 %)
Lundberg et al. [28]	41	20	14 (34 %)

9.2.4 Auftreten der Gesichtsfeldausfälle

Leydhecker [31] prüfte in seiner großen Reihenuntersuchung die Verteilung der Augeninnendruckwerte und das Auftreten von glaukomatösen Gesichtsfeldveränderungen in der allgemeinen Bevölkerung. Wenn man Patienten mit Augeninnendruckwerten über 20 mm Hg und einem manifesten Glaukom gegenüber ihrem Alter auftrug, so ergaben sich zwei parallele Verläufe, in der Zeitachse durch etwa 18 Jahre separiert, was zu der Annahme führte, daß 10–20 Jahre verstreichen, bis bei einer okulären Hypertension die ersten Gesichtsfeldausfälle auftreten. Eine Fehlermöglichkeit in diesem Konzept ist jedoch darin zu sehen, daß in dieser Untersuchung nicht belegt werden kann, ob die gleichen Individuen mit erhöhtem Augeninnendruck jene sind, die zu einem späteren Zeitpunkt einen Gesichtsfeldausfall entwickeln. Lichter und Shaffer [32] fanden in einer Gruppe von 378 Patienten mit okulärer Hypertension, die sie über einen Zeitraum von durchschnittlich 12 3/4 Jahren beobachteten, daß die Gesichtsfeldausfälle erheblich früher als in der Reihenuntersuchung von Leydhecker vermutet auftraten, obwohl ein Teil der Patienten während dieses Zeitraumes behandelt wurde. Außerdem zeigte sich, daß nach dem ersten Auftreten eines Gesichtsfeldausfalls der weitere Schaden an Papille und Sehnerv schneller als im Partnerauge zunahm, das den gleichen Augeninnendruck aufwies [33], aber noch keinen Glaukomschaden zeigte, was auf eine erhöhte Tensionsempfindlichkeit des Glaukomauges hinweist [34].

9.3 Risikofaktoren

Das chronische, primäre Offenwinkelglaukom geht nicht mit typischen subjektiven Symptomen oder Warnzeichen für den Patienten einher. Dieser bemerkt erst in einem späten Erkrankungsstadium den fortgeschrittenen Gesichtsfeldausfall. Das ist der Grund, warum man diese heimtückische Augenerkrankung „suchen" muß, um sie in einem Frühstadium zu entdecken, was Screeningprogramme (wie in Kap. 7 besprochen) rechtfertigt. Ein effektives Screening sollte die folgenden Risikofaktoren, die häufig mit der Erkrankung einhergehen besonders berücksichtigen, um sich auf jene Gruppen in der „scheinbar gesunden" Bevölkerung zu konzentrieren, die ein überdurchschnittliches Erkrankungsrisiko tragen. Hat ein Patient ständig erhöhte Augeninnendruckwerte (dies ist unstrittig der wichtigste Risikofaktor) aber keine nachweisbare Schädigung an der Papille oder im Gesichtsfeld, so ist die sorgfältige Abwägung zusätzlicher Risikofaktoren für die Verlaufskontrolle und die Entscheidung zu einem Behandlungsbeginn (bevor ein Schaden eintritt) besonders wichtig. Risikofaktoren können in 2 Kategorien unterteilt werden: 1. allgemeine Merkmale der Patienten und 2. klinische Befunde, die sich aus der problemorientierten, augenärztlichen Untersuchung ergeben.

9.3.1 Allgemeine Charakteristika der Patienten

Alter. Alle Screeningstudien stimmen darin überein, daß die Prävalenz des primären Offenwinkelglaukoms innerhalb der Bevölkerung mit dem Alter zunimmt [17,35–38]. Es ist ungewöhnlich, daß die Erkrankung in einem manifesten Stadium vor dem 40. Lebensjahr auftritt. Die überwiegende Mehrheit der Glaukome wird nach dem 65. Lebensjahr diagnostiziert. So wurde z. B. in einer Querschnittsuntersuchung einer allgemeinen Bevölkerung an 3000 Menschen die Prävalenz des primären Offenwinkelglaukoms und des Normaldruckglaukoms nach Unterteilung in Altersgruppen für die 40- bis 49-jährigen mit 0,22 %, für die 50- bis 59-jährigen mit 0,10 %, für die 60- bis 69-jährigen mit 0,57 %, für die 70- bis 79-jährigen mit 2,81 % und für die Patienten jenseits des 80. Lebensjahres mit 14,29 % angegeben [35]. Das Alter stellt somit einen Risikofaktor dar, der mit jeder Lebensdekade zunimmt.

Es ist auch wichtig zu betonen, daß das primäre Offenwinkelglaukom auch vor dem 40. Lebensjahr auftreten kann. In einer Studie waren sogar 25 % der entdeckten Glaukomfälle im Altersbereich von 10–35 Jahren [39]. Eine andere Studie an 13 Patienten mit Offenwinkelglaukom unter 40 Jahren (4 Patienten waren sogar im Teenageralter) wies auf einen besonderen Schweregrad der Erkrankung bei jungen Patienten hin, was die Applanationstonometrie bei einer augenärztlichen Grunduntersuchung bei allen Patienten jedweden Alters rechtfertigt [40].

Rasse. Eine Reihe von Studien zur Prävalenz des primären Offenwinkelglaukoms hat bestätigt, daß die Erkrankung bei Farbigen in einem früheren Alter und mit einem schwereren Verlauf als bei Weißen auftritt [41–45]. In einer großen Reihenuntersuchung an der Bevölkerung Jamaikas war die Prävalenz dieser häufigsten Glaukomform etwa 1,4 % [43], während in einer weiteren Studie 81,6 % von 140 Patienten mit Offenwinkelglaukom Farbige betraf, verglichen mit einem Anteil von 48,7% farbiger Mitbürger dieser Bevölkerungsgruppe [44]. Das Risiko an Glaukom zu erblinden soll bei Farbigen 7- bis 8mal höher sein als bei Weißen [45]. In einer weiteren prospektiven Studie, bei der 25 farbige und 25 weiße Patienten mit okulärer Hypertension über einen Zeitraum von 1–12 Jahren verlaufsbeobachtet wurden, entwickelten 18,1% der farbigen und nur 5,4% der weißen Patienten ein manifestes Glaukom [43]. Eine mögliche Erklärung für den Unterschied in der Glaukomempfindlichkeit bei verschiedener rassischer Zugehörigkeit kann sein, daß sich der erhöhte Augeninnendruck bei der hohen Inzidenz der Sichelzellanämie bei Farbigen schädlicher auswirkt, da das Risiko für eine Ischämie der Papille durch die hämatologische Erkrankung steigt. Diese Theorie wird jedoch nicht gestützt durch eine Studie, die eine Sichelzellerkrankung des erythropoetischen Systems bei nur 2 von 40 farbigen Patienten nachwies, die sich einer antiglaukomatösen Filtrationschirurgie unterziehen mußten [46]. Eine weitere Erklärung für die größere Gefährdung von farbigen Bürgern durch Glaukom ist die Beobachtung, daß sie größere physiologische Exkavationen der Papillen im Vergleich zu den weißen Mitbürgern zeigten [47].

Geschlecht. Die prognostische Bedeutung des Geschlechtes ist verglichen mit Alter und Rasse unklar, obwohl verschiedene Studien vermuten, daß die Prävalenz unter Männern höher sei [14,15,17,48,49].

Diabetes mellitus. Die Prävalenz des primären Offenwinkelglaukoms und der okulären Hypertension ist entsprechend einer Reihe von Querschnittsuntersuchungen mehrfach höher in der diabetischen als in der stoffwechselgesunden Bevölkerung [49–52]. Außerdem ist die Prävalenz von Diabetes bzw. einem positiven Glukosetoleranztest oder eine erhöhte Augeninnendrucksensitivität auf lokale Steroidmedikation [51,54] viel höher bei Patienten mit Offenwinkelglaukom [51,53].

Endokrine Erkrankungen. Eine Studie an Patienten mit Offenwinkelglaukom ergab eine erhöhte Prävalenz verschiedener Schilddrüsenerkrankungen [55], während eine andere tief-normale Plasmaspiegel an eiweißgebundenem Jod und eine physiologische Aufnahme von radioaktivmarkiertem Jod ergab [56]. Die Werte für die Thyroxin-, Thyreotropin- und Trijodthyroninaufnahme bei Patienten mit Offenwinkelglaukom unterschieden sich jedoch nicht von den Normwerten [57]. Es können jedoch andere endokrine Störungen, die nicht gehäuft bei Offenwinkelglau-

kom auftreten, den Augeninnendruck beeinflussen und sollten bei der Diagnose und Behandlung des Glaukoms beachtet werden. So kommt erhöhter Augeninnendruck bei Cushing-Patienten häufiger vor, mit einer Normalisierung des Augendruckniveaus nach Behandlung der Grunderkrankung [58,59]. Eine andere Untersuchung zeigte, daß Verwandte dieser Patienten häufig positive Steroidresponder sind, was ein Hinweis für den Mechanismus der Augendrucksteigerung bei dieser endokrinen Erkrankung sein kann [59]. Hypophysenstörungen können mit einer Instabilität des Augeninnendruckes [60] und der Kammerwasserdynamik einhergehen [61]. Erhöhte Spiegel an Östrogen oder Progesteron können den Augeninnendruck senken [62], während männliche Geschlechtshormone ihn vermutlich steigern [63].

Kardiovaskuläre und hämatologische Erkrankungen. Allgemeinerkrankungen dieser Art sind besonders prävalent unter Patienten mit Normaldruckglaukom, das später in diesem Kapitel erläutert wird. Die kausale Verknüpfung dieser Allgemeinerkrankungen ist weniger offensichtlich für das Offenwinkelglaukom mit hohem Augeninnendruck. Einige Untersucher fanden ein gehäuftes Auftreten hämodynamischer Krisen und einen niedrigen diastolischen Druck in der A. ophthalmica oder des diastolischen Blutdruckes [49,64–66]. Andere fanden eine Verknüpfung mit erhöhtem Blutdruck [67,68] und wiederum andere fanden keine signifikante Abweichung bezüglich dieser Parameter im Vergleich zur Allgemeinbevölkerung [69,70]. Während viele Menschen keine Papillenschädigung nach einem plötzlichen Blutdruckabfall aufweisen, kann das Risiko für das Fortschreiten des Papillenschadens bei Glaukompatienten erheblich höher sein [71]. Glaukompatienten, bei denen ein medikamentöses Behandlungskonzept wegen einer Hypertonie oder vor chirurgischen Eingriffen erstellt wird, sollten bezüglich ihrer Papillen- und Gesichtsfeldsituation besonders sorgfältig untersucht und beraten werden. Die Plasmalipidprofile erwiesen sich nicht als eine diagnostische Hilfe beim Screening auf Offenwinkelglaukom [72].

Familienanamnese. Eine positive Familienanamnese bei primärem Offenwinkelglaukom wird allgemein als ein wichtiger, prognostischer Indikator bewertet. Das primäre Offenwinkelglaukom unterliegt offensichtlich einem Vererbungsmuster. Obwohl der präzise Vererbungsmodus nicht bekannt ist, gibt es gute Hinweise dafür, daß höchst wahrscheinlich eine polygene oder multifaktorielle Vererbung vorliegt. Für den Kliniker ist es wichtig zu wissen, daß eine eindeutig erhöhte Prävalenz von Offenwinkelglaukom unter den engeren Verwandten von Glaukompatienten vorliegt, die von 5–19% bei 2 Untersuchungen reicht [73,74]. In einer Verlaufsbeobachtung über 10–12 Jahre an 101 Patienten mit positiver Familienanamnese von Offenwinkelglaukom entwickelten 3% die manifeste Erkrankung und weitere 6% ein Frühstadium der Erkrankung [75]. Eine andere Erhebung ergab eine Familienanamnese von Glaukom bei 50% der Patienten mit Offenwinkelglaukom [76]. Eine vorläufige Untersuchung ließ auch einen Zusammenhang zwischen Offenwinkelglaukomen bei Weißen und einer rhesuspositiven Blutgruppe D vermuten [77].

9.3.2 Klinische Befunde

Augeninnendruck. Wie bereits diskutiert, ist der erhöhte Augeninnendruck der wichtigste Risikofaktor für die Manifestation eines Offenwinkelglaukoms. Die meisten Untersuchungen stimmen darin überein, daß er der prognostisch am besten belegte, einzelne Risikofaktor sei. Das Maß des Glaukomrisikos korreliert mit dem Augeninnendruckspiegel exponentiell. In einer Studie an 307 Patienten ergab sich folgende Prävalenz einer glaukomatösen Papillenläsion in Abhängigkeit des Augeninnendruckes [78]:

IOD (mm HG)	Prozent der Patienten mit Papillenschaden
25–29	7
30–34	14
35–39	52
40–44	61
45–49	73
50–54	83
55–59	83
>60	70

Die Fluktuation des Augeninnendruckes ist ebenfalls bedeutsam und kann in vielen Fällen einen größeren prognostischen Informationswert als einzelne Druckmessungen haben [68]. Während einer Verlaufsbeobachtung hatten jene Patienten mit okulärer Hypertension ein größeres Glaukomrisiko, deren Augeninnendruck im Laufe der Zeit langsam anstieg [79]. Eine andere klinische Studie belegte bei 15% der Patienten mit okulärer Hypertension einen Augeninnendruckanstieg von 5–9 mm Hg beim Wechsel der Körperlage vom Sitzen zum Liegen, ein Phänomen, das bei manchen Patienten für die Pathogenese des Glaukoms von Bedeutung sein kann [80]. Trotz der Wichtigkeit des erhöhten Augeninnendruckes als Risikofaktor bei den meisten Glaukomformen darf nicht vergessen werden, daß besonders eine einzelne Tonometrie nicht immer für die Glaukomdiagnostik richtungsweisend ist. Bei einer Reihenuntersuchung hatten sogar 8 von 15 erstdiagnostizierten Glaukomfällen bei der ersten Tonometrie einen Augeninnendruckwert unter 20,5 mm Hg [81].

Papille. Der zweitwichtigste Risikofaktor für die Entwicklung eines Offenwinkelglaukoms ist die Größe der physiologischen Exkavation vor Eintritt der glaukomatösen Papillenläsion. Obwohl Armaly [82] fand, daß die Exkavationsgröße keine Beziehung zur Familienanamnese an Offenwinkelglaukomen hat, beobachteten Chandler und Grant [83], daß eine große, tiefe physiologische Exkavation einen erhöhten Augeninnendruck weniger toleriert und eine prinzipielle Tendenz zur Progression der Exkavation bis zur Randständigkeit besteht. Dieses Konzept wird gestützt durch eine Studie, bei der 27 von 102 okulär Hypertensiven über eine Verlaufsbeobachtung von 5 Jahren glaukomatöse Gesichtsfeldausfälle entwickelten und initial signifikant größere Exkavationen hatten als jene, die keinen Gesichtsfeldausfall bekamen [84]. In einer anderen klinischen Studie zeigten Augen, bei denen man fälschlicherweise einen Gesichtsfeldausfall aufgrund der Papillenmorphologie annahm, eine sehr viel höhere Inzidenz nachfolgender Ausfälle [85]. Augen mit einer Kombination von permanent erhöhtem Augeninnendruck über 28 mm Hg und einer relativen Exkavation von größer als 0,5 hatten ein signifikant höheres Risiko einen Glaukomschaden zu bekommen, weshalb in diesen Fällen unbedingt therapiert werden sollte [84].

Den größten diagnostischen Informationswert hat die Beurteilung der Papille, wenn Hinweise für einen beginnenden Glaukomschaden bestehen [86]. Ein weiterer wichtiger diagnostischer Parameter ist der Befund der retinalen Nervenfaserschicht, die glaukomatöse Defizite zeigen kann, bevor dies ein offensichtliches Äquivalent an der Papillenmorphologie haben kann [87]. Die morphologischen Charakteristika dazu sind in Kap. 5 geschildert und die Bedeutung einer sorgfältigen Verlaufsbeobachtung bei Glaukomverdacht soll hier nochmals betont werden.

Myopie. Die Prävalenz an primärem Offenwinkelglaukom ist größer bei Myopen [88], ebenso wie eine erhöhte Häufigkeit der Myopie unter Patienten mit primärem Offenwinkelglaukom, okulärer Hypertension oder Normaldruckglaukom besteht [89]. Von besonderer klinischer Bedeutung ist die Beobachtung, daß myope Augen empfindlicher auf einen erhöhten Augeninnendruck reagieren. Von 10 Patienten, die glaukomatöse Gesichtsfeldausfälle während einer Verlaufsbeobachtung unter erhöhtem Augeninnendruck bekamen, waren sechs myop (weniger als −1 Dioptrie), 3 waren emmetrop (+1,00 bis −1,00 Dioptrien) und einer war hyperop (mehr als +1 Dioptrie) [89]. Wurde der Augeninnendruck im Rahmen der Therapie gesenkt, kam es überraschenderweise bei den Gesichtsfeldern von myopen Augen häufiger zu Verbesserungen und weniger häufig zu Verschlechterungen als bei nicht-myopen Augen, was ein Hinweis auf die geringere Augeninnendrucktoleranz der Myopen gegenüber Risikofaktoren unabhängig vom Augeninnendruck ist, wie z. B. ein niedriger Blutdruck in der A. ophthalmica [90].

Hornhaut. Normalerweise ist die Hornhaut bei Glaukompatienten unauffällig. In einer klinischen Studie an Patienten mit einer Cornea guttata wurden häufiger pathologische Tonographiewerte nachgewiesen [91] und vorläufige Ergebnisse der Endothelmikroskopie an Patienten mit chronischem Glaukom weisen auf Auffälligkeiten des Hornhautendothels hin [92]. Eine Folgestudie, die Individuen mit normalem Augeninnendruck, unbehandelter/behandelter okulärer Hypertension oder manifestem Offenwinkelglaukom verglich, zeigte keine signifikanten Unterschiede in der zentralen Hornhautendothelzelldichte oder der Hornhautdicke [93].

Gonioskopie. Definitionsgemäß ist die Kammerwinkelbucht bei Augen mit Offenwinkelglaukom offen und morphologisch unauffällig, wie in Kap. 3 beschrieben. Vorläufige Studien lassen jedoch vermuten, daß Glaukompatienten häufiger Irisausläufer und eine mehr nach vorne verlagerte Insertion der Iriswurzel, eine intensivere Pigmentierung des Trabekelmaschenwerkes [94] und eine ausgeprägtere Segmentierung der Pigmentierung des Trabekelmaschenwerkes aufweisen [95].

Abweichungen der visuellen Funktion. Die zentrale Sehschärfe, wie sie in der ophthalmologischen Praxis bestimmt wird, ist normalerweise bei Offenwinkelglaukom bis zu einem sehr späten Stadium der Gesichtsfeldstörung unverändert und hat deshalb in der Frühdiagnose des Glaukoms keinen Stellenwert. Neueste Untersuchungen zeigten jedoch, daß subtile Abweichungen der zentralen Sehfunktionen bestehen können, wie z. B. bei der Kontrastempfindlichkeit und beim Farbsinn (besprochen in Kap. 6). Sie können eines Tages als Risikofaktor für die Glaukomdiagnostik vor typischen Gesichtsfeldausfällen eine gewisse Rolle spielen. Es gibt auch Hinweise dafür, daß die Bewegungswahrnehmung, wie sie bei einer dynamischen Prüfpunktdarbietung untersucht wird, bei Offenwinkelglaukom gestört ist und pathologische Befunde vor einem Sehnervenschaden ergeben kann [96]. Ist einmal ein reproduzierbarer, glaukomatöser Gesichtsfeldausfall an einem Auge dokumentiert, steht die Glaukomdiagnose fest, dann besteht jedoch eine höhere Inzidenz von Gesichtsfeldausfällen auch für das Partnerauge. Dies wurde an 29 % von 31 Patienten nachgewiesen, die über einen Zeitraum von 3–7 Jahren nachuntersucht wurden [97], im Vergleich zu 25 % bei 104 Patienten über eine fünfjährige Verlaufsbeobachtung bei einer anderen Studie [98].

9.4 Normaldruckglaukom

Viele Glaukomatologen betrachten das Normaldruckglaukom als eine Glaukomform, die vom primären Offenwinkelglaukom mit erhöhtem Augeninnendruck klar zu trennen ist. Es gibt in der Tat eine Reihe von Befunden, die darauf hindeuten, daß beide Glaukomformen sich in mehrerer Hinsicht außer durch die Höhe des Augeninnendruckes unterscheiden. Die Literaturangaben sind jedoch widersprüchlich und es ist schwer eine klare Trennlinie zwischen beiden Glaukomerkrankungen zu ziehen. Es könnte sein, daß das chronische, primäre Offenwinkelglaukom mit hohem IOD jenen Punkt im Verteilungsspektrum zeigt, an dem der erhöhte Augeninnendruck den Ursachenfaktor mit dem größten ätiologischen Einfluß darstellt, während andere pathogenetische Faktoren mit Wirkung auf die glaukomatöse Optikusatrophie am anderen Ende des Verteilungsspektrums bedeutsamer sind. Im folgenden sollen jene klinischen Unterscheidungsmerkmale zwischen Normaldruckglaukom und Offenwinkelglaukom mit hohem Augeninnendruck ebenso wie die Pathomechanismen, die für diese Unterschiede verantwortlich sein können, besprochen werden.

9.4.1 Klinische Unterschiede

Papille. Der neuroretinale Randsaum ist beim Normaldruckglaukom signifikant dünner, besonders inferior und inferotemporal als bei Patienten mit hohem Augeninnendruck und vergleichbarem Gesichtsfeldausfall [99,100]. Es gibt aber auch Untersuchungen, die diese Unterschiede weniger ausgeprägt finden. In einer Studie werden die Papillen als vergleichbar beschrieben, obwohl die Exkavation beim Normaldruckglaukom ein breiteres Gefälle des Exkavationsrandes mit geringerer Veränderung des Exkavationsvolumens aufwies [101]. In einer weiteren Studie war der einzige signifikante Unterschied in der Papillenmorphologie die größere Prävalenz eines „Sanduhrmusters" der Lamina cribrosa, bei dem dicke Bindegewebestränge die Exkavation horizontal zwischen der 3- und 9-Uhr-Position überkreuzen, mit deutlich dünneren Kollagenbündeln und größeren Poren oben und unten [102]. Wenngleich dieser Befund nicht so ausgeprägt war, um dadurch allein eine Trennung der beiden Glaukomformen zu ermöglichen, nahm man an, daß die besondere Bindegewebearchitektur der Lamina ein wichtiger ursächlicher Faktor bei der Entstehung eines Normaldruckglaukoms sei. Eine weitere klinische Untersuchung bestätigte, daß Papillenrandblutungen häufiger bei Normaldruckglaukom auftreten, was auf die Möglichkeit einer vaskulären Erkrankung der Papille als anderen ursächlichen Faktor hinwies [103]. In dieser Studie konnten die Augen mit Normaldruckglaukom in 2 Gruppen unterteilt werden, jene, die häufig rezidivierend Papillenrandblutungen aufwiesen, und andere, die selten Blutungen zeigten, was wiederum ein Beleg für vielfache ursächliche Pathomechanismen beim Normaldruckglaukom ist.

Gesichtsfeld. Es wurden auch Unterschiede berichtet über die Art der Gesichtsfeldausfälle zwischen Normaldruck- und Hochdruckglaukom bei vergleichbarer Papillenschädigung. Allgemein haben Normaldruckglaukome tiefere und lokalisierte Skotome [100,104,105], obwohl eine andere Studie den Unterschied in der Begrenzung und Tiefe der Skotome nicht bestätigen konnte [106]. Es gibt auch widersprüchliche Meinungen in der Literatur bezüglich der Nähe der Skotome zum Fixationspunkt zwischen beiden Gruppen, was auch auf unterschiedliche Untersuchungsmethoden zurückgeführt werden könnte [106,107]. Eine weitere klinische Studie fand eine signifikant höhere Rate in der Progression der Gesichtsfeldausfälle beim Normaldruckglaukom [108] und wieder eine andere sah einen Unterschied in der Art der Progression, indem die Skotome bei Hochdruckpatienten zu Beginn hauptsächlich in der Fläche und später in der Tiefe zunahmen, während bei den Normaldruckglaukomen die Zunahme in der Skotomfläche und -tiefe in einem konstanten Verhältnis blieb [109].

9.4.2 Mögliche Ursachen des Normaldruckglaukoms

Einfluß des Augeninnendruckes. Wenngleich sich das Normaldruckglaukom definitionsgemäß vom primären Offenwinkelglaukom mit hohem Augeninnendruck dadurch unterscheidet, daß Augendruckwerte nie über 21 mm Hg bestehen, liegen die Augeninnendruckwerte tendenziell höher als normal und haben einen größeren Bereich der Tagesdruckschwankungen als in der gesunden Bevölkerung [110]. Außerdem wird bei Patienten mit Normaldruckglaukom und unterschiedlichen Druckwerten an beiden Augen der größere Gesichtsfeldausfall an dem Auge mit dem höheren Innendruck gefunden [111,112]. Diese Beobachtungen sprechen für eine gewisse Bedeutung des Augeninnendruckes auch beim Normaldruckglaukom, obwohl andere Faktoren vielleicht vordergründig sind.

Andere ursächliche Einflüsse. Wie schon gesagt, kann ein weiterer Ursachenfaktor in der besonderen Architektur der Lamina cribrosa [102] oder der Gefäßversorgung der Papille [103] liegen. Drance et al. [6,7] beschrieben 2 Formen von Normaldruckglaukom: 1. eine nicht-progrediente Form, bei der häufig die Vorgeschichte einer vaskulären Schocksituation besteht, und 2. eine progressive Form, die auf eine chronisch vaskuläre Insuffizienz der Papille zurückzuführen ist. Es wurden auch eine größere Anzahl kardiovaskulärer und hämatologischer Befunde beschrieben, die für beide Formen von Bedeutung sein können [113]. Hayreh [114] vermutete, daß das Normaldruckglaukom sich von der anterioren ischämischen Neuropathie des N. opticus nur dadurch unterscheidet, daß die ischämische Neuropathie den akuteren Verlauf aufweist. Weitere Befunde, die mit Normaldruckglaukom in Zusammenhang gebracht werden, sind hämodynamische Krisen [6,7], niedrige diastolische Werte in der Ophthalmodynamometrie [6,113] oder erniedrigte okuläre Pulsamplituden [115], während Literaturangaben zu Abweichungen des Blutdruckes widersprüchlich sind [6,9,67,113]. Visuell evozierte Potentiale bei schrittweiser, artifizieller Steigerung des Augeninnendruckes waren zwischen beiden Glaukomformen signifikant verschieden, was als ein Verlust der Autoregulation der Blutversorgung der Papille bei den Normaldruckglaukomen gedeutet wurde [116]. Patienten mit Normaldruckglaukom haben auch häufiger Kopfschmerzen mit oder ohne Migränezeichen [117] und pathologische Befunde der Mikrozirkulation in den Fingern nach Kälteexposition [118]. Letzteres läßt das Verdachtsmoment vasospastischer Disposition bei der Genese des Normaldruckglaukoms mit einer Behandlungslogik aufkommen, die am Ende dieses Kapitels diskutiert wird.

Hämatologische Veränderungen, die gehäuft beim Normaldruckglaukom auftreten sind erhöhte Plasmaviskosität [119] und Hyperkoagulabilität bzw. erhöhte Thrombozytenaggregationsneigung [6,112]. Es gibt jedoch auch Studien, die keinen statistisch signifikanten Unterschied im Koagulationsstatus [120,121] oder im vaskulären bzw. rheologischen Befundprofil fanden [121]. Die Hypercholesterinämie soll bei Patienten mit Normaldruckglaukom häufiger auftreten [122].

Wie das Zusammenspiel ursächlicher Faktoren beim Normaldruckglaukom auch sein mag, eine genetische Grundlage ist wahrscheinlich. So wurde für diese Glaukomform bei einer Familie ein autosomal dominanter Erbgang belegt [123].

9.4.3 Differentialdiagnose

Die Differentialdiagnose des Normaldruckglaukoms sollte besonders abnorme Tagesschwankungen des Augeninnendruckes berücksichtigen, bei denen die erhöhten Druckwerte zu Tageszeiten auftreten, an denen sie nur schwerlich diagnostiziert werden. Andere Patienten können erhöhte Augeninnendruckwerte zum Zeitpunkt der Papillenschädigung gehabt haben, die sich jedoch später spontan normalisierten. Ein Beispiel hierfür ist das Pigmentglaukom, bei dem es mit Fortschreiten der Erkrankung in zunehmendem Alter zu einer Remission des Augendruckniveaus kommen kann [124]. Eine andere Situation, die der Differenzierung gegenüber dem Normaldruckglaukom bedarf, ist der Glaukompatient mit fortgeschrittener glaukomatöser Optikusatrophie, entsprechenden Gesichtsfeldausfällen und erhöhtem IOD in der Anamnese, bei dem selbst Augendruckwerte im oberen Normbereich für eine weitere Progression des Glaukomschadens ursächlich sind. Es ist auch wichtig nicht-glaukomatöse Ursachen von Papillen- und Gesichtsfeldveränderungen auszuschließen, wie sie in den Kap.n 5 und 6 angesprochen wurden.

9.5 Zusätzliche Untersuchungsmethoden

Es wurden zahlreiche klinische Tests wissenschaftlich überprüft, um zusätzliche prognostische Indikatoren für das Entstehen eines primären Offenwinkelglaukoms zu finden. Wenngleich für viele die klinische Wertstellung noch nicht definitiv geklärt ist, sollte der Augenarzt mit den wichtigen dieser flankierenden Tests in der Glaukomdiagnostik vertraut sein.

9.5.1 Tonographie

Einzelheiten dieser Untersuchungsmethode und deren Begrenzung als ein diagnostischer Parameter für das primäre Offenwinkelglaukom sind in Kap. 3 besprochen.

9.5.2 Wassertrinkversuch

Eine erhebliche Flüssigkeitsaufnahme während eines kurzen Zeitraumes führt in der Regel zu einem Anstieg des Augeninnendruckes. Basierend auf der Theorie, daß glaukomatöse Augen auf eine Flüssigkeitsaufnahme mit einem größeren Augeninnendruckanstieg reagieren, wurde der „Wassertrinkversuch" als Provokationstest für die Frühdiagnose des primären Offenwinkelglaukoms entwickelt.

Untersuchungsmethode. Nach achtstündigem Fasten beginnt der Test mit einer Applanationstonometrie. Die Indentationstonometrie ist für diese Untersuchungsmethode ungünstig, da die Flüssigkeitsaufnahme die okuläre Rigidität herabsetzt [125]. Der Patient wird daraufhin angewiesen, etwa 1 Liter Wasser oder Tee unmittelbar nach der Applanationstonometrie zu trinken. Anschließend wird auf die Dauer einer Stunde alle 15 min eine Applanationstonometrie ausgeführt. Der maximale Augeninnendruckanstieg kann in der Regel 15–30 min nach der Flüssigkeitsaufnahme beobachtet werden und fällt auf das Ausgangsdruckniveau nach etwa 60 min sowohl bei Gesunden wie bei Glaukompatienten zurück [126]. Ein Augeninnendruckanstieg von 8 mm Hg oder mehr wird üblicherweise als ein positives Testergebnis bewertet. Die Verbindung des Wassertrinkversuches mit einer Tonographie soll einen zusätzlichen diagnostischen Wert haben [127,128].

Wirkungsweise. Die Wirkungsweise des Augeninnendruckanstieges nach Wassertrinkversuch ist unklar. Eine Theorie besagt, daß die Herabsetzung der Serumosmolalität reflektorisch eine verstärkte Kammerwassersekretion verursacht, während andere Studien keine reproduzierbare Korrelation zwischen Augeninnendruck und Serumosmolalität nachweisen konnten [129,130]. Tonographiestudien haben gezeigt, daß die Abflußleichtigkeit bei Glaukompatienten [131–133] wie auch beim Kaninchen [134] herabgesetzt ist, eine vermehrte Kammerwasserproduktion wurde nach Wasserbelastung bei Affen nachgewiesen [135].

Klinische Bedeutung. Kronfeld [133] fand bei der Kombination von Wasserbelastung und Tonographie eine statistisch signifikante Herabsetzung der Abflußleichtigkeit bei 35 Patienten mit okulärer Hypertension. Der Effekt auf die Fazilität war jedoch zu gering, um für den individuellen Patienten von Bedeutung zu sein. Er glaubte, daß beide Untersuchungsmethoden bei der okulären Hypertension wenig Information bieten, die über die Tonometrie hinausgehen könnte. Zwei weitere Studien vermuten, daß der Wasserbelastungstest keinen diagnostischen Wert habe, da 22% falsch-positive und 48% falsch-negative Ergebnisse in einer Serie nachgewiesen wurden [136], während in einer anderen Gruppe 24% falsch-negative Ergebnisse auftraten [137].

9.5.3 Mydriasistest

Varianten des Mydriasistestes werden hauptsächlich bei Augen mit potentiellem Winkelblock angewandt, was im nächsten Kapitel detailliert besprochen wird. Zykloplegika und Mydriatika wurden jedoch auch ausführlich bezüglich ihres Einflusses auf das Augeninnendruckniveau bei Offenwinkelglaukom untersucht. Obwohl diese Provokationsmethoden ihren klinischen Nutzen bei der Diagnose des Offenwinkelglaukoms noch nicht belegen konnten, ist es wichtig zu verstehen, wie unterschiedlich die Augen auf diese Pharmaka reagieren, besonders wenn man das Ergebnis eines Mydriasistestes zum Ausschluß eines Winkelblockglaukoms heranziehen möchte.

Wirkung der Zykloplegika. *Starke, lokal applizierte Zykloplegika*, wie z. B. 1% Zyklopentolat-, 1% Atropin-, 5% Homatropin- oder 0,25% Scopolaminaugentropfen, bewirken einen signifikanten Augeninnendruckanstieg (häufig mehr als 6 mm Hg) bei vielen Patienten mit einem primären Offenwinkelglaukom [138]. Peroral appliziertes Atropin hatte keinen Einfluß auf den Augeninnendruck bei kurzfristiger Gabe bei Offenwinkelglaukompatienten [139], obwohl manche Patienten eine Augendrucksteigerung erst eine Woche nach der Medikation zeigten [140]. Ein Augeninnendruckeffekt nach lokal applizierten Zykloplegika kann auch bei Winkelblockglaukom auftreten, wenn ein dysreguliertes Augeninnendruckniveau trotz einer offenen Iridektomie [141] besteht, ebenso in nicht-glaukomatösen Augen nach mehrwöchiger lokaler Gabe von Dexamethasonaugentropfen [142]. Augen mit primärem Offenwinkelglaukom zeigen mit größerer Wahrscheinlichkeit diese Drucksteigerung, wenn sie unter einer Miotikatherapie stehen [143]. Der Mechanismus der Augeninnendruckreaktion auf starke Zykloplegika ist vermutlich mit einer Hemmung der miotischen Wirkung und einer direkten Hemmwirkung des Ziliarmuskels zu erklären [143,144].

Schwach wirksame Zykloplegika wie z. B. 1% Tropicamidaugentropfen können bei manchen Glaukompatienten auch einen Augeninnendruckanstieg bewirken, besonders wenn sie unter einer Miotikatherapie stehen, was dafür spricht, daß eine kompetitive Wirkung mit den Miotika vorliegt [145,146]. Bei einer klinischen Studie zeigte sich keine Korrelation mit den initialen Augeninnendruckreaktion nach Argonlasertrabekuloplastik [146].

Wirkung der Mydriatika. Die Wirkung von zykloplegisch-mydriatischen Pharmaka oder einem reinen Mydriatikum wie Phenylephrin soll bei manchen Augen mit offenem Kammerwinkel ebenfalls den Augeninnendruck steigern [147–151]. Dies tritt besonders auf, wenn eine plötzliche Pigmentfreisetzung in die Vorderkammer mit der Mydriasis einhergeht und der Mechanismus der Drucksteigerung ist somit wohl auf eine befristete Verstopfung des Trabekelmaschenwerkes durch die Pigmentgranula zu erklären. Dies tritt deshalb auch besonders häufig bei Exfoliationssyndrom oder Pigmentglaukom auf, kann aber auch manche Augen mit primärem Offenwinkelglaukom mit starker Pigmentierung der Kammerwinkelstrukturen betreffen [147– 151]. Bei einem Patienten mit Offenwinkelglaukom blieb der Augeninnendruck nach Pupillenerweiterung permanent erhöht und die histopathologische Untersuchung eines Trabekulektomieexzisates ergab, daß die bleibende Druckerhöhung auf einen Verlust des Endothels auf den Trabekellamellen zurückzuführen war [151].

9.5.4 Therapieversuche

Aufgrund der Theorie, daß Augen mit einem primären Offenwinkelglaukom mit einer stärkeren Drucksenkung als gesunde Augen auf Antiglaukomatosa ansprechen, wurden folgende Behandlungsversuche als prognostisch relevante Diagnosetests untersucht.

Adrenalintest. Es bestehen wissenschaftliche Beweise dafür, daß Patienten mit primärem Offenwinkelglaukom besonders empfindlich auf Adrenalinaugentropfen reagieren [152]. Solche Patienten haben eine stärkere Augeninnendrucksenkung und häufiger kardiale Arrhythmien nach lokal appliziertem Adrenalin als Patienten mit einem Sekundärglaukom [152]. Man postulierte, daß der Mechanismus der erhöhten Ansprechbarkeit auf einen adrenalininduzierten Anstieg des intraokularen zyklischen Adenosinmonophosphates zurückzuführen ist, auf welches das Offenwinkelglaukom ungewöhnlich empfindlich reagiert [153,154]. Aufgrund der offensichtlichen Sensitivität gegenüber Adrenalinaugentropfen wurde ein Test empfohlen, bei dem 1–2 % Adrenalinaugentropfen zweimal täglich appliziert werden und man eine Augendrucksenkung von mehr als 5 mm Hg über einen Zeitraum von 1–7 Tagen als ein „positives Testergebnis" bewertete [155] (eine darauffolgende Studie ergab, daß ein Augendruckabfall 4 h nach einer Einzeldosis auch als ein positives Testergebnis gedeutet werden kann [156]). In einer Verlaufsbeobachtung an 80 Patienten mit okulärer Hypertension über 5–10 Jahre zeigten 85 % der Patienten Gesichtsfeldausfälle, die bei diesem Test positiv reagierten, während nur 28 % der Patienten ohne Gesichtsfeldausfälle einen positiven Testbefund hatten [155]. In einer anderen Studie wurde jedoch ein positives Testergebnis bei 53 % von 32 okulär hypertensiven Patienten nachgewiesen und bei 56 % von 18 Offenwinkelglaukompatienten mit Gesichtsfeldausfällen [157]. Die prognostische Wertstellung dieses Diagnosetestes ist also sicherlich nicht als eindeutig zu bewerten.

Andere Behandlungsversuche. Beim *Pilokarpintest* soll ein Augeninnendruckabfall von mehr als 4 mm Hg vom höchsten Punkt der Tagesdruckkurve richtungsweisend für das Vorliegen eines Glaukoms sein [158]. Der *Azetazolamidtest* wird verwandt, um den Koeffizienten der Abflußleichtigkeit aufgrund applanatorischer Augendruckmessungen nach der intravenösen Applikation der Wirksubstanz zu bestimmen [159]. Ein prognostischer Informationswert wurde für beide Tests nicht nachgewiesen.

Einseitiger Behandlungsversuch. Während sich die zuvor besprochenen Behandlungsversuche auf ein diagnostisches Ziel beschränkten, hat ein vollständig anderes Konzept eines Behandlungsversuches heutzutage einen gewissen klinischen Wert. Die lokale Gabe eines augendrucksenkenden Medikamentes an nur einem Auge (wobei das Partnerauge als Kontrolle untherapiert bleibt), ist eine wichtige klinische Hilfe, um über den medikamentösen Behandlungsbeginn bei Patienten mit okulärer Hypertension zu entscheiden und die augendrucksenkende Effizienz eines bestimmten medikamentösen Behandlungsschemas zu definieren. Der Zweck eines solchen einseitigen Behandlungsversuches ist somit lediglich die Wirksamkeit und die Nebenwirkungen zu beurteilen, die man von einer medikamentösen Behandlungsform erwarten darf [160]. Es wurde in der Literatur angeregt, daß man diese Information auch aus einem vierstündigen Behandlungsversuch z. B. mit 2 % Pilokarpinaugentropfen erhalten kann [161].

9.5.5 Wirkung lokaler Steroidgabe

Im nächsten Abschnitt dieses Kapitels wird der Einfluß von Kortikosteroiden auf den Pathomechanismus des Offenwinkelglaukoms betrachtet. Die Neigung vieler Glaukompatienten wie auch eines bestimmten Prozentsatzes der gesunden Bevölkerung auf eine lokale Steroidapplikation am Auge mit einem Augeninnendruckanstieg zu reagieren, wurde auch als eine Belastungsprobe oder als diagnostischer Test für Offenwinkelglaukom untersucht. Von 788 normotensiven oder okulär hypertensiven Patienten, die mit 0,1 % Dexamethasonaugentropfen viermal täglich über 6 Wochen behandelt und anschließend über 5 Jahre weiterbeobachtet wurden, kam es zu einem glaukomatösen Gesichtsfeldausfall in 31 % bei den Steroid-„Highrespondern" (Augeninnendruckanstieg auf mehr als 31 mm Hg während der Steroidmedikation), in 3,4 % bei den „Lowrespondern" (20–30 mm Hg IOD) und bei keinem „Nonresponder" (IOD weniger als 20 mm Hg) [162]. Der prospektive Wert dieses Testes war jedoch nicht so gut wie eine Multivarianzanalyse von Risikofaktoren, die in einem früheren Abschnitt des Kapitels besprochen wurden.

9.5.6 Effekt des Augeninnendruckes auf die visuelle Funktion

Der Einfluß eines vorübergehenden, künstlich gesteigerten Augeninnendruckes auf das Gesichtsfeld trägt dazu bei, jene Augen zu identifizieren, die empfindlicher auf einen gesteigerten Augeninnendruck reagieren [163] und konnte somit einen Hinweis für die Bedrohung durch Offenwinkelglaukom liefern [164]. Umgekehrt wurde die Verkleinerung des vertikalen Durchmessers des blinden Fleckes mit der Abnahme des Augeninnendruckes nach einer peroralen augendrucksenkenden Medikation in Beziehung gesetzt, um die Drucktoleranz des Sehnerven zu beschreiben

[165]. Langzeitbeobachtungen zur überzeugenden Präzisierung des prognostischen Wertes dieser Belastungsproben stehen jedoch noch aus.

9.5.7 Andere publizierte Testmethoden

Es wurde früher vermutet, daß bestimmte Gruppen von Offenwinkelglaukompatienten häufiger Phenylthioharnstoff [166] oder Phenylthiocarbamid nicht schmecken könnten, obwohl dies in einer nachfolgenden Studie keine Bestätigung fand [167]. Es wurde auch publiziert, daß Patienten mit Offenwinkelglaukom eine höhere Prävalenz der Histokompatibilitätsantigene HLA-B12 und HLA-B7 zeigen [168], obwohl zahlreiche nachfolgende Studien keine signifikante Korrelation zwischen HLA-Antigenen und Glaukom nachweisen konnten [169–178].

9.6 Theorien zur Ätiologie

Wie bei nahezu allen Glaukomformen steigt der Augeninnendruck beim primären Offenwinkelglaukom in Konsequenz einer Verschlechterung des Kammerwasserabflusses. Der genaue Pathomechanismus der Abflußstörung beim Offenwinkelglaukom ist jedoch nicht völlig geklärt, obwohl dieser Problembereich mehr als bei allen anderen Glaukomformen erforscht wird. Die folgenden Ergebnisse vieler wissenschaftlicher Studien ergeben nur Mutmaßungen für eine abschließende Antwort, die noch aussteht.

9.6.1 Histopathologische Befunde

Die ergiebigste Ursachenforschung für die Abflußstörung beim Offenwinkelglaukom ist von histopathologischen Studien zu erwarten. Die Interpretation der gewonnenen Ergebnisse bedarf jedoch auch der Berücksichtigung zusätzlicher, nicht-glaukomatöser Einflüsse wie Alterungsprozessen, sekundären Effekten durch die langjährige Augeninnendrucksteigerung, Veränderungen durch medikamentöse und chirurgische Therapie oder Artefakte durch die Aufbereitung der Gewebestücke.

Trabekelmaschenwerk. Grant [179] konnte zeigen, daß der größte Anteil des Abflußwiderstandes für Kammerwasser in enukleierten menschlichen Augen durch eine Inzision des Trabekelmaschenwerkes beseitigt werden kann. Ob dieses Gewebe der tatsächliche Ort der Widerstandserhöhung beim Offenwinkelglaukom ist, bedarf noch der abschließenden Klärung. Es wurden bislang folgende wichtige Befunde publiziert.

Das Kollagen der Trabekellamellen beim Glaukom ist vermehrt fragmentiert, die Glasmembran verdickt, vermehrt gekräuselt, mit einer diffusen nodulären Proliferation von extrazellulärem, langgestreckten Kollagen, spiraliger Anordnung der Faserbündel, Änderungen der räumlichen Orientierung und einer vermehrten Osmophilie der Fasern [180–183]. Es werden jedoch auch ähnliche Veränderungen altersbedingt gefunden und in einer feingeweblichen Untersuchung befand man diese Veränderungen mehr altersbezogen als in Beziehung zur Abflußleichtigkeit [184], während andere Untersuchungen keinen statistisch signifikanten Unterschied im durchschnittlichen Kollagengehalt des Maschenwerkes zwischen Augen mit Offenwinkelglaukom und alterskorrigierten, gesunden Kontrollaugen fanden [185]. Man vermutete daher, daß die Veränderungen beim Offenwinkelglaukom eine Verstärkung der physiologischen Altersprozesse in diesem Gewebe darstellen [186].

Die *Endothelzellen*, die die Trabekel auskleiden, erscheinen beim Glaukom aktiver als in normotensiven Augen [181–183] und sollen Proliferationen mit „schaumiger Degeneration" sowie eine Verdickung der Basalmembran zeigen [180,182]. Die Zellularität des Trabekelmaschenwerkes ist beim Offenwinkelglaukom geringer als in gesunden Augen, die altersbedingte Abnahmerate der Zelldichte jedoch bei beiden Gruppen ähnlich [187]. Ein geringeres Vorkommen von Aktinfilamenten (kontraktile Proteine) im Endothel des Trabekelwerkes wurde auch in Augen mit Offenwinkelglaukom beobachtet [188].

Die *intertrabekulären Räume* sind beim Glaukom enger, was man auch aus der allgemeinen Verdickung der Trabekellamellen erwarten würde [182,185]. Außerdem enthalten sie Erythrozyten, Pigment und dichtes, amorphes Material [182]. Es wurde auch berichtet, daß Glykosaminoglykane im Maschenwerk von menschlichen Glaukomaugen vermehrt auftreten [183,189]. Eine rasterelektronenmikroskopische Untersuchung an 10 Trabekulektomiestückchen zeigte eine bis dahin unbekannte Substanz, welche die Trabekellamellen umhüllte und die man für ausreichend hielt, die Abflußwege klinisch bedeutsam zu verlegen [190], wenngleich diese Befunde durch andere Untersucher nicht bestätigt werden konnten [191–193]. Perfusionsversuche mit dem kationischen Makromolekül Ferritin an enukleierten Augen von Glaukompatienten lassen vermuten, daß die Verlegung der Abflußwege segmental geschieht [194].

Das *juxtakanalikuläre Bindegewebe* unterhalb des Endothels der Innenwand des Schlemm-Kanals soll nach mehreren Beobachtern eine Schicht amorphen, osmophilen Materials enthalten [183,184,195–198]. Dies wurde als ein mäßiges elektronenmikroskopisch dichtes, nicht-fibrilläres Material beschrieben [184] mit Charakteristika einer Basalmembran und gekräuseltem Kollagen [187] sowie zytochemischen Eigenschaften eines Chondroitinsulfatproteinkomplexes [184]. Die Konzentration von elektronenmikroskopisch dichten Materialien ist jedoch nach allgemeiner Einschätzung nicht ausreichend, um die Abflußbehinderung beim Offenwinkelglaukom zu erklären, wenngleich diese Substanz häufiger bei Glaukom als bei gesunden Kontrollaugen auftritt [198]. Vesikel in der interzellulären Matrix, die extrazelluläre Lysosomen darstellen [199], ein hüllenförmiges Material der subendothelialen pseudoelastischen Fasern [200] und das extrazelluläre Glykoprotein Fibronektin [201] wurden ebenfalls in ungewöhnlicher Menge im juxtakanalikulären Bindegewebe von Augen mit primärem Offenwinkelglaukom beobachtet. Die Patienten unterscheiden sich auch von der gesunden Bevölkerung in der Kollagenbindung von Plasmafibronektin [202]. Riesenvakuolen, wie in Kap. 2 beschrieben, werden im Endothel der Innenwand des Schlemm-Kanals bei gesunden Augen gefunden und man glaubt, daß sie Kammerwassertransportwege darstellen. Bei Augen mit Glaukom ist die Anzahl von Riesenzellvakuolen bei den meisten histologischen Studien reduziert oder gar nicht nachzuweisen [168,169,182,183,197,203,204].

Schlemm-Kanal. Ein Kollaps des Schlemm-Kanals würde ebenfalls eine dramatische Zunahme des Abflußwiderstandes für Kammerwasser verursachen und man hat diesen Mechanismus der Abflußstörung beim Offenwinkelglaukom postuliert [205–206]. Der Kollaps des Schlemm-Kanals ist mechanisch identisch mit einer Vorwärtswölbung des Maschenwerkes in das Kanallumen hinein, was eine Konsequenz von Änderungen im Maschenwerk selbst und/oder Relaxation des Ziliarmuskels sein kann. In Unterstützung dieser Theorie fanden manche histopathologische Studien ein verengtes Lumen des Schlemm-Kanals mit Adhäsionen zwischen der inneren und äußeren Wand [182,183,205]. Ein mathematisches Modell zum Schlemm-Kanal läßt jedoch die vorläufige Vermutung zu, daß der Kammerwasserabflußwiderstand in der Innenwand des Schlemm-Kanals liegt und nicht durch eine Schwäche des Maschenwerkes mit einem Kollaps des Kanallumens allein verursacht werden kann [207].

Intrasklerale Sammelkanäle. Eine Veränderung der intraskleralen Abflußkanälchen könnte ebenfalls als Mechanismus für die Widerstandserhöhung beim Offenwinkelglaukom eine Rolle spielen. Histopathologische Beobachtungen haben eine Verengung dieser Kanälchen nachgewiesen, evtl. verursacht durch eine Schwellung der Glykosaminoglykane in der umgebenden Sklera [180]. Krasnov [208] vermutete eine Blockade der intraskleralen Abflußwege bei etwa der Hälfte der Augen mit Offenwinkelglaukom. Diese Annahme konnte jedoch durch eine Studie nicht bestätigt werden, bei der man das Gewebe über dem Schlemm-Kanal entfernte und sich die Abflußfazilität nicht besserte, solange das Kanallumen selbst nicht eröffnet wurde [205].

9.6.2 Einfluß des Kammerwassers

Es besteht auch die Möglichkeit, daß eine abnorme Zusammensetzung des Kammerwassers die Abflußstrukturen in ungünstiger Weise beeinflußt, woraus sekundär die Widerstandserhöhung resultieren würde. In einer Studie war die relative Eiweißkonzentration im Kammerwasser von Glaukompatienten gegenüber Gesunden signifikant verschieden [209].

9.6.3 Kortikosteroidsensitivität

Wie bereits gesagt, besteht ein überzeugender Hinweis dafür, daß Glaukompatienten eine ungewöhnliche Empfindlichkeit auf Kortikosteroide zeigen und diese Steroidsensitivität einen funktionellen Bezug zur pathologischen Widerstandserhöhung beim Glaukom hat. Es soll deshalb zunächst der Nachweis einer erhöhten Steroidempfindlichkeit besprochen und dann die Theorien erörtert werden, wie diese die Abflußleichtigkeit beeinflussen.

Reaktion auf lokal applizierte Kortikosteroide. Es ist umfangreich dokumentiert, daß eine chronische Steroidtherapie, besonders bei lokaler Applikation am Auge, bei vielen Menschen zu einer Augeninnendrucksteigerung führt. In einem kleinen Prozentsatz der allgemeinen Bevölkerung kann die Höhe der Drucksteigerung eine schwerwiegende Form des Sekundärglaukoms auslösen, das in Kap. 20 besprochen wird. Die vorliegende Diskussion beschränkt sich auf prospektive Studien zur Steroidsensitivität des Augeninnendruckes nach lokaler Medikation in den verschiedenen Bevölkerungsgruppen.

Es wurden Untersuchungen an der *Allgemeinbevölkerung* durchgeführt, bei denen man ein hochwirksames Kortikosteroid wie z. B. 0,1 % Betamethason- oder 0,1 % Dexamethasonaugentropfen 3- bis 4mal täglich über 3–6 Wochen lokal applizierte. Alle diese Studien stimmen darin überein, daß eine signifikante Anzahl der behandelten Menschen mit einem unterschiedlichen Ausmaß der Augeninnendrucksteigerung reagieren. Die Studien unterscheiden sich jedoch erheblich bezüglich der Schlüsse, die man aus diesem Augendruckverhalten ziehen kann. Die Verteilung der Steroidwirkungen in der allgemeinen Bevölkerung läßt z. B. eine dreifache Gruppierung vermuten, wobei etwa 2/3 der Menschen einen geringen „Steroidresponse" aufweisen (üblicherweise weniger als 5 mm Hg Augeninnendruckanstieg), ein weiteres Drittel zeigt eine intermediäre Reaktion (einen Anstieg von 6–15 mm Hg), und etwa 4–5 % zeigen einen Augeninnendruckanstieg von mehr als 15 mm Hg [210–212]. Eine andere Studie konnte diese Dreiergruppierung der Steroidreaktion jedoch nicht bestätigen [213]. Wenn diese Belastungsprobe mit topischer Steroidmedikation wiederholt wurde, ergaben sich zu den verschiedenen Versuchszeitpunkten bei gleichen Individuen unterschiedliche Reaktionen [214].

In Patientengruppen mit *primärem Offenwinkelglaukom* finden sich mehr Individuen mit einem massiven Augeninnendruckanstieg auf lokale Steroidgabe. Der tatsächliche Prozentsatz von „Highrespondern" variiert jedoch entsprechend der Kriterien zur Definition dieser Gruppe [210–212]. Die Literaturangaben differieren auch darüber, ob okulär hypertensive Patienten eine größere Inzidenz von „Highrespondern" als die allgemeine Bevölkerung aufweisen [215] oder nicht [216]. In einer klinischen Untersuchung fand man sogar, daß eine signifikante Anzahl okulär Hypertensiver mit hoher Steroidsensitivität reversible, glaukomatöse Gesichtsfeldausfälle zeigte [217]. Eine andere Untersuchung wiederum vermutete, daß Patienten mit hoher Kortikosteroidsensitivität, unabhängig ob ein normaler oder erhöhter Augeninnendruck zum Zeitpunkt der Untersuchung vorlag, eine größere Chance haben ein manifestes Glaukom zu entwickeln [218]. Wie schon gesagt, erwies sich die Steroidsensitivität des Augeninnendruckes als kein nützlicher prognostischer Indikator für das Entstehen eines Offenwinkelglaukoms in einer Langzeitstudie [162].

Nach einem *Glaukomanfall* besteht ein erhöhter Prozentsatz einer hoch-positiven Steroidreaktion [219], obwohl anfallsgefährdete Augen [219] oder Augen nach einer prophylaktischen, peripheren Iridektomie [220] sich diesbezüglich nicht von der allgemeinen Bevölkerung unterscheiden. Die Steroidempfindlichkeit bei lokaler Applikation unter insulinpflichtigen Diabetikern korrelierte auch nicht mit dem Auftreten einer diabetischen Retinopathie [221].

Die *Vererbung der topischen Steroidsensitivität* und die Beziehung zur Genese des Offenwinkelglaukoms waren Gegenstand spezieller wissenschaftlicher Auseinandersetzungen. Becker [210,222] nahm einen autosomal-rezessiven Erbgang für die Steroidsensitivität an und vermutete, daß das verantwortliche Gen in enger Beziehung oder identisch mit dem für Offenwinkelglaukom sei, von dem er glaubte, daß es ebenfalls einem autosomal-rezessiven Erbgang unterliegt. Armaly [212] stimmte der Annahme zu, daß beide Situationen genetisch verwandt sind, schlug jedoch eine polygene Vererbung für Offenwinkelglaukom vor, wobei das Gen für die lokale Steroidreaktivität nur eines aus der polygenen Vererbung des Glaukoms wäre. Ergebnisse weiterer wissenschaftlicher Untersuchungen stimmten mit der genetischen Grundlage der Steroidreaktion überein, konnten aber weder den rezessiven Erbgang [223] noch die Beziehung zum Offenwinkelglaukom bestätigen [216]. Wiederum andere Untersucher konnten nicht einmal die ausschließlich genetische Natur der Steroidreaktion nachweisen. Eine Untersuchung der Heredität an ein- und zweieiigen Zwillingen zeigte eine geringe Vererbbarkeit, was die vorherrschende Rolle der Vererbung bei der Steroidempfindlichkeit des Augeninnendruckes in Zweifel stellt, woraus man schloß, daß nicht-genetische Faktoren eine größere Rolle spielen [213,224–226]. Eine weitere Unterstützung erhält das Konzept, daß die Steroidreaktion nicht vererbt sei, aus der Tatsache, daß Augen mit einem einseitigen Winkelblockglaukom [227] oder einem traumatischen Glaukom [228] am erkrankten Auge eine positive Steroidreaktion zeigten, im Gegensatz zum gesunden Partnerauge ohne die Anamnese eines Traumas oder eines Winkelblockglaukoms. Diese Beobachtungen bestätigen, daß die lokale Steroidsensitivität zumindest bei manchen Patienten erworben sein kann.

Untersuchungen zum Plasmakortisol. Einige Glaukomatologen glauben, daß Untersuchungen zum Plasmakortisol einen zusätzlichen Hinweis dafür geben, daß Patienten mit einem Offenwinkelglaukom ungewöhnlich empfindlich auf Steroide reagieren. Die Ergebnisse dieser Untersuchungen sind jedoch widersprüchlich. Erhöhte Plasmakortisolspiegel [229] oder erhöhtes, ungebundenes Plasmakortisol (nicht an Plasmaproteine gebunden) [230] wurden bei Offenwinkelglaukompatienten zwar nachgewiesen, andere Untersucher konnten diese Verbindung erhöhter Plasmakortisolspiegel und Offenwinkelglaukom jedoch nicht bestätigen [231,232]. Eine Untersuchung ergab Hinweise dafür, daß ein erhöhter Plasmakortisolspiegel eine enge Beziehung zum Augeninnendruck zum Zeitpunkt der Blutprobe hatte [233].

Die *Suppression* des Plasmakortisols soll bei Patienten mit Offenwinkelglaukom ebenfalls pathologisch sein. Der Test besteht darin, das Plasmakortisol vor und nach einer oralen Medikation mit Dexamethason zu messen. Die physiologische Reaktion wäre eine Abnahme des Plasmakortisols um 35 % oder mehr ungefähr 9 h nach der Applikation des synthetischen Steroids in Konsequenz der Suppression von Wachstumshormonen. Die publizierten Ergebnisse zur Suppression des Plasmakortisols bei Glaukompatienten sind widersprüchlich, einige Untersucher berichten eine geringere Suppression als normal [229,234], was offensichtlich nicht genetisch determiniert ist [235], während andere Untersucher keinen signifikanten Unterschied gegenüber Gesunden fanden [231,236]. Die Vorbehandlung mit Diphenylhydantoin verhindert normalerweise die Plasmakortisolsuppression, vermutlich durch eine Enzyminduktion in der Leber zum Abbau des Dexamethasons, bevor es die Freisetzung von Wachstumshormonen aus der Hypophyse supprimiert. Bei 89 % der Glaukompatienten konnte Diphenylhydantoin jedoch nicht die Plasmakortisolsuppression unterdrücken [231]. Diese Beobachtung war nicht auf eine Veränderung des enzymatischen Abbaus von Dexamethason in der Leber zurückzuführen [237], sondern vielmehr auf eine erhöhte Empfindlichkeit auf geringere Spiegel zirkulierender Steroids [238]. Die Steroidempfindlichkeit des Augeninnendruckes bei Glaukompatienten scheint relativ spezifisch zu sein, da perorales Dexamethason keinen abnormen Effekt auf Schilddrüsenfunktionstests oder die Suppression von schilddrüsenstimulierenden Hormonen bei diesen Patienten hatte [239]. Eine Studie zur Steroidsensitivität von kultivierten Hautfibroblasten läßt jedoch vermuten, daß eine generalisierte, zelluläre Hypersensitivität auf Glukokortikoide nicht typisch für Offenwinkelglaukom ist [240]. Die Autoren postulierten, daß Umweltveränderungen und/oder endogene Faktoren die Steroidreaktion beeinflussen.

Die Beziehung der lokalen Steroidsensitivität zur Plasmakortisolsuppression wurde ebenfalls untersucht und eine Korrelation zwischen hoher Steroidreaktivität und herabgesetzter Plasmakortisolsuppression berichtet [236,241,242]. Außerdem hatten etwa die Hälfte der „Highresponder" nach lokaler Steroidgabe bei Gesunden eine Plasmakortisolsuppression trotz Vorbehandlung mit Diphenylhydantoin [231]. Letztere Individuen ähnelten auch mehr Glaukompatienten auf der Grundlage anderer Parameter wie einer größeren Exkavation und einem abnormen Glukosetoleranztest [231]. Eine prospektive Studie über 5 Jahre konnte jedoch nicht beweisen, daß die Plasmakortisolsuppression die Entwicklung eines Offenwinkelglaukoms unter Steroid-„Highrespondern" voraussagen kann [243].

Hemmung der Lymphozytentransformation. Eine andere Nachweisquelle für die erhöhte Steroidempfindlichkeit von Glaukompatienten kommt aus Untersuchungen zur Hemmung der Lymphozytentransformation, obwohl wissenschaftliche Publikationen zunehmend widersprüchlich werden. Lymphozyten des peripheren Blutes können von dem üblichen Zustand relativer, metabolischer Inaktivität in einen Zustand metabolischer Aktivität durch mitoseanregende Substanzen wie Phytohämagglutinin gebracht werden. Das Ausmaß der Transformation kann durch die Aufnahme von tritiummarkiertem Thymidin in die DNS quantitativ bestimmt werden. Kortikosteroide hemmen die Lymphozytentransformation und das Ausmaß der Hemmung kann als ein Maß der Empfindlichkeit auf Steroide betrachtet werden. Mit diesem Modell haben einige Untersuchungen eine erhöhte Steroidsensitivität von Glaukompatienten nachgewiesen [244,245], während andere Untersucher diese Ergebnisse nicht bestätigen konnten [246–248]. Die Wirkung von Ouabain auf die Lymphozytentransformation ist bei Glaukompatienten und Steroid-„Highrespondern" normal, was daran denken läßt, daß die Steroidempfindlichkeit, wenn sie existiert, spezifisch ist und nicht eine allgemeine Vulnerabilität einer „kranken Zelle" darstellt [249].

Beziehung von Augeninnendruck und Kortikosteroidempfindlichkeit. Wenn Patienten mit einem Offenwinkelglaukom generell auf Kortikosteroide empfindlicher reagieren, über welchen Mechanismus (Mechanismen) kann dies zu einer Augeninnendrucksteigerung führen? Können diese Mechanismen nur funktionieren in Reaktion auf ein exogen zugeführtes Kortikosteroid oder haben auch physiologisch zirkulierende Steroide einen ungünstigen Einfluß auf den Augeninnendruck bei Glaukompatienten?

Versuche, darauf eine Antwort zu geben, finden sich in den folgenden Theorien:

– *Theorie der Hypothalamus-Hyphophysen-Nebennieren-Achse.* Man vermutete, daß eine abnorme Reaktion in der Hormonkette Hypothalamus-Hypophyse-Nebenniere bei Offenwinkelglaukompatienten besteht, möglicherweise auch bei anderen Glaukomformen, die eine Beziehung hat zu Änderungen der Kammerwasserdynamik nach Steroideinwirkung [242,250].

- *Theorie zum zyklischen Adenosinmonophosphat.* Es könnte sein, daß Kortikosteroide den Augeninnendruck durch eine Änderung des zyklischen Adenosinmonophosphates (cAMP) beeinflussen. Kortikosteroide haben einen möglichen Effekt auf die β-adrenerge Stimulation der Adenylzyklase, das für die Synthese des zyklischen AMP verantwortliche Enzym [251]. Welche Beziehung dies zur Kammerwasserdynamik hat ist unklar, wenngleich Offenwinkelglaukompatienten und Steroid-„Highresponder" ungewöhnlich empfindlich auf cAMP reagieren. Hinweise für eine erhöhte Reaktionsbereitschaft wurden bei Untersuchungen der Lymphozytentransformation (wie vorher beschrieben) beobachtet, die normalerweise durch cAMP gehemmt wird. Theophyllin hemmt das Enzym Phosphodiesterase, das cAMP abbaut und entsprechend der Literatur brauchen Glaukompatienten deutlich weniger Theophyllin als Kontrollpatienten, um die Hemmung der Lymphozytentransformation zu stimulieren [252].
- *Theorie der Glykosaminoglykane.* Es wurde auch vermutet, daß die Augeninnendrucksteigerung nach Kortisonapplikation einen Bezug zu den Glykosaminoglykanen im Trabekelmaschenwerk hat [253]. Nach Polymerisation nehmen Glykosaminoglykane Wasser auf, schwellen an und können die Abflußwege verlegen. Katabole Enzyme, die von den Lysosomen in den Trabekelzellen freigesetzt werden, depolimerisieren die Glykosaminoglykane. Kortikosteroide stabilisieren die Lysosomenmembran und verhindern damit die Freisetzung dieser Enzyme, wodurch sie wiederum die polymerisierte Form der Glykosaminoglykane vermehren und den Abflußwiderstand erhöhen.
- *Theorie der Phagozytose.* Wiederum ein anderer Effekt der Steroide auf den Augeninnendruck kann eine Beziehung zur phagozytotischen Aktivität der Endothelzellen im Trabekelmaschenwerk haben. Wie in Kap. 2 besprochen, können diese Endothelien normalerweise phagozytieren und somit eine Säuberungsfunktion von extrazellulärem Material im Kammerwasser haben, bevor dieses das Endothel der Innenwand des Schlemm-Kanals erreicht. Die Unterbindung dieses Reinigungsmechanismus könnte eine Anhäufung dieses Materials bewirken, das sich zu dieser amorphen Schicht im juxtakanalikulären Bindegewebe aufbaut, wie vorausgehend

geschildert. Kortikosteroide supprimieren die Phagozytose und es wäre möglich, daß das trabekuläre Endothel bei Glaukompatienten ungewöhnlich empfindlich selbst auf endogene Steroide reagiert [254]. Kultivierte Zellen des Trabekelmaschenwerkes von Offenwinkelglaukompatienten zeigten einen abnormen Metabolismus von Kortisol [255].

9.6.4 Immunologische Studien

Es wurden erhöhte γ-Globuline [256] und Plasmazellen [257] im Trabekelwerk von Offenwinkelglaukomaugen nachgewiesen und ein hoher Prozentsatz dieser Patienten hatte in einer anderen Studie positive antinukleäre Antikörperreaktionen [258]. Diese Ergebnisse könnten auf einen möglichen immunologischen Mechanismus bei der Pathogenese des Offenwinkelglaukoms hinweisen. Nachfolgende Bestimmungen spezifischer Immunoglobuline im Trabekelmaschenwerk von Glaukomaugen zeigten jedoch keine Unterschiede zu nicht-glaukomatösen Augen [259–261]. Andere immunologische Studien wie die weiterführende Untersuchung antinukleärer Antikörper bei Glaukompatienten [262,263],Clq-bindender Immunkomplexe, Kollagenantikörper, Anti-DNS-Antikörper [263] oder der zellgebundenen Immunität, nachgewiesen durch die Hemmung der Leukozytenmigration in vitro [264], konnten keinen signifikanten Unterschied zu nicht-glaukomatösen Bevölkerungsgruppen nachweisen. Die fehlende Korrelation zwischen HLA-Antigenen und Offenwinkelglaukom wurde bereits besprochen. Zum jetzigen Zeitpunkt spricht die Mehrheit an Erkenntnissen gegen einen immunogenen Pathomechanismus bei Offenwinkelglaukom.

9.7 Behandlung

Die folgenden Ausführungen beschränken sich auf Entscheidungsprinzipien zum Behandlungsbeginn und welche grundlegende Behandlungsart gewählt werden sollte. Einzelheiten zu den Wirkstoffen und den operativen Verfahren werden in Teil III des Buches behandelt.

9.7.1 Wann behandeln?

Bei einem manifesten, primären Offenwinkelglaukom mit nachweisbaren Gesichtsfeld- oder Papillenschäden ist eine Behandlung zur Senkung des Augeninnendruckes indiziert, welcher Augeninnendruck auch bestehen möge. Die Bedeutung des erhöhten Augeninnendruckes als ein ursächlicher Faktor des primären Offenwinkelglaukoms und die unstrittige Bedeutung, den Augeninnendruck bei der Behandlung der Erkrankung zu senken, sind in der klinischen Glaukomatologie fest etabliert [265,266]. Bei einer okulären Hypertension mit unauffälligen Papillen und befundfreien Gesichtsfeldern ist ein entsprechendes Vorgehen jedoch weniger klar. Wie bereits vorher in diesem Kapitel angesprochen, entwickeln nicht alle diese Patienten ein manifestes Glaukom und es gibt keine sichere Methode die Wahrscheinlichkeit des Auftretens eines manifesten Glaukoms vorauszusagen. Prospektive Studien haben gezeigt, daß der erhöhte Augeninnendruck, Auffälligkeiten der Papille, Zugehörigkeit zu einer dunkelhäutigen Rasse, fortgeschrittenes Alter, Myopie, Familienanamnese an Glaukom und kardiovaskuläre Erkrankungen signifikante Risikofaktoren für die Entwicklung eines manifesten Glaukoms sind [22,267,268]. Jedoch keiner der genannten Risikofaktoren allein kann mit akzeptabler Genauigkeit einen zukünftigen Glaukomschaden vorhersagen [269].

Da die präzise Voraussage einer drohenden Glaukomerkrankung fehlt, ist es legitim, daß man Patienten mit geringen Augeninnendrucksteigerungen zunächst ohne Behandlung beobachtet, jedoch mit regelmäßigen Augeninnendruckkontrollen, wiederholten Gesichtsfeldprüfungen und Beurteilungen der Papille. In zwei randomisierten, prospektiven Therapiestudien an Patienten mit okulärer Hypertension (einmal randomisiert nach Patienten [270], das andere Mal nach rechten und linken Augen [271,272]) unterteilt in behandelt (Timolol) und unbehandelt, zeigten die behandelten Augen einen günstigeren Verlauf bezüglich der Wahrscheinlichkeit eines Glaukomschadens. Die meisten Ophthalmologen beginnen mit der Therapie bei einer bestimmten Augendruckhöhe, trotz normaler Papillen und Gesichtsfelder, unter der Annahme, daß dann das wahrscheinliche Risiko eines Glaukomschadens den Behandlungsbeginn rechtfertigt. Goldmann [273] empfahl den Beginn einer medikamentösen Behandlung bei 25 mm Hg, während Chandler und Grant [83] 30 mm Hg als Leitlinie für den Therapiebeginn der okulären Hypertension empfahlen. Die Höhe des Augeninnendruckes für den Beginn der Therapie bedarf der strengen Individualisierung auch unter Einbeziehung anderer Risikofaktoren. Zusätzlich zu den Risikofaktoren für das Entstehen eines manifesten Glaukoms empfehlen manche Spezialisten einen Behandlungsbeginn bei nur mäßig erhöhten Augeninnendruckwerten wegen der Gefahr eines Zentralvenenverschlußes der Netzhaut, bei einäugigen Patienten, die zuverlässiger eine Verlaufskontrolle unter Therapie annehmen und bei Patienten, die eine Behandlung wünschen oder bei denen eine Verlaufskontrolle der Gesichtsfelder bzw. der Papillen nicht möglich ist. In Zweifelsfällen ist ein einseitiger Therapieversuch hilfreich, da eine gute Augeninnendrucksenkung mit minimalen oder fehlenden Nebenwirkungen für eine Fortsetzung der Behandlung an beiden Augen spricht.

9.7.2 Wie behandeln?

Ist einmal die Therapieentscheidung gefallen, so erhebt sich automatisch die Frage, welche Therapieart gewählt werden sollte und was die Leitlinien für den Therapieerfolg wären?

Medikamentöse Therapie. Das primäre Offenwinkelglaukom wird traditionell initial medikamentös behandelt, wobei laserchirurgische Eingriffe und operative Therapie jenen Fällen vorbehalten bleiben, die medikamentös nicht ausreichend kontrolliert werden können. Das grundlegende Prinzip der medikamentösen Therapie ist, die geringste Dosierung/Applikationsfrequenz/Anzahl von Medikamenten zu verwenden, die eine Kontrolle des Augeninnendruckniveaus mit den geringsten Nebenwirkungen ermöglicht. Es ist üblich, mit einer niedrig dosierten, lokalen Monotherapie zu beginnen und Konzentration und/oder Medikamentenkombinationen zu verstärken, bis der Behandlungszieldruck erreicht ist. Bei beidseitiger Erkrankung kann zunächst probeweise nur ein Auge behandelt werden, wobei das Partnerauge als Kontrolle zur Beurteilung der Behandlungseffizienz und der Nebenwirkungen dient. Die Frage, welches Medikament zuerst eingesetzt wird, hängt von der individuellen augenärztlichen Situation wie auch vom Allgemeinzustand des Patienten ab, z. T. auch von der persönlichen Präferenz des verordnenden Arztes. Die relativen Vor- und Nachteile der verschiedenen Antiglaukomatosa werden in Teil III des Buches besprochen. Eine klinische Studie konnte zeigen, daß eine signifikante Augendrucksenkung bei Therapiebeginn häufig für die meisten Medikamente nachgewiesen wird, wohingegen der Augeninnendruck sich nicht weiter senken läßt, wenn zu einer stärkeren Medikation oder zu einer kombinierten medikamentösen Therapie gewechselt wird [274]. Es ist deshalb wichtig, den Medikamenteneffekt und die Akzeptanz des Patienten bei einer zusätzlichen Medikation zu dokumentieren.

Wenngleich eine Augeninnendrucksenkung als wesentlich für die Verhinderung von Gesichtsfeldausfällen nachgewiesen wurde [265,266], ist es nicht möglich festzulegen, welches Augeninnendruckniveau zur Verhinderung einer weiteren Progression im individuellen Falle angemessen ist. Üblicherweise wird ein Zielaugeninnendruck unter 20 mm Hg bei Augen im Frühstadium der Erkrankung empfohlen, während Augendruckwerte unter 18 mm Hg für fortgeschrittene Fälle vorzuziehen sind [275]. Patienten mit fortgeschrittenen Gesichtsfeldausfällen erleiden häufig einen zunehmend beschleunigten Gesichtsfeldverfall, [276] weshalb diese Patienten vielleicht Augendruckwerte zwischen 10 und 15 mm Hg benötigen [277]. Eine Studie zeigte jedoch eine ungenügende Korrelation zwischen Augeninnendrucksenkung und fortschreitendem Gesichtsfeldverfall [278], weshalb die Leitlinie für die Behandlung nach wie vor das morphologische Bild der Papille und das Gesichtsfeld sein sollten. Bei einer Progression des Glaukomschadens sollte man eine weitere Augeninnendrucksenkung anstreben, unabhängig von dem bestehenden Druckniveau. Es konnte tatsächlich gezeigt werden, daß sich das morphologische Bild der Papille und der Befund des Gesichtsfeldes mit einer konsequenten Augendrucksenkung verbesserten [279–281]. Einige Autoren sind sogar der Meinung, daß die Verbesserung von Papille und Gesichtsfeld wichtiger als die alleinige Verhinderung einer Progression sei, um mit Sicherheit den Erkrankungsprozeß unter Kontrolle zu haben [279,280].

Wenn der Augeninnendruck nach einer langfristigen medikamentösen Therapie mit einem bestimmten Medikament wieder ansteigt, kann die Erklärung hierfür entweder die Progression der Erkrankung oder ein Wirksamkeitsverlust der Medikation sein. Bevor man die Konzentration des Medikamentes steigert oder ein weiteres hinzufügt, ist es besser die zweite Möglichkeit zu testen und vorübergehend die bestehende Medikation zu unterbrechen (jeweils ein Medikament zu einem Zeitpunkt). Wenn der Augeninnendruck nach Therapieunterbrechung nicht signifikant ansteigt, liegt die Vermutung nahe, daß die Wirksubstanz einen Teil oder ihre gesamte Wirksamkeit verloren hat und es ist besser auf eine andere Medikation zu wechseln. In manchen Fällen ist es möglich auf eine frühere Medikation nach mehreren Monaten oder Jahren mit der erneuten Wirksamkeit des gleichen Medikamentes zurückzuwechseln.

Verträglichkeit und Compliance bei der medikamentösen Therapie. Die operative Intervention ist in der Regel angezeigt, wenn eine Progression des Glaukomschadens trotz einer „maximalen, noch verträglichen medikamentösen Therapie" nachweisbar ist. Dies kann manchmal bedeuten, daß ein Vertreter aller wichtigen Substanzgruppen von Antiglaukomatosa in seiner höchsten, verfügbaren Konzentration eingesetzt wird. Andere Therapieabbrüche resultieren aus der Unmöglichkeit eine oder mehrere Medikationen wegen Nebenwirkungen zu tolerieren, wiederum andere wegen mangelnder Compliance. Bei einer Studie zur Compliance zeigten 11 von 40 randomisiert ausgewählten Glaukompatienten eine mangelnde Compliance gegenüber der medikamentösen Therapie [282], während 42 % in einer anderen Studie mindestens eine ihrer täglichen Medikamentenapplikationen ausließen [283]. Die Patienten versäumen ihre Medikamentenapplikationen häufiger in der Mittagszeit und entsprechen einem Therapieschema mit zweimal täglicher Applikation eher, als wenn eine Wirksubstanz viermal täglich verordnet wird [283]. Parameter einer geringeren Compliance sind männliches Geschlecht, keine weitere Allgemeinerkrankung, Glaukom als unbedeutend bei schweren anderen Allgemeinerkrankungen empfunden, Nebenwirkungen der Medikation und die Unfähigkeit Glaukom als eine das Sehvermögen bedrohende Erkrankung zu verstehen [282].

Chirurgische Therapie. Wenn das Glaukom medikamentös nicht mehr zu kontrollieren ist, ist die Lasertrabekuloplastik häufig der erste operative Schritt, gefolgt von mikrochirurgischen Eingriffen, wenn notwendig. Trabekulektomie oder andere Varianten der Filtrationschirurgie werden üblicherweise beim Offenwinkelglaukom bevorzugt.

Bei fortgeschrittenen Fällen mit randständiger Exkavation der Papille und kleiner zentraler Restinsel des Gesichtsfeldes, wenn Papille und Gesichtsfeld zur Verlaufskontrolle schwerlich mehr in Frage kommen, orientiert sich eine konsequente operative Therapie ausschließlich am Augeninnendruck. Derartige fortgeschrittene Fälle sollten ein möglichst „tief-normales" Augendruckniveau haben.

Ein Verlust der zentralen Sehschärfe kann nach Glaukomchirurgie wie auch unter medikamentöser Therapie auftreten. Kolker [275] fand dieses unglückliche Ereignis mit gleicher Frequenz bei beiden Behandlungsmodalitäten, während andere Untersucher vermuten, daß die Chirurgie ein geringeres Risiko des Verlustes des Gesichtsfeldrestes hat [284]. Wenn ein Fortschreiten der Gesichtsfeldausfälle trotz eines tief-normalen Augendruckniveaus nach antiglaukomatöser Chirurgie besteht, so ist dies meist auf eine vaskuläre Insuffizienz der Papille zurückzuführen [285].

Frühzeitige Operation. Obwohl eine invasive Glaukomchirurgie in der Regel zurückgehalten wird bis medikamentöse und laserchirurgische Behandlungswege sich als unzureichend erweisen, belegen Studien der jüngsten Zeit, daß eine vorgezogene Filtrationschirurgie günstig ist. Es gilt zwischen den Nebenwirkungen und den Risiken einer unzureichenden Augeninnendrucksenkung unter medikamentöser Therapie gegenüber den möglichen Komplikationen der Filtrationschirurgie abzuwägen. Bei einer Studie an 52 Glaukompatienten, die entweder medikamentös oder operativ behandelt und über 17,5 Jahre verlaufsbeobachtet wurden, hatte die Operationsgruppe geringere Gesichtsfeldveränderungen, jedoch eine schnellere Verschlechterung der Sehschärfe durch eine begleitende Kataraktentwicklung [286]. In einer anderen Studie an 99 Glaukompatienten, bei denen ein Auge entweder der medikamentösen Behandlung oder einer initialen Trabekulektomie zugewiesen war, ergab die vorzeitige Chirurgie einen mittleren Augeninnendruckwert von 15 mm Hg im Vergleich zu 20,8 mm Hg unter der medikamentösen Behandlung. Außerdem war die Protektion des Gesichtsfeldes bei der operativen Therapie günstiger [287]. Diese Autoren schließen daraus, daß das Risiko einer Verzögerung der operativen Versorgung erheblich größer als eine Trabekulektomie als primärer Behandlungsschritt ist. Eine dritte Studie an 168 Glaukompatienten verglich medikamentöse Behandlung, Lasertrabekuloplastik sowie Filtrationschirurgie und fand, daß die Operation die beste, die Lasertrabekuloplastik die geringste Augendrucksenkung ergab [288]. Dies sind gute Hinweise, die Notwendigkeit einer frühzeitigen operativen Therapie bei der Behandlung der Glaukome wohl zu bedenken.

9.7.3 Behandlung des Normaldruckglaukoms

Bei dieser Erkrankung kann der Schaden an Papille und Gesichtsfeld fortschreiten, selbst wenn tief-normale Augendruckwerte bestehen. In der Tat gibt es keinen überzeugenden Beleg dafür, daß die Senkung des Augeninnendruckes die Prognose verbessert. Trotzdem versuchen die meisten Glaukomtherapeuten den Augeninnendruck so tief wie möglich mit Medikamenten, Laser oder Operation einzustellen. Obwohl in einer publizierten Untersuchungsreihe sich die Filtrationschirurgie als wenig effektiv erwies [289], fanden andere Operateure diese für die Prävention fortschreitenden Schadens nützlich [15,251,290,291]. Der wichtigste Aspekt bei der Behandlung der Normaldruckglaukome mag die Berücksichtigung und eventuelle Therapie von kardiovaskulären Krankheiten sein (gastrointestinale Läsionen, Anämie, kongestive Herzinsuffizienz, transitorische ischämische Attacken, kardiale Arrhythmie), um eine bestmögliche Perfusion der Papille zu erreichen [9]. Letztendlich wäre die Behandlung der Wahl bei Normaldruckglaukom jene Therapie, die direkt die Funktion des Sehnerven verbessert. Eine Pilotstudie an 25 Patienten mit Normaldruckglaukom und einer langfristigen peroralen Behandlung mit Nifedipin, einem Kalziumblocker, konnte den weiteren Gesichtsfeldverfall bei diesen Patienten vorbeugen, womöglich durch einen Schutz gegenüber Vasospasmen in der Papille [292]. Zu diesem Problembereich sind jedoch noch weitere klinische Langzeitprüfungen notwendig, um eine klare Aussage zu schaffen.

9.8 Zusammenfassung

Das primäre Offenwinkelglaukom ist die häufigste Glaukomform. Es tritt familiär gehäuft auf und ist prävalenter bei höherem Alter, dunkelhäutiger Rasse, Myopie und bestimmten Allgemeinerkrankungen wie Diabetes oder kardiovaskulären Krankheiten. Es ist typischerweise asymptomatisch, bis eine fortgeschrittene Gesichtsfeldzerstörung auftritt und charakterisiert durch einen offenen, unauffälligen Kammerwinkel. Definitionsgemäß liegt der Augeninnendruck stets über 21 mm Hg, obwohl eine klinische Glaukomform besteht, bei der Papille und Gesichtsfeld glaukomtypisch verändert sind, wenngleich der Augeninnendruck nie 21 mm Hg übersteigt (Normaldruckglaukom). Andere Patienten haben Augeninnendruckerhöhungen ohne Glaukomschäden und es gibt bislang keinen Provokationstest, der den drohenden Glaukomschaden bei diesen Patienten voraussagen könnte. Der präzise Mechanismus der Abflußwiderstandserhöhung für Kammerwasser beim Offenwinkelglaukom ist noch unklar, obwohl mit großer Wahrscheinlichkeit eine Beziehung zu strukturellen Veränderungen im Trabekelmaschenwerk und/oder Schlemm-Kanal besteht. Der Behandlungsbeginn bei nahezu allen Fällen ist die antiglaukomatöse Medikation. Wenn der Glaukomschaden fortschreitet trotz einer maximalen, verträglichen medikamentösen Therapie, sind laserchirurgische Verfahren angezeigt, gefolgt von der antiglaukomatösen Filtrationschirurgie.

Literatur

1. Anderson, DR: Glaucoma: the damage caused by pressure. Am J Ophthal 108:485, 1989.
2. Kolker, AE, Becker, B: 'Ocular hypertension' vs open-angle glaucoma: a different view. Arch Ophthal 95:586, 1977.
3. Phelps, CD: Ocular hypertension: to treat or not to treat? Arch Ophthal 95:588, 1977.
4. Chandler, PA, Grant, WM: 'Ocular hypertension' vs open-angle glaucoma. Arch Ophthal 95:585, 1977.
5. Shaffer, R: 'Glaucoma suspect' or 'ocular hypertension'? Arch Ophthal 95:588, 1977.
6. Drance, SM, Sweeney, VP, Morgan, RW, Feldman, F: Studies of factors involved in the production of low tension glaucoma. Arch Ophthal 89:457, 1973.
7. Drance, SM, Morgan, RW, Sweeney, VP: Shock-induced optic neuropathy. A cause of nonprogressive glaucoma. N Engl J Med 288:392, 1973.
8. Lewis, RA, Hayreh, SS, Phelps, CD: Optic disk and visual field correlations in primary open-angle and low-tension glaucoma. Am J Ophthal 96:148, 1983.
9. Chumbley, LC, Brubaker, RF: Low-tension glaucoma. Am J Ophthal 81:761, 1976.
10. Caprioli, J, Spaeth, GL: Comparison of visual field defects in the low-tension glaucomas with those in the high-tension glaucomas. Am J Ophthal 97:730, 1984.
11. Geijssen, HC, Greve, EL: The spectrum of primary open angle glaucoma I: Senile sclerotic glaucoma versus high tension glaucoma. Ophthal Surg 18:207, 1987.
12. Schulzer, M, Drance, SM, Carter, CJ, et al: Biostatistical evidence for two distinct chronic open angle glaucoma populations. Br J Ophthal 74:196, 1990.
13. Hollows, FC, Graham, PA: Intra-ocular pressure, glaucoma, and glaucoma suspects in a defined population. Br J Ophthal 50:570, 1966.
14. Segal, P, Skwierczynska, J: Mass screening of adults for glaucoma. Ophthalmologica 153:336, 1967.
15. Kahn, HA, Leibowitz, HM, Ganley, JP, Kini, MM, Colton, T, Nickerson, RS, Dawber, TR: The Framingham eye study. I. Outline and major prevalence findings. Am J Epidemiol 106:17, 1977.
16. Leske, MC, Rosenthal, J: Epidemiologic aspects of open-angle glaucoma. Am J Epidemiol 109:250, 1979.
17. Bjornsson, G: The primary glaucoma in Iceland. Epidemiological studies. Acta Ophthal 91 (suppl):89, 1967.
18. Popvic, V: The glaucoma population in Gothenburg. Acta Ophthal 60:745, 1982.
19. Graham, PA: Epidemiology of simple glaucoma and ocular hypertension. Br J Ophthal 56:223, 1972.
20. Perkins, ES: The Bedford glaucoma survey. I. Long-term follow-up of borderline cases. Br J Ophthal 57:179, 1973.
21. Walker, WM: Ocular hypertension. Follow-up of 109 cases from 1963 to 1974. Trans Ophthal Soc UK 94:525, 1974.
22. Wilensky, JT, Podos, SM, Becker, B: Prognostic indicators in ocular hypertension. Arch Ophthal 91:200, 1974.
23. Norskov, K: Routine tonometry in ophthalmic practice. II. Five-year follow-up. Acta Ophthal 48:873, 1970.
24. Linner, E: Ocular hypertension. I. The clinical course during ten years without therapy. Aqueous humour dynamics. Acta Ophthal 54:707, 1976.
25. Kitazawa, Y, Horie, T, Aoki, S, et al: Untreated ocular hypertension. A long-term prospective study. Arch Ophthal 95:1180, 1977.
26. David, R, Livingston, DG, Luntz, MH: Ocular hypertension–a long-term follow-up of treated and untreated patients. Br J Ophthal 61:668, 1977.
27. Hart, WM Jr, Yablonski, M, Kass, MA, Becker, B: Multivariate analysis of the risk of glaucomatous visual field loss. Arch Ophthal 97:1455, 1979.
28. Lundberg, L, Wettrell, K, Linner, E: Ocular hypertension. A prospective twenty-year follow-up study. Acta Ophthal 65:705, 1987.
29. Armaly, MF: Ocular pressure and visual fields. A ten-year follow-up study. Arch Ophthal 81:25, 1969.
30. Perkins, ES: The Bedford glaucoma survey. II. Rescreening of normal population. Br J Ophthal 57:186, 1973.
31. Leydhecker, W: Zur verbreitung des glaucoma simplex in der scheinbar gesunden, augenarztlich nicht behandelten bevolkerung. Doc Ophthal 13:359, 1959.
32. Lichter, PR, Shaffer, RN: Ocular hypertension and glaucoma. Trans Pacific Coast Oto-Ophthal Soc 54:63, 1973.
33. Harbin, TS Jr, Podos, SM, Kolker, AE, Becker, B: Visual field progression in open-angle glaucoma patients presenting with monocular field loss. Trans Am Acad Ophthal Otol 81:253, 1976.
34. Grant, WM, Burke, JF Jr: Why do some people go blind from glaucoma? Ophthalmology 89:991, 1982.
35. Wright, JE: The Bedford glaucoma survey. In: Glaucoma Symposium, Hunt, J, ed. E & S Livingston, Ltd, Edinburgh 1966, p. 12.
36. Martinez, GS, Campbell, AJ, Reinken, J, Allan, BC: Prevalence of ocular disease in a population study of subjects 65 years old and older. Am J Ophthal 94:181, 1982.
37. Podgor, MJ, Leske, MC, Ederer, F: Incidence estimates for lens changes, macular changes, open-angle glaucoma and diabetic retinopathy. Am J Epidemiol 118:206, 1983.
38. Whitmore, WG: Eye disease in a geriatric nursing home population. Ophthalmology 96:393, 1989.
39. Goldwyn, R, Waltman, SR, Becker, B: Primary open-angle glaucoma in adolescents and young adults. Arch Ophthal 84:579, 1970.
40. Mandell, AI, Elfervig, J: Open-angle glaucoma in patients under forty years of age. Pers Ophthal 1:215, 1977.
41. Wilensky, JT, Gandhi, N, Pan, T: Racial influences in open-angle glaucoma. Ann Ophthal 10:1398, 1978.
42. David, R, Livingston, D, Luntz, MH: Ocular hypertension: a comparative follow-up of black and white patients. Br J Ophthal 62:676, 1978.
43. Wallace, J, Lovell, HG: Glaucoma and intraocular pressure in Jamaica. Am J Ophthal 67:93, 1969.
44. Martin, MJ, Sommer, A, Gold, EB, Diamond, EL: Race and primary open-angle glaucoma. Am J Ophthal 99:383, 1985.
45. Hiller, R, Kahn, HA: Blindness from glaucoma. Am J Ophthal 80:62, 1975.
46. Schwartz, AL, Helfgott, MA: The incidence of sickle trait in blacks requiring filtering surgery. Ann Ophthal 9:957, 1977.
47. Beck, RW, Messner, DK, Musch, DC, et al: Is there a racial difference in physiologic cup size? Ophthalmology 92:873, 1985.
48. Kahn, HA, Milton, RC: Alternative definitions of open-angle glaucoma. Effect on prevalence and associations in the Framingham Eye Study. Arch Ophthal 98:2172, 1980.
49. Richler, M, Werner, EB, Thomas, D: Risk factors for progression of visual field defects in medically treated patients with glaucoma. Can J Ophthal 17:245, 1982.

50. Armstrong, JR, Daily, RK, Dobson, HL, Girard, LJ: The incidence of glaucoma in diabetes mellitus. A comparison with the incidence of glaucoma in the general population. Am J Ophthal 50:55, 1960.
51. Becker, B: Diabetes mellitus and primary open-angle glaucoma. Am J Ophthal 71:1, 1971.
52. Vesti, N: The prevalence of glaucoma and ocular hypertension in type 1 and 2 diabetes mellitus. An epidemiological study of diabetes mellitus on the island of Falster, Denmark. Acta Ophthal 61:662, 1983.
53. Marre, E, Marre, M: A contribution to glaucoma in the presence of diabetes mellitus. Klin Monatsbl Augenheilkd 153:396, 1968.
54. Armaly, MF: Dexamethasone ocular hypertension and eosinopenia, and glucose tolerance test. Arch Ophthal 78:193, 1967.
55. McLenachan, J, Davies, DM: Glaucoma and the thyroid. Br J Ophthal 49:441, 1965.
56. Becker, B, Kolker, AE, Ballin, N: Thyroid function and glaucoma. Am J Ophthal 61:997, 1966.
57. Krupin, T, Jacobs, LS, Podos, SM, Becker, B: Thyroid function and the intraocular pressure response to topical corticosteroids. Am J Ophthal 83:643, 1977.
58. Neuner, HP, Dardenne, U: Ocular changes in the Cushing syndrome. Klin Monatsbl Augenheilkd 152:570, 1968.
59. Haas, JS, Nootens, RH: Glaucoma secondary to benign adrenal adenoma. Am J Ophthal 78:497, 1974.
60. Abdel-Aziz, M, Labib, MA: The relationship of the intraocular pressure and the hormonal disturbance. Part II– The pituitary gland. Bull Ophthal Soc Egypt 62:61, 1969.
61. Caygill, WM: Aqueous humor dynamics following pituitary irradiation in diabetic patients with retinopathy. Am J Ophthal 71:826, 1971.
62. Treister, G, Mannor, S: Intraocular pressure and outflow facility. Effect of estrogen and combined estrogen-progestin treatment in normal human eyes. Arch Ophthal 83:311, 1970.
63. Abdel-Aziz, M, Labib, MA: The relationship of the intraocular pressure to hormonal disturbance. Part IV. The gonads. Bull Ophthal Soc Egypt 62:83, 1969.
64. Morgan, RW, Drance, SM: Chronic open-angle glaucoma and ocular hypertension. An epidemiological study. Br J Ophthal 59:211, 1975.
65. Drance, SM, Schulzer, M, Thomas, B, Douglas, GR: Multivariate analysis in glaucoma. Use of discriminant analysis in predicting glaucomatous visual field damage. Arch Ophthal 99:1019, 1981.
66. Feldman, F, Sweeney, VP, Drance, SM: Cerebro-vascular studies in chronic simple glaucoma. Can J Ophthal 4:358, 1969.
67. Leighton, DA, Phillips, CI: Systemic blood pressure in open-angle glaucoma, low tension glaucoma, and the normal eye. Br J Ophthal 56:447, 1972.
68. Nagin, P, Schwartz, B: Detection of increased pallor over time. Computerized image analysis in untreated ocular hypertension. Ophthalmology 91:252, 1984.
69. Kahn, HA, Leibowitz, HM, Ganley, JP, et al: The Framingham eye study. II. Association of ophthalmic pathology with single variables previously measured in the Framingham Heart Study. Am J Epidemiol 106:33, 1977.
70. Bengtsson, B: Findings associated with glaucomatous visual field defects. Acta Ophthal 58:20, 1980.
71. Said, A, Labib, MAM, Abboud, I, Hegazi, A: The relationship between systemic hypertension and chronic simple glaucoma. Bull Ophthal Soc Egypt 60:71, 1967.
72. Chisholm, IA, Stead, S: Plasma lipid patterns in patients with suspected glaucoma. Can J Ophthal 23:164, 1988.
73. Perkins, ES: Family studies in glaucoma. Br J Ophthal 58:529, 1974.
74. Kolker, AE: Glaucoma family study. Ten-year follow-up (preliminary report). Israel J Med Sci 8:1357, 1972.
75. Rosenthal, AR, Perkins, ES: Family studies in glaucoma. Br J Ophthal 69:664, 1985.
76. Shin, DH, Becker, B, Kolker, AE: Family history in primary open-angle glaucoma. Arch Ophthal 95:598, 1977.
77. David, R, Jenkins, T: Genetic markers in glaucoma. Br J Ophthal 64:227, 1980.
78. Pohjanpelto, PEJ, Plava, J: Ocular hypertension and glaucomatous optic nerve damage. Acta Ophthal 52:194, 1974.
79. Schwartz, B, Talusan, AG: Spontaneous trends in ocular pressure in untreated ocular hypertension. Arch Ophthal 98:105, 1980.
80. Leonard, TJK, Kerr-Muir, MG, Kirkby, GR, Hitchings, RA: Ocular hypertension and posture. Br J Ophthal 67:362, 1983.
81. Bengtsson, B: The prevalence of glaucoma. Br J Ophthal 65:46, 1981.
82. Armaly, MF: Genetic determination of cup/disc ratio of the optic nerve. Arch Ophthal 78:35, 1967.
83. Chandler, PA, Grant, WM: Lectures on Glaucoma. Lea & Febiger, Philadelphia, 1965, p. 13.
84. Yablonski, ME, Zimmerman, TJ, Kass, MA, Becker, B: Prognostic significance of optic disk cupping in ocular hypertensive patients. Am J Ophthal 89:585, 1980.
85. Susanna, R, Drance, SM: Use of discriminant analysis. I. Prediction of visual field defects from features of the glaucoma disc. Arch Ophthal 96:1568, 1978.
86. Hitchings, RA, Wheeler, CA: The optic disc in glaucoma. IV: Optic disc evaluation in the ocular hypertensive patient. Br J Ophthal 64:232, 1980.
87. Sommer, A, Miller, NR, Pollack, I, et al: The nerve fiber layer in the diagnosis of glaucoma. Arch Ophthal 95:2149, 1977.
88. Daubs, JG, Crick, RP: Effect of refractive error on the risk of ocular hypertension and open angle glaucoma. Trans Ophthal Soc UK 101:121, 1981.
89. Perkins, ES, Phelps, CD: Open angle glaucoma, ocular hypertension, low-tension glaucoma, and refraction. Arch Ophthal 100:1464, 1982.
90. Phelps, CD: Effect of myopia on prognosis in treated primary open-angle glaucoma. Am J Ophthal 93:622, 1982.
91. Buxton, JN, Preston, RW, Riechers, R, Guilbault, N: Tonography in cornea guttata. A preliminary report. Arch Ophthal 77:602, 1967.
92. Hiles, DA, Biglan, AW, Fetherolf, EC: Central corneal endothelial cell counts in children. Am Intra-Ocular Implant Soc J V:292, 1979.
93. Korey, M, Gieser, D, Kass, MA, et al: Central corneal endothelial cell density and central corneal thickness in ocular hypertension and primary open-angle glaucoma. Am J Ophthal 94:610, 1982.
94. Kimura, R, Levene, RZ: Gonioscopic differences between primary open-angle glaucoma and normal subjects over 40 years of age. Am J Ophthal 80:56, 1975.
95. Campbell, DG, Boys-Smith, JW, Woods, WD: Variation of pigmentation and segmentation of pigmentation in pri-

mary open angle glaucoma. Invest Ophthal Vis Sci (suppl) 25:122, 1984.
96. Silverman, SE, Trick, GL, Hart, WM, Jr: Motion perception is abnormal in primary open-angle glaucoma and ocular hypertension. Invest Ophthal Vis Sci 31:722, 1990.
97. Kass, MA, Kolker, AE, Becker, B: Prognostic factors in glaucomatous visual field loss. Arch Ophthal 94:1274, 1976.
98. Susanna, R, Drance, SM, Douglas, GR: The visual prognosis of the fellow eye in uniocular chronic open-angle glaucoma. Br J Ophthal 62:327, 1978.
99. Caprioli, J, Spaeth, GL: Comparison of the optic nerve head in high- and low-tension glaucoma. Arch Ophthal 103:1145, 1985.
100. Gramer, E, Althaus, G, Leydhecker, W: Localization and depth of glaucomatous visual field defects in relation to the size of the neuroretinal rim area of the disk in low-tension glaucoma, glau- [fpcoma simplex, and pigmentary glaucoma. Clinical study with the Octopus 201 perimeter and the optic nerve head analyzer. Klin Monatsbl Augenheilkd 189:190, 1986.
101. Fazio, P, Krupin, T, Feitl, ME, et al: Optic disc topography in patients with low-tension and primary open angle glaucoma. Arch Ophthal 108:705, 1990.
102. Miller, KM, Quigley, HA: Comparison of optic disc features in low-tension and typical open-angle glaucoma. Ophthalmic Surg 18:882, 1987.
103. Kitazawa, Y, Shirato, S, Yamamoto, T: Optic disc hemorrhage in low-tension glaucoma. Ophthalmology 93:853, 1986.
104. Drance, SM, Douglas, GR, Airaksinen, PJ, et al: Diffuse visual field loss in chronic open-angle and low-tension glaucoma. Am J Ophthal 104:577, 1987.
105. Chauhan, BC, Drance, SM, Douglas, GR, Johnson, CA: Visual field damage in normal-tension and high-tension glaucoma. Am J Ophthal 108:636, 1989.
106. King, D, Drance, SM, Douglas, G, et al: Comparison of visual field defects in normal-tension glaucoma and high-tension glaucoma. Am J Ophthal 101:204, 1986.
107. Caprioli, J, Spaeth GL: Comparison of visual field defects in the low-tension glaucomas with those in the high-tension glaucomas. Am J Ophthal 97:730, 1984.
108. Gliklich, RE, Steinmann, WC, Spaeth, GL: Visual field change in low-tension glaucoma over a five-year follow-up. Ophthalmology 96:316, 1989.
109. Gramer, E, Althaus, G: Quantification and progression of visual field damage in low-tension, primary open angle, and pigmentary glaucoma. Klin Monatsbl Augenheilkd 191:184, 1987.
110. Gramer, E, Leydhecker, W: Glaucoma without elevated IOP: a clinical study. Klin Monatsbl Augenheilkd 186:262, 1985.
111. Cartwright, MJ, Anderson, DR: Correlation of asymmetric damage with asymmetric intraocular pressure in normal-tension glaucoma (low-tension glaucoma). Arch Ophthal 106:898, 1988.
112. Crichton, A, Drance, SM, Douglas, GR, Schulzer, M: Unequal intraocular pressure and its relation to asymmetric visual field defects in low-tension glaucoma. Ophthalmology 96:1312, 1989.
113. Goldberg, I, Hollows, FC, Kass, MA, Becker, B: Systemic factors in patients with low-tension glaucoma. Br J Ophthal 65:56, 1981.
114. Hayreh, SS: Anterior Ischemic Optic Neuropathy. Springer-Verlag, New York, 1975, p. 22.
115. Perkins, ES, Phelps, CD: Ocular pulse amplitudes in low-tension glaucoma. Klin Monatsbl Augenheilkd 184:303, 1984.
116. Pillunat, LE, Stodtmeister, R, Wilmanns, I: Pressure compliance of the optic nerve head in low tension glaucoma. Br J Ophthal 71:181, 1987.
117. Phelps, CD, Corbett, JJ: Migraine and low-tension glaucoma: a case-control study. Invest Ophthal Vis Sci 26:1105, 1985.
118. Drance, SM, Douglas, GR, Wijsman, K, et al: Response of blood flow to warm and cold in normal and low-tension glaucoma patients. Am J Ophthal 105:35, 1988.
119. Klaver, JHJ, Greve, EL, Goslinga, H, et al: Blood and plasma viscosity measurements in patients with glaucoma. Br J Ophthal 69:765, 1985.
120. Joist, JH, Lichtenfeld, P, Mandell, AI, Kolker, AE: Platelet function, blood coagulability, and fibrinolysis in patients with low tension glaucoma. Arch Ophthal 94:1893, 1976.
121. Carter, CJ, Brooks, DE, Doyle, DL, Drance, SM: Investigations into a vascular etiology for low-tension glaucoma. Ophthalmology 97:49, 1990.
122. Winder, AF: Circulating lipoprotein and blood glucose levels in association with low-tension and chronic simple glaucoma. Br J Ophthal 61:641, 1977.
123. Bennett, SR, Alward, WLM, Folberg, R: An autosomal dominant form of low-tension glaucoma. Am J Ophthal 108:238, 1989.
124. Ritch, R: Nonprogressive low-tension glaucoma with pigmentary dispersion. Am J Ophthal 94:190, 1982.
125. Vucicevic, ZM, Ralston, J, Burns, WP, Gaffney, HP: Influence of the water drinking test on scleral rigidity. Arch Ophthal 82:761, 1969.
126. Armaly, MF: Water-drinking test. I. Characteristics of the ocular pressure response and the effect of age. Arch Ophthal 83:169, 1970.
127. Becker, B, Christensen, RE: Water-drinking and tonography in the diagnosis of glaucoma. Arch Ophthal 56:321, 1956.
128. Becker, B: Tonography in the diagnosis of simple (open angle) glaucoma. Trans Am Acad Ophthal Otol 65:156, 1961.
129. Spaeth, GL: The water drinking test. Indications that factors other than osmotic considerations are involved. Arch Ophthal 77:50, 1967.
130. Kimura, R: Clinical studies on glaucoma. Report III. The diagnostic significance of the water-drinking test. Acta Soc Ophthal Jpn 71:2133, 1967.
131. Ballin, N, Becker, B: Provocative testing for primary open-angle glaucoma in "senior citizens." Invest Ophthal 6:126, 1967.
132. Armaly, MF, Sayegh, RE: Water-drinking test. II. The effect of age on tonometric and tonographic measures. Arch Ophthal 83:176, 1970.
133. Kronfeld, PC: Water drinking and outflow facility. Invest Ophthal 14:49, 1975.
134. Thorpe, RM, Kolker, AE: A tonographic study of water loading in rabbits. Arch Ophthal 77:238, 1967.
135. Casey, WJ: Intraocular pressure and facility in monkeys after water drinking. A study in the Cynomolgus monkey, *Macaca irus*. Arch Ophthal 74:841, 1965.
136. Roth, JA: Inadequate diagnostic value of the water-drinking test. Br J Ophthal 58:55, 1974.
137. Rasmussen, KE, Jørgensen, HA: Diagnostic value of the water-drinking test in early detection of simple glaucoma. Acta Ophthal 54:160, 1976.

138. Harris, LS: Cycloplegic-induced intraocular pressure elevations. A study of normal and open-angle glaucomatous eyes. Arch Ophthal 79:242, 1968.
139. Lazenby, GW, Reed, JW, Grant, WM: Short-term tests of anticholinergic medication in open-angle glaucoma. Arch Ophthal 80:443, 1968.
140. Lazenby, GW, Reed, JW, Grant, WM: Anticholinergic medication in open-angle glaucoma. Long-term tests. Arch Ophthal 84:719, 1970.
141. Harris, LS, Galin, MA: Cycloplegic provocative testing. Arch Ophthal 81:356, 1969.
142. Harris, LS, Galin, MA, Mittag, TW: Cycloplegic provocative testing after topical administration of steroids. Arch Ophthal 86:12, 1971.
143. Harris, LS, Galin, MA: Cycloplegic provocative testing. Effect of miotic therapy. Arch Ophthal 81:544, 1969.
144. Bárány, E, Christensen, RE: Cycloplegia and outflow resistance in normal human and monkey eyes and in primary open-angle glaucoma. Arch Ophthal 77:757, 1967.
145. Portney, GL, Purcell, TW: The influence of tropicamide on intraocular pressure. Ann Ophthal 7:31, 1975.
146. Shaw, BR, Lewis, RA: Intraocular pressure elevation after pupillary dilation in open angle glaucoma. Arch Ophthal 104:1185, 1986.
147. Kristensen, P: Mydriasis-induced pigment liberation in the anterior chamber associated with acute rise in intraocular pressure in open-angle glaucoma. Acta Ophthal 43:714, 1965.
148. Kristensen, P: Pigment liberation test in open-angle glaucoma. Acta Ophthal 46:586, 1968.
149. Valle, O: The cyclopentolate provocative test in suspected or untreated open-angle glaucoma. III. The significance of pigment for the result of the cyclopentolate provocative test in suspected or untreated open-angle glaucoma. Acta Ophthal 54:654, 1976.
150. Mapstone, R: Pigment release. Br J Ophthal 65:258, 1981.
151. Haddad, R, Strasser, G, Heilig, P, Jurecka, W: Decompensation of chronic open-angle glaucoma following mydriasis-induced pigmentary dispersion into the aqueous humour: a light and electron microscopic study. Br J Ophthal 65:252, 1981.
152. Becker, B, Montgomery, SW, Kass, MA, Shin, DH: Increased ocular and systemic responsiveness to epinephrine in primary open-angle glaucoma. Arch Ophthal 95:789, 1977.
153. Shin, DH, Kass, MA, Becker, B: Intraocular pressure response to topical epinephrine and HLA-B12. Arch Ophthal 96:1012, 1978.
154. Palmberg, PF, Hajek, S, Cooper, D, Becker, B: Increased cellular responsiveness to epinephrine in primary open-angle glaucoma. Arch Ophthal 95:855, 1977.
155. Becker, B, Shin, DH: Response to topical epinephrine. A practical prognostic test in patients with ocular hypertension. Arch Ophthal 94:2057, 1976.
156. Kass, MA, Becker, B: A simplified test of epinephrine responsiveness. Arch Ophthal 96:999, 1978.
157. Drance, SM, Saheb, NE, Schulzer, M: Response to topical epinephrine in chronic open-angle glaucoma. Arch Ophthal 96:1001, 1978.
158. Hollwich, F: The pilocarpine-test for the early diagnosis of glaucoma. Klin Monatsbl Augenheilkd 163:115, 1973.
159. Nissen, OI, Kjer, P, Olsen, L: A comparison between an acetazolamide test and weight tonography in pathological and apathological circulation of the aqueous humor. Invest Ophthal 15:844, 1976.
160. Drance, SM: The uniocular therapeutic trial in the management of elevated intraocular pressure. Surv Ophthal 25:203, 1980.
161. Rothkoff, L, Biedner, B, Biger, Y, Blumenthal, M: A proposed pilocarpine therapeutic test. Arch Ophthal 96:1380, 1978.
162. Lewis, JM, Priddy, T, Judd, J, et al: Intraocular pressure response to topical dexamethasone as a predictor for the development of primary open-angle glaucoma. Am J Ophthal 106:607, 1988.
163. Drance, SM: Studies in the susceptibility of the eye to raised intraocular pressure. Arch Ophthal 68:478, 1962.
164. Goldmann, H: Open-angle glaucoma. Br J Ophthal 56:242, 1972.
165. Wodowosow, AM, Boriskina, MG, Kotjeljnikowa, OF: Further observations concerning the campimetric method of measuring individually tolerated intraocular pressure in glaucoma. Klin Monatsbl Augenheilkd 180:135, 1982.
166. Becker, B, Morton, WR: Phenylthiourea taste testing and glaucoma. Arch Ophthal 72:323, 1964.
167. Kalmus, H, Lewkonia, I: Relation between some forms of glaucoma and phenylthiocarbamide tasting. Br J Ophthal 57:503, 1973.
168. Shin, DH, Becker, B, Waltman, SR, et al: The prevalence of HLA-B12 and HLA-B7 antigens in primary open-angle glaucoma. Arch Ophthal 95:224, 1977.
169. Ritch, R, Podos, SM, Henley, W, et al: Lack of association of histocompatibility antigens with primary open-angle glaucoma. Arch Ophthal 96:2204, 1978.
170. Shaw, JF, Levene, RZ, Sowell, JG: The incidence of HLA antigens in black primary open-angle glaucoma patients. Am J Ophthal 86:501, 1978.
171. Damgaard-Jensen, L, Kissmeyer-Nielsen, F: HLA histocompatibility antigens in open-angle glaucoma. Acta Ophthal 56:384, 1978.
172. Scharf, J, Gideoni, O, Zonis, S, Barzilai, A: Histocompatibility antigens (HLA) and open-angle glaucoma. Ann Ophthal 10:914, 1978.
173. David, R, Maier, G, Baumgarten, I, Abrahams, C: HLA antigens in glaucoma and ocular hypertension. Br J Ophthal 63:293, 1979.
174. Rosenthal, AR, Payne, R: Association of HLA antigens and primary open-angle glaucoma. Am J Ophthal 88:479, 1979.
175. Ticho, U, Cohen, T, Brautbar, C: Absence of association between HLA antigens and primary open-angle glaucoma in Israel. Israel J Med Sci 15:124, 1979.
176. Kass, MA, Palmberg, P, Becker, B, Miller, JP: Histocompatibility antigens and primary open-angle glaucoma. A reassessment. Arch Ophthal 96:2207, 1978.
177. Olivius, E, Polland, W: Histocompatibility (HLA) antigens in capsular glaucoma and simplex glaucoma. Acta Ophthal 58:406, 1980.
178. Slagsvold, JE, Nordhagen, R: The HLA system in primary open-angle glaucoma and in patients with pseudoexfoliation of the lens capsule (exfoliation or fibrillopathia epitheliocapsularis). Acta Ophthal 58:188, 1980.
179. Grant, WM: Further studies on facility of flow through the trabecular meshwork. Arch Ophthal 60:523, 1958.
180. Ashton, N: The exit pathway of the aqueous. Trans Ophthal Soc UK 80:397, 1960.
181. Speakman, JS, Leeson, TS: Site of obstruction to aqueous outflow in chronic simple glaucoma. Br J Ophthal 46:321, 1962.

182. Zatulina, NI: Electron-microscopy of trabecular tissue in far-advanced stage of simple open-angle glaucoma. Oftal Z 28:117, 1973.
183. Li, Y, Yi, Y: Histochemical and electron microscopic studies of the trabecular meshwork in primary open-angle glaucoma. Eye Science 1:17, 1985.
184. Segawa, K: Electron microscopic changes of the trabecular tissue in primary open-angle glaucoma. Ann Ophthal 11:49, 1979.
185. Finkelstein, I, Trope, GE, Basu, PK, et al: Quantitative analysis of collagen content and amino acids in trabecular meshwork. Br J Ophthal 74:280, 1990.
186. Fine, BS, Yanoff, M, Stone, RA: A clinicopathologic study of four cases of primary open-angle glaucoma compared to normal eyes. Am J Ophthal 91:88, 1981.
187. Alvarado, J, Murphy, C, Juster, R: Trabecular meshwork cellularity in primary open-angle glaucoma and nonglaucomatous normals. Ophthalmology 91:564, 1984.
188. Tripathi, RC, Tripathi, BJ: Contractile protein alteration in trabecular endothelium in primary open-angle glaucoma. Exp Eye Res 31:721, 1981.
189. Armaly, MF, Wang, Y: Demonstration of acid mucopolysaccharides in the trabecular meshwork of the Rhesus monkey. Invest Ophthal 14:507, 1975.
190. Chaudhry, HA, Dueker, DK, Simmons, RJ, et al: Scanning electron microscopy of trabeculectomy specimens in open-angle glaucoma. Am J Ophthal 88:78, 1979.
191. Maglio, M, McMahon, C, Hoskins, D, Alvarado, J: Potential artifacts in scanning electron microscopy of the trabecular meshwork in glaucoma. Am J Ophthal 90:645, 1980.
192. Quigley, HA, Addicks, EM: Scanning electron microscopy of trabeculectomy specimens from eyes with open-angle glaucoma. Am J Ophthal 90:854, 1980.
193. Gieser, DK, Tanenbaum, M, Smith, ME, et al: Amorphous coating in open-angle glaucoma. Am J Ophthal 92:130, 1981.
194. de Kater, AW, Melamed, S, Epstein, DL: Patterns of aqueous human outflow in glaucomatous and nonglaucomatous human eyes. A tracer study using cationized ferritin. Arch Ophthal 107:572, 1989.
195. Rohen, JW: Fine structural changes in the trabecular meshwork of the human eye in different forms of glaucoma. Klin Monatsbl Augenheilkd 163:401, 1973.
196. Zimmerman, LE: The outflow problem in normal and pathologic eyes. Trans Am Acad Ophthal Otol 70:767, 1966.
197. Rodrigues, MM, Spaeth, GL, Sivalingam, E, Weinreb, S: Value of trabeculectomy specimens in glaucoma. Ophthal Surg 9:29, 1978.
198. Alvarado, JA, Yun, AJ, Murphy, CG: Juxtacanalicular tissue in primary open angle glaucoma and in nonglaucomatous normals. Arch Ophthal 104:1517, 1986.
199. Rohen, JW: Presence of matrix vesicles in the trabecular meshwork of glaucomatous eyes. Graefe's Arch Ophthal 218:171, 1982.
200. Rohen, JW: Why is intraocular pressure elevated in chronic simple glaucoma? Ophthalmology 90:758, 1983.
201. Babizhayev, MA, Brodskaya, MW: Fibronectin detection in drainage outflow system of human eyes in ageing and progression of open-angle glaucoma. Mech Ageing Dev 47:145, 1989.
202. Worthen, DM, Cleveland, PH, Slight, JR, Abare, J: Selective binding affinity of human plasma fibronectin for the collagens I-IV. Invest Ophthal Vis Sci 26:1740, 1985.
203. Tripathi, RC: Ultrastructure of the trabecular wall of Schlemm's canal. (A study of normotensive and chronic simple glaucomatous eyes.) Trans Ophthal Soc UK 89:449, 1969.
204. Tripathi, RC: Ultrastructure of Schlemm's canal in relation to aqueous outflow. Exp Eye Res 7:335, 1968.
205. Nesterov, AP, Batmanov, YE: Trabecular wall of Schlemm's canal in the early stage of primary open-angle glaucoma. Am J Ophthal 78:639, 1974.
206. Moses, RA, Grodski, WJ Jr, Etheridge, EL, Wilson, CD: Schlemm's canal: The effect of intra-ocular pressure. Invest Ophthal Vis Sci 20:61, 1981.
207. Johnson, MC, Kamm, RD: The role of Schlemm's canal in aqueous outflow from the human eye. Invest Ophthal Vis Sci 24:320, 1983.
208. Krasnov, MM: Sinusotomy. Foundations, results, prospects. Trans Am Acad Ophthal Otol 76:368, 1972.
209. Herschler, J, Litin, BS: Biochemical abnormalities in the aqueous in chronic open-angle glaucoma. Ophthalmic Surg 18:792, 1987.
210. Becker, B, Hahn, KA: Topical corticosteroids and heredity in primary open-angle glaucoma. Am J Ophthal 57:543, 1964.
211. Armaly, MF: The heritable nature of dexamethasone-induced ocular hypertension. Arch Ophthal 75:32, 1966.
212. Armaly, MF: Inheritance of dexamethasone hypertension and glaucoma. Arch Ophthal 77:747, 1967.
213. Schwartz, JT, Reuling, FH, Feinleib, M, et al: Twin study on ocular pressure after topical dexamethasone. 1. Frequency distribution of pressure response. Am J Ophthal 76:126, 1973.
214. Palmberg, PF, Mandell, A, Wilensky, JT, et al: The reproducibility of the intraocular pressure response to dexamethasone. Am J Ophthal 80:844, 1975.
215. Dean, GO Jr, Deutsch, AR, Hiatt, RL: The effect of dexamethasone on borderline ocular hypertension. Ann Ophthal 7:193, 1975.
216. Levene, R, Wigdor, A, Edelstein, A, Baum, J: Topical corticosteroid in normal patients and glaucoma suspects. Arch Ophthal 77:593, 1967.
217. LeBlanc, RP, Stewart, RH, Becker, B: Corticosteroid provocative testing. Invest Ophthal 9:946, 1970.
218. Kitazawa, Y, Horie, T: The prognosis of corticosteroid-responsive individuals. Arch Ophthal 99:819, 1981.
219. Akingbehin, AO: Corticosteroid-induced ocular hypertension. I. Prevalence in closed-angle glaucoma. Br J Ophthal 66:536, 1982.
220. Kitazawa, Y: Primary angle-closure glaucoma. Corticosteroid responsiveness. Arch Ophthal 84:724, 1970.
221. Krupin, T, Schoch, LH, Cooper, D, Becker, B: Lack of correlation between ocular hypertensive response to topical corticosteroids and progression of retinopathy in insulin-dependent diabetes mellitus. Am J Ophthal 96:52, 1983.
222. Becker, B: The genetic problem of chronic simple glaucoma. Ann Ophthal 3:351, 1971.
223. Francois, J, Heintz-De Bree, C, Tripathi, RC: The cortisone test and the heredity of primary-angle glaucoma. Am J Ophthal 62:844, 1966.
224. Schwartz, JT, Reuling, FH, Feinleib, M, et al: Twin heritability study of the effect of corticosteroids on intraocular pressure. J Med Genet 9:137, 1972.
225. Schwartz, JT, Reuling, FH Jr, Feinleib, M, et al: Twin heritability study of the corticosteroid response. Trans Am Acad Ophthal Otol 77:126, 1973.
226. Schwartz, JT, Reuling, FH, Feinleib, M, et al: Twin study on ocular pressure following topically applied dexametha-

sone. II. Inheritance of variation in pressure response. Arch Ophthal 90:281, 1973.
227. Akingbehin, AO: Corticosteroid-induced ocular hypertension. II. An acquired form. Br J Ophthal 66:541, 1982.
228. Spaeth, GL: Traumatic hyphema, angle recession, dexamethasone hypertension, and glaucoma. Arch Ophthal 78:714, 1967.
229. Schwartz, B, Levene, RZ: Plasma cortisol differences between normal and glaucomatous patients. Before and after dexamethasone suppression. Arch Ophthal 87:369, 1972.
230. Schwartz B, McCarty, G, Rosner, B: Increased plasma free cortisol in ocular hypertension and open angle glaucoma. Arch Ophthal 105:1060, 1987.
231. Krupin, T, Podos, SM, Becker, B: Effect of diphenylhydantoin on dexamethasone suppression of plasma cortisol in primary open-angle glaucoma. Am J Ophthal 71:997, 1971.
232. Meredig, WE, Puelhorn, G, Jentzen, F, Hartmann, F: The plasmacortisol-level in patients suffering from glaucoma. Graefe's Arch Ophthal 213:215, 1980.
233. Schwartz, B, Seddon, JM: Increased plasma cortisol levels in ocular hypertension. Arch Ophthal 99:1791, 1981.
234. Rosenberg, S, Levene, R: Suppression of plasma cortisol in normal and glaucomatous patients. Arch Ophthal 92:6, 1974.
235. Levene, RZ, Schwartz, B, Workman, PL: Heritability of plasma cortisol. Arch Ophthal 87:389, 1972.
236. Becker, B, Ramsey, CK: Plasma cortisol and the intraocular pressure response to topical corticosteroids. Am J Ophthal 69:999, 1970.
237. Podos, SM, Becker, B, Beaty, C, Cooper, DG: Diphenylhydantoin and cortisol metabolism in glaucoma. Am J Ophthal 74:498, 1972.
238. Becker, B, Podos, SM, Asseff, CF, Cooper, DG: Plasma cortisol suppression in glaucoma. Am J Ophthal 75:73, 1973.
239. Krupin, T, Jacobs, LS, Podos, SM, Becker, B: Thyroid function and the intraocular pressure response to topical corticosteroids. Am J Ophthal 83:643, 1977.
240. Polansky, J, Palmberg, P, Matulich, D, et al: Cellular sensitivity to glucocorticoids in patients with POAG. Steroid receptors and responses in cultured skin fibroblasts. Invest Ophthal Vis Sci 26:805, 1985.
241. Levene, RZ, Schwartz, B: Depression of plasma cortisol and the steroid ocular pressure response. Arch Ophthal 80:461, 1968.
242. Schwartz, B: Hypothalamic-pituitary-adrenal axis and steroid glaucoma. Klin Monatsbl Augenheilkd 161:280, 1972.
243. Kass, MA, Krupin, T, Becker, B: Plasma cortisol suppression test used to predict the development of primary open-angle glaucoma. Am J Ophthal 82:496, 1976.
244. Bigger, JF, Palmberg, PF, Becker, B: Increased cellular sensitivity to glucocorticoids in primary open-angle glaucoma. Invest Ophthal 11:832, 1972.
245. Foon, KA, Yuen, K, Ballintine, EF, Rosenstreich, DL: Analysis of the systemic corticosteroid sensitivity of patients with primary open-angle glaucoma. Am J Ophthal 83:167, 1977.
246. BenEzra, D, Ticho, U, Sachs, U: Lymphocyte sensitivity to glucocorticoids. Am J Ophthal 82:866, 1976.
247. Sowell, JC, Levene, RZ, Bloom, J, Bernstein, M: Primary open-angle glaucoma and sensitivity to corticosteroids in vitro. Am J Ophthal 84:715, 1977.
248. McCarty, G, Schwartz, B, Miller, K: Absence of lymphocyte glucocorticoid hypersensitivity in primary open-angle glaucoma. Arch Ophthal 99:1258, 1981.
249. Palmberg, PF, Rachlin, D, Becker, B: Differential sensitivity at the cellular level in primary open-angle glaucoma: prednisolone and ouabain. Invest Ophthal 15:403, 1976.
250. Schwartz, B, Golden, MA, Wiznia, RA, Miller, SA: Differences of adrenal stress control mechanisms in subjects with glaucoma and normal subjects. Effect of vasopressin and pyrogen. Arch Ophthal 99:1770, 1981.
251. Kass, MA, Shin, DH, Becker, B: The ocular hypotensive effect of epinephrine in high and low corticosteroid responders. Invest Ophthal 16:530, 1977.
252. Zink, HA, Palmberg, PF, Bigger, JF: Increased sensitivity to theophylline associated with primary open-angle glaucoma. Invest Ophthal 12:603, 1973.
253. Francois, J, Victoria-Troncoso, V: Mucopolysaccharides and pathogenesis of cortisone glaucoma. Klin Monatsbl Augenheilkd 165:5, 1974.
254. Bill, A: The drainage of aqueous humor. Invest Ophthal 14:1, 1975.
255. Southren, AL, Gordon, GG, Munnangi, PR, et al: Altered cortisol metabolism in cells cultured from trabecular meshwork specimens obtained from patients with primary open-angle glaucoma. Invest Ophthal Vis Sci 24:1413, 1983.
256. Becker, B, Keates, EU, Coleman, SL: Gamma-globulin in the trabecular meshwork of glaucomatous eyes. Arch Ophthal 68:643, 1962.
257. Becker, B, Unger, H-H, Coleman, SL, Keates, EU: Plasma cells and gamma-globulin in trabecular meshwork of eyes with primary open-angle glaucoma. Arch Ophthal 70:38, 1963.
258. Waltman, SR, Yarian, D: Antinuclear antibodies in open-angle glaucoma. Invest Ophthal 13:695, 1974.
259. Shields, MB, McCoy, RC, Shelburne, JD: Immunofluorescent studies on the trabecular meshwork in open-angle glaucoma. Invest Ophthal 15:1014, 1976.
260. Rodrigues, MM, Katz, SI, Foidart, JM, Spaeth, GL: Collagen, Factor VIII antigen, and immunoglobulins in the human aqueous drainage channels. Ophthalmology 87:337, 1980.
261. Radda, TM, Gnad, HC, Aberer, W: The questionable immunopathogenesis of primary open-angle glaucoma. Klin Monatsbl Augenheilkd 181:388, 1982.
262. Felberg, NT, Leon, SA, Gasparini, J, Spaeth, GL: A comparison of antinuclear antibodies and DNA-binding antibodies in chronic open-angle glaucoma. Invest Ophthal Vis Sci 16:757, 1977.
263. Radda, TM, Menzel, J, Drobec, P, Aberer, W: Immunological investigation in primary open angle glaucoma. Graefe's Arch Ophthal 218:55, 1982.
264. Henley, WL, Okas, S, Leopold, IH: Cellular immunity in chronic ophthalmic disorders. 4. Leukocyte migration inhibition in diseases associated with glaucoma. Am J Ophthal 76:60, 1973.
265. Quigley, HA, Maumenee, AE: Long-term follow-up of treated open-angle glaucoma. Am J Ophthal 87:519, 1979.
266. Vogel, R, Crick, RP, Newson, RB, et al: Association between intraocular pressure and loss of visual field in chronic simple glaucoma. Br J Ophthal 74:3, 1990.
267. Drance, SM, Schulzer, M, Douglas, GR, Sweeney, VP: Use of discriminant analysis. II. Identification of persons with glaucomatous visual field defects. Arch Ophthal 96:1571, 1978.

268. Kass, MA, Hart, WM Jr, Gordon, M, Miller, JP: Risk factors favoring the development of glaucomatous visual field loss in ocular hypertension. Surv Ophthal 25:155, 1980.
269. Armaly, MF, Krueger, DE, Maunder, L, et al: Biostatistical analysis of the collaborative glaucoma study. I. Summary report of the risk factors for glaucomatous visual-field defects. Arch Ophthal 98:2163, 1980.
270. Epstein, DL, Krug, JH, Jr, Hertzmark, E, et al: A long-term clinical trial of timolol therapy versus no treatment in the management of glaucoma suspects. Ophthalmology 96:1460, 1989.
271. Kass, MA, Gordon, MO, Hoff, MR, et al: Topical timolol administration reduces the incidence of glaucomatous damage in ocular hypertensive individuals. Arch Ophthal 107:1590, 1989.
272. Kass, MA: Timolol treatment prevents or delays glaucomatous visual field loss in individuals with ocular hypertension: a five-year, randomized, double-masked, clinical trial. Tr Am Ophthal Soc 87:598, 1989.
273. Goldmann, H: An analysis of some concepts concerning chronic simple glaucoma. Am J Ophthal 80:409, 1975.
274. Begg, IS, Cottle, RW, Collaborative Glaucoma Study Group: Epidemiological approach to open-angle glaucoma: 1. Control of intraocular pressure. Report of the Canadian Ocular Adverse Drug Reaction Registry Program. Can J Ophthal 23:273, 1988.
275. Kolker, AE: Visual prognosis in advanced glaucoma: a comparison of medical and surgical therapy for retention of vision in 101 eyes with advanced glaucoma. Trans Am Ophthal Soc 75:539, 1977.
276. Wilson, R, Walker, AM, Dueker, DK, Crick, RP: Risk factors for rate of progression of glaucomatous visual field loss. A computer-based analysis. Arch Ophthal 100:737, 1982.
277. Odberg, T: Visual field prognosis in advanced glaucoma. Acta Ophthal 65 (suppl) 182:27, 1987.
278. Schulzer, M, Mikelberg, FS, Drance, SM: Some observations on the relation between intraocular pressure reduction and the progression of glaucomatous visual loss. Br J Ophthal 71:486, 1987.
279. Spaeth, GL: Control of glaucoma: a new definition. Ophthal Surg 14:303, 1983.
280. Spaeth, GL, Fellman, RL, Starita, RL, et al: A new management system for glaucoma based on improvement of the appearance of the optic disc or visual field. Trans Am Ophthal Soc 83:268, 1985.
281. Shin, DH, Bielik, M, Hong, YJ, et al: Reversal of glaucomatous optic disc cupping in adult patients. Arch Ophthal 115:1599, 1989.
282. Bloch, S, Rosenthal, AR, Friedman, L, Caldarolla, P: Patient compliance in glaucoma. Br J Ophthal 61:531, 1977.
283. MacKean, JM, Elkington, AR: Compliance with treatment of patients with chronic open-angle glaucoma. Br J Ophthal 67:46, 1983.
284. Smith, RJH: Medical versus surgical therapy in glaucoma simplex. Br J Ophthal 56:277, 1972.
285. Werner, EB, Drance, SM: Progression of glaucomatous field defects despite successful filtration. Can J Ophthal 12:275, 1977.
286. Smith, RJH: The enigma of primary open angle glaucoma. Trans Ophthal Soc UK 105:618, 1986.
287. Jay, JL, Murray, SB: Early trabeculectomy versus conventional management in primary open angle glaucoma. Br J Ophthal 72:881, 1988.
288. Migdal, C, Hitchings, R: Control of chronic simple glaucoma with primary medical, surgical and laser treatment. Trans Ophthal Soc UK 105:653, 1986.
289. Bloomfield, S: The results of surgery for low-tension glaucoma. Am J Ophthal 36:1067, 1953.
290. Sugar, HS: Low tension glaucoma: a practical approach. Ann Ophthal 11:1155, 1979.
291. Abedin, S, Simmons, RJ, Grant, WM: Progressive low-tension glaucoma. Treatment to stop glaucomatous cupping and field loss when these progress despite normal intraocular pressure. Ophthalmology 89:1, 1982.
292. Kitazawa, Y, Shirai, H, Go, FJ: The effect of Ca^{2+}-antagonist on visual field in low-tension glaucoma. Graefe's Arch Ophthal 227:408, 1989.

Kapitel 10. Primäres Winkelblockglaukom

10.1 Terminologie
10.1.1 Pupillarblockglaukom
10.1.2 Plateauiris
10.1.3 Kombinationsformen
10.2 Epidemiologie
10.3 Klinische Befunde
10.3.1 Risikofaktoren
10.3.2 Provokationstests
10.3.3 Prädisponierende Faktoren
10.3.4 Symptome des akuten Winkelblockglaukoms
10.3.5 Klinische Befunde während eines akuten Glaukomanfalls
10.4 Theorien zum Pathomechanismus
10.4.1 Relativer Pupillarblock
10.4.2 Plateauiris
10.4.3 Chronisches Winkelblockglaukom
10.5 Differentialdiagnose
10.5.1 Offenwinkelglaukome
10.5.2 Sekundäre Winkelblockglaukome
10.6 Therapie
10.6.1 Medikamentöse Therapie
10.6.2 Operative Therapie
10.7 Zusammenfassung

10.1 Terminologie

Auf der Grundlage der klinischen Befunde und des Pathomechanismus der Kammerwinkelblockierung werden verschiedene Formen des primären Winkelblockglaukoms unterschieden. Eine ganze Anzahl verschiedener Bezeichnungen werden für diese Erkrankungsgruppe gewählt, was bezüglich der Nomenklatur zu einer gewissen Verwirrung führt. Die folgende Klassifikation des primären Winkelblockglaukoms wird diesem Kapitel zugrundegelegt und eine kurze Einführung in die Problematik gegeben. Einzelheiten zum Pathomechanismus und klinisch-ophthalmologischen Bild werden in den weiteren Abschnitten des Kapitels behandelt.

10.1.1 Pupillarblockglaukom

In dieser Kategorie des primären Winkelblockglaukoms ist eine funktionelle Blockierung zwischen Pupillarsaum der Iris und Linsenvorderfläche das auslösende Moment [1], das meist bei einer mittelweiten Pupille auftritt [2]. Diese funktionelle Blockierung verursacht einen Rückstau von Kammerwasser in der Hinterkammer, was die periphere Iris nach vorne wölbt und die Kammerwinkelblockierung auslöst (Abb. 10.1) [1–3]. Aufgrund der Symptome und der klinischen Befunde werden 3 Formen des Pupillarblockglaukoms unterschieden.

Akutes Winkelblockglaukom. Bei dieser Form des Pupillarblockglaukoms treten die Symptome plötzlich und dramatisch, mit massiven Schmerzen, Verschwommensehen und einem „roten Auge" auf. Diese Situation wird in der alten Literatur auch als kongestives Glaukom bezeichnet [4].

Subakutes Winkelblockglaukom. Bei dieser Variante des Winkelblockglaukoms liegt auch ein Pupillar-

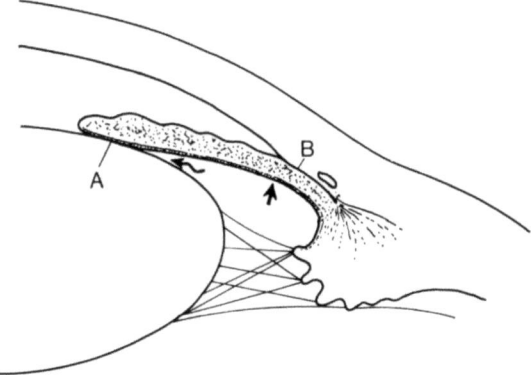

Abb. 10.1. Pupillarblockglaukom. Eine funktionelle Blockierung zwischen Linse und Iris *(A)* führt zu einem erhöhten Druck in der hinteren Augenkammer *(Pfeile)* mit einer Vorwärtswölbung der peripheren Iris und dem Verschluß der Kammerwinkelbucht *(B)*

blockmechanismus wie beim akuten Winkelblockglaukom zugrunde, die Symptome sind jedoch verhalten oder nicht vorhanden [5]. Diese Situation wurde auch als intermittierendes, prodromales oder subklinisches Winkelblockglaukom bezeichnet [6] und vermutlich früher in die Gruppe der „nicht-kongestiven" Engwinkelglaukome zusammengefaßt [4]. Eine solche Gruppierung schloß jedoch auch Offenwinkelglaukome mit ein und wurde seit Barkan [4] weitgehend aufgegeben, der die Glaukome nach einem offenen oder verschlossenen Kammerwinkel einteilte. Patienten mit einem subakuten Winkelblockglaukom können rezidivierende, subakute oder subklinische Episoden der Winkelblockierung durchlaufen, bevor sie schließlich ein akutes Winkelblockglaukom erleiden oder auf dem Wege peripherer, anteriorer Kammerwinkelsynechien eine dauerhafte Augendrucksteigerung erfahren [5].

Chronisches Winkelblockglaukom. Bei dieser Glaukomform sind weite Anteile der Kammerwinkelbucht durch periphere Synechien verschlossen und der Augeninnendruck ist dauerhaft erhöht [6,7]. Der Kammerwinkelverschluß durch Synechierung kann das Ergebnis eines prolongierten, akuten Winkelblockglaukoms oder eine Konsequenz wiederholter subakuter Episoden sein. Eine Variante dieser Glaukomform wurde auch als „Kammerwinkelverkürzung" [8] oder „creeping-angle"-Syndrom [9] bezeichnet.

10.1.2 Plateauiris

Bei einem sehr kleinen Prozentsatz der Patienten mit primärem Winkelblockglaukom beruht der Mechanismus auf einer abnormen, anatomischen Konfiguration der Kammerwinkelbucht, die zu einer Verlegung des Trabekelmaschenwerkes durch die periphere Iris in Verbindung mit einer Pupillendilatation führt [10,11]. Diese Situation unterscheidet sich vom Pupillarblockglaukom dadurch, daß der Verschluß des Kammerwinkels offensichtlich durch eine Einfaltung der Iris in den Kammerwinkel bei einer Pupillendilatation führt, jedoch ohne wesentliche Pupillarblockkomponente (Abb. 10.2). Diese Winkelblockglaukomform wird unterteilt in Plateauiriskonfiguration und Plateauirissyndrom [12], was später in diesem Kapitel erklärt wird.

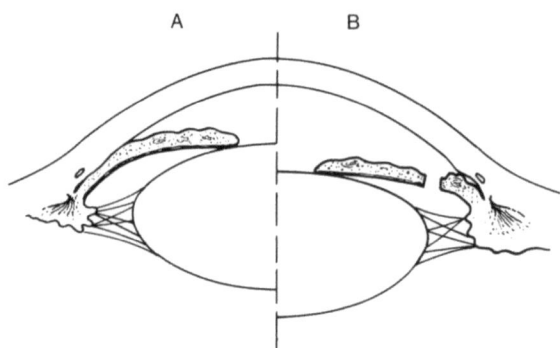

Abb. 10.2. Pupillarblockglaukom *(A)* im Vergleich mit einem Plateauirissyndrom *(B)*. Bei letzterer Situation bestehen eine relativ tiefe Vorderkammer, eine flache Iris, eine offene Iridektomie und eine Einfaltung der peripheren Iris in der Kammerwinkelbucht

10.1.3 Kombinationsformen

Bei manchen Augen scheint sowohl ein Offenwinkelglaukom- wie auch ein Winkelblockmechanismus zu bestehen. Die Diagnose wird üblicherweise nach einem akuten, primären Winkelblockglaukom gestellt, bei dem der Augeninnendruck auch nach einer peripheren Iridektomie erhöht bleibt, trotz eines nunmehr offenen, normal erscheinenden Kammerwinkels. In einer Studie traf dies für 6 von 267 (2,2 %) der Augen zu, die wegen eines angenommenen Winkelblockglaukoms eine periphere Iridektomie bekamen [13].

10.2 Epidemiologie

Bei den meisten Reihenuntersuchungen wird das primäre Winkelblockglaukom wesentlich seltener gefunden als das primäre Offenwinkelglaukom, obwohl das genaue zahlenmäßige Verhältnis zwischen beiden Glaukomformen nicht präzise bestimmt ist. Es besteht jedoch ein umgekehrtes Häufigkeitsverhältnis zwischen primärem Winkelblockglaukom und Offenwinkelglaukomen bei den Eskimos Kanadas [14], Alaskas [15] und Grönlands [16,17], mit einem Auftreten des Winkelblockglaukoms in etwa 0,5 % der allgemeinen Bevölkerung und zu 2–3 % der Menschen über 40 Jahre mit einer Prädilektion bei Frauen. Die größere Prävalenz der primären Winkelblockglaukome kann auf einen geringeren Hornhautdurchmesser und eine geringere Vorderkammertiefe wie auch auf eine dickere, mehr nach vorne verlagerte

Linse bei diesen Menschen zurückgeführt werden [18–20].

Eine Reihenuntersuchung der Kammerwinkelkonfiguration in der allgemeinen Bevölkerung gibt eine Information über die Prävalenz derer, die ein Risiko für ein primäres Winkelblockglaukom tragen. In zwei großen Studien hatten 5- 6 % der Untersuchten Verdachtsmomente bezüglich der Kammerwinkelbucht, aber nur 0,64–1,1 % zeigten einen kritisch engen Kammerwinkel [21,22].

10.3 Klinische Befunde

Die Diagnose des primären Winkelblockglaukoms hat mehrere Facetten. Während der augenärztlichen Routineuntersuchung hat der Ophthalmologe allgemeine Risikofaktoren in der Vorgeschichte und besondere anatomische Merkmale zu berücksichtigen, die für einen Winkelblock prädisponieren können. Wenn Verdachtsmomente eines Winkelblockrisikos gefunden werden, sind manchmal Provokationstests nützlich, um das Risiko eines akuten Winkelblockglaukoms näher zu bestimmen. Bei anderen Fällen wird der Patient typische Befunde und Symptome eines Winkelblockglaukoms zeigen und die korrekte Diagnose hängt vom Verständnis und der richtigen Interpretation der Symptome, der prädisponierenden Faktoren, der anatomischen Befunde wie auch vom Verständnis der Differentialdiagnose ab. Diese verschiedenen Aspekte für die Diagnose eines möglichen oder manifesten, primären Winkelblockglaukoms sollen nun besprochen werden.

10.3.1 Risikofaktoren

10.3.1.1 Allgemeine Charakteristika der Patienten

Die folgenden Faktoren beeinflussen die Konfiguration der Kammerwinkelbucht und damit das Risiko eines primären Winkelblockglaukoms.

Alter. Tiefe und Volumen der vorderen Augenkammer nehmen mit dem Alter ab [23], was aus einer Verdickung und Nachvorneverlagerung der Linse resultiert [24]. Konsequenterweise ist der Prozentsatz der Menschen mit einem kritisch engen Kammerwinkel im höheren Lebensalter größer. Die Prävalenz des primären Winkelblockglaukoms nimmt mit dem Lebensalter also zu, obwohl der Gipfelpunkt der Häufigkeit früher im Leben auftritt als beim primären Offenwinkelglaukom. Eine Studie bestätigte einen zweifachen Gipfel von 53–58 Jahren für das Winkelblockglaukom und einen zweiten von 63–70 Jahren für die Offenwinkelglaukome [24]. Es kann jedoch in jedem Lebensalter auftreten, sehr selten unter bestimmten Bedingungen sogar in der Kindheit [25].

Rasse. Das primäre Winkelblockglaukom ist weniger häufig bei Farbigen und tritt dann meist in einer chronischen Form auf [26–28]. Es gibt keine genaue Erklärung für diesen Unterschied. Eine Studie vermutete, dies sei durch eine durchschnittlich geringere Linsendicke bedingt [27], obwohl ein anderer Untersucher zeigte, daß die Vorderkammertiefe bei Farbigen in Nigeria gleich der von Weißen war [29]. Man vermutete auch, daß die geringere Reaktion auf Mydriatika bei Farbigen Afrikas darauf hinweisen könnte, daß die dunklen Irides einen zu geringen Anlagedruck an die Linsenvorderfläche haben, um einen Pupillarblock auszulösen [30]. Das Winkelblockglaukom hat auch eine geringere Prävalenz unter den Indianern Amerikas und ist häufig die sekundäre Konsequenz einer intumeszenten Linsenquellung in dieser Bevölkerungsgruppe [28]. Wie bereits gesagt, ist die relative Prävalenz des Winkelblockglaukoms innerhalb der Gesamtgruppe der primären Glaukome bei den verschiedenen Eskimovölkern erhöht [14–20].

Geschlecht. Es besteht ein statistisch signifikantes Überwiegen von Frauen in der Gesamtgruppe der primären Winkelblockglaukome, was durch die im Mittel flachere Vorderkammer bei Frauen möglich wäre [14–16,23,29,31].

Refraktion. Tiefe und Volumen der Vorderkammer sind auch dem Maß der Ametropie korreliert, mit geringeren Abmessungen der Vorderkammer bei Hyperopen [23]. Das Vorliegen einer Myopie schließt jedoch nicht grundsätzlich die Möglichkeit eines Winkelblockglaukoms aus, wie seltene Fälle solcher Patienten in der Literatur zeigen [32].

Familienvorgeschichte. Das Risiko für ein primäres Winkelblockglaukom ist im allgemeinen vererbt. In einer Studie hatten 20 % von 95 Verwandten von Patienten mit einem Winkelblockglaukom potentiell blockierungsfähige Kammerwinkel [33]. Abgesehen von wenigen publizierten Fällen, bei denen mehrere Familienmitglieder ein Winkelblockglaukom bekamen, ist die Familienanamnese nicht sonderlich nützlich in der Vorhersage eines späteren Winkelblockglaukoms [34].

HLA-Antigene wurden bei 35 Patienten mit Winkelblockglaukom untersucht und keinerlei Korrelation gefunden [35].

Allgemeinerkrankungen. Eine Studie zeigte die umgekehrte Korrelation zwischen Typ-II-Diabetes oder einem pathologischen Glukosetoleranztest und der Vorderkammertiefe [36]. Die gleichen Autoren vermuteten eine erhöhte Prävalenz der Denervierungssupersensitivität gegenüber autonomen Agonisten bei Winkelblockglaukom [37].

10.3.1.2 Ophthalmologische Befunde

Folgende Befunde einer augenärztlichen Untersuchung sind wesentlich, um das Risiko für ein primäres Winkelblockglaukom abzuschätzen.

Augeninnendruck

Solange der Patient bei der Vorstellung beim Augenarzt keine Winkelblockierung aufweist, ist der Augeninnendruck in der Regel normal. In einer klinischen Studie wurde jedoch eine erhöhte Amplitude der Tagesdruckschwankungen gefunden, der die Autoren einen gewissen prognostischen Wert einräumten [38]. Die Tonographie zeigt normale Werte für die Abflußleichtigkeit vor oder nach einem akuten Winkelblockglaukom, es sei denn, daß die Fazilität durch eine beginnende Kammerwinkelsynechierung beeinträchtigt wird oder zusätzlich eine Offenwinkelglaukomkomponente vorliegt [2].

Beurteilung der peripheren Vorderkammer

Photogrammetrien aller Formen von Winkelblockglaukomen ergaben eine geringere Vorderkammertiefe, -volumina und -durchmesser als bei Vergleichsgruppen [39]. Die Vorderkammertiefe und das Vorderkammervolumen unterliegen auch einer Tagesrhythmik mit geringeren Werten am Abend [40], obwohl eine Korrelation dieser Parameter mit der Tagesrhythmik des Augeninnendruckes nicht belegt ist. Der wichtigste Schritt in der Diagnose des Risikos oder eines manifesten Winkelblockglaukoms ist die Beurteilung der Vorderkammertiefe, besonders der Konfiguration der Kammerwinkelbucht. Wenngleich dies am besten mit Hilfe der Gonioskopie geschieht, gibt es vorläufige Ein- und Ausschlußkriterien, die in mancher klinischer Situation nützlich sind, um eine quantitative Abschätzung der peripheren Kammertiefe zu erhalten.

Beurteilung mit der Visitenlampe. Falls eine Spaltlampe oder ein Gonioskop nicht verfügbar sind, kann die Vorderkammertiefe durch den schrägen Lichteinfall einer Visitenlampe auf die Irisoberfläche orientie-

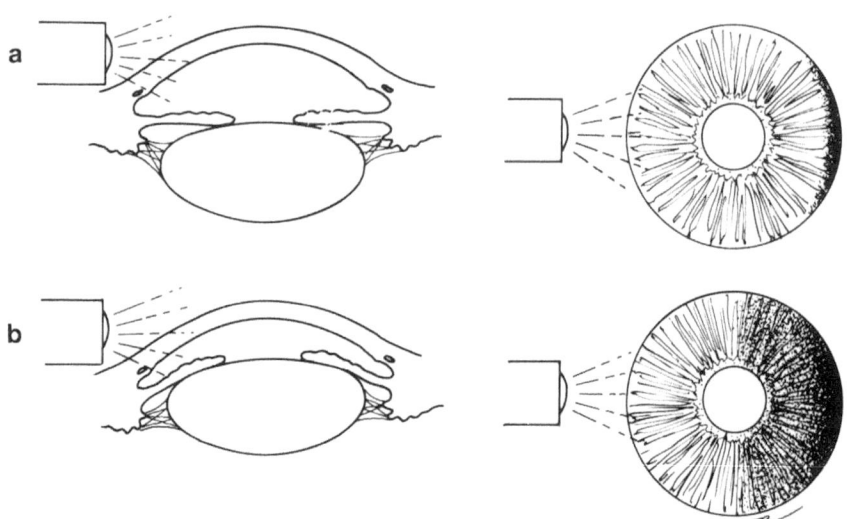

Abb. 10.3 a, b. Seitliche Beleuchtung der Vorderkammer als einfaches Screening-Mittel zur Abschätzung der Vorderkammertiefe. **a** Bei einer tiefen Kammer ist das gesamte Irisniveau gut ausgeleuchtet. **b** Wenn die Irisvorderfläche nach vorne gewölbt ist, ist nur die proximale Irisregion beleuchtet, während die distal von der Lichtquelle gelegene Irisregion im Schatten liegt

rend beurteilt werden. Kommt das Licht von der temporalen Seite des Auges, ist eine relativ flache Iriskonfiguration sowohl temporal wie nasal der Pupille gut ausleuchtbar, während ein Irisniveau, das sich nach vorne wölbt, nasal einen Schatten wirft (Abb. 10.3 a, b) [41].

Spaltlampenuntersuchung. Die zentrale Vorderkammertiefe kann leicht mit der Spaltlampe abgeschätzt werden und es gibt Untersuchungsmethoden, um diesen Parameter an der Spaltlampe zu quantifizieren [42–44]. Die zentrale Vorderkammertiefe hat jedoch nur eine geringe Korrelation mit der Kammerwinkelweite [45], der Parameter mit der größeren diagnostischen Bedeutung bezüglich des Risikos einer Winkelblockierung ist die Tiefe der peripheren Vorderkammer. Van Herick et al. [46] entwickelten eine Methode zur Abschätzung der peripheren Kammertiefe, indem man bei der Spaltlampenuntersuchung die Dicke der peripheren Hornhaut mit der Kammertiefe vergleicht (Abb. 10.4 und 10.5). Wenn die periphere Kammertiefe weniger als 1/4 der Hornhautdicke ist, so ist der Kammerwinkel gefährlich eng und eine Winkelblockierung möglich [46].

Gonioskopie. Wann immer die periphere Vorderkammertiefe als besonders gering eingeschätzt wird (Grad I oder II nach der Technik von van Herick), ist eine sorgfältige gonioskopische Untersuchung des Kammerwinkels notwendig. Zahlreiche Graduierungsmethoden wurden in der Literatur angegeben, um das gonioskopische Erscheinungsbild mit dem Risiko eines Winkelblockglaukoms zu korrelieren. Scheie [47] schlug eine Einteilung nach dem Ausmaß der *Sichtbarkeit der Kammerwinkelstrukturen* vor (Abb. 10.6). Er gab ein hohes Risiko der Winkelblockierung für Augen mit Kammerwinkelweite Grad III und IV nach seiner Unterteilung an. Shaffer [48] empfahl eine Beurteilung der *Kammerwinkelweite* in Winkelgraden und versuchte dies mit dem Risiko eines Winkelblockglaukoms zu korrelieren (Abb. 10.7). Andere Autoren glauben, daß kein derartiges Kriterium die Form der Kammerwinkelbucht ausreichend beschreibt. Becker [49] schlug eine kombinierte Beurteilung der Kammerwinkelweite mit der Höhe der Irisinsertion vor, während Spaeth [22] eine Beurteilung von 3 Variablen empfahl: 1. Weite des Kammerwinkels; 2. Form der peripheren Iris; 3. scheinbare Insertion der Iriswurzel (Abb. 10.8 a–c). Welches System der Augenarzt auch zur Dokumentation des Kammerwinkels bevorzugt, es ist wichtig alle 3 Kriterien in die Gesamtbeurteilung einzubeziehen. Andere Charakteristika des Kammerwinkels sollten ebenso beachtet und dokumentiert werden, z. B. Kammerwinkelsynechierungen, eine abnorme Pigmentierung oder goniodysgenetische Zeichen. In einer klinischen Studie wurde darauf hingewiesen, daß Patienten mit einem engen Kammerwinkel ein Überwiegen der Trabekelpigmentierung in den oberen Quadranten zeigen, sehr viel mehr als in den unteren Quadranten, was die Autoren durch einen mechanischen Effekt zwischen Iris und Trabekelsystem in dem Bereich des physiologisch engeren Kammerwinkels oben erklärten [50].

Neuere Untersuchungsmethoden. Bemühungen, die Abmessung der Kammerwinkelbucht präziser und quantitativer zu bestimmen, konzentrierten sich auf die Ultrasonographie und neuere photographische Methoden. Man vermutete, daß die biometrische Bestimmung der Relation von Linsendicke zu axialer Bulbuslänge einen prognostischen Indikator für ein primäres Winkelblockglaukom ergibt [51,52]. Neue-

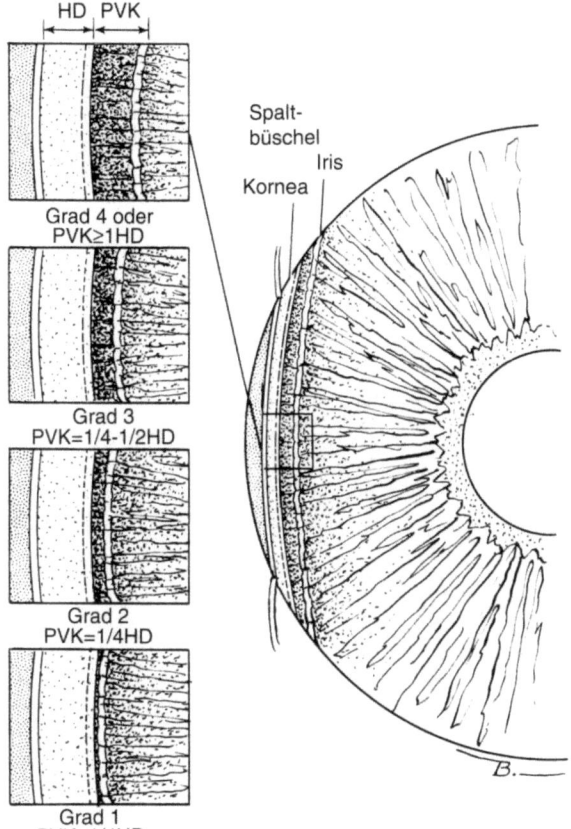

Abb. 10.4. Technik zur Beurteilung der peripheren Vorderkammer tiefe *(PVK)* nach van Herick et al. [46], bei der die benachbarte Hornhautdicke *(HD)* als Referenzgröße gewählt wird

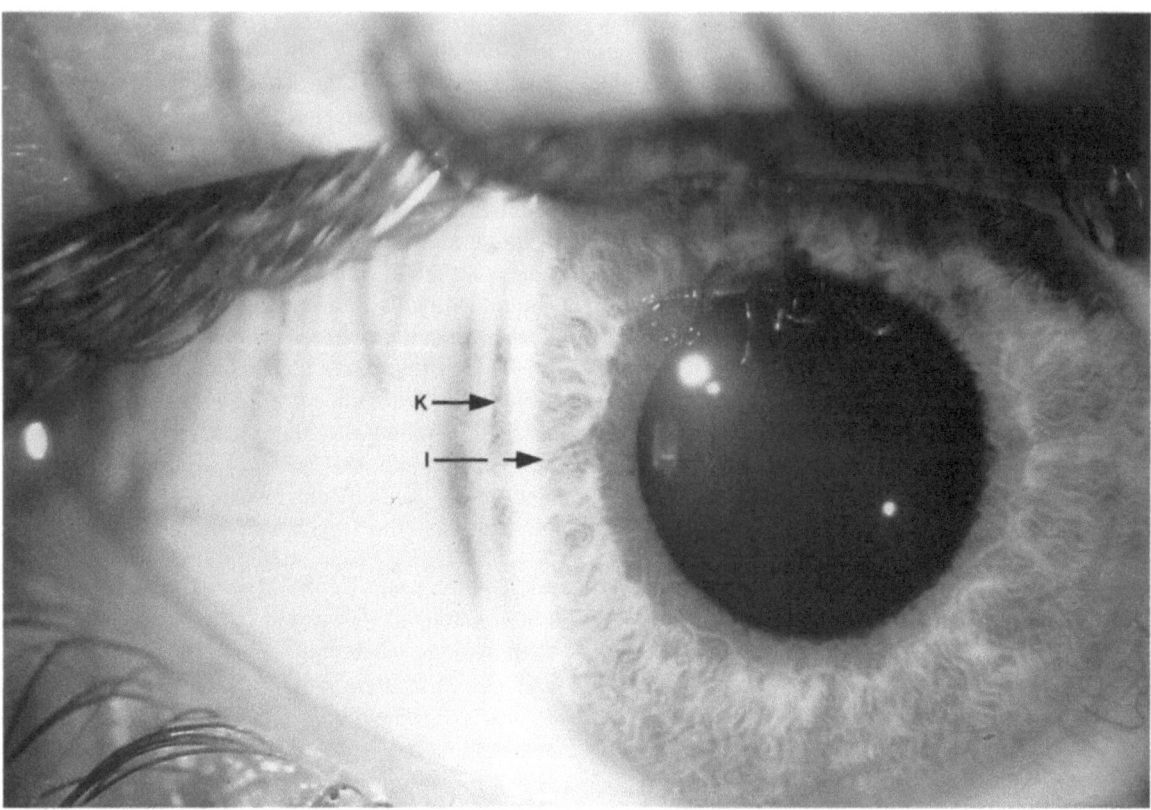

Abb. 10.5. Spaltlampenphotographie der Untersuchungsmethode von van Herick zur Beurteilung der peripheren Vorderkammertiefe mit der Darstellung des Spaltlampenlichtbüschels auf Kornea *(K)* und Iris *(I)*

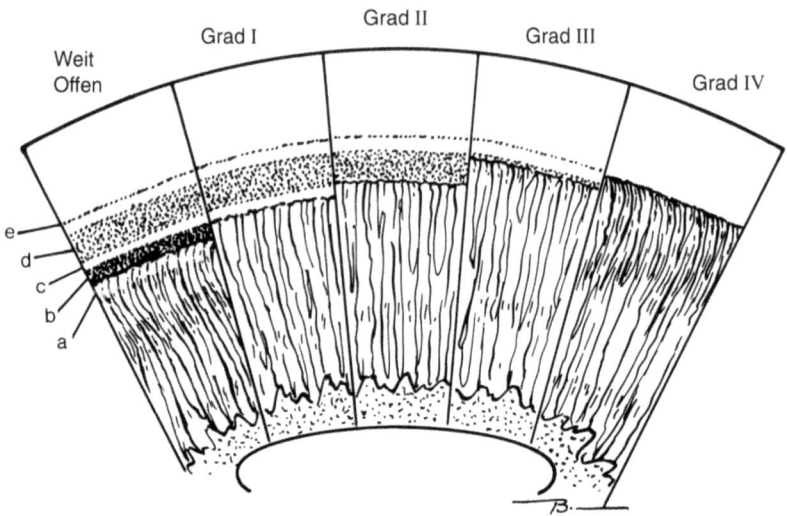

Abb. 10.6. Scheies [47] gonioskopische Einteilung des Kammerwinkels, basierend auf den einsehbaren Kammerwinkelstrukturen. *A* Iriswurzel, *B* Ziliarkörperband, *C* Skleralsporn, *D* Trabekelmaschenwerk, *E* Schwalbe-Linie.

Klassifikation des gonioskopischen Bildes

Weit offen	Alle Kammerwinkelstrukturen sichtbar
Mäßig eng – Grad I	Ziliarkörperband nur schwer einsehbar
Eng – Grad II	Ziliarkörperband nicht mehr sichtbar
Eng – Grad III	Hintere Trabekelanteile nicht sichtbar
Eng/verschlossen – Grad IV	Nur Schwalbe-Linie sichtbar

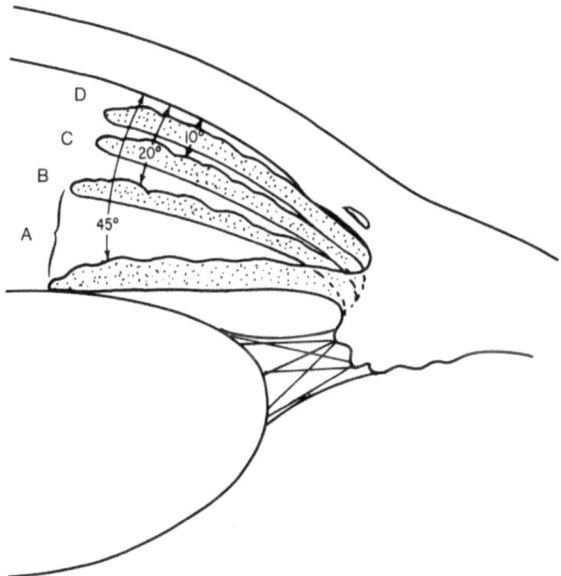

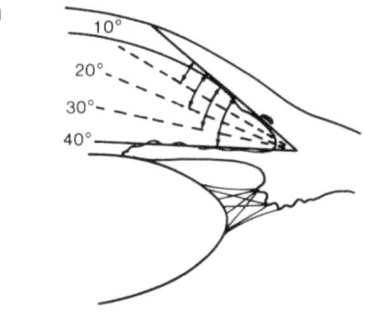

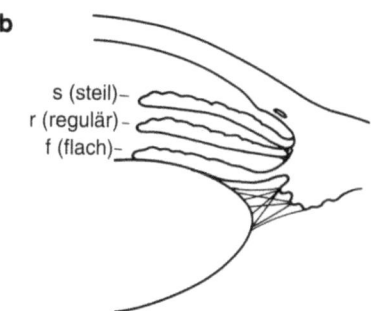

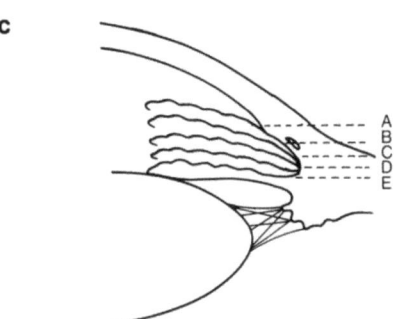

Abb.10.7. Shaffers [48] gonioskopische Klassifikation der Kammerwinkelweite, angegeben in Winkelgraden für die Kammerwinkelbucht:
Kammerwinkelweite, klinische Interpretation
A Weit offen (20–45°) Winkelblockierung unwahrscheinlich
B Mäßig eng (10–20°) Winkelblockierung möglich
C Sehr eng (<10°) Winkelblockierung wahrscheinlich
D Partiell oder völlig verschlossen Winkelblockierung sehr wahrscheinlich/vorhanden

re photographische Methoden schließen Photogrammetrie [39,40] und andere Techniken [53,54] ein, um eine genaue Dokumentation der Kammerwinkelkonfiguration zu erhalten. Die klinische Wertstellung dieser Methoden bedarf jedoch noch weiterer Bestätigung.

10.3.2 Provokationstests

Hat man für einen Patienten ein gewisses Risiko für ein Winkelblockglaukom diagnostiziert, ist der Ophthalmologe dann mit der schwierigen Frage des weiteren Vorgehens konfrontiert. Könnte man mit hinreichender Sicherheit vorhersagen, daß der Patient eines Tages ein akutes, primäres Winkelblockglaukom bekäme, wäre die Konsequenz, eine prophylaktische Iridektomie oder Laseriridotomie zu empfehlen. Die Ergebnisse einer prospektiven Studie deuten darauf hin, daß der Papillenschaden sehr früh nach dem akuten Augeninnendruckanstieg auftritt, was für die Wichtigkeit der Risikodefinition und der prophylaktischen medikamentösen/operativen Therapie vor einem Anfall spricht [55]. Ein akutes Winkelblockglaukom aufgrund des Kammerwinkelbe-

Abb.10.8 a–c. Spaeths [22] gonioskopische Klassifikation des Kammerwinkels, basierend auf 3 Variablen. **a** Weite der Kammerwinkelbucht. **b** Form der peripheren Iris. **c** Insertion der Iriswurzel im Kammerwinkel

fundes mit Sicherheit vorauszusagen ist jedoch nicht möglich.

Viele Ophthalmologen verwenden deshalb Provokationstests um jene Patienten zu identifizieren, für die eine prophylaktische Therapie empfehlenswert ist. Es wurden eine Reihe von Provokationsmethoden zur Auslösung einer beginnenden Winkelblockierung mit der Überlegung entwickelt, daß es besser wäre, eine beginnende Winkelblockierung in der augenärztlichen Sprechstunde zu provozieren und sofort zu behandeln, als wenn diese dramatische Situation zu einem Zeitpunkt auftritt, wenn eine sofortige Behandlung evtl. nicht verfügbar ist. Es ist wichtig, daß der Provokationstest physiologische Bedingungen in einer Weise imitiert, wie sie den Situationen des täglichen Lebens entsprechen können.

10.3.2.1 Mydriasistest

Dafür wird ein kurz wirksames Mydriatikum (z. B. 0,5 % Tropicamidaugentropfen) appliziert und ein Augeninnendruckanstieg von mehr als 8 mm Hg als positives Testergebnis gewertet. Die gonioskopische Bestätigung der Winkelblockierung ist dabei jedoch essentiell, da Mydriatika und Zykloplegika auch Augeninnendruckanstiege bei offenem Kammerwinkel (diskutiert in Kap. 9) auslösen können.

10.3.2.2 Dunkelzimmertest

Bei diesem Provokationstest wird eine physiologische Mydriasis dadurch ausgelöst, indem sich der Patient für 60- 90 min in einem dunklen Raum aufhält. Es ist wichtig, daß der Patient dabei wachbleibt, um eine Schlafmiosis zu vermeiden. Ein positives Testergebnis ist wiederum ein Augeninnendruckanstieg von 8 mm Hg oder mehr mit der gonioskopischen Bestätigung eines Winkelverschlußes. Die Lichtexposition sollte auf ein mögliches Minimum während der Dunkelzimmerphase reduziert werden, um eine Umkehr des augendrucksteigernden Mechanismus zu vermeiden [56]. Es wurde auch berichtet, daß eine Abnahme der tonographischen Abflußleichtigkeit um 30 % einen zusätzlichen diagnostischen Parameter darstellt, der die Häufigkeit eines positiven Testergebnisses von 30 auf 67 % steigerte [57].

10.3.2.3 Bauchlagentest

Bei diesem Test nimmt der Patient für 60 min eine liegende Körperlage mit dem Gesicht nach unten ein. Wiederum ist ein Augeninnendruckanstieg von 8 mm Hg oder mehr ein positives Testergebnis [58]. Der Mechanismus der Winkelblockierung bei diesem Provokationstest ist ungeklärt, er hat offensichtlich keine Beziehung zu einer möglichen Mydriasis [59]. Eine Theorie geht davon aus, daß die Kammerwinkelblockierung während einer längeren Bauchlage durch einen Pupillarblock ausgelöst wird, der wiederum durch eine Vorwärtsbewegung der Linse entsteht, obwohl in einer Studie keine signifikante Abnahme der Vorderkammertiefe bei Patienten mit einem positiven Bauchlagentest nachgewiesen werden konnte [60].

Der Bauchlagentest wurde mit dem Mydriasis- und Dunkelzimmertest bei 76 Augen mit primärem Winkelblockglaukom verglichen. Der Bauchlagentest ergab 71 % positive Testergebnisse vor einer Iridektomie und 6,5 % nach dem Eingriff. Die positiven Ergebnisse für den Mydriasistest waren 58 % und 1,4 %, für den Dunkelzimmertest 48 % und 6,5 % (jeweils vor und nach Iridektomie) [61]. In einer anderen Studie an 19 Patienten mit der Diagnose eines Engwinkelglaukoms war der Prozentsatz positiver Provokationstests etwa 50 % mit entweder dem Bauchlagentest oder dem Dunkelzimmertest alleine, verglichen mit 11 % und 16 % bei einem Phenylephrin- oder Zyklopentolatmydriasistest [59]. Wenn der Bauchlagentest mit dem Dunkelzimmertest kombiniert wurde, ergaben sich bei den gleichen Patienten 90 % positive Testergebnisse [59].

10.3.2.4 Pilokarpin-Phenylephrin-Test [62–65]

Hier werden 2 %ige Pilokarpinaugentropfen und 10 %ige Phenylephrinaugentropfen simultan dreimal im Abstand von einer Minute auf das Auge gebracht, um eine mittelweite Pupille zu erhalten. Ergibt dies kein positives Testergebnis (Augeninnendruckanstieg größer als 8 mm Hg) innerhalb von 2 h, wird der Test wiederholt. Wenn das zweite Testergebnis nach 90 min ebenfalls negativ ist, wird die Untersuchung mit der Applikation von 0,5 % Thymoxaminaugentropfen abgebrochen und ein Mydriasistest mit 0,5 % Tropicamidaugentropfen an einem anderen Tag ausgeführt. Bei einer Untersuchung an 119 Risikopatienten für Winkelblockglaukom hatten 74 Patienten ein positives Ergebnis mit dem initialen Pilokarpin-Phenylephrin-Test, während neun weitere ein positives Ergebnis nach Tropicamid hatten und nur einer der verbleibenden 36 Patienten entwickelte ein akutes Winkelblockglaukom während einer Verlaufsbeobachtung von durchschnittlich 3 Jahren [62].

10.3.2.5 Andere Provokationsmethoden

Ein weiterer Provokationstest versucht die zirkuläre Kompression mit einer Saugglocke von 16 mm Durchmesser, um eine Nachvorneverlagerung des Linsen-Iris-Diaphragmas auszulösen [66]. Viele Ophthalmologen glauben jedoch nach wie vor, daß es derzeit keine geeignete Provokationsmethode mit hinreichender prognostischer Aussagekraft gibt und betonen die Wichtigkeit einer guten Anamneseerhebung und profunden augenärztlichen Untersuchung als die beste Leitlinie für die Behandlung dieser Patienten [67].

10.3.3 Prädisponierende Faktoren

Bei einem Auge mit anatomischer Prädisposition für die Entwicklung eines primären Winkelblockglaukoms können folgende Faktoren den Glaukomanfall auslösen.

10.3.3.1 Mydriasis begünstigende Einflüsse

Reduzierte Beleuchtung. Eine sehr häufige Anamnese für die Entstehung eines Winkelblockglaukoms ist der Beginn des Glaukomanfalls, wenn sich der Patient in einem dunklen Raum aufhält, wie z.B. in einem Theater oder einem abgedunkelten Restaurant. Es wird auch in der Literatur auf die erhöhte Inzidenz des Winkelblockglaukoms während der Herbst- und Wintermonate hingewiesen [31,68]. In einer Studie wurde sogar eine direkte Beziehung mit der Anzahl der täglichen Sonnenstunden und eine umgekehrte Beziehung mit der zeitlich-quantitativen Bewölkung für das Auftreten des Winkelblockglaukoms aufgezeigt, was die Autoren auf die Bedeutung des Tageslichtes und der reduzierten Lichtmenge am Abend übertrugen [68].

Streß. Gelegentlich tritt ein akutes Winkelblockglaukom nach schweren Streßsituationen auf. Es kann deshalb sein, daß das akute Ereignis für eine Mydriasis in Verbindung mit einem erhöhten Sympathikustonus geschieht, wenngleich der präzise Mechanismus und Ursachenbezug nicht völlig geklärt ist.

Pharmaka. Mydriatika können ein primäres Winkelblockglaukom in einem anatomisch prädisponierten Auge auslösen. *Anticholinergika* (z.B. Atropin, Zyklopentolat, Tropicamid, etc.) bedeuten ein relevantes Risiko bei lokaler Applikation am prädisponierten Auge [69]. Bei einer Untersuchung fand sich bei 9 von 21 Patienten (43%) mit hohem Risiko für ein Winkelblockglaukom eine Auslösung durch 0,5% Zyklopentolat, während der Anfall durch 0,5% Tropicamidaugentropfen bei nur 19 der 58 Augen (33%) provoziert wurde [70]. Allgemein verabreichtes Atropin und andere Mydriatika können ebenfalls das Ereignis auslösen, besonders wenn relativ hohe Dosen bei einer Spinal- oder Allgemeinanästhesie angewandt werden [71]. Man empfahl bei Augen mit einem hohen Winkelblockrisiko vor, während und nach einer Operation in Allgemeinnarkose die Gabe von Pilokarpinaugentropfen [72]. Eine ausgeprägte Miosis kann jedoch auch ein Winkelblockglaukom auslösen und die Alternative, ein anatomisch prädisponiertes Auge diesbezüglich zu behandeln, ist die sorgfältige Beobachtung unmittelbar postoperativ oder gar präoperativ eine prophylaktische, periphere Iridektomie, ganz in Abhängigkeit des Risikogrades. Andere allgemein verabreichte Pharmaka mit geringen anticholinergen Eigenschaften (z.B. Antihistaminika, Antiparkinsonmittel, Antipsychotika und gastrointestinale Spasmolytika) stellen ein relatives Risiko proportional zu ihrer Pupillenwirksamkeit dar [70]. Das Botulismustoxin, das zuweilen in der Behandlung des Strabismus und Blepharospasmus eingesetzt wird, hemmt die Azetylcholinfreisetzung mit nachfolgender Mydriasis und es wurde ein dadurch ausgelöstes akutes Winkelblockglaukom in der Literatur berichtet [73].

Adrenergika, wie z.B. lokal appliziertes Adrenalin, können ebenfalls ein Winkelblockglaukom in einem prädisponierten Auge auslösen und Phenylephrinaugentropfen ein Winkelblockglaukom „triggern", obwohl es diesbezüglich sicherer als Zyklopentolat oder Tropicamid für die Pupillenerweiterung bei Risikoaugen eingeschätzt wird [71]. Allgemein verabreichte Pharmaka mit adrenergen Eigenschaften (z.B. Vasokonstriktoren, Stimulanzien für das ZNS, Appetitzügler, Bronchodilatatoren und halluzinogene Substanzen) können ein relatives Risiko für das prädisponierte Auge darstellen [69].

10.3.3.2 Miosis begünstigende Einflüsse

Wie bereits gesagt, kann die Miotikatherapie geklärt ein akutes Winkelblockglaukom auslösen. Dies führte auch zu der Beobachtung, daß eine Miosis beim Lesen oder bei heller Beleuchtung für die Entstehung des Winkelblockglaukoms von Bedeutung sein kann. Mögliche Mechanismen sind 1. eine Zunahme des relativen Pupillarblocks als bedeuten Konsequenz eines breiteren Kontaktes zwischen Iris und Linse und 2. die Erschlaffung der Zonulafasern, was eine Nachvorneverlagerung des Iris-Linsen-Diaphragmas ermöglicht. Mit starken Miotika, wie z.B. Cholinesterasehemmstoffen (z.B. Diisopropylfluorophosphat und Ecothiopatiodid), kann der Mechanismus des Winkelblockglaukoms entweder in der Miosis oder in der Hyperämie des uvealen Gefäßsystems begründet sein. Chandler [2] favorisierte erstere Theorie da er bemerkte, daß ein akuter Augeninnendruckanstieg nach der Applikation eines Miotikums in einem Auge mit peripherer Iridektomie nicht auftrat.

Man glaubte früher, daß vasodilatatorisch wirksame Pharmaka das Risiko für ein akutes Winkelblockglaukom steigern, aber dies ließ sich im folgenden nicht bestätigen [69].

10.3.4 Symptome des akuten Winkelblockglaukoms

Das akute, primäre Winkelblockglaukom ist ganz im Gegensatz zum chronischen, primären Offenwinkelglaukom von einer dramatischen Symptomatik begleitet, deren Schwere wiederum vom Stadium der Erkrankung abhängt.

10.3.4.1 Subakutes Winkelblockglaukom

Diese Form der Winkelblockglaukome muß nicht unbedingt eine subjektive Symptomatik aufweisen. In manchen Fällen bemerkt der Patient dumpfe Schmerzen hinter dem Auge und/oder geringes Verschwommensehen. Ein typisches Symptom des subakuten Winkelblockglaukoms sind die farbigen Ringe um Lichtquellen. Dies ist vermutlich auf eine Änderung in der Hornhaut zurückzuführen, die ein Diffraktionsphänomen verursacht und einen blau-grünen, zentralen und gelb-roten, peripheren Halo bildet. Diese Symptome, die häufiger nachts auftreten, wenn der Patient sich in dunklen Räumen befindet, verschwinden oft spontan am nächsten Morgen, vermutlich wegen der Miosis während des Schlafes.

10.3.4.2 Akutes Winkelblockglaukom

Diese Erkrankung ist charakterisiert durch heftige Schmerzen (der schwere, akute Schmerzzustand ist typischerweise ein tiefer, bohrender Kopfschmerz, der dem Verlauf des Trigeminus folgt), Übelkeit, Erbrechen, Bradykardie und profuse Schweißausbrüche. Die konjunktivale Hyperämie ist gravierend und zeigt die biomikroskopischen Zeichen einer ziliaren und peripheren sowie oberflächlichen konjunktivalen Gefäßfüllung. Die Abnahme des Sehvermögens, reichend von akutem Verschwommensehen bis zur Lichtscheinwahrnehmung, ist initial durch eine Dehnung der Hornhautlamellen, später durch das Ödem der Hornhaut wie auch durch einen direkten Druckeffekt auf die Papille erklärt. Gelegentlich kann die akute Hornhautdekompensation persistieren und eine perforierende Keratoplastik notwendig machen [74].

10.3.4.3 Chronisches Winkelblockglaukom

Diese Form des primären Winkelblockglaukoms ist typischerweise asymptomatisch bis ein fortgeschrittener Gesichtsfeldverfall auftritt, obwohl der Patient zuweilen eine Vorgeschichte schildert, die auf eine oder mehrere Episoden eines subakuten oder akuten Winkelblockglaukoms hinweist.

10.3.5 Klinische Befunde während eines akuten Glaukomanfalls

Der Patient mit einem akuten Winkelblockglaukom hat Augeninnendruckwerte im Bereich von 40–60 mm Hg und zuweilen höher, mit einer massiven Herabsetzung des Sehvermögens. Folgende Befunde bestätigen und erhärten die Verdachtsdiagnose.

Äußere Inspektion. Wie schon gesagt, besteht eine massive Bindehauthyperämie, eine hauchig-trübe Hornhaut und eine entrundete (meist vertikal-oval), mittelweite, starre Pupille (Abb. 10.9). Der Pupillenbefund resultiert vermutlich aus einer Parese des Sphinkters, was wiederum mit einer Unterbrechung der Zirkulation den hohen Augeninnendruck [75–77] und möglicherweise einer Degeneration des Ganglion ciliare zu erklären ist [78].

Spaltlampenuntersuchung. Dieser Teil der Patientenuntersuchung bestätigt das Vorliegen eines Hornhautödems, was sich häufig mit lokaler Applikation von Glyzerin zur Untersuchung der vorderen Augenkammer beseitigen läßt. Das Hornhautödem verschwindet auch nach der Drucknormalisierung, obwohl das nicht zwangsläufig der Fall ist [74]. Die Spiegelmikroskopie der Hornhaut zeigte erhebliche Zellverluste des Endothels bei persistierenden Hornhautödemen, die mit der Dauer der Augendrucksteigerung [79], den Gesichtsfeldveränderungen, der Exkavationsgröße und der vorausgegangenen intraokularen Chirurgie korrelierten [80].

Die Vorderkammer ist üblicherweise flach, zentral vorhanden mit einer geringen Vorwölbung der mittelperipheren Iris, oft in Kontakt mit der peripheren Hornhaut. Ein Tyndall-Phänomen des Kammerwassers wird ebenfalls meist gesehen. Außerdem können eine Pigmentdispersion, eine sektorielle Iris-

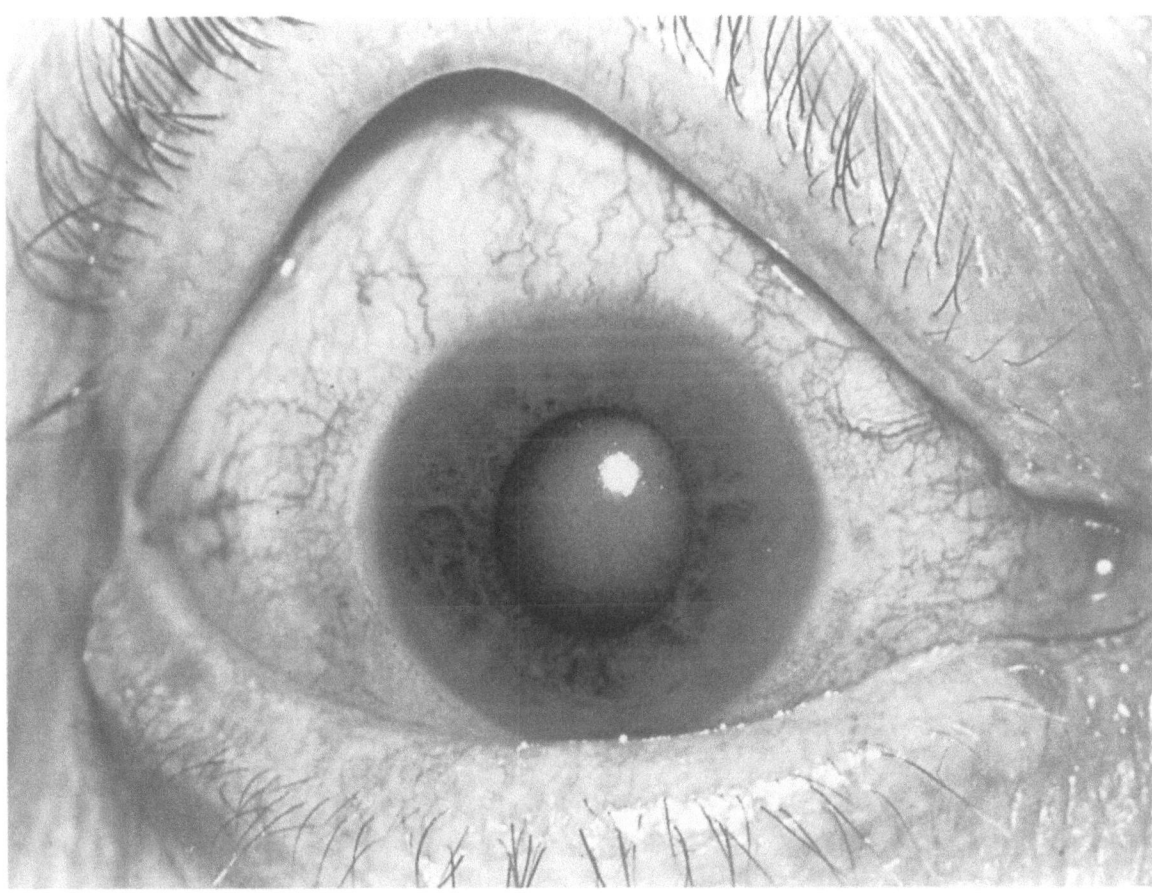

Abb. 10.9. Äußeres Erscheinungsbild eines Auges bei akutem Winkelblockglaukom mit diffuser, heftiger Bindehauthyperämie, hauchiger Hornhaut und entrundeter, mittelweiter Pupille

stromaatrophie und Glaukomflecken der Linse auftreten, die als weiße, subkapsulär gelegene irreguläre Flecken der Linsenvorderfläche erscheinen (Abb. 10.10).

Gonioskopie. Um die Diagnose eines primären Winkelblockglaukoms sicher zu bestätigen ist der Nachweis eines Kammerwinkelverschlusses notwendig. Ist die Gonioskopie wegen eines persistierenden Hornhautödems nicht möglich, kann die Gonioskopie am Partnerauge ein nützlicher Hinweis dafür sein, wenn hier ein sehr enger Kammerwinkel besteht. In einer Studie an 10 Augen mit einem Winkelblockglaukom ergab das Koeppe-Gonioskop zuverlässigere Ergebnisse als das Goldmann-Dreispiegelglas oder das Zeiss-Vierspiegelgonioskop, um zu entscheiden, ob der Kammerwinkel noch offen oder verschlossen war. Man vermutet, daß das Koeppe-Gonioskop die Kammerwinkelweite nicht beeinflußt und dadurch einen guten Einblick über eine konvexe Irisoberfläche in den Kammerwinkel ergibt [81]. Die Erfahrung des Untersuchers mit einem speziellen Kontaktglas zur Gonioskopie ist hierfür sicher ebenfalls ein wichtiger Aspekt. Es können auch periphere Kammerwinkelsynechien vorliegen. Untersuchungsmethoden und die Bedeutung des Nachweises solcher Veränderungen werden später in diesem Kapitel besprochen.

Fundusbeurteilung. In der Anfangsphase eines akuten Winkelblockglaukoms kann die Papille hyperämisch und ödematös sein. Im Tierexperiment am Affenauge entwickelte sich ein Papillenödem mit entsprechender Hyperämie in Konsequenz eines hohen Druckes innerhalb von 12–15 h und hielt 4–5 Tage an [82]. Danach wurde die Papille blass und es trat eine glaukomatöse Exkavation nach 9–10 Tagen auf. In einer klinischen Studie an Augen mit der Anamnese eines akuten Winkelblockglaukoms wurde auch eine Abblassung der Papille ohne nachfolgende Exkavation nach einem akuten Winkelblockglaukom beob-

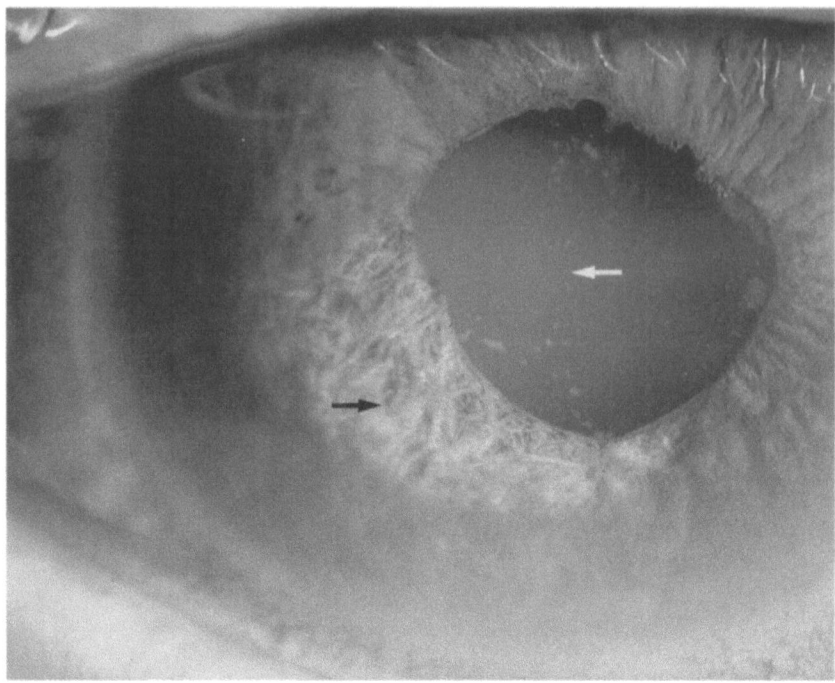

Abb. 10.10. Spaltlampenphotographie eines Auges nach akutem Winkelblockglaukom mit Glaukomflecken der Linse *(weißer Pfeil)* und sektorieller Irisstromaatrophie *(schwarzer Pfeil)*

achtet, wobei man die Abblassung in Verbindung mit einer Zunahme der Exkavation bei den mehr chronischen Fällen sah [83]. Während eines akuten Winkelblockglaukoms kann auch ein Zentralvenenverschluß auftreten [84].

Gesichtsfeld. Wie in Kap. 6 besprochen, führen akute, starke Augendrucksteigerungen meist zu einer unspezifischen konzentrischen Einschränkung. In einer klinischen Studie an 25 Patienten mit akutem Winkelblockglaukom, die operativ behandelt wurden, war der häufigste Gesichtsfeldbefund die konzentrische Einschränkung in den oberen Quadranten [85], während eine andere klinische Studie Nervenfaserbündeldefekte bei 7 von 18 akuten und 9 von 11 chronischen Winkelblockglaukomen nachwies [83].

10.4 Theorien zum Pathomechanismus

10.4.1 Relativer Pupillarblock

Wie bereits in diesem Kapitel angesprochen, ist der häufigste Mechanismus, der zu einem primären Winkelblockglaukom führt, ein erhöhter Strömungswiderstand für Kammerwasser aus der hinteren in die vordere Augenkammer im Bereich der Kontaktfläche Iris/Linse. Dieser Pathomechanismus wurde von Curran [1] und Banziger [3] in den frühen 20er Jahren vermutet und durch die Vorträge von Chandler [2] verbreitet, dem auffiel, daß ein Auge mit einer flachen peripheren Vorderkammer eine breitere Kontaktfläche zwischen Iris und Linse zeigte. Er schloß daraus, daß die Muskulatur der Iris einen nach posterior gerichteten Druck auf die Linsenvorderfläche ausübt, der den Strömungswiderstand von Kammerwasser durch die Pupillarebene in die vordere Augenkammer erhöht. Dies führt zu einer Drucksteigerung in der hinteren Augenkammer, die wiederum die mittelperiphere Iris in den Kammerwinkel hinein nach vorne wölbt. Man vermutete aufgrund der gonioskopischen Beobachtungen, daß die Winkelblockierung in 2 Abschnitten geschieht: Zunächst mit einem iridokornealen Kontakt anterior des Trabekelmaschenwerkes, gefolgt von einer Anlagerung der peripheren Iris an das Maschenwerk bei steigendem Augeninnendruck [86,87]. Die klinischen Befunde stützen dieses Konzept des Pupillarblocks überzeugend, die beste Beweisführung ist jedoch die ausgezeichnete Wirkung einer peripheren Iridektomie, die vermutlich durch einen Kurzschlußmechanismus die Gefahr eines Pupillarblocks eliminiert (Abb. 10.11) [2].

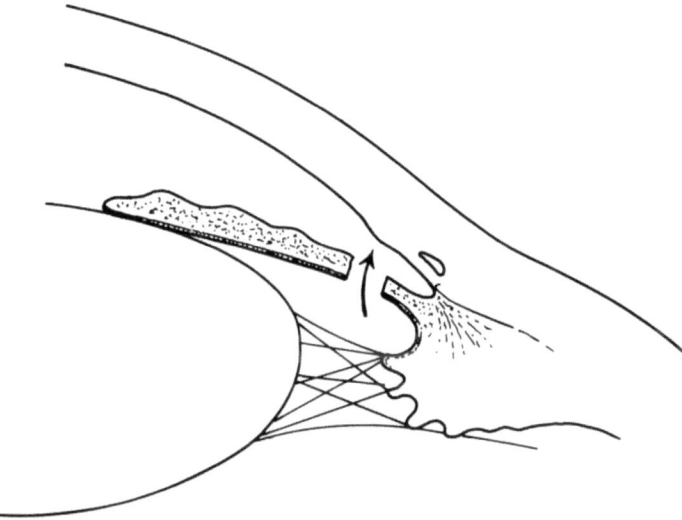

Abb. 10.11. Der beste Beleg zugunsten des Pupillarblockmechanismus beim Winkelblockglaukom ist die exzellente Wirkung der peripheren Iridektomie, die den Pupillarblock aufhebt *(Pfeil)*

Für einen Pupillarblock prädisponierende anatomische Faktoren. Es gibt verschiedene Parameter des Auges, die die Voraussetzung einer flachen Vorderkammer schaffen. Dazu zählt eine dickere, mehr nach vorne verlagerte Linse, ein kleinerer Durchmesser und geringere posteriore Kurvatur der Hornhaut sowie eine kürzere Bulbusachsenlänge [88–94]. Wie schon gesagt, ist die Relation von Linsendicke zu Achsenlänge der beste Indikator für die Prädisposition zu einem Winkelblockglaukom [51,52]. Es konnte auch gezeigt werden, daß die Vorderkammertiefe keine statische Größe darstellt, sondern schnellen und intermittierenden Veränderungen unterliegt [95].

Verwandte von Patienten mit primärem Winkelblockglaukom haben eine mehr anterior gelegene Irisinsertion in Relation zum Ziliarkörper, einen engeren Zugang zur Kammerwinkelbucht und eine größere anteriore Konvexität der peripheren Iriskonfiguration, verglichen mit den Durchschnittsdaten der allgemeinen Bevölkerung [22]. Alle obigen Parameter werden in unterschiedlicher Weise sowohl durch Hyperopie, zunehmendes Lebensalter wie auch genetisch beeinflußt.

Ein anderer Umstand, der zu einem Pupillarblockmechanismus beiträgt, ist die Nachvorneverlagerung der Linse aufgrund einer Zonulolyse, ein Mechanismus, der durch Miotika gefördert und durch Zykloplegika unterbrochen wird [96].

Bedeutung der Pupillenerweiterung. Chandler [2] betonte, daß eine mittelweite Pupille von 3,5–6 mm die kritische Pupillenweite markiert, die einen akuten Winkelblock auslösen kann. Er glaubte, daß bei dieser Pupillenweite und noch bestehendem Winkelblock die mittelperiphere Iris soweit relaxiert ist, daß eine Nachvornewölbung in den Kammerwinkel hinein möglich ist. Mapstone [97] schlug ein mathematisches Modell vor, um den Einfluß einer mittelweiten Pupille auf diesen Pathomechanismus zu erklären, wobei die den Pupillarblock fördernden Kräfte des Dilatators und Sphinkters der Iris sowie die Spannungskräfte der mittelperipheren Iris am größten bei mittelweiter Pupille waren. Umstände, die bei einer diagnostischen Pupillenerweiterung ein akutes Winkelblockglaukom auslösen können, wurden früher in diesem Kapitel angesprochen.

10.4.2 Plateauiris

Ein zweiter grundlegender Mechanismus für ein primäres Winkelblockglaukom ist auf eine abnorme anatomische Konfiguration der Kammerwinkelbucht zurückzuführen. Diese ist wesentlich seltener als der Pupillarblockmechanismus und wird häufig nur bemerkt, weil eine periphere Iridektomie nach einem Pupillarblockglaukom keine Wirkung zeigte. Zwei Varianten der Plateauiris wurden beschrieben [12].

Plateauiriskonfiguration. Diese Diagnose wird präoperativ aufgrund des Gonioskopiebefundes eines verschlossenen Kammerwinkels, aber einer sehr flachen Irisoberfläche (ganz im Gegensatz zur Vorwärtswölbung der peripheren Iris bei einem Pupillarblockmechanismus) und zentral normal tiefen Vorderkammer gestellt. Der relative Pupillarblock spielt eine wichtige Rolle in dieser Situation und viele Fälle sind durch eine sehr periphere Iridektomie gut versorgt.

Plateauirissyndrom. Dies betrifft einen sehr kleinen Prozentsatz von Augen mit einer Plateauiriskonfiguration und stellt den eigentlichen Plateauirispathomechanismus dar. Die periphere Iris wird im Kammerwinkel bei einer Pupillenerweiterung gestaucht, vermutlich auch teilweise durch eine anteriore Insertion der Iris (Abb. 10.2). Die Diagnose wird postoperativ gestellt, wenn ein Winkelblock nach Pupillenerweiterung erneut auftritt, obwohl eine durchgängige Iridektomie und eine zentral tiefe Vorderkammer vorliegt. Diese Fälle bedürfen der Behandlung mit Miotika.

10.4.3 Chronisches Winkelblockglaukom

Bei längeren, rezidivierend akuten oder subakuten Winkelblockglaukomen können sich periphere Kammerwinkelsynechien ausbilden, die zu einem chronischen Winkelblockglaukom führen. Es wurde außerdem noch eine tückischere Form des chronischen Winkelblockglaukoms beschrieben, bei der der Kammerwinkel sich langsam von der Peripherie hin bis zur Schwalbe-Linie verschließt [6-9]. Der Verschluß des Kammerwinkels durch Synechierung beginnt meist oben, wo der Kammerwinkel physiologisch am engsten ist, und schreitet langsam nach inferior fort [7]. Diese Situation wurde auch als „Kammerwinkelverkürzung" [8] oder „creeping-angle"-Syndrom [9] bezeichnet. Der Pathomechanismus läßt sich häufig durch eine periphere Iridektomie unterbrechen, wenn die Situation früh genug entdeckt wird. Häufig ist jedoch eine Filtrationsoperation notwendig.

10.5 Differentialdiagnose

Plötzlich einsetzender Schmerz, Rötung des Auges und Verschwommensehen, die den Beginn eines akuten Winkelblockglaukoms charakterisierten, können auch bei anderen Glaukomformen auftreten, was der differentialdiagnostischen Beachtung bedarf.

10.5.1 Offenwinkelglaukome

Offenwinkelglaukome können gelegentlich wie ein akuter Glaukomanfall auftreten, besonders wenn Sekundärglaukommechanismen eine Rolle spielen, wie intraokulare Entzündungen, Blutungen oder eine Rubeosis iridis. Die differentialdiagnostische Abgrenzung gegenüber einem primären Winkelblockglaukom ist unkompliziert aufgrund der Gonioskopie und der übrigen ophthalmologischen Befunde. Bei einem Auge mit erhöhtem Augeninnendruck und sehr engem Kammerwinkel kann es jedoch schwierig sein, zwischen einem beginnenden, primären Winkelblockglaukom und einem primären Offenwinkelglaukom mit engem Kammerwinkel zu unterscheiden. Für diese Situation wurde der Thymoxamintest empfohlen [98]. Thymoxamin ist ein α-adrenerger Blocker, der eine Miosis durch Erschlaffung des M. dilatator pupillae ohne Einfluß auf die Ziliarmuskulatur bewirkt. Lokal appliziertes Thymoxamin 0,5 % kann oft einen engen oder teilweise verschlossenen Kammerwinkel öffnen, wird jedoch den Augeninnendruck in einem Auge mit offenem Kammerwinkel nicht beeinflussen. In vielen Ländern ist Thymoxamin zur lokalen Applikation am Auge leider nicht zugelassen. Eine alternative Möglichkeit, um zwischen beiden Situationen zu unterscheiden, wäre eine Laseriridotomie, die den Augeninnendruck bei einem reinen Winkelblockglaukom wohl beeinflussen würde, während bei einem Offenwinkelglaukom mit engem Kammerwinkel zusätzliche Maßnahmen zur Drucknormalisierung notwendig wären.

10.5.2 Sekundäre Winkelblockglaukome

Sekundäre Winkelblockglaukome können zuweilen ein differentialdiagnostisches Problem darstellen, besonders wenn das auslösende Ereignis in den hinteren Augenabschnitten liegt und eine Frühdiagnose schwierig ist.

Im folgenden werden einige Augenerkrankungen aufgezeigt, die zu einem sekundären Winkelblockglaukom führen können (die Einzelheiten werden in den entsprechenden Kapiteln besprochen).

1. Zentralvenenverschluß (Kap. 16);
2. Schwellung des Ziliarkörpers, Entzündung oder Zysten (Kap. 18, 19);
3. Ziliarblockglaukom („malignes Glaukom"; Kap. 23);
4. Tumoren des hinteren Augenabschnittes (Kap. 18);
5. Kontraktion retrolentalen Gewebes (Kap. 16);
6. eindellende Netzhautoperationen und panretinale Photokoagulation (Kap. 23);
7. Nanophthalmus (Kap. 16);
8. Verdickung der Hornhaut (Kap. 13).

10.6 Therapie

Einzelheiten zu den Arzneistoffen und den operativen Verfahren zur Behandlung des primären Winkelblockglaukoms werden in Teil III des Buches berücksichtigt. Die folgende Diskussion beschränkt sich auf das allgemeine Vorgehen und grundlegende Behandlungskonzepte.

10.6.1 Medikamentöse Therapie

Obwohl die überwiegende Mehrheit der Augen mit einem primären Winkelblockglaukom operativ behandelt werden, ist es zunächst wünschenswert den Glaukomanfall medikamentös zu lösen. Ein akutes, primäres Winkelblockglaukom stellt eine medikamentös zu behandelnde Notfallsituation dar und bedarf der Behandlung nach 2 Aspekten: 1. Herabsetzung des Augeninnendruckes und 2. Lösung des Kammerwinkelverschlusses.

Senkung des Augeninnendruckes. Die Miotikatherapie ist häufig ineffektiv, wenn der Augeninnendruck sehr hoch ist, vermutlich durch eine augeninnendruckabhängige Ischämie der Iris, was zu einer Parese des M. sphincter pupillae führt [75–77]. Aus diesem Grund ist der erste Schritt die Applikation von Pharmaka, die unverzüglich den Augeninnendruck senken. Karboanhydrasehemmstoffe (z. B. Azetazolamid 500 mg intramuskulär, intravenös oder peroral) und ein lokal applizierter β-Blocker werden in den meisten Fällen den Augeninnendruck so weit senken, daß die Miotikatherapie wirkt [99,100]. Hyperosmotika werden häufig mit diesen Medikamenten kombiniert. Sie können peroral als Glyzerol oder Isosorbid, bei Erbrechen des Patienten bzw. Unverträglichkeit einer peroralen Medikation auch intravenös als Mannitol oder Harnstoff appliziert werden.

Lösung des Kammerwinkelverschlusses. Ist der Augeninnendruck gesenkt, wird das applizierte Miotikum den Pupillarblock lösen und den Kammerwinkel öffnen. Ein einziger Tropfen von Pilokarpin etwa 3 h nach der Gabe von Azetazolamid oder Timolol gilt in der Lösung der Winkelblockierung als effektiv [99,100]. Dies ist auch sicherer als die übermäßige Anwendung von Pilokarpin (z. B. als Tropfserie), damit toxische Arzneimittelwirkungen weniger wahrscheinlich sind. Die Konzentration der Pilokarpinaugentropfen ist dabei nicht wichtig, eine geringe Dosierung von 1–2 % ist vorzuziehen. Thymoxaminaugentropfen haben theoretische Vorteile gegenüber Pilokarpin, da der Mechanismus der erzielten Miosis auf der Relaxation des M. dilatator pupillae beruht, was seine Anwendung auch bei einem hohen Druck erlaubt und die nach posterior gerichtete Wirkung der Sphinkterkontraktur aufhebt [101,102]. Andere Untersucher haben jedoch behauptet, daß Thymoxamin alleine ineffektiv bei der Behandlung des Winkelblockglaukoms ist [103]. Starke Miotika, wie Eserin oder Ecothiopatiodid, sind beim akuten Winkelblockglaukom grundsätzlich kontraindiziert, da sie die Situation durch eine vermehrte Gefäßfüllung oder eine Verstärkung des Pupillarblocks aggravieren können.

10.6.2 Operative Therapie

War die medikamentöse Notfalltherapie des Winkelblocks erfolgreich oder haben alle medikamentösen Bemühungen nicht den gewünschten Erfolg gebracht, so ist der Ophthalmochirurg mit 2 Fragen konfrontiert: 1. Wann operieren, und 2. welches Operationsverfahren anwenden?

Wann operieren? Kann der Glaukomanfall in einer unglücklichen Konstellation medikamentös nicht beherrscht werden, so empfehlen Chandler und Grant [104] einen operativen Eingriff innerhalb der nächsten Stunden, insbesondere, wenn sich das Sehvermögen nicht erholt. Das Risikoprofil invasiver Ophthalmochirurgie bei einem sehr hohen Augeninnendruck ist jedoch erheblich größer. Die Indentation der zentralen Hornhaut für mehrere Intervalle von jeweils 30 s mit einem stumpfen Instrument, wie z. B. einem Q-Tip, kann den Augeninnendruck vor dem Eingriff senken und gelegentlich sogar den Winkelblock durch das Abdrängen von Kammerwasser aus der zentralen Vorderkammer in die periphere Kammer lösen (Abb. 10.12) [105]. Mit Einführung der Laserchirurgie ist das sicherste Vorgehen jedoch, bei medikamentös refraktären Fällen eine Laseriridotomie anzulegen. Wenn die Laseriridotomie wegen eines Hornhautödems nicht möglich ist, kann eine Laserpupilloplastik oder periphere Iridoplastik evtl. die Winkelblockierung brechen [106,107]. Ist der Winkelblock gelöst und die Hornhaut klart auf, kann später eine Laseriridotomie oder eine periphere Iridektomie ausgeführt werden.

Wenn der Augeninnendruck auf die medikamentöse Therapie anspricht, sollte der Therapieerfolg gonioskopisch verifiziert werden. Ein offener Kammerwinkel ohne Hornhautindentation durch ein

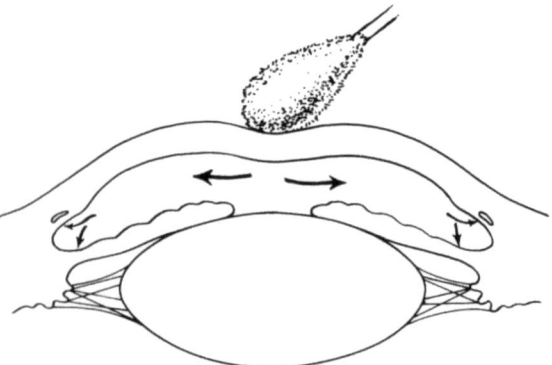

Abb. 10.12. Hornhautindentation mit einem Q-Tip zur Senkung des Augeninnendruckes während eines akuten Winkelblockglaukoms durch eine Verschiebung von Kammerwasser aus der zentralen Vorderkammer in die periphere Kammer *(Pfeile)*, wodurch die Kammerwinkelbucht vorübergehend geöffnet wird und die physiologischen Abflußwege zugänglich sind [105]

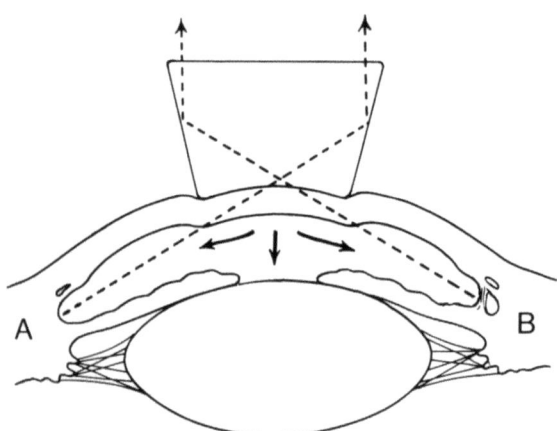

Abb. 10.13. Kompressionsgonioskopie mit einem Zeiss-Vierspiegelgonioskop zur Vertiefung der peripheren Vorderkammer durch Verdrängung von Kammerwasser aus der zentralen Kammer in den Kammerwinkel *(Pfeile)*. Dies erleichtert die gonioskopische Beurteilung der Kammerwinkelbucht vor einem operativen Eingriff und ermöglicht die Differenzierung zwischen einer Winkelblockierung durch Irisanlagerung *(A)* und Synechierung *(B)* [112,113]

entsprechendes Gonioskop beweist, daß die Winkelblockierung unterbrochen ist. Dann ist ein operativer Eingriff nicht unmittelbar notwendig. Für den bestmöglichen Zeitpunkt einer operativen Iridektomie ziehen die meisten Operateure es vor ein oder zwei Tage zu warten, bis sich Hornhaut und Pupillomotorik völlig erholt haben. Bei der Laseriridotomie ist es jedoch kein Vorteil länger zu warten, es sei denn, es bestehen noch eine ausgeprägte Iritis oder ein Hornhautödem. Bei einer Langzeitstudie an 116 Augen wurde gezeigt, daß die zeitliche Verzögerung einer konsequenten Behandlung des akuten Winkelblockglaukoms einen schwerwiegenden Effekt auf das endgültige, anatomische und funktionelle Behandlungsergebnis hatte [108]. Zeigt sich gonioskopisch, daß der Kammerwinkel trotz der Augeninnendrucksenkung noch verschlossen ist, kann die Augeninnendrucknormalisierung auf der parenteralen Anwendung des Karboanhydrasehemmstoffes, der lokalen Anwendung eines β-Blockers oder auf dem Hyperosmotikum beruhen, in diesen Fällen besteht der Kammerwinkelverschluß weiter. Da der Augeninnendruck wieder dramatisch ansteigt, wenn die Arzneimittelwirkungen nachlassen, ist eine prompte chirurgische Iridektomie oder Laseriridotomie notwendig.

Welches Operationsverfahren? Ein Auge mit einem reinen, primären Winkelblockglaukom spricht in der Regel gut auf eine periphere Iridektomie an und lange Zeit hielt man eine Laseriridotomie als ersten operativen Behandlungsschritt für gleich effektiv. Langzeituntersuchungen haben jedoch gezeigt, daß etwa 25 % der Augen mit Laseriridotomie einer zusätzlichen Medikation für einen Augeninnendruck im Normbereich bedürfen und bei einigen auch ein Filtrationseingriff notwendig wird [13,109–111]. Dies kann erklärt werden durch eine bleibende Läsion der Abflußstrukturen bei Winkelblockierung, was häufig mit den gonioskopisch nachweisbaren Kammerwinkelsynechien korreliert.

Kammerwinkelvertiefende Maßnahmen wurden empfohlen, um das Ausmaß der peripheren Synechien in Augen mit Winkelblockglaukom zu quantifizieren. Forbes [112,113] beschrieb eine Untersuchungsmethode *(Kompressionsgonioskopie)*, bei der das Ausmaß der Winkelsynechierung durch die Indentation der zentralen Hornhaut mit einem Zeiss-Vierspiegelgonioskop bestimmt wird. Die zentrale Hornhautimpression verdrängt Kammerwasser in die periphere Kammer, was den Kammerwinkel aufweitet und die Kammerwinkelstrukturen sichtbar macht (Abb. 10.13).

Ähnliche Vorgehen wurden auch präoperativ angewandt. Chandler und Simmons [114] empfahlen die Vertiefung der Vorderkammer mit Kochsalzlösung, um präoperativ mit einem Koeppe-Gonioskop den Kammerwinkel zu beurteilen, während Shaffer [115] das gleiche Vorgehen nach der Iridektomie empfahl. Andere Aspekte, die auf die spätere Notwendigkeit eines Filtrationseingriffes hinweisen, sind eine sehr niedrige tonographische Abflußleichtigkeit [116] und Gesichtsfeldausfälle [117], wobei die Dauer des Winkelblocks für die Vorhersage der Notwendigkeit einer

Filtrationsoperation keine sehr zuverlässige Aussage gibt [117,118].

Die Möglichkeit einer Laseriridotomie ergab eine Alternative über die Notwendigkeit der Filtrationschirurgie zu entscheiden. Selbst wenn bei der Kompressionsgonioskopie eine partielle Kammerwinkelsynechierung nachgewiesen wird, ist es richtig, zunächst eine Iridektomie oder Laseriridotomie auszuführen, da diese alleine bei manchen Patienten den Augeninnendruck trotz eines beginnenden Winkelblockglaukoms ausreichend senken können [119]. Wenn Iridektomie oder Iridotomie den Augeninnendruck nicht normalisieren, wird man zunächst medikamentös behandeln und dann über die Notwendigkeit der Operation nochmals entscheiden. Vorsicht ist geboten bezüglich der Filtrationschirurgie (was auch für die chirurgische Iridektomie zutrifft) bei Augen mit einem akuten Winkelblockglaukom und dem erhöhten Risiko eines Ziliarblockglaukoms („malignes Glaukom"; s. Kap. 23) [120] sowie bei einer längeren Medikation mit lokalen Kortikosteroiden nach einem Laser- oder operativen Eingriff bei diesen Patienten, da ein relativ hoher Prozentsatz steroidinduzierte Augendrucksteigerungen bekommt [121,122].

Eine *prophylaktische periphere Iridektomie* wird üblicherweise für das Partnerauge empfohlen. Mehrere umfangreiche Studien haben gezeigt, daß etwa 50–75% der Patienten mit akutem Winkelblockglaukom an einem Auge im Zeitraum von 5–10 Jahren ein solches Ereignis auch am Partnerauge trotz Miotikaprophylaxe erfahren [123–128], wohingegen ein akuter Glaukomanfall nach der Iridektomie am Partnerauge äußerst selten ist [126,129,130]. Da der Anfall im Partnerauge häufig im ersten Jahr nach dem akuten Glaukom auftritt [131], empfiehlt sich die prophylaktische Operation am Partnerauge entweder während der stationären Behandlung am ersten Auge oder innerhalb eines Monates danach [132]. In seltenen Situationen besteht eine tiefe periphere Kammer am Partnerauge infolge einer Anisometropie oder einer Linsensubluxation. Manche Ophthalmochirurgen empfehlen die Verlaufsbeobachtung des Partnerauges ohne operative Prophylaxe, wenn ein negativer Provokationstest vorliegt [131,133]. Mit dem Sicherheitsprofil einer Laseriridotomie oder einer peripheren Iridektomie ist eine chirurgische Prophylaxe bei allen Partneraugen mit einer anatomischen Risikokonstellation angezeigt.

Die *extrakapsuläre Kataraktextraktion* mit Implantation einer Hinterkammerlinse kann das Risiko eines Winkelblockglaukoms ebenfalls effektiv mindern [134]. Dies bleibt jedoch auf Augen mit einer visuell relevanten Katarakt beschränkt, sollte immer eine Iridektomie einbeziehen und vorwiegend für chronische Winkelblockglaukome berücksichtigt werden.

10.7 Zusammenfassung

Das primäre Winkelblockglaukom ist in den meisten Ländern viel seltener als die primären Offenwinkelglaukome. Prädisponierende Faktoren sind ein enger Kammerwinkel, der auch familiär gehäuft auftritt, höheres Lebensalter und Hyperopie. Ein akutes Winkelblockglaukom kann bei prädisponierter anatomischer Situation durch eine Mydriasis ausgelöst werden, z. B. Aufenthalt in abgedunkelten Räumen, Streßsituationen und auch durch Pharmaka. Der häufigste Pathomechanismus des primären Winkelblockglaukoms ist der Pupillarblock, bei dem der Kammerwasserfluß von der hinteren in die vordere Augenkammer durch eine funktionelle Blockierung zwischen pupillarsaumnaher Iris und Linse auftritt. Zum klinischen Bild eines akuten Anfalls gehören starke Schmerzen, heftige Bindehauthyperämie, trübe Hornhaut und Verlust des Sehvermögens. Bei einer subakuten Blockierung sind dumpfer Kopfschmerz, Verschwommensehen und farbige Ringe um Lichter typisch. Manche Winkelblockglaukome verlaufen chronisch und können asymptomatisch sein. Die Behandlung beginnt in der Regel medikamentös, um den Augeninnendruck zu senken und die Winkelblockierung zu lösen, gefolgt von einer peripheren Iridektomie in Prävention weiterer Winkelverschlüsse.

Literatur

1. Curran, EJ: A new operation for glaucoma involving a new principle in the aetiology and treatment of chronic primary glaucoma. Arch Ophthal 49:131, 1920.
2. Chandler, PA: Narrow-angle glaucoma. Arch Ophthal 47:695, 1952.
3. Banziger, TH: The mechanism of acute glaucoma and the explanation for the effectiveness of iridectomy for the same. Ber Deutsch Ophthal Ges 43:43, 1922.
4. Barkan, O: Glaucoma: classification, causes, and surgical control. Results of microgonioscopic research. Am J Ophthal 21:1099, 1938.
5. Chandler, PA, Trotter, RR: Angle-closure glaucoma. Subacute types. Arch Ophthal 53:305, 1955.
6. Pollack, IP: Chronic angle-closure glaucoma. Diagnosis and treatment in patients with angles that appear open. Arch Ophthal 85:676, 1971.

7. Bhargava, SK, Leighton, DA, Phillips, CI: Early angle-closure glaucoma. Distribution of iridotrabecular contact and response to pilocarpine. Arch Ophthal 89:369, 1973.
8. Gorin, G: Shortening of the angle of the anterior chamber in angle-closure glaucoma. Am J Ophthal 49:141, 1960.
9. Lowe, RF: Primary creeping angle-closure glaucoma. Br J Ophthal 48:544, 1964.
10. Tornquist, R: Angle-closure glaucoma in an eye with a plateau type of iris. Acta Ophthal 36:413, 1958.
11. Shaffer, RN: Gonioscopy, ophthalmoscopy, and perimetry. Trans Am Acad Ophthal Otol 64:112, 1960.
12. Wand, M, Grant, WM, Simmons, RJ, Hutchinson, BT: Plateau iris syndrome. Trans Am Acad Ophthal Otol 83:122, 1977.
13. Hyams, SW, Keroub, C, Pokotilo, E: Mixed glaucoma. Br J Ophthal 61:105, 1977.
14. Drance, SM: Angle closure glaucoma among Canadian Eskimos. Can J Ophthal 8:252, 1973.
15. Arkell, SM, Lightman, DA, Sommer, A, et al: The prevalence of glaucoma among Eskimos of Northwest Alaska. Arch Ophthal 105:482, 1987.
16. Clemmesen, V, Alsbirk, PH: Primary angle-closure glaucoma (a.c.g.) in Greenland. Acta Ophthal 49:47, 1971.
17. Alsbirk, PH: Early detection of primary angle-closure glaucoma. Limbal and axial chamber depth screening in a high risk population (Greenland Eskimos). Acta Ophthal 66:556, 1988.
18. Drance, SM, Morgan, RW, Bryett, J, et al: Anterior chamber depth and gonioscopic findings among the Eskimos and Indians of the Canadian arctic. Can J Ophthal 8:255, 1973.
19. Alsbirk, PH: Corneal diameter in Greenland Eskimos. Acta Ophthal 53:635, 1975.
20. Alsbirk, PH: Anterior chamber depth, genes and environment. A population study among long-term Greenland Eskimo immigrants in Copenhagen. Acta Ophthal 60:223, 1982.
21. Kolker, A, Hetherington, J Jr: Becker-Shaffer's Diagnosis and Therapy of the Glaucomas, 4th ed. CV Mosby, St. Louis, 1976, p. 183.
22. Spaeth, GL: The normal development of the human anterior chamber angle: A new system of descriptive grading. Trans Ophthal Soc UK XCI:709, 1971.
23. Fontana, ST, Brubaker, RF: Volume and depth of the anterior chamber in the normal aging human eye. Arch Ophthal 98:1803, 1980.
24. Markowitz, SN, Morin, JD: Angle-closure glaucoma: relation between lens thickness, anterior chamber depth and age. Can J Ophthal 19:300, 1984.
25. Appleby, RS Jr, Kinder, RSL: Bilateral angle-closure glaucoma in a 14-year-old boy. Arch Ophthal 86:449, 1971.
26. Alper, MG, Laubach, JL: Primary angle-closure glaucoma in the American Negro. Arch Ophthal 79:663, 1968.
27. Clemmesen, V, Luntz, MH: Lens thickness and angle-closure glaucoma. A comparative oculometric study in South African Negroes and Danes. Acta Ophthal 54:193, 1976.
28. Wilensky, J: Racial influences in glaucoma. Ann Ophthal 9:1545, 1977.
29. Olurin, O: Anterior chamber depths of Nigerians. Ann Ophthal 9:315, 1977.
30. Emiru, VP: Response to mydriatics in the African. Br J Ophthal 55:538, 1971.
31. Teikari, J, Raivio, I, Nurminen, M: Incidence of acute glaucoma in Finland from 1973 to 1982. Graefe's Arch Ophthal 225:357, 1987.
32. Hagan, JC III, Lederer, CM Jr: Primary angle closure glaucoma in a myopic kinship. Arch Ophthal 103:363, 1985.
33. Spaeth, GL: Gonioscopy: uses old and new. The inheritance of occludable angles. Ophthalmology 85:222, 1978.
34. Lichter, PR, Anderson, DR, ed: Discussions on Glaucoma. Grune and Stratton, New York, 1977, p. 139.
35. Gieser, DK, Wilensky, JT: HLA antigens and acute angle-closure glaucoma. Am J Ophthal 88:232, 1979.
36. Mapstone, R, Clark, CV: Prevalence of diabetes in glaucoma. Br Med J 291:93, 1985.
37. Mapstone, R, Clark, CV: The prevalence of autonomic neuropathy in glaucoma. Trans Ophthal Soc UK 104:265, 1985.
38. Shapiro, A, Zauberman, H: Diurnal changes of the intraocular pressure of patients with angle-closure glaucoma. Br J Ophthal 63:225, 1979.
39. Lee, DA, Brubaker, RF, Ilstrup, DM: Anterior chamber dimensions in patients with narrow angles and angle-closure glaucoma. Arch Ophthal 102:46, 1984.
40. Mapstone, R, Clark, CV: Diurnal variation in the dimensions of the anterior chamber. Arch Ophthal 103:1485, 1985.
41. Vargas, E, Drance, SM: Anterior chamber depth in angle-closure glaucoma. Clinical methods of depth determination in people with and without the disease. Arch Ophthal 90:438, 1973.
42. Smith, RJH: A new method of estimating the depth of the anterior chamber. Br J Ophthal 63:215, 1979.
43. Jacobs, IH: Anterior chamber depth measurement using the slit-lamp microscope. Am J Ophthal 88:236, 1979.
44. Douthwaite, WA, Spence, D: Slit-lamp measurement of the anterior chamber depth. Br J Ophthal 70:205, 1986.
45. Makabe, R: Comparative studies of the anterior chamber angle width by ultrasonography and gonioscopy. Klin Monatsbl Augenheilkd 194:6, 1989.
46. van Herick, W, Shaffer, RN, Schwartz, A: Estimation of width of angle of anterior chamber. Incidence and significance of the narrow angle. Am J Ophthal 68:626, 1969.
47. Scheie, HG: Width and pigmentation of the angle of the anterior chamber. A system of grading by gonioscopy. Arch Ophthal 58:510, 1957.
48. Shaffer, RN: Symposium: primary glaucomas. III. Gonioscopy, ophthalmoscopy and perimetry. Trans Am Acad Ophthal Otol 62:112, 1960.
49. Becker, S: Clinical Gonioscopy – A Test and Stereoscopic Atlas. CV Mosby, St. Louis, 1972.
50. Desjardins, D, Parrish, RK II: Inversion of anterior chamber pigment as a possible prognostic sign in narrow angles. Am J Ophthal 100:480, 1985.
51. Markowitz, SN, Morin, JD: The clinical course in primary angle-closure glaucoma: A reassessment. Can J Ophthal 21:130, 1986.
52. Panek, WC, Christensen, RE, Lee, DA, et al: Biometric variables in patients with occludable anterior chamber angles. Am J Ophthal 110:185, 1990.
53. Richards, DW, Russell, SR, Anderson, DR: A method for improved biometry of the anterior chamber with a Scheimpflug technique. Invest Ophthal Vis Sci 29:1826, 1988.
54. Kondo, T, Miura, M: A method of measuring pupil-blocking force in the human eye. Graefe's Arch Ophthal 225:361, 1987.
55. Hillman, JS: Acute closed-angle glaucoma: an investigation into the effect of delay in treatment. Br J Ophthal 63:817, 1979.

56. Gloster, J, Poinoosawmy, D: Changes in intra-ocular pressure during and after the dark-room test. Br J Ophthal 57:170, 1973.
57. Foulds, WS: Observations on the facility of aqueous outflow in closed-angle glaucoma. Br J Ophthal 43:613, 1959.
58. Hyams, SW, Friedman, BZ, Neumann, E: Elevated intraocular pressure in the prone position. A new provocative test for angle-closure glaucoma. Am J Ophthal 66:661, 1968.
59. Harris, LS, Galin, MA: Prone provocative testing for narrow angle glaucoma. Arch Ophthal 87:493, 1972.
60. Neumann, E, Hyams, SW: Gonioscopy and anterior chamber depth in the prone-position provocative test for angle-closure glaucoma. Ophthalmologica 167:9, 1973.
61. Friedman, Z, Neumann, E: Comparison of prone-position, dark-room, and mydriatic tests for angle-closure glaucoma before and after peripheral iridectomy. Am J Ophthal 74:24, 1972.
62. Mapstone, R: Provocative tests in closed-angle glaucoma. Br J Ophthal 60:115, 1976.
63. Mapstone, R: Normal response to pilocarpine and phenylephrine. Br J Ophthal 61:510, 1977.
64. Mapstone, R: Outflow changes in positive provocative tests. Br J Ophthal 61:634, 1977.
65. Mapstone, R: Partial angle closure. Br J Ophthal 61:525, 1977.
66. Nesterov, AP, Kiselev, GA, Devlikamova, ER: New compression tests in glaucoma. II. Posterior annular compression test. Acta Ophthal 51:749, 1973.
67. Lowe, RF: Primary angle-closure glaucoma. A review of provocative tests. Br J Ophthal 51:727, 1967.
68. Hillman, JS, Turner, JDC: Association between acute glaucoma and the weather and sunspot activity. Br J Ophthal 61:512, 1977.
69. Grant, WM: Ocular complications of drugs. Glaucoma. J Am Med Assn 207:2089, 1969.
70. Mapstone, R: Dilating dangerous pupils. Br J Ophthal 61:517, 1977.
71. Fazio, DT, Bateman, JB, Christensen, RE: Acute angle-closure glaucoma associated with surgical anesthesia. Arch Ophthal 103:360, 1985.
72. Schwartz, H, Apt, L: Mydriatic effect of anticholinergic drugs used during reversal of nondepolarizing muscle relaxants. Am J Ophthal 88:609, 1979.
73. Corridan, P, Nightingale, S, Mashoudi, N, Williams, AC: Acute angle-closure glaucoma following botulinum toxin injection for blepharospasm. Br J Ophthal 74:309, 1990.
74. Krontz, DP, Wood, TO: Corneal decompensation following acute angle-closure glaucoma. Ophthal Surg 19:334, 1988.
75. Charles, ST, Hamasaki, DI: The effect of intra-ocular pressure on the pupil size. Arch Ophthal 83:729, 1970.
76. Rutkowski, PC, Thompson, HS: Mydriasis and increased intraocular pressure. I. Pupillographic studies. Arch Ophthal 87:21, 1972.
77. Anderson, DR, Davis, EB: Sensitivities of ocular tissues to acute pressure-induced ischemia. Arch Ophthal 93:267, 1975.
78. Kapoor, S, Sood, M: Glaucoma-induced changes in the ciliary ganglion. Br J Ophthal 59:573, 1975.
79. Bigar, F, Witmer, R: Corneal endothelial changes in primary acute angle-closure glaucoma. Ophthalmology 89:596, 1982.
80. Markowitz, SN, Morin, JD: The endothelium in primary angle-closure glaucoma. Am J Ophthal 98:103, 1984.
81. Campbell, DG: A comparison of diagnostic techniques in angle-closure glaucoma. Am J Ophthal 88:197, 1979.
82. Zimmerman, LE, de Venecia, G, Hamasaki, DI: Pathology of the optic nerve in experimental acute glaucoma. Invest Ophthal 6:109, 1967.
83. Douglas, GR, Drance, SM, Schulzer, M: The visual field and nerve head in angle-closure glaucoma. A comparison of the effects of acute and chronic angle closure. Arch Ophthal 93:409, 1975.
84. Sonty, S, Schwartz, B: Vascular accidents in acute angle closure glaucoma. Ophthalmology 88:225, 1981.
85. McNaught, EI, Rennie, A, McClure, E, Chis-holm, IA: Pattern of visual damage after acute angle-closure glaucoma. Trans Ophthal Soc UK 94:406, 1974.
86. Mapstone, R: One gonioscopic fallacy. Br J Ophthal 63:221, 1979.
87. Mapstone, R: The mechanism and clinical significance of angle closure. Glaucoma 2:249, 1980.
88. Tornquist, R: Corneal radius in primary acute glaucoma. Br J Ophthal 41:421, 1957.
89. Lowe, RF: Causes of shallow anterior chamber in primary angle-closure glaucoma. Ultrasonic biometry of normal and angle-closure glaucoma eyes. Am J Ophthal 67:87, 1969.
90. Phillips, CI: Aetiology of angle-closure glaucoma. Br J Ophthal 56:248, 1972.
91. Lowe, RF, Clark, BAJ: Posterior corneal curvature. Correlations in normal eyes and in eyes involved with primary angle-closure glaucoma. Br J Ophthal 57:464, 1973.
92. Tomlinson, A, Leighton, DA: Ocular dimensions in the heredity of angle-closure glaucoma. Br J Ophthal 57:475, 1973.
93. Kerman, BM, Christensen, RE, Foos, RY: Angle-closure glaucoma: a clinicopathologic correlation. Am J Ophthal 76:887, 1973.
94. Markowitz, SN, Morin, JD: The ratio of lens thickness to axial length for biometric standardization in angle-closure glaucoma. Am J Ophthal 99:400, 1985.
95. Mapstone, R: Acute shallowing of the anterior chamber. Br J Ophthal 65:446, 1981.
96. Campbell, David G. (personal communication).
97. Mapstone, R: Mechanics of pupil block. Br J Ophthal 52:19, 1968.
98. Wand, M, Grant, WM: Thymoxamine test. Differentiating angle-closure glaucoma from open-angle glaucoma with narrow angles. Arch Ophthal 96:1009, 1978.
99. Ganias, F, Mapstone, R: Miotics in closed-angle glaucoma. Br J Ophthal 59:205, 1975.
100. Airaksinen, PJ, Saari, KM, Tiainen, TJ, Jaanio, E-AT: Management of acute closed-angle glaucoma with miotics and timolol. Br J Ophthal 63:822, 1979.
101. Rutkowski, PC, Fernandez, JL, Galin, MA, Halasa, AH: Alpha-adrenergic receptor blockade in the treatment of angle-closure glaucoma. Trans Am Acad Ophthal Otol 77:137, 1973.
102. Halasa, AH, Rutkowski, PC: Thymoxamine therapy for angle-closure glaucoma. Arch Ophthal 90:177, 1973.
103. Wand, M, Grant, WM: Thymoxamine hydrochloride: an alpha-adrenergic blocker. Surv Ophthal 25:75, 1980.
104. Chandler, PA, Grant, WM: Glaucoma, 2nd ed. Lea & Febiger, Philadelphia, 1979, p. 140.
105. Anderson, DR: Corneal indentation to relieve acute angle-closure glaucoma. Am J Ophthal 88:1091, 1979.

106. Ritch, R: Argon laser treatment for medically unresponsive attacks of angle-closure glaucoma. Am J Ophthal 94:197, 1982.
107. Shin, DH: Argon laser treatment for relief of medically unresponsive angle-closure glaucoma attacks. Am J Ophthal 94:821, 1982.
108. David, R, Tessler, Z, Yassur, Y: Long-term outcome of primary acute angle-closure glaucoma. Br J Ophthal 69:261, 1985.
109. Krupin, T, Mitchell, KB, Johnson, MF, Becker, B: The long-term effects of iridectomy for primary acute angle-closure glaucoma. Am J Ophthal 86:506, 1978.
110. Playfair, TJ, Watson, PG: Management of acute primary angle-closure glaucoma: a long-term follow-up of the results of peripheral iridectomy used as an initial procedure. Br J Ophthal 63:17, 1979.
111. Romano, JH, Hitchings, RA, Pooinasawmy, D: Role of Nd:YAG peripheral iridectomy in the management of ocular hypertension with a narrow angle. Ophthal Surg 19:814, 1988.
112. Forbes, M: Gonioscopy with corneal indentation. A method for distinguishing between appositional closure and synechial closure. Arch Ophthal 76:488, 1966.
113. Forbes, M: Indentation gonioscopy and efficacy of iridectomy in angle-closure glaucoma. Trans Am Ophthal Soc LXXII:488, 1974.
114. Chandler, PA, Simmons, RJ: Anterior chamber deepening for gonioscopy at time of surgery. Arch Ophthal 74:177, 1965.
115. Shaffer, RN: Operating room gonioscopy in angle closure glaucoma surgery. Trans Am Ophthal Soc 55:59, 1957.
116. Williams, DJ, Gills, JP Jr, Hall, GA: Results of 233 peripheral iridectomies for narrow-angle glaucoma. Am J Ophthal 65:548, 1968.
117. Playfair, TJ, Watson, PG: Management of chronic or intermittent primary angle-closure glaucoma: a long-term follow-up of the results of peripheral iridectomy used as an initial procedure. Br J Ophthal 63:23, 1979.
118. Murphy, MB, Spaeth, GL: Iridectomy in primary angle-closure glaucoma. Classification and differential diagnosis of glaucoma associated with narrowness of the angle. Arch Ophthal 91:114, 1974.
119. Gieser, DK, Wilensky, JT: Laser iridectomy in the management of chronic angle-closure glaucoma. Am J Ophthal 98:446, 1984.
120. Eltz, H, Gloor, B: Trabeculectomy in cases of angle closure glaucoma – successes and failures. Klin Monatsbl Augenheilkd 177:556, 1980.
121. Akingbehin, AO: Corticosteroid-induced ocular hypertension. I. Prevalence in closed-angle glaucoma. Br J Ophthal 66:536, 1982.
122. Akingbehin, AO: Corticosteroid-induced ocular hypertension. II. An acquired form. Br J Ophthal 66:541, 1982.
123. Lowe, RF: Acute angle-closure glaucoma. The second eye: an analysis of 200 cases. Br J Ophthal 46:641, 1962.
124. Benedikt, O: Prophylactic iridectomy in the partner eye after angle closure glaucoma. Klin Monatsbl Augenheilkd 156:80, 1970.
125. Ritzinger, I, Benedikt, O, Dirisamer, F: Surgical or conservative prophylaxis of the partner eye after primary acute angle block glaucoma. Klin Monatsbl Augenheilkd 164:645, 1974.
126. Wollensak, J, Ehrhorn, J: Angle block glaucoma and prophylactic iridectomy in the eye without symptoms. Klin Monatsbl Augenheilkd 167:791, 1975.
127. Imre, GY, Bogi, J: The fellow eye in acute angle-closure glaucoma. Klin Monatsbl Augenheilkd 169:264, 1976.
128. Snow, JT: Value of prophylactic peripheral iridectomy on the second eye in angle-closure glaucoma. Trans Ophthal Soc UK 97:189, 1977.
129. Lowe, RF: Primary angle-closure glaucoma. A review 5 years after bilateral surgery. Br J Ophthal 57:457, 1973.
130. Imre, G, Bogi, J: Results of prophylactic iridectomy. Klin Monatsbl Augenheilkd 181:409, 1982.
131. Mapstone, R: The fellow eye. Br J Ophthal 65:410, 1981.
132. Edwards, RS: Behaviour of the fellow eye in acute angle-closure glaucoma. Br J Ophthal 66:576, 1982.
133. Hyams, SW, Friedman, Z, Keroub, C: Fellow eye in angle-closure glaucoma. Br J Ophthal 59:207, 1975.
134. Greve, EL: Primary angle closure glaucoma: Extracapsular extraction or filtering procedure? Int Ophthal 12:157, 1988.

Kapitel 11. Primär kongenitales Glaukom

11.1 Terminologie
11.1.1 Klassifikation der kindlichen Glaukome
11.1.2 Klassifikation der primär kongenitalen Glaukome
11.2 Allgemeine Aspekte
11.2.1 Häufigkeit
11.2.2 Manifestationsalter
11.2.3 Heredität
11.2.4 Rasse
11.3 Klinische Befunde
11.3.1 Anamnese
11.3.2 Vordere Augenabschnitte
11.3.3 Refraktionsfehler
11.3.4 Tonometrie
11.3.5 Spaltlampenuntersuchung
11.3.6 Gonioskopie
11.3.7 Ophthalmoskopie
11.3.8 Perimetrie
11.3.9 Sehschärfe
11.3.10 Ultrasonographie
11.4 Ätiologie
11.4.1 Physiologische Entwicklung des vorderen Augensegmentes
11.4.2 Theorien zur Entwicklungsstörung des Kammerwinkels beim primär kongenitalen Glaukom
11.5 Differentialdiagnose
11.5.1 Epiphora
11.5.2 Hornhautveränderungen
11.5.3 Andere Glaukome in der Kindheit
11.6 Behandlung
11.6.1 Medikamentöse Therapie
11.6.2 Chirurgie
11.6.3 Postoperative Betreuung
11.7 Zusammenfassung

11.1 Terminologie

11.1.1 Klassifikation der kindlichen Glaukome

Wie bereits in Kap. 8 angesprochen, können die Glaukome der frühen Kindheit in 3 Gruppen unterteilt werden: 1. *primär kongenitales Glaukom*, wobei eine Entwicklungsstörung der Kammerwinkelregion zur Verlegung der physiologischen Abflußwege ohne zusätzliche okuläre oder allgemeine Anomalien führt; 2. *entwicklungsbedingte Glaukome mit weiteren Anomalien*, wobei eine Fehlbildung der Kammerwinkelbucht das Glaukom bedingt, aber andere okuläre und allgemeine Anomalien hinzukommen, und 3. *sekundäre Glaukome der Kindheit*, bei denen der Pathomechanismus der Abflußverlegung durch andere Erkrankungen erklärt ist, wie z.B. Entzündungen oder Neoplasien, eine primäre Fehlentwicklung der Kammerwinkelstrukturen ist jedoch nicht vorhanden. In einer klinischen Studie an 63 Fällen mit frühkindlichem Glaukom war die Verteilung auf diese 3 Gruppen 22,2 %, 46 % und 31,8 % [1].

Das primär kongenitale Glaukom wird in diesem Kapitel behandelt, während entwicklungsbedingte Glaukome mit weiteren Anomalien in Kap. 12 besprochen werden. Da Kinder für die Entstehung eines Sekundärglaukoms die gleichen Risiken wie Erwachsene tragen, werden diese Glaukome in den folgenden Kapiteln über Sekundärglaukome unter Berücksichtigung jener Situationen besprochen, die speziell bei Kindern auftreten.

11.1.2 Klassifikation der primär kongenitalen Glaukome

Die Bezeichnung primär kongenitales Glaukom oder primär kongenitales Offenwinkelglaukom [2] bezieht sich auf eine Gruppe von Glaukomerkrankungen, deren Besonderheit hauptsächlich im Manifestationsalter liegt. *Primär infantiles Glaukom* ist eine Bezeichnung, die häufig für jene Erkrankungsfälle gewählt wird, die in den ersten Lebensjahren auftreten [3]. Die sehr frühe Manifestation des kongenitalen Glaukoms wird in der Literatur auch als „Buphthalmus" oder „Hydrophthalmie" bezeichnet, was der Vergrößerung des Augapfels bei diesen Glaukomformen besonders Rechnung trägt. Die Bezeichnungen sollten jedoch nicht synonym für das primär kongenitale Glaukom verwandt werden, da eine Vergrößerung des Augapfels auch bei Sekundärglaukomen in der frühen Kindheit auftreten kann. Manifestiert sich das primär kongenitale Glaukom später in der Kindheit oder im frühen Erwachsenenalter, wird es zuweilen auch als *juveniles Glaukom* bezeichnet [4]. Ein Lebensalter von 3 Jahren wird oft als Trennlinie zwischen dem infantilen und juvenilen Glaukom gewählt, da diese Altersgrenze oft den Zeitpunkt markiert, an dem eine Bulbusvergrößerung durch erhöhten Augeninnendruck nicht mehr vorkommt [2,4]. Andere Autoren ziehen eine breitere Definition für das juvenile Glaukom vor, die alle Formen des primären Offenwinkelglaukoms einbezieht, die im Altersbereich von 10–35 Jahren diagnostiziert werden [5].

11.2 Allgemeine Aspekte

11.2.1 Häufigkeit

In einer retrospektiven Studie wurde das primär kongenitale Glaukom mit einer Häufigkeit von 22,2 % unter allen Glaukomen in der Kindheit gefunden [1]. In einer anderen Studie wurden etwa 70 % dieser Glaukome als kongenital eingestuft [6]. Jedenfalls ist das primär kongenitale Glaukom sehr viel seltener als die Offenwinkelglaukome der Erwachsenen und man schätzt, daß in einer durchschnittlichen Augenarztpraxis nur etwa alle 5 Jahre ein primär kongenitales Glaukom in die Sprechstunde kommt [3].

11.2.2 Manifestationsalter

Das primär kongenitale Glaukom wird meist bei Geburt oder unmittelbar danach diagnostiziert und die überwiegende Mehrheit der Erkrankungen werden im ersten Lebensjahr manifest. Wie bereits erwähnt, faßt man jedoch viele dieser Glaukomerkrankungen in der Literatur als primär infantiles Glaukom zusammen. Streng genommen kann die Erkrankung zu jedem Zeitpunkt der Kindheit und selbst im frühen Erwachsenenalter (juveniles Glaukom) manifest werden.

11.2.3 Heredität

Wenngleich allgemein angenommen wird, daß das primär kongenitale Glaukom einen genetischen Hintergrund hat, variieren die Literaturangaben über den genauen Vererbungsmodus erheblich. Man vermutet einen autosomal-rezessiven Erbgang mit einer inkompletten oder variablen klinischen Penetranz [3], obwohl neuere Studien darauf hinweisen, daß die meisten Fälle einer multifaktoriellen Vererbung unterliegen [7,8]. Studien an eineiigen Zwillingen haben ergeben, daß das kongenitale Glaukom meist bei beiden Zwillingen auftritt [7,9], wenngleich bei einer Beobachtung nur ein Zwilling bei einem monozygoten Zwillingspaar von der Erkrankung betroffen war [10], was dafür spricht, daß auch nicht-hereditäre Faktoren eine Rolle spielen können. Es wurde ebenfalls eine abortive Form der Erkrankung bei einem Kind gesehen, dessen Zwilling die typischen Befunde eines primär kongenitalen Glaukoms aufwies [11]. Veränderungen der Chromosomen wurden bei verschiedenen kongenitalen Glaukomen berichtet, obwohl diese Patienten selten die typischen Befunde eines primär kongenitalen Glaukoms aufwiesen [12].

Literaturangaben, ob Eltern von Kindern mit primär kongenitalem Glaukom eine erhöhte Prävalenz von dysgenetischen Kammerwinkelveränderungen oder eine pathologische Steroidsensitivität aufweisen, sind widersprüchlich [13,14]. Es wurden im Vergleich zu Kontrollgruppen auch keine statistisch signifikanten Unterschiede in den HLA-Histokompatibilitätsantigenen bei Patienten mit primär kongenitalem Glaukom gefunden [15].

11.2.4 Rasse

Bei einer Studie über juvenile Glaukome, die eine großzügige Definition unter Einbeziehung aller primären Offenwinkelglaukome zwischen dem 10. und 15. Lebensjahr zugrunde legte, hatten farbige Kinder die Glaukomerkrankung zu einem früheren Zeitpunkt und in einem höheren Prozentsatz mit fortgeschrittenen glaukomatösen Veränderungen als weiße Kinder [5].

11.3 Klinische Befunde

Das primär kongenitale Glaukom tritt typischerweise beidseits auf, obwohl eine signifikante Augeninnendrucksteigerung in nur einem Auge bei 25–30 % der Fälle auftreten kann. Die folgenden klinischen Befunde (mit der möglichen Ausnahme der gonioskopischen Befunde) beziehen sich nicht ausschließlich auf das primär kongenitale Glaukom, sondern können auch Bestandteil des klinischen Bildes aller kindlichen Glaukome während der ersten Lebensjahre sein.

11.3.1 Anamnese

Die klassische Symptomentrias, die immer an ein Glaukom bei einem Säugling oder Kleinkind denken lassen sollte, ist: 1. *Epiphora* (Tränenträufeln); 2. *Photophobie* (abnorme Blendempfindlichkeit), was auf das Hornhautödem zurückzuführen ist; das Kind wendet sich von einer hellen Lichtquelle ab oder zeigt selbst bei normaler Raumbeleuchtung eine gewisse Lichtscheu; 3. *Blepharospasmus* (Lidkrampf), was evtl. eine Konsequenz der Photophobie ist.

11.3.2 Vordere Augenabschnitte

Hornhautdurchmesser. Der durchschnittliche, normale horizontale Hornhautdurchmesser bei Geburt ist 10,5 mm [3,16]. Bei einer Untersuchung an Frühgeborenen betrug der mittlere Hornhautdurchmesser 8,2 mm [17]. Die Dehnung der Augapfelhüllen in Konsequenz des erhöhten Augeninnendruckes *(Buphthalmus)* führt besonders im korneoskleralen Übergang zu einer Vergrößerung der Hornhaut und einem Hornhautdurchmesser von mehr als 12 mm im ersten Lebensjahr. Dies ist ein pathognomonisches Zeichen und wird bei einseitigen Erkrankungsfällen durch die Asymmetrie des Hornhautdurchmessers besonders deutlich (Abb. 11.1). In einer klinischen Studie erwies sich der Hornhautdurchmesser als ein zuverlässiger Parameter für die Verlaufsbeobachtung als die Bulbusachsenlänge bei der Betreuung kongenitaler Glaukome [16].

Hornhautödem. Initial ist dies eine Wirkung des erhöhten Augeninnendruckes, der zu einer diffusen Hornhauttrübung führt, die sich mit Normalisierung des Augeninnendruckes bessert. In fortgeschrittenen Fällen kann eine dichte Trübung des Hornhautstromas trotz Drucksenkung andauern (Abb. 11.2). Eine Studie vermutet als ursächlichen Faktor hierfür eine reduzierte Kammerwasserproduktion mit entsprechend ungünstiger Hornhauternährung [18].

11.3.3 Refraktionsfehler

Die Bulbusvergrößerung bei erhöhtem Augeninnendruck in den ersten 3 Lebensjahren verursacht eine

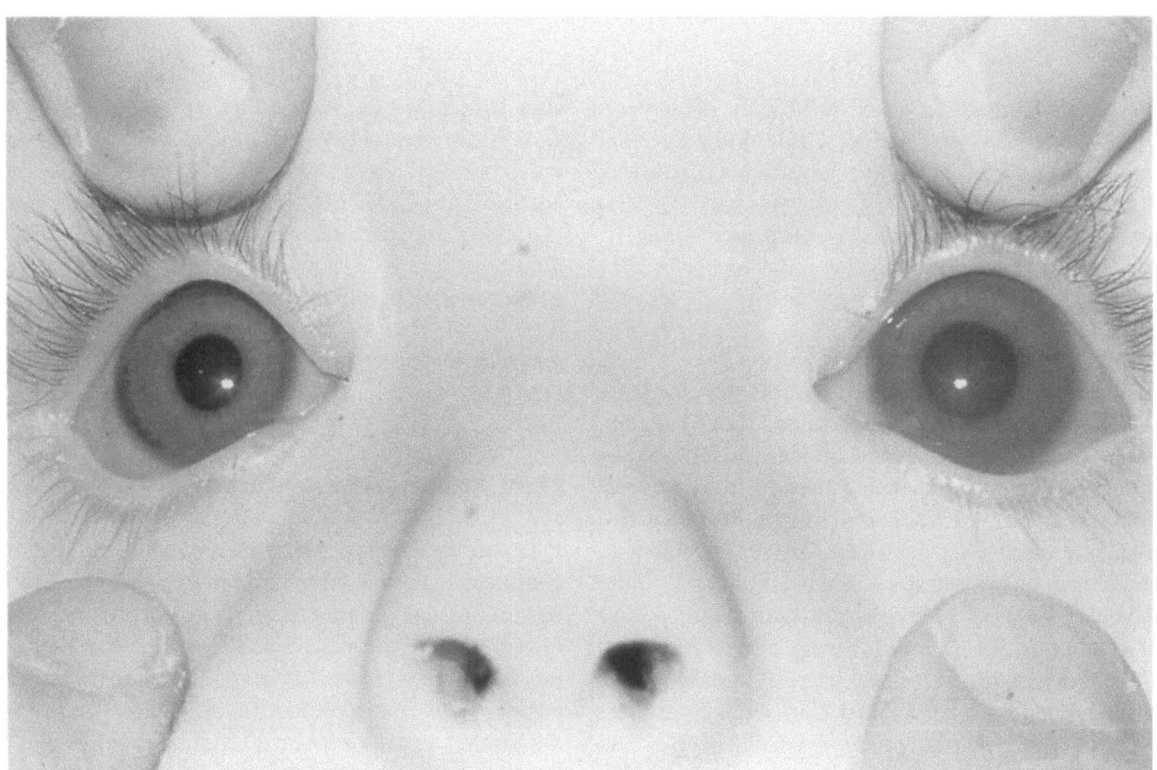

Abb. 11.1. Kleinkind mit primär kongenitalem Glaukom mit Bulbusvergrößerung und Hornhautödem, was am linken Auge deutlicher zu sehen ist

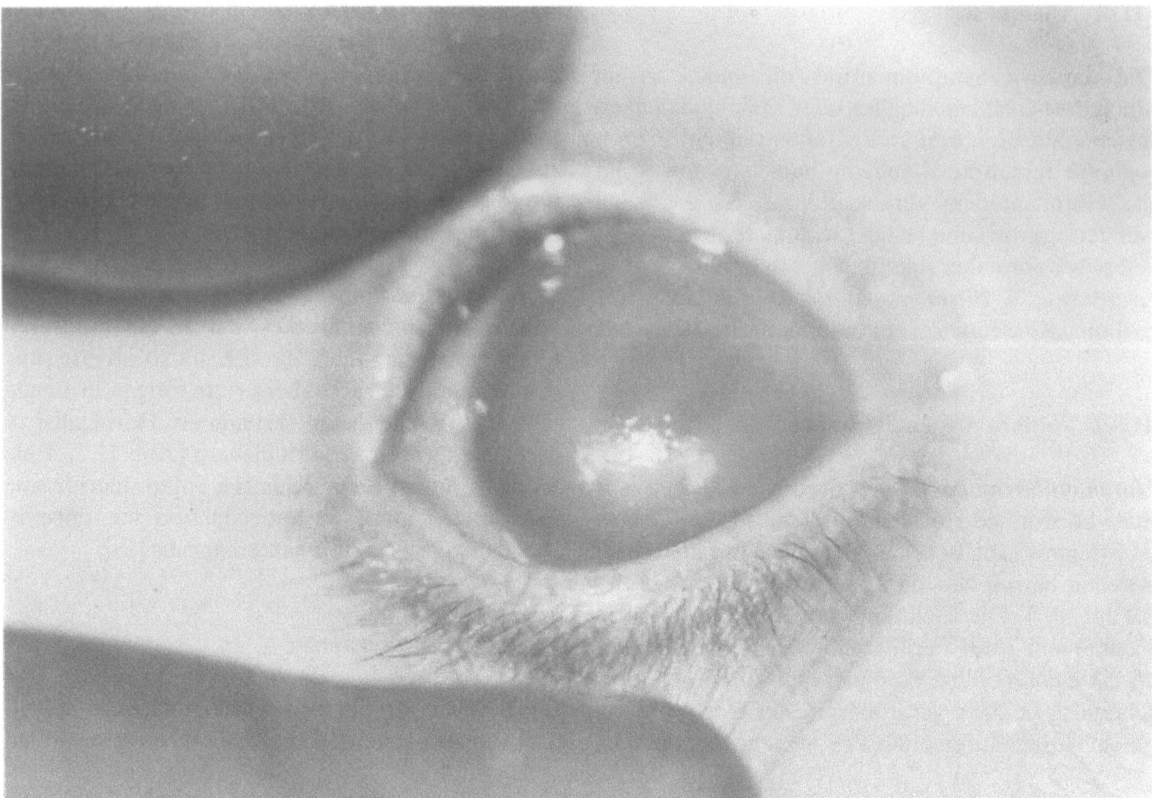

Abb. 11.2. Dichte Hornhauttrübung eines Neugeborenen mit primär kongenitalem Glaukom

Verschiebung der Refraktion zur Myopie, die bei entsprechender Asymmetrie der Erkrankung zu einer Amblyopie führt. Die Myopie ist auch bei den juvenilen Glaukomen sehr häufig [5], obwohl nicht völlig klar ist, ob das Glaukom oder die Myopie primär vorlag.

11.3.4 Tonometrie

Alle bisher erwähnten Befunde verlangen eine sorgfältige Untersuchung zum Ausschluß eines kongenitalen Glaukoms. Da der Augeninnendruck häufig während einer Allgemeinanästhesie gemessen wird, müssen mögliche Einflüsse der Anästhesie auf den Augeninnendruck (s. auch Kap. 4) berücksichtigt werden. Der physiologische Augeninnendruck eines Kleinkindes unter Halothananästhesie liegt bei etwa 9–10 mm Hg [19,20] und ein Augeninnendruck von 20 mm Hg ist höchst verdächtig [19]. Man kann den Augeninnendruck bei Kleinkindern auch unter einer Sedierung mit Chloralhydrat messen und in einer Studie mit dem Mackay-Marg-Tonometer fand man bei 17 nicht-glaukomatösen Augen bei Säuglingen einen Innendruck von 11–17 mm Hg [21]. Die verwertbarsten Tonometrieresultate erhält man jedoch am wachen Kind, wenn dies möglich ist, wobei sich das Perkins-Handapplanationstonometer in dieser Situation besonders eignet [22]. In einer weiteren klinischen Studie wurde ein mittlerer Augeninnendruck bei nicht-anästhesierten Neugeborenen von 11,4 ± 2,4 mm Hg gemessen [23], obwohl eine andere Studie an Frühgeborenen mit dem Perkins-Tonometer ohne Anästhesie einen mittleren Augeninnendruck von 18 mm Hg fand [17].

11.3.5 Spaltlampenuntersuchung

Die vorderen Augenabschnitte können bei einem glaukomkranken Kind ohne Allgemeinanästhesie am besten mit der Handspaltlampe untersucht werden. Der typische Hornhautbefund sind Risse der Descemet-Membran *(Haab-Leisten)*, die charakteristisch einzeln oder multipel horizontal bzw. konzentrisch am Limbus auftreten (Abb. 11.3). In den Frühstadien der Erkrankung kommen sie häufig zusammen mit einem Hornhautödem vor. Nach Normalisierung des Augeninnendruckes tritt eine gewisse Reparation

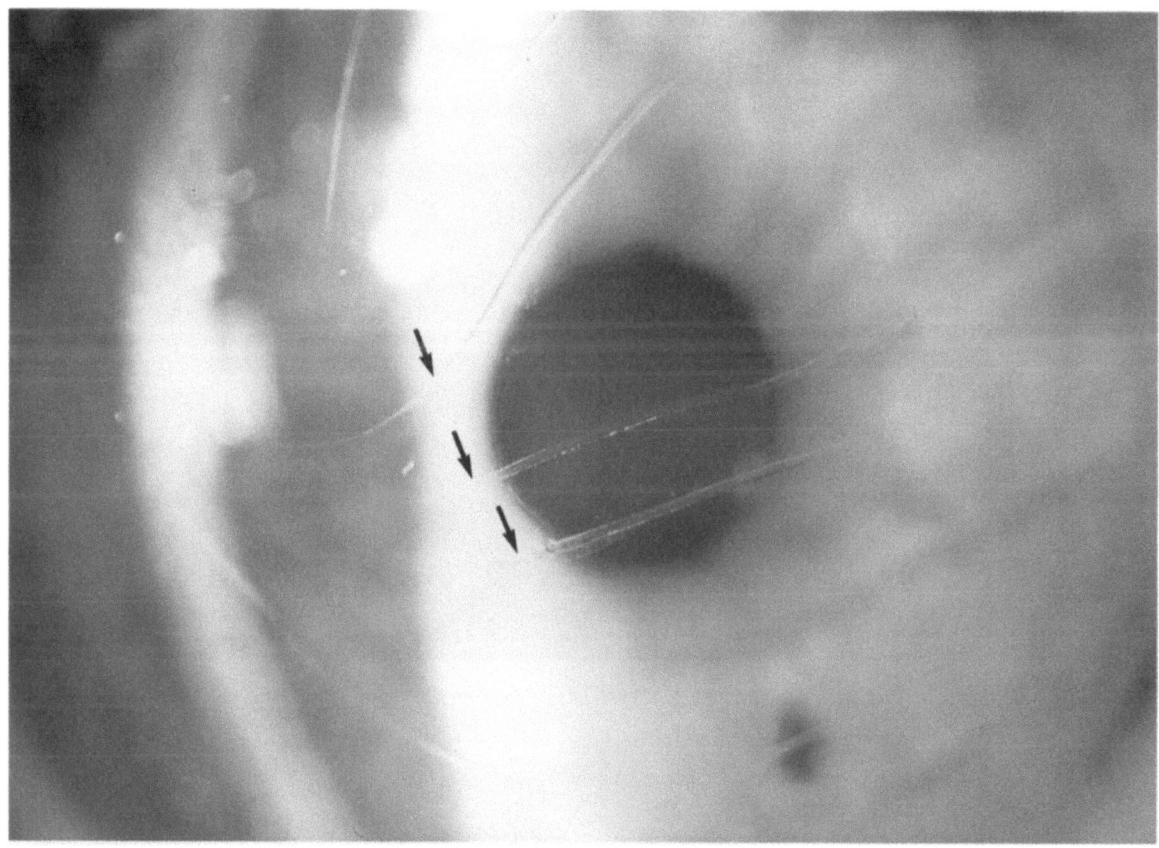

Abb. 11.3. Spaltlampenbefund von Rissen der Desçemet-Membran oder sogenannten Haab-Leisten *(Pfeile)* bei einem Patienten mit primär kongenitalem Glaukom

durch endotheliales Überwachsen auf, das Ödem verschwindet, die Haab-Leisten bleiben jedoch. Die Spiegelendothelmikroskopie der Hornhaut zeigt einen erheblichen Endothelzellverlust bei diesen Patienten [24].

Die zentrale Vorderkammer ist meist sehr tief, besonders wenn eine ausgeprägte Bulbusvergrößerung vorliegt. Die Irisstruktur kann unauffällig sein, obwohl häufig eine stromale Hypoplasie mit einem Verlust an Iriskrypten besteht.

11.3.6 Gonioskopie

Die Beurteilung des Kammerwinkels ist für die genaue Diagnose eines primär kongenitalen Glaukoms essentiell. Apparative Voraussetzungen und Untersuchungsmethoden der Gonioskopie wurden in Kap. 3 geschildert. Für die Gonioskopie bei Säuglingen und Kleinkindern in Narkose wird häufig ein Koeppe-Gonioskop empfohlen. Sehr günstig ist auch ein Goldmann-Gonioskop in Verbindung mit der stereoskopen Kammerwinkelbeurteilung unter dem Operationsmikroskop in Narkose.

Der *normale Kammerwinkel* bei Kleinkindern und Säuglingen unterscheidet sich wesentlich von dem der Erwachsenen. Für den Ophthalmologen wichtig zu wissen ist, daß diese Unterschiede zur Abgrenzung gegenüber einer Goniodysgenesie bedeutsam sind. Der wichtigste Parameter des Kammerwinkels beim Kind ist das Trabekelmaschenwerk, das als eine glatte, homogene Membran erscheint, die sich im ersten Lebensjahr von der peripheren Iris bis zur Schwalbe-Linie erstreckt. Mit zunehmendem Lebensalter erscheint das Trabekelsystem stärker strukturiert und mehr pigmentiert. Außerdem ist die periphere Iris beim Kleinkind dünner und flacher [2].

Beim *primär kongenitalen Glaukom* ist das typische gonioskopische Bild ein offener Kammerwinkel mit einer hohen Insertion der Iriswurzel, die eine gezackte Begrenzungslinie bildet (Abb. 11.4). Ein pathologisches Gewebe mit einer glänzenden Oberfläche wird zuweilen im Kammerwinkel gefunden, das scheinbar die periphere Iris nach vorne zieht. Ob-

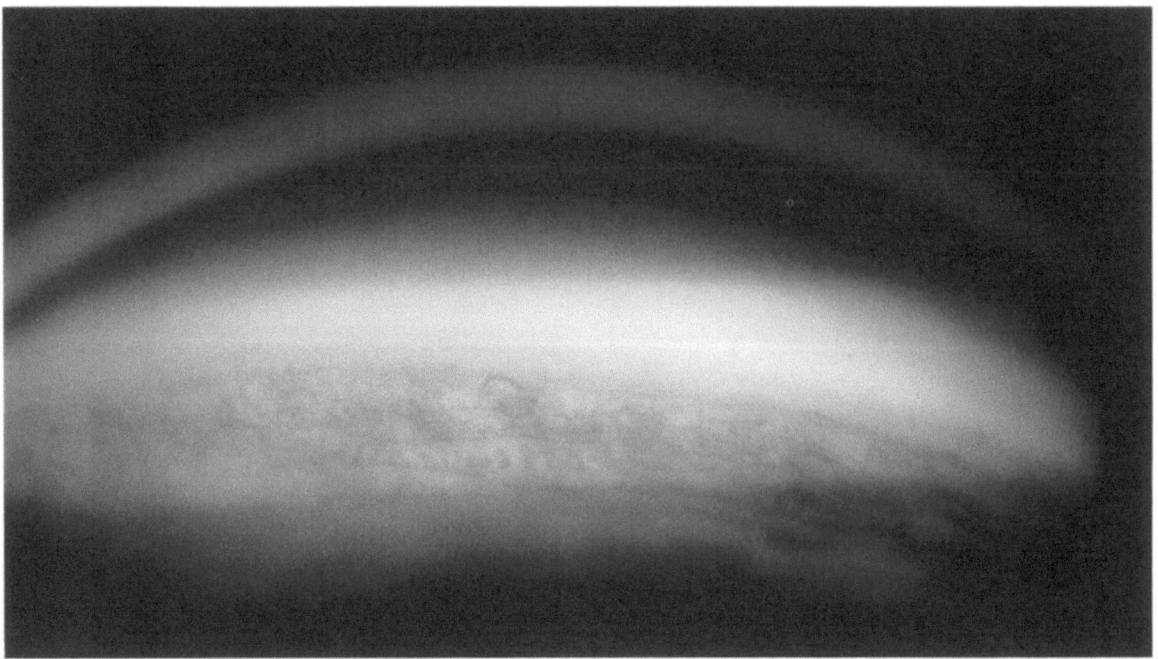

Abb. 11.4. Gonioskopisches Bild eines Kammerwinkels bei juvenilem Glaukom mit multipler Insertion von Irisgewebe in das Trabekelsystem hinein

wohl die Kammerwinkelbucht üblicherweise avaskulär ist, sieht man Gefäßschlingen des Circulus arteriosus major oberhalb der Iriswurzel, was auch als das „Loch-Ness-Monster"-Phänomen bezeichnet wurde [25]. Manchmal ist die periphere Iris auch durch ein feines, flockiges Gewebe bedeckt, was man in der Literatur „Listers Morgennebel" nannte [25].

Die gonioskopischen Befunde des primär kongenitalen Glaukoms zeigen einen fließenden Übergang mit anderen entwicklungsbedingten Glaukomen. Die gonioskopische Beurteilung von mehr als 100 Augen mit entwicklungsbedingtem Glaukom zeigte ein Spektrum, das sich von den typischen Befunden, wie oben beschrieben, bis zu narbigen, vaskularisierten Veränderungen und den ausgeprägten Anomalien eines Axenfeld-Rieger-Syndroms erstreckt [26], was im nächsten Kapitel beschrieben wird.

11.3.7 Ophthalmoskopie

Die Beurteilung der Papille ist eine der wichtigsten diagnostischen Kriterien beim primär kongenitalen Glaukom, ebenso für die Verlaufsbeurteilung und die Effizienzkontrolle der Therapie. Die Papillenbeurteilung erfolgt in der Regel am anästhesierten oder sedierten Kind, meist bei einer nicht erweiterten Pupille mit dem Kontaktglas für die direkte Ophthalmoskopie und einem Mikroskop (Abb. 11.5).

Die Papille des gesunden Neugeborenen erscheint in der Regel rosa, kann jedoch eine leichte Blässe aufweisen. Die Exkavation ist zentral und meist sehr klein [27]. Glaukomatöse Papillenveränderungen in der frühen Kindheit ähneln denen im Erwachsenenalter mit einem präferenten Verlust des neuroretinalen Gewebes an den vertikalen Papillenpolen [28]. Das kindliche Auge unterscheidet sich vom Erwachsenen jedoch dadurch, daß sich der Skleralkanal bei Kindern in Konsequenz des erhöhten Augeninnendruckes vergrößert, besonders in einem horizontalen Meridian, was zu einer weiteren Vergrößerung der Exkavation zusätzlich zu dem Effekt des tatsächlichen Verlustes von neuronalem Gewebe führt [28].

Die Exkavation der kindlichen Papille schreitet bei erhöhtem Augeninnendruck schneller voran als bei Erwachsenen und hat eine größere Wahrscheinlichkeit der Reversibilität bei Drucknormalisierung [29–32]. Dies ist zurückzuführen auf eine noch inkomplette Entwicklung des Bindegewebes in der Lamina cribrosa, was eine leichtere Kompression oder Auswölbung des kollagenen Gerüstes der Papille bei erhöhtem Augeninnendruck mit einer elastischen Umkehr dieses Phänomens nach Drucknormalisierung ermöglicht [30].

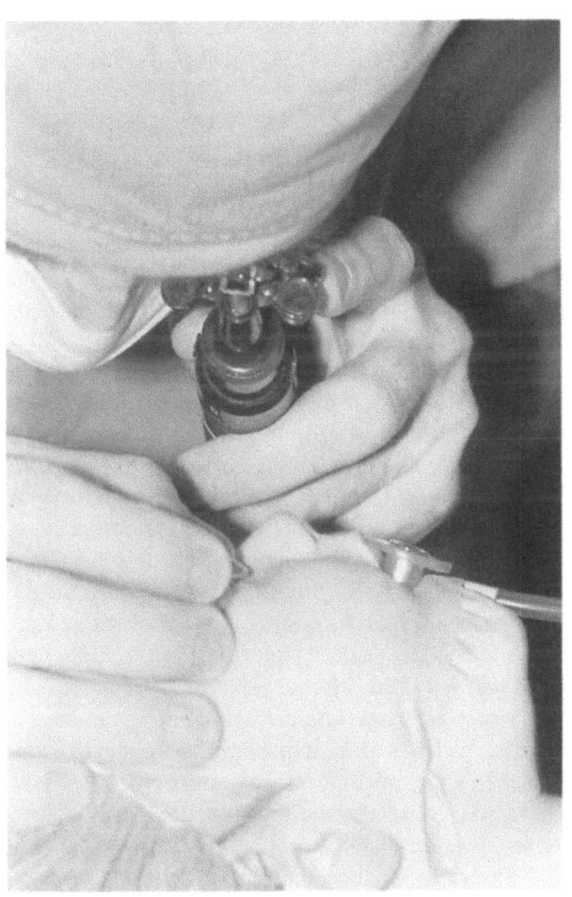

Abb. 11.5. Fundusbeurteilung mit dem direkten Ophthalmoskop durch ein Koeppe-Gonioskop während der Narkoseuntersuchung eines Kindes mit der Verdachtsdiagnose eines angeborenen Glaukoms

11.3.8 Perimetrie

Ist eine Gesichtsfeldprüfung beim kleinen Kind mit der gleichen Zuverlässigkeit wie beim Erwachsenen möglich, so sind die Gesichtsfeldveränderungen identisch mit dem Erwachsenenglaukom, mit einer initialen Prädilektion des Bjerrum-Bereiches für die ersten Gesichtsfeldschäden [28].

11.3.9 Sehschärfe

Es kann ein guter Visus erreicht werden, wenn die Drucknormalisierung vor dem Eintritt einer glaukomatösen Optikusatrophie gelingt. Manchmal ist das Sehvermögen jedoch trotz einem Augeninnendruckniveau im Normbereich dauerhaft geschädigt. Dies kann bei vielen Fällen durch einen abgelaufenen Papillenschaden, Hornhauttrübungen oder einen irregulären Astigmatismus verursacht sein [28,33]. Andere haben eine intakte Papille und klare Medien, entwickeln jedoch eine Amblyopie wegen der Anisometropie oder eines Strabismus [34]. Die Kinder haben auch ein erhöhtes Risiko einer Netzhautablösung, was ein zusätzliches Gefahrenmoment für den Verlust des Sehvermögens darstellt [35].

11.3.10 Ultrasonographie

Es wird in der Literatur vielfach empfohlen, die ultrasonographische Messung der Bulbusachsenlänge als einen Parameter der Verlaufskontrolle beim kindlichen Glaukom zu verwenden [36,37]. Es wurde auch berichtet, daß die Bulbusachsenlänge um bis zu 0,8 mm nach einer operativen Augeninnendrucknormalisierung abnehmen kann [37]. Wie jedoch bereits gesagt, soll bei einem Vergleich zwischen Hornhautdurchmesser und Bulbusachsenlänge, der Hornhautdurchmesser der zuverlässigere Parameter für die Verlaufskontrolle sein [16], wenngleich mit einer guten Biometrie in der ophthalmologischen Praxis die Bulbusachsenlänge präziser zu messen ist als der Hornhautdurchmesser an einem buphthalmischen Auge.

11.4 Ätiologie

11.4.1 Physiologische Entwicklung des vorderen Augensegmentes

Ein grundsätzliches Verständnis der physiologischen Entwicklung des vorderen Augensegmentes ist notwendig, bevor man sich Theorien zum möglichen Pathomechanismus des primär kongenitalen Glaukoms und aller übrigen entwicklungsbedingten Glaukome vergegenwärtigt.

11.4.1.1 Embryologie

Die Linsenblase entwickelt sich als eine Einfaltung des Oberflächenektoderms während der 3. Schwangerschaftswoche und trennt sich am Ende der 6. Schwangerschaftswoche vom Ektoderm ab [38]. Zu diesem Zeitpunkt hat der primäre Augenbecher, der sich aus dem neuralen Ektoderm entwickelt, die Linsenperipherie erreicht. Ein dreieckförmiger Verband undifferenzierter Zellen überschreitet den Rand des Augenbechers und umgibt die anteriore Peripherie der Linse. Aus diesem Zellverband entstehen Anteile der Hornhaut, der Iris und der Kammerwinkelstrukturen.

Zellbeteiligung aus der Neuralrinne

Bisher glaubte man, daß der oben erwähnte, undifferenzierte Zellverband aus dem Mesoderm hervorgeht. Neuere Studien zeigen jedoch, daß diese Zellen aus der kranialen Neuralrinne stammen. Johnston et al. [39] untersuchten die orofaziale Entwicklung bei Kaninchenembryos, indem sie markierte Zellen des Mesoderms und der Neuralrinne in nicht-markierte Empfängerembryos transplantierten. Das Spendergewebe war entweder mit Tritiumthymidin markiert oder embryonales Gewebe der japanischen Wachtel. Embryonalzellen dieses Vogels sind dadurch charakterisiert, daß im Zentrum des Zellkerns verdichtetes Chromatin vorliegt, ganz im Gegensatz zu einer diffusen Chromatinverteilung bei embryonalen Hühnchenzellen. Mit diesem Tiermodell konnte gezeigt werden, daß Hornhautendothel, Hornhautstroma, Iris, Ziliarkörper und Sklera aus der Neuralrinne stammen, mit Ausnahme der Gefäßendothelien dieser Gewebe, die von mesodermalem Mesenchym gebildet werden. Tripathi und Tripathi [40] haben anschließend in Unterstützung dieses Konzeptes bestätigt, daß das Trabekelmaschenwerk des menschlichen Auges auch von Zellverbänden der Neuralrinne gebildet wird, indem sie immunhistochemisch neuronenspezifische Enolase nachwiesen, ein Enzym, welches normalerweise nur in Neuronen und Zellen des neuroendokrinen Systems vorkommt, das sie aber auch in den Zellen des anterioren Maschenwerkes und in dem inneren uvealen Maschenwerk zeigen konnten.

Entwicklung von Hornhaut und Iris

Von dem genannten Verband undifferenzierter Zellen gelangen in 3 Abschnitten Zellen zwischen dem oberflächlichen Ektoderm und der Linse nach vorne. Die erste dieser 3 Zellschichten differenziert zum Hornhautendothel am Ende der 8. Schwangerschaftswoche und bildet anschließend die Descemet-Membran, während der zweite Zellverband zwischen Hornhautendothel und -epithel das Hornhautstroma bildet [41,42]. Die dritte Zellschicht dringt zwischen der ursprünglichen Hornhaut sowie der Linse ein und entwickelt die Pupillarmembran und das Irisstroma. In den folgenden Entwicklungsmonaten entsteht das Pigmentepithel der Iris aus dem neuralen Ektoderm.

Entwicklung des Kammerwinkels

Die Abflußstrukturen des Kammerwinkels entwickeln sich offensichtlich aus mesenchymalen Zellen der Neuralrinne. Genaue Details dieser Entwicklung sind nicht völlig geklärt. Entsprechende Theorien subsumieren Atrophie [38] oder Resorption [43] (langsames Verschwinden von Anteilen des fetalen Gewebes), Spaltbildung [44] (Trennung von zwei präexistenten Gewebeschichten in Konsequenz unterschiedlicher Wachstumsraten) und Rarefikation verschiedener Gewebe [45] (mechanische Dehnung als Folge des Wachstums des vorderen Augensegmentes). Neuere Arbeiten bestätigen jedoch, daß keines dieser Konzepte völlig korrekt ist.

Anderson [46] untersuchte 40 gesunde, fetale kindliche Augen mit Hilfe der Licht- und Elektronenmikroskopie und fand, daß die anteriore Irisoberfläche zum Ende des 5. Reifungsmonates am Rande des Hornhautendothels inserierte und so diejenigen Zellverbände bedeckte, die später zum Trabekelmaschenwerk werden. Dies könnte jene Struktur darstellen, die Worst [25] das fetale Ligamentum pectinatum nannte, welches das ursprüngliche korneosklerale Maschenwerk vom anterioren Kammerwinkel trennt. Anderson erkannte eine schrittweise Rücklagerung dieser uvealen Strukturen in Relation zu Hornhaut und Sklera in Augen höheren Reifungsgrades, vermutlich als ein Ergebnis unterschiedlicher Wachstumsraten. Bei Geburt liegt die Insertion von Iris und Ziliarkörper nahe am Skleralsporn und das Zurückweichen dieser Strukturen hält vermutlich noch während des ersten Lebensjahres an.

Es bestehen noch Meinungsverschiedenheiten zur Interpretation bezüglich der innersten Schicht des ursprünglichen Trabekelmaschenwerkes, das durch die nach hinten zurückweichende Iris freigelegt wird. Anderson [46] glaubte, daß die glatte Oberfläche einem vielschichtigen, mesenchymalen Gewebe entspricht, das im 7. Fetalmonat mit ersten Einbuchtungen und Aushöhlungen beginnt. Andere nehmen wiederum eine echte Endothelschicht an, die das Trabekelmaschenwerk während der Reifung bedeckt. Hansson und Jerndal [47] untersuchten menschliche Fetalaugen mit Hilfe der Rasterelektronenmikroskopie und beschrieben eine einzelne Endothelschicht mit kontinuierlichem Übergang von Hornhaut über die ursprüngliche Kammerwinkelbucht und die iridopupillären Strukturen hinweg, womit eine lückenlos ausgekleidete Kavität zu Beginn des 5. Fetalmonats gegeben war. Worst [25] beobachtete eine vergleichbare, flache Endothelschicht auf der Pupillarmembran und glaubte, daß sich diese

Endothelien zentrifugal zur Kammerwinkelbucht zurückziehen.

Hansson und Jerndal [47] erkannten, daß sich diese Endothelschicht im Kammerwinkel im 7. Fetalmonat mit einem Verlust von deutlich abgrenzbaren Zellgrenzen abflacht. Während der letzten Reifungswochen und in den ersten Wochen nach der Geburt erfährt diese Endothelschicht eine gewisse Fenestration mit Migration der Zellen in das darunterliegende uveale Maschenwerk. Van Buskirk [48] beobachtete mit der Rasterelektronenmikroskopie ebenfalls eine intakte Endothelschicht, die den gesamten Kammerwinkel im zweiten Reifungsdrittel bei Affenaugen auskleidet. Er entdeckte, daß die Fenestration und langsame Retraktion dieses Gewebes im 3. Gestationsdrittel erfolgt und sich in einer posterior-anterioren Richtung bewegt. McMenamin [49] fand jedoch in einer rasterelektronenmikroskopischen Studie an 32 menschlichen, fetalen Augen, daß die Endothelschicht des iridokornealen Winkels durch diskrete interzelluläre Lücken in der 12.–14. Schwangerschaftswoche aufbrach und diese interzellulären Spalten zwischen den inneren uvealen Trabekelendothelzellen in der 18.–20. Woche hinreichend ausgebildet waren, um eine Verbindung zwischen der fetalen Vorderkammer und dem fetalen Trabekelsystem zu ermöglichen.

Studien an Glykokonjugaten (komplexe Kohlenhydrate der Zelloberfläche) in den Abflußwegen der Maus zeigten, daß diese Substanzen wichtig für die Morphogenese des Kammerwinkels sind und Signalwirkung für die Differenzierung der Zellen im Trabekelmaschenwerk haben [50,51]. All diese Befunde hat man zu einem Konzept der Kammerwinkelentwicklung zusammengefaßt, aufgezeigt in Abb. 11.6 a–d [52].

11.4.2 Theorien zur Entwicklungsstörung des Kammerwinkels beim primär kongenitalen Glaukom

Wenngleich man allgemein darin übereinstimmt, daß die Augeninnendrucksteigerung beim primär kongenitalen Glaukom auf eine abnorme Entwicklung der Kammerwinkelregion zurückzuführen ist, die zu einer Verlegung der Abflußwege führt, so gibt es jedoch kein einheitliches Konzept über die Natur dieser Entwicklungsstörung. Theorien zum Pathomechanismus entstanden parallel zu neueren Vorstellungen der physiologischen Kammerwinkelentwicklung, die sämtlich nicht völlig korrekt sind. Es sollen daher zunächst die wichtigsten Theorien zur Entwicklungsstörung aufgezeigt werden, die in der Vergangenheit

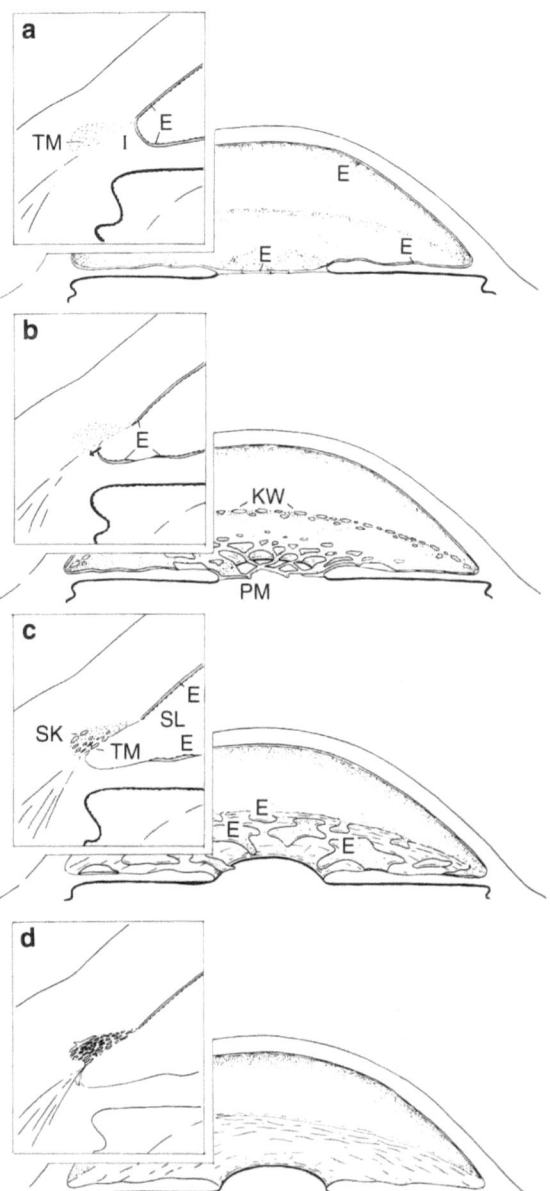

Abb. 11.6 a–d. Konzept der Entwicklung der Kammerwinkelbucht (Bildausschnitte zeigen Querschnitte durch den Kammerwinkel). a Im 5. Schwangerschaftsmonat besteht eine kontinuierliche Endothelschicht (E), die eine in sich geschlossene Kavität der vorderen Augenkammer schafft; die vordere Oberfläche der Iris (I) inseriert vor dem ursprünglichen Trabekelmaschenwerk (TM). b Während des 3. Schwangerschaftsdrittels verschwindet die Endothelschicht langsam von der Pupillarmembran (PM) sowie der Iris und zeigt im Kammerwinkel (KW) Lochbildungen, die möglicherweise in das Trabekelmaschenwerk übergehen. Zum gleichen Zeitpunkt beginnt das periphere uveale Gewebe sich in Relation zu den Kammerwinkelstrukturen (Pfeil) nach posterior zu bewegen. c Die Entwicklung der Trabekellamellen sowie der intertrabekulären Räume beginnt am inneren, posterioren Anteil des ursprünglichen Gewebeverbandes und schreitet in Richtung Schlemm-Kanal (SK) und Schwalbe-Linie (SL) fort. d Der normale Kammerwinkel ist bis zum Ende des 1. Lebensjahres noch nicht vollständig ausdifferenziert.

vorgeschlagen wurden. Anschließend wird diskutiert, wie diese Vorstellungen zur Kammerwinkelfehlbildung mit dem zeitgemäßen Verständnis der Embryogenese beim primär kongenitalen Glaukom übereinstimmen.

Mann [53] postulierte, daß eine inkomplette Atrophie des Mesoderms der vorderen Augenkammer eine Retention von abnormem Gewebe zur Folge hat, das die Abflußwege blockiert. Barkan [43] vermutete, daß die inkomplette Resorption mesodermaler Zellen durch das umgebende Gewebe zur Bildung einer den Kammerwinkel auskleidenden Membran führt. Diese „Membran" wurde als die sog. *Barkan-Membran* bekannt, obwohl deren Existenz histologisch nicht eindeutig nachweisbar war. Elektronenmikroskopische Untersuchungen von Anderson [46,54] zeigten keine derartige Membran, wenngleich man gonioskopisch und unter dem Operationsmikroskop häufig den Eindruck einer solchen Membran hat. Allen, Burian und Braley [44] postulierten, daß eine inkomplette Spaltung des Mesoderms im Kammerwinkel zu einer kongenitalen Defektbildung führt, obwohl die Spaltungstheorie für die physiologische Entwicklung des Kammerwinkels nicht nachgewiesen wurde.

Worst [25] schlug eine kombinierte Theorie vor, die sowohl Vorgänge der Atrophie und der Resorption enthielt, aber den Spaltungsmechanismus der Kammerwinkelbucht ablehnte. Er vermutete, daß eine inkomplette Entwicklung des Skleralsporns zu einer hohen Insertion der Pars longitudinalis des Ziliarmuskels am Trabekelsystem führt. Außerdem glaubte er, daß eine einzelne Schicht von Endothelzellen während der Reifung die Kammerwinkelbucht auskleidet und die pathologische Retention dieser Endothelien beim primär kongenitalen Glaukom die sog. Barkan-Membran bildet. Maumenee [55,56] beobachtete auch eine abnorme, anteriore Insertion des Ziliarmuskels am Trabekelmaschenwerk und folgerte, daß diese den Skleralsporn nach vorne und außen komprimiert, was den Schlemm-Kanal verengen kann. Anderson [46] und andere Untersucher [57] erhielten histopathologische Hinweise für eine hohe Insertion der anterioren Uvea am Trabekelmaschenwerk und vermuteten, daß dies einen Entwicklungsstillstand in der physiologischen Wanderung von uvealem Gewebe über das Maschenwerk im 3. Schwangerschaftsdrittel kennzeichnet. Maumenee [56] bemerkte auch ein Fehlen des Schlemm-Kanals bei einigen histologischen Gewebeproben und vermutete, daß dies eine Ursache für die Obstruktion der Abflußwege beim kongenitalen Glaukom sein könnte, obwohl Anderson [54] glaubt, daß dies eine sekundäre Veränderung darstellt.

Smelser und Ozanics [45] interpretierten das primär kongenitale Glaukom als ein Fehlverhalten des Mesoderms des Kammerwinkels für ein geeignetes räumliches Arrangement innerhalb des normalen Trabekelmaschenwerkes. Nachfolgende licht- und elektronenmikroskopische Untersuchungen stützten diese Theorie durch den Nachweis struktureller Veränderungen des uvealen Maschenwerkes [54,58–62]. In manchen Fällen von infantilem und juvenilem Glaukom fanden sie eine dicke Schicht amorphen Materials unterhalb des innenseitigen Endothels des Schlemm-Kanals [60–62]. Kupfer et al. [63,64] betonten die Beteiligung von Zellen der kranialen Neuralrinne bei der Entwicklung des Kammerwinkels und vermuteten, daß die Fehlentwicklung der Kammerwinkelstrukturen, die sich von diesen Zellen ableitet, zu den verschiedenen Defekten beim kongenitalen Glaukom führt.

Zusammenfassend kann man sagen, daß das primär kongenitale Glaukom auf einen frühen Entwicklungsstillstand der embryonalen Gewebe des Kammerwinkels zurückzuführen ist, die von Zellen der Neuralrinne abstammen, was letztendlich zur Verlegung der Abflußwege nach einem oder mehreren Mechanismen führen kann. Die hohe Insertion des Ziliarkörpers und der Iris in die hinteren Anteile des Trabekelmaschenwerkes kann die Trabekellamellen komprimieren. Außerdem können primäre Entwicklungsdefizite auf verschiedenen Stufen des Maschenwerkes bestehen, die bei manchen Fällen auch den Schlemm-Kanal betreffen. Eine wirkliche Membran, die das Maschenwerk bedeckt, scheint jedenfalls nicht das grundlegende Charakteristikum dieser Erkrankungsgruppe zu sein.

11.5 Differentialdiagnose

Einzelne Symptome und Befunde des primär kongenitalen Glaukoms können auch bei anderen kindlichen Augenerkrankungen auftreten und bedürfen der differentialdiagnostischen Berücksichtigung.

11.5.1 Epiphora

Beim Säugling und Kleinkind ist die häufigste Ursache des Tränenträufelns die Tränenwegstenose. Epiphora aufgrund einer Tränenwegstenose unterscheidet sich vom kindlichen Glaukom dadurch, daß bei ersterer Erkrankung meist eine Schwellung der Tränensackregion und eine purulente Sekretion bestehen.

Außerdem ist die Epiphora beim angeborenen Glaukom meist von Photophobie und Blepharospasmus begleitet, wenngleich diese Symptome auch bei anderen Erkrankungen der vorderen Augenabschnitte auftreten können.

11.5.2 Hornhautveränderungen

Ein *vergrößerter Hornhautdurchmesser* kann auch bei einer kongenitalen Megalokornea ohne Glaukom oder bei einem vergrößerten Bulbus durch eine konnatale hohe Myopie entstehen. Man muß jedoch bedenken, daß bei einer Manifestation des kongenitalen Glaukoms im Säuglingsalter auch eine progressive Myopie als sekundäre Konsequenz der Bulbusvergrößerung auftritt.

Risse der Desçemet-Membran können auch durch ein Geburtstrauma bedingt sein [65]. Desçemet-Risse durch diesen Pathomechanismus verlaufen in der Regel vertikal oder in einem schrägen Durchmesser, ganz im Gegensatz zu den Haab-Leisten beim kongenitalen Glaukom, die in der Regel horizontal oder konzentrisch zum Limbus verlaufen. Risse der Desçemet-Membran können auch mit den bandförmigen Strukturen bei der posterioren polymorphen Hornhautdystrophie [66] und bei posterioren Hornhautbläschen verwechselt werden [67]. Die Haab-Leisten unterscheiden sich von diesen Hornhauterkrankungen durch völlig glatte Hornhautareale zwischen den verdickten und unregelmäßigen Kanten im Gegensatz zur zentralen Hornhautverdickung bei den nicht-glaukomatösen Hornhautveränderungen [66].

Hornhauttrübungen in der Kindheit können auch bei einer Anzahl anderer Erkrankungen auftreten [68]: 1. entwicklungsbedingte Anomalien (Peter-Anomalie oder Sklerokornea); 2. Dystrophien (kongenital hereditäre Hornhautdystrophie und posteriore polymorphe Hornhautdystrophie); 3. Choristome der Hornhaut (Dermoide und dermisähnliche Choristome) 4. Ödeme aufgrund eines Geburtstraumas; 5. intrauterine Entzündungen (kongenitale Syphilis und Rubeolenkorneopathie) und 6. angeborene Stoffwechselerkrankungen (Mukopolysaccharidose und Zystinose).

11.5.3 Andere Glaukome in der Kindheit

Die Differentialdiagnose des primär kongenitalen Glaukoms sollte auch entwicklungsbedingte Glaukome berücksichtigen, die mit anderen Anomalien einhergehen, ebenso wie Glaukome in der Kindheit sekundär auf systemische oder andere Augenerkrankungen, die in den folgenden Kapiteln besprochen werden.

11.6 Behandlung

11.6.1 Medikamentöse Therapie

Das primär kongenitale Glaukom wird ausschließlich operativ behandelt, während die medikamentöse Therapie nur eine zeitlich begrenzte Maßnahme präoperativ darstellen kann oder, wenn die chirurgische Therapie vielfach versagt hat. Prinzipiell kommen die gleichen Behandlungsprinzipien der medikamentösen Therapie zur Anwendung wie bei den Erwachsenenglaukomen. Eine wichtige Ausnahme ist die Anwendung der Miotika, die zu paradoxen Augeninnendrucksteigerungen führen können, da es durch die Miotikawirkung zu einem Kollaps des Trabekelmaschenwerkes in Folge der hohen Insertion von uvealen Geweben im posterioren Maschenwerk kommen kann. Dosierungen bei Kindern und spezielle Vorsichtsmaßnahmen werden in Teil III besprochen.

11.6.2 Chirurgie

Die primären operativen Methoden sind darauf ausgerichtet, den Widerstand für den Kammerwasserabfluß durch die strukturellen Anomalien im Kammerwinkel zu beseitigen. Zur Zeit kann diese Forderung nur durch mikrochirurgische Methoden, entweder *ab interno* (Goniotomie) oder *ab externo* (Trabekulotomie) erfüllt werden, wenngleich gepulste Laser vielleicht eines Tages dafür Anwendung finden. Die folgende Diskussion beschränkt sich auf operative Behandlungsgrundsätze, während Details des operativen Vorgehens in Teil III des Buches besprochen werden.

Goniotomie. Barkan [69,70] beschrieb eine Operationsmethode, bei der das pathologische Gewebe im Kammerwinkel (was man ursprünglich für die Barkan-Membran hielt) unter Sicht über ein Gonioskop eingeschnitten wird. Heute glaubt man, daß die Inzision nicht durch eine Membran, sondern mehr durch die inneren Anteile des Trabekelmaschenwerkes geht. Diese relaxiert vermutlich die kompressive Traktion des anterioren uvealen Maschenwerkes und beseitigt den Abflußwiderstand durch das unvollständig entwickelte innere Maschenwerk.

Trabekulotomie. Harms und Dannheim [71] beschrieben eine Operationsmethode, bei der der Schlemm-Kanal ab externo eröffnet und das Trabekelmaschenwerk durch die Einführung einer Sonde in das Kanallumen und anschließendes Einschwenken in die Vorderkammer nach innen rupturiert wird. Ein unbestrittener Vorteil dieses Operationsverfahrens ist, daß es auch an Augen mit trüben Hornhäuten ausgeführt werden kann, bei denen eine Goniotomie nicht möglich ist. Während manche Chirurgen dieses Vorgehen nur bei Hornhauttrübungen empfehlen oder wenn multiple Goniotomien nicht den gewünschten Effekt brachten, bevorzugen andere Operateure die Trabekulotomie als Operationsverfahren der ersten Wahl bei primär kongenitalem Glaukom.

Sowohl Goniotomie wie auch Trabekulotomie haben ihre Fürsprecher und publizierte Erfolgsraten variieren erheblich, wobei man bei neutraler Einschätzung keiner Operationsmethode eine klare Überlegenheit zuordnen kann. Ein ausführlicherer Vergleich beider Operationsmethoden wird in Teil III des Buches angestellt. Bei beiden Operationsmethoden hängt der Erfolg von der Schwere und Dauer der kindlichen Glaukomerkrankung ab. Am ungünstigsten ist die Prognose, wenn bereits zum Zeitpunkt der Geburt ein hoher Augeninnendruck mit trüben Hornhäuten bestand. Das günstigste Ergebnis ist bei Kindern zu erwarten, die zwischen dem 2. und 8. Lebensmonat operiert wurden, wobei der chirurgische Effekt auf den Augeninnendruck mit zunehmendem Lebensalter abnimmt [72].

Andere Glaukomoperationen. Wenn multiple Goniotomien und/oder Trabekulotomien versagt haben, wählt der Operateur meist eine Filtrationsoperation wie eine Trabekulektomie. Einige Operateure bevorzugen einen Filtrationseingriff in voller Skleradicke wie z. B. eine Thermosklerostomie [73], die vielleicht eine bessere Erfolgschance bezüglich der Drucksenkung, aber auch ein höheres Risiko postoperativer Komplikationen hat. Ein kombiniertes Verfahren von Trabekulektomie und Trabekulotomie wird auch empfohlen, wenn mehrere Operationsschritte nicht den gewünschten Erfolg brachten. In einigen verzweifelten Situationen, wenn alle anderen Operationsmethoden versagten, kann auch eine zyklodestruktive Maßnahme nützlich sein. In einer geringen Anzahl von Fällen mit ausgeprägtem Buphthalmus und konnatal trüben Hornhäuten führte die Zyklokryotherapie sowohl zur Normalisierung des Augeninnendruckes wie auch zu einer Reduktion des Hornhautdurchmessers, wobei im folgenden eine erfolgreiche perforierende Keratoplastik möglich wurde [74].

Perforierende Keratoplastik. Trotz Normalisierung des Augeninnendruckes kann eine Hornhauttrübung persistieren, die eine perforierende Keratoplastik notwendig macht. Die Langzeitprognose ist ungünstig, wobei nur 25 % der Augen einen Visus von 0,5 oder besser in einer prospektiven Untersuchung erreichten [75]. Die häufigste postoperative Komplikation sind erneuter Augeninnendruckanstieg und Dekompensation des übertragenen Hornhautscheibchens. Wenngleich mit der perforierenden Keratoplastik eine signifikante Verbesserung des Sehvermögens erreicht werden kann [74], bleibt dieses Vorgehen auf Patienten mit nur geringem Sehvermögen beschränkt, bei denen die Glaukomsituation gut unter Kontrolle ist [75].

11.6.3 Postoperative Betreuung

Die Nachsorge der kleinen Patienten mit primär kongenitalem Glaukom hat verschiedene wichtige Facetten. In der frühen postoperativen Phase ist eine engmaschige Verlaufsbeobachtung notwendig, um den augendrucksenkenden Effekt der Operation zu kontrollieren. Das Hornhautödem kann für wenige Wochen nach einem erfolgreichen Eingriff andauern und ist deshalb ein unzuverlässiger Indikator für den unmittelbaren Operationserfolg, während Verbesserungen der Papillensituation der wichtigste Aspekt für die Verlaufsbeurteilung der Erkrankung sind [34]. Der Augeninnendruck ist ein wichtiger Parameter für die postoperative Entwicklung des Sehvermögens, da ein wesentlich besseres Sehvermögen bei jenen kleinen Patienten erreicht wird, bei denen der Augeninnendruck 19 mm Hg nicht übersteigt [72].

Trotz einer guten Augeninnendrucksenkung erreichen eine signifikante Anzahl der Kinder keine gute zentrale Sehschärfe. In zwei umfangreichen Studien hatten etwa die Hälfte der Patienten eine dauerhafte Sehschärfe von weniger als 0,4 [72,76]. Dies kann durch persistierende Hornhauttrübungen erklärt werden, die gelegentlich eine Keratoplastik notwendig machen. Ein hoher Prozentsatz der Kinder hat aber auch eine Amblyopie durch eine Anisometropie und es ist wichtig, daß diese frühzeitig diagnostiziert und in das Konzept der Nachbetreuung integriert wird.

Schließlich sollten sowohl der Patient wie auch seine Familie nicht vergessen, daß der Augeninnendruck zu jedem Zeitpunkt nach der Operation eines primär kongenitalen Glaukoms wieder ansteigen kann und eine augenärztliche Betreuung während des gesamten Lebens notwendig ist.

11.7 Zusammenfassung

Das primär kongenitale Glaukom ist eine Form der kindlichen Glaukome, die charakterisiert ist durch eine Entwicklungsstörung des Kammerwinkels ohne weitere okuläre oder allgemeine Anomalien. Man glaubt, daß die Erkrankung eine hereditäre Grundlage hat. Sie wird meist in den ersten Lebensjahren diagnostiziert und tritt häufig beidseitig auf. Charakteristische Symptome und klinische Befunde sind Epiphora, Photophobie und Blepharospasmus sowie eine vergrößerte und trübe Hornhaut. Die normale Entwicklung der Kammerwinkelbucht geht überwiegend von Zellverbänden der kranialen Neuralrinne aus, eine inkomplette Differenzierung ist höchstwahrscheinlich der Pathomechanismus des primär kongenitalen Glaukoms. Die Differentialdiagnose muß andere Ursachen von Epiphora und Hornhautveränderungen wie auch weitere Glaukomformen der Kindheit berücksichtigen. Das primär kongenitale Glaukom wird überwiegend operativ behandelt, entweder mit einer Goniotomie oder Trabekulotomie. In der Nachsorge bedarf die Amblyopie der speziellen Beachtung, was leider eine häufige Folge dieser frühkindlichen Augenerkrankung ist.

Literatur

1. Barsoum-Homsy, M, Chevrette, L: Incidence and prognosis of childhood glaucoma. A study of 63 cases. Opthalmology 93:1323, 1986.
2. Walton, DS: Primary congenital open-angle glaucoma. In: Glaucoma, Chandler, PA, Grant, WM. Lea and Febiger, Philadelphia, 1979, p. 329.
3. Shaffer, RN, Weiss, DI: Congenital and Pediatric Glaucomas. CV Mosby, St. Louis, 1970, p. 37.
4. Kwitko, ML: Glaucomas in Infants and Children. Appleton-Century-Crofts, New York, 1973, p. 185.
5. Lotufo, D, Ritch, R, Szmyd, L, Burris, JE: Juvenile glaucoma, race, and refraction. JAMA 261:249, 1989.
6. Azuma, I: A survey on the congenital glaucoma. Klin Monatsbl Augenheilkd 184:287, 1984.
7. Merin, S, Morin, D: Heredity of congenital glaucoma. Br J Ophthal 56:414, 1972.
8. Demenais, F, Elston, RC, Bonaiti, C, et al: Segregation analysis of congenital glaucoma. Approach by two different models. Am J Hum Genet 33:300, 1981.
9. Rasmussen, DH, Ellis, PP: Congenital glaucoma in identical twins. Arch Ophthal 84:827, 1970.
10. Fried, K, Sachs, R, Krakowsky, D: Congenital glaucoma in only one of identical twins. Ophthalmologica 174:185, 1977.
11. Pollack, A, Oliver, M: Congenital glaucoma and incomplete congenital glaucoma in two siblings. Acta Ophthal 62:359, 1984.
12. Katsushima, H, Kii, T, Soma, K, et al: Primary congenital glaucoma in a patient with trisomy 2q (q33→qter) and monosomy 9p (p24→pter). Arch Ophthal 105:323, 1987.
13. Kaufman, PL, Kolker, AE: Ocular findings and corticosteroid responsiveness in parents of children with primary infantile glaucoma. Invest Ophthal 14:46, 1975.
14. Jerndal, T, Munkby, M: Corticosteroid response in dominant congenital glaucoma. Acta Ophthal 56:373, 1978.
15. Hvidberg, A, Kessing, SvV, Svejgaard, A: HLA histocompatibility antigens in primary congenital glaucoma. Glaucoma 1:134, 1979.
16. Kiskis, AA, Markowitz, SN, Morin, JD: Corneal diameter and axial length in congenital glaucoma. Can J Ophthal 20:93, 1985.
17. Musarella, MA, Morin, JD: Anterior segment and intraocular pressure measurements of the unanesthetized premature infant. Metab Pediatr Syst Ophthal 8:53, 1985.
18. Imre, G, Bogi, J: Corneal edema in young glaucoma patients. Klin Monatsbl Augenheilkd 179:465, 1981.
19. Dominquez, A, Banos, MS, Alvarez, MG, et al: Intraocular pressure measurement in infants under general anesthesia. Am J Ophthal 78:110, 1974.
20. Grote, P: Augeninnendruckmessungen bei Kleinkindern ohne Glaukam in Halothanmaskennarkose. Ophthalmologica 171:202, 1975.
21. Judisch, GF, Anderson, S, Bell, WE: Chloral hydrate sedation as a substitute for examination under anesthesia in pediatric ophthalmology. Am J Ophthal 89:560, 1980.
22. Van Buskirk, EM, Plamer, EA: Office assessment of young children for glaucoma. Ann Ophthal 11:1749, 1979.
23. Radtke, ND, Cohen, BF: Intraocular pressure measurement in the newborn. Am J Ophthal 78:501, 1974.
24. Wenzel, M, Krippendorff, U, Hunold, W, Reim, M: Endothelial cell damage in congenital and juvenile glaucoma. Klin Monatsbl Augenheilkd 195:344, 1989.
25. Worst, JGF: The Pathogenesis of Congenital Glaucoma. An Embryological and Goniosurgical Study. Charles C. Thomas, Springfield, Ill., 1966.
26. Luntz, MH: Congenital, infantile, and juvenile glaucoma. Ophthalmology 86:793, 1979.
27. Khodadoust, AA, Ziai, M, Biggs, SL: Optic disc in normal newborns. Am J Ophthal 66:502, 1968.
28. Robin, AL, Quigley, HA, Pollack, IP, et al: An analysis of visual acuity, visual fields, and disk cupping in childhood glaucoma. Am J Ophthal 88:847, 1979.
29. Shaffer, RN, Hetherington, J Jr: The glaucomatous disc in infants. A suggested hypothesis for disc cupping. Trans Am Acad Ophthal Otol 73:929, 1969.
30. Quigley, HA: The pathogenesis of reversible cupping in congenital glaucoma. Am J Ophthal 84:358, 1977.
31. Robin, AL, Quigley, HA: Transient reversible cupping in juvenile-onset glaucoma. Am J Ophthal 88:580, 1979.
32. Quigley, HA: Childhood glaucoma. Results with trabeculotomy and study of reversible cupping. Ophthalmology 89:219, 1982.
33. Morin, JD, Bryars, JH: Causes of loss of vision in congenital glaucoma. Arch Ophthal 93:1575, 1980.
34. Rice, NSC: Management of infantile glaucoma. Br J Ophthal 56:294, 1972.

35. Cooling, RJ, Rice, NSC, McLeod, D: Retinal detachment in congenital glaucoma. Br J Ophthal 64:417, 1980.
36. Sampaolesi, R, Caruso, R: Ocular echometry in the diagnosis of congenital glaucoma. Arch Ophthal 100:574, 1982.
37. Tarkkanen, A, Uusitalo, R, Mianowicz, J: Ultrasonographic biometry in congenital glaucoma. Acta Ophthal 61:618, 1983.
38. Mann, IC: The Development of the Human Eye, 3rd ed. Grune and Stratton, London, 1964.
39. Johnston, MC, Noden, DM, Hazelton, RD, et al: Origins of avian ocular and periocular tissues. Exp Eye Res 29:27, 1979.
40. Tripathi, BJ, Tripathi, RC: Neural crest origin of human trabecular meshwork and its implications for the pathogenesis of glaucoma. Am J Ophthal 107:583, 1989.
41. Wulle, KG: Electron microscopy of the fetal development of the corneal endothelium and Descemet's membrane of the human eye. Invest Ophthal 11:397, 1972.
42. Hay, ED: Development of the vertebrate cornea. Internat Rev Cytol 63:263, 1980.
43. Barkan, O: Pathogenesis of congenital glaucoma. Gonioscopic and anatomic observation of the angle of the anterior chamber in the normal eye and in congenital glaucoma. Am J Ophthal 40:1, 1955.
44. Allen, L, Burian, HM, Braley, AE: A new concept of the development of the anterior chamber angle. Its relationship to developmental glaucoma and other structural anomalies. Arch Ophthal 53:783, 1955.
45. Smelser, GK, Ozanics, V: The development of the trabecular meshwork in primate eyes. Am J Ophthal 71:366, 1971.
46. Anderson, DR: The development of the trabecular meshwork and its abnormality in primary infantile glaucoma. Trans Am Ophthal Soc 79:458, 1981.
47. Hansson, H-A, Jerndal, T: Scanning electron microscopic studies on the development of the iridocorneal angle in human eyes. Invest Ophthal 10:252, 1971.
48. Van Buskirk, EM: Clinical implications of iridocorneal angle development. Ophthalmology 88:361, 1981.
49. McMenamin, PG: Human fetal iridocorneal angle: a light and scanning electron microscopic study. Br J Ophthal 73:871, 1989.
50. Beauchamp, GR, Lubeck, D, Knepper, PA: Glycoconjugates, cellular differentiation, and congenital glaucoma. J Ped Ophthal Strab 22:149, 1985.
51. Vaden Hoek, TL, Goossens, W, Knepper, PA: Fluorescence-labeled lectins, glycoconjungates, and the development of the mouse AOP. Invest Ophthal Vis Sci 28:451, 1987.
52. Shields, MB: Axenfeld-Rieger syndrome. A theory of mechanism and distinctions from the iridocorneal endothelial syndrome. Trans Am Ophthal Soc 81:736, 1983.
53. Mann, IC: Development of the Human Eye. Cambridge University Press, Cambridge, England, 1928.
54. Anderson, DR: Pathology of the glaucomas. Br J Ophthal 56:146, 1972.
55. Maumenee, AE: The pathogenesis of congenital glaucoma. A new theory. Am J Ophthal 47:827, 1959.
56. Maumenee, AE: Further observations on the pathogenesis of congenital glaucoma. Am J Ophthal 55:1163, 1963.
57. Wright, JD Jr, Robb, RM, Dueker, DK, Boger, WP III: Congenital glaucoma unresponsive to conventional therapy: a clinicopathological case presentation. J Ped Ophthal Strab 20:172, 1983.
58. Sampaolesi, R, Argento, C: Scanning electron microscopy of the trabecular meshwork in normal and glaucomatous eyes. Invest Ophthal Vis Sci 16:302, 1977.
59. Maul, E, Strozzi, L, Munoz, C, Reyes, C: The outflow pathway in congenital glaucoma. Am J Ophthal 89:667, 1980.
60. Rodrigues, MM, Spaeth, GL, Weinreb, S: Juvenile glaucoma associated with goniodysgenesis. Am J Ophthal 81:786, 1976.
61. Tawara, A, Inomata, H: Developmental immaturity of the trabecular meshwork in congenital glaucoma. Am J Ophthal 92:508, 1981.
62. Tawara, A, Inomata, H: Developmental immaturity of the trabecular meshwork in juvenile glaucoma. Am J Ophthal 98:82, 1984.
63. Kupfer, C, Ross, K: The development of outflow facility in human eyes. Invest Ophthal 10:513, 1971.
64. Kupfer, C, Kaiser-Kupfer, MI: Observations on the development of the anterior chamber angle with reference to the pathogenesis of congenital glaucomas. Am J Ophthal 88:424, 1979.
65. Angell, LK, Robb, RM, Berson, FG: Visual prognosis in patients with ruptures in Descemet's membrane due to forceps injuries. Arch Ophthal 99:2137, 1981.
66. Cibis, GW, Tripathi, RC: The differential diagnosis of Descemet's tears (Haab's Striae) and posterior polymorphous dystrophy bands. A clinicopathologic study. Ophthalmology 89:614, 1982.
67. Pardos, GJ, Krachmer, JH, Mannis, MJ: Posterior corneal vesicles. Arch Ophthal 99:1573, 1981.
68. Ching, FC: Corneal opacification in infancy. Med Coll Virginia Quarterly 8:230, 1972.
69. Barkan, O: Operation for congenital glaucoma. Am J Ophthal 25:552, 1942.
70. Barkan, O: Goniotomy for the relief of congenital glaucoma. Br J Ophthal 32:701, 1948.
71. Harms, H, Dannheim, R: Trabeculotomy results and problems. In: Microsurgery in Glaucoma, Mackenson, G, ed. Basel, S Karger, 1970, p. 121.
72. Dannheim, R, Haas, H: Visual acuity and in- traocular pressure after surgery in congenital glaucoma. Klin Monatsbl Augenheilkd 177:296, 1980.
73. Cadera, W, Pachtman, MA, Cantor, LB, et al: Congenital glaucoma with corneal cloudiness treated by thermal sclerostomy. Can J Ophthal 20:98, 1985.
74. Frucht-Pery, J, Feldman, ST, Brown, SI: Transplantation of congenitally opaque corneas from eyes with exaggerated buphthalmos. Am J Ophthal 107:655, 1989.
75. Huang, SCM, Soong, HK, Benz, RM, et al: Problems associated with penetrating keratoplasty for corneal edema in congenital glaucoma. Ophthal Surg 20:399, 1989.
76. Morgan, KS, Black, B, Ellis, FD, Helveston, EM: Treatment of congenital glaucoma. Am J Ophthal 92:799, 1981.

Kapitel 12. Entwicklungsbedingte Glaukome mit weiteren Anomalien

12.1	Allgemeine Terminologie
12.2	Axenfeld-Rieger-Syndrom
12.2.1	Terminologie
12.2.2	Allgemeine Merkmale
12.2.3	Ophthalmologische Befunde
12.2.4	Allgemeine Merkmale
12.2.5	Histopathologische Befunde
12.2.6	Theorien zum Pathomechanismus
12.2.7	Differentialdiagnose
12.2.8	Behandlung
12.3	Peters-Anomalie
12.3.1	Allgemeine Merkmale
12.3.2	Klinisch-pathologische Befunde
12.3.3	Glaukom bei Peters-Anomalie
12.3.4	Differentialdiagnose
12.3.5	Behandlung
12.4	Aniridie
12.4.1	Allgemeine Merkmale
12.4.2	Klinisch-pathologische Befunde
12.4.3	Glaukom bei Aniridie
12.4.4	Behandlung
12.5	Weitere Syndrome mit Glaukom
12.5.1	Loewe-Syndrom (okulozerebrorenales Syndrom)
12.5.2	Chromosomenanomalien
12.5.3	Stickler-Syndrom
12.5.4	Zellweger-Syndrom
12.5.5	Hallermann-Streiff-Syndrom
12.5.6	Rubenstein-Taybi-Syndrom
12.5.7	Okulodentodigitale Dysplasie
12.5.8	Mukopolysaccharidosen
12.5.9	Zystinose
12.5.10	Prader-Willi-Syndrom
12.5.11	Waardenburg-Syndrom
12.5.12	Cockayne-Syndrom
12.5.13	Fetales Alkoholsyndrom
12.6	Zusammenfassung

Bei den Glaukomformen, die in diesem Kapitel behandelt werden, ist die Ursache der Verlegung der Abflußwege eine Entwicklungsstörung des Kammerwinkels. Im Gegensatz zum primär kongenitalen Glaukom bestehen jedoch bei diesen Glaukomen weitere Anomalien des Auges und/oder allgemeine Anomalien aufgrund derer das Krankheitsbild definiert wird.

12.1 Allgemeine Terminologie

Über die Gruppierung, Abgrenzung und Klassifikation der großen Anzahl entwicklungsbedingter Glaukome gibt es eine umfangreiche Diskussion und Verwirrung. Aufgrund der Beobachtung, daß die meisten okulären und fazialen Strukturen, die bei diesen Fehlbildungen betroffen sind, sich aus den Zellen der Neuralrinne ableiten [1,2], wurde der Ausdruck Neurocristopathien als Oberbegriff vorgeschlagen [3,4]. Hoskins et al. [5] sprechen sich für einen Verzicht auf Eigennamen bei den Eponymen und Syndromen aus und empfehlen die Betonung einer deskriptiven, biomorphologisch nachvollziehbaren Terminologie. Unter dem Aspekt, daß das Trabekelmaschenwerk, die Iris und die Hornhaut die hauptsächlich betroffenen Strukturen bei diesen Glaukomformen sind, empfehlen sie die Bezeichnungen „Trabekulodysgenesie", „Iridodysgenesie" und „Korneodysgenesie" oder eine Kombination aller 3 Begriffe als Grundlage der Klassifikation entwicklungsbedingter Erkrankungen des vorderen Augensegmentes.

Wenngleich eine Krankheitsbezeichnung nach anatomischen Beschreibungen und Pathomechanismen vorteilhaft ist, machen die gelegentliche Überschneidung der klinischen Manifestationen und unvollständige Kenntnisse über den Erkrankungsmechanismus es zuweilen schwierig, ein derartiges Klassifikationsmuster auf alle Fälle mit einem entwicklungsbedingten Glaukom und weiteren Anomalien zu übertragen. Aus diesem Grunde werden die traditionellen Eponym- und Syndromnamen beibehalten, aus didaktischen Gründen in diesem Kapitel jedoch einige Modifikationen vorgeschlagen.

12.2 Axenfeld-Rieger-Syndrom

12.2.1 Terminologie

1920 beschrieb Axenfeld [6] einen Patienten mit einer weißen Linie an der Rückfläche der peripheren Hornhaut nahe am Limbus mit Gewebebrücken von der peripheren Iris zu dieser prominenten Linie. Mitte der 30er Jahre berichtete Rieger [7–9] über Krankheitsbilder mit ähnlichen Anomalien des vorderen Augensegmentes, aber zusätzlichen Veränderungen der Iris wie Korektopie, Atrophie und Lochbildungen. Man fand, daß einige dieser Patienten auch allgemeine Fehlbildungen insbesondere der Zähne und der Gesichtsknochen aufwiesen [10,11]. Axenfeld [6] bezeichnete seinen Fall als „Embryotoxon posterior der Hornhaut", während Rieger [9] den Ausdruck „mesodermale Dysgenesie von Hornhaut und Iris" verwandte. In der heutigen Literatur werden diese Fälle meist mit den 3 folgenden Eponymen geführt: 1. Axenfeld-Anomalie (beschränkt auf periphere Anomalien der Vorderkammer); 2. Rieger-Anomalie (periphere Anomalien mit zusätzlichen Veränderungen der Iris) und 3. Rieger-Syndrom (Anomalien des Auges und allgemeine Fehlbildungen).

Die Ähnlichkeit der Fehlbildungen der Vorderkammer bei der Axenfeld-und der Rieger-Anomalie wie dem Rieger-Syndrom veranlaßten die meisten Forscher für diese 3 Erkrankungen eine gemeinsame Grundlage der Fehlbildungen des vorderen Augensegmentes anzunehmen [12–15]. Außerdem besteht eine gewisse Überschneidung sowohl bei den Augen- wie bei den allgemeinen Veränderungen, so daß die traditionelle Zuteilung zu einem der 3 Syndrome für alle Fälle schwierig ist. Es wurden verschiedene Oberbegriffe für das gesamte Spektrum dieser Entwicklungsstörungen der vorderen Augenabschnitte mit Glaukom empfohlen, wie z. B. „Vorderkammer-cleavage-Syndrom" [13] und „mesodermale Dysgenesie von Hornhaut und Iris" [9]. Wie in Kap. 11 jedoch dargelegt, sind die Theorien zur eigentlichen Natur der Entwicklungsstörung, die diesen Bezeichnungen zugrunde liegen, nicht völlig korrekt. Außerdem implizieren die vorher genannten Oberbegriffe auch zentrale Veränderungen von Hornhaut und Linse wie bei der Peters-Anomalie, die später in diesem Kapitel diskutiert wird. Während manche Patienten das klinische Bild der Kombination einer Axenfeld- oder Rieger-Anomalie zeigen, ist jedoch die Beteiligung im Sinne einer Peters-Anomalie selten und der Pathomechanismus der Fehlbildung vermutlich bei den meisten Fällen unterschiedlich.

Erst kürzlich wurde der Ausdruck Axenfeld-Rieger-Syndrom eingeführt, der für die klinischen Varianten in diesem Spektrum der Entwicklungsstörungen angewandt wird [15,16]. Diese Bezeichnung behält ihren Bezug zum ursprünglichen Eponym und ist unabhängig von jedweder denkbaren Theorie zum Mechanismus der Fehlbildung. Sie ist auch unabhängig von der noch unklaren Pathophysiologie und bedarf keiner zusätzlichen, willkürlichen Subklassifikation der verschiedenen klinischen Erscheinungsbilder.

12.2.2 Allgemeine Merkmale

Alle Patienten mit einem Axenfeld-Rieger-Syndrom haben unabhängig von der okulären Manifestation der Erkrankung folgende gemeinsame Merkmale: 1. eine beidseitige Fehlbildung des vorderen Augensegmentes; 2. eine häufige Familienanamnese der Erkrankung mit einem autosomalen, dominanten Erbgang; 3. keine Prädilektion bei Männern oder Frauen; 4. häufige allgemeine Fehlbildungen und 5. eine hohe Inzidenz des Sekundärglaukoms. Das Manifestationsalter für ein Axenfeld-Rieger-Syndrom reicht von der Geburt bis zum Erwachsenenalter, wobei die meisten Erkrankungsfälle während der frühen Kindheit oder im Jugendalter diagnostiziert werden. Die Diagnose geht meist zurück auf die Auffälligkeit der Iris bzw. weitere okuläre Anomalien, Anzeichen eines kongenitalen Glaukoms, Veränderungen des Sehvermögens bei älteren Patienten oder allgemeine Fehlbildungen. Manche Erkrankungsfälle werden anläßlich einer Routineuntersuchung festgestellt, die evtl. durch ein betroffenes Familienmitglied angeregt wurde.

12.2.3 Ophthalmologische Befunde

Die Veränderungen am Auge sind beim Axenfeld-Rieger-Syndrom typischerweise beidseitig. Am häufigsten betroffen sind die periphere Hornhaut, der Kammerwinkel und die Iris.

12.2.3.1 Hornhaut

Der charakteristische Hornhautbefund ist eine *prominente, nach anterior verlagerte Schwalbe-Linie*. Diese erscheint bei der Spaltlampenuntersuchung als eine weiße Linie an der Hornhautrückfläche nahe dem Limbus. Bei manchen Fällen ist diese weiße Linie inkomplett, häufig auf den temporalen Quadran-

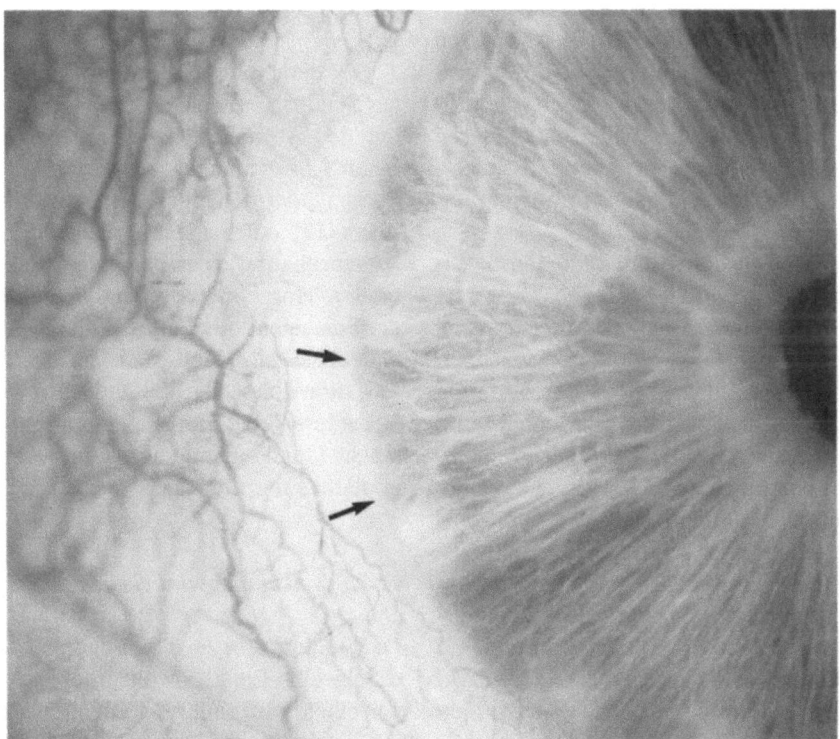

Abb. 12.1. Prominente, nach anterior verlagerte Schwalbe-Linie (Embryotoxon posterior) im temporalen Quadranten *(Pfeile)*

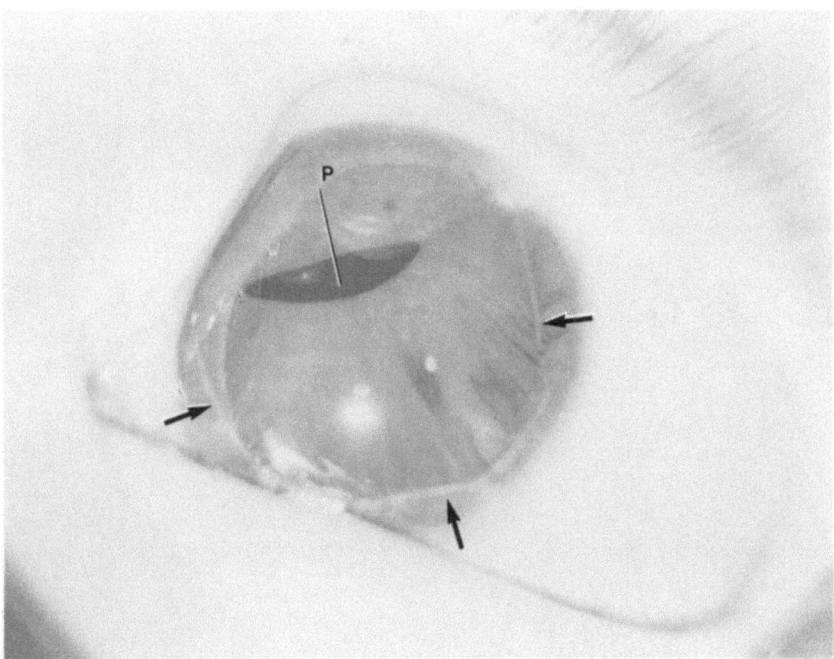

Abb. 12.2. Prominente, nach anterior verlagerte Schwalbe-Linie in allen Quadranten *(Pfeile)* mit Pupillenentrundung *(P)* bei einem Patienten mit Axenfeld-Rieger-Syndrom

ten begrenzt (Abb. 12.1), bei wenigen Patienten kann sie die gesamte Zirkumferenz über 360° umfassen (Abb. 12.2). Bei einigen Patienten wird die prominente Schwalbe-Linie nur gonioskopisch identifiziert, während nur sehr seltene Fälle mit okulären und allgemeinen Befunden eines Axenfeld-Rieger-Syndroms eine im großen und ganzen normale, unauffällige Schwalbe-Linie zeigen [17].

Eine prominente Schwalbe-Linie ohne jedes weitere Anzeichen eines Axenfeld-Rieger-Syndroms ist jedoch nicht ungewöhnlich. Das isolierte Auftreten wird häufig als *Embryotoxon posterior* bezeichnet. Dieser Ausdruck wurde ursprünglich von Axenfeld [6] verwandt und soll nach Literaturberichten bei 8 [12] bis 15% [18] der allgemeinen Bevölkerung in unterschiedlicher Ausprägung zu finden sein. Es könnte eine abortive Form des Axenfeld-Rieger-Syndroms darstellen, wird jedoch nicht zu dieser Erkrankungsgruppe gezählt, da weder weitere Anomalien vorhanden sind noch eine erhöhte Inzidenz des Sekundärglaukoms zu beobachten ist. Eine prominente Schwalbe-Linie kann zuweilen auch bei anderen Augenerkrankungen, z.B. beim primär kongenitalen Glaukom [19] oder beim ICE-Syndrom [20] auftreten.

Bei der typischen Situation eines Axenfeld-Rieger-Syndroms ist die zentrale Hornhaut unauffällig, mit der Ausnahme gelegentlicher Fälle pathologischen Abweichungen von Hornhautgröße (Megalokornea oder erheblich seltener Mikrokornea) und -form [12]. Auch angeborene Trübungen der zentralen Hornhaut wurden bei einigen Patienten beobachtet. Das Hornhautendothel ist in der Regel normal. In der Spiegelendothelmikroskopie sind die Zellränder klar abgesetzt, wenngleich eine geringe bis mäßige Variation von Zellgröße und -form beobachtet wird, besonders bei älteren Patienten und jenen mit einer langen Glaukomanamnese oder Vorgeschichte intraokularer Eingriffe [15].

12.2.3.2 Kammerwinkel

Die Gonioskopie zeigt typischerweise eine prominente Schwalbe-Linie, obwohl erhebliche Abweichungen von einem zum anderen Patienten bezüglich der Aus-

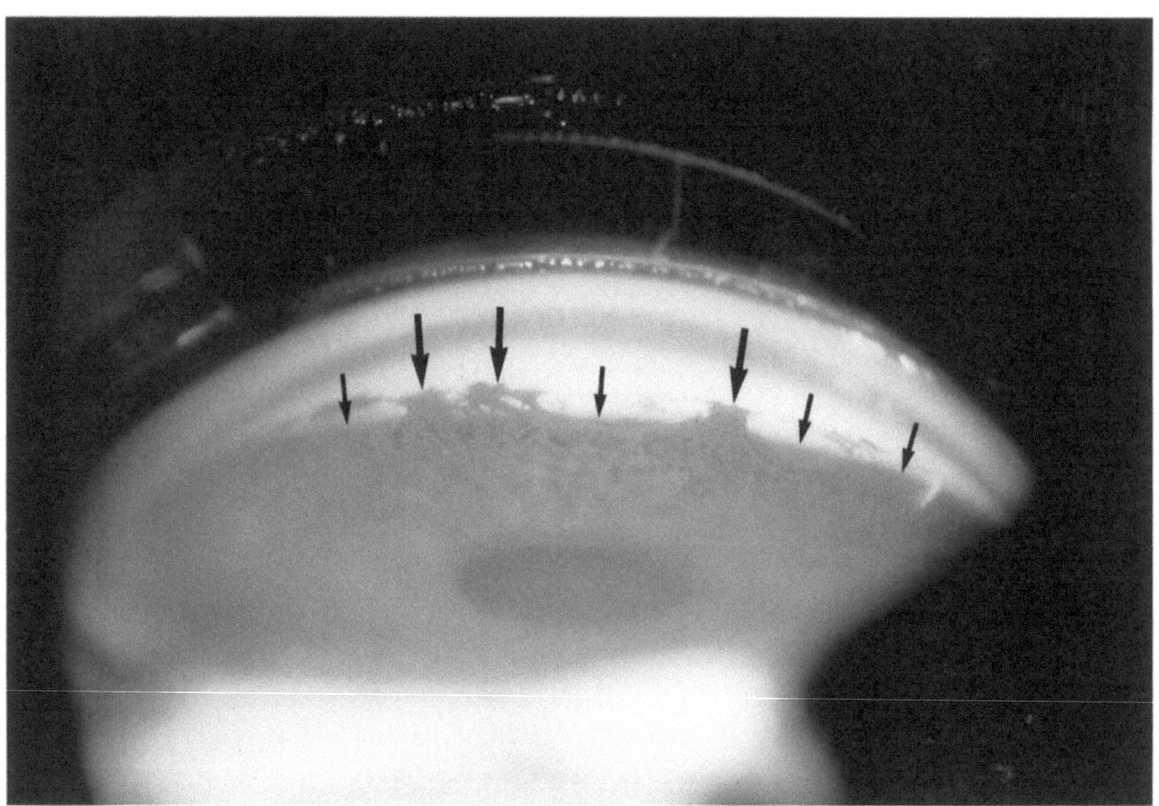

Abb. 12.3. Gonioskopisches Bild eines Patienten mit Axenfeld-Rieger-Syndrom mit Gewebebrücken von der peripheren Iris zu einer prominenten Schwalbe-Linie *(große Pfeile)* und einer hohen Insertion von Iris in das Trabekelmaschenwerk hinein *(kleine Pfeile)*

dehnung und Verlagerung nach anterior bestehen können. In seltenen Fällen kann diese prominente Linie durch eine dünne Membran an der peripheren Hornhaut in lokalisierten Abschnitten aufgehängt sein [15,21]. Gewebestränge überbrücken teilweise die Kammerwinkelbucht von der peripheren Iris zu dem Embryotoxon (Abb. 12.3). Diese *iridokornealen Adhäsionen* sind in Farbe und Struktur ähnlich der umgebenden Iris. Die Stränge reichen in der Breite von fadenförmigen Strukturen bis zu Bändern und können fast 15° der Zirkumferenz einnehmen. Bei manchen Augen sieht man nur ein oder zwei derartiger Irisbrücken, während andere mehrere pro Quadrant aufweisen. Hinter diesen Irisbrücken ist der Kammerwinkel offen und das Trabekelmaschenwerk sichtbar, der Skleralsporn ist jedoch typischerweise durch die periphere Iris verlegt, die in die hinteren Anteile des Trabekelmaschenwerkes inseriert [12, 15,18].

12.2.3.3 Iris

Außer den geschilderten peripheren Veränderungen der Iris ist die übrige Irisstruktur bei diesem Syndrom primär normal. Bei einigen Fällen reichen die langfristigen Irisveränderungen jedoch von einer diskreten Stromaverdünnung bis zu einer ausgeprägten Atrophie mit Lochbildungen, Korektopie und Ectropium uveae (Abb. 12.4). Wenn eine Korektopie der Pupille vorliegt, ist die Pupillarregion in der Regel in Richtung der peripheren iridokornealen Adhäsionen verzogen, was bereits bei der Spaltlampenuntersuchung auffällt. Atrophie und Lochbildung treten typischerweise in den Quadranten gegenüber der Pupillenverziehung auf.

Bei einer geringeren Anzahl von Patienten mit Axenfeld-Rieger-Syndrom bestehen progressive Veränderungen der zentralen Iris [15,22–24]. Diese sollen häufiger während der ersten Lebensjahre auftreten, werden aber auch bei älteren Patienten beschrieben. Die progressiven Veränderungen der zentralen Iris bestehen hauptsächlich aus einer Verlagerung und Entrundung der Pupille sowie Verdünnung und Lochbildung der Iris. Die Veränderungen der pe-

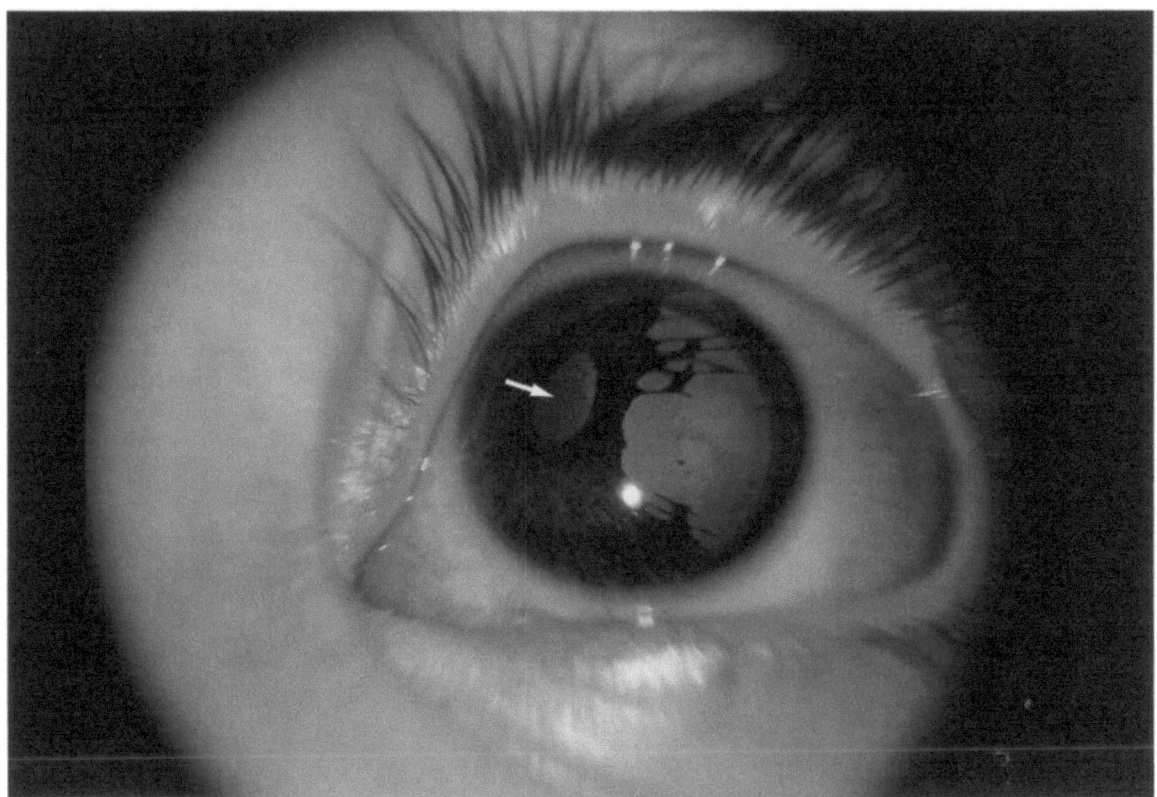

Abb. 12.4. Fortgeschrittene Irisveränderungen bei einem Patienten mit Axenfeld-Rieger-Syndrom mit einer kleinen, dislozierten Pupille *(Pfeil)* und einem großen Irisloch im gegenüberliegenden Quadranten

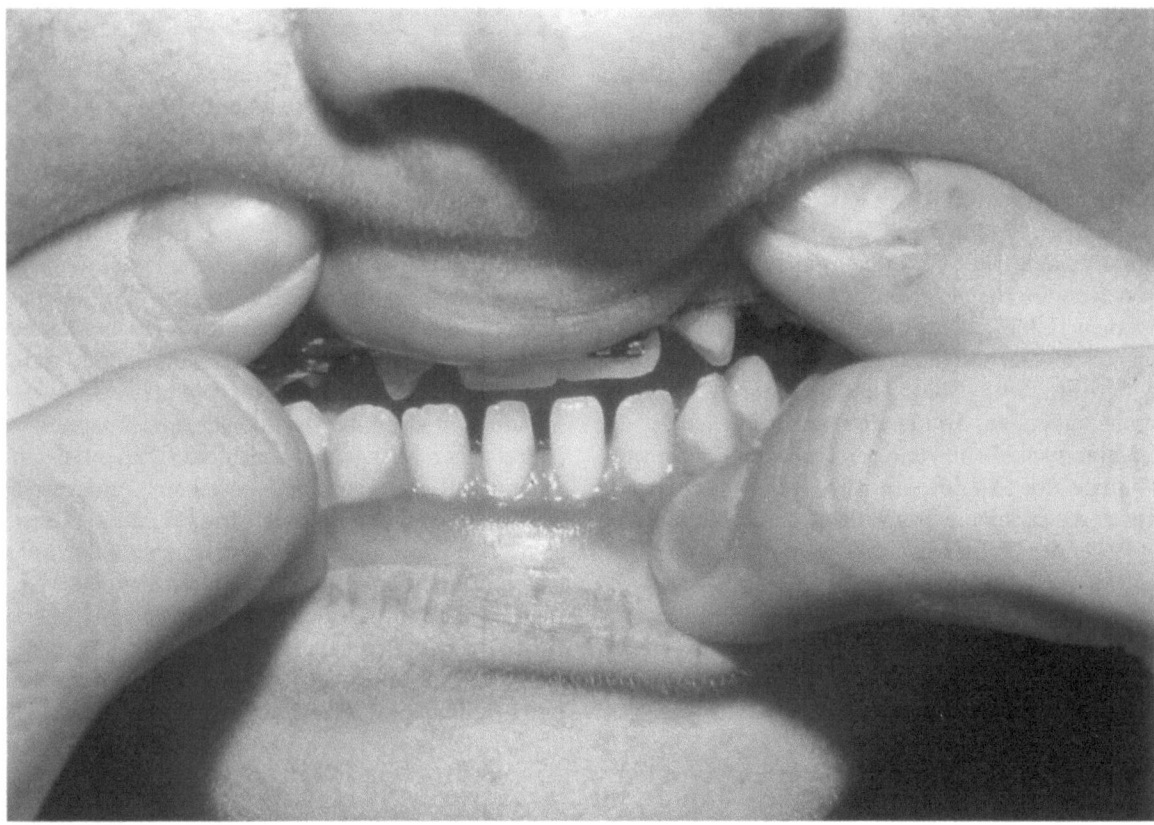

Abb. 12.5. Patient mit einem Axenfeld-Rieger-Syndrom mit der typischen Zahnanomalie einer Mikrodontie (abnorm kleine Zähne)

ripheren Iris oder des Kammerwinkels scheinen nicht fortzuschreiten, mit Ausnahme einer gelegentlichen Verdickung der iridokornealen Gewebebrücken [15].

12.2.3.4 Weitere Anomalien des Auges

Es wurden eine große Anzahl weiterer Anomalien am Auge bei ein oder mehr Familienmitgliedern bzw. innerhalb eines Stammbaumes berichtet. Keine dieser Veränderungen tritt so häufig auf, um sie als ein typisches Merkmal eines Axenfeld-Rieger-Syndroms zu klassifizieren oder eine gesonderte Erkrankungsform zu definieren. Es herrscht der Eindruck vor, daß diese Patienten eine große Bandbreite okulärer Anomalien haben können [12,15]. In der Literatur berichtete, weitere Augenveränderungen waren Strabismus, limbale Dermoide, Hornhautpannus [25], Katarakt [26], kongenitales Ectropium uveae [27], kongenitale Pupillarmembran [28], periphere speichenförmige Transilluminationsdefekte der Iris, Netzhautablösung [29], Makuladegeneration, chorioretinale Kolobome, chorioidale Hypoplasie und Hypoplasie der Papillen [12,15].

12.2.3.5 Glaukom

Etwa die Hälfte aller Patienten mit einem Axenfeld-Rieger-Syndrom bekommen ein Glaukom. Dies kann bereits während der Kindheit manifest werden, wenngleich es üblicherweise in der Jugend oder im jungen Erwachsenenalter auftritt. Das Ausmaß der Defektbildung an der Iris oder der iridokornealen Brücken korreliert nicht mit dem Auftreten oder dem Schweregrad des Glaukoms. Andererseits ist die hohe Insertion der peripheren Iris in das Trabekelmaschenwerk bei den Patienten, die ein schweres Sekundärglaukom entwickeln, ausgeprägter [15], obwohl diese Veränderung in geringem Maße bei fast allen Erkrankten zu finden ist.

12.2.4 Allgemeine Merkmale

Die häufigsten allgemeinen Anomalien beim Axenfeld-Rieger-Syndrom sind Entwicklungsdefizite der Zähne und Gesichtsknochen. Die Zahnanomalien betreffen meist einen Minderwuchs (Mikrodontie),

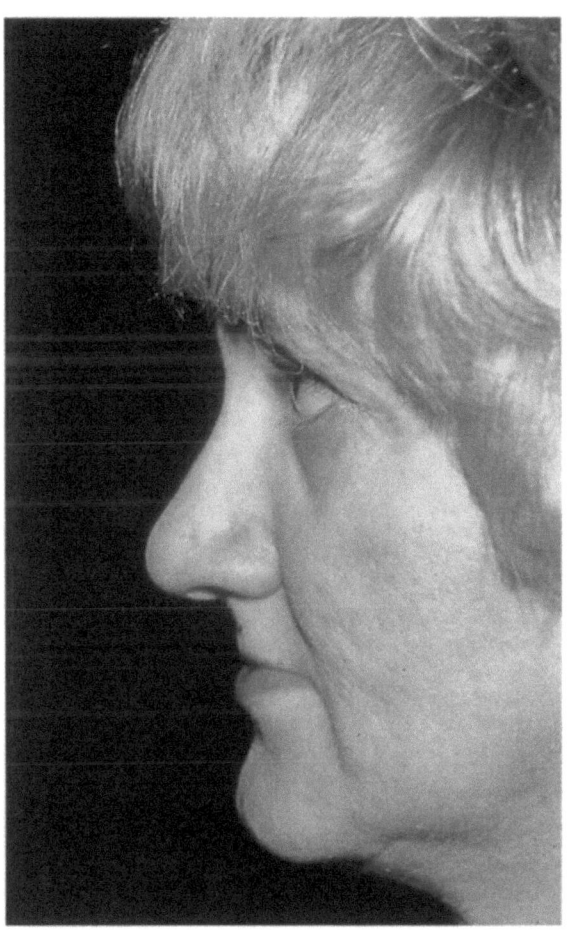

Abb. 12.6. Patientin mit Axenfeld-Rieger-Syndrom mit einem charakteristischen Gesichtsprofil, der Abflachung im Mittelgesichtsbereich (Oberlippe und Wangen) sowie einer hervorstehenden Unterlippe

eine herabgesetzte Anzahl von Zähnen, jedoch gleichmäßige Verteilung im Kiefer (Hypodontie) oder das lokalisierte Fehlen einzelner Zähne (Oligodontie oder Anodontie) (Abb. 12.5) [10,11,30]. Am häufigsten fehlen die vorderen Backen- und Schneidezähne, sowohl das Milchgebiß wie auch die bleibenden Zähne betreffend. Die Knochenfehlbildung ist meist eine Oberkieferhypoplasie mit Abflachung des Mittelgesichtes, einem Zurückweichen der Oberlippe und einer hervorstehenden Unterlippe, besonders in Verbindung mit einer dentalen Hypoplasie (Abb. 12.6). Hypertelorismus, Telekanthus, eine breite flache Nase, Mikrognathie und ein mandibulärer Prognathismus wurden ebenfalls beschrieben [12,25].

Anomalien der Hypophysenregion sind weniger häufig, jedoch viel ernster, wenn sie beim Axenfeld-Rieger-Syndrom auftreten. Ein primäres „empty-sella"-Syndrom wurde bei mehreren Patienten dokumentiert [15,31] und in einem Fall eine kongenitale, paraselläre Arachnoidalzyste beschrieben [15]. Ein Mangel an Wachstumshormon mit Kleinwuchs sah man ebenfalls beim Axenfeld-Rieger-Syndrom [32,33]. Andere in der Literatur beschriebene Auffälligkeiten waren periumbilikaler Hautüberschuß und Hypospadie [34], okulokutaner Albinismus [35], Herzfehler, Mittelohrtaubheit, Minderbegabung sowie eine weitere Anzahl neurologischer und dermatologischer Veränderungen [12].

12.2.5 Histopathologische Befunde

Die zentrale Hornhaut ist typischerweise nicht betroffen, während die periphere Hornhaut die charakteristische, prominente, nach vorne verlagerte Schwalbe-Linie zeigt. Diese Struktur besteht aus dichtem Kollagen in einer Grundsubstanz, überdeckt durch die Einzellage spindelförmiger Zellen mit einer Basalmembran (Abb. 12.7) [15,18,21]. An manchen Stellen ist die periphere Iris durch Gewebebrücken an den korneoskleralen Übergang geheftet, fast immer in Verbindung mit der prominenten Schwalbe-Linie. Gelegentlich können diese Adhäsionen auch anterior oder posterior der Schwalbe-Linie oder zu beiden Seiten anheften [15]. Diese Stränge bestehen entweder aus Irisstroma oder einer Membran, die aus einer Einzellage spindelförmiger Zellen und/oder einer Basalmembran, oder aus Komponenten zusammengesetzt ist.

Eine Membran, ähnlich der, die die iridokornealen Gewebestränge bedeckt, wird zuweilen auch auf der Iris beobachtet, gewöhnlich in der Region, zu der die Pupille hin verzogen ist [12,15,36,37]. In den Quadranten gegenüberliegend der Pupillenverziehung ist das Irisstroma häufig verdünnt oder fehlt, so daß das Pigmentepithel sichtbar wird bzw. Lochbildungen der Iris entstehen.

Die periphere Iris unterhalb der iridokornealen Adhäsionen inseriert in die hinteren Anteile des Trabekelmaschenwerkes (Abb. 12.8). Das Maschenwerk selbst besteht aus einer geringen Anzahl verdünnter Lamellen, die sich von der darunterliegenden peripheren Iris zu der prominenten Schwalbe-Linie erstrecken und häufig in den äußeren Schichten komprimiert erscheinen. Transmissionselektronenmikroskopische Untersuchungen bestätigen, daß diese scheinbare Kompression durch eine inkomplette Entwicklung des Trabekelmaschenwerkes bedingt ist [15]. Der Schlemm-Kanal ist entweder rudimentär angelegt oder fehlt.

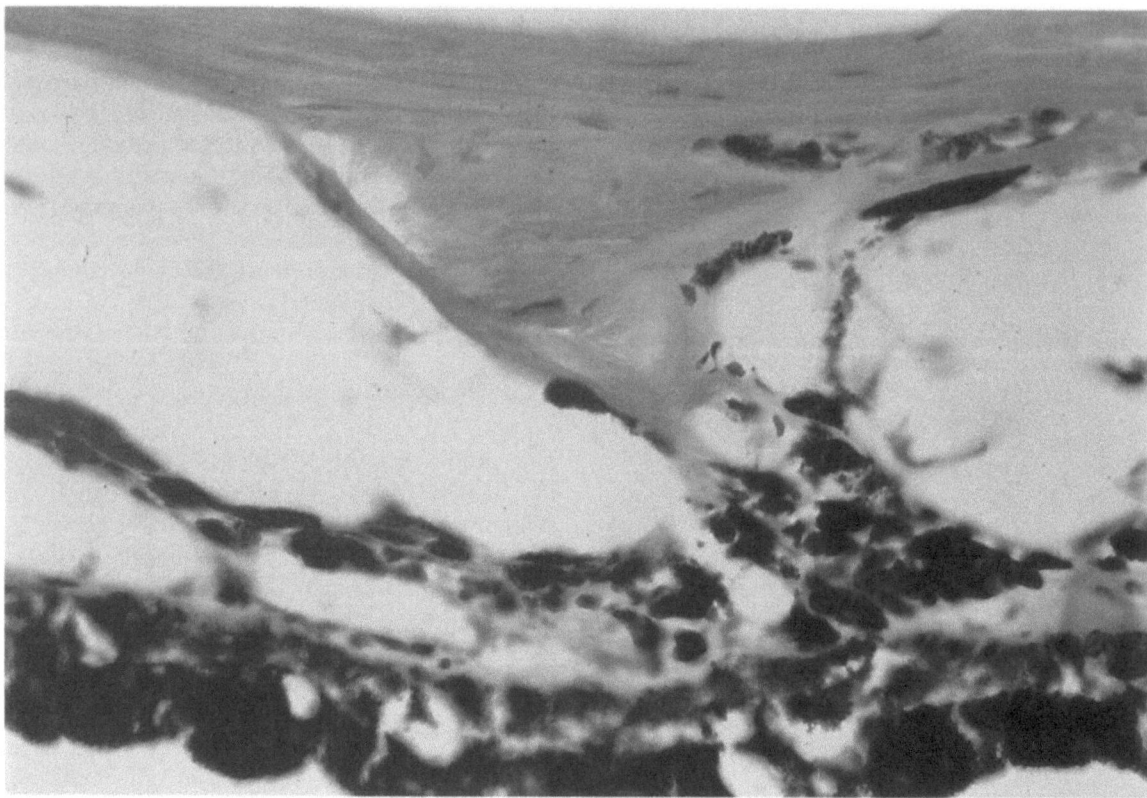

Abb. 12.7. Lichtmikroskopisches Bild eines Kammerwinkels bei Axenfeld-Rieger-Syndrom mit einer prominenten Schwalbe-Linie und Irisadhäsion.

12.2.6 Theorien zum Pathomechanismus

Basierend auf klinischen bzw. histopathologischen Befunden und den zeitgemäßen Vorstellungen zur physiologischen Entwicklung des vorderen Augensegmentes (wie in Kap. 11 besprochen) ist wahrscheinlich ein Entwicklungsstillstand im späten Gestationsalter für bestimmte Strukturen des vorderen Augensegmentes, die sich von Zellen der Neuralrinne ableiten, der entscheidende Pathomechanismus für das Auftreten eines Axenfeld-Rieger-Syndroms [15]. Dies führt zu einer pathologischen Retention der embryonalen Zellschicht auf Anteilen der Iris und des Kammerwinkels und zu den entsprechenden Veränderungen der Abflußstrukturen (Abb. 12.9 a–d). Das retinierte Endothel mit der dazugehörigen Basalmembran bildet iridokorneale Gewebebrücken, wobei kontraktile Eigenschaften dieser Gewebe auf der Iris zu den Pupillenverziehungen und durch konsekutive Atrophie der gesunden Iris zu Lochbildungen führen. Der Entwicklungsstillstand zu einem bestimmten Zeitpunkt erklärt auch die hohe Insertion der anterioren Uvea in das posteriore Trabekelmaschenwerk, ähnlich den Veränderungen wie sie beim primär kongenitalen Glaukom auftreten und verursacht auch eine unvollständige Differenzierung des Trabekelmaschenwerkes und des Schlemm-Kanals. Letztere Veränderungen sind für das Auftreten des Sekundärglaukoms entscheidend.

Die von den Zellverbänden der Neuralrinne abgeleiteten Entwicklungsstörungen führen auch zu den mesenchymalen Fehlbildungen des Stirnhirns, der Hypophyse, der Knochen und Knorpel im Gesichtsbereich und der Zahnpapillen [3,4]. Dies kann eine Beteiligung der Hypophyse, der Mittelgesichtsknochen und der Zähne bei diesem Syndrom erklären. Andere Mißbildungen wie jene im Nabelbereich und im urogenitalen System sind schwerlich in Verbindung mit dem primären Defekt der kranialen Zellen der Neuralrinne zu erklären.

Wie bereits betont, wird die Erkrankung autosomal-dominant vererbt. Es wurden auch Chromosomenanomalien in der Literatur berichtet [38,39].

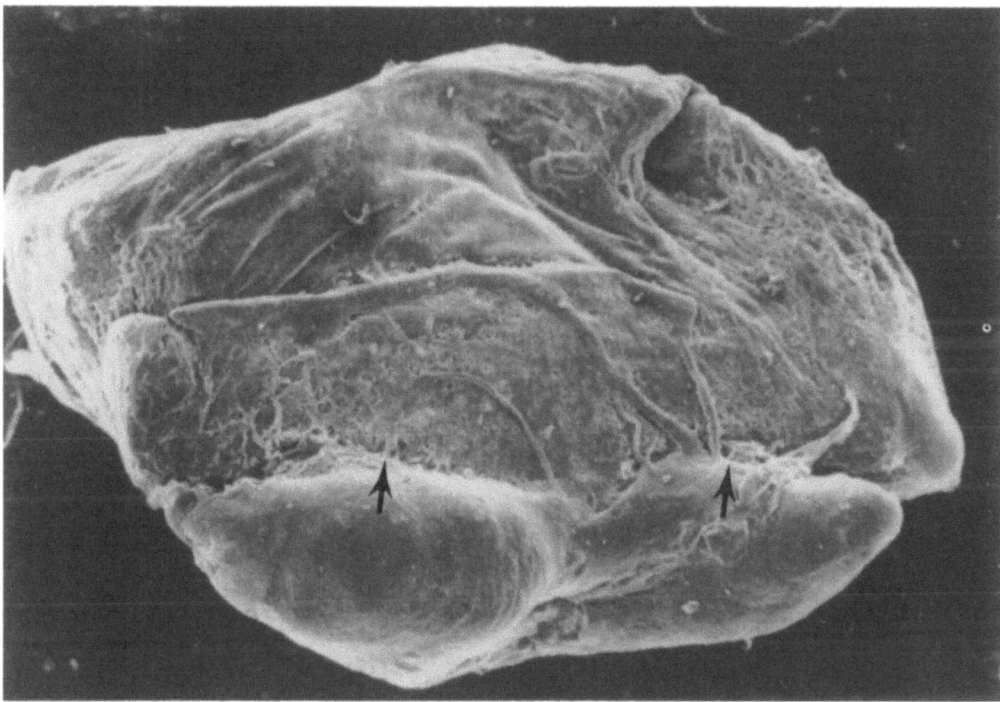

Abb. 12.8. Rasterelektronenmikroskopisches Bild des Trabekulektomiestückchens eines Patienten mit Axenfeld-Rieger-Syndrom mit dem Nachweis einer hohen Irisinsertion in das Trabekelmaschenwerk hinein *(Pfeile)*

12.2.7 Differentialdiagnose

12.2.7.1 Iridokorneal-endotheliales Syndrom (ICE-Syndrom)

Die Iris- und Kammerwinkelveränderungen in dieser Erkrankungsgruppe (diskutiert in Kap. 13) ähneln dem Axenfeld-Rieger-Syndrom sowohl klinisch wie histopathologisch. Dies veranlaßte eine Reihe von Untersuchern anzunehmen, daß beide Syndrome unterschiedliche Ausbildungen einer ätiologisch gemeinsamen Erkrankungsgruppe darstellen [36,37,40]. Klinische Befunde, die jedoch klare Unterschiede zum ICE-Syndrom ergeben, sind pathologische Veränderungen des Hornhautendothels, Einseitigkeit, Fehlen einer Familienanamnese und Erkrankungsbeginn im frühen Erwachsenenalter. Beide Erkrankungen sind histopathologisch durch eine Membran charakterisiert, die sich über Kammerwinkel sowie Iris erstreckt und viele der Veränderungen der Irisstruktur bei beiden Erkrankungen verursacht. Während die Membran beim Axenfeld-Rieger-Syndrom jedoch den Resten eines embryonalen Endothels entspricht, ist diese beim ICE-Syndrom auf die Proliferation eines pathologischen Hornhautendothels zurückzuführen.

12.2.7.2 Posteriore polymorphe Hornhautdystrophie

Eine klinische Variante der Fehlbildungen des Hornhautendothels (in Kap. 13 besprochen) zeigt Veränderungen der Iris und des Kammerwinkels, vergleichbar zu jenen des Axenfeld-Rieger-Syndroms. Die Differenzierung erfolgt jedoch mit Hilfe der Hornhautendothelmikroskopie, die bei der posterioren polymorphen Hornhautdystrophie typische, pathologische Endothelbefunde zeigt.

12.2.7.3 Peters-Anomalie

Dieses Krankheitsbild, das anschließend in diesem Kapitel besprochen wird, betrifft zentrale Hornhautanteile, Iris und Linse. Ähnliche Befunde wurden in Verbindung mit den peripheren Veränderungen beim Axenfeld-Rieger-Syndrom publiziert, weshalb die Peters-Anomalie früher mit dem Axenfeld-Rieger-Syndrom in einer Erkrankungsgruppe zusammengefaßt wurde [13,14]. Das Auftreten peripherer und zentraler Hornhautveränderungen beim Axenfeld-Rieger-Syndrom ist jedoch selten und die Pathomechanismen für beide Entwicklungsstörungen sind eindeutig verschieden.

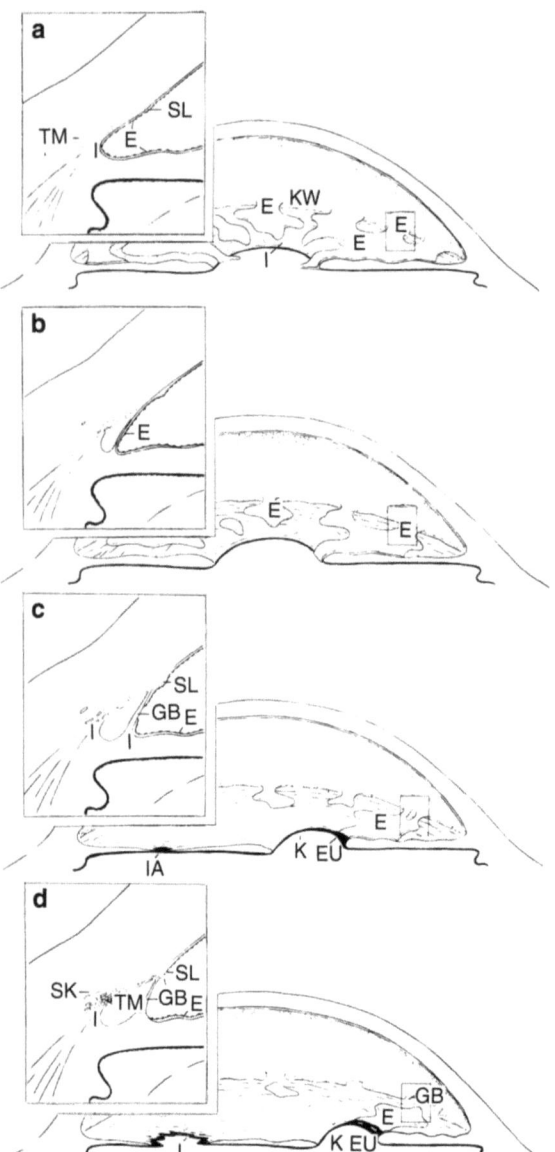

Abb. 12.9 a–d. Theorie zur Entstehung der okulären Veränderungen eines Axenfeld-Rieger-Syndroms (*Bildausschnitte zeigen Querschnitte durch den Kammerwinkel in der Region der rechteckigen Bildvergrößerung*). **a** Partielle Retention des embryonalen Endothels *(E)* auf der Iris *(I)* und im Kammerwinkel *(KW)*; inkomplettes Zurückweichen der peripheren Iris vom Trabekelmaschenwerk *(TM)* nach posterior; pathologische Differenzierung zwischen Hornhaut- und Kammerwinkelendothel mit prominenter, nach vorne verlagerter Schwalbe-Linie *(SL)*. **b** Entstehung von Gewebebrücken des retinierten Endothels mit Überkreuzung des Kammerwinkels. **c** Kontraktion des retinierten Endothels mit Irisveränderungen, Korektopie *(K)*, Ectropium uveae *(EU)* und Irisatrophie *(IA)*, was erst nach der Geburt einsetzen kann, sowie Gewebebrücken *(GB)*. **d** Inkomplette Entwicklung von Trabekelmaschenwerk und Schlemm-Kanal *(SK)*; fortgesetzte Traktion auf die Iris mit möglicher sekundärer Ischämie, die zur Lochbildung *(L)* führt

12.2.7.4 Aniridie

Die rudimentär vorhandene Iris und die Kammerwinkelveränderungen mit einem Sekundärglaukom bei dieser Fehlbildung (später in diesem Kapitel besprochen) können in manchen Fällen zu einer Verwechslung mit dem Axenfeld-Rieger-Syndrom führen.

12.2.7.5 Kongenitale Irishypoplasie

Patienten mit einer kongenitalen Irishypoplasie haben in der Regel keine Kammerwinkelveränderungen oder Anomalien, die dem Axenfeld-Rieger-Syndrom vergleichbar wären [41]. Es gibt Literaturhinweise, daß bei der Irishypoplasie ein juveniles Glaukom mit autosomal-dominanter Vererbung auftreten kann [42].

12.2.7.6 Okulodentodigitale Dysplasie

Dentale Anomalien bei dieser Erkrankung ähneln denen beim Axenfeld-Rieger-Syndrom. Außerdem können diese Patienten gelegentlich die milde Ausprägung einer stromalen Irishypoplasie zeigen [12], ebenso wie Kammerwinkelveränderungen, eine Mikrophthalmie und Glaukom [43].

12.2.7.7 Ektopie von Linse und Pupille

Diese autosomal-rezessiv vererbte Erkrankung ist charakterisiert durch eine beidseitige Dislokation von Linse und Pupille [44], wobei die Linsenektopie der Pupillenektopie gegenüberliegt. Die Pupillenkorektopie kann dem Axenfeld-Rieger-Syndrom ähneln, das Fehlen von Kammerwinkelpathologien ist jedoch ein wichtiges Unterscheidungskriterium.

12.2.7.8 Kongenitales Ectropium uveae

Diese Augenerkrankung stellt eine seltene, nicht progressive Anomalie dar, die durch Pigmentepithel auf dem Irisstroma charakterisiert ist [45,46]. Es kann ein isolierter Befund sein oder viele andere, allgemeine Anomalien wie z.B. eine Neurofibromatose, eine Halbseitenatrophie des Gesichtes und ein Prader-Willi-Syndrom einschließen [45]. Glaukom tritt bei einem hohen Prozentsatz der Erkrankungen auf, wobei das Ectropium uveae bei diesen Patienten durchaus mit einem Axenfeld-Rieger-Syndrom verwechselt werden kann.

Wie schon zuvor dargelegt, können Patienten mit einem Axenfeld-Rieger-Syndrom eine große Palette von okulären und allgemeinen Fehlbildungen aufweisen und es ist schwer zu sagen, welche dieser Patienten eine Variante des Axenfeld-Rieger-Syndroms haben und welche als eine davon differente Erkrankungsform einzustufen ist.

12.2.8 Behandlung

Ein wichtiges Anliegen bei der Behandlung von Patienten mit einem Axenfeld-Rieger-Syndrom ist die rechtzeitige Diagnose und die Verlaufskontrolle des dazugehörigen Sekundärglaukoms. Die Augeninnendrucksteigerung tritt häufig zwischen Kindheit und frühem Erwachsenenalter auf, meist jedoch in der Kindheit, in seltenen Fällen erst im höheren Erwachsenenalter [15]. Aus diesem Grunde sollten Patienten mit einem Axenfeld-Rieger-Syndrom mit großer Vorsicht und Sorgfalt bezüglich der drohenden Glaukomerkrankung während des ganzen Lebens beobachtet werden.

Mit Ausnahme der Manifestation in der Kindheit sollte eine medikamentöse Therapie versucht werden, bevor man eine operative Intervention in Betracht zieht. Pilokarpin und andere Miotika sind meist ineffektiv, während Wirkstoffe, die die Kammerwassersekretion drosseln (z. B. β-Blocker oder Karboanhydrasehemmstoffe) günstiger erscheinen. Operative Optionen sind Goniotomie, Trabekulotomie und Trabekulektomie. Goniotomie und Trabekulotomie haben eine ungünstige Prognose bei einer Manifestation des Glaukoms in der Kindheit. Die Trabekulektomie ist das Operationsverfahren der Wahl für die meisten Patienten.

Laserchirurgische Eingriffe sind als Behandlung des Glaukoms bei Axenfeld-Rieger-Syndrom wenig aussichtsreich. Man kann eine Lösung iridokornealer Adhäsionen mit dem Neodymium:YAG-Laser versuchen, wenn die begleitende Korektopie das Sehvermögen wesentlich beeinträchtigt [47].

12.3 Peters-Anomalie

1897 publizierte von Hippel [48] einen Patienten mit Buphthalmus, beidseitiger zentraler Hornhauttrübung und iridokornealen Adhäsionen in diesem Bereich. 1906 begann Peters [49] mit der Beschreibung ähnlicher Veränderungen bei einer Reihe von Patienten, was später zu der Bezeichnung der Peters-Anomalie führte.

12.3.1 Allgemeine Merkmale

Die Erkrankung ist bereits zur Geburt manifest und in der Regel beidseitig. Die meisten Fälle treten sporadisch auf, obwohl Fälle mit autosomal-rezessivem Erbgang und, wenn auch seltener, mit autosomal-dominantem Erbgang publiziert sind [50]. Es wurden auch Chromosomendefekte beschrieben [51–53]. In der Regel treten keine weiteren Anomalien bei der Peters-Anomalie auf, wenngleich ein seltenes Zusammentreffen mit verschiedenen allgemeinen und anderen okulären Anomalien berichtet wurde [54,55]. Wegen dem unterschiedlichen hereditären und nichthereditären Auftreten sowie der Varianz an okulären und allgemeinen Befunden, hat man vermutet, daß die Peters-Anomalie eine morphologische Befundkonstellation darstellt und keine homogene Erkrankungsform ist [54].

12.3.2 Klinisch-pathologische Befunde

Das Hauptkennzeichen der Peters-Anomalie ist der zentrale Defekt der Desçemet-Membran und des Hornhautendothels mit einer Verdünnung und Trübung des entsprechenden Areals des Hornhautstromas (Abb. 12.10) [56- 59]. Adhäsionen können zwischen dem Grenzbereich des Hornhautbefundes und der zentralen Iris bestehen. Die Bowmanmembran kann zentral ebenfalls fehlen [58,59]. Immunhistochemische Untersuchungen an der Hornhaut weisen darauf hin, daß Komponenten der extrazellulären Matrix wie das Fibronektin eine wichtige Rolle bei der Pathogenese der Peters-Anomalie spielen [60].

Die Erkrankung wird in die folgenden 3 Gruppen unterteilt (Abb. 12.11 a–c), wobei jeder dieser Untergruppen mehr als ein Pathomechanismus zugrunde liegen kann [57]

Peters-Anomalie ohne keratolentikulären Kontakt oder Katarakt. Bei diesen Fällen ist der Defekt der Desçemet-Membran eine Folge des primären Entwicklungsfehlers des Hornhautendothels [58]. Seltene Fälle können jedoch wie von Hippel vermutet [48], auch sekundär als Folge einer intrauterinen Entzündung auftreten [61], was zu der Bezeichnung „internes Hornhautulkus nach von Hippel" führte.

Peters-Anomalie mit keratolentikulärem Kontakt oder Katarakt. Die meisten histopathologischen Untersuchungen zu dieser Anomalie vermuten, daß sich die Linse zunächst normal entwickelt, aber dann sekundär nach vorne an die Hornhaut durch verschiedene Mechanismen gedrückt wird, wodurch die Desçemet-Membran verlorengeht (Abb. 12.12) [57,58].

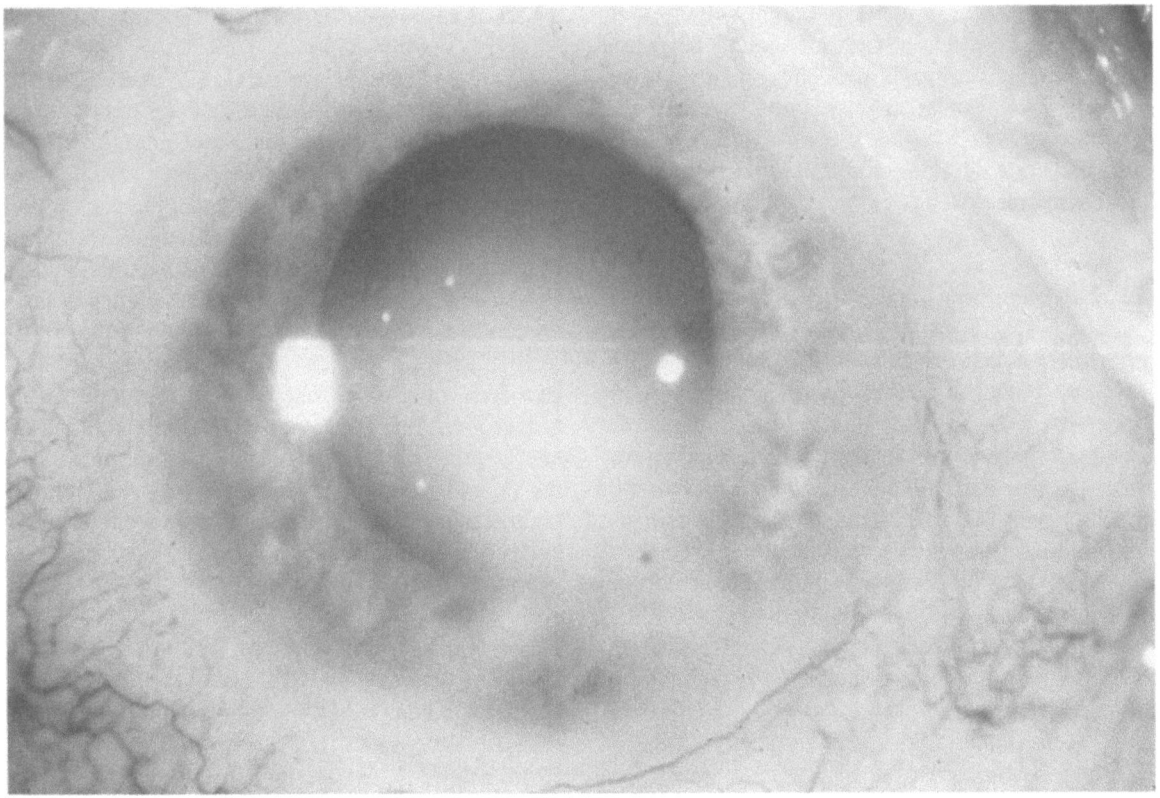

Abb. 12.10. Vordere Augenabschnitte eines Patienten mit Peters-Anomalie mit einer zentralen Hornhauttrübung

Es kann auch sein, daß dies bei manchen Fällen nach einer inkompletten Trennung der Linsenblase vom Oberflächenektoderm zustande kommt.

Peters-Anomalie mit Axenfeld-Rieger-Syndrom. Diese sehr seltene, kombinierte Anomalie wurde vorher in diesem Kapitel besprochen.

12.3.3 Glaukom bei Peters-Anomalie

Etwa die Hälfte der Patienten mit einer Peters-Anomalie bekommen ein Glaukom, das häufig bereits bei Geburt manifest ist. Der Pathomechanismus des begleitenden Glaukoms ist nicht schlüssig geklärt, da die Kammerwinkelregion bei einer augenärztlichen Untersuchung im großen und ganzen normal erscheint. Histopathologische Untersuchungen haben jedoch Kammerwinkelsynechien bei einigen Fällen verifiziert [57], während ultrastrukturelle Untersuchungen bei zwei jungen Patienten mit Peters-Anomalie und offenem Kammerwinkel Veränderungen des Trabekelmaschenwerkes zeigten, die charakteristisch für Altersvorgänge waren [62,63]. Bei Fällen von Peters-Anomalie in Verbindung mit Kammerwinkelveränderungen typisch für das Axenfeld-Rieger-Syndrom, ist der Pathomechanismus des Glaukoms vermutlich der gleiche wie beim reinen Axenfeld-Rieger-Syndrom, wie dies vorher in diesem Kapitel besprochen wurde.

12.3.4 Differentialdiagnose

12.3.4.1 Andere Ursachen einer zentralen Hornhauttrübung bei Kindern

Die zentrale Hornhauttrübung bei der Peters-Anomalie muß abgegrenzt werden gegenüber der beim primär kongenitalen Glaukom, bei einem Geburtstrauma, bei einer Mukopolysaccharidose oder bei einer kongenitalen, hereditären Hornhautdystrophie. Bei verschiedenen Mukopolysaccharidosen tritt auch ein Glaukom auf, was später in diesem Kapitel noch angesprochen wird. Bei einem Fall eines kongenitalen Glaukoms mit Irishypoplasie wurde auch das gleichzeitige Auftreten einer kongenitalen hereditären Hornhautdystrophie berichtet [64].

12.3.4.4 Kongenitale Hornhautleukome und Hornhautstaphylome

Diese Hornhauterkrankungen stellen besonders schwerwiegende Formen einer zentralen Dysgenesie des vorderen Augensegmentes dar und gehen häufig mit einem kindlichen Glaukom einher [12].

12.3.5 Behandlung

Alle Säuglinge und Kinder mit einer trüben Hornhaut müssen zum Ausschluß eines Glaukoms sorgfältig untersucht werden. Wird ein Glaukom bestätigt, so ist in der Regel ein operatives Vorgehen notwendig, wobei die Trabekulektomie die besten Aussichten bietet. Häufig ist auch eine perforierende Keratoplastik erforderlich.

12.4 Aniridie

12.4.1 Allgemeine Merkmale

Die Aniridie ist eine beidseitige Fehlbildung, die charakterisiert ist durch das kongenitale Fehlen der Iris. Der Ausdruck Aniridie ist eigentlich ein Fehlbegriff, da die Iris nur partiell fehlt und immer ein rudimentärer Irisstumpf variabler Größe vorhanden ist. Die Aniridie geht mit multiplen Augenveränderungen einher, wobei manche bereits zur Geburt evident sind, andere sich aber erst in der Kindheit oder im frühen Erwachsenenalter entwickeln. Manche Patienten mit Aniridie zeigen auch allgemeine Fehlbildungen.

Aufgrund der okulären und allgemeinen Fehlbildungen werden vier Phenotypen der Aniridie unterschieden [67]: 1. Aniridie mit Foveahypoplasie, Nystagmus, Hornhautpannus, Glaukom und herabgesetztem Sehvermögen; 2. ausschließlich Irisveränderungen und normales Sehvermögen; 3. Aniridie mit Wilms-Tumor (das Aniridie-Wilms-Tumor-Syndrom) oder anderen urogenitalen Anomalien und 4. Aniridie mit geistiger Retardierung.

Die meisten Fälle werden autosomal-dominant vererbt, obwohl ein sporadisches Auftreten möglich ist. Letztere Patienten haben häufiger einen Wilms-Tumor. Bei einigen Patienten wurde auch das Fehlen des kurzen Arms des Chromosoms 11 nachgewiesen [68–71]. Andere Patienten, besonders jene mit geistiger Retardierung, unterliegen einer autosomal-rezessiven Vererbung [72].

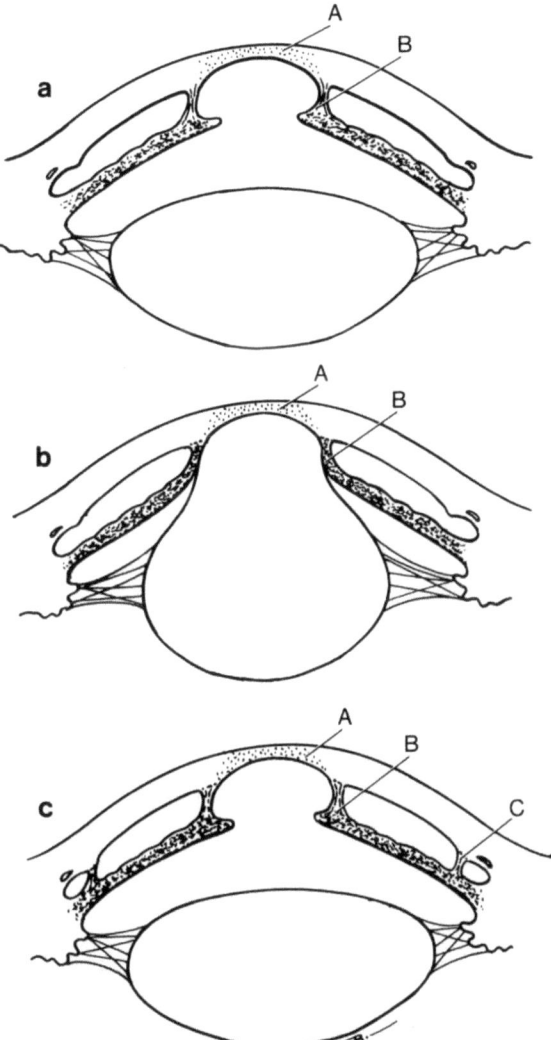

Abb. 12.11 a–c. Peters-Anomalie mit zentralem Hornhautdefekt *(A)* und Adhäsionen *(B)* zwischen dem Rand des Hornhautdefektes und der zentralen Iris in 3 verschiedenen Erscheinungsbildern nach Townsend et al. [57]. **a** Ohne keratolentikulären Kontakt oder Katarakt. **b** Mit keratolentikulärem Kontakt und Katarakt. **c** Mit peripheren Anomalien entsprechend einem Axenfeld-Rieger-Syndrom *(C)*

12.3.4.2 Keratoconus posterior

Diese seltene Hornhauterkrankung ist charakterisiert durch eine Verdünnung des zentralen Hornhautstromas mit einer exzessiven Krümmung der Hornhautrückfläche und einer unterschiedlichen Trübung des darüberliegenden Hornhautstromas [14,65]. Feinstrukturelle Untersuchungen haben eine vielschichtige Descemet-Membran mit einer abnormen anterioren Streifung und lokalisierten posterioren Auswüchsen nachgewiesen [66]. Glaukom tritt bei Keratoconus posterior extrem selten auf [14].

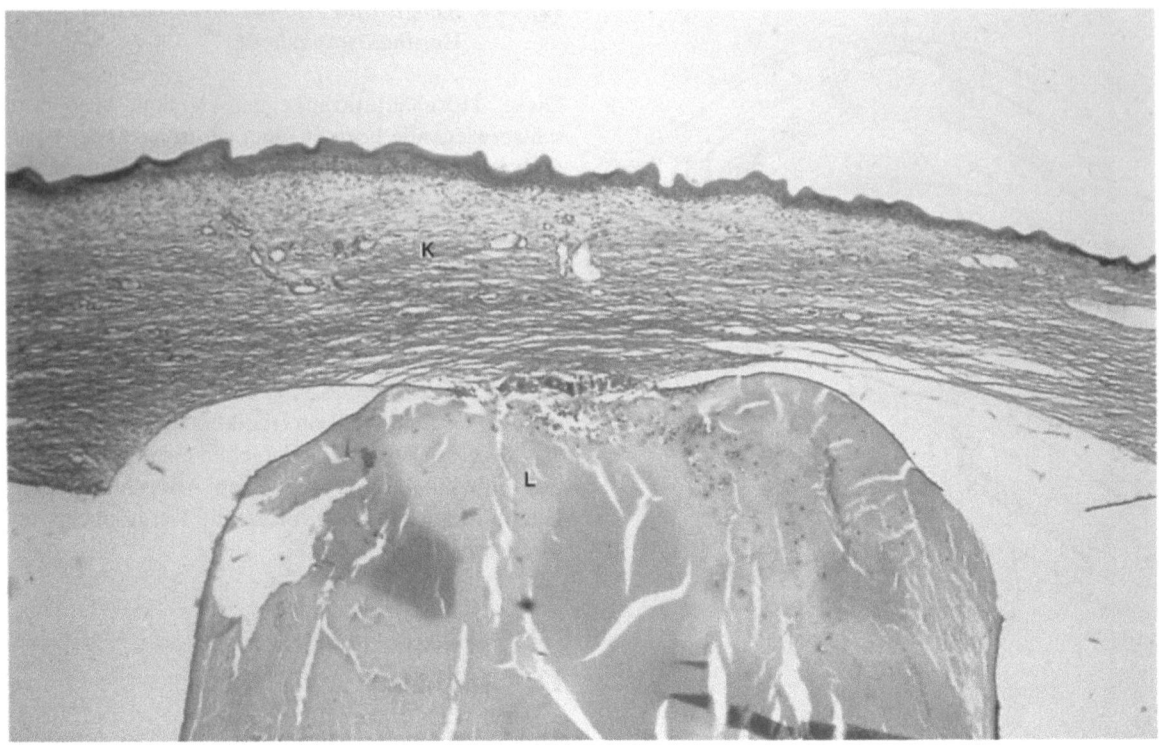

Abb. 12.12. Lichtmikroskopisches Bild eines Auges mit Peters-Anomalie mit zentralem Defekt der Hornhautrückfläche *(K)* in Kontakt mit der Linse *(L)*

12.4.2 Klinisch-pathologische Befunde

12.4.2.1 Iris

Bei manchen Patienten ist der Irisrest so rudimentär vorhanden, daß er nur gonioskopisch erkannt werden kann (Abb. 12.13), während viele Augen mit Aniridie noch einen genügend großen peripheren Irisstumpf aufweisen, daß er bei der Spaltlampenuntersuchung auffällt (Abb. 12.14).

12.4.2.2 Hornhaut

Bei einem großen Prozentsatz der Erkrankungsfälle besteht ein peripherer Hornhautpannus mit einer Trübung, die frühzeitig in der peripheren Hornhaut auftritt und sich mit zunehmendem Lebensalter zur zentralen Hornhaut hinbewegt. Es wurden auch Mikrokornea [73,74] und keratolentikuläre Adhäsionen [75] bei der Aniridie beobachtet.

12.4.2.3 Linse

Lokalisierte, kongenitale Linsentrübungen sind bei der Aniridie häufig, jedoch visuell nicht relevant. Frühzeitige und progressive Kataraktentwicklung führt zur Herabsetzung des Sehvermögens, meist im dritten Lebensjahrzehnt. Die Linse kann subluxiert [73], kongenital fehlen oder re-absorbiert sein [74,76].

12.4.2.4 Foveahypoplasie

Die Foveahypoplasie ist ein häufiger Befund und vermutlich für die reduzierte zentrale Sehschärfe und den Nystagmus bei der Aniridie verantwortlich. Bei 3 Kindern mit einer sporadisch aufgetretenen Aniridie und Nystagmus ergab ein unauffälliges Elektroretinogramm einen Hinweis dafür, daß dem eingeschränkten Sehvermögen keine wesentliche Netzhautanomalie zugrunde liegt [77]. Man glaubte, daß das Fehlen der Pupille die Sehstörung verursacht, obwohl manche Patienten bei Aniridie eine relativ gute Sehschärfe und keinen Nystagmus haben, wenngleich die Iris weitgehend fehlt [67].

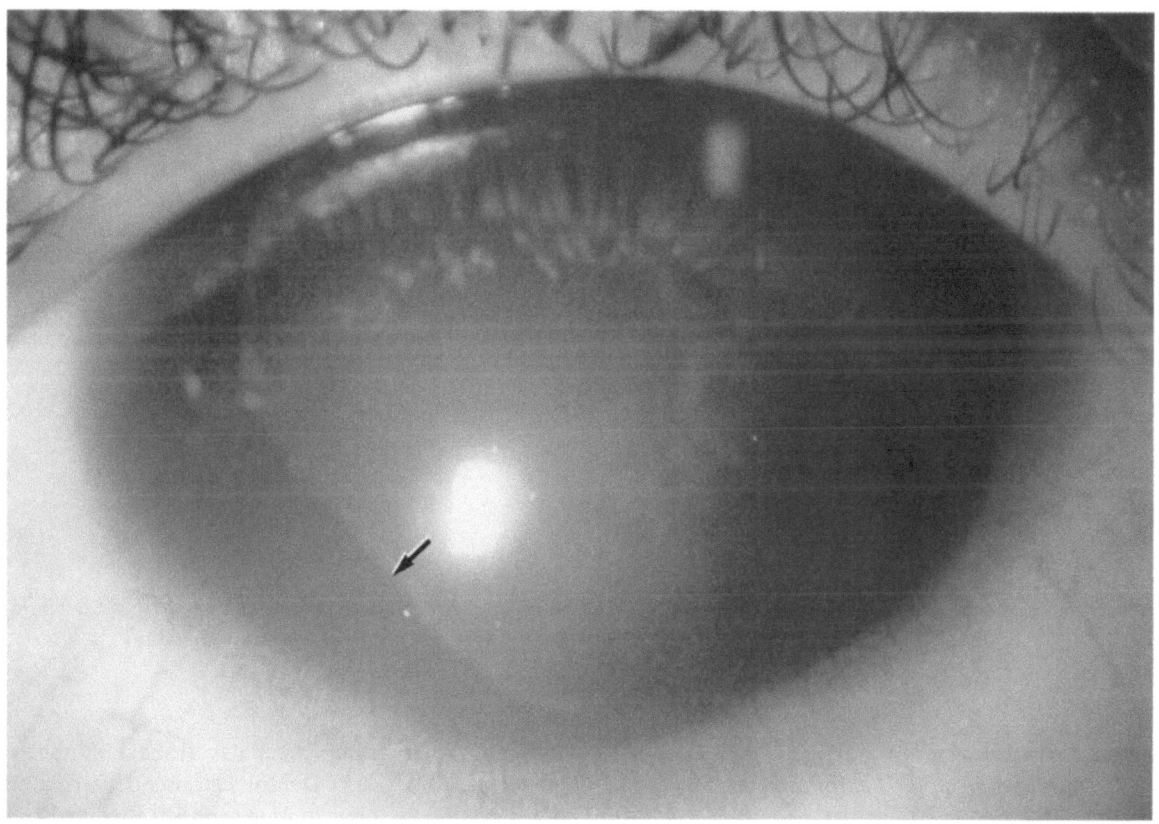

Abb. 12.13. Spaltlampenbild eines Patienten mit Aniridie, bei dem keine Iris sichtbar ist. In der peripheren Kammer erkennt man den Linsenäquator *(Pfeil)*

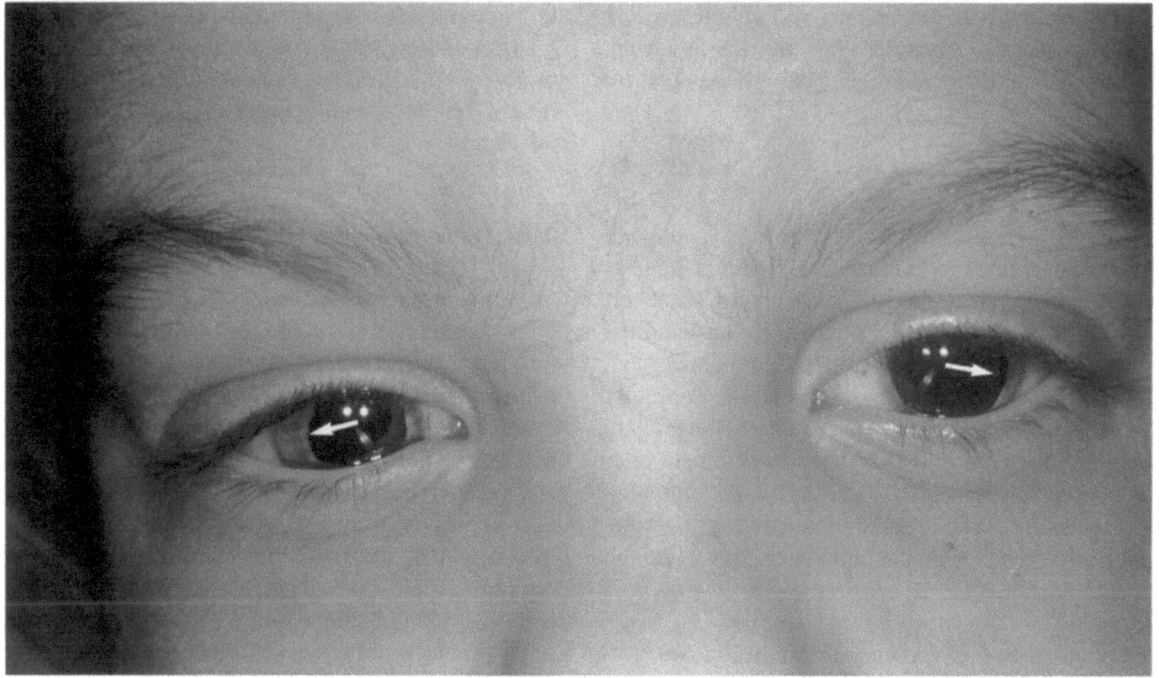

Abb. 12.14. Vordere Augenabschnitte eines Patienten mit Aniridie, bei dem eine rudimentäre periphere Iris an beiden Augen erkennbar ist *(Pfeile)*

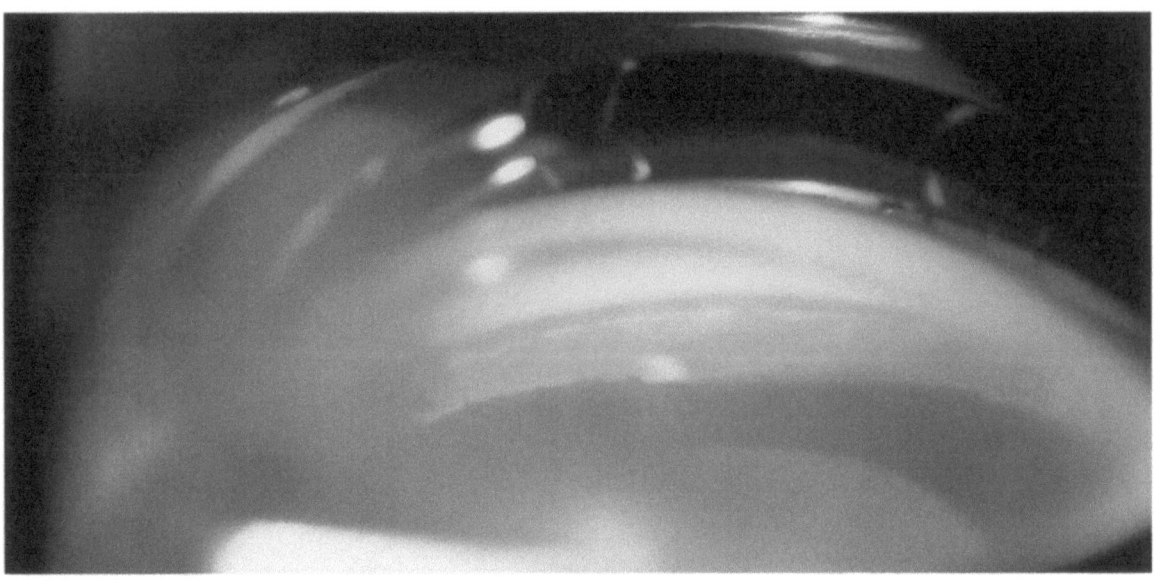

Abb. 12.15. Gonioskopisches Bild eines Kammerwinkels bei Aniridie mit einer rudimentären peripheren Iris im Trabekelsystem inserierend.

12.4.2.5 Andere okuläre und allgemeine Fehlbildungen

Nach der Literatur ist Aniridie häufig mit chorioidalen Kolobomen, persistierenden Pupillarmembranen [78], Sklerokornea und Hallermann-Streiff-Syndrom [69], Papillenhypoplasien, Strabismus und Ptosis [76,79] vergesellschaftet. Bei einem Patienten wurde das gemeinsame Auftreten mit Marfan-Syndrom, Halsrippen- und Zahnanomalien beschrieben [80].

12.4.3 Glaukom bei Aniridie

Glaukom tritt bei etwa 50–75 % der Patienten mit Aniridie auf, meist im späten Jugend- oder frühen Erwachsenenalter [81]. Das Glaukomrisiko korreliert mit den gonioskopischen Befunden. In der Kindheit ist der Kammerwinkel meist offen und nicht verlegt, obwohl manche Augen bereits zu diesem Zeitpunkt Gewebestränge mit gelegentlich feinen Blutgefäßen von der Iriswurzel in das Trabekelwerk hinein oder anterior davon aufweisen [81]. Manche Patienten haben auch eine Trabekulodysgenesie, die häufiger bei jenen mit Chromosomenanomalien auftritt und dann zu einem früheren Zeitpunkt im Leben zu Glaukom führt [70].

In den ersten 5–15 Lebensjahren machen viele Augen mit einer Aniridie progressive Veränderungen der Kammerwinkelstrukturen durch, indem sich der rudimentäre Irisstumpf über das Trabekelmaschenwerk legt (Abb. 12.15). Der fortschreitende Verschluß der Kammerwinkelbucht ist vermutlich auf eine Kontraktion der Gewebebrücken zwischen der peripheren Iris und der vorderen Wand des Kammerwinkels zurückzuführen (Abb. 12.16) [81]. Bei Aniridieaugen mit nur geringer Augeninnendrucksteigerung kann die Verlegung des Kammerwinkels auf den oberen Quadranten beschränkt sein, während bei Augen mit gravierenden Drucksteigerungen das Irisstroma den größten Teil der Zirkumferenz des Trabekelsystems bedeckt.

12.4.4 Behandlung des Glaukoms

Die konventionelle medikamentöse Therapie kann den Augeninnendruck anfänglich senken, beim Fortschreiten der Erkrankung reicht sie in der Regel jedoch nicht aus. Filtrationsoperationen sind die Verfahren der Wahl, wenngleich sie langfristig besonders bei Kindern meist nicht den gewünschten Erfolg bringen. Zyklokryotherapie oder Zyklophotokoagulation können länger augendrucksenkend wirken. Die Goniotomie ist ineffektiv bei fortgeschrittenen Erkrankungsfällen. Vorläufige Erfahrungen weisen jedoch darauf hin, daß eine sehr frühe Goniotomie zur Durchtrennung der Gewebebrücken zwischen Iris und Trabekelmaschenwerk die Progression zu einem Winkelblockglaukom verlangsamen kann [81,82].

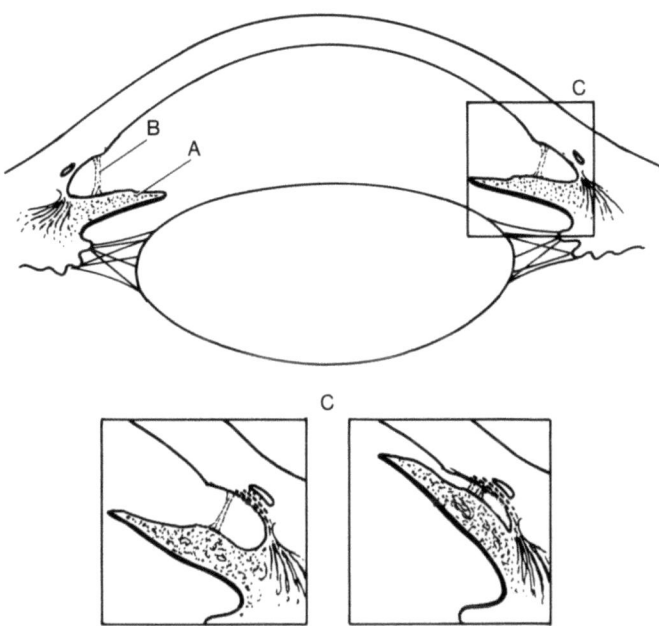

Abb. 12.16. Aniridie mit rudimentärer Iris *(A)* und feinen Gewebebrücken *(B)*, die den Kammerwinkel überspannen. Die Bildausschnitte *(C)* zeigen den Pathomechanismus eines progressiven Kammerwinkelverschlusses durch die Kontraktur dieser Gewebebrücken

12.5 Weitere Syndrome mit Glaukom

Außer den genannten Entwicklungsstörungen kann Glaukom eine Folgeerkrankung vieler anderer kongenitaler Syndrome sein. Die vorliegende Diskussion beschränkt sich auf jene Syndrome, die Entwicklungsanomalien vieler Organsysteme einschließen können.

12.5.1 Loewe-Syndrom (okulozerebrorenales Syndrom)

Das Loewe-Syndrom ist eine geschlechtsgebundene Erkrankung, charakterisiert durch geistige Retardierung, renale Osteodystrophie, Aminoazidurie, Hypotonie, Azidämie und erhöhte Reizbarkeit. Die beiden wichtigen Fehlbildungen am Auge sind Katarakt, die gewöhnlich beidseitig und in fast allen Fällen vorkommt, und Glaukom, das in etwa 2/3 der Patienten auftritt. Andere Befunde am Auge sind Mikrophthalmus, Strabismus, Nystagmus, Miosis und Irisatrophie. Weibliche Merkmalsträger können durch kortikale Linsentrübungen und genetische Untersuchungen erkannt werden [83].

Der Pathomechanismus des Glaukoms bei Loewe-Syndrom ist durch eine Fehlentwicklung der Kammerwinkelstrukturen erklärt. Die Gonioskopie zeigt nur geringe anatomische Defizite, einschließlich einer begrenzten Sichtbarkeit des Skleralsporns und eines sehr engen Ziliarkörperbandes. Die Goniotomie kann in manchen Fällen hilfreich sein.

12.5.2 Chromosomenanomalien

12.5.2.1 Trisomie 21 (Down-Syndrom)

Diese Erkrankung ist durch geistige Retardierung und einen typischen Gesichtsausdruck charakterisiert. Augenveränderungen sind Epikanthus, Blepharitis, Nystagmus, Strabismus, helle und gefleckte Irides, Keratokonus, Katarakt und kongenitales Glaukom [84]. Das Glaukom tritt gewöhnlich in der Kindheit mit den typischen Befunden eines infantilen Glaukoms auf [85].

12.5.2.2 Trisomie-D-(13–15)-Syndrom

Die wesentlichen allgemeinen Krankheitszeichen sind geistige Retardierung, Taubheit, Herzfehler und Epilepsie. Die Lebenserwartung ist gering, obwohl auch mildere Erkrankungsformen publiziert wurden [86]. Augenbefunde konzentrieren sich auf Mikrophthalmie, Kolobome, kongenitale Katarakt, Retinadysplasie, primär hyperplastischer Glaskörper und eine Dysembryogenese der Kammerwinkelregion [87]. Glaukom kann aus mehreren der genannten Augenbeteiligungen resultieren.

12.5.2.3 Trisomie 18 (Edwards-Syndrom)

Die histopathologische Untersuchung eines Auges bei einem Kind zeigte eine anteriore Insertion der Iris mit Verschluß des Kammerwinkels [88].

12.5.2.4 Turner-Syndrom (X0-Syndrom)

Die Patienten sind typischerweise von kleiner Statur, junge Frauen mit einem Rückstand der Geschlechtsentwicklung und multiplen allgemeinen Anomalien. Augenbefunde sind Ptosis, Epikanthus, Katarakt, Strabismus, blaue Skleren, Hornhauttrübungen und Farbblindheit [89]. Ein entwicklungsbedingtes Glaukom ist selten aber möglich.

12.5.3 Stickler-Syndrom

Das Stickler-Syndrom oder die hereditäre, progressive Arthroophthalmopathie ist eine autosomal-dominant vererbte Bindegewebedysplasie, charakterisiert durch okuläre, orofaziale und allgemeine Skelettanomalien [90]. Eine Pierre-Robin-Anomalie mit mandibulärer Hypoplasie, Glossoptose und Gaumenspalte kann bei manchen Patienten auftreten. Die häufigsten Augenbeteiligungen sind hohe Myopie, Offenwinkelglaukom, Katarakt, vitreoretinale Degenerationen und Netzhautablösung [91, 22]. Bei einer klinischen Studie an 39 Patienten von 12 Familien hatten 10% einen erhöhten Augeninnendruck, der mit einer großen Anzahl von Irisbrücken im Kammerwinkel einherging, was auf eine Entwicklungsstörung der Kammerwinkelbucht hinweist [92]. Es wurde auch ein neovaskuläres Glaukom bei Stickler-Syndrom beschrieben [93]. Das Offenwinkelglaukom kann häufig medikamentös gut beeinflußt werden, wenngleich man Miotika wegen des potentiellen Provokationsrisikos einer Netzhautablösung vermeiden sollte.

12.5.4 Zellweger-Syndrom

Das Zellweger-Syndrom oder zerebrohepatorenale Syndrom ist eine angeborene Veränderung vieler Organsysteme, charakterisiert durch Anomalien des ZNS, interstitielle Fibrose der Leber und Nierenzysten. Augenbefunde sind Nystagmus, Hornhauttrübungen, Katarakt, Anomalien der Netzhautgefäße und des Pigmentepithels, Defekte der Papille und kongenitales Glaukom [94]. Iridokorneale Adhäsionen können auch hier der grundlegende Pathomechanismus für die Glaukomentstehung sein [95].

12.5.5 Hallermann-Streiff-Syndrom

Mikrognathie und Zwergwuchs kommen bei dieser Erkrankung mit Augenanomalien wie z. B. Katarakt und Mikrophthalmus vor. Glaukom kann als eine Folge der Absorption von Linsenmaterialien oder einer zugleich bestehenden Aniridie auftreten [69].

12.5.6 Rubenstein-Taybi-Syndrom

Diese Patienten zeigen eine geistige und motorische Retardierung sowie typische, angeborene Skelettveränderungen mit charakteristisch ungewöhnlich großen Daumen und Großzehen. Augenbefunde sind buschige Augenbrauen, Hypertelorismus, Epikanthus, antimongoloide Stellung der Augenlider und Hyperopie. Kindliches und juveniles Glaukom wurden bei einer Reihe dieser Patienten beobachtet [96–98].

12.5.7 Okulodentodigitale Dysplasie

Die allgemeinen Merkmale dieser Erkrankung sind hypoplastischer Zahnschmelz, Mikrodontie, beidseitige Syndaktylie und eine charakteristisch dünne Nase. Multiple Anomalien des Auges wurden beschrieben, einschließlich Glaukom. Es gibt wahrscheinlich verschiedene Mechanismen, die bei diesem Syndrom zum Glaukom führen, wobei Fälle mit geringen Entwicklungsstörungen der Kammerwinkelregion beschrieben wurden [43], mit gonioskopischen Befunden vergleichbar einem infantilen Glaukom [99] und einem Fall von chronischem Winkelblockglaukom bei beidseitiger Mikrokornea [100].

12.5.8 Mukopolysaccharidosen

Der Prototyp dieser Erkrankungsgruppe ist das *Hurler-Syndrom*, eine autosomal-rezessive Erkrankung mit Anomalien des ZNS, des Skeletts und des Magen-Darmtraktes. Der wesentliche Augenbefund ist die Hornhauttrübung. Glaukom wurde auch beim Hurler-Syndrom gefunden und man glaubte, daß es durch eine Verstopfung der Abflußwege mit mukopolysaccharidhaltigen Zellen entsteht [101]. Bei einem dreijährigen Kind mit Hurler-Syndrom und Offenwinkelglaukom ging der Augeninnendruck nach einer Knochenmarktransplantation spontan auf Normwerte zurück [102]. Patienten mit einer Mukopolysaccharidose vom Typ VI, dem *Maroteaux-Lamy-Syndrom*, können ein akutes oder chronisches Winkelblockglaukom entwickeln, das mehr auf eine Verdickung der peripheren Hornhaut als auf einen Pupillarblock zurückzuführen ist [103]. Glaukom mit scheinbar offenen Kammerwinkeln wurde auch bei 2 Zwillingen mit einer Mukopolysaccharidose vom Typ IV gefunden, dem *Marquio-Syndrom* [104].

12.5.9 Zystinose

Die Zystinose ist eine seltene, autosomal-rezessive Stoffwechselerkrankung, charakterisiert durch eine im Körper weit verbreitete Anhäufung von Zystinkristallen. Ein Fall von Pupillarblockglaukom wurde bei einem Patienten berichtet, dessen Glaukom durch die Anhäufung von Zystin im Irisstroma erklärt wurde [105].

12.5.10 Prader-Willi-Syndrom

Dieses Syndrom ist durch muskuläre Hypotonie, Hypogonadismus, Fettsucht und geistige Retardierung charakterisiert. Es ist häufig verursacht durch eine Veränderung des Chromosoms 15. Augenbefunde sind okulokutaner Albinismus [106] und kongenitales Ectropium uveae, das mit einem Offenwinkelglaukom einhergeht [45]. Ein Patient mit Prader-Willi-Syndrom und kongenitalem Ectropium uveae mit Glaukom zeigte einen Mangel an Faktor XI und Hinweise auf eine primär hypothalamische Unterfunktion [107].

12.5.11 Waardenburg-Syndrom

Diese autosomal-dominante Erkrankung ist charakterisiert durch nach lateral verlagerte mediale Kanthi, Hyperplasie der medialen Augenbrauen, eine hervorstehende breite Nasenwurzel, sektorielle oder komplette Irisheterochromie, angeborene Taubheit und eine weiße Stirnlocke [108,109]. Die Erkrankung wird als ein Defekt der Gewebe der Neuralrinne bewertet. Offenwinkelglaukom ist ein ungewöhnlicher Befund, obwohl es ein Bestandteil der ursprünglich von Waardenburg beschriebenen Fälle war und zurückzuführen ist auf eine Entwicklungsstörung der Zellen der Neuralrinne, die die Kammerwinkelstrukturen bilden [109].

12.5.12 Cockayne-Syndrom

Diese autosomal-rezessive Erbkrankheit ist gekennzeichnet durch Zwergwuchs und ein „Vogelgesicht". Augenbefunde sind „Salz-und-Pfeffer-Retinopathie", Katarakt, Hornhautgeschwüre oder -trübungen, Nystagmus und hypoplastische Irides sowie irreguläre Pupillen. Auch wenn Glaukom dabei nicht auftritt, haben histopathologische Untersuchungen an einem Fall eine hohe Insertion der anterioren Uvea in die hinteren Anteile des Trabekelsystems belegt [110], sehr ähnlich den Veränderungen beim primär kongenitalen Glaukom und beim Axenfeld-Rieger-Syndrom.

12.5.13 Fetales Alkoholsyndrom

Diese Erkrankung resultiert vermutlich aus dem teratogenen Effekt des Alkohols während einer kritischen Phase der Schwangerschaft, möglicherweise genetisch geprägt. Das vordere Augensegment kann bei diesem Syndrom mit Entwicklungsstörungen sehr ähnlich denen des Axenfeld-Rieger-Syndroms und der Peters-Anomalie beteiligt sein [111]. Die meisten Untersuchungen vermuten, daß die Augenveränderungen durch eine akute Schädigung der embryonalen Augengewebe zu einem bestimmten Zeitpunkt entstehen, der etwa der 3. Schwangerschaftswoche beim Menschen entspricht [112].

12.6 Zusammenfassung

Ein breites Spektrum von Glaukomerkrankungen entsteht durch eine Entwicklungsstörung der Kammerwinkelregion mit zusätzlichen allgemeinen Anomalien und Fehlbildungen des Auges. Diese Erkrankungen sind typischerweise beidseitig und treten entweder bereits bei Geburt oder in der frühen Kindheit auf. Sie haben meist einen hereditären Hintergrund. Das Axenfeld-Rieger-Syndrom ist eine solche Erkrankung mit einem

Spektrum von Veränderungen, sowohl Anomalien des Auges, z. B. eine prominente Schwalbe-Linie, Gewebebrücken über die Kammerwinkelbucht hinweg, Irisverziehungen in unterschiedlichem Ausmaße, wie auch allgemeine Veränderungen der Zähne und der Gesichtsknochen. Die Peters-Anomalie hat verschiedene klinische Manifestationen mit Veränderungen hauptsächlich der zentralen Hornhaut, der Iris und der Linse. Bei der Aniridie ist das Hauptkennzeichen ein rudimentärer Stumpf der peripheren Iris, obwohl weitere Veränderungen an Hornhaut, Linse und Fovea auftreten können, ebenso wie allgemeine Befunde einschließlich einem Wilms-Tumor oder einer geistigen Retardierung. Eine große Anzahl weiterer Syndrome mit okulären und allgemeinen Anomalien können gelegentlich mit einem entwicklungsbedingten, kongenitalen Glaukom einhergehen.

Literatur

1. LeDourain, N: The neural crest in the neck and other parts of the body. Birth Defects 11:19, 1975.
2. Johnston, MC, Norden, DM, Hazelton, RD, et al: Origins of avian ocular and periocular tissues. Exp Eye Res 29:27, 1979.
3. Bolande, RP: The neurocristopathies: a unifying concept of disease arising in neural crest maldevelopment. Human Pathol 5:279, 1974.
4. Beauchamp, GR, Knepper, PA: Role of the neural crest in anterior segment development and disease. J Ped Ophthal Strab 21:209, 1984.
5. Hoskins, HD, Shaffer, RN, Hetherington, J: Anatomical classification of the developmental glaucomas. Arch Ophthal 102:1331, 1984.
6. Axenfeld, TH: Embryotoxon corneae posterius. Ber Deutsch Ophthal Ges 42:301, 1920.
7. Rieger, H: Demonstration von zwei: Fallen von Verlagerung and Schlitzform der Pupille mit Hypoplasie des Irisvorderblattes an beiden Augen einer 10- und 25-jahrigen Patientin. Z Augenheilkd 84:98, 1934.
8. Rieger, H: Beitrage zur Kenntnis seltener Missbildungen der Iris. II. Uber Hypoplasie des [fbIrisvorderblattes mit Verlagerung and Entrundunger Pupille. Graefe's Arch Ophthal 133:602, 1935.
9. Rieger, H: Dysgenesis mesodermalis Corneae et Iridis. Z Augenheilkd 86:333, 1935.
10. Mathis, H: Zahnunterzahl und Missbildungen der Iris. Z Stomatol 34:895, 1936.
11. Rieger, H: Erbfragen in der Augenheilkunde. Graefe's Arch Ophthal 143:277, 1941.
12. Alkemade, PPH: Dysgenesis Mesodermalis of the Iris and the Cornea. Charles C. Thomas, Assen, Netherlands, 1969.
13. Reese, AB, Ellsworth, RM: The anterior chamber cleavage syndrome. Arch Ophthal 75:307, 1966.
14. Waring, GO III, Rodrigues, MM, Laibson, PR: Anterior chamber cleavage syndrome. A stepladder classification. Surv Ophthal 20:3, 1975.
15. Shields, MB: Axenfeld-Rieger syndrome. A theory of mechanism and distinctions from the iridocorneal endothelial syndrome. Trans Am Ophthal Soc 81:736, 1983.
16. Shields, MB, Buckley, E, Klintworth, GK, Thresher, R: Axenfeld-Rieger syndrome. A spectrum of developmental disorders. Surv Ophthal 29:387, 1985.
17. Chisholm, IA, Chudley, AE: Autosomal dominant iridogoniodysgenesis with associated somatic anomalies: four-generation family with Rieger's syndrome. Br J Ophthal 67:529, 1983.
18. Burian, HM, Braley, AE, Allen, L: External and gonioscopic visibility of the ring of Schwalbe and the trabecular zone. An interpretation of the posterior corneal embryotoxon and the so-called congenital hyaline membranes on the posterior corneal surface. Trans Am Ophthal Soc 51:389, 1955.
19. Maumenee, AE: Further observations on the pathogenesis of congenital glaucoma. Am J Ophthal 55:1163, 1963.
20. Shields, MB, Campbell, DG, Simmons, RF: The essential iris atrophies. Am J Ophthal 85:749, 1978.
21. Wolter, JR, Sandall, GS, Fralick, FB: Mesodermal dysgenesis of anterior eye: with a partially separated posterior embryotoxon. J Ped Ophthal 4:41, 1967.
22. Cross, HE, Maumenee, AE: Progressive spontaneous dissolution of the iris. Surv Ophthal 18:186, 1973.
23. Judisch, GF, Phelps, CD, Hanson, J: Rieger's syndrome. A case report with a 15-year follow-up. Arch Ophthal 97:2120, 1979.
24. Gregor, Z, Hitchings, RA: Rieger's anomaly: a 42-year follow-up. Br J Ophthal 64:56, 1980.
25. Piper, HF, Schwinger, E, Von Domarus, H: Dysplasia of the limbus corneae, the mesodermal iris layer, and the facial skeleton in one family. Klin Monatsbl Augenheilkd 186:287, 1985.
26. Henkind, P, Friedman, AH: Iridogoniodysgenesis with cataract. Am J Ophthal 72:949, 1971.
27. Dowling, JL, Albert, DM, Nelson, LB, Walton, DS: Primary glaucoma associated with iridotrabecular dysgenesis and ectropion uveae. Ophthalmology 92:912, 1985.
28. Cibis, GW, Waeltermann, JM, Hurst, E, et al: Congenital pupillary-iris-lens membrane with goniodysgenesis (a new entity). Ophthalmology 93:847, 1986.
29. Spallone, A: Retinal detachment in Axenfeld-Rieger syndrome. Br J Ophthal 73:559, 1989.
30. Wesley, RK, Baker, JD, Golnick, AL: Rieger's syndrome: (oligodontia and primary mesodermal dysgenesis of the iris) clinical features and report of an isolated case. J Ped Ophthal Strab 15:67, 1978.
31. Kleinman, RE, Kazarian, EL, Raptopoulos, V, Braverman, LE: Primary empty sella and Rieger's anomaly of the anterior chamber of the eye: a familial syndrome. N Engl J Med 304:90, 1981.
32. Feingold, M, Shiere, F, Fogels, HR, Donaldson, D: Rieger's syndrome. Pediatrics 44:564, 1969.
33. Sadeghi-Nejad, A, Senior, B: Autosomal dominant transmission of isolated growth hormone deficiency in iris-dental dysplasia (Rieger's syndrome). J Ped 85:644, 1974.
34. Jorgenson, RJ, Levin, LS, Cross, HE, et al: The Rieger syndrome. Am J Med Genet 2:307, 1978.
35. Lubin, JR: Oculocutaneous albinism associated with corneal mesodermal dysgenesis. Am J Ophthal 91:347, 1981.

36. Pau, H: Fortschreitende Atrophie des Irisstromas mit Lochbildung und Proliferation des Hornhautendothels. Klin Monatsbl Augenheilkd 147:894, 1965.
37. Troeber, R, Rochels, R: Histological findings in dysgenesis mesodermalis iridis et corneae Rieger. Graefe's Arch Ophthal 213:169, 1980.
38. Ferguson, JG Jr, Hicks, EL: Rieger's anomaly and glaucoma associated with partial trisomy 16q. Arch Ophthal 105:323, 1987.
39. Stathacopoulos, RA, Bateman, JB, Sparkes, RS, Hepler, RS: The Rieger syndrome and a chromosome 13 deletion: J Ped Ophthal Strab 24:198, 1987.
40. Kupfer, C, Kaiser-Kupfer, MI, Datiles, M, McCain, L: The contralateral eye in the iridocorneal endothelial (ICE) syndrome. Ophthalmology 90:1343, 1983.
41. Rubel, E: Angeborene Hypoplasie bzw. Aplasie des Irisvorderblattes. Klin Monatsbl Augenheilkd 51:174, 1913.
42. Jerndal, T: Goniodysgenesis and hereditary juvenile glaucoma. Acta Ophthal Suppl 107:1, 1970.
43. Judisch, GF, Martin-Casals, A, Hanson, JW, Olin, WH: Oculodentodigital dysplasia. Four new reports and a literature review. Arch Ophthal 97:878, 1979.
44. Cross, HE: Ectopia lentis et pupillae. Am J Ophthal 88:381, 1979.
45. Ritch, R, Forbes, M, Hetherington, J Jr, et al: Congenital ectropion uveae with glaucoma. Ophthalmology 91:326, 1984.
46. Gramer, E, Krieglstein, GK: Infantile glaucoma in unilateral uveal ectropion. Graefe's Arch Ophthal 211:215, 1979.
47. Chang, JSM, Jr, Lee, DA, Christensen, RE: Neodymium:YAG laser lysis of iridocorneal adhesions in mesodermal dysgenesis. Am J Ophthal 108:598, 1989.
48. von Hippel, E: Ueber Hydrophthalmus congenitus nebst Bemerkungen uber die Verfarbung der Cornea durch Blutfarbstoff. Pathologisch-anatomische Untersuchung. Graefe's Arch Ophthal 44:539, 1897.
49. Peters, A: Ueber angeborene Defektbildung der Descemetschen Membran. Klin Monatsbl Augenheilkd 44:27, 1906.
50. DeRespinis, PA, Wagner, RS: Peters' anomaly in a father and son. Am J Ophthal 104:545, 1987.
51. Bateman, JB, Maumenee, IH, Sparkes, RS: Peters' anomaly associated with partial deletion of the long arm of chromosome 11. Am J Ophthal 97:11, 1984.
52. Cibis, GW, Waeltermann, J, Harris, DJ: Peters' anomaly in association with ring 21 chromosomal abnormality. Am J Ophthal 100:733, 1985.
53. Azuma, I: Peters' anomaly associated with glaucoma and chromosomal abnormality. Folia Ophthal Jap 35:1869, 1984.
54. Kivlin, JD, Fineman, RM, Crandall, AS, Olson, RJ: Peters' anomaly as a consequence of genetic and nongenetic syndromes. Arch Ophthal 104:61, 1986.
55. Van Schooneveld, MJ, Delleman, JW, Beemer, FA, Bleeker-Wagemakers, EM: Peters'-plus: a new syndrome. Ophthal Ped Gen 4:141, 1984.
56. Townsend, WM: Congenital corneal leukomas. 1. Central defect in Descemet's membrane. Am J Ophthal 77:80, 1974.
57. Townsend, WM, Font, RL, Zimmerman, LE: Congenital corneal leukomas. 2. Histopathologic findings in 19 eyes with central defect in Descemet's membrane. Am J Ophthal 77:192, 1974.
58. Stone, DL, Kenyon, KR, Green, WR, Ryan, SJ: Congenital central corneal leukoma (Peters' anomaly). Am J Ophthal 81:173, 1976.
59. Nakanishi, I, Brown, SI: The histopathology and ultrastructure of congenital, central corneal opacity (Peters' anomaly). Am J Ophthal 72:801, 1971.
60. Lee, C-F, Yue, BYJT, Robin, J, et al: Immunohistochemical studies of Peters' anomaly. Ophthalmology 96:958, 1989.
61. Polack, FM, Graue, EL: Scanning electron microscopy of congenital corneal leukomas (Peters' anomaly). Am J Ophthal 88:169, 1979.
62. Kupfer, C, Kuwabara, T, Stark, WJ: The histopathology of Peters' anomaly. Am J Ophthal 80:653, 1975.
63. Heath, DH, Shields, MB: Glaucoma and Peters' anomaly. A clinicopathologic case report. Graefe's Arch Ophthal (in press).
64. Pedersen, OO, Rushood, A, Olsen EG: Anterior mesenchymal dysgenesis of the eye. Congenital hereditary endothelial dystrophy and congenital glaucoma. Acta Ophthal 67:470, 1989.
65. Wolter, JR, Haney, WP: Histopathology of keratoconus posticus circumscriptus. Arch Ophthal 69:357, 1963.
66. Krachmer, JH, Rodrigues, MM: Posterior keratoconus. Arch Ophthal 96:1867, 1978.
67. Elsas, FJ, Maumenee, IH, Kenyon, KR, Yoder, F: Familial aniridia with preserved ocular function. Am J Ophthal 83:718, 1977.
68. Hittner, HM, Riccardi, VM, Franke, U: Aniridia caused by a heritable chromosome 11 deletion. Ophthalmology 86:1173, 1979.
69. Schanzlin, DJ, Goldberg, DB, Brown, SI: Hallermann-Streiff syndrome associated with sclerocornea, aniridia, and a chromosomal abnormality. Am J Ophthal 90:411, 1980.
70. Margo, CE: Congenital aniridia: a histopathologic study of the anterior segment in children. J Ped Ophthal Strab 20:192, 1983.
71. Bateman, JB, Sparkes, MC, Sparkes, RS: Aniridia: enzyme studies in an 11p– chromosomal deletion. Invest Ophthal Vis Sci 25:612, 1984.
72. Gillespie, FD: Aniridia, cerebellar ataxia, and oligophrenia in siblings. Arch Ophthal 73:338, 1965.
73. David, R, MacBeath, L, Jeenkins, T: Aniridia associated with microcornea and subluxated lenses. Br J Ophthal 62:118, 1978.
74. Yamamoto, Y, Hayasaka, S, Setogawa, T: Family with aniridia, microcornea, and spontaneously reabsorbed cataract. Arch Ophthal 106:502, 1988.
75. Beauchamp, GR: Anterior segment dysgenesis, keratolenticular adhesion and aniridia. J Ped Ophthal Strab 17:55, 1980.
76. Shields, MB, Reed, JW: Aniridia and congenital ptosis. Ann Ophthal 7:203, 1975.
77. Harnois, C, Boisjoly, HM, Jotterand, V: Sporadic aniridia and Wilms' tumor: visual function evaluation of three cases. Graefe's Arch Ophthal 227:244, 1989.
78. Hamming, N, Wilensky, J: Persistent pupillary membrane associated with aniridia. Am J Ophthal 86:118, 1978.
79. Bergamini, L, Ferraris, F, Gandiglio, G, Inghirami, L: Su di una singolare sindrome neuro-oftalmologica congenita e familiare (ptosi palpebrale, aniridia, cataratta, nistagomo, subatrofia ottica). Rivista Oto-Neuro-Oftalmologica XLI:81, 1966.
80. Sachdev, MS, Sood, NN, Kumar, H, Ghose, S: Bilateral aniridia with Marfan's syndrome and dental anomalies – a new association. Jpn J Ophthal 30:360, 1986.
81. Grant, WM, Walton, DS: Progressive changes in the angle in congenital aniridia with development of glaucoma. Am J Ophthal 78:842, 1974.

82. Walton, DS: Aniridic glaucoma: the results of gonio-surgery to prevent and treat this problem. Tr Am Ophthal Soc 84:59, 1986.
83. Wadelius, C, Fagerholm, P, Pettersson, U, Anneren, G: Lowe oculocerebrorenal syndrome. DNA-based linkage of the gene to Xq24–q26, using tightly linked flanking markers and the correlation to lens examination in carrier diagnosis. Am J Hum Genet 44:241, 1989.
84. Shapiro, MB, France, TD: The ocular features of Down's syndrome. Am J Ophthal 99:659, 1985.
85. Traboulsi, EI, Levine, E, Mets, MB, et al: Infantile glaucoma in Down's syndrome (Trisomy 21). Am J Ophthal 105:389, 1988.
86. Lichter, PR, Schmickel, RD: Posterior vortex vein and congenital glaucoma in a patient with trisomy 13 syndrome. Am J Ophthal 80:939, 1975.
87. Hoepner, J, Yanoff, M: Ocular anomalies in trisomy 13–15: an analysis of 13 eyes with two new findings. Am J Ophthal 74:729, 1972.
88. Mayer, UM, Grosse, KP, Schwanitz, G: Ophthalmologic findings in trisomy 18. Graefe's Arch Ophthal 218:46, 1982.
89. Lessell, S, Forbes, AP: Eye signs in Turner's syndrome. Arch Ophthal 76:211, 1966.
90. Stickler, GB, Belau, PG, Farrell, FJ, et al: Hereditary progressive arthro-ophthalmopathy. Mayo Clin Proc 40:433, 1965.
91. Blair, NP, Albert, DM, Liberfarb, RM, Hirose, T: Hereditary progressive arthro-ophthalmopathy of Stickler. Am J Ophthal 88:876, 1979.
92. Spallone, A: Stickler's syndrome: a study of 12 families. Br J Ophthal 71:504, 1987.
93. Young, NJA, Hitchings, RA, Sehmi, K, Bird, AC: Stickler's syndrome and neovascular glaucoma. Br J Ophthal 63:826, 1979.
94. Cohen, SM, Brown, FR III, Martyn, L, et al: Ocular histopathologic and biochemical studies of the cerebrohepatorenal syndrome (Zellweger's syndrome) and its relationship to neonatal adrenoleukodystrophy. Am J Ophthal 96:488, 1983.
95. Haddad, R, Font, RL, Friendly, DS: Cerebro-hepato-renal syndrome of Zellweger. Ocular histopathologic findings. Arch Ophthal 94:1927, 1976.
96. Mangitti, E, Lavin, JR: Le Glaucoma Congenital Dans Le Syndrome De Rubinstein-Taybi. Ann Oculist 205:1005, 1972.
97. Weber, U, Bernsmeier, H: Rubinstein-Taybi syndrome and juvenile glaucoma. Klin Monatsbl Augenheilkd 183:47, 1983.
98. Shihab, ZM: Pediatric glaucoma in Rubinstein-Taybi Syndrome. Glaucoma 3:288, 1984.
99. Traboulsi, EI, Parks, MM: Glaucoma in oculo-dento-osseous dysplasia. Am J Ophthal 109:310, 1990.
100. Sugar, HS: Oculodentodigital dysplasia syndrome with angle-closure glaucoma. Am J Ophthal 86:36, 1978.
101. Spellacy, E, Bankes, JLK, Crow, J, et al: Glaucoma in a case of Hurler disease. Br J Ophthal 64:773, 1980.
102. Christiansen, SP, Smith, TJ, Henslee-Downey, PJ: Normal intraocular pressure after a bone marrow transplant in glaucoma associated with mucopolysaccharidosis type I-H. Am J Ophthal 109:230, 1990.
103. Cantor, LB, Disseler, JA, Wilson FM, II: Glaucoma in the Maroteaux-Lamy syndrome. Am J Ophthal 108:426, 1989.
104. Cahane, M, Treister, G, Abraham, FA, Melamed, S: Glaucoma in siblings with Morquio syndrome. Br J Ophthal 74:382, 1990.
105. Wan, WL, Minckler, DS, Rao, NA: Pupillary-block glaucoma associated with childhood cystinosis. Am J Ophthal 101:700, 1986.
106. Hittner, HM, King, RA: Oculocutaneous albinoidism as a manifestation of reduced neural crest derivatives in the Prader-Willi syndrome. Am J Ophthal 94:328, 1982.
107. Futterweit, W, Ritch, R, Teekhasaenee, C, Nelson, ES: Coexistence of Prader-Willi syndrome, congenital ectropion uveae with glaucoma, and factor XI deficiency. JAMA 255:3280, 1986.
108. Enright, KA, Neelon, FA: The eyes have it: Waardenburg's syndrome. N Car Med J 47:592, 1986.
109. Nork, TM, Shihab, ZM, Young, RSL, Price, J: Pigment distribution in Waardenburg's syndrome: a new hypothesis. Graefe's Arch Ophthal 224:487, 1986.
110. Levin, PS, Green, WR, Victor, DI, MacLean, AL: Histopathology of the eye in Cockayne's syndrome. Arch Ophthal 101:1093, 1983.
111. Miller, MT, Gammon, JA, Epstein, RJ, et al: Anterior segment anomalies associated with the fetal alcohol syndrome. J Ped Ophthal Strab 21:8, 1984.
112. Cook, CS, Nowotny, AZ, Sulik, KK: Fetal alcohol syndrome. Eye malformations in a mouse model. Arch Ophthal 105:1576, 1987.

Kapitel 13. Glaukom bei Erkrankungen des Hornhautendothels

13.1 Iridokorneal-endotheliales Syndrom
13.1.1 Terminologie
13.1.2 Allgemeine Merkmale
13.1.3 Klinisch-pathologische Befunde
13.1.4 Theorien zum Pathomechanismus
13.1.5 Differentialdiagnose
13.1.6 Behandlung
13.2 Posteriore polymorphe Hornhautdystrophie
13.2.1 Allgemeine Merkmale
13.2.2 Klinisch-pathologische Befunde
13.2.3 Theorien zum Pathomechanismus
13.2.4 Differentialdiagnose
13.2.5 Behandlung
13.3 Fuchs-Endotheldystrophie
13.3.1 Terminologie und klinisch-pathologische Befunde
13.3.2 Auftreten von Glaukom
13.3.3 Behandlung
13.4 Zusammenfassung

Tabelle 13.1. Glaukom und Hornhauterkrankungen. (Modifiziert nach [1])

I. Erkrankungen des gesamten vorderen Augensegmentes
   A. Entwicklungsstörungen   Kap. 12
      1. Peters-Anomalie
      2. Sklerokornea
      3. Aniridie
      4. Axenfeld-Rieger-Syndrom
   B. Erworbene Erkrankungen
      1. Uveitis anterior   Kap. 19
      2. Trauma   Kap. 21
II. Glaukom mit sekundären Hornhautveränderungen
   A. Augeninnendruckabhängige Hornhautveränderungen
      1. Epithel- und Stromaödem   Kap. 10
        (akute oder ausgeprägte Augeninnendrucksteigerung)
      2. Endotheliale Veränderungen   Dieses Kapitel
        (chronische Augeninnendrucksteigerung)
      3. Haab-Leisten   Kap. 11
        (kindliche Glaukome)
   B. Arzneimittelbedingte Oberflächenveränderungen der Hornhaut
      1. Miotika   Kap. 25
      2. Adrenalinderivate   Kap. 26
      3. Betablocker   Kap. 27
III. Hornhautveränderungen mit Sekundärglaukom
   A. Keratitis
      1. Glaukom sekundär auf Entzündung   Kap. 19
      2. Steroidglaukom   Kap. 20
   B. Glaukom nach perforierender Keratoplastik   Kap. 23
   C. Glaukome bei primären Erkrankungen des Hornhautendothels   Dieses Kapitel
      1. Iridokorneal-Endotheliales-Syndrom
      2. Posteriore polymorphe Hornhautdystrophie
      3. Fuchs-Endotheldystrophie

Das gemeinsame Auftreten von Glaukom und Hornhauterkrankungen kann in 3 Erkrankungsgruppen unterteilt werden [1]. In der ersten Gruppe ist das gemeinsame Auftreten Folge einer *gemeinsamen Erkrankung des gesamten vorderen Augensegmentes*. Dazu zählen Fehlbildungen wie z. B. die Peters-Anomalie, die Sklerokornea, die Aniridie und das Axenfeld-Rieger-Syndrom oder erworbene Erkrankungen, wie die Uveitis anterior oder das Trauma. Zur zweiten Gruppe gehören Hornhautveränderungen, die *sekundär auf Glaukom* auftreten. Hierzu zählen augeninnendruckabhängige Hornhautveränderungen, wie z. B. ein Epithel- oder Stromaödem bei akuten oder sehr starken Augeninnendrucksteigerungen, Endothelveränderungen bei chronischen Augendrucksteigerungen sowie Haab-Leisten beim kindlichen Glaukom. Hornhautveränderungen können auch sekundär auf die langfristige lokale Anwendung von Glaukommedikamenten auftreten.

Bei der dritten Gruppe von Glaukom und Hornhauterkrankungen besteht eine *primäre Hornhautveränderung*, die eine sekundäre Augendrucksteigerung zur Folge hat. Dazu würde man Hornhautentzündungen mit einem Sekundärglaukom zählen, das entweder auf den Entzündungsprozeß oder auf die Behandlung der Keratopathie zurückgeht (z. B. Steroidglaukom oder Glaukom nach perforierender Keratoplastik). Außerdem können bestimmte primäre Veränderungen des Hornhautendothels durch ein Sekundärglaukom kompliziert sein. Zwei dieser Erkrankungen, das iridokorneal-endotheliale Syndrom und die posteriore polymorphe Hornhautdystrophie, stellen ein Spektrum klinisch- und histopathologischer Veränderungen dar, das in hohem Maße für eine Assoziation von Glaukom und Hornhauterkrankung prädisponiert ist. Bei einer dritten Hornhauterkrankung, der Fuchs-Endotheldystrophie, wird ebenfalls ein Bezug zu Glaukom diskutiert. Die letzte Gruppe der primären Hornhautendothelerkrankungen ist Gegenstand des folgenden Kapitels, während das gemeinsame Auftreten von Hornhautbefunden und Glaukom der ersten beiden Gruppen in anderen Kapiteln besprochen wird (Tabelle 13.1).

13.1 Iridokorneal-endotheliales Syndrom

13.1.1 Terminologie

Der Ausdruck iridokorneal-endotheliales Syndrom (ICE-Syndrom) wurde von Eagle und Yanoff [2–4] vorgeschlagen, um eine Gruppe von Hornhauterkrankungen abzugrenzen, die durch eine primäre Hornhautendothelanomalie charakterisiert sind. Die Endothelerkrankung geht in unterschiedlichem Ausmaße mit Hornhautödem, Kammerwinkelveränderungen, Veränderungen der Iris und Sekundärglaukom einher. Die folgenden drei klinischen Bilder, die zum ICE-Syndrom gehören, werden in der Literatur hauptsächlich aufgrund ihrer Irisveränderungen unterschieden (Tabelle 13.2).

13.1.1.1 Progressive Irisatrophie

Harms [5] beschrieb 1903 ein Krankheitsbild, das durch extreme Atrophie der Iris mit Lochbildungen charakterisiert ist. Es wurde in Folge als „essentielle Irisatrophie" oder „progressive essentielle Irisatrophie" bezeichnet. Nachfolgende Befunde und Beobachtungen ließen jedoch vermuten, daß die Irisatrophie nicht „essentiell" oder das primäre Ereignis bei diesem Krankheitsbild ist.

13.1.1.2 Chandler-Syndrom

Dieses Krankheitsbild wurde 1956 von Chandler [6] beschrieben und unterscheidet sich von der progressiven Irisatrophie dadurch, daß die Veränderungen der Iris auf eine geringe Korektopie und eine diskrete Stromaatrophie beschränkt sind oder überhaupt fehlen können. In einer Studie an 37 konsekutiven Fällen von ICE-Syndrom trat das Chandler-Syndrom mit 21 Fällen (56 %) am häufigsten auf und zeigte die ausgeprägteste Form von Hornhautödem trotz einem weniger ausgeprägten Sekundärglaukom verglichen mit den anderen beiden Gruppen des ICE-Syndroms [7]. Es werden auch intermediäre Formen zwischen progressiver Irisatrophie und Chandler-Syndrom beobachtet, bei denen die Irisveränderungen gravierender als beim Chandler-Syndrom sind, eine Lochbildung wie bei der progressiven Irisatrophie jedoch nicht auftritt.

13.1.1.3 Cogan-Reese-Syndrom

1969 berichteten Cogan und Reese [8] 2 Fälle von pigmentierten Knötchen der Iris mit einigen anderen Merkmalen typisch für ein ICE-Syndrom. Weiterführende Untersuchungen haben gezeigt, daß diese Knötchen auf der Irisvorderfläche im gesamten Spektrum der klinischen Bilder dieses Syndroms auftreten können [9,10]. Bei anderen Fällen wurden mehr diffuse Nävi als Knötchen auf der Irisoberfläche beschrieben und man bezeichnete das dazugehörige klinische Bild als Irisnävussyndrom [9]. Die allgemeine Tendenz geht dahin, das Cogan-Reese-Syndrom und das Irisnävussyndrom zusammen als Varianten des ICE-Syndroms aufzufassen. Die Irisveränderungen sind

Tabelle 13.2. Iridokorneal-endotheliales Syndrom (ICE-Syndrom)

Klinische Manifestation	Charakteristische Befunde
1. Progressive Irisatrophie	Irisbefunde vorherrschend, mit ausgeprägter Korektopie, Atrophie und Lochbildung
2. Chandler-Syndrom	Nur geringe oder fehlende Irisveränderungen, ausgeprägtes Hornhautödem, häufig bei normalem Augeninnendruck
3. Cogan-Reese-Syndrom	Noduläre, pigmentierte Irisveränderungen als hauptsächliches Kennzeichen, Iris- und Hornhautveränderungen in unterschiedlichem Ausmaße wie im gesamten Spektrum der ICE-Syndrome

bei beiden Syndromen sowohl klinisch wie histologisch unterschiedlich und es gibt eigentlich z. Z. noch nicht genügend Belege dafür, das Irisnävussyndrom als eine klinische Variante des ICE-Syndroms einzustufen.

13.1.2 Allgemeine Merkmale [7,11,12]

Das ICE-Syndrom tritt fast immer einseitig auf, obwohl subklinische Veränderungen des Hornhautendothels im Partnerauge häufig sind. Die Erkrankung wird in der Regel im frühen bis mittleren Erwachsenenalter manifest, mit einer klaren Prädilektion bei Frauen. Familiäre Häufung ist selten und es gibt keine signifikante Beziehung zu Allgemeinerkrankungen. Die häufigsten Erkrankungszeichen sind die Irisveränderungen, die Herabsetzung des Sehvermögens und das Auftreten von Schmerzen. Die letzten beiden Symptome sind in der Regel auf das Hornhautödem oder auf das begleitende Sekundärglaukom zurückzuführen.

13.1.3 Klinisch-pathologische Befunde

13.1.3.1 Hornhautveränderungen

Die Hornhautbeteiligung ist ein gemeinsames Kennzeichen aller Krankheitsbilder des ICE-Syndroms. Bei der Spaltlampenuntersuchung erscheint die Hornhautrückfläche wie feingehämmertes Silber, ähnlich wie bei der Fuchs-Dystrophie (Abb. 13.1). Diese Endothelopathie kann asymptomatisch sein oder mit Hornhautödem, Schmerzen und Herabsetzung des Sehvermögens in unterschiedlichem Ausmaße einhergehen [13]. In manchen Fällen tritt das Hornhautödem bei einem Augeninnendruck im Normbereich oder nur mäßig erhöhten Augeninnendruckwerten auf. Die Hornhautendothelmikroskopie zeigt eine charakteristische, diffuse Veränderung der Hornhautendothelzellen mit unterschiedlichem Grad der Pleomorphie von Größe und Form, dunklen Zonen innerhalb der Zellen und Verlust der hexagonalen Zellengrenzen (Abb. 13.2) [14,18]. Die Ähnlichkeit der Hornhautendothelopathie bei den drei klinischen Hauptmanifestationen des ICE-Syndroms ist ein weiterer Beweis dafür, daß sie ein gemeinsames Spektrum von Erkrankungen darstellen. Einige klinische Untersuchungen haben auch Areale des Hornhautendothels von gesunden und pathologischen Zellen nachgewiesen, die durch eine klare Abgrenzung separiert sind [16,17], mit einem langsamen Schwund

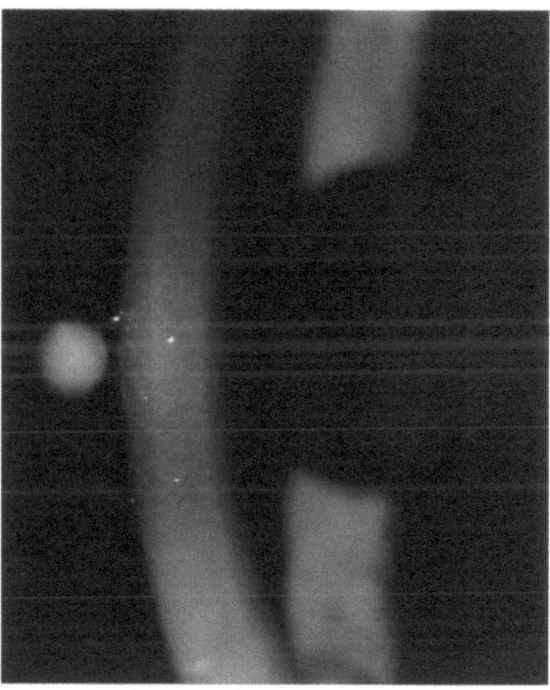

Abb. 13.1. Spaltlampenbild des Hornhautendothels bei ICE-Syndrom. Das Endothel erscheint „silbrig, gehämmert".

der gesunden Zellen im Laufe der Zeit [17]. Eine reduzierte Endothelzelldichte und eine ausgeprägte zelluläre Pleomorphie wurden auch bei den asymptomatischen Partneraugen von Patienten mit ICE-Syndrom gefunden [19]. Die Prüfung der endothelialen Permeabilität mit der Fluorophotometrie ergab eine ausgeprägte Herabsetzung der Barrierefunktion am klinisch erkrankten Auge, jedoch nicht am Partnerauge [20].

Elektronenmikroskopische Studien der Hornhautrückfläche bei fortgeschrittenen Erkrankungen zeigen unterschiedliche und komplexe Veränderungen der Endothelzellen, die auf einem vielschichtigen kollagenen Gewebe stehen, das der Desçemet-Membran aufgelagert ist (Abb. 13.3) [13,21-28]. Die meisten morphologischen Studien stimmen bezüglich der Kollagenstrukturen überein, die aus den physiologischen prä- und postnatalen Schichten der Desçemet-Membran bestehen, an die sich nach posterior pathologische Kollagenschichten unterschiedlicher Dicke anschließen. Beschreibungen der zellulären Veränderungen variieren in der wissenschaftlichen Literatur, was durch die unterschiedliche Wirkung des Syndroms auf das Hornhautendothel erklärt werden kann, was wiederum in verschiedenen Arealen der gleichen Hornhaut evident wird. Manche Zellen zei-

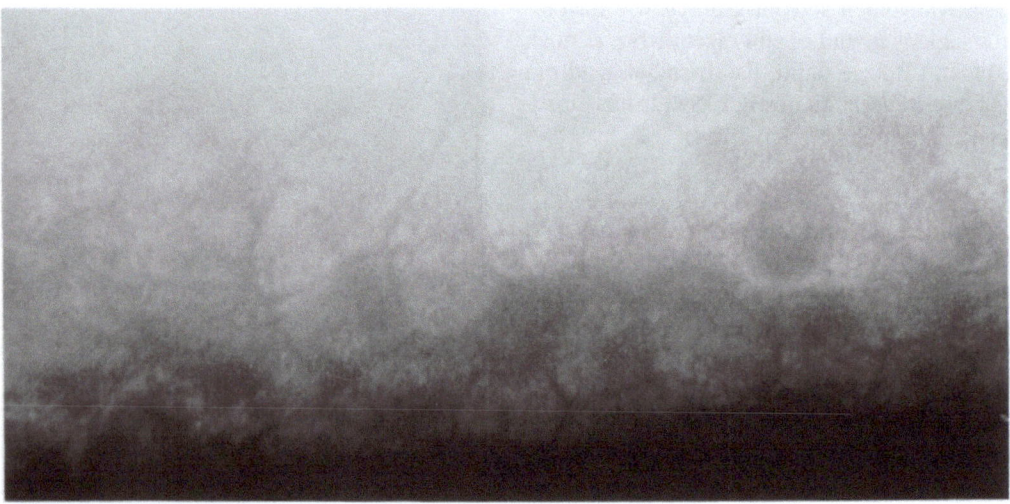

Abb. 13.2. Spiegelmikroskopisches Bild des Hornhautendothels bei ICE-Syndrom, das Pleomorphie in Größe und Form der Endothelzellen, dunkle Areale innerhalb der Zellen und einen Verlust der hexagonalen Zellgrenzen zeigt

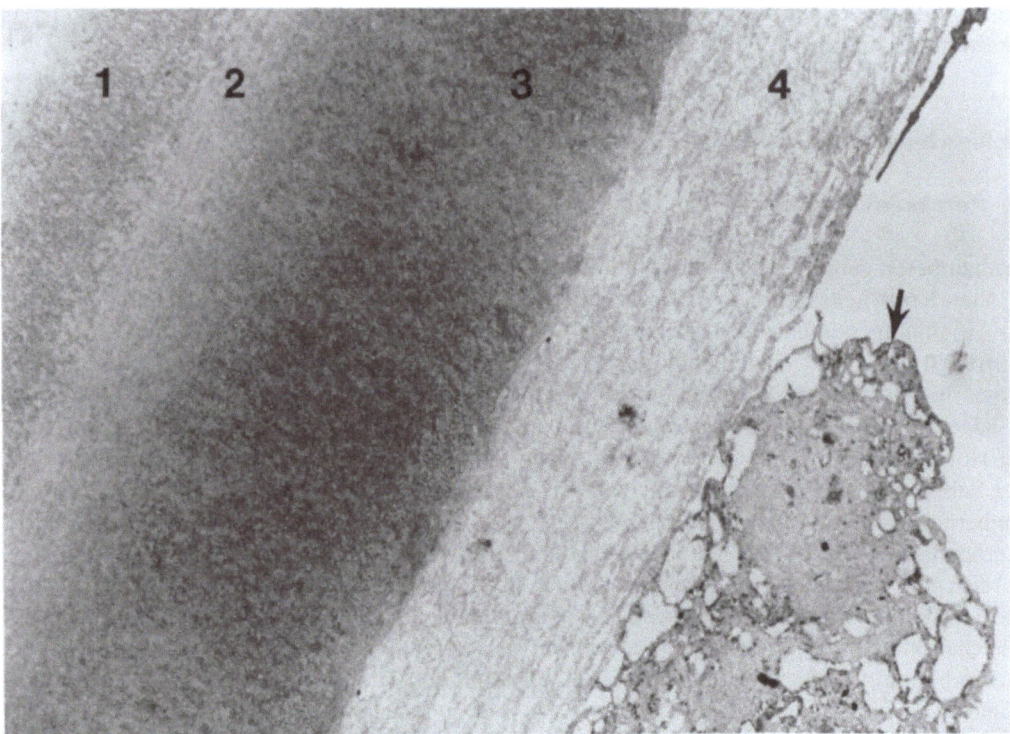

Abb. 13.3. Elektronenmikroskopisches Bild der Hornhautrückfläche bei ICE-Syndrom mit Darstellung einer pathologischen Endothelzelle *(Pfeil)* auf einer vierschichtigen Membran, die zusammengesetzt ist aus anterioren, nicht-gestreiften *(1)* und posterioren, gestreiften *(2)* Anteilen der Desçemet-Membran mit pathologischem, kompakten Kollagen *(3)* und losen Kollagenschichten *(4)*. (Originalvergrößerung, × 6875)

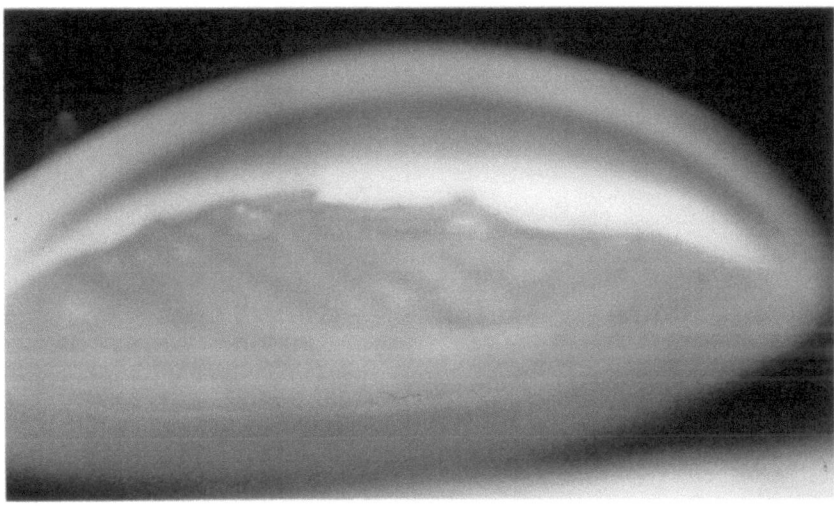

Abb. 13.4. Gonioskopisches Bild von Kammerwinkelsynechien etwa auf Höhe der Schwalbe-Linie bei ICE-Syndrom.

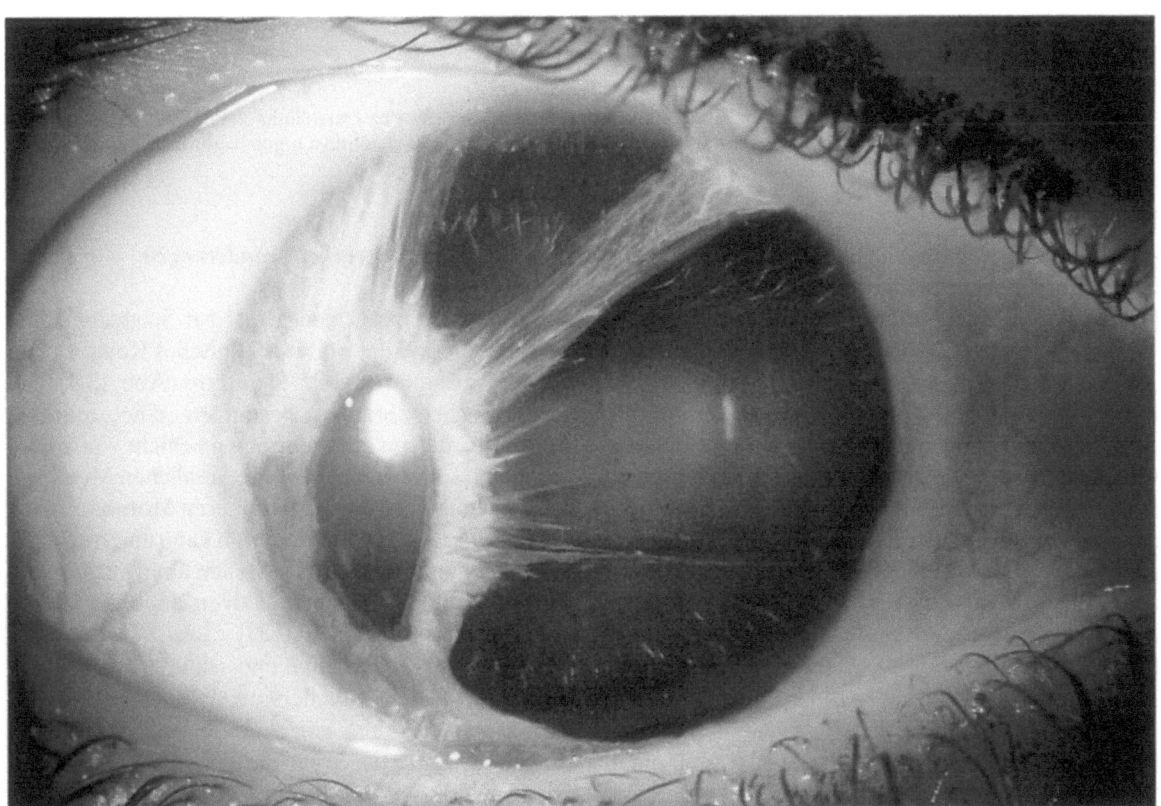

Abb. 13.5. Spaltlampenbild einer Hornhaut mit endothelialen Veränderungen bei einer posterioren polymorphen Hornhautdystrophie.

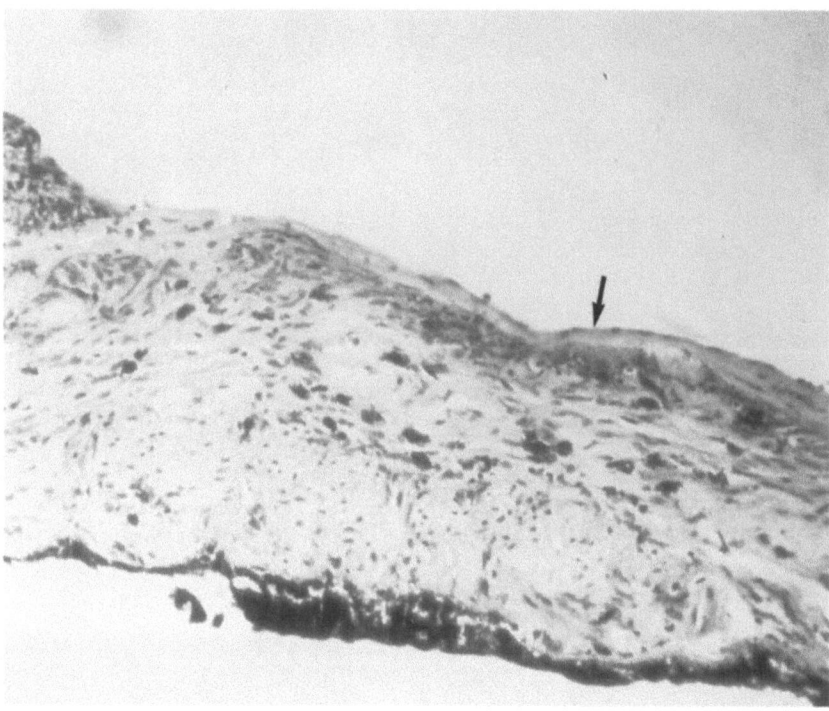

Abb. 13.6. Lichtmikroskopisches Bild eines Irisstückchens bei ICE-Syndrom mit der Darstellung einer Desçemet-ähnlichen Membran und einer spärlichen Einzelzellschicht *(Pfeil)* auf dem Irisstroma. (Hämatoxylineosin; Originalvergrößerung, × 250)

gen metabolische Aktivität oder haben sich geteilt. Filopode Fortsätze und zytoplasmatische Aktinfilamente belegen die Migrationsfähigkeit dieser Zellen [24,26,28]. Manche Zellen enthalten Gruppierungen von Bläschen, was die dunklen Zellareale bei der Hornhautendothelmikroskopie erklären könnte [24]. Andere Zellen sind aufgebrochen und nekrotisch. Die klinisch-pathologische Untersuchung bei einem jungen Erwachsenen mit einseitiger Hornhautendothelopathie zeigte fokale Nekrosen des Hornhautendothels, was möglicherweise eine abortive Form des ICE-Syndroms darstellen kann [29]. Die morphologischen Studien sind unschlüssig darüber, ob die Endothelzellen beim ICE-Syndrom Charakteristika eines Epithels annehmen [23,24,26–28,30]. Die Zelldichte variiert erheblich, wobei manche Gewebeproben multiple Endothelschichten zeigen, was für einen Verlust der Wachstumshemmung durch den wechselseitigen Zellkontakt spricht [24]. Der typische Befund ist jedoch ein einschichtiges Endothel mit reduzierter Zellzahl und gelegentlich azellulären Zonen. In manchen Fällen wurden auch Entzündungszellen beobachtet [24,26,28].

13.1.3.2 Kammerwinkelveränderungen

Kammerwinkelsynechien, meist zur Schwalbe-Linie oder davor, sind ein weiteres klinisches Kennzeichen für alle Varianten des ICE-Syndroms (Abb. 13.4). Die histologischen Studien bestätigen eine zelluläre Membran, die aus einer einzelnen Schicht von Endothelzellen sowie einer Desçemet-ähnlichen Membran besteht und sich von der peripheren Hornhaut nach zentral erstreckt. Diese Membran kann einen offenen Kammerwinkel an manchen Stellen überbrücken und anderswo einen Kammerwinkelverschluß durch Synechierung auslösen [2,27,31–33].

Das *Sekundärglaukom* entwickelt sich meist in Konsequenz der Kammerwinkelsynechierung. Die Glaukomerkrankung korreliert jedoch nicht genau mit dem Ausmaß der Synechierung [11] und es konnte nachgewiesen werden, daß der gesamte Kammerwinkel, wenngleich offen, doch durch die zelluläre Membran völlig ausgekleidet wird [34,35]. Die Verlegung der Kammerwasserabflußwege geschieht also entweder durch die Membran, die das Trabekelmaschenwerk bedeckt, oder bei einen Kammerwinkelverschluß bei Synechierung.

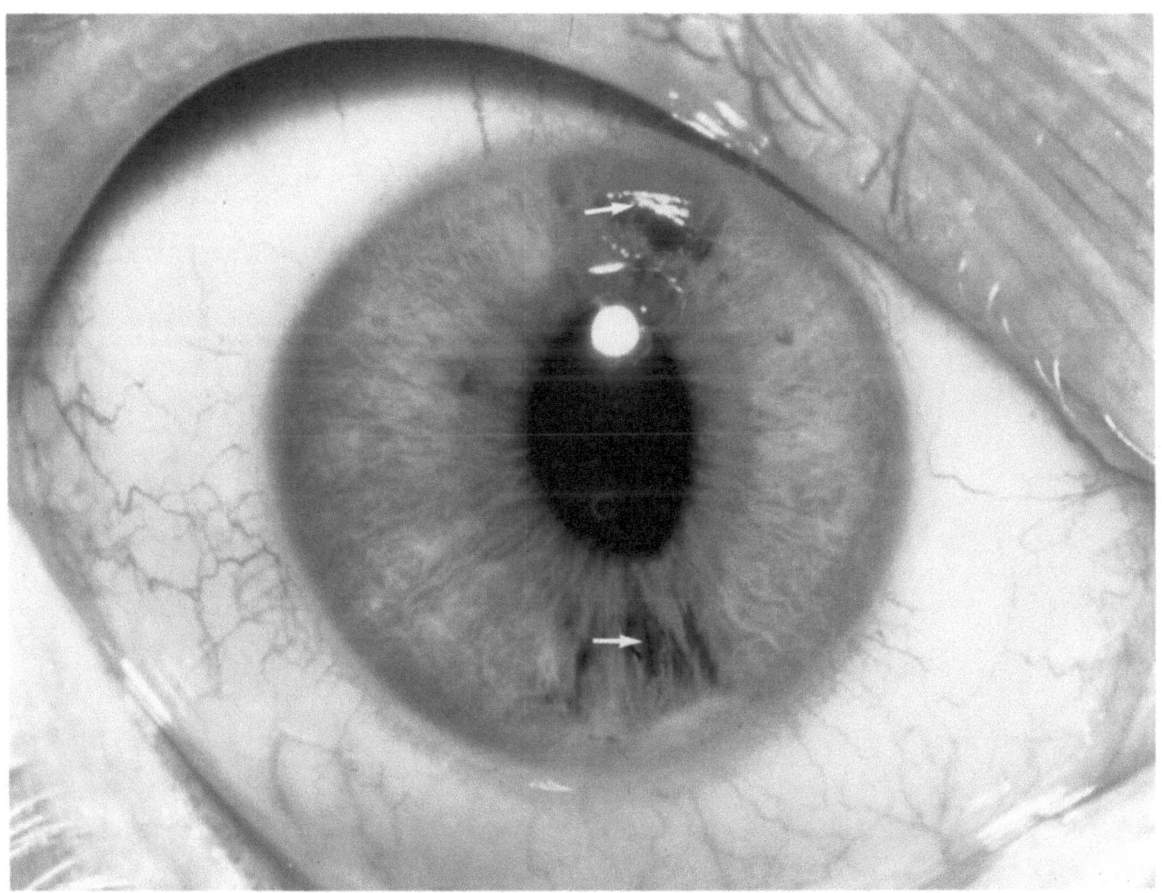

Abb. 13.7. Chandler-Syndrom, eine klinische Variante des ICE-Syndroms, mit geringer Pupillenverziehung und diskreter Verdünnung des Irisstromas an den vertikalen Polen *(Pfeile)*

13.1.3.3 Irisveränderungen

Die pathologischen Veränderungen der Irisstruktur bilden die Grundlage für die Zuordnung zur jeweiligen Erkrankungsgruppe innerhalb des ICE-Syndroms.

Progressive Irisatrophie. Diese Variante des ICE-Syndroms ist charakterisiert durch die ausgeprägte Irisatrophie, einhergehend mit einem unterschiedlichen Ausmaß der Korektopie und Ectropium uveae. Korektopie und Ectropium uveae sind in der Regel in Richtung der ausgeprägtesten Kammerwinkelsynechierung orientiert [11,31]. Das Hauptkennzeichen der progressiven Irisatrophie ist jedoch die Lochbildung der Iris, die in 2 Formen auftritt [11]. Bei *Lochbildungen durch Dehnung* ist die Iris in dem der Pupillenverziehung gegenüberliegenden Quadranten verdünnt und die Irislöcher entwickeln sich in der Region, die der Zugwirkung unterliegt (Abb. 13.5). In anderen Augen entwickelt sich eine Lochbildung durch Einschmelzung ohne begleitende Korektopie oder Verdünnung der Iris. Fluoreszeinangiographien der Iris haben dabei gezeigt, daß diese Lochbildungen durch Ischämie der Iris entstehen [10]. Histopathologische Untersuchungen der Irisstruktur bei derartigen Krankheitsbildern des ICE-Syndroms belegen eine zelluläre Membran auf der gesamten Irisoberfläche (Abb. 13.6). Diese Membran geht kontinuierlich in den Kammerwinkel über und kleidet diesen aus [2,31]. In der peripheren Kammer wird diese Membran meist in den Quadranten gefunden, in denen die Pupillenverziehung auftritt [31].

Chandler-Syndrom. Bei diesem klinischen Bild des ICE-Syndroms besteht nur eine minimale Korektopie und diskrete Atrophie des Irisstromas (Abb. 13.7) [6]. Bei manchen Fällen erscheint die Iris unauffällig.

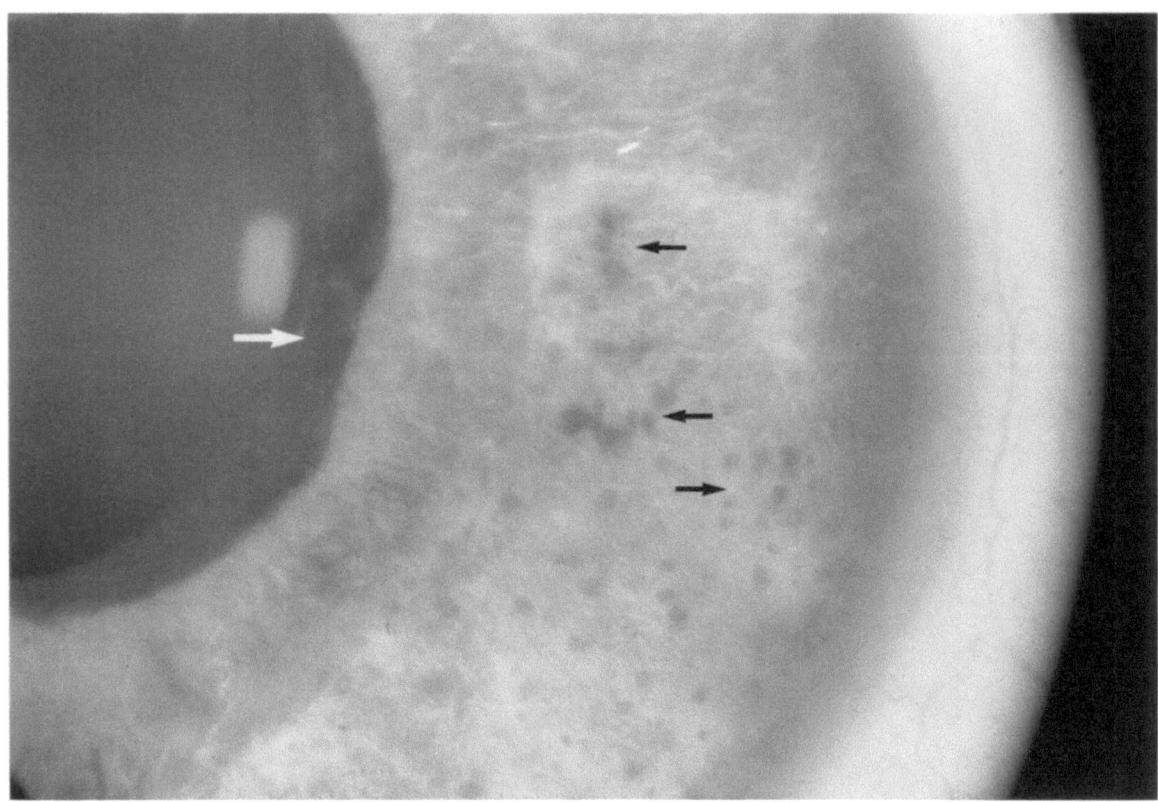

Abb. 13.8. Cogan-Reese-Syndrom, Variante des ICE-Syndroms, mit Ectropium uveae *(weißer Pfeil)* und zahlreichen dunklen Knötchen *(schwarze Pfeile)* in einer Region abgeflachten Irisstromas

Cogan-Reese-Syndrom. Bei dieser Form des ICE-Syndroms kann jedes Ausmaß der genannten Irisveränderungen auftreten, unterscheidet sich jedoch von den anderen beiden Gruppen durch pigmentierte, gestielte Knötchen der Irisoberfläche (Abb. 13.8) [8–10]. Bei manchen Fällen können andere Kennzeichen des ICE-Syndroms viele Jahre vor dem Auftreten der Knötchen bestehen [10,36]. Die nodulären Läsionen der Iris zeigen eine Ultrastruktur vergleichbar mit dem darunterliegenden Irisstroma und sind stets von der zuvor beschriebenen zellulären Membran umgeben (Abb. 13.9) [2,31,36–38].

13.1.4 Theorien zum Pathomechanismus

Die Membrantheorie nach Campbell [31] besagt, daß die Pathologie des Hornhautendothels das primär auslösende Ereignis beim ICE-Syndrom ist (Abb. 13.10 a–d). Die Endothelopathie verursacht das Hornhautödem und führt auch zur Proliferation einer zellulären Membran über den Kammerwinkel und auf die Oberfläche der Iris. Die Beobachtung von Zellfortsätzen, zytoplasmatischen Aktinfilamenten und der Verlust der kontaktbedingten Wachstumshemmung des Endothels stimmen mit der Annahme der Migrationsfähigkeit dieser Zellen überein [24,26,28]. Die Kontraktur der zellulären Membran verursacht die peripheren vorderen Synechien, die Korektopie und das Ectropium uveae. Dehnungseffekte auf die Iris in Gegenrichtung der Korektopie, besonders wenn die Iris durch die peripheren Synechien auf beiden Seiten im Kammerwinkel verankert ist, führen unstrittig zur Atrophie und Lochbildung in der Iris, obwohl zusätzliche Mechanismen wie Ischämie ebenfalls beteiligt sein können [12]. Die Veränderungen der zellulären Membran sind auch für die Entwicklung der Irisknötchen beim Cogan-Reese-Syndrom verantwortlich, womöglich über eine Einschnürung von Irisstroma, wodurch die Knötchen gebildet werden [31,37]. Wie schon gesagt, geht das begleitende Glaukom mit einer Verlegung des Trabekelmaschenwerkes entweder durch die zelluläre Membran oder die progressive Entwicklung peripherer vorderer Synechien einher.

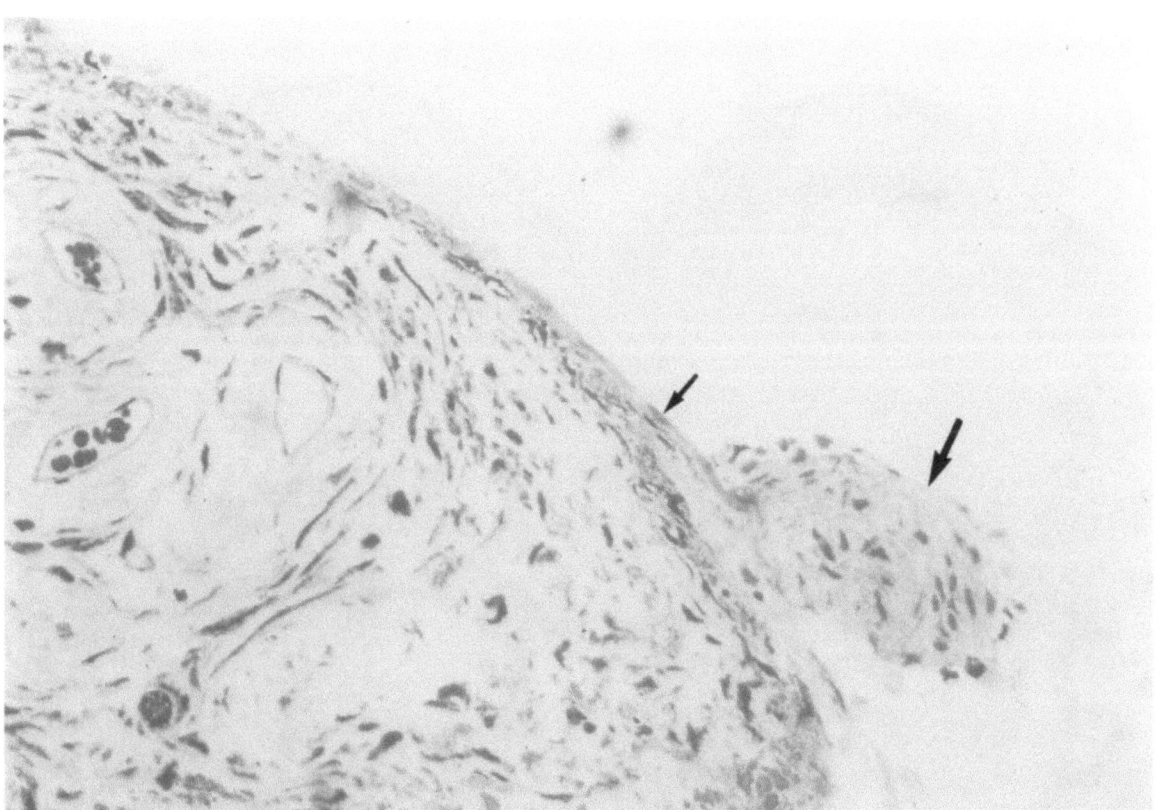

Abb. 13.9. Lichtmikroskopisches Bild eines Iridektomiestückchens aus einem Auge mit Cogan-Reese-Syndrom, das ein Irisknötchen mit einem Zellverband ähnlich dem Irisstroma zeigt *(großer Pfeil)*, und den Anteil einer Einzelschicht spindelförmiger Zellen *(kleiner Pfeil)*. (Toluidinblau und basisches Fuchsin; Originalvergrößerung, × 200)

Allen drei klinischen Varianten des ICE-Syndroms liegt der beschriebene gemeinsame Pathomechanismus zugrunde. Der Unterschied im klinischen Erscheinungsbild zu einer gegebenen Zeit bei einem individuellen Patienten kann demnach bei manchen Augen nur eine Zeitfrage sein. So kann ein Patient mit dem initialen Befund eines Chandler-Syndroms zu einem späteren Zeitpunkt z. B. Lochbildungen der Iris und/oder Knötchen entwickeln, womit sich die Diagnose in Richtung progressiver Irisatrophie oder Cogan-Reese-Syndrom verändern würde. Bei anderen Fällen wiederum besteht kaum Progression, was auch erklärt, daß das Chandler-Syndrom offensichtlich die häufigste Variante innerhalb der Erkrankungen des ICE-Syndroms darstellt [7]. Womöglich sind Unterbrechungen im Endothelzellverband bei diesen Patienten ausgeprägter, so daß eine geringere Migrationsneigung der Zellen auftritt, was auch das ausgeprägtere Hornhautödem ebenso wie die geringere Ausprägung des Sekundärglaukoms und die geringere Irisbeteiligung im Vergleich zu den anderen beiden Varianten (progressive Irisatrophie und Cogan-Reese-Syndrom) erklären könnte [7,24].

Die Ätiologie der Hornhautendothelopathie ist noch unbekannt. Das Fehlen einer Familienanamnese und das Vorliegen einer postnatalen Schicht der Desçemet-Membran lassen auf eine erworbene Erkrankung schließen. Der Nachweis von Entzündungszellen im Endothel ließ auch die Möglichkeit einer viralen Ätiologie aufkommen [24], obwohl derartige Zellen auch im Endothel hereditärer Hornhauterkrankungen nachgewiesen wurden [26]. Es wurde auch diskutiert, daß die zelluläre Proliferation bei diesem Syndrom einem progressiven, kornealen Endotheliom entsprechen könnte [27].

13.1.5 Differentialdiagnose

Mehrere Erkrankungen von Hornhaut und Iris können mit den verschiedenen klinischen Bildern des ICE-Syndroms verwechselt werden und auch mit einem Glaukom einhergehen. Diesbezüglich sollte man an 3 Erkrankungsgruppen denken [11,12].

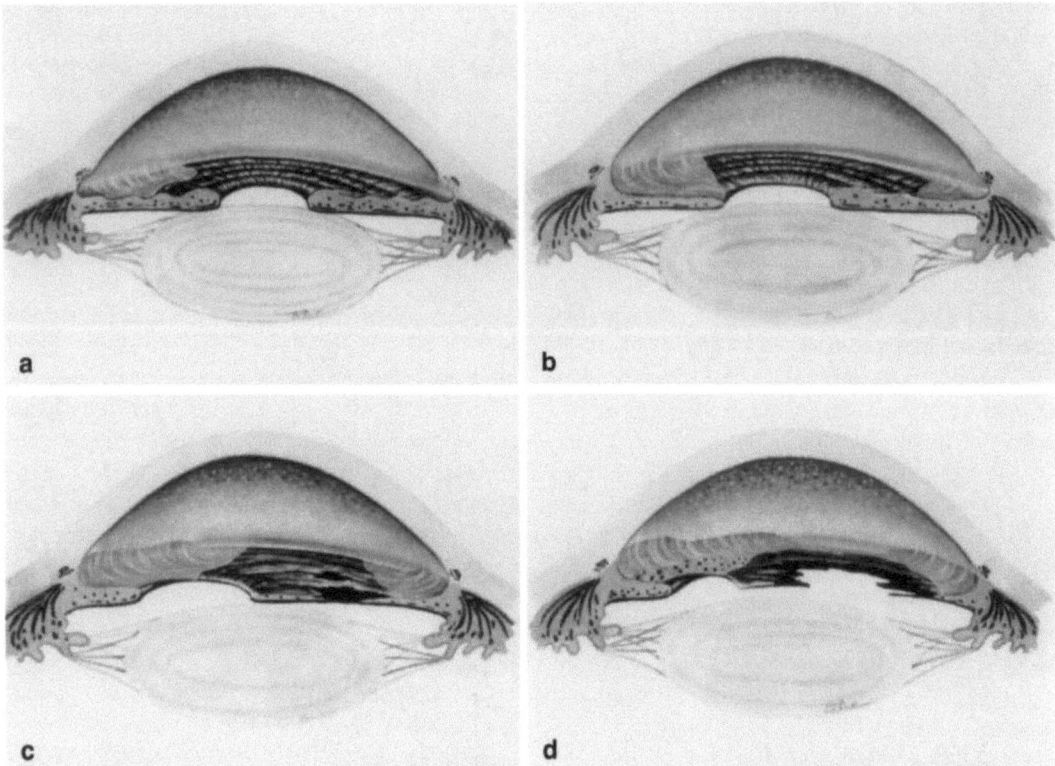

Abb. 13.10 a–d. Membrantheorie nach Campbell für die Pathogenese des ICE-Syndroms. **a** Ausdehnung der Membran vom Hornhautendothel über den Kammerwinkel auf die Iris. **b** Kontraktion der Membran mit der Folge peripherer anteriorer Synechien und Korektopie. **c** Verdünnung und Atrophie der Iris in den der Korektopie gegenüberliegenden Quadranten. **d** Lochbildung in einer Region mit Atrophie (bei progressiver Irisatrophie), Ectropium uveae in Richtung der Korektopie und Irisknötchen im Bereich der Membran (bei Cogan-Reese-Syndrom)

13.1.5.1 Hornhautendothelerkrankungen

Die *posteriore, polymorphe Dystrophie* kann sowohl mit Glaukom als auch mit Kammerwinkelveränderungen und Irisbefunden einhergehen, die dem ICE-Syndrom ähneln. Die Keratopathie wie auch andere klinische Charakteristika erlauben jedoch eine klare Abtrennung. Die *Fuchs-Endotheldystrophie* zeigt Hornhautveränderungen, die klinisch dem ICE-Syndrom sehr ähneln, bei der Fuchs-Dystrophie bestehen jedoch keine Kammerwinkelveränderungen oder Irisbefunde, die zum ICE-Syndrom passen. Auf beide Erkrankungen wird später in diesem Kapitel nochmals eingegangen.

13.1.5.2 Iriserkrankungen mit Auflösung der Irisstruktur

Das *Axenfeld-Rieger-Syndrom* hat auffällige klinische und histopathologische Gemeinsamkeiten mit dem ICE-Syndrom, die kongenitale Natur und die Beidseitigkeit wie auch andere Befunde, die in Kap. 12 beschrieben wurden, erlauben eine sichere Trennung beider Erkrankungen. Manche fortgeschrittene Fälle der progressiven Irisatrophie können wie eine Aniridie aussehen, die Beidseitigkeit der Aniridie ist wiederum ein wichtiges Unterscheidungskriterium (Kap. 12). Die *Iridoschisis* ist charakterisiert durch die Aufsplitterung der oberflächlichen Schichten des Irisstromas und kann durch Glaukom kompliziert sein. Diese Erkrankung tritt jedoch typischerweise nur bei alten Menschen auf (Kap. 14).

13.1.5.3 Noduläre Irisveränderungen

Es wurden sogar Patienten mit einem Cogan-Reese-Syndrom unter der falschen Annahme eines *Irismelanoms* enukleiert [8]. Patienten mit einer Irismelanose können auch gestielte Knötchen zeigen, mit auffallender Ähnlichkeit zum Cogan-Reese-Syndrom. Die

Irismelanose ist jedoch typischerweise beidseitig und tritt familiär gehäuft auf [39,40]. Eine weitere Differentialdiagnose knötchenförmiger Irisveränderungen ist die *Neurofibromatose* oder Irisknötchen bei *entzündlichen Erkrankungen*, wie z. B. der Sarkoidose.

13.1.6 Behandlung

Bei den Patienten mit einem ICE-Syndrom kann der primäre Therapiebedarf seitens des Hornhautödems, des Sekundärglaukoms oder von beiden bestehen. Das Glaukom kann meist nur in den frühen Stadien medikamentös beherrscht werden, besonders mit Wirkstoffen, die die Kammerwassersekretion supprimieren. Die Augendrucksenkung kann auch einen günstigen Effekt auf das Hornhautödem haben, wenngleich häufig die zusätzliche lokale Applikation hypertoner Salzlösungen und weicher Kontaktlinsen notwendig wird. Reicht die medikamentöse Therapie zur Augendrucksenkung nicht aus, ist eine operative Intervention indiziert. Die Lasertrabekuloplastik ist in der Regel ineffektiv. Die Filtrationschirurgie hat eine begrenzte Erfolgsrate [11,41], da eine Dekompensation häufig durch die Endothelisation des Sickerkissens auftritt [36,41]. Bei manchen Fällen wird die operative Augendrucksenkung auch zur Besserung des Hornhautödems eingesetzt. Häufig kann jedoch auch ein tief-normaler Druck das fortgeschrittene Hornhautödem nicht zur Remission bringen, so daß eine perforierende Keratoplastik bei kontrollierter Glaukomsituation notwendig wird [13,42].

13.2 Posteriore polymorphe Hornhautdystrophie

13.2.1 Allgemeine Merkmale

Die posteriore polymorphe Hornhautdystrophie ist eine beidseitige, familiär gehäuft auftretende Hornhautendothelerkrankung. Die Vererbung ist üblicherweise autosomal-dominant, es besteht keine Prädilektion bei Männern bzw. Frauen oder bei verschiedenen Rassen. Obwohl die Erkrankung vermutlich kongenital ist, bleibt sie typischerweise asymptomatisch bis zum frühen Erwachsenenalter. Ebenso wie das ICE-Syndrom stellt die posteriore polymorphe Hornhautdystrophie ein Spektrum unterschiedlicher Erkrankungen dar [43–45]. Bei einer Form gehen die charakteristischen Hornhautveränderungen mit peripheren iridokornealen Adhäsionen, Irisatrophie und

Korektopie einher [43,45]. Glaukom tritt bei etwa 15 % der Patienten mit einer posterioren polymorphen Dystrophie auf, was unabhängig von dem Auftreten iridokornealer Adhäsionen ist.

13.2.2 Klinisch-pathologische Befunde

13.2.2.1 Hornhautveränderungen

Bei der Spaltlampenbiomikroskopie hat die Hornhautrückfläche ein Aussehen von Pusteln oder Bläschen auf Höhe der Descemet-Membran (Abb. 13.11). Die Bläschen können linear oder in Gruppen auftreten und sind von einem kleinen Hof einer grauen Trübung umgeben [44,45]. Bandförmige Verdickungen können auch auf Höhe der Descemet-Membran vorkommen [46]. Mit der Spaltlampenbiomikroskopie und der Hornhautspiegelmikroskopie werden 2 Muster der Endothelopathie identifiziert [47,48]. Die eine Form ist charakterisiert durch vesikuläre und bandförmige Veränderungen, die kraterförmig oder krapfenförmig aussehen, sowie Schneckenspuren mit gut erhaltener Hornhauttransparenz. Die zweite Gruppe zeigt ein mehr geographisches Schädigungsmuster mit Trübungen der Descemet-Membran und des tiefen Hornhautstromas. Letztere Gruppe kann auch mit iridokornealen Adhäsionen und Glaukom einhergehen.

Ultrastrukturelle Studien zeigen eine ungewöhnlich dünne Descemet-Membran mit mehrfachen Lagen von Kollagen bedeckt [59–52] und einer Endothelzellschicht, die unterschiedlich bewertet wurde, sowohl als abnormes Endothel [53], Fibroblasten [50,52] oder Epithel [49,51,52,54,55]. Diese Unterschiede in der Zellmorphologie können einer sich entwickelnden Metaplasie entsprechen [50]. Die unvollständige Entwicklung der Descemet-Membran weist darauf hin, daß das Hornhautendothel sich im späten Fetalleben oder in der frühen Jugend veränderte und im folgenden zusätzliche Schichten an Kollagen ablagerte.

Klinisch kann die Hornhaut klar bleiben und keine Symptome verursachen, obwohl bei manchen Fällen ein Hornhautödem auftreten kann.

13.2.2.2 Kammerwinkel- und Irisveränderungen

Eine kleine Anzahl von Patienten kann breite, periphere anteriore Synechien zur Schwalbe-Linie oder davor entwickeln, die von Korektopie, Ectropium uveae und Irisatrophie begleitet sind [43–45,56]. Der

258 Kapitel 13. Glaukom bei Erkrankungen des Hornhautendothels

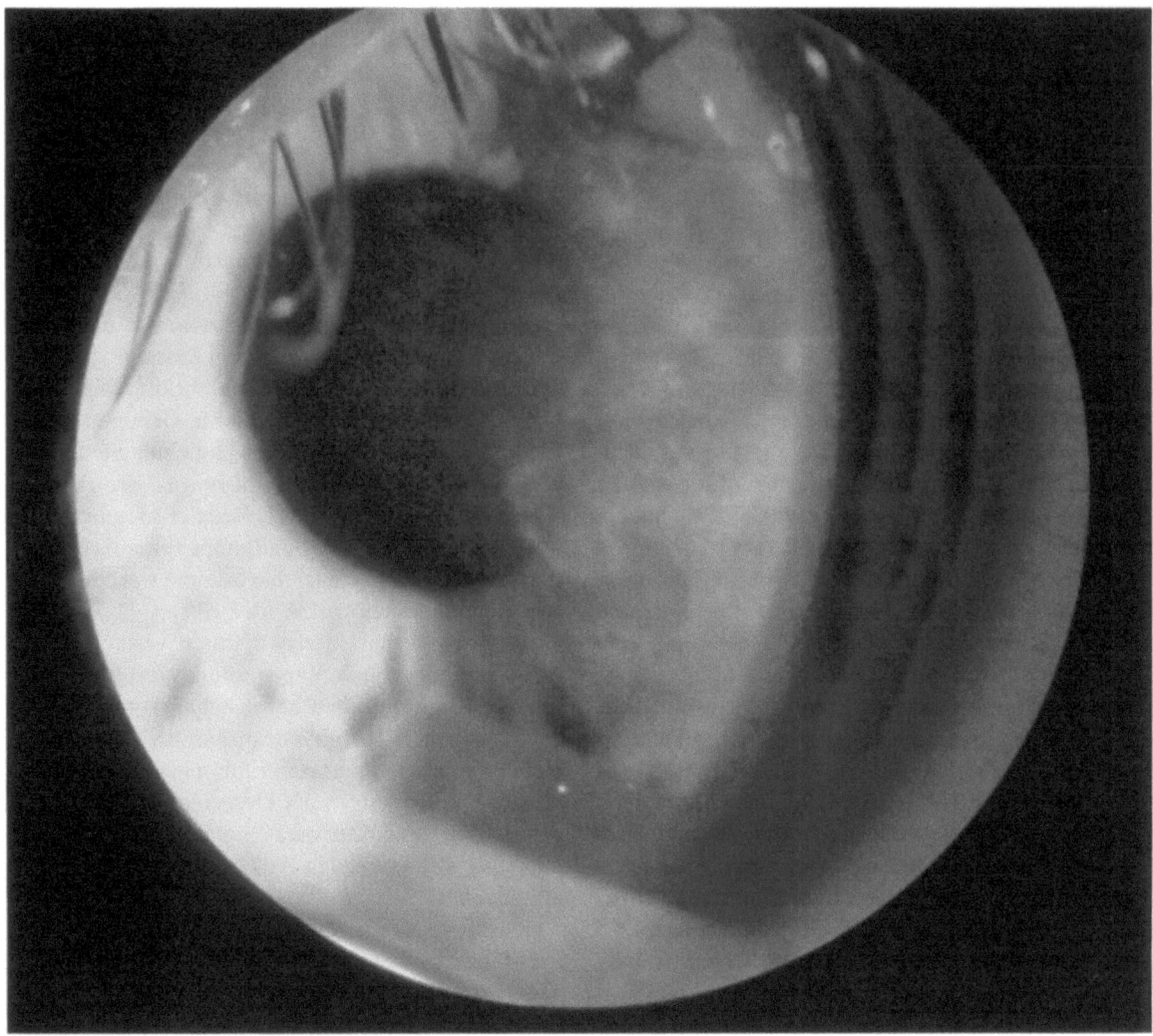

Abb. 13.11. Spaltlampenbild einer Hornhaut mit endothelialen Veränderungen bei einer posterioren polymorphen Hornhautdystrophie.

histopathologische Befund eines solchen Falles zeigte eine Membran, die aus epithelähnlichen Zellen und einer Desçemet-ähnlichen Membran zusammengesetzt war, die sich über den Kammerwinkel hinweg auf die Iris erstreckte (Abb. 13.12) [33,45].

Ein Sekundärglaukom kann bei manchen Fällen mit Kammerwinkel- und Irisveränderungen auftreten und es wurde auch bei Augen mit offenen, unauffälligen Kammerwinkelstrukturen beobachtet [44,45,56,57]. Bei letzterer Situation erkennt man gonioskopisch einen hohen Ansatz der Iris in die posterioren Trabekelanteile hinein [57]. Die ultrastrukturelle Untersuchung eines solchen Auges bestätigt die hohe Insertion von anteriorer Uvea in das Maschenwerk mit Kollaps der Trabekellamellen (Abb. 13.13) [57].

13.2.3 Theorien zum Pathomechanismus

Eine Membrantheorie, ähnlich wie beim ICE-Syndrom, wurde für jene Fälle der posterioren polymorphen Dystrophie vorgeschlagen, bei denen iridokorneale Adhäsionen auftreten. Man nimmt an, daß das dystrophe Endothel (oder Epithel) ein basalmembranähnliches Material produziert, das sich über den Kammerwinkel auf die Iris erstreckt, dann zur Synechienbildung führt und die Irisveränderungen auslöst [44,45]. Das Glaukom kann bei diesen Fällen durch die iridokornealen Adhäsionen erklärt werden. Bei Augen mit einem offenen Kammerwinkel und einer hohen Insertion der anterioren Uvea in das Trabekelsystem hinein, kann ein entwicklungsbedingtes Glau-

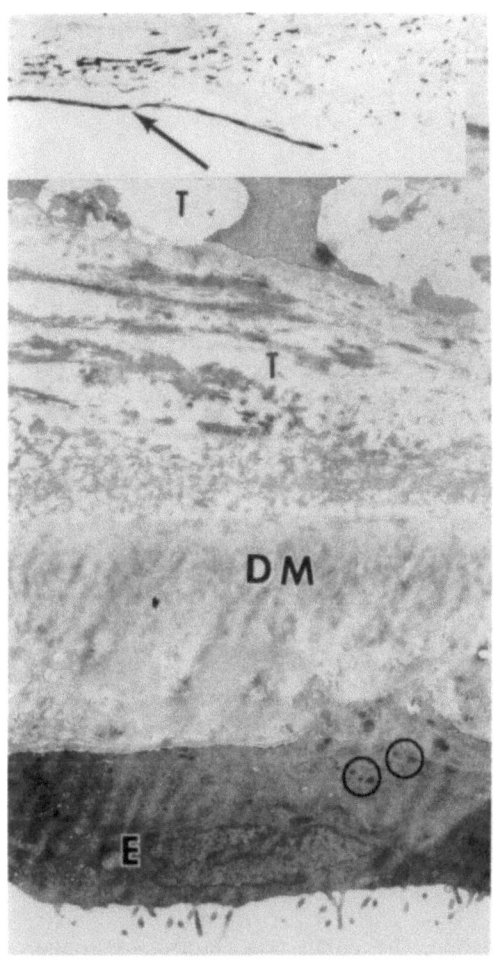

Abb. 13.12. Transmissionselektronenmikroskopisches Bild eines Trabekulektomiestückchens aus einem Auge mit einer posterioren polymorphen Dystrophie mit der Darstellung von Trabekellamellen *(T)*, bedeckt durch eine Desçemet-ähnliche Membran *(DM)*, und transformierten Endothelzellen *(E)* mit zahlreichen Mikrovilli und desmosomalen Ansätzen *(Kreise)* (Originalvergrößerung, × 8200). Der Ausschnitt zeigt ein lichtmikroskopisches Bild der Membran auf dem Trabekelmaschenwerk *(Pfeil)* (Toluidinblau; Originalvergrößerung, × 130).

kom vorliegen, ähnlich wie bei Glaukomen mit der üblichen Goniodysgenesie, bei denen ein konsekutiver Kollaps des Trabekelmaschenwerkes mit einem Sekundärglaukom auftritt [57].

13.2.4 Differentialdiagnose

Hornhauterkrankungen, die mit einer posterioren polymorphen Dystrophie verwechselt werden können, sind andere Formen einer posterioren Hornhautdystrophie, wie z.B. die Fuchs-Endotheldystrophie, die kongenitale hereditäre Hornhautdystrophie und die posteriore amorphe Hornhautdystrophie. Letztere ist charakterisiert durch eine diffuse, grau-weiße, blattförmige Trübung des hinteren Stromas mit gelegentlich feinen Irisausläufern zur Schwalbe-Linie über die gesamte Zirkumferenz und verschiedenen Auffälligkeiten der Iris, jedoch ohne Glaukom [58]. Wenn iridokorneale Adhäsionen vorliegen, muß man auch an den Ausschluß eines Axenfeld-Rieger-Syndroms oder eines ICE-Syndroms denken. Die bandförmigen Verdickungen bei der posterioren polymorphen Hornhautdystrophie können mit Haab-Leisten beim kongenitalen Glaukom verwechselt werden, obwohl letztere in Bereichen der Hornhautverdünnung mit verdickten Rändern auftreten [46].

13.2.5 Behandlung

Die meisten Fälle der posterioren polymorphen Hornhautdystrophie sind asymptomatisch und bedürfen keiner Behandlung. Wenn jedoch ein Hornhautödem auftritt, kann eine konservative Therapie versucht oder eine perforierende Keratoplastik ausgeführt werden. Bei einer Reihe von 21 Hornhautübertragungen wegen einer posterioren polymorphen Dystrophie trat in 9 Fällen ein Transplantatversagen auf, bei denen 6mal iridokorneale Adhäsionen und ein Glaukom vorlagen. Hieraus ergibt sich die Empfehlung, mit der Keratoplastik bei diesen Patienten so lange wie möglich zurückhaltend zu sein. Es wurde auch über Rezidive der posterioren polymorphen Dystrophie nach perforierender Keratoplastik berichtet [59]. Falls ein Glaukom auftritt, ist ein medikamentöser Therapieversuch mit Zielrichtung der Kammerwassersekretionshemmung gerechtfertigt. Die Lasertrabekuloplastik verspricht wenig oder keinen Erfolg, bei medikamentösem Therapieversagen ist ein Filtrationseingriff vorzuziehen.

13.3 Fuchs-Endotheldystrophie

13.3.1 Terminologie und klinisch-pathologische Befunde

13.3.1.1 Cornea guttata

Die Cornea guttata ist eine Allgemeinerkrankung der Hornhaut, die mit zunehmendem Lebensalter gehäuft auftritt [60]. Spaltlampenmikroskopisch zeigt sich das Bild einer zentralen Hornhautrückfläche wie

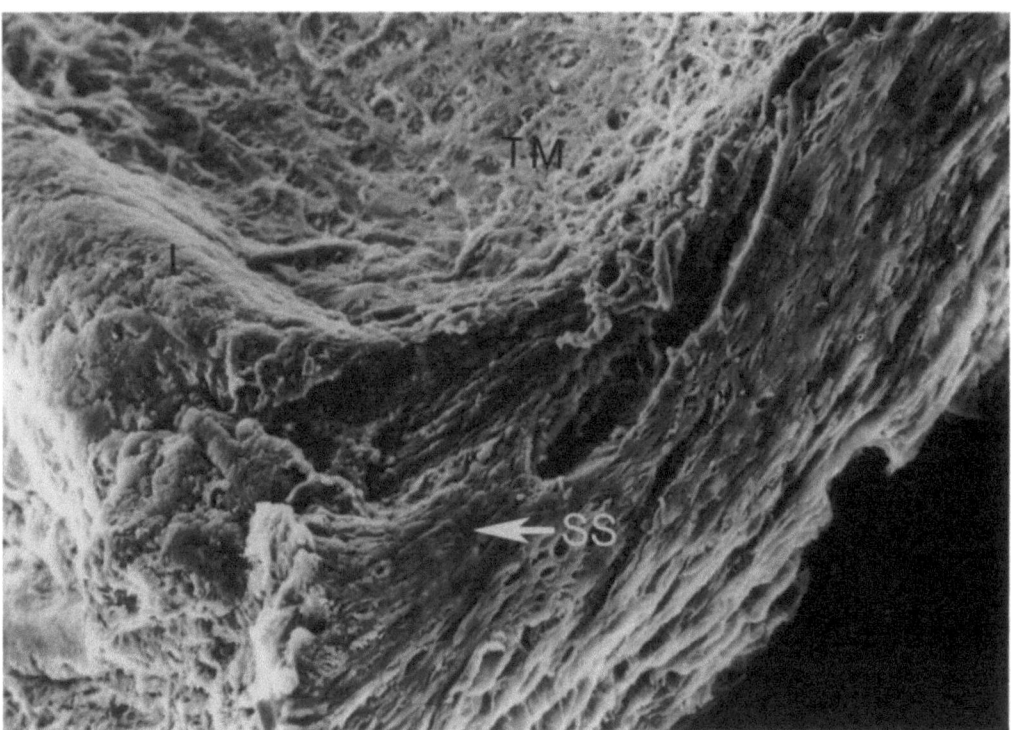

Abb. 13.13. Rasterelektronenmikroskopisches Bild eines Trabekulektomiestückchens eines Auges mit posteriorer polymorpher Hornhautdystrophie mit der Darstellung einer hohen Irisinsertion *(I)* in die hinteren Anteile des Trabekelmaschenwerkes *(TM)* weit vor dem Skleralsporn *(SS)*. (Originalvergrößerung, × 230)

„gehämmertes Silber", ähnlich wie beim ICE-Syndrom. Die Spiegelendothelmikroskopie der Hornhaut zeigt jedoch ein charakteristisches Bild, das aus vergrößerten Endothelzellen mit dunkleren Zellarealen besteht, die die Zellgrenzen überlappen [61]. Die primäre Pathologie ist eine Veränderung des Hornhautendothels, die zu einer Ablagerung von Kollagen an der posterioren Oberfläche der Desçemet-Membran führt. Histologisch erscheint dies als Warzen oder Auswüchse bei der reinen Form der Cornea guttata. Bei anderen Fällen können fokale Kollagenanhäufungen durch eine zusätzliche Basalmembran bedeckt sein oder es kann eine einheitliche Verdickung der posterioren Kollagenschichten bestehen [62,63].

13.3.1.2 Fuchs-Endotheldystrophie

Die große Mehrheit der Patienten mit einer Cornea guttata haben einen normalen übrigen Hornhautbefund ohne Einschränkung des Sehvermögens. Eine geringe Anzahl der Patienten mit den gleichen Veränderungen der posterioren Hornhaut, wie oben beschrieben, bekommt ein Hornhautstroma- und Epithelödem. Das klinische Bild wurde 1910 von Fuchs beschrieben [64] und erst später die Verbindung zu einer Endotheldystrophie der Hornhaut erkannt. Die Erkrankung tritt beidseitig mit einer Prädilektion bei Frauen auf, mit einem Erkrankungsbeginn üblicherweise zwischen dem 40. und 70. Lebensjahr. Es besteht eine familiäre Häufung und es wurde auch eine autosomal-dominante Vererbung beschrieben [62]. In einem Auge konnte man Viruspartikel im Hornhautendothel nachweisen, was auf eine mögliche virale Ätiologie bei manchen Fällen hindeutet [65]. Die Zusammensetzung des Kammerwassers ist normal, übereinstimmend mit der Annahme, daß die Fuchs-Dystrophie eine primäre Erkrankung des Hornhautendothels ist [66]. Die Fuchs-Endotheldystrophie beeinträchtigt das Sehvermögen erheblich, meist ist eine perforierende Keratoplastik notwendig.

13.3.2 Auftreten von Glaukom

13.3.2.1 Einfluß des Augeninnendruckes auf das Hornhautendothel

Literaturberichte bezüglich der Verbindung von Glaukom zu Cornea guttata und Fuchs-Endotheldystrophie sind widersprüchlich. Dies ist zumindest teilweise auf die Tatsache zurückzuführen, daß der erhöhte Augeninnendruck zu Sekundärveränderungen des Hornhautendothels führt. Eine reduzierte Endothelzelldichte wurde in Verbindung mit einem Offenwinkelglaukom [67], Winkelblockglaukom [68–70] und manchen Sekundärglaukomen [70–72] beschrieben. Das Ausmaß der Endothelveränderung korreliert jedoch nicht immer mit der Höhe des Augeninnendruckniveaus, was auch auf andere ursächliche Faktoren hinweist, die auf die Assoziation Glaukom und Hornhautendothelveränderungen Einfluß nehmen [67]. Man konnte z. B. zeigen, daß sich die Morphologie des Hornhautendothels in zunehmendem Lebensalter ändert [73], ebenso bei Uveitis anterior, einschließlich glaukomatozyklitischer Krisen [70–72,74]. Diese Beobachtungen muß man in Betracht ziehen, wenn man an die Interaktion von Glaukom und Hornhautendothelveränderungen denkt.

13.3.2.2 Cornea guttata und Kammerwasserabfluß

Es wurde berichtet, daß Patienten mit einer Cornea guttata eine hohe Inzidenz pathologischer, tonographischer Abflußwerte haben [75]. In einer weiteren Studie mit Weitwinkelspiegelendothelmikroskopie war die durchschnittliche tonographische Abflußleichtigkeit bei Patienten mit Cornea guttata nicht statistisch signifikant von der gesunden Bevölkerung und es zeigte sich keine Korrelation zwischen dem Ausmaß der Hornhautveränderung und der tonographischen Abflußleichtigkeit [76]. Eine andere Untersuchung an Patienten mit Cornea guttata zeigte einen niedrigeren mittleren Augeninnendruck im Vergleich zu einer Gruppe ohne Cornea guttata [77].

13.3.2.3 Fuchs-Endotheldystrophie und Glaukom

Patienten mit flachen Vorderkammern und Fuchs-Endotheldystrophie können ein Winkelblockglaukom bekommen, offensichtlich als Ergebnis der zunehmenden Verdickung der peripheren Hornhaut mit einem potentiellen Verschluß der Kammerwinkelbucht [78].

Man schätzte, daß 10–15 % der Patienten mit einer Fuchs-Endotheldystrophie ein Offenwinkelglaukom haben [79]. Eine Studie an 64 Familien mit der Hornhauterkrankung zeigte jedoch nur einen Fall eines Offenwinkelglaukoms [80]. In einer anderen Studie wurde keine genetische Verbindung zwischen Fuchs-Endotheldystrophie und primärem Offenwinkelglaukom auf der Basis eines In-vitro-Tests der Lymphozytensteroidempfindlichkeit gefunden [81].

13.3.3 Behandlung

Obwohl Glaukom in Augen mit Fuchs-Endotheldystrophie nicht gehäuft vorkommt, können Bemühungen, den Augeninnendruck zu senken, manchmal günstig auf die Entwicklung des Hornhautödems wirken. Liegt ein Glaukom vor, sind die Behandlungsprinzipien die gleichen wie beim primären Offenwinkelglaukom, während das Risiko eines Winkelblockglaukoms eine Iridektomie oder eine Filtrationsoperation verlangt. Die prophylaktische Miotikatherapie erwies sich bei Patienten mit drohendem Winkelblock als nicht effektiv [78].

13.4 Zusammenfassung

Das iridokorneal-endotheliale Syndrom (ICE-Syndrom) ist eine primäre Erkrankung des Hornhautendothels, das im jungen Erwachsenenalter auftritt und eine einseitige Erkrankung der Hornhaut, des Kammerwinkels und der Iris darstellt. Es ist vermutlich eine erworbene Erkrankung. Das pathologische Endothel verursacht häufig Hornhautödem und proliferiert über den Kammerwinkel auf die Iris mit nachfolgender Kontraktion, was zu Glaukom und unterschiedlichen Formen der Irisdistorsion führt. Letztere Veränderungen sind die Basis für klinische Varianten wie das Chandler-Syndrom, progressive Irisatrophie und Cogan-Reese-Syndrom. Die posteriore, polymorphe Hornhautdystrophie charakterisiert ein anderes Spektrum von Hornhauterkrankungen, bei denen eine Endothelpathologie der grundlegende Erkrankungsmechanismus ist. Glaukom kommt in einem kleinen Prozentsatz dieser Fälle vor, bei manchen Patienten auch eine Proliferation des erkrankten Endothels mit der Ausbildung von Kammerwinkel- und Irisveränderungen wie beim ICE-

Syndrom. Die posteriore polymorphe Hornhautdystrophie unterscheidet sich vom ICE-Syndrom jedoch dadurch, daß sie vererbt wird, beidseitig auftritt und ein unterschiedliches Bild der Hornhautrückfläche aufweist. Eine dritte Gruppe primärer Hornhautendothelerkrankungen ist die Fuchs-Endotheldystrophie, wobei gelegentlich ein Glaukom auftritt, meist mit einem Winkelblockmechanismus.

Literatur

1. Miller, KN, Carlson, AN, Foulks, GN, Shields, MB: Associated glaucoma and corneal disorders. Focal Points, Am Acad Ophthal, Vol. 7, Module 4, 1989.
2. Eagle, RC Jr, Font, RL, Yanoff, M, Fine, BS: Proliferative endotheliopathy with iris abnormalities. The iridocorneal endothelial syndrome. Arch Ophthal 97:2104, 1979.
3. Yanoff, M: In discussion of Shields, MB, McCracken, JS, Klintworth, GK, Campbell, DG: Corneal edema in essential iris atrophy. Ophthalmology 86:1549, 1979.
4. Yanoff, M: Iridocorneal endothelial syndrome. Unification of a disease spectrum. Surv Ophthal 24:1, 1979.
5. Harms, C: Einseitige spontane Luckenbildung der Iris durch Atrophie ohne mechanische Zerrung. Klin Monatsbl Augenheilkd 41:522, 1903.
6. Chandler, PA: Atrophy of the stroma of the iris. Endothelial dystrophy, corneal edema, and glaucoma. Am J Ophthal 41:607, 1956.
7. Wilson, MC, Shields, MB: A comparison of the clinical variations of the iridocorneal endothelial syndrome. Arch Ophthal 107:1465, 1989.
8. Cogan, DG, Reese, AB: A syndrome of iris nodules, ectopic Descemet's membrane, and unilateral glaucoma. Doc Ophthal 26:424, 1969.
9. Scheie, HG, Yanoff, M: Iris nevus (Cogan-Reese) syndrome. A cause of unilateral glaucoma. Arch Ophthal 93:963, 1975.
10. Shields, MB, Campbell, DG, Simmons, RJ, Hutchinson, BT: Iris nodules in essential iris atrophy. Arch Ophthal 94:406, 1976.
11. Shields, MB, Campbell, DG, Simmons, RJ: The essential iris atrophies. Am J Ophthal 85:749, 1978.
12. Shields, MB: Progressive essential iris atrophy, Chandler's syndrome, and the iris nevus (Cogan-Reese) syndrome: a spectrum of disease. Surv Ophthal 24:3, 1979.
13. Shields, MB, McCracken, JS, Klintworth, GK, Campbell, DG: Corneal edema in essential iris atrophy. Ophthalmology 86:1533, 1979.
14. Setala, K, Vannas, A: Corneal endothelial cells in essential iris atrophy. A specular microscopic study. Acta Ophthal 57:1020, 1979.
15. Hirst, LW, Quigley, HA, Stark, WJ, Shields, MB: Specular microscopy of iridocorneal endothelial syndrome. Am J Ophthal 89:11, 1980.
16. Neubauer, L, Lund, O-E, Leibowitz, HM: Specular microscopic appearance of the corneal endothelium in iridocorneal endothelial syndrome. Arch Ophthal 101:916, 1983.
17. Bourne, WM: Partial corneal involvement in the iridocorneal endothelial syndrome. Am J Ophthal 94:774, 1982.
18. Wang, Y: Specular microscopic studies of the corneal endothelium in iridocorneal endothelial (ICE) syndrome. Eye Science 1:53, 1985.
19. Kupfer, C, Kaiser-Kupfer, MI, Datiles, M, McCain, L: The contralateral eye in the iridocorneal endothelial (ICE) syndrome. Ophthalmology 90:1343, 1983.
20. Bourne, WM, Brubaker, RF: Decreased endothelial permeability in the iridocorneal endothelial syndrome. Ophthalmology 89:591, 1982.
21. Quigley, HA, Forster, RF: Histopathology of cornea and iris in Chandler's syndrome. Arch Ophthal 96:1878, 1978.
22. Richardson, RM: Corneal decompensation in Chandler's syndrome. A scanning and transmission electron microscopic study. Arch Ophthal 97:2112, 1979.
23. Portis, JM, Stamper, RL, Spencer, WH, Webster, RG Jr: The corneal endothelium and Descemet's membrane in the iridocorneal endothelial syndrome. Trans Am Ophthal Soc 83:316, 1985.
24. Alvarado, JA, Murphy, CG, Maglio, M, Hetherington, J: Pathogenesis of Chandler's syndrome, essential iris atrophy and the Cogan-Reese syndrome. I. Alterations of the corneal endothelium. Invest Ophthal Vis Sci 27:853, 1986.
25. Alvarado, JA, Murphy, CG, Juster, RP, Hetherington, J: Pathogenesis of Chandler's syndrome, essential iris atrophy and the Cogan-Reese syndrome. II. Estimated age at disease onset. Invest Ophthal Vis Sci 27:873, 1986.
26. Rodrigues, MM, Stulting, RD, Waring, GO, III: Clinical, electron microscopic, and immunohistochemical study of the corneal endothelium and Descemet's membrane in the iridocorneal endothelial syndrome. Am J Ophthal 101:16, 1986.[kk1]
27. Eagle, RC Jr, Shields, JA: Iridocorneal endothelial syndrome with contralateral guttate endothelial dystrophy. A light and electron microscopic study. Ophthalmology 94:862, 1987.
28. Rodrigues, MM, Jester, JV, Richards, R, et al: Essential iris atrophy. A clinical, immunohistologic, and electron microscopic study in an enucleated eye. Ophthalmology 95:69, 1988.
29. Stock, EL, Roth, SI, Morimoto, D: Desquamating endotheliopathy. An incipient iridocorneal endothelial syndrome? Arch Ophthal 105:1378, 1987.
30. Hirst, LW, Green, WR, Luckenbvach, M, et al: Epithelial characteristics of the endothelium in Chandler's syndrome. Invest Ophthal Vis Sci 24:603, 1983.
31. Campbell, DG, Shields, MB, Smith, TR: The corneal endothelium and the spectrum of essential iris atrophy. Am J Ophthal 86:317, 1978.
32. Rodrigues, MM, Streeten, BW, Spaeth, GL: Chandler's syndrome as a variant of essential iris atrophy. A clinicopathologic study. Arch Ophthal 96:643, 1978.
33. Rodrigues, MM, Phelps, CD, Krachmer, JH, et al: Glaucoma due to endothelialization of the anterior chamber angle. A comparison of posterior polymorphous dystrophy of the cornea and Chandler's syndrome. Arch Ophthal 98:688, 1980.
34. Benedikt, O, Roll, P: Open-angle glaucoma through endothelialization of the anterior chamber angle. Glaucoma 2:368, 1980.
35. Weber, PA, Gibb, G: Iridocorneal endothelial syndrome: glaucoma without peripheral anterior synechias. Glaucoma 6:128, 1984.
36. Daicker, B, Sturrock, G, Guggenheim, R: Clinicopathological correlation in Cogan-Reese syndrome. Klin Monatsbl Augenheilkd 180:531, 1982.

37. Eagle, RC Jr, Font, RL, Yanoff, M, Fine, BS: The iris naevus (Cogan-Reese) syndrome: light and electron microscopic observations. Br J Ophthal 64:446, 1980.
38. Radius, RL, Herschler, J: Histopathology in the iris-nevus (Cogan-Reese) syndrome. Am J Ophthal 89:780, 1980.
39. Traboulsi, EI, Maumenee, IH: Bilateral melanosis of the iris. Am J Ophthal 103:115, 1987.
40. Joondeph, BC, Goldberg, MF: Familial iris melanosis – a misnomer? Br J Ophthal 73:289, 1989.
41. Kidd, M, Hetherington, J, Magee, S: Surgical results in iridocorneal endothelial syndrome. Arch Ophthal 106:199, 1988.
42. Buxton, JN, Lash, RS: Results of penetrating keratoplasty in the iridocorneal endothelial syndrome. Am J Ophthal 98:297, 1984.
43. Grayson, M: The nature of hereditary deep polymorphous dystrophy of the cornea: its association with iris and anterior chamber dysgenesis. Trans Am Ophthal Soc 72:516, 1974.
44. Cibis, GW, Krachmer, JA, Phelps, CD, Weingeist, TA: The clinical spectrum of posterior polymorphous dystrophy. Arch Ophthal 95:1529, 1977.
45. Krachmer, JH: Posterior polymorphous corneal dystrophy: a disease characterized by epithelial-like endothelial cells which influence management and prognosis. Trans Am Ophthal Soc 83:413, 1985.
46. Cibis, GW, Tripathi, RC: The differential diagnosis of Descemet's Tears (Haab's Striae) and posterior polymorphous dystrophy bands. A clinicopathologic study. Ophthalmology 89:614, 1982.
47. Hirst, LW, Waring, GO III: Clinical specular microscopy of posterior polymorphous endothelial dystrophy. Am J Ophthal 95:143, 1983.
48. Brooks, AMV, Grant, G, Gillies, WE: Differentiation of posterior polymorphous dystrophy from other posterior corneal opacities by specular microscopy. Ophthalmology 96:1639, 1989.
49. Boruchoff, SA, Kuwabara, T: Electron microscopy of posterior polymorphous degeneration. Am J Ophthal 72:879, 1971.
50. Johnson, BL, Brown, SI: Posterior polymorphous dystrophy: a light and electron microscopic study. Br J Ophthal 62:89, 1978.
51. Rodrigues, MM, Sun, T-T, Krachmer, J, Newsome, D: Epithelialization of the corneal endothelium in posterior polymorphous dystrophy. Invest Ophthal Vis Sci 19:832, 1980.
52. Henriquez, AS, Kenyon, KR, Dohlman, CH, et al: Morphologic characteristics of posterior polymorphous dystrophy. A study of nine corneas and review of the literature. Surv Ophthal 29:139, 1984.
53. Polack, FM, Bourne, WM, Forstot, SL, Yamaguchi, T: Scanning electron microscopy of posterior polymorphous corneal dystrophy. Am J Ophthal 89:575, 1980.
54. Richardson, WP, Hettinger, ME: Endothelial and epithelial-like cell formations in a case of posterior polymorphous dystrophy. Arch Ophthal 103:1520, 1985.
55. de Felice, GP, Braidotti, P, Viale, G, et al: Posterior polymorphous dystrophy of the cornea. An ultrastructural study. Graefe's Arch Ophthal 223:265, 1985.
56. Cibis, GW, Krachmer, JH, Phelps, CD, Weingeist, TA: Iridocorneal adhesions in posterior polymorphous dystrophy. Trans Am Acad Ophthal Otol 81:770, 1976.
57. Bourgeois, J, Shields, MB, Thresher, R: Open-angle glaucoma associated with posterior polymorphous dystrophy. A clinicopathologic study. Ophthalmology 91:420, 1984.
58. Dunn, SP, Krachmer, JH, Ching, SST: New findings in posterior amorphous corneal dystrophy. Arch Ophthal 102:236, 1984.
59. Boruchoff, SA, Weiner, MJ, Albert, DM: Recurrence of posterior polymorphous corneal dystrophy after penetrating keratoplasty. Am J Ophthal 109:323, 1990.
60. Lorenzetti, DWC, Uotila, MH, Parikh, N, Kaufman, HE: Central cornea guttata. Incidence in the general population. Am J Ophthal 64:1155, 1967.
61. Laing, RA, Leibowitz, HM, Oak, SS, et al: Endothelial mosaic in Fuch's dystrophy. A qualitative evaluation with the specular microscope. Arch Ophthal 99:80, 1981.
62. Magovern, M, Beauchamp, GR, McTigue, JW, et al: Inheritance of Fuchs' combined dystrophy. Ophthalmology 86:1897, 1979.
63. Rodrigues, MM, Krachmer, JH, Hackett, J, et al: Fuchs' corneal dystrophy. A clinicopathologic study of the variation in corneal edema. Ophthalmology 93:789, 1986.
64. Fuchs, E: Dystrophis epithelialis corneal. Arch Ophthal 76:478, 1910.
65. Roth, SI, Stock, EL, Jutabha, R: Endothelial viral inclusions in Fuchs' corneal dystrophy. Hum Pathol 18:338, 1987.
66. Wilson, SE, Bourne, WM, Maguire, LJ, et al: Aqueous humor composition in Fuchs' dystrophy. Invest Ophthal Vis Sci 30:449, 1989.
67. Hong, C, Kandori, T, Kitazawa, Y, Tanishima, T: Corneal endothelial cells in ocular hypertension. Jap J Ophthal 26:183, 1982.
68. Bigar, F, Witmer, R: Corneal endothelial changes in primary acute angle-closure glaucoma. Ophthalmology 89:596, 1982.
69. Olsen, T: The endothelial cell damage in acute glaucoma. On the corneal thickness response to intraocular pressure. Acta Ophthal 58:257, 1980.
70. Setala, K: Response of human corneal endothelial cells to increased intraocular pressure. A specular microscopic study. Acta Ophthal (suppl) 144:547, 1980.
71. Vannas, A, Setala, K, Ruusuvaara, P: Endothelial cells in capsular glaucoma. Acta Ophthal 55:951, 1977.
72. Setala, K, Vannas, A: Endothelial cells in the glaucomatocyclitic crisis. Adv Ophthal 36:218, 1978.
73. Kaufman, HE, Capella, JA, Robbins, JE: The human corneal endothelium. Am J Ophthal 61:835, 1966.
74. Olsen, T: Changes in the corneal endothelium after acute anterior uveitis as seen with the specular microscope. Acta Ophthal 58:250, 1980.
75. Buxton, JN, Preston, RW, Riechers, R, Guilbault, N: Tonography in cornea guttata. A preliminary report. Arch Ophthal 77:602, 1967.
76. Roberts, CW, Steinert, RF, Thomas, JV, Boruchoff, SA: Endothelial guttata and facility of aqueous outflow. Cornea 3:5, 1984.
77. Burns, RR, Bourne, WM, Brubaker, RF: Endothelial function in patients with cornea guttata. Invest Ophthal Vis Sci 20:77, 1981.
78. Stocker, FW: The Endothelium of the Cornea and Its Clinical Implications, 2nd ed. Charles C. Thomas, Springfield, Ill., 1971, p. 79.
79. Kolker, AE, Hetherington, J Jr: Becker, Shaffer's Diagnosis and Therapy of the Glaucomas, 4th ed. CV Mosby, St. Louis, 1976, pp. 265, 266.
80. Krachmer, JH, Purcell, JJ Jr, Yound, CW, Bucher, KD: Corneal endothelial dystrophy. A study of 64 families. Arch Ophthal 96:2036, 1978.
81. Waltman, SR, Palmberg, PF, Becker, B: In vitro corticosteroid sensitivity in patients with Fuchs' dystrophy. Doc Ophthal Proc Series 18:321, 1979.

Kapitel 14. Glaukom bei Erkrankungen der Iris

14.1 Pigmentglaukom
14.1.1 Terminologie
14.1.2 Allgemeine Merkmale
14.1.3 Klinische Befunde
14.1.4 Theorien zum Pathomechanismus
14.1.5 Differentialdiagnose
14.1.6 Behandlung
14.2 Iridoschisis
14.2.1 Allgemeine Kennzeichen
14.2.2 Klinisch-pathologische Befunde
14.2.3 Pathomechanismus des Glaukoms
14.2.4 Differentialdiagnose
14.2.5 Behandlung
14.3 Zusammenfassung

Tabelle 14.1. Irisveränderungen und Glaukom

1. Fehlbildungen	Kap. 12
a) Axenfeld-Rieger-Syndrom	
b) Peters'sche Anomalie	
c) Aniridie	
2. Irisatrophie bei Hornhauterkrankungen	Kap. 13
a) Iridokorneal-Endotheliales-Syndrom	
b) Posteriore polymorphe Hornhautdystrophie	
3. Pigmentglaukom	Dieses Kapitel
4. Iridoschisis	Dieses Kapitel
5. Exfoliationssyndrom	Kap. 15
6. Neovaskuläres Glaukom	Kap. 16
7. Iristumoren	Kap. 18
8. Uveitis anterior	Kap. 19
9. Trauma	Kap. 22
10. Komplikationen intraokularer Chirurgie	Kap. 23

Die Iris ist häufig bei vielen Sekundärglaukomen beteiligt, entweder als Teil des initialen Erkrankungsprozesses oder sekundär. Die meisten Glaukomerkrankungen, die mit Irisveränderungen einhergehen, werden in anderen Kapiteln dieses Buches behandelt (Tabelle 14.1). Im vorliegenden Kapitel werden 2 Glaukomformen besprochen, bei denen primäre Irisveränderungen zu einem Sekundärglaukom führen: Pigmentglaukom und Iridoschisis.

14.1 Pigmentglaukom

14.1.1 Terminologie

Die kontinuierliche Freisetzung und Dispersion von uvealem Pigment in das Kammerwasser im vorderen Augensegment in wechselndem Ausmaß ist ein physiologisches Charakteristikum der Ausreifung und Alterung der pigmentierten Strukturen. Dies läßt sich am besten durch die Beurteilung des Trabekelmaschenwerkes nachvollziehen, das beim kindlichen Auge noch nicht pigmentiert ist und in unterschiedlichem Maße im Laufe des Lebens eine zunehmende Pigmentierung als Konsequenz der ständigen Einschwemmung von Pigment in die Abflußstrukturen zeigt. Es gibt also eine physiologische Dispersion von Pigment in das Kammerwasser unterschiedlicher Stärke in der augengesunden Bevölkerung. Diese physiologische Pigmentdispersion in das Kammerwasser wird auch bei den verschiedensten Glaukomformen bestehen, obwohl bei der überwiegenden Mehrheit der Glaukome die Pigmenteinschwemmung kein entscheidender Faktor beim Pathomechanismus der Erkrankung ist. Es gibt jedoch verschiedene Augenerkrankungen, die mit einer pathologischen Pigmentfreisetzung einhergehen, die wiederum den Abflußwiderstand für Kammerwasser gravierend erhöhen kann. 1940 beschrieb Sugar [1] einen solchen Patienten mit ausgeprägter Pigmentdispersion und Glaukom. Nachfolgend (1949) berichteten Sugar und Barbour [2] Einzelheiten zu diesem Krankheitsbild, das sich von den bekannten Formen der Pigmentdispersion durch typische klinische und histopathologische Befunde unterschied. Sie bezeichneten das von ihnen gefundene Krankheitsbild als *Pigmentglaukom* [2]. Wenn diese Befunde ohne Glaukom auftreten, wird in der Literatur die Bezeichnung *Pigmentdispersionssyndrom* verwandt [3].

14.1.2 Allgemeine Merkmale

Typischerweise sind junge, myope Männer von der Erkrankung betroffen. Die Manifestation des Glaukoms tritt meist im 3. Lebensjahrzehnt auf, wobei mit höherem Lebensalter die Schwere der Glaukomerkrankung abnimmt oder sich der Augeninnendruck sogar normalisieren kann [4,5]. Die meisten klinischen Untersuchungen stimmen darüber überein, daß das Pigmentdispersionssyndrom bei Männern häufiger ist als bei Frauen, mit einem Verhältnis von Männer/Frauen von etwa 2:1. Viele Studien differieren jedoch bezüglich des Übergangs von einem Pigmentdispersionssyndrom in ein Pigmentglaukom bei Männern und Frauen [3–11], was später in diesem Kapitel noch detaillierter besprochen wird. Das Pigmentglaukom tritt überwiegend bei der kaukasischen Rasse auf [3–11]. In einer Studie nahm man bei 20 farbigen Patienten ein Pigmentglaukom aufgrund der sehr starken Pigmentablagerung auf dem Hornhautendothel und dem Trabekelmaschenwerk an. Diese Patienten unterschieden sich jedoch vom typischen Pigmentglaukom dadurch, daß es meistens Frauen mit einem durchschnittlichen Lebensalter von 73 Jahren waren,

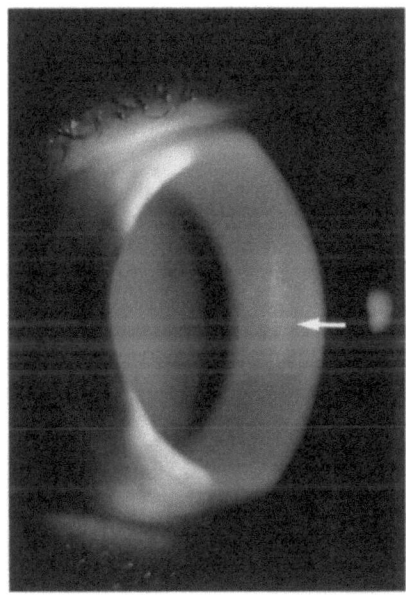

Abb. 14.1. Krukenberg-Spindel der Hornhaut *(Pfeil)* bei einem Patienten mit Pigmentglaukom

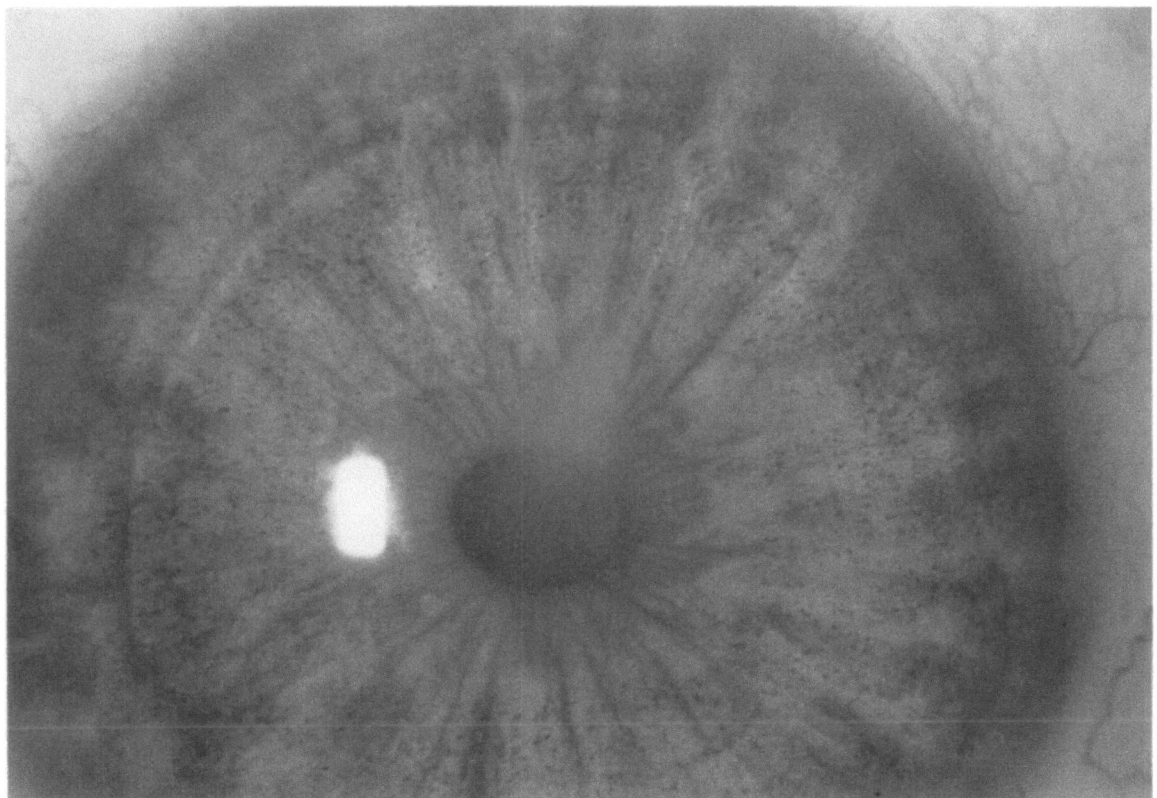

Abb. 14.2. Pigmentgranula auf dem Irisstroma eines Patienten mit Pigmentglaukom

eine Hyperopie und keine Iristransilluminationsdefekte hatten [12]. Man vermutete beim Pigmentglaukom einen hereditären Hintergrund [3,7], der jedoch nicht klar nachgewiesen werden konnte.

14.1.3 Klinische Befunde

14.1.3.1 Spaltlampenbiomikroskopische Befunde

Die *Pigmentdispersion* ist im gesamten vorderen Augensegment nachzuweisen und kann bei der Spaltlampenuntersuchung hauptsächlich auf der Hornhaut und Iris gesehen werden. Die *Krukenberg-Spindel* ist eine Anhäufung von Pigmentgranula auf der Hornhautrückfläche der zentralen Hornhaut in einer vertikalen, spindelförmigen Anordnung (Abb. 14.1). Das feindisperse Pigment ist auf der Hornhautrückfläche wegen der Konvektion der Kammerwasserströmung in dieser vertikalen Weise angeordnet und wird von den benachbarten Endothelzellen phagozytiert [3]. Dieser Befund wird häufig an Augen mit Pigmentglaukom nachgewiesen, ist jedoch weder ein unabdingbares noch pathognomonisches Zeichen der Erkrankung. In einer klinischen Studie an 43 Patienten mit Krukenberg-Spindeln entwickelten nur 2 Gesichtsfeldausfälle durch Glaukom, bei einer Verlaufsbeobachtung von durchschnittlich 5,8 Jahren [13]. Die Krukenberg-Spindel tritt häufiger bei Frauen auf [13] und hat evtl. eine hormonelle Beziehung [14]. Trotz der genannten Hornhautbefunde haben Patienten mit einem Pigmentdispersionssyndrom eine normale Endothelzelldichte und eine physiologische, zentrale Hornhautdicke [15]. Pigmentgranula werden auch häufig auf dem mittelperipheren Irisstroma abgelagert, was der Iris ein zunehmend dunkleres Erscheinungsbild gibt oder sogar eine Heterochromie in asymmetrischen Fällen vortäuschen kann (Abb. 14.2) [9]. Andere Ablagerungsstellen für Pigmentgranula, die bei der Spaltlampenuntersuchung gesehen werden, sind die hintere Linsenkapsel, Zonulafasern und die Innenfläche von Sickerkissen nach Glaukomoperationen [9].

Die *Durchleuchtbarkeit der Iris* ist das wichtigste diagnostische Kennzeichen des Pigmentglaukoms, da es die Quelle des freigesetzten Pigmentes ist. Das charakteristische Erscheinungsbild ist ein radiales Speichenmuster in der mittleren Peripherie der Iris

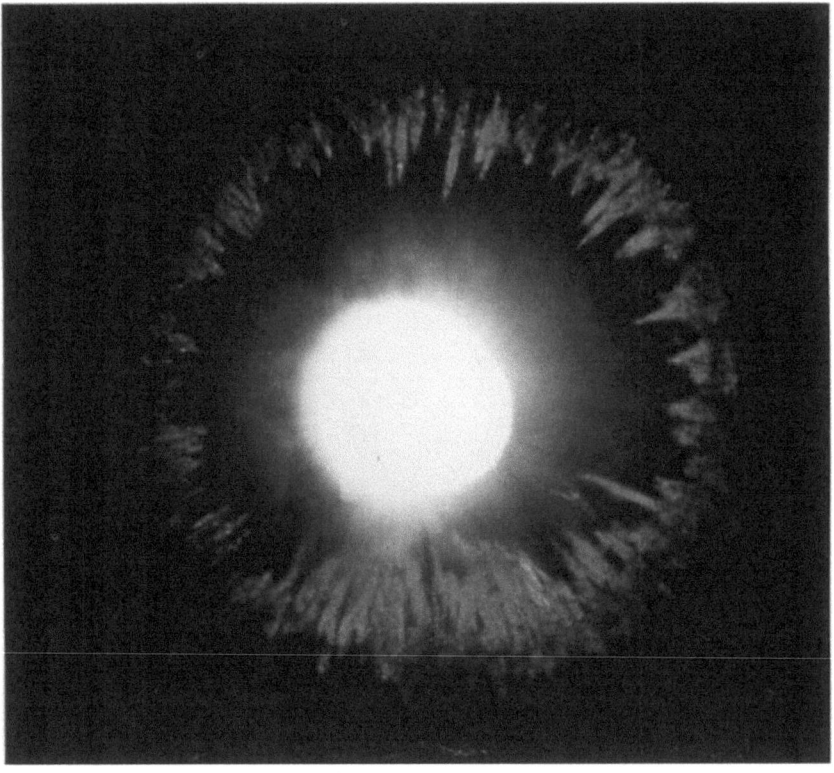

Abb. 14.3. Durchleuchtbarkeit der Iris bei einem Patienten mit Pigmentglaukom mit typischen, mittelperipheren speichenförmigen Pigmentblattdefekten der Iris

(Abb. 14.3) [16,17]. Dieser Befund kann bei der Spaltlampenuntersuchung nachgewiesen werden, indem man das Spaltlampenlicht orthograd auf die Pupille richtet, senkrecht zum Irisniveau oder durch eine transsklerale Durchleuchtung, wobei man das von der Netzhaut reflektierte Licht in den Pigmentepitheldefekten der Iris sieht. Bei einigen Patienten kann jedoch ein dunkles, dickes Irisstroma die Transillumination für den Nachweis der Pigmentblattepitheldefekte verhindern, so daß das Fehlen des Befundes die Diagnose eines Pigmentglaukoms nicht ausschließt. Dies könnte auch das häufige Fehlen von Transilluminationsdefekten der Iris bei farbigen Patienten mit Pigmentglaukom erklären [12].

14.1.3.2 Gonioskopiebefunde

Der wesentliche, gonioskopische Befund ist ein dichtes, homogenes Band dunkelbrauner Pigmentablagerung auf dem Trabekelmaschenwerk in der gesamten Zirkumferenz (Abb. 14.4). Das ausgeschwemmte Pigment kann sich auch entlang der Schwalbe-Linie ablagern, besonders inferior, wo es ein dünnes, dunkles Band bildet. In einer kleinen Serie von Glaukompatienten wurden auch zahlreiche Irisfortsätze anterior vom Skleralsporn beobachtet und als Zeichen einer begleitenden Dysgenesie bewertet [18], was jedoch für die Mehrheit der Pigmentglaukompatienten nicht zutrifft.

14.1.3.3 Fundusbefunde

Netzhautablösungen sind bei Pigmentglaukompatienten häufiger [19]. In einer Studie wurde eine Inzidenz von 6,4 % nachgewiesen [11]. Bei 2 Brüdern mit Pigmentglaukom wurde auch eine retinale Pigmentepitheldystrophie berichtet [20].

14.1.3.4 Verlauf des Glaukoms

Patienten mit einem Pigmentdispersionssyndrom können erst nach vielen Jahren oder auch nie einen erhöhten Augeninnendruck bekommen. In einer Studie an 97 Augen mit Pigmentdispersion im vorderen Augensegment war Glaukom bei 42 nachweisbar [16],

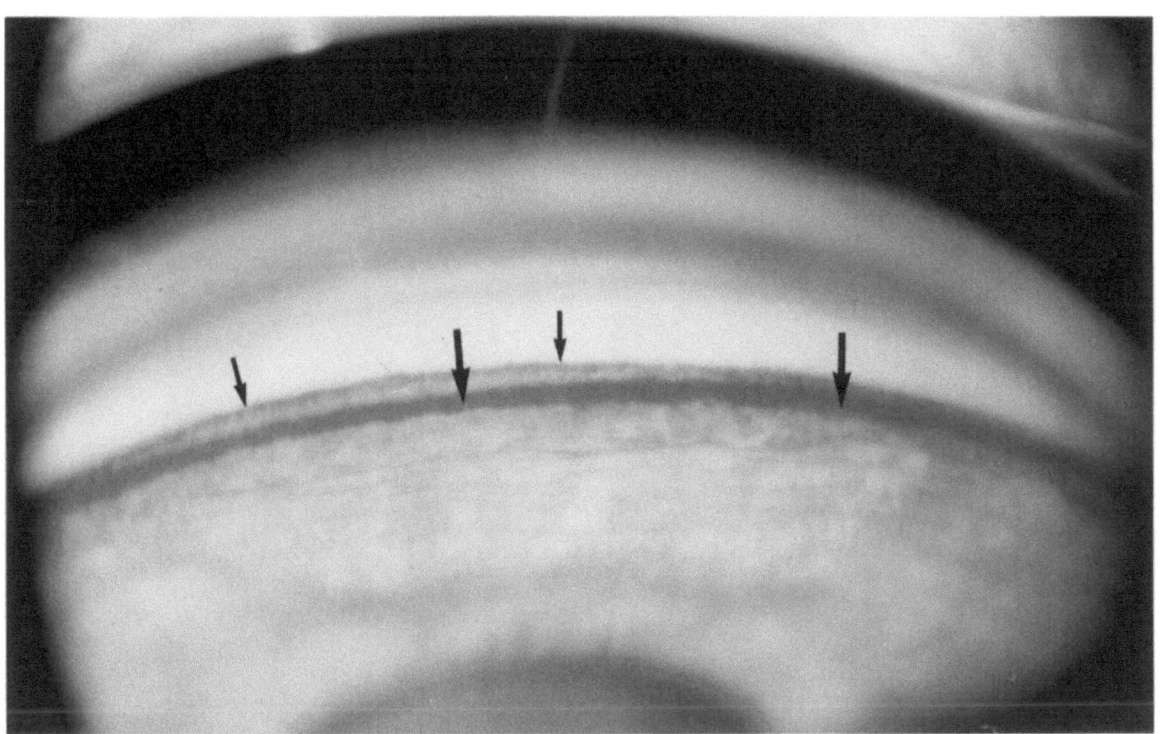

Abb. 14.4. Gonioskopisches Bild eines Patienten mit Pigmentglaukom mit den typischen Kennzeichen eines weiten offenen Kammerwinkels mit dichter, homogener Pigmentierung des Trabekelmaschenwerkes *(große Pfeile)* und einer sehr starken Pigmentierung der Schwalbe-Linie *(kleine Pfeile)*

während in einer anderen Studie an 407 Patienten mit Pigmentdispersionssyndrom nur 1/4 der Patienten ein Pigmentglaukom hatte [11]. In einer prospektiven Langzeitstudie über einen Zeitraum von 5–35 Jahren bekamen 13 von 37 Patienten (35%) ein Pigmentglaukom im Anschluß an ein Pigmentdispersionssyndrom [6]. Das Glaukom tritt meist innerhalb von 15 Jahren nach dem ersten Nachweis der Pigmentdispersion auf, obwohl dies auch bei manchen Patienten erst nach 20 Jahren geschehen kann [6]. In einer anderen Verlaufsbeobachtung über 27 Monate konnte eine Progression der Iristransillumination und der Pigmentdispersion bei 31 von 55 Patienten nachgewiesen werden, was mit der Verschlechterung der Glaukomsituation bei den meisten Fällen gut korrelierte [21]. Eine Studie an 111 Patienten mit Pigmentdispersionssyndrom oder Pigmentglaukom ergab, daß männliches Geschlecht, dunkle Rasse, hohe Myopie und Krukenberg-Spindel Risikofaktoren für die Entwicklung und die Schwere des Pigmentglaukoms darstellen [10], wenngleich eine andere Studie keinen Einfluß des Geschlechtes auf die Entwicklung und den Schweregrad des Pigmentglaukoms bei Patienten mit Pigmentdispersionssyndrom fand [6].

Bei manchen Fällen steigt der Augeninnendruck in Verbindung mit körperlicher Anstrengung oder nach starken Veränderungen des Pupillendurchmessers passager an, vermutlich als eine Konsequenz der vermehrten Pigmentfreisetzung [22], wenngleich dies bei vielen Fällen klinisch wenig relevant ist [23]. Bei jenen Fällen, bei denen eine akute Pigmentdispersion nach körperlicher Belastung zu einem Augeninnendruckanstieg führte, zeigten 0,5% Pilokarpinaugentropfen eine gute präventive Wirkung auf den Augeninnendruck [24]. Eine phenylephrininduzierte Mydriasis kann eine erhebliche Freisetzung von Pigment in die Vorderkammer bei Patienten mit Pigmentglaukom oder Pigmentdispersionssyndrom auslösen, wenngleich diese vorübergehende Freisetzung von Pigment nicht stets mit Augeninnendrucksteigerungen

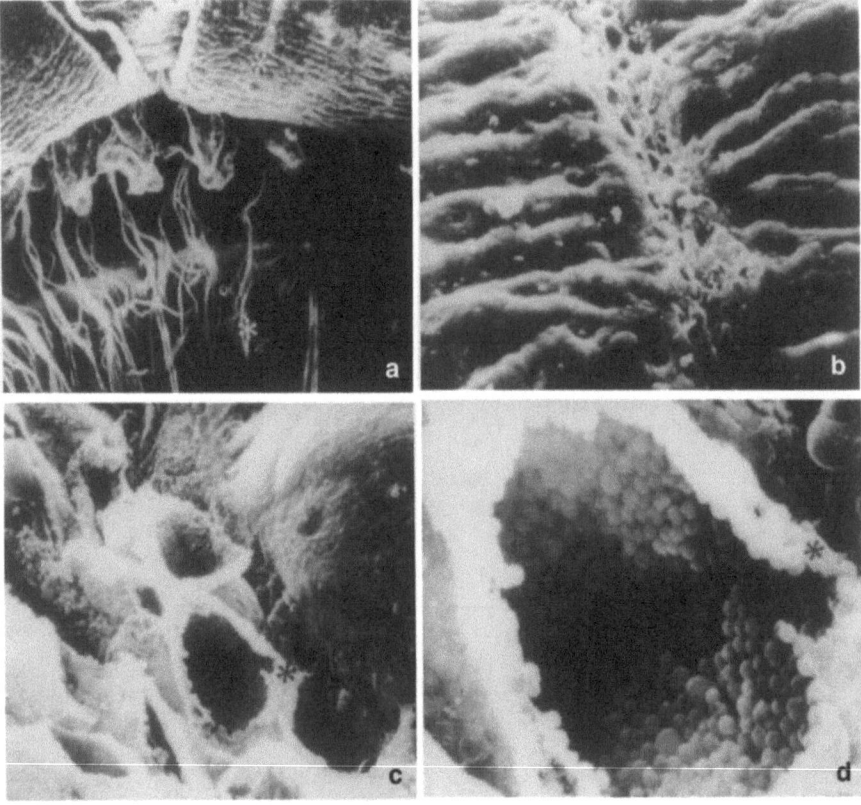

Abb. 14.5 a–d. Rasterelektronenmikroskopisches Bild der peripheren Iris eines Patienten mit Pigmentdispersions-Syndrom. **a** Inkomplette radiale Defekte des Pigmentepithelblattes der Iris *(oberer Stern)* und dazugehöriges Bündel von Zonulafasern *(unterer Stern)* (Originalvergrößerung, × 30). **b** Radiale Defekte *(Stern)* mit vielen Pigmentzellen (Originalvergrößerung, × 260). **c** Rupturierte Pigmentepithelzelle *(Stern)* in radialem Defekt (Originalvergrößerung, × 1300). **d** Pigmentgranula, die einer rupturierten Zelle aufliegen *(Stern)*. (Originalvergrößerung, × 4500)

einhergeht [25]. Besteht ein manifestes Pigmentglaukom, so ist es in der Regel therapeutisch schwieriger zu beeinflussen als ein primäres Offenwinkelglaukom, obwohl mit zunehmendem Lebensalter eine spontane Besserung der Situation durch eine nachlassende Pigmentfreisetzung eintreten kann.

14.1.4 Theorien zum Pathomechanismus

Zur Pathogenese des Pigmentdispersionssyndroms und zum Pathomechanismus des Pigmentglaukoms erheben sich zwei grundsätzliche Fragen: 1. Welche Faktoren führen zur Pigmentdispersion? 2. Wie löst das freigesetzte Pigment und/oder zusätzliche Veränderungen das Pigmentglaukom aus?

14.1.4.1 Mechanismus der Pigmentdispersion

Histopathologische Befunde an Irides von Augen mit Pigmentdispersionssyndrom oder Pigmentglaukom haben Veränderungen des Pigmentepithels wie fokale Atrophien und Hypopigmentierungen, eine offensichtliche Verzögerung in der Melanogenese, sowie eine Hyperplasie des M. dilatator pupillae ergeben [26–28]. Im Gegensatz dazu zeigen Augen mit einem primären Offenwinkelglaukom und unterschiedlichem Maße einer Pigmentdispersion nur minimale Hypopigmentierungen des Irisepithels mit einem völlig unauffälligen M. dilatator und einer physiologischen Melanogenese [28]. Diese Beobachtungen veranlaßten einige Experten zu der Annahme, daß eine Entwicklungsstörung des Pigmentepithels der Iris die eigentliche Ursache des Pigmentdispersionssyndroms ist [26–28]. Die zusätzliche Beobachtung einer retinalen Pigmentepitheldystrophie bei 2 Brüdern mit Pigmentglaukom ließ auch an die Möglichkeit eines hereditären Defektes des Pigmentepithels sowohl des vorderen wie auch des hinteren Augensegmentes denken [20]. Bei der Fluoreszeinangiographie der Iris gewann man auch den Eindruck, daß eine Hypovaskularisation der Iris eine Rolle beim Pigmentdispersionssyndrom spielen könnte [29].

Campbell [30] schlug eine alternative Theorie zum Pathomechanismus der Pigmentfreisetzung aus der Iris vor. Er bemerkte, daß die peripheren, radialen Pigmentepitheldefekte der Iris in Lokalisation und Anzahl zu den auf der anterioren Linsenoberfläche inserierenden Zonulabündeln korrespondierten und er vermutete, daß die mechanische Irritation zwischen diesen Zonulafasern und der peripheren Iris zur Freisetzung von Pigment führt. Diese Hypothese wurde gestützt durch histologische Studien, die eine Korrelation zwischen diesen Zonulabündeln und tiefen Grubenbildungen im entsprechenden Irispigmentepithel und posteriorem Stroma zeigten (Abb. 14.5 a–d) [30,31]. Sugar [7] vermutete, daß radiale Faltungen des Irispigmentepithels sich an der Linsenkapsel reiben und dies den Mechanismus der Pigmentfreisetzung erklären könnte.

Die mechanische Theorie nach Campbell wird auch durch biometrische [32] und photogrammetrische [33] Untersuchungen zu Abmessungen der vorderen Augenkammer gestützt, die eine tiefere periphere Vorderkammer und flachere Linsen bei den betroffenen Augen von einseitigen Fällen zeigen konnten [32], sowie eine abnorm tiefe, mittelperiphere Vorderkammer mit entsprechender Konkavität der Iris in Augen mit einem Pigmentdispersionssyndrom [33]. Außerdem steht die mechanische Theorie in guter Übereinstimmung mit den klinischen Beobachtungen und kann bestimmte Kennzeichen des Glaukoms erklären. Das seltene Auftreten der Erkrankung in der farbigen Bevölkerung kann z. B. auf der starken Pigmentierung und der Kompaktheit des Irisstromas bei diesen Menschen beruhen, was ein Zurücksinken der mittelperipheren Iris verhindert [34]. Die Tendenz zur Verbesserung der Situation im höheren Lebensalter mit zunehmender axialer Dicke der Linse, die die periphere Iris von den anterioren Zonulafasern wegzieht [5,30], ist ein zusätzlicher Beleg für die Theorie von Campbell. Es wurde auch ein Fall beobachtet, bei dem eine Linsensubluxation eine Remission des Pigmentglaukoms auslöste [35].

Die mechanische Theorie erklärt jedoch nicht völlig, warum nicht alle Augen mit Myopie ein Pigmentdispersionssyndrom bekommen und es kann durchaus sein, daß zusätzliche Irisveränderungen, wie schon diskutiert, für die Manifestation des Syndroms eine notwendige Voraussetzung sind.

14.1.4.2 Mechanismus der Augeninnendrucksteigerung

1963 konnte Grant [36] zeigen, daß bei einer Perfusion eines menschlichen Autopsieauges mit Pigmentgranula eine signifikante Verlegung der Abflußwege auftritt. Klinische Studien haben auch nach Pigmentfreisetzung durch eine pharmakodynamische Mydriasis einen nachfolgenden Augeninnendruckanstieg bei manchen Augen nachweisen können [25,37]. Die Perfusion des lebenden Affenauges mit uvealen Pigmentpartikeln konnte jedoch nur eine vorübergehende Obstruktion in den Abflußwegen bewirken, was für zu-

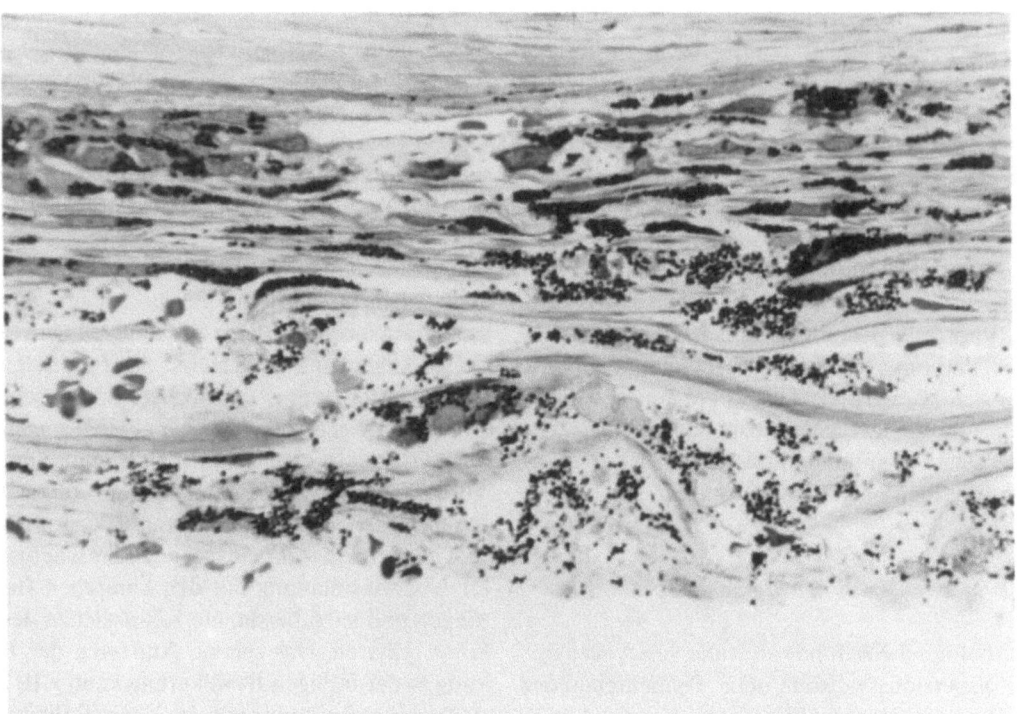

Abb. 14.6. Lichtmikroskopisches Bild des Trabekelmaschenwerkes eines Patienten mit Pigmentglaukom mit der Darstellung freier Pigmentgranula überwiegend im uvealen Maschenwerk und in den inneren Anteilen des korneoskleralen Maschenwerkes, mit intrazellulärem Pigment in den tieferen Anteilen des Maschenwerkes

sätzliche Faktoren spricht, die bei dem Mechanismus der Drucksteigerung beim Pigmentglaukom ursächlich sind [38]. Histopathologische Untersuchungen an Augen mit Pigmentglaukom haben exzessive Mengen von Pigmentgranula und zellulärem Debris im Trabekelmaschenwerk nachgewiesen [28,39–41], verbunden mit unterschiedlichem Ausmaß von trabekulären Endothelzelluntergängen (Abb. 14.6) [40,41]. Aufgrund dieser Beobachtungen nimmt man allgemein an, daß die Pigmentdispersion in das Trabekelmaschenwerk hinein und eine nachfolgende Veränderung der Trabekellamellen zur Augeninnendrucksteigerung beim Pigmentglaukom führt.

Eine weitere Theorie besagt, daß eine primäre Entwicklungsstörung der Kammerwinkelregion zur Verlegung der Abflußwege in Verbindung mit der Pigmentfreisetzung führt [9]. Diese Theorie berücksichtigt die zuvor erwähnten Irisausläufer in das Trabekelsystem bei einigen Fällen von Pigmentglaukom [18,28]. Dies ist jedoch kein regelmäßiger Befund und spielt wahrscheinlich nur eine geringe, wenn überhaupt eine relevante Rolle beim Pathomechanismus des Pigmentglaukoms.

Eine dritte Hypothese ist, daß das Pigmentglaukom eine Variante des primären Offenwinkelglaukoms ist. Diese Theorie geht zurück auf Beobachtungen, daß sowohl das primäre Offenwinkelglaukom wie auch das Pigmentglaukom in der gleichen Familie auftreten [18,42]. In einer Studie zeigten Patienten mit Krukenberg-Spindeln die gleiche Steroidempfindlichkeit wie die Verwandten von Patienten mit primärem Offenwinkelglaukom [42]. Patienten mit Pigmentglaukom hatten jedoch im In-vitro-Versuch zur Hemmung der Lymphozytentransformation die gleiche Steroidsensitivität wie sie beim primären Offenwinkelglaukom auftritt [43]. Die Untersuchung der HLA-Antigene ergab Unterschiede zwischen Pigmentdispersionssyndrom, Pigmentglaukom und primärem Offenwinkelglaukom [44], während eine andere Studie keinen Unterschied zwischen den Patienten mit Pigmentglaukom, Pigmentdispersionssyndrom und gesunden Kontrollen nachweisen konnte [45]. Die überwiegende, zeitgemäße, wissenschaftliche Beweisführung spricht sehr dafür, daß dem Pigmentglaukom und primären Offenwinkelglaukom unterschiedliche Erkrankungsmechanismen zugrunde liegen.

14.1.5 Differentialdiagnose

Wie bereits zu Beginn dieses Kapitels angedeutet, gibt es verschiedene Erkrankungen, bei denen eine vermehrte Pigmentdispersion mit Glaukom einhergeht, mit oder ohne einer nachgewiesenen Ursache-Wirkungs-Beziehung. Hierauf beruht die Differentialdiagnose des Pigmentglaukoms. Eine solche Erkrankung ist das Exfoliationssyndrom (Kap. 15), bei der Abriebphänomene zwischen der mittelperipheren Linse und der peripupillären Iris zur Pigmentfreisetzung führen. Diese Erkrankung ist vom Pigmentglaukom durch die typischen Veränderungen der Linsenoberfläche und durch das Alter der Patienten klar zu unterscheiden, wenngleich beide Erkrankungen gemeinsam auftreten können [46]. Andere Erkrankungen, bei denen eine pathologische Pigmentierung im vorderen Augensegment mit Glaukom auftritt, sind bestimmte Formen der Uveitis (Kap. 19), Trauma (Kap. 22), okuläre Melanose und Melanom (Kap. 18), Komplikationen intraokulärer Chirurgie (Kap. 23) und primäres Offenwinkelglaukom mit pathologischer Pigmentdispersion (Kap. 9).

14.1.6 Behandlung

Die mechanische Theorie nach Campbell [30] besagt, daß Maßnahmen, die den Kontakt zwischen Iris und Zonulafasern eliminieren, ein ursächliches Behandlungsprinzip beim Pigmentglaukom darstellen. Pilokarpin kann diese Voraussetzungen erfüllen, wird in der Regel jedoch von den jungen, myopen Patienten nicht toleriert, da eine zusätzliche schwankende Myopie auftritt. Der α-adrenerge Blocker *Thymoxamin* kann nützlich sein, da man damit eine Miosis ohne Ziliarkörpertonisierung erreicht [30]. Thymoxamin ist in vielen Ländern als ophthalmologische Zubereitung jedoch nicht verfügbar. Pilokarpin in einem Abgabesystem mit niedriger Freisetzungsrate oder in einem Pilokarpingel kann die gewünschte Miosis und verbesserte Abflußleichtigkeit ergeben, ohne daß eine störende, massive Myopisierung bei diesen Patienten auftritt. Risikofaktoren für die Entstehung und einen schweren Verlauf des möglichen Pigmentglaukoms innerhalb der Gesamtgruppe der Pigmentdispersionssyndrome können (wie bereits diskutiert) [10] dazu beitragen, jene Patienten zu identifizieren, für die eine sorgfältige Verlaufskontrolle oder die Indikation für eine prophylaktische, miotische Therapie notwendig ist. Die langfristige Anwendung von Miotika bei jungen, myopen Patienten mit Pigmentglaukom bedarf jedoch der besonderen Berücksichtigung des erhöhten Risikos einer Netzhautablösung [19].

Alternative medikamentöse Behandlungswege zur Miotikatherapie sind β-Blocker, Adrenalinderivate und Karboanhydrasehemmstoffe. Sind die medikamentösen Therapieversuche unbefriedigend, wäre der nächste Behandlungsschritt die Lasertrabekuloplastik. Patienten mit Pigmentglaukom reagieren initial sehr günstig auf die Laserbehandlung, wenngleich die langfristigen Resultate mit zunehmendem Lebensalter der Patienten ungünstig erscheinen (z. B. beim Vergleich der 50-jährigen mit den 30-jährigen Patienten). Eine ungünstige Prognose der Lasertherapie besteht auch bei einer langen Glaukomanamnese (10 Jahre im Vergleich mit 2–3 Jahren) [47].

Wenn sowohl medikamentöse Behandlung wie auch Laserchirurgie versagten, ist eine Filtrationsoperation indiziert. Bei einem hohen Prozentsatz der Patienten mit Pigmentglaukom wird ein operativer Eingriff notwendig. Dies ist evident im Vergleich zu Patientengruppen mit primärem Offenwinkelglaukom, wobei Männer einen operativen Behandlungsbedarf früher haben als Frauen [10,11].

14.2 Iridoschisis

14.2.1 Allgemeine Kennzeichen

Die Iridoschisis ist eine seltene Augenerkrankung und im Gegensatz zum frühen Manifestationsalter des Pigmentglaukoms tritt sie erst im 6. oder 7. Lebensjahrzehnt auf, wenngleich Fälle der Manifestation in der Kindheit in Verbindung mit Mikrophthalmus berichtet wurden [48]. Das Hauptkennzeichen ist eine beidseitige Aufsplitterung der Irisstromaschichten, typischerweise in den unteren Quadranten. Die Erkrankung ist durch ein Glaukom in etwa der Hälfte der Fälle kompliziert. Zuweilen tritt ein Hornhautödem auf. Die meisten Fälle haben keine weiteren okulären Veränderungen, obwohl bei älteren Patienten das gleichzeitige Auftreten einer syphilitischen, interstitiellen Keratitis beobachtet wurde [49].

14.2.2 Klinisch-pathologische Befunde

Die Spaltlampenuntersuchung zeigt typische Blätter oder Stränge aufgesplitterten Irisstromas besonders in den unteren Quadranten (Abb. 14.7). Bei manchen Fällen wird das flottierende Irisgewebe das Hornhautendothel beeinträchtigen und ein lokalisiertes Horn-

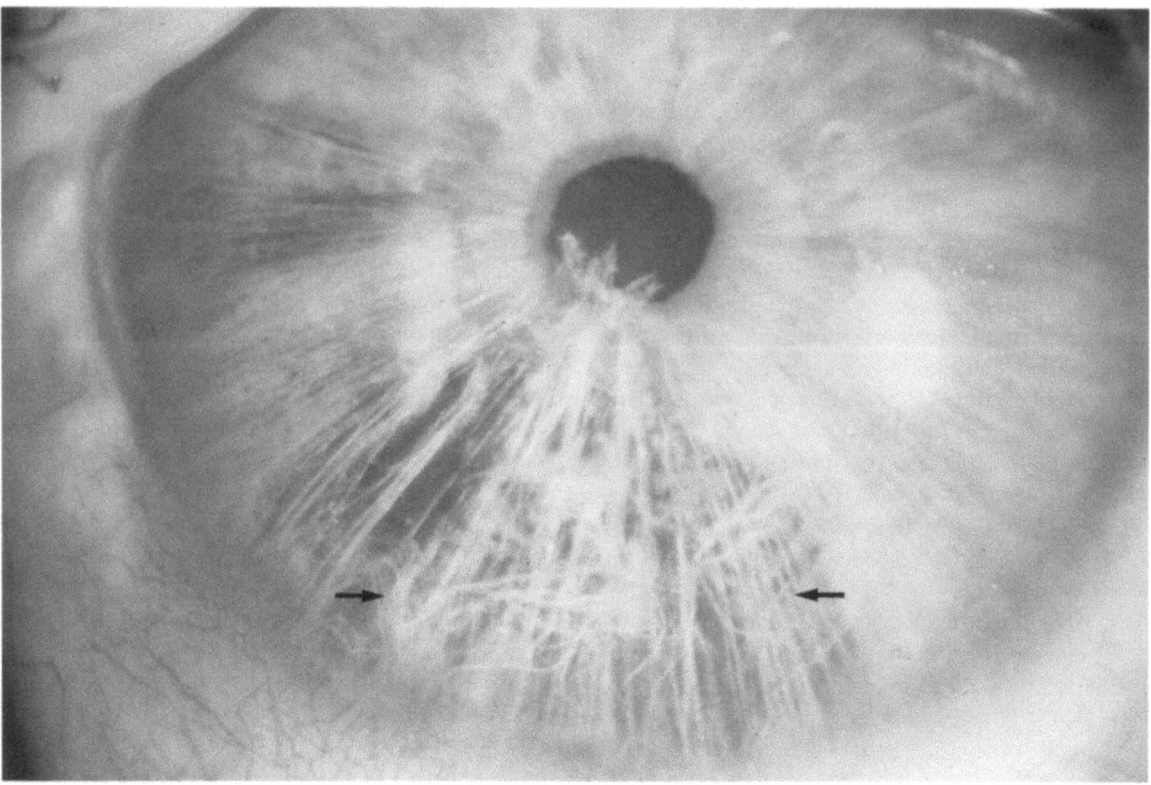

Abb. 14.7. Spaltlampenbild eines Patienten mit Iridoschisis mit charakteristischen Streifen von Irisstroma *(Pfeile)*, die sich von der Iris in den unteren Quadranten abgespalten haben

hautödem auslösen. Bei der Gonioskopie können die freien Irislamellen die Einsicht in den Kammerwinkel verhindern.

Histopathologische Untersuchungen an derartigen Irides zeigten eine ausgeprägte Atrophie des Irisstromas mit spärlichen oder fehlenden Kollagenfibrillen im Bereich der Aufsplitterung, wenngleich keine vaskulären oder neuronalen Veränderungen gefunden wurden [50]. Die Spiegelendothelmikroskopie der Hornhaut zeigt eine ausgeprägte Abnahme der Zelldichte und pathologische Form- und Größenveränderung der Endothelzellen im Bereich direkt über der Iridoschisis [51]. Die Histopathologie von Hornhautscheibchen, die bei einer Keratoplastik wegen einer bullösen Keratopathie gewonnen wurden, zeigten eine Degeneration und fokalen Verlust von Endothelzellen, eine ungleichmäßige Streifung (110 nm) der Desçemet-Membran mit irregulärem Bindegewebe, stromalem und epithelialem Ödem [50].

14.2.3 Pathomechanismus des Glaukoms

Manche Patienten mit Iridoschisis bekommen ein Winkelblockglaukom und man nimmt an, daß dabei der Pupillarblockmechanismus eine Rolle spielte, da eine Iridektomie zu einer Vertiefung der Vorderkammer führte [50]. Bei anderen Patienten wiederum ist der Kammerwinkel offen und das Trabekelmaschenwerk offensichtlich entweder durch Pigmentfreisetzung aus der Iris oder durch die Irisfetzen selbst verstopft [50].

14.2.4 Differentialdiagnose

Die wesentlichen Augenerkrankungen, die von der Iridoschisis oder anderen Ursachen der Irisstromaauflösung abzugrenzen sind, ist das iridokornealendotheliale Syndrom und das Axenfeld-Rieger-Syndrom, die sich beide von der Iridoschisis durch ein viel früheres Manifestationsalter unterscheiden. Man muß auch bedenken, daß ein Trauma zu einer Iridoschisis führen kann, mit Folgeveränderungen, die der Iridoschisis ähneln können. Bei einem Patienten mit

Iridoschisis wurden Irisstränge, die in die Vorderkammer flottierten, nach einer Trabekulektomie als eine Pilzinfektion fehlinterpretiert [52].

14.2.5 Behandlung

Patienten mit einem Winkelblockglaukom sollten mit einer Laseriridotomie oder einer konventionellen chirurgischen Iridektomie behandelt werden, wenn das Hornhautödem den Lasereinsatz nicht ermöglicht. Das Offenwinkelglaukom bei Iridoschisis kann bei manchen Fällen medikamentös beherrscht werden, mit Behandlungsprinzipien identisch zum primären Offenwinkelglaukom, während viele weitere Patienten in diesem hohen Alter einen Filtrationseingriff brauchen.

14.3 Zusammenfassung

Das Pigmentglaukom tritt typischerweise bei jungen, erwachsenen Myopen mit einer Prädilektion bei Männern auf. Die besondere anatomische Disposition des vorderen Augensegmentes führt bei diesen Patienten zu einem Abrieb von Pigment aus der Irisrückfläche durch Zonulafasern. Dies wird klinisch evident durch Transilluminationsdefekte der peripheren Iris und durch die Ablagerung von freigesetztem Pigment an der Hornhautrückfläche, dem Irisstroma und anderen Geweben des vorderen Augenabschnittes. Die Anhäufung von Pigmentgranula im Trabekelmaschenwerk, die damit verbundene Veränderung der Abflußleichtigkeit und morphologische Veränderungen der Trabekellamellen führen zu einem schweren Sekundärglaukom, dem Pigmemtglaukom. Eine andere Augenerkrankung, die Iridoschisis, ist eine seltene Erscheinung bei alten Menschen, charakterisiert durch die Aufsplitterung der verschiedenen Schichten des Irisstromas, was gelegentlich zum Glaukom führt.

Literatur

1. Sugar, HS: Concerning the chamber angle. I. Gonioscopy. Am J Ophthal 23:853, 1940.
2. Sugar, HS, Barbour, FA: Pigmentary glaucoma. A rare clinical entity. Am J Ophthal 32:90, 1949.
3. Sugar, HS: Pigmentary glaucoma. A 25-year review. Am J Ophthal 62:499, 1966.
4. Speakman, JS: Pigmentary dispersion. Br J Ophthal 65:249, 1981.
5. Ritch, R: Nonprogressive low-tension glaucoma with pigmentary dispersion. Am J Ophthal 94:190, 1982.
6. Migliazzo, CV, Shaffer, RN, Nykin, R, Magee, S: Long-term analysis of pigmentary dispersion syndrome and pigmentary glaucoma. Ophthalmology 93:1528, 1986.
7. Sugar, S: Pigmentary glaucoma and the glaucoma associated with the exfoliation-pseudoexfoliation syndrome: update. Ophthalmology 91:307, 1984.
8. Lichter, PR, Shaffer, RN: Diagnostic and prognostic signs in pigmentary glaucoma. Trans Am Acad Ophthal Otolar 74:984, 1970.
9. Lichter, PR: Pigmentary glaucoma-current concepts. Trans Am Acad Ophthal Otol 78:309, 1974.
10. Farrar, SM, Shields, MB, Miller, KN, Stoup, CM: Risk factors for the development and severity of glaucoma in the pigment dispersion syndrome. Am J Ophthal 108:223, 1989.
11. Scheie, HG, Cameron, JD: Pigment dispersion syndrome: a clinical study. Br J Ophthal 65:264, 1981.
12. Semple, HC, Ball, SF: Pigmentary glaucoma in the black population. Am J Ophthal 109:518, 1990.
13. Wilensky, JT, Buerk, KM, Podos, SM: Krukenberg's spindles. Am J Ophthal 79:220, 1975.
14. Duncan, TE: Krukenberg spindles in pregnancy. Arch Ophthal 91:355, 1974.
15. Murrell, WJ, Shihab, Z, Lamberts, DW, Avera, B: The corneal endothelium and central corneal thickness in pigmentary dispersion syndrome. Arch Ophthal 104:845, 1986.
16. Scheie, HG, Fleischhauer, HW: Idiopathic atrophy of the epithelial layers of the iris and ciliary body. A clinical study. Arch Ophthal 59:216, 1958.
17. Donaldson, DD: Transillumination of the iris. Trans Am Ophthal Soc LXXII:89, 1974.
18. Lichter, PR, Shaffer, RN: Iris processes and glaucoma. Am J Ophthal 70:905, 1970.
19. Delaney, WV Jr: Equatorial lens pigmentation, myopia, and retinal detachment. Am J Ophthal 79:194, 1975.
20. Piccolino, FC, Calabria, G. Polizzi, A. Fioretto, M: Pigmentary retinal dystrophy associated with pigmentary glaucoma. Graefe's Arch Ophthal 227:335, 1989.
21. Richter, CU, Richardson, TM, Grant, WM: Pigmentary dispersion syndrome and pigmentary glaucoma. A prospective study of the natural history. Arch Ophthal 104:211, 1986.
22. Schenker, HI, Luntz, MH, Kels, B, Podos, SM: Exercise-induced increase of intraocular pressure in the pigmentary dispersion syndrome. Am J Ophthal 89:598, 1980.
23. Smith, DL, Kao, SF, Rabbani, R, Musch, DC: The effects of exercise on intraocular pressure in pigmentary glaucoma patients. Ophthalmic Surg 20:561, 1989.
24. Haynes, WL, Johnson, AT, Alward, WLM: Inhibition of exercise-induced pigment dispersion in a patient with the pigmentary dispersion syndrome. Am J Ophthal 109:601, 1990.
25. Epstein, DL, Boger, WP III, Grant, WM: Phenylephrine provocative testing in the pigmentary dispersion syndrome. Am J Ophthal 85:43, 1978.
26. Fine, BS, Yanoff, M, Scheie, HG: Pigmentary "glaucoma." A histologic study. Trans Am Acad Ophthal Otol 78:314, 1974.
27. Kupfer, C, Kuwabara, T, Kaiser-Kupfer, M: The histopathology of pigmentary dispersion syndrome with glaucoma. Am J Ophthal 80:857, 1975.

28. Rodrigues, MM, Spaeth, GL, Weinreb, S, Sivalingam, E: Spectrum of trabecular pigmentation in open-angle glaucoma: a clinicopathologic study. Trans Am Acad Ophthal Otol 81:258, 1976.
29. Gillies, WE, Tangas, C: Fluorescein angiography of the iris in anterior segment pigment dispersal syndrome. Br J Ophthal 70:284, 1986.
30. Campbell, DG: Pigmentary dispersion and glaucoma. A new theory. Arch Ophthal 97:1667, 1979.
31. Kampik, A, Green, WR, Quigley, HA, Pierce, LH: Scanning and transmission electron microscopic studies of two cases of pigment dispersion syndrome. Am J Ophthal 91:573, 1981.
32. Strasser, G, Hauff, W: Pigmentary dispersion syndrome. A biometric study. Acta Ophthal 63:721, 1985.
33. Davidson, JA, Brubaker, RF, Ilstrup, DM: Dimensions of the anterior chamber in pigment dispersion syndrome. Arch Ophthal 101:81, 1983.
34. Richardson, TM: Pigmentary glaucoma. In: The Secondary Glaucomas, Ritch, R, Shields, MB, eds. CV Mosby, St. Louis, 1982.
35. Ritch, R, Manusow, D, Podos, SM: Remission of pigmentary glaucoma in a patient with subluxed lenses. Am J Ophthal 94:812, 1982.
36. Grant, WM: Experimental aqueous perfusion in enucleated human eyes. Arch Ophthal 69:783, 1963.
37. Mapstone, R: Pigment release. Br J Ophthal 65:258, 1981.
38. Epstein, DL, Freddo, TF, Anderson, PJ, et al: Experimental obstruction to aqueous outflow by pigment particles in living monkeys. Invest Ophthal Vis Sci 27:387, 1986.
39. Rodrigues, MM, Spaeth, GL, Sivalingam, E, Weinreb, S: Value of trabeculectomy specimens in glaucoma. Ophthal Surg 9:29, 1978.
40. Richardson, TM, Hutchinson, BT, Grant, WM: The outflow tract in pigmentary glaucoma. A light and electron microscopic study. Arch Ophthal 95:1015, 1977.
41. Shimizu, T, Hara, K, Futa, R: Fine structure of trabecular meshwork and iris in pigmentary glaucoma. Graefe's Arch Ophthal 215:171, 1981.
42. Becker, B, Podos, SM: Krukenberg's spindles and primary open-angle glaucoma. Arch Ophthal 76:635, 1966.
43. Zink, HA, Palmberg, PF, Sugar, A, et al: Comparison of in vitro corticosteroid response in pigmentary glaucoma and primary open-angle glaucoma. Am J Ophthal 80:478, 1975.
44. Becker, B, Shin, DH, Cooper, DG, Kass, MA: The pigment dispersion syndrome. Am J Ophthal 83:161, 1977.
45. Kaiser-Kupfer, MI, Mittal, KK: The HLA and ABO antigens in pigment dispersion syndrome. Am J Ophthal 85:368, 1978.
46. Layden, WE, Ritch, R, King, DG, Teekhasaenee, C: Combined exfoliation and pigment dispersion syndrome. Am J Ophthal 109:530, 1990.
47. Lunde, MW: Argon laser trabeculoplasty in pigmentary dispersion syndrome with glaucoma. Am J Ophthal 96:721, 1983.
48. Summers, CG, Doughman, DJ, Letson, RD, Lufkin, M: Juvenile iridoschisis and microphthalmos. Am J Ophthal 100:437, 1985.
49. Pearson, PA, Amrien, JM, Baldwin, LB, Smith, TJ: Iridoschisis associated with syphilitic interstitial keratitis. Am J Ophthal 107:88, 1989.
50. Rodrigues, MM, Spaeth, GL, Krachmer, JH, Laibson, PR: Iridoschisis associated with glaucoma and bullous keratopathy. Am J Ophthal 95:73, 1983.
51. Weseley, AC, Freeman, WR: Iridoschisis and the corneal endothelium. Ann Ophthal 15:955, 1983.
52. Zimmerman, TJ, Dabezies, OH Jr, Kaufman, HE: Iridoschisis: a case report. Ann Ophthal 13:297, 1981.

Kapitel 15. Glaukom bei Linsenerkrankungen

15.1 Exfoliationssyndrom
15.1.1 Terminologie
15.1.2 Epidemiologie
15.1.3 Allgemeine Merkmale
15.1.4 Klinische Befunde
15.1.5 Histopathologische Befunde und Theorien zum Pathomechanismus
15.1.6 Differentialdiagnose
15.1.7 Behandlung
15.2 Glaukom bei Linsendislokation
15.2.1 Terminologie
15.2.2 Klinische Formen der Ectopia lentis
15.2.3 Pathogenese des Glaukoms
15.2.4 Behandlung
15.3 Glaukom bei Katarakt
15.3.1 Phakolytisches Glaukom (Linsenproteinglaukom)
15.3.2 Glaukom durch Linsenpartikel
15.3.3 Phakoanaphylaxie
15.3.4 Intumeszente Linse
15.4 Zusammenfassung

Eine ganze Reihe von Linsenerkrankungen wird durch verschiedene Glaukomformen kompliziert. Bei manchen Situationen, wie z.B. beim Exfoliationssyndrom, ist eine Ursache-Wirkungs-Beziehung zwischen der Linsenerkrankung und dem begleitenden Glaukom noch ungeklärt. Bei anderen Situationen wiederum, wie z.B. bei verschiedenen Formen der Linsendislokation oder Katarakt, ist die Glaukomerkrankung eindeutig auf die Linsenerkrankung zurückzuführen.

15.1 Exfoliationssyndrom

15.1.1 Terminologie

1917 beschrieb Lindberg [1] Fälle von chronischem Glaukom, bei denen weißliche Flocken am Pupillarsaum der Iris hingen. Nachfolgende Untersuchungen zeigten, daß dieses weißliche Material zumindest teilweise von einer Exfoliation der vorderen Linsenkapsel stammen mußte. Man unterscheidet seitdem 2 Formen der Exfoliation, was zu einer gewissen Verwirrung in der Nomenklatur führte.

15.1.1.1 Kapselabschilferung

Bei dieser Form spalten sich oberflächliche Schichten der Linsenkapsel von den tieferen Kapselschichten in gekräuselten Gewebefahnen ab, die gelegentlich frei in der Vorderkammer als transparente Membranen flottieren (Abb. 15.1 a, b). Elschnig [2] beschrieb diese Veränderungen zuerst bei Glasbläsern, was zu dem Ausdruck „Glasbläserstar" führte und man fand später, daß eine längere Exposition gegenüber einer Infrarotstrahlung bei einer Anzahl von Berufen diese Abspaltung der Kapselblätter verursacht. Diese Kapselabschilferung ist seit der Verwendung von Schutzgläsern bei exponierten Arbeitern selten geworden, wenngleich ähnliche Veränderungen nach Trauma [3], nach intraokularen Entzündungen [4] und auch idiopathisch gefunden werden, dann meist erst im hohen Lebensalter [5–7]. Glaukom ist bei dieser Form des Kapselstars kein häufiger Befund. Die Erkrankung wurde als *Kapselabschilferung* oder *Exfoliation der Linsenkapsel* bezeichnet. Dvorak-Theobald [8] empfahl den Ausdruck *echte Exfoliation der Linsenkapsel*, um eine Unterscheidung gegenüber dem Exfoliationssyndrom zu treffen, das anschließend diskutiert wird.

15.1.1.2 Exfoliationssyndrom

Vogt [9] beschrieb 1925 ein klinisches Bild, das er für eine senile Form der Kapselaufsplitterung hielt und „senile Exfoliation" nannte. Das klinische Bild, wenngleich es auch häufig bei alten Menschen auftritt, unterscheidet sich jedoch wesentlich von der Linsenkapselexfoliation beim Glasbläserstar (Abb. 15.1 a, b). Außerdem geht das Exfoliationssyndrom, das Vogt beobachtete, häufig mit Glaukom ein-

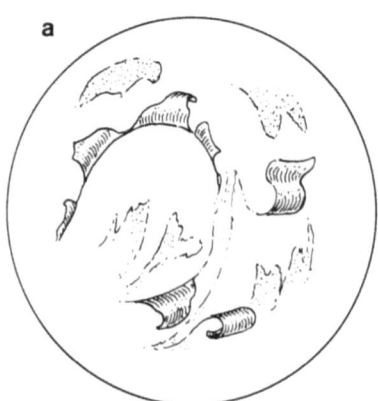
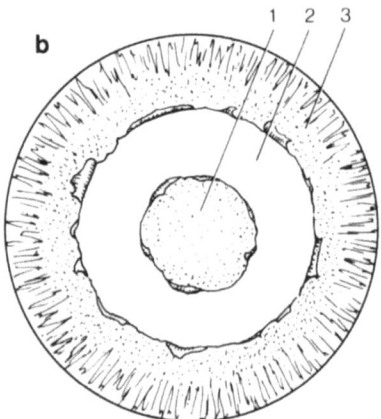

Abb. 15.1 a, b. Zwei verschiedene Formen der Exfoliation der Linsenvorderkapsel. **a** Kapselaufsplitterung, charakterisiert durch dünne, transparente Membranen, die sich von der vorderen Linsenkapsel abspalten und oft gelockte Ränder bilden.

b Exfoliationssyndrom mit den 3 typischen Zonen: *1* zentrale, durchsichtige Scheibe, *2* klare Zone und *3* periphere granuläre Zone, häufig mit radialen Streifungen

her. Dvorak-Theobald [8] glaubte, daß diese Linsenerkrankung keine wirkliche Exfoliation der Linsenkapsel darstellt sondern eher Präzipitate einer unbekannten Substanz sind, die sich auf der vorderen Linsenkapsel und anderen Strukturen im vorderen Augensegment niederschlägt. Sie empfahl den Ausdruck „Pseudoexfoliation der Linsenkapsel", um gegenüber der Aufsplitterung der Kapsellamellen oder „wirklichen Exfoliation" zu unterscheiden. Der Ausdruck *Pseudoexfoliationssyndrom* wird deshalb hauptsächlich in der modernen Literatur verwandt. Feinstrukturelle Untersuchungen der jüngsten Zeit zeigten jedoch, daß das exfoliative Material auf der Linsenkapsel zumindest teilweise von der Linse gebildet wird und man hat deshalb den Ausdruck Exfoliationssyndrom als Oberbegriff für diese Erkrankungsform gewählt [11–13]. Beide Termini, Pseudoexfoliationssyndrom und Exfoliationssyndrom werden gemeinsam in der heutigen Literatur angewandt. Glaukom ist nicht immer mit dem Exfoliationssyndrom verbunden, wenn es jedoch auftritt, wird diese Glaukomform auch als *Glaucoma capsulare* bezeichnet.

15.1.2 Epidemiologie

Die Literaturangaben zur Prävalenz des Exfoliationssyndroms variieren erheblich, offensichtlich durch ethnische Unterschiede der untersuchten Bevölkerungsgruppen. Geographische und ethnische Zugehörigkeit sind wahrscheinlich wichtige Determinanten, mit einer hohen Prävalenz in den skandinavischen Ländern [14,17] und bei Menschen mediterraner Abstammung [18]. Es besteht jedoch auch eine ausgeprägte geographische Variation selbst innerhalb dieser Länder; so fand man in drei verschiedenen Orten in Mittelnorwegen Prävalenzen zwischen 10 und 21% bei Einwohnern jenseits des 64. Lebensjahres [17]. In den Vereinigten Staaten ist das Exfoliationssyndrom offensichtlich seltener, wobei eine Bevölkerungsstudie eine Prävalenz von 1,6% bei über 30jährigen und 3,2% für Menschen jenseits des 60. Lebensjahres angab [19]. Eine andere Querschnittsstudie ergab 0,67% für den Altersbereich 52–64 Jahre, 2,6% für 65–74 Jahre und 5% für Menschen zwischen dem 75. und 85. Lebensjahr [20].

In der Literatur veröffentliche Prävalenzen des Exfoliationssyndroms bei Patienten mit Offenwinkelglaukom zeigen ebenfalls erhebliche geographische Unterschiede mit 26% in Dänemark [14], 75% in Schweden [15] und 60% in Norwegen [21], verglichen mit Angaben in den Vereinigten Staaten von 1% [22], 3% [12], 6% [19] und 12% [23].

15.1.3 Allgemeine Merkmale

Wie bereits gesagt, tritt das Exfoliationssyndrom überwiegend in höherem Lebensalter mit einem Häufigkeitsgipfel zwischen den späten 60er und den frühen 70er Jahren auf. Der Einfluß rassischer Zugehörigkeit zeigt eine gewisse geographische Abhängigkeit. In Südafrika fand man bei farbigen Menschen das Exfoliationssyndrom in 20% der primären Offenwinkelglaukome, verglichen mit 1,4% bei den weißen Glaukompatienten dieses Landes [24]. Eine Screen-

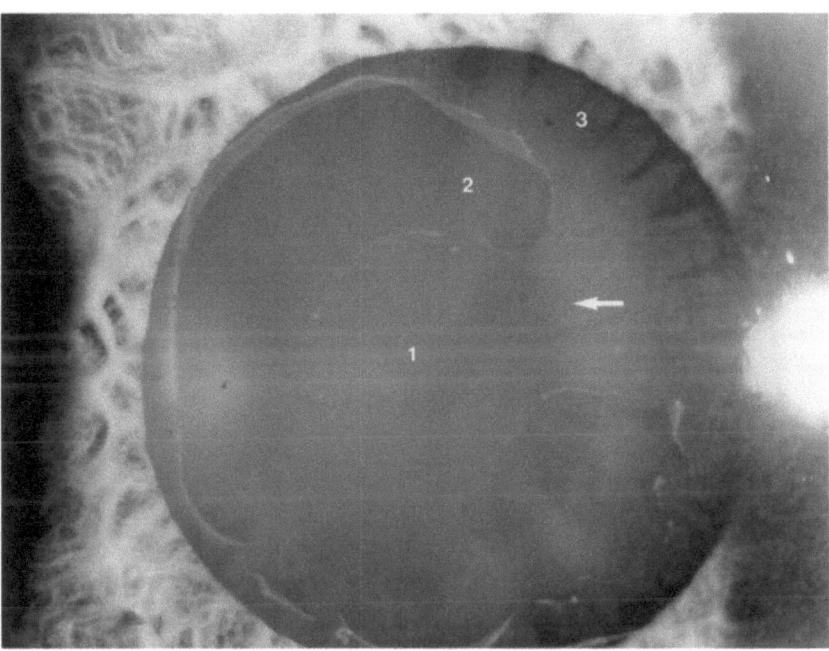

Abb. 15.2. Spaltlampenbild der Linse eines Patienten mit Exfoliationssyndrom mit den 3 typischen Zonen auf der Linsenvorderkapsel: *1* zentrale, transluzide, scheibenförmige Zone, *2* mittelperiphere, klare Zone außer einer Brücke zwischen zentraler und peripherer Zone *(Pfeil)*, *3* periphere, granuläre Zone mit radiären Streifungen

ingstudie im südlichen Louisiana fand dagegen eine Prävalenz von 0,3 % bei Farbigen und 2 % bei Weißen [22]. Der Einfluß des Geschlechtes für das Auftreten eines Exfoliationssyndroms ist widersprüchlich. Eine Studie gab ein Überwiegen bei den Frauen [25], zwei weitere ein Überwiegen bei den Männern an [26,27], während die meisten epidemiologischen Untersuchungen keine geschlechtsabhängige Häufung fanden. Eine andere klinische Studie vermutete, daß bei Männern die Augeninnendruckwerte höher als bei Frauen sind, wenn ein Glaucoma capsulare vorliegt [28]. Für das Exfoliationssyndrom konnte eine hereditäre Abhängigkeit nicht überzeugend belegt werden. Zwei Studien geben widersprüchliche Ergebnisse bezüglich einer positiven Korrelation zur HLA-Typisierung an [29,30]. Eine Studie bei Ehepaaren mit Exfoliationssyndrom zeigte eine höhere als erwartete Prävalenz bei beiden Ehepartnern, was auf einen möglichen umweltbedingten Einfluß schließen läßt [31]. Die Erkrankung kann ein- oder beidseitig auftreten und bei manchen einseitigen Fällen im Laufe des Lebens beidseitig werden [23,25,32].

15.1.4 Klinische Befunde

15.1.4.1 Linsenveränderungen

Das charakteristische Ablagerungsbild von Exfoliationsmaterial auf der Linsenvorderfläche läßt 3 Zonen unterscheiden (Abb. 15.2): 1. eine transluzide, zentrale scheibenförmige Zone mit gelegentlich gekräuselten Rändern; 2. eine klare Intermediärzone, die vermutlich in Kontakt mit der Iris durch die Pupillomotorik steht, und 3. eine periphere, granuläre Zone mit gelegentlich radiären Streifungen [12]. Die zentrale Zone ist nicht immer zu sehen, während die peripheren Ablagerungen einen weitgehend konstanten Befund darstellen, der jedoch nur bei ausreichender Pupillendilatation bei den meisten Fällen erkannt werden kann. Katarakte kommen in Augen mit Exfoliationssyndrom sehr häufig vor [20,23,26,28]. Dies kann überwiegend auch eine Funktion des Alters bei diesen Patienten in den höheren Lebensdekaden sein. Katarakte in Augen mit Exfoliationssyndrom unterscheiden sich von jenen Augen ohne Exfoliationssyndrom durch einen höheren Prozentsatz von nukleären Katarakten und weniger kortikalen und supranukleären Linsentrübungen [33]. Bei manchen Patienten tritt auch eine Phakodonesis und Subluxation der Linse auf, was durch degenerative Veränderungen der Zonulafasern bei diesen Patienten entsteht [34].

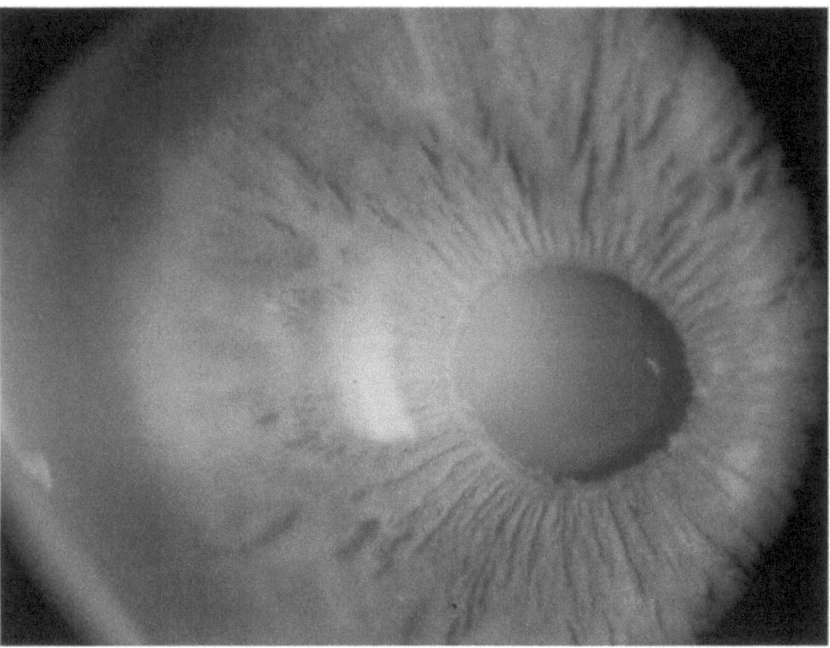

Abb. 15.3. Spaltlampenbild der Iris eines Patienten mit Exfoliationssyndrom mit weißen Flocken von Exfoliationsmaterial am Pupillarrand und Verlust der Pigmentierung der Iriskrause

15.1.4.2 Irisveränderungen

Das Exfoliationsmaterial erscheint häufig als weiße Flocken auf dem Pupillarsaum mit einem Verlust an Pigment an der Iriskrause des Pupillarsaumes [35]. Die Irisdurchleuchtung zeigt das typische „Mottenfraßmuster" nahe am Sphinkter pupillae [12,35], wobei eine erhebliche Anzahl der Patienten auch diffuse mittelperiphere Transilluminationsdefekte der Iris zeigt (Abb. 15.3) [36]. Weitere Irisveränderungen, die bei der Spaltlampenuntersuchung auffallen, sind Pigmentpartikel auf dem Sphinkter der Iris und Pigmentablagerungen auf der mittelperipheren Iris [35]. Fluoreszenzangiographische Untersuchungen der Iris ergaben eine Hypoperfusion, peripupilläre Farbstoffreisetzungen und Neovaskularisation [37,38]. Diese Befunde sind im höheren Lebensalter der Patienten ausgeprägter und hängen von der Dauer der Erkrankung und dem Vorliegen eines Glaukoms ab, sie stellen wahrscheinlich sekundäre Veränderungen der Erkrankung dar [38]. Ultrastrukturelle, morphologische Untersuchungen lassen vermuten, daß diese Veränderungen nach Verschluß von Irisgefäßen mit konsekutiver Ischämie des Gewebes auftreten [39].

15.1.4.3 Andere Spaltlampenbefunde

Exfoliationsmaterial kann man auch auf den Linsenfasern und auf der vorderen Glaskörpergrenzmembran bei aphaken Augen finden [40]. Die Hornhautendothelspekularmikroskopie ergibt eine signifikant geringere Zelldichte bei Augen mit Exfoliationssyndrom [41]. Außerdem treten morphologische Veränderungen bezüglich Zellgröße und -form sowohl bei betroffenen wie auch bei befundfreien Partneraugen bei einseitigen Fällen auf und die Autoren vermuten, daß diese Hornhautendothelbefunde ein sehr frühes Anzeichen der Erkrankung sein können [41].

15.1.4.4 Gonioskopische Befunde

Das Exfoliationssyndrom geht einher mit einer massiven Pigmentdispersion, die eine verstärkte Pigmentierung des Trabekelmaschenwerkes bedingt. Die Pigmentierung des Trabekelsystems ist viel heterogener als beim Pigmentglaukom und hat häufig weiße Flocken von Exfoliationsmaterial aufgelagert (Abb. 15.4). Eine Anhäufung von Pigment kann auch entlang der Schwalbe-Linie bestehen *(Sampoalesi-Linie)*. Bei Augen mit einer ausgeprägten Asymmetrie der Trabekelpigmentierung tritt das Glaukom häufiger im stärker pigmentierten Auge auf [42]. Es

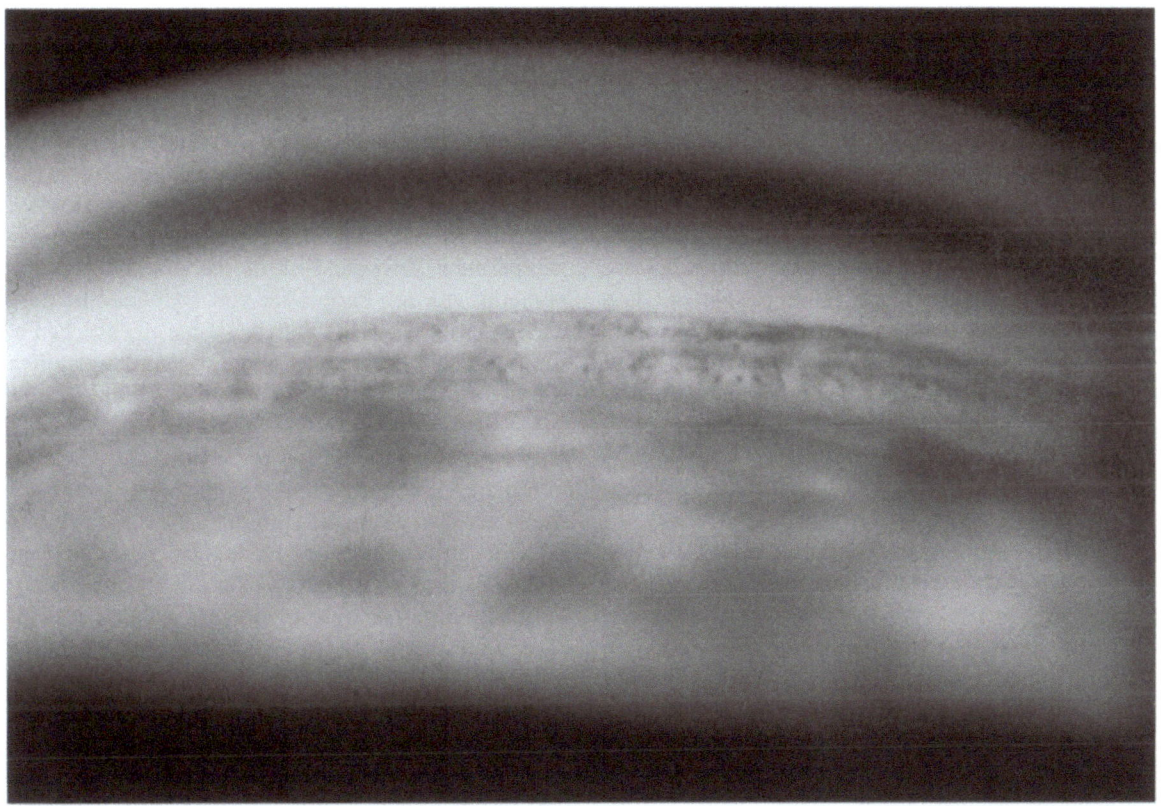

Abb. 15.4. Gonioskopisches Bild eines Kammerwinkels an einem Auge mit Exfoliationssyndrom mit irregulärer Pigmentierung des Trabekelmaschenwerkes und weißen Flocken von Exfoliationsmaterial

wurde jedoch auch eine verstärkte Pigmentierung des Maschenwerkes in Partneraugen ohne Exfoliation gefunden und man vermutete, daß die Pigmentdispersion das früheste nachweisbare Zeichen des Exfoliationssyndromes sein kann [42]. Wenngleich die Vorderkammertiefe typischerweise bei Augen mit Exfoliationssyndrom normal ist [43], ist der Kammerwinkel in einem hohen Prozentsatz der Fälle eng. Bei einer Studie an 76 Patienten mit Exfoliationssyndrom fand man in 18% den Kammerwinkel potentiell verschlußfähig und 14% hatten Befunde für einen anamnestischen Winkelblock aufgrund peripherer anteriorer Kammerwinkelsynechien [42]. Sind die Ziliarkörperfortsätze durch spezielle gonioskopische Untersuchungsmethoden (Zykloskopie) sichtbar, kann man Exfoliationsmaterial auch auf den Spitzen der Ziliarkörperfortsätze sehen [44].

15.1.4.5 Verlauf der Glaukomerkrankung

Wie schon gesagt, werden nicht alle Patienten mit einem Exfoliationssyndrom ein Glaukom bekommen, wobei die Angaben zur Erkrankungsgefährdung für Glaukom erheblich variieren. Sugar [45] fand erhöhten Augeninnendruck bei 55% von 643 Fällen in der Literatur und von 81,8% bei seinen eigenen Patienten. Eine Studie an 100 konsekutiven Patienten mit Exfoliationssyndrom zeigte in 22% Augeninnendrucksteigerungen, wovon nur 1/3 der Patienten mit erhöhtem Augeninnendruck ein manifestes Glaukom aufwiesen [25]. In einer anderen Untersuchung hatten mehr als die Hälfte von 518 Patienten mit Exfoliationssyndrom ein Glaukom [56]. Bei einer Untersuchung an Patienten mit Exfoliationssyndrom ohne Glaukom bei der Erstuntersuchung entwickelten 1/3 ein Glaukom während einer Verlaufsbeobachtung von 1,5 Jahren [47]. Manche Patienten mit einem beidseitigen Exfoliationssyndrom haben auch ein beidseitiges Glaukom, während andere die Augendruckerhöhung nur in einem der beiden betroffenen Augen mit Exfoliation bekommen. Seltener ist, daß ein Patient mit einseitigem Exfoliationssyndrom ein Offenwinkelglaukom an beiden Augen bekommt [15].

Die meisten Augen mit einem Glaucoma capsulare haben einen Pathomechanismus eines Offenwinkelglaukoms, wenngleich ein akutes Winkelblockglaukom in einer geringen Anzahl der Fälle vorkommt [12,23,46,48]. Es ist nicht unüblich, daß ein Patient mit akuten, dramatischen Augeninnendrucksteigerungen aber weitem offenen Kammerwinkel bei der Erstuntersuchung diagnostiziert wird. Bei einer Serie von 139 Patienten mit Exfoliationssyndrom, die als akutes Glaukom eingewiesen wurden, hatten 86 einen offenen Kammerwinkel, 18 einen Winkelblock, 21 ein neovaskuläres Glaukom und 14 ein absolutes Glaukom [48]. Wenn Glaukom bei Exfoliationssyndrom auftritt, so steigt der Augeninnendruck meist höher an [49] und ist schwieriger zu beeinflussen als bei vergleichbaren Fällen mit einem unkomplizierten, primären Offenwinkelglaukom [50].

15.1.5 Histopathologische Befunde und Theorien zum Pathomechanismus

Zur Pathogenese des Exfoliationssyndroms erheben sich drei grundsätzliche Fragen: 1. Woraus besteht und woher kommt das Exfoliationsmaterial? 2. Was ist der Biomechanismus der begleitenden Pigmentdispersion? 3. Wie tragen beide Parameter zur Augeninnendrucksteigerung bei?

15.1.5.1 Exfoliationsmaterial

Zusammensetzung. Das ultrastrukturelle Bild des Exfoliationsmaterials entspricht einem fibrillären Protein [51], das entweder irregulär, maschenförmig oder gelegentlich gewunden, spiralförmig angeordnet ist [52]. Die Substanz hat Färbungscharakteristika von Oxytalan, eine mikrotubuläre Komponente von Bindegewebe und elastischem Gewebe [53–55]. Die Immunelektronenmikroskopie zeigte Elastin und Tropoelastin [56]. Diese Beobachtungen führten zu der Theorie, daß dem Exfoliationssyndrom eine Art Elastose zugrunde liegt, mit elastischen Mikrofibrillen, die pathologischerweise von den Zellen intraokularer Gewebe gebildet werden [55,56]. Andere Studien besagen, daß das Exfoliationsmaterial ein Proteoglykan der Basalmembran sei [57–59]. Laminin, eine nichtkollagene Komponente der Basalmembran wurde in den fibrillären Bestandteilen des Exfoliationsmaterials nachgewiesen. Diese Beobachtungen sprächen dafür, daß die Erkrankung durch eine Störung der Biosynthese der Basalmembran verursacht würde. Das Vorliegen von Glykosaminoglykanen in den Geweben des vorderen Augensegmentes und im Kammerwasser bei Augen mit Exfoliationssyndrom [52,61,62] führte zur These, daß die Erkrankung auch einen pathologischen Metabolismus von Glykosaminoglykanen in der Iris einschließen könnte [62]. Wiederum andere Studien vermuteten, daß das Protein des Exfoliationsmaterials ein Amyloid ist [51,63] und bestimmte klinische Ähnlichkeiten zwischen dem Exfoliationssyndrom und einer primären Amyloidose bestehen [64,65]. Immunohistochemische Färbungen wiesen auch Amyloid-P- Proteine, eine Serumkomponente, auf der Peripherie von Exfoliationsfasern nach, was dafür spricht, daß dies keine eigentliche Faserkomponente darstellt, sondern Bindungsstellen wie an normalen elastischen Fasern sind [66].

Herkunft des Exfoliationsmaterials. Das Exfoliationsmaterial kommt auf und in der Linsenkapsel sowie in der Umgebung des Linsenepithels vor [67–69]. Die Herkunft der Substanz auf der Oberfläche der Linsenkapsel wird kontrovers diskutiert. Manche Autoren glauben, daß sie wahrscheinlich nicht aus dem Linsenepithel stammt, da frühe ultrastrukturelle Studien zeigten, daß keine Kontinuität zwischen dem kapsulären und dem epithelialen Exfoliationsmaterial besteht [67]. Untersuchungen mit Meerrettichperoxidase zeigten außerdem, daß Exfoliationsmaterial nicht die Linsenkapsel passieren kann [61]. Diese Beobachtungen führten zu der Theorie, daß sich das Exfoliationsmaterial, von anderen Strukturen des Auges ausgehend, auf der Linsenkapsel abgelagert hat. Es wurden jedoch geringe Mengen von fibrillärem Protein auch in Linsenkapseln bei gesunden, nur altersabhängig veränderten Linsen nachgewiesen [70]. Scheibenförmige Ablagerungen von Exfoliationsmaterial nahe dem Epithel entsprechen in Lokalisation und Erscheinungsbild dem Material auf der Kapseloberfläche mit Verbindungen zwischen der Substanz auf beiden strukturellen Ebenen, was ein Beleg dafür ist, daß das Linsenepithel zumindest teilweise am Exfoliationsmaterial auf der Linsenvorderkapsel beteiligt ist [68,69,71].

Das Exfoliationsmaterial wird auch auf der Irisvorderfläche sowie auf der Rückfläche des Pigmentepithels und in den Gefäßwänden gefunden [72]. Die Substanz ist in irregulären Zonen den Irisgefäßen angelagert [73] und liegt in Indentationen der Zellmembranen des Pigmentepithels, jedoch nicht im Zytoplasma dieser Zellen [74]. Man vermutete, daß die Iris eine Quelle für das Exfoliationsmaterial auf der Linsenkapsel sein kann [40,45], was die Existenz von Exfoliationsmaterial auf der vorderen Glaskörpergrenzmembran in aphaken Augen erklären würde [75,76].

Exfoliationsmaterial wurde auch in der *Bindehaut* nachgewiesen [55,77–79], die offensichtlich eine andere, unabhängige Quelle dieser Substanz ist [80]. Sie wurde auch in Bindehautbiopsien von Augen nachgewiesen, die kein typisches Ablagerungsbild von Exfoliationsmaterial auf der Linsenvorderkapsel hatten, aber aufgrund anderer Befunde wie Pigmentdispersion und Irisdurchleuchtbarkeit Verdachtsmomente aufwiesen [79]. Exfoliationsmaterial wird auch auf dem Ziliarkörperepithel gefunden [81] und auf den Zonulafasern, wenngleich es unklar ist, ob dies weitere Herkunftsorte der Substanz oder sekundäre Ablagerungen sind.

15.1.5.2 Mechanismus der Pigmentdispersion

Wenngleich die Bildung des exfoliativen Materials das grundlegende Charakteristikum des Exfoliationssyndroms ist, kann die begleitende Pigmentdispersion im vorderen Augensegment eine wichtige Rolle bei der Entstehung des Sekundärglaukoms spielen. Der genaue Mechanismus der Pigmentfreisetzung ist noch nicht völlig geklärt. Eine Möglichkeit ist, daß die Pigmentfreisetzung vom Pigmentepithel der Iris als eine Konsequenz der Reibung gegen die Linsenkapsel geschieht. Sugar [45] glaubte jedoch, daß die Pigmentdispersion auf eine grundsätzliche Fehlbildung der Iris zurückzuführen ist.

15.1.5.3 Pathomechanismus des Glaukoms

Was immer die entscheidenden Quellen des Exfoliationsmaterials und des freigesetzten Pigments sein mögen, so spielen doch beide Komponenten eine wichtige Rolle bei der Entstehung des Sekundärglaukoms. Untersuchungen zur Hydrodynamik des Kammerwassers bei Patienten mit einseitigem Glaucoma capsulare zeigten eine höhere Abflußresistenz für Kammerwasser und eine geringere Kammerwassersekretion im Vergleich zu den gesunden Partneraugen [82]. Ultrastrukturelle Untersuchungen an Augen mit Exfoliationssyndrom zeigten sowohl fibrilläres Material als auch Pigmentgranula im Trabekelmaschenwerk [83–85], die zu einer Verlegung der Abflußwege führen. Nicht alle Augen hatten jedoch Glaukom [85], was auf zusätzliche pathogenetische Aspekte hinweist.

Bei manchen Fällen kann eine primäre Veränderung der Abflußkapazität diesen zusätzlichen Faktor darstellen [86]. Für diese Theorie sprechen Beobachtungen, daß Glaukom nicht in allen Augen mit Exfoliationssyndrom auftritt, aber ein Glaukom in beiden Augen eines Patienten mit einseitigem Exfoliationssyndrom entstehen kann [12,23,83,87]. Die größere Inzidenz des Glaukoms in Augen mit Exfoliationssyndrom spricht jedoch für eine ursächliche Beziehung zwischen dem pathologischen Exfoliationsmaterial und dem erhöhten Augeninnendruck [88]. Außerdem zeigen Patienten mit Exfoliationssyndrom nicht den gleichen Effekt auf lokale Steroidgabe wie primäre Offenwinkelglaukome [89,90]. Offensichtlich liegt dem Exfoliationssyndrom ein wirklicher Sekundärglaukommechanismus zugrunde, der durch den Pathomechanismus eines primären Offenwinkelglaukoms bei manchen Patienten überlagert ist.

Eine weniger häufige Konstellation ist die Kombination eines Exfoliationssyndroms mit einem Winkelblockglaukom [12,23,42,46,48].

15.1.6 Differentialdiagnose

Das Exfoliationssyndrom muß gegenüber anderen Formen der Linsenexfoliation wie auch gegenüber anderen klinischen Bildern der Pigmentdispersion unterschieden werden.

15.1.6.1 Kapselabschilferung

Wie bereits zu Beginn des Kapitels erwähnt, gibt es eine andere Gruppe von Erkrankungen, die eine Exfoliation der anterioren Linsenkapsel zeigen und in der Literatur als „wirkliche Exfoliation" der Linsenkapsel [5,7,8] oder Kapselabschilferung [6] geführt werden. Diese Fälle unterscheiden sich vom Exfoliationssyndrom dadurch, indem ein auslösendes Moment, wie z. B. Trauma [3,4], Exposition gegenüber intensiver Infrarotstrahlung [2] oder schwerer Uveitis [4] häufig vorliegt, jedoch nicht immer [5–7] nachweisbar ist. Das Aussehen solcher Linsenexfoliation differiert durch dünne, klare, membranartige Abspaltungen von der vorderen Linsenkapsel mit oft gekräuselten Rändern [5,7]. Bei solchen Kapselaufsplitterungen tritt Glaukom selten auf.

15.1.6.2 Primäre Amyloidose

Diese generalisierte, systemische Erkrankung kann familiär [164] oder nicht-familiär [65] auftreten und hat zahlreiche okuläre Manifestationen, einschließlich Glaukom. Das Amyloid kann als weiße, flockige Substanz im gesamten Auge abgelagert sein, auch am Pupillenrand der Iris, der vorderen Linsenkapsel und in der peripheren Vorderkammer, mit einem klinischen Gesamtbild, das dem Exfoliationssyndrom durchaus ähneln kann [64,65].

15.1.6.3 Pigmentdispersion

Außer dem Exfoliationssyndrom können eine Reihe von Augenerkrankungen eine vermehrte Pigmentierung des Trabekelmaschenwerkes haben. Dazu gehören das Pigmentdispersionssyndrom und das Pigmentglaukom (Kap. 14), einige Formen der Uveitis anterior (Kap. 19), Melanosis und Melanome (Kap. 18) und primäre Offenwinkelglaukome oder gesunde Augen mit ungewöhnlich starker Pigmentablagerung. Diese Erkrankungen sind leicht vom Exfoliationssyndrom dadurch zu unterscheiden, indem man auf die charakteristischen Veränderungen der anterioren Linsenkapsel achtet. Wie schon im vorherigen Kapitel gesagt, kann sich ein Exfoliationssyndrom auch in Augen mit einem primären Pigmentdispersionssyndrom entwickeln [91].

15.1.7 Behandlung

15.1.7.1 Glaukom

Das Glaukom bei Exfoliationssyndrom wird grundsätzlich behandelt wie ein primäres Offenwinkelglaukom, wenngleich das Exfoliationsglaukom schwieriger zu therapieren ist [50]. Wenn die medikamentöse Therapie nicht ausreicht, hat die Lasertrabekuloplastik gute Aussichten für eine vernünftige, zeitlich begrenzte Erfolgsrate bei diesem Sekundärglaukom. Wird eine operative Intervention notwendig, ist in der Regel ein Filtrationseingriff angezeigt. Der Effekt der Linsenextraktion für den Verlauf des Glaukoms ist unklar. Es wurde in der Literatur berichtet, daß die Ablagerung von Exfoliationsmaterial nach Linsenextraktion abnimmt und nach einer intrakapsulären Kataraktextraktion eine gewisse Remission entstand [92], obwohl andere Autoren die Entstehung eines Exfoliationssyndroms selbst Jahre nach intrakapsulärer Linsenextraktion berichteten [40,75,76].

15.1.7.2 Katarakt

Wenngleich die Linsenextraktion als Behandlung eines Exfoliationsglaukoms nicht befürwortet wird, ist die Kataraktextraktion für die Verbesserung des Sehvermögens häufig indiziert und erfordert aber eine spezielle Berücksichtigung der Operationsmethode bei diesen Patienten. Bei der extrakapsulären Kataraktchirurgie haben Patienten mit einem Exfoliationssyndrom ein höheres Risiko von Zonulolysen und Kapselrupturen [93–95]. Dies ist mit größter Wahrscheinlichkeit auf degenerative Veränderungen der Zonulafasern zurückzuführen [34,96], kann jedoch auch durch eine dünnere hintere Linsenkapsel bedingt sein [97]. Andere Umstände, die die Kataraktchirurgie bei diesen Patienten komplizieren, sind eine rigide Pupille mit ungenügender Pupillenerweiterung für den Eingriff [94,98]. Gelegentlich bestehen auch Synechien zwischen dem Pigmentepithel der Iris und der peripheren, anterioren Linsenkapsel [99]. Präoperativ sollte der Operateur sorgfältig auf Zeichen einer primären Zonulolyse wie Phakodonesis und asymmetrische Vorderkammertiefe achten [34,92]. Während des Eingriffes sollte man sorgfältig Streßphänomene auf die Zonulafasern oder die hintere Linsenkapsel vermeiden [93–97]. Nach erfolgreicher extrakapsulärer Kataraktextraktion erscheint die Implantation einer Hinterkammerlinse bei Patienten mit Exfoliationssyndrom ohne Probleme, wenngleich eine höhere Inzidenz postoperativer, fibrinöser Reaktionen auftritt [94].

15.2 Glaukom bei Linsendislokation

15.2.1 Terminologie

Für klinische Bilder, bei denen die Linse aus ihrer physiologischen, zentralen Position hinter der Iris disloziert ist, werden verschiedene Termini in der Literatur verwandt. Die *Subluxation der Linse* bezeichnet eine inkomplette Dislokation, bei der die Linse noch zumindest teilweise hinter dem Irisdiaphragma liegt, jedoch verkippt oder gering disloziert ist, in einer anterioren oder posterioren Richtung oder perpendikulär zur optischen Achse. Bei einer *kompletten Dislokation* kann die gesamte Linse in der Vorderkammer oder in die Glaskörperkavität luxiert sein. Der Ausdruck *Ectopia lentis* ist ein Oberbegriff für Linsendislokation, der jedoch unspezifisch ist bezüglich des Ausmaßes der Abweichung von der physiologischen Linsentopographie.

Die Subluxation oder völlige Dislokation der Linse kann mit einem breiten Spektrum klinischer Veränderungen einhergehen, die sämtliche zu einem Sekundärglaukom auf verschiedenem Wege führen können. Es sollen zunächst die häufigeren klinischen Formen der Ectopia lentis besprochen werden. Anschließend wird der Mechanismus der Augeninnendrucksteigerung und die Behandlung der dabei auftretenden Sekundärglaukome dargelegt.

15.2.2 Klinische Formen der Ectopia lentis

15.2.2.1 Traumatische Linsendislokation

Trauma ist die häufigste Ursache einer Linsendislokation [100,101]. Bei einer Serie von 166 Fällen war bei 53% der Patienten eine Verletzung die Ursache der Linsendislokation [101]. Die Patientengruppe mit einer traumatischen Dislokation der Linse hatte eine höhere Inzidenz einer seropositiven Syphilis als Vergleichsgruppen [101], wenngleich eine direkte Ursache-Wirkungs-Beziehung zwischen der venerischen Erkrankung und der Ectopia lentis nicht nachgewiesen ist. Der Zusammenhang kann einfach darin bestehen, daß Patienten, die ein höheres Risiko für eine Syphiliserkrankung haben, auch ein höheres Traumarisiko tragen [101].

15.2.2.2 Ectopia lentis simplex

Die Dislokation der Linse kann ohne weitere okuläre oder systemische Veränderungen entweder als eine kongenitale Anomalie oder als Spontanerkrankung im höheren Lebensalter vorkommen [102,103]. Beide Formen sind in der Regel autosomal-dominant vererbt [103]. Die Erkrankung ist überwiegend beidseitig und symmetrisch mit einer Dislokation der Linse meist nach oben außen. Komplikationen sind Dislokation der Linse in die Vorderkammer, Sekundärglaukom und Amotio retinae.

15.2.2.3 Ectopia lentis et pupillae

Dieser Situation liegt eine seltene, autosomal-rezessive Vererbung zugrunde mit kleinen, subluxierten Linsen, hochovalen schlitzförmigen Pupillen mit einer Pupillendislokation üblicherweise in die Gegenrichtung der Linsendislokation (Abb. 15.5) [102–105]. Die Ectopia lentis et pupillae geht häufig mit einer großen Bandbreite anderer okulärer Fehlbildungen einher, wie hohe axiale Myopie mit Fundusveränderungen, vergrößerten Hornhautdurchmessern, Transilluminationsdefekten der Iris, erschwerte Pupillenerweiterung, persistierende Pupillarmembranen, iridohyaloide Adhäsionen, prominente Irisausläufer im Kammerwinkel, Katarakt, Netzhautablösung und Sekundärglaukom [105]. Die Erkrankung ist üblicherweise beidseitig, wenngleich große Unterschiede zwischen beiden Augen des gleichen Patienten bestehen können [105].

Man vermutete, daß Ectopia lentis simplex eine inkomplette, klinische Expression der Ectopia lentis et pupillae ist, da beides in der gleichen Familie mit peripherer Irisdurchleuchtbarkeit auftreten kann [102]. Außerdem haben manche Patienten mit Ectopia lentis et pupillae gering ausgeprägte Veränderungen im Sinne eines Marfan-Syndroms [102].

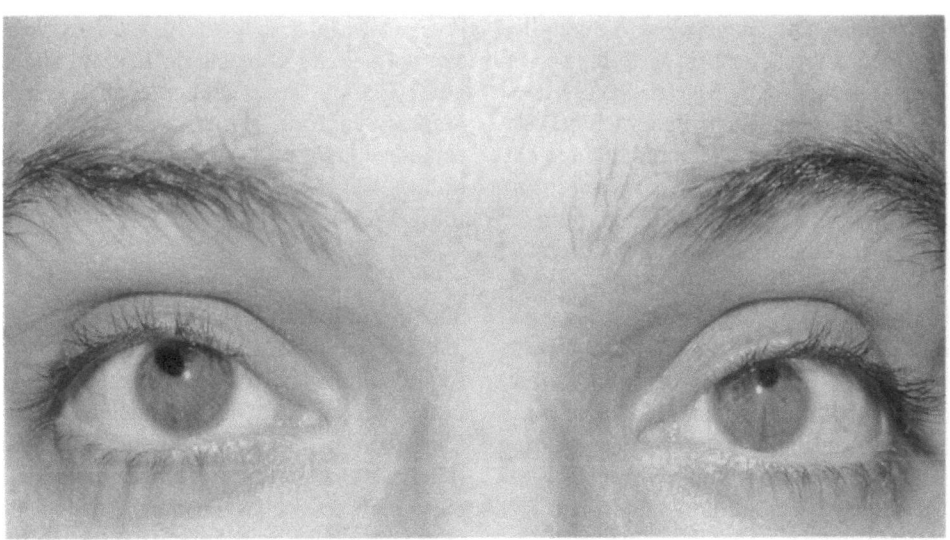

Abb. 15.5. Patient mit Ectopia lentis et pupillae mit der typischen Verlagerung der Pupillen

15.2.2.4 Marfan-Syndrom

Diese autosomal-dominante Erkrankung tritt typischerweise bei großen, schlanken Individuen mit langen Gliedmaßen (Arachnodaktylie) und häufigen kardiovaskulären Fehlbildungen auf [103,106]. Bei einer Zusammenstellung von 160 konsekutiven Patienten war die am meisten auffällige, okuläre Veränderung eine Vergrößerung des Bulbus, vermutlich als ein Ergebnis der Skleradehnung [107]. Die Linse war bei 193 Augen disloziert und dieser Befund korrelierte gut mit der vergrößerten Bulbusachsenlänge, was für ein Dehnungsphänomen und Ruptur der Zonulafasern als Vorläufer der Linsendislokation spricht [107]. Die Ectopia lentis tritt typischerweise in der 4. Lebensdekade auf und führt selten zu einer völligen Linsenluxation. Die Dislokation ist meist eine nach oben innen gerichtete Subluxation. Das dazugehörige Glaukom kann entweder aus der Linsendislokation resultieren oder in Verbindung mit einer operativen Aphakie auftreten bzw. eine Konsequenz der Fehlbildung des Kammerwinkels sein. Amotio retinae ist ein häufiger Befund sowohl bei phaken wie aphaken Augen eines Patienten mit einem Marfan-Syndrom.

15.2.2.5 Homozystinurie

Diese Patienten ähneln dem Marfan-Syndrom in Habitus und okulären Befunden, unterscheiden sich jedoch durch einen autosomal-rezessiven Erbgang und einem häufigen Auftreten geistiger Retardierung [103,106]. Die Homozystinurie ist eine Folge von einem oder mehreren Enzymdefekten beim Stoffwechsel des Homozysteins. Die Diagnose wird durch den Nachweis von Homozystein im Urin gestellt. Die Unterscheidung gegenüber dem Marfan-Syndrom ist wichtig, da der homozystinurische Patient ein erhöhtes Risiko thromboembolischer Komplikationen hat, die im frühen Erwachsenenalter letal sein können und ein besonderes operatives Risiko darstellen. Wird die Erkrankung beim Neugeborenen diagnostiziert, ist eine entsprechende diätetische Behandlung und Vitaminsubstitution für die Minderung der Risiken seitens des Auges besonders wichtig [108]. Die Linsendislokation tritt früher im Leben auf als beim Marfan-Syndrom, wobei die Linsendislokation häufiger nach unten vorliegt und meist eine komplette Dislokation in die Glaskörperkavität oder in die Vorderkammer auftritt. Das Auftreten eines Glaukoms ist häufiger als beim Marfan-Syndrom. Auch hier besteht ein erhöhtes Risiko einer Amotio retinae.

15.2.2.6 Weill-Marchesani-Syndrom

Dabei tritt bezüglich des Habitus das Gegenteil zum Marfan-Syndrom auf, da die Patienten untersetzt und stämmig sind. Die wichtigen körperlichen Kennzeichen sind kurze Finger (Brachydaktylie) und eine kleine, kugelförmige Linse (Mikrosphärophakie). Die Linsendislokation ist ebenso häufig wie beim Marfan-Syndrom und Homozystinurie, das Glaukom ist jedoch viel häufiger als bei den beiden erstgenannten Krankheitsbildern [109]. Die kleine, runde Linse hat beim Weill-Marchesani-Syndrom lockere, teilweise abgelöste Zonulafasern und das Glaukom kann entweder eine Konsequenz der Linsendislokation [109] oder der Nachvorneverlagerung der Linse mit konsekutivem Pupillarblockglaukom sein [110, 111]. Die Situation wird durch eine Miotikatherapie verschlimmert. Ein beidseitiges Winkelblockglaukom nach geringer Pupillendilatation mit Zyklopentolat wurde auch für ein Kind mit Weill-Marchesani-Syndrom ohne Linsensubluxation berichtet [112].

15.2.2.7 Spontane Linsendislokation

Bei manchen Menschen im mittleren oder höheren Lebensalter kann eine Linsendislokation meist in Verbindung mit einer Kataraktentwicklung spontan auftreten [100]. Spontane Linsendislokationen sind auch bekannt bei Augen mit hoher Myopie, Uveitis, Buphthalmus oder Megalokornea [100].

15.2.2.8 Andere Erkrankungen mit begleitender Ectopia lentis

Es gibt seltene kongenitale Erkrankungen, die mit einer Ectopia lentis einhergehen wie z. B. Ehlers-Danlos-Syndrom, Hyperlysämie [113], Sulfitoxidasemangel [114] und Aniridie [115]. Weitere Erkrankungen mit Ectopia lentis sind in Tabelle 15.1 aufgeführt.

15.2.3 Pathogenese des Glaukoms

Subluxation oder komplette Luxation der Linse kann durch verschiedene Mechanismen bei den genannten klinischen Bildern zu einem Sekundärglaukom führen. Bei allen Formen von Ectopia lentis können diese Pathomechanismen in unterschiedlichem Maße zum Tragen kommen.

Tabelle 15.1. Augenerkrankungen mit Ectopia lentis. (Modifiziert nach [103, 111]).

Trauma	Sklerodermie
Ectopia lentis simplex	Alport-Syndrom
Ectopia lentis et pupillae	Mandibulofaziale Dysostose
Marfan-Syndrom	Klinefelter-Syndrom
Homozystinurie	Retinitis pigmentosa
Weill-Marchesani-Syndrom	Persistierende Pupillarmembran
Hohe Myopie	Axenfeld-Rieger-Syndrom
Uveitis	Dominant vererbte Blepharoptose und hohe Myopie
Buphthalmus	Marfan-ähnliches Syndrom mit hyaloretinaler Degeneration
Megalokornea	Sturge-Weber-Syndrom
Ehlers-Danlos-Syndrom	Syphilis
Hyperlysämie	Morbus Crouzon
Sulfitoxidasemangel	Refsum-Syndrom
Aniridie	

zusätzlich eine retinale Perivaskulitis auf, die sich ebenso wie das Glaukom nach der Lentektomie besserte [118]. Das phakolytische Glaukom ohne Linsendislokation wird später in diesem Kapitel angesprochen.

15.2.3.3 Trauma

Bei einer traumatischen Dislokation der Linse kann eine Verletzung die Kammerwinkelbucht in einer Weise betreffen, daß die Verletzung für sich ein Sekundärglaukom auslöst [100,103]. Außerdem kann nach einer traumatischen Dislokation der Linse ein vorübergehender Augeninnendruckanstieg unbekannter Ursache für Tage oder Wochen anhalten. Der Pathomechanismus des Glaukoms sekundär auf ein Trauma wird in weiteren Einzelheiten in Kap. 22 besprochen.

15.2.3.1 Pupillarblock

Die Linse kann den Kammerwasserfluß durch den Pupillarbereich blockieren, wenn sie in den Pupillarbereich oder in die Vorderkammer luxiert ist, bzw. eine Subluxation oder Kippung nach vorne gegen die Iris ohne Eintritt in die Vorderkammer vorliegt [100,111,116]. Dieser Pathomechanismus trifft besonders bei einer Mikrosphärophakie wie bei einem Weill-Marchesani-Syndrom zu, da hier in der Regel eine partielle Zonulolyse vorliegt. Der Pupillarblockmechanismus wird bei diesem Syndrom mit einer Mikrosphärophakie durch eine Miotikatherapie gefördert, da diese zu einer weiteren Relaxation der zonulären Aufhängung führt, während Zykloplegika die Linse mehr nach posterior ziehen [111]. Ein Pupillarblock tritt auch auf bei einer subluxierten Linse, wenn eine Herniation von Glaskörper in den Pupillarbereich hinzukommt. Es können sich auch periphere anteriore Synechien entwickeln, wenn ein Pupillarblock länger besteht, was in ein chronisches Winkelblockglaukom übergehen kann.

15.2.3.2 Phakolytisches Glaukom

Ist die Linse völlig in die Glaskörperkavität luxiert, so wird sie zu irgendeinem späteren Zeitpunkt degenerative Veränderungen mit der Freisetzung von Substanzen durchmachen, die die Kammerwasserabflußwege verlegen können [117]. Bei einem Fall trat

15.2.4 Behandlung

15.2.4.1 Pupillarblock

Ist die Linse in die Vorderkammer luxiert oder blockiert sie den Pupillarbereich, so kann eine konsequente Mydriasis eine Reposition der Linse in die Hinterkammer ermöglichen [119]. Anschließend ist ein Miotikum notwendig, um die Linse in der Hinterkammer zu halten. Wie jedoch schon gesagt, muß man eine Miotikatherapie strikt vermeiden, solange ein Pupillarblock aufgrund einer Zonulolyse besteht, da die Kontraktion des Ziliarmuskels die zonuläre Aufhängung der Linse weiter relaxiert und den Pupillarblock verschlimmert [111]. Zykloplegika können den Pupillarblock durch einen Zug der Linse nach posterior unterbrechen. Hyperosmotika, Karboanhydrasehemmstoffe oder lokale β-Blockertherapie können ebenfalls den Pupillarblock unterbrechen. Eine ursächliche Behandlung wäre jedoch eine Laseriridotomie oder eine chirurgische Iridektomie. Die Iridotomie sollte möglichst peripher ausgeführt werden, um eine anschließende Verlegung durch die Linse zu vermeiden. Es wurde auch eine prophylaktische Iridotomie bei Fällen von Mikrosphärophakie vorgeschlagen, um das Risiko eines Pupillarblockglaukoms zu eliminieren [111,120]. Die Extraktion einer subluxierten Linse hat ein erhöhtes chirurgisches Risikoprofil und sollte vermieden werden, es sei denn, daß eine Linsenreposition nicht möglich ist oder die Kataraktextraktion aus Gründen des Sehvermögens indiziert ist.

15.2.4.2 Phakolytisches Glaukom

Dies ist die einzige Situation bei Erkrankungen mit Linsendislokation, bei der die Kataraktextraktion der erste Behandlungsschritt sein sollte [121]. Man konnte zeigen, daß man subluxierte Linsen sehr gut über einen Pars-plana-Zugang mit glaskörperchirurgischen Techniken entfernen kann [118,122].

15.2.4.3 Chronische Glaukome

Chronische Glaukome sekundär auf eine Kammerwinkelsynechierung oder ein begleitendes Trauma in Augen mit dislozierten Linsen können initial medikamentös behandelt werden. Die Lasertrabekuloplastik hat eine sehr dürftige Erfolgsrate bei posttraumatischen Offenwinkelglaukomen. Es besteht keine Kontraindikation gegenüber einer Lasertrabekuloplastik, wenn die medikamentöse Therapie nicht mehr ausreicht, das Erwartungsniveau muß jedoch gering angesetzt werden, meist ist ein operativer Eingriff unumgänglich.

15.3 Glaukom bei Katarakt

Es entspricht einer langen klinischen Erfahrung, daß bestimmte Glaukomformen sekundär nach einer Kataraktentwicklung auftreten. Das mangelnde Verständnis zu den begleitenden Pathomechanismen führte jedoch zu einer Vielfalt von Bezeichnungen mit entsprechenden kontroversen Meinungen und semantischer Verwirrung. Neuere Befunde ergaben weitere Erklärungen für Pathophysiologie und Terminologie der verschiedenen Glaukomformen, die mit einer Kataraktentwicklung einhergehen.

15.3.1 Phakolytisches Glaukom (Linsenproteinglaukom)

15.3.1.1 Terminologie

Gifford [123] beschrieb 1900 eine Form des sekundären Offenwinkelglaukoms bei einer hypermaturen Katarakt. Dafür wurden Begriffe wie „phakogenetisches Glaukom" [124] und „linsenbedingte Uveitis" [125] vorgeschlagen. Flocks et al. [126] berichteten histologische Befunde, die darauf hinwiesen, daß das Glaukom durch Makrophagen im Trabekelmaschenwerk nach Phagozytose von Linsenmaterial ausgelöst wurde. Sie schlugen deshalb die Bezeichnung phakolytisches Glaukom vor, ein Ausdruck, der heute am meisten benutzt wird. Epstein et al. [127,128] fanden jedoch auch Hinweise, daß die Verlegung der Abflußwege primär durch Linsenprotein geschieht und empfahlen daher den Ausdruck Linsenproteinglaukom [129].

15.3.1.2 Klinische Befunde

Der typische Patient stellt sich mit akuten, einseitigen Augenschmerzen und Rötung des Auges vor. Häufig besteht eine Vorgeschichte langsamer Abnahme der Sehschärfe über Monate und Jahre, wobei der Visus zum Zeitpunkt der Vorstellung meist nur unsichere Lichtscheinprojektion beträgt. Die Untersuchung ergibt dann einen stark erhöhten Augeninnendruck, Bindehauthyperämie und ein diffuses Hornhautödem. Wichtig ist, daß dabei der Kammerwinkel in der Regel offen und überwiegend normal erscheint. In der Vorderkammer besteht ein ausgeprägtes Tyndall-Phänomen, meist mit schillernden oder reflexreichen Partikeln. Letztere werden in der Literatur meist als Kalziumoxalat- [130] oder Cholesterinkristalle [131] bewertet und sind ein wichtiges diagnostisches Zeichen beim phakolytischen Glaukom. Klümpchen weißlichen Materials können auch im Kammerwasser flottieren und an der Linsenvorderkapsel und am Hornhautendothel abgelagert sein. Die Hornhautendothelmikroskopie bei fünf solchen Fällen zeigte regulär runde Zellen, etwa dreimal so groß wie ein Erythrozyt, die sich bei histologischen Untersuchungen des Kammerwasseraspirates als Makrophaken herausstellten [131]. Die Linsentrübung ist typischerweise matur (völlig opak) oder hypermatur (verflüssigter Kortex), sie ist selten prämatur. Eine weniger häufige Form des phakolytischen Glaukoms entsteht durch die Subluxation der Linse in den Glaskörper mit anschließender Phakolyse. Dabei ist das entstehende Glaukom subakut und nicht so dramatisch wie bei der ersteren Form.

15.3.1.3 Theorien zum Pathomechanismus

Es besteht weitgehend Übereinstimmung darüber, daß die Pathogenese des phakolytischen Glaukoms zumindest teilweise auf die Freisetzung löslicher Proteine in das Kammerwasser über mikroskopisch kleine Defekte in der Linsenkapsel zurückzuführen ist. Es ist jedoch nicht völlig klar, wie diese Proteine eine Augeninnendrucksteigerung auslösen. Wie schon angedeutet, ist eine Möglichkeit, daß Makrophagen, die mit phagozytiertem Linsenmaterial beladen sind, das Trabekelmaschenwerk blockieren und eine akute Augeninnendrucksteigerung auslösen [126]. Diese Theorie wird gestützt durch den Nachweis von Makrophagen im Kammerwasser [132] und Trabekelmaschenwerk [133] in Augen mit einem phakolytischen Glaukom. Elektronenmikroskopisch konnte in diesen Makrophagen phagozytierte, degenerativ veränderte Linsensubstanz nachgewiesen werden [134]. Gegen die Makrophagentheorie spricht jedoch die Beobachtung, daß linsensubstanzbeladene Makrophagen in der Vorderkammer nicht zwangsläufig zu einer Augeninnendrucksteigerung führen. So tritt z. B. eine makrophagozytäre, zelluläre Reaktion in der Vorderkammer nach Punktion und Aspiration einer Katarakt auf, aber dies scheint nicht die Abflußwege zu verlegen [135]. Beim phakolytischen Glaukom kann die Anzahl der Makrophagen im Kammerwasser jedoch erheblich größer sein. Eine andere Theorie besagt, daß hochmolekulare, lösliche Proteine der Linse auf direktem Wege die Abflußstrukturen verlegen [127-129]. Wenn man in enukleierten, menschlichen Augen die Vorderkammer mit derartigen Proteinen perfundiert, kommt es zu einer deutlichen Herabsetzung der Abflußleichtigkeit [127]. Man weiß auch, daß hochmolekulare, lösliche Proteine in einer getrübten Linse zunehmen [136] und daß sie im Kammerwasser von Augen mit phakolytischem Glaukom in Mengen auftreten, die ausreichen, um die Abflußwege zu verstopfen [128]. Hochmolekulare lösliche Proteine sind in kindlichen Linsen selten zu finden [137,138], was eine Erklärung dafür ist, daß ein phakolytisches Glaukom extrem selten, wenn überhaupt, bei Kindern auftritt. Elektronenmikroskopisch wurde im Kammerwasser und im Trabekelmaschenwerk frei flottierendes, degeneratives Linsenmaterial in einem Auge mit phakolytischem Glaukom nachgewiesen [134].

15.3.1.4 Differentialdiagnose

Es können verschiedene Glaukomformen mit plötzlichen Schmerzen und Rötung des Auges auftreten, die mit einem phakolytischen Glaukom verwechselt werden können. Das akute Winkelblockglaukom, primärer oder sekundärer Ätiologie, kann mittels der Gonioskopie leicht unterschieden werden. Ein Offenwinkelglaukom nach Uveitis ist schwieriger zu unterscheiden. Bei manchen Fällen kann eine Parazentese und die mikroskopische Untersuchung des aspirierten Kammerwassers zum Nachweis amorpher, eiweißhaltiger Flüssigkeit und gelegentlich auch der Makrophagen in Augen mit phakolytischem Glaukom diagnostisch hilfreich sein [129]. Ein Behandlungsversuch mit lokaler Steroidmedikation würde nur eine temporäre Remission erbringen, wenn eine Phakolyse das Grundproblem ist, womit ein Unterscheidungskriterium gegenüber einer primären Uveitis gegeben wäre. Andere Glaukomformen wie ein neovaskuläres Glaukom oder ein posttraumatisches Glaukom können ebenfalls zu einem plötzlichen Augeninnendruckanstieg führen, sind jedoch aufgrund der Vorgeschichte und/oder der klinischen Befunde leicht abzugrenzen.

15.3.1.5 Behandlung

Das phakolytische Glaukom ist eine Notfallsituation, bei der die getrübte Linse möglichst schnell entfernt werden muß [139,140]. Präoperativ sollte man jedoch den Augeninnendruck mit Hyperosmotika, Karboanhydrasehemmstoffen und β-Blockern soweit wie möglich senken und mit einer begleitenden, lokalen Steroidtherapie die entzündliche Reaktion dämpfen [129]. Wenn der Augeninnendruck präoperativ nicht zu senken ist, so läßt sich dies intraoperativ durch ein langsames Ablassen von Kammerwasser über eine Parazentese erreichen. Die Meinungen bezüglich intrakapsulärer oder extrakapsulärer Kataraktextraktion in dieser Situation differieren erheblich. Entscheidet man sich für eine intrakapsuläre Kataraktextraktion so gilt zu bedenken, daß die Linsenkapsel sehr leicht rupturiert und man hat deshalb eine Sektoriridektomie und die intraoperative Anwendung von α-Chymotrypsin empfohlen [129]. Eine extrakapsuläre Kataraktextraktion mit einer Hinterkammerlinsenimplantation wurde bei fünf Patienten mit phakolytischem Glaukom mit durchweg guten Resultaten ausgeführt. Die Autoren betonen die Vorteile einer günstigeren visuellen Rehabilitation mit der extrakapsulären Technik und verweisen auf die Tatsache, daß die meisten Operateure mit der extrakapsulären Operationsmethode heutzutage besser vertraut sind [141]. Ist die Linsenkapsel rupturiert, entweder beabsichtigt oder unbeabsichtigt, so muß die Vorderkammer sehr gründlich gespült werden, um das gesamte freigesetzte Linsenmaterial in Prävention postoperativer Augendrucksteigerungen zu entfernen. Nach unkomplizierter Kataraktchirurgie verbessert sich die Glaukomsituation spontan und man erreicht oft eine gute Sehschärfe trotz der massiven Einschränkung des Sehvermögens präoperativ.

15.3.2 Glaukom durch Linsenpartikel

15.3.2.1 Terminologie

Ursprünglich glaubte man, daß eine primäre Toxizität kataraktogener Linsensubstanz eine entzündliche Reaktion auslöst, die „phakotoxische Uveitis" genannt wurde und bei manchen Fällen zu einem Sekundärglaukom führen sollte. Spätere Studien haben jedoch diese Vorstellung von freigesetztem toxischen Linsenmaterial nicht stützen können [142]. Offenbar sind derartige Fälle, denen man fälschlicherweise diese Diagnose gab, durch die Freisetzung von Linsenpartikeln und Debris nach einer Ruptur der Linsenkapsel entstanden, so daß der Ausdruck *Glaukom durch Linsenpartikel* dafür vorgeschlagen wurde [129].

15.3.2.2 Klinische Befunde

Das Krankheitsbild geht typischerweise mit einer Ruptur der Linsenkapsel entweder bei extrakapsulärer Kataraktextraktion oder bei perforierender Linsenverletzung einher. Die Augeninnendrucksteigerung tritt gewöhnlich kurz nach dem auslösenden Ereignis auf und ist in der Regel proportional der Menge des in der Vorderkammer ausgeflockten Materials. Bei seltenen klinischen Varianten kommt es zu einem Glaukom erst Jahre nach der Kapselperforation oder im Anschluß an eine spontane Ruptur der Linsenkapsel. Letztere Situation ist schwierig von einem phakolytischen Glaukom zu unterscheiden, wenngleich Fälle mit einem Glaukom durch Linsenpartikel in der Regel eine größere Entzündungsreaktion auslösen, häufiger mit einer posterioren und anterioren Synechierung und einer entzündlichen Pupillarmembran einhergehen [129].

15.3.2.3 Theorien zum Pathomechanismus

Bei Perfusionsstudien an enukleierten, menschlichen Augen wurde gezeigt, daß geringe Mengen von frei suspendierten Linsenpartikeln die Abflußleichtigkeit signifikant verschlechtern können [127]. Die mechanische Verlegung des Trabekelmaschenwerkes scheint dabei der grundlegende Pathomechanismus des Glaukoms zu sein. Es läßt sich jedoch nicht ausschließen, daß eine Entzündungsreaktion zur Glaukompathogenese entweder nach Operation, Trauma oder bei verbliebenen Linsenresten zu dem gesamten Glaukomprozeß beiträgt.

15.3.2.4 Differentialdiagnose

In seinem typischen klinischen Bild ist die Diagnose eines Glaukoms durch Linsenpartikel einfach aufgrund der Vorgeschichte und der physikalisch-optischen Befunde. Bei atypischen klinischen Bildern wie einer verzögerten oder spontanen Kapselruptur kann die Diagnose mit einer Phakoanaphylaxie, einem phakolytischen Glaukom oder anderen Formen des sekundären Offenwinkelglaukoms verwechselt werden. In Zweifelsfällen kann die mikroskopische Untersuchung einer Kammerwasserprobe die Diagnose durch den morphologischen Nachweis von Linsenpartikeln sowie den Nachweis von Leukozyten und Makrophagen zusammen mit kortikalen Linsenresten gestellt werden [129].

15.3.2.5 Behandlung

Bei manchen Fällen kann der Augeninnendruck durch Medikamente, die die Kammerwasserproduktion hemmen, befristet gesenkt werden. Da immer eine intraokulare Entzündung vorhanden ist, sollte die Pupille erweitert und eine lokale Steroidmedikation gegeben werden, wenngleich man mit den Steroiden deshalb vorsichtig sein sollte, da die Steroidtherapie die Absorption der Linsenpartikel verzögert [129]. Der Augeninnendruck wird sich in der Regel nach Absorption der Linsenreste spontan regulieren. Läßt sich der Augeninnendruck medikamentös nicht beeinflussen, sollte das in der Vorderkammer verbliebene Linsenmaterial operativ entfernt werden, entweder durch Spülung, wenn es in der Vorderkammer frei beweglich ist oder mit glaskörperchirurgischen Instrumenten, wenn es an den okulären Strukturen fest adhärent ist.

15.3.3 Phakoanaphylaxie

15.3.3.1 Terminologie

1922 berichteten Verhoeff und Lemoine [143] über einen kleinen Prozentsatz von Patienten, die auf Linsenprotein überempfindlich reagieren und nach der Ruptur der Linsenkapsel eine massive intraokulare Entzündung bekamen, was die Autoren „Endophthalmitis phakoanaphylactica" nannten. Wenngleich solche Fälle offensichtlich außergewöhnlich selten sind, gibt es Belege dafür, daß eine tatsächliche *Phakoanaphylaxie* in Reaktion auf Linsenproteinantigenen möglich ist [144], mit sekundärer Entzündung und gelegentlichem Offenwinkelglaukom.

15.3.3.2 Klinische Befunde

Wie bei den Fällen mit Glaukom durch Linsenpartikel, geht gewöhnlich eine Ruptur der Linsenkapsel bei extrakapsulärer Kataraktchirurgie oder ein perforierendes Trauma voraus [145]. Der entscheidende Unterschied ist jedoch ein latentes Intervall, in dem sich eine Sensibilisierung auf das Linsenprotein entwickelt. Eine besonders prädisponierende Befundkonstellation für das Entstehen einer Phakoanaphylaxie ist, wenn Linsenmaterial, besonders der Kern, im Glaskörper zurückbleibt. Der typische Befund ist eine chronische, massive granulomatöse Entzündung, die sich um die Linsenreste herum entweder im betroffenen Auge gruppiert oder im Partnerauge nach extrakapsulärer Kataraktchirurgie. Ein Sekundärglaukom ist kein typisches Kennzeichen einer Phakoanaphylaxie.

15.3.3.4 Theorien zum Pathomechanismus

Man konnte an Kaninchen zeigen, daß autologes Linsenprotein antigen wirkt [144] und man nimmt an, daß die Linsenkapsel diese Linsenantigene immunologisch abschirmt, wobei die Sensibilisierung nur auftritt, wenn die Kapsel verletzt wird. Dieses Konzept fand jedoch keine Unterstützung durch Untersuchungen an menschlichen Augen, wobei Linsenantikörper nach einer Verletzung der Linse nicht gefunden wurden und daß eine vergleichbare Inzidenz von Antikörpern bei Kataraktpatienten wie bei Kontrollen auftrat [146]. Die gleiche Studie zeigte eine höhere Prävalenz von Antikörpern bei einer kleinen Gruppe mit hypermaturen Katarakten und eine häufigere postoperative Uveitis bei Patienten mit Antikörpern in präoperativen Blutproben, obwohl letztere Beobachtung statistisch nicht signifikant war. Bei der tierexperimentellen Studie an Kaninchen, die oben zitiert wurde, bestand eine erhebliche Reaktionsvarianz gegenüber dem autologen Linsenantigen [144], was die sehr unterschiedliche Häufigkeit erklärt, mit der eine Phakoanaphylaxie klinisch auftritt. Das zelluläre Bild der Immunreaktion ist charakterisiert durch polymorph nukleäre Leukozyten, lymphoide, epitheloide und Riesenzellen, um ein Linsenpartikel herum angeordnet. Es kann sein, daß das gelegentliche Auftreten eines Glaukoms bei einer Phakoanaphylaxie auf die Anhäufung dieser Entzündungszellen im Trabekelmaschenwerk zurückzuführen ist, wenngleich Linsenproteine oder Linsenpartikel auch für die Verlegung der Abflußwege in Frage kommen.

15.3.3.5 Differentialdiagnose

Andere Formen einer akuten Uveitis, besonders die sympathische Ophthalmie, können in Verbindung mit einer Phakoanaphylaxie auftreten. Phakolytische Glaukome und Glaukome durch Linsenpartikel bedürfen ebenso der Berücksichtigung. Die mikroskopische Untersuchung des Kammerwassers ist diagnostisch hilfreich, wenngleich Varianten bezüglich der Zytologie nicht immer Klarheit bringen und die Diagnose erst durch den histologischen Nachweis des Linsenmaterials zu sichern ist.

15.3.3.6 Behandlung

Die Beherrschung der Uveitis verlangt eine konsequente Steroidtherapie mit einer augendrucksenkenden Medikation soweit notwendig. Sind die medikamentösen Behandlungsmaßnahmen unbefriedigend, ist die operative Entfernung des retinierten Linsenmaterials unvermeidbar.

15.3.4 Intumeszente Linse

Bei manchen Augen mit einer fortgeschrittenen Katarakt kommt es zu einer Linsenschwellung oder zu einer intumeszenten Linse mit einer progressiven Einengung des Kammerwinkels, was gelegentlich zu einem sekundären Winkelblockglaukom führt. Diese Glaukomform wurde auch als „phakomorphes Glaukom" bezeichnet [147]. Der Winkelblock kann sekundär entweder auf einen verstärkten Pupillarblockmechanismus oder durch die Nachvorneverlagerung des Linsen-Iris-Diaphragmas auftreten. In beiden Fällen ist die Diagnose durch die mature, gequollene Linse mit einer geringeren Vorderkammertiefe als am Partnerauge zu stellen. Das Behandlungskonzept ist die initiale Senkung des Augeninnendruckes medikamentös mit Hyperosmotika, Karboanhydrasehemmstoffen und β-Blockern, unmittelbar gefolgt von dem Linseneingriff.

15.4 Zusammenfassung

Das Exfoliationssyndrom, eine relativ häufige Erkrankung bei alten Menschen und bei bestimmten ethnischen Bevölkerungsgruppen, ist charakterisiert durch ein eiweißähnliches Material auf Linse,

Iris und verschiedenen anderen Strukturen des vorderen Augensegmentes. Die klinische Diagnose wird durch das typische Erscheinungsbild des Exfoliationsmaterials auf der Linsenvorderkapsel gestellt. Die Erkrankung kann ein- oder beidseitig sein, ein Teil der Patienten bekommt durch die Anhäufung von Exfoliationsmaterial und Pigmentgranula der Iris im Trabekelmaschenwerk Glaukom.

Eine Linsendislokation führt ebenfalls in einem Großteil der Patienten zu einem Glaukom, wobei die Ursache der Dislokation Trauma oder bestimmte vererbte Erkrankungen wie Marfan-Syndrom, Homozystinurie und Weill-Marchesani-Syndrom sein können. Der Pathomechanismus, mit dem eine dislozierte Linse ein Glaukom auslöst, können einen Pupillarblock, degenerative Veränderungen der Linse oder ein zusätzlicher Schaden an den Kammerwinkelstrukturen sein. Eine Katarakt kann auch zu einem sekundären Glaukom durch die Verlegung des Trabekelmaschenwerkes mit Linsenprotein und Makrophagen (phakolytisches Glaukom), Linsenpartikeln und Debris (Glaukom durch Linsenpartikel) oder durch Entzündungszellen als Teil einer Immunreaktion (Phakoanaphylaxie) führen. Außerdem kann eine intumeszente Linse ein Winkelblockglaukom auslösen.

Literatur

1. Lindberg, JG: Clinical investigations on depigmentation of the pupillary border and translucency of the iris. In cases of senile cataract and in normal eyes in elderly persons. Academic Dissertation, Helsinki, 1917. English translation by Tarkkanen, A, Forsius, H, Acta Ophthal Suppl 190, vol. 66, University Press, Helsinki, 1989.
2. Elschnig, A: Ablosung der Zonulalamelle bei Glasblasern. Klin Monatsbl Augenheilkd 69:732, 1922.
3. Kraupa, E: Linsenkapselrisse ohne Wundstar. Zeitschrift fur Augenheilkunde 48:93, 1922.
4. Butler, TH: Capsular glaucoma. Trans Ophthal Soc UK 68:575, 1938.
5. Radda, TM, Klemen, UM: Idiopathic true exfoliation. Klin Monatsbl Augenheilkd 181:276, 1982.
6. Brodrick, JD, Tate, GW Jr: Capsular delamination (true exfoliation) of the lens. Report of a case. Arch Ophthal 97:1693, 1979.
7. Cashwell, LF Jr, Holleman, IL, Weaver, RG, van Rens, GH: Idiopathic true exfoliation of the lens capsule. Ophthalmology 96:348, 1989.
8. Dvorak-Theobald, G: Pseudo-exfoliation of the lens capsule. Relation to "true" exfoliation of the lens capsule as reported in the literature and role in the production of glaucoma capsulocuticulare. Am J Ophthal 37:1, 1954.
9. Vogt, A: Ein neues Spaltlampenbild des Pupillengebietes: Hellblauer Pupillensaumfilz mit Hautchenbildung auf der Linsenvorderkapsel. Klin Monatsbl Augenheilkd 75:1, 1925.
10. Vogt, A: Vergleichende Uebersicht uber Klinik und Histologie der Alters- und Feuerlamelle der Linsenvorderkapsel. Klin Monatsbl Augenheilkd 89:587, 1932.
11. Sunde, OA: Senile exfoliation of the anterior lens capsule. Acta Ophthal Suppl 45:27, 1956.
12. Layden, WE, Shaffer, RN: Exfoliation syndrome. Am J Ophthal 78:835, 1974.
13. Tarkkanen, A, Forsius, H (eds): Exfoliation Syndrome. Acta Ophthal Suppl 184, vol. 66, Scriptor, Copenhagen, 1988.
14. Ohrt, V, Nehen, JH: The incidence of glaucoma capsulare based on a Danish hospital material. Acta Ophthal 59:888, 1981.
15. Lindblom, B, Thorburn, W: Observed incidence of glaucoma in Halsingland, Sweden. Acta Ophthal 62:217, 1984.
16. Lindblom, B, Thorburn, W: Prevalence of visual field defects due to capsular and simple glaucoma in Halsingland, Sweden. Acta Ophthal 60:353, 1982.
17. Ringvold, A, Blika, S, Elsas, T, et al: The prevalence of pseudoexfoliation in three separate municipalities of Middle-Norway. A preliminary report. Acta Ophthal 65/suppl 182:17, 1987.
18. Meyer, E, Haim, T, Zonis, S, et al: Pseudoexfoliation: epidemiology, clinical and scanning electron microscopic study. Ophthalmologica 188:141, 1984.
19. Cashwell, LF, Shields, MB: Exfoliation syndrome. Prevalence in a southeastern United States population. Arch Ophthal 106:335, 1988.
20. Hiller, R, Sperduto, RD, Krueger, DE: Pseudoexfoliation, intraocular pressure, and senile lens changes in a population-based survey. Arch Ophthal 100:1080, 1982.
21. Blika, S, Ringvold, A: The occurrence of simple and capsular glaucoma in Middle-Norway. Acta Ophthal 65/Suppl 182:11, 1987.
22. Ball, SF, Graham, S, Thompson, H: The racial prevalence and biomicroscopic signs of exfoliation syndrome in the glaucoma population of southern Louisiana. Glaucoma 11:169, 1989.
23. Roth, M, Epstein, DL: Exfoliation syndrome. Am J Ophthal 89:477, 1980.
24. Luntz, MH: Prevalence of pseudo-exfoliation syndrome in an urban South African clinic population. Am J Ophthal 74:581, 1972.
25. Kozart, DM, Yanoff, M: Intraocular pressure status in 100 consecutive patients with exfoliation syndrome. Ophthalmology 89:214, 1982.
26. Taylor, HR: The environment and the lens. Br J Ophthal 64:303, 1980.
27. Khanzada, AM: Exfoliation syndrome in Pakistan. Pak J Ophthal 2:7, 1986.
28. Madden, JG, Crowley, MJ: Factors in the exfoliation syndrome. Br J Ophthal 66:432, 1982.
29. Olivius, E, Polland, WP: Histocompatibility (HLA) antigens in capsular glaucoma and simplex glaucoma. Acta Ophthal 58:406, 1980.
30. Slagsvold, JE, Nordhagen, R: The HLA system in primary open angle glaucoma and in patients with pseudoexfoliation of the lens capsule (exfoliation or fibrillopathia epitheliocapsularis). Acta Ophthal 58:188, 1980.

31. Ringvold, A, Blika, S, Elsas, T, et al: The Middle-Norway eye-screening study. I. Epidemiology of the pseudo-exfoliation syndrome. Acta Ophthal 66:652, 1988.
32. Crittendon, JJ, Shields, MB: Exfoliation syndrome in the southeastern United States. II. Characteristics of patient population and clinical courses. Acta Ophthal 66/suppl 184:103, 1988.
33. Seland, JH, Chylack, LT Jr.: Cataracts in the exfoliation syndrome (fibrillopathia epitheliocapsularis). Trans Ophthal Soc UK 102:375, 1982.
34. Futa, R, Furoyoshi, N: Phakodonesis in capsular glaucoma: a clinical and electron microscopic study. Jap J Ophthal 33:311, 1989.
35. Prince, AM, Ritch, R: Clinical signs of the pseudoexfoliation syndrome. Ophthalmology 93:803, 1986.
36. Repo, LP, Teräsvirta, ME, Tuovinen, EJ: Generalized peripheral iris transluminance in the pseudoexfoliation syndrome. Ophthalmology 97:1027, 1990.
37. Sakai, K, Kojima, K: Fluorescein angiography and electron microscopic study of the iris with exfoliation syndrome. Folia Ophthal Jap 33:72, 1982.
38. Brooks, AMV, Gillies, WE: The development of microneovascular changes in the iris in pseudoexfoliation of the lens capsule. Ophthalmology 94:1090, 1987.
39. Ringvold, A, Davanger, M: Iris neovascularisation in eyes with pseudoexfoliation syndrome. Br J Ophthal 65:138, 1981.
40. Sugar, HS: Onset of the exfoliation syndrome after intracapsular lens extraction. Am J Ophthal 89:601, 1980.
41. Miyake, K, Matsuda, M, Inaba, M: Corneal endothelial changes in pseudoexfoliation syndrome. Am J Ophthal 108:49, 1989.
42. Wishart, PK, Spaeth, GL, Poryzees, EM: Anterior chamber angle in the exfoliation syndrome. Br J Ophthal 69:103, 1985.
43. Bartholomew, RS: Anterior chamber depth in eyes with pseudoexfoliation. Br J Ophthal 64:322, 1980.
44. Mizuno, K, Muroi, S: Cycloscopy of pseudoexfoliation. Am J Ophthal 87:513, 1979.
45. Sugar, S: Pigmentary glaucoma and the glaucoma associated with the exfoliation-pseudoexfoliation syndrome: update. Ophthalmology 91:307, 1984.
46. Brooks, AMV, Gillies, WE: The presentation and prognosis of glaucoma in pseudoexfoliation of the lens capsule. Ophthalmology 95:271, 1988.
47. Slagsvold, JE: The follow-up in patients with pseudoexfoliation of the lens capsule with and without glaucoma. 2. The development of glaucoma in persons with pseudoexfoliation. Acta Ophthal 64:241, 1986.
48. Gillies, WE, Brooks, AMV: The presentation of acute glaucoma in pseudoexfoliation of the lens capsule. Aust New Zeal J Ophthal 16:101, 1988.
49. Lindblom, B, Thorburn, W: Functional damage at diagnosis of primary open-angle glaucoma. Acta Ophthal 62:223, 1984.
50. Olivius, E, Thorburn, W: Prognosis of glaucoma simplex and glaucoma capsulare. A comparative study. Acta Ophthal 56:921, 1978.
51. Dark, AJ, Streeten, BW, Cornwall, CC: Pseudoexfoliative disease of the lens: a study in electron microscopy and histochemistry. Br J Ophthal 61:462, 1977.
52. Davanger, M: The pseudo-exfoliation syndrome. A scanning electron microscopic study. I. The anterior lens surface. Acta Ophthal 53:809, 1975.
53. Garner, A, Alexander, RA: Pseudoexfoliative disease: histochemical evidence of an affinity with zonular fibres. Br J Ophthal 68:574, 1984.
54. Streeten, BW, Dark, AJ, Barnes, CW: Pseudoexfoliative material and oxytalan fibers. Exp Eye Res 38:523, 1984.
55. Streeten, BW, Bookman, L, Ritch, R, et al: Pseudoexfoliative fibrillopathy in the conjunctiva. A relation to elastic fibers and elastosis. Ophthalmology 94:1439, 1987.
56. Li, Z-Y, Streeten, BW, Wallace, RN: Association of elastin with pseudoexfoliative material: an immunoelectron microscopic study. Curr Eye Res 7:1163, 1988.
57. Eagle, RC Jr, Font, RL, Fine, BS: The basement membrane exfoliation syndrome. Arch Ophthal 97:510, 1979.
58. Bertelsen, TI, Drablos, PA, Flood, PR: The so-called senile exfoliation (pseudoexfoliation) of the anterior lens capsule. A product of the lens epithelium. Fibrillopathia epitheliocapsularis. A microscopic, histochemical and electron microscopic investigation. Acta Ophthal 42:1096, 1964.
59. Harnisch, JP, Barrach, HJ, Hassell, JR, Sinha, PK: Identification of a basement membrane proteoglycan in exfoliation material. Graefe's Arch Ophthal 215:273, 1981.
60. Konstas, AG, Marshall, GE, Lee, WR: Immunogold localisation of laminin in normal and exfoliative iris. Br J Ophthal 74:450, 1990.
61. Davanger, M, Pedersen, OO: Pseudo-exfoliation material on the anterior lens surface. Demonstration and examination of an interfibrillar ground substance. Acta Ophthal 53:3, 1975.
62. Baba, H: Histochemical and polarization optical investigation for glycosaminoglycans in exfoliation syndrome. Graefe's Arch Ophthal 221:106, 1983.
63. Ringvold, A, Husby, G: Pseudo-exfoliation material–an amyloid-like substance. Exp Eye Res 17:289, 1973.
64. Tsukahara, S, Matsuo, T: Secondary glaucoma accompanied with primary familial amyloidosis. Ophthalmologica 175:250, 1977.
65. Schwartz, MF, Green, RW, Michels, RG, et al: An unusual case of ocular involvement in primary systemic nonfamilial amyloidosis. Ophthalmology 89:394, 1982.
66. Li, Z-Y, Streeten, BW, Yohai, N: Amyloid P protein in pseudoexfoliative fibrillopathy. Curr Eye Res 8:217, 1989.
67. Benedikt, O, Aubock, L, Gottinger, W, Waltinger, H: Comparative transmission and scanning electronmicroscopical studies on lenses in so-called exfoliation syndrome. Graefe's Arch Ophthal 187:249, 1973.
68. Seland, JH: The ultrastructure of the deep layer of the lens capsule in fibrillopathia epitheliocapsularis (FEC), so-called senile exfoliation or pseudoexfoliation. A scanning electron microscopic study. Acta Ophthal 56:335, 1978.
69. Seland, JH: Histopathology of the lens capsule in fibrillopathia epitheliocapsularis (FEC) or so-called senile exfoliation or pseudoexfoliation. An electron microscopic study. Acta Ophthal 57:477, 1979.
70. Dark, AJ, Streeten, BW, Jones, D: Accumulation of fibrillar protein in the aging human lens capsule. With special reference to the pathogenesis of pseudoexfoliative disease of the lens. Arch Ophthal 82:815, 1969.
71. Bergmanson, JPG, Jones, WL, Chu, LW-F: Ultrastructural observations on (pseudo-) exfoliation of the lens capsule: a re-examination of the involvement of the lens epithelium. Br J Ophthal 68:118, 1984.
72. Ghosh, M, Speakman, JS: The iris in senile exfoliation of the lens. Can J Ophthal 9:289, 1974.

73. Shimizu, T: Changes of iris vessels in capsular glaucoma: three-dimensional and electron microscopic studies. Jap J Ophthal 29:434, 1985.
74. Shimizu, T, Futa, R: The fine structure of pigment epithelium of the iris in capsular glaucoma. Graefe's Arch Ophthal 223:77, 1985.
75. Radian, AB, Radian, AL: Senile pseudoexfoliation in aphakic eyes. Br J Ophthal 59:577, 1975.
76. Caccamise, WC: The exfoliation syndrome in the aphakic eye. Am J Ophthal 91:111, 1981.
77. Speakman, JS, Ghosh, M: The conjunctiva in senile lens exfoliation. Arch Ophthal 94:1757, 1976.
78. Roh, YB, Ishibashi, T, Ito, N, Inomata, H: Alteration of microfibrils in the conjunctiva of patients with exfoliation syndrome. Arch Ophthal 105:978, 1987.
79. Prince, AM, Streeten, BW, Ritch, R, et al: Preclinical diagnosis of pseudoexfoliation syndrome. Arch Ophthal 105:1076, 1987.
80. Ringvold, A, Davanger, M: Notes on the distribution of pseudo-exfoliation material with particular reference to the uveoscleral route of aqueous humour. Acta Ophthal 55:807, 1977.
81. Ghosh, M, Speakman, JS: The ciliary body in senile exfoliation of the lens. Can J Ophthal 8:394, 1973.
82. Johnson, DH, Brubaker, RF: Dynamics of aqueous humor in the syndrome of exfoliation with glaucoma. Am J Ophthal 93:629, 1982.
83. Sampaolesi, R, Argento, C: Scanning electron microscopy of the trabecular meshwork in normal and glaucomatous eyes. Invest Ophthal Vis Sci 16:302, 1977.
84. Rodrigues, MM, Spaeth, GL, Sivalingam, E, Weinreb, S: Value of trabeculectomy specimens in glaucoma. Ophthal Surg 9:29, 1978.
85. Benedikt, O, Roll, P: The trabecular meshwork of a nonglaucomatous eye with the exfoliation syndrome. Electron-microscopic study. Virchows Arch A Path Anat and Histol 384:347, 1979.
86. Pohjanpelto, PEJ: The fellow eye in unilateral hypertensive pseudoexfoliation. Am J Ophthal 75:216, 1973.
87. Cebon, L, Smith, RJH: Pseudoexfoliation of lens capsule and glaucoma. Case report. Br J Ophthal 60:279, 1976.
88. Aasved, H: Intraocular pressure in eyes with and without fibrillopathia epitheliocapsularis (so-called senile exfoliation or pseudoexfoliation). Acta Ophthal 49:601, 1971.
89. Pohjola, S, Horsmanheimo, A: Topically applied corticosteroids in glaucoma capsulare. Arch Ophthal 85:150, 1971.
90. Gillies, WE: Corticosteroid-induced ocular hypertension in pseudo-exfoliation of lens capsule. Am J Ophthal 70:90, 1970.
91. Layden, WE, Ritch, R, King, DG, Teekhasaenee, C: Combined exfoliation and pigment dispersion syndrome. Am J Ophthal 109:530, 1990.
92. Gillies, WE: Effect of lens extraction in pseudoexfoliation of the lens capsule. Br J Ophthal 57:46, 1973.
93. Skuta, GL, Parrish, RK II, Hodapp, E, et al: Zonular dialysis during extracapsular cataract extraction in pseudoexfoliation syndrome. Arch Ophthal 105:632, 1987.
94. Raitta, C, Tarkkanen, A: Posterior chamber lens implantation in capsular glaucoma. Acta Ophthal 65/suppl 182:24, 1987.
95. Hovding, G: The association between fibrillopathy and posterior capsular/zonular breaks during extracapsular cataract extraction and posterior chamber IOL implantation. Acta Ophthal 66:662, 1988.
96. Chijiiwa, T, Araki, H, Ishibashi, T, Inomata, H: Degeneration of zonular fibrils in a case of exfoliation glaucoma. Ophthalmologica 199:16, 1989.
97. Ruotsalainen, J, Tarkkanen, A: Capsule thickness of cataractous lenses with and without exfoliation syndrome. Acta Ophthal 65:444, 1987.
98. Carpel, EF: Pupillary dilation in eyes with pseudoexfoliation syndrome. Am J Ophthal 105:692, 1988.
99. Dark, AJ: Cataract extraction complicated by capsular glaucoma. Br J Ophthal 63:465, 1979.
100. Chandler, PA: Choice of treatment in dislocation of the lens. Arch Ophthal 71:765, 1964.
101. Jarrett, WH: Dislocation of the lens. A study of 166 hospitalized cases. Arch Ophthal 78:289, 1967.
102. Luebbers, JA, Goldberg, MF, Herbst, R, et al: Iris transillumination and variable expression in ectopia lentis et pupillae. Am J Ophthal 83:647, 1977.
103. Nelson, LB, Maumenee, IH: Ectopia lentis. Surv Ophthal 27:143, 1982.
104. Townes, PL: Ectopia lentis et pupillae. Arch Ophthal 94:1126, 1976.
105. Goldberg, MF: Clinical manifestations of ectopia lentis et pupillae in 16 patients. Ophthalmology 95:1080, 1988.
106. Cross, HE, Jensen, AD: Ocular manifestations in the Marfan syndrome and homocystinuria. Am J Ophthal 75:405, 1973.
107. Maumenee, IH: The eye in the Marfan syndrome. Trans Am Ophthal Soc 79:684, 1981.
108. Burke, JP, O'Keefe, M, Bowell, R, Naughten, ER: Ocular complications in homocystinuria—early and late treated. Br J Ophthal 73:427, 1989.
109. Jensen, AD, Cross, HE, Patton, D: Ocular complications in the Weill-Marchesani syndrome. Am J Ophthal 77:261, 1974.
110. Willi, M, Kut, L, Cotlier, E: Pupillary-block glaucoma in the Marchesani syndrome. Arch Ophthal 90:504, 1973.
111. Ritch, R, Wand, M: Treatment of the Weill-Marchesani Syndrome. Ann Ophthal 13:665, 1981.
112. Wright, KW, Chrousos, GA: Weill-Marchesani syndrome with bilateral angle-closure glaucoma. J Ped Ophthal Strab 22:129, 1985.
113. Smith, TH, Holland, MG, Woody, NC: Ocular manifestations of familial hyperlysinemia. Trans Am Acad Ophthal Otol 75:355, 1971.
114. Shih, VE, Abroms, IF, Johnson, JL, et al: Sulfite oxidase deficiency. Biochemical and clinical investigations of a hereditary metabolic disorder in sulfur metabolism. N Engl J Med 297:1022, 1977.
115. David, R, MacBeath, L, Jenkins, T: Aniridia associated with microcornea and subluxated lenses. Br J Ophthal 62:118, 1978.
116. Hein, HF, Maltzman, B: Long-standing anterior dislocation of the crystalline lens. Ann Ophthal 7:66, 1975.
117. Pollard, ZF: Phacolytic glaucoma secondary to ectopia lentis. Ann Ophthal 7:999, 1975.
118. Friberg, TR: Retinal perivasculitis in phacolytic glaucoma. Am J Ophthal 91:761, 1981.
119. Jay, B: Glaucoma associated with spontaneous displacement of the lens. Br J Ophthal 56:258, 1972.
120. Johnson, GJ, Bosanquet, RC: Spherophakia in a Newfoundland family: 8 years' experience. Can J Ophthal 18:159, 1983.
121. Chandler, PA: Completely dislocated hypermature cataract and glaucoma. Trans Am Ophthal Soc 57:242, 1959.

122. Treister, G, Machemer, R: Pars plana surgical approach for various anterior segment problems. Arch Ophthal 97:909, 1979.
123. Gifford, H: Danger of the spontaneous cure of senile cataracts. Am J Ophthal 17:289, 1900.
124. Zeeman, WPC: Zwei Fälle von Glaucoma phacogeneticum mit anatomischem Befund. Ophthalmologica 106:136, 1943.
125. Irvine, SR, Irvine, AR Jr: Lens-induced uveitis and glaucoma. Part III. "Phacogenetic glaucoma": lens-induced glaucoma; mature or hypermature cataract; open iridocorneal angle. Am J Ophthal 35:489, 1952.
126. Flocks, M, Littwin, CS, Zimmerman, LE: Phacolytic glaucoma. A clinicopathologic study of one hundred thirty-eight cases of glaucoma associated with hypermature cataract. Arch Ophthal 54:37, 1955.
127. Epstein, DL, Jedziniak, JA, Grant, WM: Obstruction of aqueous outflow by lens particles and by heavy-molecular-weight soluble lens proteins. Invest Ophthal Vis Sci 17:272, 1978.
128. Epstein, DL, Jedziniak, JA, Grant, WM: Identification of heavy-molecular-weight soluble protein in aqueous humor in human phacolytic glaucoma. Invest Ophthal Vis Sci 17:398, 1978.
129. Epstein, DL: Diagnosis and management of lens-induced glaucoma. Ophthalmology 89:227, 1982.
130. Bartholomew, RS, Rebello, PF: Calcium oxalate crystals in the aqueous. Am J Ophthal 88:1026, 1979.
131. Brooks, AMV, Grant, G, Gillies, WE: Comparison of specular microscopy and examination of aspirate in phacolytic glaucoma. Ophthalmology 97:85, 1990.
132. Goldberg, MF: Cytological diagnosis of phacolytic glaucoma utilizing Millipore filtration of the aqueous. Br J Ophthal 51:847, 1967.
133. Tomita, G, Watanabe, K, Funahashi, M, et al: Lens induced glaucoma–histopathological study of the filtrating angle. Folia Ophthal Jap 35:1345, 1984.
134. Ueno, H, Tamai, A, Iyota, K, Moriki, T: Electron microscopic observation of the cells floating in the anterior chamber in a case of phacolytic glaucoma. Jap J Ophthal 33:103, 1989.
135. Yanoff, M, Scheie, HG: Cytology of human lens aspirate. Its relationship to phacolytic glaucoma and phacoanaphylactic endophthalmitis. Arch Ophthal 80:166, 1968.
136. Jedziniak, JA, Kinoshita, JH, Yates, EM, et al: On the presence and mechanism of formation of heavy molecular weight aggregates in human normal and cataractous lenses. Exp Eye Res 15:185, 1973.
137. Spector, A, Li, S, Sigelman, J: Age-dependent changes in the molecular size of human lens proteins and their relationship to light scatter. Invest Ophthal 13:795, 1974.
138. Jedziniak, JA, Nicoli, DF, Baram, H, Benedek, GB: Quantitative verification of the existence of high molecular weight protein aggregates in the intact normal human lens by light-scattering spectroscopy. Invest Ophthal Vis Sci 17:51, 1978.
139. Chandler, PA: Problems in the diagnosis and treatment of lens-induced uveitis and glaucoma. Arch Ophthal 60:828, 1958.
140. Volcker, HE, Naumann, G: Clinical findings in phakolytic glaucoma. Klin Monatsbl Augenheilkd 166:613, 1975.
141. Lane, SS, Kopietz, LA, Lindquist, TD, Leavenworth, N: Treatment of phacolytic glaucoma with extracapsular cataract extraction. Ophthalmology 95:749, 1988.
142. Muller, H: Phacolytic glaucoma and phacogenic ophthalmia. (Lens induced uveitis). Trans Ophthal Soc UK 83:689, 1963.
143. Verhoeff, FH, Lemoine, AN: Endophthalmitis phacoanaphylactica. In: Trans Int Cong Ophthal, Washington, DC, Philadelphia, William F. Fell Co., 1922, p. 234.
144. Rahi, AHS, Misra, RN, Morgan, G: Immunopathology of the lens. III. Humoral and cellular immune responses to autologous lens antigens and their roles in ocular inflammation. Br J Ophthal 61:371, 1977.
145. Perlman, EM, Albert, DM: Clinically unsuspected phacoanaphylaxis after ocular trauma. Arch Ophthal 95:244, 1977.
146. Nissen, SH, Andersen, P, Andersen, HMK: Antibodies to lens antigens in cataract and after cataract surgery. Br J Ophthal 65:63, 1981.
147. Duke-Elder, S: System of Ophthalmology. Vol II. Henry Kimpton Publishers, London, 1969, p. 662.

Kapitel 16. Glaukom bei Erkrankungen der Netzhaut, des Glaskörpers und der Aderhaut

16.1 Neovaskuläres Glaukom
16.1.1 Terminologie
16.1.2 Für Rubeosis iridis prädisponierende Faktoren
16.1.3 Theorien zur Gefäßneubildung
16.1.4 Klinisch-pathologischer Verlauf
16.1.5 Differentialdiagnose
16.1.6 Behandlung
16.2 Änderungen des Augeninnendruckes bei Netzhautablösung
16.2.1 Erniedrigter Augeninnendruck und Netzhautablösung
16.2.2 Glaukome bei Netzhautablösung
16.3 Winkelblockglaukome bei Erkrankungen der Netzhaut, des Glaskörpers und der Aderhaut
16.3.1 Zentralvenenthrombose
16.3.2 Hämorrhagische Netzhaut- oder Aderhautabhebung
16.3.3 Ziliochoroidale Effusion
16.3.4 Frühgeborenenretinopathie (retrolentale Fibroplasie)
16.3.5 Persistierender hyperplastischer primärer Glaskörper
16.3.6 Retinale Dysplasie
16.4 Retinitis pigmentosa
16.5 Zusammenfassung

Bei Netzhauterkrankungen können verschiedene Glaukomformen auftreten. Die häufigste ist dabei das neovaskuläre Glaukom, das meist sekundär nach einer oder mehreren Netzhauterkrankungen auftritt, wenngleich manche Fälle mit anderen okulären oder extraokulären Erkrankungen einhergehen. Außerdem können Netzhautablösungen und andere Erkrankungen der Netzhaut, des Glaskörpers oder der Aderhaut verschiedene Glaukomformen verursachen oder zusammen mit diesem einhergehen.

16.1 Neovaskuläres Glaukom

16.1.1 Terminologie

1906 beschrieb Coats [1] neugebildete Gefäße auf der Iris bei Augen mit einer Zentralvenenthrombose. Diese Neovaskularisation der Iris fand mit der Bezeichnung *Rubeosis iridis* Eingang in die Literatur und man weiß heute, daß sie eine Komplikation vieler unterschiedlicher Netzhauterkrankungen und auch anderer Veränderungen des Auges oder extraokularer Strukturen sein kann. Mit der Rubeosis iridis geht häufig eine sehr schwere Form des Sekundärglaukoms einher, dem man aufgrund seines klinischen Erscheinungsbildes verschiedene Bezeichnungen gab: „Hämorrhagisches Glaukom" mit Bezug zu dem Hyphäma, das dabei häufig auftritt; „kongestives Glaukom", um dem meist akuten Auftreten der Erkrankung gerecht zu werden oder „thrombotisches Glaukom", womit man die zugrundeliegende thrombotische Gefäßätiologie betonte. Keine dieser Bezeichnungen umschreibt jedoch genau die Glaukomform, die für alle Fälle zuträfe und man sollte deshalb besser unspezifische Bezeichnungen vorziehen, wie *rubeotisches* [2] oder *neovaskuläres Glaukom*. Letzterer Ausdruck wurde von Weiss et al. [3] vorgeschlagen und wird in der Literatur am häufigsten verwandt.

16.1.2 Für Rubeosis iridis prädisponierende Faktoren

Den meisten Fällen einer Rubeosis iridis geht eine ischämische Netzhauterkrankung voraus. Die diabetische Retinopathie oder ein Verschluß der großen Netzhautgefäße machen mehr als die Hälfte der neovaskulären Glaukome aus, wobei die diabetische Retinopathie mit Abstand die häufigste Ursache darstellt [4,5]. Es gibt jedoch viele weitere Netzhauterkrankungen wie auch bestimmte andere intra- und extraokulare Veränderungen, die zu einer Rubeosis iridis führen. Hieraus ergibt sich eine lange Liste von klinischen Situationen, die eine Prädisposition oder eine Risikosituation für das Auftreten einer Rubeosis iridis darstellen (Tabelle 16.1).

16.1.2.1 Diabetische Retinopathie

Etwa 1/3 aller Patienten mit einer Rubeosis iridis haben eine diabetische Retinopathie [4,5]. Die Häufigkeit, mit der eine Rubeosis iridis bei einer diabetischen Retinopathie auftritt, hängt wesentlich von der Behandlungsanamnese der Retinopathie ab. Nach Pars-plana-Vitrektomie wegen einer diabetischen Retinopathie ist die publizierte Inzidenz der Rubeosis iridis 25–42 %, für ein neovaskuläres Glaukom zwischen 10 und 23 % [6–10]. Bei diesen Fällen ist das Auftreten einer Rubeosis iridis und eines neovaskulären Glaukoms viel häufiger bei den aphaken Augen [9–15]. In einer Untersuchungsreihe führte eine Lavage der Glaskörperkavität zur Beseitigung einer Blutung nach Pars-plana-Vitrektomie wegen diabetischer Retinopathie zu einer Rubeosis iridis in 76 % der aphaken und in 14 % der phaken Augen [15]. Ein postoperatives, neovaskuläres Glaukom ist auch häufiger, wenn die Rubeosis iridis bereits vor der Vitrektomie bestand [16]. Im Gegensatz dazu führt eine erfolgreiche Wiederanlegung einer abgelösten Netzhaut bei einer Vitrektomie wegen diabetischer Retinopathie häufig zu einer Regression der präoperativen Rubeosis iridis, besonders wenn die Linse belassen wurde [17]. Eine vollständig anliegende Netzhaut und eine aggressive, panretinale Photokoagulation scheint der wichtigste Aspekt in der Prävention eines neovaskulären Glaukoms nach Vitrektomie wegen einer proliferativen diabetischen Retinopathie zu sein [18]. Eine intraokulare Silikonöltamponade reduziert ebenfalls die Inzidenz einer Neovaskularisation im Vordersegment. Offensichtlich wirkt die Öltamponade als eine Diffusions-Konvektions-Barriere gegenüber dem nach posterior gerichteten Sauerstofftransport in der Vorderkammer [19]. Die langfristigen Resultate der Vitrektomie bei diabetischer Retinopathie belegen, daß eine Rubeosis iridis und ein neovaskuläres Glaukom sich am häufigsten während der ersten sechs Monate nach dem Eingriff entwickeln [20].

Die intrakapsuläre Kataraktextraktion alleine kann in Augen mit einer diabetischen Retinopathie ebenfalls ein erhöhtes Risiko einer postoperativen Rubeosis iridis und eines neovaskulären Glaukoms bedeuten [21]. Die Inzidenz der rubeotischen Komplikation ist vergleichbar, wenn eine extrakapsuläre Kataraktextraktion und eine primäre Kapsulotomie ausgeführt wurden. Die Intaktheit der hinteren Linsenkapsel scheint ein gewisser Schutz für das frühe Auftreten der Rubeosis zu sein [22], wenngleich eine nachfolgende Laserkapsulotomie bei Patienten mit diabetischer Retinopathie auch zu einem neovaskulären Glaukom führen kann [23].

16.1.2.2 Retinale Gefäßverschlüsse

Die *Zentralvenenthrombose der Netzhaut* fand man als Ursache für eine Rubeosis iridis in 28 % der Fälle in einer Untersuchungsreihe [4]. Umgekehrt gilt der erhöhte Augeninnendruck mit oder ohne manifestes Glaukom als ein Risikofaktor für die Entstehung eines retinalen Venenverschlusses [24], obwohl andere Autoren glauben, daß Bluthochdruck und andere Allgemeinerkrankungen bei der Entstehung einer Venenthrombose der Netzhaut bedeutsamer sind

Tabelle 16.1. Für Rubeosis iridis und neovaskuläres Glaukom prädisponierende Faktoren[a]

Diabetische Retinopathie

Retinale Gefäßverschlüsse
  Zentralvenenthrombose
  Zentralarterienverschluß [26, 27]
  Astvenenthrombose [26]
  Astarterienverschluß [26, 30]

Andere Netzhauterkrankungen
  Netzhautablösung
  Aderhautmelanom
  Retinoblastom [32]
  Hämorrhagische Netzhauterkrankungen
  Exsudative Retinopathie nach Coats
  Frühgeborenenretinopathie
  Sichelzellretinopathie [33]
  Syphilitische Vasculitis retinae [34]
  Retinoschisis [35]
  Stickler-Syndrom (hereditäre, vitreoretinale Degeneration) [36]
  Gliom des Nervus opticus mit nachfolgender retinaler Venostase [37]
  Röntgenbestrahlung [38] und Bestrahlung mit Heliumionen [39] wegen Uveamelanom

Andere Augenerkrankungen
  Uveitis
  Kunstlinsenimplantation [40]
  Irismelanom [41]

Extraokuläre Gefäßerkrankungen
  Stenose der Arteria carotis [42]
  Karotis-Sinus cavernosus-Fistel [43, 44]
  Verschluß der Arteria carotis interna [45]

[a] Modifiziert nach Hoskins [4] und Braun et al. [5]

[25]. Eine Rubeosis iridis und ein neovaskuläres Glaukom treten nach einem *Zentralarterienverschluß der Netzhaut* erheblich seltener auf [26]. Bei einer Untersuchung an 168 Patienten mit einem Zentralarterienverschluß war die Inzidenz der Rubeosis iridis 16,67 % [27]. Patienten, die nach einem Zentralarterienverschluß der Netzhaut ein neovaskuläres Glaukom bekommen, befinden sich meist in einem hohen Lebensalter, haben schwerwiegende Karotisveränderungen und eine allgemeine Atherosklerose, was wesentliche Risikofaktoren für das Auftreten eines Zentralarterienverschlusses [28] wie auch für die Entstehung einer okulären Neovaskularisation sind [26]. Eine *Astvenenthrombose der Netzhaut* löst selten eine Rubeosis iridis [4] und ein neovaskuläres Glaukom aus [29]. Der *Astarterienverschluß der Netzhaut* ist ebenfalls eine seltene Ursache einer Rubeosis iridis [26,30], wobei der ursächliche Bezug zum neovaskulären Glaukom hier unsicher ist.

16.1.2.3 Andere retinale Erkrankungen

Eine Rubeosis iridis kann auch bei *Netzhautablösung* auftreten, besonders wenn diese lange besteht oder zusätzlich ein *Aderhautmelanom* vorliegt. Eine experimentelle rhegmatogene Netzhautablösung mit Vitrektomie und Lentektomie wurde als Modell einer Rubeosis iridis bei Katzen untersucht [31]. Viele weitere Erkrankungen der Netzhaut wurden für das Auftreten einer Rubeosis iridis und ein neovaskuläres Glaukom als ursächlich eingestuft (Tabelle 16.1).

16.1.2.4 Andere Augenerkrankungen

In einer Untersuchungsreihe [4] an rubeotischen Augen fand sich eine *Uveitis* in 11 %, in einer anderen Studie jedoch nur in 1,5 % [5]. Bei einem Fall wurde ein neovaskuläres Glaukom nach Kunstlinsenimplantation in die Hinterkammer berichtet [40]. Auch das Irismelanom wurde in einen ursächlichen Zusammenhang mit einem neovaskulären Glaukom gebracht, das sich nach Tumorexzision besserte [41]. Ein terminales Glaukom (Offenwinkel oder Winkelblock) soll auch eine Rubeosis iridis [4] auslösen können, die wahrscheinlich auf einen zusätzlichen Zentralvenenverschluß zurückgeht.

16.1.2.5 Extraokuläre Gefäßerkrankungen

Obstruktive Erkrankungen der A. carotis sind wahrscheinlich die dritthäufigste Ursache des neovaskulären Glaukoms, was für 13 % aller Fälle in einer Untersuchungsreihe zutraf [5]. Die erkrankten Augen sind zunächst normoton oder sogar hypoton in Konsequenz der verminderten Perfusion des Ziliarkörpers mit einer herabgesetzten Kammerwasserproduktion. Die Fluoreszenzangiographie kann eine verlängerte Arm-Retina-Zeit und eine Farbstofffreisetzung aus den großen retinalen Arteriolen nachweisen [42]. Eine *Karotis-Sinus-cavernosus-Fistel* kann auch eine Rubeosis iridis und ein neovaskuläres Glaukom in Konsequenz der Herabsetzung der arteriellen Blutströmung und nachfolgender Minderung des okulären Perfusionsdruckes auslösen, was entweder vor oder nach der Behandlung der Fistel eintreten kann [3,43,44]. Es wurde auch berichtet, daß ein Verschluß der A. carotis interna ein „Steal-Phänomen bei der A. ophthalmica" mit der Entwicklung einer Rubeosis iridis bedingen kann [45].

16.1.3 Theorien zur Gefäßneubildung

Der Mechanismus, durch den bei den genannten klinischen Bildern eine Rubeosis iridis entsteht, ist noch nicht völlig geklärt, wenngleich verschiedene Theorien zur Ätiologie und Pathogenese vorgeschlagen wurden.

16.1.3.1 Retinale Ischämie

Da die meisten, jedoch nicht alle, der Augenerkrankungen mit einer Rubeosis iridis eine Herabsetzung der retinalen Perfusion im Erkrankungsmechanismus implizieren, muß die retinale Ischämie zumindest einen Faktor bei der Bildung neuer Gefäße auf der Iris, im Kammerwinkel wie auch auf der Netzhaut und der Papille darstellen [46]. Dieses Konzept findet eine besondere Unterstützung durch die klinische Beobachtung, daß die Rubeosis iridis entweder bei einer proliferativen diabetischen Retinopathie [47] oder bei einer Zentralvenenthrombose [48] wahrscheinlicher auftritt, wenn signifikante Areale kapillärer Nichtperfusion vorliegen. Die Obliteration retinaler Kapillaren kann jedoch ein Epiphänomen der retinalen Ischämie bedeuten, zumal Hypotonie und Neovaskularisation nach einer experimentellen Ligatur der Vv. temporales retinae beim Affen nicht mit einem Kapillarverlust, jedoch mit der retinalen Farbstofffreisetzung korrelierten [49]. In einer anderen tierexperimentellen Studie an Affen konnte gezeigt werden, daß kein signifikanter Unterschied in der Sauerstoffspannung im Glaskörper über der nicht-perfundierten Retina mit intraretinaler Neovaskularisation im Vergleich zu gesunden Netzhautarealen bestand [50], wenngleich Sauerstoffmessungen im Glaskörper nicht präzise die retinalen Sauerstoffspannungen wiederspiegeln.

16.1.3.2 Angiogene Faktoren

Bei Tumoren wurde ein diffundierbarer Faktor nachgewiesen, der sog. „Tumorangiogenesefaktor", der das Aussprossen neuer Gefäße zum Tumor hin anregen kann [51]. Nachfolgende Studien ließen vermuten, daß die Netzhaut bei menschlichen und auch tierischen Augen sowie andere gefäßführende Gewebe des Auges

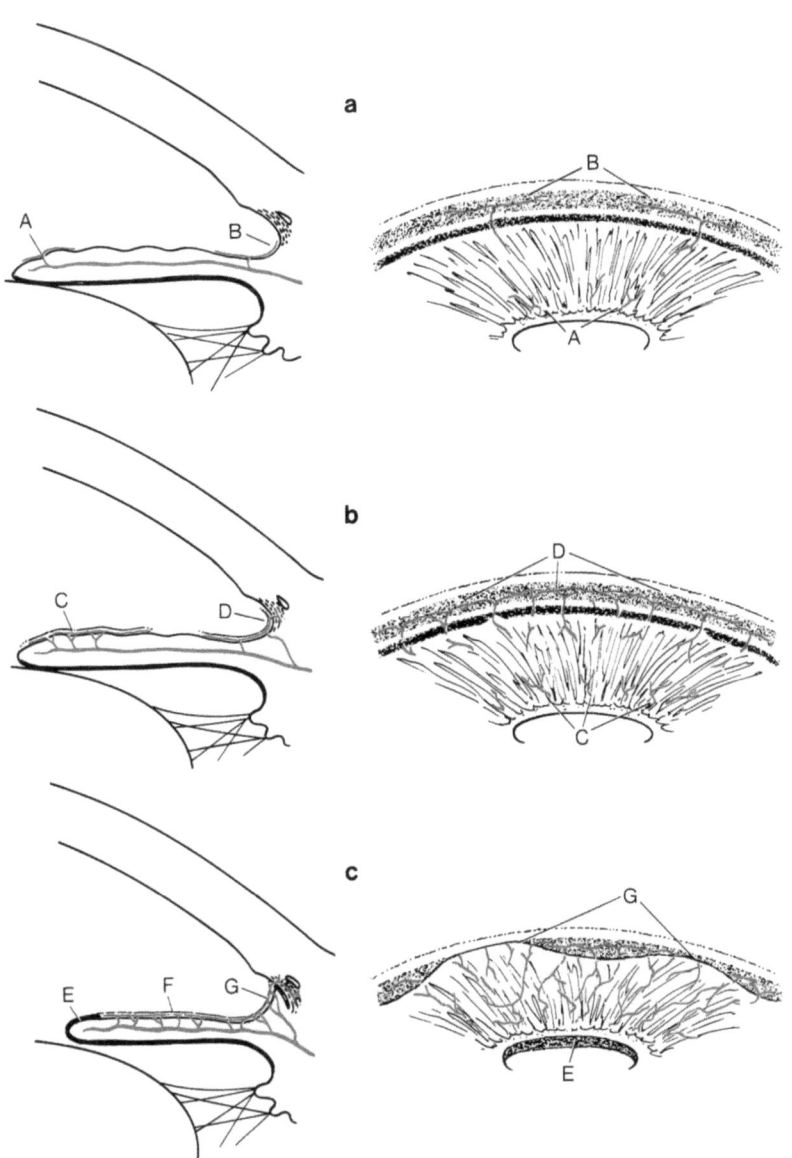

Abb. 16.1 a–c. Klinisch-pathologische Stadien des neovaskulären Glaukoms (prärubeotisches Stadium nicht dargestellt, da in diesem Stadium keine pathologischen Veränderungen des vorderen Augensegmentes bestehen). **a** Präglaukomatöses Stadium (Rubeosis iridis), charakterisiert durch neue Gefäße auf der Irisoberfläche *(A)* und im Kammerwinkel *(B)*. **b** Offenwinkelglaukomstadium, charakterisiert durch eine Zunahme der Neovaskularisation und durch eine fibrovaskuläre Membran auf der Iris *(C)* und im Kammerwinkel *(D)*. **c** Winkelblockglaukomstadium, charakterisiert durch die Kontraktur der fibrovaskulären Membran, die Korektopie und Ectropium uveae *(E)*, Abflachung des Irisniveaus *(F)* und periphere anteriore Synechien *(G)*

ähnliche angiogenetische Aktivität besitzen, was die Tatsache erklären könnte, warum eine Neovaskularisation in Augengeweben auftritt, die abseits des retinalen, kapillären Perfusionsverlustes liegen [52–54]. Studien an Zellkulturen konnten eine vasoproliferative Aktivität des Kammerwassers und des Glaskörpers von menschlichen Augen mit einem neovaskulären Glaukom oder einer proliferativen diabetischen Retinopathie (wie auch in Tiermodellen mit Neovaskularisation), jedoch nicht im Kammerwasser und Glaskörper gesunder Augen nachweisen [55]. Die genaue Zusammensetzung dieses angiogenen Faktors ist unbekannt. Er wurde in einer experimentellen Studie als eine diffundierbare, hitzelabile und nicht-inflammatorische Substanz bewertet [53], wobei Möglichkeiten der Identität dieser Substanz auch Milchsäure [56], biogene Amine [57] und Prostaglandine [58] einschließen.

16.1.3.3 Chronische Dilatation von Blutgefäßen des Auges

Man hat auch spekuliert, daß eine chronische Dilatation von Blutgefäßen der adäquate Stimulus sein könnte, der zu einem Gefäßwachstum in Reaktion auf die Ischämie führt (oder ein anderer Faktor, der auch eine Gefäßdilatation auslöst) [59,60]. Entsprechend dieser Theorie resultiert die Rubeosis iridis aus einer lokalen Ischämie der Iris, die eine Dilatation der Irisgefäße mit nachfolgender Gefäßneubildung verursacht.

16.1.3.4 Vasoinhibitorische Faktoren

Es wurde auch postuliert, daß Augengewebe Substanzen produzieren können, die eine Neovaskularisation hemmen. Glaskörper [61] und Linse [62] wurden als mögliche Quellen von solchen vasoinhibitorischen Faktoren diskutiert, was erklären könnte, warum Vitrektomie und Lentektomie das Risiko für eine Rubeosis iridis in Augen mit diabetischer Retinopathie erhöhen. Neuerdings wurde auch nachgewiesen, daß Pigmentepithelzellen der Netzhaut einen Inhibitor der Neovaskularisation freisetzen [63].

16.1.4 Klinisch-pathologischer Verlauf

Die klinischen und histologischen Ereignisse, die von einem prädisponierenden Faktor bis zur Rubeosis iridis und zum fortgeschrittenen neovaskulären Glaukom führen, kann man in die folgenden vier Stadien einteilen (Abb. 16.1).

16.1.4.1 Prärubeotisches Stadium

Bei Patienten mit einem prädisponierenden Faktor, wie z. B. einer diabetischen Retinopathie oder einer Zentralvenenthrombose ist es wichtig die Wahrscheinlichkeit für die Entwicklung einer Rubeosis iridis und einer Progression zu einem neovaskulären Glaukom einzuschätzen. Darüber hinaus gibt es zusätzliche Aspekte, besonders bei der diabetischen Retinopathie und bei der Zentralvenenthrombose, die das Risiko für ein neovaskuläres Glaukom in einer Weise erhöhen, daß ein Behandlungsbedarf besteht bevor eine Rubeosis auftritt.

Diabetische Retinopathie. Die Prävalenz der Rubeosis iridis bei Patienten mit diabetischer Retinopathie reicht nach verschiedenen Literaturberichten von 0,25 bis 20 % [64]. Die diabetische Stoffwechselerkrankung besteht in der Regel über viele Jahre bevor sich eine Rubeosis entwickelt und meist wird bereits eine proliferative diabetische Retinopathie bei der Diagnose der Rubeosis nachgewiesen. In Patientengruppen mit einer proliferativen diabetischen Retinopathie tritt eine Rubeosis iridis in etwa der Hälfte aller Fälle auf [64,65]. Wesentlich seltener tritt eine Rubeosis iridis in einem Auge mit einer nichtproliferativen Retinopathie auf [64], wenngleich andere prädisponierende Faktoren wie eine obstruktive Erkrankung der A. carotis bei solchen Fällen berücksichtigt werden müssen.

Wie schon diskutiert, nimmt das Risiko einer Rubeosis iridis und eines neovaskulären Glaukoms bei Patienten mit diabetischer Retinopathie überproportional zu, wenn eine arterioläre oder kapillare Nichtperfusion der Netzhaut besteht [47] oder eine Anamnese einer Vitrektomie oder Lentektomie vorliegt [6–15]. Es besteht auch eine hochsignifikante Korrelation zwischen einer Rubeosis iridis und einer peripapillären Neovaskularisation [66] oder einer rhegmatogenen Netzhautablösung [17,18]. Die peripupillare Farbstofffreisetzung bei der Irisfluoreszenzangiographie korreliert gut mit dem Risiko eine Rubeosis iridis nach Vitrektomie bei diabetischer Retinopathie zu bekommen (Abb. 16.2) [67–69].

Zentralvenenthrombose. In den ersten Monaten nach einer Zentralvenenthrombose kann eine Hypotonie auftreten [70,71]. Die Erklärung hierfür ist unsicher, wenngleich Einflüsse der Ischämie des vorderen Augensegmentes oder angiogene Faktoren in Betracht kommen [70,71].

Wie bei der diabetischen Retinopathie ist die Inzidenz einer Rubeosis iridis oder eines neovaskulären

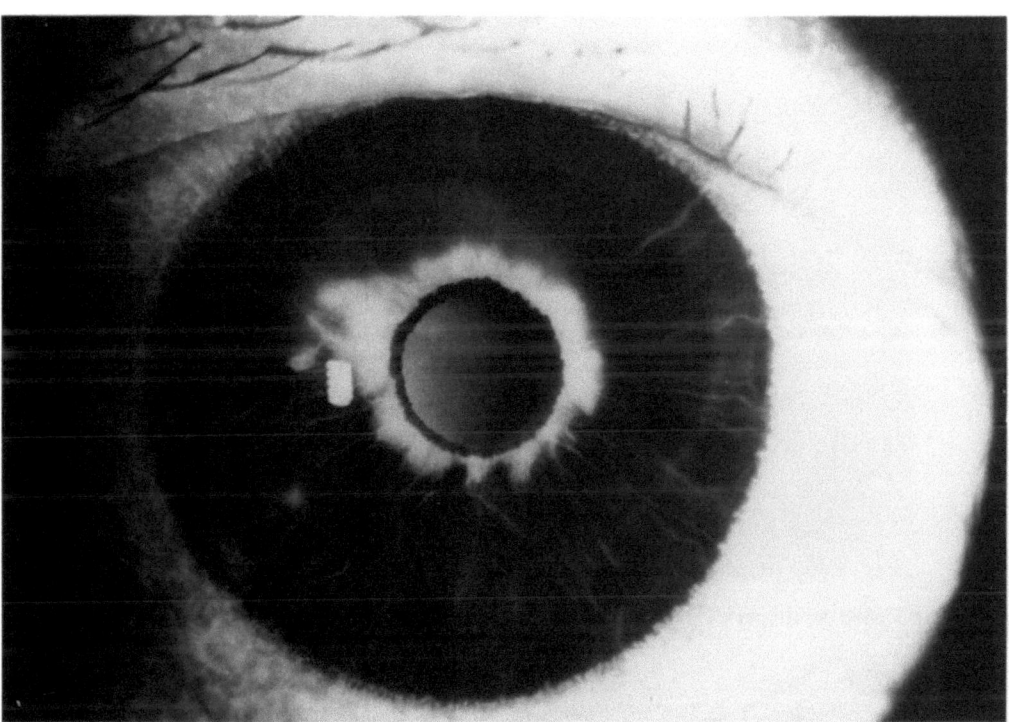

Abb. 16.2. Fluoreszenzangiographisches Bild der Iris bei einem Patienten mit proliferativer diabetischer Retinopathie mit dem Nachweis peripupillarer, mikrovaskulärer Farbstoffreisetzung trotz des Fehlens einer klinisch nachweisbaren Rubeosis

Glaukoms in Augen mit einer Zentralvenenthrombose signifikant korreliert mit dem Ausmaß der kapillären Nichtperfusion der Netzhaut [48,72-75]. In einer Studie wurde die Inzidenz der Rubeosis iridis nach einer Zentralvenenthrombose mit 60 % angegeben, wenn eine retinale Ischämie fluoreszenzangiographisch nachgewiesen wurde, verglichen mit 1 % in jenen Augen mit ungestörter kapillärer Perfusion [73]. Während die Fluoreszenzangiographie die unmittelbare Methode zum Nachweis einer kapillären Nichtperfusion ist, ist sie nicht immer ausführbar, da Transparenzverluste durch eine Einblutung oder Trübungen der brechenden Medien dies verhindern können. Dann bedarf es alternativer Hinweise auf eine reduzierte Perfusion. Diesbezüglich können die ophthalmoskopischen Befunde hilfreich sein. Ein neovaskuläres Glaukom wurde in 14 [76] bis 27 % [77] der Augen mit einer hämorrhagischen Retinopathie (kompletter venöser Verschluß) aber in keinem Falle eines retinalen Venostasesyndroms (inkompletter Venenverschluß) berichtet [76-78]. Die Fluoreszenzangiographie der Iris ist ein anderes hilfreiches diagnostisches Kriterium, da letztlich alle Augen mit einem extensiven retinalen Kapillarverschluß nach einer Zentralvenenthrombose eine pathologische Farbstoffreisetzung aus den Irisgefäßen zeigen [79]. Andere Möglichkeiten zur Differenzierung einer ischämischen von einer nicht-ischämischen Zentralvenenthrombose sind der Nachweis eines relativen, afferenten Pupillendefektes [80] und die Elektroretinographie [81-83]. Bei der Elektroretinographie ist eine Latenzzeitverzögerung der a-b-Welle und eine verminderte Amplitudenrelation von b-Welle zu a-Welle der wichtige Befund [81-83]. Man hat sogar diskutiert, daß diese Befunde aussagefähiger als die Netzhautfluoreszenzangiographie bei der Vorhersage eines neovaskulären Glaukoms nach Zentralvenenthrombose seien [83].

16.1.4.2 Präglaukomatöses Stadium (Rubeosis iridis)

Klinische Befunde. Dieses Stadium ist charakterisiert durch normalen Augeninnendruck, solange kein präexistentes, primäres Offenwinkelglaukom vorliegt. Die Spaltlampenbiomikroskopie in einer frühen Phase der Erkrankung zeigt typische, erweiterte Gefäßknäuel aus präexistenten Kapillaren und feine, irregulär verlaufende Gefäße auf der Irisoberfläche nahe dem Pupillarsaum (Abb. 16.3) [84]. Ein wichtiges Kennzeichen dieser neuen Gefäße ist die Freiset-

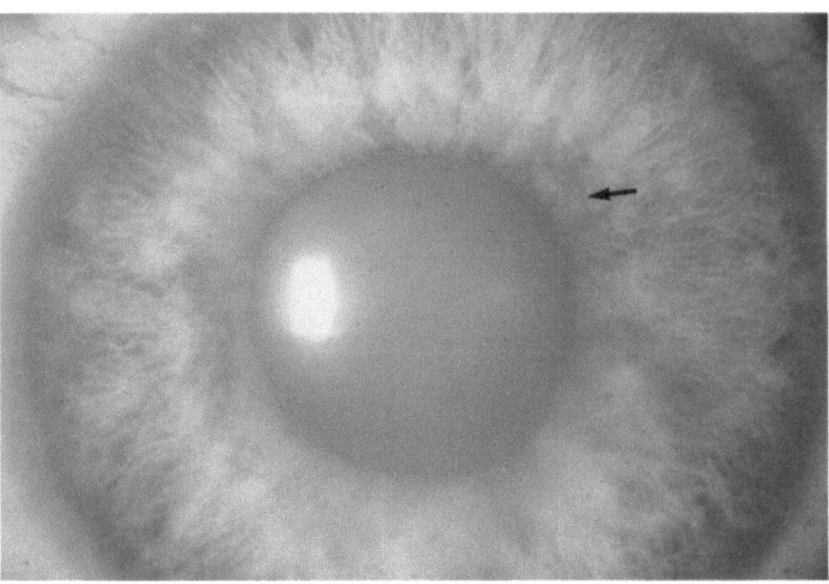

Abb. 16.3. Spaltlampenbild der Iris eines Patienten mit Rubeosis iridis. Feine, verzweigte Gefäße auf der peripupillaren Irisoberfläche *(Pfeil)*

zung von Fluoreszein [84,85]. Literaturangaben differieren darüber, ob die tatsächliche Neovaskularisation an der peripupillaren Iris [84] oder im Kammerwinkel auftritt [86]. Bei den meisten Fällen scheint die Progression jedoch vom Pupillarsaum in Richtung Iriswurzel auszugehen. Die Gonioskopie zeigt einen normalen Kammerwinkel mit unterschiedlichem Ausmaß eines feinen Netzes neugebildeter Gefäße. Die Neovaskularisation des Kammerwinkels ist charakterisiert durch einzelne Gefäße, die das Ziliarkörperband und den Skleralsporn überschreiten und sich anschließend auf dem Trabekelmaschenwerk verzweigen.

Histopathologische Befunde. Die Rubeosis iridis beginnt intrastromal und dehnt sich dann auf die Irisoberfläche aus [61,87]. Die experimentelle Zentralvenenthrombose am Affenauge zeigt, daß die Rubeosis iridis zunächst mit einer Dilatation der physiologischen Irisgefäße beginnt, worauf ein verstärkter Metabolismus der Gefäßendothelzellen und Gefäßneubildungen folgen [88]. Silikonausgußpräparate zeigen, daß die neuen Gefäße auf der Iris aus physiologischen Irisarterien stammen und ihr Blut hauptsächlich in Iris- und Ziliarkörpervenen drainieren, während die neugebildeten Gefäße im Kammerwinkel von Irisarterien und aus dem Ziliarkörper stammen und eine Verbindung mit dem peripheren neovaskulären Gefäßnetz der Irisoberfläche herstellen [89]. Wenngleich man behauptet, daß das klinische Bild der Rubeosis iridis bei den Fällen mit Diabetes und Zentralvenenthrombose identisch ist [85], haben Silikonausgußpräparate gezeigt, daß im diabetischen Auge eine dichtere und gleichmäßiger verteilte Neovaskularisation besteht [89]. Die Ausgußpräparate zeigen auch, daß die neugebildeten Gefäße im Kammerwinkel zirkumferent im Trabekelsystem verlaufen, mit Ästen, die in den fibrosierten Schlemm-Kanal und gelegentlich in die Sammelkanälchen münden [89]. Die neugebildeten Gefäße sind histologisch durch dünne, fenestrierte Gefäßwände [87,89,91] und durch eine irreguläre Anordnung charakterisiert [87]. Die Ultrastruktur der Irisneovaskularisation bei der Sichelzellretinopathie ist ähnlich der bei Diabetes oder retinalen Gefäßverschlüssen mit offenen, interendothelialen Zellverbindungen, vermindertem intraendothelialem Zytoplasma und Perizytenbildung [92].

16.1.4.3 Offenwinkelglaukomstadium

Klinische Befunde. Das neovaskuläre Glaukom folgt nicht unvermeidlich auf eine Rubeosis iridis [64,65,70,84]. Eine Rubeosis iridis kann sich auch selten spontan verbessern, besonders bei einer diabetischen Retinopathie [64]. Die publizierte Inzidenz des neovaskulären Glaukoms bei diabetischen Patienten mit Rubeosis iridis reicht von 13–22 % [64,65,84], wobei diese nach einer Zentralvenenthrombose wahr-

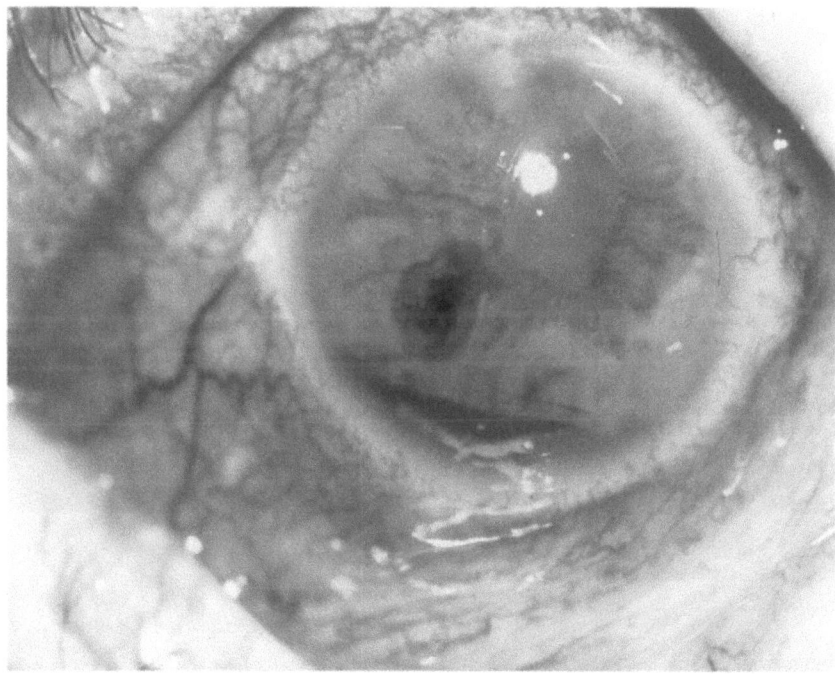

Abb. 16.4. Spaltlampenbefund der Iris bei einem Patienten mit neovaskulärem Glaukom mit ausgeprägter Rubeosis und Hyphäma

scheinlich erheblich häufiger auftritt. Das neovaskuläre Glaukom nach Zentralvenenthrombose tritt typischerweise 8–15 Wochen nach dem Gefäßverschluß [70] auf und wurde auch als „90-Tage-Glaukom" bezeichnet, da das durchschnittliche Zeitintervall etwa 3 Monate beträgt. Es ist jedoch wichtig darauf zu achten, daß ein Glaukom auch im ersten Monat oder zu jedem anderen Zeitpunkt nach einer Zentralvenenthrombose auftreten kann.

Die Rubeosis iridis ist typischerweise bei der Entstehung des Glaukoms sehr aktiv und die Biomikroskopie des Kammerwassers zeigt häufig Entzündungszeichen (Abb. 16.4). Gonioskopisch ist der Kammerwinkel immer noch offen, es besteht jedoch dabei eine dichte Neovaskularisation (Abb. 16.5). Der Augeninnendruck ist erhöht und kann plötzlich dramatisch ansteigen, es kann eine Symptomatik ähnlich eines akuten Glaukoms entstehen. Bei solchen dramatischen Entwicklungen ist ein Hyphäma häufig beteiligt.

Histopathologische Befunde. Das Hauptkennzeichen dieses Stadiums ist eine fibrovaskuläre Membran, die den Kammerwinkel und die Irisoberfläche bedeckt [87,90] und sogar zuweilen sich auf die Irisrückfläche erstreckt [90]. Chronische Entzündungszeichen sind typischerweise bei der histologischen Untersuchung zu finden [87,90]. Das Glaukom in diesem Stadium entsteht durch die Verlegung des Trabekelmaschenwerkes durch die fibrovaskuläre Membran mit unterschiedlicher Beteiligung von Entzündung und Hämorrhagie bei der Pathogenese des Glaukoms.

16.1.4.4 Winkelblockglaukomstadium

Klinische Befunde. Bei diesem Stadium flacht das Irisstroma ab und zeigt eine glatte, glänzende Oberfläche. Häufig tritt ein Ectropium uveae hinzu, die Pupille ist mittelweit fixiert und von der Linsenvorderfläche abgezogen (Abb. 16.6). Im Kammerwinkel führt die Kontraktur zu peripheren anterioren Synechien mit potentieller völliger Synechierung des Kammerwinkels bei fortschreitender Erkrankung. Das Glaukom verläuft in diesem Stadium meist sehr schwer und erfordert rigorose operative Maßnahmen.

Histopathologische Befunde. Die klinisch beobachtbaren Veränderungen der Iris und des Kammerwinkels in diesem Stadium entstehen durch die Kontraktur des Gewebes, das diesen Strukturen aufliegt. Histopathologische Studien zeigen periphere anteriore Synechien und eine Abflachung der Irisoberfläche durch eine kontinuierliche fibrovaskuläre Membran [93,94]. Den klinisch sichtbaren neugebildeten Gefäßen liegt eine oberflächliche Schicht von Myofibro-

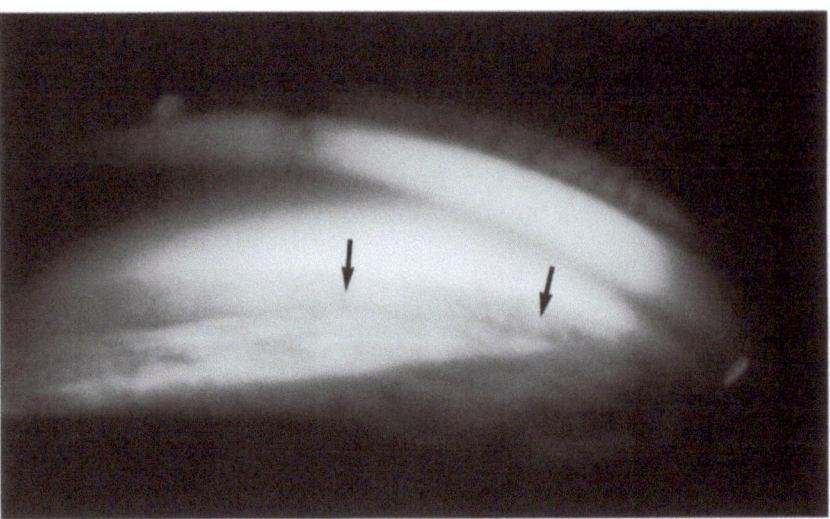

Abb. 16.5. Gonioskopisches Bild eines Patienten mit einem Offenwinkelglaukomstadium eines neovaskulären Glaukoms mit dichter Neovaskularisation *(Pfeile)* in einem offenen Kammerwinkel

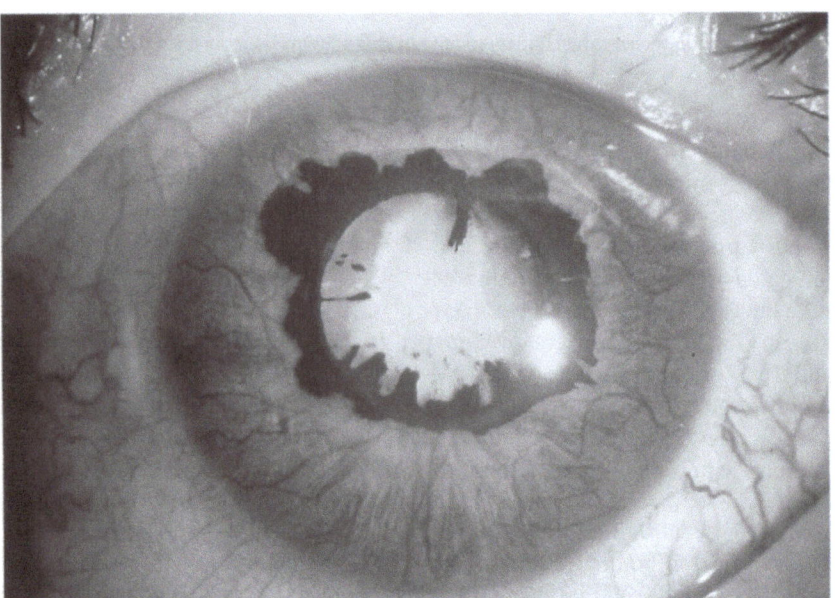

Abb. 16.6. Spaltlampenbild eines Patienten mit Winkelblockglaukomstadium eines neovaskulären Glaukoms mit zahlreichen neuen Gefäßen auf der Iris, mit Pupillenerweiterung und Ectropium uveae durch die Kontraktur einer fibrovaskulären Membran

blasten auf (Fibroblasten mit einer Differenzierung in Richtung glatter Muskulatur), die für die Gewebekontraktion verantwortlich sind [93]. Bei manchen Fällen wird auch eine Endothelschicht nachgewiesen, die in das Hornhautendothel in einem „Pseudokammerwinkel" übergeht [94–96]. Auch hier wurden Anzeichen einer Myoblastendifferenzierung gefunden [96], was die Herkunft dieser Zellen erklären kann.

16.1.5 Differentialdiagnose

Bei noch offenem Kammerwinkel muß man das neovaskuläre Glaukom gegenüber anderen Glaukomformen mit akutem Beginn wie ein primäres Winkelblockglaukom oder ein akutes, entzündliches Sekundärglaukom bei Uveitis abgrenzen. Die Unterscheidung geschieht gewöhnlich aufgrund der neugebildeten Gefäße auf der Iris und im Kammerwinkel beim neovaskulären Glaukom, wenngleich Augen mit einer akuten Uveitis häufig auch eine Gefäßdilatation auf der Iris zeigen, die mit einer Neovaskularisation besonders bei blauen Irides verwechselt werden kann. Bei der Heterochromieiridozyklitis nach Fuchs sind neugebildete Gefäße im Kammerwinkel ebenfalls typisch (Kap. 19). Bei einem neovaskulären Glaukom mit Kammerwinkelverschluß sind die neugebildeten Gefäße weniger deutlich und die Differentialdiagnose sollte andere Ursachen der Pupillenverziehung und der peripheren vorderen Synechien wie z.B. ein iridokorneal-endotheliales Syndrom (Kap. 13) oder eine alte Verletzung (Kap. 22) berücksichtigen.

16.1.6 Behandlung

16.1.6.1 Panretinale Photokoagulation

Die Lichtkoagulation der peripheren Netzhaut mit dem Argonlaser oder der Xenonbogenphotokoagulation ist der erste Therapieschritt für die meisten Fälle von neovaskulärem Glaukom. Eine konsequente panretinale Koagulation der peripheren Netzhaut kann die Neovaskularisation des vorderen Augensegmentes in vielen Fällen reduzieren oder gar zu einer völligen Regression bringen [97–102]. Im Falle einer diabetischen Retinopathie oder einer Zentralvenenthrombose kann der Entwicklung einer Rubeosis iridis dadurch konsequent vorgebeugt werden [73,84,103–107]. Der Biomechanismus, durch den die panretinale Photokoagulation die Neovaskularisation beeinflußt, ist noch unklar. Eine Erklärungsmöglichkeit ist die Abnahme des retinalen Sauerstoffbedarfs, was mit der Beobachtung übereinstimmt, daß der Photorezeptor-Pigmentepithel-Verband 2/3 des gesamten retinalen Sauerstoffverbrauchs in Anspruch nimmt [108]. Dies kann wiederum den adäquaten Stimulus für die Freisetzung von angiogenetischen Faktoren reduzieren und/oder auch die Ischämie im vorderen Augensegment verbessern.

Prophylaktische Therapie. Die panretinale Photokoagulation ist eine höchst effektive Prophylaxe für die Entwicklung einer Rubeosis iridis und eines neovaskulären Glaukoms. Man sollte sie deshalb stets im *prärubeotischen Stadium* in Betracht ziehen, wenn das Risiko der Entwicklung einer Rubeosis iridis relevant ist. Das klassische Beispiel hierfür ist die Zentralvenenthrombose, bei der Hinweise für einen Kapillarausfall vorliegen, wie bereits vorher in diesem Kapitel betont. Das Risiko einer Rubeosis iridis in Augen mit einer diabetischen Retinopathie ist schwieriger vorherzusagen. Eine Vitrektomie oder Lentektomie, besonders in Verbindung mit peripupillarer Fluoreszeinfreisetzung sind überzeugende Indikationen für eine prophylaktische Therapie. Diese wird häufig während glaskörperchirurgischer Eingriffe mit der Endophotokoagulation bei einer diabetischen Retinopathie vorgenommen. Zum Zeitpunkt einer beginnenden Rubeosis iridis *(präglaukomatöses Stadium)* ist eine panretinale Photokoagulation in allen Fällen indiziert, auch bei jenen, die auf einen Zentralarterienverschluß [109] oder eine Karotisstenose zurückzuführen sind. Wenngleich ein neovaskuläres Glaukom nicht unvermeidlich auf eine Rubeosis iridis folgt, so geschieht es doch mit einer Häufigkeit, die eine prophylaktische Lasertherapie in allen Fällen rechtfertigt.

Behandlung des Glaukoms. Es wurde berichtet, daß die panretinale Photokoagulation den Augeninnendruck im Stadium des offenen Kammerwinkels eines neovaskulären Glaukoms senken kann [97,98,110]. Bei einigen Fällen eines beginnenden Kammerwinkelverschlusses bei neovaskulärem Glaukom konnte auch gezeigt werden, daß eine über 270°-Zirkumferenz des Kammerwinkels hinausgehende Synechierung nicht stattfand [100]. Selbst bei beginnender Kammerwinkelsynechierung beim neovaskulären Glaukom ist eine panretinale Photokoagulation vorteilhaft, um die Neovaskularisation in der Vorderkammer vor einem intraokularen Eingriff zu mindern [111]. Eine klinische Studie konnte jedoch zeigen, daß die panretinale Photokoagulation vor der Vitrektomie wegen einer diabetischen Retinopathie die postoperative Rubeosis iridis nicht verhindern kann [112]. In solchen Fällen ist eine intraokulare panretinale Photokoagulation zum Zeitpunkt des glaskörperchirurgischen Eingriffs das Vorgehen der Wahl [113].

16.1.6.2 Panretinale Kryotherapie

Wenn Trübungen der brechenden Medien eine panretinale Photokoagulation nicht ermöglichen, ist eine transsklerale, panretinale Kryotherapie häufig in Verbindung mit einer Zyklokryotherapie bei Augen mit neovaskulärem Glaukom zur Senkung des Augeninnendruckes und zur Reduktion der Neovaskularisation indiziert [114,115].

16.1.6.3 Goniophotokoagulation

Bei dieser Technik werden die Laserherde direkt auf die neugebildeten Gefäße im Kammerwinkel gerichtet [116]. Dies kann bei frühen Stadien der Erkrankung in Prävention progressiver Kammerwinkelveränderungen und eines evtl. therapierefraktären neovaskulären Glaukoms wirksam sein [117]. Wenngleich das Verfahren heutzutage nur noch selten eingesetzt wird, kann es bei Patienten mit einem hohen Risiko für die Entwicklung eines neovaskulären Glaukoms günstig sein, wenn die panretinale Photokoagulation bezüglich der neovaskulären Situation im Vorderabschnitt erfolglos oder nicht möglich war. Eine Goniophotokoagulation vor einem intraokularen Eingriff hat zuweilen eine gewisse Berechtigung [117].

16.1.6.4 Medikamentöse Behandlung

Wenn der Augeninnendruck beginnt anzusteigen, ist eine medikamentöse Therapie häufig notwendig und meist ausreichend, den IOD im *Offenwinkelglaukomstadium* zu senken. Das Schwergewicht der Therapie in diesem Stadium liegt auf Wirkstoffen, die die Kammerwasserproduktion drosseln wie Karboanhydrasehemmstoffe und lokal applizierte β-Blocker. Miotika sind selten hilfreich und sollten wegen der potentiellen Nebenwirkung einer intraokularen Entzündungsreaktion vermieden werden. Lokal applizierte Steroide können für die Minderung der Entzündungsreaktion und der Schmerzen nützlich sein [118]. In Tierexperimenten an Kaninchen erwies sich intravitreales Triamcinolon zur Hemmung der retinalen Neovaskularisation wirksam [119], was die Frage nach einer möglichen direkten Wirkung lokaler Steroidgabe auf das rubeotische Gefäß erhebt. Bei Glaukomspätstadien oder bei absolutem Glaukom kann Atropin manchmal die Schmerzen lindern. Hyperosmotika ermöglichen nur eine zeitlich sehr begrenzte Senkung des Augeninnendruckes.

16.1.6.5 Zyklodestruktive Behandlungsmethoden

Der natürliche Verlauf des neovaskulären Glaukoms ist der Übergang in das *Winkelblockglaukomstadium*, bei dem eine medikamentöse Therapie stets ineffektiv und eine operative Intervention unumgänglich ist. Selbst in diesem Stadium ist eine panretinale Photokoagulation als Vorläufer der Filtrationschirurgie notwendig, um die neovaskuläre Situation im Kammerwinkel zu verbessern. Bei einer sehr aktiven Rubeosis hat die traditionelle Filtrationschirurgie eine geringe Erfolgsrate und zyklodestruktive Behandlungsmethoden sind aus diesem Grunde vorzuziehen. Während manche Operateure mit dem Einsatz der Zyklokryotherapie beim neovaskulären Glaukom über gute Erfolge berichten [120,121], sind die Berichte anderer weniger ermutigend bis enttäuschend [122,124]. Bei einer zweijährigen Verlaufskontrolle an 50 Augen war 1/3 der Augen durch die Zyklokryotherapie nicht zu kontrollieren und ein weiteres Drittel entwickelte eine Phthisis [122]. Eine alternative zyklodestruktive Behandlungsmethode ist die *transsklerale Neodym:YAG-Zyklophotokoagulation*, und erste Erfahrungen zeigen, daß dies eine zyklodestruktive Methode der Wahl beim neovaskulären Glaukom werden kann, wenn keine Indikation für einen Filtrationseingriff besteht [125].

16.1.6.6 Filtrationschirurgie

Es entspricht der allgemeinen Einschätzung, daß die traditionelle Filtrationschirurgie bei Augen mit neovaskulärem Glaukom selten erfolgreich ist, hauptsächlich wegen des hohen Risikos intraoperativer Blutungen und postoperativer Progression der Kontraktur fibrovaskulärer Membranen. Wie schon gesagt, sollte eine ausreichende panretinale Photokoagulation wann immer möglich mit einer Goniophotokoagulation kombiniert werden, um die Neovaskularisation des Kammerwinkels soweit günstig zu beeinflussen, um einen operativen Zugang mit vertretbarem Risikoprofil für eine Trabekulektomie oder einen Filtrationseingriff in voller Skleradicke auszuführen [126].

Es wurden auch neuere Methoden der Filtrationschirurgie beim neovaskulären Glaukom beschrieben, die zu dem bekannten Eingriff einer Trabekulektomie eine intraokulare bipolare Kauterisation der peripheren Iris und der Ziliarkörperfortsätze integrierten [127,128] und eine limbale Fistulation mit einem Kohlendioxidlaser anlegen [129]. Zum Teil ermutigende Erfahrungen werden auch mit der Implantation von Silikondrainagen [130–133] oder Ventilimplantaten [134] bei der Chirurgie des neovaskulären Glaukoms berichtet. Einzelheiten zu den Operationsmethoden und den publizierten Ergebnissen zu diesen Eingriffen werden in Teil III besprochen.

16.1.6.7 Andere operative Methoden

Es wurden verschiedene neue Behandlungsmethoden für das neovaskuläre Glaukom erprobt. Die Silikonöltamponade der Glaskörperkavität bei diabetischer, proliferativer Vitreoretinopathie konnte eine Stabilisierung oder eine Regression der neovaskulären Veränderungen im vorderen Augensegment in 83 % der Augen in einer klinischen Studie belegen [135]. Im Tierexperiment ließ sich eine Gefäßokklusion der Netzhaut nach Photosensibilisierung der Gefäße mit intravenösem Hämatoporphyrin und Exposition auf Rotlicht [136] oder durch die intravenöse Injektion von Bengalrosa und einer Exposition gegenüber gefiltertem Licht mit der Wellenlänge von 550 nm (das entspricht dem Absorptionsmaximum von Bengalrosa) auslösen [137]. Wird das Auge einer Sauerstoffspannung von 100 % unter hyperbaren Bedingungen ausgesetzt, so kann der Sauerstoffpartialdruck im Kammerwasser bei Tieraugen deutlich erhöht werden, was eine Anwendung bei der Behandlung ischämischer Veränderungen des vorderen Augensegmentes einschließlich der Rubeosis iridis haben könnte [138].

Die Hypophysektomie hat nur noch medizinhistorisches Gewicht. Die Wirksamkeit bei Rubeosis iridis oder neovaskulärem Glaukom wurde nie nachgewiesen. In einer Therapiestudie wurden 62 Patienten behandelt und mit 73 unbehandelten Fällen verglichen. Eine Rubeosis iridis entwickelte sich in 29 % in der Behandlungsgruppe und zu 33 % in der Kontrollgruppe, wobei die Inzidenz eines neovaskulären Glaukoms bei Augen mit Rubeosis iridis 27 % in der Behandlungsgruppe und 33 % in der Kontrollgruppe war [65].

16.2 Änderungen des Augeninnendruckes bei Netzhautablösung

16.2.1 Erniedrigter Augeninnendruck und Netzhautablösung

Ein Auge mit einer rhegmatogenen Amotio retinae hat typischerweise einen erniedrigten Augeninnendruck. Experimentelle Untersuchungen mit Netzhautablösungen an Affenaugen belegen, daß ein früher, passagerer Augeninnendruckabfall durch eine Entzündungsreaktion und eine gedrosselte Kammerwasserproduktion zu erklären ist [139], während eine prolongierte Hypotonie durch einen Kammerwasserfluß durch das Netzhautforamen entsteht [140]. Eine Studie mit kinetischer Glaskörperfluorophotometrie zeigte einen nach posterior gerichteten Kammerwasserfluß, vermutlich durch das Netzhautforamen unter das Pigmentepithel der Netzhaut, nachgewiesen bei Patienten mit Glaskörperabhebung und rhegmatogener Amotio [141]. Campbell [142] beschrieb eine klinische Situation, die er als *Irisretraktionssyndrom* bezeichnete, bei der ein Patient eine rhegmatogene Netzhautablösung, eine Seclusio pupillae und eine Kammerwinkelblockierung durch eine Iris bombata hatte. Die pharmakologische Drosselung der Kammerwasserproduktion führte bei diesem Patienten zu einer Hypotonie und zu einer Retraktion der Iris nach posterior, vermutlich durch eine Verschiebung des hauptsächlichen Kammerwasserflusses in den subretinalen Raum.

16.2.2 Glaukome bei Netzhautablösung

Das gemeinsame Auftreten von Glaukom und Netzhautablösung am gleichen Auge geschieht unter 3 Voraussetzungen: 1. Glaukome mit Netzhautablösung, bei dem eine Ursache-Wirkungs-Beziehung unsicher ist; 2. Glaukom sekundär zur Netzhautablösung. 3. Glaukom nach der Operation der Netzhautablösung. Die ersten beiden Glaukomformen werden in diesem Kapitel besprochen, die dritte wird in Kap. 23 berücksichtigt.

16.2.2.1 Primäres Offenwinkelglaukom und Netzhautablösung

Epidemiologie. Primäre Offenwinkelglaukome sind häufiger in Augen mit rhegmatogener Amotio als in der Allgemeinbevölkerung. In einer Studie von 817 Fällen mit Netzhautablösung ließ sich ein primäres Offenwinkelglaukom in 4 % nachweisen, weitere 6,5 % hatten einen erhöhten Augeninnendruck ohne manifesten Glaukomschaden [143].

Theorien zum Pathomechanismus. Es ist noch unbekannt, warum primäres Offenwinkelglaukom und eine rhegmatogene Netzhautablösung in einem Auge häufiger zusammen auftreten, als man aus der Summe der Einzelwahrscheinlichkeiten erwarten würde. Weder Myopie noch der Gebrauch von Miotika waren als gemeinsames Bindeglied dabei statistisch zu sichern [143]. Bei 30 Fällen einer spontanen rhegmatogenen Netzhautablösung hatten 53 % eine Exkavationsgröße der Papille von mehr als 0,3 und 20 % waren bezüglich der Steroidsensitivität „High Responder" [144]. Diese Häufigkeiten sind erheblich größer als in der allgemeinen Bevölkerung und ähneln den Befunden in Patientengruppen mit einem primären Offenwinkelglaukom, was die Autoren veranlaßte zu vermuten, daß beide Erkrankungen genetisch durch eine multifaktorielle Vererbung verbunden sind.

Behandlung. Beim gemeinsamen Auftreten von Glaukom und Netzhautablösung können die Symptome der einen Erkrankung die andere maskieren, so daß eine sorgfältige Beachtung aller diagnostischen Kriterien für die Behandlung beider notwendig ist. Bei der langfristigen Betreuung von Patienten mit primärem Offenwinkelglaukom sollte der Ophthalmologe vor Therapiebeginn des Glaukoms die periphere Netzhaut beurteilen und dies etwa jährlich wiederholen bzw. beim Auftreten von Warnsymptomen wie z. B. flottierenden Trübungen, Blitzesehen, plötzliche Einschränkung des peripheren Gesichtsfeldes oder eine plötzliche Abnahme des Augeninnendruckes, sofort die Netzhaut inspizieren. Wenngleich eine ursächliche Wirkung der Miotikatherapie auf die Pathogenese der rhegmatogenen Netzhautablösung nicht eindeutig geklärt ist, so gibt es doch Einzelfälle, die dafür sprechen, mit der Anwendung starker Miotika bei netzhautgefährdeten Glaukomaugen vorsichtig zu sein [145,146].

In einem Auge mit einer rhegmatogenen Netzhautablösung kann der erniedrigte Augeninnendruck ein präexistentes Glaukom verschleiern. Außerdem erniedrigt die Operation der Netzhautablösung die okuläre Rigidität, was zu falsch-niedrigen Augendruckwerten mit dem Schiötz-Tonometer führt [147,148]. In einer Studie an 115 Augen war die mittlere Differenz zwischen Applanations- und Schiötz-Tonometrie 6,8 mm Hg etwa einen Monat nach der Operation der Netzhautablösung und 5,8 mm Hg 6 Monate postoperativ [147]. Nach der Operation einer Netzhautablösung sollte deshalb zur Überprüfung des Augendruckniveaus immer ein Applanationstonometer verwandt und die Papillenmorphologie besonders beachtet werden, um ein zugleich bestehendes Glaukom nicht zu übersehen.

Die Erfolgsaussichten der Retinachirurgie werden durch das Vorliegen des Glaukoms nicht ungünstig beeinflußt [143], wenngleich das visuelle Endergebnis der Operation wegen der zugleich vorliegenden glaukomatösen Optikusläsion und den damit verbundenen Gesichtsfeldausfällen schlechter sein kann [143,149]. Nach Netzhauteingriffen sollte man mit lokaler Steroidmedikation vorsichtig umgehen, da eine erhöhte Inzidenz von Steroid-"High Respondern" besteht [144]. Die Vorsichtskriterien bezüglich der Miotika wurden bereits erwähnt.

16.2.2.2 Pigmentglaukom und Netzhautablösung

Patienten mit einem Pigmentdispersionssyndrom, mit oder ohne Glaukom, haben eine größere Häufigkeit von Netzhautablösung. Außerdem haben Patienten mit einer Amotio retinae in einer erheblichen Anzahl der Fälle eine Pigmentdispersion unterschiedlichen Ausmaßes in die Kammerwinkelstrukturen hinein [150]. Wie bei einem primären Offenwinkelglaukom läßt sich eine klare Ursache-Wirkungs-Beziehung nicht aufstellen, es treffen jedoch die gleichen Überlegungen wie vorher für die Behandlungskonzepte beim gemeinsamen Auftreten eines Pigmentglaukoms und einer Netzhautablösung zu.

16.2.2.3 Glaukom sekundär auf eine rhegmatogene Amotio retinae (Schwartz-Syndrom)

Wie schon gesagt, geht eine rhegmatogene Amotio typischerweise mit einer geringen Herabsetzung des Augeninnendruckes einher. Schwartz beschrieb jedoch eine seltene Situation, bei der der Patient eine einseitige Augeninnendrucksteigerung bei einer Netzhautablösung bei offenem Kammerwinkel mit Zellsuspension und positivem Tyndall-Phänomen des Kammerwassers hatte [151]. Dieses klinische Bild wurde als Schwartz-Syndrom bekannt.

Theorien zum Pathomechanismus. Die Pathogenese des Glaukoms ist dabei unklar, obwohl viele Patienten eine Vorgeschichte eines okulären Traumas haben [143,151] und eine begleitende Schädigung des Trabekelmaschenwerkes die Abflußverschlechterung in manchen Fällen erklären mag. Ein anderer möglicher Pathomechanismus wäre eine Uveitis anterior sekundär auf die Netzhautablösung [151] und die Verlegung des Trabekelmaschenwerkes durch Pigment aus dem retinalen Pigmentepithel [152] oder durch Glykosaminoglykane aus den sensorischen Zellen [153]. Kürzlich wurden die äußeren Segmente von Photorezeptorzellen mit einigen Entzündungszellen im Kammerwasser von Patienten mit Schwartz-Syndrom gefunden [154] und die Injektion von Segmenten der Stäbchen der Netzhaut in einem menschlichen Autopsieauge und auch im lebenden Katzenauge haben eine signifikante Herabsetzung der Abflußleichtigkeit durch die Obstruktion des Trabekelmaschenwerkes ergeben [155].

Behandlung. Die Behandlung sowohl der rhegmatogenen Netzhautablösung wie auch des begleitenden Sekundärglaukoms ist zunächst die Wiederanlegung der Netzhaut, womit sich die Glaukomsituation innerhalb von Tagen bessert [151]. Differentialdiagnostisch ist wichtig zu beachten, daß ein Auge mit einer Netzhautablösung und Glaukom auch ein malignes Melanom enthalten kann [156].

16.2.2.4 Glaukom sekundär auf andere Formen der Netzhautablösung

Zusätzlich zur rhegmatogenen Netzhautablösung können andere Formen der Netzhautablösung mit einem Sekundärglaukom einhergehen. Dies schließt Traktionsablösungen wie bei der proliferativen Retinopathie oder bei der Frühgeborenenretinopathie (diskutiert in diesem Kapitel), exsudative Netzhautablösungen (Kap. 19) und Ablösungen der Netzhaut bei intraokularen Neoplasien wie beim Melanom und Retinoblastom (Kap. 18) ein. Alle diese Augenerkrankungen können entweder zu einem neovaskulären Glaukom oder einem Winkelblockglaukom führen.

16.3 Winkelblockglaukome bei Erkrankungen der Netzhaut, des Glaskörpers und der Aderhaut

16.3.1 Zentralvenenthrombose

Das neovaskuläre Glaukom nach Gefäßverschlüssen der Netzhaut wurde bereits in diesem Kapitel besprochen. Es wurde zusätzlich noch eine geringe Anzahl von Fällen beschrieben, bei denen eine Abflachung der Vorderkammer nach einer Zentralvenenthrombose auftrat und zu einem passageren Winkelblockglaukom führte [157–160].

Die Spaltlampenbiomikroskopie zeigt eine typische Nachvorneverlagerung des Linsen-Iris-Diaphragmas am betroffenen Auge mit einer normal tiefen Vorderkammer im Partnerauge. Der Mechanismus der Winkelblockierung bei diesen Fällen ist ungeklärt, obwohl man spekulierte, daß eine Transudation von Flüssigkeit aus den Netzhautgefäßen in den Glaskörper hinein zu einer Nachvorneverlagerung der Linse mit nachfolgendem Pupillarblock führen könnte [157]. Die differentialdiagnostische Abgrenzung gegenüber einem primären Winkelblockglaukom ist wichtig, da dieses sekundär eine Zentralvenenthrombose auslösen kann und daraufhin ein neovaskuläres Glaukom entsteht, das über die Kammerwinkelsynechierung in ein Winkelblockglaukom übergehen kann. Ein primäres Winkelblockglaukom wird gonioskopisch durch einen anfallsgeeigneten Kammerwinkel im Partnerauge weitgehend ausgeschlossen, während ein neovaskuläres Glaukom mit Winkelblockierung durch den Nachweis der Rubeosis iridis keine diagnostischen Schwierigkeiten bereitet.

Die Behandlung des Winkelblockglaukoms unmittelbar nach Zentralvenenthrombose sollte zunächst medikamentös sein, da sich ein normal tiefer Kammerwinkel nach wenigen Wochen wieder einstellt. Karboanhydrasehemmstoffe und lokale β-Blocker-Therapie wären dabei zu verwenden. Es wurde auch ein guter Effekt sowohl nach Pilokarpin [157,158] wie nach Zykloplegika [159] berichtet.

16.3.2 Hämorrhagische Netzhaut- oder Aderhautabhebung

Ein akutes Winkelblockglaukom kann sekundär auf eine spontane, massive hämorrhagische Netzhaut- oder Aderhautabhebung auftreten [161]. Die hämorrhagische Ablösung ist meist eine Konsequenz einer disziformen Makulopathie mit Begleiterkrankungen wie Hypertonie, Koagulationsstörungen und die allgemeine Anwendung von Antikoagulanzien und thrombolytischen Wirkstoffen [161,162]. Der Mechanismus der Kammerwinkelblockierung ist durch die abrupte Nachvorneverlagerung des Linsen-Iris-Diaphragmas durch die massive Abhebung von Netzhaut und Aderhaut erklärt [161]. Die visuelle Prognose ist ungünstig und die Behandlung konzentriert sich überwiegend auf eine Schmerzlinderung durch Augeninnendrucksenkung mit Antiglaukomatosa oder durch zyklodestruktive Eingriffe. Zuweilen ist eine retrobulbäre Alkoholinjektion oder eine Enukleation unumgänglich.

16.3.3 Ziliochoroidale Effusion

Bei diesen Erkrankungen führt eine uveale Effusion mit ziliochoroidaler Abhebung zu einer Nachvorneverlagerung des Linsen-Iris-Diaphragmas und zu einem Winkelblockglaukom.

16.3.3.1 Nanophthalmus

Diese seltene Anomalie des Auges ist charakterisiert durch eine geringe Größe des Bulbus, mit einer kleinen Hornhaut, flachen Vorderkammer, engem Kammerwinkel und einer hohen Relation von Linsen- zu Bulbusvolumen [163–165]. Diese Augen sind meist stark hyperop wegen der kurzen Bulbusachsenlänge (nach den meisten Definitionen weniger als 20 mm) und entwickeln häufig ein Winkelblockglaukom in der 4. bis 6. Lebensdekade. Zusätzliche Veränderungen seitens der Netzhaut sind Pigmentepitheldystrophie [166] und Pigmentepitheldegeneration sowie zystische makuläre Degenerationen in einer Familie mit einem autosomal-rezessiven Syndrom [167]. Uveale Effusion und nicht-rhegmatogene Netzhautablösung kommen häufig nach intraokularen Eingriffen in diesen Augen vor [163–165,168]. Es gibt auch Hinweise dafür, daß die uveale Effusion und die Netzhautablösung bei manchen Patienten dem Eingriff vorausgeht und letztlich die Kammerwinkelblockierung durch eine Nachvorneverlagerung des Linsen-Iris-Diaphragmas mit einem konsekutiven Pupillarblock auslöst [169].

Histopathologische Untersuchungen zeigten eine ungewöhnlich dicke Sklera mit irregulär verflochtenen Kollagenbündeln [170, 171] und vermehrtem Fibronektin [172]. Ein veränderter Metabolismus der Glykosaminoglykane und des Fibronektins können bei der Entwicklung einer abnormen Sklera bei Nanophthalmus beteiligt sein [170–172]. Es wurde auch behauptet, daß die uveale Effusion durch eine reduzierte Sklerapermeabilität gegenüber Proteinen durch die dickere Sklera entsteht [173] oder durch eine Kompression der skleralen Durchtritte für die Venen durch das sehr dichte Kollagen um die Vortexvenen herum [174].

Diese Form des Sekundärglaukoms reagiert sehr schlecht auf konventionelle operative Verfahren mit einer sehr hohen Komplikationsrate, häufig mit einer uvealen Effusion einhergehend [164,168]. Medikamentöse Therapie ist nur bedingt wirksam, Miotika verstärken den Pupillarblock [164]. Laseriridotomie und Lasergonioplastik (Retraktion der peripheren Iris) haben eine bessere Erfolgsrate und gelten nach mehreren Autoren als Vorgehen der Wahl [164,169]. Ein empfohlenes Vorgehen bei der uvealen Effusion ist die Dekompression der Vortexvenen und bei manchen Fällen eine Drainage der choroidalen und/oder subretinalen Flüssigkeit mit Luftinjektion in die Glaskörperkavität [174].

16.3.3.2 Uveales Effusionssyndrom

Diese Erkrankung hat Ähnlichkeiten mit einem Nanophthalmus, mit der wichtigen Ausnahme, daß ein Auge normaler Größe vorliegt. Es tritt häufiger bei Männern auf und ist charakterisiert durch erweiterte episklerale Gefäße, verdickter oder abgehobener Aderhaut und Ziliarkörper und einer nicht-rhegmatogenen Netzhautabhebung [173]. Wie beim Nanophthalmus kann die Sklera verdickt und impermeabel sein, wenngleich eine ultrastrukturelle Untersuchung eine vermehrte Ablagerung von glykosaminoglykanähnlichen Stoffen zwischen den Sklerafasern wie auch ein dilatiertes rauhes endoplasmatisches Retikulum und große intrazelluläre glykogenähnliche Granula in den Sklerazellen nachwies [175]. Der Augeninnendruck kann im Normbereich sein, wenn nicht ein sekundäres Winkelblockglaukom auftritt, das nach der Literatur auf Zykloplegika, kammerwassersuppressive Therapie und Kortikosteroide anspricht [176].

16.3.3.3 Andere Ursachen der ziliochoroidalen Effusion

Verschiedene andere Ursachen einer ziliochoroidalen Effusion werden in den folgenden Kapiteln besprochen: intraokulare Entzündungen (Kap. 19), arteriovenöse Fehlbildungen (Kap. 17), Tumoren (Kap. 18), Trauma (Kap. 22) und operative Eingriffe (Kap. 23).

16.3.4 Frühgeborenenretinopathie (retrolentale Fibroplasie)

Die Kontraktion retrolentaler Gewebe bei der Frühgeborenenretinopathie kann eine Abflachung der Vorderkammer bewirken und so ein Winkelblockglaukom auslösen. Diese Komplikation tritt im Vernarbungsstadium der Erkrankung auf, welches gewöhnlich im 3. bis 6. Lebensmonat beginnt. Es kann jedoch ein Winkelblockglaukom auch später in der Kindheit auftreten. Eine sorgfältige Verlaufsbeobachtung ist deshalb während der ersten Lebensjahre notwendig. Bei einer Untersuchungsreihe an fünf Patienten mit einem sekundären Winkelblockglaukom trat die Winkelblockierung bei allen Patienten nach dem 2. Lebensjahr ein [177], während in einer anderen Untersuchungsreihe der Beginn des Winkelblockglaukoms sekundär auf eine Frühgeborenenretinopathie bei 3 Erwachsenen im 3. Lebensjahrzehnt auftrat [178]. Wenngleich der typische Mechanismus des Winkelblockglaukoms dabei die Winkelblockierung durch das retrolentale Gewebe ist, kommen andere Fehlbildungen bei manchen Fällen hinzu, wie Dysgenesie des Kammerwinkels, Hypopigmentierung der Iriswurzel, ein transluzides embryonales Gewebe im Kammerwinkel und eine prominente Schwalbe-Linie [179].

Das Glaukom bei Frühgeborenenretinopathie spricht auf eine medikamentöse Therapie in der Regel nicht an, wenngleich in der Literatur einige Fälle mit einer günstigen Wirkung auf Zykloplegika [180] und lokale Steroide [181] berichtet werden. Bei manchen Fällen konnte die Linsenaspiration und die vordere Vitrektomie den Augeninnendruck günstig beeinflussen, wenngleich Glaukomoperationen bei solchen fortgeschrittenen Fällen nur zur Schmerzdämpfung angewandt werden und um die Enukleation zu vermeiden, da eine brauchbare Sehschärfe meist nicht vorhanden ist [177,182,183]. Moderne Vitrektomietechniken beanspruchen in bestimmten Stadien eine sehverbessernde Wirkung nach Wiederanlegen der Netzhaut, zumindest am zentralen Fundus [184,185].

16.3.5 Persistierender hyperplastischer primärer Glaskörper

Die Retention und Hyperplasie des primären Glaskörpers ist in der Regel einseitig und geht meist mit einer Mikrophthalmie und elongierten Ziliarkörperfortsätzen einher [186]. Die Abflachung der vorderen Augenkammer mit nachfolgendem Winkelblockglaukom kann durch eine Kontraktion der fibrösen retrolentikulären Gewebe und durch eine Schwellung der trüben Linse eintreten. Kleine Einkerbungen am Pupillarsaum, die durch Gefäßanastomosen zwischen der Tunica vasculosa lentis anterior und posterior entstehen, sind ein diagnostisch wichtiges Zeichen für einen persistierenden, hyperplastischen, primären Glaskörper, besonders wenn die Diagnose durch eine Katarakt erschwert ist [187]. Das Bild des persistierenden, hyperplastischen, primären Glaskörpers in der Computertomographie ist ausreichend charakteristisch, um auch hiermit eine aussagekräftige Differentialdiagnose zu betreiben [188]. Ohne Behandlung erblinden die meisten dieser Augen [189]. Empfohlen wird eine Aspiration der Linse und eine Entfernung der fibrovaskulären Gewebe mit Scheren [190] oder Vitrektomieinstrumenten im Open-sky-Verfahren [189,190–194]. Da sich die Netzhaut bei diesen Fällen häufig nach vorne bis zur Pars plicata des Ziliarkörpers erstreckt, verbietet sich eine Pars-plana-Inzision als operativer Zugang [194], und viele Operateure bevorzugen eine limbale Eröffnung des Auges [189]. Die operative Behandlung kann einem Winkelblockglaukom vorbeugen oder dieses beseitigen, wenngleich eine postoperative visuelle Rehabilitation schwierig ist und eine intensive Amblyopiebehandlung erfordert [190,191].

Man sollte auch auf die Partneraugen bei diesen Fällen achten, da 2 Erwachsene mit unkompliziertem, einseitigen, persistierenden, hyperplastischen, primären Glaskörper ein Offenwinkelglaukom im Partnerauge hatten, mit entsprechenden Gefäßanomalien in der gesamten Kammerwinkelzirkumferenz, mit einer bandförmigen Keratopathie und einer Heterochromie der Iris [195].

16.3.6 Retinale Dysplasie

Diese Erkrankung ist gewöhnlich beidseitig und geht mit multiplen kongenitalen Anomalien, besonders einer Trisomie 13–15 einher [196]. Die dysplastische Retina kann hinter die Linse nach vorne gezogen sein und das Glaukom entsteht durch einen Kammerwinkelverschluß oder eine zusätzliche Dysgenesie der Kammerwinkelstrukturen.

16.4 Retinitis pigmentosa

Bei der Retinitis pigmentosa tritt häufiger ein Primärglaukom auf, das meist nach dem Pathomechanismus ein Offenwinkelglaukom ist [197]. Eine überzeugende Ursache-Wirkungs-Beziehung wurde jedoch nicht nachgewiesen.

16.5 Zusammenfassung

Das neovaskuläre Glaukom ist eine relativ häufige und ernste Komplikation verschiedener Netzhauterkrankungen, besonders der diabetischen Retinopathie und der Zentralvenenthrombose wie auch anderer okulärer und extraokulärer Krankheitsbilder. Durch noch nicht völlig geklärte Pathomechanismen entwickelt sich eine fibrovaskuläre Membran auf der Iris und im Kammerwinkel, die initial die Abflußwege bei offenem Kammerwinkel verlegt und in einem späteren Krankheitsstadium durch Kontraktion ein Winkelblockglaukom bewirkt. Die effektivste Behandlungsmethode ist die panretinale Photokoagulation in den Frühstadien der Erkrankung, um die ischämischen Stimuli für eine anteriore Neovaskularisation zu eliminieren.

Netzhautablösungen gehen gewöhnlich mit einer Augendrucksenkung einher, wenngleich manche Patienten auch ein gemeinsames Auftreten einer Netzhautablösung und eines Glaukoms haben, wofür eine Ursache-Wirkungs-Beziehung bestehen kann. Es gibt auch eine Gruppe von Erkrankungen, bei denen ein Winkelblockglaukom mit Erkrankungen der Netzhaut, der Aderhaut und des Glaskörpers einhergehen, wie z. B. Zentralvenenthrombose, Nanophthalmus, Frühgeborenenretinopathie, persistierender, hyperplastischer, primärer Glaskörper und retinale Dysplasie.

Literatur

1. Coats, G: Further cases of thrombosis of the central vein. Royal Lond Ophthal Hosp Rep 16:516, 1906.
2. Smith, RJH: Rubeotic glaucoma. Br J Ophthal 65:606, 1981.
3. Weiss, DI, Shaffer, RN, Nehrenberg, TR: Neo[fpvascular glaucoma complicating carotid-cavernous fistula. Arch Ophthal 69:304, 1963.
4. Hoskins, HD Jr: Neovascular glaucoma: current concepts. Trans Am Acad Ophthal Otol 78:330, 1974.
5. Brown, GC, Magargal, LE, Schachat, A, Shah, H: Neovascular glaucoma: etiologic considerations. Ophthalmology 91:315, 1984.
6. Mandelcorn, MS, Blankenship, G, Machemer, R: Pars plana vitrectomy for the management of severe diabetic retinopathy. Am J Ophthal 81:561, 1976.
7. Aaberg, TM, Van Horn, DL: Late complications of pars plana vitreous surgery. Ophthalmology 85:126, 1978.
8. Michels, RG: Vitrectomy for complications of diabetic retinopathy. Arch Ophthal 96:237, 1978.
9. Blankenship, G, Cortez, R, Machemer, R: The lens and pars plana vitrectomy for diabetic retinopathy complications. Arch Ophthal 97:1263, 1979.
10. Machemer, R, Blankenship, G: Vitrectomy for proliferative diabetic retinopathy associated with vitreous hemorrhage. Ophthalmology 88:643, 1981.
11. Schachat, AP, Oyakawa, RT, Michels, RG, Rice, TA: Complications of vitreous surgery for diabetic retinopathy. II. Postoperative complications. Ophthalmology 90:522, 1983.
12. Blankenship, GW: The lens influence on diabetic vitrectomy results. Report of a prospective randomized study. Arch Ophthal 98:2196, 1980.
13. Aaberg, TM: Pars plana vitrectomy for diabetic traction retinal detachment. Ophthalmology 88:639, 1981.
14. Rice, TA, Michels, RG, Maguire, MG, Rice, EF: The effect of lensectomy on the incidence of iris neovascularization and neovascular glaucoma after vitrectomy for diabetic retinopathy. Am J Ophthal 95:1, 1983.
15. Blankenship, GW: Management of vitreous cavity hemorrhage following pars plana vitrectomy for diabetic retinopathy. Ophthalmology 93:39, 1986.
16. Blankenship, GW: Preoperative iris rubeosis and diabetic vitrectomy results. Ophthalmology 87:176, 1980.
17. Scuderi, JJ, Blumenkranz, MS, Blankenship, GW: Regression of diabetic rubeosis iridis following successful surgical reattachment of the retina by vitrectomy. Retina 2:193, 1982.
18. Wand, M, Madigan, JC, Gaudio, AR, Sorokanich, S: Neovascular glaucoma following pars plana vitrectomy for complications of diabetic retinopathy. Ophthal Surg 21:113, 1990.
19. de Juan, E Jr, Hardy, M, Hatchell, DL, Hatchell, MC: The effect of intraocular silicone oil on anterior chamber oxygen pressure in cats. Arch Ophthal 104:1063, 1986.
20. Blankenship, GW, Machemer, R: Long-term diabetic vitrectomy results. Report of 10 year follow-up. Ophthalmology 92:503, 1985.
21. Aiello, LM, Wand, M, Liang, G: Neovascular glaucoma and vitreous hemorrhage following cataract surgery in patients with diabetes mellitus. Ophthalmology 90:814, 1983.
22. Poliner, LS, Christianson, DJ, Escoffery, RF, et al: Neovascular glaucoma after intracapsular and extracapsular cataract extraction in diabetic patients. Am J Ophthal 100:637, 1985.
23. Weinreb, RN, Wasserstrom, JP, Parker, W: Neovascular glaucoma following Neodymium-YAG laser posterior capsulotomy. Arch Ophthal 104:730, 1986.
24. David, R, Zangwill, L, Badarna, M, Yassur, Y: Epidemiology of retinal vein occlusion and its association with glaucoma and increased intraocular pressure. Ophthalmologica 197:69, 1988.
25. Cole, MD, Dodson, PM, Hendeles, S: Medical conditions underlying retinal vein occlusion in patients with glaucoma or ocular hypertension. Br J Ophthal 73:693, 1989.
26. Hayreh, SS, Podhajsky, P: Ocular neovascularization with retinal vascular occlusion. II. Occurrence in central and branch retinal artery occlusion. Arch Ophthal 100:1585, 1982.
27. Duker, JS, Brown, GC: Iris neovascularization associated with obstruction of the central retinal artery. Ophthalmology 95:1244, 1988.
28. Peternel, P, Keber, D, Videcnik, V: Carotid arteries in central retinal vessel occlusion as assessed by Doppler ultrasound. Br J Ophthal 73:880, 1989.
29. Magargal, LE, Brown, GC, Augsburger, JJ, Parrish, RK: Neovascular glaucoma following branch retinal vein obstruction. Glaucoma 3:333, 1981.
30. Bresnick, GH, Gay, AJ: Rubeosis iridis associated with branch retinal arteriolar occlusions. Arch Ophthal 77:176, 1967.
31. Stefansson, E, Landers, MB III, Wolbarsht, ML, Klintworth, GK: Neovascularization of the iris: an experimental model in cats. Invest Ophthal Vis Sci 25:361, 1984.
32. Walton, DS, Grant, WM: Retinoblastoma and iris neovascularization. Am J Ophthal 65:598, 1968.
33. Goldberg, MF, Tso, MOM: Rubeosis iridis and glaucoma associated with sickle cell retinopathy: a light and electron microscopic study. Ophthalmology 85:1028, 1978.
34. Savir, H, Kurz, O: Fluorescein angiography in syphilitic retinal vasculitis. Ann Ophthal 8:713, 1976.
35. Hung, JY, Hilton, GF: Neovascular glaucoma in a patient with X-linked juvenile retinoschisis. Ann Ophthal 12:1054, 1980.
36. Young, NJA, Hitchings, RA, Sehmi, K, Bird, AC: Stickler's syndrome and neovascular glaucoma. Br J Ophthal 63:826, 1979.
37. Buchanan, TAS, Hoyt, WF: Optic nerve glioma and neovascular glaucoma: report of a case. Br J Ophthal 66:96, 1982.
38. Lewis, RA, Tse, DT, Phelps, CD, Weingeist, TA: Neovascular glaucoma after photoradiation therapy for uveal melanoma. Arch Ophthal 102:839, 1984.

39. Kim, MK, Char, DH, Castro, JL, et al: Neovascular glaucoma after helium ion irradiation for uveal melanoma. Ophthalmology 93:189, 1986.
40. Apple, DJ, Craythorn, JM, Olson, RJ, et al: Anterior segment complications and neovascular glaucoma following implantation of a posterior chamber intraocular lens. Ophthalmology 91:403, 1984.
41. Shields, MB, Proia, AD: Neovascular glaucoma associated with an iris melanoma. A clinicopathologic report. Arch Ophthal 105:672, 1987.
42. Coppeto, JR, Wand, M, Bear, L, Sciarra, R: Neovascular glaucoma and carotid artery obstructive disease. Am J Ophthal 99:567, 1985.
43. Sugar, HS: Neovascular glaucoma after carotid-cavernous fistula formation. Ann Ophthal 11:667, 1979.
44. Harris, GJ, Rice, PR: Angle closure in carotid-cavernous fistula. Ophthalmology 86:1521, 1979.
45. Huckman, MS, Haas, J: Reversed flow through the ophthalmic artery as a cause of rubeosis iridis. Am J Ophthal 74:1094, 1972.
46. Wise, GN: Retinal neovascularization. Trans Am Ophthal Soc 54:729, 1956.
47. Bresnick, GH, De Venecia, G, Myers, FL, et al: Retinal ischemia in diabetic retinopathy. Arch Ophthal 93:1300, 1975.
48. Laatikainen, L, Kohner, EM: Fluorescein angiography and its prognostic significance in central retinal vein occlusion. Br J Ophthal 60:411, 1976.
49. Virdi, PS, Hayreh, SS: Ocular neovascularization with retinal vascular occlusion. I. Association with experimental retinal vein occlusion. Arch Ophthal 100:331, 1982.
50. Ernest, JT, Archer, DB: Vitreous body oxygen tension following experimental branch retinal vein obstruction. Invest Ophthal Vis Sci 18:1025, 1979.
51. Folkman, J, Merler, E, Abernathy, C, Williams, G: Isolation of a tumor factor responsible for angiogenesis. J Exp Med 133:275, 1971.
52. Glaser, BM, D'Amore, PA, Michels, RG, et al: The demonstration of angiogenic activity from ocular tissues. Preliminary report. Ophthalmology 87:440, 1980.
53. Federman, JL, Brown, GC, Felberg, NT, Felton, SM: Experimental ocular angiogenesis. Am J Ophthal 89:231, 1980.
54. Patz, A: Studies on retinal neovascularization. Invest Ophthal Vis Sci 19:1133, 1980.
55. Gu, XQ, Fry, GL, Lata, GF, et al: Ocular neovascularization. Tissue culture studies. Arch Ophthal 103:111, 1985.
56. Imre, G: Studies on the mechanism of retinal neovascularization. Role of lactic acid. Br J Ophthal 48:75, 1964.
57. Zauberman, H, Michaelson, IC, Bergmann, F, Maurice, DM: Stimulation of neovascularization of the cornea by biogenic amines. Exp Eye Res 8:77, 1969.
58. Ben Ezra, D: Neovasculogenesis. Triggering factors and possible mechanisms. Surv Ophthal 24:167, 1979.
59. Wolbarsht, ML, Landers, MB III, Stefansson, E: Vasodilation and the etiology of diabetic retinopathy: a new model. Ophthal Surg 12:104, 1981.
60. Stefansson, E, Landers, MB III, Wolbarsht, ML: Oxygenation and vasodilatation in relation to diabetic and other proliferative retinopathies. Ophthal Surg 14:209, 1983.
61. Henkind, P: Ocular neovascularization. Am J Ophthal 85:287, 1978.
62. Williams, GA, Eisenstein, R, Schumacher, B, et al: Inhibitor of vascular endothelial cell growth in the lens. Am J Ophthal 97:366, 1984.
63. Glaser, BM, Campochiaro, PA, Davis, JL Jr, Jerdan, JA: Retinal pigment epithelial cells release inhibitors of neovascularization. Ophthalmology 94:780, 1987.
64. Ohrt, V: The frequency of rubeosis iridis in diabetic patients. Acta Ophthal 49:301, 1971.
65. Madsen, PH: Rubeosis of the iris and haemorrhagic glaucoma in patients with proliferative diabetic retinopathy. Br J Ophthal 55:368, 1971.
66. Bonnet, M, Jourdain, M, Francoz-Taillanter, N: Clinical correlation between rubeosis iridis and optic disc neovascularization. J Fr Ophthal 4:405, 1981.
67. Kluxen, G, Friedburg, D, Ruppert, A: Circular neovascularization of the circulus arteriosus iridis minor. Klin Monatsbl Augenheilkd 176:160, 1980.
68. Laqua, H: Rubeosis iridis following pars plana vitrectomy. Klin Monatsbl Augenheilkd 177:24, 1980.
69. Ehrenberg, M, McCuen, BW II, Schindler, RH, Machemer, R: Rubeosis iridis: preoperative iris fluorescein angiography and periocular steroids. Ophthalmology 91:321, 1984.
70. Cappin, JM, Whitelocke, R: The iris in central retinal vein thrombosis. Proc Royal Soc Med 67:1048, 1974.
71. Hayreh, S, March, W, Phelps, CD: Ocular hypotony following retinal vein occlusion. Arch Ophthal 96:827, 1978.
72. Sinclair, SH, Gragoudas, ES: Prognosis for rubeosis iridis following central retinal vein occlusion. Br J Ophthal 63:735, 1979.
73. Tasman, W, Magargal, LE, Augsburger, JJ: Effects of argon laser photocoagulation on rubeosis iridis and angle neovascularization. Ophthalmology 87:400, 1980.
74. Magargal, LE, Donoso, LA, Sanborn, GE: Retinal ischemia and risk of neovascularization following central retinal vein obstruction. Ophthalmology 89:1241, 1982.
75. Hayreh, SS, Rojas, P, Podhajsky, P, et al: Ocular neovascularization with retinal vascular occlusion. III. Incidence of ocular neovascularization with retinal vein occlusion. Ophthalmology 90:488, 1983.
76. Priluck, IA, Robertson, DM, Hollenhorst, RW: Long-term follow-up of occlusion of the central retinal vein in young adults. Am J Ophthal 90:190, 1980.
77. Zegarra, H, Gutman, FA, Conforto, J: The natural course of central retinal vein occlusion. Ophthalmology 86:1931, 1979.
78. Zegarra, H, Gutman, FA, Zakov, N, Carim, M: Partial occlusion of the central retinal vein. Am J Ophthal 96:330, 1983.
79. Laatikainen, L, Blach, RK: Behavior of the iris vasculature in central retinal vein occlusion: a fluorescein angiographic study of the vascular response of the retina and the iris. Br J Ophthal 61:272, 1977.
80. Servais, GE, Thompson, HS, Hayreh, SS: Relative afferent pupillary defect in central retinal vein occlusion. Ophthalmology 93:301, 1986.
81. Sabates, R, Hirose, T, McMeel, JW: Electroretinography in the prognosis and classification of central retinal vein occlusion. Arch Ophthal 101:232, 1983.
82. Kaye, SB, Harding, SP: Early electroretinography in unilateral central retinal vein occlusion as a predictor of rubeosis iridis. Arch Ophthal 106:353, 1988.
83. Johnson, MA, Marcus, S, Elman, MJ, McPhee, TJ: Neovascularization in central retinal vein occlusion: electroretinographic findings. Arch Ophthal 106:348, 1988.
84. Wand, M, Dueker, DK, Aiello, LM, Grant, WM: Effects of panretinal photocoagulation on rubeosis iridis, angle neovascularization, and neovascular glaucoma. Am J Ophthal 86:332, 1978.

85. Madsen, PH: Haemorrhagic glaucoma. Comparative study in diabetic and nondiabetic patients. Br J Ophthal 55:444, 1971.
86. Laatikainen, L: Development and classification of rubeosis iridis in diabetic eye disease. Br J Ophthal 63:150, 1979.
87. Schulze, RR: Rubeosis iridis. Am J Ophthal 63:487, 1967.
88. Nork, TM, Tso, MOM, Duvall, J, Hayreh, SS: Cellular mechanisms of iris neovascularization secondary to retinal vein occlusion. Arch Ophthal 107:581, 1989.
89. Jocson, VL: Microvascular injection studies in rubeosis iridis and neovascular glaucoma. Am J Ophthal 83:508, 1977.
90. Anderson, DM, Morin, JD, Hunter, WS: Rubeosis iridis. Can J Ophthal 6:183, 1971.
91. Peyman, GA, Raichand, M, Juarez, CP, et al: Hypotony and experimental rubeosis iridis in primate eyes. A clinicopathologic study. Graefe's Arch Ophthal 224:435, 1986.
92. Goldberg, MF, Tso, MOM: Rubeosis iridis and glaucoma associated with sickle cell retinopathy: a light and electron microscopic study. Ophthalmology 85:1028, 1978.
93. John, T, Sassani, JW, Eagle, RC Jr: The myofibroblastic component of rubeosis iridis. Ophthalmology 90:721, 1983.
94. Nomura, T: Pathology of anterior chamber angle in diabetic neovascular glaucoma: extension of corneal endothelium onto iris surface. Jap J Ophthal 27:193, 1983.
95. Gartner, S, Taffet, S, Friedman, AH: The association of rubeosis iridis with endothelialisation of the anterior chamber: report of a clinical case with histopathological review of 16 additional cases. Br J Ophthal 61:267, 1977.
96. Harris, M, Tso, AY, Kaba, FW, et al: Corneal endothelial overgrowth of angle and iris. Evidence of myoblastic differentiation in three cases. Ophthalmology 91:1154, 1984.
97. Little, HL, Rosenthal, AR, Dellaporta, A, Jacobson, DR: The effect of pan-retinal photocoagulation on rubeosis iridis. Am J Ophthal 81:804, 1976.
98. Laatikainen, L: Preliminary report on effect of retinal panphotocoagulation on rubeosis iridis and neovascular glaucoma. Br J Ophthal 61:278, 1977.
99. Laatikainen, L, Kohner, EM, Khoury, D, Blach, RK: Panretinal photocoagulation in central retinal vein occlusion: a randomised controlled clinical study. Br J Ophthal 61:741, 1977.
100. Jacobson, DR, Murphy, RP, Rosenthal, AR: The treatment of angle neovascularization with panretinal photocoagulation. Ophthalmology 86:1270, 1979.
101. Murphy, RP, Egbert, PR: Regression of iris neovascularization following panretinal photocoagulation. Arch Ophthal 97:700, 1979.
102. Pavan, PR, Folk, JC, Weingeist, TA, et al: Diabetic rubeosis and panretinal photocoagulation. A prospective, controlled, masked trial using iris fluorescein angiography. Arch Ophthal 101:882, 1983.
103. May, DR, Klein, ML, Peyman, GA: A prospective study of xenon arc photocoagulation for central retinal vein occlusion. Br J Ophthal 60:816, 1976.
104. Magargal, LE, Brown, GC, Augsburger, JJ, Parrish, RK II: Neovascular glaucoma following central retinal vein obstruction. Ophthalmology 88:1095, 1981.
105. Magargal, LE, Brown, GC, Augsburger, JJ, Donoso, LA: Efficacy of panretinal photocoagulation in preventing neovascular glaucoma following ischemic central retinal vein obstruction. Ophthalmology 89:780, 1982.
106. Laatikainen, L: A prospective follow-up study of panretinal photocoagulation in preventing neovascular glaucoma following ischaemic central retinal vein occlusion. Graefe's Arch Ophthal 220:236, 1983.
107. Kaufman, SC, Ferris, FL, III, Swartz, M, et al: Intraocular pressure following panretinal photocoagulation for diabetic retinopathy. Diabetic Retinopathy Report No. 11. Arch Ophthal 105:807, 1987.
108. Weiter, JJ, Zuckerman, R: The influence of the photoreceptor-RPE complex on the inner retina. An explanation of the beneficial effects of photocoagulation. Ophthalmology 87:1133, 1980.
109. Duker, JS, Brown, GC: The efficacy of panretinal photocoagulation for neovascularization of the iris after central retinal artery obstruction. Ophthalmology 96:92, 1989.
110. Teich, SA, Walsh, JB: A grading system for iris neovascularization. Prognostic implications for treatment. Ophthalmology 88:1102, 1981.
111. Flanagan, DW, Blach, RK: Place of panretinal photocoagulation and trabeculectomy in the management of neovascular glaucoma. Br J Ophthal 67:526, 1983.
112. Goodart, R, Blankenship, G: Panretinal photocoagulation influence on vitrectomy results for complications of diabetic retinopathy. Ophthalmology 87:183, 1980.
113. Miller, JB, Smith, MR, Boyer, DS: Intraocular carbon dioxide laser photocautery. Indications and contraindications at vitrectomy. Ophthalmology 87:1112, 1980.
114. May, DR, Bergstrom, TJ, Parmet, AJ, Schwartz, JG: Treatment of neovascular glaucoma with transscleral panretinal cryotherapy. Ophthalmology 87:1106, 1980.
115. Vernon, SA, Cheng, H: Panretinal cryotherapy in neovascular disease. Br J Ophthal 72:401, 1988.
116. Simmons, RJ, Dueker, DK, Kimbrough, RL, Aiello, LM: Goniophotocoagulation for neovascular glaucoma. Trans Am Acad Ophthal Otol 83:80, 1977.
117. Simmons, RJ, Deppermann, SR, Dueker, DK: The role of gonio-photocoagulation in neovascularization of the anterior chamber angle. Ophthalmology 87:79, 1980.
118. Drews, RC: Corticosteroid management of hemorrhagic glaucoma. Trans Am Acad Ophthal Otol 78:334, 1974.
119. Tano, Y, Chandler, D, Machemer, R: Treatment of intraocular proliferation with intravitreal injection of triamcinolone acetonide. Am J Ophthal 90:810, 1980.
120. Feibel, RM, Bigger, JF: Rubeosis iridis and neovascular glaucoma. Evaluation of cyclocryotherapy. Am J Ophthal 74:862, 1972.
121. Boniuk, M: Cryotherapy in neovascular glaucoma. Trans Am Acad Ophthal Otol 78:337, 1974.
122. Krupin, T, Mitchell, KB, Becker, B: Cyclocryotherapy in neovascular glaucoma. Am J Ophthal 86:24, 1978.
123. Faulborn, J, Birnbaum, F: Cyclocryotherapy of haemorrhagic glaucoma: Clinical long time and histopathologic results. Klin Monatsbl Augenheilkd 170:651, 1977.
124. Faulborn, J, Hoster, K: Results of cyclocryotherapy in case of hemorrhagic glaucoma. Klin Monatsbl Augenheilkd 162:513, 1973.
125. Hampton, C, Shields, MB, Miller, KN, Blasini, M: Evaluation of a protocol for transscleral Neodymium:YAG cyclophotocoagulation in one hundred patients. Ophthalmology 97:910, 1990.
126. Allen, RC, Bellows, AR, Hutchinson, BT, Murphy, SD: Filtration surgery in the treatment of neovascular glaucoma. Ophthalmology 89:1181, 1982.
127. Herschler, J, Agness, D: A modified filtering operation for neovascular glaucoma. Arch Ophthal 97:2339, 1979.
128. Parrish, R, Herschler, J: Eyes with end-stage neovascular glaucoma. Natural history following successful modified filtering operation. Arch Ophthal 101:745, 1983.

129. L'Esperance, FA Jr, Mittl, RN, James, WA Jr: Carbon dioxide laser trabeculostomy for the treatment of neovascular glaucoma. Ophthalmology 90:821, 1983.
130. Molteno, ACB, Van Rooyen, MMB, Bartholomew, RS: Implants for draining neovascular glaucoma. Br J Ophthal 61:120, 1977.
131. Egerer, I: Clinical experience in glaucoma surgery utilizing silicon catheters. Klin Monatsbl Augenheilkd 174:434, 1979.
132. Ancker, E, Molteno, ACB: Molteno drainage implant for neovascular glaucoma. Trans Ophthal Soc UK 102:122, 1982.
133. Honrubia, RM, Gómez, ML, Hernández, A, Grijalbo, MP: Long-term results of silicone tube in filtering surgery for eyes with neovascular glaucoma. Am J Ophthal 97:501, 1984.
134. Krupin, R, Kaufman, P, Mandell, A, et al: Filtering valve implant surgery for eyes with neovascular glaucoma. Am J Ophthal 89:338, 1980.
135. McCuen, BW II, Rinkoff, JS: Silicone oil for progressive anterior ocular neovascularization after failed diabetic vitrectomy. Arch Ophthal 107:677, 1989.
136. Packer, AJ, Tse, DT, Gu, X-Q, Hayreh, SS: Hematoporphyrin photoradiation therapy for iris neovascularization. A preliminary report. Arch Ophthal 102:1193, 1984.
137. Nanda, SK, Hatchell, DL, Tiedeman, JS, et al: A new method for vascular occlusion. Photochemical initiation of thrombosis. Arch Ophthal 105:1121, 1987.
138. Jampol, LM, Orlin, C, Cohen, SB, et al: Hyperbaric and transcorneal delivery of oxygen to the rabbit and monkey anterior segment. Arch Ophthal 106:825, 1988.
139. Pederson, JE, MacLellan, HM: Experimental retinal detachment. I. Effect of subretinal fluid composition on reabsorption rate and intraocular pressure. Arch Ophthal 100:1150, 1982.
140. Cantrill, HL, Pederson, JE: Experimental retinal detachment. III. Vitreous fluorophotometry. Arch Ophthal 100:1810, 1982.
141. Tsuboi, S, Taki-Noie, J, Emi, K, Manabe, R: Fluid dynamics in eyes with rhegmatogenous retinal detachments. Am J Ophthal 99:673, 1985.
142. Campbell, DG: Iris retraction associated with rhegmatogenous retinal detachment syndrome and hypotony. A new explanation. Arch Ophthal 102:1457, 1984.
143. Phelps, CD, Burton, TC: Glaucoma and retinal detachment. Arch Ophthal 95:418, 1977.
144. Shammas, HF, Halasa, AH, Faris, BM: Intraocular pressure, cup-disc ratio, and steroid responsiveness in retinal detachment. Arch Ophthal 94:1108, 1976.
145. Pape, LG, Forbes, M: Retinal detachment and miotic therapy. Am J Ophthal 85:558, 1978.
146. Beasley, H, Fraunfelder, FT: Retinal detachments and topical ocular miotics. Ophthalmology 86:95, 1979.
147. Pemberton, JW: Schiøtz-applanation disparity following retinal detachment surgery. Arch Ophthal 81:534, 1969.
148. Syrdalen, P: Intraocular pressure and ocular rigidity in patients with retinal detachment. II. Postoperative study. Acta Ophthal 48:1036, 1970.
149. Burton, TC, Lambert, RW Jr: A predictive model for visual recovery following retinal detachment surgery. Ophthalmology 85:619, 1978.
150. Sebestyen, JG, Schepens, CL, Rosenthal, ML: Retinal detachment and glaucoma. I. Tonometric and gonioscopic study of 160 cases. Arch Ophthal 67:736, 1962.
151. Schwartz, A: Chronic open-angle glaucoma secondary to rhegmatogenous retinal detachment. Am J Ophthal 75:205, 1973.
152. Davidorf, FH: Retinal pigment epithelial glaucoma. Ophthal Digest 38:11, 1976.
153. Baba, H: Probability of the presence of glycosaminoglycans in aqueous humor. Graefe's Arch Ophthal 220:117, 1983.
154. Matsuo, N, Takabatake, M, Ueno, H, et al: Photoreceptor outer segments in the aqueous humor in rhegmatogenous retinal detachment. Am J Ophthal 101:673, 1986.
155. Lambrou, FH, Vela, MA, Woods, W: Obstruction of the trabecular meshwork by retinal rod outer segments. Arch Ophthal 107:742, 1989.
156. Yanoff, M: Glaucoma mechanisms in ocular malignant melanoma. Am J Ophthal 70:898, 1970.
157. Hyams, SW, Neumann, E: Transient angle-closure glaucoma after retinal vein occlusion. Report of two cases. Br J Ophthal 56:353, 1972.
158. Grant, WM: Shallowing of the anterior chamber following occlusion of the central retinal vein. Am J Ophthal 75:384, 1973.
159. Bloome, MA: Transient angle-closure glaucoma in central retinal vein occlusion. Ann Ophthal 9:44, 1977.
160. Mendelsohn, AD, Jampol, LM, Shoch, D: Secondary angle-closure glaucoma after central retinal vein occlusion. Am J Ophthal 100:581, 1985.
161. Pesin, SR, Katz, LJ, Augsburger, JJ, et al: Acute angle-closure glaucoma from spontaneous massive hemorrhagic retinal or choroidal detachment. An updated diagnostic and therapeutic approach. Ophthalmology 97:76, 1990.
162. Steinemann, T, Goins, K, Smith, T, et al: Acute closed-angle glaucoma complicating hemorrhagic choroidal detachment associated with parenteral thrombolytic agents. Am J Ophthal 106:752, 1988.
163. Brockhurst, RJ: Nanophthalmos with uveal effusion. A new clinical entity. Arch Ophthal 93:1289, 1975.
164. Singh, OS, Simmons, RJ, Brockhurst, RJ, Trempe, CL: Nanophthalmos: a perspective on identification and therapy. Ophthalmology 89:1006, 1982.
165. Ryan, EA, Zwann, J, Chylack, LT Jr: Nanophthalmos with uveal effusion. Clinical and embryologic considerations. Ophthalmology 89:1013, 1982.
166. Ghose, S, Sachdev, MS, Kumar, H: Bilateral nanophthalmos, pigmentary retinal dystrophy, and angle closure glaucoma–a new syndrome? Br J Ophthal 69:624, 1985.
167. MacKay, CJ, Shek, MS, Carr, RE, et al: Retinal degeneration with nanophthalmos, cystic macular degeneration, and angle closure glaucoma. A new recessive syndrome. Arch Ophthal 105:366, 1987.
168. Calhoun, FP Jr: The management of glaucoma in nanophthalmos. Trans Am Ophthal Soc 73:97, 1975.
169. Kimbrough, RL, Trempe, CS, Brockhurst, RJ, Simmons, RF: Angle-closure glaucoma in nanophthalmos. Am J Ophthal 88:572, 1979.
170. Trelstad, RL, Silbermann, NN, Brockhurst, RJ: Nanophthalmic sclera: ultrastructural, histochemical, and biochemical observations. Arch Ophthal 100:1935, 1982.
171. Yue, BYJT, Duvall, J, Goldberg, MF, et al: Nanophthalmic sclera. Morphologic and tissue culture studies. Ophthalmology 93:534, 1986.
172. Yue, BYJT, Kurosawa, A, Duvall, J, et al: Nanophthalmic sclera. Fibronectin studies. Ophthalmology 95:56, 1988.

173. Gass, JDM: Uveal effusion syndrome. A new hypothesis concerning pathogenesis and technique of surgical treatment. Retina 3:159, 1983.
174. Brockhurst, RJ: Vortex vein decompression for nanophthalmic uveal effusion. Arch Ophthal 98:1987, 1980.
175. Ward, RC, Gragoudas, ES, Pon, DM, Albert, DM: Abnormal scleral findings in uveal effusion syndrome. Am J Ophthal 106:139, 1988.
176. Fourman, S: Angle-closure glaucoma complicating ciliochoroidal detachment. Ophthalmology 96:646, 1989.
177. Pollard, ZF: Secondary angle-closure glaucoma in cicatricial retrolental fibroplasia. Am J Ophthal 89:651, 1980.
178. Smith, J, Shivitz, I: Angle-closure glaucoma in adults with cicatricial retinopathy of prematurity. Arch Ophthal 102:371, 1984.
179. Hartnett, ME, Gilbert, MM, Richardson, TM, et al: Anterior segment evaluation of infants with retinopathy of prematurity. Ophthalmology 97:122, 1990.
180. Kushner, BJ: Ciliary block glaucoma in retinopathy of prematurity. Arch Ophthal 100:1078, 1982.
181. Kushner, BJ, Sondheimer, S: Medical treatment of glaucoma associated with cicatricial retinopathy of prematurity. Am J Ophthal 94:313, 1982.
182. Hittner, HM, Rhodes, LM, McPherson, AR: Anterior segment abnormalities in cicatricial retinopathy of prematurity. Ophthalmology 86:803, 1979.
183. Pollard, ZF: Lensectomy for secondary angle-closure glaucoma in advanced cicatricial retrolental fibroplasia. Ophthalmology 91:395, 1984.
184. Machemer, R: Closed vitrectomy for severe retrolental fibroplasia in the infant. Ophthalmology 90:436, 1983.
185. Trese, MT: Surgical results of Stage V retrolental fibroplasia and timing of surgical repair. Ophthalmology 91:461, 1984.
186. Reese, AB: Persistent hyperplastic primary vitreous. Am J Ophthal 40:317, 1955.
187. Meisels, HI, Goldberg, MF: Vascular anastomoses between the iris and persistent hyperplastic primary vitreous. Am J Ophthal 88:179, 1979.
188. Goldberg, MF, Mafee, M: Computed tomography for diagnosis of persistent hyperplastic primary vitreous (PHPV) Ophthalmology 90:442, 1983.
189. Stark, WJ, Lindsey, PS, Fagadau, WR, Michels, RG: Persistent hyperplastic primary vitreous. Surgical treatment. Ophthalmology 90:452, 1983.
190. Smith, RE, Maumenee, AE: Persistent hyperplastic primary vitreous: results of surgery. Trans Am Acad Ophthal Otol 78:911, 1974.
191. Nankin, SJ, Scott, WE: Persistent hyperplastic primary vitreous. Roto-extraction and other surgical experience. Arch Ophthal 95:240, 1977.
192. Laatikainen, L, Tarkkanen, A: Microsurgery of persistent hyperplastic primary vitreous. Ophthalmologica 185:193, 1982.
193. Federman, JL, Shields, JA, Altman, B, Koller, H: The surgical and nonsurgical management of persistent hyperplastic primary vitreous. Ophthalmology 89:20, 1982.
194. Volcker, HE, Lang, GK, Naumann, GOH: Surgery for posterior polar cataract in cases of persistent hyperplastic primary vitreous. Klin Monatsbl Augenheilkd 183:79, 1983.
195. Awan, KJ, Humayun, M: Changes in the contralateral eye in uncomplicated persistent hyperplastic primary vitreous in adults. Am J Ophthal 99:122, 1985.
196. Hoepner, J, Yanoff, M: Ocular anomalies in trisomy 13–15: an analysis of 13 eyes with two new findings. Am J Ophthal 74:729, 1972.
197. Kogbe, OI, Follmann, P: Investigations into the aqueous humour dynamics in primary pigmentary degeneration of the retina. Ophthalmologica 171:165, 1975.

Kapitel 17. Glaukom bei erhöhtem episkleralen Venendruck

17.1 Episkleraler Venendruck
17.2 Allgemeine Kennzeichen des erhöhten episkleralen Venendruckes
17.2.1 Äußere Augenabschnitte
17.3 Klinische Formen des erhöhten episkleralen Venendruckes
17.3.1 Venöse Abflußstörung
17.3.2 Arteriovenöse Fistel
17.3.3 Idiopathische episklerale Venendrucksteigerungen
17.4 Pathomechanismen des Sekundärglaukoms
17.4.1 Direkter Effekt
17.4.2 Abflußwiderstand
17.4.3 Akuter Kammerwinkelverschluß
17.4.4 Neovaskuläres Glaukom
17.5 Behandlung
17.6 Zusammenfassung

17.1 Episkleraler Venendruck

Der episklerale Venendruck ist, wie in Kap. 2 besprochen, ein Parameter, der Einfluß auf den Augeninnendruck nimmt. Der physiologische episklerale Venendruck beträgt etwa 8–10 mm Hg [1–5], wenngleich die Normwerte in Abhängigkeit der Meßtechnik schwanken. Es wurden mehrere Geräte zur Messung des episkleralen Venendruckes entwickelt (wie in Kap. 3 beschrieben) [1,2,4,5]. Man glaubt allgemein, daß der Augeninnendruck mm Hg für mm Hg mit dem episkleralen Venendruck ansteigt, obwohl auch diskutiert wurde, daß das Ausmaß der Augeninnendrucksteigerung größer ist als dies dem Anstieg des episkleralen Venendruckes entspräche [6]. Untersuchungen bei primären Offenwinkelglaukomen ergaben keine Abweichungen des episkleralen Venendruckes von der Norm [2,5,7]. Es scheint in der Tat negative Korrelationen zwischen episkleralem Venendruck und Augeninnendruck bei manchen Situationen zu geben, wobei Patienten mit okulärer Hypertension einen signifikant niedrigeren episkleralen Venendruck haben sollen [5]. Eine Anzahl von Erkrankungen kann jedoch eine Steigerung des episkleralen Venendruckes bedingen und so ein charakteristisches Sekundärglaukom verursachen.

17.2 Allgemeine Kennzeichen des erhöhten episkleralen Venendruckes

Die folgenden Befunde treffen auf die meisten Krankheitsbilder mit einem erhöhten episkleralen Venendruck zu.

17.2.1 Äußere Augenabschnitte

Der häufigste Befund ist eine Dilatation und Tortuositas der episkleralen Venen und bulbären Bindehautgefäße in wechselndem Ausmaß (Abb. 17.1). Weitere Befunde können sein Chemosis, Exophthalmus, Strömungsgeräusch und Pulsation über der Orbita, wobei diese Befunde nicht immer vollständig auftreten und vom Pathomechanismus des erhöhten episkleralen Venendruckes abhängen.

17.2.1.1 Augeninnendruck

Wie schon gesagt, entspricht der Augeninnendruckanstieg etwa der Erhöhung des episkleralen Venendruckes linear. Die daraus resultierende Drucksteigerung liegt meist zwischen 25 und 35 mm Hg und es treten verstärkte okuläre Pulsationen auf, was man gut bei der Applanationstonometrie erkennt [8].

17.2.1.2 Gonioskopie

Der Kammerwinkel ist normalerweise offen und der einzige auffällige Befund kann ein Blutreflux in den Schlemm-Kanal sein. Dieser Befund hat jedoch eine begrenzte diagnostische Aussagekraft, da es ein in-

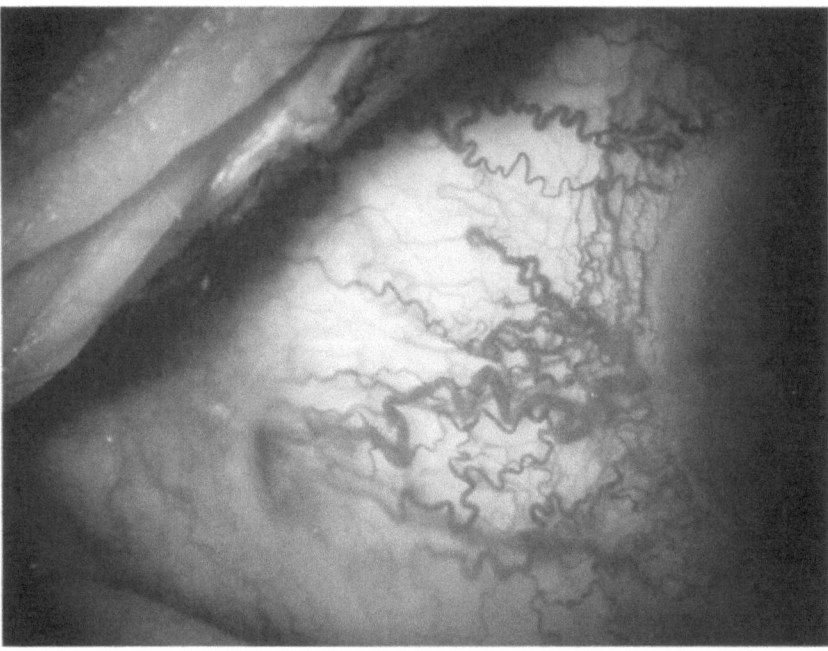

Abb. 17.1. Vordere Augenabschnitte eines Patienten mit erhöhtem episkleralen Venendruck mit charakteristischer Dilatation und Tortuositas der episkleralen und bulbären Bindehautgefäße

konstantes Phänomen bei vielen Fällen mit einem erhöhten episkleralen Venendruck ist und auch in gesunden Augen vorkommen kann.

17.2.1.3 Tonographie

Die tonographische Abflußleichtigkeit liegt in der Regel im Normbereich. Tatsächlich zeigte eine Studie an Affen, daß ein erhöhter venöser Druck mit einem vermehrten Abfluß einhergeht [9], was sich zumindest teilweise als ein Folgephänomen der Aufweitung des Schlemm-Kanals erklären ließe. Eine dauerhafte Erhöhung des episkleralen Venendruckes führt jedoch meist zu einer Herabsetzung der Abflußleichtigkeit, die zeitlich die Normalisierung des episkleralen Venendruckes überdauern kann [8].

17.3 Klinische Formen des erhöhten episkleralen Venendruckes

Die verschiedenen Ursachen eines erhöhten episkleralen Venendruckes können in 3 Gruppen eingeteilt werden: 1. Verlegung des venösen Abstromes; 2. arteriovenöse Fisteln und 3. idiopathische, episklerale Venendrucksteigerung [5]. Der Pathomechanismus, wodurch diese Erkrankungen zum Glaukom führen und deren Behandlung werden in gesonderten Abschnitten am Ende des Kapitels besprochen.

17.3.1 Venöse Abflußstörung

17.3.1.1 Thyreogene Ophthalmopathie

Diese Erkrankung wird auch als endokriner Exophthalmus oder als Basedow-Erkrankung bezeichnet. Die genaue hormonelle Grundlage der Erkrankung ist ungeklärt, wenngleich die okuläre Pathologie eine orbitale Infiltration mit Lymphozyten, Mast- und Plasmazellen ergibt. Die endokrine Orbitopathie ist die häufigste Ursache des einseitigen wie auch des beidseitigen Exophthalmus und kann über verschiedene Mechanismen zu Glaukom führen.

Eine Steigerung des episkleralen Venendruckes kann in schweren Fällen zu einem ausgeprägten Exophthalmus mit orbitaler Stauung führen (Abb. 17.2). Die Kontraktion der extraokularen Muskeln wird in den späteren Phasen dieser infiltrativen Orbitopathie den Augeninnendruck in den verschiedenen Blickrichtungen charakteristisch beeinflussen. Die Fibrose des M. rectus inferior verursacht einen Widerstand gegenüber dem Aufblick, was mit einem Anstieg des Augeninnendruckes bei dem Versuch

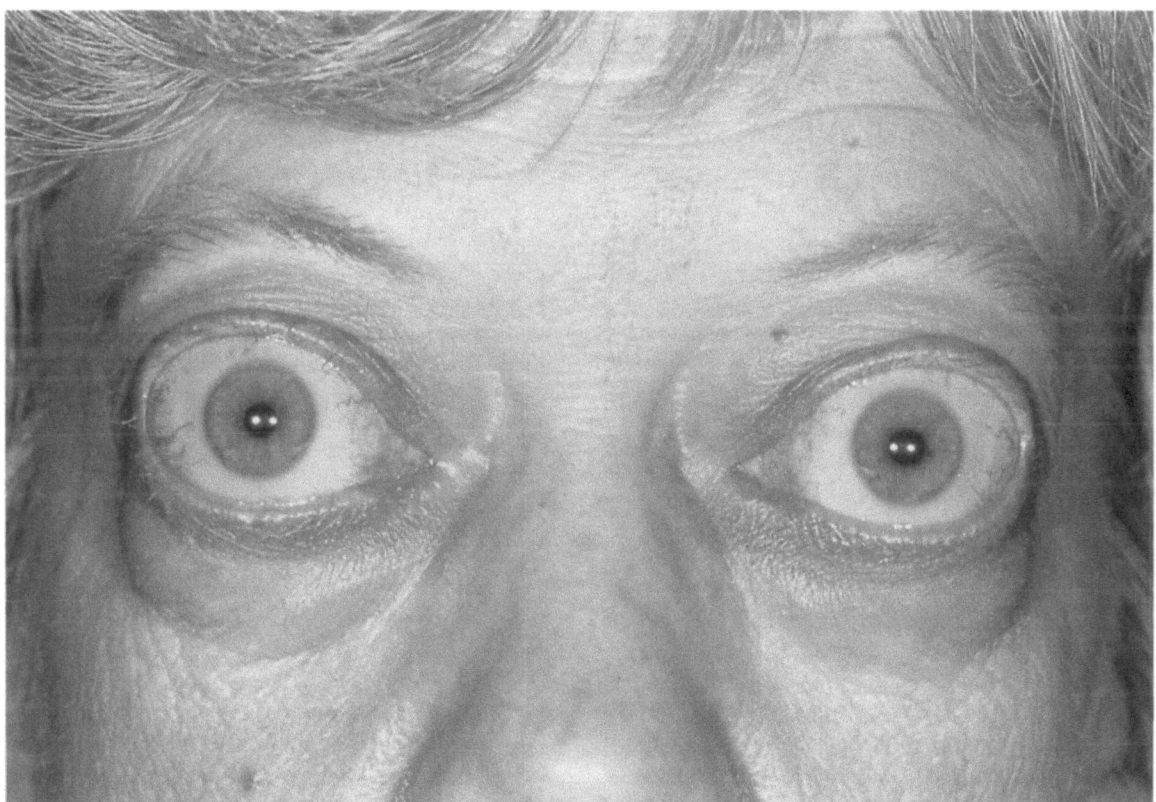

Abb. 17.2. Patient mit thyreogener Ophthalmopathie und einem typischen Exophthalmus. Solche Patienten entwickeln einen erhöhten episkleralen Venendruck und ein Sekundärglaukom

der Blickhebung einhergeht. Bei manchen Fällen besteht bereits eine ausgeprägte Augendrucksteigerung beim Blick geradeaus und man sollte den Augeninnendruck dann messen, wenn der Patient mit seiner Blickrichtung eine „Ruhelage" einnimmt [10]. Am besten ist es, den Augeninnendruck in den verschiedenen Blickrichtungen zu messen, um ein genaues Bild über die Augeninnendrucksituation zu erhalten.

Man muß jedoch bedenken, wie in Kap. 4 diskutiert, daß eine Schilddrüsendysfunktion mit einer abnormen Sklerarigidität einhergeht und der Augeninnendruck bei jenen Patienten deshalb mit dem Applanationstonometer gemessen werden sollte. Zusätzlich zum Glaukom treten andere ernste Komplikationen der thyreogenen Ophthalmopathie auf, einschließlich trophischer Hornhautstörungen durch den Exophthalmus, Oberlidretraktion sowie Kompressionsläsionen des Sehnerven durch die orbitale Raumforderung. Die Expositionskeratopathie kann zu einem Hornhautgeschwür und zu einer intraokularen Entzündung führen, die wiederum einen zusätzlichen Glaukommechanismus bedeuten kann.

17.3.1.2 Vena-cava-superior-Syndrom

Erkrankungen im oberen Thoraxbereich können den venösen Abstrom aus dem Kopf beeinträchtigen, was zu einer Steigerung des episkleralen Venendruckes mit Exophthalmus, Ödem und Zyanose im Gesichts- und Nackenbereich sowie dilatierten Venen im Halsbereich, im Nacken, auf der Brust und an den oberen Extremitäten führen kann [11]. Andere Erkrankungen, die gelegentlich die venöse Drainage der Orbita verlegen sind *retrobulbäre Tumoren* und eine *Sinus-cavernosus-Thrombose*.

17.3.2 Arteriovenöse Fistel

17.3.2.1 Karotis-Sinus-cavernosus-Fisteln

Karotis-Sinus-cavernosus-Fisteln können in 2 Gruppen unterteilt werden. Die Mehrheit (etwa 3/4) treten sekundär auf ein Trauma auf und sind charakterisiert durch eine direkte Gefäßverbindung mit hohem Blutfluß, während die übrigen spontan auftreten und typischerweise eine indirekte Verbindung häufig über die Dura mater mit niedrigem Blutfluß haben [12].

Posttraumatisch. Das dafür typische Trauma ist die schwere Kopfverletzung, die zu einer breiten Fistel zwischen der A. carotis interna und dem umgebenden venösen Plexus des Sinus cavernosus führt. Das klinische Bild ist charakterisiert durch einen pulsierenden Exophthalmus, einem Strömungsgeräusch über dem Augapfel, einer Bindehautchemosis, einer Stauung der epibulbären Venen, einer Motilitätseinschränkung und Befunden einer okulären Ischämie [12–15]. Die Shuntverbindung zwischen der A. carotis interna und dem Sinus cavernosus leitet einen hohen Blutfluß bei hohem Druck [12,16].

Spontane Fisteln. Diese Form der Karotis-Sinuscavernosus-Fistel tritt meist bei Frauen im mittleren Lebensalter ohne Vorgeschichte eines Traumas auf. Eine kleine Fistel wird bei diesen Fällen durch einen meningealen Zweig der intrakavernös verlaufenden A. carotis interna oder der A. carotis externa unterhalten, die direkt in den Sinus cavernosus oder eine benachbarte Vene der Dura mater einmündet, die Verbindung zum Sinus cavernosus hat [16,17]. Die Vermischung von arteriellem und venösem Blut führt zu einer Herabsetzung des arteriellen Mitteldruckes in diesem Bereich und zu einer Zunahme des venösen Druckes in der Orbita mit einem erhöhten episkleralen Venendruck. Diese Patienten haben prominente, episklerale und konjunktivale Venen, weshalb sie häufig den Arzt aufsuchen, jedoch nur einen geringen Exophthalmus und keine Pulsationen oder Strömungsgeräusche. Kleine spontane Fisteln von A. carotis und Sinus cavernosus verursachen nur eine geringe Blutströmung mit einem niedrigen Shuntdruck [16]. Die Erkrankung wurde auch als „Shuntsyndrom bei rotem Auge" [16] oder „Durashuntsyndrom" bezeichnet [17].

17.3.2.2 Orbitavarizen

Das Krankheitsbild ist charakterisiert durch einen intermittierenden Exophthalmus und erhöhten episkleralen Venendruck, besonders wenn man sich nach vorne beugt oder bei einem Valsalva-Versuch [6,18]. Da der episklerale Venendruck im Intervall in der Regel normal ist, tritt ein Sekundärglaukom selten auf. Ein manifestes Glaukom kann nach Literaturberichten jedoch vorkommen und man vermutete, daß die Behandlung mit Glaukommedikamenten ausreichen würde und empfahl die medikamentösen Möglichkeiten vor einer operativen Intervention auszuschöpfen [6].

17.3.2.3 Sturge-Weber-Syndrom

Der Mechanismus der Augeninnendrucksteigerung bei diesem Syndrom geht zurück auf einen erhöhten episkleralen Venendruck, der durch episklerale Hämangiome mit arteriovenösen Fisteln entsteht [19,20]. Das Sturge-Weber-Syndrom wird ausführlicher im nächsten Kapitel besprochen.

17.3.3 Idiopathische episklerale Venendrucksteigerungen

Es wurden verschiedene Fälle von erweiterten Episkleralvenen und Offenwinkelglaukom ohne Exophthalmus ohne irgendeine Erklärung für die venöse Stauung berichtet [21–27]. Der typische Patient befindet sich in höherem Lebensalter ohne eine familiäre Anamnese der Erkrankung, wenngleich sie auch bei jungen Erwachsenen auftreten kann und einmal bei Mutter und Tochter beschrieben wurde [21]. Die meisten Fälle sind einseitig und bei jenen, bei denen der episklerale Venendruck gemessen wurde, bestand ein erhöhter Venendruck epibulbär [21,24,27]. Die Ursache des erhöhten episkleralen Venendruckes ist unbekannt. Bei einer Gruppe von fünf Patienten mit einer einseitigen Steigerung des episkleralen Venendruckes und Offenwinkelglaukom war bei einer orbitalen Venographie der venöse Abstrom aus der Orbita unauffällig und die Autoren glaubten, daß der Mechanismus der episkleralen Venendrucksteigerung auf eine lokalisierte venöse Obstruktion im Bereich der extraokularen Muskulatur zurückzuführen sei [27]. Die damit einhergehenden Glaukome verlaufen meist schwer mit fortgeschrittenen glaukomatösen Schäden.

17.4 Pathomechanismen des Sekundärglaukoms

Es gibt verschiedene Mechanismen über die der erhöhte episklerale Venendruck ein Sekundärglaukom auslösen kann. Manche treffen für alle Formen des erhöhten episkleralen Venendruckes zu, während andere nur mit bestimmten Krankheitsbildern einhergehen.

17.4.1 Direkter Effekt

Wie schon bei der Einleitung zu diesem Kapitel betont, ist der episklerale Venendruck ein Parameter, der den Augeninnendruck beeinflußt und eine Erhöhung des episkleralen Venendruckes geht stets mit einer etwa gleichwertigen Steigerung des Augeninnendruckes einher. Dabei zeigen die Augen typischerweise einen weiten offenen Kammerwinkel, nicht selten mit Blut im Schlemm-Kanal. Dies ist der häufigste augendrucksteigernde Mechanismus bei erhöhtem episkleralen Venendruck. Eine Augeninnendrucksteigerung liegt jedoch nicht immer bei allen Patienten mit erhöhtem episkleralen Venendruck vor. Bei Patienten mit einer Karotis-Sinus-cavernosus-Fistel tritt z.B. eine Augendrucksteigerung häufiger beim atypischen Durashuntsyndrom auf, bei dem hoher Augeninnendruck bei fast allen Fällen besteht [16,17].

17.4.2 Abflußwiderstand

Während die Abflußleichtigkeit bei beginnender Steigerung des episkleralen Venendruckes in der Regel normal oder sogar verbessert ist [9], führt die dauerhafte venöse Drucksteigerung zu einer Herabsetzung der Abflußleichtigkeit, selbst wenn der episklerale Venendruck wieder normalisiert ist [8]. Ein Trabekulektomiestückchen eines idiopathischen Falles episkleraler Venendrucksteigerung zeigte eine Kompression des Trabekelmaschenwerkes in der Umgebung des Schlemm-Kanals mit extrazellulären Ablagerungen und einer Hyalinisierung der Trabekellamellen [26], wenngleich nicht klar ist, ob dies primäre oder sekundäre Veränderungen darstellte.

17.4.3 Akuter Kammerwinkelverschluß

Ein akutes Winkelblockglaukom kann bei arteriovenösen Fisteln auftreten [28–30]. Der Pathomechanismus geht auf eine ausgeprägte Venostase innerhalb der Vortexvenen zurück, was zu einer massiven serösen Aderhautabhebung [28,29,30] oder zu einer suprachoroidalen Blutung [30] mit einer konsekutiven Nachvorneverlagerung des Linsen-Iris-Diaphragmas führt. Dies wurde für das Durashuntsyndrom [28,30] und für orbitale arteriovenöse Fisteln [29] beschrieben.

17.4.4 Neovaskuläres Glaukom

Die Herabsetzung des arteriellen Blutflusses besonders beim Durashuntsyndrom kann zu einer okulären Ischämie mit Rubeosis iridis und neovaskulärem Glaukom führen [14,32,33].

Man glaubte, basierend auf Tierexperimenten und mathematischen Berechnungen, daß der Gesichtsfeldverlust bei einem Sekundärglaukom mit erhöhtem episkleralen Venendruck mit einem intraokularen Venenkollaps und einer Verzögerung der intraokularen Blutströmung einhergeht [34].

17.5 Behandlung

Grundsätzlich sollte sich die initiale Therapie gegen die Ursache der episkleralen Venendrucksteigerung richten. Dies trifft besonders zu für Patienten mit thyreogener Ophthalmopathie, einem V.-cava-superior-Syndrom, für retrobulbäre Tumoren oder einer Sinus-cavernosus-Thrombose. In Fällen von Karotis-Sinus-cavernosus-Fisteln und bei Orbitavarizen ist das Risiko einer operativen Intervention jedoch so groß, daß man andere Behandlungsmaßnahmen für das Glaukom in Betracht ziehen muß [6,14,15]. Die chirurgische Behandlung der Gefäßerkrankung besteht gewöhnlich aus intraarterieller Ballonokklusion oder Embolisation [12,35]. Die in der Literatur berichteten Erfolgsraten reichen von 58–100% [12], mögliche Komplikationen sind u. a. eine Ischämie des vorderen Augensegmentes, eine ischämische Neuropathie des N. opticus und eine zerebrale Ischämie [14,15]. In jüngster Zeit wurde ein transvenöses Vorgehen über die ipsilaterale V. ophthalmica superior beschrieben, was einen sichereren Weg darstellt, eine Ballonisierung im Sinus cavernosus vorzunehmen [36]. Da sich jedoch viele Fisteln spontan schließen, besonders beim Durashuntsyndrom, ist eine konservative Behandlung bei milden Verlaufsformen ratsam, wobei die Embolisation den progressiven Verläufen mit Einbußen des Sehvermögens vorbehalten bleibt [35].

Wenn eine Glaukombehandlung notwendig ist, sollten Substanzen zur Hemmung der Kammerwassersekretion (β-Blocker und Karboanhydrasehemmstoffe) der Vorzug gegeben werden, da Wirkstoffe zur Verbesserung der Abflußleichtigkeit kaum effektiv sind. Fälle mit einem akuten Winkelblockglaukom beim Durashuntsyndrom und bei einer uvealen Effusion können auch auf eine medikamentöse Therapie ansprechen [29], während bei den Winkelblockglaukomen nach einer Suprachoroidalblutung eine operative Drainage der Blutung notwendig ist [30]. Erscheint eine Glaukomoperation unumgänglich, wird man bei den meisten Fällen einen Filtrationseingriff anwenden. Es besteht jedoch ein erhöhtes Risiko einer uvealen Effusion und expulsiven Blutung, wenn eine Filteroperation an Augen mit erhöhtem episkleralen Venendruck ausgeführt wird, ganz besonders beim Sturge-Weber-Syndrom. Man hat auch bei diesen Fällen empfohlen routinemäßig eine suprachoroidale Drainage intraoperativ anzulegen [37].

17.6 Zusammenfassung

Der episklerale Venendruck trägt normalerweise 8–10 mm Hg zum physiologischen Augeninnendruck bei. Eine Erhöhung des episkleralen Venendruckes kann mit verschiedenen Formen eines Sekundärglaukoms einhergehen. Erkrankungen, die einen erhöhten episkleralen Venendruck bedingen sind: 1. Verlegung des venösen Abstromes wie bei der thyreogenen Ophthalmopathie, beim V.-cava-superior-Syndrom, bei retrobulbären Tumoren und bei einer Sinus-cavernosus-Thrombose; 2. arteriovenöse Fisteln einschließlich der Karotis-Sinus-cavernosus-Fistel, Orbitavarizen und dem Sturge-Weber-Syndrom und 3. idiopathische Fälle. Der Pathomechanismus des dabei auftretenden Sekundärglaukoms kann sein: 1. ein direkter Effekt des erhöhten episkleralen Venendruckes auf den Augeninnendruck; 2. chronische Verlegung der Abflußwege; 3. akute Winkelblockierung und 4. neovaskuläres Glaukom. Die Behandlung richtet sich gewöhnlich zunächst gegen die Ursache des erhöhten episkleralen Venendruckes. Eine medikamentöse oder operative Therapie des Glaukoms ist je nach Situation indiziert.

Literatur

1. Brubaker, RF: Determination of episcleral venous pressure in the eye. A comparison of three methods. Arch Ophthal 77:110, 1967.
2. Podos, SM, Minas, TF, Macri, FJ: A new instrument to measure episcleral venous pressure. Comparison of normal eyes and eyes with primary open-angle glaucoma. Arch Ophthal 80:209, 1968.
3. Krakau, CET, Widakowich, J, Wilke, K: Measurements of the episcleral venous pressure by means of an air jet. Acta Ophthal 51:185, 1973.
4. Phelps, CD, Armaly, MF: Measurement of episcleral venous pressure. Am J Ophthal 85:35, 1978.
5. Talusan, ED, Schwartz, B: Episcleral venous pressure. Differences between normal, ocular hypertensive, and primary open-angle glaucomas. Arch Ophthal 99:824, 1981.
6. Kollarits, CR, Gaasterland, D, Di Chiro, G, et al: Management of a patient with orbital varices, visual loss, and ipsilateral glaucoma. Ophthal Surg 8:54, 1977.
7. Linner, E: The outflow pressure in normal and glaucomatous eyes. Acta Ophthal 33:101, 1955.
8. Chandler, PA, Grant, WM: Glaucoma, 2nd ed. Lea and Febiger, Philadelphia, 1979, p. 267.
9. Barany, EH: The influence of extraocular venous pressure on outflow facility in Cercopithecus ethiops and Macaca fascicularis. Invest Ophthal Vis Sci 17:711, 1978.
10. Buschmann, W: Glaucoma and Graves' disease. Klin Monatsbl Augenheilkd 188:138, 1986.
11. Alfano, JE, Alfano, PA: Glaucoma and the superior vena caval obstruction syndrome. Am J Ophthal 42:685, 1956.
12. Keltner, JL, Satterfield, D, Dublin, AB, Lee, BCP: Dural and carotid cavernous sinus fistulas. Diagnosis, management, and complications. Ophthalmology 94:1585, 1987.
13. Henderson, JW, Schneider, RC: The ocular findings in carotid cavernous fistula in a series of 17 cases. Am J Ophthal 48:585, 1959.
14. Sanders, MD, Hoyt, WF: Hypoxic ocular sequelae of carotid-cavernous fistulae. Study of the causes of visual failure before and after neurosurgical treatment in a series of 25 cases. Br J Ophthal 53:82, 1969.
15. Palestine, AG, Younge, BR, Piepgras, DG: Visual prognosis in carotid-cavernous fistula. Arch Ophthal 99:1600, 1981.
16. Phelps, CD, Thompson, HS, Ossoinig, KC: The diagnosis and prognosis of atypical carotid-cavernous fistula (red-eyed shunt syndrome). Am J Ophthal 93:423, 1982.
17. Grove, AS Jr: The dural shunt syndrome. Pathophysiology and clinical course. Ophthalmology 90:31, 1983.
18. Wright, JE: Orbital vascular anomalies. Trans Am Acad Ophthal Otol 78:606, 1974.
19. Weiss, DI: Dual origin of glaucoma in encephalotrigeminal hemangiomatosis. Trans Ophthal Soc UK 93:477, 1971.
20. Phelps, CD: The pathogenesis of glaucoma in Sturge-Weber syndrome. Ophthalmology 85:276, 1978.
21. Minas, TF, Podos, SM: Familial glaucoma associated with elevated episcleral venous pressure. Arch Ophthal 80:202, 1968.
22. Radius, RL, Maumenee, AE: Dilated episcleral vessels and open-angle glaucoma. Am J Ophthal 86:31, 1978.
23. Benedikt, O, Roll, P: Dilatation and tortuosity of episcleral vessels in open-angle glaucoma. I: Clinical picture. Klin Monatsbl Augenheilkd 176:292, 1980.
24. Talusan, ED, Fishbein, SL, Schwartz, B: Increased pressure of dilated episcleral veins with open-angle glaucoma without exophthalmos. Ophthalmology 90:257, 1983.
25. Ruprecht, KW, Naumann, GOH: Unilateral secondary open-angle glaucoma associated with idiopathically dilated episcleral vessels. Klin Monatsbl Augenheilkd 184:23, 1984.
26. Roll, P, Benedikt, O: Dilatation and tortuosity of episcleral vessels in open-angle glaucoma. II: Electron-microscopic findings in the trabecular lamellae. Klin Monatsbl Augenheilkd 176:297, 1980.
27. Jorgensen, JS, Guthoff, R: Pathogenesis of glaucoma in patients with idiopathically dilated episcleral vessels. Klin Monatsbl Augenheilkd 190:428, 1987.
28. Harris, GJ, Rice, PR: Angle closure in carotid-cavernous fistula. Ophthalmology 86:1521, 1979.

29. Fourman, S: Acute closed-angle glaucoma after arteriovenous fistulas. Am J Ophthal 107:156, 1989.
30. Buus, DR, Tse, DT, Parrish, RK II: Spontaneous carotid cavernous fistula presenting with acute angle closure glaucoma. Arch Ophthal 107:596, 1989.
31. Jorgensen, JS, Payer, H: Elevated episcleral venous pressure and uveal effusion. Klin Monatsbl Augenheilkd 195:14, 1989.
32. Spencer, WH, Thompson, HS, Hoyt, WF: Ischaemic ocular necrosis from carotid-cavernous fistula. Pathology of stagnant anoxic "inflammation" in orbital and ocular tissues. Br J Ophthal 57:145, 1973.
33. Weiss, DI, Shaffer, RN, Nehrenberg, TR: Neovascular glaucoma complicating carotid-cavernous fistula. Arch Ophthal 69:304, 1963.
34. Moses, RA, Grodzki, WJ Jr: Mechanism of glaucoma secondary to increased venous pressure. Arch Ophthal 103:1701, 1985.
35. Kupersmith, MJ, Berenstein, A, Choi, IS, et al: Management of nontraumatic vascular shunts involving the cavernous sinus. Ophthalmology 95:121, 1988.
36. Hanneken, AM, Miller, NR, Debrun, GM, Nauta, HJW: Treatment of carotid-cavernous sinus fistulas using a detachable balloon catheter through the superior ophthalmic vein. Arch Ophthal 107:87, 1989.
37. Bellows, RA, Chylack, LT, Epstein, DL, Hutchinson, BT: Choroidal effusion during glaucoma surgery in patients with prominent episcleral vessels. Arch Ophthal 97:493, 1979.

Kapitel 18. Glaukom bei intraokularen Tumoren

18.1 Primäre Melanome der Uvea
18.1.1 Melanome der Uvea anterior
18.1.2 Melanome der Chorioidea
18.1.3 Additive Diagnostik
18.1.4 Prognose
18.1.5 Behandlung
18.2 Maligne Allgemeinerkrankungen
18.2.1 Karzinommetastasen
18.2.2 Melanommetastasen
18.2.3 Leukämien
18.2.4 Andere Neoplasien
18.3 Tumoren des Auges in der Kindheit
18.3.1 Retinoblastom
18.3.2 Juveniles Xanthogranulom
18.3.3 Medulloepitheliom
18.4 Benigne Tumoren der Uvea anterior
18.4.1 Irisnävi
18.4.2 Zysten
18.4.3 Melanozytome
18.4.4 Melanosen
18.4.5 Adenome
18.4.6 Leiomyome
18.5 Phakomatosen
18.5.1 Sturge-Weber-Syndrom (enzephalotrigeminale Angiomatose)
18.5.2 Neurofibromatose von Recklinghausen
18.5.3 Angiomatose Hippel-Lindau
18.5.4 Naevus Ota (okulodermale Melanozytose)
18.6 Zusammenfassung

Alle intraokularen Tumoren können zu einem Sekundärglaukom führen. Bei einer epikritischen Auswertung der Befunde von 2597 Patienten mit intraokularen Tumoren hatten 5 % der Tumoraugen zum Zeitpunkt der Diagnose einen erhöhten Augeninnendruck [1]. In manchen Situationen ist die intraokulare Neoplasie lebensbedrohend, während andere Tumoren gutartig sind und in ihrer Unterscheidung gegenüber intraokularen Malignomen für Diagnose und Therapie schwierig sein können. Für viele Patienten mit einem intraokularen Malignom ist das Behandlungsziel die Lebensbedrohung zu beseitigen und nicht unbedingt der Erhalt des Sehvermögens. Im Gegensatz dazu gilt es bei gutartigen Veränderungen das Sehvermögen nicht durch eine evtl. unnötige, aggressive Therapie zu riskieren. Im vorliegenden Kapitel soll die Differentialdiagnose und die Behandlung des Sekundärglaukomes bei intraokularen Tumoren besprochen werden.

18.1 Primäre Melanome der Uvea

Melanome der Uvea sind die häufigste primäre, intraokuläre maligne Erkrankung, die oft mit einem Sekundärglaukom mit unterschiedlichen Pathomechanismen und einer großen Anzahl klinischer Bilder einhergeht. In einer umfangreichen histopathologischen Studie an Augen mit malignen Melanomen, die einen oder mehrere Abschnitte der gesamten Uvea betrafen, lag die insgesamte Prävalenz des Glaukoms bei 20 % [2]. Melanome der Uvea anterior führen häufiger zu Augeninnendrucksteigerungen als Melanome der Uvea posterior. In 2 Untersuchungsreihen wurden für die Glaukomhäufigkeit bei den Melanomen der Uvea anterior 41 % [2] und 45 % [3] angegeben, während demgegenüber Melanome der Aderhaut (Uvea posterior) nur in 14 % in einer Untersuchungsreihe [2] durch ein Glaukom kompliziert waren. Diese Zahlenangaben müssen mit einer gewissen Einschränkung gesehen werden, da eine Untersuchungsreihe sich auf histopathologische Befunde [2], und die andere Studie sich auf Patienten bezieht, die an eine Glaukomsprechstunde überwiesen wurden [3]. Eine klinische Studie aus einer ophthalmo-onkologischen Abteilung gibt zuverlässigere statistische Daten. Dabei hatten 3 % von 2111 Augen mit Melanomen der Uvea sekundäre Augendrucksteigerungen, darunter waren 7 % mit Irismelanomen, 17 % mit Ziliarkörpermelanomen und 2 % mit Aderhautmelanomen [1]. Melanommetastasen werden selten im Auge gefunden, können jedoch auch Glaukom verursachen. Dies wird in einem späteren Abschnitt des Kapitels besprochen.

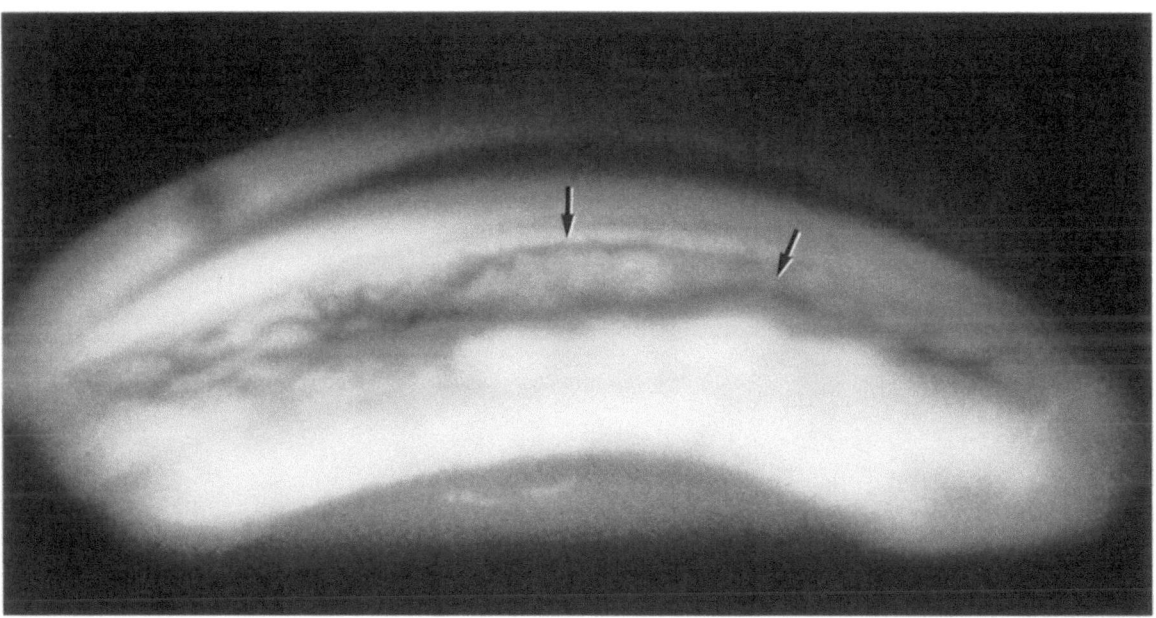

Abb. 18.1. Gonioskopisches Bild eines malignen Melanoms des Ziliarkörpers, das sich als multiple blasse Tumoren *(Pfeile)* auf der peripheren Iris und im Kammerwinkel darstellt

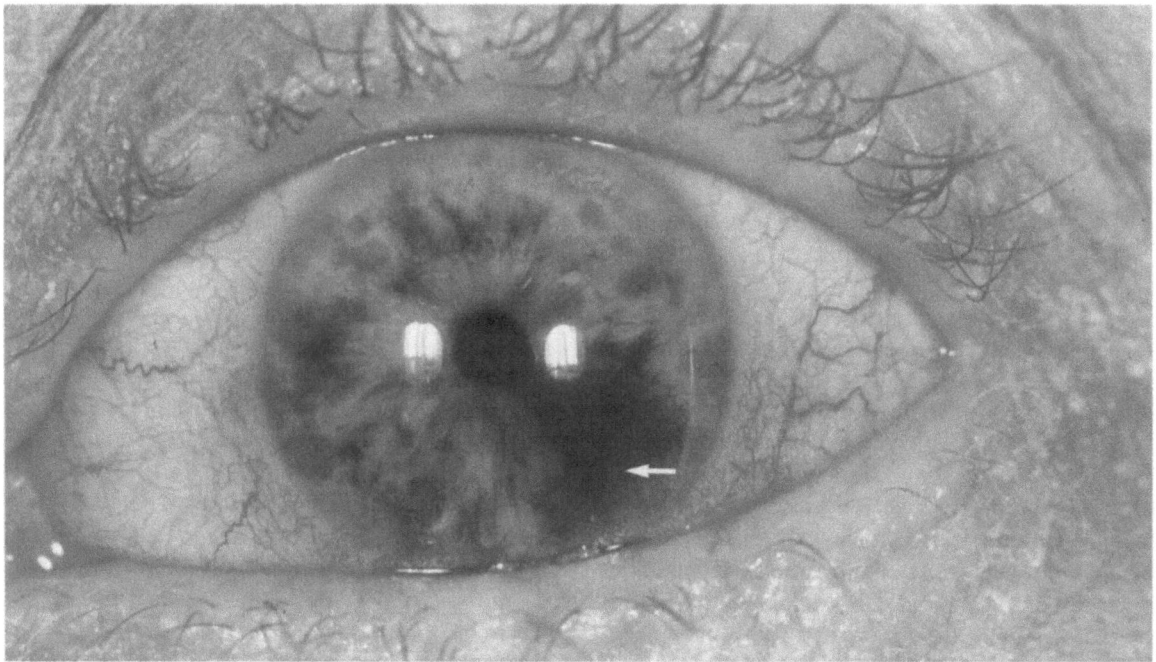

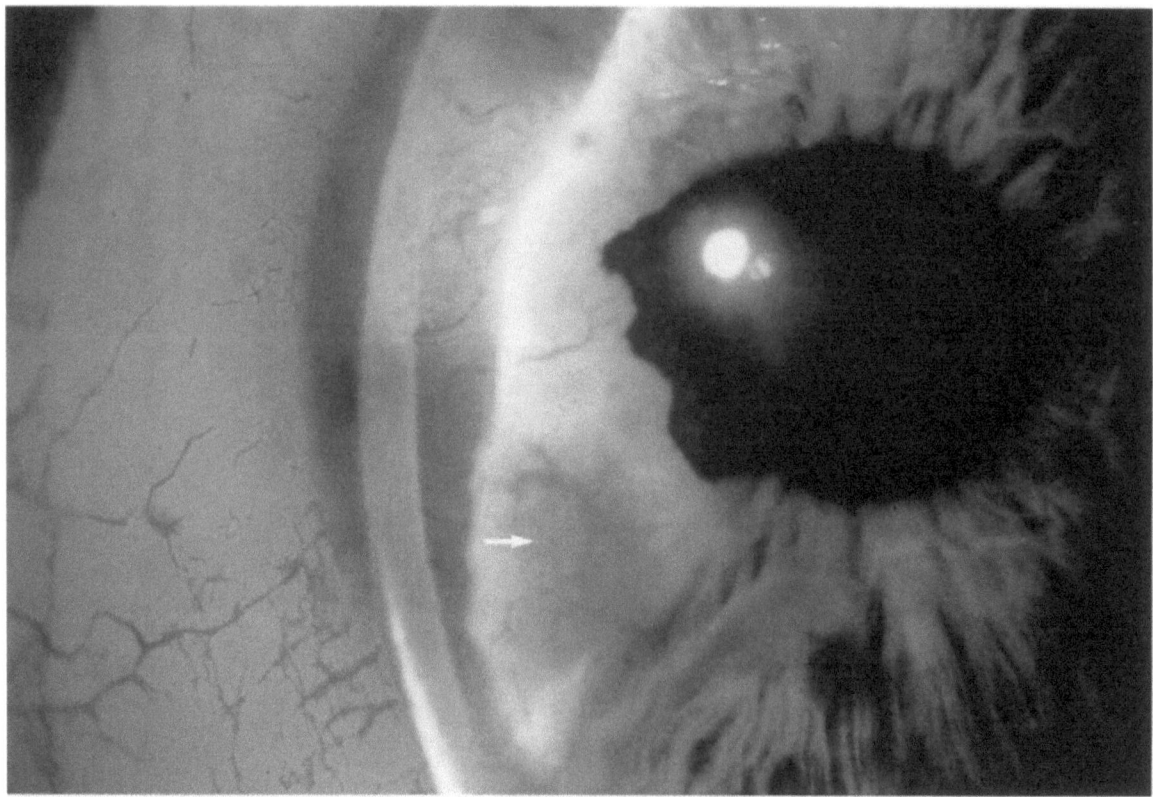

Abb. 18.3. Spaltlampenbild eines amelanotischen, malignen Melanoms der Iris *(Pfeil)*

18.1.1 Melanome der Uvea anterior

18.1.1.1 Klinische Bilder und Pathomechanismen des Sekundärglaukoms

Melanome der Uvea anterior gehen häufig vom Ziliarkörper aus. Diese Melanome sind in einem Frühstadium schwer zu entdecken und machen sich häufig nur als eine sanfte Anhebung der darüberliegenden Iris bemerkbar. Bei einer starken Pupillenerweiterung kann jedoch die Raumforderung gonioskopisch erkannt werden, die typischerweise als ein schokoladenbraunes Gewebe zwischen Iris und Linse erscheint. Bei anderen Fällen kann ein primäres Melanom des Ziliarkörpers die periphere Iris durchbrechen und als noduläres Gewebe auf dem Irisstroma und in der Kammerwinkelbucht erscheinen (Abb. 18.1). Primäre Melanome der Iris werden leicht bei der Spaltlampenbiomikroskopie und bei der Gonioskopie identifiziert. Sie erscheinen typischerweise als gering prominente, braune Gewebeneubildungen auf dem Stroma (Abb. 18.2). Manche Irismelanome können jedoch auch amelanotisch sein und gehen häufig mit einer sekundären Gefäßneubildung einher (Abb. 18.3).

Melanome der Uvea anterior können sowohl zu einem Glaukom über einen Offenwinkel- oder über einen Winkelblockmechanismus führen, wobei erstere Form häufiger ist. Die Kammerwasserabflußwege im Kammerwinkel können entweder durch eine direkte Tumorinvasion verlegt sein oder durch eine Einschwemmung von Tumorzellen oder Melaningranula in das Trabekelsystem (Abb. 18.4) [2–4]. Das Melanom entsteht entweder aus der Iris, dem Ziliarkörper oder aus der iridoziliären Grenzregion und breitet sich zirkumferent aus, wodurch ein *Ringmelanom* entstehen kann. Es kann sich auch nach posterior ausdehnen und eine Netzhautablösung verursachen oder das klinische Bild eines Aderhauttumors bieten. Melanome der Uvea anterior können sich auch überwiegend in der Vorderkammer ausbreiten und zur Augeninnendrucksteigerung mit einer tumorösen Infiltration des Kammerwinkels mit nodulären Irisveränderungen und Heterochromie führen [5].

Bei einer anderen Glaukomform, auch als *melanomalytisches Glaukom* bezeichnet, kommt es zu einer Verlegung des Trabekelmaschenwerkes durch melaninbeladene Makrophagen aus einem nekrotischen Melanom [2,6]. Ultrastrukturelle Untersuchun-

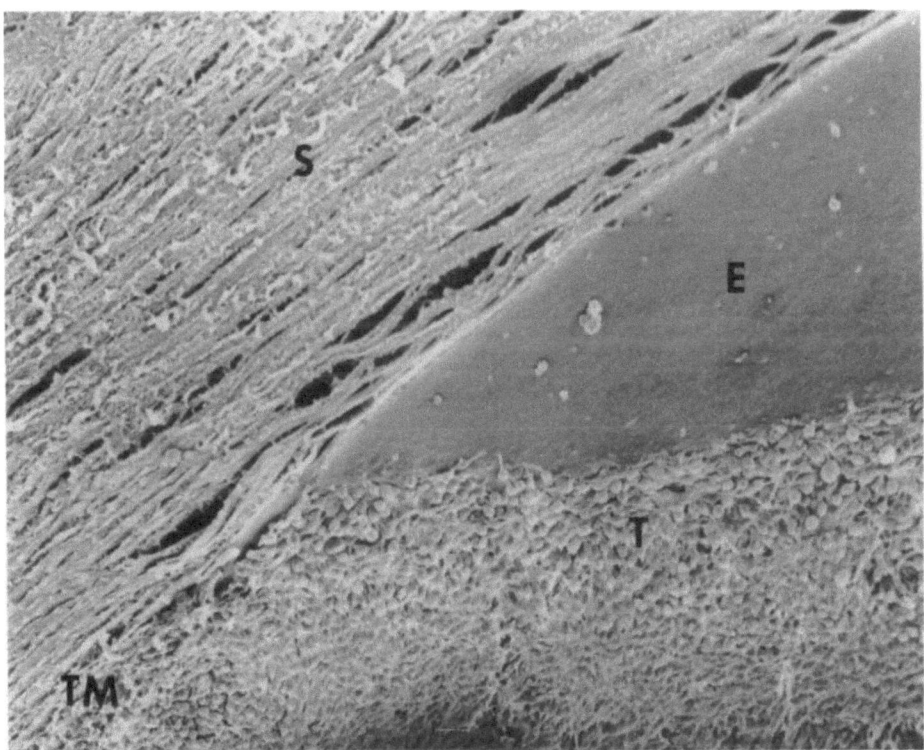

Abb. 18.4. Rasterelektronenmikroskopisches Bild eines Auges mit malignem Melanom des Ziliarkörpers: Tumorzellen *(T)* im Kammerwinkel und auf der Hornhaut, Hornhautendothel *(E)*, Hornhautstroma *(S)*, Trabekelmaschenwerk *(TM)*. (Originalvergrößerung, × 120)

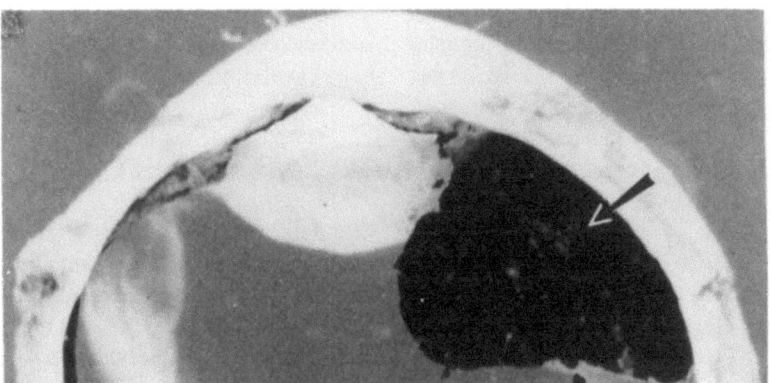

Abb. 18.5. Makroskopisch-pathologisch-anatomischer Schnitt durch ein Auge mit einem malignen Melanom des Ziliarkörpers *(Pfeil)* in der Nähe der Linse, das einen Kammerwinkelverschluß verursacht

gen zeigen nicht nur eine Infiltration des Kammerwinkels mit melaninbeladenen Makrophagen sondern auch eine Phagozytose des Melanins durch die trabekulären Endothelzellen mit dem Nachweis von Tumorzellen auf der Iris und im Trabekelmaschenwerk [7,8].

Eine weitere klinische Variante von Glaukom und Melanom der vorderen Uvea ist das *Tapiokamelanom*. Dieses seltene Melanom der Iris hat ein noduläres Erscheinungsbild, das wie Sagopudding aussieht [9] und typischerweise einem Spindelzelltyp mit niedrigem Malignitätsgrad entspricht, wenngleich auch

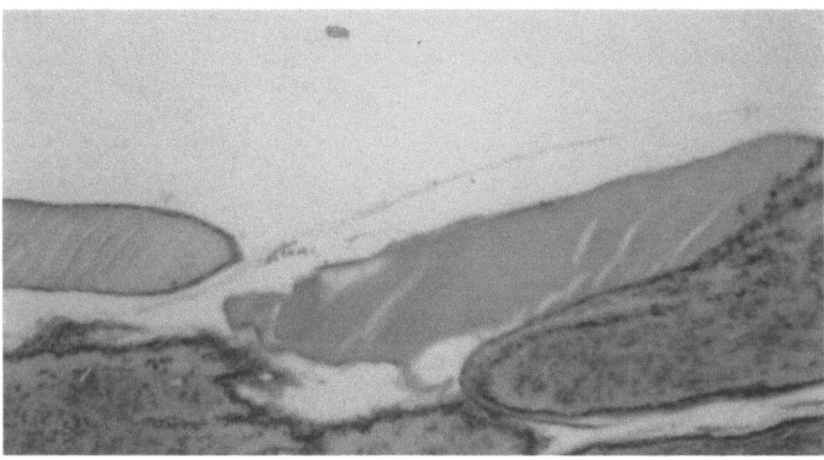

Abb. 18.6. Lichtmikroskopisches Bild eines Ziliarkörpers mit ausgeprägtem eosinophilen Exsudat, das die Epithelschichten bei einem malignen Glaukom aufspaltet.

ein Fall mit Epitheloidzellen und Metastasierung berichtet wurde [10]. Beim Tapiokamelanom kommt es in einem Drittel der Fälle zu Glaukom [9]. Ein anderer Pathomechanismus der Augeninnendrucksteigerung bei einem Irismelanom ist ein neovaskuläres Glaukom, das sich nach Tumorexzision besserte [11].

Ziliarkörpermelanome können auch ein sekundäres Winkelblockglaukom verursachen. Dies geschieht durch eine Kompression der Iriswurzel an die Kammerwinkelstrukturen [4] und durch eine Nachvorneverlagerung des Linsen-Iris-Diaphragmas (Abb. 18.5). Man muß auch bedenken, daß manche Augen mit einem Melanom, das auf den Ziliarkörper beschränkt ist, auch einen niedrigeren Augendruck im Vergleich zum Partnerauge haben können [12]. Jede Veränderung des Augeninnendruckes kann deshalb ein gewisser Hinweis für ein Melanom der Uvea anterior sein.

18.1.1.2 Differentialdiagnose

Eine Reihe von klinischen Bildern können mit Glaukom und Melanom der Uvea anterior verwechselt werden. Dabei können die zusammen auftretenden Veränderungen sowohl das zugrundeliegende Melanom maskieren, während andere Raumforderungen wiederum ein Melanom der Uvea anterior vortäuschen können. So kann z. B. eine *Iritis* bei manchen Fällen von Glaukom und Melanom auftreten, wobei die in der Vorderkammer suspendierten Zellen nicht Entzündungszellen sondern Tumorzellen sind [3], während andere Augen eine primäre Iritis mit entzündlichen Knötchen auf der Iris haben, die mit einer malignen Erkrankung verwechselt werden können [13]. Bei einer großen Patientengruppe wurde eine primäre *Zyste der Iris* am häufigsten mit einem Irismelanom verwechselt [14]. Es ist auch wichtig zu bedenken, daß ein Melanom der Uvea anterior eine Iriszyste oder eine Zyste des Ziliarkörpers dadurch vortäuschen kann, indem sich beide Epithelschichten durch ein eosinophiles Exsudat aufspalten (Abb. 18.6) [3,4]. Andere Raumforderungen, die mit einem Melanom der Uvea anterior einschließlich metastatischer Malignome und benigner Tumoren verwechselt werden können [14], werden später in diesem Kapitel noch besprochen.

18.1.2 Melanome der Chorioidea

Gelegentlich bekommt ein Patient mit einem Aderhautmelanom ein akutes Winkelblockglaukom [2,15]. Dies ist die Konsequenz einer tumorösen Nachvorneverlagerung des Linsen-Iris-Diaphragmas durch einen großen Tumor der hinteren Augenabschnitte, der in der Regel mit einer totalen Netzhautablösung einhergeht [2]. Das gemeinsame Auftreten einer Netzhautablösung und eines Glaukoms in einem Auge sollte den Kliniker immer an die Möglichkeit eines malignen Aderhautmelanoms denken lassen. Andere Pathomechanismen einer Augeninnendrucksteigerung in Verbindung mit einem Aderhautmelanom sind neovaskuläres Glaukom [2] und Pigmentdispersion in den Glaskörper mit einem melanomalytischen Glaukom [16]. Außer der Netzhautablösung können andere Befunde das Vorliegen des Aderhautmelanoms maskieren, wie ausgeprägte intraokulare Ent-

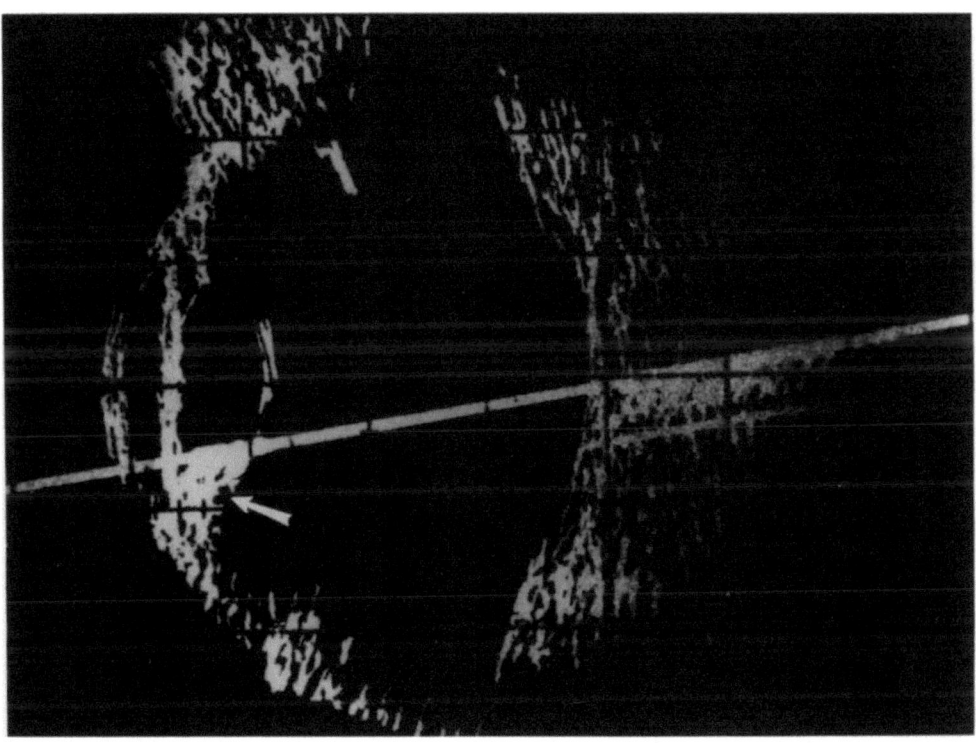

Abb. 18.7. B-Bild-sonographische Darstellung eines Ziliarkörpertumors *(Pfeil)* in einem Auge mit malignem Melanom des Ziliarkörpers

zündung und Blutungen [17]. Andererseits kann eine Luxation des Linsenkerns ein Aderhautmelanom vortäuschen, besonders wenn dabei ein Entzündungsglaukom auftritt [18].

18.1.3 Additive Diagnostik

Schwierigkeiten bei der Diagnostik der Melanome der Uvea und deren Abgrenzung gegenüber anderen intraokularen Tumoren machen gelegentlich spezielle Untersuchungsmethoden notwendig.

18.1.3.1 Ultrasonographie

Die Ultraschalluntersuchung ist insbesondere beim Nachweis eines Ziliarkörpermelanoms (Abb. 18.7) oder eines Aderhautmelanoms bedeutsam, wenn die ophthalmoskopische Diagnose durch eine begleitende Netzhautablösung, Glaskörperblutung oder Trübung der brechenden Medien erschwert ist. Die Ultrasonographie kann jedoch nicht mit absoluter Sicherheit eine Neoplasie von anderen soliden Geweben des hinteren Augensegmentes unterscheiden [19].

18.1.3.2 Aufnahme von radioaktivem Phosphor

Man hat dem P-32-Test ursprünglich einen gewissen diagnostischen Informationswert bei der Abgrenzung maligner Aderhauttumoren gegenüber gutartigen Veränderungen nachgesagt. Der Aussagewert gilt mittlerweile als sehr begrenzt und die Untersuchungsmethode ist insbesondere bei der Diagnostik kleinerer Tumoren der Iris [20] und des Ziliarkörpers [21] nicht sehr hilfreich.

18.1.3.3 Fluoreszenzangiographie der Iris

Diese Untersuchungsmethode ist besonders bei der Unterscheidung der Melanome gegenüber gutartigen Veränderungen der Iris wie Leiomyome [22,23] und benignen Melanozytomen [24] nützlich. Das angiographische Bild des Irismelanoms entspricht einer diffusen und gelegentlich konfluierenden Fluoreszenz aus Herden pathologischer Mikrovaskularisation des Tumors [24].

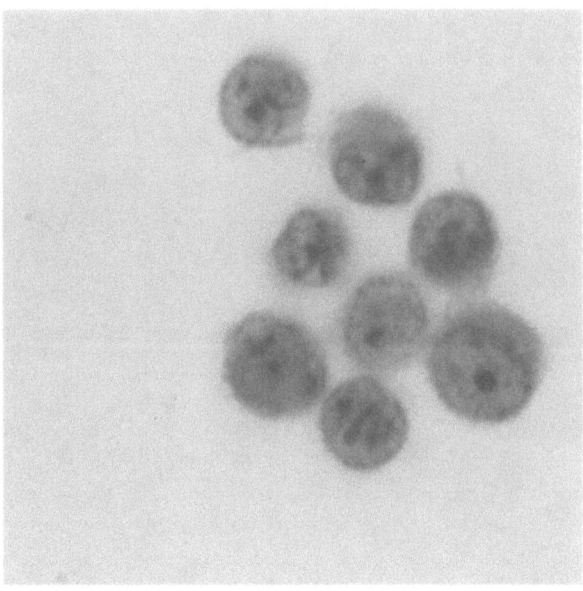

Abb. 18.8. Lichtmikroskopisches Bild von Melanomzellen, die aus dem Kammerwasser eines Auges mit einem Melanom der Uvea anterior aspiriert wurden. (Papanicolaou; Originalvergrößerung, × 400)

18.1.3.4 Zytopathologische Untersuchungen

Ein *Aspirat des Kammerwassers* oder des *Glaskörpers* kann genügend Material für eine histopathologische Diagnose entweder eines primären oder metastatischen Malignoms ergeben [25,26]. Der Test kann besonders dann positiv sein, wenn die Verdachtsdiagnose eines Melanoms der Uvea anterior mit einer Zellsuspension im Kammerwasser auftritt, die spaltlampenmikroskopisch gut erkennbar ist (Abb. 18.8). Bei dieser Technik wird Kammerwasser über eine dünne Nadel (über den Limbus in die Vorderkammer eingeführt) aspiriert. Für den Nachweis der neoplastischen Zellen macht man die zytologische Konservierung am besten mit einem Milliporfilter [26].

Eine *Feinnadelbiopsie* zur Gewinnung von Material zur zytopathologischen Untersuchung aus einem melanomverdächtigen Bereich der Uvea anterior oder der Aderhaut ist ebenfalls möglich [27]. In einem Fall gelang hiermit die Differenzierung eines diffusen Irismelanoms gegenüber einem fokalen Tumor [28].

18.1.3.5 Gefrierschnittdiagnostik

Mit der Gefrierschnittdiagnostik kann man einen Iristumor histologisch bewerten und die chirurgischen Resektionsränder des Exzisates untersuchen [29]. Bei der Einsendung des Irisstückchens an den Ophthalmopathologen muß man sorgfältig die Resektionsränder markieren und eine Aufrollung der Schnittränder vermeiden [29].

18.1.4 Prognose

Wenn ein Uveamelanom zu einem Sekundärglaukom geführt hat, ist in der Regel die Prognose schlechter als bei einem Melanom ohne Glaukom, sowohl bezüglich der Metastasierung wie auch der Überlebenschancen. Bei einer Verlaufsstudie verstarben drei von vier Patienten mit einem primären Melanom des Ziliarkörpers mit Sekundärglaukom an Metastasen innerhalb von 2 1/2 Jahren nach Enukleation [3]. Bei einer anderen Untersuchung von Uveamelanomen bei Kindern und jungen Erwachsenen war Glaukom eine wesentliche Determinante einer infausten Prognose [30]. Histopathologische Untersuchungen an Augen mit Ziliarkörpermelanom und Glaukom können oft Tumorzellen in den Abflußstrukturen nachweisen, was auch ein möglicher Ausbreitungsweg für extraokuläre Metastasen ist [3]. Patienten mit Aderhautmelanomen und Glaukom haben auch deshalb eine ungünstigere Prognose, weil der Tumor zu dem Zeitpunkt, zu dem sich ein Sekundärglaukom entwickelt, schon sehr groß ist.

Irismelanome haben im allgemeinen eine günstigere Prognose als die übrigen Uveamelanome [31,32]. Es wurden jedoch auch Metastasierungen von Irismelanomen berichtet [10,31,33–38] und die günstigere Prognose ist vermutlich lediglich auf die sehr frühe Entdeckung durch die offensichtliche Lokalisation zurückzuführen und nicht auf den Umstand, daß die histologische Dignität der Irismelanome primär günstiger wäre als die anderer Uveamelanome [34]. Bei einer Untersuchungsreihe an 1043 publizierten Irismelanomen bildeten 31 (3 %) Metastasen, wobei der Zelltyp des Melanoms die Metastasenhäufigkeit wesentlich entschied (keine Metastasen bei Spindelzelltyp A, 2,6 % Metastasen bei Spindelzelltyp B, 6,9 % bei epitheloidzelligem Melanom und 10,5 % bei gemischtzelligem Melanom) [35]. Ein nachweisbares Wachstum tumoröser Irisveränderungen ist vielleicht der beste Indikator für Malignität. Bei einer Studie an 175 Patienten mit melanozytischen Tumoren der Iris, die 1–12 Jahre verlaufskontrolliert wurden, fand sich in nur 4,6 % ein Tumorwachstum, wobei das Wachstum der Veränderung nicht immer für das Vorliegen maligner Zellen beweisführend war [36]. Das Auftreten eines Sekundärglaukoms bei einem Irismelanom erhöht jedenfalls das Risiko einer Metastasierung.

18.1.5 Behandlung

In Anbetracht der schlechten Prognose von Melanomen des Ziliarkörpers oder der Aderhaut, die mit einem Sekundärglaukom einhergehen, wird zur Behandlung am häufigsten die Enukleation empfohlen. Zu dem Zeitpunkt, zu dem sich das Sekundärglaukom entwickelt hat, ist das Melanom in der Regel zu groß für eine diffuse oder lokale Behandlung. Es gibt jedoch Ausnahmen, besonders wenn das melanomtragende Auge das einzige Auge mit brauchbarer Sehschärfe des Patienten ist. Bei solchen Fällen wird eine bulbuserhaltende Exzision eines anterioren Uveamelanoms [39,40] oder eine Bestrahlungstherapie anteriorer wie auch posteriorer Tumoren [41] als gerechtfertigt eingestuft. Bei einer Reihe von 52 Patienten, die wegen eines Iris- oder Ziliarkörpertumors eine Iridozyklektomie bekamen, waren die Hälfte der Veränderungen gutartig und etwa 1/3 benötigten letztlich eine Enukleation [40]. Die Bestrahlungstherapie besonders der Tumoren der anterioren Uvea kann durch Blutungen und weitere Augendrucksteigerungen kompliziert sein. Auch kann die Bestrahlung für die völlige Zerstörung des Melanoms nicht ausreichen [41].

Mit großer Vorsicht sollte man exogene Augendrucksteigerungen während diagnostischer und therapeutischer Maßnahmen vermeiden, da diese die extraokulare Ausbreitung von Tumorzellen begünstigen können [42–45]. Es wurden deshalb auch Enukleationsmethoden entwickelt, um intraoperative Augendrucksteigerungen zu minimieren. Dazu dienen Geräte zur intraoperativen manometrischen Drucküberwachung [43,44] und die Entwicklung von Drahtschlingen zur Durchtrennung des Sehnerven [45].

Fälle von Irismelanomen und Glaukom werden in der Regel konservativer behandelt, da die Tumoren zum Zeitpunkt der Diagnose häufig klein sind und ein Größenwachstum gut verlaufsbeobachtet werden kann. Wie jedoch schon angedeutet, können Irismelanome auch metastasieren [31,33–38]. Das Ausmaß, mit dem ein begleitendes Sekundärglaukom das Risiko der Metastasierung vergrößert, ist ungewiß. In der Regel sollten Irismelanome photodokumentiert und bezüglich der Größenzunahme verlaufsbeobachtet werden. Ist ein diskretes Wachstum nachweisbar, ist immer noch eine sorgfältige, engmaschige Verlaufsbeobachtung gerechtfertigt, während ein starkes und progressives Tumorwachstum eine Operationsintervention erfordert [37]. Diese besteht zunächst aus einer kompletten Exzision des Befundes durch eine Sektoriridektomie. Man hat auch eine Xenonbogenphotokoagulation zur Zerstörung eines Irismelanoms versucht [46]. Der Tumor hat sich dabei jedoch diffus in der gesamten Vorderkammer ausgebreitet, wie dies häufig der Fall bei einem zusätzlichen Sekundärglaukom ist. In einer solchen Situation ist die Enukleation indiziert.

Die Behandlung des Sekundärglaukoms bei Glaukomaugen sollte man auf ein medikamentöses Vorgehen beschränken. Filtrationseingriffe sollten vermieden werden, da eine extraokulare Tumorausbreitung und letale Metastasen in solchen Fällen beobachtet wurden [36]. Ist eine chirurgische Intervention bezüglich des Glaukoms unumgänglich, so ist besonders bei Augen mit Irismelanomen ein zyklodestruktives Operationsverfahren vorzuziehen.

18.2 Maligne Allgemeinerkrankungen

18.2.1 Karzinommetastasen

Es gibt zwei umfangreiche Studien in der Literatur, bei denen bei der Autopsie von Patienten mit bekannten Malignomen zumindest ein Auge bezüglich möglicher Metastasen des Auges untersucht wurde [47,48]. Die häufigsten Karzinome, die Metastasen im Auge bilden, waren Primärtumoren der Lunge und der weiblichen Brust. Beide Studien ergaben übereinstimmend eine Inzidenz von Metastasen im Auge seitens der Lungentumoren von 6 % [47] und 6,7 % [48], obwohl die Metastasierungshäufigkeit bei dem

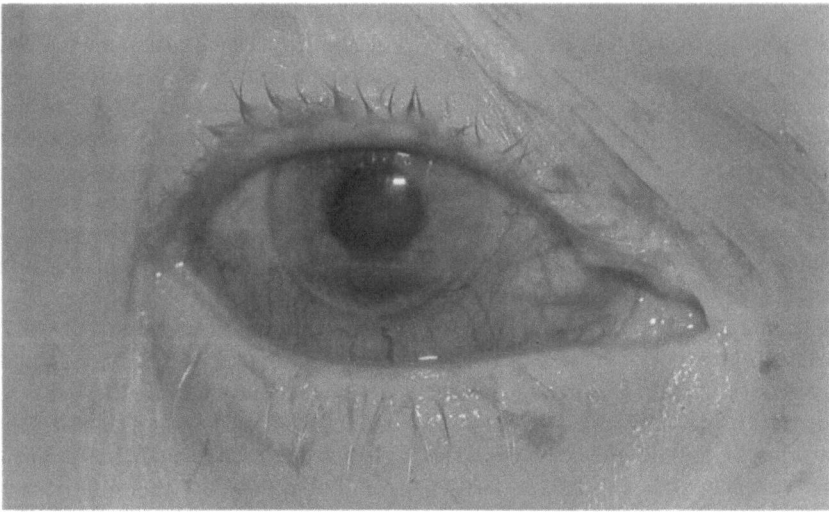

Abb. 18.9. Äußere Augenabschnitte eines Patienten mit einem metastatischen Karzinom in Form eines unteren subkonjunktivalen Tumors, einem nach Schichten getrennten Hyphäma und Hypopyon, das den Tumor von Ziliarkörper und Iris verdeckt

Primärtumor in der Brust differierte (37 % [47] und 9,7 % [48]). Unterschiedlich waren auch die Angaben zur Gesamtinzidenz intraokularer Metastasierung unter Berücksichtigung aller primären Karzinome (12 % [47] und 4 % [48]). Jedenfalls ist eine Karzinommetastase des Auges kein ungewöhnlicher Befund und man behauptet sogar, daß dies die häufigste Form eines intraokularen Malignoms darstelle [49].

Der häufigste Metastasierungsort am Auge ist die Uvea posterior [47,48,50], wenngleich ein Sekundärglaukom eher bei Metastasen im vorderen Augensegment auftritt [51]. Bei einer Studie an 227 Fällen von Karzinommetastasen des Auges und der Orbita wurde Glaukom in 7,5 % in der Gesamtgruppe [50] und in 56 % von 26 Metastasen im vorderen Augensegment nachgewiesen [51]. In einer anderen Untersuchungsreihe an 256 Augen mit Metastasen der Aderhaut trat sekundär eine Augendrucksteigerung in 5 % der Gesamtgruppe, aber in 64 % und 67 % der Augen mit Iris- und Ziliarkörpermetastasen auf [1]. Das klinische Bild von Karzinommetastasen der Uvea anterior entspricht einem gelatinösen oder durchsichtigen Gewebe, das als ein einzelner Zellverband oder als multiple Noduli der Iris auftreten kann, häufig einhergehend mit einer Rubeosis iridis, Iridozyklitis oder einem Hyphäma (Abb. 18.9) [51–55].

Augen mit Karzinommetastasen im vorderen Augensegment führen zu einem Offenwinkelglaukom entweder durch die Auskleidung des Kammerwinkels mit Tumorgewebe oder eine diffuse Infiltration des Trabekelsystems mit Tumorzellen [1,51]. Es kann auch ein Winkelblockglaukom durch eine Kompression der Iris aus der Hinterkammer oder durch Kammerwinkelsynechien entstehen [1,51]. In einem sehr ungewöhnlichen Fall wurde eine Metastasierung eines Karzinoms aus dem Nasenrachenraum mit einem beidseitigen Glaukom durch eine Infiltration des Schlemm-Kanals, der intraskleralen und episkleralen Sammelkanälchen beschrieben [56].

Bei der Diagnostik der metastatischen Karzinome der vorderen Uvea ist eine Parazentese für eine zytopathologische Untersuchung des Kammerwassers zur Präzisierung der Diagnose häufig hilfreich [49,54]. Wenn die Zytologie diagnostisch unergiebig ist, kann man auch einen serologischen Tumormarker für das Kammerwasser anwenden [57]. Die Behandlung von Karzinommetastasen konzentriert sich meist auf eine Bestrahlungstherapie und zuweilen auch Chemotherapie [49,53,54]. Die Enukleation bleibt in der Regel dem schmerzhaften, erblindeten Auge vorbehalten. Wenn ein Sekundärglaukom besteht, sollte man, wann immer möglich, medikamentös therapieren.

18.2.2 Melanommetastasen

Wenngleich Melanome des Auges fast stets Primärmalignome sind, wurden Melanommetastasen des Auges publiziert, die gelegentlich auch ein Sekundärglaukom verursachen können [25]. Eine besondere Form wurde auch als *schwarzes Hypopyon* bezeichnet, bei der ein disseminiertes malignes Melanom der Haut in das Auge metastasierte, wo es nekrotisierte, möglicherweise in Reaktion auf eine Immuntherapie oder Bestrahlung und dann ein Hypopyon von Tumorzellen und pigmentbeladenen Makrophagen mit einem Sekundärglaukom auslöste [58].

18.2.3 Leukämien

In einer Autopsieübersicht von 117 Augen von Patienten, die an einer akuten oder chronischen Leukämie verstarben, war die Inzidenz leukämischer Infiltrate in den Geweben des Auges 28 % [48]. Bei einer Spaltlampenuntersuchung an 39 Kindern mit akuter Leukämie, wurde der gleiche Prozentsatz mit einem Tyndallphänomen oder Zellen in der Vorderkammer gefunden [59]. Eine leukämische Infiltration des vorderen Augensegmentes führt bei manchen Fällen zu Sekundärglaukom, das mit einem Hyphäma oder einem Hypopyon einhergehen kann [60,62]. Diese Patienten haben meist eine akute lymphatische Leukämie. Eine scheinbare Uveitis bei Kindern mit einer akuten Leukämie sollte als ein Rezidiv gewertet werden, wobei eine Vorderkammeraspiration und eine Irisbiopsie wichtige Maßnahmen der Diagnosesicherung sind [63]. Bei einer Serie an 135 Patienten mit letaler Leukämie wurde eine infiltrative leukämische Beteiligung des Auges bei einem Drittel der Fälle mit dem häufigsten Betroffensein der Aderhaut gefunden [64]. Die chronische Leukämie des Erwachsenen kann das Auge ebenfalls beteiligen, wobei ein Fall als beidseitiges Hypopyon imponierte [65] und ein anderer Fall als eine massive, subretinale Blutung mit einem akuten Winkelblockglaukom [66]. Die meisten Fälle werden durch Bestrahlung und Chemotherapie behandelt, nachdem die Diagnose durch die zytologische Untersuchung des Kammerwasseraspirates bestätigt wurde.

18.2.4 Andere Neoplasien

18.2.4.1 Lymphome

Ein Autopsiebericht zu 60 Augen von Patienten mit Lymphomen ergab eine okuläre Beteiligung bei vier (6,7 %) [48]. Eine Augenbeteiligung kann wie eine Iridozyklitis mit gelegentlichen Augeninnendrucksteigerungen aussehen [67]. Es wurde in der Literatur ein Offenwinkelglaukom bei einem subkonjunktivalen, malignen Lymphom berichtet [68].

18.2.4.2 Histiozytose X

Diese seltene Erkrankung multipler Organsysteme ist charakterisiert durch die Anhäufung von Histiozyten in den verschiedenen Geweben in Form von drei klinischen Bildern: eosinophiles Granulom (die Befunde sind auf die Knochen beschränkt), Hand-Schüller-Christian-Erkrankung (Knochen und Weichteile befallen) und Letterer-Siwe-Erkrankung (überwiegender Weichteilbefall bei Kindern). Die Histiozytose X kann auch die vordere Augenkammer mit einem Sekundärglaukom betreffen [69]. Dies ist offensichtlich extrem selten, da eine Studie an 76 Kindern mit Histiozytose X nur bei 18 eine Beteiligung der Orbitaknochen, aber nicht des Auges ergab [70].

18.2.4.3 Multiple Myelome

Eine scheinbar nicht-granulomatöse Uveitis anterior mit Sekundärglaukom wurde bei einem Patienten mit multiplem Myelom durch eine zytologische Untersuchung gefunden, die eine Infiltration mit neoplastischen Plasmazellen ergab [71].

18.3 Tumoren des Auges in der Kindheit

18.3.1 Retinoblastom

18.3.1.1 Häufigkeit des Glaukoms

Wenngleich ein Sekundärglaukom klinisch bei Kindern mit Retinoblastom nur selten beobachtet wird, belegen die histopathologischen Befunde, daß das Sekundärglaukom eine häufige Komplikation des Retinoblastomauges darstellt. Bei einer Untersuchung an 149 Augen ergab sich bei 50 % der Fälle ein histologischer Nachweis für ein vorliegendes Glaukom, wenngleich der erhöhte Augeninnendruck nur bei 23 % dokumentiert wurde [72]. In einer anderen Serie an 303 Augen mit Retinoblastom wurde in 17 % eine Augendrucksteigerung dokumentiert [1]. In einer weiteren Studie war Glaukom bei 7 % der Augen mit Retinoblastom das vordergründige diagnostische Kriterium, wobei Leukokorie (weißer Pupillarreflex) und Strabismus in 60 % bzw. 20 % die richtungsweisenden Befunde waren [73].

18.3.1.2 Pathomechanismus des Glaukoms

Die Neovaskularisation der Iris ist ein häufiger histopathologischer Befund bei Retinoblastomaugen und meist die Ursache des begleitenden Sekundärglaukoms [1,72,74,75]. Sowohl die Rubeosis iridis wie auch das neovaskuläre Glaukom werden klinisch häufig übersehen und sollten bei allen Verdachtsdiagnosen eines Retinoblastoms berücksichtigt werden. Zwei weitere Ursachen des Glaukoms können der Pupillarblock mit sekundärer Kammerwinkelblockierung durch eine massive exsudative Netzhautablösung [1] und die Verlegung des Kammerwinkels durch Entzündungszellen oder nekrotisches Tumorgewebe sein [72]. In einer Übersicht von 1500 Patienten mit Retinoblastom bestand eine Beteiligung der vorderen Augenkammer bei 30 Fällen, was für eine besonders ungünstige Prognose sprach [76]. Bei der Spiegelendothelmikroskopie der Hornhaut zeigten sich Gruppen von Retinoblastomzellen auf dem Hornhautendothel als ein helles, spitzförmiges Geflecht von Reflexionen innerhalb eines dunkleren Areals [77].

18.3.1.3 Differentialdiagnose

Klinische Bilder, die ein Retinoblastom vortäuschen können, werden „Pseudogliome" genannt und betreffen vorwiegend die retrolentale Fibroplasie, den persistierenden, hyperplastischen, primären Glaskörper, die retinale Dysplasie, den Morbus Coats, Toxocariasis und die infantile Netzhautablösung [78,79]. Bei all diesen Erkrankungen besteht auch eine hohe Inzidenz einer Rubeosis iridis, so daß dieser Befund für die Unterscheidung von Retinoblastom und Pseudogliom nicht hilfreich ist [75,78].

18.3.1.4 Behandlung

Der Nachweis einer Rubeosis iridis mit oder ohne Glaukom [75] sowie das Vorliegen eines Glaukoms ohne Irisneovaskularisation, was gewöhnlich ein Hinweis für einen großen Tumor mit Kammerwinkelverschluß oder Dissemination der Tumorzellen in die Vorderkammer ist [76], zeigen alle eine schlechtere Prognose bei Patienten mit einem Retinoblastom an. In all diesen Fällen ist eine Enukleation indiziert.

18.3.2 Juveniles Xanthogranulom

Dies ist eine gutartige, sich selbst begrenzende Erkrankung bei Kleinkindern und Jugendlichen sowie sehr selten bei jungen Erwachsenen [80]. Sie ist charakterisiert durch diskrete, gelbe, papuläre Hautläsionen, hauptsächlich an Kopf und Nacken sowie lachsfarbene bis leicht pigmentierte Veränderungen der Iris [81,82]. Die Irisveränderungen sind in der Regel einseitig und können zu spontanen Hyphämata führen. Ein Sekundärglaukom kann durch die Invasion des Kammerwinkels mit Histiozyten oder in Verbindung mit einem Hyphäma oder einer sekundären Uveitis auftreten. Die Behandlung von Augen mit juvenilem Xanthogranulom und Sekundärglaukom geschieht durch lokale Steroidgabe und gelegentlich durch Bestrahlung [83–87].

18.3.3 Medulloepitheliom

Das Medulloepitheliom ist ein Primärtumor der Kindheit, der häufig vom nicht-pigmentierten Ziliarkörperepithel ausgeht. Das klinische Bild ist ein weißlich-grauer Tumor oder Zyste der Iris oder des Ziliarkörpers. Bei einer Untersuchung an 56 Fällen wurde klinisch in 26 Augen ein Glaukom bestätigt [88]. Der histopathologische Nachweis des Sekundärglaukoms wurde in 18 Augen gestellt, wovon 11 eine Rubeosis iridis aufwiesen. Periphere Kammerwinkelsynechien und flache Vorderkammern waren häufige Befunde. In einem Fallbericht ging Glaukom mit zwei weißen Flocken, die in der Vorderkammer flottierten einher, sowie diskreter Irisneovaskularisation und einem globulären Ziliarkörpertumor [89]. Einige Medulloepitheliome sind maligne, wenngleich die Mortalitätsrate niedrig ist. Meist ist eine Enukleation notwendig, es wurde auch über eine erfolgreiche Iridozyklektomie berichtet und eine Tumorexzision scheint empfehlenswert, wenn der Befund klein und wohl umschrieben ist [88].

18.4 Benigne Tumoren der Uvea anterior

Bei der Differentialdiagnose von Tumoren der vorderen Uvea muß auch an verschiedene benigne Befunde gedacht werden. Dies sind Nävi, Zysten, Melanozytosen, Melanozytome, Adenome und Leiomyome. Ein Sekundärglaukom kann bei verschiedenen dieser Erkrankungen auftreten, wodurch die Diagnostik sich noch komplexer gestaltet.

18.4.1 Irisnävi

Ein oder mehrere Nävi auf der stromalen Oberfläche der Iris ist kein ungewöhnlicher klinischer Befund. Sie bestehen meist aus kleinen, flachen oder gering prominenten Iristumoren mit unterschiedlicher Pigmentierung. Manche können jedoch auch mit einem Melanom verwechselt werden, was in Einzelfällen zu unnötiger operativer Intervention führte. In einer retrospektiven, klinisch-pathologischen Studie an 189 Tumoren der Uvea anterior, primär als Melanome eingestuft, wurden 80% als Nävi unterschiedlicher Zelltypen reklassifiziert [90]. Diese Autoren fanden keine eindeutigen klinischen Befunde, um zwischen benignen und malignen Iristumoren zu unterscheiden, einschließlich eines diffusen Wachstums oder dem Vorliegen eines Glaukoms. Diffuse, pigmentierte oder nicht-pigmentierte Nävi der Iris können ein Glaukom durch das Überwachsen des Trabekelmaschenwerks verursachen [90,91]. Wie schon in diesem Kapitel betont, kann die Fluoreszenzangiographie der Iris, die Aspiration von Kammerwasser für die zytologische Untersuchung oder eine Biopsie ein wichtiges Hilfsmittel in der Differenzierung zwischen Melanomen und benignen Veränderungen der Iris sein.

Eine spezielle Form des Irisnävus mit Glaukom ist das *Irisnävussyndrom*. Bei diesen Fällen gehen diffuse Nävi der Iris mit einer progressiven Synechierung des Kammerwinkels und einer sekundären Augeninnendrucksteigerung einher [92]. Eine besondere klinische Form des iridokorneal-endothelialen Syndroms, das *Cogan-Reese-Syndrom*, hat ein ähnliches Erscheinungsbild, zeigt aber gestielte Knötchen auf der Irisoberfläche, die histologisch von einem Gewebe aufgebaut sind, das dem Irisstroma ähnelt [93]. Die gutartigen Irisveränderungen bei beiden klinischen Bildern können als maligne Glaukome fehlgedeutet werden, was bei einigen Patienten sogar zu einer Enukleation führte. Diese Irisveränderungen sind ausführlicher in Kap. 13 besprochen.

18.4.2 Zysten

Zysten der Iris werden in primäre und sekundäre unterteilt, wobei erstere entweder von den Epithelschichten der Iris und des Ziliarkörpers ausgehen oder, wenn auch wesentlich seltener, vom Irisstroma [94]. Die Mehrheit der primären Zysten stellen einen konstanten Befund dar, der sehr selten progredient ist oder eine visuelle Beeinträchtigung bedingt. Es wurden jedoch auch Familien mit multiplen Zysten der Iris und des Ziliarkörpers beschrieben, vermutlich aufgrund einer autosomal-dominanten Vererbung, die ein Winkelblockglaukom verursachten [95]. Man hat diese multiplen Zysten durch eine Laserzystotomie erfolgreich behandelt [95,96]. Sekundäre Zysten, die auf ein Trauma oder eine Neoplasie zurückgehen können, führen mit größerer Wahrscheinlichkeit als die primären Zysten der Iris zu einer Entzündung und zu Glaukom [94].

18.4.3 Melanozytome

Diese Tumoren werden als benigne Nävi klassifiziert und erscheinen klinisch als dunkel pigmentierte Veränderungen, meist an der Papille, seltener in der Aderhaut, im Ziliarkörper oder in der Iris. Melanozytome der Iris sollen auch ein Glaukom auslösen können, entweder durch ein direktes Einwachsen in den Kammerwinkel [97] oder durch die Freisetzung von Pigment in die Kammerwinkelstrukturen durch ein nekrotisches Melanozytom [98].

18.4.4 Melanosen

Die *Melanosis iridis* ist charakterisiert durch verrucaähnliche Erhebungen auf der Oberfläche einer dunkel pigmentierten, samtigen Iris. Die Melanosis ist meist einseitig und manchmal nur sektorförmig ausgebildet, obwohl auch beidseitige Befunde beschrieben wurden [99]. Die *Melanosis oculi* zeigt zusätzlich eine Hyperpigmentierung der Episklera, der Aderhaut oder von beiden und geht nach Literaturberichten auch mit einem Offenwinkelglaukom einher, bei dem der Pathomechanismus wohl auf eine ausgeprägte Pigmentierung des Trabekelmaschenwerkes zurückgeht [100]. Eine ähnliche Situation liegt bei der okulodermalen Melanozytose (Naevus Ota) vor, die im nächsten Abschnitt dieses Kapitels besprochen wird.

18.4.5 Adenome

Benigne Adenome können vom Epithel der Uvea anterior, besonders vom Ziliarkörper (Fuchs-Adenom) ausgehen. Sie kommen überwiegend bei Erwachsenen vor, wenngleich ein Adenom bei einem Kind mit hyperplastischem, primären Glaskörper beobachtet wurde [101]. Obwohl sie bei alten Menschen nicht ungewöhnlich sind, werden sie selten klinisch auffällig [102]. Manche können jedoch primär oder sekundär zu einer Irisbeteiligung führen [103] und über die Pigmentdispersion ein Sekundärglaukom verursachen [104]. Adenome müssen gegenüber Zysten und Melanomen der Uvea anterior unterschieden werden [103]. Adenokarzinome können auch aus dem Ziliarkörperepithel entstehen und Glaukom verursachen [105].

18.4.6 Leiomyome

Diese seltenen Tumoren erscheinen als langsam wachsende, grau-weiße, vaskularisierte Knoten auf der Irisoberfläche. Glaukom ist eine untypische Komplikation dieser Tumoren.

18.5 Phakomatosen

1932 prägte Van der Hoeve [106] den Ausdruck Phakomatose (womit er „Muttermal" meinte) zur Bezeichnung einer Gruppe von Erkrankungen, die durch Hamartome charakterisiert sind, kongenitale Tumoren aus Geweben, die physiologischerweise in dem betroffenen Gebiet vorkommen. Die Hamartome betreffen hauptsächlich das Auge, die Haut und das Nervensystem, wenngleich andere Organsysteme in einem geringeren Ausmaße betroffen sein können, wie z.B. Lungen, kardiovaskuläres System, Gastrointestinaltrakt, Nieren und Skelettsystem. Bei einigen Fällen sind die Anomalien bereits zur Geburt erkennbar, während bei anderen Fällen die Manifestation später im Leben auftritt. Vier klinische Bilder werden üblicherweise zu den Phakomatosen gezählt: 1. von Hippel-Lindau-Syndrom; 2. Neurofibromatose Recklinghausen; 3. tuberöse Sklerose oder Bourneville-Erkrankung und 4. Sturge-Weber-Syndrom. Später wurden noch andere Erkrankungen von verschiedenen Autoren zu den Phakomatosen gezählt. Die nachfolgende Besprechung beschränkt sich auf jene Phakomatosen, bei denen gelegentlich oder häufiger ein Glaukom auftritt.

18.5.1 Sturge-Weber-Syndrom (enzephalotrigeminale Angiomatose)

18.5.1.1 Allgemeine Befunde

Das Hamartom bei dieser Erkrankung geht von vaskulären Strukturen aus und bildet ein charakteristisches, portweinfarbenes Hämangiom der Haut ent-

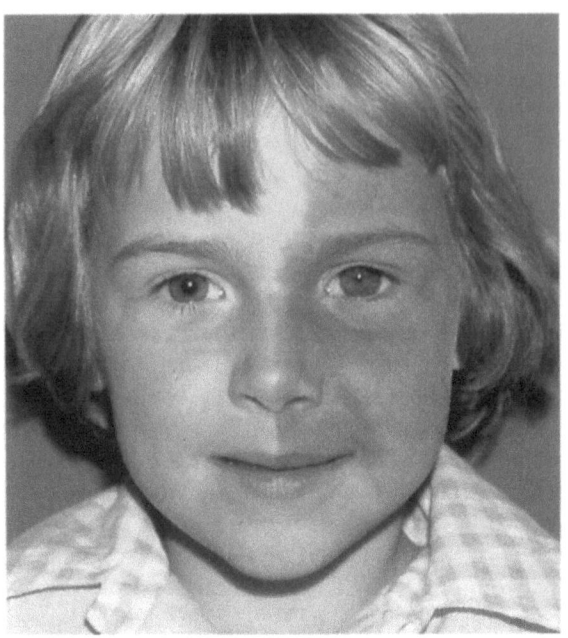

Abb. 18.10. Kind mit Sturge-Weber-Syndrom und einseitigem Sekundärglaukom mit dem typischen portweinfarbenen Hämangiom der Haut entlang der Ausbreitung des linken Nervus trigeminus

lang der Ausbreitung des N. trigeminus (Abb. 18.10) und ein ipsilaterales Angiom der weichen Hirnhäute. Die Angiome sind bereits bei der Geburt vorhanden und gewöhnlich einseitig, wenngleich ein beidseitiger Befall vorkommen kann. Die Beteiligung des ZNS verursacht häufig Epilepsien, motorische und sensorische Halbseitenausfälle und intellektuelle Defizite. Ein charakteristischer radiologischer Befund sind Kalzifikationen des Kortex, die sich nach mehreren Jahren entwickeln und als doppelte Verdichtungen oder „Schienenstränge" erscheinen. Es besteht keine Prädilektion bezüglich Rasse und Geschlecht, ein Vererbungsmuster konnte nicht nachgewiesen werden.

18.5.1.2 Okuläre Befunde

Bei etwa der Hälfte der Fälle, bei denen das livide Angiom die Äste für das Auge und die Maxilla des N. trigeminus einbezieht, liegt ein Glaukom vor. Die Spaltlampenuntersuchung zeigt einen typischen, dichten episkleralen Gefäßplexus mit gelegentlich ampullenförmigen Erweiterungen der Bindehautgefäße. Diese Befunde sind stets auf der Seite der kutanen Veränderungen. Manche Patienten haben auch ein Aderhauthämangiom.

18.5.1.3 Theorien zum Pathomechanismus des Glaukoms

Die Ursache des Glaukoms beim Sturge-Weber-Syndrom ist umstritten. Weiss [107] beschrieb 2 Pathomechanismen für das auftretende Glaukom, wobei der häufigere bei Kindern vorkommt und einer Entwicklungsstörung des Kammerwinkels ähnlich wie beim primär kongenitalen Glaukom entspricht. In einer histopathologischen Studie wurden Hämangiome der Aderhaut und der Episklera wie auch eine partielle Entwicklungsanomalie der Kammerwinkelbucht beschrieben [108]. Der andere Pathomechanismus für die Glaukomentstehung entwickelt sich im späteren Leben und geht mit einem offenen Kammerwinkel sowie kleinen arteriovenösen Fisteln in den episkleralen Gefäßen einher. Phelps [109] beobachtete jedoch episklerale Hämangiome bei allen Fällen und einen erhöhten episkleralen Venendruck, wann immer er diesen am Patienten messen konnte, aber er sah nie eindeutige pathologische Veränderungen des Kammerwinkels. Er glaubte, daß der erhöhte episklerale Venendruck die Ursache des Glaukoms bei den Patienten mit einem Sturge-Weber-Syndrom in allen Altersstufen sei. Cibis et al. [110] fanden Altersveränderungen im Trabekelmaschenwerk ähnlich wie beim primären Offenwinkelglaukom bei drei Augen mit Sturge-Weber-Syndrom. Sie postulierten, daß diese Veränderung und nicht der erhöhte episklerale Venendruck die Pathogenese für das späte Auftreten der Glaukome bestimmt.

18.5.1.4 Behandlung

Eine medikamentöse Therapie kann bei jenen Glaukomfällen ausreichend sein, die später im Leben auftreten, während die kindlichen Glaukomformen beim Sturge-Weber-Syndrom in der Regel operative Maßnahmen erfordern [107]. Es wurden sowohl bei Kindern wie bei Erwachsenen günstige Ergebnisse für die Trabekulektomie berichtet [111,112]. Die Filtrationschirurgie ist jedoch bei diesen Patienten häufig durch eine intraoperative choroidale Effusion [112–114] und gelegentlich eine expulsive Blutung [108, 113–115] kompliziert. Bei einer Studie an 30 Patienten zeigte eine Goniotomie nicht diese Komplikationen, die die Operationsmethode der ersten Wahl für den Autor in diesen Fällen war [112]. Da nicht sicher ist, ob das Glaukom aus einer Fehlbildung des Kammerwinkels oder aus einem erhöhten episkleralen Venendruck resultiert, kann eine kombinierte Trabekulotomie/Trabekulektomie die operative Erfolgschance bessern, indem man möglicherweise beide Ursachen des erhöhten Augeninnendruckes beeinflußt [113], obwohl damit das Risiko ernster Nebenwirkungen nicht gemindert wird. Eine andere Möglichkeit, das Risiko massiver choroidaler Effusion und expulsiver Blutung zu vermeiden ist eine zyklodestruktive Operation.

18.5.2 Neurofibromatose von Recklinghausen

18.5.2.1 Allgemeine Merkmale

Die wichtigen Allgemeinbefunde bei dieser Erkrankung betreffen die Haut mit Café-au-lait-Flecken, die flache, hyperpigmentierte Veränderungen mit gut umschriebener Abgrenzung darstellen, sowie Neurofibrome, weiche, fleischfarbene, gestielte Tumoren. Letztere gehen von den Schwann-Zellen aus. Eine Beteiligung des ZNS ist selten, wenngleich Neurofibrome sich an den kranialen Nerven bilden können, besonders am N. acusticus. Es werden 2 Unterformen der Neurofibromatose unterschieden: die *periphere Form* (von Recklinghausen), die durch Hautveränderungen im wesentlichen charakterisiert ist, und die *zentrale Form*, die durch ein beidseitiges Schwannom des N. acusticus gekennzeichnet ist [116]. Beide Formen sind autosomal-dominant mit unterschiedlicher, klinischer Expressivität vererbt. Die genetische Untersuchung einer Familie mit einer Neurofibromatose von Recklinghausen ergab, daß das verantwortliche Gen nahe der Kreuzung beider Chromosomenarme am Chromosom 17 liegt [117].

18.5.2.2 Okuläre Befunde

Bei der peripheren Form können Augenlider, Konjunktiva, Iris, Ziliarkörper und Aderhaut durch Neurofibrome betroffen sein. Die Hamartome der Iris werden auch *Lisch-Knötchen* genannt. Sie treten gewöhnlich beidseitig auf und imponieren als gut abgesetzte, klare, gelb bis braune, kegelförmige, gelatinöse Prominenzen auf dem Irisstroma (Abb. 18.11). Eine ultrastrukturelle Untersuchung ergab, daß sie von melanozytärem Ursprung sind [118]. Die Lisch-Knötchen sind ein fast konstanter Befund der Neurofibromatose von Recklinghausen, die bei etwa 92 % der Fälle in einer Serie von 77 Patienten verifiziert wurden [119]. In einer weiteren Studie an 64 Patienten wurden die Knötchen bei 65 % und bei allen Patienten jenseits des 16. Lebensjahres gesehen [120]. Außerdem kommen chorioretinale Hamartome und

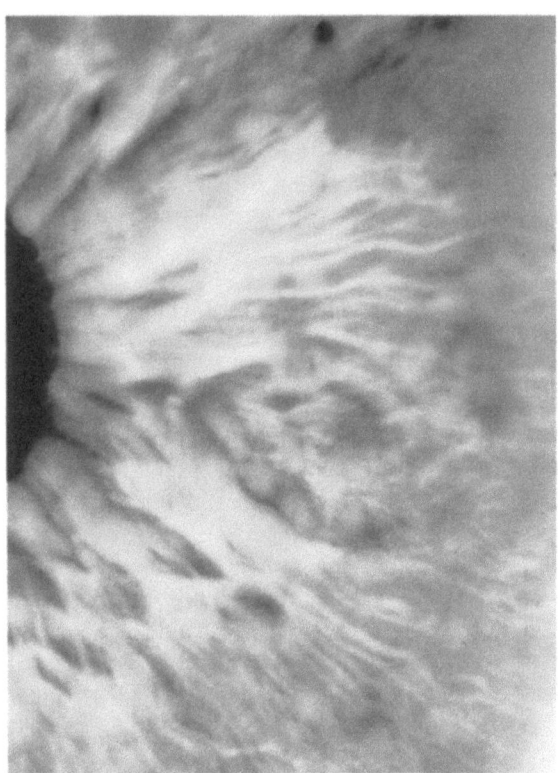

Abb. 18.11. Spaltlampenbild von Lisch-Knötchen auf der Iris eines Patienten mit Neurofibromatose Recklinghausen

Gliome des N. opticus gelegentlich vor. Eine fluoreszenzangiographische Untersuchung der Aderhautveränderungen zeigte avaskuläre Areale mit Hypofluoreszenz, ähnlich multiplen kleinen Aderhautnävi [120]. Die zentrale Form der Neurofibromatose hat keine typischen Augenbefunde außer präseniler, posteriorer subkapsulärer oder nukleärer Katarakte [116].

Eine Augeninnendrucksteigerung ist mit größerer Wahrscheinlichkeit bei der Neurofibromatose zu erwarten, wenn die Augenlider von den Neurofibromen betroffen sind. Verschiedene mögliche Mechanismen für die Pathogenese des Glaukoms werden diskutiert: 1. Infiltration des Kammerwinkels mit neurofibromatösem Gewebe; 2. Verschluß des Kammerwinkels als ein Ergebnis der nodulären Verdickung des Ziliarkörpers und der Aderhaut; 3. fibrovaskuläre Membranen, ähnlich wie beim neovaskulären Glaukom und 4. Defizite der normalen Kammerwinkelbuchtentwicklung [121,122].

18.5.2.3 Behandlung

Bei der Glaukomtherapie sollten die medikamentösen Möglichkeiten zunächst erschöpft werden, da die operativen Verfahren häufig enttäuschend verlaufen. Bei einem Kind mit einem einseitigen Glaukom wurden fünf erfolglose antiglaukomatöse Eingriffe ausgeführt, bevor eine okuläre Neurofibromatose 2 Jahre später gefunden wurde [123].

18.5.3 Angiomatose Hippel-Lindau

Diese Phakomatose ist charakterisiert durch Angiome der Netzhaut und in wenigen Fällen auch des Kleinhirns. Die meisten Fälle treten familiär auf. Glaukom kann als Spätfolge als eine Konsequenz einer Rubeosis iridis oder einer Iridozyklitis vorkommen.

18.5.4 Naevus Ota (okulodermale Melanozytose)

Diese Erkrankung wird üblicherweise nicht unter den Phakomatosen eingeordnet, entspricht jedoch im weiteren Sinne der Definition dieser Erkrankungsgruppe.

18.5.4.1 Allgemeine Merkmale

Das Hamartom bei dieser Erkrankung ist eine abnorm große Anhäufung von Melanozyten in den Geweben des Auges, besonders in der Episklera (Abb. 18.12) wie auch in der Haut entlang des Ausbreitungsgebietes des N. trigeminus und gelegentlich auch in der nasalen und bukkalen Mukosa. In einer Studie an 194 Patienten hatten 67 nur eine Beteiligung der Haut, 12 hatten auch eine Beteiligung des Auges und 115 eine Melanozytose von Haut und Auge [124]. Sie ist fast immer einseitig, mit einem Überwiegen bei Frauen und einer größeren Häufigkeit bei stärker pigmentierten Rassen [125]. Eine Veränderung in Richtung malignes Melanom kann bei weißen Patienten auftreten, ist jedoch bei Farbigen selten [126–129].

18.5.4.2 Glaukom

Ein chronisches Glaukom kann bei Patienten mit einem Naevus Ota vermehrt auftreten [130–133]. Der erhöhte Augeninnendruck mit oder ohne Glaukomläsion der Papille wurde in 10 % der Fälle in einer Untersuchungsreihe verifiziert [124]. Das befallene Auge

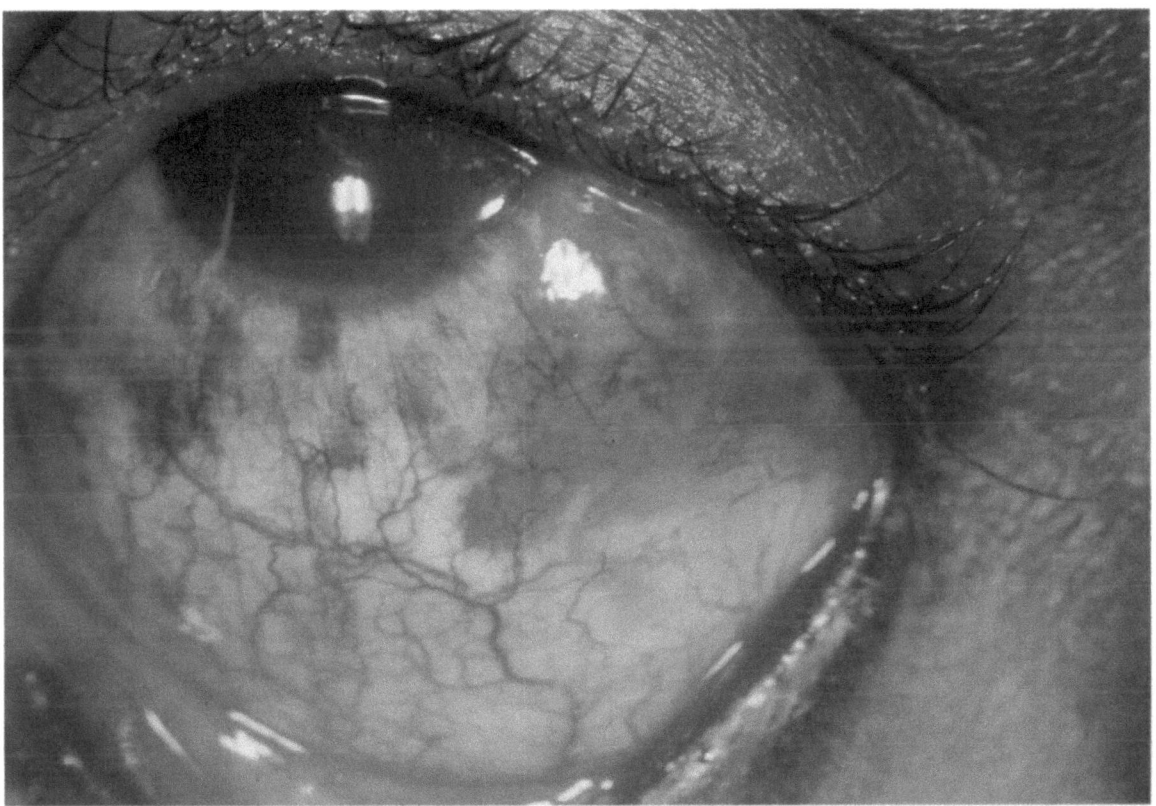

Abb. 18.12. Abnorme Pigmentierung der Episklera bei einem Patienten mit einer okulodermalen Melanozytose (Naevus Ota)

hat typischerweise eine sehr starke Pigmentierung des Trabekelmaschenwerkes und es wurden dementsprechend Melanozyten im Maschenwerk bei der histopathologischen Untersuchung nachgewiesen [132,133].

18.5.4.3 Behandlung

Wie bei anderen Formen eines Offenwinkelglaukoms sollten die medikamentösen Möglichkeiten zunächst in Betracht gezogen werden. Falls diese nicht ausreichen kann eine Lasertrabekuloplastik durchaus effektiv sein [100], andernfalls ist ein Filtrationseingriff angezeigt.

18.6 Zusammenfassung

Das primär maligne Melanom der Uvea kann ein sekundäres Offenwinkelglaukom entweder durch eine direkte Ausbreitung in den Kammerwinkel oder durch eine Aussaat von Tumorzellen, Pigmentgranula oder Makrophagen im Kammerwinkel verursachen. Seltener verursachen diese Tumoren ein Winkelblockglaukom durch Tumormassen hinter dem Linsen-Iris-Diaphragma. Die Ultrasonographie oder die Zytologie eines Kammerwasseraspirates sind nützliche diagnostische Hilfen. Die meisten fortgeschrittenen Fälle müssen enukleiert werden. Maligne Allgemeinerkrankungen des Auges sind Karzinommetastasen, Metastasen von Melanomen, Leukämien und Lymphome, die gelegentlich ein Sekundärglaukom auslösen, meist durch die Invasion des Kammerwinkels durch Tumorzellen. Kindliche Augentumoren, die zu einem Glaukom führen können, sind das Retinoblastom, das juvenile Xanthogranulom und das Medulloepitheliom. Andere gutartige Tumoren der Uvea anterior, die mit Glaukom einhergehen können sind Nävi, Zysten, Melanozytome, Melanosen, Adenome und Leiomyome. Manche der Phakomatosen, überwiegend das Sturge-Weber-Syndrom und die Neurofibromatose Recklinghausen sowie der Naevus Ota können mit einem Glaukom einhergehen.

Literatur

1. Shields, CL, Shields, JA, Shields, MB, Augsburger, JJ: Prevalence and mechanisms of secondary intraocular pressure elevation in eyes with intraocular tumors. Ophthalmology 94:839, 1987.
2. Yanoff, M: Glaucoma mechanisms in ocular malignant melanomas. Am J Ophthal 70:898, 1970.
3. Shields, MB, Klintworth, GK: Anterior uveal melanomas and intraocular pressure. Ophthalmology 87:503, 1980.
4. Hopkins, RE, Carriker, FR: Malignant melanoma of the ciliary body. Am J Ophthal 45:835, 1958.
5. Omulecki, W, Pruszczynski, M, Borowski, J: Ring melanoma of the iris and ciliary body. Br J Ophthal 69:514, 1985.
6. Yanoff, M, Scheie, HG: Melanomalytic glaucoma. Report of a case. Arch Ophthal 84:471, 1970.
7. Van Buskirk, EM, Leure-duPree, AE: Pathophysiology and electron microscopy of melanomalytic glaucoma. Am J Ophthal 85:160, 1978.
8. McMenamin, PG, Lee, WR: Ultrastructural pathology of melanomalytic glaucoma. Br J Ophthal 70:895, 1986.
9. Reese, AB, Mund, ML, Iwamoto, T: Tapioca melanoma of the iris. Part 1. Clinical and light microscopy studies. Am J Ophthal 74:840, 1972.
10. Zakka, KA, Foos, RY, Sulit, H: Metastatic tapioca iris melanoma. Br J Ophthal 63:744, 1979.
11. Shields, MB, Proia, AD: Neovascular glaucoma associated with an iris melanoma. A clinicopathologic report. Arch Ophthal 105:672, 1987.
12. Foos, RY, Hull, SN, Straatsma, BR: Early diagnosis of ciliary body melanomas. Arch Ophthal 81:336, 1969.
13. Gupta, K, Hoepner, JA, Streeten, BW: Pseudomelanoma of the iris in herpes simplex keratoiritis. Ophthalmology 93:1524, 1986.
14. Shields, JA, Sanborn, GE, Augsburger, JJ: The differential diagnosis of malignant melanoma of the iris. A clinical study of 200 patients. Ophthalmology 90:716, 1983.
15. Singer, PR, Krupin, T, Smith, ME, Becker, B: Recurrent orbital and metastatic melanoma in a patient undergoing previous glaucoma surgery. Am J Ophthal 87:766, 1979.
16. El Baba, F, Hagler, WS, De La Cruz, A, Green, WR: Choroidal melanoma with pigment dispersion in vitreous and melanomalytic glaucoma. Ophthalmology 95:370, 1988.
17. Fraser, DJ, Font, RL: Ocular inflammation and hemorrhage as initial manifestations of uveal malignant melanoma. Incidence and prognosis. Arch Ophthal 97:1311, 1979.
18. Alward, WLM, Frazier Byrne, S, Hughes, JR, Hodapp, EA: Dislocated lens nuclei simulating choroidal melanomas. Arch Ophthal 107:1463, 1989.
19. Gitter, KA, Meyer, D, Sarin, LK: Ultrasound to evaluate eyes with opaque media. Am J Ophthal 64:100, 1967.
20. Shields, JA: Accuracy and limitations of the 32P test in the diagnosis of ocular tumors: an analysis of 500 cases. Ophthalmology 85:950, 1978.
21. Goldberg, B, Kara, GB, Previte, LR: The use of radioactive phosphorus (32P) in the diagnosis of ocular tumors. Am J Ophthal 90:817, 1980.
22. Christiansen, JM, Wetzig, PC, Thatcher, DB, Green, WR: Diagnosis and management of anterior uveal tumors. Ophthal Surg 10:81, 1979.
23. Brovkina, AF, Chichua, AG: Value of fluorescein iridography in diagnosis of tumours of the iridociliary zone. Br J Ophthal 63:157, 1979.
24. Jakobiec, FA, Depot, MJ, Henkind, P, Spencer, WH: Fluorescein angiographic patterns of iris melanocytic tumors. Arch Ophthal 100:1288, 1982.
25. Char, DH, Schwartz, A, Miller, TR, Abele, JS: Ocular metastases from systemic melanoma. Am J Ophthal 90:702, 1980.
26. Green, WR: Diagnostic cytopathology of ocular fluid specimens. Ophthalmology 91:726, 1984.
27. Midena, E, Segato, T, Piermarocchi, S, Boccato, P: Fine needle aspiration biopsy in ophthalmology. Surv Ophthal 29:410, 1985.
28. Char, DH, Crawford, JB, Gonzales, J, Miller, T: Iris melanoma with increased intraocular pressure. Differentiation of focal solitary tumors from diffuse or multiple tumors. Arch Ophthal 107:548, 1989.
29. Karcioglu, ZA, Caldwell, DR: Frozen section diagnosis in ophthalmic surgery. Surv Ophthal 28:323, 1984.
30. Barr, CC, McLean, IW, Zimmerman, LE: Uveal melanoma in children and adolescents. Arch Ophthal 99:2133, 1981.
31. Rones, B, Zimmerman, LE: The prognosis of primary tumors of the iris treated by iridectomy. Arch Ophthal 60:193, 1958.
32. Dunphy, EB, Dryja, TP, Albert, DM, Smith, TR: Melanocytic tumor of the anterior uvea. Am J Ophthal 86:680, 1978.
33. Sunba, MSN, Rahi, AHS, Morgan, G: Tumors of the anterior uvea. I. Metastasizing malignant melanoma of the iris. Arch Ophthal 98:82, 1980.
34. Kersten, RC, Tse, DT, Anderson, R: Iris melanoma. Nevus or malignancy? Surv Ophthal 29:423, 1985.
35. Geisse, LJ, Robertson, DM: Iris melanomas. Am J Ophthal 99:638, 1985.
36. Territo, C, Shields, CL, Shields, JA, et al: Natural course of melanocytic tumors of the iris. Ophthalmology 95:1251, 1988.
37. McGalliard, JN, Johnston, PB: A study of iris melanoma in Northern Ireland. Br J Ophthal 73:591, 1989.
38. Shields, JA, Shields, CL: Hepatic metastases of diffuse iris melanoma 17 years after enucleation. Am J Ophthal 106:749, 1989.
39. Sugar, HS: Removal of some intraocular tumors: report of twelve cases. Ann Ophthal 13:633, 1981.
40. Memmen, JE, McLean, IW: The long-term outcome of patients undergoing iridocyclectomy. Ophthalmology 97:429, 1990.
41. Foulds, WS, Lee, WR: The significance of glaucoma in the management of melanomas of the anterior segment. Trans Ophthal Soc UK 103:59, 1983.
42. Zimmerman, LE, McLean, IW, Foster, WD: Statistical analysis of follow-up data concerning uveal melanomas, and the influence of enucleation. Ophthalmology 87:557, 1980.
43. Kramer, KK, LaPiana, FG, Whitmore, PV: Enucleation with stabilization of intraocular pressure in the treatment of uveal melanomas. Ophthal Surg 11:39, 1980.
44. Blair, CJ, Guerry, RK, Stratford, TP: Normal intraocular pressure during enucleation for choroidal melanoma. Arch Ophthal 101:1900, 1983.
45. Migdal, C: Effect of the method of enucleation on the prognosis of choroidal melanoma. Br J Ophthal 67:385, 1983.
46. Cleasby, GW, Van Westenbrugge, JA: Treatment of iris melanoma by photocoagulation: a case report. Ophthal Surg 18:42, 1987.
47. Bloch, RS, Gartner, S: The incidence of ocular metastatic carcinoma. Arch Ophthal 85:673, 1971.

48. Nelson, CC, Hertzberg, BS, Klintworth, GK: A histopathologic study of 716 unselected eyes in patients with cancer at the time of death. Am J Ophthal 95:788, 1983.
49. Scholz, R, Green, WR, Baranano, EC, et al: Metastatic carcinoma to the iris. Diagnosis by aqueous paracentesis and response to irradiation and chemotherapy. Ophthalmology 90:1524, 1983.
50. Ferry, AP, Font, RL: Carcinoma metastatic to the eye and orbit. I. A clinicopathologic study of 227 cases. Arch Ophthal 92:276, 1974.
51. Ferry, AP, Font, RL: Carcinoma metastatic to the eye and orbit. II. A clinicopathological study of 26 patients with carcinoma metastatic to the anterior segment of the eye. Arch Ophthal 93:472, 1975.
52. Freeman, TR, Friedman, AH: Metastatic carcinoma of the iris. Am J Ophthal 80:947, 1975.
53. Frank, KW, Sugar, HS, Sherman, AI, et al: Anterior segment metastases from an ovarian choriocarcinoma. Am J Ophthal 87:778, 1979.
54. Woog, JJ, Chess, J, Albert, DM, et al: Metastatic carcinoma of the iris simulating iridocyclitis. Br J Ophthal 68:167, 1984.
55. Kurosawa, A, Sawaguchi, S: Iris metastasis from squamous cell carcinoma of the uterine cervix. Arch Ophthal 105:618, 1987.
56. Johnson, BL: Bilateral glaucoma caused by nasal carcinoma obstructing Schlemm's canal. Am J Ophthal 96:550, 1983.
57. Rotkis, WM, Kulander, BG, Chandler, JW, Kaiser, FS: Diagnosis of anterior chamber metastasis by serologic marker found during anterior chamber paracentesis. Am J Ophthal 102:179, 1986.
58. Wormald, RPL, Harper, JI: Bilateral black hypopyon in a patient with self-healing cutaneous malignant melanoma. Br J Ophthal 67:231, 1983.
59. Abramson, A: Anterior chamber activity in children with acute leukemia. Ann Ophthal 12:553, 1980.
60. Zakka, KA, Yee, RD, Shorr, N, et al: Leukemic iris infiltration. Am J Ophthal 89:204, 1980.
61. Kincaid, MC, Green, WR: Ocular and orbital involvement in leukemia. Surv Ophthal 27:211, 1983.
62. Rosenthal, AR: Ocular manifestations of leukemia. A review. Ophthalmology 90:899, 1983.
63. Novakovic, P, Kellie, SJ, Taylor, D: Childhood leukaemia: relapse in the anterior segment of the eye. Br J Ophthal 73:354, 1989.
64. Leonardy, NJ, Rupani, M, Dent, G, Klintworth, GK: Analysis of 135 autopsy eyes for ocular involvement in leukemia. Am J Ophthal 109:436, 1990.
65. Santoni, G, Fiore, C, Lupidi, G, Bibbiani, U: Recurring bilateral hypopyon in chronic myeloid leukemia in blastic transformation. A case report. Graefe's Arch Ophthal 223:211, 1985.
66. Kozlowski, IMD, Hirose, T, Jalkh, AE: Massive subretinal hemorrhage with acute angle-closure glaucoma in chronic myelocytic leukemia. Am J Ophthal 103:837, 1987.
67. Saga, T, Ohno, S, Matsuda, H, et al: Ocular involvement by a peripheral T-cell lymphoma. Arch Ophthal 102:399, 1984.
68. Sato, M, Futa, R: A case of secondary open-angle glaucoma associated with subconjunctival malignant melanoma. Jap J Clin Ophthal 40:57, 1986.
69. Epstein, DL, Grant, WM: Secondary open-angle glaucoma in histiocytosis X. Am J Ophthal 84:332, 1977.
70. Moore, AT, Pritchard, J, Taylor, DSI: Histiocytosis X: an ophthalmological review. Br J Ophthal 69:7, 1985.
71. Shakin, EP, Augsburger, JJ, Eagle, RC Jr, et al: Multiple myeloma involving the iris. Arch Ophthal 106:524, 1988.
72. Yoshizumi, MO, Thomas, JV, Smith, TR: Glaucoma-inducing mechanisms in eyes with retinoblastoma. Arch Ophthal 96:105, 1978.
73. Ellsworth, RM: The practical management of retinoblastoma. Trans Am Ophthal Soc 67:462, 1969.
74. Walton, DS, Grant, WM: Retinoblastoma and iris neovascularization. Am J Ophthal 65:598, 1968.
75. Spaulding, AG: Rubeosis iridis in retinoblastoma and pseudoglioma. Trans Am Ophthal Soc LXXVI:584, 1978.
76. Haik, BG, Dunleavy, SA, Cooke, C, et al: Retinoblastoma with anterior chamber extension. Ophthalmology 94:367, 1987.
77. Roberts, CW, Iwamoto, M, Haik, BC: Ultrastructural correlation of specular microscopy in retinoblastoma. Am J Ophthal 102:182, 1986.
78. Moazed, K, Albert, D, Smith, TR: Rubeosis iridis in "pseudogliomas." Surv Ophthal 25:85, 1980.
79. Shields, JA: Ocular toxocariasis. A review. Surv Ophthal 28:361, 1984.
80. Bruner, WE, Stark, WJ, Green, WR: Presumed juvenile xanthogranuloma of the iris and ciliary body in an adult. Arch Ophthal 100:457, 1982.
81. Zimmerman, L: Ocular lesions of juvenile xanthogranuloma (nevoxanthoendothelioma). Trans Am Acad Ophthal Otol 69:412, 1965.
82. Schwartz, LW, Rodrigues, MM, Hallett, JW: Juvenile xanthogranuloma diagnosed by paracentesis. Am J Ophthal 77:243, 1974.
83. Gass, JDM: Management of juvenile xanthogranuloma of the iris. Arch Ophthal 71:344, 1964.
84. Hadden, OB: Bilateral juvenile xanthogranuloma of the iris. Br J Ophthal 59:699, 1975.
85. Witmer, R, Landolt, E: Juvenile xanthogranuloma of the iris. Klin Monatsbl Augenheilkd 176:658, 1980.
86. Thieme, R, Lukassek, B, Keinert, K: Problems in juvenile xanthogranuloma of the anterior uvea. Klin Monatsbl Augenheilkd 176:893, 1980.
87. Cadera, W, Silver, MM, Burt, L: Juvenile xanthogranuloma. Can J Ophthal 18:169, 1983.
88. Broughton, WL, Zimmerman, LE: A clinicopathologic study of 56 cases of intraocular medulloepitheliomas. Am J Ophthal 85:407, 1978.
89. Jakobiec, FA, Howard, GM, Ellsworth, RM, Rosen, M: Electron microscopic diagnosis of medulloepithelioma. Am J Ophthal 79:321, 1975.
90. Jakobiec, FA, Silbert, G: Are most iris 'melanomas' really nevi? A clinicopathologic study of 189 lesions. Arch Ophthal 99:2117, 1981.
91. Nik, NA, Hidayat, A, Zimmerman, LE, Fine, BS: Diffuse iris nevus manifested by unilateral open angle glaucoma. Arch Ophthal 99:125, 1981.
92. Scheie, HG, Yanoff, M: Iris nevus (Cogan-Reese) syndrome. A cause of unilateral glaucoma. Arch Ophthal 93:963, 1975.
93. Cogan, DG, Reese, AB: A syndrome of iris nodules, ectopic Descemet's membrane, and unilateral glaucoma. Doc Ophthal 26:424, 1969.
94. Shields, JA, Kline, WM, Augsburger, JJ: Primary iris cysts: a review of the literature and report of 62 cases. Br J Ophthal 68:152, 1984.
95. Vela, A, Rieser, JC, Campbell, DG: The heredity and treatment of angle-closure glaucoma secondary to iris and ciliary body cysts. Ophthalmology 91:332, 1983.

96. Bron, AJ, Wilson, CB, Hill, AR: Laser treatment of primary ring-shaped epithelial iris cyst. Br J Ophthal 68:859, 1984.
97. Nakazawa, M, Tamai, M: Iris melanocytoma with secondary glaucoma. Am J Ophthal 97:797, 1984.
98. Shields, JA, Annesley, WH Jr, Spaeth, GL: Necrotic melanocytoma of iris with secondary glaucoma. Am J Ophthal 84:826, 1977.
99. Traboulsi, EI, Maumenee, IH: Bilateral melanosis of the iris. Am J Ophthal 103:115, 1987.
100. Goncalves, V, Sandler, T, O'Donnell, FE Jr: Open angle glaucoma in melanosis oculi: response to laser trabeculoplasty. Ann Ophthal 17:33, 1985.
101. Doro, S, Werblin, TP, Haas, B, et al: Fetal adenoma of the pigmented ciliary epithelium associated with persistent hyperplastic primary vitreous. Ophthalmology 93:1343, 1986.
102. Zaidman, GW, Johnson, BL, Salamon, SM, Mondino, BJ: Fuchs' adenoma affecting the peripheral iris. Arch Ophthal 101:771, 1983.
103. Shields, CL, Shields, JA, Cook, GR, et al: Differentiation of adenoma of the iris pigment epithelium from iris cyst and melanoma. Am J Ophthal 100:678, 1985.
104. Shields, JA, Augsburger, JJ, Sanborn, GE, Klein, RM: Adenoma of the iris-pigment epithelium. Ophthalmology 90:735, 1983.
105. Papale, JJ, Akiwama, K, Hirose, T, et al: Adenocarcinoma of the ciliary body pigment epithelium in a child. Arch Ophthal 102:100, 1984.
106. Van der Hoeve, J: Eye symptoms in phakomatoses. Trans Ophthal Soc UK 52:380, 1932.
107. Weiss, DI: Dual origin of glaucoma in encephalotrigeminal haemangiomatosis. Trans Ophthal Soc UK 93:477, 1973.
108. Christensen, GR, Records, RE: Glaucoma and expulsive hemorrhage mechanisms in the Sturge-Weber syndrome. Ophthalmology 86:1360, 1979.
109. Phelps, CD: The pathogenesis of glaucoma in Sturge-Weber syndrome. Ophthalmology 85:276, 1978.
110. Cibis, GW, Tripathi, RC, Tripathi, BJ: Glaucoma in Sturge-Weber syndrome. Ophthalmology 91:1061, 1984.
111. Ali, MA, Fahmy, IA, Spaeth, GL: Trabeculectomy for glaucoma associated with Sturge-Weber syndrome. Ophthal Surg 21:352, 1990.
112. Iwach, AG, Hoskins, HD Jr, Hetherington, J Jr, Shaffer, RN: Analysis of surgical and medical management of glaucoma in Sturge-Weber syndrome. Ophthalmology 97:904, 1990.
113. Board, RJ, Shields, MB: Combined trabeculotomy-trabeculectomy for the management of glaucoma associated with Sturge-Weber syndrome. Ophthal Surg 12:813, 1981.
114. Bellows, AR, Chylack, LT Jr, Epstein, DL, Hutchinson, BT: Choroidal effusion during glaucoma surgery in patients with prominent episcleral vessels. Arch Ophthal 97:493, 1979.
115. Theodossiadis, G, Damanakis, A, Koutsandrea, C: Expulsive choroidal effusion during glaucoma surgery in a child with Sturge-Weber syndrome. Klin Monatsbl Augenheilkd 186:300, 1985.
116. Pearson-Webb, MA, Kaiser-Kupfer, MI, Eldridge, R: Eye findings in bilateral acoustic (central) neurofibromatosis: association with presenile lens opacities and cataracts but absence of Lisch nodules. N Engl J Med 315:1553, 1986.
117. Barker, D, Wright, E, Nguyen, K, et al: Gene for von Recklinghausen neurofibromatosis is in the pericentromeric region of chromosome 17. Science 236:1100, 1987.
118. Perry, HD, Font, RL: Iris nodules in von Recklinghausen's neurofibromatosis. Electon microscopic confirmation of their melanocytic origin. Arch Ophthal 100:1635, 1982.
119. Lewis, RA, Riccardi, VM: von Recklinghausen neurofibromatosis. Incidence of iris hamartomata. Ophthalmology 88:348, 1981.
120. Huson, S, Jones, D, Beck, L: Ophthalmic manifestations of neurofibromatosis. Br J Ophthal 71:235, 1987.
121. Grant, WM, Walton, DS: Distinctive gonioscopic findings in glaucoma due to neurofibromatosis. Arch Ophthal 79:127, 1968.
122. Wolter, JR, Butler, RG: Pigment spots of the iris and ectropion uveae. With glaucoma in neurofibromatosis. Am J Ophthal 56:964, 1963.
123. Brownstein, S, Little, JM: Ocular neurofibromatosis. Ophthalmology 90:1595, 1983.
124. Teekhasaenee, C, Ritch, R, Rutnin, U, Leelawongs, N: Ocular findings in oculodermal melanocytosis. Arch Ophthal 108:1114, 1990.
125. Mishima, Y, Mevorah, B: Nevus Ota and nevus Ito in American Negroes. J Invest Dermatol 36:133, 1961.
126. Albert, DM, Scheie, HG: Nevus of Ota with malignant melanoma of the choroid. Report of a case. Arch Ophthal 69:774, 1963.
127. Font, RL, Reynolds, AM, Zimmerman, LE: Diffuse malignant melanoma of the iris in the nevus of Ota. Arch Ophthal 77:513, 1967.
128. Sabates, FN, Yamashita, T: Congenital melanosis oculi. Complicated by two independent malignant melanomas of the choroid. Arch Ophthal 77:801, 1967.
129. Velazquez, N, Jones, IS: Ocular and oculodermal melanocytosis associated with uveal melanoma. Ophthalmology 90:1472, 1983.
130. Fishman, GRA, Anderson, R: Nevus of Ota. Report of two cases, one with open-angle glaucoma. Am J Ophthal 54:453, 1962.
131. Foulks, GN, Shields, MB: Glaucoma in oculodermal melanocytosis. Ann Ophthal 9:1299, 1977.
132. Sugar, HS: Glaucoma with trabecular melanocytosis. Ann Ophthal 14:374, 1982.
133. Futa, R, Shimizu, T, Okura, F, Yasutake, T: A case of open-angle glaucoma associated with nevus Ota–electron microscopic study of the anterior chamber angle and iris. Folia Ophthal Jap 35:501, 1984.

Kapitel 19. Glaukom bei entzündlichen Augenerkrankungen

19.1   Iridozyklitis
19.1.1   Terminologie
19.1.2   Klinische Formen von Iridozyklitis und Glaukom
19.1.3   Theorien zum Pathomechanismus des Glaukoms
19.1.4   Behandlung
19.2   Andere Formen der okulären Entzündung
19.2.1   Choroiditis und Retinitis
19.2.2   Keratitis
19.2.3   Skleritis
19.2.4   Episkleritis
19.3   Zusammenfassung

Von allen entzündlichen Augenerkrankungen ist die primäre Iridozyklitis am häufigsten von Augeninnendrucksteigerungen begleitet. Tritt Glaukom bei anderen entzündlichen Augenkrankheiten auf, so ist in der Regel die Uvea anterior sekundär betroffen. Aus diesem Grunde sollen zunächst die klinischen Formen der Iridozyklitis, die Pathomechanismen des begleitenden Sekundärglaukoms und dessen Behandlung besprochen werden. Anschließend wird eine Übersicht über weitere extra- und intraokulare Entzündungen gegeben, die zu einem entzündlichen Sekundärglaukom führen können.

19.1 Iridozyklitis

19.1.1 Terminologie

Eine Einteilung der verschiedenen Formen der Iridozyklitis geschieht hauptsächlich nach den klinischen Befunden und der Dauer der Entzündungsaktivität. Eine spezifische Ursache der Iridozyklitis kann jedoch zu verschiedenen Zeitpunkten des Erkrankungsverlaufes evident werden.

19.1.1.1 Akute Iridozyklitis

Die charakteristische Anamnese für eine akute Iridozyklitis ist das plötzliche Einsetzen eines geringen bis mäßigen Augenschmerzes mit Photophobie und Verschwommensehen. Bei der äußeren Inspektion des Auges fällt eine ziliare Injektion und eine geringe Pupillenkonstriktion auf (Abb. 19.1). Bei der Spaltlampenbiomikroskopie zeigt sich in unterschiedlichem Ausmaß ein Tyndall-Phänomen des Kammerwassers mit einer Zellsuspension und feinen entzündlichen Präzipitaten am Hornhautendothel. In der akuten Phase ist der Augeninnendruck meist geringer als im gesunden Partnerauge, wenngleich manche Patienten bereits von Anfang an eine erhebliche Augeninnendrucksteigerung aufweisen können, die dann auch mit stärkeren Schmerzen und einem Hornhautödem einhergehen kann.

19.1.1.2 Subakute Iridozyklitis

Manche Fälle einer Iridozyklitis zeigen nur geringe oder gar keine Symptome. Die Diagnose wird meist während einer Routineaugenuntersuchung gestellt oder ist Teil einer gründlichen Durchuntersuchung wegen einer Allgemeinerkrankung, bei der eine Augenbeteiligung möglich ist. Diese Form der Iridozyklitis kann schwerwiegende Folgen haben, da Komplikationen wie ein Sekundärglaukom häufig erst in einem Spätstadium entdeckt werden.

19.1.1.3 Chronische Iridozyklitis

Das klinische Bild bei dieser Iridozyklitisform variiert von akut bis subakut und ist durch einen protrahierten Verlauf über Monate bis Jahre, häufig mit Remissionen und akuten Rezidiven charakterisiert. Komplikationen sind die Ausbildung hinterer und peripherer, vorderer Synechien, Kataraktentwicklung und eine bandförmige Keratopathie (Abb. 19.2). Die-

342 Kapitel 19. Glaukom bei entzündlichen Augenerkrankungen

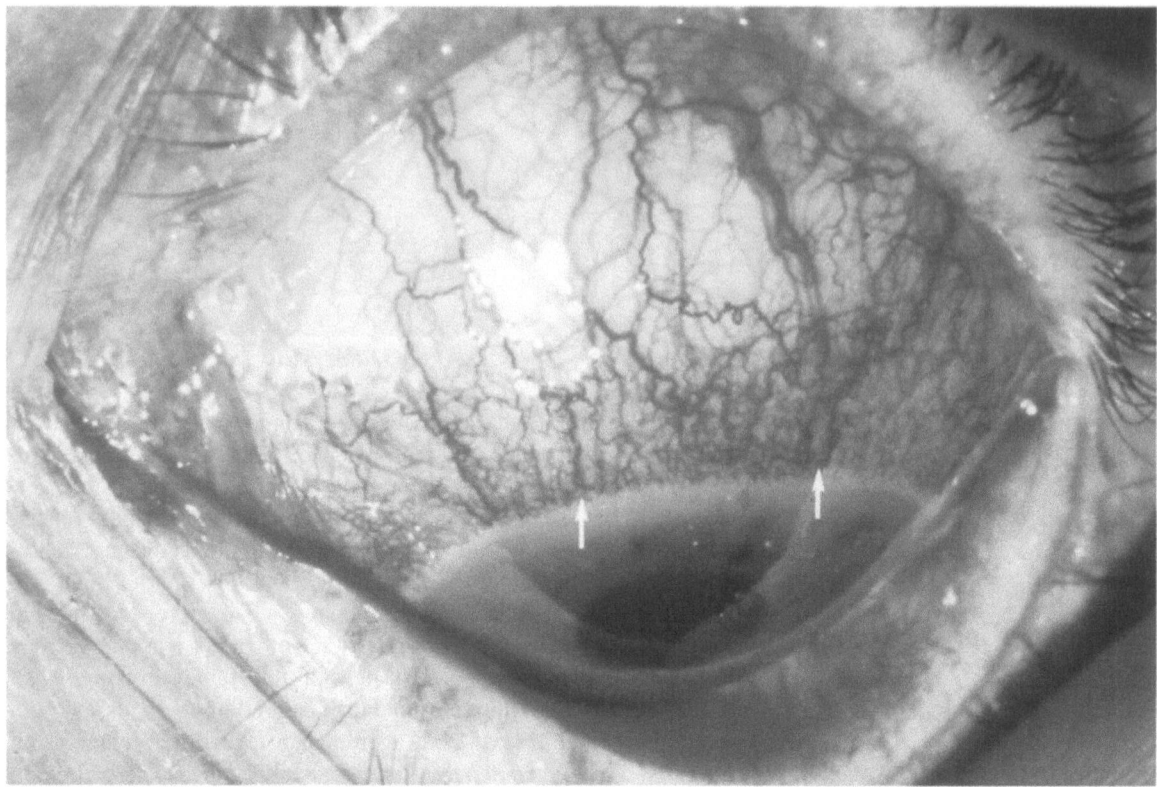

Abb. 19.1. Spaltlampenbild eines Auges mit einer akuten Iritis mit der typischen ziliaren Injektion *(Pfeile)*

se Form der Iridozyklitis hat das größte Risiko ein Sekundärglaukom auszulösen. In einer Untersuchungsreihe an 100 Patienten mit Uveitis, die alle eine Beteiligung der Uvea anterior hatten, ließ sich ein Sekundärglaukom in 23 Fällen nachweisen, bei denen 20 eine chronische Uveitis und 3 eine akute Uveitis aufwiesen [1].

19.1.2 Klinische Formen von Iridozyklitis und Glaukom

19.1.2.1 Akute Uveitis anterior

Die Uveitis anterior acuta ist die häufigste Form der intraokularen Entzündung, die eine Gruppe von Erkrankungen umfaßt, die vermutlich alle durch eine kurzfristige, akute Iridozyklitis gekennzeichnet sind. Etwa die Hälfte der weißen Patienten sind HLA-B-27-positiv [2], die evtl. eine gesonderte Erkrankungsgruppe darstellen. Im Vergleich mit der HLA-B-27-negativen Uveitis anterior acuta tritt die Uveitis mit dem positiven Antigen in einem früheren Lebensalter auf, ist häufiger einseitig, mit meist wechselseitigem Befall, die klinischen Befunde sind ausgeprägter, wie z. B. Fibrin in der Vorderkammer, jedoch keine fettigen Hornhautpräzipitate und eine häufigere Verbindung mit seronegativer Spondylarthropathie [3]. Wenngleich bei den Formen mit positivem HLA-B 27 eine höhere Inzidenz von Komplikationen als bei negativem HLA-B 27 besteht, ist die langfristige visuelle Prognose nicht schlechter [3]. Die Fluorophotometrie am vorderen Augensegment zeigt, daß die HLA-B-27-positiven Patienten eine stärkere intraokulare Entzündung anhand der Blut-Kammerwasser-Schranken-Störung aufweisen [4]. Diese Patienten haben auch eine höher als zu erwartende Prävalenz einer HLA-B-27-positiven akuten Uveitis (13 %) im ersten Verwandtschaftsgrad und häufiger eine Spondylitis ankylosans (11 %) [5]. Diese Fälle reagieren in der Regel gut auf eine unspezifische, antientzündliche Behandlung, wie sie später in diesem Abschnitt besprochen wird. Es ist stets wichtig, Augen- oder Allgemeinerkrankungen, die mit der akuten Uveitis in ursächlichem Zusammenhang stehen können, sorgfältig auszuschließen.

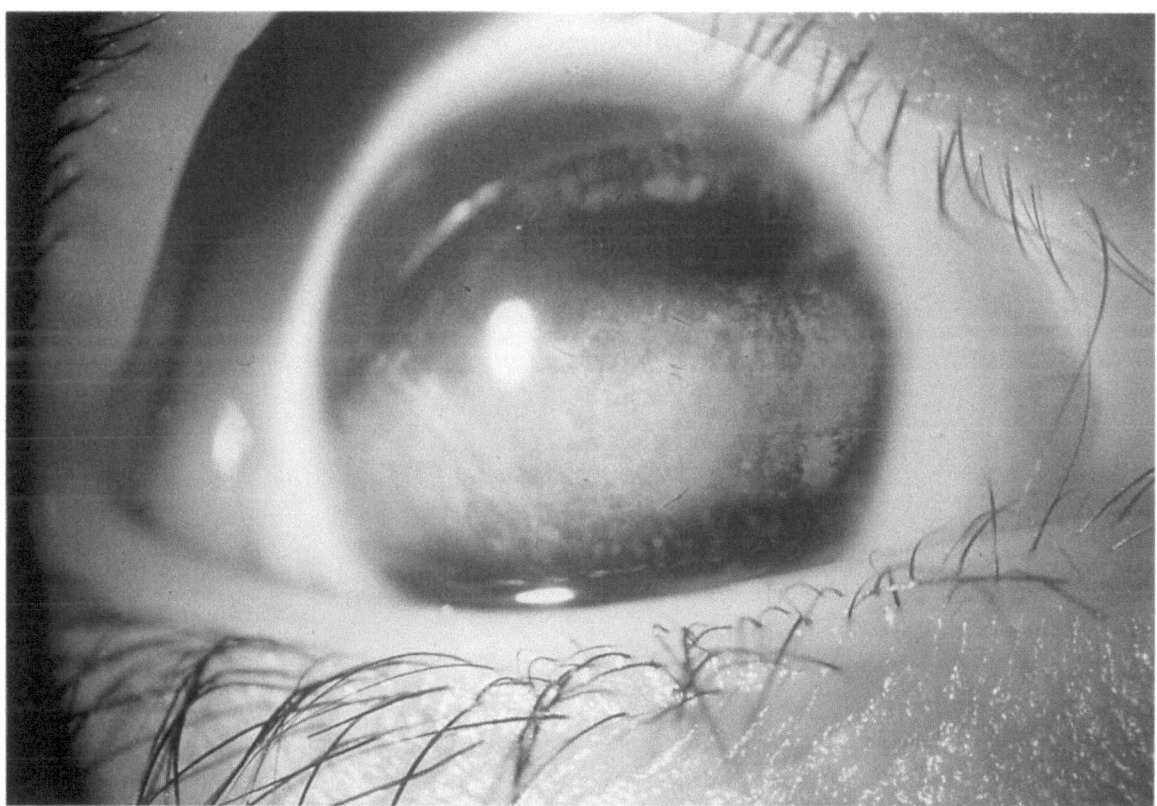

Abb. 19.2. Bandförmige Keratopathie der Hornhaut bei einem Auge mit chronischer Uveitis.

19.1.2.2 Sarkoidose

Dies ist eine entzündliche Erkrankung unbekannter Ätiologie multipler Organsysteme, die vorwiegend bei jungen Erwachsenen und Farbigen auftritt. Der typische histopathologische Befund ist das nicht-verkäsende Granulom und die allgemeinen Manifestationen sind hauptsächlich pulmonär-hiläre Lymphadenopathie, periphere Lymphadenopathie und Hautläsionen. In einer Übersicht von 532 Fällen einer Sarkoidose hatten 202 (38%) eine Beteiligung des Auges in Form von Chorioretinitis, Periphlebitis retinae, gelegentlicher Beteiligung des Sehnerven, der Orbita oder der Tränendrüse [6]. Der bei weitem häufigste Augenbefund war jedoch die Uveitis anterior.

Iridozyklitis. Die akute Iridozyklitis mit den bereits beschriebenen charakteristischen Befunden einer ziliaren Injektion, Tyndall-Phänomen, Entzündungszellen im Kammerwasser und gelegentlich feinen oder großen speckigen Hornhautpräzipitaten wurde bei 30 (14,9%) der 202 Patienten mit einer okulären Sarkoidose beobachtet [6]. In der akuten Phase ist die intraokulare Entzündung in der Regel einseitig. Ein noch häufigerer Befund, letztlich der häufigste Augenbefund bei der Sarkoidose, ist die „chronische, granulomatöse Uveitis", die bei 106 (52,5%) der 202 Fälle auftrat. Diese ist meist beidseitig, hat einen protrahierten Verlauf und zeigt typische fettige Hornhautpräzipitate, Synechien und Irisknötchen (Abb. 19.3). Die Irisknötchen, die bei 23 (11,4%) der 202 Patienten mit einer okulären Sarkoidose beobachtet wurden, können am Pupillarsaum (Koeppe-Knötchen) oder im Irisstroma (Busacca-Knötchen) wie auch im Kammerwinkel oder auf dem Ziliarkörper auftreten. Bei einer Untersuchungsreihe an 102 Augen von 52 Patienten mit einer okulären Manifestation einer Sarkoidose hatten 35% der Augen Irisknötchen, 49% Knötchen im Kammerwinkel und 42% am Ziliarkörper [7]. Die Gonioskopie kann auch entzündliche Präzipitate am Trabekelmaschenwerk [8] und weißliche Flecken am Ziliarkörperband zeigen, die bei einer Fluoreszenzangiographie des Kammerwinkels eine Hyperfluoreszenz zeigten und vermutlich Granulome des Ziliarkörpers darstellen [9].

Die chronische, okuläre Sarkoidose hat eine schlechte visuelle Prognose. Bei einer Reihe von 21 Patienten mit einer Sarkoidoseuveitis hatten 8 einen

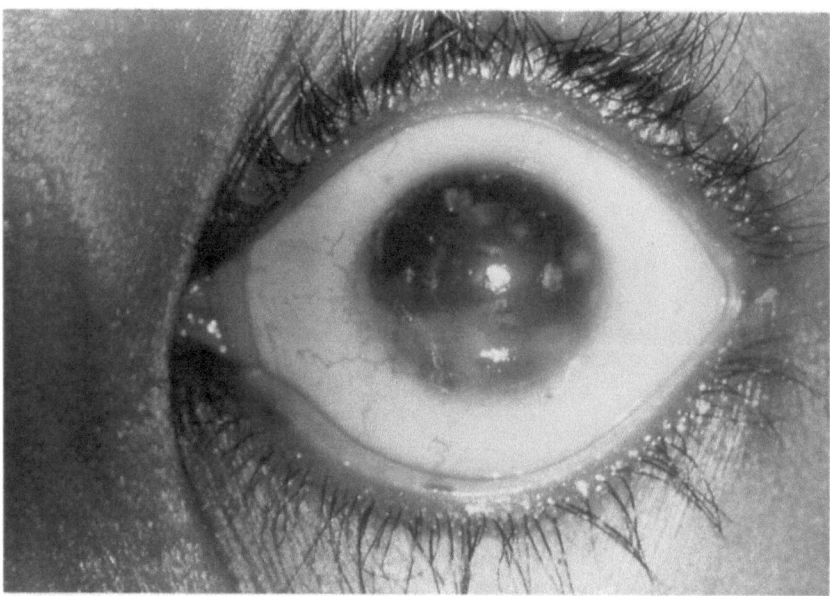

Abb. 19.3. Irisknötchen bei einem Auge mit einer Uveitis sarcoidosa.

monophasischen Verlauf und ein günstiges visuelles Endergebnis, während 13 Patienten rezidivierende intraokulare Entzündungen mit einem weitgehenden Verlust des Sehvermögens bei 5 Augen erlitten [10]. Der Verlauf der Augenbeteiligung entspricht nicht immer der Allgemeinerkrankung. Bei einer Reihe von 33 Patienten mit einer chronischen Sarkoidose, definiert durch eine minimale Erkrankungsdauer von 5 Jahren mit einer Uveitis anterior, zeigte die Uveitis nur bei 18 Patienten einen chronischen Verlauf [11]. Bei einer weiteren Untersuchungsreihe an 33 Patienten mit einer chronischen, okulären Sarkoidose hatten 15 Patienten keine Allgemeinbefunde einer Sarkoidose, obwohl die Spiegel an Serumangiotensinconverting-Enzym erheblich höher bei diesen 15 Patienten waren, bei denen die Sarkoidose als Allgemeinerkrankung völlig ausgeheilt war [10].

Glaukom. Diese Komplikation der Sarkoidoseiridozyklitis trat in 22 (10,9 %) der 202 Patienten mit einer okulären Sarkoidose auf [6]. Die Koinzidenz einer chronischen Uveitis mit Sekundärglaukom sind ungünstige prognostische Zeichen, wobei 8 von 11 derartiger Patienten erhebliche Einbußen des Sehvermögens in einer Langzeitstudie aufwiesen [11]. Der wesentliche Pathomechanismus des Sekundärglaukoms bei einer Iridozyklitis durch eine Sarkoidose ist die Verlegung des Trabekelmaschenwerkes durch entzündlichen, zellulären Debris oder durch die Sarkoidoseknötchen [12]. Ein mehr chronisches Glaukom kann auch in Verbindung mit einer Iris bombata oder mit Goniosynechien [12] entstehen. Bei einer subakuten Glaukomform wurden auch Präzipitate am Trabekelmaschenwerk beschrieben [8]. Die Neovaskularisation der Iris und im Kammerwinkel wurde auch als ein Pathomechanismus des Glaukoms bei einer Sarkoidose beschrieben [13].

19.1.2.3 Juvenile rheumatoide Arthritis

Die juvenile rheumatoide Arthritis stellt einen Oberbegriff für arthritische Erkrankungen im Kindesalter dar. Eine Erkrankungsform ist charakterisiert durch den Befall von einem oder wenigen Gelenken (Beteiligung von vier Gelenken oder weniger), einer Prädilektion bei Mädchen und geringen, weiteren Allgemeinbefunden. Andere Formen der juvenilen rheumatoiden Arthritis beginnen gleichzeitig an vielen Gelenken mit einer zusätzlichen, akuten Allgemeinerkrankung.

Iridozyklitis. Die publizierte Prävalenz der Iridozyklitis bei Patienten mit einer monoartikulären oder pauziartikulären Form der juvenilen rheumatoiden Arthritis reicht von 19 % [14] bis 29 % [15], wohingegen andere Formen der juvenilen rheumatoiden Arthritis seltener diese entzündliche Augenerkrankung aufweisen [14–18]. Umgekehrt ist die juvenile rheumatoide Arthritis bei weitem die häufigste Allgemeindiagnose bei Kindern mit einer Uveitis anterior (81 % in einer großen Untersuchungsreihe), bei der eine Erkrankungsursache in Form einer Systemerkrankung gefunden wurde [19]. Die intraokulare Entzündung kann akut beginnen mit den typischen Befunden einer akuten Iridozyklitis. Viele Fälle können jedoch auch asymptomatisch sein, was die Notwendigkeit einer periodischen Augenuntersuchung bei Kindern mit einer juvenilen rheumatoiden Arthritis herausstellt [14,15]. Der arthritische Erkrankungsbeginn läuft in der Regel der Uveitis voraus, wenngleich die Iridozyklitis bis in das frühe Erwachsenenleben andauern kann, obwohl die Arthritis in der Regel vorher abheilt [16]. Kinder mit einer Iridozyklitis haben selten eine positive Serologie für Rheumafaktoren, aber häufig antinukleäre Antikörper [16,18], ein HLA-B-27-Antigen [18] und manche der Patienten haben auch eine klassische Spondylitis ankylosans [18].

Komplikationen mit einem gravierenden Verlust des Sehvermögens bei Kindern mit einer Iridozyklitis und einer juvenilen rheumatoiden Arthritis sind Kataraktentwicklung, bandförmige Keratopathie und Glaukom. Diese sind häufiger, wenn die Uveitis bei der Gesamterkrankung sich zuerst manifestiert. Bei einer Untersuchungsreihe hatten 67 % dieser Patienten eine ungünstige visuelle Prognose, verglichen mit nur 6 % der Patienten, bei denen die Arthritis der Uveitis vorausging [20]. Die Prävalenz und der Schweregrad der Komplikationen mit Verlust des Sehvermögens korrelierte dem Ausmaß und der Dauer der intraokularen Entzündung.

Glaukom. Die publizierte Prävalenz des Glaukoms bei Kindern mit juveniler rheumatoider Arthritis und Iridozyklitis reicht von 14 bis 27 % [16–18,20]. Glaukom ist eine besonders ernste Komplikation, wobei die Hälfte der erkrankten Augen in einer klinischen Studie nur noch eine Sehschärfe von 0,1 oder weniger hatten [18]. Der Pathomechanismus des Glaukoms schließt häufig einen Pupillarblock ein, wenngleich Veränderungen im Trabekelmaschenwerk in der frühen Phase der Erkrankung ebenfalls ursächlich beteiligt sind. Histopathologische Untersuchungen von fortgeschrittenen Fällen zeigten periphere, vordere Kammerwinkelsynechien und eine Verlegung der Pupillarebene bei einem Fall [21] sowie ein dichtes entzündliches Infiltrat aus Plasmazellen in der Iris und im Ziliarkörper mit einem Kammerwinkelverschluß bei einem anderen Patienten [22]. Die Behandlung ist in der Regel schwierig, da viele Augen nur begrenzt auf Kortikosteroide reagieren. Die zusätzliche Gabe nicht-steroidaler Antiphlogistika kann bei manchen Fällen hilfreich sein [17,18]. Antiglaukomatosa sind zur Augendrucksenkung häufig notwendig, zuweilen muß auch operiert werden, wobei die langfristigen Operationsergebnisse ungünstig sind [16].

19.1.2.4 Spondylitis ankylosans (Marie-Strümpell-Erkrankung)

Diese Form der Arthritis betrifft typischerweise die zervikale und lumbosakrale Wirbelsäule und geht mit einer intermittierenden, akuten Iridozyklitis bei 3,5–12,5 % der Fälle einher [23]. Ein hoher Prozentsatz der Patienten haben ein positives HLA-B-27-Antigen [24]. Eine rezidivierende Uveitis kann den arthritischen Symptomen vorausgehen. Aufgrund der HLA-Typisierung und empfindlicher Knochenszintigraphie nimmt man an, daß die intraokulare Entzündung auch beim Fehlen offensichtlicher Gelenksymptome oder radiologischer Befunde einer Spondylitis auftreten kann [23]. Wie schon gesagt, besteht eine deutliche Überschneidung zwischen dieser Erkrankung und der HLA-B-27-positiven, akuten Uveitis anterior [3,5] und der Iridozyklitis bei der juvenilen rheumatoiden Arthritis [18]. Glaukom kann durch die Schädigung des Trabekelsystems wie auch durch eine Kammerwinkelsynechierung entstehen.

19.1.2.5 Pars Planitis (chronische Zyklitis)

Diese protrahiert verlaufende intraokulare Entzündungserkrankung stellt eine Sonderform der peripheren Uveitis dar, die hauptsächlich den Ziliarkörper betrifft. Typische Befunde sind „Schneebälle" an der Glaskörperbasis über der Pars plana in der unteren Zirkumferenz, eine Phlebitis retinae und eine zystoide Makulopathie [25]. Bei einer Reihe von 100 Fällen mit einer Verlaufsbeobachtung von 4–20 Jahren lag die Inzidenz des Glaukoms bei 8 % [26], während bei einer anderen Gruppe von 58 Augen 7 % ein Glaukom hatten [25]. Eine klinisch-pathologische Studie an sieben Fällen mit einer Pars planitis ergab ein Glaukom bei fünf mit dem möglichen Pathomechanismus der Augeninnendrucksteigerung über anteriore Kammerwinkelsynechien, Iris bombata und Rubeosis iridis [27]. Eine topische Steroidmedikation und eine antiglaukomatöse Therapie sind in manchen Fällen wirksam. Die Abnahme des Sehvermögens geht meist auf die zystoide Makulopathie zurück und kann eine dauerhafte perorale und/oder periokuläre Steroidmedikation notwendig machen. Eine Kryotherapie im Bereich der entzündlichen, epiretinalen

Glaskörperveränderungen und eine Allgemeintherapie mit Antimetaboliten wären aggressivere Behandlungsschritte [25].

19.1.2.6 Glaukomatozyklitische Krise (Posner-Schlossmann-Syndrom)

1948 beschrieben Posner und Schlossmann [28] eine einseitige Augenerkrankung im jungen und mittleren Erwachsenenalter, die durch rezidivierende Episoden einer milden Uveitis anterior mit erheblicher Augeninnendrucksteigerung gekennzeichnet war. Viele Patienten hatten auch Allgemeinerkrankungen, wie z. B. verschiedene unterschiedliche Allergien, gastrointestinale Erkrankungen, meist Magengeschwüre [29]. In einer Untersuchungsreihe an 22 Patienten ließ sich bei 41 % ein HLA-Bw-54-Antigen nachweisen, was darauf hindeutet, daß immunogene Faktoren eine wichtige Rolle bei der Pathogenese der glaukomatozyklitischen Krise spielen [30].

Iridozyklitis. Die typischen Symptome sind geringe Augenbeschwerden, Verschwommensehen, visuelle Halos, die wenige Stunden bis Wochen dauern, selten auch länger. Diese Anfälle können innerhalb von Monaten oder in einem jährlichen Rhythmus erneut auftreten [28]. Die klinischen Befunde sind nur gering ausgeprägt, mit gelegentlich diskreter ziliarer Injektion, geringer Pupillenverengung und Hornhautepithelödem. Die Hypochromie der Iris ist ein inkonstanter Befund, der in den verschiedenen Untersuchungsserien in einer Häufigkeit bis zu 40 % beschrieben wurde [31]. Eine initiale segmentale Ischämie der Iris mit nachfolgender Gefäßstauung und Freisetzung von Farbstoff in der Fluoreszenzangiographie wurde ebenfalls beschrieben [32]. Spaltlampenbiomikroskopisch findet man häufig ein gering ausgeprägtes Tyndall-Phänomen und wenige, feine, nicht pigmentierte Hornhautpräzipitate, wobei die Gonioskopie einen normalen, offenen Kammerwinkel mit gelegentlich zellulärem Debris und dem charakteristischen Fehlen von Synechien zeigt [28,31].

Glaukom. Der Augeninnendruck ist in der Regel auf Werte zwischen 40 und 60 mm Hg erhöht, die Dauer der Augendrucksteigerung der Uveitis entsprechend. Augeninnendruck und Abflußleichtigkeit normalisieren sich zwischen den akuten Episoden, wenngleich in sehr schwerwiegenden Fällen Papillenschädigungen und entsprechende glaukomatöse Gesichtsfeldausfälle auftreten [33,34]. Das Glaukom geht auf entzündliche Veränderungen im Trabekelmaschenwerk zurück. Histologische Untersuchungen von Trabekulektomiestückchen, die in einer akuten Krise eines Posner-Schlossmann-Syndroms entnommen wurden, zeigten zahlreiche mononukleäre Zellen im Trabekelmaschenwerk [35]. Andere Theorien zum Pathomechanismus beziehen sich auf eine Steigerung der Kammerwasserproduktion, womöglich auf erhöhte Spiegel von Prostaglandinen im Kammerwasser zurückgehend [36]. Auch eine pathogenetische Beziehung zum primären Offenwinkelglaukom wurde diskutiert [32,33]. Viele Fälle können während der akuten Drucksteigerung mit Steroiden und Antiglaukomatosa zur Hemmung der Kammerwassersekretion gut beherrscht werden [31,37], obwohl seltene schwere Verlaufsformen einen Filtrationseingriff notwendig machen können [34,35].

19.1.2.7 Fuchs-Heterochromiezyklitis

1906 beschrieb Fuchs [38] ein Krankheitsbild, das charakterisiert war durch eine milde Uveitis anterior, eine Heterochromie, Kataraktentwicklung und gelegentlich Glaukom. Ähnlichkeiten und Unterschiede zwischen dieser Erkrankung und der glaukomatozyklitischen Krise sind wichtig zu beachten, um eine therapeutisch relevante Verwechslung zu vermeiden. Die Fuchs-Heterochromiezyklitis ist in der Regel einseitig, wenngleich eine beidseitige Form der Erkrankung in 13 % der Fälle beschrieben wurde [39]. Das typische Manifestationsalter liegt in der 3. bis 4. Lebensdekade [40]. Es besteht eine gleichwertige Inzidenz der Erkrankung bei Männern und Frauen [39]. Man behauptet, daß die Fuchs-Zyklitis die am häufigsten fehldiagnostizierte Form der Uveitis sei [41], besonders bei farbigen Patienten, bei denen die Heterochromie der Iris weniger auffällig ist [42]. Verschiedene Theorien und Hypothesen zur Ätiologie wurden aufgestellt, wobei eine immunogene Entzündung am wahrscheinlichsten scheint, vermutlich mit einer kausalen Beziehung zur Depression der Suppressor-T-Zellen-Aktivität [41]. Eine zelluläre Immunität gegenüber Hornhautantigenen wurde bei der Mehrheit der Patienten nachgewiesen [43], mit Autoantikörpern gegen Hornhautepithel bei fast 90 % der Fälle [44]. Die Suche nach HLA-assoziierten genetischen Faktoren ergab keine schlüssigen Ergebnisse, obwohl vorläufige Hinweise eine Abnahme in der Häufigkeit des HLA-CW-3-Antigens vermuten lassen [45]. Wenige Patienten haben zusätzlich ein angeborenes Horner-Syndrom, was auf die Möglichkeit eines neurogenen Mechanismus bei diesen Fällen hinweist [46].

Iridozyklitis. Die Uveitis ist bei dieser intraokularen Entzündung mild und hat die Tendenz in einem einzigen, sehr protrahiert verlaufenden Erkrankungsschub (zuweilen initial intermittierend) zu verlaufen. Der Patient ist sich in der Regel der Augenerkrankung nicht bewußt bis Sehstörungen meist durch die Kataraktentwicklung auftreten. Obwohl die Hypochromie der Iris häufiger ist als bei den glaukomatozyklitischen Krisen, ist sie kein konstanter Befund und entwickelt sich langsam im Verlaufe der Erkrankung [39,40]. In einer Serie wurde sie in 92 % von 54 weißen Patienten und zu 76 % bei 13 farbigen Patienten beobachtet [42].

Meist fehlen markante Zeichen einer intraokularen Entzündung, obwohl die Spaltlampenbiomikroskopie ein geringes Tyndall-Phänomen und Entzündungszellen im Kammerwasser zeigt. Charakteristische, feine sternförmige Hornhautpräzipitate werden häufig in der unteren Hälfte der Hornhaut nachgewiesen, können jedoch auch in den oberen Quadranten auftreten [47]. Die Iris ist meist durch eine ausgeprägte Stromaatrophie betroffen, die Transillumination der Iris zeigt eine charakteristische diskrete, gleichmäßige Durchleuchtbarkeit [48]. Elektronenmikroskopische Untersuchungen der Iris haben eine geringe Anzahl tiefer stromaler Melanozyten mit unreifen Melaningranula, vielen Plasmazellen und einer Zunahme an Mastzellen sowie eine membranöse Degeneration der Nervenfasern gezeigt [49,50].

Patienten können auch eine Neovaskularisation sowohl im Kammerwinkel wie auch auf der Iris und Knötchen an der Iris entwickeln [45]. Die Knötchen kommen typischerweise entlang des Pupillarsaums ähnlich wie die Koeppe-Knötchen bei der Sarkoidose vor. Sie sind bei der Fuchs-Heterochromiezyklitis ein ungewöhnlicher Befund, was im positiven Falle häufig zur Fehldiagnose führt [41], obwohl derartige Knötchen in einer Untersuchungsreihe bei 20 % der weißen und bei 30 % der farbigen Patienten gesehen wurden [42]. Die Fluoreszenzangiographie des vorderen Augensegmentes zeigte eine verzögerte Füllung, eine sektorielle Ischämie und eine Farbstofffreisetzung sowie Neovaskularisation [51,52]. Die Fluorophotometrie ergab eine pathologische Permeabilität der Blut-Kammerwasser-Schranke [53]. Ein hoher Prozentsatz der Patienten hat auch chorioretinale Narben [58], die häufig auf eine Toxoplasmose zurückgehen [54,55].

Glaukom. Sekundäre Augeninnendrucksteigerungen sind bei der Heterochromie nicht so häufig wie bei der glaukomatozyklitischen Krise, können jedoch in einer Spätphase der Erkrankung eine ernste Komplikation darstellen. Die publizierte Inzidenz des Sekundärglaukoms bei der Heterochromiezyklitis reicht von 13 bis 59 % [47,56,57], wobei die Prozentsätze bei den Langzeituntersuchungen höher liegen [47]. Das Glaukom überdauert die Uveitis wesentlich. Der Kammerwinkel ist offen und üblicherweise frei von Synechien, obwohl feine Gefäße, die auch bluten können, sich oft über das Trabekelwerk erstrecken [56]. Die histopathologische Untersuchung der Kammerwinkelstrukturen zeigte in einem Falle eine Rubeosis, eine Trabekulitis und eine entzündliche Membran über dem Kammerwinkel [58], während eine andere Untersuchung eine extensive Atrophie des Schlemm-Kanals und des Trabekelendothels nachweisen konnte [59]. Das Glaukom spricht typischerweise nicht auf eine Steroidtherapie an, sondern macht eine traditionelle medikamentöse oder operative Behandlung notwendig [40,47].

19.1.2.8 Morbus Behçet

Diese Erkrankung multipler Organsysteme beruht auf einer okklusiven Vaskulitis und ist charakterisiert durch Uveitis, Aphthen der Mundschleimhaut und Ulzerationen an den Genitalien [60,61]. Zusätzliche Allgemeinbefunde sind Erythema nodosum, Arthropathie, Thrombophlebitis und nekrotisierende Vaskulitis des ZNS mit potentiell letalem Ausgang. Die häufigste Augenbeteiligung ist die Iridozyklitis, die meist mit einem sterilen Hypopyon einhergeht. Bei einer Untersuchungsreihe an 49 Patienten über eine Längsschnittbeobachtung von 10 Jahren entwickelten 17 ein Hypopyon, was typischerweise in einem späteren Stadium der Erkrankung auftritt, jedoch bei drei Patienten zu Beginn diagnostiziert wurde [62]. Eine Uveitis posterior und eine nekrotisierende Vaskulitis retinae sind ebenfalls häufige Beteiligungen des Auges bei dieser Erkrankung [61,63]. Bei der zehnjährigen Verlaufsbeobachtung zeigten alle Patienten sowohl eine Beteiligung des vorderen wie des hinteren Augensegmentes innerhalb von 2 Jahren [62]. Die Uveitis tritt später im Verlauf der Erkrankung auf und ist häufig beidseitig. Die Uveitis anterior bei Morbus Behçet kann auch zu einem Sekundärglaukom führen. Alle Patienten sprechen zunächst günstig auf die Steroidbehandlung an, wenngleich die Uveitis häufig zytotoxische und immunsuppressive Therapie wie z.B. Chlorambucil in vielen Fällen notwendig macht [62]. Selbst bei den aggressiven Therapieformen ist die Prognose ungünstig, mit dem Verlust eines gebrauchsfähigen Sehvermögens in 74 % der Augen innerhalb von 10 Jahren [62].

19.1.2.9 Reiter-Syndrom

Auch hier liegt eine Erkrankung multipler Organsysteme vor, die charakterisiert ist durch Konjunktivitis, Urethritis, Arthritis und mukokutanen Veränderungen. Das Syndrom betrifft hauptsächlich junge Männer mit einer hohen Frequenz des HLA-B-27-Genotyps [64]. In einer Übersicht von 113 Patienten hatten 98% rheumatologische Manifestationen, 74% urogenitale Veränderungen, 58% Befunde des Auges sowie 42% mukokutane Befunde [64]. Eine Konjunktivitis tritt bei allen Patienten mit Beteiligung des Auges auf und ist charakterisiert durch eine papilläre Bindehautreaktion mit einer mukopurulenten Sekretion. Eine nicht-granulomatöse Iridozyklitis ohne Hypopyon ist die zweithäufigste Manifestation am Auge, die in 12% der gesamten Untersuchungsgruppe auftrat, wenngleich ein Sekundärglaukom in nur einem der 113 Patienten nachgewiesen wurde.

19.1.2.10 Glaukom mit entzündlichen Präzipitaten auf dem Trabekelmaschenwerk (Grant-Syndrom)

Chandler und Grant [65] beschrieben eine ungewöhnliche Form eines sekundären Offenwinkelglaukoms, bei dem der einzige Beleg einer intraokularen Entzündung die Präzipitate auf dem Trabekelmaschenwerk waren. Da die Erkrankung in der Regel beidseitig auftritt, kann sie leicht mit einem primären Offenwinkelglaukom verwechselt werden. Die sorgfältige Gonioskopie zeigt jedoch gräuliche oder leicht gelbliche Präzipitate auf dem Trabekelmaschenwerk und irreguläre, periphere, anteriore Synechien, die oft an den Trabekelpräzipitaten anheften [8]. Die Krankheitsursache ist unbekannt, wenngleich manche Patienten gelegentlich eine Sarkoidose, eine rheumatoide Arthritis, eine Spondylitis ankylosans, eine Episkleritis, glaukomatozyklitische Krisen oder eine chronische Uveitis bekommen [8]. Man nimmt an, daß das Glaukom auf die entzündlichen Veränderungen im Trabekelmaschenwerk zurückgeht, die sich prompt mit einer lokalen Kortikosteroidtherapie rückbilden, obwohl Antiglaukomatosa zur Minderung der Kammerwasserproduktion zuweilen passager zur Druckkontrolle notwendig sind. Die Erkrankung hat eine Rezidivneigung, was eine sorgfältige Verlaufskontrolle der betroffenen Patienten notwendig macht. Unbehandelte Fälle können durch eine progressive Synechierung des Kammerwinkels ein sekundäres Winkelblockglaukom entwickeln.

19.1.2.11 Epidemische Wassersucht

Diese akute Intoxikation geht auf eine unbeabsichtigte Aufnahme eines Toxins im Öl der *Argemona mexicana* zurück, womit Speiseöl verunreinigt sein kann. Die Erkrankung ist charakterisiert durch ein plötzliches Einsetzen schwerer Beinödeme mit erheblicher Schmerzempfindlichkeit, Erythem und Ausschlag über den ödematösen Stellen, mit gastrointestinalen Symptomen, geringgradigem Fieber und kongestiver Herzinsuffizienz, die letal sein kann [66,67]. Die ophthalmologischen Befunde sind Glaukom, massive Erweiterung und Tortuositas der Retinagefäße sowie Netzhautblutungen [66]. Das Glaukom ist beidseitig, mit offenen Kammerwinkeln, normaler Abflußleichtigkeit, normalem Trabekelmaschenwerk, sowohl bei histopathologischer wie bei histochemischer Untersuchung [67]. Wenngleich keine Anzeichen einer Entzündung im vorderen Augensegment nachweisbar sind, zeigen Kammerwasseruntersuchungen deutlich erhöhte Prostaglandin-E_2-Spiegel, eine erhöhte Histaminaktivität und erhöhte Eiweißspiegel, was auf eine massive Hypersekretion als den Mechanismus der Augeninnendrucksteigerung hinweist [67].

19.1.2.12 Infektionskrankheiten

Bei folgenden Infektionskrankheiten kann eine Iridozyklitis mit gelegentlichem Sekundärglaukom auftreten:

Kongenitale Röteln. Diese Erkrankung betrifft überwiegend Herz, Innenohr und Augen [68], obwohl letztendlich jedes Organsystem betroffen sein kann. Defektbildungen am Auge kommen in 30–60% der Fälle vor und sind überwiegend Katarakt, Mikrophthalmie, Retinopathie und Glaukom [69]. Ein Hornhautödem kann als Konsequenz eines zugleich bestehenden Glaukoms oder auch bei normalen Augeninnendruckwerten auftreten [70]. Ein Sekundärglaukom tritt in der Literatur in 2–15% der Kinder mit einer Rubeolenembryopathie auf [71]. Im Gegensatz zu früheren Literaturangaben treten Katarakt und Glaukom in gleicher Häufigkeit auf, die man auch unabhängig voneinander erwarten würde [71]. Das Glaukom kann auch mit einer Hypoplasie des Irisstromas und einer in der Angiographie nachweisbaren Hypoperfusion der Iris einhergehen [72]. Der Verlauf der Glaukomerkrankung ist besonders schwer. In einer Verlaufsstudie kam es bei 8 von 15 Kindern zur Erblindung [73]. Der Pathomechanismus des Glaukoms bezieht sich entweder auf die begleitende Iridozyklitis, Kammerwinkelanomalien oder Winkelblockglaukom in Verbindung mit der bestehenden Mikrophthalmie, einer intumeszenten Linse oder eines Pupillarblocks nach Kataraktextraktion. Wenngleich die Augenbeteiligungen meist in der neonatalen Phase beobachtet werden, kann das Glaukom auch später in der Kindheit auftreten oder gar erst im frühen Erwachsenenalter, meist zusammen mit Mikrophthalmie und Katarakt [74].

Syphilis. Eine kongenitale Syphilis kann eine Iridozyklitis mit einem Sekundärglaukom entweder in einer frühen Phase oder in einer Spätphase der Erkrankung auslösen. Glaukom in Verbindung mit der interstitiellen Keratitis bei kongenitaler Syphilis wird später in diesem Kapitel besprochen. Die erworbene Syphilis bei Erwachsenen kann auch eine Iridozyklitis und eine Augeninnendrucksteigerung verursachen [75]. Dabei wurden syphilitische Gummata der Iris und des Ziliarkörpers beobachtet [76].

Morbus Hansen. Uveitis tritt häufig bei Lepra auf und betrifft überwiegend Iris und Ziliarkörper [77,78]. Es wurden 4 Formen der Uveitis bei Morbus Hansen beschrieben: 1. chronische Iridozyklitis; 2. akute, plastische Iridozyklitis; 3. Irisperlen oder miliare Lepraknötchen, die pathognomonisch für die Erkrankung sind, und 4. noduläre Lepraknötchen, charakterisiert durch größere, auffälligere Neubildungen der Iris [77]. Komplikationen der Keratitis und der Iridozyklitis sind die häufigste Erblindungsursache bei der Erkrankung. Die chronische Iridozyklitis kann auch einhergehen mit Irisatrophie und engen, nicht reagierenden Pupillen, die die Herabsetzung des Sehvermögens noch zusätzlich verschlimmern [79,80]. Bei einer Untersuchung an 100 Fällen hatten 19 eine akute oder chronische Iridozyklitis, von denen 12 ein Sekundärglaukom aufwiesen, das in der Regel sekundär auf eine chronische Uveitis anterior auftrat [81]. Patienten mit einer chronischen, plastischen Iridozyklitis haben jedoch häufiger einen subnormalen Augeninnendruck mit ausgeprägter Augeninnendruckänderung bei Wechsel der Körperlage [80,82,83]. Die Veränderungen der Pupillomotorik und des Augendruckes weisen auf eine autonome Dysfunktion des Auges hin, wenngleich der fehlende Zusammenhang zwischen beiden Befunden auf einen anderen Mechanismus der Hypotension wie Herabsetzung der Kammerwassersekretion oder Zunahme des uveoskleralen Abflusses sekundär auf die intraokulare Entzündung hinweisen [80,83]. Die aktive Iridozyklitis bei Morbus Hansen spricht auf eine Behandlung mit Dapson (ein Sulfon), auf Kortikosteroide und Rifampin (synthetisches Derivat des Rifamycins) an [77]. Es gibt gute Hinweise dafür, daß eine effektive antimikrobielle und antiphlogistische Therapie die Komplikationen seitens des Auges erheblich mindern kann [84].

Meningokokkenseptikämie. Diese Patienten können eine schwere Iridozyklitis [85] oder Endophthalmitis [86] mit einem akuten Glaukom bekommen, das vermutlich auf eine Verlegung des Kammerwinkels durch eine Schicht von Entzündungszellen zurückgeht.

Hämorrhagisches Fieber mit renalem Syndrom (Nephropathia epidemica). Diese virale Erkrankung ist charakterisiert durch Fieber, Frösteln, allgemeines Krankheitsgefühl, Übelkeit, Erbrechen und Kopfschmerzen, die in schwere Rücken- und abdominale Schmerzen übergehen können, mit Urämie, Hämaturie, Oligurie und Proteinurie. Bei drei Patienten wurde ein passageres Winkelblockglaukom beschrieben, das vermutlich auf ein Ödem des Ziliarkörpers zurückzuführen war [87].

Erworbenes Immunmangelsyndrom (Aids). Dieser Viruserkrankung liegt eine schwere Störung der Immunregulation zugrunde, mit lebensbedrohlichen opportunistischen Infektionen, einem Kaposi-Sarkom oder beidem. Bei diesen Patienten wurde auch ein beidseitiges Winkelblockglaukom beschrieben [88,89], das auf eine akute choroidale Effusion mit einer Verdrängung des Ziliarkörpers nach anterior zurückzuführen war [88]. Diese Winkelblockglaukome sprechen nicht auf eine Miotikatherapie oder auf eine Iridektomie an, obwohl eine periphere Laseriridoplastik in einem Fall erfolgreich war [89]. Zykloplegika und, falls notwendig, eine Drainage der suprachoroidalen Flüssigkeit können die Situation verbessern [88].

19.1.3 Theorien zum Pathomechanismus des Glaukoms

Mögliche Pathomechanismen, durch die eine Iridozyklitis eine Augeninnendrucksteigerung verursacht, wurden nach grundsätzlichen Aspekten und für spezielle Formen der Iridozyklitis bereits besprochen und werden hier nochmals zusammengefaßt. Ganz allgemein beeinflußt die Iridozyklitis sowohl die Kammerwassersekretion wie auch den Abflußwiderstand, wobei die Augeninnendrucksteigerung die Konsequenz aus der Störung des Gleichgewichtes beider Parameter darstellt.

19.1.3.1 Kammerwassersekretion

Die Entzündung des Ziliarkörpers führt gewöhnlich zu einer Herabsetzung der Kammerwassersekretion. Wenn dieser Mechanismus gegenüber der Herabsetzung der Abflußleichtigkeit überwiegt, sinkt der Augeninnendruck, wie sich häufig in der akuten Phase der Iridozyklitis beobachten läßt. Die experimentelle Iridozyklitis am Affenauge zeigt, daß die Hypotonie sowohl auf die Reduktion der Kammerwassersekretion wie auch auf eine Zunahme des uveoskleralen Abflusses zurückgeht [90]. Die Prostaglandine, die im Kammerwasser von Augen mit einer akuten Uveitis nachgewiesen werden, können den Augeninnendruck auch ohne eine Abnahme der Abflußleichtigkeit steigern [91–94], was dafür spricht, daß in manchen Fällen die Augeninnendrucksteigerung durch eine Zunahme der Sekretion bedingt sein kann.

19.1.3.2 Abflußleichtigkeit

Sind die Abflußstrukturen bei einer intraokularen Entzündung beteiligt, resultiert eine Zunahme des Abflußwiderstandes aufgrund verschiedener akuter und chronischer Pathomechanismen.

Akute Abflußverlegung. Während der akuten Phase einer Iridozyklitis können verschiedene Pathomechanismen bei der Verlegung der Abflußwege zu einem relativ plötzlichen, meist jedoch reversiblen Anstieg des Augeninnendruckes führen. In der Mehrheit der Fälle ist der Kammerwinkel offen, was ein wichtiger Befund bei der Abgrenzung gegenüber einem primären Winkelblockglaukom ist. Die Verlegung des Trabekelmaschenwerkes kann verschiedene Ursachen haben. Die Öffnung der Blut-Kammerwasser-Schranke ermöglicht Entzündungszellen und Fibrin den Übertritt in das Kammerwasser und sich im Trabekelmaschenwerk anzusammeln. Bei Perfusionsversuchen an enukleierten menschlichen Augen konnte nachgewiesen werden, daß die physiologischen Serumbestandteile den Kammerwasserabfluß dramatisch mindern können [95]. Die Prostaglandine vermehren den Eiweißgehalt des Kammerwassers [93,94,96,97], und man vermutete, daß die Freisetzung von zyklischem Adenosinmonophosphat (cAMP) in Reaktion auf Prostaglandine oder anderer Mediatoren die Schrankenstörung verursachen [98].

In anderen Fällen führte eine Dysfunktion und/oder eine Schwellung der Trabekellamellen oder des Trabekelendothels zur Abflußverlegung. Entzündliche Präzipitate auf dem Trabekelmaschenwerk, wie bereits dargelegt, können in manchen Augen mit einer intraokularen Entzündung und erhöhten Augeninnendruckwerten wesentlich sein [8,65]. Man darf auch nicht vergessen, daß der Einsatz der Kortikosteroide zur Behandlung der Entzündung einen weiteren augeninnendrucksteigernden Mechanismus (Steroidglaukom) bedingen kann, was im nächsten Kapitel besprochen wird.

In seltenen Fällen kann die intraokulare Entzündung auch zu einem akuten Winkelblock durch eine uveale Effusion mit einem Nachvornedrängen des Ziliarkörpers führen. Ist zusätzlich eine schwere Uveitis posterior vorhanden, kann ein Winkelblock durch ein Nachvornedrängen des Linsen-Iris-Diaphragmas bei einer massiven exsudativen Netzhautablösung entstehen.

Chronische Abflußverlegung. Mehrere Folgezustände der intraokularen Entzündung können eine chronische Augeninnendrucksteigerung verursachen. Die Verlegung der Abflußstrukturen kann bedingt sein durch Vernarbung und Obliteration der Abflußwege oder durch ein Überwachsen des Kammerwinkels mit einer endothelialen oder fibrovaskulären Membran. Diese Membranen können sich kontrahieren, was zu einer Synechierung des Kammerwinkels führt. Zusätzlich zu dem Auftreten der Membrankontraktion können periphere anteriore Synechien durch das entzündliche Protein und Entzündungszellen im Kammerwinkel entstehen, die die Iris nach vorne zur Hornhaut ziehen. Hintere Synechien sind auch eine häufige Konsequenz einer Uveitis anterior, die in eine Iris bombata mit einer sekundären Verlegung des Kammerwinkels übergehen können.

19.1.4 Behandlung

Bei der Behandlung eines Auges mit Iridozyklitis und Glaukom kann die effektive Kontrolle des Entzündungsprozesses allein für eine Augeninnendrucknormalisierung ausreichen und dies sollte in der Regel auch der erste Schritt im Therapieplan sein. Stellt jedoch Höhe und Dauer der Augeninnendrucksteigerung eine unmittelbare Bedrohung für das Sehvermögen dar, oder der Augeninnendruck spricht auf eine adäquate antiphlogistische Therapie nicht an, kann auch eine medikamentöse oder sogar operative Behandlung des Glaukoms indiziert sein. Folgende Behandlungsleitlinien treffen für die meisten Fälle einer Iridozyklitis wie auch für andere Formen einer intraokularen Entzündung zu, mit Ausnahme der Fälle, bei denen eine spezifische, therapeutisch zugängliche Ursache besteht.

19.1.4.1 Entzündung

Kortikosteroide. Steroidderivate sind in den meisten Fällen die entscheidende Wirkstoffgruppe zur Behandlung einer intraokularen Entzündung. Eine lokale Applikation wird bei den Entzündungen des vorderen Augensegmentes in der Regel bevorzugt, wobei die applizierten Steroide häufig Prednisolon 1% und Dexamethason 0,1% sind. Beim Kaninchenmodell einer Uveitis anterior führte die lokale Applikation von Prednisolonazetat 1% zu einer signifikanten Herabsetzung der Proteinspiegel im Kammerwasser sowie auch der Leukozytenzahl in der Vorderkammer [99]. Die Applikation des Steroids in stündlichem Rhythmus ist initial häufig ausreichend, mit einer allmählichen Dosisreduktion bei Remission des intraokularen Entzündungszustandes. Beim Kaninchenmodell der Keratitis war die Instillation alle 15 min sogar wirksamer als die stündliche Verabreichung, wenngleich 5 Applikationen in einminütigem Zeitintervall in jeder Stunde den gleichen Effekt ergaben wie die Applikation alle 15 min [100]. Wenn die Wirkung auf die lokale Steroidmedikation nicht ausreicht, können periokuläre Injektionen notwendig sein (z.B. Dexamethasonphosphat, Prednisolonsukzinat, Triamcinolonazetat oder Methylprednisolonazetat). Eine Indikation für die systemische Kortikosteroidtherapie (z.B. Prednison) ist die Uveitis posterior mit Makulaödem. Bei allen Applikationswegen muß das gesamte Spektrum der ophthalmologischen und allgemeinen Nebenwirkungen der Steroide bedacht werden, einschließlich eines möglichen Steroidglaukoms.

Nicht-steroidale Antiphlogistika. Wenn die Anwendung von Kortikosteroiden aus irgendwelchen Gründen kontraindiziert oder nicht ausreichend ist, kann man auch an andere antiphlogistische Wirkstoffe denken. *Hemmstoffe der Prostaglandinsynthetase*, wie Aspirin [101], Imidazol [102], Indoxol [103], Indomethacin [103] und Dipyridamol [104], erwiesen sich bei manchen Fällen einer Uveitis als effektiv. Bei schwereren Fällen können *immunsuppressive Wirkstoffe*, wie z.B. Methotrexat [105], Azathioprin [106] oder Chlorambucil [106], indiziert sein. In einer Studie an 25 Patienten mit einer schweren chronischen Uveitis, die wenig oder gar nicht auf die Kortikosteroidtherapie ansprachen, zeigten alle einen günstigen Therapieeffekt bei einer langfristigen täglichen Applikation von 10–15 mg Prednison in Kombination mit 2,0–2,5 mg Azathioprin oder 6–8 mg Chlorambucil [106]. Diese Patienten müssen jedoch bezüglich hämatopoetischer Nebenwirkungen sorgfältig verlaufskontrolliert werden. Eine endogene Uveitis kann auch durch einen Plasmaaustausch verbessert werden [107].

Zusätzlich zu den Antiphlogistika ist meist ein Mydriatikum/Zykloplegikum wie Atropin 1%, Homatropin 1–5% oder Zyklopentolat 0,5–1% notwendig, um der Entwicklung hinterer Synechien entgegenzuwirken und eine Linderung der Beschwerden durch den Spasmus der Ziliarmuskulatur zu erreichen.

19.1.4.2 Glaukom

Medikamentös. Da Miotika bei intraokularen Entzündungen in der Regel kontraindiziert sind, wären lokal applizierte β-Blocker und Adrenalinderivate mögliche Antiglaukomatosa für die Behandlung eines entzündlichen Sekundärglaukoms. Eine weitere Option ist die Therapie mit Karboanhydrasehemmstoffen. Hyperosmotika sind gelegentlich nur für eine notfallmäßige, kurzfristige Augendrucksenkung indiziert.

Operativ. Intraokulare Eingriffe sollten wann immer möglich bei Augen mit einer aktiven intraokularen Entzündung vermieden werden. Wenn antiphlogistische und augendrucksenkende medikamentöse Therapiewege jedoch versagen, sind zuweilen Operationen unumgänglich. In solchen Situationen ist es gut, das Ausmaß des chirurgischen Traumas auf ein Minimum zu reduzieren. Eine Laseriridotomie wäre aus diesem Grunde einer operativen Iridektomie bei Winkelblockmechanismen vorzuziehen, obwohl bei intraokularen Entzündungen Fibrin eine kleine Laseriridotomie häufig wieder verschließt. Eine Lasertrabekuloplastik ist in der Regel bei einem sekundären Offenwinkelglaukom nach Uveitis wenig hilfreich und kann zu zusätzlichen Augeninnendrucksteigerungen bei einem aktiven Entzündungsprozeß führen. Bei intraokularen Eingriffen ist bezüglich der Filtrationschirurgie eine massive, begleitende perioperative Steroidtherapie notwendig. Die postoperativ wiederholte Injektion von subkonjunktivalem 5-Fluorouracil soll in solchen Fällen die Erfolgsrate verbessern [108]. Es wurde auch eine *Trabekulodialyse* genannte Operationsmethode empfohlen, bei der das Goniotomiemesser zur Inzision des Trabekelmaschenwerkes und zum Zurückstreifen der Trabekellamellen eingesetzt wird [109]. Die Methode erwies sich in einer vorläufigen Untersuchungsreihe an Augen mit Uveitis und Glaukom erfolgreich [109], obwohl eine Folgestudie an 30 Augen bei 23 Kindern und jungen Erwachsenen einen Erfolg nur in 60% ergab, wobei die meisten Patienten eine zusätzliche antiglaukomatöse Medikation brauchten [110]. Zyklodestruktive Eingriffe wie eine transsklerale Neodym:YAG-Zyklophotokoagulation sind eine andere, mögliche chirurgische Option, besonders bei aphaken und pseudophaken Augen.

19.2 Andere Formen der okulären Entzündung

19.2.1 Choroiditis und Retinitis

Bei den folgenden, entzündlichen Augenerkrankungen ist die Entzündung überwiegend auf den hinteren Augenabschnitt beschränkt, die ein Sekundärglaukom entweder durch eine entzündliche Komponente im Vordersegment oder durch einen Kammerwinkelverschluß durch die posteriore, entzündliche Raumforderung auslösen kann.

19.2.1.1 Vogt-Koyanagi-Harada-Syndrom

Die allgemeinen Befunde bei dieser Erkrankung sind Alopezie, Poliosis und meningeale Symptome. Die Manifestationen am Auge entsprechen einer Uveitis anterior und posterior mit exsudativer Netzhautablösung. Bei einer Übersicht an 51 Fällen wurde ein Sekundärglaukom in 20 % der Patienten gefunden [111]. In der Gesamtgruppe wurde eine milde Uveitis anterior bei allen Patienten, mit hinteren Synechien bei 36 %, mit Hornhautpräzipitaten bei 30 % und mit Irisknötchen bei 8,4 % gefunden [111]. Diese Patienten können auch eine flache periphere Vorderkammer bekommen, was vermutlich auf eine Schwellung des Ziliarkörpers sekundär auf eine schwere Choroiditis zurückzuführen ist und ein Winkelblockglaukom auslösen kann [112–114]. Die Befunde sind meist unter einer konsequenten Kortikosteroidtherapie reversibel [112].

19.2.1.2 Sympathische Ophthalmie

Diese Form der sehr schweren intraokularen Entzündung tritt typischerweise Wochen bis Monate nach einer traumatischen oder operativen Bulbuseröffnung des Partnerauges auf. Die Schwere der intraokularen Entzündung steht in Beziehung zum Ausmaß der okulären Pigmentierung. Die intraokulare Entzündung betrifft hauptsächlich die Aderhaut mit einer häufigen Beteiligung der darüberliegenden Netzhaut [115,116]. Die Erkrankung zeigt auffällige Ähnlichkeit, sowohl klinisch wie histopathologisch, mit dem Vogt-Koyanagi-Harada-Syndrom und beide Erkrankungen können evtl. auf einen gemeinsamen immunpathologischen Entzündungsmechanismus zurückgehen [116]. Bei einer Untersuchung an 17 Fällen mit einer durchschnittlichen Verlaufskontrolle von 10,6 Jahren bekamen 7 (43 %) ein Sekundärglaukom [115]. Der Pathomechanismus des Glaukoms ist nicht geklärt, obwohl eine histopathologische Untersuchung an 105 Fällen in einem hohen Prozentsatz eine plasmazelluläre Infiltration von Iris und Ziliarkörper nachgewiesen hat [115], was auf eine Immunreaktion in der Umgebung der Kammerwasserabflußwege hinweist. Was immer die Ursache sei, das Sekundärglaukom bei sympathischer Ophthalmie ist schwer zu therapieren. Es ist immer eine intensive Steroidmedikation notwendig, zuweilen auch eine operative Intervention [117].

19.2.1.3 Zytomegalieretinitis

Diese Erkrankung wurde bei zwei erwachsenen Patienten nach Nierentransplantation beschrieben, die beide ein Sekundärglaukom in Konsequenz einer Uveitis anterior entwickelten [118].

19.2.1.4 Toxokariasis

Die Augenbeteiligung bei dieser Erkrankung besteht in einer Retinitis und Vitritis, die auch eine Uveitis anterior mit hinteren Synechien, Iris bombata und Sekundärglaukom verursachen können [119].

19.2.2 Keratitis

19.2.2.1 Interstitielle Keratitis

Ein typischer Befund der *kongenitalen Syphilis* ist die interstitielle Keratitis, die meist in der Spätphase der Erkrankung zwischen dem 5. und 16. Lebensjahr auftritt, in seltenen Fällen jedoch auch bereits zur Geburt oder erst im 30. Lebensjahr vorkommen kann [120]. Die wesentlichen Symptome der interstitiellen Keratitis zum Zeitpunkt der Diagnose sind eine ausgeprägte ziliare Injektion, Epiphora, Photophobie und Schmerzen. Der Pathomechanismus des begleitenden Glaukoms bei der interstitiellen Keratitis (zusätzlich zu der begleitenden Iridozyklitis) kann sowohl Offenwinkel- wie auch Winkelblockformen im späteren Leben einschließen [121,122].

Bei einem sekundären Offenwinkelglaukom zeigt das Auge eine irreguläre Pigmentierung des Kammerwinkels mit einzelnen, säulenförmigen peripheren vorderen Synechien. In einer histopathologischen Untersuchung wurde Endothel mit einer glasigen Membran im Kammerwinkel nachgewiesen [121]. Das Glaukom spricht wenig auf eine medikamentöse Therapie an, eine Drucksenkung ist meist nur durch Filtrationseingriffe möglich. Ein anderer Mechanismus der Entwicklung des sekundären Offenwinkelglaukoms beim Erwachsenen ist eine rezidivierende Iridozyklitis in einem Auge, das im jüngeren Leben eine interstitielle Keratitis durchmachte [121]. Verbliebene, obliterierte Gefäße in der Hornhaut („Ghost vessels") sind ein wichtiger diagnostischer Hinweis.

Augen, die in der Kindheit eine interstitielle Keratitis erlitten, haben häufiger kleinere Abmessungen des vorderen Augensegmentes mit engen Kammerwinkeln, die im höheren Lebensalter zu einem Winkelblockglaukom führen können. Dies verläuft meist subakut und spricht gut auf eine periphere Iridektomie an [121,123]. In manchen Fällen können auch multiple Zysten der Iris zu einem Winkelblockglaukom führen.

Die interstitielle Keratitis kann auch mit Vertigo, Tinnitus und Taubheit einhergehen, was als *Cogan-Syndrom* bezeichnet wird. Eine atypische Form kann auch mit nur geringer Hornhautbeteiligung und intraokularer Entzündung verlaufen [124], die zu einem Sekundärglaukom führt.

19.2.2.2 Herpes-simplex-Keratouveitis

Diese virale Augenerkrankung führt zu einer rezidivierenden Konjunktivitis, Keratitis und Uveitis. Bei einer Untersuchungsreihe an Patienten mit Herpes-simplex-Keratouveitis hatten 28% erhöhte Augeninnendruckwerte und 10% eine glaukomatöse Papillenschädigung [125]. Die Herpeskeratitis bei erhöhtem Augeninnendruck ist meist disziform oder stromal, seltener in Form eines oberflächlichen Herpesgeschwürs der Hornhaut [125]. Der Augeninnendruck bleibt meist für mehrere Wochen erhöht und das Kaninchenmodell zeigt einen biphasischen Augendruckverlauf, wobei die Uveitis in den ersten Tagen die aktive Infektion markiert, aber später auf eine Immunreaktion zurückzuführen ist [126]. Eine Untersuchung des Kammerwassers von 33 Herpespatienten ergab Herpes-simplex-Viren bei acht Fällen, die alle ein Sekundärglaukom aufwiesen [127]. Histopathologische Untersuchungen von Kaninchenaugen mit experimenteller herpetischer Uveitis zeigten mononukleäre Zellen im Trabekelmaschenwerk und periphere anteriore Synechien [128].

Die Behandlung der Erkrankung muß in gleicher Weise die virale Infektion, die intraokulare Entzündung und das Glaukom berücksichtigen. Ein empfohlenes Therapieschema ist dementsprechend lokal appliziertes Trifluorothymidin, Kortikosteroide und Zykloplegika mit augendrucksenkenden Medikamenten, die vorwiegend die Kammerwassersekretion mindern [127]. Eine Studie ergab, daß die Schwere der Uveitis und der Augeninnendruckanstieg bei einer experimentellen, sekundären Herpes-simplex-Uveitis mit der zweimal täglichen Gabe von Dexamethason 0,1% verbessert werden konnte, jedoch nicht mit Aspirin oder Zyklophosphamid [129].

19.2.2.3 Herpes-zoster-Keratouveitis

Zusätzlich zu den charakteristischen Hautbefunden entlang der Ausbreitung des N. trigeminus kann diese Viruserkrankung eine Keratitis und Uveitis auslösen. Die Uveitis anterior führt häufig zu einem Sekundärglaukom. In einer Untersuchungsreihe an 26 Patienten mit Herpes zoster ophthalmicus hatten 37 eine Uveitis und 10 von diesen ein Sekundärglaukom [130]. In einer weiteren Studie hatten fünf von 14 Patienten mit einer Keratouveitis vorübergehend hohe Augendruckwerte [131]. Die lokale Applikation von Acyclovir zeigte sich der lokalen Steroidmedikation bei der Behandlung der Herpes-zoster-Keratouveitis überlegen [132].

19.2.2.4 Adenovirus Typ 10

Dieser Virus kann eine Keratokonjunktivitis auslösen, die mit transienten Augendrucksteigerungen einhergeht [133].

19.2.3 Skleritis

Dies ist eine extrem schmerzhafte, potentiell deletäre Form einer okulären Entzündungserkrankung, die entweder das vordere oder das hintere Augensegment primär betreffen kann [134]. Die Erkrankungsformen des vorderen Augenabschnittes imponieren als *diffuse* oder *noduläre anteriore Skleritis*, charakterisiert durch eine episklerale Gefäßinjektion und Ödem der Sklera. Diese Befunde sind sehr schmerzhaft und rezidivierend, jedoch relativ benigne. Die *ne-*

krotisierende Skleritis ist eine ernstere Variante mit extensiver, granulomatöser Infiltration von Bindehaut, Episklera und Sklera sowie Kollagenolyse im Bereich der Sklera [135–136]. Die Skleritis ist meist schmerzhaft und progressiv, wenngleich eine Sonderform, die *Skleromalacia perforans*, die überwiegend bei Patienten mit rheumatoider Arthritis vorkommt, keine Schmerzen oder Rötung des Auges verursacht. Die Fluoreszenzangiographie des vorderen Augensegmentes kann zwischen den gutartigen Formen mit Vasodilatation und schneller Blutströmung gegenüber den nekrotisierenden Formen mit erheblichen Gefäßveränderungen und verzögerter Blutströmung unterscheiden [137]. Schwieriger zu diagnostizieren ist die Skleritis posterior, die klinisch als Pars planitis, exsudative Netzhautablösung, Papillenödem oder Exophthalmus erscheinen kann.

Bei einer Untersuchung an 301 Fällen lag Glaukom in 11,6 % vor [134], während in einer anderen Untersuchung die Prävalenz des erhöhten Augeninnendruckes 18,7 % bei der rheumatoiden Skleritis und in 12 % bei der nicht-rheumatoiden Skleritis auftrat [138]. Eine histopathologische Untersuchung an 92 enukleierten Augen zeigte Befunde für eine relevante Augeninnendrucksteigerung bei 49 % [139]. In der überwiegenden Mehrheit der Fälle geht das Glaukom mit einer Skleritis anterior einher, wobei der augendrucksteigernde Mechanismus bei diesen Patienten sowohl auf die Schädigung des Trabekelmaschenwerkes durch die Iridozyklitis wie auch auf die zugrundeliegende korneosklerale Entzündung und die Entwicklung peripherer vorderer Kammerwinkelsynechien zurückgeht [139]. Andere Glaukommechanismen können Steroidglaukom, Irisneovaskularisation [139] und erhöhter episkleraler Venendruck bei Augen mit einer diffusen Skleritis anterior mit rezidivierender Polychondritis sein [140]. Ein Glaukom bei einer Skleritis posterior ist viel seltener, kann jedoch durch ein Nachvornedrängen des Linsen-Iris-Diaphragmas oder eine nach anterior gerichtete Rotation des Ziliarkörpers in Verbindung mit einer choroidalen Effusion entstehen [141].

Die Behandlung der Skleritis konzentriert sich in der Regel auf lokale und systemische Steroidgabe sowie nicht-steroidale Antiphlogistika. Eine Kombination von peroralem Prednison und Indomethacin erwies sich effektiver als beide Monotherapien getrennt und ermöglichte geringere Dosierungen beider Wirkstoffe (10–60 mg und 50–100 mg täglich) [142]. Bei der Glaukomtherapie wird man die medikamentösen Möglichkeiten ausschöpfen und auf operative Interventionen nur im Notfall zurückgreifen.

19.2.4 Episkleritis

Im Gegensatz zur Skleritis verursacht die Episkleritis nur geringe Beschwerden und hat in der Regel keine ernsthaften Folgen. Das charakteristische Erscheinungsbild ist eine Injektion der episkleralen Gefäße mit einer diffusen Chemosis und gelegentlich gering ausgeprägtem Lidödem (Episkleritis simplex) oder Knötchen in dem episkleralen Gewebe in einem begrenzten Bereich (noduläre Episkleritis) [134]. Ein Sekundärglaukom ist bei der Episkleritis selten [134,138], wurde jedoch auch beschrieben [143]. Der Mechanismus des Offenwinkelglaukoms geht auf eine Mitentzündung der Kammerwinkelstrukturen [143] oder auf eine steroidabhängige Augendrucksteigerung zurück [134]. Es wurde auch ein Winkelblockglaukom in Verbindung mit einer Episkleritis beobachtet [138]. Bei den meisten Fällen spricht sowohl die Episkleritis wie das Sekundärglaukom günstig auf eine lokale Steroidmedikation an.

19.3 Zusammenfassung

Die Entzündungserkrankung des Auges, die am häufigsten mit einer Augeninnendrucksteigerung einhergeht, ist die Iridozyklitis, entweder in primärer Form oder sekundär auf eine Entzündung anderer Augenstrukturen. Die Uveitis anterior kann akut, subakut oder chronisch sein, sie kann als ein isolierter Befund unbekannter Ätiologie auftreten (z. B. akute Uveitis anterior, Pars planitis, glaukomatozyklitische Krise oder Heterochromiezyklitis Fuchs) oder in Verbindung mit einer entzündlichen Allgemeinerkrankung (z. B. Sarkoidose, bestimmte Formen der rheumatoiden Arthritis, Morbus Behçet und eine Reihe von Infektionskrankheiten). Der Pathomechanismus, durch den eine Iridozyklitis die Abflußwege für Kammerwasser verlegt, betrifft akute, meist reversible Formen (z. B. Anhäufung von Entzündungszellen und Debris in den intertrabekulären Räumen, Ödem der Trabekellamellen oder Winkelblockglaukom durch ein Ödem des Ziliarkörpers) und chronische Formen (z. B. Narbenbildung oder membranöse Auskleidung der Kammerwinkelbucht). Es gibt auch Hinweise dafür, daß eine Uveitis eine vermehrte Kammerwasserproduktion verursachen kann. Die Behandlung einer Iridozyklitis mit Glaukom geschieht mit Steroiden und nicht-steroidalen Antiphlogistika sowie mit Antiglaukomatosa. Operative Interventionen sind verzweifelten Fällen vorbehalten. Andere Formen der entzündlichen Augenerkrankung, die mit Glaukom einhergehen können sind Choroiditis und Retinitis, Keratitis, Skleritis und Episkleritis.

Literatur

1. Panek, WC, Holland, GN, Lee, DA, Christensen, RE: Glaucoma in patients with uveitis. Br J Ophthal 74:223, 1990.
2. Brewerton, DA, Caffrey, M, Nicholls, A, et al: Acute anterior uveitis and HLA 27. Lancet 2:994, 1973.
3. Rothova, A, van Veenendaal, WG, Linssen, A, et al: Clinical features of acute anterior uveitis. Am J Ophthal 103:137, 1987.
4. Fearnley, IR, Spalton, DJ, Smith, SE: Anterior segment fluorophotometry in acute anterior uveitis. Arch Ophthal 105:1550, 1987.
5. Derhaag, PJFM, Linssen, A, Broekema, N, et al: A familial study of the inheritance of HLA-B27-positive acute anterior uveitis. Am J Ophthal 105:603, 1988.
6. Obenauf, CD, Shaw, HE, Sydnor, CF, Klint-worth, GK: Sarcoidosis and its ophthalmic manifestations. Am J Ophthal 86:648, 1978.
7. Mizuno, K, Takahashi, J: Sarcoid cyclitis. Ophthalmology 93:511, 1986.
8. Roth, M, Simmons, RJ: Glaucoma associated with precipitates on the trabecular meshwork. Ophthalmology 86:1613, 1979.
9. Kimura, R: Hyperfluorescent dots in the ciliary body band in patients with granulomatous uveitis. Br J Ophthal 66:322, 1982.
10. Karma, A, Huhti, E, Poukkula, A: Course and outcome of ocular sarcoidosis. Am J Ophthal 106:467, 1988.
11. Jabs, DA, Johns, CJ: Ocular involvement in chronic sarcoidosis. Am J Ophthal 102:297, 1986.
12. Iwata, K, Nanba, K, Sobue, K, Abe, H: Ocular sarcoidosis: evaluation of intraocular findings. Ann NY Acad Sci 278:445, 1976.
13. Mayer, J, Brouillette, G, Corriveau, LA: Sarcoidose et rubeosis iridis. Can J Ophthal 18:197, 1983.
14. Calabro, JJ, Parrino, GR, Atchoo, PD, et al: Chronic iridocyclitis in juvenile rheumatoid arthritis. Arthritis Rheumatism 13:406, 1970.
15. Schaller, J, Kupfer, C, Wedgwood, RJ: Iridocyclitis in juvenile rheumatoid arthritis. Pediatrics 44:92, 1969.
16. Key, SN III, Kimura, SJ: Iridocyclitis associated with juvenile rheumatoid arthritis. Am J Ophthal 80:425, 1975.
17. Chylack, LT Jr, Bienfang, DC, Bellows, R, Stillman, JS: Ocular manifestations of juvenile rheumatoid arthritis. Am J Ophthal 79:1026, 1975.
18. Kanski, JJ: Anterior uveitis in juvenile rheumatoid arthritis. Arch Ophthal 95:1794, 1977.
19. Kanski, JJ, Shun-Shin, GA: Systemic uveitis syndromes in childhood: an analysis of 340 cases. Ophthalmology 91:1247, 1984.
20. Wolf, MD, Lichter, PR, Ragsdale, CG: Prognostic factors in the uveitis of juvenile rheumatoid arthritis. Ophthalmology 94:1242, 1987.
21. Sabates, R, Smith, T, Apple, D: Ocular histopathology in juvenile rheumatoid arthritis. Ann Ophthal 11:733, 1979.
22. Merriam, JC, Chylack, LT, Albert, DM: Early-onset pauciarticular juvenile rheumatoid arthritis. A histopathologic study. Arch Ophthal 101:1085, 1983.
23. Russell, AS, Lentle, BC, Percy, JS, Jackson, FI: Scintigraphy of sacroiliac joints in acute anterior uveitis. A study of thirty patients. Ann Intern Med 85:606, 1976.
24. Brewerton, DA, Hart, FD, Nicholls, A, et al: Ankylosing spondylitis and HL-A 27. Lancet 1:904, 1973.
25. Henderly, DE, Genstler, AJ, Rao, NA, Smith, RE: Pars planitis. Trans Ophthal Soc UK 105:227, 1986.
26. Smith, RE, Godfrey, WA, Kimura, SJ: Complications of chronic cyclitis. Am J Ophthal 82:277, 1976.
27. Pederson, JE, Kenyon, KE, Green, WR, Maumenee, AE: Pathology of pars planitis. Am J Ophthal 86:762, 1978.
28. Posner, A, Schlossman, A: Syndrome of unilateral recurrent attacks of glaucoma with cyclitic symptoms. Arch Ophthal 39:517, 1948.
29. Knox, DL: Glaucomatocyclitic crises and systemic disease: peptic ulcer, other gastrointestinal disorders, allergy and stress. Trans Am Ophthal Soc 86:473, 1988.
30. Hirose, S, Ohno, S, Matsuda, H: HLA-Bw54 and glaucomatocyclitic crisis. Arch Ophthal 103:1837, 1985.
31. Hollwich, F: Clinical aspects and therapy of the Posner-Schlossmann-syndrome. Klin Monatsbl Augenheilkd 172:736, 1978.
32. Raitta, C, Vannas, A: Glaucomatocyclitic crisis. Arch Ophthal 95:608, 1977.
33. Kass, MA, Becker, B, Kolker, AE: Glaucomatocyclitic crisis and primary open-angle glaucoma. Am J Ophthal 75:668, 1973.
34. Hung, PT, Chang, JM: Treatment of glaucomatocyclitic crises. Am J Ophthal 77:169, 1974.
35. Harstad, HK, Ringvold, A: Glaucomatocyclitic crises (Posner-Schlossman syndrome). A case report. Acta Ophthal 64:146, 1986.
36. Nagataki, S, Mishima, S: Aqueous humor dynamics in glaucomato-cyclitic crisis. Invest Ophthal 15:365, 1976.
37. de Roetth, A Jr: Glaucomatocyclitic crisis. Am J Ophthal 69:370, 1970.
38. Fuchs, E: Uber Komplikationen der Heterochromie. Ztschr Augenh 15:191, 1906.
39. Franceschetti, A: Heterochromic cyclitis (Fuchs' syndrome). Am J Ophthal 39:50, 1955.
40. Kimura, SJ, Hogan, MJ, Thygeson, P: Fuchs' syndrome of heterochromic cyclitis. Arch Ophthal 54:179, 1955.
41. O'Connor, GR: Heterochromic iridocyclitis. Trans Ophthal Soc UK 104:219, 1985.
42. Tabbut, BR, Tessler, HH, Williams, D: Fuchs' heterochromic iridocyclitis in blacks. Arch Ophthal 106:1688, 1988.
43. van der Gaag, R, Broersma, L, Rothova, A, et al: Immunity to a corneal antigen in Fuchs' heterochromic cyclitis patients. Invest Ophthal Vis Sci 30:443, 1989.
44. La Hey, E, Baarsma, GS, Rothova, A, et al: High incidence of corneal epithelium antibodies in Fuchs' heterochromic cyclitis. Br J Ophthal 72:921, 1988.
45. De Bruyere, M, Dernouchamps, J-P, Sokal, G: HLA antigens in Fuchs' heterochromic iridocyclitis. Am J Ophthal 102:392, 1986.
46. Regenbogen, LS, Naveh-Floman, N: Glaucoma in Fuchs' heterochromic cyclitis associated with congenital Horner's syndrome. Br J Ophthal 71:844, 1987.
47. Liesegang, TJ: Clinical features and prognosis in Fuchs' uveitis syndrome. Arch Ophthal 100:1622, 1982.

48. Saari, M, Vuorre, I, Nieminen, H: Infra-red transillumination stereophotography of the iris in Fuchs's heterochromic cyclitis. Br J Ophthal 62:110, 1978.
49. Melamed, S, Lahav, M, Sandbank, U, et al: Fuch's heterochromic iridocyclitis: an electron microscopic study of the iris. Invest Ophthal Vis Sci 17:1193, 1978.
50. McCartney, ACE, Bull, TB, Spalton, DJ: Fuchs' heterochromic cyclitis: an electron microscopy study. Trans Ophthal Soc UK 105:324, 1986.
51. Saari, M, Vuorre, I, Nieminen, H: Fuchs's heterochromic cyclitis: a simultaneous bilateral fluorescein angiographic study of the iris. Br J Ophthal 62:715, 1978.
52. Berger, BB, Tessler, HH, Kottow, MH: Anterior segment ischemia in Fuchs' heterochromic cyclitis. Arch Ophthal 98:499, 1980.
53. Johnson, D, Liesegang, TJ, Brubaker, RF: Aqueous humor dynamics in Fuchs' uveitis syndrome. Am J Ophthal 95:783, 1983.
54. Arffa, RC, Schlaegel, TF: Chorioretinal scars in Fuchs' heterochromic iridocyclitis. Arch Ophthal 102:1153, 1984.
55. De Abreu, MT, Belfort, R Jr, Hirata, PS: Fuchs' heterochromic cyclitis and ocular toxoplasmosis. Am J Ophthal 93:739, 1982.
56. Huber, A: Das Glaukom bei komplizierter Heterochromic Fuchs. Ophthalmologica 142:66, 1961.
57. Daus, W, Kraus-Mackiw, E: Fuchs' heterochromic cyclitis. Case reports of patients treated at Heidelberg University Eye Hospital since 1978. Klin Monatsbl Augenheilkd 185:410, 1984.
58. Perry, HD, Yanoff, M, Scheie, HG: Rubeosis in Fuchs heterochromic iridocyclitis. Arch Ophthal 93:337, 1975.
59. Benedikt, O, Roll, P, Zirm, M: The glaucoma in heterochromic cyclitis Fuchs. Gonioscopic studies and electron microscopic investigations of the trabecular meshwork. Klin Monatsbl Augenheilkd 173:523, 1978.
60. Colvard, DM, Robertson, DM, O'Duffy, JD: The ocular manifestations of Behçet's disease. Arch Ophthal 95:1813, 1977.
61. Michelson, JB, Chisari, FV: Behçet's disease. Surv Ophthal 26:190, 1982.
62. Benezra, D, Cohen, E: Treatment and visual prognosis in Behçet's disease. Br J Ophthal 70:589, 1986.
63. James, DG, Spiteri, MA: Behçet's disease. Ophthalmology 89:1279, 1982.
64. Lee, DA, Barker, SM, Su, WPD, et al: The clinical diagnosis of Reiter's syndrome. Ophthalmic and nonophthalmic aspects. Ophthalmology 93:350, 1986.
65. Chandler, PA, Grant, WM: Lectures on Glaucoma. Lea and Febiger, Philadelphia, 1954, p. 257.
66. Rathore, MK: Ophthalmological study of epidemic dropsy. Br J Ophthal 66:573, 1982.
67. Sachdev, MS, Sood, NN, Verma, LK, et al: Pathogenesis of epidemic dropsy glaucoma. Arch Ophthal 106:1221, 1988.
68. Cooper, LZ, Ziring, PR, Ockerse, AB, et al: Rubella. Clinical manifestations and management. Am J Dis Child 118:18, 1969.
69. Rudolph, AJ, Desmond, MM: Clinical manifestations of the congenital rubella syndrome. Int Ophthal Clin 12:3, 1972.
70. deLuise, VP, Cobo, LM, Chandler, D: Persistent corneal edema in the congenital rubella syndrome. Ophthalmology 90:835, 1983.
71. Boniuk, M: Glaucoma in the congenital rubella syndrome. Int Ophthal Clin 12:121, 1972.
72. Brooks, AMV, Gillies, WE: Glaucoma associated with congenital hypoplasia of the iris stroma in rubella. Glaucoma 11:36, 1989.
73. Wolff, SMacK: The ocular manifestations of congenital rubella. Trans Am Ophthal Soc 70:577, 1972.
74. Boger, WP III: Late ocular complications in congenital rubella syndrome. Ophthalmology 87:1244, 1980.
75. Schwartz, LK, O'Connor, GR: Secondary syphilis with iris papules. Am J Ophthal 90:380, 1980.
76. Scully, RE, Mark, EJ, McNeely, BU: Mass in the iris and a skin rash in a young man. N Engl J Med 310:972, 1984.
77. Michelson, JB, Roth, AM, Waring, GO III: Lepromatous iridocyclitis diagnosed by anterior chamber paracentesis. Am J Ophthal 88:674, 1979.
78. Malla, OK, Brandt, F, Anten, JGF: Ocular findings in leprosy patients in an institution in Nepal (Khokana). Br J Ophthal 65:226, 1981.
79. Ffytche, TJ: Role of iris changes as a cause of blindness in lepromatous leprosy. Br J Ophthal 65:231, 1981.
80. Lewallen, S, Courtright, P, Lee, H-S: Ocular autonomic dysfunction and intraocular pressure in leprosy. Br J Ophthal 73:946, 1989.
81. Shields, JA, Waring, GO III, Monte, LG: Ocular findings in leprosy. Am J Ophthal 77:880, 1974.
82. Brandt, F, Malla, OK, Anten, JGF: Influence of untreated chronic plastic iridocyclitis on intraocular pressure in leprous patients. Br J Ophthal 65:240, 1981.
83. Hussein, N, Courtright, P, Ostler, HB, et al: Low intraocular pressure and postural changes in intraocular pressure in patients with Hansen's Disease. Am J Ophthal 108:80, 1989.
84. Spaide, R, Nattis, R, Lipka, A, D'Amico, R: Ocular findings in leprosy in the United States. Am J Ophthal 100:411, 1985.
85. deLuise, VP, Stern, JT, Paden, P: Uveitic glaucoma caused by disseminated meningococcemia. Am J Ophthal 95:707, 1983.
86. Jensen, AD, Naidoff, MA: bilateral meningococcal endophthalmitis. Arch Ophthal 90:396, 1973.
87. Saari, KM: Acute glaucoma in hemorrhagic fever with renal syndrome (nephropathia epidemica). Am J Ophthal 81:455, 1976.
88. Ullman, S, Wilson, RP, Schwartz, L: Bilateral angle-closure glaucoma in association with the acquired immune deficiency syndrome. Am J Ophthal 101:419, 1986.
89. Koster, HR, Liebmann, JM, Ritch, R, Hudock, S: Acute angle-closure glaucoma in a patient with acquired immunodeficiency syndrome successfully treated with argon laser peripheral iridoplasty. Ophthal Surg 21:501, 1990.
90. Toris, CB, Pederson, JE: Aqueous humor dynamics in experimental iridocyclitis. Invest Ophthal Vis Sci 28:477, 1987.
91. Chiang, TS, Thomas, RP: Ocular hypertension following intravenous infusion of prostaglandin E_1. Arch Ophthal 88:418, 1972.
92. Chiang, TS, Thomas, RP: Consensual ocular hypertensive response to prostaglandin E_2. Invest Ophthal 11:845, 1972.
93. Kass, MA, Podos, SM, Moses, RA, Becker, B: Prostaglandin E_1 and aqueous humor dynamics. Invest Ophthal 11:1022, 1972.
94. Podos, SM, Becker, B, Kass, MA: Prostaglandin synthesis, inhibition, and intraocular pressure. Invest Ophthal 12:426, 1973.
95. Epstein, DL, Hashimoto, JM, Grant, WM: Serum obstruction of aqueous outflow in enucleated eyes. Am J Ophthal 86:101, 1978.

96. Neufeld, AH, Sears, ML: The site of action of prostaglandin E_2 on the disruption of the blood-aqueous barrier in the rabbit eye. Exp Eye Res 17:445, 1973.
97. Kulkarni, PS, Srinivasan, BD: The effect of intravitreal and topical prostaglandins on intraocular inflammation. Invest Ophthal Vis Sci 23:383, 1982.
98. Bengtsson, E: The effect of theophylline on the breakdown of the blood-aqueous barrier in the rabbit eye. Invest Ophthal Vis Sci 16:636, 1977.
99. Bolliger, GA, Kupferman, A, Leibowitz, HM: Quantitation of anterior chamber inflammation and its response to therapy. Arch Ophthal 98:1110, 1980.
100. Leibowitz, HM, Kupferman, A: Optimal frequency of topical prednisolone administration. Arch Ophthal 97:2154, 1979.
101. Marsetio, M, Siverio, CE, Oh, JO: Effects of aspirin and dexamethasone on intraocular pressure in primary uveitis produced by herpes simplex virus. Am J Ophthal 81:636, 1976.
102. Kass, MA, Palmberg, P, Becker, B: The ocular anti-inflammatory action of imidazole. Invest Ophthal Vis Sci 16:66, 1977.
103. Spinelli, HM, Krohn, DL: Inhibition of prostaglandin-induced iritis. Topical indoxole vs indomethacin therapy. Arch Ophthal 98:1106, 1980.
104. Podos, SM: Effect of dipyridamole on prostaglandin-induced ocular hypertension in rabbits. Invest Ophthal Vis Sci 18:646, 1979.
105. Wong, VG, Hersh, EM: Methotrexate in the therapy of cyclitis. Trans Am Acad Ophthal Otol 69:279, 1965.
106. Andrasch, RH, Pirofsky, B, Burns, RP: Immunosuppressive therapy for severe chronic uveitis. Arch Ophthal 96:247, 1978.
107. Wizemann, AJS, Wizemann, V: Therapeutic effects of short-term plasma exchange in endogenous uveitis. Am J Ophthal 97:565, 1984.
108. Jampel, HD, Jabs, DA, Quigley, HA: Trabeculectomy with 5-fluorouracil for adult inflammatory glaucoma. Am J Ophthal 109:168, 1990.
109. Hoskins, HD Jr, Hetherington, J Jr, Shaffer, RN: Surgical management of the inflammatory glaucomas. Pers Ophthal 1:173, 1977.
110. Kanski, JJ, McAllister, JA: Trabeculodialysis for inflammatory glaucoma in children and young adults. Ophthalmology 92:927, 1985.
111. Ohno, S, Char, DH, Kimura, SJ, O'Connor, GR: Vogt-Koyanagi-Harada syndrome. Am J Ophthal 83:735, 1977.
112. Shirato, S, Hayashi, K, Masuda, K: Acute angle closure glaucoma as an initial sign of Harada's disease: report of two cases. Jap J Ophthal 24:260, 1980.
113. Kimura, R, Sakai, M, Okabe, H: Transient shallow anterior chamber as initial symptom in Harada's syndrome. Arch Ophthal 99:1604, 1981.
114. Kimura, R, Kasai, M, Shoji, K, Kanno, C: Swollen ciliary processes as an initial symptom in Vogt-Koyanagi-Harada syndrome. Am J Ophthal 95:402, 1983.
115. Lubin, JR, Albert, DM, Weinstein, M: Sixty-five years of sympathetic ophthalmia. A clinicopathologic review of 105 cases (1913–1978). Ophthalmology 87:109, 1980.
116. Marak, GE Jr: Recent advances in sympathetic ophthalmia. Surv Ophthal 24:141, 1979.
117. Makley, TA Jr, Azar, A: Sympathetic ophthalmia. A longterm follow-up. Arch Ophthal 96:257, 1978.
118. Merritt, JC, Callender, CO: Adult cytomegalic inclusion retinitis. Ann Ophthal 10:1059, 1978.
119. Shields, JA: Ocular toxocariasis. A review. Surv Ophthal 28:361, 1984.
120. Tavs, LE: Syphilis. Maj Prob Clin Ped 19:222, 1978.
121. Grant, WM: Late glaucoma after interstitial keratitis. Am J Ophthal 79:87, 1975.
122. Tsukahara, S: Secondary glaucoma due to inactive congenital syphilitic interstitial keratitis. Ophthalmologica 174:188, 1977.
123. Sugar, HS: Late glaucoma associated with inactive syphilitic interstitial keratitis. Am J Ophthal 53:602, 1962.
124. Cobo, LM, Haynes, BF: Early corneal findings in Cogan's syndrome. Ophthalmology 91:903, 1984.
125. Falcon, MG, Williams, HP: Herpes simplex kerato-uveitis and glaucoma. Trans Ophthal Soc UK 98:101, 1978.
126. Oh, JO: Effect of cyclophosphamide on primary herpes simplex uveitis in rabbits. Invest Ophthal Vis Sci 17:769, 1978.
127. Sundmacher, R, Neumann-Haefelin, D: Herpes simplex virus isolations from the aqueous of patients suffering from focal iritis, endotheliitis, and prolonged disciform keratitis with glaucoma. Klin Monatsbl Augenheilkd 175:488, 1979.
128. Townsend, WM, Kaufman, HE: Pathogenesis of glaucoma and endothelial changes in herpetic kerato-uveitis in rabbits. Am J Ophthal 71:904, 1971.
129. Dennis, RF, Oh, JO: Aspirin, cyclophosphamide, and dexamethasone effects on experimental secondary herpes simplex uveitis. Arch Ophthal 97:2170, 1979.
130. Womack, LW, Liesegang, TJ: Complications of herpes zoster ophthalmicus. Arch Ophthal 101:42, 1983.
131. Reijo, A, Antti, V, Jukka, M: Endothelial cell loss in herpes zoster keratouveitis. Br J Ophthal 67:751, 1983.
132. McGill, J, Chapman, C: A comparison of topical acyclovir with steroids in the treatment of herpes zoster keratouveitis. Br J Ophthal 67:746, 1983.
133. Hara, J, Ishibashi, T, Fujimoto, F, et al: Adenovirus type 10 keratoconjunctivitis with increased intraocular pressure. Am J Ophthal 90:481, 1980.
134. Watson, PG, Hayreh, SS: Scleritis and episcleritis. Br J Ophthal 60:163, 1976.
135. Young, RD, Watson, PG: Microscopical studies of necrotising scleritis. I. Cellular aspects. Br J Ophthal 68:770, 1984.
136. Young, RD, Watson, PG: Microscopical studies of necrotising scleritis. II. Collagen degradation in the scleral stroma. Br J Ophthal 68:781, 1984.
137. Watson, PG, Bovey, E: Anterior segment fluorescein angiography in the diagnosis of scleral inflammation. Ophthalmology 92:1, 1985.
138. McGavin, DDM, Williamson, J, Forrester, JV, et al: Episcleritis and scleritis. A study of their clinical manifestations and association with rheumatoid arthritis. Br J Ophthal 60:192, 1976.
139. Wilhelmus, KR, Grierson, I, Watson, PG: Histopathologic and clinical associations of scleritis and glaucoma. Am J Ophthal 91:697, 1981.
140. Chen, CJ, Harisdangkul, V, Parker, L: Transient glaucoma associated with anterior diffuse scleritis in relapsing polychondritis. Glaucoma 4:109, 1982.
141. Quinlan, MP, Hitchings, RA: Angle-closure glaucoma secondary to posterior scleritis. Br J Ophthal 62:330, 1978.
142. Mondino, BJ, Phinney, RB: Treatment of scleritis with combined oral prednisone and indomethacin therapy. Am J Ophthal 106:473, 1988.
143. Harbin, TS Jr, Pollack, IP: Glaucoma in episcleritis. Arch Ophthal 93:948, 1975.

Kapitel 20. Steroidglaukom

20.1 Geschichtlicher Überblick
20.2 Klinische Befunde
20.3 Theorien zum Pathomechanismus
20.4 Prävention
20.4.1 Patientenkriterien
20.4.2 Medikamentenauswahl
20.5 Behandlung
20.6 Zusammenfassung

Wie bereits in Kap. 9 besprochen, wird ein bestimmter Prozentsatz der allgemeinen Bevölkerung auf eine wiederholte lokale wie auch systemische Steroidmedikation mit unterschiedlichem Augeninnendruckanstieg reagieren. Dies tritt bei Patienten mit einem primären Offenwinkelglaukom oder einer Familienanamnese von Glaukom häufiger auf. Es gibt noch viele ungeklärte Aspekte bezüglich des Effektes von Steroiden auf den Augeninnendruck, wie z. B. die genaue Verteilung von Steroid-"Respondern" in der allgemeinen Bevölkerung, die Reproduzierbarkeit der Steroideffekte auf den Augeninnendruck oder die hereditären Einflüsse. Dies ändert nichts an der kritischen Tatsache, daß bestimmte Menschen auf eine längerfristige Steroidtherapie mit massiven Augendrucksteigerungen reagieren und, daß diese Drucksteigerungen zu einer glaukomatösen Optikusatrophie und zum Verlust des Sehvermögens führen können. Eine derartige Situation wird deshalb als Steroidglaukom bezeichnet.

20.1 Geschichtlicher Überblick

1950 berichtete McLean [1] einen Augeninnendruckanstieg infolge einer allgemeinen Applikation von ACTH zur Behandlung der Uveitis. Francois [2] entdeckte 1957, daß eine ähnliche Augendrucksteigerung auch nach einer topischen Applikation von Kortison am Auge auftreten kann. Zahlreiche Publikationen folgten diesen frühen Beobachtungen, die bestätigten, daß der Augeninnendruckanstieg nach lokaler, allgemeiner oder periokulärer Applikation auftreten kann, am häufigsten jedoch nach wiederholter topischer Applikation der Steroide.

20.2 Klinische Befunde

Das typische Steroidglaukom wird meist nach lokaler Steroidtherapie am Auge beobachtet. Die Augeninnendrucksteigerung entwickelt sich in der Regel innerhalb weniger Wochen bei einem hochwirksamen Steroid oder innerhalb von Monaten bei einem schwächer wirksamen Steroid [3]. Das klinische Bild entspricht dem eines primären Offenwinkelglaukoms mit einem weiten, unauffällig erscheinenden Kammerwinkel und dem Fehlen subjektiver Symptome. Selten kann es jedoch auch zu einer akuten Augeninnendrucksteigerung kommen, bei der der Druck innerhalb weniger Stunden nach der Steroidmedikation bei offenem Kammerwinkel dramatisch ansteigt [3,4]. Dies wurde sowohl bei einer intensiven allgemeinen Steroidtherapie wie auch nach der lokalen Applikation hochwirksamer Kortikosteroide beobachtet.

Varianten der oben beschriebenen Glaukomform hängen ab vom Alter des Patienten und der Empfindlichkeit der Augen. Wenngleich Steroid-"Responder" bei Kindern seltener als bei Erwachsenen sind [5], kann auch Glaukom bei Kindern durch die Behandlung äußerer Augenerkrankungen mit längerfristiger Steroidtherapie auftreten [6]. Es wurde auch berichtet, daß eine Augeninnendrucksteigerung innerhalb der ersten Wochen nach einer Trabekulektomie trotz eines gut funktionierenden Sickerkissens auftreten kann, möglicherweise oder wahrscheinlich wegen des Einflusses der perioperativen, lokalen Steroidtherapie [7]. Eine andere klinische Variante des Steroidglaukoms ist das scheinbare Normaldruckglaukom, welches darauf zurückzuführen ist, daß die steroidbedingte Augeninnendrucksteigerung zu einer Sehnervenschädigung und Gesichtsfeldausfällen führte und erst zu einem späteren Zeitpunkt, wenn das scheinbare Normaldruckglaukom diagnostiziert wird, nach entsprechend langer Unterbrechung der Steroidtherapie der Augeninnendruck sich wieder normalisiert hatte [8].

20.3 Theorien zum Pathomechanismus

Es besteht kein Zweifel darüber, daß die Augeninnendrucksteigerung durch eine Steroidmedikation auf eine gravierende Herabsetzung der Abflußleichtigkeit für Kammerwasser zurückgeht [9–11]. Beim Kaninchenauge werden intravenös applizierte Glukokortikoide spezifisch an die Zellkerne in den Abflußwegen gebunden [12]. Bei kultivierten menschlichen Trabekelzellen, die mit Dexamethason inkubiert waren, zeigte sich eine hohe Bindungsaffinität für Glukokortikoide, wobei 2/3 der Steroidbindung in der Zellkernfraktion lokalisiert waren [13]. Die Bindungsaffinität von Irisziliarkörperpräparaten des Kaninchens mit Dexamethason war identisch mit der der Kaninchenleber, obwohl die Konzentration von Glukokortikoidrezeptoren in den Geweben des Auges etwa doppelt so hoch ist [14]. Man konnte auch zeigen, daß die lokale Applikation von Steroiden beim Kaninchen mit einer Translokation der Glukokortikoidrezeptoren vom Zytoplasma zum Kern in Irisziliarkörper- wie auch in den benachbarten korneoskleralen Geweben einhergeht [15]. Dies kann eine wichtige Voraussetzung bei der steroidinduzierten Augeninnendrucksteigerung sein, da das Ausmaß, in dem ein Glukokortikoid eine Translokation zu bewirken in der Lage ist, den augendrucksteigernden Wirkungen des Hormons in vivo korreliert [15]. Andere Studien haben gezeigt, daß Dihydrokortisol, ein intermediärer Glukokortikoidmetabolit, sich abnorm in Trabekelzellen von Patienten mit primärem Offenwinkelglaukom anhäuft und den Effekt lokal applizierten Dexamethasons auf die Augeninnendrucksteigerung bei Kaninchen potenziert [16].

Die genannten Studien lassen die Vermutung zu, daß das Trabekelsystem und die Gewebe der Uvea anterior eine hohe Konzentration von Glukokortikoidrezeptoren aufweisen und höchstwahrscheinlich das Zielgewebe bei der steroidinduzierten Auslösung der Fazilitätsminderung für Kammerwasser darstellen. Der präzise Mechanismus, der für die Verlegung der Abflußstrukturen verantwortlich ist, ist jedoch noch unbekannt, es wurden aber folgende Beobachtungen und Theorien publiziert.

Einfluß auf die extrazelluläre Matrix. Hyaluronidaseempfindliche Glukosaminoglykane (Mukopolysaccharide) liegen physiologisch in den Abflußwegen vor. Francois [17–19] postulierte, daß Glykosaminoglykane in der polymerisierten Form hydratisiert werden und so ein „biologisches Ödem" verursachen, das den Abflußwiderstand für Kammerwasser erhöht. Hyaluronidase in den Lysosomen depolymerisiert Hyaluronat und Kortikosteroide stabilisieren die Lysosomenmembran, was zu einer Anhäufung von polymerisierten Glykosaminoglykanen im Trabekelmaschenwerk führt. Francois vermutete auch, daß die Lysosomen primär in den Fibroblasten des Trabekelmaschenwerkes sitzen, die er Goniozyten nannte. Er glaubte, daß verschiedene Stämme von Goniozyten unterschiedliche Empfindlichkeit auf Kortikosteroide haben, was die Unterschiede der individuellen Steroidreaktion bezüglich des Augeninnendruckes erklären könnte. Eine lysosomale Hyaluronidaseaktivität wurde in dem korneoskleralen Übergang beim Kaninchen und auch im menschlichen Auge nachgewiesen, wenngleich die Bedeutung des Enzyms für die Regulation des Kammerwasserabflusses noch unklar ist [20]. Untersuchungen an Trabekelstückchen von Augen mit einem Steroidglaukom ergaben ebenfalls keine schlüssige Antwort, obwohl es Belege dafür gibt, daß sowohl in menschlichen Augen [21] als auch in experimentellen Untersuchungen an Kaninchen [22] eine exzessive Anhäufung von Glykosaminoglykanen in den Abflußwegen ein wichtiger Faktor beim Steroidglaukom sein kann.

Die Augeninnendrucksteigerung auf lokale Gabe von Dexamethason bei Kaninchen geht auch mit einem Anstieg von Chondroitinsulfat in den Abflußwegen, aber einer Abnahme von Hyaluronsäure einher [23]. Es wurde auch nachgewiesen, daß Dexamethason die Synthese von Kollagen in gesunden menschlichen Trabekelmaschenwerkexplantaten herabsetzt [24]. Somit scheinen Kortikosteroide sowohl die Glykosaminoglykane wie auch das Kollagen der extrazellulären Matrix im Trabekelmaschenwerk zu beeinflussen, obwohl die genaue Bedeutung für die Augeninnendrucksteigerung noch nicht völlig geklärt ist.

Einfluß auf die Phagozytose. Die Endothelien, die das Trabekelmaschenwerk auskleiden, haben die Fähigkeit zur Phagozytose, die dazu beitragen kann, das Kammerwasser von Debris zu reinigen, bevor es die innere Wand des Schlemm-Kanals erreicht. Man weiß, daß Kortikosteroide die Phagozytoseaktivität unterdrücken und man hat die Möglichkeit diskutiert, daß eine Suppression der Phagozytose in den trabekulären Endothelien eine Anhäufung von Debris in den Abflußwegen des Maschenwerkes bewirkt, wodurch eine Abflußbarriere entsteht [25]. Diese Theorie stimmt mit ultrastrukturellen Untersuchungen überein, die gravierende Ablagerungen von amorphem und fibrösen oder faserigen Material im juxtakanalikulären Maschenwerk von Augen mit Steroidglaukom zeigten [26,27].

Weitere Beobachtungen. Man hat auch beobachtet, daß bei Kaninchen nach einer langfristigen lokalen Steroidmedikation am Auge eine Verschiebung im Kammerwasser zu mehr alkalischen pH-Werten und eine Herabsetzung des Askorbinsäuregehaltes auftritt [28,29]. Die Autoren vermuten, daß diese Veränderungen eine Beziehung zum Steroidglaukom haben, obwohl noch weitere wissenschaftliche Untersuchungen zur Überprüfung dieser Hypothesen notwendig sind. Weitere Steroideffekte am Auge, die bei manchen Menschen unter chronischer, lokaler Steroidtherapie auftreten können, sind eine geringe Mydriasis und Ptosis sowie eine Zunahme der Hornhautdicke. Keine dieser Veränderungen zeigt jedoch eine Korrelation zu den Augendruckeffekten [10,30]. Der Einfluß der Kortikosteroidtherapie auf die Kammerwasserproduktion ist ungewiß, wobei eine fluorophotometrische Studie eine Zunahme der Kammerwassersekretion nach einer oralen Administration von Hydrokortison fand [31], während eine weitere klinische Studie keine Veränderung des Kammerwasserflusses nach einer Woche lokaler Dexamethasontherapie bestätigte [32].

20.4 Prävention

Um einen Schaden für das Sehvermögen durch ein Steroidglaukom möglichst zu vermeiden, muß sich der Therapeut der Möglichkeiten der Risikominderung bewußt sein. Dies verlangt die sorgfältige Beachtung der Anamnese des Patienten sowie entsprechende Kritikfähigkeit bei der Auswahl und Anwendung der Steroide.

20.4.1 Patientenkriterien

Wie schon gesagt haben Patienten mit einem primären Offenwinkelglaukom oder einer Familienvorgeschichte von Glaukom mit größerer Wahrscheinlichkeit eine pathologische Steroidreaktion auf den Augeninnendruck. Es wurde außerdem festgestellt, daß Myope [33], Diabetiker [34] und Patienten mit Bindegewebeerkrankungen (besonders mit rheumatoider Arthritis) [35] eine ähnliche Prädisposition für steroidinduzierte Augeninnendrucksteigerungen haben. Aus diesem Grund tragen diese Patienten ein größeres Risiko ein Steroidglaukom zu bekommen. Da man jedoch nicht vorhersagen kann, welche anderen Gruppen ohne diese prädisponierenden Faktoren einen Augeninnendruckanstieg bekommen, müssen alle Patienten mit entsprechender Vorsicht behandelt werden. Dies bedeutet Steroide zu vermeiden, wenn ein anderer Therapieweg möglich ist, die geringstmögliche Dosis zu verwenden, den Augeninnendruck vor Therapiebeginn zu messen und für eine sorgfältige Verlaufskontrolle der Augendrucksituation während der Steroidtherapie zu sorgen.

20.4.2 Medikamentenauswahl

Wenn eine Kortikosteroidtherapie aus irgendeinem Grunde notwendig ist, ist das optimale Behandlungsschema jenes, das den gewünschten therapeutischen Effekt bei der sichersten Anwendungsart, in der niedrigsten Konzentration und mit einem Minimum potentieller Nebenwirkungen ergibt. Bezüglich des Augeninnendruckes sollten folgende Aspekte berücksichtigt werden.

20.4.2.1 Applikationsart

Die *topische Applikation* von Kortikosteroiden geht häufiger mit einem Augeninnendruckanstieg einher als die systemische Applikation. Dies geschieht nicht nur mit Augentropfen oder Augensalben, die direkt auf das Auge aufgebracht werden, sondern auch mit dermatologischen Steroidzubereitungen für die Haut der Augenlider [36–38].

Periokuläre Injektionen sind die gefährlichste Applikationsart eines Steroids hinsichtlich des Risikos eines Steroidglaukoms. Augeninnendrucksteigerungen können nach einer subkonjunktivalen, parabulbären oder retrobulbären Injektion von Steroiden auftreten [39–43]. Die Reaktion des Patienten auf eine zurückliegende Steroidtherapie kann nicht immer voraussagen, wie das Individuum auf eine periokuläre Kortikosteroidapplikation erneut reagiert [42]. Steroiddepots sind besonders gefährlich wegen ihrer verlängerten Wirkungsdauer und es ist sogar manchmal notwendig, das verbleibende Steroiddepot operativ zu entfernen, bevor der Augeninnendruck wieder in einen Normbereich gebracht werden kann [41–43]. Histopathologische Untersuchungen exzidierter Gewebeproben zeigen granuläres oder schaumiges, eosinophiles Material im subepithelialen Bindegewebe [43]. Falls Steroiddepots notwendig sind, sollten sie in den unteren Quadranten appliziert werden, um ungünstige Effekte an den subkonjunktivalen Geweben in der oberen Zirkumferenz wegen einer möglichen, späteren Filtrationschirurgie zu vermeiden.

Die *systemische Applikation* von Kortikosteroiden hat das geringste Glaukomrisiko, obwohl eine Reihe von Glaukomfällen beschrieben wurde [44–48]. Bei einer Untersuchung an 62 Patienten, die wegen einer Nierentransplantation systemisch Steroide über längere Zeit bekamen, entwickelten sechs Augeninnendrucksteigerungen und fünf davon hatten ein positives HLA-B12 [48]. Man berichtete, daß dabei die Augendruckreaktion nicht mit der Dosierung oder der Dauer der Behandlung korreliert, sondern dem Effekt des Augeninnendruckes auf lokale Steroide entspricht [46,47]. Es wurde auch betont, daß die Menge an Steroiden, die ausreicht, den Augeninnendruck relevant zu beeinflussen, auch über eine Hautapplikation abseits vom Auge absorbiert werden kann [21].

20.4.2.2 Relativer augendrucksteigernder Effekt lokaler Steroide

Wenngleich die topische Steroidapplikation mit größerer Wahrscheinlichkeit eine Augendrucksteigerung auslöst als die allgemeine Anwendung, wird die lokale Applikation des Steroids in der Regel bevorzugt, um zusätzliche Risiken und Nebenwirkungen der allgemeinen Therapie mit Steroiden zu vermeiden. Obwohl keine lokale Steroidmedikation völlig frei vom Risiko eines Steroidglaukoms ist, wurden folgende Beobachtungen bezüglich der relativen, augendrucksteigernden Wirkungen dieser Hormone berichtet.

Kortikosteroide. Im allgemeinen ist die antientzündliche Wirksamkeit eines lokal applizierten Steroids seiner augendrucksteigernden Wirkung proportional. In der Augenheilkunde werden am häufigsten Betamethason, Dexamethason und *Prednisolon* angewandt, sämtliche hochwirksame Steroide mit einem signifikanten Risiko ein Steroidglaukom auszulösen. Wie zu erwarten, ist das Steroidglaukomrisiko der Dosierung des Steroidderivats korreliert. In einer Studie an Steroid-"Highrespondern" verursachten Betamethason 0,01 %-Augentropfen deutlich weniger Augendrucksteigerung als die 0,1 %ige Konzentration [49]. Außerdem kann die pharmazeutische Zubereitung eine gewisse Dissoziation der antientzündlichen und augendrucksteigernden Wirkungen ermöglichen. In einer Untersuchung an Kaninchen hatte Dexamethasonazetat 0,1 % einen besseren antientzündlichen Effekt als Dexamethasonalkohol 0,1 % oder Dexamethasonnatriumphosphat 0,1 %, während die Zubereitungen mit dem Acetat und dem Natriumphosphat die gleiche Wirkung auf den Augeninnendruck beim Menschen hatten [50].

Flurandrenolid, ein selten angewandtes Kortikosteroid, soll nach der Literatur auch ein Steroidglaukom bewirken können [51]. Ein neuartiges Kortikosteroid mit hoher Wirksamkeit bei lokaler Anwendung, *Clobetasonbutyrat* 0,1 %, wurde mit Prednisolonphosphat 0,5 % und Betamethasonphosphat 0,1 % verglichen [52–54]. Obwohl die Ergebnisse in den verschiedenen Untersuchungen unterschiedlich ausfielen, war Clobetasonbutyrat vergleichbar oder gering schwächer antientzündlich wirksam, hatte jedoch auch weniger augendrucksteigernde Nebenwirkungen.

Synthetische Steroidanaloge. Eine Gruppe von Substanzen, die strukturell dem Progesteron verwandt sind, haben relevante, antientzündliche Wirkungen mit deutlich weniger augendrucksteigernden Nebenwirkungen als die meisten Kortikosteroide. *Medryson* wird hauptsächlich bei der Behandlung extraokulärer Erkrankungen angewandt, da es nur eine sehr begrenzte Permeation durch die Hornhaut hat, obwohl eine Studie auch eine Wirksamkeit bei der Therapie der Iritis fand [55]. Die meisten Literaturberichte bestätigen nur eine geringe oder keine Augeninnendrucksteigerung unter Medryson [55–57], wenngleich ein geringer Augeninnendruckanstieg bei manchen Patienten beobachtet wurde [49,58]. Der Steroidantagonist Mifepriston minderte den okulär-hypertensiven Effekt von Medryson bei Kaninchen [59].

Fluorometholon 0,1 % ist wirksamer als Medryson bei der Behandlung von Entzündungen des vorderen Augensegmentes. Wenngleich der augeninnendrucksteigernde Effekt von Fluorometholon wesentlich geringer ist als der hochwirksamer Steroide [58,60–62], wurden auch signifikante Augendruckanstiege mit diesem Wirkstoff beobachtet [62,63]. Fluorometholon 0,25 % hat einen signifikant größeren therapeutischen Effekt als die 0,1 %ige Konzentration, jedoch immer noch geringere Risiken bezüglich des Augeninnendruckes bei Steroid-"Respondern" als Dexamethason 0,1 % [64]. Grundsätzlich gelten jedoch die gleichen Kautelen mit obigen synthetischen Steroidanalogen wie mit den eigentlichen Kortikosteroiden.

Nicht-steroidale Antiphlogistika. Erste klinische Erfahrungen mit der lokalen Applikation von Oxyphenbutazon [65] und Flurbiprofen [66] zeigen, daß diese nicht-steroidalen Antiphlogistika keine Augeninnendrucksteigerung auslösen. Es konnte auch nachgewiesen werden, daß Flurbiprofen eine kortikosteroidinduzierte Augeninnendrucksteigerung nicht blockiert [66].

20.5 Behandlung

Unterbrechung der Steroidtherapie. Die Unterbrechung der Steroidtherapie ist die erste Behandlungsmaßnahme und in vielen Fällen die einzig notwendige. Steroidabhängige Augendrucksteigerungen nach chronischer Applikation sollen sich innerhalb von 1–4 Wochen normalisieren, während sich eine akute Augeninnendrucksteigerung nach Steroidgabe innerhalb von Tagen nach Absetzen des Steroids zurückbildet [4]. In seltenen Fällen kann das Steroidglaukom persistieren, obwohl die Steroide über lange Zeit abgesetzt waren. Diese Situation ergab sich bei 6 von 210 Patienten (2,8 %) in einer Untersuchungsreihe und diese 6 Patienten hatten eine positive Familienvorgeschichte von Glaukom [3]. Die Dauer der Steroidtherapie hat einen unstrittigen Einfluß auf die Reversibilität der Augeninnendrucksteigerung. In einer Studie an 22 Patienten mit Steroidglaukom normalisierte sich der Augeninnendruck bei allen Fällen, bei denen das Steroid weniger als 2 Monate gegeben wurde, während der Augeninnendruck dauerhaft bei jenen Patienten erhöht blieb, die das Steroid länger als 4 Jahre anwandten [67]. Wenn eine längerfristige Steroidtherapie unumgänglich ist, kann man den Augeninnendruck zuweilen durch die zusätzliche Anwendung augendrucksenkender Medikamente oder durch einen Wechsel auf ein Steroid mit geringeren augendrucksteigernden Wirkungen kontrollieren.

Glaukomtherapie. Die medikamentöse Behandlung von Steroidglaukomen ist die gleiche wie für das primäre Offenwinkelglaukom. Eine operative Intervention ist indiziert, wenn das Glaukom auch unter maximaler, tolerierbarer Medikation nicht beherrscht werden kann. Wie schon gesagt, kann es sogar zuweilen notwendig sein, ein periokuläres Steroiddepot operativ zu entfernen, wenn dies wegen der persistierenden Augendrucksteigerung notwendig ist [41,43]. In wenigen Fällen, wenn die Situation medikamentös nicht beherrscht werden kann, ist eine Lasertrabekuloplastik möglich, jedoch meist gefolgt von einem Filtrationseingriff.

20.6 Zusammenfassung

Die längerfristige Anwendung von Steroiden, besonders bei der lokalen Applikation von Kortikosteroiden am Auge, verursacht bei manchen Patienten eine klinisch relevante Augeninnendrucksteigerung mit Befunden, die mit einem primären Offenwinkelglaukom vergleichbar sind. Der Mechanismus dieses Sekundärglaukoms ist noch ungewiß, obwohl eine ungewöhnliche Empfindlichkeit der Kammerwasserabflußwege auf Steroide zu einem erhöhten Abflußwiderstand führt, womöglich durch einen Einfluß auf die Glykosaminoglykane oder die Phagozytoseaktivität im Trabekelmaschenwerk. Man umgeht das Problem am besten durch einen sehr kritischen Einsatz steroidaler Antiphlogistika. Wenn ein Steroidglaukom auftritt, ist die Unterbrechung der Steroidtherapie notwendig. Falls sich keine Reversibilität der Augeninnendrucksteigerung andeutet, ist eine medikamentöse Therapie oder eine Operation erforderlich.

Literatur

1. McLean, JM: Use of ACTH and cortisone. Discussion of paper of Woods, AC. Trans Am Ophthal Soc 48:293, 1950.
2. Francois, J: Cortisone et tension oculaire. Ann D'Oculist 187:805, 1954.
3. Francois, J: Corticosteroid glaucoma. Ann Ophthal 9:1075, 1977.
4. Weinreb, RN, Polansky, JR, Kramer, SG, Baxter, JD: Acute effects of dexamethasone on intraocular pressure in glaucoma. Invest Ophthal Vis Sci 26:170, 1985.
5. Biedner, B-A, David, R, Grudsky, A, Sachs, U: Intraocular pressure response to corticosteroids in children. Br J Ophthal 64:430, 1980.
6. Gnad, HD, Martenet, AC: Kongenitales Glaukom and Cortison. Klin Monatsbl Augenheilkd 162:86, 1973.
7. Wilensky, JT, Snyder, D, Gieser, D: Steroid- induced ocular hypertension in patients with filtering blebs. Ophthalmology 87:240, 1980.
8. Sugar, HS: Low tension glaucoma: a practical approach. Ann Ophthal 11:1155, 1979.
9. Armaly, MF: Effect of corticosteroids on intraocular pressure and fluid dynamics. II. The effect of dexamethasone in the glaucomatous eye. Arch Ophthal 70:492, 1963.
10. Miller, D, Peczon, JD, Whitworth, CG: Corticosteroids and functions in the anterior segment of the eye. Am J Ophthal 59:31, 1965.
11. Kupfer, C, Ross, K: Studies of aqueous humor dynamics in man. I. Measurements in young normal subjects. Invest Ophthal 10:518, 1971.
12. Tchernitchin, A, Wenk, EJ, Hernandez, MR, et al: Glucocorticoid localization by radioautography in the rabbit eye fol-

lowing systemic administration of ^{3}H-dexamethasone. Invest Ophthal Vis Sci 19:1231, 1980.
13. Weinreb, RN, Bloom, E, Baxter, JD, et al: Detection of glucocorticoid receptors in cultured human trabecular cells. Invest Ophthal Vis Sci 21:403, 1981.
14. McCarty, GR, Schwartz, B: Increased concentration of glucocorticoid receptors in rabbit iris-ciliary body compared to rabbit liver. Invest Ophthal Vis Sci 23:525, 1982.
15. Southren, AL, Dominguez, MO, Gordon, GG, et al: Nuclear translocation of the cytoplasmic glucocorticoid receptor in the iris-ciliary body and adjacent corneoscleral tissue of the rabbit following topical administration of various glucocorticoids. Invest Ophthal Vis Sci 24:147, 1983.
16. Southren, AL, Gordon, GG, l'Hommedieu, D, et al: 5B-Dihydrocortisol: possible mediator of the ocular hypertension in glaucoma. Invest Ophthal Vis Sci 26:393, 1985.
17. Francois, J, Victoria-Troncoso, V: Mucopolysaccharides and pathogenesis of cortisone glaucoma. Klin Monatsbl Augenheilkd 165:5, 1974.
18. Francois, J: The importance of the mucopolysaccharides in intraocular pressure regulation. Invest Ophthal 14:173, 1975.
19. Francois, J: Tissue culture of ocular fibroblasts. Ann Ophthal 11:1551, 1975.
20. Hayasaka, S: Lysosomal enzymes in ocular tissues and diseases. Surv Ophthal 27:245, 1983.
21. Spaeth, GL, Rodrigues, MM, Weinreb, S: Steroid-induced glaucoma: A. Persistent elevation of intraocular pressure. B. Histopathological aspects. Trans Am Ophthal Soc LXXV:353, 1977.
22. Ticho, U, Lahav, M, Berkowitz, S, Yoffe, P: Ocular changes in rabbits with corticosteroid-induced ocular hypertension. Br J Ophthal 63:646, 1979.
23. Knepper, PA, Collins, JA, Frederick, R: Effect of dexamethasone, progesterone, and testosterone on IOP and GAGs in the rabbit eye. Invest Ophthal Vis Sci 26:1093, 1985.
24. Hernandez, MR, Weinstein, BI, Dunn, MW, et al: The effect of dexamethasone on the synthesis of collagen in normal human trabecular meshwork explants. Invest Ophthal Vis Sci 26:1784, 1985.
25. Bill, A: The drainage of aqueous humor. Invest Ophthal 14:1, 1975.
26. Rohen, JW, Linner, E, Witmer, R: Electron microscopic studies on the trabecular meshwork in two cases of corticosteroid-glaucoma. Exp Eye Res 17:19, 1973.
27. Roll, P, Benedikt, O: Electronmicroscopic investigation of the trabecular meshwork in cortisone glaucoma. Klin Monatsbl Augenheilkd 174:421, 1979.
28. Schirru, A, Pecori-Giraldi, J, Pellegrino, N: Topical corticosteroids and vitreous dynamics in the rabbit. Acta Ophthal 51:811, 1973.
29. Virno, M, Schirru, A, Pecori-Giraldi, J, Pellegrino, N: Aqueous humor alkalosis and marked reduction in ocular ascorbic acid content following long-term topical cortisone (9_a-fluoro-16_a-methylprednisolone). Ann Ophthal 6:983, 1974.
30. Spaeth, GL: The effect of autonomic agents on the pupil and the intraocular pressure of eyes treated with dexamethasone. Br J Ophthal 64:426, 1980.
31. Kimura, R, Honda, M: Effect of orally administered hydrocortisone on the rate of aqueous flow in man. Acta Ophthal 60:584, 1982.
32. Rice, SW, Bourne, WM, Brubaker, RF: Absence of an effect of topical dexamethasone on endothelial permeability and flow of aqueous humor. Invest Ophthal Vis Sci 24:1307, 1983.
33. Podos, SM, Becker, B, Morton, WR: High myopia and primary open-angle glaucoma. Am J Ophthal 62:1039, 1966.
34. Becker, B: Diabetes mellitus and primary open-angle glaucoma. Am J Ophthal 71:1, 1971.
35. Gaston, H, Absolon, MJ, Thurtle, OA, Sattar, MA: Steroid responsiveness in connective tissue diseases. Br J Ophthal 67:487, 1983.
36. Cubey, RB: Glaucoma following the application of corticosteroid to the skin of the eyelids. Br J Dermatol 95:207, 1976.
37. Zugerman, C, Sauders, D, Levit, F: Glaucoma from topically applied steroids. Arch Dermatol 112:1326, 1976.
38. Vie, R: Glaucoma and amaurosis associated with long-term application of topical corticosteroids to the eyelids. Acta Derm Venereol 60:541, 1980.
39. Kalina, RE: Increased intraocular pressure following subconjunctival corticosteroid administration. Arch Ophthal 81:788, 1969.
40. Nozik, RA: Periocular injection of steroids. Trans Am Acad Ophthal Otol 76:695, 1972.
41. Herschler, J: Intractable intraocular hypertension induced by repository triamcinolone acetonide. Am J Ophthal 74:501, 1972.
42. Herschler, J: Increased intraocular pressure induced by repository corticosteroids. Am J Ophthal 82:90, 1976.
43. Ferry, AP, Harris, WP, Nelson, MH: Histopathologic features of subconjunctivally injected corticosteroids. Am J Ophthal 103:716, 1987.
44. Stern, JJ: Acute glaucoma during cortisone therapy. Am J Ophthal 36:389, 1953.
45. Covell, LL: Glaucoma induced by systemic steroid therapy. Am J Ophthal 45:108, 1958.
46. Godel, V, Feiler-Ofry, V, Stein, R: Systemic steroids and ocular fluid dynamics. I. Analysis of the sample as a whole. Influence of dosage and duration of therapy. Acta Ophthal 50:655, 1972.
47. Godel, V, Feiler-Ofry, V, Stein, R: Systemic steroids and ocular fluid dynamics. II. Systemic versus topical steroids. Acta Ophthal 50:664, 1972.
48. Adhikary, HP, Sells, RA, Basu, PK: Ocular complications of systemic steroid after renal transplantation and their association with HLA. Br J Ophthal 66:290, 1982.
49. Kitazawa, Y: Increased intraocular pressure induced by corticosteroids. Am J Ophthal 82:492, 1976.
50. Leibowitz, HM, Kupperman, A, Stewart, RH, Kimbrough, RL: Evaluation of dexamethasone acetate as a topical ophthalmic formulation. Am J Ophthal 86:418, 1978.
51. Brubaker, RF, Halpin, JA: Open-angle glaucoma associated with topical administration of flurandrenolide to the eye. Mayo Clin Proc 50:322, 1975.
52. Ramsell, TG, Bartholomew, RS, Walker, SR: Clinical evaluation of clobetasone butyrate: a comparative study of its effects in postoperative inflammation and on intraocular pressure. Br J Ophthal 64:43, 1980.
53. Dunne, JA, Travers, JP: Double-blind clinical trial of topical steroids in anterior uveitis. Br J Ophthal 63:762, 1979.
54. Eilon, LA, Walker, SR: Clinical evaluation of clobetasone butyrate eye drops in the treatment of anterior uveitis and its effect on intraocular pressure. Br J Ophthal 65:644, 1981.
55. Bedrossian, RH, Eriksen, SP: The treatment of ocular inflammation with medrysone. Arch Ophthal 99:184, 1969.
56. Spaeth, GL: Hydroxymethylprogesterone. An anti-inflammatory steroid without apparent effect on intraocular pressure. Arch Ophthal 75:783, 1966.

57. Dorsch, W, Thygeson, P: The clinical efficacy of medrysone, a new ophthalmic steroid. Am J Ophthal 65:74, 1968.
58. Mindel, JS, Tavitian, HO, Smith, H Jr, Walker, EC: Comparative ocular pressure elevation by medrysone, fluorometholone, and dexamethasone phosphate. Arch Ophthal 98:1577, 1980.
59. Green, K, Cheeks, L, Slagle, T, Phillips, CI: Interaction between progesterone and mifepristone on intraocular pressure in rabbits. Curr Eye Res 8:317, 1989.
60. Fairbairn, WD, Thorson, JC: Fluorometholone. Anti-inflammatory and intraocular pressure effects. Arch Ophthal 86:138, 1971.
61. Akingbehin, AO: Comparative study of the intraocular pressure effects of fluorometholone 0.1% versus dexamethasone 0.1%. Br J Ophthal 67:661, 1983.
62. Morrison, E, Archer, DB: Effect of fluorometholone (FML) on the intraocular pressure of corticosteroid responders. Br J Ophthal 68:581, 1984.
63. Stewart, RH, Kimbrough, RL: Intraocular pressure response to topically administered fluorometholone. Arch Ophthal 97:2139, 1979.
64. Kass, M, Cheetham, J, Duzman, E, Burke, PJ: The ocular hypertensive effect of 0.25% fluorometholone in corticosteroid responders. Am J Ophthal 102:159, 1986.
65. Wilhemi, E: Experimental and clinical investigation of a non-hormonal anti-inflammatory eye ointment. Ophthal Res 5:253, 1973.
66. Gieser, DK, Hodapp, E, Goldberg, I, et al: Flurbiprofen and intraocular pressure. Ann Ophthal 13:831, 1981.
67. Espildora, J, Vicuna, P, Diaz, E: Cortisone-induced glaucoma: a report on 44 affected eyes. J Fr Ophthal 4:503, 1981.

Kapitel 21. Glaukom bei intraokularen Blutungen

21.1 Glaukom bei Hyphäma
21.1.1 Stumpfes Augentrauma
21.1.2 Perforierende Verletzungen
21.1.3 Hyphäma bei intraokularen Eingriffen
21.1.4 Spontane Hyphämata
21.2 Glaukom bei älterer intraokularer Blutung
21.2.1 „Ghost-cell"-Glaukom
21.2.2 Hämolytisches Glaukom
21.2.3 Hämosiderotisches Glaukom
21.3 Zusammenfassung

Eine intraokulare Blutung tritt am häufigsten nach Trauma oder bei einem intraokularen Eingriff auf. Außerdem können Hyphämata spontan bei verschiedenen Augenerkrankungen entstehen, wovon viele bereits in den vorhergehenden Kapiteln besprochen wurden. Was immer die Ursache einer intraokularen Blutung sein mag, sekundäre Augeninnendrucksteigerungen treten häufig dann auf, wenn die Abflußwege durch Blutbestandteile in unterschiedlicher Form verlegt werden. In diesem Kapitel sollen die Pathomechanismen und die Behandlung blutungsbedingter Glaukome wie auch einige spezielle Ursachen der intraokularen Blutung besprochen werden, die nicht in anderen Kapiteln abgehandelt wurden.

21.1 Glaukom bei Hyphäma

21.1.1 Stumpfes Augentrauma

Eine häufige Ursache des Hyphämas oder Blut in der Vorderkammer ist das stumpfe Augentrauma. Die Blutung stammt meist aus einem Einriß im Ziliarkörper, wobei es aus kleinen Ästen des Circulus arteriosus major blutet.

21.1.1.1 Allgemeine Aspekte

Jugendliches Alter und männliches Geschlecht scheinen gewisse Risikofaktoren für ein stumpfes Augentrauma zu sein. In einer großen Untersuchung waren 77% der Patienten mit traumatischen Hyphämata jünger als 30 Jahre [1]. In einer anderen umfangreichen Studie war die jährliche Inzidenz traumatischer Hyphämata signifikant höher bei Männern, wobei Sportunfälle eine wesentliche Ursache für die zunehmende Inzidenz waren [2].

Der initiale klinische Befund kann ein mikroskopisch kleines Hyphäma sein, das durch zirkulierende Blutzellen im Kammerwasser charakterisiert ist. In ausgeprägteren Fällen ist die Blutmenge in der Vorderkammer ausreichend, um ein geschichtetes Hyphäma zu bilden. Die Größe des Hyphämas kann von einer schmalen Schicht von Blut in den unteren Quadranten der Vorderkammer bis zu einer völligen Bluttamponade der Vorderkammer reichen, wobei die kleinen Blutungen entsprechend häufiger auftreten. Bei den meisten Hyphämata wird das Blut spontan hauptsächlich über das Trabekelmaschenwerk innerhalb weniger Tage resorbiert und die Prognose ist meist gut, wenn nicht weitere Verletzungen des Auges bestehen. Es können aber im Verlauf nach der Verletzung andere ernste Komplikationen auftreten, die evtl. schwerwiegende Folgen für das Sehvermögen haben.

21.1.1.2 Komplikationen

Rezidivierende Blutung. Bei 20 publizierten Untersuchungsreihen über traumatische Hyphämata reichte die Häufigkeit einer Nachblutung von 4–35% mit einem Durchschnitt von etwa 15% [2–21]. Die Nachblutung tritt gewöhnlich in der ersten Woche nach dem Unfallereignis auf, was vermutlich eine Beziehung zur physiologischen Lyse und Retraktion des Blutkoagels hat. Aspirin hat einen nachteiligen Effekt auf das Risiko einer Nachblutung [9,14,22] und eine

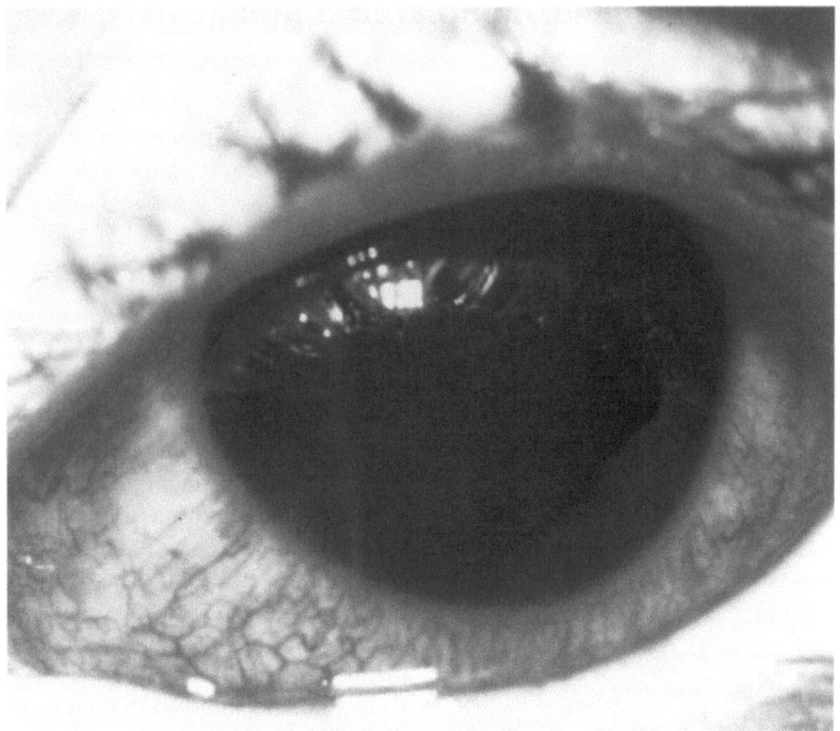

Abb. 21.1. Spaltlampenbild eines Auges mit „black-ball"-Hyphäma und Sekundärglaukom

Hypotonie nach der Verletzung kann das Risiko einer Nachblutung auch vergrößern [3,5]. In einer Studie fand man, daß die Zugehörigkeit zu einer dunklen Rasse ein weiterer Risikofaktor für eine Sekundärblutung ist [21]. Literaturberichte differieren darüber, ob die Größe des initialen Hyphämas die Nachblutung beeinflußt. Alle Studien stimmen aber darin überein, daß die Rezidivblutung verglichen mit dem initialen Hyphäma signifikant mehr Komplikationen verursacht und häufiger eine operative Intervention notwendig macht.

Sekundärglaukom. Obwohl eine Augendrucksteigerung auch nach einer initialen Blutung in die Vorderkammer auftreten kann, ist diese häufiger nach rezidivierenden Blutungen und stellt eine ernste Komplikation eines traumatischen Hyphämas dar. Die Inzidenz des Glaukoms bei einem traumatischen Hyphäma ist z. T. korreliert mit der Größe der Blutung. In einer Studie an 235 Fällen trat in 13,5 % der Fälle Glaukom auf, bei denen das Hyphäma weniger als die halbe Vorderkammer ausfüllte. Bei Hyphäma über die Hälfte des Vorderkammervolumens trat Glaukom in 27 % und zu 52 % bei den Fällen mit einem totalen Hyphäma auf [17]. Dabei ist es wichtig zwischen einem totalen Hyphäma mit hellrotem Blut und einem „black-ball"-Hyphäma zu unterscheiden, das durch ein dunkles, rötlich-schwarz geformtes Blutkoagel charakterisiert ist (Abb. 21.1). Dieser Befund hat eine sehr viel schlechtere Prognose bezüglich eines Sekundärglaukoms [4]. In einer Serie von 113 Fällen kam es zu Augeninnendrucksteigerungen bei einem Drittel derer mit einer Nachblutung, aber in allen Fällen mit einem „black-ball"-Hyphäma [4].

Der *Pathomechanismus* der Augendrucksteigerung geht immer auf eine Obstruktion des Trabekelmaschenwerkes durch das traumatische Hyphäma zurück. Wenngleich frische Erythrozyten die konventionellen Abflußwege leicht passieren, ist es die übergroße Anzahl von Blutzellen in Verbindung mit Plasma, Fibrin und Debris, was die Abflußwege für Kammerwasser vorübergehend verlegt [23]. Bei Fällen mit einem „black-ball"-Hyphäma kommen gelegentlich noch devitale Erythrozyten aus einer begleitenden Glaskörperblutung hinzu, die zusätzlich den Abfluß blockieren.

Sichelzellhämoglobinopathien vergrößern die Inzidenz eines Glaukoms bei Hyphäma [24–26]. Erythrozyten haben bei dieser Bluterkrankung die größere Tendenz im Kammerwasser zu sedimentieren [24,25,27]. Diese elongierten, rigiden Erythrozyten passieren das Trabekelmaschenwerk schwerer [28]

und führen bei geringeren Mengen einer intrakameralen Einblutung zu Augendrucksteigerungen [24,25]. Außerdem haben mäßige Augendrucksteigerungen einen ernsteren Effekt auf die Papille bei Patienten mit einer Sichelzellanämie, möglicherweise durch die verminderte vaskuläre Papillenperfusion [24,25]. Ein anderer Mechanismus des sekundären Offenwinkelglaukoms bei Sichelzellhämoglobinopathien ist die Verlegung der Abflußwege durch sichelzellförmige Erythrozyten im Schlemm-Kanal, was nach einem stumpfen Augentrauma und in einem Fall ohne vorhergehendes Trauma beobachtet wurde [26].

Eine andere Erkrankung, die mit einer verzögerten Resorption von Blut in der Vorderkammer einhergeht, ist Diabetes. Die Erythrozyten diabetischer Patienten haben eine verminderte Verformbarkeit und eine vergrößerte Haftung, was sich im Tierversuch am Kaninchen durch eine verzögerte Resorption aus der Vorderkammer im Vergleich mit Erythrozyten von gesunden Menschen nachweisen ließ [29].

Hämatokornea. Die Blutverfärbung der Hornhaut ist eine typische Konsequenz eines prolongierten, totalen Hyphämas, das üblicherweise, aber nicht immer [30], mit erhöhtem Augeninnendruck einhergeht. Diese Komplikation trat bei 6 von 289 Patienten (2 %) mit einem traumatischen Hyphäma auf, die alle ein rezidivierendes totales Hyphäma hatten [28]. Das früheste pathologische Zeichen kann die Hornhautendoteldekompensation mit einer Passage von Hämoglobin und Hämoglobinabbauprodukten in das Stroma sein [31]. Die Hornhaut kann initial eine rötliche Verfärbung zeigen, die nach Untersuchungen beim Kaninchen auf eine extrazelluläre Ablagerung von Hämoglobinpartikeln und Oxyhämoglobin zurückgeht [31]. Das Hämoglobin wird offensichtlich durch die Keratozyten phagozytiert und in Hämosiderin abgebaut [31,32]. In diesem Stadium nimmt die Hornhaut eine bräunliche Verfärbung an, die auf Methämoglobin im Hornhautstroma zurückzuführen ist [31]. Die Remission der Hämatokornea beginnt im peripheren und posterioren Stroma, offensichtlich als ein Ergebnis der Abdiffusion von Hämoglobinabbauprodukten aus der Hornhaut. Die völlige Aufklarung der Hornhaut kann 2–3 Jahre dauern [32,33].

21.1.1.3 Behandlung

Konservativ. Es besteht allgemein Übereinstimmung darüber, daß ein unkompliziertes Hyphäma nicht operativ mit dem Ziel behandelt werden sollte, die Resorption des Hyphämas zu beschleunigen und die Nachblutungsrate zu minimieren. Wie man diese Behandlungsziele jedoch erreicht, gehen die Meinungen erheblich auseinander. Ein übliches Vorgehen ist, dem Patienten für etwa 5 Tage Bettruhe mit erhöhtem Oberkörper und einem monokularen oder binokularen Verband zu verordnen [4,10]. Eine Studie zeigte jedoch keinen signifikanten Unterschied zwischen Patienten, die mit strikter Bettruhe und Augenverband behandelt wurden im Vergleich mit einer anderen Gruppe, der begrenzte körperliche Aktivität ohne Augenverband zugestanden wurde [34]. Ein Vergleich von monokularem und binokularem Augenverband ergab ebenfalls keinen Unterschied bezüglich der Resorptionszeit des Hyphämas [35]. Es ist deshalb vernünftig dem Patienten begrenzte körperliche Aktivität mit einer einfachen Augenklappe zum Schutz des verletzten Auges zuzugestehen. Eine Hospitalisierung ist nicht notwendig, wenn nicht eine Sichelzellerkrankung vorliegt.

Beschleunigung der Resorption. Es wurden verschiedene Pharmaka bezüglich ihrer potentiellen Wirksamkeit zur Beschleunigung der Resorption eines Hyphämas geprüft, für keines ließ sich ein eindeutiger Nutzen nachweisen. Experimentelle Untersuchungen an Kaninchen ergaben diesbezüglich keine Wirksamkeit von Atropin [36], Pilokarpin [36] oder Acetazolamid [37], wenngleich gewisse Hinweise dafür bestanden, daß Hyperosmotika die Absorption eines Blutkoagels beschleunigen können [38]. Die intrakamerale Applikation eines Plasminogenaktivators, einem koagelspezifischen Fibrinolytikum, ergab eine beschleunigte Absorption eines experimentellen Hyphämas bei Kaninchen [39], wenngleich dieser Therapieweg ebenso das Risiko einer Nachblutung fördern kann [40]. Es gibt deshalb z. Z. keine empfehlenswerte Pharmakotherapie für eine sichere Resorptionsförderung eines Hyphämas.

Prävention einer Nachblutung. Es wurden zahlreiche Pharmaka bezüglich einer präventiven Wirkung auf eine mögliche Nachblutung mit widersprüchlichen Ergebnissen untersucht. Manche Autoren fanden, daß die perorale Behandlung mit Prednison die Nachblutungsrate signifikant herabsetzt [8], während andere Untersucher weder für Steroide noch für Östrogen [4] einen nützlichen Effekt fanden. *Antifibrinolytika* (einschließlich Tranexaminsäure [12,13,41,42] und Aminokapronsäure [11,21,43–47]) wurden zur Verminderung des Nachblutungsrisikos angewandt, indem diese Substanzen die physiologische Lyse des Koagels verzögern. Die meisten Untersuchungen stimmten darin überein, daß diese Wirkstoffe eine signifikante Herabsetzung der Nachblutungen ermöglichen [11,13,41–44], während andere Untersuchungen keinen signifikanten Unterschied gegenüber einer Placebotherapie finden konnten [12,45]. Aminokapronsäure wird gewöhnlich in einer Dosierung von 100 mg pro Kilogramm Körpergewicht alle 4 h bis zu einem Maximum von 30 g pro Tag auf die Dauer von 5 Tagen verabreicht, was jedoch mit häufigen Nebenwirkungen einhergeht, wie z. B. Verwirrtheitszuständen, Übelkeit, Erbrechen und Hypotonie. Eine Halbierung der Dosierung auf 50 mg pro Kilogramm Körpergewicht reduzierte die Inzidenz von Verwirrtheit und Hypotension, ohne den Effekt auf die Verminderung der Nachblutung ungünstig zu beeinflussen, konnte aber nicht das Auftreten von Übelkeit und Erbrechen verhindern [46]. Eine andere publizierte Komplikation bei der pharmako-therapeutisch beschleunigten Auflösung eines Blutkoagels ist der erhöhte Augeninnendruck [57]. Vorläufige, tierexperimentelle Untersuchungen am Kaninchen belegen, daß die lokale Applikation von Aminokapronsäure eine effektive Alternative zur peroralen Therapie darstellen kann, was zumindest die allgemeine Nebenwirkungsrate mindern könnte [48,49].

Es wurde auch der Einfluß des hydrostatischen Druckes auf die blutenden Gefäße untersucht und in einer Studie wurden weniger Nachblutungen mit der medikamentösen Herabsetzung des allgemeinen Blutdruckes sowie einer erhöhten Kopflagerung beim Liegen beschrieben [50]. Wie schon gesagt, kann Aspirin das Risiko von Sekundärblutungen steigern [9,14] und jede Substanz, die das Blutungsrisiko erhöht, sollte in der ersten Woche nach einem Trauma und bis zur völligen Resorption eines Hyphämas wann immer möglich vermieden werden.

Behandlung des erhöhten Augeninnendruckes. Gelegentlich ist eine *medikamentöse Therapie* der Augeninnendrucksteigerung zum Schutz des Sehnerven und zur Resorptionsbeschleunigung des Hyphämas notwendig. Eine Augendrucksenkung bietet sich am ehesten mit lokaler β-Blocker-Therapie an. Vorsicht ist geboten bei der Anwendung von Karboanhydrasehemmstoffen bei Patienten mit einer Sichelzellhämoglobinopathie, da diese Stoffe die Konzentration von Askorbinsäure im Kammerwasser erhöhen und die Sichelzellen in der Vorderkammer vermehren [51]. Adrenalin kann die intravaskuläre und intrakamerale Sichelzellbildung durch seine vasokonstriktiven und damit ischämischen Wirkungen verstärken, obwohl Adrenalin keine Wirkung auf die Dauer eines Hyphämas oder den Prozentsatz von Sichelzellen in der Vorderkammer hatte, wenn menschliches Blut einer Sichelzellthalassämie in die Vorderkammer bei Kaninchen injiziert wurde [52]. Bei der Behandlung von Patienten mit einer Sichelzellerkrankung war die Kontrolle des Augendruckniveaus während der ersten 24 h gleichbedeutend mit einer günstigen Prognose, während Augeninnendrucksteigerungen in dieser frühen Phase langfristig Probleme bei der Behandlung des Augeninnendruckes bedeuteten [53]. Eine hyperbare Sauerstofftherapie ergab einen signifikant geringeren Prozentsatz von Sichelzellen nach intrakameraler Injektion beim Kaninchen, vermutlich durch einen Anstieg der Sauerstoffspannung im Kammerwasser, was bei Patienten mit einem Sichelzellhyphäma von Bedeutung sein könnte [54].

Eine *operative Intervention* ist angezeigt, wenn die Drucksteigerung medikamentös nicht beherrscht werden kann und eine glaukomatöse Sehnervenschädigung oder eine Hämatokornea droht. Der kritische Augeninnendruck hängt ab von der Papillenmorphologie vor dem Ereignis (falls diese bekannt ist), wobei eine gesunde Papille Augendruckwerte von 40–50 mm Hg für 5–6 Tage toleriert, währenddessen eine glaukomatöse Papille eine Progression des augeninnendruckabhängigen Papillenschadens bei weniger als 30 mm Hg innerhalb von 24–48 h zeigen kann. Ein völliges Hyphäma der Vorderkammer über mehr als 4 Tage ist eine weitere Indikation für ein operatives Vorgehen. Wie schon gesagt, muß hier besonders auf Patienten mit einer Sichelzellanämie geachtet werden, da die Papillen bei diesen Patienten empfindlicher auf geringe Augeninnendrucksteigerungen reagieren. Ein Augeninnendruck von 25 mmHg für mehr als 1 Tag kann dabei bereits eine Indikation für eine operative Intervention bei diesen Patienten sein [53].

Das operative Vorgehen konzentriert sich meist auf die Entfernung des Hyphämas, einschließlich geronnenen Blutes in der Vorderkammer. Der noch flüssige Anteil des Hyphämas kann durch Spülung der Vorderkammer über eine Parazentese erfolgen, wobei das feste Koagel zur Resorption verbleibt [55]. Diese Methode ist besonders dann überlegenswert, wenn ein plötzlicher Augeninnendruckanstieg beim Patienten ein notfallmäßiges Vorgehen erforderlich macht, um bleibende Schäden am Sehnerven zu vermeiden, wie dies bei einer Sichelzellerkrankung vorkommen kann [56]. Es wurde auch eine transkorneale Spülkanüle für die gleichzeitige Spülung der Vorderkammer und die Entleerung eines noch flüssigen Hyphämas entwickelt [57].

Manche Operateure ziehen auch die gleichzeitige Entfernung des Koagels vor und verwenden Fibrinolytika wie Urokinase [58,59] und Fibrinolysin [60–64] zur Beschleunigung der Lyse des Koagels und zur

Spülung. Andere Operationsmethoden zur Entfernung eines Blutkoagels in der Vorderkammer sind Kryoextraktion [65], Ultraschallemulsifikation und Extraktion [66] oder Entfernung mit Vitrektomieinstrumenten [67–69]. Viskoelastische Substanzen wie Natriumhyaluronat wurden auch zur Trennung des Koagels von der Iris und vom Kammerwinkel sowie zur Expression des Koagels über einen Korneoskleralschnitt verwandt [70,71]. Der 4. Tag nach dem Verletzungsereignis wird als optimaler Zeitpunkt zur Entfernung eines Koagels aus der Vorderkammer erachtet, da es sich bis dahin von den umgebenden Strukturen des Auges retrahiert hat [72,73]. In der histopathologischen Beurteilung von 2 „black-ball"-Koageln am 4. und 7. Tag nach einem totalen, traumatischen Hyphäma bestand die Oberfläche des Koagels aus einer Fibrin-"Pseudokapsel" ohne Anheftung an die intraokularen Strukturen und ohne Nachweis einer geweblichen Organisation innerhalb des Koagels (Fibroblasten oder neue Gefäße) [74].

Andere Operateure sprechen sich auch für eine Trabekulektomie und Iridektomie in Verbindung mit einer sanften Spülung der Vorderkammer aus [75]. Die Iris kann jedoch bei jedem Versuch das Koagel zu entfernen, in den Schnittbereich prolabieren, da ein Pupillarblockmechanismus vorliegen kann, weshalb man besser zunächst eine Iridektomie anbringt. Es gibt auch Literaturberichte zu einer völligen Resorption eines Hyphämas nach einer ausschließlichen Iridektomie [77]. Wenn während der operativen Entfernung eines Blutkoagels aus der Vorderkammer eine Nachblutung auftritt, so kann eine artifizielle Steigerung des Augeninnendruckes auf etwa 50 mm Hg für 5 min die Blutung stoppen [69]. Eine Zyklodiathermie wurde auch zur Unterbrechung einer intraokularen Blutung angewandt [78].

21.1.2 Perforierende Verletzungen

Eine intraokulare Blutung tritt auch häufig bei perforierenden Verletzungen auf, wenngleich ein Sekundärglaukom seltener als bei den stumpfen Augentraumata in der frühen Phase nach der Verletzung vorkommt. Die Augeninnendrucksteigerung wird meist mit einer gewissen zeitlichen Latenz nach operativem Wundverschluß beobachtet. Bei der Rekonstruktion des vorderen Augensegmentes ist ein besonders vorsichtiger Umgang mit den Abflußstrukturen notwendig. Die Therapie der traumabedingten Entzündung in der frühen postoperativen Phase ist ebenfalls von großer Bedeutung zur Prophylaxe eines verletzungsbedingten Glaukoms [79].

21.1.3 Hyphäma bei intraokularen Eingriffen

Eine intraokulare Blutung kann als ernste Komplikation bei jedem intraokularen Eingriff auftreten, sowohl während der Operation, in einer frühen wie auch in einer späten postoperativen Phase.

Intraoperativ. Eine intraokulare Blutung während der Operation geht häufig mit einer Verletzung des Ziliarkörpers einher, wie dies bei einer Zyklodialyse, bei einem Filtrationseingriff oder auch bei einer Iridektomie passieren kann. Die Blutungsquelle kann häufig allein dadurch gestillt werden, indem man eine große Luftblase in die Vorderkammer einbringt, was über die Augeninnendrucksteigerung als eine Tamponade der Blutungsstelle wirkt. Das direkte Aufbringen einer mit Adrenalin getränkten Tupferspitze (1:1000) auf den Ziliarkörper für 1–2 min kann Blutungen aus diesem anatomischen Bereich durch die vasokonstriktiven Wirkungen des Adrenalins zum Stehen bringen. Eine Kauterisation sollte man bei diesen Fällen vermeiden, wenngleich die intraokulare Anwendung einer bipolaren Diathermieeinheit den gewünschten Effekt ergeben kann.

Postoperativ. Eine Blutung in der frühen postoperativen Phase hat meist keine ernsten Nachwirkungen und sollte womöglich konservativ und mit Oberkörperhochlagerung behandelt werden. Kleine Hyphämata nach intraokularen Eingriffen resorbieren sich meist rasch, wenngleich der Zeitbedarf in Augen mit einem präexistenten Glaukom größer ist wegen der verzögerten Passage der Erythrozyten durch das Trabekelmaschenwerk. Wenn ein postoperatives Hyphäma mit erhöhtem Augeninnendruck einhergeht, sollte man zunächst konservative medikamentöse Behandlungsoptionen erschöpfen, wobei man zunächst Substanzen zur Hemmung der Kammerwassersekretion oder Hyperosmotika den Vorzug gibt. Die operative Intervention sollte auf kritische Fälle beschränkt bleiben, wenngleich die Indikationen großzügiger als nach einem traumatischen Hyphäma gestellt werden müssen, da sich die Gefahr einer Wundsprengung zu den Risiken der intraokularen Blutung addiert und besonders nach Glaukomoperationen die Möglichkeit progredienter Papillenschädigung besteht.

Blutungen in der späten postoperativen Phase können durch das Aufbrechen einer Wunde im Bereich der Uvea oder durch eine Ruptur von neugebildeten Blutgefäßen über dem korneoskleralen Schnittbereich entstehen [80]. In einer Untersuchung an 58 Augen 5–10 Jahre nach einer Kataraktextraktion hatten 12 % neue Gefäße an der Innenseite des korneoskleralen Schnittbereiches und etwa die Hälfte dieser Patienten wiesen Befunde einer durchgemachten, geringen, intraokularen Blutung auf [81]. Solche Gefäße können direkt mit dem Argonlaser behandelt werden, wenn sie gonioskopisch gut sichtbar sind [80]. Gelingt dies nicht, kann eine transsklerale Neodym:YAG-Photokoagulation den gewünschten Effekt erbringen [82]. Eine perforierende Zyklodiathermie [83] und Kryotherapie [81] wurden auch für die Behandlung ernster intraokularer, postoperativer Blutungen empfohlen.

21.1.4 Spontane Hyphämata

Ein Hyphäma kann bei einer Reihe von Augenerkrankungen spontan entstehen, die in den vorhergehenden Kapiteln zumeist besprochen wurden. Bei manchen Fällen kann das Hyphäma eine Steigerung des Augeninnendruckes auslösen oder dazu beitragen.

21.1.4.1 Intraokulare Tumoren

Wie schon in Kap. 18 gesagt, kann ein spontanes Hyphäma bei einem Kind mit juvenilem Xanthogranulom auftreten. Eine intraokulare Blutung kann auch ein Manifestationszeichen eines malignen Melanoms des Auges sein.

21.1.4.2 Neovaskularisation

Neue Blutgefäße im vorderen Augensegment, die zu einem spontanen Hyphäma führen können, bestehen meist beim neovaskulären Glaukom (Kap. 16) und bei der Fuchs-Heterochromiezyklitis (Kap. 19).

21.1.4.3 Gefäßknäuel am Pupillarsaum

Diese Veränderungen werden auch als neovaskuläre Gefäßknäuel oder Mikrohämangiome der Iris bezeichnet und sind eine mögliche Ursache für ein spontanes Hyphäma. Die Spaltlampenbiomikroskopie kann multiple Gefäßknäuel am Pupillarsaum nachweisen. In der Fluoreszenzangiographie der Iris erkennt man kleine Bereiche der Anfärbung und Farbstofffreisetzung aus diesem pathologischen Gefäßbereich [84]. Eine histopathologische Untersuchung zeigte dünnwandige, neugebildete Irisgefäße am Pupillarsaum mit einer diskreten Infiltration von Entzündungszellen [85]. Ein weiterer Bericht beschriebe die Gefäßveränderung als ein Hamartom nach dem Typ eines kapillären Hämangioms [86]. Die Veränderung tritt meist bei alten Menschen auf, kann jedoch auch bei jungen Erwachsenen vorkommen. Die meisten dieser Patienten haben keine Allgemeinerkrankungen [84], wenngleich Verbindungen zu Diabetes mellitus [84,87] und myotoner Dystrophie [87,88] berichtet wurden. Spontane Hyphämata treten bei einer kleinen Anzahl dieser Fälle auf, die gelegentlich eine passagere Augendrucksteigerung verursachen können [89,90]. Eine Laserphotokoagulation soll nach Literaturberichten die Blutungsquellen in diesen Gefäßknäueln erfolgreich verschließen können [85,91]. Da wiederholte Blutungen oder ein bleibender Schaden durch die vorübergehenden Augendrucksteigerungen jedoch selten sind, sollte man mit einer Therapie solange zurückhaltend sein, bis mehrere Blutungsrezidive nachgewiesen sind.

21.2 Glaukom bei älterer intraokularer Blutung

21.2.1 "Ghost-cell"-Glaukom

1976 beschrieben Campbell et al. [92] eine Form des Sekundärglaukoms, bei dem ältere, devitale Erythrozyten („ghost cells") in der Glaskörperkavität bestehen und anschließend in die Vorderkammer übertreten, wo sie vorübergehend die Abflußwege verstopfen.

21.2.1.1 Theorien zum Pathomechanismus [92]

Nach einer Einblutung in den Glaskörper aus unterschiedlicher Ursache (Trauma, Operation oder Retinaerkrankungen) verändern sich frische Erythrozyten von ihrer typischen bikonkaven, biegsamen und geschmeidigen Form zu einer gelb-braunen oder khakifarbenen, sphärischen, weniger verformbaren Struktur, die auch als „ghost cells" bezeichnet werden. Histologisch haben diese Zellen dünne Wandungen und erscheinen hohl mit Ausnahme von verklumpten, denaturiertem Hämoglobin, was als Heinz-Körperchen bezeichnet wird (Abb. 21.2). Im Gegensatz zu frischen Erythrozyten passieren „ghost cells" nicht leicht durch einen 5-µ-Milliporfilter oder durch das menschliche Trabekelmaschenwerk. „ghost cells" entwickeln sich innerhalb von Wochen und können in der Glaskörperkavität für viele Monate verweilen, bis

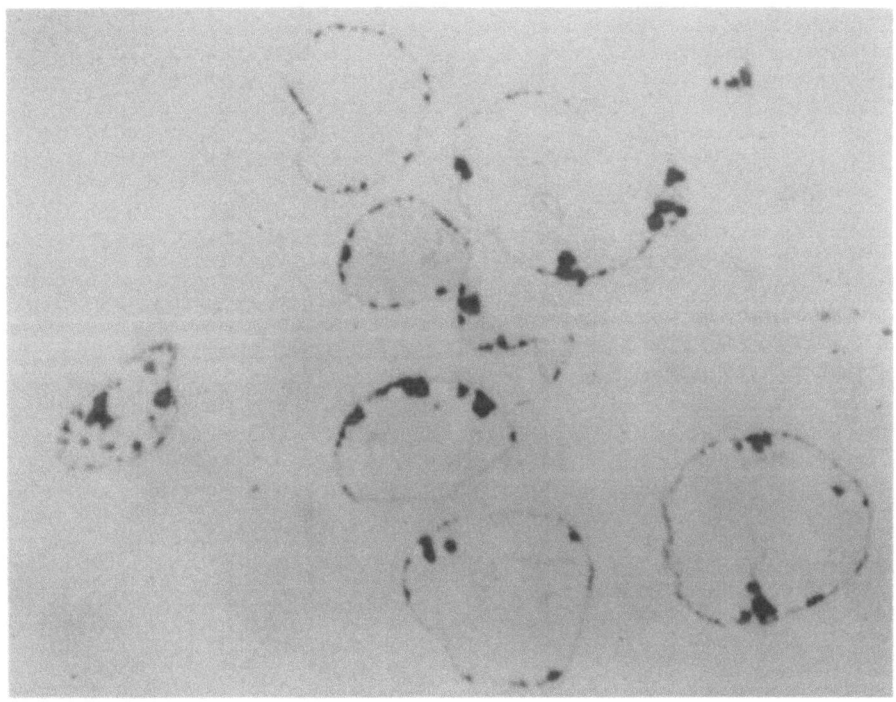

Abb. 21.2. Transmissionselektronenmikroskopisches Bild von devitalen Erythrozyten aus einem Auge bei einem Patienten mit „ghost-cell"-Glaukom. Die dunklen Areale in der Zellperipherie sind Heinz-Körperchen. (Originalvergrößerung, × 23000)

eine Ruptur der vorderen Glaskörpergrenzmembran einen Durchtritt in die Vorderkammer ermöglicht. Einmal in der Vorderkammer angelangt, häufen sich diese veränderten Erythrozyten im Trabekelmaschenwerk an, wo sie eine temporäre, aber gelegentlich ausgeprägte Augeninnendrucksteigerung verursachen.

21.2.1.2 Spezifische Ursachen

Verschiedene Situationen können zu einem „ghost-cell"-Glaukom führen. Eine *Kataraktextraktion* kann mit einem Glaukom aufgrund von „ghost cells" auf drei verschiedenen Wegen einhergehen [93]:

1. In der frühen postoperativen Phase tritt ein großes Hyphäma mit einer Glaskörperblutung auf. Nach Resorption des Hyphämas können „ghost cells", die sich in der Glaskörperkavität entwickelt haben, nach vorne treten und die Abflußwege verstopfen.
2. Bereits vor der Kataraktchirurgie liegt eine Glaskörperblutung vor und die Ruptur der vorderen Glaskörpergrenzmembran als ein Nebeneffekt des Linseneingriffes ermöglicht den „ghost cells" den Eintritt in die vordere Augenkammer.
3. Eine Glaskörperblutung entwickelt sich zu einem späteren Zeitpunkt nach der Kataraktextraktion wegen einer Retinaerkrankung, worauf „ghost cells" im Glaskörper entstehen und einen Zutritt in die vordere Augenkammer durch Lücken in der vorderen Glaskörpergrenzmembran finden. „Ghost-cell"-Glaukome können auch nach Kunstlinsenimplantation auftreten, ganz besonders wenn eine Vorderkammerlinse oder eine irisfixierte Kunstlinse verwandt wurde [94].

Eine *Vitrektomie* kann zu einem „ghost-cell"-Glaukom bei Augen mit präexistenter Glaskörperblutung führen, wenn die vordere Glaskörpergrenzmembran unterbrochen ist und nicht der gesamte Glaskörper mit den darin befindlichen Zellen völlig entfernt wurde [95].

Eine *Glaskörperblutung ohne Operation* kann auch zu einem „ghost-cell"-Glaukom führen. Die Glaskörperblutung kann auf ein Trauma oder auf eine Retinaerkrankung, wie z. B. eine diabetische Retinopathie [96,97], zurückgehen. Die traumatischen Fälle gehen häufig mit einem Hyphäma einher, das verschwunden ist, bevor sich das „ghost-cell"-Glaukom entwickelt oder auch andauern kann und den wirklichen Mechanismus des Glaukoms maskiert. Der Weg

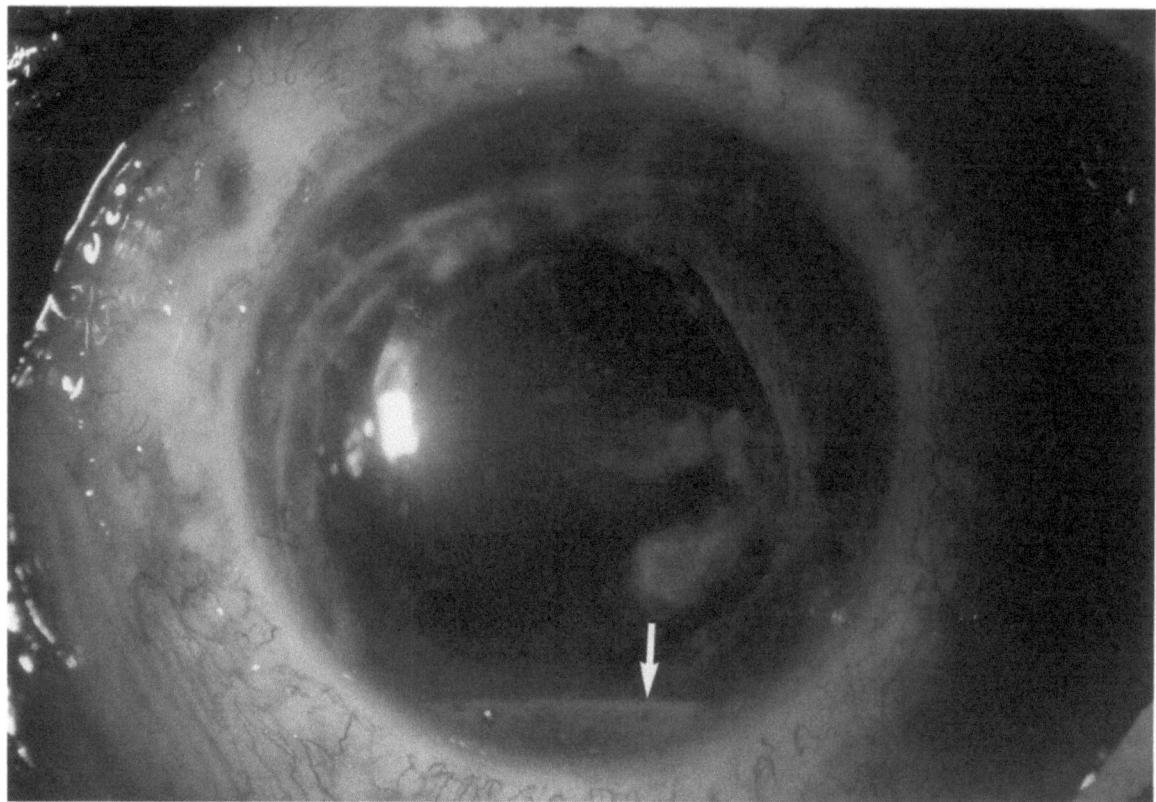

Abb. 21.3. Spaltlampenbefund eines Auges mit „ghost-cell"-Glaukom mit einem typischen, geschichteten Hyphäma von dunklen *(Pfeil)* und hellgefärbten Zellen („Candy-Streifen-Zeichen")

der „ghost cells" in die Vorderkammer bei diesen phaken Augen geht vermutlich auf Defekte in der vorderen Grenzmembran des Glaskörpers zurück [96,97].

21.2.1.3 Klinische Befunde [92]

In Abhängigkeit der Anzahl devitaler Erythrozyten („ghost cells") in der Vorderkammer kann der Augeninnendruck von normal bis zu heftiger Drucksteigerung mit Schmerzen und Hornhautödem variieren. Die Spaltlampenbiomikroskopie zeigt charakteristische, khakifarbene Zellen im Kammerwasser und am Hornhautendothel. Wenn eine entsprechende Menge dieser Zellen vorhanden ist, können sie eine Schicht in der unteren Vorderkammer bilden, womit ein sog. Pseudohypopyon entsteht, was gelegentlich einhergeht mit einer weiteren Schicht frischer Blutzellen („Candy-Streifen-Zeichen") (Abb. 21.3). Gonioskopisch ist der Kammerwinkel typischerweise offen und erscheint normal oder kann durch eine spärliche oder erhebliche Ansammlung dieser gelb-braunen devitalen Erythrozyten belegt sein.

21.2.1.4 Differentialdiagnose

Ein Glaukom, das auf „ghost cells" zurückgeht, kann auch mit dem weniger häufigen hämolytischen und hämosiderotischen Glaukom, wie im folgenden diskutiert, verwechselt werden. Auch ein neovaskuläres Glaukom und ein Glaukom bei intraokularer Entzündung bedarf der differentialdiagnostischen Abgrenzung. Wenngleich die Diagnose aufgrund der Vorgeschichte und des klinischen Befundes einfach ist, muß sie gelegentlich durch die Untersuchung eines Kammerwasseraspirates geklärt werden, das die typischen, devitalen Erythrozyten zeigt. Die Untersuchung geschieht am besten mit dem Phasenkontrastmikroskop [92] oder durch eine routinemäßige Lichtmikroskopie einer in Paraffin eingebetteten Gewebeprobe mit Hämatoxylin und Eosin gefärbt [98].

21.2.1.5 Behandlung

Ein „ghost-cell"-Glaukom ist meist zeitlich begrenzt, kann jedoch für Monate andauern bis alle devitalen

Erythrozyten aus der Vorderkammer entfernt sind. Zwischenzeitlich ist es häufig möglich, den Augeninnendruck mit den üblichen Glaukommedikamenten zu kontrollieren. Manche Fälle benötigen jedoch eine chirurgische Intervention, die in der Entfernung der Hauptmasse der „ghost cells" aus der vorderen Augenkammer durch Spülung [92] oder des Depots an „ghost cells" im Glaskörperraum mittels Vitrektomie besteht [99].

21.2.2 Hämolytisches Glaukom

Fenton und Zimmerman [100] beschrieben eine Form des Sekundärglaukoms, das bei einer intraokularen Blutung auftritt, bei der Makrophagen Erythrozytenbestandteile phagozytieren und das Trabekelmaschenwerk verstopfen. Klinisch erkennt man zahlreiche rotgefärbte Blutzellen im Kammerwasser flottieren, der Kammerwinkel ist offen, mit rötlich-braunem Pigment, welches das Trabekelmaschenwerk belegt [101]. Die zytologische Untersuchung des Kammerwassers zeigt Makrophagen, die gold-braunes Pigment [101] enthalten. Eine ultrastrukturelle Untersuchung an sieben Augen zeigte Erythrozyten und Makrophagen mit phagozytiertem Blut und Pigment in den trabekulären Zwischenräumen [102]. Die Endothelzellen des Trabekelmaschenwerkes waren abgestorben und enthielten phagozytiertes Blut [102]. Die Erkrankung ist selbstbegrenzend und sollte wenn möglich medikamentös behandelt werden. Ist eine operative Intervention unumgänglich, wird eine Spülung der Vorderkammer empfohlen [101].

21.2.3 Hämosiderotisches Glaukom

Es gibt eine seltene Erkrankung, bei der Hämoglobin aus zerfallenen Erythrozyten in der Vorderkammer durch die Endothelien des Trabekelmaschenwerkes phagozytiert wird. Das Eisen im Hämoglobin verursacht im folgenden eine Siderosis, die eine gewebliche Veränderung im Trabekelmaschenwerk auslöst, die womöglich eine Verlegung der Kammerwasserabflußwege verursacht [103]. Ein Zusammenhang zwischen der Eisenfärbung im Trabekelmaschenwerk und einer Verschlechterung der Abflußleichtigkeit ist jedoch noch nicht klar nachgewiesen.

21.3 Zusammenfassung

Erythrozyten in der Vorderkammer, entweder frisch oder nach älterer Blutung, können zu einer Steigerung des Augeninnendruckes durch die Verlegung der Abflußwege im Trabekelmaschenwerk führen. Die häufigste Ursache eines frischen Hyphämas ist ein stumpfes Augentrauma. Das Glaukom kann entstehen durch die primäre intraokulare Blutung, aber häufiger durch ein Blutungsrezidiv. Die initiale Therapie richtet sich auf eine beschleunigte Reabsorption der Blutung und auf eine Reduzierung des Nachblutungsrisikos. Tritt ein Glaukom auf, sollte mit medikamentösen Maßnahmen der Augeninnendruck solange gesenkt werden, bis das Hyphäma resorbiert ist, wenngleich in wenigen Fällen eine operative Intervention mit Entfernung des Blutes aus der Vorderkammer notwendig ist. Andere mögliche Ursachen eines frischen Hyphämas sind spontane Blutungen aus Tumoren, Neovaskularisationen oder Gefäßknäuel am Pupillarsaum. Die häufigste Ursache eines Glaukoms in Verbindung mit einer älteren intraokularen Blutung ist das sog. „ghost-cell"-Glaukom, bei dem devitale Erythrozyten im Glaskörper eine rigide, sphärische Form einnehmen, in die Vorderkammer übertreten und die Abflußwege für Kammerwasser verstopfen. Dies kann nach Kataraktextraktion, Vitrektomie oder Trauma auftreten. Andere Situationen, bei denen älteres Blut zu einem Glaukom führt, sind das hämolytische und das hämosiderotische Glaukom.

Literatur

1. Pilger, IS: Medical treatment of traumatic hyphema. Surv Ophthal 20:28, 1975.
2. Kennedy, RH, Brubaker, RF: Traumatic hyphema in a defined population. Am J Ophthal 106:123, 1988.
3. Howard, GM, Hutchinson, BT, Frederick, AR Jr: Hyphema resulting from blunt trauma. Gonioscopic, tonographic, and ophthalmoscopic observation following resolution of the hemorrhage. Trans Am Acad Ophthal Otol 69:294, 1965.
4. Spaeth, GL, Levy, PM: Traumatic hyphema: its clinical characteristics and failure of estrogens to alter its course. A double-blind study. Am J Ophthal 62:1098, 1966.
5. Milstein, BA: Traumatic hyphema: a study of 83 consecutive cases. South Med J 64:1081, 1971.
6. Giles, CL, Bromley, WG: Traumatic hyphema. A retrospective analysis from the University of Michigan Teaching Hospitals. J Ped Ophthal 9:90, 1972.
7. Edwards, WC, Layden, WE: Traumatic hyphema. A report of 184 consecutive cases. Am J Ophthal 75:110, 1973.

8. Yasuna, E: Management of traumatic hyphema. Arch Ophthal 91:190, 1974.
9. Crawford, JS, Lewandowski, RL, Chan, W: The effect of aspirin on rebleeding in traumatic hyphema. Am J Ophthal 80:543, 1975.
10. Fritch, CD: Traumatic hyphema. Ann Ophthal 8:1223, 1976.
11. Crouch, ER Jr, Frenkel, M: Aminocaproic acid in the treatment of traumatic hyphema. Am J Ophthal 81:355, 1976.
12. Mortensen, KK, Sjølie, AK: Secondary haemorrhage following traumatic hyphaema. A comparative study of conservative and tranexamic acid treatment. Acta Ophthal 56:763, 1978.
13. Bramsen, T: Fibrinolysis and traumatic hyphaema. Acta Ophthal 57:447, 1979.
14. Gorn, RA: The detrimental effect of aspirin on hyphema rebleed. Ann Ophthal 11:351, 1979.
15. Spoor, TC, Hammer, M, Belloso, H: Traumatic hyphema. Failure of steroids to alter its course: a double-blind prospective study. Arch Ophthal 98:116, 1980.
16. Rakusin, W: Traumatic hyphema. Am J Ophthal 74:284, 1972.
17. Coles, WH: Traumatic hyphema: an analysis of 235 cases. South Med J 61:813, 1968.
18. Cassel, GH, Jeffers, JB, Jaeger, EA: Wills Eye Hospital traumatic hyphema study. Ophthal Surg 16:441, 1985.
19. Thomas, MA, Parrish, RK II, Feuer, WJ: Rebleeding after traumatic hyphema. Arch Ophthal 104:206, 1986.
20. Agapitos, PJ, Noel, L-P, Clarke, WN: Traumatic hyphema in children. Ophthalmology 94:1238, 1987.
21. Spoor, TC, Kwitko, GM, O'Grady, JM, Ramocki, JM: Traumatic hyphema in an urban population. Am J Ophthal 109:23, 1990.
22. Ganley, JP, Geiger, JM, Clemet, JR, Rigby, et al: Aspirin and recurrent hyphema after blunt ocular trauma. Am J Ophthal 96:797, 1983.
23. Sternberg, P Jr, Tripathi, RC, Tripathi, BJ, Chilcote, RR: Changes in outflow facility in experimental hyphema. Invest Ophthal Vis Sci 19:1388, 1980.
24. Goldberg, MF: The diagnosis and treatment of secondary glaucoma after hyphema in sickle cell patients. Am J Ophthal 87:43, 1979.
25. Goldberg, MF: Sickled erythrocytes, hyphema, and secondary glaucoma: 1. The diagnosis and treatment of sickled erythrocytes in human hyphemas. Ophthal Surg 10:17, 1979.
26. Friedman, AH, Halpern, BL, Friedberg, DN, et al: Transient open-angle glaucoma associated with sickle cell trait: report of 4 cases. Br J Ophthal 63:832, 1979.
27. Goldberg, MF: Sickled erythrocytes, hyphema, and secondary glaucoma: IV. The rate and percentage of sickling of erythrocytes in rabbit aqueous humor, in vitro and in vivo. Ophthal Surg 10:62, 1979.
28. Goldberg, MF, Tso, MOM: Sickled erythrocytes, hyphema, and secondary glaucoma: VII. The passage of sickled erythrocytes out of the anterior chamber of the human and monkey eye: light and electron microscopic studies. Ophthal Surg 10:89, 1979.
29. Williams, GA, Hatchell, DL, Collier, BD, Knobel, J: Clearance from the anterior chamber of RBCs from human diabetics. Arch Ophthal 102:930, 1984.
30. Beyer, TL, Hirst, LW: Corneal blood staining at low pressures. Arch Ophthal 103:654, 1985.
31. Gottsch, JD, Messmer, EP, McNair, DS, Font, RL: Corneal blood staining. An animal model. Ophthalmology 93:797, 1986.
32. McDonnell, PJ, Green, WR, Stevens, RE, et al: Blood staining of the cornea. Light microscopic and ultrastructural features. Ophthalmology 92:1668, 1985.
33. Brodrick, JD: Corneal blood staining after hyphema. Br J Ophthal 56:589, 1972.
34. Read, J, Goldberg, MF: Comparison of medical treatment of traumatic hyphema. Trans Am Acad Ophthal Otol 78:799, 1974.
35. Edwards, WC, Layden, WE: Monocular versus binocular patching in traumatic hyphema. Am J Ophthal 76:359, 1973.
36. Rose, SW, Coupal, JJ, Simmons, G, Kielar, RA: Experimental hyphema clearance in rabbits. Drug trials with 1% atropine and 2% and 4% pilocarpine. Arch Ophthal 95:1442, 1977.
37. Masket, S, Best, M: Therapy in experimental hyphema. II. Acetazolamide. Arch Ophthal 87:222, 1972.
38. Masket, S, Best, M, Fisher, LV, et al: Therapy in experimental hyphema. Arch Ophthal 85:329, 1971.
39. Lambrou, FH, Snyder, RW, Williams, GA: Use of tissue plasminogen activator in experimental hyphema. Arch Ophthal 105:995, 1987.
40. Williams, DF, Han, DP, Abrams, GW: Rebleeding in experimental traumatic hyphema treated with intraocular tissue plasminogen activator. Arch Ophthal 108:264, 1990.
41. Bramsen, T: Traumatic hyphaema treated with the antifibrinolytic drug tranexamic acid. Acta Ophthal 54:250, 1976.
42. Uusitalo, RJ, Ranta-Kemppainen, L, Tarkkanen, A: Management of traumatic hyphema in children. An analysis of 340 cases. Arch Ophthal 106:1207, 1988.
43. McGetrick, JJ, Jampol, LM, Goldberg, MF, et al: Aminocaproic acid decreases secondary hemorrhage after traumatic hyphema. Arch Ophthal 101:1031, 1983.
44. Kutner, B, Fourman, S, Brein, K, et al: Aminocaproic acid reduces the risk of secondary hemorrhage in patients with traumatic hyphema. Arch Ophthal 105:206, 1987.
45. Kraft, SP, Christianson, MD, Crawford, JS, et al: Traumatic hyphema in children. Treatment with Epsilon-Aminocaproic acid. Ophthalmology 94:1232, 1987.
46. Palmer, DJ, Goldberg, MF, Frenkel, M, et al: A comparison of two dose regimens of epsilon aminocaproic acid in the prevention and management of secondary traumatic hyphemas. Ophthalmology 93:102, 1986.
47. Dieste, MC, Hersh, PS, Kylstra, JA, et al: Intraocular pressure increase associated with epsilon-aminocaproic acid therapy for traumatic hyphema. Am J Ophthal 106:383, 1988.
48. Allingham, RR, Williams, PB, Crouch, ER Jr, et al: Topically applied aminocaproic acid concentrates in the aqueous humor of the rabbit in therapeutic levels. Arch Ophthal 105:1421, 1987.
49. Allingham, RR, Crouch, ER Jr, Williams, PB, et al: Topical aminocaproic acid significantly reduces the incidence of secondary hemorrhage in traumatic hyphema in the rabbit model. Arch Ophthal 106:1436, 1988.
50. Macdougald, TJ: The treatment of traumatic hyphaema. Trans Ophthal Soc UK 92:815, 1972.
51. Goldberg, MF: Sickled erythrocytes, hyphema, and secondary glaucoma: V. The effect of vitamin C on erythrocyte sickling in aqueous humor. Ophthal Surg 10:70, 1979.

52. Vernot, JA, Barron, BA, Goldberg, MF: Effects of topical epinephrine on experimental sickle cell hyphema. Arch Ophthal 103:280, 1985.
53. Deutsch, TA, Weinreb, RN, Goldberg, MF: Indications for surgical management of hyphema in patients with sickle cell trait. Arch Ophthal 102:566, 1984.
54. Wallyn, CR, Jampol, LM, Goldberg, MF, Zanetti, CL: The use of hyperbaric oxygen therapy in the treatment of sickle cell hyphema. Invest Ophthal Vis Sci 26:1155, 1985.
55. Belcher, CD III, Brown, SVL, Simmons, RJ: Anterior chamber washout for traumatic hyphema. Ophthal Surg. 16:475, 1985.
56. Wax, MB, Ridley, ME, Magargal, LE: Reversal of retinal and optic disc ischemia in a patient with sickle cell trait and glaucoma secondary to traumatic hyphema. Ophthalmology 89:845, 1982.
57. Tripathi, RC: A corneal transfixing irrigation/perfusion device: a new method for evacuation of hyphema. Ophthal Surg 11:569, 1980.
58. Rakusin, W: The role of urokinase in the management of traumatic hyphaema. Ophthalmologica 167:373, 1973.
59. Leet, DM: Treatment of total hyphemas with urokinase. Am J Ophthal 84:79, 1977.
60. Oosterhuis, JA: Fibrinolysin irrigation in traumatic secondary hyphema. Ophthalmologica 155:357, 1968.
61. Podos, S, Liebman, S, Pollen, A: Treatment of experimental total hyphemas with intraocular fibrinolytic agents. Part II. Arch Ophthal 71:537, 1964.
62. Scheie, HG, Ashley, BJ Jr, Burns, DT: Treatment of total hyphema with fibrinolysin. Arch Ophthal 69:147, 1963.
63. Polychronakos, D, Razoglou, CH: Treatment of total hyphema with fibrinolysin. Ophthalmologica 154:31, 1967.
64. Horven, I: Fibrinolysis and hyphema. The effect of "thrombolysin" and "kabikinas" on clotted blood in cameral anterior of the eye in rabbits. Acta Ophthal 46:320, 1962.
65. Hill, K: Cryoextraction of total hyphema. Arch Ophthal 80:368, 1968.
66. Kelman, CD, Brooks, DL: Ultrasonic emulsification and aspiration of traumatic hyphema. A preliminary report. Am J Ophthal 71:1289, 1971.
67. McCuen, BW, Fung, WE: The role of vitrectomy instrumentation in the treatment of severe traumatic hyphema. Am J Ophthal 88:930, 1979.
68. Diddie, KR, Ernest, JT: Rotoextractor evacuation of total hyphema. Ophthal Surg 7:49, 1976.
69. Stern, WH, Mondal, KM: Vitrectomy instrumentation for surgical evacuation of total anterior chamber hyphema and control of recurrent anterior chamber hemorrhage. Ophthal Surg 10:34, 1979.
70. Sholiton, DB, Solomon, OD: Surgical management of black ball hyphema with sodium hyaluronate. Ophthal Surg 12:820, 1981.
71. Bartholomew, RS: Visoelastic evacuation of traumatic hyphaema. Br J Ophthal 71:27, 1987.
72. Sears, ML: Surgical management of black ball hyphema. Trans Am Acad Ophthal Otol 74:820, 1970.
73. Wolter, JR, Henderson, JW, Talley, TW: Histopathology of a black ball blood clot removed four days after total traumatic hyphema. J Ped Ophthal 8:15, 1971.
74. Caprioli, J, Sears, ML: The histopathology of black ball hyphema: report of two cases. Ophthal Surg 15:491, 1984.
75. Weiss, JS, Parrish, RK, Anderson, DR: Surgical therapy of traumatic hyphema. Ophthal Surg 14:343, 1983.
76. Heinze, J: The surgical management of total hyphema. Aust J Ophthal 3:20, 1975.
77. Parrish, R, Bernardino, V Jr: Iridectomy in the surgical management of eight-ball hyphema. Arch Ophthal 100:435, 1982.
78. Gilbert, HD, Smith, RE: Traumatic hyphema: treatment of secondary hemorrhage with cyclodiathermy. Ophthal Surg 7:31, 1976.
79. Richardson, K: Acute glaucoma after trauma. In: Ocular Trauma, Freeman, H MacK, ed. Appleton-Century-Croft, New York, 1979, p. 161.
80. Bene, C, Hutchins, R, Kranias, G: Cataract wound neovascularization. An often overlooked cause of vitreous hemorrhage. Ophthalmology 96:50, 1989.
81. Watzke, RC: Intraocular hemorrhage from vascularization of the cataract incision. Ophthalmology 87:19, 1980.
82. Kramer, TR, Brown, RH, Lynch, MG, Martinez, L: Transscleral Nd:YAG photocoagulation for cataract incision vascularizaiton associated with recurrent hyphema. Am J Ophthal 107:681, 1989.
83. Lieppman, M, Goldberg, MF: The treatment of postoperative hyphema by cyclodiathermy. Surv Ophthal 26:253, 1982.
84. Cobb, B: Vascular tufts at the pupillary margin: a preliminary report on 44 patients. Trans Ophthal Soc UK 88:211, 1968.
85. Coleman, SL, Green, WR, Partz, A: Vascular tufts of pupillary margin of iris. Am J Ophthal 83:881, 1977.
86. Meades, KV, Francis, IC, Kappagoda, MB, Filipic, M: Light microscopic and electron microscopic histopathology of an iris microhaemangioma. Br J Ophthal 70:290, 1986.
87. Mason, GI: Iris neovascular tufts. Relationship to rubeosis, insulin, and hypotony. Arch Ophthal 97:2346, 1979.
88. Cobb, B, Shilling, JS, Chisholm, IH: Vascular tufts at the pupillary margin in myotonic dystrophy. Am J Ophthal 69:573, 1970.
89. Perry, HD, Mallen, FJ, Sussman, W: Microhaemangiomas of the iris with spontaneous hyphaema and acute glaucoma. Br J Ophthal 61:114, 1977.
90. Mason, GI, Ferry, AP: Bilateral spontaneous hyphema arising from iridic microhemangiomas. Ann Ophthal 11:87, 1979.
91. Hagen, AP-V, Williams, GA: Argon laser treatment of a bleeding iris vascular tuft. Am J Ophthal 101:379, 1986.
92. Campbell, DG, Simmons, RJ, Grant, WM: Ghost cells as a cause of glaucoma. Am J Ophthal 81:441, 1976.
93. Campbell, DG, Essigmann, EM: Hemolytic ghost cell glaucoma. Further studies. Arch Ophthal 97:2141, 1979.
94. Summers, CG, Lindstrom, RL: Ghost cell glaucoma following lens implantation. Am Intra-Ocular Implant Soc J 9:429, 1983.
95. Campbell, DG, Simmons, RJ, Tolentino, FI, McMeel, JW: Glaucoma occurring after closed vitrectomy. Am J Ophthal 83:63, 1977.
96. Brooks, AMV, Gillies, WE: Haemolytic glaucoma occurring in phakic eyes. Br J Ophthal 70:603, 1986.
97. Mansour, AM, Chess, J, Starita, R: Nontraumatic ghost cell glaucoma–case report. Ophthal Surg 17:34, 1986.
98. Cameron, JD, Havener, VR: Histologic confirmation of ghost cell glaucoma by routine light microscopy. Am J Ophthal 96:251, 1983.

99. Singh, H, Grand, MG: Treatment of blood- induced glaucoma by trans pars plana vitrectomy. Retina 1:255, 1981.
100. Fenton, RH, Zimmerman, LE: Hemolytic glaucoma. An unusual cause of acute open-angle secondary glaucoma. Arch Ophthal 70:236, 1963.
101. Phelps, CD, Watzke, RC: Hemolytic glaucoma. Am J Ophthal 80:690, 1975.
102. Grierson, I, Lee, WR: Further observations on the process of haemophagocytosis in the human outflow system. Graefes' Arch Ophthal 208:49, 1978.
103. Vannas, S: Hemosiderosis in eyes with secondary glaucoma after delayed intraocular hemorrhages. Acta Ophthal 38:254, 1960.

Kapitel 22. Glaukom bei Augenverletzungen

22.1 Kontusionsverletzungen
22.1.1 Allgemeine Aspekte
22.1.2 Klinische Befunde
22.1.3 Pathomechanismus des Glaukoms
22.1.4 Behandlung des Glaukoms
22.2 Perforierende Verletzungen
22.2.1 Allgemeine Aspekte
22.2.2 Pathomechanismus des Glaukoms
22.2.3 Behandlung des Glaukoms
22.3 Verätzungen
22.4 Bestrahlungsschäden
22.5 Zusammenfassung

22.1 Kontusionsverletzungen

22.1.1 Allgemeine Aspekte

Stumpfe Kontusionstraumen mit Beteiligung des Auges sind relativ häufig. Meist sind junge Männer von stumpfen Augentraumata betroffen. Bei einer Untersuchungsreihe an 205 Patienten mit Kontusionstraumen des Auges waren 85 % Männer und 75 % der Patienten jünger als 30 Jahre [1]. Sportverletzungen und häusliche Unfälle lagen etwa 2/3 dieser Verletzungen zugrunde, das verbleibende Drittel ging überwiegend auf Körperverletzung und Unfälle am Arbeitsplatz zurück. Bei 32 Patienten, die wegen einer Kontusionsverletzung des Auges beim Sport stationär behandelt werden mußten, waren Ballspiele in irgendeiner Variante die häufigste Ursache [2]. Boxen trägt ein besonders hohes Verletzungsrisiko für Augen, was in 66 % bei einer Untersuchung von 74 Boxern verifiziert wurde [3].

22.1.2 Klinische Befunde

Das vordere Augensegment ist durch ein stumpfes Augentrauma am häufigsten geschädigt, wobei das *Hyphäma* wiederum der häufigste klinische Befund ist, der bei 81 % der kontusionsverletzten Augen in einer Untersuchungsreihe nachzuweisen war [1]. Die Behandlung eines traumatischen Hyphämas wurde in Kap. 21 besprochen. Nach Resorption des Blutes in der Vorderkammer können Rupturen an den verschiedenen Strukturen des vorderen Augensegmentes nachgewiesen werden (Abb. 22.1 a–d). Die häufigste Ruptur ist der *Einriß der Kammerwinkelbucht* („angle recession"), ein Befund, der gonioskopisch als eine irreguläre Aufweitung des Ziliarkörperbandes erscheint (Abb. 22.2). Histologisch entspricht dieser Befund meist einem Riß zwischen der Pars longitudinalis und der Pars circularis des Ziliarkörpers. Die publizierte Prävalenz eines Kammerwinkeleinrisses in Augen mit einem traumatischen Hyphäma reicht von 60–94 % [4–8]. Kammerwinkelveränderungen wurden auch bei mehr als der Hälfte von 32 Patienten mit Augenkontusionen im Sport [2] und in 19 % von 74 Boxverletzungen nachgewiesen [3]. Weitere Folgen einer Bulbuskontusion können sein eine *Iridodialyse*, was einen Einriß der Iriswurzel darstellt (Abb. 22.3), und *Zyklodialyse*, was anatomisch einer Abtrennung des Ziliarkörpers vom Skleralsporn entspricht. Patienten mit einem stumpfen Augentrauma können auch eine Iritis, Katarakt oder Dislokation der Linse als Verletzungsfolgen zeigen.

22.1.3 Pathomechanismus des Glaukoms

Frühphase nach der Verletzung. Bei einem Patienten mit einem nur kurz zurückliegenden, stumpfen Augentrauma kann der Augeninnendruck zunächst geringfügig erniedrigt sein. Dies ist erklärt wegen der Herabsetzung der Kammerwasserproduktion durch die begleitende Iridozyklitis oder eine möglicherweise zeitlich begrenzte Verbesserung der Abflußleichtigkeit als eine Konsequenz der Zerreißung von Kammerwinkelstrukturen.

Andere Patienten können wiederum einen erhöhten Augeninnendruck in der Frühphase nach der Verletzung haben. Bei manchen dieser Fälle kann die

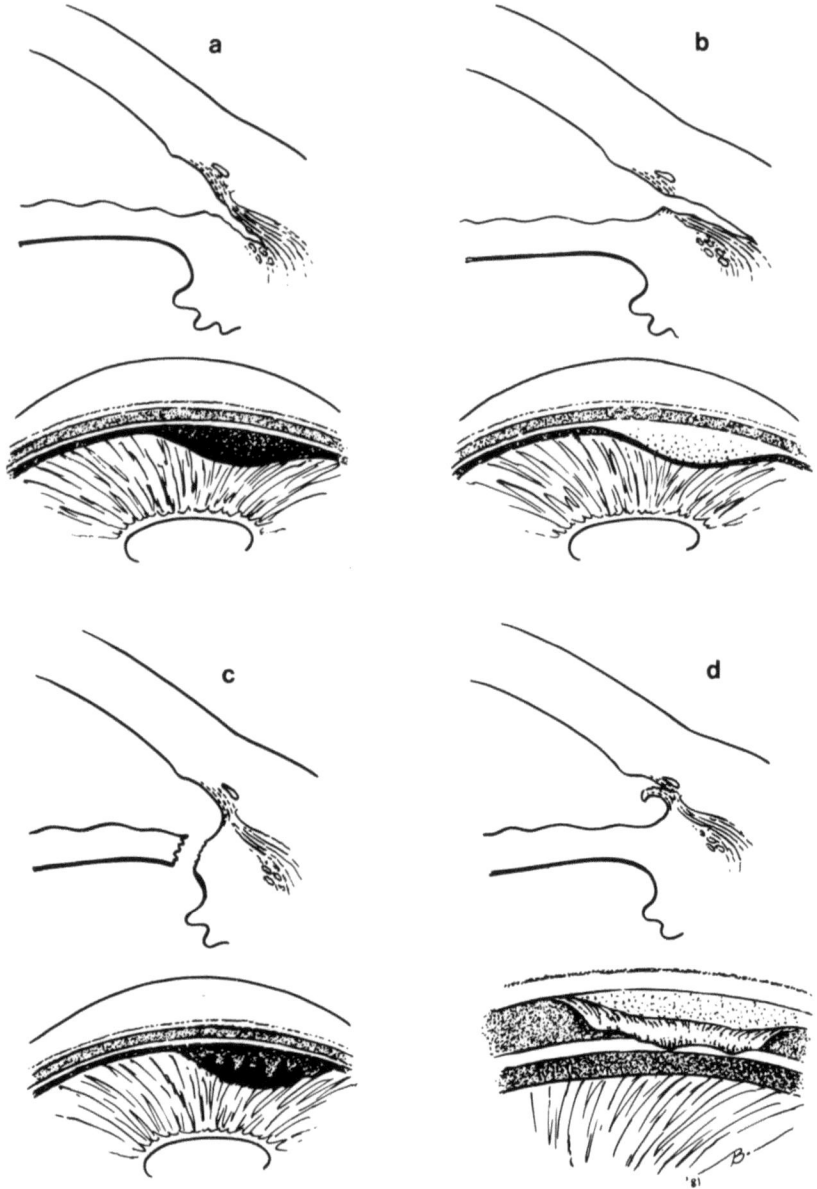

Abb. 22.1 a–d. Verschiedene Formen der Kammerwinkelverletzung bei einem stumpfen Augentrauma, dargestellt im Querschnitt und im entsprechenden gonioskopischen Bild. **a** Kammerwinkelzerreissung („angle recession", Einriß zwischen Pars longitudinalis und Pars circularis des Ziliarmuskels). **b** Zyklodialyse (Abtrennung des Ziliarkörpers vom Skleralsporn mit einer Aufweitung des suprachoroidalen Raumes). **c** Iridodialyse (Einriß der Iriswurzel). **d** Trabekelschädigung (Einriß in der Pars anterior des Trabekelmaschenwerkes mit einer abgelösten Lamelle des Trabekelsystems, die zu beiden Seiten am Skleralsporn anheftet)

Drucksteigerung passager sein, die zuweilen für eine oder mehrere Wochen anhält und ohne nachweisbare anatomische Schäden des Auges bleibt. Der Kammerwinkel erscheint im gonioskopischen Bild weitgehend normal, wobei die Ursache der Drucksteigerung eigentlich unbekannt ist. Eine sekundäre Augendrucksteigerung kann auch aus einer traumatischen Iritis, einem Hyphäma oder einer Linsendislokation resultieren. Die Pathomechanismen der Augeninnendrucksteigerung dabei wurden in den vorangegangenen Kapiteln (19, 21 und 15) besprochen. Andere, publizierte Mechanismen der Augendrucksteigerung bei einer Bulbuskontusion sind die Abflachung der Vorderkammer als eine Folge der uvealen Effusion [9,10] und ein Glaskörperprolaps in eine pathologisch vertiefte Vorderkammer [11].

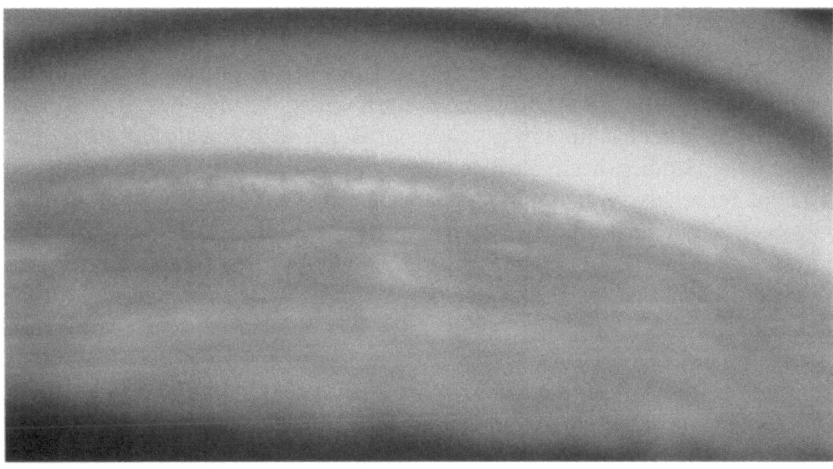

Abb. 22.2. Gonioskopisches Bild eines Auges mit Kammerwinkelzerreißung, charakterisiert durch eine irreguläre Aufweitung des Ziliarkörperbandes

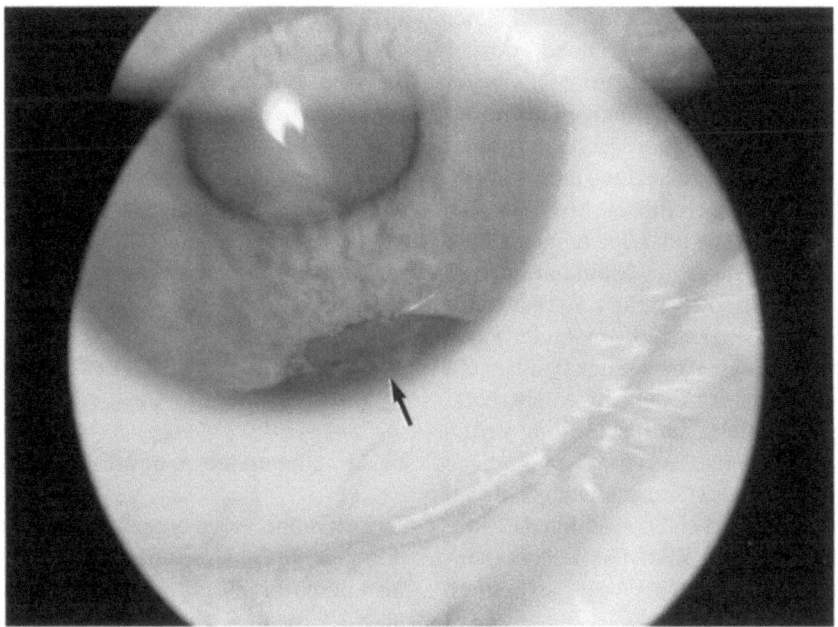

Abb. 22.3. Spaltlampenbild eines Auges mit traumatischer Iridodialyse *(Pfeil)*

Spätphase nach der Verletzung. Wenngleich eine Augeninnendrucksteigerung nach einem stumpfen Augentrauma in der Mehrzahl der Fälle nur vorübergehend besteht, ist eine zeitlich unbegrenzte Verlaufskontrolle bei diesen Patienten wichtig, da nach der Literatur 4–9% mit Kammerwinkelveränderungen über die halbe Zirkumferenz zuweilen noch nach vielen Jahren ein posttraumatisches Glaukom bekommen [5,7,12,13]. Man hat diese Glaukomform auch als „angle-recession"-Glaukom bezeichnet, obwohl dieser Ausdruck ein Fehlbegriff ist, da die traumatische Kammerwinkelvertiefung nicht die eigentliche Ursache der Verlegung der Abflußwege ist. Die klinisch-pathologische Verbindung zum stumpfen Augentrauma und die verzögerte Entwicklung eines Glaukoms wurde von Wolff und Zimmermann [14] beobachtet, die vermuteten, daß die Kammerwinkelverletzung nur ein Befund und Hinweis auf ein zurückliegendes Trauma, aber nicht die eigentliche Ursache des Glaukoms sei. Sie glaubten, daß die initiale Verletzung des

Trabekelmaschenwerkes proliferative und/oder degenerative Veränderungen des Trabekelgewebes auslöst, die zu einer Verlegung der Abflußwege führen. Herschler [15] sprach sich auch für dieses Konzept aus, nachdem er klinische Fälle beobachtete (was sich auch in tierexperimentellen Studien nachvollziehen ließ), daß Einrisse in das Trabekelsystem unmittelbar posterior der Schwalbe-Linie in der Frühphase nach der Verletzung auftreten können. Diese Einrisse führten zu einer Ablösung einer Lamelle des Trabekelsystems, die zu beiden Seiten noch am Skleralsporn befestigt war (Abb. 22.1). Mit der Zeit tritt eine Vernarbung der primären Trabekeltraumatisierung ein, womit der Befund weniger gonioskopisch erkennbar wird, aber zu einer chronischen Verlegung der Abflußstrukturen in diesem Bereich führt.

Eine andere Möglichkeit der Augeninnendrucksteigerung zusätzlich zu den direkten traumatischen Veränderungen des Trabekelmaschenwerkes ist die Auskleidung mit einer Endothelschicht und einer Desçemet-ähnlichen Membran, ausgehend von der peripheren Hornhaut über die anterioren Anteile der Kammerwinkelbucht [14,16,17]. Es mögen noch weitere Faktoren bei Augen mit einer Vorgeschichte eines stumpfen Traumas die Entwicklung eines chronischen Sekundärglaukoms beeinflussen. So haben z. B. die Mehrheit der Augen, die tatsächlich nach einem Kontusionstrauma des Auges ein Glaukom bekommen, eine primäre Prädisposition für eine reduzierte Abflußleichtigkeit, wie sich an häufigen Änderungen des Augeninnendruckes am Partnerauge beobachten läßt [8,15,18]. Bei 13 Patienten, die ein „Angle recession"- Glaukom erst durchschnittlich 34 Jahre nach dem Augentrauma bekamen, hatten sieben fragliche oder definitive glaukomatöse Gesichtsfeldausfälle am Partnerauge [18]. Man hat auch beobachtet, daß ältere Patienten ein größeres Risiko für Augeninnendrucksteigerungen in der späten Phase nach einem Kontusionstrauma haben [13].

22.1.4 Behandlung des Glaukoms

Eine Augeninnendrucksteigerung in der frühen Phase nach einer Kontusionsverletzung des Auges kann häufig medikamentös gut beherrscht werden, vorzugsweise mit Substanzen, die den Kammerwassereinstrom reduzieren wie Karboanhydrasehemmstoffe und lokal applizierte β-Blocker. Begleiterkrankungen des Traumas wie Entzündung, Hyphäma und Linsensubluxation werden behandelt wie in den vorhergehenden Abschnitten ausgeführt. Augen mit einer abgeflachten Vorderkammer und einer uvealen Effusion sprechen meist gut auf eine Kortikosteroidtherapie und Mydriatika/Zykloplegika an [9].

Eine persistierende Augeninnendrucksteigerung nach einem Trauma des Trabekelsystems spricht in der Regel nicht günstig auf die traditionelle, medikamentöse Glaukomtherapie an. In einem Fall mit einem „angle-recession"-Glaukom führte Pilokarpin zu einem paradoxen Augeninnendruckanstieg, während Zykloplegika den Druck senkten [19]. Die Autoren schließen daraus, daß eine teilweise Zerstörung der konventionellen Abflußwege in Verbindung mit einem Einriß in den Ziliarkörper die Bedeutung der uveoskleralen Abflußmöglichkeiten vordergründig wurde, die wie man weiß, durch Miotika verschlechtert werden. Sie empfehlen, daß in solchen Fällen Zykloplegika indiziert sind. Außerdem sind Wirkstoffe zur Hemmung der Kammerwasserproduktion in Augen mit posttraumatischer Vernarbung des Trabekelsystems wirksamer. Die Lasertrabekuloplastik hat nur eine dürftige Erfolgsrate bei traumatischen Glaukomformen, obwohl ein Behandlungsversuch legitim ist, wenn die medikamentöse Therapie sich als ineffektiv erweist, bevor man zu einem Filtrationseingriff übergeht.

Gelegentlich kann ein stumpfes Augentrauma auch zu einer chronischen Hypotonie durch eine Zyklodialyse führen, dabei kann man versuchen mit einem Argonlaser den Zyklodialysespalt zu schließen [20].

22.2 Perforierende Verletzungen

22.2.1 Allgemeine Aspekte

Perforierende Verletzungen des Auges können durch eine stumpfe Gewalteinwirkung, Schnittverletzungen oder durch Fremdkörper entstehen. In einer Studie an 453 Patienten war die relative Häufigkeit dieser drei Mechanismen der perforierenden Verletzung 22, 37 und 41 % [21]. Wie bei den Kontusionsverletzungen des Auges sind junge Männer bei den betroffenen Patienten überrepräsentiert. In der zitierten Studie waren 85 % der Patienten junge Männer mit einem Durchschnittsalter von 26 Jahren [21].

Der Augeninnendruck ist nach einer perforierenden Verletzung in der Regel stark erniedrigt, entweder durch die offene Wunde der Bulbushüllen oder eine begleitende Iridozyklitis. Nach Wundverschluß entwickelt sich jedoch häufig ein Sekundärglaukom, meist als eine Konsequenz der Schädigung der Gewebe der Abflußstrukturen durch den Verletzungsmechanismus.

22.2.2 Pathomechanismus des Glaukoms

Traumatische Gewebeschädigung. In der Frühphase nach der perforierenden Verletzung kann der Augeninnendruck wegen Entzündung, Hyphäma oder einer Kammerwinkelblockierung durch eine gequollene oder eröffnete Linse erhöht sein. Nach Abheilung oder operativer Beseitigung dieser Veränderungen treten mehr chronische Pathomechanismen für ein Sekundärglaukom in den Vordergrund. Bei manchen Augen kann sich eine zyklitische Membran infolge der posttraumatischen Entzündung entwickeln. Sie geht vom nicht-pigmentierten Ziliarkörperepithel aus und verwendet Linse, Iris und vordere Glaskörpergrenzmembran bzw. jedes Gewebe, das in diesem Bereich des Vordersegmentes nach der Verletzung verblieb, als Leitschiene [22]. Die Entzündungsmembran kann zu einer Verlegung der Kammerwinkelbucht durch eine Nachvorneverlagerung des Linsen-Iris-Diaphragmas oder durch eine Seclusio pupillae mit nachfolgender Iris bombata führen. Gelingt es nicht die abgeflachte Vorderkammer wiederherzustellen oder die intraokulare Entzündung adäquat zu behandeln, so kann dies auch zu einer chronischen Augeninnendrucksteigerung infolge peripherer vorderer Synechien führen. Eine zusätzliche seltene Ursache verzögerter Augeninnendrucksteigerung nach einem Perforationsereignis ist die sympathische Ophthalmie und die Epithelinvasion, die in Kap. 19 und 23 besprochen werden.

Intraokulare Fremdkörper. Perforierende Verletzungen mit intraokularen Fremdkörpern können durch eine Schädigung der Gewebe des vorderen Augensegmentes beim Eindringen des Fremdkörpers zu einem Sekundärglaukom führen. Außerdem kann das verlängerte Verbleiben eines intraokularen Fremdkörpers zu verzögerten Gewebeveränderungen führen. Die Siderosis bulbi entsteht durch eine Retention eines eisenhaltigen Fremdkörpers im Auge, kann jedoch auch nach einer intraokularen Blutung auftreten (die ionisierte Form des Eisens ist von Hämosiderin nicht zu unterscheiden). Der metallische Fremdkörper kann strukturelle Veränderungen in allen Geweben des Auges auslösen. Glaukom kann bei fortgeschrittenen Fällen auftreten, wenngleich kein Beweis dafür vorliegt, daß die trabekuläre Abflußleichtigkeit durch eine Beladung der Trabekel mit Eisen verschlechtert wird. Metallisches Kupfer wird auch innerhalb des Auges oxidiert und kann zur Chalkosis bulbi führen, mit geweblichen Veränderungen die nicht so schwerwiegend wie bei Eisenfremdkörpern sind. Glaukom tritt bei diesen Patienten seltener auf, wenngleich die Retinatoxizität von Kupferfremdkörpern zu Gesichtsfeldveränderungen führt, die mit glaukomatösen Ausfällen verwechselt werden können [23].

22.2.3 Behandlung des Glaukoms

Der beste Weg, ein posttraumatisches Sekundärglaukom zu vermeiden, ist die möglichst sorgfältige operative Versorgung mit der Wiederherstellung des vorderen Augensegmentes und einer minimalen Schädigung der Abflußstrukturen. Dies bedeutet auch die Entfernung von inkarzerierter Uvea, die Aspiration einer eröffneten oder gequollenen Linse, eine vordere Vitrektomie, die Entfernung aller intraokularen Fremdkörper, der sorgfältige Wundverschluß und eine zuverlässige Wiederherstellung des Vorderkammervolumens. Bei manchen Fällen ist es notwendig zunächst die Wunde zu schließen und die rekonstruktive Chirurgie des vorderen Augensegmentes mit Glaskörperinstrumenten zu einem späteren Zeitpunkt auszuführen. Bei einer Serie von 112 solchen Patienten war das visuelle Operationsergebnis am besten, wenn die Vitrektomie innerhalb von 72 h nach der Verletzung vorgenommen wurde [22]. Eine perioperative Kortikosteroidtherapie zur Vermeidung einer zyklitischen Membran und einer Vernarbung des Kammerwinkels ist ebenfalls in der frühen Phase nach der Verletzung wichtig, ebenso eine antibiotische Therapie in Prophylaxe und Prävention einer Endophthalmitis.

Eine augendrucksenkende Medikation kann sowohl bei transienten Augendrucksteigerungen in der frühen postoperativen Phase wie auch für ein mögliches, nachfolgendes chronisches Sekundärglaukom notwendig sein. Zunächst sind Substanzen zur Herabsetzung der Kammerwassersekretion vorzuziehen. Wird die medikamentöse Augeninnendrucksenkung nicht ausreichen, besonders beim chronischen Sekundärglaukom, ist eine operative Intervention angezeigt. Die Lasertrabekuloplastik ist häufig nicht möglich und meist nicht erfolgreich, da in vielen Fällen periphere vordere Kammerwinkelsynechien bestehen. Dann sollte ein Filtrationseingriff vorgenommen werden. Bei Siderosis bulbi ist die Entfernung des intraokularen Fremdkörpers durch glaskörperchirurgische Methoden unabdingbar [24].

22.3 Verätzungen

Laugenverätzungen des Auges können zu einem raschen, sofortigen Augeninnendruckanstieg führen. Daran schließt sich in der Regel ein normales oder sogar subnormales Augeninnendruckniveau an, gefolgt von einem langsamen, dauerhaften Augeninnendruckanstieg [25]. Mögliche Mechanismen für den frühen Augeninnendruckanstieg sind die Schrumpfung von Hornhaut und Sklera durch die Verätzung [25] und eine Zunahme der Durchblutung der Uvea [26]. Die Veränderung der Durchblutung wird durch eine Prostaglandinfreisetzung ausgelöst [26], die auch bei der nachfolgenden Augeninnendrucksteigerung von ursächlicher Bedeutung ist [25]. Es kann auch ein Hypopyon entstehen, das zur Augeninnendrucksteigerung beiträgt.

Bei der Behandlung des Sekundärglaukoms bei Alkaliverätzungen der Hornhaut ist eine lokale Kortikosteroidgabe zur Dämpfung der Entzündungskomponente vorteilhaft. Man konnte bei Versuchen an Kaninchen zeigen, daß die lokale Steroidmedikation innerhalb der ersten Woche das Risiko einer Hornhauteinschmelzung nicht vergrößert, jedoch durchaus zu einem späteren Zeitpunkt [27]. Der Nachweis von Prostaglandinen im Kammerwasser während der zeitlich verzögerten Augeninnendrucksteigerung rechtfertigt den frühen Einsatz von Prostaglandinhemmstoffen wie Indomethacin oder Imidazol. Antiglaukomatosa, besonders solche, die die Kammerwassersekretion hemmen, sind häufig bei den Verätzungen des vorderen Augensegmentes notwendig. Wie bei anderen Formen einer Uveitis anterior sollten Miotika strikt vermieden werden.

Säureverätzungen der Hornhaut führen zu einem frühen Augeninnendruckanstieg bei Kaninchen, vergleichbar mit den Augeninnendruckveränderungen bei Laugenverätzungen [28]. Ein schneller Augeninnendruckanstieg über etwa 3 h geht vermutlich auf eine Schrumpfung der Augapfelhüllen durch die Verätzung zurück, während ein nachfolgender langdauernder Augeninnendruckanstieg vermutlich durch eine Prostaglandinfreisetzung ausgelöst wird [28]. Die Behandlung des Sekundärglaukoms ist identisch mit der bei Laugenverätzungen.

22.4 Bestrahlungsschäden

Eine Strahlentherapie von Strukturen in der Nähe des Auges kann zu einer Augeninnendrucksteigerung führen [29]. Der Mechanismus der Augeninnendrucksteigerung ist nicht völlig klar, wenngleich bei fortgeschrittenen Fällen ein neovaskuläres Glaukom entsteht oder intraokulare Blutungen sekundär auf den Strahlenschaden der Netzhaut auftreten. Die medikamentöse Therapie kann versucht werden, wenngleich in der Regel operative Interventionen wie Filtrationseingriffe oder zyklodestruktive Maßnahmen notwendig sind. Die Prognose der Behandlung bei radiogenen Glaukomen ist in der Regel schlecht.

22.5 Zusammenfassung

Die häufigste Form der Augenverletzung, die zur Augeninnendrucksteigerung führt, ist das stumpfe Augentrauma oder die Kontusionsverletzung. Dabei kann unmittelbar eine Augeninnendrucksteigerung als Folge der Iritis, des Hyphämas oder einer Linsensubluxation auftreten oder ein späteres Sekundärglaukom durch die Vernarbung oder Schädigung des Trabekelmaschenwerkes entstehen. Perforierende Verletzungen können ebenfalls zu einer Augeninnendrucksteigerung führen, einmal durch die direkte Schädigung der Gewebe des Kammerwinkels oder in Verbindung mit einem verbliebenen intraokularen Fremdkörper aus Eisen oder Kupfer. Außerdem können entweder Laugen- oder Säureverätzungen eine Augendrucksteigerung bewirken. Der Pathomechanismus hierfür ist die Kollagenschrumpfung der Augapfelhüllen und die Prostaglandinfreisetzung. Ein Strahlenschaden des Auges ist eine seltene Ursache für ein Sekundärglaukom.

Literatur

1. Canavan, YM, Archer, DB: Anterior segment consequences of blunt ocular injury. Br J Ophthal 66:549, 1982.
2. Gracner, B, Kurelac, Z: Gonioscopic changes in ocular contusions sustained in sports. Klin Monatsbl Augenheilkd 186:128, 1985.
3. Giovinazzo, VJ, Yannuzzi, LA, Sorenson, JA, et al: The ocular complications of boxing. Ophthalmology 94:587, 1987.
4. Howard, GM, Hutchinson, BT, Frederick, AR: Hyphema resulting from blunt trauma. Gonioscopic, tonographic, and

ophthalmoscopic observations following resolution of the hemorrhage. Trans Am Acad Ophthal Otol 69:294, 1965.
5. Blanton, FM: Anterior chamber angle recession and secondary glaucoma. A study of the after effects of traumatic hyphemas. Arch Ophthal 72:39, 1964.
6. Tonjum, AM: Gonioscopy in traumatic hyphema. Acta Ophthal 44:650, 1966.
7. Mooney, D: Angle recession and secondary glaucoma. Br J Ophthal 57:608, 1973.
8. Spaeth, GL: Traumatic hyphema, angle recession, dexamethasone hypertension, and glaucoma. Arch Ophthal 78:714, 1967.
9. Dotan, S, Oliver, M: Shallow anterior chamber and uveal effusion after nonperforating trauma to the eye. Am J Ophthal 94:782, 1982.
10. Kutner, BN: Acute angle closure glaucoma in nonperforating blunt trauma. Arch Ophthal 106:19, 1988.
11. Samples, JR, Van Buskirk, EM: Open-angle glaucoma associated with vitreous humor filling the anterior chamber. Am J Ophthal 102:759, 1986.
12. Kaufman, JH, Tolpin, DW: Glaucoma after traumatic angle recession. A ten-year prospective study. Am J Ophthal 79:648, 1974.
13. Thiel, H-J, Aden, G, Pulhorn, G: Changes in the chamber angle following ocular contusions. Klin Monatsbl Augenheilkd 177:165, 1980.
14. Wolff, SM, Zimmerman, LE: Chronic secondary glaucoma. Associated with retrodisplacement of iris root and deepening of the anterior chamber angle secondary to contusion. Am J Ophthal 54:547, 1962.
15. Herschler, J: Trabecular damage due to blunt anterior segment injury and its relationship to traumatic glaucoma. Trans Am Acad Ophthal Otol 83:239, 1977.
16. Lauring, L: Anterior chamber glass membranes. Am J Ophthal 68:308, 1969.
17. Iwamoto, T, Witmer, R, Landolt, E: Light and electron microscopy in absolute glaucoma with pigment dispersion phenomena and contusion angle deformity. Am J Ophthal 72:420, 1971.
18. Tesluk, GC, Spaeth, GL: The occurrence of primary open-angle glaucoma in the fellow eye of patients with unilateral angle-cleavage glaucoma. Ophthalmology 92:904, 1985.
19. Bleiman, BS, Schwartz, AL: Paradoxical intraocular pressure response to pilocarpine. A proposed mechanism and treatment. Arch Ophthal 97:1305, 1979.
20. Alward, WLM, Hodapp, EA, Parel, J-M, Anderson, DR: Argon laser endophotocoagulator closure of cyclodialysis clefts. Am J Ophthal 106:748, 1988.
21. deJuan, E Jr, Sternberg, P Jr, Michels, RG: Penetrating ocular injuries. Types of injuries and visual results. Ophthalmology 90:1318, 1983.
22. Coleman, DJ: Early vitrectomy in the management of the severely traumatized eye. Am J Ophthal 93:543, 1982.
23. Rosenthal, AR, Marmor, MF, Leuenberger, P, Hopkins, JL: Chalcosis: a study of natural history. Ophthalmology 86:1956, 1979.
24. Sneed, SR, Weingeist, TA: Management of siderosis bulbi due to a retained iron-containing intraocular foreign body. Ophthalmology 97:375, 1990.
25. Paterson, CA, Pfister, RR: Intraocular pressure changes after alkali burns. Arch Ophthal 91:211, 1974.
26. Green, K, Paterson, CA, Siddiqui, A: Ocular blood flow after experimental alkali burns and prostaglandin administration. Arch Ophthal 103:569, 1985.
27. Donshik, PC, Berman, MB, Dohlman, CH, et al: Effect of topical corticosteroids on ulceration in alkali-burned corneas. Arch Ophthal 96:2117, 1978.
28. Paterson, CA, Eakins, KE, Paterson, E, et al: The ocular hypertensive response following experimental acid burns in the rabbit eye. Invest Ophthal Vis Sci 18:67, 1979.
29. Barron, A, McDonald, JE, Hughes, WF: Long-term complications of beta radiation therapy in ophthalmology. Trans Am Ophthal Soc 68:112, 1970.

Kapitel 23. Glaukom nach Augenoperationen

23.1 Malignes Glaukom (Ziliarblockglaukom)
23.1.1 Terminologie
23.1.2 Klinische Formen
23.1.3 Theorien zum Pathomechanismus
23.1.4 Differentialdiagnose
23.1.5 Behandlung
23.2 Glaukom bei Aphakie oder Pseudophakie
23.2.1 Terminologie
23.2.2 Inzidenz
23.2.3 Pathomechanismen der Augeninnendrucksteigerung
23.2.4 Behandlung
23.3 Glaukom nach perforierender Keratoplastik
23.3.1 Inzidenz
23.3.2 Klinische Befunde und Pathomechanismen des Glaukoms
23.3.3 Behandlung
23.4 Glaukom bei Glaskörper- und Netzhautoperationen
23.4.1 Glaukom nach Pars-plana-Vitrektomie
23.4.2 Glaukom nach eindellenden Netzhautoperationen
23.4.3 Glaukom nach panretinaler Photokoagulation
23.5 Zusammenfassung

Eine große Gruppe stellen jene Sekundärglaukome dar, die als Folgezustände oder Komplikationen operativer Eingriffe am Auge entstehen.

23.1 Malignes Glaukom (Ziliarblockglaukom)

23.1.1 Terminologie

1869 beschrieb von Graefe [1] eine seltene Komplikation bestimmter Augenoperationen, die durch eine abgeflachte oder aufgehobene Augenvorderkammer und eine Steigerung des Augeninnendruckes charakterisiert war. Er nannte dieses klinische Bild *malignes Glaukom*, da die Ansprechbarkeit auf eine konventionelle Therapie gering war. Heutzutage wird der Begriff des malignen Glaukoms auf eine größere Anzahl klinischer Bilder ausgedehnt, die folgende, gemeinsame Kennzeichen haben: 1. sowohl zentral wie peripher abgeflachte oder aufgehobene Vorderkammer; 2. Steigerung des Augeninnendruckes; 3. kein Ansprechen auf oder Verschlimmerung durch Miotika, aber häufige Besserung mit Zykloplegika/Mydriatika [2,3].

Untersuchungen zum Pathomechanismus des malignen Glaukoms, die später in diesem Kapitel besprochen werden, veranlaßten manche Autoren neue Bezeichnungen für diese Gruppe von Glaukomen zu empfehlen. Basierend auf der Theorie, daß eine Verlegung der physiologischen Abflußwege durch eine Anlagerung der Ziliarkörperprozesse an den Äquator der Linse oder an die vordere Glaskörpergrenzmembran geschieht, wurde die Bezeichnung Ziliarblockglaukom vorgeschlagen [4,5]. Der Ausdruck *Strömungsumkehr des Kammerwassers* wird ebenfalls häufig verwendet, um auf die nach posterior gerichtete Kammerwasserströmung als eine Konsequenz des Ziliarblocks hinzuweisen. Um das Konzept einer Nachvorneverlagerung der Linse mit Druck gegen die periphere Iris in den Kammerwinkel hinein zu beschreiben, wurde der Ausdruck *direktes Linsenwinkelblockglaukom* empfohlen [6]. Zum jetzigen Zeitpunkt gibt es keine allgemeine Übereinstimmung bezüglich der Terminologie dieser Glaukomformen, aus diesem Grund wird die traditionelle Bezeichnung des malignen Glaukoms für die Ausführungen in diesem Kapitel beibehalten.

23.1.2 Klinische Formen

Im Grunde müßte man sich zuerst einigen, ob man alle klinischen Bilder, die unter dem Begriff des malignen Glaukoms subsummiert werden, tatsächlich in eine einzige Erkrankungskategorie zusammenfassen sollte. Jedenfalls wurden folgende Glaukomformen unter dem Oberbegriff des malignen Glaukoms beschrieben.

23.1.2.1 Klassisches malignes Glaukom

Dies ist der eigentliche Prototyp und die häufigste Form der malignen Glaukome. Es folgt in der Regel auf einen intraokularen Eingriff bei Winkelblockglaukom als eine sehr ernste Komplikation, die in einer Frequenz von 0,6–4% der Fälle auftreten soll [2,3,7]. Weder die Operationsmethode noch die Augeninnendruckhöhe präoperativ scheinen wesentliche Determinanten für das postoperative Risiko eines malignen Glaukoms zu sein [3]. Ein partieller oder totaler Kammerwinkelverschluß zum Zeitpunkt des Eingriffes geht jedoch mit einer erhöhten Inzidenz des malignen Glaukoms einher [3]. Außerdem ist ein Anfall eines primären Winkelblockglaukoms ein prädisponierender Faktor, da das maligne Glaukom, wenn es auftritt, fast stets jenes Auge betrifft, das einen Glaukomanfall durchgemacht hat, selbst wenn der Kammerwinkel präoperativ offen war [7]. Ein malignes Glaukom tritt jedoch extrem selten oder fast nie nach einer prophylaktischen Iridektomie auf, wenn der Kammerwinkel zum Zeitpunkt des Eingriffes offen war [7]. Dieses akute Sekundärglaukom tritt meist unmittelbar nach dem intraokularen Eingriff auf, kann jedoch auch Monate oder Jahre später entstehen, häufig nach Unterbrechung der zykloplegischen Begleittherapie oder mit Beginn einer Miotikatherapie [2,3].

23.1.2.2 Malignes Glaukom bei Aphakie

Wenngleich die klassische Form des malignen Glaukoms in phaken Augen auftritt, kann es nach der Entfernung der Linse zur Behandlung der akuten Situation weiter bestehen oder nach einer Kataraktextraktion in Augen mit einem vorbestehenden Glaukom auftreten [3]. Es ist sehr wichtig, zwischen einem malignen Glaukom bei Aphakie und einem Pupillarblockglaukom bei Aphakie [8] zu unterscheiden, das später in diesem Kapitel besprochen wird.

23.1.2.3 Malignes Glaukom bei Pseudophakie

Ein malignes Glaukom kann auch bei einer künstlichen Vorderkammerlinse auftreten, vermutlich durch den gleichen Mechanismus wie das maligne Glaukom bei Aphakie [9]. Kürzlich wurde das maligne Glaukom auch in Augen mit einer Hinterkammerlinse beobachtet, mit oder ohne einen zusätzlichen, antiglaukomatösen Filtrationseingriff [10–13]. Man glaubte, daß eine große Hinterkammerlinse mit einer 7-mm- Optik in einem kleinen Auge (axiale Bulbuslänge 21,7 mm) für die Auslösung des malignen Glaukoms in einem Falle verantwortlich war, so daß besonders bei nanophthalmischen Augen Vorsicht geboten ist [14].

23.1.2.4 Malignes Glaukom durch Miotika

Wie schon gesagt, kann ein klassisches malignes Glaukom durch den Beginn einer Miotikatherapie ausgelöst werden, was für eine Ursache-Wirkungs-Beziehung spricht [15]. Außerdem wurden ähnliche klinische Situationen an nicht-operierten Augen beschrieben, die eine Miotikatherapie erhielten [16] und in einem Auge, das mit Miotika nach einem Filtrationseingriff wegen eines Offenwinkelglaukoms behandelt wurde [17].

23.1.2.5 Malignes Glaukom bei intraokularer Entzündung

Entzündungen und Traumen wurden auch als auslösende Faktoren des malignen Glaukoms diskutiert [6]. Eine Form des malignen Glaukoms wurde in Verbindung mit einer Endophthalmitis sekundär auf eine Hornhautmykose [18] und eine Infektion mit dem atypischen Bakterium *Nocardia asteroides* beschrieben [19].

23.1.2.6 Malignes Glaukom bei Netzhauterkrankungen

Die Operation einer Netzhautablösung wurde als Ursache eines sog. „malignen Glaukomsyndroms" bei einem Patienten angeschuldigt, der eine massive Aderhautabhebung nach einer eindellenden Operation entwickelte [20]. Diese Form eines malignen Glaukoms wurde auch bei Kindern mit einer Frühgeborenenretinopathie beschrieben [21].

23.1.2.7 Spontanes malignes Glaukom

Es gibt auch Literaturberichte, nach denen ein malignes Glaukom in Augen ohne vorausgegangene intraokulare Chirurgie, ohne Miotikatherapie oder andere offensichtliche Ursachen auftreten kann [22].

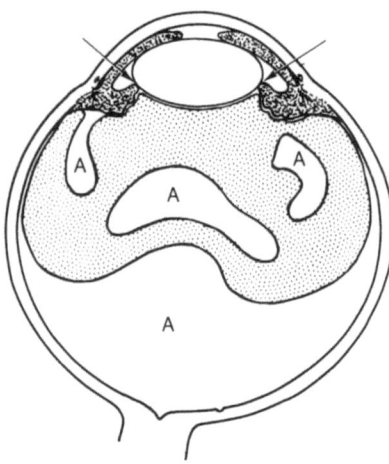

Abb. 23.1. Konzept des ziliolentikulären Blockglaukoms als spezieller Pathomechanismus des malignen Glaukoms. Die Anlage der Ziliarkörperfortsätze am Linsenäquator *(Pfeile)* verursacht eine nach posterior gerichtete Kammerwasserströmung *(A)*, die sich im oder hinter dem Glaskörper ansammelt und eine nach vorne gerichtete Verschiebung des Linsen-Iris-Diaphragmas bedingt

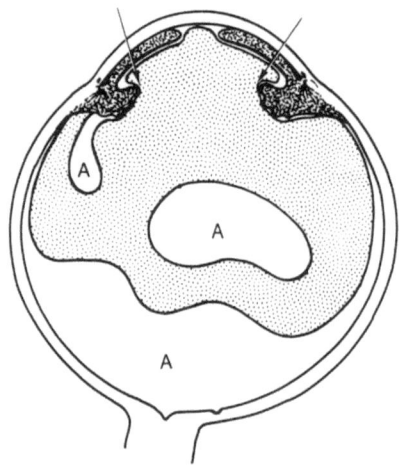

Abb. 23.2. Konzept des ziliovitrealen Blockglaukoms als ein Pathomechanismus des malignen Glaukoms bei Aphakie. Die Anlagerung der Ziliarkörperfortsätze gegen die vordere Glaskörpergrenzmembran *(Pfeile)* führt zu einer nach posterior gerichteten Kammerwasserströmung *(A)*, die eine Verschiebung von Glaskörper und Iris nach vorne bedingt

23.1.3 Theorien zum Pathomechanismus

Es besteht wenig Übereinstimmung zum genauen Ablauf der Ereignisse, die zu einem malignen Glaukom führen. Folgende Pathomechanismen werden diskutiert.

23.1.3.1 Kammerwasserfluß nach posterior

Shaffer [23] nahm eine Ansammlung von Kammerwasser hinter einer hinteren Glaskörperabhebung an, wodurch das Iris-Linsen- oder Iris-Glaskörper-Diaphragma nach vorne gedrängt wird. Dieses Konzept wurde im folgenden dadurch erweitert, daß man vereinzelte Kammerwasserblasen in der Glaskörperkavität annahm. Diese Theorie wird gestützt durch die ultrasonographische Untersuchung von Augen mit malignem Glaukom bei Aphakie, wobei echofreie Zonen in der Glaskörperkavität nachgewiesen wurden, aus denen man Kammerwasser aspirieren konnte [24]. Der Mechanismus, durch den es zu einer Kammerwasserströmung nach posterior kommt, ist noch nicht völlig geklärt, wenngleich gute Belege für folgende Möglichkeiten bestehen.

Ziliolentikulärer (oder ziliovitrealer) Block. Man fand bei verschiedenen Fällen eines malignen Glaukoms, daß die Spitzen der Ziliarkörperfortsätze nach vorne rotiert sind und gegen den Linsenäquator am phaken Auge oder gegen die vordere Glaskörpergrenzmembran bei der Aphakie pressen, was zu einer plötzlichen Abflußverlegung für Kammerwasser führt (Abb. 23.1 und 23.2) [4,25]. Wie schon gesagt, war diese Theorie zur Pathogenese Anlaß zu dem Ausdruck „Ziliarblockglaukom", als eine Alternative zu „malignes Glaukom" [4].

Blockade durch vordere Glaskörpergrenzmembran. Man vermutete auch, daß die vordere Glaskörpergrenzmembran zum ziliolentikulären Block beiträgt und daß Lücken in der Glaskörpergrenzmembran nahe der Glaskörperbasis möglicherweise eine nach posterior gerichtete Strömungsumkehr des Kammerwassers verursachen (Abb. 23.3) [5]. Die Lücken in der Glaskörpergrenzmembran entwickeln jedoch eine Ventilwirkung in einer Richtung, da die eigentlich nach vorne gerichtete Flüssigkeitsströmung die Glaskörperfläche gegen den Ziliarkörper preßt und eine weitere Strömung nach vorne verhindert [5]. Manche Untersucher haben den ziliolentikulären Kontakt beobachtet, wobei die Räume zwischen den Ziliarkörperfortsätzen mit dem sichtbaren Glaskörper dahinter offen sind, was die Vermutung zuläßt, daß die Blockade des Kammerwasserstroms nach vorne durch die vordere Glaskörperbasis geschieht, die abnorm gegen die Ziliarkörperfortsätze sowohl bei phaken wie bei aphaken Formen des malignen Glaukoms nach vorne gewölbt ist [3].

Perfusionsstudien sowohl an Tier- [26] wie an menschlichen Augen [27,28] haben gezeigt, daß der

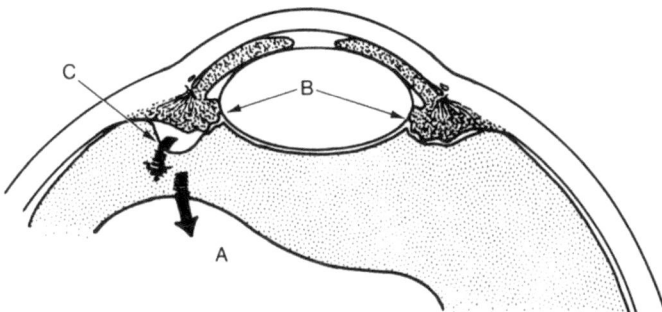

Abb. 23.3. Die vordere Glaskörpergrenzmembran kann zum ziliolentikulären Block *(B)* beitragen, Lücken in der Glaskörpergrenzmembran nahe der Glaskörperbasis *(C)* ermöglichen den Übertritt von Kammerwasser *(A)* nach hinten in den Glaskörperraum *(Pfeile)*

Widerstand für eine Kammerwasserströmung durch den Glaskörper mit entsprechender Steigerung des Augeninnendruckes erheblich zunimmt. Man postulierte, daß die Widerstandserhöhung auf eine Kompression des Glaskörpers wie auch auf seine Anlagerung an Ziliarkörper, Linse und Iris zurückgeht, wodurch sich die verfügbare Region an der vorderen Glaskörperfläche, entlang welcher eine Flüssigkeitsströmung möglich ist, entsprechend reduziert [27,28]. Klinische Befunde wie auch Beobachtungen im Labor bestätigen die Annahme, daß eine intakte vordere Glaskörpergrenzmembran entscheidend dafür ist, daß das in der Glaskörperkavität oder hinter dem Glaskörper eingeschlossene Kammerwasser nicht nach vorne treten kann.

23.1.3.2 Erschlaffung der Zonulafasern

Chandler und Grant [29] postulierten, daß die Nachvorneverlagerung des Linsen-Iris-Diaphragmas bei malignem Glaukom auch auf eine abnorme Erschlaffung oder Schwäche der Zonulafasern und auf Druck aus dem Glaskörperraum zurückgehen könnte. Andere Untersucher haben sich auch für diese Theorie ausgesprochen und vermutet, daß die Erschlaffung der Zonulafasern die Konsequenz eines schweren, prolongierten Winkelblocks [7] oder eines Ziliarmuskelspasmus (induziert durch Operation, Miotika, Entzündung, Trauma oder unbekannte Faktoren) [6] sein könnte. Das Konzept, daß die Linse dadurch die periphere Iris in den Kammerwinkel hineindrückt, wie früher in diesem Kapitel angesprochen, führte zu der Bezeichnung „direktes Linsenwinkelblockglaukom". Wahrscheinlich ist die Ätiologie des malignen Glaukoms multifaktoriell, wobei alle zuvor erwähnten Mechanismen in unterschiedlichem Ausmaße beteiligt sein können.

23.1.4 Differentialdiagnose

Die Diagnose eines malignen Glaukoms erfordert die Abgrenzung gegenüber folgenden Krankheitsbildern [3,5].

23.1.4.1 Pupillarblockglaukom

Der Pathomechanismus eines Pupillarblocks ist zuweilen sehr schwer von einem malignen Glaukom zu unterscheiden. In Anbetracht der Behandlungskonsequenzen ist ein Pupillarblock sorgfältig auszuschließen, bevor man die Diagnose eines malignen Glaukoms stellt. Bei der Spaltlampenbiomikroskopie sollte auf 2 Dinge besonders geachtet werden. Erstens: Besteht eine gewisse Tiefe der zentralen Vorderkammer mit einer Vorwölbung der peripheren Iris in den Kammerwinkel hinein wie beim Pupillarblock oder ist das gesamte Iris-Linsen- oder Iris-Glaskörper-Diaphragma nach vorne verlagert mit einer erheblich abgeflachten oder gar aufgehobenen zentralen Vorderkammer wie beim malignen Glaukom (Abb. 23.4 a, b)? Zweitens (dies ist vielleicht von noch größerem diagnostischen Informationswert): Besteht eine offene Iridektomie? Liegt eine durchgängige Iridektomie mit Gewißheit vor, ist ein Pupillarblock unwahrscheinlich. Wenn jedoch eine offene Iridektomie nicht mit Sicherheit zu bestätigen ist, kann die Diagnose eines Pupillarblocks nicht mit hinreichender Sicherheit ausgeschlossen werden und man sollte zunächst eine Iridektomie anlegen.

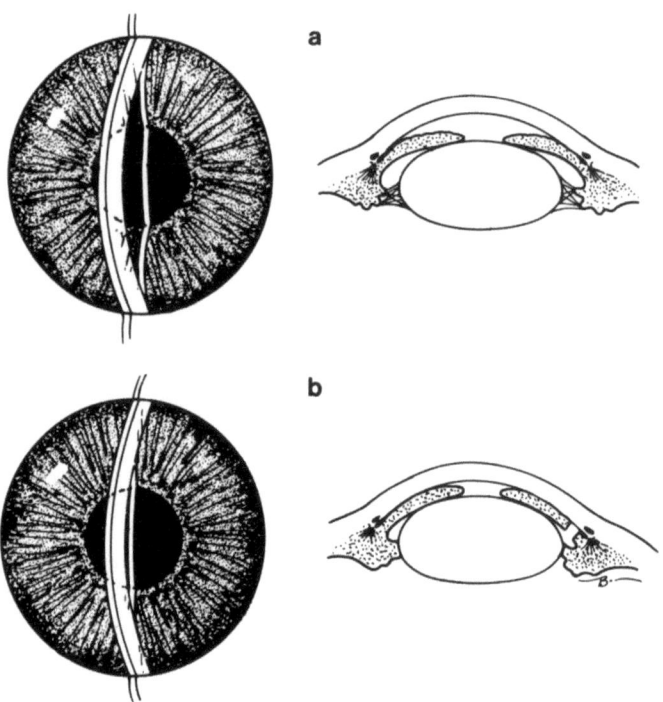

Abb. 23.4 a, b. Unterschiede zwischen Pupillarblockglaukom und malignem Glaukom. **a** Beim Pupillarblockglaukom besteht eine mäßige Tiefe der zentralen Vorderkammer mit einer Nachvornewölbung der peripheren Iris und dem Fehlen einer offenen Iridektomie. **b** Beim malignen Glaukom ist das gesamte Linsen-Iris-Diaphragma nach vorne verlagert mit einer ausgeprägten Abflachung oder dem Verlust der zentralen Vorderkammer, wobei durchaus eine offene periphere Iridektomie vorliegen kann

23.1.4.2 Aderhautabhebungen

Eine Aderhautabhebung mit einer subchoroidalen, serösen Flüssigkeit ist kein seltener Befund nach einer antiglaukomatösen Filtrationsoperation und kann mit einem malignen Glaukom aufgrund einer flachen oder aufgehobenen Vorderkammer verwechselt werden. In diesen Fällen sind die Augen in der Regel hypoton und die hellbraune Aderhautabhebung ist einfach zu ophthalmoskopieren, wenn aufgrund der brechenden Medien die hinteren Augenabschnitte einsehbar sind. Andernfalls ist die Diagnose ultrasonographisch unschwer zu stellen. Die meisten Aderhautabhebungen bilden sich spontan zurück. Persistierende Aderhautabhebungen oder sehr hohe Abhebungen, die sich zentral berühren („Kissing choroidals") können auch operativ durch eine Sklerotomie in den unteren Quadranten angegangen werden. Wenn sich eine charakteristische, strohgelbe Flüssigkeit aus dem Suprachoroidalraum entleert, bestätigt dies die Diagnose einer Aderhautabhebung und der Eingriff wird mit der Wiederherstellung der Vorderkammer mit Luft und/oder Elektrolytlösung beendet.

23.1.4.3 Suprachoroidale Blutung

Diese kann Stunden oder Tage nach dem Eingriff auftreten und zu einer Abflachung oder dem Verlust der Vorderkammer führen, was typischerweise mit Schmerzen und hohem Augeninnendruck einhergeht. Das Auge ist gewöhnlich stärker entzündlich betroffen als bei einer Aderhautamotio und die Prominenz der Aderhaut ist meist dunkel, rot-braun. Das operative Vorgehen ist das gleiche wie bei der Aderhautabhebung mit dem Unterschied, daß hier das suprachoroidale Blut über eine Sklerotomie entleert wird.

23.1.5 Behandlung

23.1.5.1 Medikamentös

Chandler und Grant [29] berichteten 1962, daß eine Therapie mit Mydriatika/Zykloplegika beim malignen Glaukom wirksam sei und im folgenden Jahr empfahlen Weiss et al. [30] die Behandlung mit Hyperosmotika, um dem malignen Glaukom entgegenzuwirken. Der Effekt der Zykloplegika ist, die Linse nach rückwärts zu ziehen durch die Anspannung der Zonulafasern [29], um so den Ziliarblock zu durchbrechen [5], während der vermutliche Vorteil der Hyperosmotika die Herabsetzung des Druckgradienten aus dem Glaskörperraum ist [30]. Diese beiden medikamentösen Maßnahmen zusammen mit einem Karboanhydrasehemmstoff und/oder einem lokal applizierten β-Blocker zur vorübergehenden Hemmung der Kammerwassersekretion, das sich im hinteren Augensegment ansammelt, ergeben die traditionelle medikamentöse Therapie beim malignen Glaukom. Ein Standardbehandlungsschema sieht die Anwendung lokal applizierten Atropins viermal täglich, perorales Glyzerol oder intravenöses Mannitol, einen lokalen β-Blocker und eine perorale Gabe von Acetazolamid oder Methazolamid vor. Der Patient sollte unter einer fortgesetzten Therapie mit Atropin nach Durchbrechung des Ziliarblockglaukoms bleiben, um Rezidive zu vermeiden.

23.1.5.2 Operativ

Das angegebene medikamentöse Schema ist in etwa der Hälfte der Fälle innerhalb von 5 Tagen kurativ [2,3]. Wenn ein malignes Glaukom über diese Zeit hinaus andauert, ist die operative Intervention indiziert. Es gibt keine klaren Beweise dafür, welches der verschiedenen, möglichen operativen Vorgehen beim malignen Glaukom überlegen wäre. Grundsätzlich ist es vielleicht gut zunächst eine der mehr konservativen Lasermethoden zu versuchen, wenn die Umstände es erlauben. Wenn dies nicht effektiv oder nicht machbar ist, wäre der nächste Schritt entweder eine hintere Sklerotomie mit Luftinjektion oder eine vordere Vitrektomie gefolgt von einer Lentektomie falls notwendig.

Lasermethoden. Die Argonlaserphotokoagulation von Ziliarkörperfortsätzen, die über eine Iridektomie zugänglich sind, gefolgt von medikamentösen Maßnahmen wurde bei malignem Glaukom vermutlich durch Unterbrechung des ziliolentikulären Blocks als wirksame Methode beschrieben [31]. Andere Untersucher fanden dieses Vorgehen wirksam, selbst ohne die begleitende Therapie mit Zykloplegika [32], wenngleich die Gabe der Zykloplegika stets ein fester Bestandteil der Behandlung eines malignen Glaukoms sein sollte. Der Neodym:YAG-Laser soll bei der Therapie des aphaken und pseudophaken malignen Glaukoms (ziliovitrealer Block) durch die Ruptur der vorderen Glaskörpergrenzmembran [33] oder der

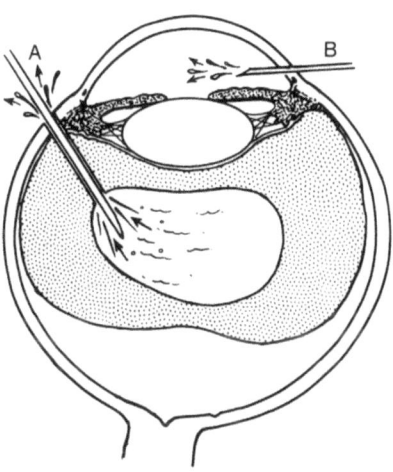

Abb. 23.5. Flüssigkeit aus der Glaskörperkavität wird nach außen drainiert oder über eine Pars-plana-Inzision aspiriert *(A)* und die Vorderkammer mit einer Luftblase wiederhergestellt *(B)*

hinteren Linsenkapsel und der Glaskörpergrenzmembran [13] ebenfalls günstig sein.

Hintere Sklerotomie und Luftinjektion. Ein Pars-plana-Zugang mit Aspiration von Flüssigkeit aus dem Glaskörper und die Wiederherstellung der Vorderkammer mit einer Luftblase (Abb. 23.5) gilt für viele Therapeuten als das operative Vorgehen der Wahl bei einem klassischen malignen Glaukom [2,3,5]. Dabei wird vorgeschlagen, daß die Sklerotomie etwa 3 mm posterior vom Limbus liegen muß, um die vordere Glaskörpergrenzmembran zu eröffnen und deren pathogenetischen Anteil am Ziliarblockglaukom zu eliminieren [5]. Postoperativ werden die Patienten in der Regel weiter mit Atropin behandelt, um ein Rezidiv zu vermeiden.

Anteriore Pars-plana-Vitrektomie. Andere Chirurgen ziehen eine sorgfältige Entfernung der vorderen Glaskörperanteile mit Vitrektomieinstrumenten vor [34–37]. Publizierte Ergebnisse mit beiden Methoden, der hinteren Sklerotomie wie der anterioren Vitrektomie, erscheinen günstig, wenngleich beide von ernsten Komplikationen begleitet sein können. Das endgültige Vorgehen hängt bei den meisten Fällen von der persönlichen Erfahrung und Bevorzugung des Operateurs ab.

Lentektomie. Manche Operateure bevorzugen die Linsenextraktion als ein Verfahren der Wahl, wenn andere Operationsmethoden wie die posteriore Sklerotomie und Luftinjektion in die Vorderkammer oder eine anteriore Vitrektomie versagten [38]. Um einen ausreichenden Schutz zu geben, muß die Linsenextraktion mit einer Inzision der vorderen Glaskörpergrenzmembran und womöglich mit einer vorderen Vitrektomie kombiniert werden, um Flüssigkeitsansammlungen in der Glaskörperkavität zu entleeren [2,3].

Andere operative Methoden. Es wurde auch eine Zyklokryotherapie empfohlen, bei der sich die Interaktion von Ziliarkörper und Glaskörper ändern soll [39]. Von Chandler wurde eine perilentikuläre Inzision der Glaskörperbasis beschrieben [40], das Verfahren wurde jedoch wegen der erheblichen operativen Risiken wieder verworfen.

23.1.5.3 Behandlung des Partnerauges

Wenn ein malignes Glaukom in einem Auge aufgetreten ist, besteht eine erhebliche Wahrscheinlichkeit, daß es sich auch nach einem operativen Eingriff wegen eines akuten Winkelblockglaukoms im Partnerauge einstellt. Aus diesem Grunde ist es das beste, eine prophylaktische Laseriridotomie oder Iridektomie frühzeitig auszuführen. Wenn jedoch ein Winkelblockglaukom eingetreten ist, sollte jeder Versuch unternommen werden, die Winkelblockierung vor einer Operation zu durchbrechen und wenn dies nicht gelingt, eine Therapie mit Mydriatika/Zykloplegika nach einer Iridotomie intensiv und unbegrenzt ausgeführt werden.

23.2 Glaukom bei Aphakie oder Pseudophakie

23.2.1 Terminologie

Die Bezeichnungen „Aphakieglaukom" oder „Pseudophakieglaukom" werden zuweilen in der Literatur benutzt. Sie werden in diesem Text nur erwähnt, um von ihrer weiteren Verwendung abzuraten, da sie implizieren, daß nur eine einzige Glaukomform bei einer Aphakie oder Pseudophakie auftritt. Wie aus der folgenden Diskussion hervorgeht, gibt es viele Pathomechanismen über die eine Kataraktextraktion, mit oder ohne Kunstlinsenimplantation, zu einem Glaukom führen kann. Es ist besser, diese Glaukome bei Aphakie oder Pseudophakie durch Begriffe zu definieren, die die speziellen Ursachen der Augeninnendrucksteigerung beschreiben.

23.2.2 Inzidenz

In der frühen postoperativen Phase nach einer Kataraktextraktion kann der Augeninnendruck vorübergehend erhöht sein oder es kann zu jedem späteren Zeitpunkt nach der Kataraktoperation eine dauerhafte Drucksteigerung eintreten.

23.2.2.1 Aphakie

In der Zeit vor der Kunstlinsenimplantation war eine Steigerung des Augeninnendruckes in den ersten Tagen nach der Operation relativ häufig, obwohl die Häufigkeit dieser Komplikation unzweifelhaft von der Operationsmethode abhing. Frühe Studien, bei denen der Korneoskleralschnitt mit einer Anzahl von Seiden- oder Catgutnähten versorgt wurde, zeigten keine signifikanten Unterschiede zwischen der prä- und postoperativen Drucklage [41] und es traten nur gelegentlich geringe Fluktuationen in der tonographischen Abflußleichtigkeit auf [42]. Später jedoch, als man mehr, feinere Nähte für einen wasserdichten Wundverschluß verwandte, traten erhebliche Augendrucksteigerungen in der postoperativen Phase in einem hohen Prozentsatz der Augen auf [43,44].

Das chronische Glaukom bei Aphakie war viel seltener als eine postoperative, passagere Drucksteigerung. In einer Untersuchungsreihe an 203 unkomplizierten Kataraktextraktionen trat ein Sekundärglaukom in 3% der Augen auf [45]. Diese chronischen Glaukomformen stellten jedoch eine viel größere Bedrohung für das Sehvermögen dar und waren viel schwieriger zu therapieren als die Augen mit passageren Augendrucksteigerungen.

23.2.2.2 Pseudophakie

Die Einführung der extrakapsulären Kataraktextraktion mit einer Hinterkammerlinsenimplantation ging im allgemeinen mit einer geringeren Inzidenz postoperativer Augendruckprobleme einher. Bei einer Operationsserie von 373 Augen hatten jene mit einer intrakapsulären Extraktion und einer Vorderkammerlinse (133) oder einer irisfixierten Kunstlinse (31) einen späten, mittleren Augeninnendruckanstieg von 0,8 mm Hg, während jene Augen mit einer extrakapsulären Kataraktextraktion mit Hinterkammerlinsenimplantation (209) einen durchschnittlichen Augeninnendruckabfall von 0,6 mm Hg aufwiesen [46]. Die extrakapsuläre Kataraktextraktion mit Hinterkammerlinsenimplantation geht jedoch nicht ohne

Augeninnendruckkomplikationen sowohl in der frühen wie in der späten postoperativen Phase einher. Bei Augen ohne einem präexistenten Glaukom hatten mehr als die Hälfte in einer Untersuchungsreihe einen Augeninnendruck von 25 mm Hg oder mehr 2–3 h postoperativ [47], während ein Augeninnendruck über 23 mm Hg am ersten postoperativen Tag in 29 % der Augen in einer anderen Studie beobachtet wurde [48]. Ein chronisches Sekundärglaukom wurde in 4 % der Augen nach einer routinemäßigen, extrakapsulären Kataraktextraktion in einer Untersuchungsreihe [48] und in 2,1 % in einer anderen großen Untersuchungsreihe beobachtet [49]. Ein postoperatives Glaukom trat auch in 11,3 % der Augen mit einer sekundären Vorderkammerlinsenimplantation auf [50].

Die extrakapsuläre Kataraktextraktion mit Hinterkammerlinsenimplantation (verglichen mit der intrakapsulären Operationsmethode) hat auch die Häufigkeit von Augeninnendruckkomplikationen in Augen mit einem präexistenten Glaukom reduziert, aber nicht völlig eliminiert. In einer Vergleichsstudie ging die extrakapsuläre Chirurgie mit einem gering günstigeren Augeninnendruckverhalten einher, wenngleich ein Augeninnendruck über 21 mm Hg am ersten postoperativen Tag bei etwa der Hälfte der Augen bei beiden Operationsmethoden auftrat [51]. Spätergebnisse zeigten jedoch, daß die meisten Patienten die gleiche augendrucksenkende Medikation wie präoperativ oder eine geringere benötigen, um den Augeninnendruck im Normbereich zu halten [52,53].

23.2.3 Pathomechanismen der Augeninnendrucksteigerung

23.2.3.1 Verformung des Kammerwinkels

Kirsch et al. [54,55] beschrieben das gonioskopische Bild eines internen, weißen Wulstes ähnlich einer überhängenden Schneewehe entlang der Ränder des Korneoskleralschnittes nach einer Routinekataraktextraktion. Für etwa die ersten 2 Wochen verhinderte dieser Wulst charakteristischerweise die Erkennbarkeit des Trabekelmaschenwerkes und bildete sich dann langsam im Verlaufe weniger Monate zurück. Die Meinungen über die pathogenetische Bedeutung dieses inneren Wulstes sind kontrovers. Campbell und Grant [56] belegten, daß eine Verformung des Kammerwinkels durch die straffen Korneoskleralnähte auftritt (Abb. 23.6), während Kirsch et al. [55] vermuteten, daß ein Ödem des tiefen Hornhaut-

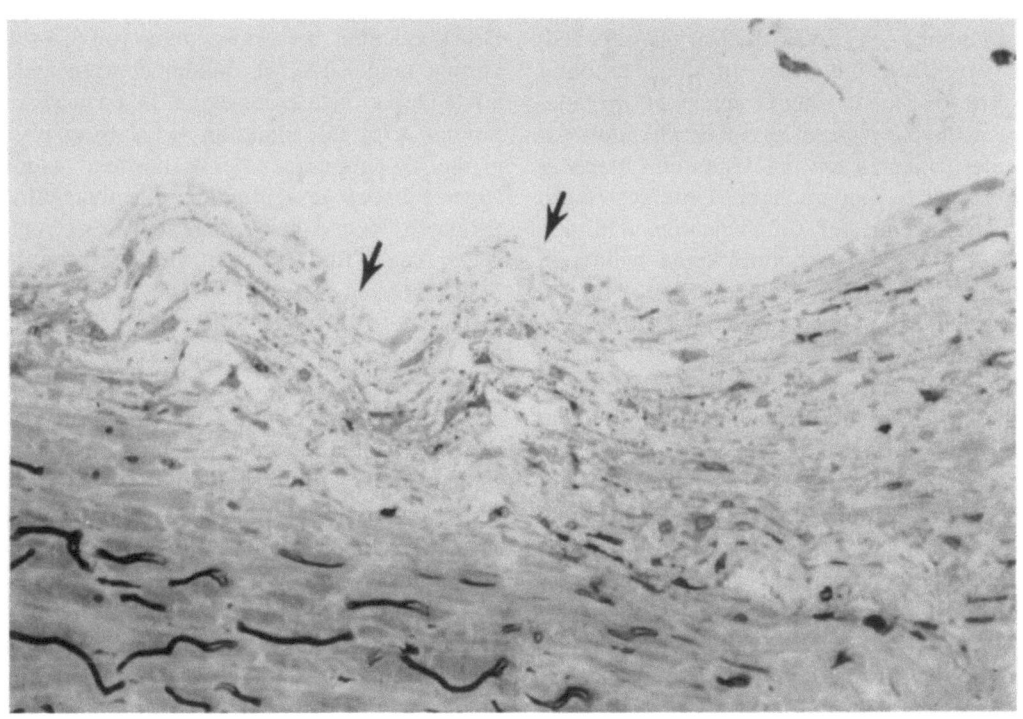

Abb. 23.6. Lichtmikroskopisches Bild eines menschlichen Autopsieauges mit der Darstellung der Verformung des Trabekelmaschenwerkes *(Pfeile)* durch die Lage der Korneoskleralnähte, wie sie bei einer Routinekataraktchirurgie ausgeführt werden

stromas zugrunde liegt. Was die auslösenden Faktoren auch sein mögen, können die Konsequenzen dieser Wulstbildung auch die Entwicklung von Kammerwinkelsynechien, Glaskörperadhäsionen und Hyphäma sein [54]. Außerdem ist es ziemlich wahrscheinlich, daß dieser weiße Wulst zumindest in manchen Fällen zu den frühen postoperativen Augeninnendrucksteigerungen nach Kataraktextraktion beiträgt. Bei einer Studie an 95 Kataraktextraktionen trat eine frühe Drucksteigerung in 23 % der Fälle mit einer limbalen Schnittführung, aber in keinem mit einer kornealen Inzision auf, was darauf hinweist, daß die Verformung des Kammerwinkels durch den Korneoskleralschnitt zeitweise das benachbarte Trabekelsystem und den Kammerwasserabfluß beeinflußt [57].

23.2.3.2 Einfluß von α-Chymotrypsin

Das Enzym α-Chymotrypsin führt zu einer selektiven Auflösung der Linsenfasern. Barraquer [58] konnte 1958 den Wert der enzymatischen Zonulolyse zur Erleichterung der intrakapsulären Kataraktextraktion nachweisen. Während der Ära der intrakapsulären Kataraktchirurgie wurde α-Chymotrypsin zu diesem Zweck regelmäßig angewandt. 1964 berichtete Kirsch [59] über eine Studie an 343 Kataraktextraktionen, bei denen ein früher, passagerer Augeninnendruckanstieg bei 75 % der Augen auftrat, bei denen 2–4 ml einer Verdünnung von 1 : 5000 des Enzyms verwandt wurden, verglichen mit einer Inzidenz erhöhter Druckwerte von 24 % in einer Gruppe von Operationen ohne α-Chymotrypsin. Diese Komplikation war häufiger bei Patienten mit präexistenten Offenwinkelglaukomen [60]. Tonographische Untersuchungen zeigten eine Abnahme der Abflußleichtigkeit [61,62], obwohl 2–4 Monate postoperativ keine pathologischen, hydrodynamischen Veränderungen mehr bemerkt wurden [63]. Die enzyminduzierte Augendrucksteigerung wurde experimentell an Affenaugen nachvollzogen [64–66] und die histologische Untersuchung dieser Augen ergab, daß die Augeninnendrucksteigerung auf eine Ansammlung von Fragmenten der Zonulafasern zurückging, die durch einheitliche Segmente von etwa 1000 Å [67] im Trabekelmaschenwerk [66,68] charakterisiert waren.

Aufgrund der klinischen und experimentellen Befunde wurde der Ausdruck *Enzymglaukom* häufig für jene Fälle einer frühen, passageren Augeninnendrucksteigerung mit tiefer Vorderkammer angewandt, bei denen α-Chymotrypsin zur Erleichterung der intrakapsulären Linsenextraktion eingesetzt wurde. Es ist aber immer noch nicht völlig klar wie entscheidend das Enzym für die postoperativen Augendrucksteigerungen nach intrakapsulärer Kataraktextraktion war. Mehrere Untersuchungen fanden keinen Unterschied im postoperativen Druckverhalten mit und ohne Anwendung von α-Chymotrypsin [44,57,69], selbst in Augen mit einem präexistenten Glaukom [70]. Man vermutete, daß das Volumen oder die Konzentration von α-Chymotrypsin die enzymabhängige Druckreaktion beeinflußt, da Augen, die 0,25- 0,5 ml einer Verdünnung von 1 : 5000 bis 1 : 10 000 erhielten, ein Augeninnendruckverhalten zeigten, das den Eingriffen ohne Enzym vergleichbar war [69]. Kirsch [71] beobachtete auch eine Dosisbeziehung, fand jedoch immer noch eine Inzidenz von 55 % erhöhter Druckwerte in der postoperativen Phase nach einer Anwendung von 0,25 ml einer 1:5000-Verdünnung von α-Chymotrypsin.

23.2.3.3 Einfluß viskoelastischer Substanzen

Um das Hornhautendothel während bestimmter Phasen der Kataraktextraktion und der Kunstlinsenimplantation zu schützen, entspricht es mittlerweile der üblichen Praxis, die Vorderkammer mit einer viskoelastischen Substanz zu füllen. Die am häufigsten angewandte raumtaktische Substanz zu diesem Zweck ist *Natriumhyaluronat*. Während manche Chirurgen keinen signifikanten Einfluß auf das postoperative Druckverhalten bei Anwendung von Natriumhyaluronat fanden [72,73], dokumentierten andere erhöhte Druckwerte in den ersten Tagen nach der Operation [74,75]. Die Injektion von Natriumhyaluronat in die Vorderkammer bei Kaninchen- und Affenaugen führt zu ausgeprägten Augeninnendrucksteigerungen [76] und die Perfusion enukleierter menschlicher Augen führt zu einer Herabsetzung der Abflußleichtigkeit um 65 % [77]. Die Änderung der Fazilität konnte nicht aufgehoben werden durch die intensive Spülung der Vorderkammer, sie wurde jedoch wiederhergestellt durch eine Spülung mit Hyaluronidase [77]. Klinisch führte die Aspiration von Natriumhyaluronat am Ende der Kataraktoperation nicht zu einer signifikanten Minderung der Inzidenz oder des Ausmaßes postoperativer Augeninnendrucksteigerungen in einer Untersuchungsreihe [78].

Es wurden auch alternative viskoelastische Substanzen untersucht. *Chondroitinsulfat* führte nur zu minimalen Augendrucksteigerungen bei Anwendung während einer Linsenimplantation in verschiedenen Tieraugen [79] oder nach Injektion einer 10 %igen Konzentration in die Vorderkammer bei Kaninchen- und Affenaugen [76]. Eine spezielle Zubereitung von

Chondroitinsulfat und Natriumhyaluronat wurde mit dem originären Natriumhyaluronat verglichen und als weniger günstig für die Kataraktchirurgie bewertet, wobei es unverändert augeninnendrucksteigernd in der unmittelbar postoperativen Phase bei vielen Patienten wirkte [80]. *Methylzellulose* 1–2% soll keine signifikanten postoperativen Drucksteigerungen sowohl in Tier- [77] oder menschlichen Augen [81] auslösen und scheint das Hornhautendothel ausreichend zu schützen [81]. Eine 2%ige Lösung von Hydroxypropylmethylzellulose wurde mit gepufferter Elektrolytlösung verglichen, was den gleichen Effekt auf die postoperative Hornhautdicke ohne einen Augeninnendruckanstieg hatte [82].

23.2.3.4 Entzündung und Blutung

Nach jeder Kataraktextraktion tritt eine passagere, postoperative, geringe Entzündungsreaktion auf. Ist die entzündliche Reaktion des Auges auf das Operationstrauma massiv, so kann eine Verlegung des Trabekelmaschenwerkes durch Entzündungszellen und Fibrin zu Augeninnendrucksteigerungen führen. Die entzündliche Reaktion des Auges und ein mögliches Sekundärglaukom sind dann besonders ausgeprägt, wenn Linsenanteile im Glaskörper nach einer Kataraktextraktion verblieben sind [83].

Die Kunstlinsenimplantation verstärkt das Risiko einer ernsten postoperativen Uveitis, besonders bei Vorderkammer- und irisfixierten Linsen [84]. Diese kann mit rezidivierenden Hyphämata und Glaukom einhergehen, was auch als „UGH-Syndrom" (Uveitis, Glaukom und Hämorrhagie) bezeichnet wird [85,86]. Die Uveitis war besonders häufig bei den irisgestützten Linsen, vermutlich wegen der mechanischen Irritation der Iris durch die Linse und die dadurch bedingte zelluläre Reaktion [87,88]. Der Pathomechanismus der intraokularen Entzündung und wiederholter Blutung bei einer Vorderkammerlinse geht vermutlich auf einen Kontakt der Linsenrückfläche mit der Iris zurück und das Ausmaß der genannten Komplikationen hat offensichtlich eine Beziehung zum Linsendesign und zur Herstellungsqualität [85,86,89]. Hinterkammerlinsen verursachen sehr viel seltener eine Uveitis. Fluorophotometrische Studien haben gezeigt, daß in pseudophaken Augen mit einer Hinterkammerlinse und einer intakten hinteren Linsenkapsel nur minimale Veränderungen der Blut-Kammerwasser-Schranke auftreten [90–92]. Trotzdem wurde ein UGH-Syndrom auch nach Hinterkammerlinsenimplantation beschrieben [93].

Ein Hyphäma mit Uveitis, Blutungen in die Vorderkammer oder in die Glaskörperkavität können sowohl unmittelbar nach der Kataraktextraktion wie auch in einer späten postoperativen Phase auftreten. Eine Möglichkeit einer Blutung in der Spätphase liegt in neugebildeten Gefäßen an der Innenseite des Korneoskleralschnittes [94]. Eine Kunstlinsenimplantation kann auch durch rezidivierende Blutungen kompliziert sein, was sowohl für Vorderkammerlinsen [95], irisfixierte Linsen [96] und für Hinterkammerlinsenimplantate [97,98] beschrieben wurde. Blutungen bei der Hinterkammerlinsenimplantation treten häufiger bei sulkusfixierten Linsen auf und gehen vermutlich auf eine Erosion benachbarter Gewebe durch die Linsenhaptik zurück [99]. Eine postoperative Blutung kann in jedem Falle unabhängig von der Blutungsquelle zu Augeninnendrucksteigerungen über Pathomechanismen, die in Kap. 21 beschrieben wurden, einschließlich eines „ghost-cell"-Glaukoms nach einer Glaskörperblutung führen [100].

23.2.3.5 Pigmentdispersion

Ein unterschiedliches Ausmaß von Pigmentgranula, hauptsächlich vom Pigmentepithel der Iris, wird bei jeder Kataraktoperation in die Vorderkammer freigesetzt. Ist das Ausmaß der Pigmentdispersion exzessiv, kann dies zu einer vorübergehenden Drucksteigerung sowohl im aphaken wie im pseudophaken Auge führen, was gelegentlich in ein chronisches Glaukom übergeht.

Das *pseudophake Pigmentglaukom* tritt am häufigsten nach Hinterkammerlinsenimplantation auf [101–104]. Der Pathomechanismus scheint auf einen Abrieb von Irispigmentepithel in den peripheren Irisanteilen durch die Haptiken der Kunstlinse zurückzugehen. Die freigesetzten Pigmentgranula verlegen das Trabekelmaschenwerk ähnlich wie bei einem phaken Pigmentglaukom. Der Kammerwasserströmung entsprechend angeordnete Pigmentgranula am zentralen Hornhautendothel (Krukenberg-Spindel) treten gelegentlich, jedoch nicht immer auf. Man kann die Pigmentgranula auch in der Kammerwasserströmung der Vorderkammer erkennen, besonders nach einer Pupillenerweiterung. Das häufigste diagnostische Kriterium sind jedoch die Durchleuchtungsdefekte der Iris im Bereich des Kontaktes mit den Linsenhaptiken. Die Iris kann die Pigmentdispersion auch auf dem Stroma zeigen, wobei blaue Irides eine gräuliche Verfärbung aufweisen [102]. Die Gonioskopie zeigt die massive Pigmentierung des Trabekelmaschenwerkes.

394　Kapitel 23. Glaukom nach Augenoperationen

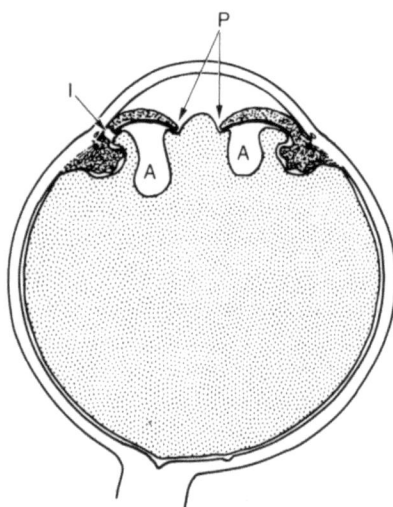

Abb. 23.7. Pupillarblock bei Aphakie. Eine Adhärenz zwischen Iris und vorderer Glaskörpergrenzmembran blockiert den Kammerwasserabfluß in die Vorderkammer sowohl über die Pupillarebene *(P)* wie auch über die Iridektomie *(I)*. Die posteriore Ansammlung von Kammerwasser *(A)* verursacht eine Wölbung der peripheren Iris nach vorne mit Verschluß des Kammerwinkels

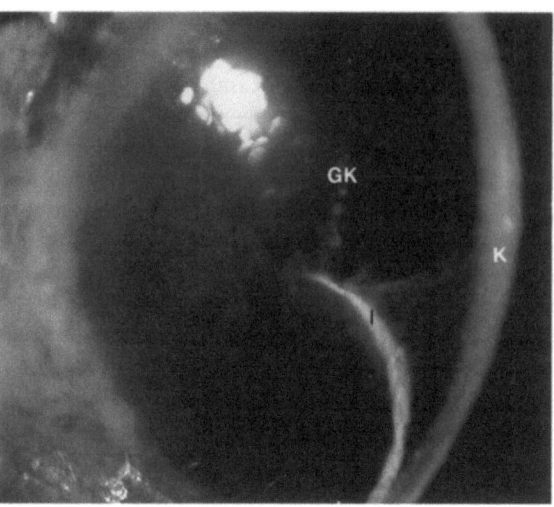

Abb. 23.8. Spaltlampenbild eines Auges mit einem Pupillarblockglaukom bei Aphakie mit der Darstellung der vorderen Glaskörperfläche *(GK)* direkt hinter der zentralen Hornhaut *(K)* mit einer Wölbung der peripheren Iris *(I)* nach vorne und Verschluß des Kammerwinkels

23.2.3.6 Glaskörperprolaps in die Vorderkammer

Grant beschrieb einen Pathomechanismus eines akuten Offenwinkelglaukoms, bei dem der Glaskörper die Vorderkammer nach Kataraktextraktion ausfüllte. Er berichtete, daß eine konsequente Mydriasis zur Unterbrechung des Pupillarblocks dabei wichtig sei, während in anderen Fällen eine Miosis zur Retraktion des Glaskörpers vom Kammerwinkel günstiger ist. Simmons [106] bemerkte, daß viele Fälle sich im Verlaufe von mehreren Monaten spontan verbessern. Wenn eine chirurgische Intervention notwendig ist, kann eine Iridotomie bei Pupillarblockmechanismus günstig sein, während andere Augen eine vordere Vitrektomie benötigen [107].

23.2.3.7 Pupillarblock

Bei Aphakie. Dies ist eine relativ seltene Komplikation der Kataraktextraktion und trat z.Z. der intrakapsulären Kataraktchirurgie häufiger bei kleinen runden Pupillen auf [108,109]. Das aphake Pupillarblockglaukom ist dann besonders wahrscheinlich, wenn eine vorübergehende Abflachung der Vorderkammer durch eine Fistel des Korneoskleralschnittes auftrat. Es soll auch häufiger nach der Operation einer kongenitalen Katarakt auftreten und man hatte deshalb eine Kombination von Sektor- und peripheren Iridektomien mit multiplen Sphinkterotomien zur Herabsetzung des Risikos eines Pupillarblocks vorgeschlagen [110]. Mit modernen Operationsverfahren für die kongenitale Katarakt sind diese Maßnahmen wahrscheinlich nicht mehr notwendig, wenngleich eine periphere Iridektomie immer noch empfehlenswert ist.

Die Pathogenese des Pupillarblocks bei Aphakie geht auf eine Adhärenz zwischen Iris und Glaskörpervorderfläche zurück, die den Kammerwasserabstrom in die Vorderkammer entweder durch die Pupille oder durch die Iridektomie verhindert. Das Kammerwasser sammelt sich hinter dem Irisdiaphragma an und verursacht eine Nachvornewölbung der Iris und einen Verschluß des Kammerwinkels (Abb. 23.7). Der zugrundeliegende Pathomechanismus setzt eine intakte vordere Glaskörpergrenzmembran voraus, da fluoreszenzangiographische Studien gezeigt haben, daß das Kammerwasser durch spontan aufgetretene Lücken der vorderen Glaskörpergrenzfläche in die Glaskörperkavität fließt [111]. Eine Unterscheidung dieses Krankheitsbildes gegenüber dem viel selteneren malignen Glaukom bei Aphakie geschieht durch die tiefere zentrale Vorderkammer und die Nachvornewölbung der peripheren Iris beim Pupillarblock (Abb. 23.8), obwohl eine derartige Abgrenzung zuweilen schwierig ist.

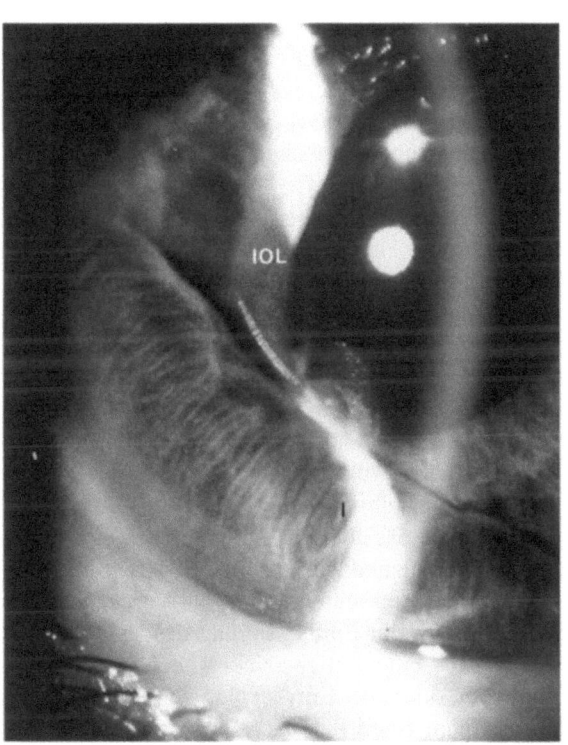

Abb. 23.9. Spaltlampenbild eines Pupillarblocks bei Pseudophakie mit Nachvornewölbung der Iris *(I)* peripher von den Rändern einer Vorderkammerlinse *(IOL)*

Bei Pseudophakie. Ein Pupillarblockglaukom bei Pseudophakie wurde früher am häufigsten bei Vorderkammerlinsen [112–114] und irisfixierten Linsen [115,116] beobachtet, wenngleich mittlerweile zahlreiche Berichte zu dieser Komplikation auch nach Hinterkammerlinsenimplantation veröffentlicht wurden [112,117–120]. Der Pupillarblock tritt in der Regel in der Frühphase nach der Operation auf, kann jedoch auch noch Monate bis Jahre später vorkommen. Viele Fälle sind asymptomatisch und werden erst bei einer routinemäßigen Augenuntersuchung entdeckt. Manche können noch einen normalen Augeninnendruck haben, obwohl periphere vordere Synechien und eine dauerhafte Augeninnendrucksteigerung zwangsläufig folgen, wenn die periphere Vorderkammer nicht zuverlässig wiederhergestellt wird. Bei den Vorderkammerlinsen wölbt sich die Iris zu beiden Seiten der Kunstlinse nach vorne (Abb. 23.9), während der Pathomechanismus bei den Hinterkammerlinsen offensichtlich auf eine ausgeprägte postoperative Entzündungsreaktion mit der Ausbildung hinterer Synechien von Kunstlinse, Irisrückfläche und Hinterkapsel zurückgeht. Eine periphere Iridektomie ergibt in beiden Situationen einen gewissen präventiven Schutz.

Es besteht die allgemeine Tendenz, auf die periphere Iridektomie in Verbindung mit einer extrakapsulären Kataraktextraktion und einer Hinterkammerlinsenimplantation zu verzichten. Dies geht überwiegend auf die Annahme zurück, daß die Iridektomie nicht notwendig sei und lediglich ein zusätzliches operatives Risiko wie Blutung, Entzündung, Iridodialyse und unbeabsichtigtes Durchschneiden von Linsenhaptiken und einem verstärkten postoperativen Tyndall-Phänomen darstellt [121,122]. Die zunehmende Anzahl publizierter Pupillarblockglaukome bei diesen Augen spricht jedoch gegen diese allgemeine Tendenz. Um den Eingriff einer peripheren Iridotomie so atraumatisch wie möglich zu gestalten und eventuelle Komplikationen zu vermeiden, wurden modifizierte Irisscherchen mit einem feinen Zähnchen an der Spitze eines jeden Scherenblattes entwickelt (Scherenpinzette für Iridotomie), um eine kleine Iridotomie mit einem einzelnen Scherenschlag ohne Entfernung von Irisgewebe ausführen zu können [123].

23.2.3.8 Kammerwinkelsynechien und/oder Trabekelschaden

Bei den meisten Fällen eines chronischen Glaukoms bei Aphakie oder Pseudophakie lassen sich periphere, anteriore Synechien nachweisen, häufig als Folge einer abgeflachten Vorderkammer und/oder einer massiven Entzündungsreaktion in der frühen postoperativen Phase. Eine flache Vorderkammer nach Kataraktextraktion kann durch eine *Fistulation* im Schnittbereich mit nachfolgender Hypotonie und Aderhautabhebung bedingt sein. Dies führt zu einem Circulus vitiosus, da die Aderhautabhebung eine Minderung der Kammerwassersekretion mit weiterer Hypotonie verursacht und auch zur Nachvorneverlagerung von Iris und Glaskörper beiträgt. Um die Ausbildung von Kammerwinkelsynechien und damit eines chronischen Glaukoms zu verhindern, sollte eine postoperativ abgeflachte oder aufgehobene Vorderkammer sofort revidiert werden. In einer Untersuchungsreihe von 203 unkomplizierten Kataraktextraktionen hatten 47% nachweisbare Kammerwinkelsynechien und jene Augen mit einem Sekundärglaukom eine Kammerwinkelsynechierung über mehr als 1/4 der Zirkumferenz [45]. In manchen Fällen können sich Kammerwinkelsynechien über den Haptiken der Kunstlinse selbst noch Monate nach dem Eingriff entwickeln und im Laufe der Zeit weiter zunehmen [124].

In anderen Fällen eines Glaukoms bei Aphakie oder Pseudophakie wiederum kann der Kammerwinkel in sämtlichen Quadranten offen sein und völlig normal erscheinen, abgesehen von einem unterschiedlichen Ausmaß erhöhter Pigmentierung besonders in der unteren Zirkumferenz. Dies kann sowohl bei Erwachsenen wie bei kindlichen Augen nach einer Kataraktextraktion auftreten. In einer Untersuchungsreihe bei aphaken Kindern war die Prävalenz des chronischen Glaukoms 6,1 % [125]. Der Einsatz von Vitrektomieinstrumenten für die Aspiration der Linse mit einer großzügigen Exzision der hinteren Linsenkapsel soll die Inzidenz des Glaukoms wesentlich verringert haben [125]. Der Mechanismus der Verlegung der Kammerwasserabflußwege bei Fällen mit einem chronischen Offenwinkelglaukom bei Aphakie oder Pseudophakie ist noch unklar, geht jedoch mit großer Wahrscheinlichkeit auf Veränderungen im Trabekelmaschenwerk als Operationsfolge zurück. Möglicherweise kann auch eine präexistente, verminderte Abflußleichtigkeit zu dem Risiko eines Glaukoms bei Pseudophakie oder Aphakie beitragen.

23.2.3.9 Epithelinvasion

Bei der Epithelinvasion wächst eine epitheliale Membran in das Auge über den Bereich der Bulbuseröffnung ein. Sie erstreckt sich auf die Rückfläche der Hornhaut, führt zu einem Hornhautödem, wächst über den Kammerwinkel und auf die Iris, was zu einem Sekundärglaukom führt. Nach der Literatur tritt dies in 0,09–0,12 % der Augen nach einer Kataraktextraktion auf [126–128], wenngleich die Inzidenz mit den modernen Methoden der Kataraktoperation abzunehmen scheint [128]. Eine Epithelinvasion kann auch nach einer perforierenden Verletzung [129], einer perforierenden Keratoplastik [130] und nach einer Glaukomoperation [131] auftreten.

In einer frühen Phase der Erkrankung läßt sich häufig eine Außenfistulation im Wundbereich durch einen Seidel-Test nachweisen. Spaltlampenbiomikroskopisch erkennt man die Epitheleinwachsung an der Hornhaut als eine dünne, graue, durchscheinende oder transparente Membran mit einem bogenförmigen, verdickten Rand. Die Spiegelendothelmikroskopie zeigt ein charakteristisches Muster von Zellgrenzen, was diagnostisch von gewisser Bedeutung ist [131]. Die Membran auf der Iris ist schwieriger zu sehen, aber sie verursacht eine typische Abflachung des Irisstromas und man kann ihre Abgrenzung durch charakteristische weiße Herde erkennen, die sich durch eine diagnostische Laserphotokoagulation erzielen lassen [132]. Die Gonioskopie zeigt häufig Kammerwinkelsynechien, worauf sich ein Glaukom entwickelt. Die zytologische Untersuchung eines Kammerwasseraspirates wurde als diagnostisch sinnvoll beschrieben [133,134], obwohl die klinischen Befunde in der Regel ausreichen, die Diagnose zu erhärten.

Eine Fistel im Schnittbereich gilt als der initial prädisponierende Faktor für die Epitheleinwachsung und wird auch häufig zum Zeitpunkt der Diagnose noch nachgewiesen [132,135,136]. Die Literaturberichte differieren bezüglich der Meinung, ob diese Komplikation bei einem fornixbasalen Bindehautlappen für eine Kataraktextraktion oder bei einem limbusbasalen Bindehautlappen häufiger auftritt [126,127]. Ultrastrukturelle Untersuchungen zeigen ein gut entwickeltes Epithel, ähnlich dem der Conjunctiva bulbi, das über die Hornhautrückfläche, den Kammerwinkel und die Iris wächst [137,140]. Das Glaukom bei Epithelinvasion in die Vorderkammer entsteht durch die Epithelisierung des Trabekelmaschenwerkes, eine partielle Nekrose im Trabekelmaschenwerk, durch die Entwicklung von Kammerwinkelsynechien, einen Pupillarblock oder durch abgeschilferte Epithelzellen, die die Abflußwege verstopfen [126,137,140,141].

23.2.3.10 Fibröse Proliferation

Es wurden 2 Formen dieses Krankheitsbildes beschrieben: fibröse Invasion der Vorderkammer und retrokorneale Membranen. Die *fibröse Invasion* resultiert aus einem insuffizienten Wundschluß nach Kataraktchirurgie oder nach einer perforierenden Verletzung. Nach Literaturangaben soll es in etwa einem Drittel der Augen, die nach einer Kataraktextraktion enukleiert wurden, nachzuweisen sein [142,143]. Das Hauptkennzeichen dieser Form der fibrösen Proliferation ist ein Defekt im Hornhautendothel und der Descemet-Membran, der Fibroblasten die Einwanderung in die Vorderkammer aus dem subepithelialen Bindehautgewebe [144] oder aus dem kornealen oder limbalen Stroma [145,146] ermöglicht. Das fibröse Gewebe, das häufig vaskularisiert ist, kann das Hornhautendothel, den Kammerwinkel und die Iris überwachsen und sogar die Glaskörperkavität infiltrieren. Kammerwinkelsynechien treten sehr häufig bei diesen Fällen auf [146]. Klinisch kann dieses Bild schwierig von der Epithelinvasion zu unterscheiden sein, obwohl es in der Regel weniger progressiv und weniger destruktiv ist. Liegt ein Glaukom vor, ist es meist Folge der Trabekelschädigung durch eine Operation oder eine Verletzung, bzw. eine direkte obstruierende Wirkung des fibrösen Gewebes in der Kammerwinkelbucht. *Retrokorneale Membranen* können auf verschiedene entzündliche oder traumatische Veränderungen der Hornhaut zurückgehen. Die Descemet-Membran ist gewöhnlich intakt und das fibröse Gewebe läßt sich auf metaplastische Endothelzellen zurückführen [147]. Glaukom ist dabei ungewöhnlich, kann jedoch als Konsequenz des Operationstraumas auftreten.

23.2.3.11 Melanozytäre Proliferation

Eine Proliferation von Melanozyten entlang der Iris auf das Trabekelmaschenwerk und auf die Rückfläche der Hornhaut wurde auch als ein Pathomechanismus eines Sekundärglaukoms nach Kataraktextraktion beschrieben [148].

23.2.3.12 Neodym:YAG-Laser-Kapsulotomie

Eine andere Ursache der Augeninnendrucksteigerung nach Kataraktchirurgie mit oder ohne Kunstlinsenimplantation ist der Einsatz des Neodym:YAG-Lasers, um eine Diszision der hinteren Linsenkapsel nach extrakapsulärer Kataraktextraktion auszuführen, wenn ein proliferativer Nachstar oder eine Kapselfibrose aufgetreten ist. Der Lasereingriff kann mit erheblichen Augeninnendrucksteigerungen einhergehen [149–159]. Die Augendrucksteigerung kann innerhalb weniger Stunden einsetzen und im Laufe einer Woche wieder auf die Ausgangswerte zurückgehen, wenngleich die Drucksteigerung in manchen Fällen für mehrere Wochen persistieren kann. In einer großen Serie zeigte sich eine dauerhafte Augendrucksteigerung bis zu 6 Monate postoperativ in 0,8% der Fälle [151]. In wenigen Fällen konnte man auch eine progressive glaukomatöse Papillenschädigung mit Gesichtsfeldausfällen durch laserinduzierte Augendrucksteigerungen nachweisen [152]. Auch ein vorübergehender Verlust der Lichtscheinwahrnehmung mit der Notwendigkeit einer notfallmäßigen Parazentese durch laserinduzierte Drucksteigerungen ist beschrieben [153]. Risikofaktoren für eine signifikante Augeninnendrucksteigerung nach Neodym:YAG-Laser-Kapsulotomie sind präexistentes Glaukom oder präoperative Druckwerte über 20 mm Hg, große Kapsulotomie oder eine sulkusimplantierte Linse im Vergleich zu kapselsackfixierten Hinterkammerlinsen [159], das Fehlen einer Hinterkammerlinse, Myopie, Anamnese vitreoretinaler Erkrankungen und ein Glaskörperprolaps in die Vorderkammer [160].

Der Pathomechanismus der Augeninnendrucksteigerung nach Neodym:YAG-Kapsulotomie ist nicht völlig geklärt, obwohl tonographische Untersuchungen eine Beziehung zur Kammerwasserabflußleichtigkeit belegen [154]. Mögliche Ursachen der Verlegung des Kammerwasserabflusses sind Pupillarblock durch die nach anterior gerichtete Bewegung des Glaskörpers und die Verlegung des Trabekelmaschenwerkes mit Fibrin, Entzündungszellen oder zellulärem Debris aus der Linsenkapsel oder kortikalen Linsenresten [157,161,162]. In einem Falle verlegte ein prolabierter Glaskörper eine präexistente Glaukomfistel und verursachte einen akuten Augeninnendruckanstieg [158]. Die Vorbehandlung mit Indomethacin konnte die postoperativen Augeninnendrucksteigerungen nicht beeinflussen [163], während die Vorbehandlung mit Timolol [163,164] oder Vor- und Nachbehandlung mit Apraclonidin [165] die frühen postoperativen Augendrucksteigerungen nach YAG-Lasereingriffen minimiert.

Anteriore Kapsulotomien wurden in Tieraugen untersucht, wobei Augeninnendrucksteigerungen in allen Fällen auftraten, vermutlich durch die Verlegung der Abflußwege oder verflüssigtes Material des Linsenkortex [166]. In menschlichen Augen waren Augeninnendrucksteigerungen zu verschiedenen Zeitpunkten nach der vorderen Laserkapsulotomie nachzuweisen, jedoch in der Regel nur vorübergehend [167].

23.2.4 Behandlung

23.2.4.1 Präoperative Überlegungen

Bei der Vorbehandlung eines Patienten für eine Kataraktoperation können bestimmte Überlegungen dazu beitragen, das Risiko postoperativer Komplikationen bezüglich Glaukom, besonders in Augen mit einem präexistenten Glaukom zu mindern. So sollte man z. B. die Retrobulbäranästhesie wegen der Bedenken zur Wirkung auf die arterielle Perfusion des Sehnerven *ohne Adrenalinzusatz* ausführen.

Okulopression. Viele Operateure bevorzugen eine präoperative Verkleinerung des Glaskörpervolumens und eine Senkung des Augeninnendruckes durch die externe Applikation von Druck auf den Bulbus, entweder manuell oder durch einen Okulopressor, um eine möglichst tiefe Vorderkammer intraoperativ zu haben und unter der Annahme, potentielle Komplikationen wie Glaskörperverlust und expulsive Blutung präventiv zu beeinflussen. Die Kompression des

Auges kann mit einem aufgeblasenen Gummiball, der über ein elastisches Band um den Kopf fixiert wird oder durch einen pneumatisch regulierten Ballon (Honan-Okulopressor) erfolgen. Jede Methode trägt ein gewisses Risiko der Papillenschädigung oder eines arteriellen Verschlusses aufgrund einer übermäßigen oder zu langen Applikation des externen Druckes auf das Auge. Der Honan-Okulopressor ist diesbezüglich sicherer, da er eine Registrierung des Druckes innerhalb des Ballons ermöglicht. Obwohl der Augeninnendruck nicht direkt oder linear dem Druck im Honan-Okulopressor korreliert, lassen Studien vermuten, daß er bei normotensiven Augen sicher angewandt werden kann, besonders wenn das Druckreservoir auf 30 mm Hg eingestellt und nur für 5 min belassen wird [168]. Der ausgelöste Augeninnendruckanstieg ist jedoch eine Funktion des Ausgangsaugendruckes und es können ganz ausgeprägte Drucksteigerungen in Augen mit initialen Druckwerten über 30 mm Hg auftreten, was zu besonderer Vorsicht in solchen Fällen rät [168].

Auswahl der Kunstlinse. Wie schon erwähnt, geht eine extrakapsuläre Kataraktextraktion und Implantation einer Hinterkammerlinse in der Regel mit einer geringfügigen, postoperativen Augeninnendrucksenkung einher. Die Hinterkammerlinse wird selbst in Augen mit einem fortgeschrittenen, präexistenten Glaukom gut toleriert. Ein präoperatives Glaukom oder Kammerwinkelanomalien sind jedoch relative Kontraindikationen für die Implantation einer Vorderkammerlinse. Bei einer Studie an 18 normotensiven Augen mit kammerwinkelgestützten Linsen entwickelten 12 Synechien um die Linsenhaptik [169], die zu einer Abflußstörung führen können, ganz besonders in Augen mit präexistentem Glaukom. In einer anderen Studie ging die Vorderkammerlinsenimplantation in Augen mit präoperativen, peripheren, anterioren Synechien mit einem Endothelzellverlust der Hornhaut, fibröser, endothelialer Metaplasie und Kammerwinkelvernarbung einher [170]. Außerdem führen Vorderkammerlinsen häufiger noch zu anderen Pathomechanismen eines Sekundärglaukoms.

23.2.4.2 Intraoperative Überlegungen

Eine minimale Traumatisierung der Gewebe der Vorderkammer, zuverlässige Hämostase und nur geringe intraokulare Manipulationen können das Risiko postoperativer Augendrucksteigerungen, die auf Blutung oder exzessive postoperative Entzündung oder Pigmentdispersion zurückgehen, weitgehend mindern. Außerdem kann der wohl überlegte Umgang mit intraokular zu applizierenden Stoffen wie viskoelastischen Substanzen oder α-Chymotrypsin, besonders in Augen mit einem präexistenten Glaukom, dazu beitragen, das Risiko eines postoperativen Sekundärglaukoms zu reduzieren.

Andere Wirkstoffe, die häufig während des Eingriffes in die Vorderkammer eingebracht werden, sind Miotika wie *Azetylcholin* und *Karbachol*, um die Pupille zu verengen, besonders nach Implantation einer Hinterkammerlinse. Azetylcholin soll im Vergleich zu einer gepufferten Elektrolytlösung den Augeninnendruck 3 und 6 h postoperativ noch senken, obwohl der Unterschied 24 h postoperativ nicht mehr statistisch signifikant ist [171]. Die intrakamerale Anwendung von Karbachol führt andererseits zu geringeren Augendruckwerten im Vergleich zu Azetylcholin oder Elektrolytlösung sowohl nach 24 h, 2 oder 3 Tagen postoperativ [172–175]. Aus diesem Grunde kann die Applikation von Karbachol in der Vorderkammer am Ende des Eingriffes frühe postoperative Augeninnendrucksteigerungen reduzieren, was bei Augen mit präexistentem Glaukom vielleicht besonders bedeutsam ist.

23.2.4.3 Frühe postoperative Phase

Nach einer Routinekataraktextraktion kann der Augeninnendruck innerhalb von 6–7 h ansteigen und kehrt in der Regel im Laufe einer Woche zu den Ausgangswerten zurück. Ein mäßiger Augeninnendruckanstieg (z. B. weniger als 30 mm Hg) in einem Auge mit einer tiefen Vorderkammer ist meist ohne jede Konsequenz und bedarf keiner antiglaukomatösen Therapie. Höhere Augendruckwerte verursachen jedoch häufig Schmerzen und können zu einer Ruptur der Korneoskleralnaht führen. Außerdem kann bei Augen mit einem präexistenten Glaukom und fortgeschrittener glaukomatöser Papillenschädigung auch ein kurzfristiger Augeninnendruckanstieg eine weitere Schädigung der Papille verursachen. Es wurde gezeigt, daß es in diesen kurzen Zeiträumen erhöhten Augeninnendruckes zu einer anterioren ischämischen Neuropathie des N. opticus in Augen, deren Papille durch eine ungünstige Durchblutungssituation besonders vulnerabel ist, kommen kann [176]. Wenn deshalb Schmerzen auftreten oder eine gewisse Gefahr für Papille, Hornhaut oder Korneoskleralwunde besteht, sollte in jedem Falle eine medikamentöse Augeninnendrucksenkung angestrebt werden.

Eine ganze Reihe von Wirkstoffen wurde bezüglich ihrer Effizienz zur Senkung früher postoperativer

Augeninnendrucksteigerungen in Augen mit offenen Kammerwinkeln untersucht. Obwohl die Ergebnisse z. T. widersprüchlich sind, gelten Acetazolamid [177–179] und Timolol [179–184] als in diesen Fällen ausreichend wirksam. Eine Studie verglich Levobunolol, Timolol und Betaxolol und fand Timolol von den drei β-Blockern am effektivsten in der Prävention früher postoperativer Drucksteigerungen nach Kataraktoperation [185]. Pilokarpin erwies sich in einer Studie als nicht wirksam [178], obwohl Pilokarpingel in einer anderen Studie günstig erschien, ohne den postoperativen Entzündungszustand signifikant zu vermehren [186]. Pilokarpin zeigte sich auch wirksam in der Prävention passagerer Drucksteigerungen nach Neodym:YAG-Kapsulotomie [187]. Wie schon gesagt, ist Apraclonidin besonders wirksam zur Prävention laserinduzierter Drucksteigerungen und kann auch für andere Pathomechanismen transienter Augendrucksteigerungen nach Kataraktextraktion nützlich sein [165]. Adrenalin wird in der Regel wegen des Risikos eines Makulaödems vermieden [188]. Steroide waren in einer Studie nicht effektiv [178], können jedoch von Nutzen sein, wenn die Augeninnendrucksteigerung mit erheblichen Entzündungszeichen einhergeht. Indomethacin und Aspirin konnten die postoperative Augendrucksteigerung ebenfalls reduzieren, vermutlich auf dem Wege einer Hemmung der Prostaglandinsynthese [189]. Wenn Uveitis und Glaukom mit verbliebenen Linsenresten im Glaskörper einhergehen, ergibt die Pars-plana-Vitrektomie die besten Ergebnisse [83].

Die Kombination von *Uveitis, Glaukom* und *Hyphäma* kann man entweder mit Mydriatika oder mit Miotika behandeln, um die Irismotilität gegenüber der Kunstlinse zu hemmen. In schwereren Fällen sollten Steroide wegen der Iritis sowie ein Karboanhydrasehemmstoff oder ein lokaler β-Blocker wegen des Glaukoms appliziert werden. Sind die Blutungsstellen visuell zugänglich, kann man mit einer Argonlaserphotokoagulation versuchen die Blutung zu stillen [97]. Rezidivierende Hyphämata und Glaukom sind in der Regel eine Indikation die Kunstlinse zu entfernen, wenngleich dies technisch häufig schwierig ist und zu erheblichen intraoperativen Komplikationen führen kann. Wenn Glaukom sekundär auf die Einblutung in die Vorderkammer mit einer Glaskörperblutung einhergeht, ist die Pars-plana-Vitrektomie empfehlenswert [190]. Die *Pigmentdispersion bei Pseudophakie* kann meist medikamentös gut unter Kontrolle gebracht werden und läßt sich in vielen Fällen im Verlaufe der Zeit zunehmend besser beeinflussen. Die Entfernung der Kunstlinse ist selten notwendig.

Ein *Pupillarblock bei Aphakie* kann initial mit Mydriatika zur Unterbrechung des Blockmechanismus behandelt werden, wenngleich eine Iridotomie auf Dauer fast immer notwendig wird [108–109]. Um ausreichend wirksam zu sein, muß die Iridotomie über einer Kammerwasserkavität angelegt werden und nicht in einem Bereich, in dem der Glaskörper an der Iris breitflächig adhärent ist. Der Lasereinsatz ist in diesen Fällen besonders nützlich, da mehr als nur eine Iridotomie angelegt werden können, bis man eine Kammerwasserblase findet, was sich durch eine sofortige Vertiefung der peripheren Vorderkammer anzeigt. Empfohlene alternative Operationsmethoden sind die Lösung der Iris von den Glaskörperadhäsionen mit einer Laseriridoplastik [191] oder einem Irisretraktor [192] und Pars-plana-Vitrektomie [193].

Ein *Pupillarblock bei Pseudophakie* kann durch eine konsequente Therapie mit Mydriatika und eine Vergrößerung der Pupille über die Ränder der Vorderkammerlinse hinaus oder durch die Lösung von hinteren Synechien bei einer Hinterkammerlinse unterbrochen werden. Karboanhydrasehemmstoffe, Hyperosmotika und lokale β-Blocker-Gabe können notfallmäßig zusätzlich gegeben werden. Die definitive Behandlung ist eine Iridotomie oder eine Iridektomie, die man am besten zunächst mit dem YAG-Laser versucht. Der Laser kann auch zur Erweiterung der Pupille eingesetzt werden [194]. Es wurde auch die Vitrektomie zur Lösung eines pseudophaken Pupillarblocks mit Erfolg eingesetzt [195].

23.2.4.4 Späte postoperative Phase

Die Mehrzahl der Patienten mit einem chronischen Glaukom bei Aphakie oder Pseudophakie kann und sollte medikamentös behandelt werden. Eine Therapie mit Miotika ist häufig ausreichend, ebenso wie die Anwendung von Substanzen zur Hemmung der Kammerwassersekretion wie Karboanhydrasehemmstoffe und lokal applizierte β-Blocker. Adrenalin ist nicht ein Wirkstoff der ersten Wahl wegen des Risikos eines Makulaödems [188]. Die operative Intervention bleibt jenen Fällen vorbehalten, die auch mit einer maximalen medikamentösen Therapie nicht ausreichend beeinflußt werden können. Die Lasertrabekuloplastik ist meist nur in jenen Fällen wirksam, wo nicht massive Kammerwinkelsynechien bestehen und sie dann einer invasiven Chirurgie vorausgehen sollte [196]. Legt man strenge Augeninnendruck-, Gesichtsfeld- und Sehschärfekriterien für die Definition des Erfolgs an, so ist kein Operationsverfahren beim chronischen Glaukom bei Aphakie oder Pseudophakie in hohem Prozentsatz erfolgreich [197]. Bei einer Untersuchungsreihe von Trabekulektomien an 82 aphaken Augen waren weniger als die Hälfte von dauerhaftem Erfolg begleitet [198]. Andere Operateure haben jedoch bessere Operationsergebnisse und glauben, daß die Trabekulektomie das Vorgehen der Wahl ist, wenn eine Lasertrabekuloplastik sich als nicht ausreichend erweist oder nicht möglich ist [196]. Die postoperative Anwendung von 5-Fluorouracil soll die Erfolgsrate der Filtrationschirurgie bei aphaken Augen verbessern [199]. Die transsklerale Neodym:YAG-Zyklophotokoagulation erwies sich auch bei einem chronischen Glaukom bei Aphakie und Pseudophakie als wirksam [200].

Wenn eine *Epithelinvasion* vorliegt, ist ein radikales chirurgisches Vorgehen in der Regel notwendig. Maumenee [132] beschrieb eine Methode der Exzision der Fistel und der beteiligten Iris, wobei das Epithel auf der Rückfläche der Hornhaut mit Kryotherapie zerstört wurde. Spätere Modifikationen bezogen sich auf eine Blockexzision der beteiligten Kammerwinkelgewebe [201-203], eine Exzision aller Strukturen gefolgt von Keratoplastik [202, 203] und dem Einsatz von Vitrektomieinstrumenten, um die betroffene Iris mit dem Glaskörper zu entfernen [136]. Die Implantation einer Molteno-Drainage erwies sich als eine effektive, palliative Behandlung beim Sekundärglaukom in diesen Fällen [204]. In Fällen eines fibrösen Einwachsens beschränkt sich die Behandlung in der Regel auf die Kontrolle des Augeninnendruckes, möglichst mit Medikamenten, wenngleich ein operativer Eingriff, meist in Form eines zyklodestruktiven Verfahrens, notwendig sein kann.

23.3 Glaukom nach perforierender Keratoplastik

23.3.1 Inzidenz

Eine perforierende Keratoplastik mit den modernen Methoden eines wasserdichten Wundverschlusses ist durch eine erhebliche Inzidenz von Augeninnendrucksteigerungen sowohl in der frühen wie in der späten postoperativen Phase begleitet, wenngleich die publizierten Häufigkeiten erheblich variieren [205–207]. In einer Untersuchungsreihe wird eine Inzidenz früher postoperativer Augendrucksteigerungen in 31 % und von 29 % in den späten postoperativen Phasen (nach drei oder mehr Monaten) berichtet [205]. Im Gegensatz dazu ergibt eine große Übersicht eine Inzidenz von 9 % für ein unmittelbar postoperatives Glaukom und eine Inzidenz von 18 % für ein chronisches Glaukom auf lange Sicht nach Keratoplastik [207]. Ein chronisches Glaukom zu einem späteren Zeitpunkt ist umso wahrscheinlicher, umso stärker eine frühe postoperative Augeninnendrucksteigerung auftrat [206]. Faktoren, die das postoperative Glaukomrisiko determinieren, sind Aphakie und präexistentes Glaukom [205-208]. In einer Untersuchungsreihe war der postoperative Augeninnendruck im Durchschnitt 24 mm Hg in den ersten Woche in phaken Augen, 40 mm Hg in aphaken Augen und 50 mm Hg in den Augen, bei denen eine Kataraktextraktion und eine Keratoplastik kombiniert wurden [209]. Wird eine Keratoplastik mit einer Kataraktextraktion kombiniert, so ist die Inzidenz eines Glaukoms höher, wenn eine intrakapsuläre Kataraktextraktion ausgeführt wurde (im Vergleich mit einer extrakapsulären Operationsmethode) [210]. Die Inzidenz eines Sekundärglaukoms ist auch höher nach wiederholter perforierender Keratoplastik [211]. Das Glaukom nach einer Keratoplastik ist nicht nur wegen der drohenden glaukomatösen Optikusläsion bedenklich, sondern auch wegen der höheren Inzidenz des Transplantatversagens [212].

23.3.2 Klinische Befunde und Pathomechanismen des Glaukoms

23.3.2.1 Frühe postoperative Phase

In manchen Fällen eines postoperativen Glaukoms nach perforierender Keratoplastik sind die augeninnendrucksteigernden Mechanismen die gleichen wie bei anderen intraokularen Eingriffen wie z. B. Uveitis, Blutungen, Pupillarblock und steroidinduzierte Drucksteigerungen [213]. In der frühen postoperativen Phase treten jedoch andere Mechanismen des Sekundärglaukoms hinzu, die pathognomonisch für Augen mit einer perforierenden Keratoplastik sind, besonders wenn eine Aphakie vorliegt. Zwei derartige Pathomechanismen werden diskutiert:

Ein *Kollaps des Trabekelmaschenwerkes* kann entstehen durch die fehlende anteriore Aufhängung nach Inzision der Descemet-Membran, was bei aphaken Augen über eine relaxierte posteriore Aufhängung nach Verlust der Zonulaspannung verstärkt wird [214, 215]. Diese Hypothese wird gestützt durch die Beobachtung, daß in einer Studie die Abflußleichtigkeit für Kammerwasser bei durchgreifenden Nähten in Autopsieaugen besser war [214] und in der frühen postoperativen Phase die Augeninnendruckwerte niedriger lagen als in Augen mit einer konventionellen Nahttechnik [215]. Andere Operateure berichteten jedoch geringere postoperative Augendrucksteigerungen mit sehr oberflächlich gelegenen Nähten, von denen sie annehmen, daß die Kammerwinkeldeformierung geringer sei [216].

Die *Kompression des Kammerwinkels* kann durch konventionelle Nahtmethoden bei der perforierenden Keratoplastik verursacht werden, was zu einem frühen postoperativen Augeninnendruckanstieg wie auch zu einem nachfolgenden chronischen Glaukom durch die Entwicklung peripherer vorderer Synechien führt [216,217]. Modifizierte Operationsmethoden, die diese Komplikation zu vermeiden helfen, werden im Abschnitt 3 diskutiert.

23.3.2.2 Späte postoperative Phase

Es wurde eine zunehmende Abflachung der vorderen Augenkammer mehrere Monate nach einer Keratoplastik bei Aphakie beschrieben [218]. Dieses Phänomen geht mit einer intakten vorderen Glaskörpergrenzfläche einher und eine prophylaktische Vitrektomie wurde zur Prävention empfohlen. Augeninnendrucksteigerungen können auch in Verbindung mit einer Immunreaktion auftreten, die eine langfristige Steroid- und antiglaukomatöse Therapie notwendig macht [219]. Eine Pigmentdispersion kann auch bei pseudophaken Hornhauttransplantationen auftreten, bei denen als pathognomonisches Zeichen eine untere Pigmentlinie am Hornhautendothel auftritt, die nicht mit einer Transplantatabstossung verwechselt werden darf [220]. Eine weitere, späte Glaukomentwicklung tritt nach Keratoplastik bei kongenitalen Hornhauttrübungen auf [221]. Sie geht nicht mit Kammerwinkelsynechien einher und der Pathomechanismus ist unklar. Weitere Formen des Glaukoms in der Spätphase nach Keratoplastik können durch Kammerwinkelsynechien, steroidabhängige Augendrucksteigerungen [213] und Epithelinvasion [130,222] verursacht sein.

23.3.3 Behandlung

23.3.3.1 Präventive Maßnahmen

Aufgrund eines mathematischen Modells wurden folgende Aspekte postuliert, die einer Kammerwinkelkompression entgegenwirken und die Aufhängung des Trabekelmaschenwerkes verbessern: 1. ein Spenderscheibchen, das größer als die Trepanation im Empfängerauge ist; 2. kleinere Nahtamplituden zur Reduktion der Gewebekompression; 3. kleinere Trepanationsdurchmesser; 4. eine dünnere, periphere Empfängerhornhaut und 5. ein größerer Empfängerhornhautdurchmesser [217,223]. Literaturberichte darüber, ob ein im Vergleich zur Trepanation im Empfängerauge vergrößertes Hornhautscheibchen die Abflußleichtigkeit verbessert und das Risiko eines Glaukoms nach Keratoplastik reduziert, sind widersprüchlich. Eine Perfusionsstudie an Autopsieaugen zeigte keine Verbesserung der Abflußleichtigkeit [224] und die Anwendung einer Größendifferenz von 0,5 mm zugunsten des Spenderscheibchens konnte in einer klinischen Serie keinen Schutz gegenüber einem später auftretenden Glaukom bilden [225]. Andere klinische Untersuchungen belegen jedoch, daß größere Spenderscheibchen mit einer tieferen Vorderkammer einhergehen [226] und ein geringeres Risiko progressiven Kammerwinkelverschlusses tragen [227], während wieder andere Untersuchungen an aphaken Augen signifikant geringere Augeninnendruckwerte postoperativ mit größeren Spenderscheibchen im Vergleich zu Augen mit identischen Durchmessern an Empfänger- und Spenderauge ergaben [228,229]. Erheblich größere Durchmesser beim Spenderauge sind jedoch bei der Operation des Keratokonus ungünstig, da sie die postoperative Myopie erheblich vergrößern [230]. Eine andere Methode zur Vermeidung eines Winkelblockglaukoms nach Keratoplastik sind Irisnähte nahe am Pupillarsaum bei einer atonen Iris, um eine gewisse Irisstraffung zu erreichen [231]. Es wurde auch betont, daß das Glaukomrisiko nach Keratoplastik gering gehalten werden kann durch einen sehr sorgfältigen Wundverschluß und eine extensive, postoperative Steroidtherapie [232].

23.3.3.2 Behandlung des Glaukoms

Eine *medikamentöse Therapie* sollte zuerst versucht werden, wenn nicht eine spezifische, behandelbare Ursache wie z. B. ein Pupillarblock offensichtlich ist. Viele Versuche einer frühen postoperativen Augendrucksteigerung zu begegnen waren häufig erfolglos. Karboanhydrasehemmstoffe sind in dieser Situation wenig wirksam [233,234], wenngleich sie bei der chronischen Form des Glaukoms nach Keratoplastik nützlich sein können. Publizierte Berichte mit Timolol sind widersprüchlich [216,234], obwohl es einen gewissen therapeutischen Wert hat, besonders bei der Augeninnendrucksenkung des chronischen Glaukoms nach Keratoplastik [213]. Hyperosmotika sind nur passager zur Reduktion extremer Drucksteigerungen in der frühen postoperativen Phase sinnvoll [233]. Miotika und Adrenalin sind gelegentlich wirksam.

Eine *operative Therapie* ist indiziert, wenn entweder ein Papillenschaden droht oder das übertragene Hornhautscheibchen durch die persistierende Augendrucksteigerung gefährdet ist. Eine Zyklodialyse war in nur 22 von 100 solchen Fällen erfolgreich [235] und eine andere Studie fand ein Transplantatversagen von 30 % nach jedweder antiglaukomatösen Operation [236]. Die Implantation eines Molteno-Röhrchens ergab eine Augendrucksenkung auf 21 mm Hg oder weniger mit einem oder mehr Eingriffen in einer Serie von 17 Augen, wenngleich sieben eine Transplantatabstossung bekamen [237]. Die Zyklokryotherapie ist noch die häufigste Operation beim Glaukom nach perforierender Keratoplastik [238], obwohl dieser Eingriff nicht ohne ein ernstes Risikopotential angewandt werden kann. Neuere zyklodestruktive Methoden wie die Zyklophotokoagulation können vielleicht eine bessere Nutzen-Risiko-Relation ergeben.

23.4 Glaukom bei Glaskörper- und Netzhautoperationen

23.4.1 Glaukom nach Pars-plana-Vitrektomie

23.4.1.1 Inzidenz

Die Augeninnendrucksteigerung ist die häufigste, ernste Komplikation nach Pars-plana-Glaskörperchirurgie [239–244]. Die publizierte Inzidenz eines postoperativen Glaukoms liegt zwischen 20 und 26 % [241,243]. In einer prospektiven Studie an 222 Fällen wurde ein Augeninnendruckanstieg von 5–22 mm Hg während der ersten 48 h nach dem Eingriff in 61,3 % der Fälle beobachtet, während ein Anstieg um 30 mm Hg in 35,6 % der Augen auftrat [244].

23.4.1.2 Klinische Befunde und Pathomechanismen des Glaukoms

Die meisten Faktoren, die nach einer Pars-plana-Vitrektomie zu einem erhöhten Augeninnendruck führen, wurden mit den entsprechenden Behandlungskonsequenzen in anderen Kapiteln bereits besprochen. Es sollen die verschiedenen Pathomechanismen hier noch einmal in ihrem Kontext zum zeitlichen Auftreten nach der Glaskörperchirurgie zusammengestellt werden [242].

Erster postoperativer Tag. Luft oder expandierende Gase, wie z.B. *Schwefelhexafluorid* und *Perfluorokarbone* (Perfluoropropan und Perfluoroethan), werden bei bestimmten Indikationen in die Glaskörperkavität zur Tamponade der Retina injiziert. Die Expansion dieser Gase in der frühen postoperativen Phase führt nicht selten zu erheblichen Augeninnendrucksteigerungen [241–248]. Perfluorokarbone dehnen sich stärker aus und verbleiben länger im Auge als z.B. Schwefelhexafluorid [249]. In einer Studie an 10 Patienten, die 0,3 ml Perfluorokarbon in den Glaskörper injiziert bekamen, zeigten alle Augen einen unmittelbar postoperativen Augeninnendruckanstieg, der bei vier Augen zu einem passageren Verschluß der Zentralarterie führte [248]. Der Augeninnendruck ging jedoch innerhalb von 30–60 min auf den Ausgangswert zurück und stieg in den nachfolgenden 5 Tagen nicht wieder an.

Die sorgfältige Beachtung des Augeninnendruckniveaus unmittelbar postoperativ ist bei der Anwendung expandierender Gase mit längeren Halbwertszeiten im Auge sehr wichtig, wobei die Meßergebnisse auch von der Art des verwandten Tonometers abhängen. Untersuchungen am lebenden Kaninchenauge und auch an enukleierten menschlichen Augen zeigten, daß das Schiötz-Tonometer falsch-niedrige Meßwerte ergibt [250,251], was offensichtlich auf eine herabgesetzte Sklerarigidität zurückgeht [252]. Eine pneumatische Tonometrie ergab an menschlichen Autopsieaugen mit Gastamponade ebenfalls zu niedrige Augendruckwerte, während die Tonometrie mit dem Handapplanationstonometer nach Perkins die genauesten Meßergebnisse bei manometrischer Kontrolle des Vorderkammerdruckes als Referenzwert ergab [251]. In einer klinischen Studie an 84 Augen mit Gastamponaden waren die Druckwerte mit dem Tono-Pen vergleichbar mit dem des Goldmann-Applanationstonometers, während die pneumatische Tonometrie zu geringe Druckwerte ergab [253].

Gelegentlich ist es notwendig, einen Teil der Gastamponade abzulassen, um sehr hohe Augendruckwerte zu senken [241]. Patienten mit einer Gastamponade im Glaskörperraum sollten mit Flugreisen vorsichtig sein, da die weitere Ausdehnung einer 0,6 ml Gasblase während des Steigfluges in der Regel nur durch eine beschleunigte Kammerwasserabströmung ohne signifikante Augeninnendrucksteigerung kompensiert werden kann [254,255]. Bemerkt der Patient Schmerzen oder Verschwommensehen, sollte der Pilot die nächst tiefere, mögliche Flughöhe anstreben [255]. Im Sinkflug kann das Auge hypoton werden und man sollte deshalb langwirksame Pharmaka zur Hemmung der Kammerwassersekretion vermeiden, da sie die Hypotonie prolongieren und eine uveale Effusion bewirken können [255].

Starke *Blutungen* im Bereich der Aderhaut und des Ziliarkörpers, ein Äquivalent einer expulsiven Blutung bei bulbuseröffnender Chirurgie, können auch in der unmittelbar postoperativen Phase nach Glaskörperchirurgie ein Winkelblockglaukom auslösen [242].

Erste postoperative Woche. Augeninnendrucksteigerungen während dieser Zeit gehen meist auf eine der folgenden Mechanismen zurück, die bereits in anderen Kapiteln besprochen wurden: 1. Hyphäma, „ghost cells", hämolytisches Glaukom (Kap. 21); 2. verbliebene Linsenreste mit phakolytischem Glaukom (Kap. 15); 3. Uveitis (Kap. 19) und 4. präexistentes Glaukom. Ein anderer Grund für eine Augeninnendrucksteigerung in der frühen Phase nach Vitrektomie ist der Pupillarblock durch Fibrin [256,257]. Dies läßt sich durch die Perforation der Membran in der Pupillarebene mit einem Argonlaser [256] und die intrakamerale Injektion von rekombinantem Gewebeplasminogenaktivator, um das Fibrinkoagel aufzulösen, erfolgreich behandeln [257].

Zwei bis vier Wochen postoperativ. Zu diesem Zeitpunkt ist die Ursache eines neu aufgetretenen Glaukoms fast immer eine Neovaskularisation, was in Kap. 16 besprochen wurde.

Silikonöl wird zur retinalen Tamponade bei anderweitig schwer zu behandelnden, vitreoretinalen Erkrankungen eingesetzt. Die Häufigkeit, mit der diese Operationsmethode mit postoperativen Augeninnendrucksteigerungen einhergeht, variiert in den einzelnen Studien erheblich, wobei einige einen sehr hohen Prozentsatz [258–256] und andere keinen Einfluß des Silikons auf den Augeninnendruck angeben [261]. Diese Diskrepanz geht vermutlich auf die große Anzahl von Operationsvariablen zurück, die mit einer intraokularen Silikonölchirurgie einhergehen sowie auch auf die große Unterschiedlichkeit der zugrundeliegenden Vitreoretinopathie, die auch die Kammerwasserströmung und den Kammerwasserabfluß betreffen kann, wobei der folgende Augeninnendruck immer eine Resultante aus beiden Größen ist. Neuere Studien belegen jedoch einen passageren, postoperativen Augeninnendruckanstieg in einem hohen Prozentsatz, mit einer geringen Anzahl von Patienten, die ein chronisches Sekundärglaukom bekommen [262,263].

Der Mechanismus der Augeninnendrucksteigerung, der direkt auf die Silikonöltamponade zurückgeht, ist Pupillarblock [264–266] und Silikonöl in der Vorderkammer [265,267]. Histologische Untersuchungen zeigten eine Verlegung des Trabekelmaschenwerkes durch winzige Silikonbläschen, Pigmentzellen und silikonbeladene Makrophagen [268,269].

Diese Befunde gehen jedoch nicht immer mit Glaukom einher, vermutlich durch den augeninnendrucksenkenden Effekt einer Ziliarkörperabhebung durch eine zyklitische Membran [260] oder durch totale Netzhautablösungen [270]. Es zeigte sich, daß fibröses Gewebe um die Silikonblasen herum entsteht. Die Retraktion dieses Gewebes kann zu den Abhebungen von Ziliarkörper oder Netzhaut führen [270].

Eine Iridektomie kann nicht nur den Pupillarblockmechanismus sondern auch manche Fälle des Offenwinkelglaukoms günstig beeinflussen, indem sie dem Silikon den Rückfluß in die Glaskörperkavität ermöglicht [264–266]. Da Silikonöl nach oben schwimmt, sollte die Iridektomie inferior angebracht werden und dies wurde mittlerweile zu einer Routinemaßnahme bei allen vitreoretinalen Eingriffen, bei denen Silikonöl angewandt wird. Wenn die inferiore Iridektomie die chronische Augeninnendrucksteigerung nicht behebt, müssen augendrucksenkende Medikamente gegeben werden, während manche Patienten auch einen operativen Eingriff benötigen, wie z. B. zyklodestruktive Maßnahmen und/oder die Entfernung des intraokularen Silikonöls.

23.4.2 Glaukom nach eindellenden Netzhautoperationen

Eindellende Operationen bei der Netzhautablösung verursachen nach Literaturberichten eine vorübergehende Abflachung der Vorderkammer mit einem Anstieg des Augeninnendruckes in 4–7 % der Fälle [271]. Diese Situation ist häufig asymptomatisch und wird meist nicht entdeckt, wenn nicht eine Spaltlampenbiomikroskopie und eine Tonometrie in der frühen postoperativen Phase erfolgt. Experimentelle Untersuchungen an Affen zeigten, daß ein Verschluß der Vortexvenen durch ein Cerclageband oder eine sektorielle, sklerale Indentation mit einer radialen Plombe eine Stauung und Nachvornerotation des Ziliarkörpers mit nachfolgender Abflachung der Vorderkammer verursachen [272]. Die gleiche Studie zeigte einen Verschluß von Vortexvenen, der zur Sekretion eines eiweißreichen Kammerwassers führte, welches wiederum die Abflußleichtigkeit reduzierte [272]. Diese Veränderungen in der frühen postoperativen Phase haben selten ernste Folgen. Tatsächlich haben viele Augen Monate nach Operation einer Netzhautablösung einen geringeren Augeninnendruck, der auf eine Abnahme der Kammerwassersekretion zurückgeht [273]. Zuweilen können sich Kammerwinkelsynechien mit der Ausbildung eines chronischen Sekundärglaukoms entwickeln und es ist bei diesen

Patienten besondere Vorsicht geboten, da die Sklerarigidität erniedrigt ist, wobei insbesondere mit der Indentationstonometrie falsch-niedrige Augeninnendruckmeßergebnisse auftreten [274].

Behandelt wird mit Atropin, um den Spasmus des Ziliarmuskels zu unterbinden, mit Kortikosteroiden, um die Entzündungsreaktion zu dämpfen und eine hintere Synechierung zu hemmen. Karboanhydrasehemmstoffe, lokale β-Blocker-Gabe und Adrenalinderivate können, wenn notwendig, für eine zeitlich begrenzte Augendrucksenkung angewandt werden. Ist eine Operation notwendig, sollte man zunächst an die Drainage der suprachoroidalen Flüssigkeit denken. Eine periphere Iridektomie ist bei diesen Fällen selten hilfreich.

23.4.3 Glaukom nach panretinaler Photokoagulation

Ein erhöhter Augeninnendruck kann nach extensiver Xenon- oder Laserphotokoagulation der Netzhaut auftreten [275–277]. Bei vielen Fällen bleibt der Kammerwinkel offen und der Mechanismus der Augeninnendrucksteigerung in diesen Augen ist noch ungeklärt. Andere Patienten können entweder initial oder später im Verlaufe der Augeninnendrucksteigerung eine Winkelblockierung aufweisen. Der Mechanismus des Winkelverschlusses geht vermutlich auf eine Schwellung des Ziliarkörpers [275] oder auf einen Übertritt von Flüssigkeit aus der Aderhaut in die Glaskörperkavität mit nachfolgender Nachvorneverlagerung des Linsen-Iris-Diaphragmas zurück [276]. Diese Situation ist zeitlich begrenzt, wobei nach einem Monat wieder normale oder gering erniedrigte Augendruckwerte beobachtet werden [278], wenngleich eine Analyse der Daten der Diabetic Retinopathy Study in USA nicht die Annahme stützen konnte, daß eine panretinale Photokoagulation langfristig den Augeninnendruck senkt [279]. Der initiale Augeninnendruckanstieg sollte medikamentös in der gleichen Weise behandelt werden wie der frühe Augendruckanstieg und die Abflachung der Vorderkammer nach eindellender Netzhautoperation.

23.5 Zusammenfassung

Das maligne oder Ziliarblockglaukom tritt am häufigsten als eine Komplikation der konventionellen Glaukomchirurgie auf. Der Pathomechanismus geht auf eine Strömungsumkehr des Kammerwassers zurück, was zu einem Kollaps der Vorderkammer mit Nachvornedrängen des Glaskörpers führt. Atropin ist der Hauptbestandteil des medikamentösen Therapieschemas, wenngleich etwa die Hälfte der Patienten eine operative Intervention benötigen. Eine andere Gruppe von ophthalmochirurgischen Eingriffen, die durch Augeninnendrucksteigerungen kompliziert sein können, ist die Kataraktchirurgie. Ursachen für einen erhöhten Augeninnendruck in der frühen postoperativen Phase sind Entzündung, Blutung, Pigmentdispersion, Kammerwinkeldeformierung, Winkelblockierung, Glaskörper in der Vorderkammer sowie die intraoperative Anwendung von α-Chymotrypsin oder Natriumhyaluronat. Das chronische Glaukom nach Kataraktchirurgie kann entweder auf Kammerwinkelsynechien, Verletzungen des Trabekelmaschenwerkes, Epithelinvasion oder fibröse Proliferation zurückgehen. Die Implantation einer Kunstlinse kann zusätzliche Mechanismen eines Sekundärglaukoms wie z. B. Pupillarblock, Entzündung, Blutung oder Pigmentdispersion bedingen. Die Diszision der hinteren Linsenkapsel mit dem Neodym:YAG-Laser ist eine weitere Ursache der Augeninnendrucksteigerung in Verbindung mit Kataraktchirurgie. Die perforierende Keratoplastik kann durch ein Sekundärglaukom kompliziert sein, das am häufigsten durch eine Kammerwinkelsynechierung ausgelöst wird. Vitreoretinale Operationen einschließlich Vitrektomie, intravitreale Gasinjektionen, Silikonöltamponaden, Skleraeindellung und retinale Photokoagulation können ebenfalls mit postoperativen Augeninnendrucksteigerungen einhergehen.

Literatur

1. von Graefe, A: Beiträge zur pathologie und therapie des glaucoms. Arch Fur Ophthal 15:108, 1869.
2. Chandler, PA, Simmons, RJ, Grant, WM: Malignant glaucoma. Medical and surgical treatment. Am J Ophthal 66:495, 1968.
3. Simmons, RJ: Malignant glaucoma. Br J Ophthal 56:263, 1972.
4. Weiss, DI, Shaffer, RN: Ciliary block (malignant) glaucoma. Trans Am Acad Ophthal Otol 76:450, 1972.
5. Shaffer, RN, Hoskins, HD Jr: Ciliary block (malignant) glaucoma. Ophthalmology 85:215, 1978.
6. Levene, R: A new concept of malignant glaucoma. Arch Ophthal 87:497, 1972.
7. Lowe, RF: Malignant glaucoma related to primary angle closure glaucoma. Aust J Ophthal 7:11, 1979.

8. Boke, W, Teichmann, KD: Differential diagnosis of postoperative glaucoma following iridectomy and filtering procedures. Klin Monatsbl Augenheilkd 177:545, 1980.
9. Hanish, SJ, Lamberg, RL, Gordon, JM: Malignant glaucoma following cataract extraction and intraocular lens implant. Ophthal Surg 13:713, 1982.
10. Tomey, KF, Senft, SH, Antonios, SR, et al: Aqueous misdirection and flat chamber after posterior chamber implants with and without trabeculectomy. Arch Ophthal 105:770, 1987.
11. Duy, TP, Wollensak, J: Ciliary block (malignant) glaucoma following posterior chamber lens implantation. Ophthal Surg 18:741, 1987.
12. Dickens, CJ, Shaffer, RN: The medical treatment of ciliary block glaucoma after extracapsular cataract extraction. Am J Ophthal 103:237, 1987.
13. Risco, JM, Tomey, KF, Perkins, TW: Laser capsulotomy through intraocular lens positioning holes in anterior aqueous misdirection. Arch Ophthal 107:1569, 1989.
14. Reed, JE, Thomas, JV, Lytle, RA, Simmons, RJ: Malignant glaucoma induced by an intraocular lens. Ophthal Surg 21:177, 1990.
15. Pecora, JL: Malignant glaucoma worsened by miotics in a postoperative angle-closure glaucoma patient. Ann Ophthal 11:1412, 1979.
16. Rieser, JC, Schwartz, B: Miotic-induced malignant glaucoma. Arch Ophthal 87:706, 1972.
17. Merritt, JC: Malignant glaucoma induced by miotics postoperatively in open-angle glaucoma. Arch Ophthal 95:1988, 1977.
18. Jones, BR: Principles in the management of oculomycosis. Trans Am Acad Ophthal Otol 79:15, 1975.
19. Lass, JH, Thoft, RA, Bellows, AR, Slansky, HH: Exogenous nocardia asteroids endophthalmitis associated with malignant glaucoma. Ann Ophthal 13:317, 1981.
20. Weiss, IS, Deiter, PD: Malignant glaucoma syndrome following retinal detachment surgery. Ann Ophthal 6:1099, 1974.
21. Kushner, BJ: Ciliary block glaucoma in retinopathy of prematurity. Arch Ophthal 100:1078, 1982.
22. Schwartz, AL, Anderson, DR: "Malignant glaucoma" in an eye with no antecedent operation or miotics. Arch Ophthal 93:379, 1975.
23. Shaffer, RN: The role of vitreous detachment in aphakic and malignant glaucoma. Trans Am Acad Ophthal Otol 58:217, 1954.
24. Buschmann, W, Linnert, D: Echography of the vitreous body in case of aphakia and malignant aphakic glaucoma. Klin Monatsbl Augenheilkd 168:453, 1976.
25. Lippas, J: Mechanics and treatment of malignant glaucoma and the problem of a flat anterior chamber. Am J Ophthal 57:620, 1964.
26. Fatt, I: Hydraulic flow conductivity of the vitreous gel. Invest Ophthal Vis Sci 16:555, 1977.
27. Epstein, DL, Hashimoto, JM, Anderson, PJ, Grant, WM: Experimental perfusions through the anterior and vitreous chambers with possible relationships to malignant glaucoma. Am J Ophthal 88:1078, 1979.
28. Quigley, HA: Malignant glaucoma and fluid flow rate. Am J Ophthal 89:879, 1980.
29. Chandler, PA, Grant, WM: Mydriatic-cycloplegic treatment in malignant glaucoma. Arch Ophthal 68:353, 1962.
30. Weiss, DI, Shaffer, RN, Harrington, DO: Treatment of malignant glaucoma with intravenous mannitol infusion. Medical reformation of the anterior chamber by means of an osmotic agent: a preliminary report. Arch Ophthal 69:154, 1963.
31. Herschler, J: Laser shrinkage of the ciliary processes. A treatment for malignant (ciliary block) glaucoma. Ophthalmology 87:1155, 1980.
32. Weber, PA, Henry, MA, Kapetansky, FM, Lohman, LF: Argon laser treatment of the ciliary processes in aphakic glaucoma with flat anterior chamber. Am J Ophthal 97:82, 1984.
33. Epstein, DL, Steinert, RF, Puliafito, CA: Neodymium-YAG laser therapy to the anterior hyaloid in aphakic malignant (ciliovitreal block) glaucoma. Am J Ophthal 98:137, 1984.
34. Sugar, HS: Bilateral aphakic malignant glaucoma. Arch Ophthal 87:347, 1972.
35. Koerner, FH: Anterior pars plana vitrectomy in ciliary and iris block glaucoma. Graefe's Arch Klin Exp Ophthal 214:119, 1980.
36. Boke, W, Teichmann, K-D, Junge, W: Experiences with ciliary block ("malignant") glaucoma. Klin Monatsbl Augenheilkd 177:407, 1980.
37. Momeda, S, Hayashi, H, Oshima, K: Anterior pars plana vitrectomy for phakic malignant glaucoma. Jap J Ophthal 27:73, 1983.
38. Bastian, A, Kohler, U: Therapy and functional results in malignant glaucoma. Klin Monatsbl Augenheilkd 161:316, 1972.
39. Benedikt, O: A new operative method for the treatment of malignant glaucoma. Klin Monatsbl Augenheilkd 170:665, 1977.
40. Chandler, PA: A new operation for malignant glaucoma: a preliminary report. Trans Am Ophthal Soc 62:408, 1964.
41. Galin, MA, Baras, I, Perry, R: Intraocular pressure following cataract extraction. Arch Ophthal 66:80, 1961.
42. Lee, P-F, Trotter, RR: Tonographic and gonioscopic studies before and after cataract extraction. Arch Ophthal 58:407, 1957.
43. Tuberville, A, Tomoda, T, Nissenkorn, I, Wood, TO: Postsurgical intraocular pressure elevation. Am Intra-Ocular Implant Soc J 9:309, 1983.
44. Rich, WJ, Radtke, ND, Cohan, BE: Early ocular hypertension after cataract extraction. Br J Ophthal 58:725, 1974.
45. Racz, P, Szilvassy, I, Pinter, E: Findings in the anterior chamber angle after cataract extraction without complication. Klin Monatsbl Augenheilkd 164:218, 1974.
46. Radius, RL, Schultz, K, Sobocinski, K, et al: Pseudophakia and intraocular pressure. Am J Ophthal 97:738, 1984.
47. Gross, JG, Meyer, DR, Robin, AL, et al: Increased intraocular pressure in the immediate postoperative period after extracapsular cataract extraction. Am J Ophthal 105:466, 1988.
48. Kooner, KS, Dulaney, DD, Zimmerman, TJ: Intraocular pressure following extracapsular cataract extraction and posterior chamber intraocular lens implantation. Ophthal Surg 19:471, 1988.
49. David, R, Tessler, Z, Yagev, R, et al: Persistently raised intraocular pressure following extracapsular cataract extraction. Br J Ophthal 74:272, 1990.
50. Kooner, KS, Dulaney, DD, Zimmerman, TJ: Intraocular pressure following secondary anterior chamber lens implantation. Ophthal Surg 19:274, 1988.
51. Vu, MT, Shields, MB: The early postoperative pressure course in glaucoma patients following cataract surgery. Ophthal Surg 19:467, 1988.

52. Handa, J, Henry, JC, Krupin, T, Keates, E: Extracapsular cataract extraction with posterior chamber lens implantation in patients with glaucoma. Arch Ophthal 105:765, 1987.
53. Kooner, KS, Dulaney, DD, Zimmerman, TJ: Intraocular pressure following ECCE and IOL implantation in patients with glaucoma. Ophthal Surg 19:570, 1988.
54. Kirsch, RE, Levine, O, Singer, JA: Ridge at internal edge of cataract incision. Arch Ophthal 94:2098, 1976.
55. Kirsch, RE, Levine, O, Singer, JA: Further studies on the ridge at the internal edge of the cataract incision. Trans Am Acad Ophthal Otol 83:224, 1977.
56. Campbell, DG, Grant, WM: Trabecular deformation and reduction of outflow facility due to cataract and penetrating keratoplasty sutures. Invest Ophthal Vis Sci (suppl):126, 1977.
57. Rothkoff, L, Biedner, B, Blumenthal, M: The effect of corneal section on early increased intraocular pressure after cataract extraction. Am J Ophthal 85:337, 1978.
58. Barraquer, J: Zonulolisis enzymatica. An Med Cirugia 34:148, 1958.
59. Kirsch, RE: Glaucoma following cataract extraction associated with use of alpha-chymotrypsin. Arch Ophthal 72:612, 1964.
60. Lantz, JM, Quigley, JH: Intraocular pressure after cataract extraction: effects of alpha chymotrypsin. Can J Ophthal 8:339, 1973.
61. Kirsch, RE: Further studies on glaucoma following cataract extraction associated with the use of alpha-chymotrypsin. Trans Am Acad Ophthal Otol 69:1011, 1965.
62. Galin, MA, Barasch, KR, Harris, LS: Enzymatic zonulolysis and intraocular pressure. Am J Ophthal 61:690, 1966.
63. Jocson, VL: Tonography and gonioscopy: before and after cataract extraction with alpha chymotrypsin. Am J Ophthal 60:318, 1965.
64. Kalvin, NH, Hamasaki, DI, Gass, JDM: Experimental glaucoma in monkeys. I. Relationship between intraocular pressure and cupping of the optic disc and cavernous atrophy of the optic nerve. Arch Ophthal 76:82, 1966.
65. Lessell, S, Kuwabara, T: Experimental alpha-chymotrypsin glaucoma. Arch Ophthal 81:853, 1969.
66. Anderson, DR: Experimental alpha chymotrypsin glaucoma studied by scanning electron microscopy. Am J Ophthal 71:470, 1971.
67. Ley, AP, Holmberg, AS, Yamashita, T: Histology of zonulolysis with alpha chymotrypsin employing light and electron microscopy. Am J Ophthal 49:67, 1960.
68. Anderson, DR: Scanning electron microscopy of zonulolysis by alpha chymotrypsin. Am J Ophthal 71:619, 1971.
69. Barraquer, J, Rutlan, J: Enzymatic zonulolysis and postoperative ocular hypertension. Am J Ophthal 63:159, 1967.
70. Gombos, GM, Oliver, M: Cataract extraction with enzymatic zonulolysis in glaucomatous eyes. Am J Ophthal 64:68, 1968.
71. Kirsch, RE: Dose relationship of alpha chymotrypsin in production of glaucoma after cataract extraction. Arch Ophthal 75:774, 1966.
72. Holmberg, SÅ, Philipson, BT: Sodium hyaluronate in cataract surgery. I. Report on the use of Healon® in two different types of intracapsular cataract surgery. Ophthalmology 91:45, 1984.
73. Holmberg, SÅ, Philipson, BT: Sodium hyaluronate in cataract surgery. II. Report on the use of Healon® in extracapsular cataract surgery using phacoemulsification. Ophthalmology 91:53, 1984.
74. Binkhorst, CD: Inflammation and intraocular pressure after the use of Healon in intraocular lens surgery. Am Intraocular Implant Soc J 6:340, 1980.
75. Pape, LG: Intracapsular and extracapsular technique of lens implantation with Healon. Am Intra-ocular Implant Soc J 6:342, 1980.
76. Mac Rae, SM, Edelhauser, HF, Hyndiuk, RA, et al: The effects of sodium hyaluronate, chondroitin sulfate, and methylcellulose on the corneal endothelium and intraocular pressure. Am J Ophthal 95:332, 1983.
77. Berson, FG, Patterson, MM, Epstein, DL: Obstruction of aqueous outflow by sodium hyaluronate in enucleated human eyes. Am J Ophthal 95:668, 1983.
78. Stamper, RL, DiLoreto, D, Schacknow, P: Effect of intraocular aspiration of sodium hyaluronate on postoperative intraocular pressure. Ophthal Surg 21:486, 1990.
79. Harrison, SE, Soll, DB, Shayegan, M, Clinch, T: Chondroitin sulfate: a new and effective protective agent for intraocular lens insertion. Ophthalmology 89:1254, 1982.
80. Alpar, JJ, Alpar, AJ, Baca, J, Chapman, D: Comparison of Healon and Viscoat in cataract extraction and intraocular lens implantation. Ophthal Surg 19:636, 1988.
81. Aron-Rosa, D, Cohn, HC, Aron, J-J, Bouquety, C: Methylcellulose instead of Healon® in extracapsular surgery with intraocular lens implantation. Ophthalmology 90:1235, 1983.
82. Bigar, F, Gloor, B, Schimmelpfennig, B, Thumm, D: Tolerance and safety of intraocular use of 2% hydroxypropylymethylcellulose. Klin Monatsbl Augenheilkd 193:21, 1988.
83. Hutton, WL, Snyder, WB, Vaiser, A: Management of surgically dislocated intravitreal lens fragments by pars plana vitrectomy. Ophthalmology 85:176, 1978.
84. Layden, WE: Pseudophakia and glaucoma. Ophthalmology 89:875, 1982.
85. Ellingson, FT: The uveitis-glaucoma-hyphema syndrome associated with the Mark-VII Choyce anterior chamber lens implant. Am Intra-ocular Implant Soc J 4:50, 1978.
86. Keates, RH, Ehrlich, DR: "Lenses of chance" complications of anterior chamber implants. Ophthalmology 85:408, 1978.
87. Miller, D, Doane, MG: High-speed photographic evaluation of intraocular lens movements. Am J Ophthal 97:752, 1984.
88. Sievers, H, von Domarus, D: Foreign-body reaction against intraocular lenses. Am J Ophthal 97:743, 1984.
89. Hagan, JC: A comparative study of the 91Z and other anterior chamber intraocular lenses. Am Intra-ocular Implant Soc J 10:324, 1984.
90. Liesegang, TJ, Bourne, WM, Brubaker, RF: The effect of cataract surgery on the blood-aqueous barrier. Ophthalmology 91:399, 1984.
91. Sawa, M, Sakanishi, Y, Shimizu, H: Fluorophotometric study of anterior segment barrier functions after extracapsular cataract extraction and posterior chamber intraocular lens implantation. Am J Ophthal 97:197, 1984.
92. Miyake, K, Asakura, M, Kobayashi, H: Effect of intraocular lens fixation of the blood-aqueous barrier. Am J Ophthal 98:451, 1984.
93. Percival, SPB, Das, SK: UGH syndrome after posterior chamber lens implantation. Am Intra-ocular Implant Soc J 9:200, 1983.
94. Bene, C, Hutchins, R, Kranias, G: Cataract wound neovascularization. An often overlooked cause of vitreous hemorrhage. Ophthalmology 96:50, 1989.

95. Wiley, RG, Neville, RG, Martin, WG: Late postoperative hemorrhage following intracapsular cataract extraction with the IOLAB 91Z anterior chamber lens. Am Intra-ocular Implant Soc J 9:466, 1983.
96. Magargal, LE, Goldberg, RE, Uram, M, et al: Recurrent microhyphema in the pseudophakic eye. Ophthalmology 90:1231, 1983.
97. Pazandak, B, Johnson, S, Kratz, R, Faulkner, GD: Recurrent intraocular hemorrhage associated with posterior chamber lens implantation. Am Intra-ocular Implant Soc J 9:327, 1983.
98. Johnson, SH, Kratz, RP, Olson, PF: Iris transillumination defect and microhyphema syndrome. Am Intra-ocular Implant Soc J 10:425, 1984.
99. Apple, DJ, Craythorn, JM, Olson, RJ, et al: Anterior segment complications and neovascular glaucoma following implantation of a posterior chamber intraocular lens. Ophthalmology 91:403, 1984.
100. Summers, CG, Lindstrom, RL: Ghost cell glaucoma following lens implantation. Am Intra-ocular Implant Soc J 9:429, 1983.
101. Woodhams, JT, Lester, JC: Pigmentary dispersion glaucoma secondary to posterior chamber intra-ocular lenses. Ann Ophthal 16:852, 1984.
102. Huber, C: The gray iris syndrome. An iatrogenic form of pigmentary glaucoma. Arch Ophthal 102:397, 1984.
103. Smith, JP: Pigmentary open-angle glaucoma secondary to posterior chamber intraocular lens implantation and erosion of the iris pigment epithelium. Am Intra-ocular Implant Soc J 11:174, 1985.
104. Caplan, MB, Brown, RH, Love, LL: Pseudophakic pigmentary glaucoma. Am J Ophthal 105:320, 1988.
105. Grant, WM: Open-angle glaucoma associated with vitreous filling the anterior chamber. Trans Am Ophthal Soc 61:196, 1963.
106. Simmons, RJ: The vitreous in glaucoma. Trans Ophthal Soc UK 95:422, 1975.
107. Samples, JR, Van Buskirk, EM: Open-angle glaucoma associated with vitreous humor filling the anterior chamber. Am J Ophthal 102:759, 1986.
108. Chandler, PA: Glaucoma from pupillary block in aphakia. Arch Ophthal 67:14, 1962.
109. Chandler, PA: Glaucoma in aphakia. Trans Am Acad Ophthal Otol 67:483, 1963.
110. Chandler, PA: Surgery of congenital cataract. Trans Am Acad Ophthal Otol 72:341, 1968.
111. Zauberman, H, Yassur, Y, Sachs, U: Fluorescein pupillary flow in aphakics with intact and spontaneous openings of the vitreous face. Br J Ophthal 61:450, 1977.
112. Van Buskirk, EM: Pupillary block after intraocular lens implantation. Am J Ophthal 95:55, 1983.
113. Shrader, CE, Belcher, CD III, Thomas, JV, et al: Pupillary and iridovitreal block in pseudophakic eyes. Ophthalmology 91:831, 1984.
114. Moses, L: Complications of rigid anterior chamber implants. Ophthalmology 91:819, 1984.
115. Werner, D, Kaback, M: Pseudophakic pupillary block glaucoma. Br J Ophthal 61:329, 1977.
116. Kielar, RA, Stambaugh, JL: Pupillary block glaucoma following intraocular lens implantation. Ophthal Surg 13:647, 1982.
117. Cohen, JS, Osher, RH, Weber, P, Faulkner, JD: Complications of extracapsular cataract surgery. The indications and risks of peripheral iridectomy. Ophthalmology 91:826, 1984.
118. Willis, DA, Stewart, RH, Kimbrough, RL: Pupillary block associated with posterior chamber lenses. Ophthal Surg 16:108, 1985.
119. Samples, JR, Bellows, AR, Rosenquist, RC, et al: Pupillary block with posterior chamber intraocular lenses. Arch Ophthal 105:335, 1987.
120. Forman, JS, Ritch, R, Dunn, MW, Szmyd, L: Pupillary block following posterior chamber lens implantation. Ophthal Laser Ther 2:85, 1987.
121. Schulze, RR, Copeland, JR: Posterior chamber intraocular lens implantation without peripheral iridectomy. A preliminary report. Ophthal Surg 13:567, 1982.
122. Simel, PF: Posterior chamber implants without iridectomy. Am Intra-ocular Implant Soc J 8:141, 1982.
123. Shields, MB: Iridotomy scissor-forceps. Am J Ophthal 99:609, 1985.
124. Van Buskirk, EM: Late onset, progressive, peripheral anterior synechiae with posterior chamber intraocular lenses. Ophthal Surg 18:115, 1987.
125. Chrousos, GA, Parks, MM, O'Neill, JF: Incidence of chronic glaucoma, retinal detachment and secondary membrane surgery in pediatric aphakic patients. Ophthalmology 91:1238, 1984.
126. Bernardino, VB, Kim, JC, Smith, TR: Epithelialization of the anterior chamber after cataract extraction. Arch Ophthal 82:742, 1969.
127. Theobald, GD, Haas, JS: Epithelial invasion of the anterior chamber following cataract extraction. Trans Am Acad Ophthal Otol 52:470, 1948.
128. Weiner, MJ, Trentacoste, J, Pon, DM, Albert, DM: Epithelial downgrowth: a 30-year clinicopathological review. Br J Ophthal 73:6, 1989.
129. Eldrup-Jørgensen, P: Epithelialization of the anterior chamber. A clinical and histopathological study of a Danish material. Acta Ophthal 47:328, 1969.
130. Sugar, A, Meyer, RF, Hood, CI: Epithelial downgrowth following penetrating keratoplasty in the aphake. Arch Ophthal 95:464, 1977.
131. Smith, RE, Parrett, C: Specular microscopy of epithelial downgrowth. Arch Ophthal 96:1222, 1978.
132. Maumenee, AE: Treatment of epithelial downgrowth and intraocular fistula following cataract extraction. Trans Am Ophthal Soc 62:153, 1964.
133. Calhoun, FP Jr: An aid to the clinical diagnosis of epithelial downgrowth into the anterior chamber following cataract extraction. Am J Ophthal 61:1055, 1966.
134. Verrey, F: Invasion epitheliale de la chambre anterieure: confirmation anatomique par l'examen cytologique de l'humeur aqueuse. Ophthalmologica 153:467, 1967.
135. Maumenee, AE, Paton, D, Morse, PH, Butner, R: Review of 40 histologically proven cases of epithelial downgrowth following cataract extraction and suggested surgical management. Am J Ophthal 69:598, 1970.
136. Stark, WJ, Michels, RG, Maumenee, AE, Cupples, H: Surgical management of epithelial ingrowth. Am J Ophthal 85:772, 1978.
137. Jensen, P, Minckler, DS, Chandler, JW: Epithelial ingrowth. Arch Ophthal 95:837, 1977.
138. Iwamoto, T, Srinivasan, BD, DeVoe, AG: Electron microscopy of epithelial downgrowth. Ann Ophthal 9:1095, 1977.
139. Zavala, EY, Binder, PS: The pathologic findings of epithelial ingrowth. Arch Ophthal 98:2007, 1980.

140. Zagorski, Z, Shrestha, HG, Lang, GK, Naumann, GOH: Secondary glaucoma due to intraocular epithelial invasion. Klin Monatsbl Augenheilkd 193:16, 1988.
141. Terry, TL, Chisholm, JF Jr, Schonberg, AL: Studies on surface-epithelium invasion of the anterior segment of the eye. Am J Ophthal 22:1083, 1939.
142. Allen, JC: Epithelial and stromal ingrowths. Am J Ophthal 65:179, 1968.
143. Bettman, JW Jr: Pathology of complications of intraocular surgery. Am J Ophthal 68:1037, 1969.
144. Swan, KC: Fibroblastic ingrowth following cataract extraction. Arch Ophthal 89:445, 1973.
145. Sherrard, ES, Rycroft, PV: Retrocorneal membranes. II. Factors influencing their growth. Br J Ophthal 51:387, 1967.
146. Friedman, AH, Henkind, P: Corneal stromal overgrowth after cataract extraction. Br J Ophthal 54:528, 1970.
147. Michels, RG, Kenyon, KR, Maumenee, AE: Retrocorneal fibrous membrane. Invest Ophthal 11:822, 1972.
148. Ueno, H, Green, WR, Kenyon, KR, Hoover, RE: Trabecular and retrocorneal proliferation of melanocytes and secondary glaucoma. Am J Ophthal 88:592, 1979.
149. Terry, AC, Stark, WJ, Maumenee, AE, Fagadau, W: Neodymium-YAG for posterior capsulotomy. Am J Ophthal 96:716, 1983.
150. Channell, MM, Beckman, H: Intraocular pressure changes after neodymium-YAG laser posterior capsulotomy. Arch Ophthal 102:1024, 1984.
151. Keates, RH, Steinert, RF, Puliafito, CA, Maxwell, SK: Long-term follow-up of Nd:YAG laser posterior capsulotomy. Am Intra-ocular Implant Soc J 10:164, 1984.
152. Kurata, F, Krupin, T, Sinclair, S, Karp, L: Progressive glaucomatous visual field loss after neodymium-YAG laser capsulotomy. Am J Ophthal 98:632, 1984.
153. Vine, AK: Ocular hypertension following Nd:YAG laser capsulotomy: a potentially blinding complication. Ophthal Surg 15:283, 1984.
154. Richter, CU, Arzeno, G, Pappas, HR, et al: Intraocular pressure elevation following Nd:YAG laser posterior capsulotomy. Ophthalmology 92:636, 1985.
155. Flohr, MJ, Robin, AL, Kelley, JS: Early complications following Q-switched neodymium:YAG laser posterior capsulotomy. Ophthalmology 92:360, 1985.
156. Stark, WJ, Worthen, D, Holladay, JT, Murray, G: Neodymium:YAG lasers. An FDA report. Ophthalmology 92:209, 1985.
157. Ruderman, JM, Mitchell, PG, Kraff, M: Pupillary block following Nd:YAG laser capsulotomy. Ophthal Surg 14:418, 1983.
158. Shrader, CE, Belcher, CD III, Thomas, JV, Simmons, RJ: Acute glaucoma following Nd:YAG laser membranotomy. Ophthal Surg 14:1015, 1983.
159. Gimbel, HV, Van Westenbrugge, JA, Sanders, DR, Raanan, MG: Effect of sulcus vs capsular fixation on YAG-induced pressure rises following posterior capsulotomy. Arch Ophthal 108:1126, 1990.
160. Schubert, HD: Vitreoretinal changes associated with rise in intraocular pressure after Nd:YAG capsulotomy. Ophthal Surg 18:19, 1987.
161. Schrems, W, Glaab-Schrems, E, Kreiglstein, GK: Rises in intraocular pressure in postcataract surgery with the Neodymium-YAG laser. Klin Monatsbl Augenheilkd 187:14, 1985.
162. Mitchell, PG, Blair, NP, Deutsch, TA, Hershey, JM: The effect of Neodymium:YAG laser shocks on the blood-aqueous barrier. Ophthalmology 94:488, 1987.
163. Van Der Sloot, D, Stilma, JS, Boen-Tan, TN, Bezemer, PD: Prevention of IOP-rise following Nd-YAG laser capsulotomy with topical Timolol and Indomethacin. Doc Ophthalmologica 70:209, 1989.
164. Migliori, ME, Beckman, H, Channell, MM: Intraocular pressure changes after Neodymium-YAG laser capsulotomy in eyes pretreated with Timolol. Arch Ophthal 105:473, 1987.
165. Pollack, IP, Brown, RH, Crandall, AS, et al: Prevention of the rise in intraocular pressure following Neodymium-YAG posterior capsulotomy using topical 1% apraclonidine. Arch Ophthal 106:754, 1988.
166. Khodadoust, AA, Arkfeld, DF, Caprioli, J, Sear, ML: Ocular effect of neodymium-YAG laser. Am J Ophthal 98:144, 1984.
167. Drews, RC: Anterior capsulotomy with the neodymium:YAG laser: results and opinions. Am Intra-ocular Implant Soc J 11:240, 1985.
168. McDonnell, PJ, Quigley, HA, Maumenee, AE, et al: The Honan intraocular pressure reducer. An experimental study. Arch Ophthal 103:422, 1985.
169. Poleski, SA, Willis, WE: Angle-supported intraocular lenses: a goniophotographic study. Ophthalmology 91:838, 1984.
170. Rowsey, JJ, Gaylor, JR: Intraocular lens disasters. Peripheral anterior synechia. Ophthalmology 87:646, 1980.
171. Hollands, RH, Drance, SM, Schulzer, M: The effect of acetylcholine on early postoperative intraocular pressure. Am J Ophthal 103:749, 1987.
172. Ruiz, RS, Rhem, MN, Prager, TC: Effects of carbachol and acetylcholine on intraocular pressure after cataract extraction. Am J Ophthal 107:7, 1989.
173. Hollands, RH, Drance, SM, Schulzer, M: The effect of intracameral carbachol on intraocular pressure after cataract extraction. Am J Ophthal 104:225, 1987.
174. Linn, DK, Zimmerman, TJ, Nardin, GF, et al: Effect of intracameral carbachol on intraocular pressure after cataract extraction. Am J Ophthal 107:133, 1989.
175. Wood, TO: Effect of carbachol on postoperative intraocular pressure. J Cat Ref Surg 14:654, 1988.
176. Hayreh, SS: Anterior ischemic optic neuropathy. IV. Occurrence after cataract extraction. Arch Ophthal 98:1410, 1980.
177. Biedner, B, Rothkoff, L, Blumenthal, M: The effect of acetazolamide on early increased intraocular pressure after cataract extraction. Am J Ophthal 83:565, 1977.
178. Bloomfield, S: Failure to prevent enzyme glaucoma. A negative report. Am J Ophthal 64:405, 1968.
179. Packer, AJ, Fraioli, AJ, Epstein, DL: The effect of timolol and acetazolamide on transient intraocular pressure elevation following cataract extraction with alpha-chymotrypsin. Ophthalmology 88:239, 1981.
180. Obstbaum, SA, Galin, MA: The effects of timolol on cataract extraction and intraocular pressure. Am J Ophthal 88:1017, 1979.
181. Haimann, MH, Phjelps, CD: Prophylactic timolol for the prevention of high intraocular pressure after cataract extraction. A randomized, prospective, double-blind trial. Ophthalmology 88:233, 1981.
182. Tilen, A, Leuenberger, AE: Effect of timolol and acetazolamide on intraocular hypertension after intracapsular lens extraction with alpha-chymotrypsin. Klin Monatsbl Augenheilkd 176:558, 1980.
183. Shields, MB, Braverman, SD: Timolol in the management of secondary glaucomas. Surv Ophthal 28:266, 1983.

184. Tomoda, T, Tuberville, AW, Wood, TO: Timolol and postoperative intraocular pressure. Am Intra-ocular Implant Soc J 10:180, 1984.
185. West, DR, Lischwe, TD, Thompson, VM, Ide, CH: Comparative efficacy of the β-blockers for the prevention of increased intraocular pressure after cataract extraction. Am J Ophthal 106:168, 1988.
186. Ruiz, RS, Wilson, CA, Musgrove, KH, Prager, TC: Management of increased intraocular pressure after cataract extraction. Am J Ophthal 103:487, 1987.
187. Brown, SVL, Thomas, JV, Belcher, CD III, Simmons, RJ: Effect of pilocarpine in treatment of intraocular pressure elevation following neodymium:YAG laser posterior capsulotomy. Ophthalmology 92:354, 1985.
188. Kolker, AE, Becker, B: Epinephrine maculopathy. Arch Ophthal 79:552, 1968.
189. Rich, WJCC: Prevention of postoperative ocular hypertension by prostaglandin inhibitors. Trans Ophthal Soc UK 97:268, 1977.
190. Brucker, AJ, Michels, RG, Green, WR: Pars plana vitrectomy in the management of blood-induced glaucoma with vitreous hemorrhage. Ann Ophthal 10:1427, 1978.
191. Theodossiadis, G, Kouris-Bairaktari, E, Velissaropoulos, P: Clinical and pathologic-anatomical results following the application of a mobile argon-laser beam in aphakic pupillary block glaucoma. Klin Monatsbl Augenheilkd 175:180, 1979.
192. Hitchings, RA: Acute aphakic pupil block glaucoma: an alternative surgical approach. Br J Ophthal 63:31, 1979.
193. Peyman, GA, Sanders, DR, Minatoya, H: Pars plana vitrectomy in the management of pupillary block glaucoma following irrigation and aspiration. Br J Ophthal 62:336, 1978.
194. Obstbaum, SA, Galin, MA, Barasch, KR, Baras, I: Laser photomydriasis in pseudophakic pupillary block. Am Intra-ocular Implant Soc J 7:28, 1981.
195. Mackool, RJ: Closed vitrectomy and the intraocular implant. Ophthalmology 88:414, 1981.
196. Bellows, AR, Johnstone, MA: Surgical management of chronic glaucoma in aphakia. Ophthalmology 90:807, 1983.
197. Gross, RL, Feldman, RM, Spaeth, GL, et al: Surgical therapy of chronic glaucoma in aphakia and pseudophakia. Ophthalmology 95:1195, 1988.
198. Heuer, DK, Gressel, MG, Parrish, RD II, et al: Trabeculectomy in aphakic eyes. Ophthalmology 91:1045, 1984.
199. The Fluorouracil Filtering Surgery Study Group. Fluorouracil filtering surgery study one-year follow-up. Am J Ophthal 108:625, 1989.
200. Hampton, C, Shields, MB, Miller, KN, Blasini, M: Evaluation of a protocol for transscleral Nd:YAG cyclophotocoagulation in 100 patients. Ophthalmology 97:910, 1990.
201. Brown, SI: Treatment of advanced epithelial downgrowth. Trans Am Acad Ophthal Otol 77:618, 1973.
202. Brown, SI: Results of excision of advanced epithelial downgrowth. Ophthalmology 86:321, 1979.
203. Friedman, AH: Radical anterior segment surgery for epithelial invasion of the anterior chamber: report of three cases. Trans Am Acad Ophthal Otol 83:216, 1977.
204. Fish, LA, Heuer, DK, Baerveldt, G, et al: Molteno implantation for secondary glaucomas associated with advanced epithelial ingrowth. Ophthalmology 97:557, 1990.
205. Karesh, JW, Nirankari, VS: Factors associated with glaucoma after penetrating keratoplasty. Am J Ophthal 96:160, 1983.
206. Olson, RF, Kaufman, HE: Prognostic factors of intraocular pressure after aphakic keratoplasty. Am J Ophthal 86:510, 1978.
207. Foulks, GN: Glaucoma associated with penetrating keratoplasty. Ophthalmology 94:871, 1987.
208. Goldberg, DB, Schanzlin, DJ, Brown, SI: Incidence of increased intraocular pressure after keratoplasty. Am J Ophthal 92:372, 1981.
209. Irvine, AR, Kaufman, HE: Intraocular pressure following penetrating keratoplasty. Am J Ophthal 68:835, 1969.
210. Brightbill, FS, Stainer, GA, Hunkeler, JD: A comparison of intracapsular and extracapsular lens extraction combined with keratoplasty. Ophthalmology 90:34, 1983.
211. Robinson, CH Jr: Indications, complications and prognosis for repeat penetrating keratoplasty. Ophthal Surg 10:27, 1979.
212. Heydenreich, A: Corneal regeneration and intraocular tension. Klin Monatsbl Augenheilkd 148:500, 1966.
213. Lass, JH, Pavan-Langston, D: Timolol therapy in secondary angle-closure glaucoma post penetrating keratoplasty. Ophthalmology 86:51, 1979.
214. Zimmerman, TJ, Krupin, T, Grodzki, W, Waltman, SR: The effect of suture depth on outflow facility in penetrating keratoplasty. Arch Ophthal 96:505, 1978.
215. Zimmerman, TJ, Waltman, SR, Sachs, U, Kaufman, HE: Intraocular pressure after aphakic penetrating keratoplasty 'through-and-through" suturing. Ophthal Surg 10:49, 1979.
216. Nissenkorn, I, Wood, TO: Intraocular pressure following aphakic transplants. Ann Ophthal 15:1168, 1983.
217. Olson, RJ, Kaufman, HE: A mathematical description of causative factors and prevention of elevated intraocular pressure after keratoplasty. Invest Ophthal Vis Sci 16:1085, 1977.
218. Gnad, HD: Athalamia as a late complication after keratoplasty on aphakic eyes. Br J Ophthal 64:528, 1980.
219. Polack, FM: Graft rejection and glaucoma. Am J Ophthal 101:294, 1986.
220. Insler, MS, McShrerry Zatzkis, S: Pigment dispersion syndrome in pseudophakic corneal transplants. Am J Ophthal 102:762, 1986.
221. Schanzlin, DJ, Goldberg, DB, Brown, SI: Transplantation of congenitally opaque corneas. Ophthalmology 87:1253, 1980.
222. Yamaguchi, T, Polack, FM, Valenti, J: Electron microscopic study of epithelial downgrowth after penetrating keratoplasty. Br J Ophthal 65:374, 1981.
223. Olson, RJ: Aphakic keratoplasty. Determining donor tissue size to avoid elevated intraocular pressure. Arch Ophthal 96:2274, 1978.
224. Zimmerman, TJ, Krupin, T, Grodzki, W, et al: Size of donor corneal button and outflow facility in aphakic eyes. Ann Ophthal 11:809, 1979.
225. Perl, T, Charlton, KH, Binder, PS: Disparate diameter grafting. Astigmatism, intraocular pressure, and visual acuity. Ophthalmology 88:774, 1981.
226. Heidemann, DG, Sugar, A, Meyer, RF, Musch, DC: Oversized donor grafts in penetrating keratoplasty. A randomized trial. Arch Ophthal 103:1807, 1985.
227. Foulks, GN, Perry, HD, Dohlman, CH: Oversize corneal donor grafts in penetrating keratoplasty. Ophthalmology 86:490, 1979.
228. Zimmerman, T, Olson, R, Waltman, S, Kaufman, H: Transplant size and elevated intraocular pressure. Postkeratoplasty. Arch Ophthal 96:2231, 1978.

229. Bourne, WM, Davison, JA, O'Fallon, WM: The effects of oversize donor buttons on postoperative intraocular pressure and corneal curvature in aphakic penetrating keratoplasty. Ophthalmology 89:242, 1982.
230. Perry, HD, Foulks, GN: Oversize donor buttons in corneal transplantation surgery for keratoconus. Ophthal Surg 18:751, 1987.
231. Cohen, EJ, Kenyon, KR, Dohlman, CH: Iridoplasty for prevention of post-keratoplasty angle closure and glaucoma. Ophthal Surg 13:994, 1982.
232. Thoft, RA, Gordon, JM, Dohlman, CH: Glaucoma following keratoplasty. Trans Am Acad Ophthal Otol 78:352, 1974.
233. Wood, TO, West, C, Kaufman, HE: Control of intraocular pressure in penetrating keratoplasty. Am J Ophthal 74:724, 1972.
234. Olson, RJ, Kaufman, HE, Zimmerman, TJ: Effects of timolol and daranide on elevated intraocular pressure after aphakic keratoplasty. Ann Ophthal 11:1833, 1979.
235. Casey, TA, Gibbs, D: Complications in corneal grafting. Trans Ophthal Soc UK 92:517, 1972.
236. Lemp, MA, Pfister, RR, Dohlman, CG: The effect of intraocular surgery on clear corneal grafts. Am J Ophthal 70:719, 1970.
237. McDonnell, PJ, Robin, JB, Schanzlin, DJ, et al: Molteno implant for control of glaucoma in eyes after penetrating keratoplasty. Ophthalmology 95:364, 1988.
238. Binder, PS, Abel, R Jr, Kaufman, HE: Cyclocryotherapy for glaucoma after penetrating keratoplasty. Am J Ophthal 79:489, 1975.
239. Wilensky, JT, Goldberg, MF, Alward, P: Glaucoma after pars plana vitrectomy. Trans Am Acad Ophthal Otol 83:114, 1977.
240. Huamonte, FU, Peyman, GA, Goldberg, MF: Complicated retinal detachment and its management with pars plana vitrectomy. Br J Ophthal 61:754, 1977.
241. Faulborn, J, Conway, BP, Machemer, R: Surgical complications of pars plana vitreous surgery. Ophthalmology 85:116, 1978.
242. Aaberg, TM, Van Horn, DL: Late complications of pars plana vitreous surgery. Ophthalmology 85:126, 1978.
243. Ghartey, KN, Tolentino, FI, Freeman, HM, et al: Closed vitreous surgery. XVII. Results and complications of pars plana vitrectomy. Arch Ophthal 98:1248, 1980.
244. Han, DP, Lewis, H, Lambrou, FH Jr, et al: Mechanisms of intraocular pressure elevation after pars plana vitrectomy. Ophthalmology 96:1357, 1989.
245. Sabates, WI, Abrams, GW, Swanson, DE, Norton, EWD: The use of intraocular gases. The results of sulfur hexafluoride gas in retinal detachment surgery. Ophthalmology 88:447, 1981.
246. Abrams, GW, Swanson, DE, Sabates, WI: The results of sulfur hexafluoride gas in vitreous surgery. Am J Ophthal 94:165, 1982.
247. Chang, S, Lincoff, HA, Coleman, DJ, et al: Perfluorocarbon gases in vitreous surgery. Ophthalmology 92:651, 1985.
248. Coden, DJ, Freeman, WR, Weinreb, RN: Intraocular pressure response after pneumatic retinopexy. Ophthal Surg 19:667, 1988.
249. Crittenden, JJ, deJuan, E Jr, Tiedeman, J: Expansion of long-acting gas bubbles for intraocular use. Principles and practice. Arch Ophthal 103:831, 1985.
250. Aronowitz, JD, Brubaker, RF: Effect of intraocular gas on intraocular pressure. Arch Ophthal 94:1191, 1976.
251. Poliner, LS, Schoch, LH: Intraocular pressure assessment in gas-filled eyes following vitrectomy. Arch Ophthal 105:200, 1987.
252. Simone, JN, Whitacre, MM: The effect of intraocular gas and fluid volumes on intraocular pressure. Ophthalmology 97:238, 1990.
253. Hines, MW, Jost, BF, Fogelman, KL: Oculab Tono-Pen, Goldmann applanation tonometry, and pneumatic tonometry for intraocular pressure assessment in gas-filled eyes. Am J Ophthal 106:174, 1988.
254. Lincoff, H, Weinberger, D, Reppucci, V, Lincoff, A: Air travel with intraocular gas. I. The mechanisms for compensation. Arch Ophthal 107:902, 1989.
255. Lincoff, H, Weinberger, D, Stergiu, P: Air travel with intraocular gas. II. Clinical considerations. Arch Ophthal 107:907, 1989.
256. Lewis, H, Han, D, Williams, GA: Management of fibrin pupillary-block glaucoma after pars plana vitrectomy with intravitreal gas injection. Am J Ophthal 103:180, 1987.
257. Jaffe, GJ, Lewis, H, Han, DP, et al: Treatment of postvitrectomy fibrin pupillary block with tissue plasminogen activator. Am J Ophthal 108:170, 1989.
258. Okun, E: Intravitreal surgery utilizing liquid silicone. A long term follow-up. Tran Pac Coast Oto-Ophthal Soc 49:141, 1968.
259. Grey, RHB, Leaver, PK: Results of silicone oil injection in massive preretinal retraction. Trans Ophthal Soc UK 97:238, 1977.
260. Sugar, HS, Okamura, ID: Ocular findings six years after intravitreal silicone injection. Arch Ophthal 94:612, 1976.
261. Watzke, RC: Silicone retinopiesis for retinal detachment. A long-term clinical evaluation. Arch Ophthal 77:185, 1967.
262. Burk, LL, Shields, MB, Proia, AD, McCuen, B: Intraocular pressure following intravitreal silicone oil injection. Ophthal Surg 19:565, 1988.
263. de Corral, LR, Cohen, SB, Peyman, GA: Effect of intravitreal silicone oil on intraocular pressure. Ophthal Surg 18:446, 1987.
264. Ando, F: Intraocular hypertension resulting from pupillary block by silicone oil. Am J Ophthal 99:87, 1985.
265. Zborowski-Gutman, L, Treister, G, Naveh, N, et al: Acute glaucoma following vitrectomy and silicone oil injection. Br J Ophthal 71:903, 1987.
266. Beekhuis, WH, Ando, F, Zivojnovic, R, et al: Basal iridectomy at 6 o'clock in the aphakic eye treated with silicone oil: prevention of keratopathy and secondary glaucoma. Br J Ophthal 71:197, 1987.
267. Gao, R, Neubauer, L, Tang, S, Kampik, A: Silicone oil in the anterior chamber. Graefe's Arch Ophthal 227:106, 1989.
268. Rentsch, FJ: Electronmicroscopical aspects of acid compartments of the ground substance and of collagen in different cases of intravitreal tissue proliferation. Der Ophthal 2:385, 1981.
269. Ni, C, Wang, W-J, Albert, DM, Schepens, CL: Intravitreous silicone injection. Histopathologic findings in a human eye after 12 years. Arch Ophthal 101:1399, 1983.
270. Laroche, L, Pavlakis, C, Saraux, H, Orcel, L: Ocular findings following intravitreal silicone injection. Arch Ophthal 101:1422, 1983.
271. Sebestyen, JG, Schepens, CL, Rosenthal, ML: Retinal detachment and glaucoma. I. Tonometric and gonioscopic study of 160 cases. Arch Ophthal 67:736, 1962.
272. Hayreh, SS, Baines, JAB: Occlusion of the vortex veins. An experimental study. Br J Ophthal 57:217, 1973.

273. Araie, M, Sugiura, Y, Minota, K, Akazawa, K: Effects of the encircling procedure on the aqueous flow rate in retinal detachment eyes: a fluorometric study. Br J Ophthal 71:510, 1987.
274. Johnson, MW, Han, DP, Hoffman, KE: The effect of scleral buckling on ocular rigidity. Ophthalmology 97:190, 1990.
275. Mensher, JH: Anterior chamber depth alteration after retinal photocoagulation. Arch Ophthal 95:113, 1977.
276. Boulton, PE: A study of the mechanism of transient myopia following extensive Xenon Arc photocoagulation. Trans Ophthal Soc UK 93:287, 1973.
277. Blondeau, P, Pavan, PR, Phelps, CD: Acute pressure elevation following panretinal photocoagulation. Arch Ophthal 99:1239, 1981.
278. Schidte, SN: Changes in eye tension after panretinal Xenon arc and argon laser photocoagulation in normotensive diabetic eyes. Acta Ophthal 60:692, 1982.
279. Kaufman, SC, Ferris, FL III, Swartz, M, et al: Intraocular pressure following panretinal photocoagulation for diabetic retinopathy: Diabetic Retinopathy Report No. 11. Arch Ophthal 105:807, 1987.

Teil III: Behandlung der Glaukome

Kapitel 24. Prinzipien der medikamentösen Glaukomtherapie

24.1 Klassifikation der Antiglaukomatosa
24.1.1 Topisch applizierte Pharmaka
24.1.2 Systemisch applizierte Wirkstoffe
24.2 Pharmakokinetik lokal applizierter Wirkstoffe
24.2.1 Pharmakokinetik im Bindehautsack
24.2.2 Hornhautpermeation
24.2.3 Intraokulare Faktoren mit Einfluß auf die Arzneimittelkonzentration
24.3 Pharmazeutische Zubereitung von Arzneimitteln zur Anwendung am Auge
24.3.1 Lösungsmittel
24.3.2 pH-Wert
24.3.3 Konzentration
24.3.4 Zusatzstoffe
24.3.5 Molekulargewicht
24.3.6 Tropfengröße
24.4 Praktische Aspekte der medikamentösen Glaukomtherapie
24.4.1 Wann behandeln?
24.4.2 Was verordnen?
24.4.3 Wie verordnen?
24.4.4 Aufklärung des Patienten
24.4.5 Verlaufskontrolle
24.4.6 Möglichkeiten der Patientenführung
24.5 Zusammenfassung

24.1 Klassifikation der Antiglaukomatosa

Die breite Palette der Medikamente, die zur Senkung des Augeninnendruckes bei der Behandlung der Glaukome angewandt werden, können entsprechend der Art ihrer Anwendung in zwei große Gruppen eingeteilt werden: lokal am Auge zu applizierende Medikamente und allgemein verabreichte Wirkstoffe.

24.1.1 Topisch applizierte Pharmaka

Lokal am Auge applizierte Antiglaukomatosa stellen in der Regel den ersten Behandlungsschritt beim Glaukom dar und sind die am häufigsten angewandten Medikamente bei den meisten Glaukomformen. All diese Pharmaka vermitteln ihre pharmakologische Wirksamkeit über einen Einfluß auf das *autonome Nervensystem*. Eine Klassifikation der topischen Antiglaukomatosa wird sich deshalb an den Angriffspunkten am autonomen Nervensystem orientieren.

Das autonome Nervensystem hat zwei Hauptabschnitte: das *cholinerge* (parasympathische) und das *adrenerge* (sympathische) Nervensystem. Beide unterscheiden sich auf der Grundlage 1. der Rezeptoren und 2. der postganglionären, physiologischen Transmitter (Abb. 24.1 a, b) [1]. Die Rezeptoren sind in der Zellmembran lokalisiert und stellen jene Bindungsstellen dar, auf die die physiologischen Transmitter und die meisten pharmakologischen Wirkstoffe einwirken, um eine bestimmte Reaktion der Zelle auszulösen. Die Zellmembran ist aus Lipiden und Proteinen zusammengesetzt. Das tatsächliche Arrangement dieser Zellwandbausteine ist noch nicht völlig geklärt, wenngleich die Theorie des „lipidglobulären Proteinmosaikmodells" unterstellt, daß die Proteinmoleküle in einer Lipidschicht eingebettet sind, mit einer Protrusio des globulären Proteins zu beiden Seiten der Membran [1]. Obwohl dies eine starke Vereinfachung eines sehr komplexen und nur teilweise verstandenen Konzeptes ist, gibt es doch eine prinzipielle Grundlage für die Diskussion zu den Wechselwirkungen mit den Pharmaka. Nach dieser Hypothese enthält die extrazelluläre Seite der Proteinglobuli die Rezeptoren, während die intrazelluläre Seite die Katalysatoren enthält, die an den spezifischen Zellfunktionen in Reaktion auf einen physiologischen Transmitter oder ein Pharmakon beteiligt sind.

Cholinerges System. Ursprünglich glaubte man, daß im parasympathischen Nervensystem nur ein Rezeptortyp vorkommt, wenngleich neuere Studien vermuten, daß mehr als ein cholinerger Rezeptor existiert [2]. Die Stimulation der cholinergen Rezeptoren am Auge führt zu einer Miosis und zu einer Verbesserung des Kammerwasserabstroms. Der Mechanismus der Fazilitätsverbesserung läßt sich auf eine Kontraktion des Ziliarmuskels zurückführen [3–5].

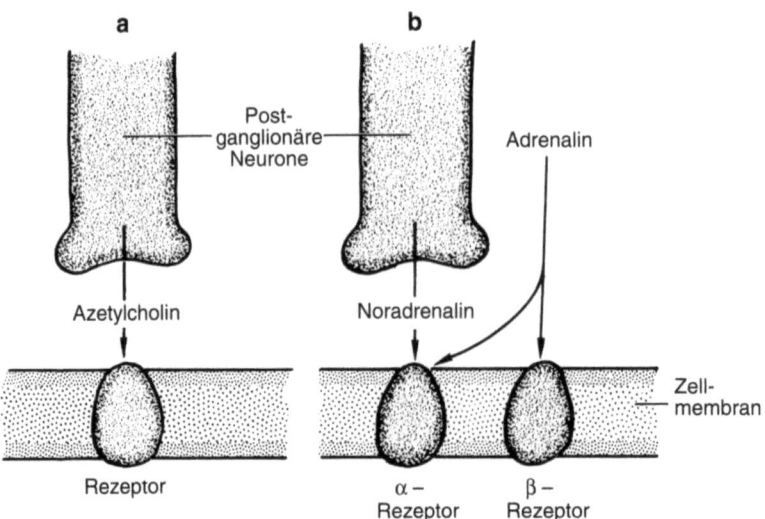

Abb. 24.1 a, b. Hauptabschnitte des autonomen Nervensystems. **a** Cholinerges (parasympathisches) Nervensystem mit dem physiologischen Transmitter Azetylcholin. **b** Adrenerges (sympathisches) Nervensystem mit den physiologischen Transmittern Noradrenalin und Adrenalin

Azetylcholin ist der postganglionäre, physiologische Transmitter des cholinergen Nervensystems. Es wird im postganglionären Neuron synthetisiert, wo es gespeichert und freigesetzt wird, wenn die Membran durch eine Zunahme des Natriumfluxes polarisiert wird. Nach einer Freisetzung aus dem postganglionären Neuron wird der Transmitter schnell durch die Azetylcholinesterase inaktiviert. Diese enzymatische Inaktivierung geschieht so schnell, daß ein effektiver Einsatz von Azetylcholin als topische Medikation in der Glaukomtherapie nicht möglich ist, obwohl es häufig in der Vorderkammer während intraokularer Eingriffe für die rasche Induktion einer Miosis angewandt wird.

Pharmaka können entweder die Wirkung des physiologischen Transmitters nachahmen oder hemmen. Substanzen, die den Effekt von Azetylcholin am Rezeptor nachahmen, werden auch als *Parasympathomimetika, cholinerge Agonisten* oder *cholinerge Stimulatoren* bezeichnet. Sie können entweder den Rezeptor direkt stimulieren oder indirekt durch eine Verstärkung der Wirkung des physiologischen Transmitters. Das in der Glaukomtherapie am häufigsten angewandte, direkte Parasympathomimetikum ist *Pilokarpin*, während ein Beispiel für ein indirektes Parasympathomimetikum das *Ecothiopatiodid* ist, das die Wirkung von Azetylcholin durch eine Hemmung der Cholinesterase verstärkt.

Substanzen, die die Wirkung von Azetylcholin am Rezeptor blockieren, werden auch *Parasympatholytika* oder *cholinerge Antagonisten* genannt. Diese Wirkstoffgruppe, zu der Atropin, Zyklopentolat und Tropicamid zählen, werden nicht in der Glaukomtherapie angewandt, da sie eine Mydriasis und eine Zykloplegie verursachen, die letztlich den Augeninnendruck eher steigern, wie in Kap. 9 und 10 ausgeführt wurde.

Adrenerges System. Es werden zwei Grundtypen von adrenergen Rezeptoren (α- und β-Rezeptoren) unterschieden, obwohl innerhalb dieser Unterteilung weitere Rezeptortypen bereits nachgewiesen sind und es sehr wahrscheinlich ist, daß im adrenergen Nervensystem noch weitere Klassen von Rezeptoren existieren. Die Erregung der α-adrenergen *Rezeptoren* am Auge führt zu einer Mydriasis und Vasokonstriktion. Die β-adrenergen Rezeptoren werden unterteilt in β_1- und β_2-Rezeptoren [6]. Die Stimulation der β_1-Rezeptoren verstärkt die kardiale Kontraktilität und erhöht die Lipolyse, während die β_2-Rezeptoren Bronchodilatation und Vasodepression steuern. Sowohl α- wie auch β-adrenerge Rezeptoren haben einen Einfluß auf die Kammerwasserdynamik, wenngleich die genauen Wirkungsmechanismen noch nicht völlig geklärt sind. Ganz allgemein kann man sagen, daß die Stimulation der β-Rezeptoren die Abflußleichtigkeit verbessert, während deren Hemmung die Kammerwassersekretion reduziert.

Es gibt zwei physiologische Transmitter im sympathischen Nervensystem, *Adrenalin* und *Noradrenalin*, die auch als Katecholamine bezeichnet werden. Adrenalin wird von den Nebennieren sezerniert, wo es aus Phenylalanin und Thyrosin synthetisiert wird. Adrenalin stimuliert sowohl α- wie auch β-Rezepto-

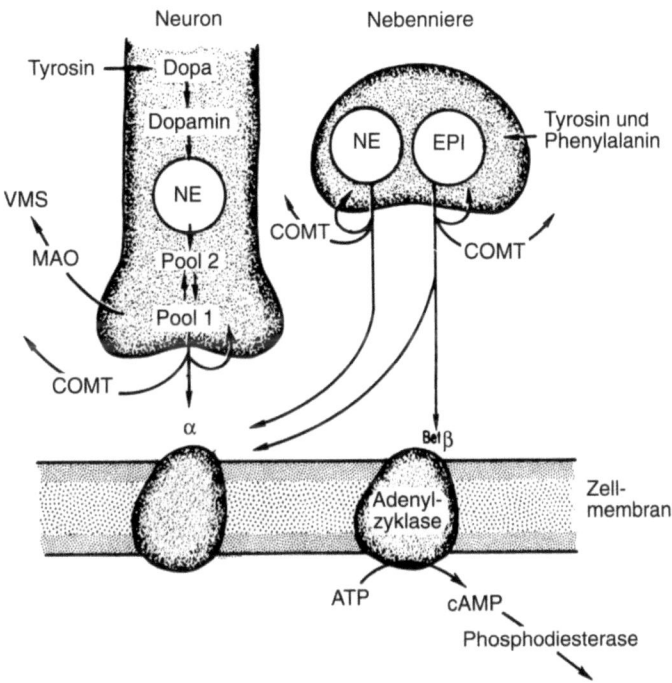

Abb. 24.2. Adrenerges Nervensystem. Noradrenalin *(NE)* wird im postganglionären Neuron aus Thyrosin und in der Nebenniere aus Thyrosin und Phenylalanin synthetisiert. Es existiert in 2 Speichern im terminalen Neuron mit einer konstanten, langsamen Freisetzung und einer Wiederaufnahme oder einer Inaktivierung durch Vanillinmandelsäure *(VMS)* oder durch Monoaminooxidase *(MAO)*. Es stimuliert hauptsächlich alpha-adrenerge Rezeptoren, wobei der größte Anteil von dem Nervenende wieder aufgenommen und der Rest enzymatisch inaktiviert wird. Ein kleiner Teil wird in aktiver Form in den Blutkreislauf abgegeben. Adrenalin wird nur in der Nebenniere aus Thyrosin und Phenylalanin gebildet und stimuliert sowohl α- wie auch β-Rezeptoren. Die β-Stimulation aktiviert die Umwandlung von Adenosintriphosphat *(ATP)* zu zyklischem Adenosinmonophosphat *(cAMP)* durch das Enzym Adenylzyklase. Phosphodiesterase inaktiviert cAMP

ren. Noradrenalin ist der physiologische Transmitter des postganglionären Neurons und stimuliert vorwiegend α-Rezeptoren. Es wird auch von den Nebennieren sezerniert, wo es aus den gleichen Aminosäuren wie Adrenalin synthetisiert wird. Im postganglionären Neuron wird Noradrenalin ausschließlich aus Thyrosin synthetisiert und in zwei Depots des terminalen Axons gespeichert. Eine langsame Freisetzung und Wiederaufnahme des Transmitters geschieht ständig, wobei das nicht freigesetzte Noradrenalin durch die Monoaminooxidase zu Vanillinmandelsäure inaktiviert wird. Nach einer massiven Freisetzung des Transmitters durch eine Nervenstimulation werden 90 % in das terminale Axon wieder aufgenommen, während ein kleiner Teil durch die Katecholamin-O-Methyltransferase und Monoaminooxidase inaktiviert wird. Der restliche Anteil geht in einer aktiven Form in den Blutkreislauf über (Abb. 24.2). Pharmaka, die auf das adrenerge Nervensystem wirken, können ebenso wie im cholinergen Nervensystem entweder die Wirkung der physiologischen Transmitter simulieren oder antagonisieren. *Sympathomimetika* oder *adrenerge Agonisten* können entweder direkt oder indirekt auf α-Rezeptoren, β-Rezeptoren oder beide einwirken. Der einzige, kommerziell für die Dauertherapie des Glaukoms verfügbare adrenerge Agonist, ist der physiologische Transmitter *Adrenalin*, ein direktes α- und β-Sympathomimetikum. Kürzlich wurde auch ein Derivat des Clonidins, das *Apraclonidin*, ein $α_2$-Agonist für die Behandlung kurzfristiger Augeninnendrucksteigerungen nach antiglaukomatösen Laseroperationen in die Glaukomtherapie eingeführt.

Andere Sympathomimetika, die bezüglich ihrer augendrucksenkenden Wirkung geprüft wurden, sind der direkte α-Agonist und physiologische Transmitter Noradrenalin sowie eine Gruppe von indirekten α-Agonisten, die den Effekt von Noradrenalin verstärken durch: 1. Stimulation der Freisetzung des Transmitters vom terminalen Axon; 2. Verstärkung der Freisetzung in Reaktion auf einen Nervenimpuls; 3. Hemmung der Wiederaufnahme; 4. Hemmung der Monoaminooxidase oder der Katecholamin-O-Methyltransferase. Es wurden auch indirekte β-Agonisten untersucht, die den Effekt einer β-adrenergen Stimulation über eine Wirkungsverstärkung der Adenylzyklase auf verschiedenem Wege nachahmen. Eine andere Gruppe von Wirkstoffen wiederum, sog. adrenerge Potentiatoren, verstärken den Effekt des Adrenalins, indem sie eine adrenerge Supersensitivität erzeugen.

Sympatholytika oder *adrenerge Antagonisten* konkurrieren mit Katecholaminen um α-Rezeptoren oder mit Adrenalin um β-Rezeptoren. β-Antagonisten oder β-Blocker senken den Augeninnendruck durch eine Hemmung der Kammerwasserproduktion. *Timolol*, Betaxolol, Levobunolol und *Metipranolol* sind β-Blocker, die z. Z. in Nordamerika für die lokale Therapie des Glaukoms zugelassen sind. In Deutschland sind außerdem *Carteolol, Befunolol, Pindolol* und *Bupranolol* für diese Indikation erhältlich. Eine weitere, größere Anzahl von β-Blockern, die auch augendrucksenkende Wirkung haben, ist für kardiovaskuläre Indikationen verfügbar.

24.1.2 Systemisch applizierte Wirkstoffe

Karboanhydrasehemmstoffe stellen eine Gruppe von systemisch applizierten Pharmaka zur Augeninnendrucksenkung dar, die in begründeten Fällen auch für eine Dauertherapie des Glaukoms möglich sind. Diese Wirkstoffe senken den Augeninnendruck durch eine Reduktion der Kammerwasserproduktion. *Acetazolamid* ist der Prototyp eines Karboanhydraseinhibitors und kann entweder peroral, intramuskulär oder intravenös verabreicht werden. *Methazolamid* ist ein weiterer, häufig angewandter, peroraler Karboanhydrasehemmstoff. *Hyperosmotika* werden gelegentlich für eine rasche, notfallmäßige Senkung eines dramatisch gesteigerten Augeninnendruckes angewandt. Hyperosmotika sind für den Dauergebrauch nicht geeignet. Die augendrucksenkende Wirkung der Hyperosmotika ist noch nicht völlig geklärt, wenngleich man allgemein annimmt, daß diese durch eine Reduktion des Glaskörpervolumens zustande kommt. Hyperosmotika können entweder peroral (wobei *Glyzerin* am häufigsten angewandt wird) oder intravenös gegeben werden (dabei ist *Mannitol* das am häufigsten angewandte Mittel).

24.2 Pharmakokinetik lokal applizierter Wirkstoffe

Die Pharmakokinetik beschäftigt sich mit Absorption, Verteilung, Metabolismus und Elimination von Pharmaka [7]. Mit Hinblick auf lokal applizierte Wirkstoffe am menschlichen Auge hängt die Verfügbarkeit des Pharmakons am Rezeptor ab von 1. der Wirkstoffkinetik im Bindehautsack, 2. der Hornhautpermeation und 3. der Verteilung und der Eliminationsrate des Wirkstoffs innerhalb des Auges [8].

24.2.1 Pharmakokinetik im Bindehautsack

Nach der topischen Applikation am Auge vermischt sich das Medikament mit der Tränenflüssigkeit des Bindehautsackes. Ein Großteil der Wirkstoffmenge wird von den abführenden Tränenwegen aufgenommen, während sich nur ein kleiner Teil mit dem präkornealen Tränenfilm vermischt und über die Hornhaut absorbiert wird. Die Verdünnung und der Abfluß des Arzneimittels sowie das Maß, mit dem es sich im Tränenfilm löst, beeinflussen wesentlich die Bioverfügbarkeit des Wirkstoffes.

Verdünnung und Abtransport. Der Bindehautsack enthält normalerweise 7–9 µl Tränenflüssigkeit und hat eine maximale Aufnahmekapazität von etwa 30 µl [8]. Die Tropfengröße einer kommerziellen Arzneimittelzubereitung zur Anwendung am Auge rangiert von 25,1 bis 56,4 µl, mit einem Durchschnittsvolumen von 39 µl [9]. Aus diesem Grunde wird etwa die Hälfte der aufgebrachten Arzneimittellösung unmittelbar nach der Aufbringung über den Lidrand abfließen. Ein großer Prozentsatz der Wirkstoffmenge, die in der Tränenflüssigkeit des Bindehautsackes verbleibt, gerät in die ableitenden Tränenwege durch die Pumpfunktion des Lidschlages. Der Verlust an Arzneimittel über die Tränenflüssigkeit geht sehr schnell, mit einem Maximum innerhalb der ersten Minuten nach Instillation. Das Abfließen über die Tränenwege reduziert nicht nur die bioverfügbare Menge an Wirkstoff für den Behandlungseffekt innerhalb des Auges, sondern erhöht auch das Risiko systemischer Nebenwirkungen über die Aufnahme in den Blutkreislauf durch die nasopharyngeale Mukosa. Man kann diesen Weg des Arzneimittels durch eine Kompression der Tränenröhrchen reduzieren, was später in diesem Kapitel besprochen wird.

Sättigung des Tränenfilms. Der präkorneale Tränenfilm ist eine stagnierende Flüssigkeitsschicht, die nur während des Lidschlages das aufgebrachte Arzneimittel im Tränenfilm durchmischt. Somit hängt das Maß, mit dem ein Pharmakon im Tränenfilm gelöst wird, auch von der Verlustrate über die Tränenwege und der Verweildauer im Bindehautsack ab. Die Menge des im Tränenfilm gelösten Pharmakons determi-

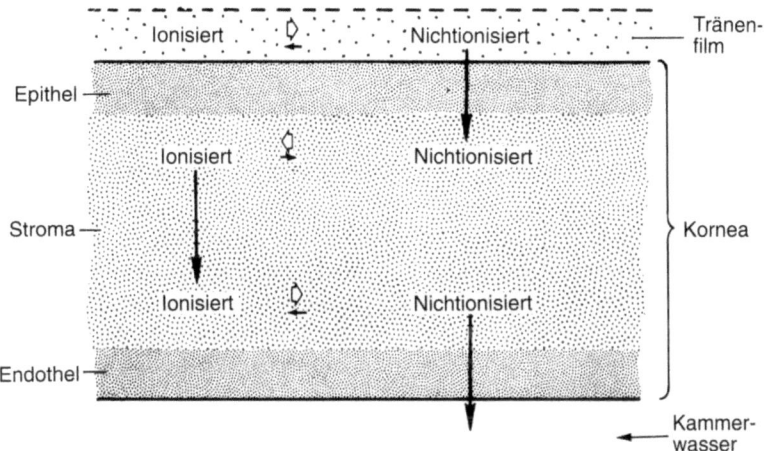

Abb. 24.3. Selektives Löslichkeitsverhalten der verschiedenen Hornhautschichten. Nur Wirkstoffe mit lipidlöslichen (nichtionisiert) und wasserlöslichen (ionisiert) Eigenschaften können die intakte Hornhaut durchdringen. Beide Zustandsformen (ionisiert und nicht-ionisiert) liegen meist in einem Gleichgewicht vor, wobei die den biophysikalischen Eigenschaften entsprechende Form die jeweilige Hornhautschicht permeiert und sich in der nächsten Schicht ein neues Gleichgewicht einstellt

niert wiederum die Arzneimittelmenge, die für die Hornhautpermeation und die anschließende Diffusion zu den intraokularen Rezeptorstellen zur Verfügung steht.

24.2.2 Hornhautpermeation [10]

Biophysikalisch entspricht die Hornhaut einer „Sandwich-Struktur" mit dem Wechsel von Lipid-Wasser-Lipid-Schichten. Die Lipophilie des Epithels und des Endothels der Hornhaut ist etwa 100mal größer als die des Hornhautstromas, das sehr hydrophob ist [11]. Als eine Konsequenz dieser biophysikalischen Charakteristika werden Epithel und Endothel der Hornhaut leicht durch fettlösliche Substanzen (z. B. Wirkstoffe in der nicht-ionisierten Form) permeiert, sind aber weitgehend undurchlässig für wasserlösliche Substanzen (ionisierte Wirkstoffe oder Elektrolyte). Dieser Unterschied in den Permeabilitätseigenschaften ergibt eine selektive Barriere dadurch, daß nur Pharmaka, die sowohl wasserlösliche wie lipidlösliche Eigenschaften aufweisen, die intakte Hornhaut durchdringen können. Dies wurde auch als selektives Löslichkeitsverhalten bezeichnet [11].

Wirkstoffe, die sowohl in einer ionisierten wie in einer nicht-ionisierten Form vorkommen, sind meist schwache Basen wie z. B. Pilokarpin und Adrenalin [11]. Beide Zustandsformen dieser Wirkstoffe bestehen in einem Gleichgewicht, wobei eine Grenzschicht der Hornhaut nur in jeweils einer Form des Pharmakons durchdrungen wird und sich in der nächsten Grenzschicht ein neues Gleichgewicht einstellt (Abb. 24.3). Quaternäre Stickstoffverbindungen, wie z. B. Ecothiopat und Karbachol, permeieren die Hornhaut schlecht. Sie sind jedoch so wirksam, daß nur geringe Wirkstoffmengen, die in das Auge permeieren, für die antiglaukomatöse Therapie ausreichen [12].

Pharmaka können sich in den verschiedenen Schichten der Hornhaut konzentrieren und dort ein Depot bilden. Manche Wirkstoffe können bereits auf diesem Niveau abgebaut werden, während andere in der Hornhaut vorübergehend gespeichert werden. Die Hornhaut wirkt deshalb häufig als ein Arzneimittelreservoir und ist ein wesentlich begrenzender Faktor für die Diffusion von Wirkstoffen in das Kammerwasser [8,13].

24.2.3 Intraokulare Faktoren mit Einfluß auf die Arzneimittelkonzentration

Nach der Permeation durch die Hornhaut muß das Pharmakon über das Kammerwasser zum eigentlichen Wirkort im vorderen Augensegment gelangen. Ein Teil der Arzneimittelmenge in der vorderen Augenkammer wird auf dem Diffusionswege über das Gefäßsystem eliminiert oder verläßt das Auge mit dem Kammerwasserabfluß. Ein anderer Teil ist an die verschiedenen Gewebe des vorderen Augensegmentes gebunden. Sowohl cholinerge [14,15] wie adrenerge [15] Wirkstoffe werden an das Melanin der Uvea anterior gebunden, worauf diese Arzneimittelmenge nicht für die Wirkung am Rezeptor zur Verfügung steht [16–18]. Histochemische Untersuchungen zeigten, daß adrenerge Nerven in der Nähe von Melanozyten vorkommen [18]. Einige Substanzen wie z. B. β-Blocker werden sehr langsam von den pigmentierten Geweben wieder freigesetzt, wodurch sich die lange Wirkungsdauer in stark pigmentierten Augen erklärt [8]. Andere Wirkstoffe wie z. B. Pilokarpin werden in den Geweben des Auges metabolisiert. Man vermutete aufgrund von Studien mit Pilokarpin in pigmentierten Augen und bei Albinokaninchen, daß ein größerer Anteil eines lokal applizierten Pilokarpins in der Hornhaut in Augen mit stärkerer Pigmentierung metabolisiert wird [19].

Ein kleinerer Anteil der aufgebrachten Arzneimittelmenge, der weder extra- noch intraokular eliminiert noch unspezifisch an die Gewebe gebunden oder inaktiviert wird, gelangt an den entsprechenden Rezeptor, wo er seine pharmakologische Wirkung entfaltet.

24.3 Pharmazeutische Zubereitung von Arzneimitteln zur Anwendung am Auge

Die Pharmakokinetik eines lokal applizierten Arzneimittels wird erheblich durch die Art der pharmazeutischen Zubereitung beeinflußt. Dies betrifft vor allen Dingen das Lösungsmittel, den pH-Wert, die Konzentration und die Begleitstoffe der Zubereitung.

24.3.1 Lösungsmittel

Das Lösungsmittel, in dem das Pharmakon auf das Auge aufgebracht wird, beeinflußt wesentlich die Wirkstoffmenge, die für die Hornhautpermeation zur Verfügung steht. Dabei sind Arzneimittelverluste über die Tränenflüssigkeit, die Sättigung des präkornealen Tränenfilms und die Verweildauer am Auge bzw. Kontaktzeit mit der Hornhaut von Bedeutung [20].

Lösliche Polymere. Diese häufig verwandten Vehikelsubstanzen, wie z.B. Methylzellulose und Polyvinylalkohol vermindern den raschen Abfluß des Arzneimittels über die Tränenwege und verlängern die korneale Kontaktzeit. Dies wird durch eine Zunahme der Tränenfilmviskosität erreicht, vorausgesetzt einer gleichförmigen Lösung des Pharmakons im polymeren Vehikel. Außerdem wird die Oberflächenspannung des Tränenfilms reduziert [21,22]. Letzteres hat jedoch nur einen geringen Einfluß auf die erhöhte Bioverfügbarkeit des Wirkstoffes im menschlichen Auge selbst [20].

Salben. Salben als Arzneimittelträgersubstanzen erhöhen die Bioverfügbarkeit durch eine wesentlich geringere Verlustrate über den Tränenfilm, durch eine Hemmung der Verdünnung im Tränenfilm und durch eine erheblich höhere effektive Konzentration des Wirkstoffes am Auge mit einer deutlich verlängerten kornealen Kontaktzeit [23–25]. Ihre Anwendung ist jedoch durch visuelle Nebenwirkungen und ästhetische Aspekte begrenzt.

Lösliche Gele. Neuere Vehikelsubstanzen ermöglichten eine verlängerte Wirkungsdauer eines gegebenen Pharmakons. Die meisten Untersuchungen wurden mit Pilokarpin ausgeführt. Ein bewährtes derartiges Vehikel ist ein lösliches Gel, das als eine vernetzte, polymere Form der Acrylsäure mit hoher Viskosität vorliegt und über 24 h Pilokarpin aus einer einmaligen Applikation des Gels in den Bindehautsack in den späten Abendstunden abgibt [26,27]. Es ist noch nicht genau nachgewiesen, ob die verlängerte Wirkungsdauer von Pilokarpin auf eine verstärkte Anflutung für die korneale Absorption oder eine Verlängerung der Arzneimittelabsorptionsphase zurückgeht [20].

Emulsionen und Suspensionen. Andere Arzneimittelzubereitungen, die den Behandlungseffekt des Pilokarpins verlängern, sind die Emulsion der Substanz in einem polymeren Grundstoff [28]. Die verlängerte Wirkungsdauer geht sowohl auf eine verstärkte initiale Aufnahme wie auch auf eine verlängerte und verlangsamte Freisetzung aus dem Trägerstoff zurück [29]. Dies führt zu einer Wirkungsdauer des lokal applizierten Pilokarpins von über 12 h [30].

Substanzen, die in Form von suspendierten Partikeln auf die Hornhaut aufgebracht werden, haben eine höhere Verfügbarkeit für die korneale Absorption, da sie sich weniger mit der Tränenflüssigkeit durchmischen und länger im Bindehautsack verweilen als echte Arzneimittellösungen [12].

Liposomen. Die Wechselwirkung von Phospholipiden und Wasser führt unter bestimmten Umständen zu konzentrischen doppelten Lipidschichten, die durch eine wäßrige Schicht getrennt sind. Diese multilamellären Vesikel, Liposomen genannt, können auf kleinere, unilamelläre Strukturen homogener Größe reduziert werden, die für die Aufnahme lokal zu applizierender Medikamente geeignet sind [20]. Ein Wirkstoff wird sich entweder in der Lipid- oder wäßrigen Schicht anreichern, ganz in Abhängigkeit seiner

Löslichkeitseigenschaften. Durch die Absorption der Liposomen auf der Hornhautoberfläche entsteht eine verstärkte korneale Penetration mit einem direkten Transport des Arzneimittels aus den Liposomen zu den epithelialen Zellmembranen [31]. Es wurden ebenfalls temperatursensible Liposomen untersucht, die die Substanzen in den Blutgefäßen des Auges freisetzen, wenn Wärme durch einen Argonlaser [32] oder durch Mikrowellen [33] übertragen wird.

Inserts am Auge. Es wurden eine ganze Reihe von Materialien bezüglich ihrer Fähigkeit einer verlangsamten Arzneimittelfreisetzung auf der Hornhaut oder im Bindehautsack untersucht. Eine derartig konstante Freisetzung eines Pharmakons ergibt den gleichen Therapieeffekt wie häufige Applikationen aber mit wesentlich geringeren Arzneimittelmengen [34].

Gepulste Freisetzung. Bei einer Art von Inserts ist die Zeitcharakteristik der Arzneimittelfreisetzung durch eine hohe initiale Freisetzungsrate gekennzeichnet, die sehr schnell wegen des Auswaschphänomens durch die Tränen abnimmt [20]. Diese Kinetik der Arzneimittelfreigabe, die auch charakteristisch für die konventionelle Tropfapplikation ist, wird auch als eine Kinetik erster Ordnung bezeichnet. Sie hat den Nachteil einer vorübergehenden Überdosierung mit entsprechenden Nebenwirkungen, gefolgt von einer verlängerten Phase der Unterdosierung. In dieser Gruppe der Arzneimittelreservoirs sind wasserlösliche, polymere Matrizes [35,36], unlösliche Substanzen [37], arzneimittelgetränkte, hydrophile Kontaktlinsen [38,39] und Hornhautkontaktschalen aus Kollagen [40].

Konstante Freisetzungsrate [20]. Um die Nachteile einer Freisetzungskinetik erster Ordnung zu vermeiden, wurde eine zweite Form von Inserts entwickelt, bei denen das Pharmakon in einer konstanten Menge abgegeben wird. Dies bezeichnet man als eine Kinetik nullter Ordnung, da die Arzneimittelmenge, die pro Zeiteinheit abgegeben wird, unabhängig von der noch nicht freigesetzten Arzneimittelmenge ist. Es wurden drei verschiedene Systeme geprüft: 1. Diffusionssysteme, bei denen Pilokarpin zwischen zwei polymeren Membranen auf dem Diffusionswege freigesetzt wird [41] (dies ist z. Z. das einzige, kommerziell verfügbare Arzneimittelreservoir zur Anwendung am Auge mit konstanter Freisetzung, das im nächsten Kapitel besprochen wird); 2. osmotische Systeme, bei denen die osmotischen Eigenschaften des Wirkstoffes in einer nicht-hydrophilen, polymeren Matrix integriert sind, so daß eine fast gleichmäßige Arzneimittelfreisetzung erreicht wird; 3. biodegradierbare Systeme, bei denen eine degradierbare hydrophobe Matrix, die nicht durch die Tränenflüssigkeit ausgewaschen werden kann, das Arzneimittel freigibt.

Mechanische Arzneimitteldepots. Als eine Alternative zu den traditionellen Tropfapplikationen wurden auch Arzneimittelträger untersucht, die die Medikamente mechanisch auf das Auge übertragen. Ein solcher Arzneimittelträger ist ein Plastikstäbchen mit dem lyophilisierten Wirkstoff auf der Spitze [42–44], ein anderer in dieser Gruppe ist ein Papierstreifen mit der Medikation in einer wasserlöslichen Polyvinylalkoholschicht an der Spitze aufgebracht [45]. In beiden Fällen löst sich das Medikament in der Tränenflüssigkeit, wenn die Spitze des Arzneimittelträgers in den Bindehautsack eingebracht wird. Die logischen Vorteile wären eine einfache, sichere Applikation des Wirkstoffes am Auge, wobei die Menge des applizierten Wirkstoffes nicht mehr überschüssig sein müßte, keine zusätzlichen Lösungsvolumina aufgetragen werden und Konservierungsstoffe nicht notwendig wären.

24.3.2 pH-Wert

Wie schon besprochen, beeinflußt der Löslichkeitsquotient zwischen Lipidphase und Wasser (Verteilungskoeffizient) die Hornhautpenetration eines Arzneimittels. Man erhält ein höheres Maß der Hornhautpenetration, wenn eine höhere Konzentration der nicht-ionisierten Arzneimittelphase (fettlöslich) in dem aufgebrachten Tropfen vorliegt [12]. Der pH-Wert, bei dem ein Wirkstoff pharmazeutisch zubereitet wird, beeinflußt den Verteilungskoeffizienten, wobei schwache Basen (was für die meisten Arzneimittelspezialitäten zur Behandlung des Glaukoms zutrifft) in die Hornhaut bei einem höheren pH-Wert aufgenommen werden, während schwache Säuren besser bei einem niederen pH-Wert permeieren. So ist z. B. die Penetration von Pilokarpin besser bei einem pH-Wert von 6,5–7,5 als bei pH 4 [46,47], obwohl kein signifikanter Unterschied für die Zubereitungen bei pH 4,1 und 5,8 nachgewiesen wurde [48]. Der pH-Wert der Arzneimittellösung beeinflußt auch die Arzneimittelstabilität und die Verträglichkeit am Patientenauge. Glücklicherweise liegen die meisten schwachen Basen bei einem physiologischen pH-Wert von 7,4 überwiegend in der nicht-ionisierten Form vor [12].

24.3.3 Konzentration

Die Hornhautpenetration eines Pharmakons wird nur bis zu einem bestimmten Punkt durch eine Erhöhung der externen Konzentration verbessert. Jenseits der optimalen Konzentration nimmt die Hornhautpermeation wieder ab und ein vermehrter Abfluß von Arzneimittel über die Tränenwege erhöht die Risiken systemischer Nebenwirkungen. In einer pharmakologischen Studie am Affenauge ergab lokal appliziertes 1%iges Pilokarpin größere Wirkstoffspiegel im Kammerwasser als 4% oder 8% [49].

24.3.4 Zusatzstoffe

Bestimmte Hilfsstoffe in den pharmazeutischen Zubereitungen ophthalmologischer Arzneimittel wie z. B. Benzalkoniumchlorid dienen nicht nur als Konservierungsstoffe durch ihre bakteriostatische Aktivität, sondern beeinflussen auch die Hornhautpermeation durch ihre Oberflächenwirkung. Letztere Eigenschaft reduziert die Oberflächenspannung für unpolare Wirkstoffe, was zu einer besseren Durchmischung mit dem präkornealen Tränenfilm führt und dadurch die Hornhautabsorption erhöht. Dies ist besonders wichtig bei Substanzen, die eine geringe Hornhautpermeation haben, wie z. B. Karbachol [50]. Konservierungsstoffe können jedoch auch das Hornhautepithel schädigen und die Arzneimittelzubereitung nicht absolut vor bakterieller Kontamination schützen. Bei sieben Fällen einer mikrobiellen Keratitis wurde der gleiche Erreger in den Hornhautabstrichen wie in dem Timololfläschchen des Patienten gefunden [51], was auf die Wichtigkeit einer sorgfältigen Handhabung des Arzneimittelbehälters mit Augentropfen trotz einer Konservierung hinweist.

24.3.5 Molekulargewicht

Substanzen mit einem Molekulargewicht größer als 500 g/Mol haben eine schlechte Hornhautabsorption. Dies ist jedoch kein so bedeutender Gesichtspunkt, da die meisten Ophthalmika ein geringeres Molekulargewicht haben [10].

24.3.6 Tropfengröße

Wie schon gesagt, beträgt die Tropfengröße in kommerziellen Glaukommedikamenten zwischen 25,1 und 56,4 µl mit einem Durchschnitt von 39 µl [9]. Diese Tropfvolumina sind bemessen an der wünschbaren Bioverfügbarkeit am äußeren Auge im Überschuß. Ein Vergleich von 8 und 30 µl Tropfvolumina einer 2,5%igen Phenylephrinlösung bei Neugeborenen und Säuglingen ergab einen gleichwertigen Effekt auf die Pupillenerweiterung, jedoch höhere Plasmaspiegel bei den größeren Augentropfen von 30 µl [52].

24.4 Praktische Aspekte der medikamentösen Glaukomtherapie

24.4.1 Wann behandeln?

Die Entscheidung, wann mit einer medikamentösen Glaukomtherapie begonnen werden soll, variiert entsprechend der zu behandelnden Glaukomform. Das allgemein übliche Vorgehen ist, mit der Therapie zu beginnen, wenn Verdachtsmomente einer glaukomatösen Papillenläsion bestehen, beginnende Gesichtsfeldausfälle nachweisbar sind oder das Ausmaß der Augendrucksteigerung bzw. das Vorliegen anderer wichtiger Risikofaktoren einen Glaukomschaden in nächster Zukunft wahrscheinlich machen. Einzelheiten zu diesen Aspekten für die verschiedenen Glaukomformen wurden in Teil II besprochen.

24.4.2 Was verordnen?

Diese Entscheidung hängt nicht nur von der Glaukomform, sondern auch von verschiedenen anderen Gesichtspunkten der individuellen Patientensituation ab. Eine Medikation kann bei einer Glaukomform wirksam, bei einer anderen unwirksam und bei einer dritten sogar kontraindiziert sein. Der Leser wird deshalb für Einzelheiten zu dieser Fragestellung auf Teil II des Buches verwiesen, soweit spezielle Glaukomformen betroffen sind. Bei manchen Fällen wie z. B. einem primären Offenwinkelglaukom sind eine Reihe von Medikamenten bezüglich ihrer Wirksamkeit möglich. Eine prospektive Untersuchung an 71 Patienten mit Offenwinkelglaukom zeigte eine signifikante Senkung des Augeninnendruckes im ersten medikamentösen Behandlungsschritt, aber keine weitere Drucksenkung auf ein stärkeres Medikament oder auf eine Kombinationstherapie [53,54]. Wenn man sich deshalb für eine initiale Pharmakotherapie entscheidet, ist es am besten, zunächst jenes Mittel zu wählen, das mit geringster Wahrscheinlichkeit bei dem zu behandelnden Patienten okuläre oder allgemeine Nebenwirkungen ergibt. Dies erfordert die sorgfältige

Beachtung der Patientenanamnese, der augenärztlichen und allgemeinen Befunde wie auch ein entsprechendes Verständnis der möglichen Arzneimittelrisiken, die in den folgenden Kapiteln noch genauer erläutert werden. Eine gewisse Daumenregel ist, bei der Verordnung einer Glaukommedikation die niedrigste Dosierung (Konzentration und Applikationsfrequenz) zu wählen, die den gewünschten Behandlungseffekt mit den geringsten Nebenwirkungen ergibt.

24.4.3 Wie verordnen?

Es ist fast immer ratsam, nur ein Mittel zu einer bestimmten Zeit zu verordnen, so daß Wirksamkeit und Nebenwirkung einer jeden Medikation selektiv beurteilt werden können. Eine Ausnahme von dieser Regel ist selbstverständlich der Patient mit stark erhöhtem Augeninnendruck, der eine unmittelbare Bedrohung für das Sehvermögen darstellt. In einer solchen Notfallsituation sollte man sofort ein Behandlungsschema einer maximalen medikamentösen Therapie mit der Kombination von zwei oder mehr Antiglaukomatosa versuchen und dann langsam auf jene Medikation reduzieren, die den geforderten Behandlungseffekt noch ergibt. Ein anderes nützliches Prinzip bei der Verordnung eines neuen Medikamentes in einer weniger dringlichen Situation ist ein *einseitiger Therapieversuch*, bei dem das unbehandelte Auge als Kontrolle während einer Behandlungsprobephase dient. Dies ermöglicht auch dem Therapeuten die Unterscheidung zwischen Arzneimitteleffekt und spontanen Augeninnendruckfluktuationen.

24.4.4 Aufklärung des Patienten

Noncompliance. Die Nichtannahme einer verordneten, medikamentösen Glaukomtherapie durch den Patienten ist ein großes Problem bei der Prävention der Glaukomerblindung. Untersuchungen haben gezeigt, daß die Natur der Erkrankung die Noncompliance fördert [55]. Mit anderen Worten, die meisten Glaukomformen stellen chronische Erkrankungen dar, bei denen Symptome entweder mild sind oder fehlen, die Behandlung ist prophylaktisch und die Konsequenzen eines Therapieabbruches treten erst spät auf. Dies sind Faktoren, die die Compliance des Patienten auf eine medikamentöse Therapie ungünstig beeinflussen [56]. Selbst Untersuchungen zur Compliance, die auf die eigene Einschätzung des Patienten zurückgehen, zeigen, daß etwa ein bis 2/3 der Patienten mindestens eine Behandlung pro Monat versäumen [57,58] oder ihre Medikation inkorrekt anwenden [59]. Noch viel informativer sind die Untersuchungen zur Patientencompliance mit elektronischen Einsätzen in das Arzneimittelfläschchen zur Aufzeichnung der entnommenen Medikationen [60]. Diese Studien haben gezeigt, daß 41 % der Patienten mindestens 10 % ihrer verordneten Pilokarpinapplikationen ausließen [61], 15 % versäumten sogar mehr als die Hälfte ihrer Applikationen [62]. Viele der Patienten zeigten inadäquate Zeitintervalle zwischen den Medikamentenanwendungen, häufig wurden die Applikationen in der Mittagszeit ausgelassen und es traten immer wieder lange Unterbrechungen im Behandlungsschema auf [62,63]. Traditionelle Parameter der Compliance wie Augeninnendruck, Pupillendurchmesser, Patientenangaben oder Aufzeichnungen, verbliebene Tropflösung im Fläschchen, etc. erwiesen sich alle als inadäquat zum Auffinden von Patienten mit problematischer Compliance [64]. Eine Reduktion der Applikationsfrequenz einer bestimmten Medikation scheint die Compliance zu verbessern, eliminiert die Noncompliance jedoch nicht völlig [65,66]. Möglichkeiten, die Patientencompliance effektiv zu verbessern sind: 1. angemessene Aufklärung des Patienten über das Wesen der Erkrankung und den Sinn der Therapie; 2. Anpassung des Behandlungsschemas an das Alltagsleben des Patienten; 3. Unterweisung und Einübung des Patienten in der richtigen Anwendung der Augentropfen; 4. Zusammenarbeit mit dem Hausarzt; 5. angemessene Berücksichtigung möglicher Nebenwirkungen; 6. Pflege des Arzt-Patienten-Verhältnisses [55].

Aufklärung über die Erkrankung. Es ist sehr wichtig dem Patienten das Wesen der Erkrankung und die möglichen Gefahren für das Sehvermögen klarzumachen, ohne Angstgefühle zu fördern. Mit anderen Worten, man sollte dem Patienten sagen: 1. daß er Glaukom hat; 2. was Glaukom bedeutet; 3. daß es zu einer irreversiblen Erblindung führen kann, aber 4. daß die Erblindung bei einer konsequenten Behandlung verhindert werden kann. Es ist selbst für Patienten, die bereits jahrelang wegen eines Glaukoms behandelt wurden, nicht ungewöhnlich, daß ihnen ein Erblindungsrisiko nicht bewußt ist, während andere in ständiger Angst leben, daß man an Glaukom unweigerlich erblinden müsse. Diese Mißverständnisse zu korrigieren ist eine wichtige Aufgabe des behandelnden Ophthalmologen in der Vorbeugung der Erblindung durch Glaukom und bei der Verbesserung der Lebensqualität des Patienten.

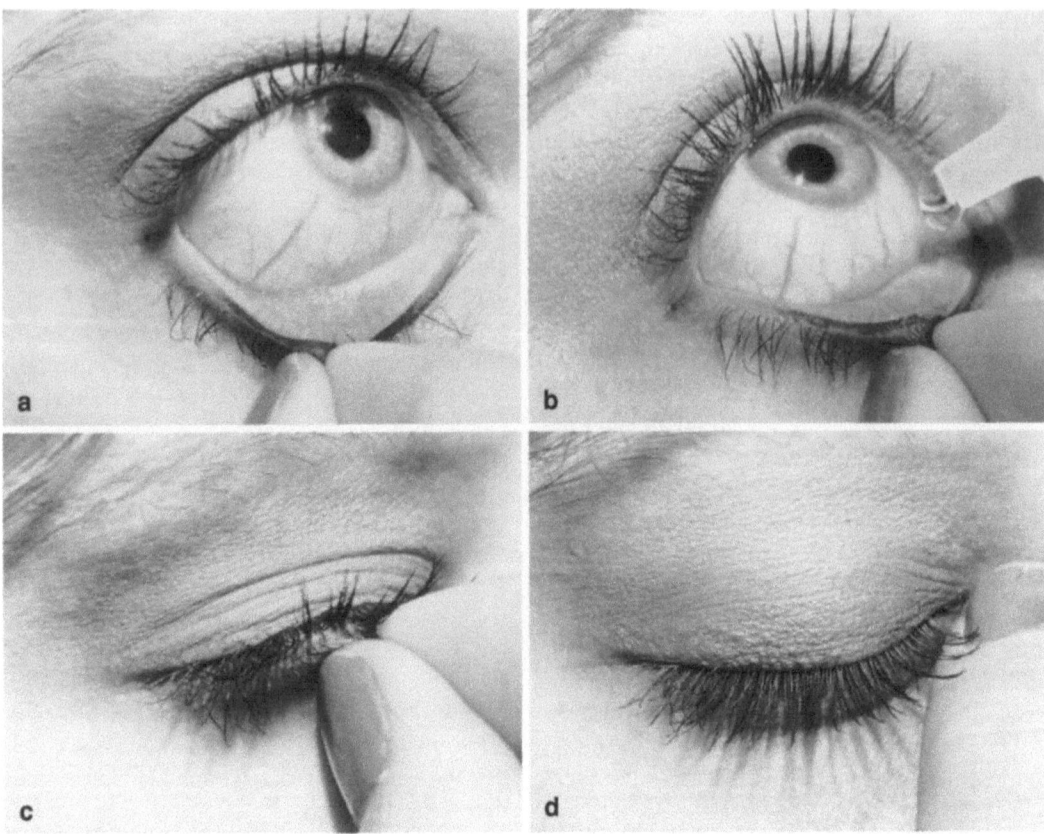

Abb. 24.4a–d. Methode zur richtigen Anwendung von Augentropfen. **a** Fassen des Unterlides und Abziehen vom Bulbus, um eine Auffangtasche zu bilden. **b** Einbringen eines Tropfens der Arzneimittellösung. **c** Blick nach unten mit Wiederanlegung des Unterlides an den Bulbus. **d** Lockerer Lidschluß und sanfter Druck auf die Region des Tränensackes

Warum eine medikamentöse Therapie? Der Patient muß verstehen, daß der Sinn der Behandlung die Senkung des Augeninnendruckes auf ein Maß ist, das einen weiteren Verfall der Sehnervenfunktion unwahrscheinlich macht und, daß die Behandlung das Sehvermögen zum Zeitpunkt des Therapiebeginns nicht verbessern kann. Viele Patienten unterbrechen die Behandlung weil sie „nicht erkennen können, daß sie damit besser sehen würden".

Nebenwirkungen. Es ist ebenso wichtig den Patienten über die häufigsten Nebenwirkungen aufzuklären, die bei einer verordneten Medikation möglich sind. Wenn der Patient weiß, was er zu erwarten hat und, daß die Symptome mit der Zeit abnehmen, kann man hoffen, daß dies eine gewisse Abwehrhaltung beim Patienten mindert, wenn Nebenwirkungen auftreten, die andererseits zu einer Therapieunterbrechung durch den Patienten führen würden.

Der Arzt sollte sich auch für ein Medikament entscheiden (besonders wenn es die erste medikamentöse Glaukomtherapie für den Patienten ist), das die geringst möglichen Nebenwirkungen hat. Es ist gewöhnlich am besten mit einer schwächer wirksamen Substanz zu beginnen, selbst wenn eine ausreichende Wirksamkeit nicht sehr wahrscheinlich ist, um dem Patienten die Möglichkeit zu geben, sich auf die Anwendung der Augentropfen einzustellen, bevor man auf stärkere Behandlungsschemata mit vielleicht größeren Nebenwirkungen übergeht.

Applikation der Augentropfen. Man kann nicht davon ausgehen, daß der Patient die richtige Anwendung von Augentropfen kennt. Schwierigkeiten bei der korrekten Applikation wäßriger Arzneimittelspezialitäten zur Anwendung am äußeren Auge sind ein wichtiger Aspekt beim Versagen der medikamentösen Therapie [67]. Die Beobachtung älterer Glaukompatienten bei der Anwendung ihrer Augentropfen zeigt immer wieder, daß manche ihr Auge mit einer Vielzahl von Tropfen „überfluten", während wiederum andere das Auge überhaupt nicht treffen

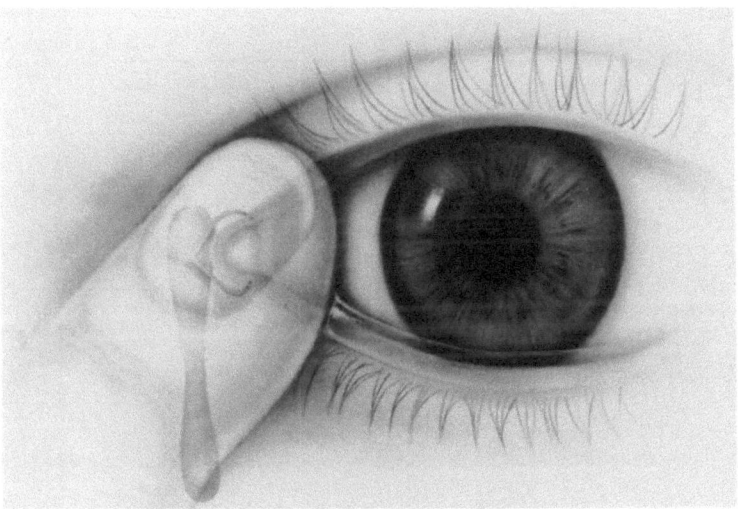

Abb. 24.5. Richtige Lage der Fingerspitze zur Erreichung eines nasolakrimalen Verschlusses

oder die Tropfpipette des Fläschchens durch eine Berührung der Lidregion oder der Bindehaut kontaminieren [68,69]. Der erste Schritt in der Vermeidung dieser Fehlermöglichkeiten ist, sich in der Sprechstunde von dem Patienten die Anwendung der Augentropfen zeigen zu lassen, wobei sich dann eine entsprechende Anleitung des Patienten als notwendig erweist oder nicht. Wenn notwendig, kann man den Patienten in folgender Weise gut instruieren: 1. Fassen des Unterlides und Abziehen vom Bulbus, um gleichsam eine Auffangtasche für die Augentropfen zu bilden; 2. Einträufeln eines einzelnen Tropfens in den Bindehautsack, ohne mit dem Tropffläschchen das Auge zu berühren; 3. das Unterlid für wenige Sekunden abziehen, damit sich der Tropfen im Flüssigkeitsreservoir des Bindehautsackes durchmischt; 4. nach unten blicken, wobei man das Unterlid wieder an das Auge anlegt; 5. Loslassen des Lides und lockerer Lidschluß, während man sanften Druck auf die Tränensackregion ausübt (Abb. 24.4 a–d) [70].

Der letzte Schritt, die *nasolakrimale Okklusion* (Abb. 24.5), reduziert erheblich den Verlust von aktivem Arzneimittel über die Tränenflüssigkeit mit einer Aufnahme in den allgemeinen Kreislauf, außerdem nimmt die Vorderkammerkonzentration zu, wenn die Kompression für 5 min nach Tropfapplikation beibehalten wird [71]. Ein Verschluß der Tränenwege durch digitale Kompression ist für manche Patienten jedoch schwierig auszuführen. Ein lockerer *Lidschluß* für 5 min, der ebenfalls die Flüssigkeitspassage über die Tränenwege unter Ausfall des Lidreflexes in dieser Zeit weitgehend herabsetzt, ergab im wesentlichen die gleichen Ergebnisse [71]. Ein Verschluß der Tränenpünktchen mit Silikon- oder Kollagenstöpsel wurde ebenfalls untersucht, mit sehr widersprüchlichen Ergebnissen bezüglich der Verbesserung der Behandlungseffizienz [72–74].

Therapieschema. Es genügt nicht, dem Patienten zu sagen, das Medikament zwei- oder viermal täglich anzuwenden. Manche Patienten halten ungleiche Zeitintervalle zwischen den einzelnen Applikationen ein, während andere ihren Tagesrhythmus nur schwer mit dem zeitlichen Therapieschema in Einklang bringen können und deshalb zu einer ungünstigen Compliance neigen [62]. Wenn sie außerdem mehr als eine Tropfapplikation zum gleichen Zeitpunkt anwenden sollen, kann es durch mehrere Tropfen in zu kurzem Zeitabstand zu einem Auswaschphänomen von einer zur anderen Arzneimittelapplikation kommen. Der Patient sollte darüber aufgeklärt sein, daß er mindestens 5 min zeitlichen Abstand zwischen zwei aufeinanderfolgenden Medikationen läßt. Wenn ein Patient drei verschiedene, lokal zu applizierende Medikamente anwenden soll, ist das zuweilen für ihn kompliziert. Dies trifft besonders für ältere Glaukompatienten zu, die einen Großteil des Patientenklientels ausmachen, bei denen ein nachlassendes Gedächtnis, zittrige Hände, Mobilitätseinschränkungen im Bereich der Halswirbelsäule usw. ihre Möglichkeiten, dem Therapieschema genau zu entsprechen, sehr begrenzen [75].

Um diesem Problem zu begegnen, sollten die Arzneimittelbehälter eindeutig zu identifizieren sein. Die Farbe des Schraubverschlusses auf dem Fläschchen ist ein guter Referenzpunkt, wenngleich große bunte

Arzneimittel / Tageszeit	☕ Frühstück	🍔 Mittagessen	🍽 Abendessen	🛏 Bettzeit
Pilokarpin (grünes Fläschchen)	X	X	X	X
Epifrin (weißes Fläschchen)	X		X	
Timoptol (gelbes Fläschchen)			X	X
Diamox (Kapsel)	X		X	

Täglicher Behandlungsplan

Abb. 24.6. Beispiel eines Behandlungsplanes zur Orientierung des Patienten für die Anwendung seiner Glaukommedikamente

Aufkleber auf den Tropfbehältern auch hilfreich sind. Der Arzt sollte sich über die Ansprüche im Alltagsleben des Patienten orientieren und dann die täglichen Zeitpunkte der Medikamentenanwendung festlegen, die die speziellen Aktivitäten des Patienten berücksichtigen. Gute Tageszeitpunkte zur Orientierung für eine viermal tägliche Applikation eines Antiglaukomatosums sind jeweils die Mahlzeiten und wann man zu Bett geht. Für eine zweimal tägliche Anwendung empfiehlt sich ein zeitlicher Bezug zu Frühstück und Abendessen. Das Behandlungsschema sollte zur Erinnerung auf eine Karte aufgetragen werden, die groß genug ist, damit sie der Patient gut sehen kann, sie andererseits aber auch bequem einstecken kann (Abb. 24.6).

24.4.5 Verlaufskontrolle

Beurteilung der Behandlungseffizienz. Es ist offensichtlich wichtig, den Augeninnendruck innerhalb weniger Tage oder Wochen nach der Verordnung eines neuen Medikamentes in Abhängigkeit der Erfordernis der individuellen Situation zu kontrollieren, um sich des Therapieziels einer bestimmten Augeninnendrucksenkung zu vergewissern. Dies kann man gut mit einem einseitigen Behandlungsversuch (wie schon gesagt) erreichen. Wenn man das Partnerauge als Kontrolle heranzieht, muß man jedoch bedenken, daß die meisten Antiglaukomatosa auch eine geringe konsensuelle Augendrucksenkung im unbehandelten Partnerauge auslösen [76].

Ist eine stabile Augendrucksenkung erreicht, wird der Patient in der Regel alle 3–4 Monate kontrolliert. Von Zeit zu Zeit, im Verlaufe mehrerer Jahre, sollte man die Therapie wieder einmal absetzen, um sich wiederholt vom augendrucksenkenden Effekt zu überzeugen. Dies ist dann besonders wichtig, wenn der Augeninnendruck bei unverändertem Therapieschema wieder anzusteigen beginnt, was auf eine nachlassende Medikamentenwirkung oder auf eine Progression der Erkrankung zurückgehen kann. Anstatt einfach ein weiteres Medikament hinzuzuverordnen, sollte der Arzt zunächst zeitweise die bestehende Medikation an einem Auge unterbrechen (jeweils zunächst einen Wirkstoff), um sich zu überzeugen, daß das Medikament noch einen signifikanten Effekt auf den Augeninnendruck hat.

Unterstützung für den Patienten. Bei jeder Vorstellung sollte der Patient auch über die Annehmbarkeit des Therapieschemas befragt werden, und ob er irgendwelche Schwierigkeiten mit der Behandlung empfindet. Besteht Noncompliance so sollte man den Patienten nochmals über den Ernst der Augenerkrankung und die Bedeutung der Therapie aufklären sowie herausfinden, was die Gründe für die Noncompliance waren. Häufige Probleme liegen in den Wechselwirkungen des Therapieschemas mit den Ansprüchen des Alltagslebens, visuellen oder körperlichen Handikaps für die Therapieanwendung, selten auch die Kosten der Medikamente. Über all diese Fragen sollte man sich individuell im Patientengespräch auseinandersetzen. Es ist auch wichtig nach möglichen Nebenwirkungen zu fahnden, die der Patient nicht in Beziehung zur Behandlung am Auge bringt, aber sein Alltagsleben ungünstig beeinflussen können oder die allgemeine Gesundheit bedrohen.

Kontakt mit Hausarzt. Es ist auch wichtig den Hausarzt über die Augenmedikamente des Patienten zu unterrichten wie auch selbst über allgemeine Medikationen des Patienten durch den Hausarzt informiert zu sein, um Arzneimittelwechselwirkungen oder Medikamente zu vermeiden, die bei der allgemeinen Anamnese des Patienten kontraindiziert wären. Außerdem ist die Mitarbeit des Hausarztes bei der Patientenführung für eine bestmögliche Compliance und Aufdeckung von Nebenwirkungen wichtig.

24.4.6 Möglichkeiten der Patientenführung

Letztendlich ist der Arzt für die Führung und Aufklärung seines Patienten verantwortlich und muß sich genug Zeit nehmen, um die grundlegenden Aspekte der Erkrankung und ihrer Behandlung nach der erstmaligen Diagnose mit dem Patienten zu besprechen, unabhängig von der Hektik des täglichen Praxisbetriebes. Geschah dies noch nicht, ist dies dann der richtige Zeitpunkt, um ein gutes Arzt-Patienten-Verhältnis zu prägen. Wenn der Arzt nicht die Zeit für eine persönliche, umfassende Aufklärung und Patientenführung hat, kann man diese Aufgaben durch Personal oder Patientenbroschüren stützen.

Eine wichtige Hilfestellung gibt in dieser Hinsicht die Arzthelferin oder technische Assistentin. Diese Mitarbeiterinnen sollten die Ausführungen des Arztes bestätigen und erweitern können, dem Patienten die richtige Anwendung der Augentropfen zeigen, den Behandlungsplan erläutern und für notwendige Fragen in diesen Angelegenheiten bei jeder Wiedervorstellung verfügbar sein. Es sollte auch möglich sein, daß man die unvermeidlichen telefonischen Anfragen des Patienten zu seiner medikamentösen Therapie oder möglichen Nebenwirkungen beantwortet.

Gute Hilfe leisten auch Aufklärungsbücher über Glaukom, die von der herstellenden Industrie oder von Gesundheitszentren abgegeben werden. Auch Videobänder haben sich als eine günstige Methode zur Patientenaufklärung bewährt [77]. In manchen Glaukomzentren wird auch ein Gruppenunterricht für die Patienten angeboten, um sie über das Wesen ihrer Erkrankung umfassend zu informieren. Dieser wird meist von Krankenschwestern, technischen Assistentinnen oder Sozialarbeitern betreut, die Vorlesungen, Videobänder, Frage-Antwort-Stunden oder Gruppendiskussionen anbieten.

24.5 Zusammenfassung

Alle kommerziell verfügbaren, lokal zu applizierenden Antiglaukomatosa wirken auf das autonome Nervensystem. Sie lassen sich in cholinerge Agonisten und adrenerge Agonisten und Antagonisten einteilen, während systemisch applizierbare Antiglaukomatosa sich auf Karboanhydrasehemmstoffe und Hyperosmotika beschränken. Die Pharmakokinetik lokal am Auge applizierter Wirkstoffe wird beeinflußt von den Wechselwirkungen mit der Tränenflüssigkeit, der Hornhautpermeation und intraokularen Faktoren, die wiederum durch den Medikamententräger, pH-Wert, Konzentration und Zusatzstoffe in der pharmazeutischen Zubereitung beeinflußt werden. Bei der Verordnung von Glaukommedikamenten sind wichtige Fragen, wann wird behandelt, was wird verordnet und wie wird es angewandt. Um die Compliance bei der medikamentösen Glaukomtherapie zu verbessern, sollte der Patient über Sinn der Therapie und Gefahren der Erkrankung aufgeklärt werden, wie er die Medikamente anzuwenden hat und welche Nebenwirkungen auftreten können. Es ist auch wichtig die Behandlungseffizienz sowohl nach Therapiebeginn wie auch periodisch während einer mehrjährigen Therapie zu überprüfen.

Literatur

1. Richardson, KT: Ocular microtherapy. Membrane-controlled drug delivery. Arch Ophthal 93:74, 1975.
2. Bito, LZ, Merritt, SQ: Paradoxical ocular hypertensive effect of pilocarpine on echothiophate iodide-treated primate eyes. Invest Ophthal Vis Sci 19:371, 1980.
3. Kaufman, PL, Barany, EH: Loss of acute pilocarpine effect on outflow facility following surgical disinsertion and retrodisplacement of the ciliary muscle from the scleral spur in the cynomolgus monkey. Invest Ophthal 15:793, 1976.
4. Kaufman, PL, Barany, EH: Residual pilocarpine effects on outflow facility after ciliary muscle disinsertion in the cynomolgus monkey. Invest Ophthal 15:558, 1976.
5. Grierson, I, Lee, WR, Abraham, S: Effects of pilocarpine on the morphology of the human outflow apparatus. Br J Ophthal 62:302, 1978.
6. Lands, AM, Arnold, A, McAuliff, JP, et al: Differentiation of receptor systems activated by sympathomimetic amines. Nature 214:597, 1967.
7. Shell, JW: Pharmacokinetics of topically applied ophthalmic drugs. Surv Ophthal 26:207, 1982.
8. Mishima, S: Clinical pharmacokinetics of the eye. Proctor lecture. Invest Ophthal Vis Sci 21:504, 1981.

9. Lederer, CM Jr, Harold, RE: Drop size of commercial glaucoma medications. Am J Ophthal 101:691, 1986.
10. Benson, H: Permeability of the cornea to topically applied drugs. Arch Ophthal 91:313, 1974.
11. Havener, WH: Ocular Pharmacology, 4th ed. CV Mosby, St. Louis, 1978, pp. 19, 429.
12. Akers, MJ: Ocular bioavailability of topically applied ophthalmic drugs. Am Pharm NS23:33, 1983.
13. Mindel, JS, Smith, H, Jacobs, M, et al: Drug reservoirs in topical therapy. Invest Ophthal Vis Sci 25:346, 1984.
14. Harris, LS, Galin, MA: Effect of ocular pigmentation on hypotensive response to pilocarpine. Am J Ophthal 72:923, 1971.
15. Melikian, HE, Lieberman, TW, Leopold, IH: Ocular pigmentation and pressure and outflow responses to pilocarpine and epinephrine. Am J Ophthal 72:70, 1971.
16. Lyons, JS, Krohn, DL: Pilocarpine uptake by pigmented uveal tissue. Am J Ophthal 75:885, 1973.
17. Newsome, DA, Stern, R: Pilocarpine adsorption by serum and ocular tissues. Am J Ophthal 77:918, 1974.
18. Path, PN, Jacobowitz, D: Unequal accumulation of adrenergic drugs by pigmented and nonpigmented iris. Am J Ophthal 78:470, 1974.
19. Lee, VH-L, Hul, H-W, Robinson, JR: Corneal metabolism of pilocarpine in pigmented rabbits. Invest Ophthal Vis Sci 19:210, 1980.
20. Shell, JW: Ophthalmic drug delivery systems. Surv Ophthal 29:117, 1984.
21. Lemp, MA, Holly, FJ: Ophthalmic polymers as ocular wetting agents. Ann Ophthal 4:15, 1972.
22. Trueblood, JH, Rossomondo, RM, Carlton, WH, Wilson, LA: Corneal contact times of ophthalmic vehicles. Evaluation by microscintigraphy. Arch Ophthal 93:127, 1975.
23. Hardberger, R, Hanna, C, Boyd, CM: Effects of drug vehicles on ocular contact time. Arch Ophthal 93:42, 1975.
24. Hardberger, RE, Hanna, C, Goodart, R: Effects of drug vehicles on ocular uptake of tetracycline. Am J Ophthal 80:133, 1975.
25. Waltman, SR, Buerk, K, Foster, CS: Effects of ophthalmic ointments on intraocular penetration of topical fluorescein in rabbits and man. Am J Ophthal 78:262, 1974.
26. Mandell, AI, Stewart, RM, Kass, MA: Multiclinic evaluation of pilocarpine gel. Invest Ophthal Vis Sci (suppl) 165, 1979.
27. March, WF, Stewart, RM, Mandell, AI, Bruce, LA: Duration of effect of pilocarpine gel. Arch Ophthal 100:1270, 1982.
28. Ticho, U, Blumenthal, M, Zonis, S, et al: Piloplex, a new long-acting pilocarpine polymer salt: a long-term study. Br J Ophthal 63:45, 1979.
29. Mazor, A, Ticho, U, Rehany, U, Rose, L: Piloplex–a new long-acting polymer salt: B. Comparative study of the visual effects of pilocarpine and piloplex eyedrops. Br J Ophthal 63:48, 1979.
30. Klein, HZ, Lugo, M, Shields, MB, et al: A dose-response study of piloplex for duration of action. Am J Ophthal 99:23, 1985.
31. Schaeffer, HE, Krohn, DL: Liposomes in topical drug delivery. Invest Ophthal Vis Sci 21:220, 1982.
32. Zeimer, RC, Khoobehi, B, Niesman, MR, Magin, RL: A potential method for local drug and dye delivery in the ocular vasculature. Invest Ophthal Vis Sci 29:1179, 1988.
33. Khoobehi, B, Peyman, GA, McTurnan, WG, et al: Externally triggered release of dye and drugs from the liposomes into the eye. An in vitro and in vivo study. Ophthalmology 95:950, 1988.
34. Lerman, S, Reininger, B: Simulated sustained release pilocarpine therapy and aqueous humor dynamics. Can J Ophthal 6:14, 1971.
35. Maichuk, YF: Ophthalmic drug inserts. Invest Ophthal 14:87, 1975.
36. Katz, IM, Blackman, WM: A soluble sustained-release ophthalmic delivery unit. Am J Ophthal 83:728, 1977.
37. Leaders, FE, Hecht, G, VanHoose, M, Kellog, M: New polymers in drug delivery. Ann Ophthal 5:513, 1973.
38. Maddox, YT, Bernstein, HN: An evaluation of the bionite hydrophilic contact lens for use in a drug delivery system. Ann Ophthal 4:789, 1972.
39. Hull, DS, Edelhauser, HF, Hyndiuk, RA: Ocular penetration of prednisolone and the hydrophilic contact lens. Arch Ophthal 92:413, 1974.
40. Sawusch, MR, O'Brien, TP, Dick, JD, Gottsch, JD: Use of collagen corneal shields in the treatment of bacterial keratitis. Am J Ophthal 106:279, 1988.
41. Dohlman, CH, Pavan-Langston, D, Rose, J: A new ocular insert device for continuous constant-rate delivery of medication to the eye. Ann Ophthal 4:823, 1972.
42. Gwon, A, Borrmann, LR, Duzman, E, et al: Ophthalmic rods. New ocular drug delivery devices. Ophthalmology 93(S):82, 1986.
43. Alani, SD: The ophthalmic rod–a new ophthalmic drug delivery system I. Graefe's Arch Ophthal 228:297, 1990.
44. Alani, SD, Hammerstein, W: The ophthalmic rod–a new drug-delivery system II. Graefe's Arch Ophthal 228:302, 1990.
45. Kelly, JA, Molyneux, PD, Smith, SA, Smith, SE: Relative bioavailability of pilocarpine from a novel ophthalmic delivery system and conventional eyedrop formulations. Br J Ophthal 73:360, 1989.
46. Anderson, RA, Cowle, JB: Influence of pH on the effect of pilocarpine on aqueous dynamics. Br J Ophthal 52:607, 1968.
47. Ramer, RM, Gasset, AR: Ocular penetration of pilocarpine: the effect of pH on the ocular penetration of pilocarpine. Ann Ophthal 7:293, 1975.
48. David, R, Goldberg, L, Luntz, MH: Influence of pH on the efficacy of pilocarpine. Br J Ophthal 62:318, 1978.
49. Asseff, CF, Weisman, RL, Podos, SM, Becker, B: Ocular penetration of pilocarpine in primates. Am J Ophthal 75:212, 1973.
50. Smolen, VF, Clevenger, JM, Williams, EJ, Bergdolt, MW: Biophasic availability of ophthalmic carbachol I: Mechanisms of cationic polymer- and surfactant-promoted miotic activity. J Pharm Sci 62:958, 1973.
51. Schein, OD, Wasson, PJ, Boruchoff, SA, Kenyon, KR: Microbial keratitis associated with contaminated ocular medications. Am J Ophthal 105:361, 1988.
52. Lynch, MG, Brown, RH, Goode, SM, et al: Reduction of phenylephrine drop size in infants achieves equal dilation with decreased systemic absorption. Arch Ophthal 105:1364, 1987.
53. Begg, IS, Cottle, RW, et al: Epidemiological approach to open-angle glaucoma: 1. Control of intraocular pressure. Report of the Canadian Ocular Adverse Drug Reaction Registry Program. Can J Ophthal 23:273, 1988.
54. Begg, IS, Cottle, RW: Epidemiologic approach to open-angle glaucoma: 2. Survival analysis of adverse drug reactions. Report of the Canadian Ocular Adverse Drug Reaction Registry Program. Can J Ophthal 24:15, 1989.
55. Zimmerman, TJ, Zalta, AH: Facilitating patient compliance in glaucoma therapy. Surv Ophthal 28(suppl):252, 1983.
56. Blackwell, B: Patient compliance. N Engl J Med 289:249, 1973.

57. Bloch, S, Rosenthal, AR, Friedman, L, Caldarolla, P: Patient compliance in glaucoma. Br J Ophthal 61:531, 1977.
58. Kass, MA, Hodapp, E, Gordon, M, et al: Patient administration of eyedrops: Part I. Interview. Ann Ophthal 14:775, 1982.
59. Spaeth, GL: Visual loss in a glaucoma clinic. I. Sociological considerations. Invest Ophthal 9:73, 1970.
60. Kass, MA, Meltzer, DW, Gordon, M: A miniature compliance monitor for eyedrop medication. Arch Ophthal 102:1550, 1984.
61. Norell, SE, Granstrom, PA: Self-medication with pilocarpine among outpatients in a glaucoma clinic. Br J Ophthal 64:137, 1980.
62. Kass, MA, Meltzer, DW, Gordon, M, et al: Compliance with topical pilocarpine treatment. Am J Ophthal 101:515, 1986.
63. Granstrom, P-A: Glaucoma patients not compliant with their drug therapy: clinical and behavioural aspects. Br J Ophthal 66:464, 1982.
64. Kass, MA, Gordon, M, Meltzer, DW: Can ophthalmologists correctly identify patients defaulting from pilocarpine therapy? Am J Ophthal 101:524, 1986.
65. Kass, MA, Gordon, M, Morley, RE, et al: Compliance with topical timolol treatment. Am J Ophthal 103:188, 1987.
66. Cramer, JA, Mattson, RH, Prevey, ML, et al: How often is medication taken as prescribed? A novel assessment technique. JAMA 261:3273, 1989.
67. Winfield, AJ, Jessiman, D, Williams, A, Esakowitz, L: A study of the causes of non-compliance by patients prescribed eyedrops. Br J Ophthal 74:477, 1990.
68. Kass, MA, Hodapp, E, Gordon, M, et al: Patient administration of eyedrops: Part II. Observation. Ann Ophthal 14:889, 1982.
69. Brown, MM, Brown, GC, Spaeth, GL: Improper topical self-administration of ocular medications among patients with glaucoma. Can J Ophthal 19:2, 1984.
70. Fraunfelder, FT: Extraocular fluid dynamics: how best to apply topical ocular medication. Trans Am Ophthal Soc 74:457, 1976.
71. Zimmerman, TJ, Kooner, KS, Kandarakis, AS, Ziegler, LP: Improving the therapeutic index of topically applied ocular drugs. Arch Ophthal 102:551, 1984.
72. Huang, TC, Lee, DA: Punctal occlusion and topical medications for glaucoma. Am J Ophthal 107:151, 1989.
73. Gilbert, ML, Wilhelmus, KR, Osato, MS: Intracanalicular collagen implants enhance topical antibiotic bioavailability. Cornea 5:167, 1986.
74. Simel, DL, Simel, PJ: Does lacrimal duct occlusion decrease intraocular pressure in patients refractory to medical treatment for glaucoma? A randomized, sham-controlled, crossover trial. J Clin Epidemiol 41:859, 1988.
75. Polk, IJ: Drug compliance in the elderly. JAMA 248:1239, 1982.
76. Gibbens, MV: The consensual ophthalmotonic reaction. Br J Ophthal 72:746, 1988.
77. Rosenthal, AR, Zimmerman, JF, Tanner, J: Educating the glaucoma patient. Br J Ophthal 67:814, 1983.

Kapitel 25. Parasympathomimetika

25.1 Pilokarpin
25.1.1 Wirkungsmechanismus
25.1.2 Applikation
25.1.3 Arzneimittelwechselwirkungen
25.1.4 Nebenwirkungen
25.2 Parasympathomimetika mit zweifachem Wirkungsmechanismus
25.2.1 Karbachol
25.2.2 Aceclidin
25.3 Indirekte Parasympathomimetika
25.3.1 Physostigmin (Eserin)
25.3.2 Ecothiopatiodid
25.3.3 Andere starke, relativ irreversible Cholinesterasehemmstoffe
25.4 Zusammenfassung

Pharmakologische Wirkstoffe, die den Effekt des Azetylcholins am cholinergen Rezeptor nachahmen, werden allgemein als Parasympathomimetika, cholinerge Agonisten oder Miotika bezeichnet, wobei letzterer Terminus der gemeinsamen pupillenverengenden Wirkung dieser Substanzgruppe Rechnung trägt. Die Parasympathomimetika waren die ersten Antiglaukomatosa, die etwa 1870 in die Glaukomtherapie eingeführt wurden. Alle Vertreter dieser Wirkstoffklasse haben die gleiche prinzipielle Wirkung auf die Kammerwasserdynamik und ihre wesentlichen Unterschiede bestehen in der Wirkungsdauer sowie in der Schwere der Nebenwirkungen.

25.1 Pilokarpin

Pilokarpin ist das am meisten angewandte und am besten untersuchte Miotikum. Es ist ein direktes Parasympathomimetikum, obwohl es auch Hinweise dafür gibt, daß es einen indirekten Effekt durch die Aktivierung der Cholinacetyltransferase (und damit der Synthese von Azetylcholin) haben kann [1]. Die im folgenden dargestellten Wirkungen von Pilokarpin am Auge sind im Grunde für alle Miotika zutreffend.

25.1.1 Wirkungsmechanismus

Verbesserung der Kammerwasserabflußleichtigkeit.
Die hauptsächliche Wirkung von Pilokarpin auf den Augeninnendruck ist die Verbesserung des Kammerwasserabflusses. In Augen mit einem offenen Kammerwinkel geht dieser Mechanismus offensichtlich auf eine Stimulation der Ziliarmuskelkontraktion zurück. Man konnte zeigen, daß sich die Abflußleichtigkeit bei einer verstärkten Akkommodation verbessert [2], ebenso durch Druck auf die Linse nach posterior [3–5], oder durch Zugwirkung in der Aderhaut [6] bzw. Zug an der Iriswurzel [7]. Bei all diesen Situationen scheint der gemeinsame Effekt in der Zugwirkung am Skleralsporn über seinen Ansatz am Ziliarmuskel zu liegen. Die Verlagerung des Skleralsporns führt zu einer Zunahme der Abflußleichtigkeit für Kammerwasser, vermutlich durch eine mechanische Änderung der Konfiguration des Trabekelmaschenwerkes, des Schlemm-Kanals oder beider (Abb. 25.1 a, b). Pilokarpin und andere Miotika üben eine derartige Zugwirkung auf den Skleralsporn durch eine Kontraktion des Ziliarmuskels aus. Ein direkter Beweis für den Einfluß der pilokarpininduzierten Ziliarmuskeltonisierung auf die Abflußleichtigkeit ist die Desinsertion der Pars anterior des Ziliarmuskels vom Skleralsporn des Affenauges, was den Effekt des Pilokarpins auf den Augeninnendruck und die Abflußleichtigkeit aufhebt [8,9]. Um andere mögliche Mechanismen auszuschließen, wurde gezeigt, daß die Desinsertion des Ziliarmuskels weder die konventionellen Abflußwege beeinflußte [10] noch histologische Veränderungen im Ziliarmuskel, Trabekelmaschenwerk oder Schlemm-Kanal hervorrief [11]. Histologische Untersuchungen an menschlichen Augen, die vor der Enukleation wegen eines malignen Melanoms mit Pilokarpin behandelt wurden, ergaben einen nach posterior gerichteten, internen Zug am Skleralsporn mit einer Aufweitung der trabekulären Räume und einer Dehnung des endothelialen Trabekelmaschenwerkes sowie einer Zunahme der Riesenvakuolen und intensivere Porosität im Endothel der

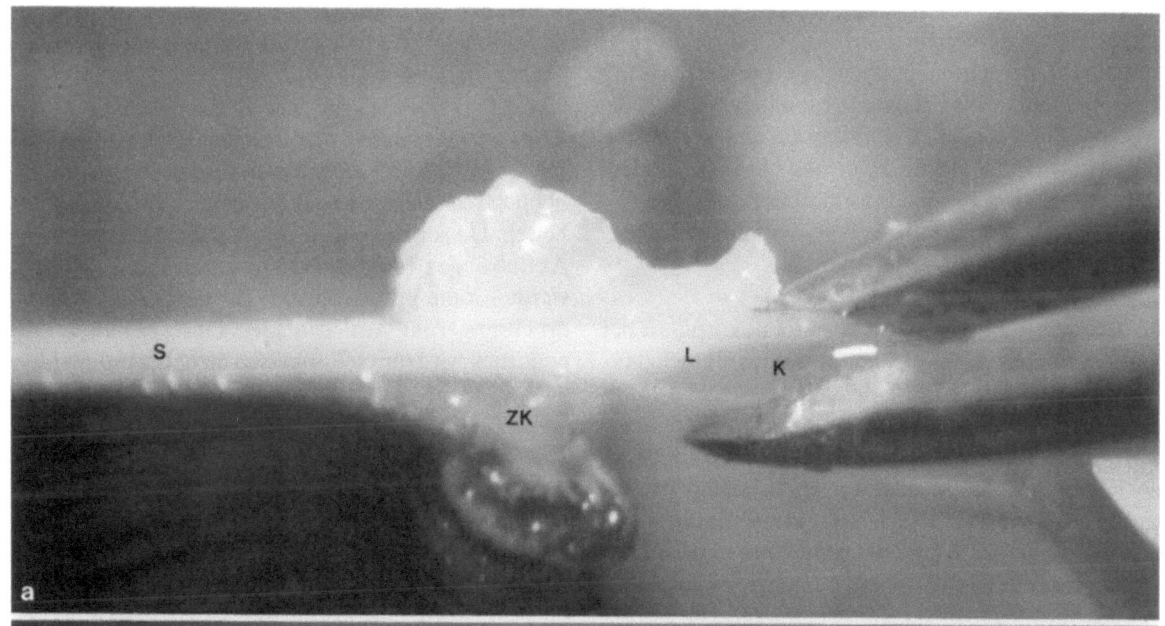
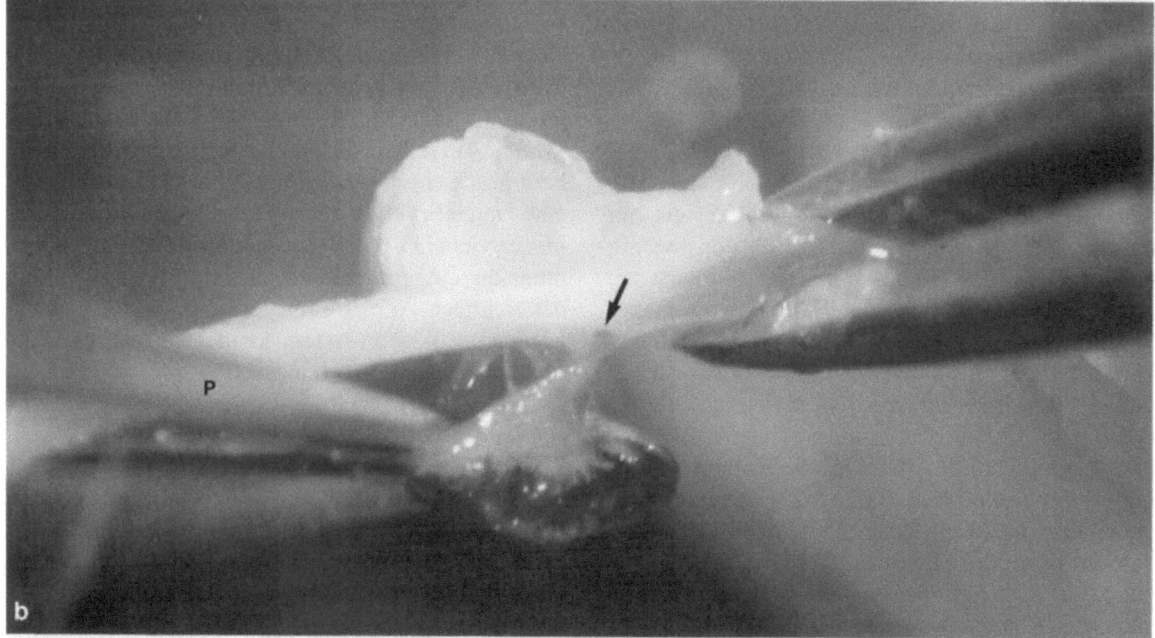

Abb. 25.1 a, b. Der Einfluß einer Zugwirkung der Pars anterior des Ziliarmuskels auf die Aufweitung des Schlemm-Kanals in einem menschlichen Autopsieauge. **a** Ohne Zug ist der Schlemm-Kanal kollabiert und kann auf dem Photo nicht identifiziert werden. **b** Wenn der Ziliarmuskel mit einer Pinzette *(P)* angespannt wird, öffnet sich der Schlemm-Kanal *(Pfeil)* als Konsequenz einer nach innen und posterior gerichteten Verlagerung des Skleralsporns. Ein ähnlicher Mechanismus wird zur Erklärung der Verbesserung der Abflußleichtigkeit nach cholinerger Stimulation zugrunde gelegt. *ZK* Ziliarkörper, *S* Sklera, *L* Limbus, *K* Kornea

Innenwand des Schlemm-Kanals [12,13]. Studien an Primatenaugen ergaben, daß die große Anzahl von Riesenvakuolen im Endothel des Schlemm-Kanals eine Konsequenz eines vermehrten Kammerwasserflusses durch das Trabekelmaschenwerk und eine direkte Wirkung von Pilokarpin auf das Endothel des Schlemm-Kanals darstellt [14]. Der kontraktile Effekt von Pilokarpin auf den Ziliarmuskel im Affenauge nimmt mit dem Alter ab, vergleichbar der Abnahme der Akkommodationsbreite [15].

Die Denervierung des Ziliarmuskels durch eine ziliare Ganglionektomie beim Affen führt zu einer initialen Überempfindlichkeit auf Pilokarpin [16]. Eine Reinnervation tritt nach 6 Monaten mit einer erneuten, physiologischen Wirkung auf die Akkommodation nach Pilokarpin auf [16], obwohl aus Gründen, die noch geklärt werden müssen, Pilokarpin bei diesen Augen keine Wirkung auf die Abflußfazilität hatte [17].

Miosis. Die miotische Wirkung von Pilokarpin ist bei der Akutbehandlung bestimmter Winkelblockglaukome wichtig. Die Miosis entsteht überwiegend durch eine direkte Stimulation des M. sphincter iridis, obwohl am Rinderauge auch eine signifikante cholinerge Hemmung des M. dilatator iridis nachgewiesen wurde [18]. Die Miosis verbessert die Abflußleichtigkeit in Augen mit Winkelblockglaukomen durch die Aufhebung des Pupillarblocks oder eine Zugwirkung auf die periphere Iris im Kammerwinkel. Die Miosis hat jedoch keine Beziehung zur Verbesserung der Abflußleichtigkeit beim offenen Kammerwinkel, da die völlige Entfernung der Iris am Affenauge die Wirkung von intravenösem Pilokarpin auf die Abflußleichtigkeit nicht verändert hat [19].

Abnahme der Kammerwassersekretion. Es gibt unterschiedliche Meinungen darüber, ob der augeninnendrucksenkende Effekt von Pilokarpin auch teilweise auf eine Abnahme der Kammerwassersekretion zurückgeht. Die Augendrucksenkung durch Pilokarpin soll stärker sein als der Verbesserung der Abflußleichtigkeit entspräche [20] und diese zeitlich überdauern [21]. Es wurde auch nachgewiesen, daß Pilokarpin 0,1 % am Affenauge die Kammerwassersekretion reduziert [22]. Bárány [23] vermutete, daß die chronische Behandlung mit Pilokarpin zu einer Subsensitivität des Ziliarmuskels führt, mit Verschiebung des Wirkungsmechanismus in Richtung Hemmung der Kammerwassersekretion über einen noch ungeklärten Mechanismus. Diese Theorie wird aufgrund der Beobachtung gestützt, daß Azetylcholin das Zellmembranpotential von kultivierten, nichtpigmentierten, menschlichen Ziliarkörperepithelzellen durch einen Effekt auf die $Kalium^+$-Kanäle vorübergehend hyperpolarisiert [24]. Es besteht auch ein Hinweis aus Untersuchungen an İrisziliarkörperpräparaten des Kaninchens, bei denen das cholinerge Nervensystem eine direkte Wirkung auf die Modulation der Adenylzyklase (und damit der Kammerwassersekretion) des Ziliarkörperepithels hatte [25]. Fluorophotometrische Untersuchungen am Menschen haben auch gezeigt, daß eine Stimulation der Kammerwasserbildung durch Pilokarpin stattfindet, obwohl der Effekt zu gering war, um von klinischer Bedeutung zu sein [26].

Pilokarpin reduziert den **uveoskleralen Abfluß** [27]. Dies kann klinisch bedeutsam sein in Augen mit erheblich reduzierten konventionellen Abflußmöglichkeiten. Da solche Augen von den unkonventionellen Abflußwegen (uveoskleralen) zunehmend abhängig werden, kann Pilokarpin eine paradoxe Augeninnendrucksteigerung auslösen [28]. Der episklerale Venendruck wird durch Pilokarpin nicht beeinflußt [20].

25.1.2 Applikation

Okuläre Permeation. Lokal auf dem Auge appliziertes Pilokarpin tritt durch die Hornhaut in die Vorderkammer ein [29], wenngleich das Hornhautgewebe für viele Stoffe eine Permeationssperre darstellt. Die einzelnen Studien kommen zu einem unterschiedlichen Ergebnis, in welchen Hornhautanteilen sich Pilokarpin überwiegend konzentriert. Die einen vermuten im Epithel [30], die anderen im Hornhautstroma [31,32]. Auf jeden Fall wird die Substanz in der Hornhaut gespeichert wie auch abgebaut [33], wobei nur eine kleine Fraktion des Wirkstoffes die Vorderkammer erreicht [33–35]. Bei einem entsprechenden Optimum an aufgebrachter Arzneimittelkonzentration, der richtigen Applikationsfrequenz oder mit einem geeigneten Abgabesystem kann man eine günstige okuläre Permeation erreichen.

Wirkstoffkonzentration. Der augeninnendrucksenkende Effekt von Pilokarpin ist bis zu einer Konzentration von 4 % [36–39] dosisabhängig. Die klinischen Prüfungen kommen jedoch zu unterschiedlichen Ergebnissen, ob die Dosis-Wirkungs-Kurve mit Einzeldosen wirklich signifikant ist [36,37]. Außerdem können höhere Konzentrationen von Pilokarpin wie z. B. 6 % eine zusätzliche Augeninnendrucksenkung in sehr stark pigmentierten Augen ergeben [40].

Applikationsfrequenz. Nach einer lokalen Applikation einer Pilokarpinlösung am Tierauge werden die maximalen Konzentrationen des Wirkstoffs im Kammerwasser und in der Iris nach etwa 20 min erreicht [32], wobei Kammerwasserspiegel nach 4 h nicht mehr nachweisbar sind [34]. Bei Studien an Patienten mit erhöhtem Augeninnendruck trat der maximale Wirkeffekt auf den Augeninnendruck innerhalb von 2 h auf und dauerte etwa 8 h mit einer relativen Augeninnendrucksenkung von etwa 20 % [37]. Die drucksenkende Wirkung nahm nach 9 h deutlich ab, obwohl selbst 12–15 h nach Applikation noch eine Drucksenkung von 14–15% verblieb [38]. Um eine angemessene Augeninnendrucksenkung über die gesamten 24 h des Tages zu erreichen, werden die üblichen Pilokarpinlösungen viermal täglich verordnet. Es gibt jedoch Hinweise dafür, daß eine zweimal tägliche Applikation von Pilokarpin 2% mit nachfolgender nasolakrimaler Okklusion ausreichend wäre (Thom J. Zimmerman, M.D., persönliche Mitteilung). Pharmakokinetisch läßt sich die Effizienz eines Arzneimittels durch häufige Applikationen [41] oder eine kontinuierliche Infusion [42] von geringen Konzentrationen verbessern. Da dieser Weg zur Anwendung am Auge schwer möglich ist, bemühte man sich um vergleichbare Ergebnisse mit neuen Arzneimittelabgabesystemen zu erreichen.

Abgabesysteme. Ein grundsätzliches Ziel jeder Pharmakotherapie ist, den gewünschten pharmakologischen Effekt mit der geringst möglichen Wirkstoffmenge zu erreichen. Tierexperimentelle Untersuchungen und klinische Studien lassen vermuten, daß das Volumen an Pilokarpinlösung, das durch eine kommerzielle Tropfflasche an das Auge abgegeben wird, bemessen an dem erwünschten Effekt deutlich überdosiert ist [43,44]. Das Ergebnis ist eine initiale Überdosierung mit entsprechenden Nebenwirkungen, gefolgt von einer Unterdosierung besonders im Zeitraum vor der nächsten Applikation. Dieses Problem kann durch die Anwendung geeigneter Trägerstoffe für eine prolongierte Arzneimittelfreisetzung gemindert werden. Damit läßt sich die Wirkungsdauer des Therapieeffektes verlängern und so die Applikationsfrequenz mit allen begleitenden Nebenwirkungen reduzieren (Tabelle 25.1).

Lösliche Polymere. Wie schon in Kap. 24 angesprochen, können lösliche Polymere wie z. B. Methylzellulose und Polyvinylalkohol die Kontaktzeit des Arzneimittels mit der Hornhaut verlängern. Diese Trägerstoffe werden in manchen kommerziellen Zubereitungen eingesetzt [45]. Die Ergebnisse der klinischen Studien mit Pilokarpin in wäßrigen Lösungen mit derartigen Trägerstoffen sind jedoch widersprüchlich. Eine Zubereitung von Pilokarpin in einem wasserlöslichen Polymer ergab eine verlängerte Wirksamkeit mit besserer Augendrucksenkung [46–48], obwohl dies in nachfolgenden Studien nicht bestätigt werden konnte [49–51].

Eine wäßrige Emulsion von Pilokarpin, gebunden an ein polymeres Vehikel (Piloplex) war bei zweimal täglicher Applikation wirksamer als Pilokarpinhydrochlorid viermal täglich [52–55]. Eine Einzeldosis senkte den Augeninnendruck dosisabhängig mit einer Wirkungsdauer von mindestens 14 h [56]. Diese Pilokarpinzubereitung befindet sich in einer Reihe von Ländern noch in der klinischen Erprobung.

Pilokarpingel. Dabei ist das Konzentrationsäquivalent von 4% Pilokarpinhydrochlorid in eine hochviskose Polyacrylsäure eingebracht. Die Zubereitung wird einmal täglich am späten Abend auf das Auge aufgebracht und soll den Augeninnendruck für etwa 24 h senken [57,58]. Es erwies sich ebenso wirksam wie Pilokarpinhydrochlorid 2% in wäßriger Lösung viermal täglich [59,60] mit weniger akkommodativer Myopie aber ungünstiger Sehschärfe zur Nachtzeit als mit Augentropfen [61]. Da die Wirkung 12 h nach Applikation deutlich größer ist als nach 24 h, sollte der Augenarzt den Augeninnendruck 24 h nach der letzten Applikation messen, bevor er Pilokarpingel einmal täglich für eine ganztägige Augeninnendrucksenkung verordnet [57]. Außerdem entwickelten 20–28% der Patienten eine feine, diffuse, subepitheliale Hornhauttrübung [60,62]. Bei manchen Patien-

Tabelle 25.1. Kommerzielle Pilokarpinzubereitungen (Auswahl)

Pharmazeutische Zubereitung	Handelsname	Konzentration (%)
Lösungen		
Nitrat	Chibro-Pilokarpin	1/2
	Pilopos	0,5/1/2/3
	Vistacarpin	0,5/1/2/3
Hydrochlorid	Isopto-Pilokarpin	0,5/1/2/3/4
	Pilokarpin/Ankerpharm	1/2
	Spersacarpin	1/2/3
	Pilomann	0,5/1/2/3
Borat	Borocarpin	0,5/1/2
Viskose Zubereitungen		
Rizinusöl u. a.	Pilokarpin-Augenöl	2
	Pilokarpol	1/2
	Pilomann-Öl	2
Carbopol 940	Pilogel	4
Augensalben	Spersacarpin	1/2/3
	Pilopos	1
Kombinationen mit anderen Miotika		
Pilokarpin/Naphazolin	Borocarpin N	0,5/1/2 + 0,015
Pilokarpin/Physostigmin	Isopto-Pilomin	2 + 0,25
	Miopos-POS (Salbe)	2 + 0,2
	Pilo/Eserin	1,7 + 0,17
Pilokarpin/Neostigmin	Syncarpin	2 + 1

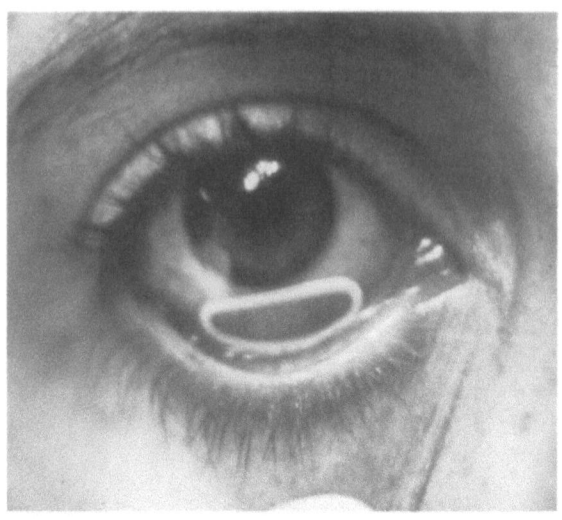

Abb. 25.2. Pilokarpin-Ocusert, ein Pilokarpinreservoir mit konstanter Freisetzungsrate, im unteren Bindehautsack

ten hielt diese Trübung über 2 Jahre nach Therapieunterbrechung an [57]. Diese feine Hornhauttrübung führte jedoch nicht zu visuellen Symptomen, wenngleich langfristige Konsequenzen noch nicht völlig geklärt sind [55,57].

Ölige Zubereitungen. Ölige Pilokarpinlösungen ergeben eine stärkere und längere Wirkung auf Pupille [63] und Augeninnendruck [64] als die gleiche Arzneimittelkonzentration in einer wäßrigen Lösung.

Andere Trägerstoffe. Andere viskose oder feste Trägerstoffe zur prolongierten Arzneimittelfreisetzung, die die Pilokarpinwirkung verlängert, sind Natriumhyaluronat [65,66], Polymere von Cyanoacrylat [66] und Butylzyanoakrylatnanopartikeln [67].

Membrankontrollierte Abgabesysteme. Pilokarpin zwischen polymeren Membranen ermöglicht eine konstante Freisetzungsrate von 20 µg/h (Ocusert P-20) oder 40 µg/h (Ocusert P-40), was etwa 1–2 % und 4 % Pilokarpinaugentropfen entspricht [68–72]. Das Arzneimittelreservoir wird im Bindehautsack durch den Liddruck zurückgehalten (Abb. 25.2) und wirkt für etwa 7 Tage [70,73], obwohl die relative augendrucksenkende Wirkung [74] und die Wirkungsdauer [71] für jeden einzelnen Patienten durch einen Behandlungsversuch überprüft werden müssen.

Dieses Abgabesystem für Pilokarpin ermöglicht klare Vorteile gegenüber der lokalen Tropfapplikation von wäßrigen Lösungen. Die konstante Freisetzungsrate (Freisetzung nullter Ordnung) ermöglicht eine vergleichbare Augeninnendrucksenkung mit nur 1/5 der Arzneimittelmenge, die im gleichen Zeitraum mit Augentropfen auf das Auge aufgebracht wird [68–75], was entsprechende Vorteile bei den Nebenwirkungen hat [68,76,77]. Es gibt zwei Ausnahmen bei dieser konstanten Freisetzung von Wirkstoff, eine initiale Phase verstärkter Arzneimittelfreisetzung unmittelbar nach dem Einsetzen des Ocuserts und gelegentlich nachfolgende kurze Phasen verstärkter Arzneimittelfreigabe, die auf Undichtigkeiten der Membran zurückgehen [69]. Ein anderer Vorteil des Abgabesystems ist, daß die Tagesdruckkurve geglättet wird [78]. Wesentliche Nachteile sind gelegentliches Fremdkörpergefühl und Probleme mit der Retention des Reservoirs im Bindehautsack [79,80].

Lösliche Inserts. Diese Arzneimittelträger können nach Beladung mit Pilokarpin und nach Einbringen in den Bindehautsack den Augeninnendruck für 24 h ausreichend senken [81,82]. Ein mechanisches Abgabesystem, bei dem Pilokarpin in einen wasserlöslichen Polyvinylalkoholfilm am Ende eines Papierstreifchens eingebracht ist, wird in den unteren Bindehautsack eingelegt, wo sich der Arzneimittelträger vollständig im Tränenfilm auflöst, was eine etwa achtfach bessere Bioverfügbarkeit des Wirkstoffs als mit einer konventionellen, wäßrigen Arzneimittellösung zur Anwendung am Auge ergibt [83]. Mit der weiteren Entwicklung und Verbesserung derartiger Abgabesysteme sind Fortschritte in der medikamentösen Glaukomtherapie absehbar.

Weiche Kontaktlinsen. In einer klinischen Studie wurden mit Pilokarpin getränkte weiche Kontaktlinsen als Arzneimitteldepot mit der Zielsetzung verlängerter kornealer Kontaktzeit des Wirkstoffes [84,85], größeren Kammerwasserspiegeln [34,86] und längerer Augendrucksenkung [87] als bei der lokalen Applikation von Augentropfen erprobt. Diese Form der Arzneimittelabgabe an das Auge hat sich jedoch für die klinische Routine nicht bewährt.

Injektionen. Es wurde auch berichtet, daß die subkonjunktivale Injektion von 0,15–0,2 ml einer 4 %igen Pilokarpinlösung eine schnellere und länger andauernde Miosis als die Applikation von Pilokarpinaugentropfen verursacht [88]. Intraokulare Injektionen von Pilokarpin sollten jedoch streng vermieden werden, da diese ein Hornhautödem, vermutlich durch einen osmotischen Effekt der Lösung, verursachen [89].

25.1.3 Arzneimittelwechselwirkungen

Mit anderen Miotika. Wenn Pilokarpin zusammen mit anderen Miotika appliziert wird, ergibt sich keine additive Wirksamkeit, eher ist ein kompetitiver Antagonismus möglich. *Ecothiopatiodid*, ein stark wirksames, indirektes Parasympathomimetikum, ist als Monotherapie ebenso drucksenkend wie in Kombination mit Pilokarpin [90]. Außerdem ergibt eine Vorbehandlung am Affenauge mit Ecothiopatiodid oder Diisopropylfluorophosphat, ein anderes hochwirksames, indirektes Parasympathomimetikum, eine reversible Unter- oder Unempfindlichkeit auf Pilokarpin [91-95]. Eine Studie zeigte sogar einen paradoxen Effekt des Pilokarpins auf den Augeninnendruck nach Vorbehandlung mit Ecothiopatiodid, während die miotische Wirkung des Pilokarpins nur teilweise aufgehoben wurde [96]. Man wertete dies als einen Hinweis dafür, daß zwei verschiedene cholinerge Rezeptoren vorkommen. *Physostigmin* (Eserin), ein schwächeres, indirektes Parasympathomimetikum, hatte keine additive Wirksamkeit auf die tonographische Abflußleichtigkeit, wenn es zusätzlich zur Pilokarpintherapie gegeben wurde [97].

Zusätzliche antiglaukomatöse Medikationen. Adrenalin [97,98] und Timolol [99] ergeben beide eine zusätzliche augendrucksenkende Wirkung, wenn sie mit Pilokarpin kombiniert werden. Die additive Wirksamkeit beider Kombinationen ist jedoch geringer als die Summe der augendrucksenkenden Wirkungen beider Substanzen als Monotherapie. In einem Falle haben Adrenalinderivate offensichtlich sogar die pilokarpininduzierte Myopie nach Ocuserts verstärkt [100]. Untersuchungen einer *fixen Arzneimittelkombination* von Pilokarpin 2-4% und Timolol 0,5% zweimal täglich ergaben eine augendrucksenkende Wirksamkeit, die beiden Substanzen zusammen bei getrennter Applikation entsprach [101] und eine größere Drucksenkung vermittelte als sowohl Pilokarpin [102] oder Timolol [103] als Monotherapie. Pilokarpin ergibt auch einen additiven Therapieeffekt in Kombination mit Karboanhydrasehemmstoffen oder Hyperosmotika.

Antibiotische und steroidhaltige Augensalben. Die gleichzeitige Gabe dieser Präparate führte zur geringeren Kammerwasserkonzentration des lokal applizierten Pilokarpins am Kaninchenauge [104]. Wenngleich man annahm, daß dies mehr auf die Wirkstoffkomponenten als auf die Salbengrundlage zurückzuführen war, ist es grundsätzlich ratsam, eine wäßrige Augenspezialität 5-10 min vor der Salbenanwendung zu tropfen.

25.1.4 Nebenwirkungen

Systemische Toxizität. Pilokarpin kann allgemeine Nebenwirkungen vergleichbar dem Muskarin auslösen [105]. Dazu gehört vermehrtes Schwitzen, Stimulation verschiedener Drüsen und Kontraktion glatter Muskulatur. Die Anregung der Drüsen betrifft hauptsächlich Speichel-, Tränendrüse, Magensaftsekretion, Pankreastätigkeit, Intestinum sowie die Mukosa des Respirationstraktes. Die vermehrte Bronchialsekretion geht vermutlich auf eine pilokarpininduzierte Abnahme der pulmonären Oberflächenspannung zurück, die für die Stabilität der Alveolen verantwortlich ist [106]. Im Extremfall kann hierdurch ein letales Lungenödem entstehen. Die Kontraktion glatter Muskulatur kann zu Übelkeit, Erbrechen, Diarrhoe und Bronchospasmus führen, der im Extremfall letal sein kann. Eine Kontraktion der glatten Muskulatur kann auch in vielen anderen Organen auftreten wie z.B. den Ureteren, Harnblase, Gallenblase und der muskulären Kapsel der Milz, deren Kontraktion eine Leukozytose auslösen kann. Blutdruck und Puls können sowohl ansteigen wie abfallen, ganz in Abhängigkeit des Ausmaßes der autonomen Stimulation, wobei hohe systemische Pilokarpinspiegel die myokardiale Kontraktionskraft schwächen. Bei einem älteren Patienten wurde ein atrioventrikulärer Block III. Grades h nach Applikation einer 2%igen Pilokarpinaugentropflösung beobachtet, bei dem eine Vorgeschichte eines AV-Block I. Grades bestand [107]. Patienten mit *Alzheimer-Erkrankung* haben geringere Spiegel von Cholinesterase im ZNS, wodurch sie auf cholinerge Wirkstoffe empfindlicher werden. Progressive, kognitive Störungen wurden bei diesen Patienten mit der lokalen Pilokarpintherapie in Zusammenhang gebracht [108]. Eine systemische Toxizität mit den üblichen Dosierungen von Pilokarpin ist bei der Dauerbehandlung des Glaukoms sehr selten. Ein relevantes Gefahrenmoment ist dann gegeben, wenn innerhalb einer kurzen Zeit relativ hohe Dosen verabreicht werden, wie dies früher bei der Akuttherapie des Winkelblockglaukoms üblich war [105]. Das Problem wird dadurch komplexer, daß eine pilokarpininduzierte Toxizität mit der einer begleitenden hyperosmotischen Therapie oder den allgemeinen Symptomen der Erkrankung selbst verwechselt werden kann. Das adäquate Antidot für eine Pilokarpinvergiftung ist Atropin.

Nebenwirkungen am Auge. Diese sind mit Pilokarpin häufig und können einen erheblichen Einfluß auf die Patientencompliance haben [109].

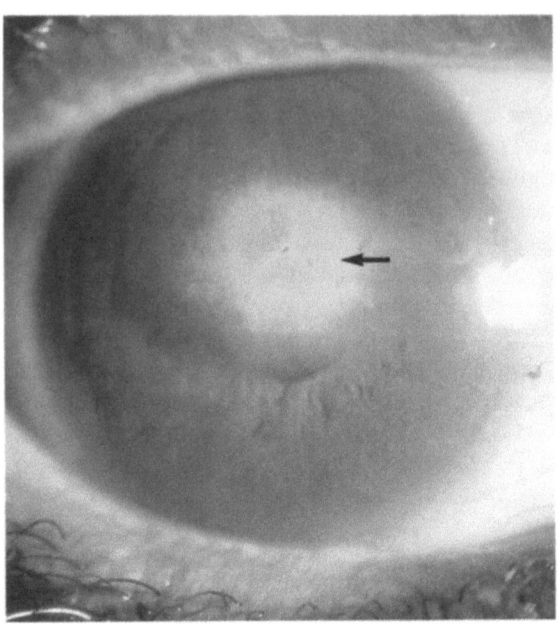

Abb. 25.3. Spaltlampenbild einer atypischen Bandkeratopathie *(Pfeil)* durch die chronische Anwendung von Pilokarpinaugentropfen mit Phenylquecksilbernitrat als Konservierungsstoff

Ein *Spasmus des Ziliarmuskels* kann zu Stirnkopfschmerzen führen, die bei Fortsetzung der Therapie in der Regel verschwinden. Störender ist die begleitende Myopie, die auf eine Abflachung der Vorderkammer und eine axiale Verdickung und Nachvorneverlagerung der Linse zurückgeht [110–114]. Dies ist ausgeprägter bei jungen Patienten, kommt jedoch auch bei Presbyopen vor [115]. Nach der Applikation von Pilokarpinaugentropfen 2% beginnt die Myopisierung etwa nach 15 min, erreicht nach 45–60 min ein Maximum und dauert 1,5–2 h an [110,115]. Eine statistisch signifikante Dosis-Wirkungs-Beziehung fand sich für die Dauer, jedoch nicht für die Größe der Effekte auf Vorderkammertiefe und Linsendicke [111].

Die *Miosis* führt zu Veränderungen des Dämmerungssehens und zur konzentrischen Einschränkung des Gesichtsfeldes, wie in Kap. 6 betont, besonders wenn eine beginnende Katarakt zusätzlich vorliegt. Bei manchen Patienten (mit bestimmten Linsentrübungen) kann die kleinere Pupille die Sehschärfe auch verbessern und die Patienten bemerken eine Abnahme ihres Sehvermögens, wenn die Medikation unterbrochen wird.

Eine *Netzhautablösung* als Konsequenz einer Miotikatherapie wurde immer wieder aufgrund klinischer Beobachtungen vermutet, wenngleich eine definitive Ursache-Wirkungs-Beziehung noch nicht nachgewiesen ist [116–118]. Dabei handelt es sich immer um rhegmatogene Ablösungen und man glaubt, daß die Kontraktion des Ziliarkörpers auch eine vitreoretinale Traktion verursacht, die wiederum zu Netzhautrissen führt. Das Ausmaß des Amotiorisikos hängt offensichtlich sehr von disponierenden, retinalen Veränderungen [116–118] und womöglich auch von der Wirkungsstärke des Miotikums ab. Eine Glaskörperblutung ohne nachweisbares Netzhautforamen oder eine rhegmatogene Ablösung wurde auch bei einem Patienten 1 Tag nach Beginn der Pilokarpintherapie berichtet [119], auch wurde bei einem weiteren Patienten ein Makulaforamen publiziert, das sich innerhalb weniger Wochen nach Therapiebeginn mit 2% Pilokarpinaugentropfen entwickelte [120].

Eine *kataraktogene Wirkung* von Pilokarpin wurde aufgrund von Verlaufskontrollen bei Patienten mit langfristiger, einseitiger Miotikatherapie vermutet [121].

Eine *Hornhautendotheltoxizität* ließ sich dosisabhängig bei In-vitro-Versuchen an Kaninchenaugen nachweisen [122]. Wie vorher gesagt, kann ein Hornhautödem nach einer intrakameralen Injektion von Pilokarpin auftreten, obwohl dies mehr auf den osmotischen Effekt der Lösung als auf den Wirkstoff selbst zurückzugehen scheint [89].

Eine *atypische Bandkeratopathie* (Abb. 25.3) wurde bei Patienten mit einer langfristigen Pilokarpintherapie beobachtet [123,124], diese ging jedoch auf eine Konservierung der Augentropfen mit Phenylquecksilbernitrat zurück [125], das nicht mehr verwandt wird.

Es wurde auch ein *okuläres Pemphigoid* bei Patienten mit einer langjährigen, topischen, medikamentösen Glaukomtherapie berichtet [126,127]. Bei einer Untersuchungsreihe an 111 Patienten mit einem okulären Pemphigoid hatten 29 (26%) ein Glaukom [126]. Die meisten dieser Patienten hatten mehrere antiglaukomatöse Präparate und es waren letztlich alle Glaukomedikamente einschließlich Pilokarpin davon betroffen. Eine klare Ursache-Wirkungs-Beziehung dieser Befunde besteht nicht, aber es wird ein mögliches Spektrum arzneimittelinduzierter okulärer Pemphigoide angenommen, das von einer sich selbst begrenzenden, toxischen bis zu einer progressiven, immunogenen Form reicht [127].

25.2 Parasympathomimetika mit zweifachem Wirkungsmechanismus

Folgende Wirkstoffe haben sowohl eine direkte wie auch eine indirekte parasympathomimetische Wirkung (Tabelle 25.2):

Tabelle 25.2. Weitere kommerzielle Miotikazubereitungen (Auswahl)

Wirkstoffe	Handelsnamen	Konzentrationen (%)
Karbachol	Carbamann	1/2/3
	Isopto-Carbachol	0,75/1,5/2,25/3
	Jestryl viskos	1
Aceclidin	Glaucotat	2
Neostigmin	Neoeserin	2
Ecothiopatiodid	Phospholinjodid	0,125
Kombinationen		
Aceclidin/ Epinephrin	Glaucadrin	2 + 1
Pilokarpin/ Metipranolol	Normoglaucon	2 + 0,1
Pilokarpin/ Epinephrin	Piladren	1/2/4 + 1/2/4
Pilokarpin/ Dipivefrin	Thiloadren	1 + 0,1

25.2.1 Karbachol

Diese Substanz führt sowohl zu einer direkten Stimulation der motorischen Endplatte wie auch zu einem indirekten parasympathomimetischen Effekt durch eine Hemmung der Azetylcholinesterase. Die übliche Dosierung von Karbachol ist 1,5–3 % Augentropfen dreimal täglich. Eine Konzentration von 1,5 % dreimal täglich soll eine stärkere und längere Augendrucksenkung bewirken als Pilokarpin 2 % viermal täglich [128]. Karbachol verursacht jedoch einen stärkeren Akkommodationsspasmus und damit mehr Schmerzen und Beschwerden als Pilokarpin [114]. Außerdem, wie schon in Kap. 24 gesagt, hat Karbachol eine ungünstige Hornhautpermeation, weshalb Zusatzstoffe wie Benzalkoniumchlorid zur Verbesserung der epithelialen Permeation für effektive Kammerwasserspiegel notwendig sind [129]. Eine retrospektive Studie an 26 Patienten mit Offenwinkelglaukom, die durch eine medikamentöse Therapie einschließlich Pilokarpin nicht zu kontrollieren waren, ergab, daß der Wechsel des Miotikums auf Karbachol nur geringe Aussichten auf eine verbesserte, langfristige Augendrucksenkung zeigte, jedoch mit einer höheren Wahrscheinlichkeit von Nebenwirkungen [130].

N-demethyliertes Karbachol ist ein synthetisches Derivat des Karbachols mit tertiärem Stickstoff, wodurch die Lipidlöslichkeit besser ist und die Hornhautpenetration im Vergleich zum originären Molekül erleichtert wird. Es ist weniger wirksam als Pilokarpin 1 %, hat jedoch auch weniger allgemeine und okuläre Nebenwirkungen [131].

Intrakamerales Karbachol wird häufig während der Kataraktchirurgie zur Erreichung einer bestmöglichen Miosis benutzt. Es schützt besser gegenüber frühen postoperativen Augendrucksteigerungen als die intrakamerale Applikation von Azetylcholin [132] oder Plazebo (BSS-Lösung) [132–134]. Nach der Injektion von Karbachol in die Vorderkammer beobachtete man bei Kaninchen ein Hornhautödem [135], bei einer Verlaufskontrolle über 1 Jahr bei Kataraktpatienten sich jedoch keine kurz- oder langfristigen unerwünschten Nebenwirkungen ergaben [136].

25.2.2 Aceclidin

Dies ist ein synthetischer Ester mit direkter Wirkung auf die motorische Endplatte und einer schwachen Anticholinesteraseaktivität [137,138]. Die augendrucksenkende [138,139] und miotische [114,139] Wirkung ist vergleichbar dem Pilokarpin, wobei Aceclidin den Vorteil eines geringeren Akkommodationsspasmus haben soll [114,137,140–142]. Dieser Wirkstoff ist in manchen europäischen Ländern kommerziell verfügbar, jedoch in USA nicht zugelassen.

25.3 Indirekte Parasympathomimetika

Parasympathomimetika, deren Wirkung ausschließlich auf der Hemmung der Azetylcholinesterase beruht, werden in zwei Gruppen unterteilt, „reversible" und „irreversible" Azetylcholinesterasehemmstoffe. Tatsächlich führt keiner dieser Wirkstoffe zu einer totalen, irreversiblen Hemmung des Enzyms. Eine bessere Definition wäre eigentlich „schwächere" und „starke" Azetylcholinesterasehemmstoffe (Tabelle 25.2).

25.3.1 Physostigmin (Eserin)

Diese Substanz ist ein „schwacher" Cholinesterasehemmstoff. Er wird in einer Konzentration von 0,5 % in einer Salbenzubereitung gewöhnlich zweimal täglich gegeben. Wie schon gesagt, erhält man keine Additivität mit Pilokarpin [97]. Außerdem führt er, wie letztlich alle Cholinesterasehemmstoffe, zu einer Hyperämie, was bei Augen mit einem Winkelblockglaukom nachteilig sein kann.

25.3.2 Ecothiopatiodid

Dieses Pharmakon ist ein starker, relativ irreversibler Cholinesterasehemmstoff.

Wirkungsmechanismus. Die verschiedenen Gewebe des menschlichen Auges enthalten eine echte Cholinesterase [143], während die Pseudocholinesterase im menschlichen Serum vorliegt [144]. In-vitro- und In-vivo-Untersuchungen an Katzenirides ergaben, daß die echte Cholinesterase die Enzymform darstellt, die die Sphinkterkontraktion der Iris auslöst und auch die Enzymform ist, die überwiegend durch Ecothiopatiodid gehemmt wird [145,146]. Der Wirkungsmechanismus auf die Abflußleichtigkeit für Kammerwasser ist vermutlich der gleiche wie schon für Pilokarpin dargelegt. Manche Augen können refraktär gegenüber dem Enzymhemmstoff werden, was aufgrund von Untersuchungen an Affenaugen mit strukturellen Veränderungen des Trabekelmaschenwerkes einhergeht. Der Schlemm-Kanal und der Ziliarmuskel sind zumindest teilweise mit Muskarinrezeptoren versorgt [147].

Applikation. In-vitro-Studien belegen für Ecothiopat die gleiche Wirksamkeit (maximaler Effekt des Pharmakons unabhängig von der Dosis) wie für die meisten anderen Miotika [148]. Klinische Studien haben gezeigt, daß eine Konzentration von 0,03 % Ecothiopatiodid die gleiche Wirkungsstärke (Effekt, hervorgerufen durch eine bestimmte Konzentration) wie 1–2 % Pilokarpinaugentropfen hat [21], während 0,06 % Ecothiopatiodid vergleichbar 4 % Pilokarpin ist [39]. Mit höheren Konzentrationen von Ecothiopatiodid als 0,06 % werden keine stärkeren Augendrucksenkungen erreicht [39,149]. Aus diesem Grunde ist die übliche Dosierung von Ecothiopatiodid 0,03 % oder 0,06 % zweimal täglich, wobei die hohen Konzentrationen von 0,125 % oder 0,25 % einen zusätzlichen augendrucksenkenden Effekt höchstens in Augen mit sehr dunkel pigmentierten Irides haben können. Ecothiopat hat den Vorteil einer sehr langen Wirkungsdauer mit einem maximalen Effekt nach 4–6 h und einem noch nachweisbaren residualen Effekt nach 24 h [21], weshalb eine zweimal tägliche Anwendung ausreicht.

Indikationen. Wegen einer signifikanten kataraktogenen Wirkung, die noch besprochen wird, bleibt Ecothiopatiodid in der Regel für die Behandlung des Glaukoms bei Aphakie oder Pseudophakie beschränkt. In einer retrospektiven Studie an solchen Patienten, die durch eine andere medikamentöse Therapie einschließlich Pilokarpin oder Karbachol nicht zu behandeln waren, ergab ein Wechsel des Miotikums auf Ecothiopatiodid eine langfristige Augendruckkontrolle in einem erheblichen Prozentsatz der Patienten [150].

Nebenwirkungen. Der Vorteil der langen Wirkungsdauer von Ecothiopatiodid wird leider erheblich nivelliert durch sein großes Nebenwirkungspotential.

Systemische Toxizität: Die systemische Toxizität geht hauptsächlich auf die allgemeine Abnahme der Cholinesteraseaktivität zurück. Ecothiopatiodid reduziert sowohl die echte Cholinesterase (Azetylcholinesterase), die an die Zellwand von Erythrozyten gebunden ist, wie auch die Pseudocholinesterase (Butyrylcholinesterase), die eine lösliche Form der Cholinesterase im Serum darstellt. Der Enzymverlust beginnt in den ersten zwei Wochen einer chronischen Therapie und erreicht 5–7 Wochen nach Therapiebeginn ein Maximum. Es dauert mehrere Wochen nach einer Therapieunterbrechung, um die Ausgangsspiegel im Serum wieder zu erreichen [151]. Eine Abnahme der Pseudocholinesterase tritt auch bei Neugeborenen auf, deren Mütter in der späten Schwangerschaft mit Ecothiopat behandelt wurden [152].

Die Pseudocholinesterase hydrolysiert Sukzinylcholin und es kann eine prolongierte Parese der Atemmuskulatur nach einer Allgemeinanästhesie mit diesem Muskelrelaxans auftreten, wenn der Patient längere Zeit mit Ecothiopatiodid behandelt wurde [151]. Esteriforme Lokalanästhetika, wie z. B. Procain und Tetracain, werden auch durch die Pseudocholinesterase hydrolysiert und ein Mangel dieses Enzyms kann zu toxischen Reaktionen auf diese Anästhetika führen [153].

Lokal appliziertes Ecothiopatiodid kann selten auch parasympathomimetische Reaktionen wie Diarrhoe, Erbrechen, Abdominalkrämpfe und Übelkeit auslösen. Es wurde ein Fall publiziert, bei dem diese Symptome sich nach einer beidseitigen Konjunktivodakryozystorhinostomie mit Jones-Röhrchen bei einem Patienten mit chronischer Ecothiopatiodidtherapie auftraten [154]. Die Gefahr einer vermehrten systemischen Absorption nach einer solchen Operation sollte bei allen Lokalmedikationen am Auge bedacht werden.

Eine schwere Pankreatitis wurde bei einem Patienten nach einer Vergiftung mit einem Anticholinesteraseinsektizid berichtet, vermutlich durch eine Drucksteigerung in den Pankreasgängen [155]. In einer klinischen Studie an 44 Patienten mit einer chronischen Therapie mit Ecothiopatiodid wegen Glaukom waren die Serumpankreasenzymspiegel jedoch normal [156].

Das Antidot bei einer Vergiftung mit Ecothiopatiodid ist Pralidoximchlorid (Protopam). Dies löst die Cholinesterase aus dem Bindungskomplex und verhindert die weitere Hemmung ohne den augendrucksenkenden Effekt zu ändern [157].

Kataraktogene Wirkung: Wie schon gesagt, wurde eine kataraktogene Wirkung für Ecothiopat bei der Langzeitanwendung als Antiglaukomatosum nachgewiesen [158–160]. Die Kataraktbildung beginnt als feine, anteriore, subkapsuläre Vakuolen [158,159], obwohl auch nukleäre und posteriore subkapsuläre Veränderungen beobachtet wurden [160]. Die Kataraktogenität ist dosisabhängig [160] und wurde nicht beobachtet bei Patienten, die Cholinesterasehemmstoffe zur Behandlung einer akkommodativen Esotropie bekamen oder bei Arbeitern, die mit Pestiziden umgehen und damit organischen Phosphaten ausgesetzt sind, die auch die Cholinesterase hemmen [161].

Der Pathomechanismus der Kataraktentwicklung durch Ecothiopat ist noch nicht geklärt. Es wurden experimentelle Modelle am Affenauge geprüft [162–166], die zeigten, daß eine Schwellung der Linsenfasern auftritt, der Proteingehalt reduziert ist und ein abnormes Material in den interzellulären Räumen vorkommt [165]. Man hat auch vermutet, daß Mannitol, das als Trägerstoff verwandt wird, an der Kataraktentwicklung beteiligt sein könnte [167]. Eine andere experimentelle Studie an Affenaugen nahm an, daß Atropin die kataraktogene Wirkung hemmt [168], was offensichtlich nicht auf die Relaxation der Akkommodation zurückgeht, da eine Ecothiopatkatarakt bei Affen trotz einer Abtrennung des Ziliarmuskels auftrat [169].

Andere Nebenwirkungen am Auge: Eine Störung der Blut-Kammerwasser-Schranke kann zu einer verstärkten Entzündung nach einem intraokularen Eingriff bei den Augen führen, die mit Ecothiopatiodid behandelt wurden. Es ist deshalb sehr ratsam, einen solchen Wirkstoff mehrere Wochen vor einer Operation abzusetzen. Netzhautablösungen können evtl. durch eine Miotikatherapie mitverursacht werden, wie bereits schon gesagt. Iriszysten am Pupillensaum sind bei Kindern, die Ecothiopat zur Behandlung einer akkommodativen Esotropie bekamen, nicht ungewöhnlich. Unter dieser Therapie können strukturelle Veränderungen sowohl der Iris, des Ziliarmuskels, der Ziliarfortsätze und des Trabekelmaschenwerkes auftreten, wie dies an Affenaugen unter einer topischen Dauertherapie mit Ecothiopatiodid nachgewiesen wurde [170]. Außerdem können unter dieser Therapie ein okuläres Pseudopemphigoid [171] und eine periorbitale, allergische Kontaktdermatitis [172] auftreten. Eine korneale Epitheltoxizität bei der Ecothiopatiodidtherapie ist ausgeprägter als bei Pilokarpin, jedoch weniger als bei Karbachol [173].

25.3.3 Andere starke, relativ irreversible Cholinesterasehemmstoffe

Diisopropylfluorophosphat. Diese Substanz ist in Wirkung und Nebenwirkungen vergleichbar dem Ecothiopatiodid, verursacht jedoch einen stärkeren Ziliarkörperspasmus und ist bei einer Verunreinigung der öligen Zubereitung mit Wasser sehr instabil.

Demecarium. Dieser Wirkstoff ist vergleichbar den anderen indirekten Parasympathomimetika, kann jedoch noch augendrucksenkend wirken, selbst wenn Ecothiopatiodid nicht mehr wirkt.

Tetraethylpyrophosphat. Dieser Wirkstoff ist ebenfalls vergleichbar mit anderen stark wirksamen Miotika aus dieser Substanzgruppe, hat jedoch den Nachteil, daß er in einem hohen Prozentsatz zur lokalen Kontaktsensibilisierung des Auges führt [174–175].

25.4 Zusammenfassung

Alle Parasympathomimetika haben den gleichen Wirkungsmechanismus auf den Kammerwasserabfluß, entweder über eine Kontraktion des Ziliarmuskels bei Patienten mit Offenwinkelglaukom oder durch die Miosis bei der Behandlung des Winkelblockglaukoms. Diese Substanzen haben auch die gleichen Nebenwirkungen, wie z.B. Stirnkopfschmerzen und akkommodative Myopie, Einschränkung des Dämmerungssehens durch die Miosis und das Risiko einer Netzhautablösung. Das am häufigsten angewandte Miotikum ist Pilokarpin, was direkt die motorischen Endplatten über die Muskarinrezeptoren stimuliert. Ein anderer Wirkstoff ist Karbachol, das sowohl direkte wie indirekte parasympathomimetische Eigenschaften hat. Eine dritte Gruppe sind indirekte Parasympathomimetika, die die Cholinesterase hemmen, unter diesen ist Ecothiopatiodid das am häufigsten angewandte.

Literatur

1. Mindel, JS, Kharlamb, AB: Alteration of acetylcholine synthesis by pilocarpine. Arch Ophthal 102:1546, 1984.
2. Armaly, MF, Jepson, NC: Accommodation and the dynamics of the steady-state intraocular pressure. Invest Ophthal 1:480, 1952.
3. Van Buskirk, EM, Grant, WM: Lens depression and aqueous outflow in enucleated primate eyes. Am J Ophthal 76:632, 1973.
4. Van Buskirk, EM: Changes in the facility of aqueous outflow induced by lens depression and intraocular pressure in excised human eyes. Am J Ophthal 82:736, 1978.
5. Van Buskirk, EM: The canine eye: lens depression and aqueous outflow. Invest Ophthal Vis Sci 19:789, 1980.
6. Moses, RA, Grodzki, WJ Jr: Choroid tension and facility of aqueous outflow. Invest Ophthal Vis Sci 16:1062, 1977.
7. Cairns, JE: Goniospasis: a method designed to relieve canicular blockade in primary open-angle glaucoma. Ann Ophthal 8:1417, 1976.
8. Kaufman, PL, Bárány, EH: Residual pilocarpine effects on outflow facility after ciliary muscle disinsertion in the cynomolgus monkey. Invest Ophthal 15:558, 1976.
9. Kaufman, PL, Bárány, EH: Loss of acute pilocarpine effect on outflow facility following surgical disinsertion and retrodisplacement of the ciliary muscle from the scleral spur in the cynomolgus monkey. Invest Ophthal 15:793, 1976.
10. Kaufman, PL, Bill, A, Bárány, EH: Formation and drainage of aqueous humor following iris removal and ciliary muscle disinsertion in the cynomolgus monkey. Invest Ophthal Vis Sci 16:226, 1977.
11. Lütjen-Drecoll, E, Kaufman, PL, Bárány, EH: Light and electron microscopy of the anterior chamber angle structures following surgical disinsertion of the ciliary muscle in the cynomolgus monkey. Invest Ophthal Vis Sci 16:218, 1977.
12. Grierson, I, Lee, WR, Abraham, S: Effects of pilocarpine on the morphology of the human outflow apparatus. Br J Ophthal 62:302, 1978.
13. Grierson, I, Lee, WR, Moseley, H, Abraham, S: The trabecular wall of Schlemm's canal: a study of the effects of pilocarpine by scanning electron microscopy. Br J Ophthal 63:9, 1979.
14. Grierson, I, Lee, WR, Abraham, S: The effects of topical pilocarpine on the morphology of the outflow apparatus of the baboon (*Papio cynocephalus*). Invest Ophthal Vis Sci 18:346, 1979.
15. Lütjen-Drecoll, E, Tamm, E, Kaufman, PL: Age-related loss of morphologic responses to pilocarpine in Rhesus monkey ciliary muscle. Arch Ophthal 106:1591, 1988.
16. Erickson-Lamy, KA, Kaufman, PL: Reinnervation of primate ciliary muscle following ciliary ganglionectomy. Invest Ophthal Vis Sci 28:927, 1987.
17. Erickson-Lamy, KA, Kaufman, PL: Effect of cholinergic drugs on outflow facility after ciliary ganglionectomy. Invest Ophthal Vis Sci 29:491, 1988.
18. Suzuki, R, Oso, T, Kobayashi, S: Cholinergic inhibitory response in the bovine iris dilator muscle. Invest Ophthal Vis Sci 24:760, 1983.
19. Kaufman, PL: Aqueous humor dynamics following total iridectomy in the cynomolgus monkey. Invest Ophthal Vis Sci 18:870, 1979.
20. Gaasterland, D, Kupfer, C, Ross, K: Studies of aqueous humor dynamics in man. IV. Effects of pilocarpine upon measurements in young normal volunteers. Invest Ophthal 14:848, 1975.
21. Barsam, PC: Comparison of the effect of pilocarpine and echothiophate on intraocular pressure and outflow facility. Am J Ophthal 73:742, 1972.
22. Miichi, H, Nagataki, S: Effects of pilocarpine, salbutamol, and timolol in aqueous humor formation in cynomolgus monkeys. Invest Ophthal Vis Sci 24:1269, 1983.
23. Bárány, EH: A pharmacologist looks at medical treatment in glaucoma–in retrospect and in prospect. Ophthalmology 86:80, 1979.
24. Helbig, H, Korbmacher, C, Wohlfarth, J, et al: Effect of acetylcholine on membrane potential of cultured human nonpigmented ciliary epithelial cells. Invest Ophthal Vis Sci 30:890, 1989.
25. Jumblatt, JE, North, GT, Hackmiller, RC: Muscarinic cholinergic inhibition of adenylate cyclase in the rabbit iris–ciliary body and ciliary epithelium. Invest Ophthal Vis Sci 31:1103, 1990.
26. Nagataki, S, Brubaker, RF: Effect of pilocarpine on aqueous humor formation in human beings. Arch Ophthal 100:818, 1982.
27. Bill, A, Phillips, CI: Uveoscleral drainage of aqueous humour in human eyes. Exp Eye Res 12:275, 1971.
28. Bleiman, BS, Schwartz, AL: Paradoxical intraocular pressure response to pilocarpine. A proposed mechanism and treatment. Arch Ophthal 97:1305, 1979.
29. Doane, MB, Jensen, AD, Dohlman, CH: Penetration routes of topically applied eye medications. Am J Ophthal 85:383, 1978.
30. Sieg, JW, Robinson, JR: Mechanistic studies on transcorneal permeation of pilocarpine. J Pharm Sci 65:1816, 1976.
31. Van Hoose, MC, Leaders, FE: The role of the cornea in the biologic response to pilocarpine. Invest Ophthal 13:377, 1974.
32. Lazare, R, Horlington, M: Pilocarpine levels in the eyes of rabbits following topical application. Exp Eye Res 21:281, 1975.
33. Krohn, DL, Breitfeller, JM: Transcorneal flux of topical pilocarpine to the human aqueous. Am J Ophthal 87:50, 1979.
34. Asseff, CG, Weisman, RL, Podos, SM, Becker, B: Ocular penetration of pilocarpine in primates. Am J Ophthal 75:212, 1973.
35. Chrai, SS, Robinson, JR: Corneal permeation of topical pilocarpine nitrate in the rabbit. Am J Ophthal 77:735, 1974.
36. Harris, LS, Galin, MA: Dose response analysis of pilocarpine-induced ocular hypotension. Arch Ophthal 84:605, 2970.
37. Drance, SM, Nash, PA: The dose response of human intraocular pressure to pilocarpine. Can J Ophthal 6:9, 1971.
38. Drance, SM, Bensted, M, Schulzer, M: Pilocarpine and intraocular pressure. Duration of effectiveness of 4% and 8% pilocarpine instillation. Arch Ophthal 91:104, 1974.
39. Harris, LS: Comparison of pilocarpine and echothiophate iodide in open-angle glaucoma. Ann Ophthal 4:736, 1972.
40. Harris, LS, Galin, MA: Effect of ocular pigmentation of hypotensive response to pilocarpine. Am J Ophthal 72:923, 1971.
41. Lerman, S, Reininger, B: Simulated sustained release pilocarpine therapy and aqueous humor dynamics. Can J Ophthal 6:14, 1971.
42. Birmingham, AT, Galloway, NR, Walker, DA: Intraocular pressure reduction in chronic simple glaucoma by continuous infusion of dilute pilocarpine solution. Br J Ophthal 63:808, 1979.

43. Patton, TF, Francoeur, M: Ocular bioavailability and systemic loss of topically applied ophthalmic drugs. Am J Ophthal 85:225, 2978.
44. File, RR, Patton, TF: Topically applied pilocarpine. Human pupillary response as a function of drop size. Arch Ophthal 98:112, 1980.
45. Shell, JW: Ophthalmic drug delivery systems. Surv Ophthal 29:117, 1984.
46. Barsam, PC: The most commonly used miotic–now longer acting. Ann Ophthal 6:809, 1974.
47. Magder, H, Boyaner, D: The use of a longer acting pilocarpine in the management of chronic simple glaucoma. Can J Ophthal 9:285, 1974.
48. Sherman, SE: Clinical comparison of pilocarpine preparations in heavily pigmented eyes: an evaluation of the influence of polymer vehicles on corneal penetration, drug availability, and duration of hypotensive activity. Ann Ophthal 9:1231, 1977.
49. Quigley, HA, Pollack, IP: Intraocular pressure control with twice-daily pilocarpine in two vehicle solutions. Ann Ophthal 9:427, 1977.
50. Green, K, Downs, SJ: Ocular penetration of pilocarpine in rabbits. Arch Ophthal 93:1165, 1975.
51. Harbin, TS Jr, Kaback, MB, Podos, SM, Becker, B: Comparative intraocular pressure effects of Adsorbocarpine and Isoptocarpine. Ann Ophthal 10:59, 1978.
52. Ticho, U, Blumenthal, M, Zonis, S, et al: Piloplex, a new long-acting pilocarpine polymer salt. A: Long-term study. Br J Ophthal 63:45, 1979.
53. Mazor, Z, Ticho, U, Rehany, U, Rose, L: Piloplex, a new long-acting pilocarpine polymer salt. B: Comparative study of the visual effects of pilocarpine and Piloplex eye drops. Br J Ophthal 63:48, 1979.
54. Ticho, U, Blumenthal, M, Zonis, S, et al: A clinical trial with Piloplex–a new long-acting pilocarpine compound: preliminary report. Ann Ophthal 11:555, 1979.
55. Duzman, E, Quinn, CA, Warman, A, Warman, R: One-month crossover trial comparing the intraocular pressure control of 3.4% piloplex twice daily with 2.0% pilocarpine four times daily. Acta Ophthal 60:613, 1982.
56. Klein, HZ, Lugo, M, Shields, MB, et al: A dose-response study of piloplex for duration of action. Am J Ophthal 99:23, 1985.
57. March, WF, Stewart, RM, Mandell, AI, Bruce, LA: Duration of effect of pilocarpine gel. Arch Ophthal 100:1270, 1982.
58. Stewart, RH, Kimbrough, RL, Smith, JP, Ward, RL: Long acting pilocarpine gel: a dose-response in ocular hypertensive subjects. Glaucoma 6:182, 1984.
59. Goldberg, I, Ashburn, FS Jr, Kass, MA, Becker, B: Efficacy and patient acceptance of pilocarpine gel. Am J Ophthal 88:843, 1979.
60. Johnson, DH, Epstein, DL, Allen, RC, et al: A one-year multicenter clinical trial of pilocarpine gel. Am J Ophthal 97:723, 1984.
61. Krause, K, Kuchle, JH, Baumgart, M: Comparative investigations of pilocarpine gel and pilocarpine eye drops. Klin Monatsbl Augenheilkd 187:178, 1985.
62. Johnson, DH, Keyon, KR, Epstein, DL, Van Buskirk, EM: Corneal changes during pilocarpine gel therapy. Am J Ophthal 101:13, 1986.
63. Smith, SA, Smith, SE, Lazare, R: An increased effect of pilocarpine on the pupil by application of the drug in oil. Br J Ophthal 62:314, 1978.
64. Bhojwani, SC, Jones, DK: Comparative study of aqueous and oily pilocarpine in the production of ocular hypotension. Br J Ophthal 65:530, 1981.
65. Camber, O, Edman, P, Gurny, R: Influence of sodium hyaluronate on the miotic effect of pilocarpine in rabbits. Curr Eye Res 6:779, 1987.
66. Cheeks, L, Green, K, Stone, RP, Riedhammer, T: Comparative effects of pilocarpine in different vehicles on pupil diameter in albino rabbits and squirrel monkeys. Curr Eye Res 8:1251, 1989.
67. Diepold, R, Kreuter, J, Himber, J, et al: Comparison of different models for the testing of pilocarpine eyedrops using conventional eyedrops and a novel depot formulation (nanoparticles). Graefe's Arch Ophthal 227:188, 1989.
68. Place, VA, Fisher, M, Herbst, S, et al: Comparative pharmacologic effects of pilocarpine administered to normal subjects by eyedrops or by ocular therapeutic systems. Am J Ophthal 80:706, 1975.
69. Lee, P-F, Shen, Y-T, Eberle, M: The long-acting Ocusert-pilocarpine system in the management of glaucoma. Invest Ophthal 14:43, 1975.
70. Quigley, HA, Pollack, IP, Harbin, TS Jr: Pilocarpine Ocuserts. Long-term clinical trials and selected pharmacodynamics. Arch Ophthal 93:771, 1975.
71. Armaly, MF, Rao, KR: The effect of pilocarpine Ocusert with different release rates on ocular pressure. Invest Ophthal 12:491, 1973.
72. Worthen, DM, Zimmerman, TJ, Wind, CA: An evaluation of the pilocarpine Ocusert. Invest Ophthal 13:296, 1974.
73. Drance, SM, Mitchell, DWA, Schultzer, M: The duration of action of pilocarpine Ocusert on intraocular pressure in man. Can J Ophthal 10:450, 1975.
74. Macoul, KL, Pavan-Langston, D: Pilocarpine Ocusert system for sustained control of ocular hypertension. Arch Ophthal 93:587, 1975.
75. Sendelbeck, L, Moore, D, Urquhart, J: Comparative distribution of pilocarpine in ocular tissues of the rabbit during administration by eyedrops or by membrane-controlled delivery systems. Am J Ophthal 80:274, 1975.
76. Brown, HS, Meltzer, G, Merrill, RC, et al: Visual effects of pilocarpine in glaucoma. Comparative study of administration by eyedrops or by ocular therapeutic systems. Arch Ophthal 94:1716, 1976.
77. Francois, J, Goes, F, Zagorski, Z: Comparative ultrasonographic study of the effect of pilocarpine 2% and Ocusert P 20 on the eye components. Am J Ophthal 86:233, 1978.
78. Fruanfelder, FT, Shell, JW, Herbst, SF: Effect of pilocarpine ocular therapeutic systems on diurnal control of intraocular pressure. Ann Ophthal 8:1031, 1976.
79. Smith, SE, Smith, SA, Friedmann, AI, Chaston, JM: Comparison of the pupillary, refractive, and hypotensive effects of Ocusert-40 and pilocarpine eyedrops in the treatment of chronic simple glaucoma. Br J Ophthal 63:228, 1979.
80. Akerblom, T, Aurell, E, Cristiansson, J, et al: A multicentre study of the effect and tolerance of Ocusert-P-40. Acta Ophthal 58:617, 1980.
81. Bensinger, R, Shin, DH, Kass, MA, et al: Pilocarpine ocular inserts. Invest Ophthal 15:1008, 1976.
82. Maichuk, YF, Erichev, VP: Soluble ophthalmic drug inserts with pilocarpine: experimental and clinical study. Glaucoma 3:239, 1981.
83. Kelly, JA, Molyneux, PD, Smith, SA, Smith, SE: Relative bioavailability of pilocarpine from a novel ophthalmic de-

livery system and conventional eyedrop formulations. Br J Ophthal 73:360, 1989.
84. Krohn, DL, Breitfeller, JM: Quantitation of pilocarpine flux enhancement across isolated rabbit cornea by hydrogel polymer lenses. Invest Ophthal 14:152, 1975.
85. Ruben, M, Watkins, R: Pilocarpine dispensation for the soft hydrophilic contact lens. Br J Ophthal 59:455, 1975.
86. Ramer, RM, Gasset, AR: Ocular penetration of pilocarpine: the effect of hydrophilic soft contact lenses on the ocular penetration of pilocarpine. Ann Ophthal 6:1325, 1974.
87. Podos, SM, Becker, B, Asseff, C, Hartstein, J: Pilocarpine therapy with soft contact lenses. Am J Ophthal 73:336, 1972.
88. Mehta, HK: Subconjunctival injection of pilocarpine. Trans Ophthal Soc UK 96:184, 1976.
89. Jay, JL, MacDonald, M: Effects of intraocular miotics on cultured bovine corneal endothelium. Br J Ophthal 62:815, 1978.
90. Kini, MM, Dahl, AA, Roberts, CR, et al: Echothiophate, pilocarpine, and open-angle glaucoma. Arch Ophthal 89:190, 1973.
91. Kaufman, PL, Bárány, EH: Subsensitivity to pilocarpine in primate ciliary muscle following topical anticholinesterase treatment. Invest Ophthal 14:302, 1975.
92. Kaufman, PL, Bárány, EH: Subsensitivity to pilocarpine of the aqueous outflow system in monkey eyes after topical anticholinesterase treatment. Am J Ophthal 82:883, 1976.
93. Kaufman, PL: Anticholinesterase-induced cholinergic subsensitivity in primate accommodative mechanism. Am J Ophthal 85:622, 1978.
94. Bito, LZ, Baroody, RA: Gradual changes in the sensitivity of rhesus monkey eyes to miotics and the dependence of these changes on the regimen of topical cholinesterase inhibitor treatment. Invest Ophthal Vis Sci 18:794, 1979.
95. Erickson-Lamy, KA, Polansky, JR, Kaufman, PL, Zlock, DM: Cholinergic drugs alter ciliary muscle response and receptor content. Invest Ophthal Vis Sci 28:375, 1987.
96. Bito, LZ, Mirritt, SQ: Paradoxical ocular hypertensive effect of pilocarpine on echothiophate iodide-treated primate eyes. Invest Ophthal Vis Sci 19:371, 1980.
97. Kronfeld, PC: The efficacy of combinations of ocular hypotensive drugs. A tonographic approach. Arch Ophthal 78:140, 1967.
98. Harris, LS, Mittag, TW, Galin, MA: Aqueous dynamics of pilocarpine-treated eyes. The influence of topically applied epinephrine. Arch Ophthal 86:1, 1971.
99. Knupp, JA, Shields, MB, Mandell, AI, et al: Combined timolol and epinephrine therapy for open-angle glaucoma. Surv Ophthal 28:280, 1983.
100. Duffey, RJ, Ferguson, JG: Interaction of dipivefrin and epinephrine with the pilocarpine ocular therapeutic system (Ocusert). Arch Ophthal 104:1135, 1986.
101. Söderström, MB, Wallin, Ö, Granström, P-A, Thorburn, W: Timolol-pilocarpine combined vs timolol and pilocarpine given separately. Am J Ophthal 107:465, 1989.
102. Airaksinen, PJ, Valkonen, R, Stenborg, T, et al: A double-masked study of timolol and pilocarpine combined. Am J Ophthal 104:587, 1987.
103. Maclure, GM, Vogel, R, Sturm, A, Binkowitz, B: Effect on the 24-hour diurnal curve of intraocular pressure of a fixed ratio combination of timolol 0.5% and pilocarpine 2% in patients with COAG not controlled on timolol 0.5%. Br J Ophthal 73:827, 1989.
104. Ellis, PP, Riegel, M: Influence of ophthalmic ointments on the penetration of pilocarpine drops. J Ocul Pharmacol 5:119, 1989.
105. Greco, JJ, Kelman, CD: Systemic pilocarpine toxicity in the treatment of angle closure glaucoma. Ann Ophthal 5:57, 1973.
106. Curti, PC, Renovanz, H-D: The effect of unintentional overdoses of pilocarpine on pulmonary surfactant in mice. Klin Monatsbl Augenheilkd 179:113, 1981.
107. Littman, L, Kempler, P, Rhola, M, Fenyvesi, T: Severe symptomatic atrioventricular block induced by pilocarpine eye drops. Arch Intern Med 147:586, 1987.
108. Reyes, PF, Dwyer, BA, Schwartzman, RJ, Sacchetti, T: Mental status changes induced by eye drops in dementia of the Alzheimer type. J Neurol Neurosurg Psych 50:113, 1987.
109. Granstrom, PA, Norell, S: Visual ability and drug regimen: relation to compliance with glaucoma therapy. Acta Ophthal 61:206, 1983.
110. Abramson, DH, Coleman, DJ, Forbes, M, Franzen, LA: Pilocarpine. Effect on the anterior chamber and lens thickness. Arch Ophthal 87:615, 1972.
111. Abramson, DH, Chang, S, Coleman, DJ, Smith, ME: Pilocarpine-induced lens changes. An ultrasonic biometric evaluation of dose response. Arch Ophthal 92:464, 1974.
112. Abramson, DH, Chang, S, Coleman, DJ: Pilocarpine therapy in glaucoma. Effects on anterior chamber depth and lens thickness in patients receiving long-term therapy. Arch Ophthal 94:914, 1976.
113. Pooinoosawmy, D, Nagasubramanian, S, Brown, NAP: Effect of pilocarpine on visual acuity and on the dimensions of the cornea and anterior chamber. Br J Ophthal 60:676, 1976.
114. Francois, J, Goes, F: Ultrasonographic study of the effect of different miotics on the eye components. Ophthalmologica 175:328, 1977.
115. Abramson, DH, Franzen, LA, Coleman, DJ: Pilocarpine in the presbyope. Demonstration of an effect on the anterior chamber and lens thickness. Arch Ophthal 89:100, 1973.
116. Pape, LG, Forbes, M: Retinal detachment and miotic therapy. Am J Ophthal 85:558, 1978.
117. Beasley, H, Fraunfelder, FT: Retinal detachments and topical ocular miotics. Ophthalmology 86:95, 1979.
118. Alpar, JJ: Miotics and retinal detachment: a survey and case report. Ann Ophthal 11:395, 1979.
119. Schuman, JS, Hersh, P, Kylstra, J: Vitreous hemorrhage associated with pilocarpine. Am J Ophthal 108:333, 1989.
120. Garlikov, RS, Chenoweth, RG: Macular hole following topical pilocarpine. Ann Ophthal 7:1313, 1975.
121. Levene, RZ: Uniocular miotic therapy. Trans Am Acad Ophthal Otol 79:376, 1975.
122. Coles, WH: Pilocarpine toxicity. Effects on the rabbit corneal endothelium. Arch Ophthal 93:36, 1975.
123. Kennedy, RE, Roca, PD, Landers, PH: Atypical band keratopathy in glaucomatous patients. Am J Ophthal 72:917, 1971.
124. Brazier, DJ, Hitchings, RA: Atypical band keratopathy following long-term pilocarpine treatment. Br J Ophthal 73:294, 1989.
125. Kennedy, RE, Roca, PD, Platt, DS: Further observations on atypical band keratopathy in glaucoma patients. Trans Am Ophthal Soc LXXII:107, 1974.

126. Tauber, J, Melamed, S, Foster, CS: Glaucoma in patients with ocular cicatricial pemphigoid. Ophthalmology 96:33, 1989.
127. Fiore, PM, Jacobs, IH, Goldbert, DB: Drug-induced pemphigoid. A spectrum of diseases. Arch Ophthal 105:1660, 1987.
128. O'Brein, CS, Swan, KD: Carbaminoylcholine chloride in the treatment of glaucoma simplex. Arch Ophthal 27:253, 1942.
129. Smolen, VF, Clevenger, JM, Williams, EJ, Bergdolt, MW: Biophasic availability of ophthalmic carbachol I: Mechanisms of cationic polymer- and surfactant-promoted miotic activity. J Pharm Sci 62:958, 1973.
130. Reichert, RW, Shields, MB, Stewart, WC: Intraocular pressure response to replacing pilocarpine with carbachol. Am J Ophthal 106:747, 1988.
131. Hung, PT, Hsieh, JW, Chiou, GCY: Ocular hypotensive effects of N-demethylated carbachol on open angle glaucoma. Arch Ophthal 100:262, 1982.
132. Ruiz, RS, Rhem, MN, Prager, TC: Effects of carbachol and acetylcholine on intraocular pressure after cataract extraction. Am J Ophthal 107:7, 1989.
133. Linn, DK, Zimmerman, TJ, Nardin, GF, et al: Effect of intracameral carbachol on intraocular pressure after cataract extraction. Am J Ophthal 107:133, 1989.
134. Wood, TO: Effect of carbachol on postoperative intraocular pressure. J Cat Ref Surg 14:654, 1988.
135. Birnbaum, DB, Hull, DS, Green, K, Frey, NP: Effect of carbachol on rabbit corneal endothelium. Arch Ophthal 105:253, 1987.
136. Zimmerman, TJ, Dukar, U, Nardin, GF, et al: Carbachol dose response. Am J Ophthal 108:456, 1989.
137. Fechner, PU, Teichmann, KD, Weyrauch, W: Accommodative effects of aceclidine in the treatment of glaucoma. Am J Ophthal 79:104, 1975.
138. Drance, SM, Fairclough, M, Schulzer, M: Dose response of human intraocular pressure to aceclidine. Arch Ophthal 88:394, 1972.
139. Riegel, D, Leydhecker, W: Experiences with aceclidine in the treatment of simple glaucoma. Klin Monatsbl Augenheilkd 151:882, 1967.
140. Fechner, PU: Avoiding spasm of accommodation in the treatment of young glaucoma patients. Klin Monatsbl Augenheilkd 158:112, 1971.
141. Pilz, A, Lommatzsch, P, Ulrich, W-D: Experimentelle und klinsche Untersuchungen mit Aceclidin (Glaucostat). Ophthalmologica 168:376, 1974.
142. Erickson-Lamy, K, Schroeder, A: Dissociation between the effect of aceclidine on outflow facility and accommodation. Exp Eye Res 50:143, 1990.
143. Leopold, IH, Furman, M: Cholinesterase isoenzymes in human ocular tissue homogenates. Am J Ophthal 72:460, 1971.
144. Juul, P: Human plasma cholinesterase isoenzymes. Clin Chim Acta 19:205, 1968.
145. Harris, LS, Shimmyno, M, Mittag, TW: Cholinesterases and contractility of cat irides. Effect of echothiophate iodide. Arch Ophthal 89:49, 1973.
146. Harris, LS, Shimmyno, M, Mittag, TW: Effects of echothiophate on cholinesterases in cat irides. Arch Ophthal 91:57, 1974.
147. Lütjen-Drecoll, E, Kaufman, PL: Biomechanics of echothiophate-induced anatomic changes in monkey aqueous outflow system. Graefe's Arch Ophthal 224:564, 1986.
148. Harris, LS, Shimmyno, M, Hughes, J: Dose-response of cholinergic agonists on cat irides. Arch Ophthal 91:299, 1974.
149. Harris, LS: Dose-response analysis of echothiophate iodide. Arch Ophthal 86:502, 1971.
150. Reichert, RW, Shields, MB: Intraocular pressure response to replacing pilocarpine or carbachol with echothiophate iodide. Graefe's Arch Ophthal 229:252, 1991.
151. Ellis, PP, Esterdahl, M: Echothiophate iodide therapy in children. Effect upon blood cholinesterase levels. Arch Ophthal 77:598, 1967.
152. Birks, DA, Prior, VJ, Silk, E, Whittaker, M: Echothiophate iodide treatment of glaucoma in pregnancy. Arch Ophthal 79:283, 1968.
153. Ellis, PP, Littlejohn, K: Effects of topical anticholinesterases on procaine hydrolysis. Am J Ophthal 77:71, 1974.
154. Wood, JR, Anderson, RL, Edwards, JJ: Phospholine iodide toxicity and Jones' tubes. Ophthalmology 87:346, 1980.
155. Dressel, TD, Goodale, RL, Arneson, MA, Borner, JW: Pancreatitis as a complication of anticholinesterase insecticide intoxication. Ann Surg 189:199, 1979.
156. Friberg, TR, Thomas, JV, Dressel, TD: Serum cholinesterase, serum lipase, and serum amylase levels during long-term echothiophate iodide therapy. Am J Ophthal 91:530, 1981.
157. Lipson, ML, Holmes, JH, Ellis, PP: Oral administration of pralidoxime chloride in echothiophate iodide therapy. Arch Ophthal 82:830, 1969.
158. Axelsson, U, Holmberg, Å: The frequency of cataract after miotic therapy. Acta Ophthal 44:421, 1966.
159. Axelsson, U: Studies on echothiophate (phosphline iodide) and paraoxon (mintacol) with regard to cataractogenic effect. Acta Ophthal (suppl) 102, 1969.
160. Thoft, RA: Incidence of lens changes in patients treated with echothiophate iodide. Arch Ophthal 80:317, 1968.
161. Pietsch, RL, Bobo, CB, Finklea, JF, Vallotton, WW: Lens opacities and organophosphate cholinesterase-inhibiting agents. Am J Ophthal 73:236, 1973.
162. Kaufman, PL, Axelsson, U: Induction of subcapsular cataracts in aniridic vervet monkeys by echothiophate. Invest Ophthal 14:863, 1975.
163. Kaufman, PL, Axelsson, U, Bárány, E: Induction of subcapsular cataracts in cynomolgus monkeys by echothiophate. Arch Ophthal 95:499, 1977.
164. Albrecht, M, Bárány, E: Early lens changes in *Macaca fascicularis* monkeys under topical treatment with echothiophate or carbachol studied by slit-image photography. Invest Ophthal Vis Sci 18:179, 1979.
165. Philipson, B, Kaufman, PL, Fagerholm, P, et al: Echothiophate cataracts in monkeys. Electron microscopy and microradiography. Arch Ophthal 97:340, 1979.
166. Michon, J Jr, Kinoshita, JH: Experimental miotic cataract. II. Permeability, cation transport, and intermediary metabolism. Arch Ophthal 79:611, 1968.
167. Lazar, M, Nowakowski, J, Furman, M, Shore, B: Ocular penetration of topically applied mannitol. Am J Ophthal 70:849, 1970.
168. Kaufman, PL, Axelsson, U, Bárány, EH: Atropine inhibition of echothiophate cataractogenesis in monkeys. Arch Ophthal 95:1262, 1977.
169. Kaufman, PL, Erickson, KA, Neider, MW: Echothiophate iodide cataracts in monkeys. Occurrence despite loss of accommodation induced by retrodisplacement of ciliary muscle. Arch Ophthal 101:125, 1983.

170. Lütjen-Drecoll, E, Kaufman, PL: Echothiophate-induced structural alterations in the anterior chamber angle of the cynomolgus monkey. Invest Ophthal Vis Sci 18:918, 1979.
171. Patten, JT, Cavanagh, HD, Allansmith, MR: Induced ocular pseudopemphigoid. Am J Ophthal 82:272, 1976.
172. Mathias, CGT, Maibach, HI, Irvine, A, Adler, W: Allergic contact dermatitis to echothiophate iodide and phenylephrine. Arch Ophthal 97:286, 1979.
173. Krejci, L, Harrison, R: Antiglaucoma drug effects on corneal epithelium. A comparative study in tissue culture. Arch Ophthal 84:766, 1970.
174. Grant, WM: Miotic and antiglaucomatous activity of tetraethyl pyrophosphate in human eyes. Arch Ophthal 39:579, 1948.
175. Grant, WM: Additional experiences with tetraethyl pyrophosphate in treatment of glaucoma. Arch Ophthal 44:362, 1950.

Kapitel 26. Sympathomimetika

26.1 Epinephrin
26.1.1 Wirkungsmechanismus
26.1.2 Applikation
26.1.3 Dipivefrin
26.1.4 Adrenerge Supersensitivität
26.1.5 Arzneimittelwechselwirkungen
26.1.6 Nebenwirkungen
26.2 Clonidin/Apraclonidin
26.2.1 Ausgangssubstanz: Clonidin
26.2.2 Wirkungsmechanismus
26.2.3 Klinische Prüfungen
26.2.4 Klinische Indikationen
26.2.5 Nebenwirkungen
26.3 Untersuchungen zu anderen α-adrenergen Agonisten
26.3.1 Norepinephrin
26.3.2 Pargylin
26.4 Untersuchungen zu β-adrenergen Agonisten
26.4.1 Isoproterenol
26.4.2 Forskolin
26.4.3 Choleratoxin
26.4.4 Terbutalin
26.4.5 Salbutamol
26.4.7 Pirbuterol
26.5 Untersuchungen zu unspezifischen Adrenergika
26.5.1 Vanadat
26.5.2 Nylidrin
26.6 Zusammenfassung

26.1 Epinephrin

Epinephrin (Adrenalin) ist ein direkt wirksames Sympathomimetikum, das auf α- und β-adrenerge Rezeptoren wirkt und ein Standardantiglaukomatosum für die Dauertherapie der Offenwinkelglaukome darstellt.

26.1.1 Wirkungsmechanismus

Die Theorien zum augendrucksenkenden Mechanismus der Epinephrintherapie haben sich in den vergangenen Jahren erheblich gewandelt. Frühe Befunde ließen vermuten, daß die wesentliche Wirkung auf einer Abnahme der Kammerwassersekretion beruht [1–5]. Es hat sich jedoch im folgenden herausgestellt, daß eine Verbesserung der Abflußleichtigkeit bei der Dauertherapie mit Epinephrin im Vordergrund steht [6,7]. Jüngste wissenschaftliche Untersuchungen haben sogar gezeigt, daß die Verbesserung der Abflußleichtigkeit ein frühes und funktionell überwiegendes Charakteristikum der epinephrininduzierten Augendrucksenkung ist [8–14] und, daß die Kammerwasserproduktion in bestimmten Phasen der Epinephrinwirkung sogar gesteigert ist [15–17].

Sears und Neufeld [18–20] schlugen ein einheitliches Konzept für die Wirkung von Epinephrin auf die Kammerwasserdynamik vor, das drei Phasen der Arzneimittelwirkung unterscheidet.

Phase 1: Abnahme der Kammerwasserproduktion.
Innerhalb weniger Minuten nach Applikation von Arenalin nimmt die Kammerwassersekretion ab, vermutlich durch die α-adrenerge Vasokonstriktion, die die Ultrafiltration von Plasma im Stroma der Ziliarkörperfortsätze reduziert. Gefäßausgußstudien am Kaninchenauge haben ergeben, daß die α-adrenerge Wirkung mit einer Konstriktion von sphinkterähnlichen Strukturen der Gefäße an den Stellen einhergeht, wo die Arteriolen der Ziliarkörperfortsätze vom Circulus arteriosus major der Iris abgehen, mit einer konsekutiven Verengung der distalen Gefäßlumina und einer reduzierten Kapillarfüllung in den Ziliarkörperfortsätzen [21]. Die lokale Applikation von Epinephrin am Affenauge [22] und die retrobulbäre Injektion bei Kaninchen [23] haben gezeigt, daß es zu einer signifikanten Herabsetzung der Blutströmung in der Iris und im Ziliarkörper kommt. Dieser α-adrenerge Effekt auf die Kammerwasserproduktion ist jedoch vorübergehend und quantitativ nicht ausreichend, um den Augeninnendruck signifikant, dauerhaft zu senken [20].

Phase 2: Frühe Zunahme der Abflußleichtigkeit.
Diese Phase überschneidet sich mit der ersten und hat

zwei Komponenten. Der erste Anteil ist eigentlich noch ein Teil der Phase 1 und vermutlich eine frühe, mäßige, α-adrenerge Wirkung auf die transtrabekuläre Abflußleichtigkeit [20]. Die zweite Komponente tritt mehrere Stunden nach der Applikation auf, wenn die vasokonstriktive und mydriatische Wirkung nachgelassen hat. Sie dauert mehrere Stunden. Fluorophotometrische und tonographische Untersuchungen an gesunden [15–17] und okulär hypertensiven [17], menschlichen Augen belegen, daß die Augeninnendrucksenkung zumindest während der ersten Stunden nach einer lokalen Applikation von Epinephrin mit einer verbesserten Abflußleichtigkeit einhergeht. Diese Studien zeigten auch eine geringe Zunahme der Kammerwassersekretion unter der Epinephrintherapie [15–17]. Dieser Effekt wurde durch den α-adrenergen Antagonisten Thymoxamin nicht verändert [24], obwohl eine Vorbehandlung mit dem β-adrenergen Antagonisten Timolol [25] wie auch bei einer sympathischen Denervierung durch ein Horner-Syndrom [26] mit einer Abnahme der Kammerwassersekretion nach Epinephrintherapie einherging. Der Mechanismus der verbesserten Abflußleichtigkeit ist unklar. Tonographische Untersuchungen in Verbindung mit einer Fluorophotometrie lassen vermuten, daß Adrenalin die Abflußleichtigkeit über die uveoskleralen Abflußwege verbessert [15–17].

Untersuchungen an Kaninchen und an menschlichen Augen haben gezeigt, daß entweder systemisch appliziertes oder lokal verabreichtes Indomethacin, ein Zyklooxygenasehemmstoff, die epinephrinabhängige Augeninnendrucksenkung supprimiert, ebenso die Verbesserung der Abflußleichtigkeit wie auch die Störung der Blut-Kammerwasser-Schranke, was wiederum ein Beleg dafür ist, daß der endogene Prostaglandinstoffwechsel für die augendrucksenkende Wirkung lokal applizierten Epinephrins von Bedeutung ist [27–29]. Der Mechanismus der Abflußverbesserung ist unabhängig von Iris oder Ziliarkörper, da eine Fazilitätszunahme durch Adrenalin oder Noradrenalin im Affenauge durch die Entfernung der Iris oder die völlige Desinsertion des Ziliarmuskels nicht beeinflußt wird [30,31]. Die Zunahme der Abflußleichtigkeit nach lokal appliziertem Adrenalin im Affenauge wird durch Timolol aber nicht durch Betaxolol blockiert, was darauf hindeutet, daß der Effekt an β_2-adrenerge Rezeptoren gebunden ist [32], vermutlich durch eine Stimulation der Biosynthese des zyklischen Adenosinmonophosphates (cAMP), einem intrazellulären Transmitter, der die Abflußverbesserung im Primatenauge bewirkt [33]. Untersuchungen mit Gewebekulturen lassen jedoch vermuten, daß die Wirkung von Epinephrin auf die Endothelien des menschlichen Trabekelwerkes sowohl über α- wie auch über β-adrenerge Rezeptoren vermittelt wird und speziell die zytoskeletale Struktur dieser Zellen verändert [34].

Phase 3: Späte Zunahme der Abflußleichtigkeit. Man nimmt an, daß diese Phase Wochen bis Monate nach einer Dauertherapie mit Epinephrin eintritt. Der Mechanismus ist ungeklärt, kann jedoch eine Beziehung zum Metabolismus der Glykosaminoglykane im Trabekelmaschenwerk haben [18,20]. Dies stimmt mit der Beobachtung überein, daß Epinephrin die lysosomale Hyaluronidase in der Kanineniris aktiviert [35]. Andere mögliche Erklärungen für den Langzeiteffekt sind auch eine induzierte Überempfindlichkeit auf lokal appliziertes Epinephrin, die nach einer langfristigen Applikation der Substanz auftritt [36] oder die langsame Freisetzung des Wirkstoffs aus Pigmentbindungsstellen.

26.1.2 Applikation

Konzentrationen. Klinische Studien haben erwiesen, daß der augendrucksenkende Effekt von Epinephrin der Konzentration der freien Base (oder aktiven Form des Wirkstoffs) in einem Bereich von 0,25–1 % proportional ist [18] und, daß 2 % nur eine marginal stärkere Drucksenkung als die 1 %ige Konzentration ergibt [5]. Man konnte auch belegen, daß lokal appliziertes Epinephrin eine nachweisbar augendrucksenkende Wirkung in niedrigen Konzentrationen bis zu 0,06 % hat [37]. Die üblichen kommerziellen Zubereitungen sind in Konzentrationen von 0,5 %, 1 % und selten 2 % vorhanden.

Applikationsfrequenz. Eine zweimal tägliche Applikation ergibt in den meisten Fällen eine augendrucksenkende Wirkung über die 24 h des Tages. Es ist jedoch noch nicht völlig geklärt, ob eine häufigere Applikation (z. B. viermal täglich) die frühe Phase der Kammerwassersekretionsabnahme verstärkt.

Pharmazeutische Zubereitungen. Kommerzielle Zubereitungen von Epinephrinaugentropfen sind meist in drei verschiedenen Salzformen verfügbar: Hydrochlorid, Borat und Bitartrat (Tabelle 26.1). Zwischen diesen drei Formen bestehen keine Unterschiede in der augendrucksenkenden Wirkung [10], obwohl geringe Unterschiede in der Verträglichkeit vorliegen können.

Epinephrinhydrochlorid hat den Vorteil guter Stabilität und ist in vielen Ländern in drei Konzentratio-

Tabelle 26.1. Kommerzielle Zubereitungen von Sympathomimetika (Auswahl)

Wirkstoff	Handelsname	Konzentration (%)
Epinephrin	Epiglaufrin	1%, 2%
	Eppy	1%
Dipivefrin	d-Epifrin	0,1%
	Glaucothil	0,1%
Clonidin	Isoglaucon	1/16%, 1/8%, 1/4%
Kombinationen		
Guanethidin/		
Epinephrin	Suprexon	1% + 0,2%
	Suprexon forte	3% + 0,5%
Guanethidin/		
Dipivefrin	Thilodigon	0,5% + 0,1%

nen (0,5%, 1% und 2%) der freien Base verfügbar. Es hat jedoch den Nachteil von Reizerscheinungen nach dem Einträufeln wegen des niedrigen pH der Augentropfen von etwa 3,5.

Epinephrinborat ist ein Komplex von Borsäure und Epinephrin, er verursacht weniger Unverträglichkeitszeichen wegen des höheren pH von 7,4 [38]. Es ist in vielen Ländern auch in den Konzentrationen der freien Base von 0,5%, 1% und 2% erhältlich.

Epinephrinbitartrat hat auch den Nachteil der Reizung der vorderen Augenabschnitte nach dem Einträufeln wegen eines relativ niedrigen pH. Die in manchen kommerziellen Zubereitungen angegebene Konzentration ist höher als die der freien Base von Epinephrin. Diese Salzform wurde auch an Kaninchen in einer polymeren Matrix als Arzneimittelträgersubstanz geprüft, die das Pharmakon osmotisch mit einer Freisetzungsrate von 1–4 µg freier Base pro Stunde über einen 12-h-Zeitraum abgibt [39]. Diese Form der Wirkstoffabgabe zeigte die gleiche Augeninnendrucksenkung wie bei den Augentropfen, jedoch mit erheblich geringerer Wirkstoffmenge und ohne Veränderungen des pH-Wertes der Tränenflüssigkeit.

Eine Übersicht der in Deutschland erhältlichen kommerziellen Epinephrinpräparate zur Glaukomtherapie wird in Tabelle 26.1 gegeben.

26.1.3 Dipivefrin

Dipivefrin oder Dipivalylepinephrin (DPE) ist eine Modifikation des Epinephrins, bei der zwei Hydroxylgruppen des originären Moleküls mit zwei Pivalinsäuren verestert sind [40–42]. Das veresterte Epinephrin ist deutlich stärker lipophil als das originäre Molekül, mit einer Zunahme der Hornhautpenetration um den Faktor 17 [43]. Außerdem ist Dipivefrin ein sog. „Pro drug", eine Arzneimittelvorstufe, die der Biotransformation unterliegt, bevor es seine pharmakologische Wirkung entfaltet. Der Ester wird nach Absorption in das Auge zu Epinephrin und den Pivalinsäureresten hydrolysiert [44], wobei der Hauptanteil der Hydrolyse in der Hornhaut geschieht [45]. Die enzymatische Aufspaltung von Dipivefrin durch Esterasen setzt die Pivalinsäure frei, die im Auge nicht metabolisiert, aber rasch ohne erkennbaren Abbau in den Geweben des vorderen Augensegmentes eliminiert wird [46]. Untersuchungen an Kaninchenaugen weisen darauf hin, daß Ecothiopatiodid die Hydrolyse von Dipivefrin hemmt [47], was mit dem In-vitro-Befund übereinstimmt, daß Ecothiopat ein kompetitiver reversibler Hemmstoff für die löslichen Dipivefrinesterasen der Hornhaut ist [48]. Andere Studien zeigten jedoch auch, daß die fehlende augeninnendrucksenkende Wirkung von Dipivefrin bei Kaninchen womöglich auf eine hypertensive Wirkung von Ecothiopat am Kaninchenauge zurückzuführen ist [49], daß Cholinesterasehemmstoffe die Umwandlung von Dipivefrin in Epinephrin nicht beeinflussen [50] und, daß die Kombination von Dipivefrin und Ecothiopat eine sehr effektive Augeninnendrucksenkung am menschlichen Auge ergibt [51]. Klinische Studien belegen, daß der augeninnendrucksenkende Effekt von 0,1% Dipivefrin etwa der Wirkung von 1% oder 2% Epinephrinaugentropfen entspricht [52–55]. Dipivefrin hat den Vorteil gegenüber den älteren Epinephrinzubereitungen, daß die systemische Toxizität wesentlich geringer ist, besonders bezüglich des kardiovaskulären Risikopotentials [56]. Vorteile gegenüber der okulären Toxizität sind weniger Brennen und Reizung nach dem Einträufeln [57] und der Wegfall der Verfärbung hydrophiler Kontaktlinsen [58]. Nebenwirkungen am äußeren Auge wie z. B. bulbäre konjunktivale Follikelbildung können jedoch auch nach einer langfristigen Therapie mit Dipivefrin auftreten [59–62]. Nach Umwandlung der Wirksubstanz in Epinephrin im Auge ist das Spektrum intraokularer, unerwünschter Wirkungen das gleiche wie bei Epinephrinaugentropfen.

26.1.4 Adrenerge Supersensitivität

Eine andere Möglichkeit den Epinephrineffekt zu verstärken ist, die Empfindlichkeit der Gewebe auf die Wirksubstanz zu steigern. Dies wurde erreicht mit dem Ganglienblocker 6-Hydroxydopamin und mit dem indirekten Sympatholytikum Guanethidin, wobei nur letzteres in einer Kombinationstherapie mit Epinephrin für die Glaukomtherapie zugelassen ist.

6-Hydroxydopamin. Dieser Wirkstoff führt zu einer „chemischen Sympathektomie" durch eine zeitlich begrenzte Degeneration des terminalen Axons [63–66]. Dies führt zu einer vorübergehenden Zunahme der Abflußleichtigkeit, die von einer initialen Freisetzung von Noradrenalin aus den Nervenendigungen herrührt, und zu einer dauerhaften Augeninnendrucksenkung, wenn zusätzlich Adrenalin gegeben wird, wobei der augendrucksenkende Effekt des exogen applizierten Adrenalins verstärkt ist. Eine ähnliche Verstärkungswirkung erhält man bei Kaninchen mit α-Methylparatyrosin, einem Hemmstoff der Norepinephrinbiosynthese [67,68]. Beide Substanzen führen zu einer α- und β-adrenergen Supersensitivität, obwohl letztere ein überwiegender Effekt bei 6-Hydroxydopamin ist [63–65]. Klinische Studien haben eine signifikante Augeninnendrucksenkung bei den meisten Patienten nachgewiesen [69]. Der entscheidende Nachteil von 6-Hydroxydopamin ist jedoch die Notwendigkeit einer subkonjunktivalen oder iontophoretischen Applikation in wöchentlichen oder monatlichen Intervallen [70,71]. Außerdem führt sowohl 6-Hydroxydopamin wie auch α-Methylparatyrosin zu einer Unterempfindlichkeit auf cholinerge Wirkstoffe bei Kaninchen [67,68].

Guanethidin. Diese Substanz ist ein postganglionärer, adrenerger Antagonist (indirektes Sympatholytikum), der zu einer adrenergen Supersensitivität durch die Entleerung der Katecholaminspeicher führt [72]. Er kann sowohl für sich alleine gesehen den Augeninnendruck senken, vermutlich durch einen Effekt auf Kammerwassersekretion und -abfluß [73], ist jedoch besonders wirksam, wenn er mit Epinephrin kombiniert wird [74,75]. Eine Reihe von klinischen Studien hat für die Kombinationstherapie eine ausgeprägte, klinisch relevante Augeninnendrucksenkung ermittelt [76,84]. Der augendrucksenkende Effekt ist stärker als von Epinephrin alleine [84,85], als von Pilokarpin [85] oder von Timolol [86], jeweils in einer Monotherapie. Eine klinische Prüfung zeigte jedoch eine biphasische Wirkung mit einem kurzen Intervall der Augeninnendrucksteigerung als Konsequenz einer verstärkten Kammerwasserproduktion [87]. Außerdem führt Guanethidin zu einem Fremdkörpergefühl der Augen, Bindehauthyperämie, Hornhautepitheliopathie, Lidödemen und bei manchen Patienten zu einer Ptosis [88]. Die Auslösung einer Ptosis durch lokal appliziertes Guanethidin wurde auch zur Behandlung der thyreotoxen Lidretraktion genutzt [72,89,90]. Die Kombination von Guanethidin und Epinephrin in geeigneter Dosierung wird jedoch meist über einen begrenzten Zeitraum gut toleriert [76–82], wenngleich eine lokale Unverträglichkeit auch bei den niedrigen Konzentrationen langfristig häufig auftritt. Ein Nachlassen der augendrucksenkenden Wirkung soll ebenfalls damit einhergehen [91].

26.1.5 Arzneimittelwechselwirkungen

Miotika und Karboanhydrasehemmstoffe. Wird ein Epinephrinderivat und ein Miotikum als Kombinationstherapie gegeben, ist die Senkung des Augeninnendruckes in der Regel ausgeprägter als der Monotherapie beider Wirkstoffe getrennt entspräche. Dies wird in einigen, kommerziell verfügbaren pharmazeutischen Zubereitungen von Epinephrin und Pilokarpin in Kombination genutzt. Epinephrin ergibt auch in den meisten Fällen eine zusätzliche Augendrucksenkung in Kombination mit einer Karboanhydrasehemmstofftherapie. Außerdem ist eine Kombination von Epinephrin, einem Miotikum und einem Karboanhydrasehemmstoff häufig ausreichend, wenn zwei der genannten drei Wirkstoffe in Kombination nicht genügen.

β-Blocker. Die Wechselwirkung zwischen Epinephrin und β-Blockern ist weniger verständlich als bei obigen Kombinationstherapien. Da Epinephrin β-adrenerge Rezeptoren stimuliert und β-Blocker diese hemmen, könnte man annehmen, daß der eine Wirkstoff mit der intrinsischen Aktivität des anderen interferiert. Klinische Studien vermuten, daß dies bis zu einem gewissen Maße geschieht, wenngleich ein additiver, augendrucksenkender Effekt bei der gemeinsamen Gabe beider Wirkstoffe erreicht werden kann [92–94].

Wenn Timolol, ein nicht-selektiver β-Blocker, bei mit Epinephrin vorbehandelten Augen gegeben wird, tritt eine signifikante, additive Augendrucksenkung während der ersten wenigen Wochen auf, wonach die augendrucksenkende Wirkung der Kombinationstherapie nur marginal stärker ist als mit Timolol alleine [95–99]. Bei umgekehrter Behandlungssequenz und Zugabe der Epinephrintherapie zu Timolol, ist eine zusätzliche Augendrucksenkung in der Regel minimal oder nicht nachweisbar [95–101]. Eine Dauertherapie mit entweder Epinephrin [102,103] oder Dipivefrin [98,101,104] in Kombination mit Timolol ergibt eine geringfügige, zusätzliche Augendrucksenkung in der Größenordnung von 1–3 mm Hg im Vergleich mit dem Behandlungseffekt von Timolol alleine. Eine klinische Prüfung vermutete, daß der Kombinationseffekt durch eine zeitliche Trennung der Applikation beider Wirkstoffe um mehrere Stunden anstatt weniger Minuten verstärkt werden könnte [102]. Eine nachfolgende Studie ergab jedoch keine Differenz zwischen diesen beiden Behandlungsschemata [105]. Eine Vorbehandlung mit Adrenalin ergab auch eine Abnahme der systemischen Konzentration von Timolol [106], was darauf hinweist, daß es klug wäre Epinephrin zuerst zu applizieren, wenn beide Wirkstoffe kurz aufeinander angewandt werden sollen.

Unter Berücksichtigung obiger Befunde postulierten Thomas und Epstein [95] ein Modell zum Einfluß des adrenergen Nervensystems auf die Kammerwasserdynamik. Die Stimulation der β-Rezeptoren an den Ziliarkörperfortsätzen soll die Kammerwassersekretion verstärken. Unter der Voraussetzung, daß dieses System einen Ruhetonus hat, würde die Hemmung durch Timolol die Kammerwassersekretion herabsetzen wie auch den Einfluß des Adrenalins auf die Kammerwasserproduktion blockieren. Die Stimulation der β-Rezeptoren in den Abflußwegen verbessert die Fazilität, wie sich aus tonographischen und fluorophotometrischen Untersuchungen ergibt [15–17]. Dieses System hat vermutlich keinen Ruhetonus, da Timolol alleine die Abflußleichtigkeit nicht verändert. Timolol blockiert jedoch den Effekt des Adrenalins auf den Abfluß, was mit großer Wahrscheinlichkeit die nur minimale, zusätzliche Augendrucksenkung bei Zusatz von Epinephrin zur Timololtherapie erklärt.

Untersuchungen mit Betaxolol, einem kardioselektiven, β_1- adrenergen Blocker, weisen darauf hin, daß die Wirkung von Epinephrin auf den Kammerwasserabfluß über β_2-adrenerge Rezeptoren vermittelt wird, da der Zusatz von entweder Epinephrinhydrochlorid [107] oder Dipivefrin [108] zu der Therapie mit Betaxolol eine größere zusätzliche Augendrucksenkung ergibt als die Kombination beider Epinephrinderivate mit Timolol.

Klinische Studien haben auch gezeigt, daß der augendrucksenkende Effekt von lokal appliziertem Epinephrin durch eine Behandlung mit peroralem Timolol gemindert wird [109]. Dies geschieht auch mit einer peroralen oder topischen Applikation von Indomethacin, einem Zyklooxygenasehemmstoff [27–29].

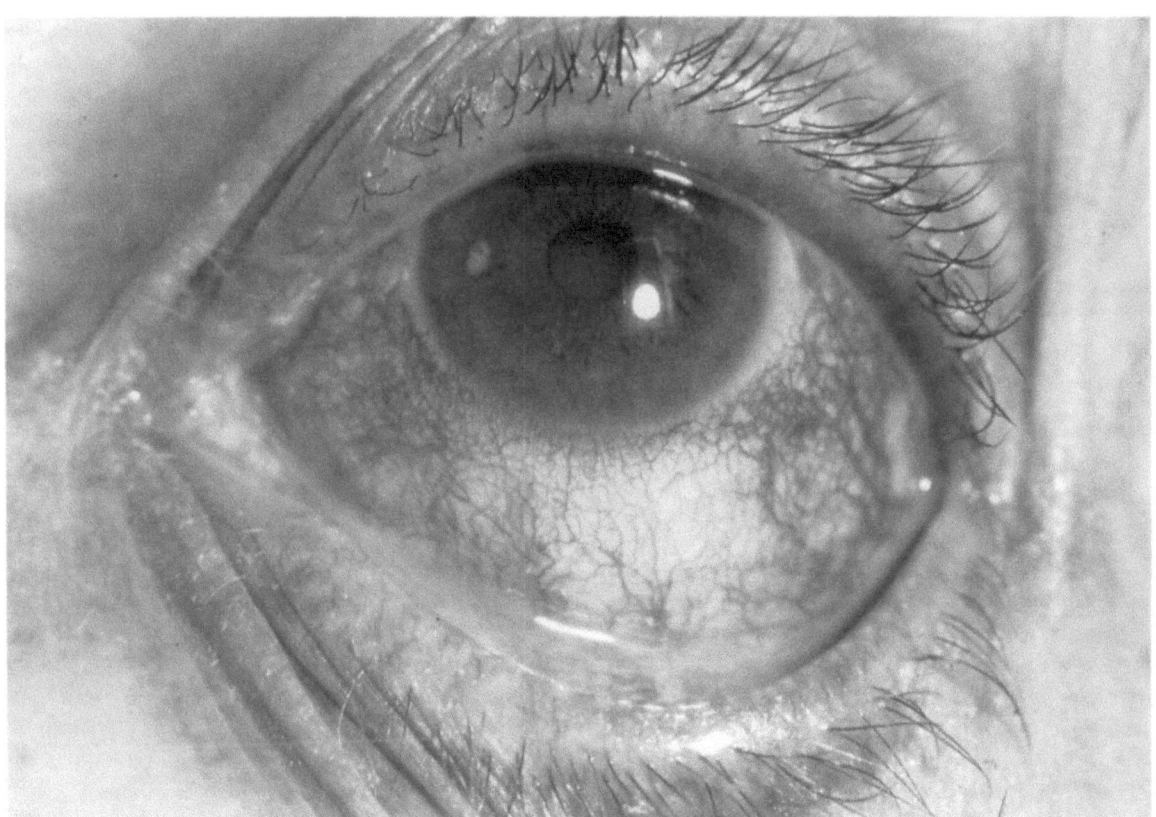

Abb. 26.1. Diffuse konjunktivale reaktive Hyperämie als Komplikation der chronischen, lokalen Behandlung mit Epinephrin

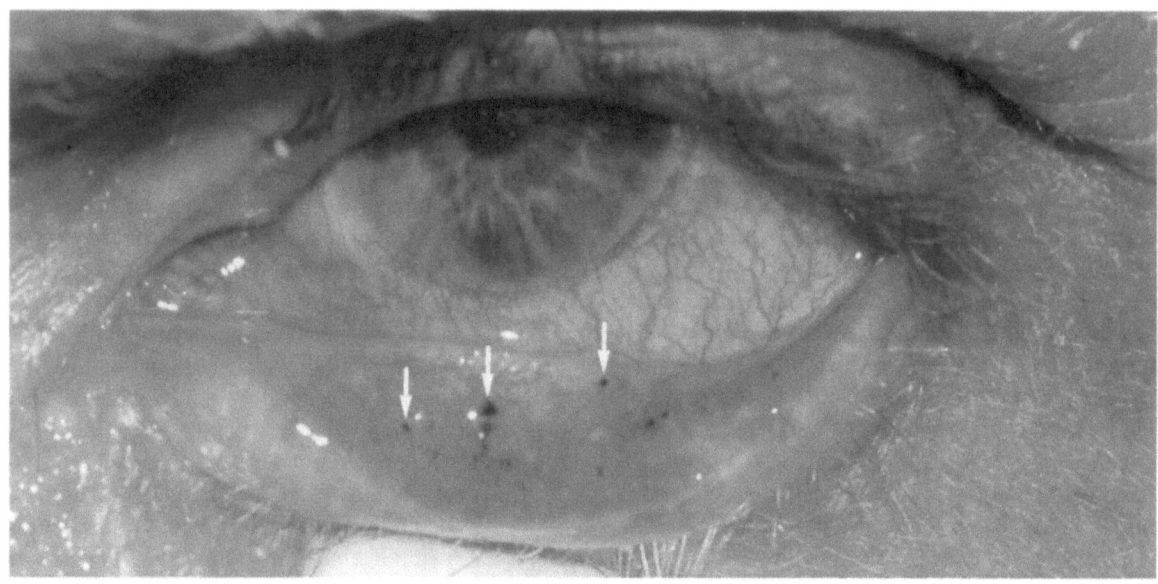

Abb. 26.2. Adrenochromablagerungen *(Pfeile)* in der unteren, palpebralen Konjunktiva bei einem Patienten unter langfristiger Lokaltherapie mit Epinephrin. Es zeigen sich kleine, runde Ablagerungen, die für diese Bindehautlokalisation typisch sind

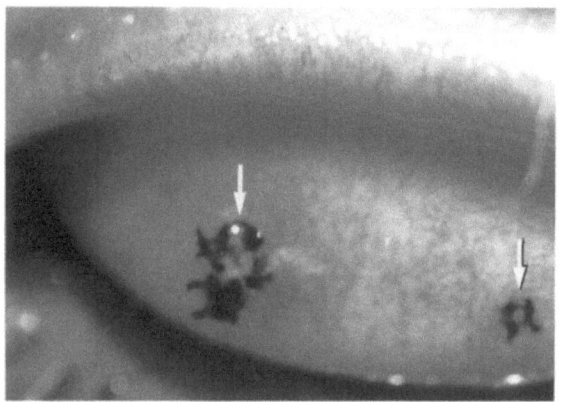

Abb. 26.3. Gestielte Adrenochromablagerungen *(Pfeile)* in der oberen, palpebralen Bindehaut durch eine chronische Lokaltherapie mit Epinephrin in einer für diese Bindehautlokalisation typischen Form

26.1.6 Nebenwirkungen

Bei der topischen Applikation der üblichen Epinephrinzubereitungen sind Nebenwirkungen nicht selten. Man kann diese in drei Kategorien einteilen: systemische, extraokulare und intraokulare Nebenwirkungen.

Systemische Toxizität. Zu den unerwünschten, allgemeinen Reaktionen bei topischer Epinephrintherapie gehören Blutdruckerhöhung, Tachykardie, Arrhythmie, Kopfschmerzen, Tremor, Nervosität und Angstgefühle. Wie schon gesagt, treten unter Dipivefrin weniger allgemeine Nebenwirkungen als mit den üblichen Zubereitungen von Adrenalinhydrochlorid oder anderen Salzformen auf, wenngleich die systemische Absorption etwa 55–65% der lokal applizierten Wirkstoffmenge für beide Substanzen beträgt.

Extraokulare Nebenwirkungen. Nebenwirkungen an den Augenlidern und den äußeren Augenabschnitten stellen die häufigsten Probleme der lokalen Epinephrintherapie am Auge dar:

Brennen: Brennen beim Aufbringen der Augentropfen ist praktisch unvermeidlich mit der Zubereitung als Hydrochlorid und Bitartrat, kann aber bei der Anwendung von Epinephrinborat oder Dipivefrin erheblich geringer sein.

Reaktive Hyperämie: Diese reaktive Bindehautgefäßerweiterung nach Abklingen der vasokonstriktorischen Phase tritt bei allen Formen der Epinephrintherapie auf. Der Patient bringt häufig diese reaktive Hyperämie nicht mit der Anwendung des Epinephrins in Zusammenhang, da die initiale Vasokonstriktion nach Aufbringen der Augentropfen zu einer Abblassung der Bindehaut führt und die Hyperämie erst wesentlich später auftritt (Abb. 26.1).

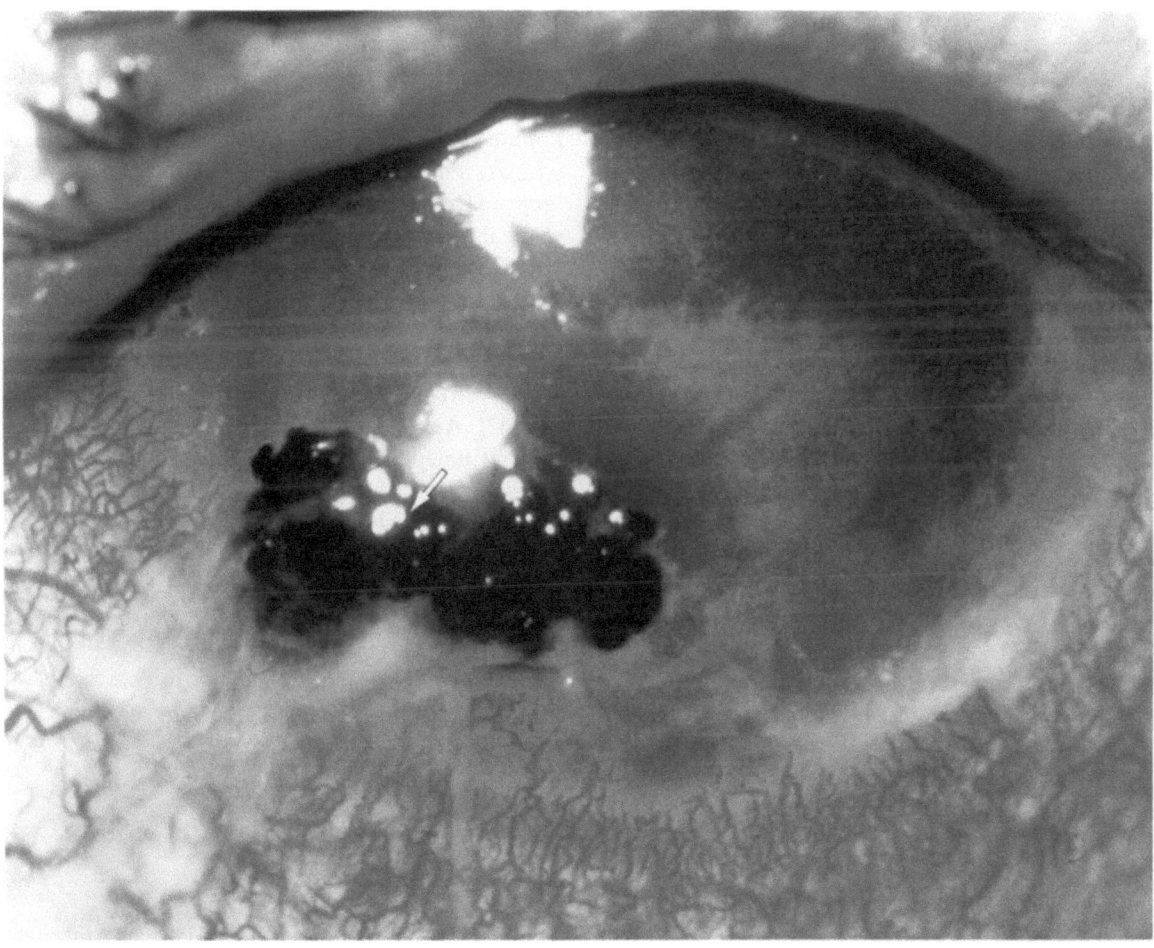

Abb. 26.4. Dichte Adrenochromablagerungen bei einem Patienten mit bullöser Keratopathie und chronischer, topischer Epinephrintherapie im Sinne einer „schwarzen Hornhaut"

Adrenochromablagerungen: Die Oxidation und Polymerisierung von Epinephrin wandelt die Substanz in Adrenochrom um, ein Pigment der Melaningruppe, das in verschiedenen Strukturen des vorderen Augensegmentes abgelagert wird. In der Konjunktiva des unteren Bindehautsackes formt es kleine runde Ablagerungen, die üblicherweise asymptomatisch sind [111] (Abb. 26.2), während Ablagerungen im oberen Bindehautbereich verzweigt oder gestielt (Abb. 26.3) sind und zu Hornhauterosionen führen können [112–114]. Eine elektronenmikroskopische Analytik zeigt, daß dieses Material kein typisches Melanin, aber ein verwandtes Pigment ist [115]. Wenn Augeninnendrucksteigerungen und eine bullöse Keratopathie vorliegen, kann Adrenochrom auch in den oberflächlichen Hornhautschichten abgelagert werden, was bis zu einer sog. „schwarzen Hornhaut" gehen kann (Abb. 26.4) [116–121]. Adrenochrom kann auch im Tränensack [122] oder im Ductus nasolacrimalis eingelagert werden [123,124] bzw. die Sklera im hohen Alter plaqueförmig verfärben, so daß der Eindruck eines malignen Melanoms entsteht [125] und ebenso weiche Kontaktlinsen verfärben [126,127], das, wie schon angesprochen, nach Literaturberichten mit Dipivefrin nicht auftreten soll [58].

Verschiedene Nebenwirkungen: Seltenere Nebenwirkungen am äußeren Auge sind vermehrtes Tränenträufeln, Photophobie, Verschwommensehen, Keratinisierung der Schleimhaut am Tränenpünktchen [128] und Madarosis (Verlust der Zilien) [129]. Eine Beziehung zum okulären Pemphigoid wurde vermutet [130,131], obwohl eine klare Ursache-Wirkungs-Beziehung nicht nachgewiesen ist. Bei einer Auswertung von 17 Glaukompatienten mit einem vernarbenden, okulären Pemphigoid nahmen acht Dipivefrin, wobei jedoch alle acht Patienten mindestens ein weiteres, topisches Antiglaukomatosum anwandten [132]. Echte allergische Reaktionen mit der topischen Epinephrintherapie sind selten. Epinephrin soll auch eine latente, okuläre Herpes-simplex-Virus-Erkrankung bei Kaninchen aktivieren [133].

Intraokulare Nebenwirkungen: Wenngleich wesentlich seltener als die extraokularen Nebenwirkungen, sind die intraokularen Probleme der Epinephrintherapie ernster. Bezüglich der Behandlung mit Dipivefrin muß man annehmen, daß die intraokularen Probleme die gleichen sind wie bei den älteren Epinephrinzubereitungen, da Dipivefrin im Auge in Epinephrin umgewandelt wird.

Mydriasis: Eine Pupillenerweiterung tritt in der Regel nach der Epinephrinapplikation auf, wenngleich in unterschiedlichem Ausmaß in Abhängigkeit der Pigmentierung. Sie ist üblicherweise von keiner Konsequenz, kann jedoch im prädisponierten Auge ein Winkelblockglaukom auslösen und ist deshalb in diesen Augen eindeutig kontraindiziert, bevor eine Iridotomie ausgeführt wurde.

Epinephrinmakulopathie: Diese stellt eine Sonderform des zystoiden Makulaödems dar, das in manchen aphaken Augen nach einer topischen Epinephrintherapie zu beobachten ist [134,135]. Eine fluoreszenzangiographische Untersuchung an 128 konsekutiven Augen zeigte ein Makulaödem in 28 % der mit Epinephrin behandelten und in 13 % der Glaukomaugen, die im gleichen Zeitraum nicht mit Epinephrin behandelt wurden [136]. Die Pathogenese der Epinephrinmakulopathie hat eine ursächliche Beziehung zur epinephrininduzierten Biosynthese von Prostaglandinen [137], die zu einer Störung der Blut-Netzhaut-Schranke führen [28,138]. Die Epinephrinmakulopathie ist in der Regel reversibel (zumindest bei einer frühzeitigen Therapieunterbrechung) und vermutlich dosisabhängig.

Schädigung des Hornhautendothels: Ein Endothelschaden wurde bei der intrakameralen Injektion von Adrenalin in einer Verdünnung von 1:1000 bei Kaninchen- [139,140] und Affenaugen [139], jedoch nicht in einer Verdünnung von 1:5000 [139] beobachtet. Eine Abnahme der Endothelzelldichte der Hornhaut wurde auch bei Glaukompatienten nach langjähriger Anwendung einer topischen Epinephrintherapie beschrieben [141].

Okuläre Hypoxie: Man vermutete, daß Epinephrin die Durchblutung des Sehnerven durch die vasokonstriktiven Effekte der adrenerg innervierten Gefäße hinter der Lamina cribrosa ungünstig beeinflussen könnte und, daß diese Gefahr besonders das ungeschützte Partnerauge bei einer einseitigen Behandlung mit Epinephrin betreffen könnte [142]. Die Linse wirkt als eine Schranke für die nach posterior gerichtete Diffusion des Epinephrins, da aphake Augen nach der topischen Epinephrintherapie deutlich mehr radioaktiv markiertes Adrenalin in der Aderhaut anreichern (in geringerem Maße in der Netzhaut und im Sehnerven) als dies bei phaken Augen zu beobachten ist [143]. Aphake Augen zeigen auch einen verminderten Epinephrineffekt im vorderen Augensegment mit einer Verstärkung der Vasokonstriktion am hinteren Augenpol [144]. Eine retrobulbäre Injektion von Epinephrin in phaken oder aphaken Kaninchenaugen konnte jedoch den Blutfluß im Sehnerven nicht verändern [145]. Es wurde auch nachgewiesen, daß eine lokale Epinephrinapplikation die pO_2-Spannung in der Vorderkammer herabsetzt [146], was in bestimmten klinischen Situationen bedeutsam sein kann wie z. B. beim neovaskulären Glaukom.

26.2 Clonidin/Apraclonidin

Apraclonidinhydrochlorid ist ein Paraaminoderivat des Clonidinhydrochlorids, einem α_2-adrenergen Agonisten, der klinisch überwiegend als stark wirksames Antihypertensivum in der Hochdrucktherapie eingesetzt wird. In Deutschland ist Clonidin in Konzentrationen von 1/8 %, 1/4 % und 1/16 % zur Glaukomtherapie im Handel. Die topische Applikation von 1 % Apraclonidin oder Paraaminoclonidin ist seit kurzer Zeit in USA kommerziell verfügbar und für die Behandlung kurzfristiger Augeninnendrucksteigerungen, besonders nach laserchirurgischen Eingriffen am vorderen Augensegment zugelassen.

26.2.1 Ausgangssubstanz: Clonidin

Man glaubt, daß Clonidin seine blutdrucksenkende Wirkung durch eine Aktivierung der zentralen α_2-adrenergen Rezeptoren und durch eine Herabsetzung der sympathischen Aktivität im Hirnstamm erreicht [147–150]. Der Mechanismus der Augendrucksenkung, wie er sich aus fluorophotometrischen Studien an menschlichen Augen vermuten läßt, geht über eine Herabsetzung der Kammerwasserproduktion [151], die auch in Beziehung zur Vasokonstriktion der afferenten Gefäße der Ziliarkörperfortsätze stehen kann [152]. Die klinische Bedeutung von Clonidinaugentropfen als ein Mittel zur Augendrucksenkung ist durch die Tatsache, daß Clonidin die Blut-Hirn-Schranke permeiert (selbst bei lokaler Applikation am Auge) begrenzt, wobei auch nach Augentropfen signifikante blutdrucksenkende Wirkungen auftreten. Diese Bedenken treffen für die höheren Konzentrationen (1/4%- und 1/2%-Augentropfen) besonders zu. Jedoch wurde auch für 1/8% Clonidinaugentropfen eine Herabsetzung des okulären Perfusionsdruckes durch eine Abnahme des Blutdruckes wie auch des lokalen Perfusionsdruckes in der Umgebung des Auges nachgewiesen [153].

26.2.2 Wirkungsmechanismus

Apraclonidin hat gegenüber Clonidin den Vorteil einer geringeren Permeation der Blut-Hirn-Schranke, wodurch kardiovaskuläre Nebenwirkungen entsprechend geringer ausfallen [154]. Wie bei Clonidin senkt Apraclonidin den Augeninnendruck durch eine Hemmung der Kammerwassersekretion (nachgewiesen in fluorophotometrischen Untersuchungen) mit geringem, wenn überhaupt feststellbaren Effekt auf die Permeabilität der Blut-Kammerwasser-Schranke [155]. Es wurde jedoch auch gezeigt, daß Apraclonidin die Prostaglandinspiegel im Kammerwasser beim Kaninchen erhöht. Deshalb ließ sich der augendrucksenkende Effekt von Apraclonidin im Affenauge durch Flurbiprofen, einem Hemmstoff der Prostaglandinsynthese, blockieren [156]. Da die Prostaglandine vermutlich den Augeninnendruck durch eine Zunahme des uveoskleralen Abflusses senken, kann sich hier ein weiterer Mechanismus der apraclonidininduzierten Augendrucksenkung verbergen.

26.2.3 Klinische Prüfungen

Apraclonidin 0,25% und 0,5% zweimal täglich auf die Dauer einer Woche waren etwa gleichwirksam, mit einer durchschnittlichen, relativen Drucksenkung von 27%, was signifikant mehr war als mit der 0,125%igen Konzentration [157]. Ein Vergleich von 0,5% und 1% Apraclonidin zeigte keinen signifikanten Unterschied in der Augendrucksenkung sowohl bei Gesunden wie bei Patienten mit okulärer Hypertension [158]. Untersuchungen mit 1% Apraclonidin belegen, daß eine Einzeldosis den mittleren Augeninnendruck maximal um 27% zu senken vermag [159] und, daß diese Drucksenkung mindestens für einen Monat bei zweimal täglicher Applikation anhält [160]. Es wurde kein signifikanter Effekt auf das Partnerauge bei 0,25% oder 0,5% Apraclonidin gefunden [154].

26.2.4 Klinische Indikationen

Die Hauptindikation von Apraclonidin liegt in seiner Effizienz zur Vermeidung kurzfristiger Augendrucksteigerungen. Bei laserinduzierten Augendrucksteigerungen beim Kaninchen konnte durch Apraclonidin die Drucksteigerung präventiv verhindert und der Proteingehalt des Kammerwassers signifikant herabgesetzt werden, wobei jedoch die Zunahme der Prostaglandine im Kammerwasser nicht zu verhindern war [161]. In klinischen Studien erwies sich Apraclonidin als außergewöhnlich wirksam für die Minimierung transienter Augeninnendrucksteigerungen nach verschiedenen laserchirurgischen Eingriffen am vorderen Augensegment, besonders nach Lasertrabekuloplastik [162], Laseriridotomie [162–164] und Laserkapsulotomie [164,165]. Ein Standardbehandlungsschema ist die Instillation eines Tropfens von 1% Apraclonidin am Auge, etwa 1 h vor dem Lasereingriff und ein zweiter Tropfen nach der Laseroperation. Apraclonidin soll bei der Behandlung des akuten Winkelblockglaukoms vorteilhaft sein [166]. Es führte auch zu einer signifikanten, zusätzlichen Augendrucksenkung bei zweimal täglicher Applikation an Glaukomaugen unter einer Timolotherapie über einen Versuchszeitraum von 3 Wochen [167], wenngleich die Wirksamkeit von Apraclonidin bei der Dauertherapie des Glaukoms noch der Beweisführung bedarf.

26.2.5 Nebenwirkungen

Verschiedene klinische Prüfungen bestätigten das Fehlen einer Apraclonidinwirkung nach Applikation am Auge auf Blutdruck und Puls [154,157–160]. Es wurden jedoch allgemeine unerwünschte Nebenwirkungen wie vorübergehendes Trockenheitsgefühl im Bereich der Nase und des Mundes beobachtet, die bei 30–50% der Patienten auftreten sollen [157,160]. Ein Fall einer synkopen Reaktion und Stenokardie 10 min nach einem Tropfen einer 1%igen Apraclonidinlösung wurden in der Literatur berichtet [168]. Nebenwirkungen am Auge, die publiziert wurden, sind Oberlidretraktion, Mydriasis und Abblassung der

Bindehaut [157,159]. Eine signifikante Abnahme der Sauerstoffspannung in der Bindehaut wurde 1 und 3 h nach der Applikation von 1 % Apraclonidin beschrieben [169], wenngleich die klinische Bedeutung dieses Befundes noch der Bewertung bedarf.

26.3 Untersuchungen zu anderen α-adrenergen Agonisten

26.3.1 Norepinephrin

Der physiologische, postganglionäre Transmitter des adrenergen Nervensystems, Norepinephrin, hat wegen seiner Instabilität nur eine begrenzte klinische Anwendbarkeit. Neuere, stabilere Zubereitungen führten jedoch zu einer Neubewertung dieser Wirksubstanz. Konzentrationen von 2–4 % zweimal täglich führten zu einer signifikanten Augendrucksenkung, vermutlich über eine α-adrenerge Zunahme der Abflußleichtigkeit ohne β-adrenerge Nebenwirkungen wie z. B. Tachykardie [170,171]. Untersuchungen an Kaninchenaugen zeigten eine initiale Mydriasis und einen Augeninnendruckanstieg [172,173], gefolgt von einer Augendrucksenkung [172].

Die Wirkungen von Norepinephrin am Auge können durch eine beidseitige, zervikale Ganglionektomie [173] oder durch Monoaminooxidasehemmstoffe (Pargylin, Pheniprazon [174] oder Protriptylin [175]) verstärkt werden, was die adrenerge Aktivität über eine Blockierung der Katecholaminaufnahme in das postganglionäre Neuron verstärkt. Eine Arzneimittelvorstufe („Pro drug"), Norepinephrindipivalat, führte zu einer signifikanten und dauerhaften, dosisabhängigen Herabsetzung des Augeninnendruckes am menschlichen Auge [176]. Die klinische Wirkung von Norepinephrin ist auch begrenzt wegen einer Rezeptoradaptation oder der Entwicklung einer Subsensitivität, die an Kaninchenaugen durch eine Vorbehandlung mit Flurbiprofen, einem Hemmstoff der Prostaglandinsynthese, supprimiert wird [177].

26.3.2 Pargylin

Der Monoaminooxidasehemmstoff Pargylin ist ein indirekter, α-adrenerger Agonist, der bei der Behandlung des Bluthochdrucks angewandt wird [178]. Er senkt den Augeninnendruck bei Kaninchen durch eine Abnahme der Kammerwassersekretion [178, 179], was ein intaktes adrenerges Nervensystem voraussetzt [180]. Die topische Applikation von Pargylin 0,5 % senkte den Augeninnendruck signifikant bei Patienten mit Offenwinkelglaukom ohne Wirkung auf die Pupille [181].

26.4 Untersuchungen zu β-adrenergen Agonisten

26.4.1 Isoproterenol

Isoproterenol ist ein direkter, β-adrenerger Agonist. Das Razemat-dl-Isoproterenol senkt den Augeninnendruck am menschlichen Auge, führt jedoch auch zu Tachykardie mit Herzklopfen und Schwächegefühl, was ein Effekt des l-Isomers ist [182,183]. d-Isoproterenol senkt auch den Augeninnendruck am Kaninchenauge [183,184], ohne eine Tachykardie, Vasokonstriktion oder Mydriasis auszulösen [183]. d-Isoproterenol hat jedoch nicht den gleichen Effekt auf den Innendruck am menschlichen Auge [184]. Der Wirkungsmechanismus auf den Augeninnendruck ist ungeklärt, hat jedoch offensichtlich keine Beziehung zur Kammerwassersekretion [185].

26.4.2 Forskolin

Das Diterpenderivat der Pflanze Coleus forskohlii stimuliert die Adenylzyklaseaktivität ohne Wechselwirkung mit den Rezeptoren der Zelloberfläche, aber durch eine Zunahme des intrazellulären cAMP [186], das wiederum die Norepinephrinfreisetzung an den intraokularen Synapsen verstärkt [187]. Forskolin senkt den Augeninnendruck am Kaninchen, bei Affen und auch an menschlichen Augen [186,188,189]. Toleranzphänomene zeigten sich am dritten Tag am Affenauge [188], traten aber nicht innerhalb von 15 Behandlungstagen bei Kaninchen auf [186]. Nach verschiedenen Studien geht der augeninnendrucksenkende Effekt auf eine Abnahme der Kammerwassersekretion zurück [186,188,190,191], die auch in Beziehung zu einer Zunahme der Permeabilität der Blut-Kammerwasser-Schranke stehen kann [192]. Eine fluorophotometrische Untersuchung an gesunden Freiwilligen zeigte jedoch keinen statistisch signifikanten Effekt von Forskolin auf die Kammerwasserproduktion sowohl während des Tages wie auch zur Nachtzeit [193]. Forskolin hat eine spezifische Affinität zu Melaningranula, was den Wirkungseintritt verzögern, aber die Dauer des augendrucksenkenden Effektes verlängern kann [194].

26.4.3 Choleratoxin

Choleratoxin, ein spezifischer, irreversibler Aktivator der Adenylzyklase, stimuliert die Produktion von cAMP in der vorderen Uvea [195,196] und im Bereich des Trabekelmaschenwerkes [196] bei Kaninchen, mit einer anschließenden Herabsetzung des Augendruckes. Der Mechanismus der Drucksenkung ist ungeklärt, wobei eine Studie auf eine Abnahme der Kammerwassersekretion [195] und eine andere Studie auf eine Zunahme der Abflußleichtigkeit hinweist [196]. Ultrazytochemische Untersuchungen lassen vermuten, daß die Rezeptoren der Zelloberfläche, die die Wirkung auf die Kammerwasserproduktion vermitteln, wahrscheinlich in den apikalen Plasmamembranen des Ziliarkörperepithels lokalisiert sind [197]. Feinstrukturelle Studien an den Ziliarkörperfortsätzen des Kaninchens nach einer Behandlung mit Choleratoxin zeigten eine Kapillardilatation und ein Stromaödem ohne bedeutsame Schäden an den Epithelschichten [198].

26.4.4 Terbutalin

Der selektive, β_2-adrenerge Agonist Terbutalin, der bei der Behandlung des Bronchialasthmas Anwendung findet, konnte induzierte Augendrucksteigerungen beim Kaninchen verhindern [199]. Dieser Effekt war geringer als mit Timolol oder Pilokarpin, jedoch ausgeprägter als mit Epinephrin oder Clonidin [199]. Toleranzphänomene entwickeln sich innerhalb weniger Tage, was durch die gleichzeitige Behandlung mit Diclofenac, einem wirksamen, nicht-steroidalen Antiphlogistikum, verhindert werden kann [200]. Ibuterol, ein „Pro drug" des Terbutalins, zeigte sich bei Kaninchenstudien signifikant wirksamer als die Muttersubstanz [201].

26.4.5 Salbutamol

Salbutamol ist ein anderer selektiver, β_2-adrenerger Agonist. Er erwies sich am menschlichen Auge drucksenkend, mit einer Zunahme sowohl der Kammerwassersekretion wie auch der tonographischen Abflußleichtigkeit [202]. Dabei ging die tonographische Abflußverbesserung mit einer Zunahme des uveoskleralen Abflusses einher.

26.4.7 Pirbuterol

Dieser hochwirksame, sympathomimetische Bronchodilatator hat eine hohe Affinität für β_2-adrenerge Rezeptoren und senkte am Kaninchen den Augeninnendruck, vermutlich durch eine Aktivierung der Adenylzyklase [203].

26.5 Untersuchungen zu unspezifischen Adrenergika

26.5.1 Vanadat

Die topische Applikation von 1% Vanadat senkte den Augeninnendruck beim Kaninchen, einhergehend mit einer signifikanten Abnahme der Kammerwassersekretion [204,205]. Mögliche Mechanismen für die Herabsetzung der Kammerwasserströmung sind eine Hemmung der Na^+-Ka^+-abhängigen ATPase im Ziliarkörperepithel oder eine Stimulation der Adenylzyklase [206], wenngleich der Gehalt der anterioren Uvea an Vanadat zum Zeitpunkt der Augeninnendrucksenkung zu gering war, um für diese Effekte in Frage zu kommen. Andere zelluläre Mechanismen sind dafür wahrscheinlicher [207].

26.5.2 Nylidrin

Das unspezifische Adrenergikum Nylidrinhydrochlorid senkte den Augeninnendruck bei Kaninchen und an Affenaugen, vermutlich durch eine Zunahme des uveoskleralen Abflusses [208]. Obwohl behauptet wird, daß es ein sympathomimetisches Amin ist, hat es einen komplexen Wirkungsmechanismus, der auch eine partielle agonistische Wirkung auf β_1-Rezeptoren, aber eine antagonistische Wirkung auf β_2-Rezeptoren einschließt [203].

26.6 Zusammenfassung

Epinephrin ist der einzige adrenerge Agonist, der für die Behandlung des chronischen Glaukoms kommerziell verfügbar ist. In manchen europäischen Ländern wird Clonidin auch für die Therapie des chronischen Glaukoms eingesetzt. Epinephrin wirkt auf α- und β-Rezeptoren, es senkt den Augeninnendruck in komplexer Weise, wobei überwiegend eine Abflußverbesserung im Vordergrund steht. Die Nebenwirkungen sind dreifach zu sehen: systemisch (z.B. Blutdrucksteigerung, Tachykardie und Tremor), extraokular (z.B. Augenreizung, reaktive Hyperämie und Adrenochromablagerungen) und intraokular (z.B. Mydriasis und zystoides Makulaödem bei Aphakie). Ein anderer adrenerger Agonist, das Apraclonidin, ist ein α_2-Agonist, der in Nordamerika für die kurzfristige Augendrucksenkung eingesetzt wird, besonders in Verbindung mit laserchirurgischen Operationen am vorderen Augensegment. Andere adrenerge Agonisten, die für die Glaukombehandlung wissenschaftlich geprüft werden, sind Norepinephrin, β-adrenerge Agonisten wie Isoproterenol und Forskolin sowie weitere unspezifische Adrenergika.

Literatur

1. Goldmann, H: L'origine de l'hypertension oculaire dans le glaucome primitif. Ann Ocul (Paris) 184:1086, 1951.
2. Weekers, R, Prijot, E, Gustin, J: Recent advances and future prospects in the medical treatment of ocular hypertension. Br J Ophthal 38:742, 1954.
3. Weekers, R, Delmarcelle, Y, Gustin, J: Treatment of ocular hypertension by adrenalin and diverse sympathomimetic amines. Am J Ophthal 40:666, 1955.
4. Becker, B, Ley, AP: Epinephrine and acetazolamide in the therapy of the chronic glaucomas. Am J Ophthal 45:639, 1958.
5. Garner, LL, Johnstone, WW, Ballintine, EJ, Carroll, ME: Effect of 2% levo-rotary epinephrine on the intraocular pressure of the glaucomatous eye. Arch Ophthal 62:230, 1959.
6. Becker, B, Pettit, TH, Gay, AJ: Topical epinephrine therapy of open-angle glaucoma. Arch Ophthal 66:219, 1961.
7. Ballintine, EJ, Garner, LL: Improvement of the coefficient of outflow in glaucomatous eyes. Prolonged local treatment with epinephrine. Arch Ophthal 66:314, 1961.
8. Kronfeld, PC: Dose-effect relationships as an aid in the evaluation of ocular hypotensive drugs. Invest Ophthal 3:258, 1964.
9. Krill, AE, Newell, FW, Novak, M: Early and long-term effects of levo-epinephrine on ocular tension and outflow. Am J Ophthal 59:833, 1965.
10. Criswick, VG, Drance, SM: Comparative study of four different epinephrine salts on intraocular pressure. Arch Ophthal 75:768, 1966.
11. Richards, JSF, Drance, SM: The effect of 2% epinephrine on aqueous dynamics in the human eye. Can J Ophthal 2:259, 1967.
12. Kronfeld, PC: Early effects of single and repeated doses of L-epinephrine in man. Am J Ophthal 72:1058, 1971.
13. Vannas, S, Linkova, M: Adrenalin therapy in glaucoma. Acta Ophthalmologica XX Meeting of Nordic Ophthalmologists 1971, p. 39.
14. Green, K, Padgett, D: Effect of various drugs on pseudofacility and aqueous humor formation in the rabbit eye. Exp Eye Res 28:239, 1979.
15. Townsend, DJ, Brubaker, RF: Immediate effect of epinephrine on aqueous formation in the normal human eye as measured by fluorophotometry. Invest Ophthal Vis Sci 19:256, 1980.
16. Nagataki, S, Brubaker, RF: Early effect of epinephrine on aqueous formation in the normal human eye. Ophthalmology 88:278, 1981.
17. Schenker, HI, Yablonski, ME, Podos, SM, Linder, L: Fluorophotometric study of epinephrine and timolol in human subjects. Arch Ophthal 99:1212, 1981.
18. Sears, ML: The mechanism of action of adrenergic drugs in glaucoma. Invest Ophthal 5:115, 1966.
19. Sears, ML, Neufeld, AH: Adrenergic modulation of the outflow of aqueous humor. Invest Ophthal 14:83, 1975.
20. Sears, ML: Autonomic Nervous System: Adrenergic Agonists. In: Handbook of Experimental Pharmacology, vol. 69, Sears, ML, ed. Springer-Verlag, Berlin, 1984.
21. Van Buskirk, EM: The ciliary vasculature and its perturbation with drugs and surgery. Trans Am Ophthal Soc 86:794, 1988.
22. Alm, A: The effect of topical l-epinephrine on regional ocular blood flow in monkeys. Invest Ophthal Vis Sci 19:487, 1980.
23. Jay, WM, Aziz, MZ, Green, K: Further studies on the effect of retrobulbar epinephrine injection on ocular and optic nerve blood flow. Curr Eye Res 5:63, 1986.
24. Lee, DA, Brubaker, RF, Nagataki, S: Acute effect of thymoxamine on aqueous humor formation in the epinephrine-treated normal eye as measured by fluorophotometry. Invest Ophthal Vis Sci 24:165, 1983.
25. Higgins, RG, Brubaker, RF: Acute effect of epinephrine on aqueous humor formation in the timolol-treated normal eye as measured by fluorophotometry. Invest Ophthal Vis Sci 19:420, 1980.
26. Wentworth, WO, Brubaker, RF: Aqueous humor dynamics in a series of patients with third neuron Horner's syndrome. Am J Ophthal 92:407, 1981.
27. Camras, CB, Feldman, SG, Podos, SM, et al: Inhibition of the epinephrine-induced reduction of intraocular pressure by systemic indomethacin in humans. Am J Ophthal 100:169, 1985.
28. Miyake, K, Miyake, Y, Kuratomi, R: Long-term effects of topically applied epinephrine on the blood-ocular barrier in humans. Arch Ophthal 105:1360, 1987.
29. Anderson, L, Wilson, WS: Inhibition by indomethacin of the increased facility of outflow induced by adrenaline. Exp Eye Res 50:119, 1990.
30. Kaufman, PL, Barany, EH: Adrenergic drug effects on aqueous outflow facility following ciliary muscle retrodisplacement in the cynomolgus monkey. Invest Ophthal Vis Sci 20:644, 1981.
31. Kaufman, PL: Epinephrine, norepinephrine, and isoproterenol dose–outflow facility response relationships in cynomolgus monkey eyes with and without ciliary muscle retrodisplacement. Acta Ophthal 64:356, 1986.
32. Robinson, JC, Kaufman, PL: Effects and interactions of epinephrine, norepinephrine, timolol, and betaxolol on outflow facility in the cynomolgus monkey. Am J Ophthal 109:189, 1990.

33. Neufeld, AH, Sears, ML: Adenosine $3^1,5^1$-monophosphate analogue increases the outflow facility of the primate eye. Invest Ophthal 14:688, 1975.
34. Tripathi, BJ, Tripathi, RC: Effect of epinephrine in vitro on the morphology, phagocytosis, and mitotic activity of human trabecular endothelium. Exp Eye Res 39:731, 1984.
35. Hayasaka, S, Sears, M: Effects of epinephrine, indomethacin, acetylsalicylic acid, dexamethasone, and cyclic AMP on the in vitro activity of lysosomal hyaluronidase from the rabbit iris. Invest Ophthal Vis Sci 17:1109, 1978.
36. Flach, AJ, Kramer, SG: Supersensitivity to topical epinephrine after long-term epinephrine therapy. Arch Ophthal 98:482, 1980.
37. Harris, LS, Galin, MA, Lerner, R: The influence of low dose L-epinephrine on intraocular pressure. Ann Ophthal 2:253, 1970.
38. Vaughan, D, Shaffer, R, Riegelman, S: A new stabilized form of epinephrine for the treatment of open-angle glaucoma. Arch Ophthal 66:232, 1961.
39. Birss, SA, Longwell, A, Heckbert, S, Keller, N: Ocular hypotensive efficacy of topical epinephrine in normotensive and hypertensive rabbits: continuous drug delivery vs eyedrops. Ann Ophthal 10:1045, 1978.
40. Kaback, MB, Podos, SM, Hargin, TS Jr, et al: The effects of dipivalyl epinephrine on the eye. Am J Ophthal 81:768, 1976.
41. Bigger, JF: Dipivefrin and glaucoma. Pers Ophthal 4:87, 1980.
42. Adamek, R: New perspectives in glaucoma therapy with epinephrine and epinephrine derivatives. Klin Monatsbl Augenheilkd 176:978, 1980.
43. Mandell, AI, Stentz, F, Kitabchi, AE: Dipivalyl epinephrine: a new pro-drug in the treatment of glaucoma. Ophthalmology 85:268, 1978.
44. Wei, C-P, Anderson, JA, Leopold, I: Ocular absorption and metabolism of topically applied epinephrine and dipivalyl ester of epinephrine. Invest Ophthal Vis Sci 17:315, 1978.
45. Anderson, JA, Davis, WL, Wei, C-P: Site of ocular hydrolysis of a prodrug, dipivefrin, and a comparison of its ocular metabolism with that of the parent compound, epinephrine. Invest Ophthal Vis Sci 19:817, 1980.
46. Tamaru, RD, Davis, WL, Anderson, JA: Comparison of ocular disposition of free pivalic acid and pivalic acid esterified in dipivefrin. Arch Ophthal 101:1127, 1983.
47. Abramovsky, I, Mindel, JS: Dipivefrin and echothiophate. Contraindications to combined use. Arch Ophthal 97:1937, 1979.
48. Anderson, JA, Richman, JB, Mindel, JS: Effects of echothiophate on enzymatic hydrolysis of dipivefrin. Arch Ophthal 102:913, 1984.
49. Mindel, JS, Koenigsberg, AM, Kharlamb, AB, et al: The effect of echothiophate on the biphasic response of rabbit ocular pressure to dipivefrin. Arch Ophthal 100:147, 1982.
50. Mindel, JS, Cohen, G, Barker, LA, Lewis, DE: Enzymatic and nonenzymatic hydrolysis of D,L-dipivefrin. Arch Ophthal 102:457, 1984.
51. Mindel, JS, Yablonski, ME, Tavitian, HO, et al: Dipivefrin and echothiophate. Efficacy of combined use in human beings. Arch Ophthal 99:1583, 1981.
52. Kass, MA, Mandell, AI, Goldberg, I, et al: Dipivefrin and epinephrine treatment of elevated intraocular pressure. A comparative study. Arch Ophthal 97:1865, 1979.
53. Kohn, AN, Moss, AP, Hargett, NA, et al: Clinical comparison of dipivalyl epinephrine and epinephrine in the the treatment of glaucoma. Am J Ophthal 87:196, 1979.
54. Bischoff, P: Clinical studies conducted with a new epinephrine derivative for the treatment of glaucoma (dipivalyl epinephrine). Klin Monatsbl Augenheilkd 172:565, 1978.
55. Krieglstein, GK, Leydhecker, W: The dose-response relationships of dipivalyl epinephrine in open-angle glaucoma. Graefe's Arch Ophthal 205:141, 1978.
56. Kerr, CR, Hass, I, Drance, SM, et al: Cardiovascular effects of epinephrine and dipivalyl epinephrine applied topically to the eye in patients with glaucoma. Br J Ophthal 66:109, 1982.
57. Yablonski, ME, Shin, DH, Kolker, AE, et al: Dipivefrin use in patients with intolerance to topically applied epinephrine. Arch Ophthal 95:2157, 1977.
58. Newton, MJ, Nesburn, AB: Lack of hydrophilic lens discoloration in patients using dipivalyl epinephrine for glaucoma. Am J Ophthal 87:193, 1979.
59. Theodore, JA, Leibowitz, HM: External ocular toxicity of dipivalyl epinephrine. Am J Ophthal 88:1013, 1979.
60. Wandel, T, Spinak, M: Toxicity of dipivalyl epinephrine. Ophthalmology 88:259, 1981.
61. Liesegang, TJ: Bulbar conjunctival follicles associated with dipivefrin therapy. Ophthalmology 92:228, 1985.
62. Coleiro, JA, Sigurdsson, H, Lockyer, JA: Follicular conjunctivitis on dipivefrin therapy for glaucoma. Eye 2:440, 1988.
63. Holland, MG: Treatment of glaucoma by chemical sympathectomy with 6-hydroxydopamine. Trans Am Acad Ophthal Otol 76:437, 1972.
64. Holland, MG, Wei, C-P: Epinephrine dose-response characteristics of glaucomatous human eyes following chemical sympathectomy with 6-hydroxydopamine. Ann Ophthal 5:633, 1973.
65. Holland, MG, Wei, C-P: Chemical sympathectomy in glaucoma therapy: an investigation of alpha and beta adrenergic supersensitivity. Ann Ophthal 5:783, 1973.
66. Diamond, JG: 6-hydroxydopamine in treatment of open-angle glaucoma. Arch Ophthal 94:41, 1976.
67. Colasanti, BK, Kosa, JE, Trotter, RR: Responsiveness of the rabbit eye to adrenergic and cholinergic agonists after treatment with 6-hydroxydopamine or alpha-methyl-para-tyrosine. Part I–Pupillary changes. Ann Ophthal 10:1067, 1978.
68. Colasanti, BK, Trotter, RR: Responsiveness of the rabbit eye to adrenergic and cholinergic agonists after treatment with 6-hydroxydopamine or alpha-methyl-para-tyrosine. Part II–Intraocular pressure changes. Ann Ophthal 10:1209, 1978.
69. Talusan, E, Schwartz, B, Mandell, AI, et al: 6-Hydroxydopamine in the treatment of open-angle glaucoma. Am J Ophthal 92:792, 1981.
70. Kitazawa, Y, Nose, H, Horie, T: Chemical sympathectomy with 6-hydroxydopamine in the treatment of primary open-angle glaucoma. Am J Ophthal 79:98, 1975.
71. Watanabe, H, Levene, RZ, Bernstein, MR: 6-Hydroxydopamine therapy in glaucoma. Trans Am Acad Ophthal Otol 83:69, 1977.
72. Sneddon, JM, Turner, P: The interactions of local guanethidine and sympathomimetic amines in the human eye. Arch Ophthal 81:622, 1969.
73. Bonomi, L, Di Comite, P: Outflow facility after guanethidine sulfate administration. Arch Ophthal 78:337, 1967.

74. Crombie, AL: Adrenergic supersensitization as a therapeutic tool in glaucoma. Trans Ophthal Soc UK 94:570, 1974.
75. Jones, DEP, Norton, DA, Harvey, J, Davies, DJG: Effect of adrenaline and guanethidine in reducing intraocular pressure in rabbits' eyes. Br J Ophthal 59:304, 1975.
76. Nagasubramanian, S, Tripathi, RC, Poinoosawmy, D, Gloster, J: Low concentration guanethidine and adrenaline therapy of glaucoma. A preliminary report. Trans Ophthal Soc UK 96:179, 1976.
77. Mills, KB, Ridgway, AEA: A double blind comparison of guanethidine-and-adrenaline drops with 1% adrenaline alone in chronic simple glaucoma. Br J Ophthal 62:320, 1978.
78. Hoyng, PhFJ, Dake, CL: The combination of guanethidine 3% and adrenaline 0.5% in 1 eyedrop (GA) in glaucoma treatment. Br J Ophthal 63:56, 1979.
79. Romano, J, Patterson, G: Evaluation of a 5% guanethidine and 0.5% adrenaline mixture (Ganda 5.05) and of a 3% guanethidine and 0.5% adrenaline mixture (Ganda 3.05) in the treatment of open-angle glaucoma. Br J Ophthal 63:52, 1979.
80. Jones, DEP, Norton, DA, Davies, DJG: Control of glaucoma by reduced dosage guanethidine-adrenaline formulation. Br J Ophthal 63:813, 1979.
81. Hoyng, PhFJ, Dake, CL: Maintenance therapy of glaucoma patients with guanethidine (3%) and adrenaline (0.5%) once daily. Graefe's Arch Ophthal 214:269, 1980.
82. Van Husen, H: A combination of 1% guanethidine and 0.2% epinephrine in drop form to lower IOP in open angle glaucoma. Klin Monatsbl Augenheilkd 177:622, 1980.
83. Murray, A, Glover, D, Hitchings, R: Low-dose combined guanethidine 1% and adrenaline 0.5% in the treatment of chronic simple glaucoma: a prospective study. Br J Ophthal 65:533, 1981.
84. Hitchings, RA, Glover, D: Adrenaline 1% combined with guanethidine 1% versus adrenaline 1%: a randomised prospective double-blind cross-over study. Br J Ophthal 66:247, 1982.
85. Romano, JH, Nagasubramanian, S, Poinoosawmy, D: Double-masked cross-over comparison of Ganda 1.02 (guanethidine 1% and adrenaline 0.2% mixture) with gutt. adrenaline 1% (Simplene 1%) and with pilocarpine 1% (Sno-Pilo 1%). Br J Ophthal 65:50, 1981.
86. Heilmann, K: Course of intraocular pressure during long-term treatment with a combination of guanethidine and epinephrine. Klin Monatsbl Augenheilkd 183:17, 1983.
87. Hoyng, PhFJ, Dake, CL: The aqueous humor dynamics and the biphasic response in intraocular pressure induced by guanethidine and adrenaline in the glaucomatous eye. Graefe's Arch Ophthal 214:263, 1980.
88. Gloster, J: Guanethidine and glaucoma. Trans Ophthal Soc UK 94:573, 1974.
89. Asregadoo, ER: Guanethidine ophthalmic solution 5%. Use in the treatment of endocrine exophthalmos. Arch Ophthal 84:21, 1970.
90. Riley, FC, Moyer, NJ: Experimental Horner's syndrome: a pupillographic evaluation of guanethidine-induced adrenergic blockade in humans. Am J Ophthal 69:442, 1970.
91. Urner-Bloch, U, Aeschlimann, JE, Gloor, BP: Treatment of chronic simple glaucoma with an adrenaline/guanethidine combination at three different dosages (comparative double-blind study). Graefe's Arch Ophthal 213:175, 1980.
92. Keates, EU: Evaluation of timolol maleate combination therapy in chronic open-angle glaucoma. Am J Ophthal 88:565, 1979.
93. Smith, RJ, Nagasubramanian, S, Watkins, R, Poinoosawmy, D: Addition of timolol maleate to routine medical therapy: a clinical trial. Br J Ophthal 64:779, 1980.
94. Nielsen, NV, Eriksen, JS: Timolol in maintenance treatment of ocular hypertension and glaucoma. Acta Ophthal 57:1070, 1979.
95. Thomas, JV, Epstein, DL: Timolol and epinephrine in primary open angle glaucoma. Transient additive effect. Arch Ophthal 99:91, 1981.
96. Thomas, JV, Epstein, DL: Study of the additive effect of timolol and epinephrine in lowering intraocular pressure. Br J Ophthal 65:596, 1981.
97. Goldberg, I, Ashburn, FS Jr, Palmberg, PF, et al: Timolol and epinephrine. A clinical study of ocular interactions. Arch Ophthal 98:484, 1980.
98. Keates, EC, Stone, RA: Safety and effectiveness of concomitant administration of dipivefrin and timolol maleate. Am J Ophthal 91:243, 1981.
99. Ohrstrom, A, Pandolfi, M: Regulation of intraocular pressure and pupil size by beta-blockers and epinephrine. Arch Ophthal 98:2182, 1980.
100. Ohrstrom, A, Kattstrom, O: Interaction of timolol and adrenaline. Br J Ophthal 65:53, 1981.
101. Knupp, JA, Shields, MB, Mandell, AI, et al: Combined timolol and epinephrine therapy for open angle glaucoma. Surv Ophthal 28(suppl):280, 1983.
102. Cyrlin, MS, Thomas, JV, Epstein, DL: Additive effect of epinephrine to timolol therapy in primary open angle glaucoma. Arch Ophthal 100:414, 1982.
103. Korey, MS, Hodapp, E, Kass, MA, et al: Timolol and epinephrine. Long-term evaluation of concurrent administration. Arch Ophthal 100:742, 1982.
104. Ober, M, Scharrer, A: The effect of timolol and dipivalyl-epinephrine in the treatment of the elevated intraocular pressure. Graefe's Arch Ophthal 213:273, 1980.
105. Tsoy, EA, Meekins, BB, Shields, MB: Comparison of two treatment schedules for combined timolol and dipivefrin therapy. Am J Ophthal 102:320, 1986.
106. Urtti, A, Kyyronen, K: Ophthalmic epinephrine, phenylephrine, and pilocarpine affect the systemic absorption of ocularly applied timolol. J Ocul Pharmacol 5:127, 1989.
107. Allen, RC, Epstein, DL: Additive effect of betaxolol and epinephrine in primary open angle glaucoma. Arch Ophthal 104:1178, 1986.
108. Weinreb, RN, Ritch, R, Kushner, FH: Effect of adding betaxolol to dipivefrin therapy. Am J Ophthal 101:196, 1986.
109. Ohrstrom, A: Dose response of oral timolol combined with adrenaline. Br J Ophthal 66:242, 1982.
110. Anderson, JA: Systemic absorption of topical ocularly applied epinephrine and dipivefrin. Arch Ophthal 98:350, 1980.
111. Corwin, ME, Spencer, WH: Conjunctival melanin depositions. A side-effect of topical epinephrine therapy. Arch Ophthal 69:73, 1963.
112. Veirs, ER, McGrew, JC: Ocular complications from topical epinephrine therapy of glaucoma. EENT Monthly 42:46, 1963.
113. Cashwell, LF, Shields, MB, Reed, JW: Adrenochrome pigmentation. Arch Ophthal 95:514, 1977.
114. Pardos, GJ, Krachmer, JH, Mannis, MJ: Persistent corneal erosion secondary to tarsal adrenochrome deposit. Am J Ophthal 90:870, 1980.

115. Pau, H, Schmitt-Graeff, A: Pigmented deposits into conjunctiva after local application of epinephrine. Graefe's Arch Ophthal 216:69, 1981.
116. Reinecke, RD, Kuwabara, T: Corneal deposits secondary to topical epinephrine. Arch Ophthal 70:170, 1963.
117. Krejci, L, Harrison, R: Corneal pigment deposits from topically administered epinephrine. Experimental production. Arch Ophthal 82:836, 1969.
118. Green, WR, Kaufer, GJ, Dubroff, S: Black cornea. A complication of topical use of epinephrine. Ophthalmologica 154:88, 1967.
119. Cleasby, G, Donaldson, DD: Epinephrine pigmentation of the cornea. Arch Ophthal 78:74, 1967.
120. Madge, GE, Geeraets, WJ, Guerry, DP III: Black cornea secondary to topical epinephrine. Am J Ophthal 71:402, 1971.
121. McCarthy, RW, LeBlanc, R: A 'black cornea' secondary to topical epinephrine. Can J Ophthal 11:336, 1976.
122. Barishak, R, Romano, A, Stein, R: Obstruction of lacrimal sac caused by topical epinephrine. Ophthalmologica 159:373, 1969.
123. Spaeth, GL: Nasolacrimal duct obstruction caused by topical epinephrine. Arch Ophthal 77:355, 1967.
124. Bradbury, JA, Rennie, IG, Parsons, MA: Adrenaline dacryolith: detection by ultrasound examination of the nasolacrimal duct. Br J Ophthal 72:935, 1988.
125. Soong, HK, McKenney, MJ, Wolter, JR: Adrenochrome staining of senile plaque resembling malignant melanoma. Am J Ophthal 101:380, 1986.
126. Sugar, J: Adrenochrome pigmentation of hydrophilic lenses. Arch Ophthal 91:11, 1974.
127. Miller, D, Brooks, SM, Mobilia, E: Adrenochrome staining of soft contact lenses. Ann Ophthal 8:65, 1976.
128. Romano, A, Barishak, R, Stein, R: Obstruction of lacrimal puncta caused by topical epinephrine. Ophthalmologica 166:301, 1973.
129. Kass, MA, Stamper, RL, Becker, B: Madarosis in chronic epinephrine therapy. Arch Ophthal 88:429, 1972.
130. Kristensen, EB, Norn, MS: Benign mucous membrane pemphigoid. 1. Secretion of mucus and tears. Acta Ophthal 52:266, 1974.
131. Fiore, PM, Jacobs, IH, Goldberg, DB: Drug-induced pemphigoid. A spectrum of diseases. Arch Ophthal 105:1660, 1987.
132. Tauber, J, Melamed, S, Foster, CS: Glaucoma in patients with ocular-cicatricial pemphigoid. Ophthalmology 96:33, 1989.
133. Kwon, BS, Gangarosa, LP Sr, Green, K, Hill, JM: Kinetics of ocular herpes simplex virus shedding induced by epinephrine iontophoresis. Invest Ophthal Vis Sci 22:818, 1982.
134. Kolker, AE, Becker, B: Epinephrine maculopathy. Arch Ophthal 79:552, 1968.
135. Michels, RG, Maumenee, AE: Cystoid macular edema associated with topically applied epinephrine in aphakic eyes. Am J Ophthal 80:379, 1975.
136. Thomas, JV, Gragoudas, ES, Blair, NP, Lapus, JV: Correlation of epinephrine use and macular edema in aphakic glaucomatous eyes. Arch Ophthal 96:625, 1978.
137. Miyake, K, Shirasawa, E, Hikita, M, et al: Synthesis of prostaglandin E in rabbit eyes with topically applied epinephrine. Invest Ophthal Vis Sci 29:332, 1988.
138. Miyake, K, Kayazawa, F, Manabe, R, Miyake, Y: Indomethacin and the epinephrine-induced breakdown of the blood-ocular barrier in rabbits. Invest Ophthal Vis Sci 28:482, 1987.
139. Hull, DS, Chemotti, T, Edelhauser, HF, et al: Effect of epinephrine on the corneal endothelium. Am J Ophthal 79:245, 1975.
140. Edelhauser, HF, Hyndiuk, RA, Zeeb, A, Schultz, RO: Corneal edema and the intraocular use of epinephrine. Am J Ophthal 93:327, 1982.
141. Waltman, SR, Yarian, D, Hart, W Jr, Becker, B: Corneal endothelial changes with long-term topical epinephrine therapy. Arch Ophthal 95:1357, 1977.
142. Kramer, SG: Considerations on epinephrine therapy in glaucoma. Ann Ophthal 10:1077, 1978.
143. Kramer, SG: Epinephrine distribution after topical administration to phakic and aphakic eyes. Trans Am Ophthal Soc 78:947, 1980.
144. Morgan, TR, Mirate, DJ, Bowman, K, Green, K: Topical epinephrine and regional ocular blood flow in aphakic eyes of rabbits. Arch Ophthal 101:112, 1983.
145. Jay, WM, Aziz, MZ, Green, K: The effect of retrobulbar epinephrine injection on ocular and optic nerve blood flow. Curr Eye Res 4:55, 1985.
146. Stefansson, E, Robinson, D, Wolbarsht, ML, et al: Effect of epinephrine on PO_2 in anterior chamber. Arch Ophthal 101:636, 1983.
147. Harrison, R, Kaufmann, CS: Clonidine. Effects of a topically administered solution on intraocular pressure and blood pressure in open-angle glaucoma. Arch Ophthal 95:1368, 1977.
148. Hodapp, E, Kolker, AE, Kass, MA, et al: The effect of topical clonidine on intraocular pressure. Arch Ophthal 99:1208, 1981.
149. Petursson, G, Cole, R, Hanna, C: Treatment of glaucoma using minidrops of clonidine. Arch Ophthal 102:1180, 1984.
150. Krieglstein, GK, Langham, ME, Leydhecker, W: The peripheral and central neural actions of clonidine in normal and glaucomatous eyes. Invest Ophthal Vis Sci 17:149, 1978.
151. Lee, DA, Topper, JE, Brubaker, RF: Effect of clonidine on aqueous humor flow in normal human eyes. Exp Eye Res 38:239, 1984.
152. Macri, FJ, Cevario, SJ: Clonidine. Effects on aqueous humor formation and intraocular pressure. Arch Ophthal 96:2111, 1978.
153. Marquardt, R, Pillunat, LE, Stodtmeister, R: Ocular hemodynamics following local application of clonidine. Klin Monatsbl Augenheilkd 193:637, 1988.
154. Coleman, AL, Robin, AL, Pollack, IP, et al: Cardiovascular and intraocular pressure effects and plasma concentrations of apraclonidine. Arch Ophthal 108:1264, 1990.
155. Gharagozloo, NZ, Relf, SJ, Brubaker, RF: Aqueous flow is reduced by the alpha-adrenergic agonist, apraclonidine hydrochloride (ALO 2145). Ophthalmology 95:1217, 1988.
156. Wang, R-F, Camras, CB, Podos, SM, et al: The role of prostaglandins in the para-aminoclonidine-induced reduction of intraocular pressure. Trans Am Ophthal Soc 87:94, 1989.
157. Jampel, HD, Robin, AL, Quigley, HA, Pollack, IP: Apraclonidine. A one-week dose-response study. Arch Ophthal 106:1069, 1988.
158. Abrams, DA, Robin, AL, Crandall, AS, et al: A limited comparison of apraclonidine's dose response in subjects with normal or increased intraocular pressure. Am J Ophthal 108:230, 1989.
159. Robin, AL: Short-term effects of unilateral 1% apraclonidine therapy. Arch Ophthal 106:912, 1988.

160. Abrams, DA, Robin, AL, Pollack, IP, et al: The safety and efficacy of topical 1% ALO 2145 (p-aminoclonidine hydrochloride) in normal volunteers. Arch Ophthal 105:1205, 1987.
161. Sugiyama, K, Kitazawa, Y, Kawai, K: Apraclonidine effects on ocular responses to YAG laser irradiation to the rabbit iris. Invest Ophthal Vis Sci 31:708, 1990.
162. Brown, RH, Stewart, RH, Lynch, MG, et al: ALO 2145 reduces the intraocular pressure elevation after anterior segment laser surgery. Ophthalmology 95:378, 1988.
163. Kitazawa, Y, Taniguchi, T, Sugiyama, K: Use of apraclonidine to reduce acute intraocular pressure rise following Q-switched Nd:YAG laser iridotomy. Ophthal Surg 20:49, 1989.
164. Sridharrao, B, Badrinath, SS: Efficacy and safety of apraclonidine in patients undergoing anterior segment laser surgery. Br J Ophthal 73:884, 1989.
165. Pollack, IP, Brown, RH, Crandall, AS, et al: Prevention of the rise in intraocular pressure following neodymium-YAG posterior capsulotomy using topical 1% apraclonidine. Arch Ophthal 106:754, 1988.
166. Krawitz, PL, Podos, SM: Use of apraclonidine in the treatment of acute angle closure glaucoma. Arch Ophthal 108:1208, 1990.
167. Morrison, JC, Robin, AL: Adjunctive glaucoma therapy. A comparison of apraclonidine to dipivefrin when added to timolol maleate. Ophthalmology 96:3, 1989.
168. King, MH, Richards, DW: Near syncope and chest tightness after administration of apraclonidine before argon laser iridotomy. Am J Ophthal 110:308, 1990.
169. Serdahl, CL, Galustian, J, Lewis, RA: The effects of apraclonidine on conjunctival oxygen tension. Arch Ophthal 107:1777, 1989.
170. Pollack, IP, Rossi, H: Norepinephrine in treatment of ocular hypertension and glaucoma. Arch Ophthal 93:173, 1975.
171. Pollack, IP: Effect of l-norepinephrine and adrenergic potentiators on the aqueous humor dynamics of man. Am J Ophthal 76:641, 1973.
172. Potter, DE, Rowland, JM: Adrenergic drugs and intraocular pressure: effects of selective beta-adrenergic agonists. Exp Eye Res 27:615, 1978.
173. Waitzman, MB, Woods, WD, Cheek, WV: Effects of prostaglandins and norepinephrine on ocular pressure and pupil size in rabbits following bilateral cervical ganglionectomy. Invest Ophthal Vis Sci 18:52, 1979.
174. Colansanti, BK, Barany, EH: Potentiation of the mydriatic effect of norepinephrine in the rabbit after monoamine oxidase inhibition. Invest Ophthal Vis Sci 18:200, 1979.
175. Kitazawa, Y: Topical adrenergic potentiators in primary open-angle glaucoma. Am J Ophthal 74:588, 1972.
176. Stewart, RH, Kimbrough, RL, Martin, PA, et al: Norepinephrine dipivalylate dose-response in ocular hypertensive subjects. Ann Ophthal 13:1279, 1981.
177. Duffin, RM, Christensen, RE, Bergamini, MVW: Suppression of adrenergic adaptation in the eye with a prostaglandin synthesis inhibitor. Invest Ophthal Vis Sci 21:756, 1981.
178. Zeller, EA, Shoch, D, Cooperman, SG, Schnipper, RI: Enzymology of the refractory media of the eye. IX. On the role of monoamine oxidase in the regulation of aqueous humor dynamics of the rabbit eye. Invest Ophthal 6:618, 1967.
179. Zeller, EA, Shoch, D, Czerner, TB, et al: Enzymology of the refractory media of the eye. X. Effects of topically administered bradykinin, amine releasers, and pargyline on aqueous humor dynamics. Invest Ophthal 10:274, 1971.
180. Bausher, LP: Identification of A and B forms of monoamine oxidase in the iris-ciliary body, superior cervical ganglion, and pineal gland of albino rabbits. Invest Ophthal 15:529, 1976.
181. Mehra, KS, Roy, PN, Singh, R: Pargyline drops in glaucoma. Arch Ophthal 92:453, 1974.
182. Ross, RA, Drance, SM: Effects of topically applied isoproterenol on aqueous dynamics in man. Arch Ophthal 83:39, 1970.
183. Seidehamel, RJ, Dungan, KW, Hickey, TE: Specific hypotensive and antihypertensive ocular effects of d-isoproterenol in rabbits. Am J Ophthal 79:1018, 1975.
184. Kass, MA, Reid, TW, Neufeld, AH, et al: The effect of d-isoproterenol on intraocular pressure of the rabbit, monkey, and man. Invest Ophthal 15:113, 1976.
185. Brubaker, RF, Gaasterland, D: The effect of isoproterenol on aqueous humor formation in humans. Invest Ophthal Vis Sci 25:357, 1984.
186. Caprioli, J, Sears, M, Bausher, L, et al: Forskolin lowers intraocular pressure by reducing aqueous inflow. Invest Ophthal Vis Sci 25:268, 1984.
187. Jumblatt, JE, North, GT: Potentiation of sympathetic neurosecretion by forskolin and cyclic AMP in the rabbit iris-ciliary body. Curr Eye Res 5:495, 1986.
188. Lee, P-Y, Podos, SM, Mittag, T, Severin, C: Effect of topically applied forskolin on aqueous humor dynamics in cynomolgus monkey. Invest Ophthal Vis Sci 25:1206, 1984.
189. Badian, M, Dabrowski, J, Grigoleit, H-G, et al: Effect of forskolin-eyedrops on the intraocular pressure of healthy male subjects. Klin Monatsbl Augenheilkd 185:522, 1984.
190. Caprioli, J, Sears, M: Combined effect of forskolin and acetazolamide on intraocular pressure and aqueous flow in rabbit eyes. Exp Eye Res 39:47, 1984.
191. Burstein, NL, Sears, ML, Mead, A: Aqueous flow in human eyes is reduced by forskolin, a potent adenylate cyclase activator. Exp Eye Res 39:745, 1984.
192. Bartels, SP, Lee, SR, Neufeld, AH: The effects of forskolin on cyclic AMP, intraocular pressure and aqueous humor formation in rabbits. Curr Eye Res 6:307, 1987.
193. Brubaker, RF, Carlson, KH, Kullerstrand, LJ, McLaren, JW: Topical forskolin (Colforsin) and aqueous flow in humans. Arch Ophthal 105:637, 1987.
194. Shibata, T, Mishima, H, Kurokawa, T: Ocular pigmentation and intraocular pressure response to forskolin. Curr Eye Res 7:667, 1988.
195. Gregory, D, Sears, M, Bausher, L, et al: Intraocular pressure and aqueous flow are decreased by cholera toxin. Invest Ophthal Vis Sci 20:371, 1981.
196. Bartels, SP, Roth, HO, Neufeld, AH: Effects of intravitreal cholera toxin on adenosine 3', 5'-monophosphate, intraocular pressure, and outflow facility in rabbits. Invest Ophthal Vis Sci 20:410, 1981.
197. Mishima, H, Sears, M, Bausher, L, Gregory, D: Ultracytochemistry of cholera-toxin binding sites in ciliary processes. Cell Tissue Res 223:241, 1982.
198. Mishima, H, Bausher, L, Sears, M, et al: Fine structural studies of ciliary processes after treatment with cholera toxin or its B subunit. Graefe's Arch Ophthal 219:272, 1982.
199. Bonomi, L, Perfetti, S, Bellucci, R, Massa, F: Effects of terbutaline on experimentally induced ocular hypertension in the rabbit. Glaucoma 4:134, 1982.
200. Bonomi, L, Perfetti, S, Bellucci, R, et al: Prevention by diclofenac of the subsensitivity to the IOP-lowering effect of terbutaline. Glaucoma 6:241, 1984.

201. Bonomi, L, Perfetti, S, Bellucci, R, et al: Intraocular pressure lowering effect of ibuterol in the rabbit. Glaucoma 6:216, 1984.
202. Coakes, RL, Siah, PB: Effects of adrenergic drugs on aqueous humour dynamics in the normal human eye. I. Salbutamol. Br J Ophthal 68:393, 1984.
203. Mittag, TW, Tormay, A, Messenger, M, Podos, SM: Ocular hypotension in the rabbit. Receptor mechanisms of pirbuterol and nylidrin. Invest Ophthal Vis Sci 26:163, 1985.
204. Krupin, T, Becker, B, Podos, SM: Topica vanadate lowers intraocular pressure in rabbits. Invest Ophthal Vis Sci 19:1360, 1980.
205. Podos, SM, Lee, P-Y, Severin, C, Mittag, T: The effect of vanadate on aqueous humor dynamics in cynomolgus monkeys. Invest Ophthal Vis Sci 25:359, 1984.
206. Becker, B: Vanadate and aqueous humor dynamics. Invest Ophthal Vis Sci 19:1156, 1980.
207. Mittag, TW, Serle, JB, Podos, SM, et al: Vanadate effects on ocular pressure, (Na^+, K^+) ATPase and adenylate cyclase in rabbit eyes. Invest Ophthal Vis Sci 25:1335, 1984.
208. Sobel, L, Serle, JB, Podos, SM, et al: Topical nylidrin and aqueous humor dynamics in rabbits and monkeys. Arch Ophthal 101:1281, 1983.

Kapitel 27. Sympatholytika

27.1 Betasympatholytika (β-Blocker)
27.1.1 Frühe Erfahrungen
27.1.2 Timolol
27.1.3 Betaxolol
27.1.4 Levobunolol
27.1.5 Metipranolol
27.1.6 Weitere lokal applizierbare β-Blocker
27.2 α-Sympatholytika
27.2.1 Thymoxamin
27.2.2 Prazosin
27.2.3 Corynanthin
27.2.4 Dapiprazol
27.3 α- und β-Antagonisten
27.3.1 Labetalol
27.4 Zusammenfassung

27.1 Betasympatholytika (β-Blocker)

27.1.1 Frühe Erfahrungen

β-Sympatholytika, β-adrenerge Antagonisten oder „β-Blocker" (eine in der klinischen Literatur häufig gebrauchte Kurzbezeichnung) sind die am häufigsten angewandten Wirkstoffe bei der Behandlung des chronischen Glaukoms. Der am ersten kommerziell verfügbare β-Blocker war *Propranolol*, der 1967 zur Behandlung der kardialen Arrhythmie, der Angina pectoris und des Bluthochdrucks eingeführt wurde. Man bemerkte schnell, daß dieser Wirkstoff auch den Augeninnendruck sowohl bei peroraler Applikation [1–5], bei topischer Applikation am Auge [6,7], wie auch bei intravenöser Applikation [8] senkt.

Frühe Erfahrungen mit β-adrenergen Antagonisten oder β-Sympatholytika zeigten jedoch erhebliche Nebenwirkungen, die den Einsatz vieler Wirkstoffe aus dieser Substanzklasse als topische Antiglaukomatosa sehr begrenzt erscheinen ließen. Propranolol führte, wie auch mehrere andere β-Blocker, zu einer Hornhautanästhesie in Konsequenz seiner membranstabilisierenden Eigenschaften [6] und zu einer herabgesetzten Tränensekretion [9]. Letzteres Problem war besonders gravierend für einen anderen, systemisch applizierten β-Blocker, dem Practolol, der ein sehr schweres „dry-eye"-Syndrom bei manchen Patienten auslöste, höchstwahrscheinlich über einen Pathoimmunmechanismus [10] mit einer subkonjunktivalen Fibrose, Hornhautgeschwüren und Hautausschlägen [10–12]. Andere β-Blocker erwiesen sich im Tierversuch als karzinogen [13].

27.1.2 Timolol

27.1.2.1 Frühe klinische Studien

Timololmaleat ist ein nicht-selektiver, β_1- und β_2-adrenerger Antagonist. In ersten Versuchsreihen zeigte sich, daß Timolol nicht die oben beschriebenen, sehr ernsten Komplikationen am Auge und am Immunsystem wie andere β-Blocker hervorruft [14,15]. Experimentelle Untersuchungen an Kaninchen zeigten eine augendrucksenkende Wirkung am behandelten [16,17] sowie auch am unbehandelten Partnerauge [17]. Einzeldosisversuche an gesunden Freiwilligen ergaben eine effektive Augendrucksenkung [14], die sich auch bei Patienten mit primärem Offenwinkelglaukom reproduzieren ließ [18,19], wobei auch eine geringe augendrucksenkende Wirkung am unbehandelten Partnerauge auftrat [20]. Kurzfristige Therapiestudien an Patienten mit Offenwinkelglaukom zeigten, daß die Augeninnendrucksenkung (partiell) dauerhaft war [21–24]. Vergleichende Therapiestudien erwiesen eine stärkere augendrucksenkende Wirkung von Timolol als von Epinephrin [22,25], gleichwertig oder gering schwächer als die verschiedenen Konzentrationen einer Kombinationstherapie von Epinephrin und Guanethidin [26]. Beim Vergleich mit Pilokarpin ergab Timolol eine gleichwertige oder gering stärkere augendrucksenkende Wirkung [27–31]. In einer anderen Vergleichsstudie war Ecothiopatiodid bei der Behandlung der Aphakieglaukome dem Timolol jedoch überlegen [32].

27.1.2.2 Wirkungsmechanismus

Tonographische [33,34] und fluorophotometrische [35–37] Untersuchungen am menschlichen Auge wie auch Studien an Katzen [38] und Affen [39,40] belegen sämtliche, daß Timolol den Augeninnendruck vermutlich ausschließlich über eine Hemmung der Kammerwassersekretion senkt. Dieser Effekt tritt beim Menschen während des Schlafes nicht auf, da wahrscheinlich die Kammerwassersekretion im Schlaf nur minimal ist [37]. Außerdem zeigen Studien an Primatenaugen, daß der Wirkeffekt auf die Kammerwassersekretion am unbehandelten Partnerauge dosisabhängig ist [40].

Der Effekt von Timolol auf die Kammerwasserströmung geht vermutlich auf eine direkte Wirkung an den Ziliarkörperfortsätzen zurück, entweder auf das nicht-pigmentierte Epithel zur direkten Sekretionshemmung oder auf die lokale, kapilläre Perfusion der Ziliarkörperzotten mit Reduktion der Ultrafiltration [41,42]. Die Möglichkeit, daß es sich um eine direkte Wirkung des β-Adrenergikums auf die Kammerwasserbildung handelt, wird gestützt durch die Identifikation von β-Rezeptoren [43], vorwiegend des β_2-Subtyps [44,48], an den Ziliarkörperfortsätzen von Tieren [43,45–47] wie auch des menschlichen Auges [44,48].

Um den Wirkungsmechanismus zu erklären, über den β-Blocker die Kammerwassersekretion hemmen, ist es notwendig, einen physiologischen, sympathischen „Ruhetonus" an den Rezeptoren der Ziliarkörperfortsätze anzunehmen, der für eine Kammerwasserbasalsekretion notwendig ist [41,42]. Tierexperimentelle Studien stimmen mit dem Konzept überein, daß eine adrenerge Innervation bei der augendrucksenkenden Wirkung von Timolol eine Rolle spielt [49], obwohl dies nicht in einer Studie an menschlichen Augen mit einer sympathischen Denervierung durch ein postganglionäres Horner-Syndrom (das weder den Augeninnendruck noch den Kammerwassersekretionseffekt von Timolol beeinflußte) bestätigt werden konnte [50]. Es besteht aber auch hier die Möglichkeit, daß ein gewisser sympathischer Tonus durch zirkulierende Katecholamine aufrecht erhalten wird [42].

Der Einfluß von Timolol auf die Kammerwasserbildung kann auf die Hemmung der katecholaminabhängigen Synthese von cAMP zurückgehen, was in tierexperimentellen Studien an Kaninchen gezeigt wurde [51]. Wenngleich der Effekt auf die Synthese von cAMP kürzer ist als die Augendrucksenkung, kann es sein, daß die Pigmentbindung des Pharmakons ein Depot mit langsamer Freisetzung darstellt, das eine ausreichende Konzentration von Timolol für eine prolongierte Wirkung ermöglicht [52].

Offensichtlich beeinflußt Timolol die Blut-Kammerwasser-Schranke nicht wesentlich. Die simultane, beidseitige Fluoreszenzangiographie der Iris zeigte keinen Effekt von Timolol auf eine Farbstofffreisetzung [53]. Die topische Applikation von Timolol geht mit einer signifikanten Zunahme des Kammerwasserproteingehaltes einher [54], obwohl die physiologische Albumin-IgG-Ratio [55] und der verschiedenen Proteinfraktionen unterschiedlichen Molekulargewichtes [56] nicht verändert wird, was dafür spricht, daß die Zunahme des Proteingehaltes ein Effekt der Sekretionseinschränkung und nicht eine Störung der Permeabilität der Blut-Kammerwasser-Schranke ist. Es zeigte sich auch, daß der Wirkungsmechanismus von Timolol keine Beziehung zum Prostaglandinstoffwechsel hat, da sich ein Einfluß durch die gleichzeitige systemische oder topische Gabe von Indomethacin nicht nachweisen läßt [57,58].

Es gibt einige Hinweise dafür, daß Timolol die Kammerwassersekretion durch einen Mechanismus senkt, der unabhängig von der Blockade der β-Rezeptoren ist. Eine Untersuchung an Kaninchenaugen vermutete, daß Timolol auch als dopaminerger Antagonist mit einer Herabsetzung der Durchblutung des Ziliarkörpers wirkt [59]. Die gleichzeitige Behandlung mit Metoclopramid, einem Dopamin-2-Antagonisten, konnte jedoch die augendrucksenkende Wirkung von Timolol bei gesunden Freiwilligen nicht ändern [60].

Die meisten Untersuchungen stimmen darin überein, daß Timolol einen minimalen, wenn überhaupt einen Einfluß auf die Abflußleichtigkeit hat [33,34]. Eine theoretische Erklärung dafür ist, daß anders als bei der sympathischen Innervation der sezernierenden Strukturen, in den Abflußwegen kein sympathischer Ruhetonus besteht. Diese Annahme mag nicht völlig korrekt sein, da lokal appliziertes Timolol eine geringe Myopisierung in einer klinischen Studie ergab, was dafür spricht, daß die sympathische Innervation des Ziliarmuskels einen gewissen Ruhetonus hat [61]. Außerdem haben einige tonographische Untersuchungen eine geringfügige Zunahme der Abflußleichtigkeit ergeben [62] und man hat auch β-Rezeptoren, überwiegend vom β_2-Subtyp, im menschlichen Trabekelmaschenwerk nachgewiesen [63,64]. Eine histologische Untersuchung der Abflußwege an menschlichen Augen, die vor einer Enukleation wegen eines malignen Aderhautmelanoms mit Timolol vorbehandelt wurden, ergab aber keine morphologischen Veränderungen im Sinne eines augendrucksenkenden Mechanismus, der sich an den Abflußwegen orientiert [65].

27.1.2.3 Applikation

Konzentrationen. Timololmaleat ist in drei Konzentrationsstufen zwischen 0,1 %- und 0,5 %-Augentropfen verfügbar (Tabelle 27.1). Frühe klinische Studien an Patienten mit primärem Offenwinkelglaukom ergaben, daß die maximale Augendrucksenkung mit einer 0,5 %igen Konzentration von Timololaugentropfen möglich ist [14,18]. In anderen Studien war die 0,25 %ige Konzentration jedoch ebenso effektiv wie die 0,5 %ige, obwohl letztere eine etwas größere Wirkungsdauer zeigte [66,67]. Wiederum eine andere klinische Prüfung ergab, daß eine ausreichende Augeninnendruckkontrolle bei mehr als der Hälfte der Patienten mit 0,1 % Timolol möglich war [68] und, daß selbst eine Konzentration von 0,008 % eine minimale, aber nachweisbare Augendrucksenkung ergab [69]. „Pro drugs" von Timolol wurden an Kaninchen mit der Zielsetzung geprüft, den therapeutischen Index (Verhältnis von Kammerwasser- zu Plasmaspiegeln des Wirkstoffs) gegenüber den Standardzubereitungen um den Faktor 15 zu verbessern [70,71]. Individuen mit sehr starker Pigmentierung der Irides brauchen offensichtlich höhere Konzentrationen von Timolol für einen gleichwertigen augendrucksenkenden Effekt [72]. In einer klinischen Prüfung zeigte Timolol eine signifikante Augendrucksenkung 1 h nach Instillation bei Patienten mit blauen Irides, hatte jedoch keinen Effekt auf den Augeninnendruck bei Patienten mit dunkelbraunen Irides, was auf eine gewisse Pigmentbindung des Pharmakons hinweist [73].

Applikationsfrequenz. Eine günstige Hornhautpermeation von Timolol wurde sowohl an Kaninchen [74] wie an menschlichen Augen [75,76] mit einem Maximum der Kammerwasserspiegel bei menschlichen Augen innerhalb von 1–2 h nach der Applikation nachgewiesen. Der maximale augeninnendrucksenkende Effekt ist 2 h nach Applikation zu beobachten [14,18] und dauert mindestens 24 h [19]. Die optimale Behandlungsfrequenz ist bei den meisten Patienten zweimal täglich, obwohl eine einmal tägliche Therapie in vielen Fällen ausreichend ist [77,78]. Wenn eine Dauerbehandlung mit Timolol unterbrochen wird, ändert sich die Kammerwassersekretionsrate bis zum 4. Tag nicht wesentlich und eine Augendrucksenkung besteht bis zu 14 Tagen nach Therapieunterbrechung [79].

27.1.2.4 Langfristige Wirksamkeit

Zahlreiche Langzeitstudien haben eine dauerhafte Drucksenkung der Timololtherapie bei vielen Patienten nachgewiesen [80–87]. Bei einer erheblichen Anzahl der Patienten nimmt jedoch die drucksenkende Wirkung von Timolol bei der Dauertherapie ab. Dies geschieht in zwei Phasen, die Boger [88] als „Short-term escape" und „Long-term drift" bezeichnete, dem eine Rezeptoradaptation im Sinne einer Subsensitivität unterschiedlicher Zeitcharakteristik zugrunde liegt.

"Short-term escape". Viele Patienten zeigen eine dramatische Augendrucksenkung mit dem Beginn der Timololtherapie. Der Augeninnendruck steigt jedoch während der ersten Behandlungstage wieder an, um ein Plateau zu erreichen, das beibehalten wird [27,89–91]. Die augendrucksenkende Wirkung von Timolol nach 1 h kann nicht voraussagen, welche Patienten einen signifikanten Wirkungsverlust nach 3–4 Wochen zeigen werden [91]. Man wies nach, daß die Anzahl der β-Rezeptoren in den Geweben des vorderen Augensegmentes während der ersten Behandlungstage mit Timolol zunimmt [92], was eine Erklärung für den frühen Wirkungsverlust und eine Form der Rezeptoradaptation sein könnte.

"Long-term drift". Nachdem sich ein Plateau der drucksenkenden Wirkung wenige Tage oder Wochen nach Beginn der Timololtherapie eingestellt hat, wird der Augendruckeffekt bei den meisten Patienten zunächst unverändert bleiben. Manche Patienten zeigen jedoch eine langsame Abnahme der Timololwirkung, gewöhnlich etwa 3 Monate bis 1 Jahr nach Therapiebeginn [62,80–87]. Fluorophotometrische Untersuchungen zeigen, daß die Kammerwassersekretion nach einem Jahr Timololtherapie wieder größer ist im Vergleich zu dem Wert 1 Woche nach Therapiebeginn [93]. Manche Patienten kehren zur ursprünglichen Empfindlichkeit auf das Pharmakon nach einer Auswaschphase zurück. In einer Studie an 39 Augen, die einen derartigen „Long-term drift" unter 0,5 % Timolol zeigten, erhielten 23 Augen Dipivefrin über einen Behandlungszeitraum von 30 oder 60 Tagen, während die übrigen eine Plazebolösung anstatt der Timololaugentropfen anwandten [94]. Mit Wiederaufnahme der Timololtherapie hatte die Dipivefrinbehandlungsgruppe eine mittlere Augendrucksenkung von 8,2 mm Hg verglichen mit 3,9 mm Hg in der Nichtdipivefrinbehandlungsgruppe, wobei die Wirkung von Timolol erheblich stärker war in jenen Augen, die über 60 Tage mit Dipivefrin behandelt wurden.

27.1.2.5 Arzneimittelwechselwirkungen

Langzeittherapiestudien mit mehreren Antiglaukomatosa haben ergeben, daß Timolol selbst bei einer maximalen medikamentösen Therapieform eine zusätzliche Augeninnendrucksenkung in vielen Fällen ermöglicht [95–97]. Die Kombination von Timolol mit einem *Miotikum* [98–101] oder von Timolol mit einem *Karboanhydrasehemmstoff* [98,100,101–105] ergibt für die meisten Patienten einen stärkeren augendrucksenkenden Effekt als mit einer der beiden Wirksubstanzen alleine, wenngleich die Höhe der additiven Drucksenkung nicht der Summe der Einzelwirkungen entspricht. Klinische Prüfungen für eine fixe *Timolol-Pilokarpin-Zubereitung* ergaben, daß eine zweimal tägliche Applikation eine Augeninnendrucksenkung ermöglicht, die einem Therapieschema von Timolol zweimal täglich und Pilokarpin dreimal täglich bei getrennten Arzneimittelzubereitungen entspricht [106] und signifikant stärker ist als jedes der beiden Antiglaukomatosa alleine [107–109].

Die Kombination von Timolol und eines *Epinephrinderivates* ist weniger überzeugend. Dieses Problem wurde bereits im vorhergehenden Kapitel mit der Schlußfolgerung besprochen, daß eine statistisch signifikante zusätzliche Drucksenkung auftreten kann, wenn ein Wirkstoff zu der Dauertherapie dem anderen hinzugefügt wird. Die Größe des additiven Effektes ist jedoch in der Regel gering, mit erheblichen Unterschieden von einem Patienten zum anderen [110,111]. Aus diesem Grunde muß die Wirksamkeit einer derartigen Kombinationstherapie in einem einseitigen Therapieversuch individuell geprüft werden, bevor man sich mit einem solchen Therapieschema zu einer Dauertherapie entschließt. Eine Kombinationstherapie mit Timolol und einer Epinephrin-Guanethidin-Zubereitung ergibt einen stärkeren augendrucksenkenden Effekt als die fixe Kombination von Epinephrin und Guanethidin oder Timolol alleine [112].

Eine andere wichtige klinische Frage ist die Wirksamkeit und Arzneimittelsicherheit einer Kombination von lokal appliziertem Timolol mit *peroralen β-Blockern*. Ganz allgemein wird das lokal applizierte Timolol eine zusätzliche Augeninnendrucksenkung ermöglichen, ohne Pulsfrequenz oder Blutdruck bei den Patienten zu ändern, die bereits mit peroralem Timolol [113,114], Propranolol [115], Alprenolol [114] oder Metaprolol [114] behandelt werden. Die augendrucksenkende Wirkung von lokal appliziertem Timolol nimmt jedoch deutlich bei höheren Dosen einer peroralen β-Blocker-Therapie ab [115].

27.1.2.6 Klinische Indikationen

Obwohl Timolol ursprünglich für die Behandlung des primären Offenwinkelglaukoms geprüft und zugelassen wurde, zeigte sich, daß es bei fast allen Glaukomformen den Augeninnendruck zu senken vermag [116,117]. Da es den Augeninnendruck durch eine Hemmung der Kammerwassersekretion ohne Änderung der Pupillomotorik senkt, ist es auch in jenen Situationen vorteilhaft, in denen die konventionellen Abflußwege medikamentös nicht beeinflußt werden können und eine Miosis oder Mydriasis nicht notwendig ist. Timolol senkt den Augeninnendruck sowohl der Glaukome bei Aphakie während der frühen postoperativen Phase [118–121] wie auch bei chronischen Aphakieglaukomen [62,117,122]. Es hat auch einen günstigen Effekt auf den Augeninnendruck bei einem sekundären Winkelblockglaukom nach perforierender Keratoplastik [123] und nach einer Iridektomie wegen eines Winkelblockglaukoms, wenn die Drucksteigerung postoperativ anhält [124].

Eine Timololtherapie bei Kindern ist selten dauerhaft effektiv, aber häufig zeitlich begrenzt nützlich. Die Inzidenz von Nebenwirkungen bei Kindern ist vergleichbar jenen in der erwachsenen Bevölkerung, obwohl die Erfahrungen mit kleinen Kindern sehr begrenzt sind und extreme Vorsicht angeraten ist [125–128].

Eine andere mögliche Indikation für Timolol ist die Augendrucksenkung bei Patienten mit okulärer Hypertension in Prävention eines Glaukomschadens. In einer Studie erwies sich die Timololtherapie als protektiv gegenüber dem Auftreten von Gesichtsfeldschäden oder glaukomatösen Papillenläsionen [129], während eine andere Studie zeigte, daß zwar Timolol den Augeninnendruck etwa 5 mm Hg gegenüber der unbehandelten Kontrollgruppe senkte, aber weder die Druckkurve über lange Zeiträume änderte [130] noch die Lichtunterschiedsempfindlichkeit der Netzhaut in den untersuchten Meridianen [131].

27.1.2.7 Nebenwirkungen

Frühe klinische Erfahrungen mit Timolol ließen vermuten, daß unerwünschte okuläre und systemische Arzneimittelwirkungen bei topischer Timololtherapie im Vergleich zu anderen Antiglaukomatosa selten seien. Insbesondere sollte der Wirkstoff die Pupillomotorik oder die Akkommodation nicht beeinflussen [132] und führte sehr selten zu Brennen oder Bindehauthyperämie nach dem Einträufeln. Der zunehmende, weltweite Einsatz des Wirkstoffes offenbarte jedoch eine Fülle von möglichen Nebenwirkungen, die z. T. sehr ernste Konsequenzen haben können.

Okuläre Toxizität. Nebenwirkungen am äußeren Auge unter Timolol sind selten, wenngleich allergische und toxische Reaktionen beschrieben wurden. So wurde ein okuläres Pemphigoid bei Patienten unter topischer Timololtherapie berichtet [133,134]. Bei den meisten Fällen erhielten die Patienten jedoch auch andere Antiglaukomatosa, wenngleich eine sehr geringe Anzahl nur unter einer Timololmonotherapie stand, als das Pemphigoid diagnostiziert wurde. Brennen und Bindehauthyperämie können gelegentlich vorkommen und gehen dann meist mit einer Keratitis punctata superficialis und einer Hypästhesie oder Anästhesie der Hornhaut einher [135–139]. Grundsätzlich verändert Timolol die Hornhautsensibilität bei den meisten Patienten nicht, obwohl bei einer Untergruppe eine Herabsetzung der Hornhautsensitivität auftreten soll [138,139]. Hornhautepithelerosionen wurden bei zwei Patienten mit gasdurchlässigen Kontaktlinsen unmittelbar nach Beginn der topischen Timololtherapie beobachtet. Die Kombination einer topischen Timololtherapie und das Tragen weicher Kontaktlinsen bei Kaninchen ergab ausgeprägte Veränderungen im Bereich des Hornhautepithels und -endothels [140]. In Tierversuchen wurde auch eine Hemmung der epithelialen Hornhautwundheilung unter Timolol nachgewiesen [141,142]. Eine tierexperimentelle Studie an Kaninchen zeigte ultrastrukturelle Hornhautendothelveränderungen nach Timololtherapie über einen Monat [142], wenngleich die meisten Untersuchungen an menschlichen Augen sowie an Tieren keine Toxizität der topischen Timololtherapie auf das Hornhautendothel nachweisen konnten [143–145].

Bei manchen Patienten kommt es zu einer Herabsetzung der Tränensekretion, wenngleich dies keine klinischen Konsequenzen hat, es sei denn, daß die Basalsekretion von vornherein sehr niedrig war [146–148]. Einbußen der zentralen Sehschärfe wurden bei einigen Patienten unter Timololtherapie berichtet [135–137]. Dies kann in manchen Fällen auf eine Veränderung des Refraktionsstatus oder auf den Pupillendurchmesser nach Unterbrechung einer Miotikatherapie zurückgehen, während die Ursache der Refraktionsänderung bei den Patienten unklar bleibt, bei denen keine Miotikatherapie vorausging.

Die topische Timololtherapie kann eine latente Herpes-simplex-Virusinfektion vom Typ I aktivieren, nachgewiesen durch Epinephrininduktion im tierexperimentellen Modell sowohl bei der Maus [149] wie beim Kaninchen [150]. Eine Studie an Katzenaugen ergab keinen Anhalt dafür, daß lokal appliziertes Timolol die Sauerstoffspannung in der Vorderkammer klinisch oder statistisch signifikant herabsetzt [151].

Systemische Toxizität. Allgemeine Nebenwirkungen unter Timolol treten häufiger auf als unerwünschte Effekte am Auge selbst und stellen die Hauptfraktion der erfaßten Timololnebenwirkungen dar. Meßbare Plasmaspiegel von Timolol treten innerhalb von 8 min nach lokaler Applikation auf [152], wobei eine Kompression der Tränenpünktchen nach lokaler Applikation die Plasmaspiegel für Timolol deutlich herabsetzt [153], was allgemeine Nebenwirkungen überzeugend reduzieren kann.

Kardiovaskuläre Effekte: Die Blockade der β_1-adrenergen Rezeptoren verlangsamt die Pulsfrequenz und reduziert die myokardiale Kontraktionskraft. Bei den meisten Herz-Kreislauf-gesunden Patienten hat dies keine Konsequenz. Es kann jedoch zu ernsten Komplikationen bei Patienten mit präexistenten Herz-Kreislauf-Erkrankungen kommen, wie z. B. Sinusbradykardie, Überleitungsstörungen höheren Grades oder manifeste Herzinsuffizienz. Die topische Timololtherapie wurde mit der Auslösung einer schweren Bradykardie, schwerer Arrhythmie, Herzversagen und kardialen Synkopen in Zusammenhang gebracht [135–137,154–156].

Ein gewisses kardiovaskuläres Risiko kann unter bestimmten Umständen auch bei gesunden Individuen auftreten wie z. B. unter schwerem Operationsstreß [157] oder bei starker körperlicher Belastung [158,159]. Bei letzterer Situation kann Timolol die maximale Pulsfrequenz und den Zeitpunkt bis zur körperlichen Erschöpfung erheblich beeinträchtigen [158,159]. Die Auslösung einer Bradykardie kann gravierender ausfallen, wenn Timolol zugleich mit anderen Substanzen wie Quinidin [160] oder dem Kalziumantagonisten Verapamil [161] angewandt wird.

Respiratorische Effekte: Die Blockade der β_2-Rezeptoren führt zu einer Kontraktion der glatten Bronchialmuskulatur, was zu einem Bronchospasmus und Verlegung der Atemwege besonders bei asthmatischen Patienten führen kann [135,137,154,156, 162–165]. Es wurden insgesamt 13 Todesfälle durch einen Status asthmaticus nach Beginn einer Timololtherapie bei Asthmapatienten an das National Registry of Drug-Induced Side Effects in Nordamerika bis 1984 berichtet [165], ebenso wurden Dyspnoe [154,166] und apnoische Episoden [167] publiziert. Hiervon können kleine Kinder besonders betroffen sein und es ist deshalb Vorsicht geboten bei jungen, stillenden Müttern, da relativ hohe Spiegel von Timolol in der Muttermilch auftreten, wenn die Mütter mit lokal appliziertem Timolol behandelt werden [168].

ZNS-Effekte: Die häufigsten allgemeinen Nebenwirkungen der Timololtherapie sind unerwünschte Effekte im Bereich des ZNS, wie depressive Verstimmungen, Angstgefühle, Verwirrtheitszustände, Dysarthrie, Halluzinationen, Schwindelgefühle, vermehrte Schläfrigkeit, Schwächegefühle, Erschöpfungszustände, ausgeprägte Sedierung, Verhaltensstörungen, Desorientierung und emotionale Labilität [135–137, 154, 169].

Andere systemische Nebenwirkungen: Weitere unerwünschte allgemeine Nebenwirkungen, die mit der lokalen Applikation von Timolol in Zusammenhang gebracht wurden, sind gastrointestinale Symptome (Übelkeit, Erbrechen und Krämpfe) [135, 137, 154], dermatologische Befunde (makulopapulärer Hautausschlag, Alopezie und Urtikaria) [137, 154, 170] sowie Potenzstörungen [135, 136]. Da diese Befunde überwiegend in höheren Altersgruppen von Behandelten auftraten, ist es schwer, eine Ursache-Wirkungs-Beziehung bei diesen Fallbeobachtungen herzustellen. Ein ernsteres Problem der Timololtherapie ist jedoch die Verschlimmerung einer Myasthenia gravis [171, 172] und eine veränderte Reaktion auf hypoglykämische Episoden bei diabetischen Patienten, was die subjektive Symptomatik eines sich anbahnenden hypoglykämischen Schocks verschleiern kann [173].

Man weiß von der peroralen β-Blocker-Therapie, daß sie die Plasmalipidprofile ungünstig verändert und man konnte nachweisen, daß eine zweimal tägliche Applikation von 0,5 % Timololaugentropfen über 2 Monate ohne Kompression der abführenden Tränenwege eine Abnahme des Plasma-HDL-Cholesterins in einem Maße verursachen kann, von dem man annimmt, daß es das Risiko für eine koronare Herzerkrankung um 21 % steigert [174].

27.1.3 Betaxolol

Betaxolol-Hydrochlorid ist ein kardioselektiver, β_1-adrenerger Antagonist. Die augendrucksenkende Wirkung beruht wie bei Timolol auf einer Herabsetzung der Kammerwasserproduktion ohne nachweisbaren Effekt auf die Abflußleichtigkeit oder die Pupillomotorik [175].

27.1.3.1 Wirksamkeit

Kontrollierte Therapiestudien ergaben für Betaxolol eine signifikante, dauernde Augeninnendrucksenkung sowohl bei Betrachtung des Wirkstoffs alleine [176] wie auch im Vergleich zu einer Plazebotherapie [177–179]. Vergleichende Therapiestudien mit Timolol 0,25 % und 0,5 % ergaben, daß mit Betaxolol die Augeninnendrucksenkung etwas geringer ausfällt und, daß häufiger eine zusätzliche medikamentöse Therapie als bei Timolol notwendig ist [180–182]. In einer kontrollierten Therapiestudie an 153 Glaukompatienten, deren Augeninnendruck unter Timolol im Normbereich lag, wurde die Hälfte der Patienten auf eine Betaxolol-Therapie in kontrolliertem, randomisierten Versuchsdesign umgestellt, die eine statistisch signifikante Zunahme des Augeninnendruckniveaus zeigten [183].

27.1.3.2 Arzneimittelwechselwirkungen

Wie auch bei anderen ophthalmologischen β-Blockern ergibt Betaxolol eine zusätzliche Augendrucksenkung, wenn es zu einer miotischen oder einer Karboanhydrasehemmstofftherapie hinzugefügt wird [184]. Die Wechselwirkung mit Epinephrinderivaten unterscheidet sich jedoch von Timolol und anderen nicht-selektiven β-Blockern. Sowohl am Affenauge [185] wie auch bei Studien an Glaukomaugen [186] kam es bei der Zugabe von Epinephrin auf eine bestehende Betaxolol-Therapie zu einem signifikanten additiven Effekt auf den Augeninnendruck und einer signifikanten Zunahme der Abflußleichtigkeit, die nicht auftrat, wenn man Epinephrin zu einem Therapieschema mit Timololaugentropfen hinzufügte. Wenn man wiederum Betaxolol bei Offenwinkelglaukompatienten, die unter einer Epinephrintherapie standen, hinzufügte, war eine weitere Augeninnendrucksenkung um 3,6 mm Hg 4 Wochen später zu verzeichnen [187]. Der additive Effekt von Epinephrinderivaten in Verbindung mit der Betaxolol-Therapie kann einen β_2-adrenergen Effekt auf die Abflußleichtigkeit darstellen, der wohl durch nicht-selektive β-Blocker aber nicht durch kardioselektive β_1-Antagonisten blockiert wird. Da jedoch die nicht-selektiven β-Blocker eine stärkere Augendrucksenkung ergeben als Betaxolol (bei Betrachtung beider β-Antagonisten alleine) ist der Nettoeffekt der Kombinationstherapie mit Epinephrin und entweder einem nicht-selektiven oder kardioselektiven β-Blocker häufig der gleiche.

27.1.3.3 Nebenwirkungen

Wie andere ophthalmologische β-Blocker hat Betaxolol eine geringe Inzidenz von Nebenwirkungen am Auge, wenngleich die ursprüngliche pharmazeutische Zubereitung einer 0,5 %igen Konzentration stärkere Reizerscheinungen nach dem Eintropfen (z. B. Brennen und Stechen) als andere kommerziell verfügbare β-Blockerlösungen zur Anwendung am Auge verursachten [180]. Eine neuartige pharmazeutische Zubereitung mit 0,25 % Betaxolol in Form einer Suspension hat die gleiche augendrucksenkende Wirkung wie die frühere 0,5 %ige Lösung mit jedoch deutlich weniger Nebenwirkungen am Auge [188]. Wie auch andere β-Blocker kann Betaxolol die Hornhautsensibilität bei einer geringen Anzahl von Patienten herabsetzen [139]. Ein Fall eines aphaken zystoiden Makulaödems wurde nach einer Betaxolol-Therapie publiziert [189].

Bezüglich der systemischen Nebenwirkungen liegt der Vorteil von Betaxolol gegenüber Timolol im weitgehenden Fehlen einer β_2-Blockade, was das Risiko respiratorischer Nebenwirkungen herabsetzt. Der Wirkstoff führt zu keiner Veränderung des Atemwegswiderstandes bei den meisten Patienten mit obstruktiven Bronchialerkrankungen [190–194], wenngleich Ausnahmen hiervon berichtet wurden [194–197]. Besondere Vorsicht ist geboten bei manifestem Asthma, da infolge des relativen Maßes der β_1-Selektivität trotzdem ein Asthmaanfall ausgelöst werden kann. Bei der peroralen Therapie mit β_1-Blockern wurde eine signifikante Reduktion der belastungsabhängigen Tachykardie berichtet [198]. Dies ist weniger der Fall mit der topischen Betaxolol-Therapie [199,200] und vermutlich auch weniger ausgeprägt mit der topischen Timololtherapie [199]. Es wurden jedoch kardiovaskuläre Nebenwirkungen unter Betaxolol-Augentropfen berichtet wie z. B. Arrhythmie [195], Bradykardie [195], AV-Block [201] und Dekompensation einer Herzinsuffizienz [202]. Bezüglich unerwünschter Nebenwirkungen am ZNS scheint Betaxolol ein geringeres Risiko als die Timololtherapie zu haben [203], obwohl auch derartige Befunde in Verbindung mit einer Betaxolol-Therapie gebracht wurden [204].

27.1.4 Levobunolol

Levobunolol ist ein Derivat des Propranolols und ein hochwirksamer, nicht-selektiver β-Blocker. Er senkt den Augeninnendruck in gleicher Weise wie Timolol, obwohl eine tonographische Studie auch eine geringe Zunahme der Abflußleichtigkeit vermuten ließ [205]. Therapiestudien zeigten, daß der augendrucksenkende Effekt innerhalb der ersten Stunde nach Applikation einsetzt (mit einem Maximum nach 2 h) und etwa 24 h anhält [206]. Konzentrationen der Tropflösung von 0,3 % und 0,6 % Levobunolol ergaben hochsignifikante Drucksenkungen über 4 h, während der drucksenkende Effekt der 1 %- und 2 %igen Lösung über mehr als 12 h anhielt [207]. In einer vergleichenden Therapiestudie über 3 Monate zwischen Plazebolösung, 0,5 % und 1 % Levobunolol waren die Augendrucksenkungen in den Behandlungsgruppen gleichwertig [208]. Levobunolol ist kommerziell als 0,25 %- und 0,5 %ige Augentropfen erhältlich (Tabelle 27.1).

In einer Reihe von vergleichenden Therapiestudien war Levobunolol bezüglich der augeninnendrucksenkenden Wirkung wie auch der Inzidenz unerwünschter Nebenwirkungen dem Timolol vergleichbar, wenn beide Antiglaukomatosa zweimal täglich in den kommerziellen pharmazeutischen Zubereitungen angewandt wurden [206,209–217]. Levobunolol zeigte sich auch gleich wirksam mit dem nicht-selektiven β-Blocker Metipranolol [218], hatte jedoch eine stärkere augendrucksenkende Wirkung als Betaxolol in einer Studie über 3 Monate [219].

Levobunolol ist auch bei einmal täglicher Applikation in einem hohen Prozentsatz der Patienten ausreichend [220], wobei die 0,25 %ige Konzentration in vielen Fällen dieser Behandlungsgruppe genügte [221]. Bei einer identischen Konzentration von 0,5 % war Levobunolol in 72 % und Timolol in 64 % der Patienten für eine adäquate Augeninnendrucksenkung ausreichend [222]. Bei den handelsüblichen Tropfflächchen ist der Tropfen von Levobunolol jedoch signifikant größer als bei dem Timololtropfflächchen, was sowohl durch die Unterschiedlichkeit der Lösungsbehälter und Tropfapplikatoren wie auch durch die erhöhte Viskosität der Levobunolollösung erklärt ist [223]. Die Tropfengröße scheint jedoch Wirksamkeit und Arzneimittelsicherheit nicht zu beeinflussen [224].

Levobunolol erwies sich auch in der Prävention früher, postoperativer Drucksteigerungen nach der extrakapsulären Kataraktextraktion [225,226] wie nach Laserkapsulotomien der hinteren Linsenkapsel [226] als wirksam. Es soll auch zu einer additiven Augendrucksenkung zusammen mit Dipivefrin kommen, mit einer Wirksamkeit und therapeutischen Breite vergleichbar der gemeinsamen Applikation von Timolol und Dipivefrin [227].

Tabelle 27.1. Kommerzielle Betablockerzubereitungen zur Anwendung am Auge (Auswahl)

Wirkstoff	Handelsname	Konzentration (%)
Timolol	Chibro-Timoptol	0,1/0,25/0,5
	Timosine	0,5
	Timosine mite	0,25
	Dispatim	0,1/0,25/0,5
	Duratimol	0,1/0,25/0,5
	Timohexal	0,1/0,25/0,5
	Uniget	0,5
Metipranolol	Betamann	0,1/0,3/0,6
	Betamann EDO	0,3
Pindolol	Durapindol	0,5/1
	Glauko-Visken	1
	Pindoptan	0,5/1
	Glauco-Stulln	1
Levobunolol	Vistagan-Liquifilm	0,25/0,5
Carteolol	Arteoptic	1/2
Bupranolol	Ophthorenin	0,05/0,1/0,25/0,5
Betaxolol	Betoptima	0,5
Befunolol	Glauconex	0,25/0,5

Tabelle 27.2. Kommerzielle, perorale Betablockerzubereitungen (Auswahl, ohne Kombinationspräparate)

Wirkstoff	Handelsname	Dosierung (mg)
Acebutolol	Acebutolol	200/400
Alprenolol	Aptin	50
	Aptin-Duriles	200
Atenolol	Atehexal	25/50/100
	Atendol	50/100
	Atenolol-Heumann	25/50/100
Metoprolol	Azumetop	50/100
	Beloc-Duriles	200
Bupranolol	Betadrenol	50/100
Penbutolol	Betapressin	40
Propranolol	Beta-Tablinen	40/80
Bisoprolol	Concor	5/10
Carazolol	Conducton	5
Mepindolol	Corindolan	2,5/5
Celiprolol	Corliprol	200
Metipranolol	Disorat	20
Pindolol	Durapindol	5/15
Carteolol	Endak	5/10
Betaxolol	Kerlone	20
Tertatolol	Prenalex	5
Nadolol	Solgol	60/120
Sotalol	Sotalex	80/160
Oxprenolol	Trasicor	40/80
Bopindolol	Wandonorm	1

27.1.5 Metipranolol

Dieser nicht-selektive β-Blocker ist in Nordamerika in einer 0,3 %igen Konzentration, in Deutschland und anderen europäischen Ländern zwischen 0,1 % und 0,6 % erhältlich (Tabelle 27.1). Vergleichsstudien haben belegt, daß Wirkung und Nebenwirkungsrate mit Timolol [228,229] und Levobunolol [218] vergleichbar sind. Eine klinische Studie zeigte jedoch ein höheres Risiko einer Bronchokonstriktion bei asthmatischen Patienten als mit Timolol oder Carteolol [230]. Wie auch andere, ophthalmologisch angewandte β-Blocker kann Metipranolol eine kurzfristige Hornhauthypästhesie bei manchen Patienten hervorrufen [231]. Eine klinische Studie belegte die Wirksamkeit von Metipranolol in Prävention von Augendrucksteigerungen nach Kataraktchirurgie [232]. Eine pharmazeutische Zubereitung von Pilokarpin 2 % und Metipranolol 0,1 % ergibt eine stärkere Augeninnendrucksenkung als beide Wirkstoffe getrennt [233].

27.1.6 Weitere lokal applizierbare β-Blocker

Es wurde eine ganze Reihe von β-Blockern zur Anwendung am Auge für die Glaukomtherapie geprüft. Während in Deutschland acht verschiedene β-Blocker in der Glaukomtherapie kommerziell verfügbar sind, gibt es in Nordamerika nur vier, wobei auch innerhalb Europas erhebliche Unterschiede in der kommerziellen Verfügbarkeit von β-Blockern als Antiglaukomatosa bestehen. Da bei der Behandlung kardiovaskulärer Erkrankungen insbesondere in der Hochdrucktherapie die peroralen β-Blocker eine große Rolle spielen und diese wiederum auf systemischem Wege den Augeninnendruck beeinflussen können, ist es für den Augenarzt wichtig, sich bei der Behandlung seiner Glaukompatienten auch über die internistische Therapieanamnese zu orientieren. Eine kurze Übersicht über kommerzielle, perorale β-Blockerzubereitungen wird in Tabelle 27.2 gegeben.

27.1.6.1 Carteolol

Carteolol ist ein nicht-selektiver β-Blocker mit intrinsisch-sympathomimetischer Aktivität. Diese pharmakologische Eigenschaft führt zu einer anfänglichen, vorübergehenden Erregung der β-Rezeptoren, die bei anderen bereits beschriebenen β-Blockern nicht auftritt. Klinische Studien mit systemischer β-Blocker-Therapie zeigen, daß eine intrinsisch-sympathomimetische Aktivität keinen Einfluß auf den Therapieeffekt hat [234] und man glaubt, daß diese pharmakologische Eigenschaft bei Carteololaugentropfen einen gewissen Schutzeffekt gegenüber allgemeinen Nebenwirkungen hat, die auf die systemische β-

Blockade zurückgehen. Therapiestudien zeigen, daß der augendrucksenkende Effekt und die Dauer der Drucksenkung von Carteolol mit der von Timolol vergleichbar ist [235]. Dies wurde in einer Reihe nachfolgender Vergleichsstudien bestätigt, wenngleich eine geringere Inzidenz systemischer Nebenwirkungen nicht bewiesen werden konnte [236–239]. Eine Therapiestudie ergab eine signifikant stärkere Augendrucksenkung mit Timolol 0,5 % 12 h nach Instillation als mit Carteolol 2 % [240]. Eine weitere Studie zeigte keinen Behandlungsunterschied zwischen 1 % und 2 % Carteolol [241]. Der einzige prinzipielle Vorteil des Carteolols, der bislang nachgewiesen wurde, ist die bessere Verträglichkeit am Auge im Vergleich mit Timolol [236,237]. Während andere unerwünschte Nebenwirkungen zwischen Carteolol, Timolol und Betaxolol vergleichbar waren, zeigte eine Studie jedoch eine signifikante Abnahme des systolischen Perfusionsdruckes im Ziliarkörperbereich, der mit Timolol oder Betaxolol nicht nachzuweisen war [242].

27.1.6.2 D-Timolol

Die bisherigen Aussagen zu Timolol in diesem Kapitel beziehen sich auf L-Timolol (oder das sog. S-Enantiomer), was dem linksdrehenden, optischen Stereoisomer des Razemats entspricht, das weltweit in der Glaukomtherapie verwandt wird. Neuere Untersuchungen mit D-Timolol (dem rechtsdrehenden Stereoisomer oder R-Enantiomer) zeigen, daß diese Timololform sowohl bezüglich der Augeninnendrucksenkung wie auch den systemischen Wirkungen der schwächere β-Blocker ist [243–245]. D-Timolol führt jedoch auch zu einer gewissen Augendrucksenkung und könnte in Bezug auf das Risiko systemischer Nebenwirkungen eine gewisse klinische Wertstellung bekommen [244,245].

27.1.6.3 Atenolol

Atenolol ist ein selektiver β_1-Antagonist ohne intrinsisch-sympathomimetische oder membranstabilisierende Eigenschaften [246,247]. Die perorale Therapie mit Atenolol (25–100 mg) ergab im Vergleich mit einer Plazebotherapie eine signifikante Augendrucksenkung [248,249], wobei eine perorale Dosis von 50 mg einen stärkeren drucksenkenden Effekt ausübte als 40 mg Propranolol [250] oder 500 mg Acetazolamid [251]. Die lokale Applikation von 2 % Atenololaugentropfen war vergleichbar mit 2 % Pilokarpin [252], 4 % Atenololaugentropfen waren stärker

drucksenkend als 1 % Epinephrin [253]. Bei längerfristigen Therapiestudien ergab sich jedoch ein deutliches Nachlassen des Behandlungseffektes bei einem Teil der Patienten [254].

27.1.6.4 Metoprolol

Metoprolol ist ein kardioselektiver β_1-Blocker, der wie Betaxolol den Augeninnendruck ohne die für die nicht-selektiven β-Blocker typischen respiratorischen Nebenwirkungen senkt [255,256]. Signifikante Kammerwasserspiegel werden durch eine perorale Anwendung erreicht [257] und es wurde sowohl für die perorale Therapie von 100-mg-Tabletten wie für die topische Applikation von 1-5 % Metoprolol eine dauerhafte Augeninnendrucksenkung nachgewiesen. Die lokale Applikation wird gut vertragen, abgesehen von einem vorübergehenden Brennen nach dem Eintropfen. Die augendrucksenkende Wirkung hält in den meisten Fällen an, abgesehen von einem frühen, teilweisen Wirkungsverlust [258,259]. Metoprolol 3 % war vergleichbar augendrucksenkend mit Pilokarpin 2–4 % in einer Studie [260] und zeigte sich in einer weiteren Therapiestudie der drucksenkenden Wirkung von Timolol etwa äquivalent.

27.1.6.5 Pindolol

Pindolol ist ein hochwirksamer β-Blocker mit intrinsisch-sympathomimetischen Eigenschaften und soll eine ausgeprägte Augendrucksenkung bewirken [262–264]. Therapiestudien mit Pindolol 0,5–1 % ergeben eine dauerhafte, günstige Augendrucksenkung ohne signifikante Nebenwirkungen am Auge oder allgemeiner Art [263,264], wenngleich die Literaturberichte bezüglich des Einflusses von Pindolol auf die Hornhautästhesie sehr widersprüchlich sind [262,265]. Vergleichsstudien mit Timolol ergaben keinen signifikanten Unterschied in der augendrucksenkenden Wirkung beider Substanzen [266–268].

27.1.6.6 Nadolol

Nadolol ist ein nicht-selektiver β-Blocker ohne intrinsisch-sympathomimetische Wirkung. Die perorale Verabreichung von 10–80 mg Nadolol täglich ergibt eine signifikante, dosisabhängige Augendrucksenkung [269]. Eine signifikante Augeninnendrucksenkung war nach 40 mg Nadolol einmal täglich noch nach 24 h nachweisbar, ebenso mit 10 oder 20 mg zweimal täglich [271]. Nadolol 20 mg täglich war der lokalen Applikation von Timolol 0,25 % zweimal täglich vergleichbar [272,273] und Nadolol 40 oder 80 mg täglich hatte eine augendrucksenkende Wirkung vergleichbar der von Timolol 0,5 % zweimal täglich [273]. Die perorale Therapie mit Nadolol führte jedoch zu einer signifikant stärkeren Herabsetzung der Herzfrequenz [269,272,273] und des Blutdrucks [269,272]. Zubereitungen zur Anwendung am Auge ergaben ebenfalls signifikante, dosisabhängige Augendrucksenkungen, die über mehr als 9 h mit den höheren Konzentrationen von 1–2 % anhielten [274]. Beim Vergleich der augendrucksenkenden Wirkung mit Timolol erwies sich Nadolol im Dauergebrauch jedoch als deutlich schwächer [275]. Dies kann durch eine ungünstige Hornhautpermeation erklärt sein. Dementsprechend ergab ein „pro-drug"-Derivat von Nadolol, Diazetylnadolol, eine gleichwertige Wirksamkeit wie Timolol in der Augendrucksenkung bis 8 h, jedoch mit deutlich geringerem Effekt im Zeitraum nach 8 h [276]. Diazetylnadolol 2 % hatte auch eine geringere Inzidenz von Toleranzphänomenen als Timolol 0,5 % über einen dreimonatigen Behandlungszeitraum [277].

27.1.6.7 Befunolol

Befunolol 0,25 % und 0,5 % ergaben in Therapiestudien über 3 Monate eine günstige Augeninnendrucksenkung [278] ohne signifikante Abnahme der Behandlungseffekte über einen Verlaufszeitraum von 1 Jahr [279]. Eine Studie unterstellte sogar eine zusätzliche Augendrucksenkung bei Wechsel der Therapie von Timolol 0,5 % auf Befunolol 0,5 % [280].

27.1.6.8 Penbutolol

Penbutolol [281] wurde auch als topisches Antiglaukomatosum mit ermutigenden, vorläufigen Ergebnissen geprüft. Ein schlüssiger Vergleich mit den in der Ophthalmologie eingeführten β-Blockern ist nicht möglich.

27.2 α-Sympatholytika

27.2.1 Thymoxamin

Thymoxamin konkurriert mit Norepinephrin an den α-adrenergen Rezeptoren. Es führt über eine Hemmung des M. dilatator der Iris zu einer Miosis ohne die vom Ziliarmuskel abhängige Abflußleichtigkeit zu beeinflussen [282]. Es ändert auch nicht die Kammerwassersekretionsrate, den Augeninnendruck oder das Vorderkammervolumen [283]. Es gibt mehrere klinische Anwendungsmöglichkeiten für die Substanz, die bereits in den vorangegangenen Kapiteln angesprochen wurden. Zur Zeit ist der Wirkstoff in einer ophthalmologischen Zubereitung in Deutschland und Nordamerika kommerziell nicht verfügbar, trotz eines überzeugenden Indikationsbereiches.

Umkehr einer Mydriasis. Thymoxamin 0,1 % kann die mydriatische Wirkung von Phenylephrin 2,5 % und Ephedrin 0,5 % innerhalb von 1 h bei den meisten Patienten aufheben [284], jedoch nicht wenn Ephedrin mit Homatropin 0,5 % kombiniert wurde [285]. Da es keine Abflachung der Vorderkammer und keine Kontraktion des Ziliarmuskels verursacht, ermöglicht es eine sichere schnelle Umkehr einer Pupillenerweiterung mit adrenergen Mydriatika. Die intrakamerale Applikation von 0,2–0,5 ml einer 0,01 %igen oder 0,02 %igen Thymoxaminlösung ermöglichte eine phenylephrin- oder epinephrininduzierte Mydriasis während der Kataraktchirurgie und bei anderen intraokularen Eingriffen ohne korneale Endothelläsionen aufzuheben [286].

Behandlung des Winkelblockglaukoms. Thymoxamin hat die Vorteile, eine Miosis trotz einer druckinduzierten Ischämie des Irissphinkters auszulösen und den posterioren Anlagedruck der Iris auf die Linsenvorderfläche nicht zu verstärken, was einen Pupillarblock verschlimmern würde. In einer Studie an Patienten mit einem akuten Winkelblockglaukom wurden Thymoxamin 0,5 %-Augentropfen im Abstand einer Minute fünfmal und dann alle 15 min für 2–3 h appliziert. Der Winkelblock konnte in allen Fällen aufgehoben werden, außer bei jenen, wo periphere anteriore Synechien zu einem chronischen Winkelblockglaukom führten [287].

Differentialdiagnose Winkelblockglaukom/Offenwinkelglaukom mit engem Kammerwinkel. Da Thymoxamin zu einer Miosis ohne Tonisierung des Ziliarmuskels und damit Effekt auf die Abflußleichtigkeit führt, kann ein Winkelblock aufgehoben werden, es wird jedoch keinen Einfluß auf die Augendrucksteigerung durch Offenwinkelmechanismen haben [288]. Man konnte zeigen, daß diese Eigenschaft von Thymoxamin als zusätzliches diagnostisches Hilfsmittel bei der Gonioskopie zur Unterscheidung eines Winkelblockglaukoms von einem Offenwinkelglaukom mit engem Kammerwinkel anwendbar ist [289].

Behandlung des Pigmentglaukoms. Eine Theorie zum Pathomechanismus der Pigmentdispersion beim Pigmentglaukom (wie in Teil II besprochen) ist die mechanische Irritation des Irispigmentepithels durch Stränge von Zonulafasern. Man vermutete, daß eine Miosis ohne Akkommodation des Ziliarkörpers, wie dies durch Thymoxamin möglich ist, die mechanischen Interaktionen zwischen diesen beiden Strukturen auf ein Minimum reduziert [290].

Therapie der Oberlidretraktion. Thymoxamin 0,5 % führt zu einer signifikanten Verengung der Lidspalte bei vielen Patienten mit Oberlidretraktion, besonders bei jenen Fällen mit einer thyreogenen Ophthalmopathie. Man schloß daraus, daß Thymoxaminaugentropfen sowohl bei der Diagnostik einer thyreogenen Orbitopathie wie auch bei der Behandlung der Oberlidretraktion von Nutzen sein könnten [291].

27.2.2 Prazosin

Dies ist ein postsynaptischer α-Antagonist, der als perorale Medikation zur Blutdrucksenkung und zur peripheren Vasodilatation angewandt wird. Tierexperimentelle Studien an Kaninchen zeigten, daß die lokale Applikation von 0,001 % bis 0,1 % Prazosin eine dosisabhängige Augeninnendrucksenkung durch eine Hemmung der Kammerwassersekretion ergibt [292,293].

27.2.3 Corynanthin

Dieser selektive $α_1$-adrenerge Blocker führte am Tierauge zu einer Augendrucksenkung, ohne die konventionelle Abflußleichtigkeit oder die Kammerwasserproduktion zu verändern [294]. Man vermutete, daß die Augendrucksenkung auf eine Zunahme des uveoskleralen Abflusses zurückgeht. In einer klinischen Studie mit einer Einzelapplikation von Corynanthin-1 %-Augentropfen wurde eine Drucksenkung nicht nachgewiesen, während 2 %- und 5 %- Augentropfen eine Augeninnendrucksenkung ergaben, obwohl eine Studie über eine Behandlungsdauer von 3 Wochen mit 2 %-Augentropfen keine dauerhafte Drucksenkung verifizieren konnte [295].

27.2.4 Dapiprazol

Dieser α-Blocker wurde an gesunden Freiwilligen geprüft und man fand eine Miosis und auch eine Augeninnendrucksenkung [296]. Höhere Konzentrationen als 1- bis 2 %-Augentropfen führten zu einer passageren Bindehauthyperämie und Ptosis, während geringere Dosierungen als 0,25 % keine langfristige Wirksamkeit zeigten. Dazwischenliegende Konzentrationen könnten durchaus von klinischem Nutzen sein.

27.3 α- und β-Antagonisten

27.3.1 Labetalol

Diese Substanz stellt einen kombinierten α- und β-Blocker dar, der zu einer signifikanten, dosisabhängigen Augendrucksenkung bei Kaninchen [297–299] führte, obwohl eine Augendrucksenkung am menschlichen Auge nur minimal war [299,300].

27.4 Zusammenfassung

β-Blocker senken den Augeninnendruck durch eine Hemmung der Kammerwasserproduktion. Die Vertreter dieser Substanzklasse unterscheiden sich hauptsächlich bezüglich ihrer augendrucksenkenden Wirksamkeit und ihrer relativen okulären und systemischen Nebenwirkungen. Timolol, ein wirksamer $β_1$- und $β_2$-adrenerger Antagonist, ermöglicht eine ausgeprägte Augendrucksenkung mit nur wenig Nebenwirkungen am Auge, jedoch ernsten allgemeinen Nebenwirkungen bei prädisponierten Patienten, besonders bezüglich kardiovaskulärer ($β_1$) und pulmonärer ($β_2$) Risikosituationen. Betaxolol, ein kardioselektiver $β_1$-Blocker, ist schwächer augendrucksenkend als Timolol, hat jedoch den Vorteil eines geringeren Risikopotentials im bronchopulmonalen System. Levobunolol und Metipranolol, beides nicht-selektive β-Blocker, sind in der Augendrucksenkung und der Inzidenz von Nebenwirkungen dem Timolol vergleichbar. Eine Reihe weiterer β-Blocker sind als Glaukomtherapeutika geprüft und in manchen Ländern auch kommerziell verfügbar. α-Blocker führen zu einer Miosis durch eine Hemmung des M. dilatator iridis. Manche dieser Wirkstoffe, wie z. B. Thymoxamin haben keinen Effekt auf die Hydrodynamik des menschlichen Auges, während andere auch eine augeninnendrucksenkende Wirkung haben sollen.

Literatur

1. Wettrell, K, Pandolfi, M: Effect of oral administration of various beta-blocking agents on the intraocular pressure in healthy volunteers. Exp Eye Res 21:451, 1975.
2. Pandolfi, M, Ohrstrom, A: Treatment of ocular hypertension with oral beta-adrenergic blocking agents. Acta Ophthal 52:464, 1974.
3. Wettrell, K, Pandolfi, M: Early dose response analysis of ocular hypotensive effects of propranolol in patients with ocular hypertension. Br J Ophthal 60:680, 1976.
4. Wettrell, K, Pandolfi, M: Propranolol vs acetazolamide. A long-term double-masked study of the effect on intraocular pressure and blood pressure. Arch Ophthal 97:280, 1979.
5. Ohrstrom, A, Pandolfi, M: Long-term treatment of glaucoma with systemic propranolol. Am J Ophthal 86:340, 1978.
6. Musini, A, Fabbri, B, Bergamaschi, M, et al: Comparison of the effect of propranolol, lignocaine, and other drugs on normal and raised intraocular pressure in man. Am J Ophthal 72:773, 1971.
7. Maerte, HJ, Merkle, W: Long-term treatment of glaucoma with propranolol ophthalmic solution. Klin Monatsbl Augenheilkd 177:437, 1980.
8. Takats, I, Szilvassy, I, Kerek, A: Intraocular pressure and circulation of aqueous humour in rabbit eyes following intravenous administration of propranolol (Inderal®). Graefe's Arch Ophthal 185:331, 1972.
9. Cubey, RB, Taylor, SH: Ocular reaction to propranolol and resolution on continued treatment with a different beta-blocking drug. Br Med J 4:327, 1975.
10. Garner, A, Rahi, AHS: Practolol and ocular toxicity. Antibodies in serum and tears. Br J Ophthal 60:684, 1976.
11. Rahi, AHS, Chapman, CM, Garner, A, Wright, P: Pathology of practolol-induced ocular toxicity. Br J Ophthal 60:312, 1976.
12. Skegg, DCG, Doll, R: Frequency of eye complaints and rashes among patients receiving practolol and propranolol. Lancet 2:475, 1977.
13. Status report on beta-blockers. FDA Drug Bulletin 8:13, 1978.
14. Katz, IM, Hubbard, WA, Getson, AJ, Gould, AL: Intraocular pressure decrease in normal volunteers following timolol ophthalmic solution. Invest Ophthal 15:489, 1976.
15. Zimmerman, TJ: Timolol maleate–a new glaucoma medication? Invest Ophthal Vis Sci 16:687, 1977.
16. Vareilles, P, Silverstone, D, Plazonnet, B, et al: Comparison of the effects of timolol and other adrenergic agents on intraocular pressure in the rabbit. Invest Ophthal Vis Sci 16:987, 1977.
17. Radius, RL, Diamond, GR, Pollack, IP, Langham, ME: Timolol. A new drug for management of chronic simple glaucoma. Arch Ophthal 96:1003, 1978.
18. Zimmerman, TJ, Kaufman, HE: Timolol. A beta-adrenergic blocking agent for the treatment of glaucoma. Arch Ophthal 95:601, 1977.
19. Zimmerman, TJ, Kaufman, HE: Timolol: dose response and duration of action. Arch Ophthal 95:605, 1977.
20. Spinelli, D, Montanari, P, Vigasio, F, Cormanni, V: Effects of timolol maleate on untreated contralateral eye. J Fr Ophthal 5:153, 1982.
21. Ritch, R, Hargett, NA, Podos, SM: The effect of 1.5% timolol maleate on intraocular pressure. Acta Ophthal 56:6, 1978.
22. Moss, AP, Ritch, R, Hargett, NA, et al: A comparison of the effects of timolol and epinephrine on intraocular pressure. Am J Ophthal 86:489, 1978.
23. Zimmerman, TJ, Kass, MA, Yablonski, ME, Becker, B: Timolol maleate. Efficacy and safety. Arch Ophthal 97:656, 1979.
24. LeBlanc, RP, Krip, G: Timolol–Canadian multicenter study. Ophthalmology 88:244, 1981.
25. Sonntag, JR, Brindley, GO, Shields, MB, et al: Timolol and epinephrine. Comparison of efficacy and side effects. Arch Ophthal 97:273, 1979.
26. Hoyng, PFJ, Verbey, NLJ: Timolol vs guanethidine-epinephrine formulations in the treatment of glaucoma. An open clinical trial. Arch Ophthal 102:1788, 1984.
27. Boger, WP III, Steinert, RF, Puliafito, CA, Pavan-Langston, D: Clinical trial comparing timolol ophthalmic solution to pilocarpine in open-angle glaucoma. Am J Ophthal 86:8, 1978.
28. Hass, I, Drance, SM: Comparison between pilocarpine and timolol on diurnal pressures in open-angle glaucoma. Arch Ophthal 98:480, 1980.
29. Merté, HJ, Merkle, W: Experiences in a double-blind study with different concentrations of timolol and pilocarpine. Klin Monatsbl Augenheilkd 177:443, 1980.
30. Calissendorff, B, Maren, N, Wettrell, K, Ostberg, A: Timolol versus pilocarpine separately or combined with acetazolamide–effects on intraocular pressure. Acta Ophthal 58:624, 1980.
31. Merté, H-J, Merkle, W: Experiences in a double-blind study with different concentrations of timolol and pilocarpine. Klin Monatsbl Augenheilkd 177:443, 1980.
32. Christakis, C, Mangouritsas, N: Comparative studies of the pressure-lowering effect of timolol and phospholine iodide. Klin Monatsbl Augenheilkd 179:197, 1981.
33. Zimmerman, TJ, Harbin, R, Pett, M, Kaufman, HE: Timolol and facility of outflow. Invest Ophthal Vis Sci 16:623, 1977.
34. Sonntag, JR, Brindley, GO, Shields, MB: Effect of timolol therapy on outflow facility. Invest Ophthal Vis Sci 17:293, 1978.
35. Coakes, RL, Brubaker, RF: The mechanism of timolol in lowering intraocular pressure in the normal eye. Arch Ophthal 96:2045, 1978.
36. Yablonski, ME, Zimmerman, TJ, Waltman, SR, Becker, B: A fluorophotometric study of the effect of topical timolol on aqueous humor dynamics. Exp Eye Res 27:135, 1978.
37. Topper, JE, Brubaker, RF: Effects of timolol, epinephrine, and acetazolamide on aqueous flow during sleep. Invest Ophthal Vis Sci 26:1315, 1985.
38. Liu, HK, Chiou, GCY, Garg, LC: Ocular hypotensive effects of timolol in cat eyes. Arch Ophthal 98:1467, 1980.
39. Miichi, H, Nagataki, S: Effects of pilocarpine, salbutamol, and timolol on aqueous humor formation in cynomolgus monkeys. Invest Ophthal Vis Sci 24:1269, 1983.
40. Bartels, SP: Aqueous humor flow measured with fluorophotometry in timolol-treated primates. Invest Ophthal Vis Sci 29:1498, 1988.
41. Neufeld, AH: Experimental studies on the mechanism of action of timolol. Surv Ophthal 23:363, 1979.
42. Neufeld, AH, Bartels, SP, Liu, JHK: Laboratory and clinical studies on the mechanism of action of timolol. Surv Ophthal 28:286, 1983.
43. Bromberg, BB, Gregory, DS, Sears, ML: Beta-adrenergic receptors in ciliary processes of the rabbit. Invest Ophthal Vis Sci 19:203, 1980.

44. Nathanson, JA: Human ciliary process adrenergic receptor: pharmacological characterization. Invest Ophthal Vis Sci 21:798, 1981.
45. Trope, GE, Clark, B: Beta adrenergic receptors in pigmented ciliary processes. Br J Ophthal 66:788, 1982.
46. Trope, GE, Clark, B: Binding potencies of 2 new beta$_2$ specific blockers to beta receptors in the ciliary processes and the possible relevance of these drugs to intraocular pressure control. Br J Ophthal 68:245, 1984.
47. Schmitt, CJ, Gross, DM, Share, NN: Beta-adrenergic receptor subtypes in iris-ciliary body of rabbits. Graefe's Arch Ophthal 221:167, 1984.
48. Wax, MB, Molinoff, PB: Distribution and properties of β-adrenergic receptors in human iris-ciliary body. Invest Ophthal Vis Sci 28:420, 1987.
49. Liu, JHK, Bartels, SP, Neufeld, AH: Effects of timolol on intraocular pressure following ocular adrenergic denervation. Curr Eye Res 3:1113, 1984.
50. Wentworth, WO, Brubaker, RF: Aqueous humor dynamics in a series of patients with third neuron Horner's syndrome. Am J Ophthal 92:407, 1981.
51. Bartels, SP, Roth, O, Jumblatt, MM, Neufeld, AH: Pharmacological effects of topical timolol in the rabbit eye. Invest Ophthal Vis Sci 19:1189, 1980.
52. Bartels, SP, Liu, JHK, Neufeld, AH: Decreased beta-adrenergic responsiveness in cornea and iris-ciliary body following topical timolol or epinephrine in albino and pigmented rabbits. Invest Ophthal Vis Sci 24:718, 1983.
53. Airaksinen, PJ, Alanko, HI: Vascular effects on timolol and pilocarpine in the iris. A simultaneous bilateral fluorescein angiographic study. Acta Ophthal 61:195, 1983.
54. Beardsley, TL, Shields, MB: Effect of timolol on aqueous humor protein concentration in humans. Am J Ophthal 95:448, 1983.
55. Stur, M, Grabner, G, Dorda, W, Zehetbauer, G: The effect of timolol on the concentrations of albumin and IgG in the aqueous humor of the human eye. Am J Ophthal 96:726, 1983.
56. Stur, M, Grabner, G, Huber-Spitzy, V, et al: Effect of timolol on aqueous humor protein concentration in the human eye. Arch Ophthal 104:899, 1986.
57. Lichter, M, Feldman, F, Clark, L, Cohen, MM: Effect of indomethacin on the ocular hypotensive action of timolol maleate. Am J Ophthal 98:79, 1984.
58. Goldberg, HS, Feldman, F, Cohen, MM, Clark, L: Effect of topical indomethacin and timolol maleate on intraocular pressure in normal subjects. Am J Ophthal 99:576, 1985.
59. Wantenabe, K, Chiou, GCY: Action mechanism of timolol to lower the intraocular pressure in rabbits. Ophthal Res 15:160, 1983.
60. Mekki, QA, Turner, P: Dopamine-2 receptor blockade does not affect the ocular hypotensive action of timolol. Br J Ophthal 72:598, 1988.
61. Gilmartin, B, Hogan, RE, Thompson, SM: The effect of timolol maleate on tonic accommodation, tonic vergence, and pupil diameter. Invest Ophthal Vis Sci 25:763, 1984.
62. Lin, L-L, Galin, MA, Ostbaum, SA, Katz, I: Longterm timolol therapy. Surv Ophthal 23:377, 1979.
63. Wax, MB, Molinoff, PB, Alvarado, J, Polansky, J: Characterization of β-adrenergic receptors in cultured human trabecular cells and in human trabecular meshwork. Invest Ophthal Vis Sci 30:51, 1989.
64. Jampel, HD, Lynch, MG, Brown, RH, et al: β-adrenergic receptors in human trabecular meshwork. Identification and autoradiographic localization. Invest Ophthal Vis Sci 28:772, 1987.
65. McMenamin, PG, Lee, WR, Grierson, I, Grindle, FCJ: Giant vacuoles in the lining endothelium of the human Schlemm's canal after topical timolol maleate. Invest Ophthal Vis Sci 24:339, 1983.
66. Collignon-Brach, J, Weekers, R: Timolol. Etude clinique. J Fr Ophthal 2:603, 1979.
67. Mills, KB: Blind randomised non-crossover long-term trial comparing topical timolol 0.25% with timolol 0.5% in the treatment of simple chronic glaucoma. Br J Ophthal 67:216, 1983.
68. Dausch, D, Schad, K: Are 0.1% timolol-maleate eyedrops suitable for treating chronic glaucoma? Klin Monatsbl Augenheilkd 180:141, 1982.
69. Mottow-Lippa, LS, Lippa, EA, Naidoff, MA, et al: 0.008% timolol ophthalmic solution. A minimal-effect dose in a normal volunteer model. Arch Ophthal 108:61, 1990.
70. Chang, S-C, Bundgaard, H, Buur, A, Lee, VHL: Low dose O-butyryl timolol improves the therapeutic index of timolol in the pigmented rabbit. Invest Ophthal Vis Sci 29:626, 1988.
71. Potter, DE, Shumate, DJ, Bundgaard, H, Lee, VHL: Ocular and cardiac β-antagonism by timolol prodrugs, timolol and levobunolol. Curr Eye Res 7:755, 1988.
72. Katz, IM, Berger, ET: Effects of iris pigmentation on response of ocular pressure to timolol. Surv Ophthal 23:395, 1979.
73. Salminen, L, Imre, G, Huupponen, R: The effect of ocular pigmentation on intraocular pressure response to timolol. Acta Ophthal 63 (suppl):15, 1985.
74. Schmitt, CJ, Lotti, VJ, LeDouarec, JC: Penetration of timolol into the rabbit eye. Measurements after ocular instillation and intravenous injection. Arch Ophthal 98:547, 1980.
75. Phillips, CI, Bartholomew, RS, Kazi, G, et al: Penetration of timolol eye drops into human aqueous humour. Br J Ophthal 65:593, 1981.
76. Phillips, CI, Bartholomew, RS, Levy, AM, et al: Penetration of timolol eye drops into human aqueous humour: the first hour. Br J Ophthal 69:217, 1985.
77. Soll, DB: Evaluation of timolol in chronic open-angle glaucoma. Once a day vs twice a day. Arch Ophthal 98:2178, 1980.
78. Yalon, M, Urinowsky, E, Rothkoff, L, et al: Frequency of timolol administration. Am J Ophthal 92:526, 1981.
79. Schlecht, LP, Brubaker, RF: The effects of withdrawal of timolol in chronically treated glaucoma patients. Ophthalmology 95:1212, 1988.
80. Krieglstein, GK: A follow-up study on the intraocular pressure response of timolol eye drops. Klin Monatsbl Augenheilkd 175:627, 1979.
81. Merte, HJ, Merkle, W: Results of long-term treatment of glaucoma with timolol ophthalmic solution. Klin Monatsbl Augenheilkd 177:562, 1980.
82. Steinert, RF, Thomas, JV, Boger, WP III: Long-term drift and continued efficacy after multiyear timolol therapy. Arch Ophthal 99:100, 1981.
83. Plan, CH, Boulmier, A: Long-term treatment of chronic glaucoma with timolol drops: results after four years. J Fr Ophthal 4:751, 1981.
84. Airaksinen, PJ, Valle, O, Takki, KK, Klemetti, A: Timolol treatment of chronic open-angle glaucoma and ocular hypertension. A 2.5-year multicenter study. Graefe's Arch Ophthal 219:68, 1982.

85. Blika, S, Saunte, E: Timolol maleate in the treatment of glaucoma simplex and glaucoma capsulare. A three-year followup study. Acta Ophthal 60:967, 1982.
86. Maclure, GM: Chronic open angle glaucoma treated with timolol. A four year study. Trans Ophthal Soc UK 103:78, 1983.
87. LeBlanc, RP, Saheb, NE, Krip, G: Timolol: long-term Canadian multicentre study. Can J Ophthal 20:128, 1985.
88. Boger, WP III: Shortterm"escape" and longterm "drift." The dissipation effects of the beta adrenergic blocking agents. Surv Ophthal 28:235, 1983.
89. Boger, WP III, Puliafito, CA, Steinert, RF, Langston, DP: Long-term experience with timolol ophthalmic solution in patients with open-angle glaucoma. Ophthalmology 85:259, 1978.
90. Oksala, A, Salminen, L: Tachyphylaxis in timolol therapy for chronic glaucoma. Klin Monatsbl Augenheilkd 177:451, 1980.
91. Krupin, T, Singer, PR, Perlmutter, J, et al: One-hour intraocular pressure response to timolol. Lack of correlation with long-term response. Arch Ophthal 99:840, 1981.
92. Neufeld, AH, Zawistowski, KA, Page, ED, Bromberg, BB: Influences on the density of beta-adrenergic receptors in the cornea and iris-ciliary body of the rabbit. Invest Ophthal Vis Sci 17:1069, 1978.
93. Brubaker, RF, Nagataki, S, Bourne, WM: Effect of chronically administered timolol on aqueous humor flow in patients with glaucoma. Ophthalmology 89:280, 1982.
94. Gandolfi, SA: Restoring sensitivity to timolol after longterm drift in primary open-angle glaucoma. Invest Ophthal Vis Sci 31:354, 1990.
95. Ashburn, FS Jr, Gillespie, JE, Kass, MA, Becker, B: Timolol plus maximum tolerated antiglaucoma therapy: a one-year follow-up study. Surv Ophthal 23:389, 1979.
96. Sonty, S, Schwartz, B: The additive effect of timolol on open angle glaucoma patients on maximal medical therapy. Surv Ophthal 23:381, 1979.
97. Zimmerman, TJ, Gillespie, JE, Kass, MA, et al: Timolol plus maximum-tolerated antiglaucoma therapy. Arch Ophthal 97:278, 1979.
98. Keates, EU: Evaluation of timolol maleate combination therapy in chronic open-angle glaucoma. Am J Ophthal 88:565, 1979.
99. Smith, RJ, Nagasubramanian, S, Watkins, R, Poinoosawmy, D: Addition of timolol maleate to routine medical therapy. A clinical trial. Br J Ophthal 64:779, 1980.
100. Nielsen, NV, Eriksen, JS: Timolol in maintenance treatment of ocular hypertension and glaucoma. Acta Ophthal 57:1070, 1979.
101. Kass, MA: Efficacy of combining timolol with other antiglaucoma medications. Surv Ophthal 28:274, 1983.
102. Scharrer, A, Ober, M: Timolol and acetazolamide in the treatment of increased intraocular pressure. Graefe's Arch Ophthal 212:129, 1979.
103. Berson, FG, Epstein, DL: Separate and combined effects of timolol maleate and acetazolamide in open-angle glaucoma. Am J Ophthal 92:788, 1981.
104. Dailey, RA, Brubaker, RF, Bourne, WM: The effects of timolol maleate and acetazolamide on the rate of aqueous formation in normal human subjects. Am J Ophthal 93:232, 1982.
105. Kass, MA, Korey, M, Gordon, M, Becker, B: Timolol and acetazolamide. A study of concurrent administration. Arch Ophthal 100:941, 1982.
106. Söderstrom, MB, Wallin, Ö, Granström, P-A, Thorburn, W: Timolol-pilocarpine combined vs timolol and pilocarpine given separately. Am J Ophthal 107:465, 1989.
107. Schnarr, K-D, Merte, H-J: Effectivity and tolerance of an active substance combination of timolol and pilocarpine-a pilot study. Klin Monatsbl Augenheilkd 191:436, 1987.[kk1]
108. Maclure, GM, Vogel, R, Sturm, A, Binkowitz, B: Effect on the 24-hour diurnal curve of intraocular pressure of a fixed ratio combination of timolol 0.5% and pilocarpine 2% in patients with COAG not controlled on timolol 0.5%. Br J Ophthal 73:827, 1989.
109. Airaksinen, PJ, Valkonen, R, Stenborg, T, et al: A doublemasked study of timolol and pilocarpine combined. Am J Ophthal 104:587, 1987.
110. Alexander, DW, Berson, FG, Epstein, DL: A clinical trial of timolol and epinephrine in the treatment of primary open-angle glaucoma. Ophthalmology 95:247, 1988.
111. Tsoy, EA, Meekins, BB, Shields, MB: Comparison of two treatment schedules for combined timolol and dipivefrin therapy. Am J Ophthal 102:320, 1986.
112. Pfeiffer, N, Grehn, F: Treatment of primary open-angle glaucoma by a combination of timolol 0.5% and epinephrine 0.5% plus guanethidine 3%. Klin Monatsbl Augenheilkd 194:161, 1989.
113. Batchelor, ED, O'Day, DM, Shand, DG, Wood, AJ: Interaction of topical and oral timolol in glaucoma. Ophthalmology 86:60, 1979.
114. Maren, N, Alvan, G, Calissendorff, BM, et al: Additive intraocular pressure reducing effect of topical timolol during systemic beta-blockade. Acta Ophthal 60:16, 1982.
115. Blondeau, P, Coté, M, Tétrault, L: Effect of timolol eye drops in subjects receiving systemic propranolol therapy. Can J Ophthal 18:18, 1983.
116. Wilson, RP, Kanal, N, Spaeth, GL: Timolol: its effectiveness in different types of glaucoma. Ophthalmology 86:43, 1979.
117. Zimmerman, TJ, Canale, P: Timolol–further observations. Ophthalmology 86:166, 1979.
118. Obstbaum, SA, Galin, MA: The effects of timolol on cataract extraction and intraocular pressure. Am J Ophthal 88:1017, 1979.
119. Haimann, MH, Phelps, CD: Prophylactic timolol for the prevention of high intraocular pressure after cataract extraction. A randomized, prospective, double-blind trial. Ophthalmology 88:233, 1981.
120. Sierpinski-Bart, J, Neumann, E: Timolol in early ocular hypertension following cataract extraction. Glaucoma 3:234, 1981.
121. Shields, MB, Braverman, SD: Timolol in the management of secondary glaucomas. Surv Ophthal 28:266, 1983.
122. Steinbach, P-D: Pressure-lowering effect of timolol in various forms of glaucoma. Klin Monatsbl Augenheilkd 176:844, 1980.
123. Lass, JH, Pavan-Langston, D: Timolol therapy in secondary angle-closure glaucoma post penetrating keratoplasty. Ophthalmology 86:51, 1979.
124. Phillips, CI: Timolol in operated closed-angle glaucoma. Br J Ophthal 64:240, 1980.
125. McMahon, CD, Hetherington, J Jr, Hoskins, HD Jr, Shaffer, RN: Timolol and pediatric glaucomas. Ophthalmology 88:249, 1981.
126. Boger, WP III, Walton, DS: Timolol in uncontrolled childhood glaucomas. Ophthalmology 88:253, 1981.

127. Zimmerman, TJ, Kooner, KS, Morgan, KS: Safety and efficacy of timolol in pediatric glaucoma. Surv Ophthal 28:262, 1983.
128. Hoskins, HD Jr, Hetherington, J Jr, Magee, SD, et al: Clinical experience with timolol in childhood glaucoma. Arch Ophthal 103:1163, 1985.
129. Epstein, DL, Krug, JH Jr, Hertzmark, E, et al: A long-term clinical trial of timolol therapy versus no treatment in the management of glaucoma suspects. Ophthalmology 96:1460, 1989.
130. Chauhan, BC, Drance, SM, Douglas, GR: The time-course of intraocular pressure in timolol-treated and untreated glaucoma suspects. Am J Ophthal 107:471, 1989.
131. Chauhan, BC, Drance, SM, Douglas, GR: The effect of long-term intraocular pressure reduction on the differential light sensitivity in glaucoma suspects. Invest Ophthal Vis Sci 29:1478, 1988.
132. Johnson, SH, Brubaker, RF, Trautman, JC: Absence of an effect of timolol on the pupil. Invest Ophthal Vis Sci 17:924, 1978.
133. Tauber, J, Melamed, S, Foster, CS: Glaucoma in patients with ocular cicatricial pemphigoid. Ophthalmology 96:33, 1989.
134. Fiore, PM, Jacobs, IH, Goldberg, DB: Drug-induced pemphigoid. A spectrum of diseases. Arch Ophthal 105:1660, 1987.
135. McMahon, CD, Shaffer, RN, Hoskins, HD Jr, Hetherington, J Jr: Adverse effects experienced by patients taking timolol. Am J Ophthal 88:736, 1979.
136. Wilson, RP, Spaeth, GL, Poryzees, E: The place of timolol in the practice of ophthalmology. Ophthalmology 87:451, 1980.
137. Van Buskirk, EM: Adverse reactions from timolol administration. Ophthalmology 87:447, 1980.
138. Van Buskirk, EM: Corneal anesthesia after timolol maleate therapy. Am J Ophthal 88:739, 1979.
139. Weissman, SS, Asbell, PA: Effects of topical timolol (0.5%) and betaxolol (0.5%) on corneal sensitivity. Br J Ophthal 74:409, 1990.
140. Arthur, BW, Hay, GJ, Wasan, SM, Willis, WE: Ultrastructural effects of topical timolol on the rabbit cornea. Outcome alone and in conjunction with a gas permeable contact lens. Arch Ophthal 101:1607, 1983.
141. Nork, TM, Holly, FJ, Hayes, J, et al: Timolol inhibits corneal epithelial wound healing in rabbits and monkeys. Arch Ophthal 102:1224, 1984.
142. Liu, GS, Basu, PK, Trope, GE: Ultrastructural changes of the rabbit corneal epithelium and endothelium after timoptic treatment. Graefe's Arch Ophthal 225:325, 1987.
143. Brubaker, RF, Coakes, RL, Bourne, WM: Effect of timolol on the permeability of corneal endothelium. Ophthalmology 86:108, 1979.
144. Staatz, WD, Radius, RL, Van Horn, DL, Schultz, RO: Effects of timolol on bovine corneal endothelial cultures. Arch Ophthal 99:660, 1981.
145. Alanko, HI, Airaksinen, PJ: Effects of topical timolol on corneal endothelial cell morphology in vivo. Am J Ophthal 96:615, 1983.
146. Nielsen, NV, Eriksen, JS: Timolol. Transitory manifestations of dry eyes in long term treatment. Acta Ophthal 57:418, 1979.
147. Bonomi, L, Zavarise, G, Noya, E, Michieletto, S: Effects of timolol maleate on tear flow in human eyes. Graefe's Arch Ophthal 213:19, 1980.
148. Coakes, RL, Mackie, IA, Seal, DV: Effects of long-term treatment with timolol on lacrimal gland function. Br J Ophthal 65:603, 1981.
149. Harwick, J, Romanowski, E, Araullo-Cruz, T, Gordon, YJ: Timolol promotes reactivation of latent HSV-1 in the mouse iontophoresis model. Invest Ophthal Vis Sci 28:580, 1987.
150. Hill, JM, Shimomura, Y, Dudley, JB, et al: Timolol induces HSV-1 ocular shedding in the latently infected rabbit. Invest Ophthal Vis Sci 28:585, 1987.
151. Pakalnis, VA, Rustgi, AK, Stefansson, E, et al: The effect of timolol on anterior-chamber oxygenation. Ann Ophthal 19:298, 1987.
152. Kaila, T, Salminen, L, Huupponen, R: Systemic absorption of topically applied ocular timolol. J Ocul Pharmacol 1:79, 1985.
153. Passo, MS, Palmer, EA, Van Buskirk, EM: Plasma Timolol in glaucoma patients. Ophthalmology 91:1361, 1984.
154. Fraunfelder, FT: Interim report: national registry of possible drug-induced ocular side effects. Ophthalmology 87:87, 1980.
155. Flammer, J, Barth, D: Cardiovascular effects of local timolol therapy. Klin Monatsbl Augenheilkd 176:561, 1980.
156. Nelson, WL, Fraunfelder, FT, Sills, JM, et al: Adverse respiratory and cardiovascular events attributed to timolol ophthalmic solution, 1978–1985. Am J Ophthal 102:606, 1986.
157. Caprioli, J, Sears, ML: Caution on the preoperative use of topical timolol. Am J Ophthal 95:561, 1983.
158. Doyle, WJ, Weber, PA, Meeks, RH: Effect of topical timolol maleate on exercise performance. Arch Ophthal 102:1517, 1984.
159. Leier, CV, Baker, ND, Weber, PA: Cardiovascular effects of ophthalmic timolol. Ann Intern Med 104:197, 1986.
160. Dinai, Y, Sharir, M, Naveh, N, Halkin, H: Bradycardia induced by interaction between quinidine and ophthalmic timolol. Ann Intern Med 103:890, 1985.
161. Pringle, SD, MacEwen, CJ: Severe bradycardia due to interaction of timolol eye drops and verapamil. Br Med J 294:155, 1987.
162. Jones, FL Jr, Ekberg, NL: Exacerbation of asthma by timolol. N Engl J Med 301:270, 1979.
163. Holtmann, HW, Holle, JP, Glanzer, K: Alteration of bronchial flow resistance due to timolol 0.25% in bronchial asthma. Klin Monatsbl Augenheilkd 176:441, 1980.
164. Schoene, RB, Martin, TR, Charan, NB, French, CL: Timolol-induced bronchospasm in asthmatic bronchitis. JAMA 245:1460, 1981.
165. Van Buskirk, EM, Fraunfelder, FT: Ocular beta-blockers and systemic effects. Am J Ophthal 98:623, 1984.
166. Burnstine, RA, Felton, JL, Ginther, WH: Cardiorespiratory reaction to timolol maleate in a pediatric patient: a case report. Ann Ophthal 14:905, 1982.
167. Olson, RJ, Bromberg, BB, Zimmerman, TJ: Apneic spells associated with timolol therapy in a neonate. Am J Ophthal 88:120, 1979.
168. Lustgarten, JS, Podos, SM: Topical timolol and the nursing mother. Arch Ophthal 101:1381, 1983.
169. Coyle, JT: Timoptic and depression. J Ocul Therap Surg Nov-Dec:311, 1983.
170. Fraunfelder, FT, Meyer, SM, Menacker, SJ: Alopecia possibly secondary to topical ophthalmic β-blockers. JAMA 263:1493, 1990.
171. Shaivitz, SA: Timolol and myasthenia gravis. JAMA 252:1611, 1979.

172. Coppeto, JR: Timolol-associated myasthenia gravis. Am J Ophthal 98:244, 1984.
173. Velde, TM, Kaiser, FE: Ophthalmic timolol treatment causing altered hypoglycemic response in a diabetic patient. Arch Intern Med 143:1627, 1983.
174. Coleman, AL, Diehl, DLC, Jampel, HD, et al: Topical timolol decreases plasma high-density lipoprotein cholesterol level. Arch Ophthal 108:1260, 1990.
175. Reiss, GR, Brubaker, RF: The mechanism of betaxolol, a new ocular hypotensive agent. Ophthalmology 90:1369, 1983.
176. Berrospi, R, Leibowitz, HM: Betaxolol. A new beta-adrenergic blocking agent for treatment of glaucoma. Arch Ophthal 100:943, 1982.
177. Radius, RL: Use of betaxolol in the reduction of elevated intraocular pressure. Arch Ophthal 101:898, 1983.
178. Caldwell, DR, Salisbury, CR, Guzek, JP: Effects of topical betaxolol in ocular hypertensive patients. Arch Ophthal 102:539, 1984.
179. Feghali, JG, Kaufman, PL: Decreased intraocular pressure in the hypertensive human eye with betaxolol, a β_1-adrenergic antagonist. Am J Ophthal 100:777, 1985.
180. Berry, DP, Van Buskirk, EM, Shields, MB: Betaxolol and timolol. A comparison of efficacy and side effects. Arch Ophthal 102:42, 1984.
181. Stewart, RH, Kimbrough, RL, Ward, RL: Betaxolol vs timolol. A six-month double-blind comparison. Arch Ophthal 104:46, 1986.
182. Allen, RC, Hertzmark, E, Walker, AM, Epstein, DL: A double-masked comparison of betaxolol vs timolol in the treatment of open-angle glaucoma. Am J Ophthal 101:535, 1986.
183. Vogel, R, Tipping, R, Kulaga, SF Jr, et al: Changing therapy from timolol to betaxolol. Effect on intraocular pressure in selected patients with glaucoma. Arch Ophthal 107:1303, 1989.
184. Smith, JP, Weeks, RH, Newland, EF, Ward, RL: Betaxolol and acetazolamide. Combined ocular hypotensive effect. Arch Ophthal 102:1794, 1984.
185. Robinson, JC, Kaufman, PL: Effects and interactions of epinephrine, norepinephrine, timolol, and betaxolol on outflow facility in the cynomolgus monkey. Am J Ophthal 109:189, 1990.
186. Allen, RC, Epstein, DL: Additive effect of betaxolol and epinephrine in primary open angle glaucoma. Arch Ophthal 104:1178, 1986.
187. Weinreb, RN, Ritch, R, Kushner, FH: Effect of adding betaxolol to dipivefrin therapy. Am J Ophthal 101:196, 1986.
188. Weinreb, RN, Caldwell, DR, Goode, SM, et al: A double-masked three-month comparison between 0.25% betaxolol suspension and 0.5% betaxolol ophthalmic solution. Am J Ophthal 110:189, 1990.
189. Hesse, RJ, Swan, JL II: Aphakic cystoid macular edema secondary to betaxolol therapy. Ophthal Surg 19:562, 1988.
190. Schoene, RB, Abuan, T, Ward, RL, Beasley, CH: Effects of topical betaxolol, timolol, and placebo on pulmonary function in asthmatic bronchitis. Am J Ophthal 97:86, 1984.
191. Van Buskirk, EM, Weinreb, RN, Berry, DP, et al: Betaxolol in patients with glaucoma and asthma. Am J Ophthal 101:531, 1986.
192. Ofner, S, Smith, TJ: Betaxolol in chronic obstructive pulmonary disease. J Ocular Pharmacol 3:171, 1987.
193. Bleckmann, H, Dorow, P: Treatment of patients with glaucoma and obstructive airway diseases with betaxolol and placebo eye drops. Klin Monatsbl Augenheilkd 191:199, 1987.
194. Weinreb, RN, Van Buskirk, EM, Cherniack, R, Drake, MM: Long-term betaxolol therapy in glaucoma patients with pulmonary disease. Am J Ophthal 106:162, 1988.
195. Nelson, WL, Kuritsky, JN: Early postmarketing surveillance of betaxolol hydrochloride, September 1985-September 1986. Am J Ophthal 103:592, 1987.
196. Roholt, PC: Betaxolol and restrictive airway disease. Arch Ophthal 105:1172, 1987.
197. Harris, LS, Greenstein, SH, Bloom, AF: Respiratory difficulties with betaxolol. Am J Ophthal 102:274, 1986.
198. Cadigan, PJ, London, DR, Pentecost, BL, et al: Cardiovascular effects of single oral doses of the new beta-adrenoceptor blocking agent betaxolol (SL 75212) in healthy volunteers. Br J Clin Pharmacol 9:569, 1980.
199. Atkins, JM, Pugh, BR Jr, Timewell, RM: Cardiovascular effects of topical beta-blockers during exercise. Am J Ophthal 99:173, 1985.
200. Dickstein, K, Hapnes, R, Aarsland, T, et al: Comparison of topical timolol vs betaxolol on cardiopulmonary exercise performance in healthy volunteers. Acta Ophthal 66:463, 1988.
201. Zabel, RW, MacDonald, IM: Sinus arrest associated with betaxolol ophthalmic drops. Am J Ophthal 104:431, 1987.
202. Ball, S: Congestive heart failure from betaxolol. Arch Ophthal 105:320, 1987.
203. Lynch, MG, Whitson, JT, Brown, RH, et al: Topical β-blocker therapy and central nervous system side effects. A preliminary study comparing betaxolol and timolol. Arch Ophthal 106:908, 1988.
204. Orlando, RG: Clinical depression associated with betaxolol. Am J Ophthal 102:275, 1986.
205. Calugaru, M: The effect of topically applied levobunolol on the trabecular outflow of aqueous humor in open-angle glaucoma. Klin Monatsbl Augenheilkd 194:164, 1989.
206. Duzman, E, Ober, M, Scharrer, A, Leopold, IH: A clinical evaluation of the effects of topically applied levobunolol and timolol on increased intraocular pressure. Am J Ophthal 94:318, 1982.
207. Partamian, LG, Kass, MA, Gordon, M: A dose-response study of the effect of levobunolol on ocular hypertension. Am J Ophthal 95:229, 1983.
208. Bensinger, RE, Keates, EU, Gofman, JD, et al: Levobunolol. A three-month efficacy study in the treatment of glaucoma and ocular hypertension. Arch Ophthal 103:375, 1985.
209. Cinotti, A, Cinotti, D, Grant, W, et al: Levobunolol vs timolol for open-angle glaucoma and ocular hypertension. Am J Ophthal 99:11, 1985.
210. Long, D, Zimmerman, T, Spaeth, G, et al: Minimum concentration of levobunolol required to control intraocular pressure in patients with primary open-angle glaucoma or ocular hypertension. Am J Ophthal 99:18, 1985.
211. Berson, FG, Cohen, HB, Foerster, RJ, et al: Levobunolol compared with timolol for the long-term control of elevated intraocular pressure. Arch Ophthal 103:379, 1985.
212. Stryz, JR, Merte, HJ: A one-year comparison of 0.5% and 1.0% levobunolol with 0.5% timolol eye drops in the treatment of open-angle glaucoma. Klin Monatsbl Augenheilkd 187:537, 1985.

213. Freyler, H, Novack, GD, Menapace, R, et al: Comparison of ocular hypotensive efficacy and safety of levobunolol and timolol. Klin Monatsbl Augenheilkd 193:257, 1988.
214. Boozman, FW III, Carriker, R, Foerster, R, et al: Long-term evaluation of 0.25% levobunolol and timolol for therapy for elevated intraocular pressure. Arch Ophthal 106:614, 1988.
215. Berson, FG, Cinotti, A, Cohen, H, et al: Levobunolol. A beta-adrenoceptor antagonist effective in the long-term treatment of glaucoma. Ophthalmology 92:1271, 1985.
216. Geyer, O, Lazar, M, Novack, GD, et al: Levobunolol compared with timolol: a four-year study. Br J Ophthal 72:892, 1988.
217. The Levobunolol Study Group: levobunolol. A four-year study of efficacy and safety in glaucoma treatment. Ophthalmology 96:642, 1989.
218. Krieglstein, GK, Novack, GD, Voepel, E, et al: Levobunolol and metipranolol: comparative ocular hypotensive efficacy, safety, and comfort. Br J Ophthal 71:250, 1987.
219. Long, DA, Johns, GE, Mullen, RS, et al: Levobunolol and betaxolol. A double-masked controlled comparison of efficacy and safety in patients with elevated intraocular pressure. Ophthalmology 95:735, 1988.
220. Rakofsky, SI, Melamed, S, Cohen, JS, et al: A comparison of the ocular hypotensive efficacy of once-daily and twice-daily levobunolol treatment. Ophthalmology 96:8, 1989.
221. Wandel, T, Fishman, D, Novack, GD, et al: Ocular hypotensive efficacy of 0.25% levobunolol instilled once daily. Ophthalmology 95:252, 1988.
222. Wandel, T, Charap, AD, Lewis, RA, et al: Glaucoma treatment with once-daily levobunolol. Am J Ophthal 101:298, 1986.
223. Schwartz, JS, Christensen, RE, Lee, DA: Comparison of timolol maleate and levobunolol: doses and volume per bottle. Arch Ophthal 107:17, 1989.
224. Charap, AD, Shin, DH, Petursson, G, et al: Effect of varying drop size on the efficacy and safety of a topical beta blocker. Ann Ophthal 21:351, 1989.
225. West, DR, Lischwe, D, Thompson, VM, Ide, CH: Comparative efficacy of the β-blockers for the prevention of increased intraocular pressure after cataract extraction. Am J Ophthal 106:168, 1988.
226. Silverstone, DE, Novack, GD, Kelley, EP, Chen, KS: Prophylactic treatment of intraocular pressure elevations after neodymium:YAG laser posterior capsulotomies and extracapsular cataract extractions with levobunolol. Ophthalmology 95:713, 1988.
227. Allen, RC, Robin, AL, Long, D, et al: A combination of levobunolol and dipivefrin for the treatment of glaucoma. Arch Ophthal 106:904, 1988.
228. Kruse, W: Metipranolol–a new beta-receptor blocking agent. Klin Monatsbl Augenheilkd 182:582, 1983.
229. Merte, HJ, Stryz, JR, Mertz, M: Comparative studies on initial pressure reduction using metipranolol 0.3% and timolol 0.25% in eyes with open-angle glaucoma. Klin Monatsbl Augenheilkd 182:286, 1983.
230. Le Jeunne, CL, Hughues, FC, Dufier, JL, et al: Bronchial and cardiovascular effects of ocular topical β-antagonists in asthmatic subjects: comparison of timolol, carteolol, and metipranolol. J Clin Pharmacol 29:97, 1989.
231. Draeger, J, Schneider, B, Winter, R: The local anesthetic action of metipranolol as compared to timolol. Klin Monatsbl Augenheilkd 182:210, 1983.
232. Schmitz Valckenberg, P: The use of metipranolol to prevent elevation of intraocular pressure after cataract extraction. Klin Monatsbl Augenheilkd 182:150, 1983.
233. Scharrer, A, Ober, M: Fixed combination of metipranolol 0.1% and pilocarpine 2% compared with the individual drugs in glaucoma therapy. A controlled, randomized clinical study for intraindividual comparison of efficacy and tolerance. Klin Monatsbl Augenheilkd 189:450, 1986.
234. Frishman, WH, Kostis, J: The significance of intrinsic sympathomimetic activity in beta-adrenoceptor blocking drugs. Cardiovasc Rev Rep 3:503, 1982.
235. Kitazawa, Y, Azuma, I, Takase, M: Evaluation of the effect of carteolol eyedrops for primary open-angle glaucoma and ocular hypertension. Igaku No Ayumi 127:859, 1983.
236. Negishi, C, Kanai, A, Nakajima, A, et al: Ocular effects of beta-blocking agent carteolol on healthy volunteers and glaucoma patients. Jap J Ophthal 25:464, 1981.
237. Scoville, B, Mueller, B, White, BG, Krieglstein, GK: A double-masked comparison of carteolol and timolol in ocular hypertension. Am J Ophthal 105:150, 1988.
238. Brazier, DJ, Smith, SE: Ocular and cardiovascular response to topical carteolol 2% and timolol 0.5% in healthy volunteers. Br J Ophthal 72:101, 1988.
239. Stewart, WC, Shields, MB, Allen, RC, et al: A three-month comparison of 1% and 2% carteolol and 0.5% timolol in open-angle glaucoma. Graefe's Arch Ophthal 229:258, 1991.
240. Duff, GR, Newcombe, RG: The 12-hour control of intraocular pressure on carteolol 2% twice daily. Br J Ophthal 72:890, 1988.
241. Duff, GR: A double-masked crossover study comparing the effects of carteolol 1% and 2% on intra-ocular pressure. Acta Ophthal 65:618, 1987.
242. Pillunat, L, Stodtmeister, R: Effect of different antiglaucomatous drugs on ocular perfusion pressures. J Ocular Pharmacol 4:231, 1988.
243. Liu, JHK, Bartels, SP, Neufeld, AH: Effects of l- and d-timolol on cyclic AMP synthesis and intraocular pressure in water-loaded, albino and pigmented rabbits. Invest Ophthal Vis Sci 24:1276, 1983.
244. Keates, EU, Stone, R: The effect of d-timolol on intraocular pressure in patients with ocular hypertension. Am J Ophthal 98:73, 1984.
245. Share, NN, Lotti, VJ, Gautheron, P, et al: R-Enantiomer of timolol: a potential selective ocular antihypertensive agent. Graefe's Arch Ophthal 221:234, 1984.
246. Wettrell, K, Pandolfi, M: Effect of topical atenolol on intraocular pressure. Br J Ophthal 61:334, 1977.
247. Elliot, MJ, Cullen, PM, Phillips, CI: Ocular hypotensive effect of atenolol (Tenormin, ICI). A new beta-adrenergic blocker. Br J Ophthal 59:296, 1975.
248. Stenkula, E, Wettrell, K: A dose-response study of oral atenolol administered once daily in patients with raised intraocular pressure. Graefe's Arch Ophthal 218:96, 1982.
249. Tutton, MK, Smith, RJH: Comparison of ocular hypotensive effects of 3 dosages of oral antenolol. Br J Ophthal 67:664, 1983.
250. MacDonald, MJ, Cullen, PM, Phillips, CI: Atenolol versus propranolol. A comparison of ocular hypotensive effect of an oral dose. Br J Ophthal 60:789, 1976.
251. MacDonald, MJ, Gore, SM, Cullen, PM, Phillips, CI: Comparison of ocular hypotensive effects of acetazolamide and atenolol. Br J Ophthal 61:345, 1977.

252. Wettrell, K, Wilke, K, Pandolfi, M: Topical atenolol versus pilocarpine: a double-blind study of the effect on ocular tension. Br J Ophthal 62:292, 1978.
253. Phillips, CI, Gore, SM, Gunn, PM: Atenolol versus adrenaline eye drops and an evaluation of these two combined. Br J Ophthal 62:296, 1978.
254. Brenkman, RF: Long-term hypotensive effect of atenolol 4% eyedrops. Br J Ophthal 62:287, 1978.
255. Alm, A, Wickstrom, CP: Effects of systemic and topical administration of metoprolol on intraocular pressure in healthy subjects. Acta Ophthal 58:740, 1980.
256. Urner-Bloch, U, Bucheli, J, Elta, H, et al: Clinical trials of various glaucoma drugs acting on the adrenergic system. Klin Monatsbl Augenheilkd 176:555, 1980.
257. Calissendorff, B: Aqueous humour concentration of metoprolol after oral administration. Acta Ophthal 65:721, 1987.
258. Bucheli, J, Aeschlimann, J, Gloor, B: The influence of metoprolol eye drops on intraocular pressure. Klin Monatsbl Augenheilkd 177:146, 1980.
259. Krieglstein, GK: The long-term ocular and systemic effects of topically applied metoprolol tartrate in glaucoma and ocular hypertension. Acta Ophthal 59:15, 1981.
260. Nielsen, PG, Ahrendt, N, Buhl, H, Byrn, E: Metoprolol eyedrops 3%, a short-term comparison with pilocarpine and a five-month follow-up study. Acta Ophthal 60:347, 1982.
261. Collignon-Brach, J, Weekers, R: Comparative clinical study of metoprolol and timolol. J Fr Ophthal 4:275, 1981.
262. Bonomi, L, Steindler, P: Effect of pindolol on intraocular pressure. Br J Ophthal 59:301, 1975.
263. Dausch, D, Gorlich, W, Honegger, H: Is pindolol suitable for the treatment of glaucoma? Klin Monatsbl Augenheilkd 184:536, 1984.
264. Smith, RJH, Blamires, T, Nagasubramanian, S, et al: Addition of pindolol to routine medical therapy: a clinical trial. Br J Ophthal 66:102, 1982.
265. Huuppone, R, Salminen, L: Transient corneal anaesthesia after topical pindolol in rabbits. Acta Ophthal 63:19, 1985.
266. Andréasson, S, Møller Jensen, K: Effect of pindolol on intraocular pressure in glaucoma: pilot study and a randomised comparison with timolol. Br J Ophthal 67:228, 1983.
267. Dausch, D, Gorlich, W, Honegger, H: Clinical suitability of pindolol eye drops for the treatment of chronic open-angle glaucoma. Klin Monatsbl Augenheilkd 184:539, 1984.
268. Flammer, J, Robert, Y, Gloor, B: Influence of pindolol and timolol treatment on the visual fields of glaucoma patients. J Ocular Pharmacol 2:305, 1986.
269. Williamson, J, Atta, HR, Kennedy, PA, Muir, JG: Effect of orally administered nadolol on the intraocular pressure in normal volunteers. Br J Ophthal 69:38, 1985.
270. Rennie, IG, Smerdon, DL: The effect of a once-daily oral dose of nadolol on intraocular pressure in normal volunteers. Am J Ophthal 100:445, 1985.
271. Duff, GR: The effect of twice daily nadolol on intraocular pressure. Am J Ophthal 104:343, 1987.
272. Duff, GR, Watt, AH, Graham, PA: A comparison of the effects of oral nadolol and topical timolol on intraocular pressure, blood pressure, and heart rate. Br J Ophthal 71:698, 1987.
273. Williamson, J, Young, JDH, Atta, H, et al: Comparative efficacy of orally and topically administered β blockers for chronic simple glaucoma. Br J Ophthal 69:41, 1985.
274. Krieglstein, GK: Nadolol eye drops in glaucoma and ocular hypertension: a controlled clinical study of dose response and duration of action. Graefe's Arch Ophthal 217:309, 1981.
275. Krieglstein, GK, Mohamed, J: The comparative multiple-dose intraocular pressure responses of nadolol and timolol in glaucoma and ocular hypertension. Acta Ophthal 60:284, 1982.
276. Duzman, E, Chen, C-C, Anderson, J, et al: Diacetyl derivative of nadolol. I. Ocular pharmacology and short-term ocular hypotensive effect in glaucomatous eyes. Arch Ophthal 100:1916, 1982.
277. Duzman, E, Rosen, N, Lazar, M: Diacetyl nadolol: 3-month ocular hypotensive effect in glaucomatous eyes. Br J Ophthal 67:668, 1983.
278. Merte, HJ, Stryz, JR: Initial experience with the beta-blocker befunolol in the treatment of open angle glaucoma. Klin Monatsbl Augenheilkd 184:55, 1984.
279. Merte, HJ, Stryz, JR: Further experience with the beta-blocker befunolol in treatment of open-angle glaucoma over a period of one year. Klin Monatsbl Augenheilkd 184:316, 1984.
280. Tanaka, Y, Nakaya, H, Yamada, Y, Nakamura, Y: Therapeutic results obtained in patients with glaucoma with alteration from 0.5% timolol eye solution to 0.5% befunolol eye solution. Folia Ophthal Jap 36:741, 1985.
281. Krieglstein, GK, Gramer, E, Leydhecker, W: The ocular responses of oral administration of penbutolol in the glaucomatous patient. Acta Ophthal 58:608, 1980.
282. Wand, M, Grant, WM: Thymoxamine hydrochloride: an alpha-adrenergic blocker. Surv Ophthal 25:75, 1980.
283. Lee, DA, Brubaker, RF, Nagataki, S: Effect of thymoxamine on aqueous humor formation in the normal human eye as measured by fluorophotometry. Invest Ophthal Vis Sci 21:805, 1981.
284. Relf, SJ, Ghargozloo, NZ, Skuta, GL, et al: Thymoxamine reverses phenylephrine-induced mydriasis. Am J Ophthal 106:251, 1988.
285. Small, S, Stewart-Jones, JH, Turner, P: Influence of thymoxamine on changes in pupil diameter and accommodation produced by homatropine and ephedrine. Br J Ophthal 60:132, 1978.
286. Grehn, F, Fleig, T, Schwarzmüller, E: Thymoxamine: a miotic for intraocular use. Graefe's Arch Ophthal 224:174, 1986.
287. Halasa, AH, Rutkowski, PC: Thymoxamine therapy for angle-closure glaucoma. Arch Ophthal 90:177, 1973.
288. Wand, M, Grant, WM: Thymoxamine hydrochloride: effects on the facility of outflow and intraocular pressure. Invest Ophthal 15:400, 1976.
289. Wand, M, Grant, WM: Thymoxamine test: differentiating angle-closure glaucoma from open-angle glaucoma with narrow angles. Arch Ophthal 96:1009, 1978.
290. Campbell, DG: Pigmentary dispersion and glaucoma. A new theory. Arch Ophthal 97:1667, 1979.
291. Dixon, RS, Anderson, RL, Hatt, MU: The use of thymoxamine in eyelid retraction. Arch Ophthal 97:2147, 1979.
292. Smith, BR, Murray, DL, Leopold, IH: Influence of topically applied prazosin on the intraocular pressure of experimental animals. Arch Ophthal 97:1933, 1979.
293. Krupin, T, Feitl, M, Becker, B: Effect of prazosin on aqueous humor dynamics in rabbits. Arch Ophthal 98:1639, 1980.

294. Serle, JB, Stein, AJ, Podos, SM, Severin, CH: Corynanthine and aqueous humor dynamics in rabbits and monkeys. Arch Ophthal 102:1385, 1984.
295. Serle, JB, Podos, SM, Lustgarten, JS, et al: The effect of corynanthine on intraocular pressure in clinical trials. Ophthalmology 92:977, 1985.
296. Iuglio, N: Ocular effects of topical application of dapiprazole in man. Glaucoma 6:110, 1984.
297. Leopold, IH, Murray, DL: Ocular hypotensive action of labetalol. Am J Ophthal 88:427, 1979.
298. Murray, DL, Podos, SM, Wei, C-P, Leopold, IH: Ocular effects in normal rabbits of topically applied labetalol. A combined alpha- and beta-adrenergic antagonist. Arch Ophthal 97:723, 1979.
299. Bonomi, L, Perfetti, S, Bellucci, R, et al: Ocular hypotensive action of labetalol in rabbit and human eyes. Graefe's Arch Ophthal 217:175, 1981.
300. Krieglstein, GK, Kontić, D: Nadolol and labetalol. Comparative efficacy of two beta-blocking agents in glaucoma. Graefe's Arch Ophthal 216:313, 1981.

Kapitel 28. Karboanhydrasehemmstoffe

28.1 Wirkungsmechanismus
28.1.1 Karboanhydrase
28.1.2 Hemmung der Karboanhydrase
28.2 Applikation
28.3 Nebenwirkungen
28.3.1 Störungen des Elektrolythaushaltes
28.3.2 Gastrointestinale Symptome
28.3.3 Nebenwirkungen durch die Sulfonamidstruktur
28.3.4 Andere Nebenwirkungen
28.4 Spezielle Karboanhydrasehemmstoffe
28.4.1 Acetazolamid
28.4.2 Methazolamid
28.4.3 Diclofenamid
28.4.4 Ethoxzolamid
28.5 Lokal applizierbare Karboanhydrasehemmstoffe
28.6 Zusammenfassung

Karboanhydrasehemmstoffe sind die z. Z. einzige Substanzgruppe, die bei der Dauertherapie des Glaukoms systemisch appliziert wird. Der Prototyp dieser Wirkstoffgruppe, das Acetazolamid, wurde als augendrucksenkendes Medikament 1954 [1] in die Ophthalmologie eingeführt und viel von unserem Verständnis über Karboanhydrasehemmstoffe zur Augeninnendrucksenkung geht auf Erfahrungen mit diesem Wirkstoff zurück. Andere, in den verschiedenen Ländern kommerziell verfügbare Karboanhydrasehemmstoffe sind Methazolamid, Diclofenamid und Ethoxzolamid. Den Karboanhydrasehemmstoffen ist der gleiche grundlegende Wirkungsmechanismus auf den Augeninnendruck gemeinsam. Auch die Nebenwirkungen sind identisch, jedoch quantitativ unterschiedlich ausgeprägt. Es sollen deshalb die für die gesamte Substanzgruppe allgemein gültigen Aspekte zuerst besprochen werden, bevor auf spezielle Charakteristika der einzelnen Wirkstoffe eingegangen wird.

28.1 Wirkungsmechanismus

28.1.1 Karboanhydrase

Die Karboanhydrase ist ein Enzym, das verantwortlich ist für die katalytische Hydratation von CO_2 und Dehydratation von H_2CO_3:

$$CO_2 + H_2O \overset{CA}{\rightleftarrows} H_2CO_3 \rightleftarrows HCO_3^- + H^+$$

Das Enzym kommt im Körper in mehreren Isoenzymformen vor, wobei in den Ziliarkörperfortsätzen des menschlichen Auges fast ausschließlich der Isoenzymtyp II besteht [2–4]. Histochemische Untersuchungen sowohl an Tieraugen wie an menschlichen Augen ergaben Karboanhydrase im pigmentierten wie im nicht-pigmentierten Epithel des Ziliarkörpers, ganz überwiegend in den basalen und lateralen Zellmembranen [5,6]. Ausgeprägte topographische Unterschiede wurden im nicht-pigmentierten Ziliarkörperepithel an menschlichen Augen sowie an Affenaugen nachgewiesen, was mit den morphologischen Hinweisen unterschiedlicher Sekretionsaktivität übereinstimmt [6]. Theorien zur Bedeutung der Karboanhydrase für die Kammerwassersekretion wurden in Kap. 2 besprochen. Die wahrscheinlichste Erklärung ist, daß das Enzym dazu beiträgt, einen optimalen pH für die enzymabhängigen Ionentransporte aufrecht zu erhalten.

28.1.2 Hemmung der Karboanhydrase

Karboanhydrasehemmstoffe sind Sulfonamidderivate. Der aktive Molekülteil ist identisch mit Kohlensäure und tritt in Wechselwirkung mit der Karboanhydrase, wodurch die Wechselwirkung mit dem Enzym und die intrinsische Aktivität des Sulfonamids determiniert wird. Das Fehlen einer Augendrucksenkung durch Acetazolamid bei Patienten mit einem Mangel an Karboanhydrase vom Typ II weist darauf hin, daß dieses Isoenzym durch den Wirkstoff gehemmt wird [7]. Karboanhydrasehemmstoffe senken den Augeninnendruck ausschließlich durch eine Suppression der Kammerwasserbildung. In einer fluorophotometrischen Studie konnte nachgewiesen werden, daß Acetazolamid die Kammerwasserbildung im menschlichen Auge um 27 % herabsetzt [8]. Eine weitere fluorophotometrische Untersuchung mit einer intravenösen Gabe von Karboanhydrasehemmstoffen bei Kaninchen zeigte, daß eine initiale Phase der Sekretionsminderung evtl. über eine Vasokonstriktion in der Uvea zustandekommt, die durch den basischen Anteil der Injektionslösung induziert wird, worauf sich eine langsame Phase der Sekretionsminderung infolge eines direkten Effektes des Pharmakons auf die Kammerwasserbildung anschließt [9]. Der genaue molekulare Mechanismus, durch den die Sekretionsminderung entsteht, ist noch nicht völlig geklärt, aber es wurden folgende Theorien aufgestellt.

Es könnte der *Ionentransport*, der für die Sekretion von Kammerwasser notwendig ist, durch eine pH-Verschiebung in den sauren Bereich bei Hemmung der Karboanhydrase beeinträchtigt werden [10]. Der durch die Hemmung der Karboanhydrase hauptsächlich betroffene Ionentransport stellt sich in den verschiedenen Tiermodellen unterschiedlich dar [10–12] und konnte am menschlichen Auge noch nicht präzisiert werden.

Karboanhydrasehemmstoffe führen zu einer *metabolischen Azidose*, von der man weiß, daß sie den Augeninnendruck senkt und man glaubte, darin den Mechanismus auf den Augeninnendruck zu erkennen [13]. Verschiedene Studien haben jedoch gezeigt, daß der augendrucksenkende Effekt dieser Substanzen weder eine zeitliche Beziehung zur metabolischen Azidose hat [14] noch von den Änderungen des pH-Wertes im Blut [15–17] oder Kammerwasser [17] abhängig ist. Trotzdem können stark wirksame Karboanhydrasehemmstoffe, die eine metabolische Azidose auslösen, durch diesen Mechanismus einen zusätzlichen augendrucksenkenden Effekt ausüben. Man hat auch vermutet, daß eine acetazolamidinduzierte Azidose durch eine Vermehrung der Durchblutung des Sehnerven die visuelle Funktion bei Glaukompatienten günstig beeinflussen kann, da eine Verbesserung des Gesichtsfeldes nach Acetazolamid unabhängig von einer Änderung des Perfusionsdruckes gezeigt wurde [18].

Weitere Befunde. Es wurde auch an einen adrenergen Effekt der Karboanhydrasehemmstoffe gedacht, da die Wirkung von Acetazolamid bei Hunden durch eine Adrenalektomie oder durch Sympatholytika verändert wurde [19]. Bei menschlichen Augen konnte die Kammerwasserbildung durch Timolol alleine um 33 %, durch Acetazolamid um 27 % und durch die Kombination beider Wirkstoffe um 44 % reduziert werden [8].

Der *diuretische Effekt* der Karboanhydrasehemmstoffe scheint kein wichtiger Aspekt bei der Augendrucksenkung zu sein [20,21]. Wenngleich Acetazolamid den venösen Blutdruck am Katzenauge parallel zur Augendrucksenkung reduziert [22], scheint die Durchblutung des Auges bei der augendrucksenkenden Wirkung von Acetazolamid nicht entscheidend zu sein [23], abgesehen von einem möglichen, transitorischen Effekt auf das uveale Blutvolumen wie vorher gesagt [9]. Gesamtblutspiegel von Zink, ein Bestandteil der Karboanhydrase, sind bei Patienten unter einer Karboanhydrasehemmstofftherapie erhöht, was darauf hinweist, daß diese Pharmaka evtl. eine Enzyminduktion bewirken [24].

Karboanhydrase wurde auch in der *Retina* [4] nachgewiesen und hat hier offensichtlich eine Bedeutung für den Flüssigkeitsaustausch zwischen Netzhaut und Aderhaut [25]. Acetazolamid verstärkt auch die Absorption subretinaler Flüssigkeit bei einer experimentellen Netzhautablösung [26], es erhöht die Adhäsion zwischen Netzhaut und Pigmentepithel [27], es ist wirksam beim chronischen Makulaödem bei Patienten mit einer retinalen Pigmentepithelopathie [28,29], wenngleich es beim Makulaödem durch eine primäre Netzhautgefäßerkrankung nicht wirkt [28].

28.2 Applikation

Applikationswege. Zur Zeit können die kommerziell verfügbaren Karboanhydrasehemmstoffe effektiv nur bei peroraler, intramuskulärer oder intravenöser Gabe eingesetzt werden. Es besteht jedoch eine rege Forschungstätigkeit, die Möglichkeiten einer lokalen Karboanhydrasehemmstofftherapie beim Glaukom in naher Zukunft zu erarbeiten, wie am Ende dieses Kapitels besprochen wird.

Dosis-Wirkungs-Kurve. Die Dosis-Wirkungs-Kurve für Karboanhydrasehemmstoffe verläuft relativ steil, da die Kammerwasserproduktion nur bei einer Enzymhemmung von mehr als 90 % abfällt [30]. Aus diesem Grund ist es wichtig, diese Wirkstoffe nicht in unterschwelligen Dosierungen anzuwenden [31]. Dennoch können manche empfohlene Therapieschemata die Dosierung für den bestmöglichen Wirkeffekt überschreiten, was in der Diskussion zu den speziellen Karboanhydrasehemmstoffen angesprochen wird.

Verteilung und Metabolismus. Karboanhydrasehemmstoffe verteilen sich nicht gleichmäßig in den Körperflüssigkeiten, sondern haben eine spezielle Affinität für bestimmte Gewebe, so z. B. für die Iris und die Ziliarkörperfortsätze [32]. Diese Sulfonamidderivate werden im Körper nicht verstoffwechselt, sondern unverändert im Urin ausgeschieden.

28.3 Nebenwirkungen

Nebenwirkungen bei einer Glaukomtherapie mit Karboanhydrasehemmstoffen sind nicht selten und erzwingen häufig einen Abbruch der Therapie. *Parästhesien* der Finger, Zehen und der Mundregion sind häufige unerwünschte Erscheinungen. Eine erhöhte *Miktionsfrequenz* durch die diuretische Wirkung wird von fast allen Patienten zu Therapiebeginn festgestellt. Diese Erscheinungen sind meist nur vorübergehend und haben keine ernsten Konsequenzen.

28.3.1 Störungen des Elektrolythaushaltes

Störungen des Serumelektrolythaushaltes können ernstere Probleme darstellen: Eine *metabolische Azidose*, einhergehend mit einer Abnahme des Bikarbonats, kann bei höheren Dosierungen mit Karboanhydrasehemmstoffen auftreten und sollte besonders bei Patienten mit einer Leberinsuffizienz, schweren Nierenerkrankungen, Nebennierenrindeninsuffizienz, einer hyperchlorämischen Azidose, niedrigen Natrium- oder Kaliumspiegeln oder schweren, obstruktiven Lungenerkrankungen vermieden werden [33]. Das Risiko für Patienten mit schweren Lebererkrankungen wurde in einem Fallbericht herausgestellt, in dem ein Patient mit einer Leberzirrhose eine hepatische Enzephalopathie in Konsequenz einer Ammoniumintoxikation innerhalb weniger Tage nach Beginn einer Acetazolamidtherapie bekam [34]. Es wurde auch betont, daß eine metabolische Azidose durch eine Karboanhydrasehemmstofftherapie besonders bei älteren Patienten auftritt [35].

Ein *Symptomenkomplex* von allgemeinem Krankheitsgefühl, Müdigkeit, Gewichtsverlust, Anorexie, depressiver Verstimmung und Libidoverlust ist offensichtlich bei Patienten unter einer Karboanhydrasehemmstofftherapie nicht selten [36,37]. Man brachte diese Erscheinungen in Beziehung zum Ausmaß der metabolischen Azidose und vorläufige Ergebnisse bestätigen, daß eine begleitende Therapie mit Natriumbikarbonat [36] oder Natriumazetat [38] die Situation deutlich verbessern kann. Es wurde auch in der Literatur beschrieben, daß eine Kombinationstherapie von Karboanhydrasehemmstoffen mit Aspirin zu sehr ernsten Störungen des Säure-Basen-Haushaltes und zu einer Salicylatintoxikation führen kann [39].

Eine *Abnahme des Kaliumspiegels* kann in der Anfangsphase einer Behandlung mit Karboanhydrasehemmstoffen auftreten, was eine Folge der vermehrten Urinausscheidung dieses Elektrolytes ist, besonders wenn es zu einer sehr starken Diurese kommt. Der Kaliumverlust ist offensichtlich auch eine Erklärung für die häufigen Parästhesien. Die vermehrte Kaliumausscheidung ist meist nur vorübergehend [40] und führt nicht zu einer bedrohlichen Hypokaliämie, es sei denn, daß eine zusätzliche Behandlung mit Diuretika der Chlorothiazidgruppe, Digitalis, Kortikosteroiden oder ACTH besteht. Auch bei Patienten mit einer Leberzirrhose kann die Kaliumausscheidung gefährlich werden. Ein Kaliumersatz ist immer dann indiziert, wenn eine Hypokaliämie nachgewiesen wurde [41].

Erniedrigte Spiegel von Natrium und Chlorid im Serum können ebenfalls vorübergehend auftreten, wobei die Chloridabnahme hauptsächlich mit Diclofenamid vorkommt.

28.3.2 Gastrointestinale Symptome

Gastrointestinale Symptome sind ebenfalls nicht selten, wie z. B. abdominale Beschwerden, metallische Geschmacksveränderungen, Übelkeit und Erbrechen. Diese Symptome haben keine Beziehung zu klinisch-chemischen Serumveränderungen, ihre Ursache ist unbekannt. Die Einnahme der Medikamente mit den Mahlzeiten kann die gastrointestinale Symptomatik bessern [36].

28.3.3 Nebenwirkungen durch die Sulfonamidstruktur

Die folgenden Nebenwirkungen gehen auf die Verwandtschaft dieser Wirkstoffe mit den Sulfonamiden zurück.

Eine *Nierensteinbildung* tritt gehäuft bei Patienten unter Acetazolamid auf [42], was vermutlich die häufigste, ernste Nebenwirkung einer Behandlung mit Karboanhydrasehemmstoffen ist. Der genaue Pathomechanismus ist noch unbekannt, es kann jedoch eine

Verbindung zu der reduzierten Ausscheidung von Zitrat [43] oder Magnesium [44] im Urin bestehen, da beide Substanzen dazu beitragen, die Kalziumsalze im Urin in Lösung zu halten. Man weiß, daß ein alkalischer Urin zur Ausfällung von Kalziumsalzen prädisponiert und man postulierte, daß dies der Mechanismus einer Urolithiasis in Folge einer Karboanhydrasehemmstofftherapie sei [45,46]. Es wurde jedoch auch gezeigt, daß der pH-Wert des Urins zu den Ausgangswerten zurückgeht, nachdem die initiale acetazolamidinduzierte Bikarbonatdiurese abgeklungen ist [47]. Manche Patienten mit einer Nierensteinbildung unter Acetazolamidtherapie haben sogar Urin-pH-Werte im sauren Bereich [48]. Nierenkoliken können auch in Verbindung mit einer Karboanhydrasehemmstofftherapie auftreten, zuweilen einhergehend mit Hämaturie oder Anurie [49].

Toxische Veränderungen der Hämatopoese sind sehr selten, eine Thrombozytopenie, Agranulozytose, aplastische Anämie und Neutropenie wurden jedoch unter einer Behandlung mit Acetazolamid oder Methazolamid beschrieben [50–54]. Das National Registry of Drug-Induced Ocular Side Effects verzeichnete bis 1985 79 Berichtsfälle möglicher Toxizität auf die Hämatopoese durch Karboanhydrasehemmstoffe, von denen 26 letal verliefen [53]. Die Autoren empfehlen zusätzlich zu definitiven Warnhinweisen an den Patienten auf eine persistierende Heiserkeit, Fieber, Müdigkeit, Blässe, leichte Hämatombildung, Epistaxis, Purpura oder Gelbsucht zu achten, ein vollständiges Differentialblutbild vor Behandlungsbeginn und alle 6 Monate im Verlaufe der Behandlung. Letztere Empfehlung führte zu erheblicher Meinungsverschiedenheit unter den Ophthalmologen. Eine Erhebung zeigte, daß die überwiegende Mehrheit der Ophthalmologen nicht routinemäßig Blutbilder ihrer Patienten unter Karboanhydrasehemmstofftherapie veranlaßten und die Autoren der Umfrage empfehlen auf ein Routineblutbild zu verzichten, da dies von fragwürdigem Wert sei, weil die unter Sulfonamiden auftretende Hämatotoxizität nicht dosisabhängig sei, einer Idiosynkrasie entspreche und der Beginn der Erkrankung außerordentlich variabel sei [54].

Trotz ausgewogener Übersichten zu dieser Problematik [55] sind die Meinungen dazu noch unterschiedlich. Die Autoren betonen, daß eine Agranulozytose und eine Thrombozytopenie fast immer plötzlich mit den initialen klinischen Befunden einer akuten bakteriellen Infektion und Blutungen einsetzen. Diese Befunde sind durch häufige Blutuntersuchungen nicht vorhersehbar und völlig reversibel nach Unterbrechung der Therapie. Andererseits hat eine aplastische Anämie typischerweise einen verzögerten, heimtückischen Beginn und ist häufig letal. Die meisten Fälle treten innerhalb einer 6monatigen Behandlungsdauer auf und nur wenige Patienten erholten sich nach Therapieunterbrechung. Eine kosteneffektive und vernünftige Empfehlung ist eine quantitative Bestimmung der zellulären Blutbestandteile (Hämatokrit, Anzahl der weißen Blutkörperchen, Anzahl der Thrombozyten) zu Behandlungsbeginn und alle 2 Monate für die Dauer der ersten 6 Behandlungsmonate. Unter Berücksichtigung der Inzidenz der aplastischen Anämie unter Sulfonamiden in USA würde damit ein von der aplastischen Anämie gerettetes Leben etwa 1,5 Mio. Dollar kosten. Die amerikanischen Autoren schließen daraus, „daß man einem Arzt keine Nachlässigkeit unterstellen dürfe, wenn er nicht routinemäßig Blutbilduntersuchungen vornimmt", aber „ein Arzt der dies tut, nicht der Geldverschwendung beschuldigt werden dürfe" [55]. Inwieweit diese sibyllinische Einschätzung für den Ophthalmologen hilfreich sein kann, mag dahingestellt bleiben.

Andere Nebenwirkungen mit Beziehung zum Sulfonamidcharakter dieser Pharmaka sind eine exfoliative Dermatitis, hypersensitive Nephropathie und akute Myopie [44]. Die Myopisierung ist eine Reaktion des Auges, die nur bei der Behandlung mit Karboanhydrasehemmstoffen auftritt, sie entspricht einer Idiosynkrasie und ist vorübergehend. Die Ultrasonographie eines Patienten mit einer sulfamethoxazolinduzierten Myopie ergab eine Abflachung der Vorderkammer ohne Zunahme der Linsendicke, was die Vermutung zuläßt, daß eine Schwellung des Ziliarkörpers zu einer Nachvorneverlagerung des Linsen-Iris-Diaphragmas führte [56].

28.3.4 Andere Nebenwirkungen

Andere Nebenwirkungen, die in Zusammenhang mit einer Behandlung mit Karboanhydrasehemmstoffen gebracht wurden, sind erhöhte Harnsäurespiegel im Blut [44], Hirsutismus [57] und eine vorübergehende (30 min) Steigerung der Hirndurchblutung und des Liquordruckes [44]. Teratogene Wirkungen wurden im Tierversuch bei Ratten beobachtet [58] und in einem Fall beim Menschen, obwohl in diesem Fall die Mutter auch unter einer anticholinergen Behandlung mit Dicyclomin während der 8.–12. Schwangerschaftswoche stand [59]. Grundsätzlich ist bei der Verordnung von Karboanhydrasehemmstoffen während der Schwangerschaft Vorsicht geboten. Es wurde auch berichtet, daß ein orales Antidiabetikum, Acetohexamid, unbeabsichtigt anstatt Acetazolamid wegen der ähnlichen Bezeichnung verordnet wurde [60].

Alle genannten Nebenwirkungen der Karboanhydrasehemmstoffbehandlung sind offensichtlich häufiger und schwerwiegender bei älteren Menschen, während Patienten vor dem 40. Lebensjahr eine höhere Inzidenz einer langfristigen Arzneimitteltoleranz zeigen [61]. Möglichkeiten, um einige der genannten Nebenwirkungen zu mindern, sind eine supplementäre Alkalitherapie und die Einnahme der Pharmaka mit den Mahlzeiten. Es zeigte sich auch, daß manche Patienten, die eine pharmazeutische Zubereitung eines Karboanhydrasehemmstoffes nicht vertragen, eine andere Wirksubstanz tolerieren oder eine geringere Dosierung wesentlich besser vertragen [62].

Tabelle 28.1. Kommerzielle Zubereitungen von Karboanhydrasehemmstoffen (Auswahl)

Wirkstoff	Handelsname	Dosierung (mg)
Acetazolamid	Diamox	250
	Diamox retard	500
	Diamox i. v.	500
	Glaupax	250
Diclofenamid	Diclofenamid	50

28.4 Spezielle Karboanhydrasehemmstoffe
(Tabelle 28.1)

28.4.1 Acetazolamid

Wie schon gesagt, ist das Acetazolamid der Prototyp für die verschiedenen Karboanhydrasehemmstoffe in der Glaukomtherapie und ein Großteil unserer Erfahrungen zu dieser Wirkstoffgruppe gründet sich auf den Umgang mit diesem Pharmakon.

Applikation. Die übliche perorale Dosierung für eine Langzeittherapie bei Erwachsenen wird mit 250 mg in einem 6-h-Rhythmus empfohlen oder 500 mg in Retardform zweimal täglich. In einer Einzeldosisstudie ergaben jedoch 63 mg bereits einen maximalen Effekt auf den Augeninnendruck [63]. In der gleichen Untersuchung erzielte man mit 250 mg eine geringfügig längere Wirkungsdauer, 500 mg ergaben jedoch keine bessere Wirkung. In einer Langzeitstudie an Patienten mit Offenwinkelglaukom, bei denen auch mit einer maximalen Lokaltherapie keine ausreichende Drucksenkung zu erzielen war, ließ sich noch eine dauerhafte, dosisabhängige Wirkung mit Acetazolamid 125, 250 und 500 mg in Tablettenform sowie mit Acetazolamid 500 und 1000 mg in Retardkapseln nachweisen [64]. Eine einmal tägliche Applikation von 500 mg Acetazolamid in Kapselform mit verzögerter Wirkstofffreisetzung ergab eine substantielle Augendrucksenkung für mindestens 23 h, wobei eine Kapsel zweimal täglich noch stärker wirksam war [65]. Die zweimal tägliche Gabe von 500-mg-Retardkapseln entspricht einer 250 mg-Tablette alle 6 h [65,66]. Das Analgetikum Diflunisal, 500-mg zweimal täglich, erhöht die Plasmaspiegel und die augendrucksenkende Wirkung von Acetazolamid, wenn beide Wirkstoffe zusammen verabreicht werden [67]. Die empfohlene Dosierung von Acetazolamid für Kinder ist 5–10 mg pro Kilogramm Körpergewicht alle 4–6 h [68].

In der Tablettenform erreicht die Augendrucksenkung nach 2 h ein Maximum und dauert etwa 6 h an, während die maximale Drucksenkung bei Retardkapseln nach 8 h erreicht wird und mehr als 12 h andauert. Für einen schnelleren Wirkungseintritt ist eine intravenöse Applikation notwendig, die ein Wirkungsmaximum nach 15 min mit einer Wirkungsdauer von 4 h ergibt. Für Notfälle, wie z. B. einem akuten Winkelblockglaukom, wird ein Therapieschema von 250 mg intramuskulär und 250 mg intravenös als adäquate Dosierung betrachtet.

Die metabolische Azidose ist stärker nach der intravenösen Injektion von Acetazolamid als nach einer peroralen Verabreichung [13]. Die Azidose, die mit einer chronischen, peroralen Therapie mit Acetazolamid einhergeht, kann mit der Bestimmung des Serumbikarbonatspiegels auch als ein Indikator für die Compliance bei der Acetazolamidtherapie verwandt werden [69]. Es wurde auch ein perorales Arzneimittelabgabesystem klinisch geprüft, das Acetazolamid mit einer Freisetzungsrate von 15 mg/h abgibt und weniger Nebenwirkungen verursachen soll [70].

Vorteile. Der Hauptvorteil von Acetazolamid gegenüber anderen Karboanhydrasehemmstoffen ist, daß man mehr über die pharmakologischen Wirkungen sowohl aufgrund von Laboruntersuchungen wie auch klinischer Erfahrung weiß. In einer klinischen Studie erwiesen sich Acetazolamid-Retardkapseln zweimal täglich in einer randomisierten, „crossover"-Untersuchung besser verträglich als viermal täglich 50 mg Methazolamid (was die nächst bestverträgliche Substanz ist), 125 mg Ethoxzolamid, 250 mg Acetazolamid oder 50 mg Diclofenamid [71]. Acetazolamidtabletten gibt es auch als Generika, die im Vergleich zu den übrigen kommerziellen Zubereitungen bezüglich der Augendrucksenkung und den Plasmaspiegeln gleichwertig sind, jedoch eine erhebliche Kostenersparnis ergeben [72].

28.4.2 Methazolamid

Applikation. Obwohl Methazolamid in einer Dosierung bis zu dreimal täglich 100 mg empfohlen wird [68], ergeben verschiedene Studien, daß erheblich weniger Wirkstoff für den gewünschten Arzneimitteleffekt notwendig ist [73–76]. Man fand, daß eine zweimal tägliche Verabreichung von 25 mg eine signifikante Augendrucksenkung ohne metabolische Azidose ermöglicht [73,74]. Die Studien kommen zu einem unterschiedlichen Ergebnis, ob höhere Dosierungen von Methazolamid eine zusätzliche Augeninnendrucksenkung ermöglichen [74,75], obwohl eine 500-mg-Retardkapsel von Acetazolamid eine stärkere augendrucksenkende Wirkung als entweder 25 mg oder 50 mg Methazolamid hat [74]. Eine Möglichkeit der Dosistitration mit Karboanhydrasehemmstoffen ist mit zweimal täglich 25 mg Methazolamid zu beginnen, falls notwendig auf zweimal täglich 50 mg Methazolamid zu steigern und evtl. auf zweimal täglich 500 mg Retardkapsel Acetazolamid überzugehen [77].

Vorteile. Der Hauptvorteil von Methazolamid ist, daß die Substanz in geringerer Dosierung angewandt werden kann, die wahrscheinlich auch weniger Nebenwirkungen verursacht. Dies ist auch durch eine geringere Plasmaeiweißbindung möglich, die eine schnellere Diffusion von aktivem Wirkstoff in das Gewebe erlaubt und damit eine bessere Wirkung bezogen auf die verabreichte Arzneimittelmenge ergibt [73,74]. Methazolamid hat auch eine signifikant längere Plasmahalbwertszeit als Acetazolamid. Es gibt auch Hinweise dafür, daß Methazolamid weniger renale Nebenwirkungen verursacht [73,78], obwohl auch unter Methazolamidtherapie Nierensteinbildungen berichtet wurden [79,80].

28.4.3 Diclofenamid

Die empfohlene Dosierung für diesen Karboanhydrasehemmstoff ist 25–100 mg dreimal täglich. Die größere Wirkungsstärke geht wahrscheinlich auf eine doppelte Molekülkonfiguration zurück, die an zwei Stellen der Kohlensäure ähnelt. Die Substanz verursacht eine geringere metabolische Azidose infolge einer höheren Chloridausscheidung, geht jedoch mit einer verstärkten Diurese auch im Dauergebrauch einher [68].

28.4.4 Ethoxzolamid

Dieser Karboanhydrasehemmstoff wird in einer Dosierung von 125 mg alle 6 h gegeben und ist in Wirkung und Nebenwirkung dem Acetazolamid vergleichbar [68].

28.5 Lokal applizierbare Karboanhydrasehemmstoffe

Bei den häufigen und schwerwiegenden Nebenwirkungen der oralen und parenteralen Therapie mit Karboanhydrasehemmstoffen ist der Bedarf für eine topische Applikation dieser Pharmaka, die den Arzneimitteleffekt auf die Behandlungszielstrukturen konzentrieren und die allgemeinen Nebenwirkungen eliminieren würden, offensichtlich. Frühe Untersuchungen mit Acetazolamid ergaben, daß bei topischer oder subkonjunktivaler Applikation eine Augeninnendrucksenkung nicht auftritt [21]. Man glaubte zunächst, daß dies ein Hinweis dafür sei, daß ein Effekt auf die Serumkarboanhydrase für die Wirkung der Karboanhydrasehemmstoffe auf die Kammerwassersekretion notwendig wäre. Erst später verstand man, daß die geringe Hornhautpermeation mit unterschwelligen Wirkstoffspiegeln am Ziliarkörper die wesentliche Erklärung für das Fehlen eines augendrucksenkenden Effektes bei topischer Applikation war. Diese Tatsache führte zu erheblichen Forschungsbemühungen im Hinblick auf neue Trägerstoffe und pharmazeutische Zubereitungen für Karboanhydrasehemmstoffe, um die korneale Permeabilität zu erhöhen.

Bei Kaninchen konnte man durch eine geeignete lokale Applikation von Acetazolamid am Auge den Innendruckanstieg nach einer Wasserbelastung dämpfen [81,82] und sowohl Acetazolamid wie auch Methazolamid ergaben eine signifikante Augeninnendrucksenkung bei Albinokaninchen, wenn die Wirkstoffe über beladene weiche Kontaktlinsen kontinuierlich an die Hornhaut abgegeben wurden [83]. In-vitro-Untersuchungen an menschlichen Hornhäuten wie auch an der Kaninchenhornhaut ergaben eine vergleichbare Permeabilität für Methazolamid und Ethoxzolamid, wenngleich In-vivo-Studien belegten, daß die topische Applikation von Methazolamid höhere Kammerwasserspiegel beim Kaninchen als in menschlichen Augen ergab [84]. Man glaubte, daß diese Diskrepanz durch einen häufigeren Lidschlag und größeren Tränenflüssigkeitsumsatz sowie eine kleinere korneale/konjunktivale Oberfläche beim

Menschen zu erklären wäre. Diese zunächst enttäuschenden Ergebnisse zeigten, daß ein Bedarf für andere Derivate aus der Gruppe der Karboanhydrasehemmstoffe für die lokale Anwendung am Auge besteht.

Neuere Entwicklungen, die in ihrer Molekülstruktur lipid- und wasserlösliche Eigenschaften für eine bessere Hornhautpenetration vereinen, konnten bei lokaler Applikation an Kaninchen die Kammerwassersekretion mindern und den Augeninnendruck senken. Beispiele für solche Entwicklungen waren das *Trifluoromethazolamid*, ein halogeniertes Derivat des Methazolamids [85], *6-Hydroxyethoxzolamid*, ein Analogon von Ethoxzolamid und L-645,151, ein Sulfonamidderivat, das strukturell dem Ethoxzolamid verwandt ist [87]. Klinische Erfahrungen mit einem anderen Ethoxzolamidanalogon, dem *Aminozolamidgel*, ergaben einen signifikant augendrucksenkenden Effekt [88], der jedoch nur 8 h anhielt und mit einer hohen Inzidenz bulbärer Bindehautinjektion und follikulärer Konjunktivitis einherging [89].

Die umfangreichsten Forschungsergebnisse wurden bislang mit dem topischen Karboanhydrasehemmstoff MK-927 gewonnen, dem Hydrochlorid eines aminosubstituierten, heteroaromatischen Sulfonamids. Topisch appliziertes MK-927 senkte den Augeninnendruck in normotensiven Kaninchen [90] und am glaukomatösen Affenauge [91]. Drei Tropfen einer 2%igen Lösung von MK-927 innerhalb von 70 min appliziert führte zu einer Augeninnendrucksenkung sowohl bei gesunden Freiwilligen [92] und bei Patienten mit primärem Offenwinkelglaukom oder okulärer Hypertension [93], ohne Effekt auf das unbehandelte Partnerauge in allen Behandlungsgruppen. Dosis-Wirkungs-Studien ergeben, daß 0,125% und 0,5% MK-927 nur einen geringen oder keinen Effekt auf den Augeninnendruck haben, während die 1%ige Augentropflösung eine signifikant stärkere Augendrucksenkung als Plazebo bis zu 6 h und die 2%ige Zubereitung eine stärkere Augendrucksenkung über einen Zeitraum von 8 h ermöglicht [94,95]. Selbst die 2%ige Lösung von MK-927 hat jedoch eine geringere augendrucksenkende Wirkung als die systemische Applikation von Methazolamid, was auf eine zusätzliche Augeninnendrucksenkung durch die metabolische Azidose bei der peroralen Therapie hinweisen könnte [94], außerdem besteht eine erhebliche Variabilität auf den maximalen Behandlungseffekt durch eine Einzeldosis im interindividuellen Patientenvergleich [95]. L-671,152, ein wasserlöslicher Karboanhydrasehemmstoff, der strukturell dem MK-927 verwandt ist, hemmt die Karboanhydrase Typ II in menschlichen Erythrozyten stärker als MK-927 und hat einen ausgeprägteren und längeren augendrucksenkenden Effekt bei Kaninchen und Affen als MK-927 [96].

Wenngleich der ideale, lokal applizierbare Karboanhydrasehemmstoff noch nicht gefunden ist, erscheinen laufende Forschungen in diesem Bereich vielversprechend und es ist die Zeit absehbar, zu der in naher Zukunft ein derartiges Antiglaukomatosum zur Verfügung steht.

28.6 Zusammenfassung

Karboanhydrasehemmstoffe senken den Augeninnendruck über eine Herabsetzung der Kammerwasserproduktion, vermutlich durch eine Änderung der Ionentransporte, die für die Bildung des Kammerwassers von Bedeutung sind. Zahlreiche systemische Nebenwirkungen der Therapie mit Karboanhydrasehemmstoffen beziehen sich auf eine verstärkte Diurese, Parästhesien, Krankheitsgefühl, Anorexie, Serumelektrolytstörungen, gastrointestinale Beschwerden, Nierensteine und Störungen der Hämatopoese. Die Pharmaka dieser Wirkstoffgruppe unterscheiden sich hauptsächlich in ihrem Nebenwirkungsprofil. Erfahrungen bestehen zu Acetazolamid, Methazolamid, Diclofenamid und Ethoxzolamid. Alle diese Wirkstoffe müssen z. Z. noch systemisch angewandt werden, obwohl intensive Forschungsbemühungen sich auf die Möglichkeiten einer topischen Applikation konzentrieren.

Literatur

1. Becker, B: Decrease in intraocular pressure in man by a carbonic anhydrase inhibitor, Diamox. Am J Ophthal 37:13, 1954.
2. Dobbs, PC, Epstein, DL, Anderson, PF: Identification of isoenzyme C as the principal carbonic anhydrase in human ciliary processes. Invest Ophthal Vis Sci 18:867, 1979.
3. Wistrand, PJ, Garg, LC: Evidence of a high-activity C type of carbonic anhydrase in human ciliary processes. Invest Ophthal Vis Sci 18:802, 1979.
4. Wistrand, PJ, Schenholm, M, Lönnerholm, G: Carbonic anhydrase isoenzymes CA I and CA II in the human eye. Invest Ophthal Vis Sci 27:419, 1986.
5. Lutgen-Drecoll, E, Lonnerholm, G: Carbonic anhydrase distribution in the rabbit eye by light and electron microscopy. Invest Ophthal Vis Sci 21:782, 1981.
6. Lutjen-Drecoll, E, Lonnerholm, G, Eichhorn, M: Carbonic anhydrase distribution in the human and monkey eye by

light and electron microscopy. Graefe's Arch Ophthal 220:285, 1983.
7. Krupin, T, Sly, WS, Whyte, MP, Dodgson, SJ: Failure of acetazolamide to decrease intraocular pressure in patients with carbonic anhydrase II deficiency. Am J Ophthal 99:396, 1985.
8. Dailey, RA, Brubaker, RF, Bourne, WM: The effects of timolol maleate and acetazolamide on the rate of aqueous formation in normal human subjects. Am J Ophthal 93:232, 1982.
9. Yablonski, ME, Hayashi, M, Cook, DJ, et al: Fluorophotometric study of intravenous carbonic anhydrase inhibitors in rabbits. Invest Ophthal Vis Sci 28:2076, 1987.
10. Berggren, L: Direct observation of secretory pumping in vitro of the rabbit eye ciliary processes. Influence of ion milieu and carbonic anhydrase inhibition. Invest Ophthal 3:266, 1964.
11. Maren, TH: The rates of movement of Na^+, Cl^-, and HCO_3^- from plasma to posterior chamber: effect of acetazolamide and relation to the treatment of glaucoma. Invest Ophthal 15:356, 1976.
12. Holland, MG, Gipson, CC: Chloride ion transport in the isolated ciliary body. Invest Ophthal 9:20, 1970.
13. Bietti, G, Virno, M, Pecori-Giraldi, J, Pellegrino, N: Acetazolamide, metabolic acidosis, and intraocular pressure. Am J Ophthal 80:360, 1975.
14. Soser, M, Ogriseg, M, Kessler, B, Zirm, H: New findings concerning changes in intraocular pressure and blood acidosis after peroral application of acetazolamide. Klin Monatsbl Augenheilkd 176:88, 1980.
15. Benedikt, O, Zirm, M, Harnoncourt, K: Relations between metabolic acidosis and intraocular pressure after inhibition of carbonic anhydrase with acetazolamide. Graefe's Arch Ophthal 190:247, 1974.
16. Friedman, Z, Krupin, T, Becker, B: Ocular and systemic effects of acetazolamide in nephrectomized rabbits. Invest Ophthal Vis Sci 23:209, 1982.
17. Mehra, KS: Relationship of pH of aqueous and blood with acetazolamide. Ann Ophthal 11:63, 1979.
18. Flammer, J, Drance, SM: Effect of acetazolamide on the differential threshold. Arch Ophthal 101:1378, 1983.
19. Thomas, RP, Riley, MW: Acetazolamide and ocular tension. Notes concerning the mechanism of action. Am J Ophthal 60:241, 1965.
20. Peczon, JD, Grant, WM: Diuretic drugs in glaucoma. Am J Ophthal 66:680, 1968.
21. Becker, B: The mechanism of the fall in intraocular pressure induced by the carbonic anhydrase inhibitor, Diamox. Am J Ophthal 39:177, 1955.
22. Macri, FJ: Acetazolamide and the venous pressure of the eye. Arch Ophthal 63:953, 1960.
23. Bill, A: Effects of acetazolamide and carotid occlusion on the ocular blood flow in unanesthetized rabbits. Invest Ophthal 13:954, 1974.
24. Walker, AM, Arrigg, C, Hertzmark, E, Epstein, DL: Carbonic anhydrase inhibitors induce elevations in human whole-blood zinc levels. Arch Ophthal 102:1785, 1984.
25. Tsuboi, S, Pederson, J: Experimental retinal detachment: X. Effect of acetazolamide on vitreous fluorescein disappearance. Arch Ophthal 103:1557, 1985.
26. Marmor, MF, Negi, A: Pharmacologic modifications of subretinal fluid absorption in the rabbit eye. Arch Ophthal 104:1674, 1986.
27. Marmor, MF, Maack, T: Enhancement of retinal adhesion and subretinal fluid resorption by acetazolamide. Invest Ophthal Vis Sci 23:121, 1982.
28. Cox, SN, Hay, E, Bird, AC: Treatment of chronic macular edema with acetazolamide. Arch Ophthal 106:1190, 1988.
29. Fishman, GA, Gilbert, LD, Fiscella, RG, et al: Acetazolamide for treatment of chronic macular edema in retinitis pigmentosa. Arch Ophthal 107:1445, 1989.
30. Friedenwald, JS: Current studies on acetazolamide (Diamox) and aqueous humor flow. Am J Ophthal 40:139, 1955.
31. Becker, B: Misuse of acetazolamide. Am J Ophthal 43:799, 1957.
32. Goren, SB, Newell, FW, O'Toole, JJ: The localization of Diamox-S^{35} in the rabbit eye. Am J Ophthal 51:87, 1961.
33. Block, ER, Rostand, RA: Carbonic anhydrase inhibition in glaucoma: hazard or benefit for the chronic lunger? Surv Ophthal 23:169, 1978.
34. Margo, CE: Acetazolamide and advanced liver disease. Am J Ophthal 101:611, 1986.
35. Heller, I, Halevy, J, Cohen, S, Theodor, E: Significant metabolic acidosis induced by acetazolamide: not a rare complication. Arch Intern Med 145:1815, 1985.
36. Epstein, DL, Grant, WM: Carbonic anhydrase inhibitor side effects. Serum chemical analysis. Arch Ophthal 95:1378, 1977.
37. Wallace, TR, Fraunfelder, FT, Petursson, GJ, Epstein, DL: Decreased libido–a side effect of carbonic anhydrase inhibitor. Ann Ophthal 11:1563, 1979.
38. Arrigg, CA, Epstein, DL, Giovanoni, R, Grant, WM: The influence of supplemental sodium acetate on carbonic anhydrase inhibitor-induced side effects. Arch Ophthal 99:1969, 1981.
39. Anderson, CJ, Kaufman, PL, Sturm, RJ: Toxicity of combined therapy with carbonic anhydrase inhibitors and aspirin. Am J Ophthal 86:516, 1978.
40. Spaeth, GL: Potassium, acetazolamide, and intraocular pressure. Arch Ophthal 78:578, 1967.
41. Critchlow, AS, Freeborn, SF, Roddie, RA: Potassium supplements during treatment of glaucoma with acetazolamide. Br Med J 289:21, 1984.
42. Kass, MA, Kolker, AE, Gordon, M, et al: Acetazolamide and urolithiasis. Ophthalmology 88:261, 1981.
43. Constant, MA, Becker, B: The effect of carbonic anhydrase inhibitors on urinary excretion of citrate by humans. Am J Ophthal 49:929, 1960.
44. Grant, WM: Antiglaucoma drugs: problems with carbonic anhydrase inhibitors. In: Symposium on Ocular Therapy, vol. 6, Leopold, IH, ed. CV Mosby, St. Louis, 1972, p. 19.
45. Simpson, DP: Effect of acetazolamide on citrate excretion in the dog. Am J Physiol 206:883, 1964.
46. Kondo, T, Sakaue, E, Koyama, S, et al: Urolithiasis during treatment of carbonic anhydrase inhibitors. Folia Ophthal Jap 19:576, 1968.
47. Parfitt, AM: Acetazolamide and renal stone formation. Lancet 2:153, 1970.
48. Persky, L, Chambers, D, Potts, A: Calculus formation and ureteral colic following acetazolamide (Diamox) therapy. JAMA 161:1625, 1956.
49. Charron, RC, Feldman, F: Acetazolamide therapy with renal complications. Can J Ophthal 9:282, 1974.
50. Wisch, N, Fischbein, FI, Siegel, R, et al: Aplastic anemia resulting from the use of carbonic anhydrase inhibitors. Am J Ophthal 75:130, 1973.
51. Gangitano, JL, Foster, SH, Contro, RM: Nonfatal methazolamide-induced aplastic anemia. Am J Ophthal 86:138, 1978.
52. Werblin, TP, Pollack, IP, Liss, RA: Blood dyscrasias in patients using methazolamide (Neptazane) for glaucoma. Ophthalmology 87:350, 1980.

53. Fraundfelder, FT, Meyer, SM, Bagby, GC Jr, Dreis, MW: Hematologic reactions to carbonic anhydrase inhibitors. Am J Ophthal 100:79, 1985.
54. Mogk, LG, Cyrlin, MN: Blood dyscrasias and carbonic anhydrase inhibitors. Ophthalmology 95:768, 1988.
55. Zimran, A, Beutler, E: Can the risk of acetazolamide-induced aplastic anemia be decreased by periodic monitoring of blood cell counts? Am J Ophthal 104:654, 1987.
56. Bovino, JA, Marcus, DF: The mechanism of transient myopia induced by sulfonamide therapy. Am J Ophthal 94:99, 1982.
57. Weiss, IS: Hirsutism after chronic administration of acetazolamide. Am J Ophthal 78:327, 1974.
58. Maren, TH: Teratology and carbonic anhydrase inhibition. Arch Ophthal 85:1, 1971.
59. Worsham, GF, Beckman, EN, Mitchell, EH: Sacrococcygeal teratoma in a neonate. JAMA 240:251, 1978.
60. Hargett, NA, Ritch, R, Mardirossian, J, et al: Inadvertent substitution of acetohexamide for acetazolamide. Am J Ophthal 84:580, 1977.
61. Shrader, CE, Thomas, JV, Simmons, RJ: Relationship of patient age and tolerance to carbonic anhydrase inhibitors. Am J Ophthal 96:730, 1983.
62. Lichter, PR: Reducing side effects of carbonic anhydrase inhibitors. Ophthalmology 88:266, 1981.
63. Friedland, BR, Mallonee, J, Anderson, DR: Short-term dose response characteristics of acetazolamide in man. Arch Ophthal 95:1809, 1977.
64. Lichter, PR, Musch, DC, Medzihradsky, F, Standardi, CL: Intraocular pressure effects of carbonic anhydrase inhibitors in primary open-angle glaucoma. Am J Ophthal 107:11, 1989.
65. Berson, FG, Epstein, DL, Grant, WM, et al: Acetazolamide dosage forms in the treatment of glaucoma. Arch Ophthal 98:1051, 1980.
66. Joyce, PW, Mills, KB, Richardson, T, Mawer, GE: Equivalence of conventional and sustained release oral dosage formulations of acetazolamide in primary open angle glaucoma. Br J Clin Pharmacol 27:597, 1989.
67. Yablonski, ME, Maren, TH, Hayashi, M, et al: Enhancement of the ocular hypotensive effect of acetazolamide by diflunisal. Am J Ophthal 106:332, 1988.
68. Havener, WH: Ocular Pharmacology, 4th ed. CV Mosby, St. Louis, 1978, p.475.
69. Alward, PD, Wilensky, JT: Determination of acetazolamide compliance in patients with glaucoma. Arch Ophthal 99:1973, 1981.
70. Theeuwes, F, Bayne, W, McGuire, J: Gastrointestinal therapeutic system for acetazolamide. Efficacy and side effects. Arch Ophthal 96:2219, 1978.
71. Lichter, PR, Newman, LP, Wheeler, NC, Beall, OV: Patient tolerance to carbonic anhydrase inhibitors. Am J Ophthal 85:495, 1978.
72. Ellis, PP, Price, PK, Kelmenson, R, Rendi, MA: Effectiveness of generic acetazolamide. Arch Ophthal 100:1920, 1982.
73. Maren, TH, Haywood, JR, Chapman, SK, Zimmerman, TJ: The pharmacology of methazolamide in relation to the treatment of glaucoma. Invest Ophthal Vis Sci 16:730, 1977.
74. Stone, RA, Zimmerman, TJ, Shin, DH, et al: Low-dose methazolamide and intraocular pressure. Am J Ophthal 83:674, 1977.
75. Dahlen, K, Epstein, DL, Grant, WM, et al: A repeated dose-response study of methazolamide in glaucoma. Arch Ophthal 96:2214, 1978.
76. Merkle, W: Effect of methazolamide on the intraocular pressure of patients with open-angle glaucoma. Klin Monatsbl Augenheilkd 176:181, 1980.
77. Zimmerman, TJ: Acetazolamide and methazolamide. Ann Ophthal 10:509, 1978.
78. Becker, B: Use of methazolamide (Neptazane) in the therapy of glaucoma. Comparison with acetazolamide (Diamox). Am J Ophthal 49:1307, 1960.
79. Ellis, PP: Urinary calculi with methazolamide therapy. Doc Ophthal 34:137, 1973.
80. Shields, MB, Simmons, RJ: Urinary calculus during methazolamide therapy. Am J Ophthal 81:622, 1976.
81. Stein, A, Pinke, R, Krupin, T, et al: The effect of topically administered carbonic anhydrase inhibitors on aqueous humor dynamics in rabbits. Am J Ophthal 95:222, 1983.
82. Flach, AJ, Peterson, JS, Seligmann, KA: Local ocular hypotensive effect of topically applied acetazolamide. Am J Ophthal 98:66, 1984.
83. Friedman, Z, Allen, RC, Raph, SM: Topical acetazolamide and methazolamide delivered by contact lenses. Arch Ophthal 103:963, 1985.
84. Edelhauser, HF, Maren, TH: Permeability of human cornea and sclera to sulfonamide carbonic anhydrase inhibitors. Arch Ophthal 106:1110, 1988.
85. Bar-Ilan, A, Pessah, NI, Maren, TH: The effects of carbonic anhydrase inhibitors on aqueous humor chemistry and dynamics. Invest Ophthal Vis Sci 25:1198, 1984.
86. Lewis, RA, Schoenwald, RD, Eller, MG, et al: Ethoxzolamide analogue gel. A topical carbonic anhydrase inhibitor. Arch Ophthal 102:1821, 1984.
87. Bar-Ilan, A, Pessah, NI, Maren, TH: Ocular penetration and hypotensive activity of the topically applied carbonic anhydrase inhibitor L-645,151. J Ocular Pharmacol 2:109, 1986.
88. Lewis, RA, Schoenwald, RD, Barfknecht, CF, Phelps, CD: Aminozolamide gel. A trial of a topical carbonic anhydrase inhibitor in ocular hypertension. Arch Ophthal 104:842, 1986.
89. Kalina, PH, Shetlar, DJ, Lewis, RA, et al: 6-amino-2-benzothiazolesulfonamide. The effect of a topical carbonic anhydrase inhibitor on aqueous humor formation in the normal human eye. Ophthalmology 95:772, 1988.
90. Sugrue, MF, Gautheron, P, Grove, J, et al: MK-927: a topically effective ocular hypotensive carbonic anhydrase (CA) inhibitor in rabbits. Invest Ophthal Vis Sci (suppl) 29:81, 1988.
91. Wang, RF, Serle, JB, Podos, SM, Sugrue, MF: The effect of MK-927, a topical carbonic anhydrase inhibitor, on IOP in glaucomatous monkeys. Curr Eye Res 9:163, 1990.
92. Lippa, EA, von Denffer, HA, Hofmann, HM, Brunner-Ferber, FL: Local tolerance and activity of MK-927, a novel topical carbonic anhydrase inhibitor. Arch Ophthal 106:1694, 1988.
93. Bron, AM, Lippa, EA, Hofmann, HM, et al: MK-927: a topically effective carbonic anhydrase inhibitor in patients. Arch Ophthal 107:1143, 1989.
94. Higginbotham, EJ, Kass, MA, Lippa, EA, et al: MK-927: a topical carbonic anhydrase inhibitor. Dose response and duration of action. Arch Ophthal 108:65, 1990.
95. Serle, JB, Lustgarten, JS, Lippa, EA, et al: MK-927, a topical carbonic anhydrase inhibitor. Dose response and reproducibility. Arch Ophthal 108:838, 1990.
96. Sugrue, MF, Mallorga, P, Schwam, H, et al: A comparison of L-671,152 and MK-927, two topically effective ocular hypotensive carbonic anhydrase inhibitors, in experimental animals. Curr Eye Res 9:607, 1990.

Kapitel 29. Hyperosmotika

29.1 Wirkungsmechanismus
29.1.1 Reduktion des Glaskörpervolumens
29.1.2 Hypothalamisch-neuronale Theorie
29.1.3 Veränderungen des Ziliarkörperepithels
29.2 Nebenwirkungen
29.3 Spezielle Hyperosmotika
29.3.1 Perorale Wirkstoffe
29.3.2 Intravenöse Wirkstoffe
29.4 Zusammenfassung

Die Wirkstoffe, die in diesem Kapitel besprochen werden, stellen eine weitere Gruppe von Substanzen dar, die systemisch (peroral oder intravenös) gegeben insbesondere in einer akuten Situation den erhöhten Augeninnendruck senken können. Somit ist im Gegensatz zu den Karboanhydrasehemmstoffen die Anwendung dieser Medikamente gewöhnlich auf die kurzfristige, notfallmäßige Situation beschränkt wie z.B. dem akuten Winkelblockglaukom oder auf Sekundärglaukome mit dramatisch erhöhten Augeninnendruckwerten. Andere klinische Indikationen für Hyperosmotika sind die Reduktion des Glaskörpervolumens als eine prophylaktische Maßnahme vor bestimmten intraokularen Eingriffen. Der Wirkungsmechanismus und die Nebenwirkungen dieser Substanzen sind innerhalb der Wirkstoffgruppe vergleichbar, mit einigen relevanten Ausnahmen. Es werden deshalb die allgemein gültigen Gesichtspunkte für die gesamte Wirkstoffgruppe besprochen, bevor auf spezielle Gesichtspunkte der einzelnen Substanzen eingegangen wird.

29.1 Wirkungsmechanismus

29.1.1 Reduktion des Glaskörpervolumens

Wie schon gesagt, ist eine Wirkung der Hyperosmotika die Herabsetzung des Glaskörpervolumens. Man nimmt allgemein an, daß dieser Effekt für die Augeninnendrucksenkung hauptsächlich verantwortlich ist. Dieses Konzept wird gestützt durch Befunde an Kaninchen, die zeigten, daß unter Hyperosmotika das Glaskörpergewicht um etwa 3–4 % abnimmt [1]. Der Mechanismus der Glaskörperverkleinerung soll auf einem osmotischen Gradienten zwischen Blut und den Geweben des Auges beruhen, wodurch dem Auge initial Flüssigkeit entzogen wird.

Mit der Zeit gelangt eine unterschiedliche Menge des hyperosmotischen Wirkstoffs (in Abhängigkeit der Permeabilität der Barrieren des Auges für den Wirkstoff und der Größe des Wirkstoffmoleküls) in das Auge. Wenn die Substanz den Blutkreislauf verlassen hat, kann es in manchen Fällen zu einer Umkehr des osmotischen Gradienten mit einem passageren Augeninnendruckanstieg kommen.

29.1.2 Hypothalamisch-neuronale Theorie

Einige Untersuchungen haben ergeben, daß die Änderungen des Augeninnendruckes der Serumosmolarität nicht immer korrelieren [2–5] und, daß damit zusätzliche Faktoren bei der augendrucksenkenden Wirkung der Hyperosmotika beteiligt sein müßten. Eine alternative Theorie ist, daß osmotisch wirksame Substanzen (sowohl Hyperosmotika wie auch Hypoosmotika) den Augeninnendruck über das ZNS beeinflussen. Man hat beobachtet, daß menschliche Augen mit Erkrankungen des N. opticus nicht die übliche Augeninnendrucksteigerung nach Flüssigkeitsbelastung zeigen [6]. Die einseitige Sehnervendurchtrennung bei Kaninchen und Affen ging mit einer geringeren Augeninnendrucksteigerung in Reaktion auf Hypoosmotika wie auch mit einem geringeren augendrucksenkenden Effekt bei Hyperosmotika einher [2,7,8]. Diese Beobachtungen wiesen auf die Möglichkeit hin, daß der Einfluß osmotisch wirksamer Substanzen auf den Augeninnendruck an einen intakten Sehnerven gebunden ist [2,6–8].

Weitere Studien ließen vermuten, daß der ZNS-Effekt osmotischer Wirkstoffe auf den Augeninnendruck vom Hypothalamus ausgeht. Phenobarbital, das eine depressive Wirkung auf die hypothalamische Aktivität hat, senkt den Augeninnendruck bei Kaninchen, vermutlich durch eine Hemmung der Kammerwasserbildung, was mit einer Durchtrennung des Sehnerven teilweise aufgehoben werden kann [9]. Außerdem verhinderte die Vorbehandlung mit Phenobarbital die okulär hypertensive Wirkung auf Hyperosmotika bei Kaninchen mit intakten Sehnerven [10]. Ebenso veränderte die Injektion von osmotischen Wirkstoffen in den dritten Ventrikel von Kaninchen den Augeninnendruck ohne Einfluß auf die Serumosmolarität und auch dieser Effekt wurde mit einer Durchtrennung des Sehnerven eliminiert [11]. Eine beidseitige Läsion in den supraoptischen Kernen (eine Region des Hypothalamus nahe des Tractus opticus, von der eine Beziehung zum Wasserhaushalt bekannt ist) hob die Augeninnendruckwirkung durch Hypoosmotika bei Kaninchen auf [12].

Diese Beobachtungen stützen die Hypothese, daß osmotische Wirkstoffe ihren Einfluß auf den Augeninnendruck über das ZNS ausüben, womöglich vom Hypothalamus ausgehend und über efferente Fasern des N. opticus übertragen [2,6,7,8,10]. Der genaue Mechanismus der Augendrucksenkung ist ungeklärt, wenngleich Belege dafür bestehen, daß dabei die Kammerwasserbildung herabgesetzt wird [10].

Andere publizierte Studien bezweifeln jedoch die hypothalamisch-neuronale Theorie. Die ventrikulozisternale Perfusion mit einer hypoosmotischen Lösung bei Kaninchen beeinflußte den Augeninnendruck nicht [13], ebenso wie die einseitige Sehnervendurchtrennung bei Kaninchen den Augeninnendruckeffekt auf osmotische Wirkstoffe nicht veränderte [14,15]. Eine mögliche Erklärung für die reduzierte Augendruckwirkung von Osmotika in Augen mit einer Optikusatrophie ist, daß die dabei aufgehobene retinale Zirkulation einen möglichen Weg der Flüssigkeitsbewegung aus dem Auge heraus weitgehend aufhebt [14]. Die endgültige Klärung der Zusammenhänge bleibt Gegenstand weiterer Forschungen.

29.1.3 Veränderungen des Ziliarkörperepithels

Man fand bei tierexperimentellen Untersuchungen am Affen, daß die intraarterielle Injektion von Hyperosmotika einen Zusammenbruch der Blut-Kammerwasser-Schranke verursachte, der mit einer Schädigung des nicht-pigmentierten Ziliarkörperepithels einherging [16–19]. Vergleichbare Veränderungen traten jedoch bei der intravenösen Applikation nicht auf [16,17] und es ist unwahrscheinlich, daß dies Bestandteil der augendrucksenkenden Wirkung bei der klinischen Therapie mit Hyperosmotika sein kann.

29.2 Nebenwirkungen

Nebenwirkungen bei einer Behandlung mit Hyperosmotika treten häufig auf und können zuweilen schwerwiegend oder gar letal verlaufen [21,22]. Das Risikopotential variiert mit den speziellen Wirkstoffen und der Art der Verabreichung.

Übelkeit und Erbrechen. Übelkeit und Erbrechen kommen relativ häufig besonders bei den peroralen Hyperosmotika (z. B. Glyzerin) vor, vermutlich durch den sehr starken, süßen Geschmack. Diese Unverträglichkeitserscheinungen sind vorübergehend und haben in der Regel keine schwerwiegenden Konsequenzen, es sei denn, das Erbrechen tritt während einer Operation auf. Der Übelkeit kann durch einen Zusatz von Eis und Geschmackskorrigentien zum Glyzerin begegnet werden.

Diurese. Die Anregung der Diurese ist eine übliche Reaktion auf eine hyperosmotische Therapie und besonders ausgeprägt bei der Anwendung intravenöser Hyperosmotika. In manchen Fällen kann eine massive Diurese während der Operation einen Blasenkatheter notwendig machen.

Weitere Nebenwirkungen. Andere, seltenere Nebenwirkungen mit Hyperosmotika sind besonders bei der intravenösen Applikationsform ernster Natur und betreffen Kopfschmerzen, Rückenschmerzen, Schwindelgefühl, Diarrhoe, Verwirrtheit und Desorientierung [20], Frösteln und Fieber, kardiovaskuläre Überlastung, intrakranielle Blutungen [21], Lungenödem, Azidämie und Niereninsuffizienz [22].

29.3 Spezielle Hyperosmotika (Tabelle 29.1)

29.3.1 Perorale Wirkstoffe

Glyzerin. Glyzerin oder Glyzerol wird in flüssiger Form in einer Dosierung von 1–1,5 g pro Kilogramm Körpergewicht in einer 50%igen Lösung gegeben [23,24]. Der augendrucksenkende Effekt tritt innerhalb von 10 min nach Verabreichung auf, erreicht nach 30 min ein Maximum und dauert etwa 5 h an

Tabelle 29.1. Kommerzielle Lösungen zur Osmotherapie (Auswahl)

Wirkstoff	Handelsname	Konzentration (%)
Glyzerol	Glycerosteril	10
Mannitol	Efusol M 10/M 20	10/20
	Mannitol salvia 10/20	10/20
	Osmofundin 10%/15% N	10/15
	Osmosteril	10/20
	Thomaemannit	10/20

[23,24]. Glyzerin wird im gesamten Extrazellulärraum des Körpers verteilt und hat eine sehr geringe Permeation in das Auge, was den osmotischen Gradienten vergrößert und auch eine wiederholte Applikation erlaubt [23]. Außerdem wird Glyzerin verstoffwechselt, wodurch die Diurese weniger angeregt wird und die Substanz relativ sicher ist. Der Energiegehalt von Glyzerin beträgt jedoch 4,32 Kilokalorien pro Gramm [24], dies kann in Verbindung mit der osmotischen Diurese und der entstehenden Dehydratation bei wiederholter Anwendung bei Diabetikern problematisch werden [25].

Isosorbid. Isosorbid ist ein weiteres perorales Hyperosmotikum, das seit 1980 in Nordamerika kommerziell verfügbar ist, in Deutschland jedoch wenig gebraucht wird. Zahlreiche klinische Studien haben die augendrucksenkende Wirksamkeit von Isosorbid bestätigt [26-32]. Isosorbid hat gegenüber Glyzerin den Vorteil, daß es zu 95 % unverändert im Urin ausgeschieden wird [26], wodurch der Aspekt der Kohlenhydratbelastung insbesondere für Diabetiker vermieden wird [28]. Andere Nebenwirkungen sollen bei Isosorbid auch seltener auftreten als mit den klassischen Hyperosmotika [26-31]. Die empfohlene Dosierung ist 1,5 g pro Kilogramm Körpergewicht in einer 50 %igen Lösung, die einen maximalen augeninnendrucksenkenden Effekt nach 1-3 h ergibt, der für 3-5 h anhält [31]. Wie bei Glyzerin kann es wiederholt gegeben werden. Man sollte jedoch streng darauf achten, daß Isosorbiddinitrat, eine organische Nitratverbindung zur Behandlung der Angina pectoris, namensverwandt ist und beide Wirkstoffe nicht verwechseln [33].

Weitere perorale Wirkstoffe. Andere perorale Wirkstoffe, bei denen ein augendrucksenkender Effekt durch einen osmotischen Mechanismus nachgewiesen wurde, sind Glyzin [34], Natriumlaktat [35], Propylenglykol [36] und Ethylalkohol, obwohl letzterer in nur relativ hohen Dosen wirksam wird [37].

29.3.2 Intravenöse Wirkstoffe

Diese Substanzen ergeben in der Regel einen stärkeren augendrucksenkenden Effekt als die peroralen Hyperosmotika. Sie sind indiziert, wenn die peroralen Wirkstoffe nicht ausreichen sollten oder deren Einnahme aus verschiedenen Gründen wie z. B. Übelkeit nicht möglich ist.

Mannitol. Mannitol hat eine augendrucksenkende Wirkung gleichwertig [38] oder größer [39] als die von Harnstoff und man behauptet, daß es stärker wirkt als Glyzerin [39]. In einer Studie ergaben intravenöses Mannitol und perorales Isosorbid eine vergleichbare Augendrucksenkung nach 30 und 60 min, wobei Mannitol in der Dauer der Augendrucksenkung überlegen war [27]. Die Substanz wird gleichmäßig im Extrazellulärraum verteilt und hat nur eine geringe Permeation in die Kompartimente des Auges [23]. Obwohl sie schnell und unverstoffwechselt im Urin ausgeschieden wird, erfordert eine vorübergehende Zunahme des zirkulierenden Blutvolumens besondere Vorsicht bei Patienten mit einem eingeschränkten Herzminutenvolumen. Nebenwirkungen sind relativ selten, es können jedoch Kopfschmerzen, Angina pectoris-ähnliche Beschwerden [38] und sehr selten eine anaphylaktische Reaktion auftreten [40]. Es wurde ein Todesfall publiziert, bei dem sich ein Lungenödem, eine Azidämie und eine Anurie nach einer Mannitolinfusion entwickelten. Es ist deshalb besondere Vorsicht angeraten bei Patienten mit einer eingeschränkten Nierenfunktion [22].

Eine Dosierung von 2 g pro Kilogramm Körpergewicht einer 20 %igen Lösung, in einem Zeitraum von 30 min intravenös infundiert, gilt als Standardschema [23]. Es können jedoch auch erheblich geringere Dosierungen wirksam sein. In einer klinischen Studie an Patienten vor Kataraktextraktion ergaben 100 ml einer 20 %igen Mannitollösung, im Zeitraum von 20 min infundiert, den gleichen Effekt auf den Augeninnendruck und die Vertiefung der Vorderkammer als 200 ml der gleichen Lösung, obwohl letztere einen schnelleren Eintritt des augendrucksenkenden Effektes und ein längeres Anhalten ergab [41]. Der Wirkungseintritt liegt in der Regel zwischen 20-60 min und die Wirkungsdauer zwischen 2 und 6 h [23,38,41].

Harnstoff. Harnstoffinfusionen sind gering weniger wirksam als Mannitol, da sie sich schneller in den hydrophilen Medien des Körpers verteilen und die Schrankenfunktion des Auges leichter überwinden [23]. Außerdem hat Harnstoff den erheblichen Nachteil von Gewebenekrosen bei einer paravenösen Infusion [20]. Es wurde ein Todesfall durch ein subdurales Hämatom publiziert, das nach einer Harnstoffinfusion wegen Bluthochdruck auftrat [21]. Es wurden auch Glyzerin [42–44] und Glyzerin mit Sorbitol [43,44] intravenös appliziert. Die gewonnenen Ergebnisse belegen eine augendrucksenkende Wirkung auf hyperosmotischem Wege, was jedoch eine Überlegenheit gegenüber den genannten, intravenösen Hyperosmotika nicht einschließt.

29.4 Zusammenfassung

Die systemische Applikation eines Hyperosmotikums wird meist für eine kurzfristige, notfallmäßige Augeninnendrucksenkung verwandt. Der Mechanismus der Augeninnendrucksenkung ist nicht völlig geklärt, eine Reduktion des Glaskörpervolumens ist jedoch mit großer Wahrscheinlichkeit dabei beteiligt. Nebenwirkungen können durchaus ernst sein und betreffen Übelkeit und Erbrechen, vermehrte Diurese, Kopfschmerzen, Desorientierung und kardiovaskuläre Überlastung. Spezielle Hyperosmotika können peroral gegeben werden wie Glyzerin und Isosorbid, andere intravenös wie Mannitol und Harnstoff.

Literatur

1. Robbins, R, Galin, MA: Effect of osmotic agents on the vitreous body. Arch Ophthal 82:694, 1969.
2. Podos, SM, Krupin, T, Becker, B: Effect of small-dose hyperosmotic injections on intraocular pressure of small animals and man when optic nerves are transected and intact. Am J Ophthal 71:898, 1971.
3. Ramsell, JT, Ellis, PP, Paterson, CA: Intraocular pressure changes during hemodialysis. Am J Ophthal 72:926, 1971.
4. Olsen, T, Schmitz, O, Hansen, HE: Influence of hemodialysis on corneal thickness and intraocular pressure. Klin Monatsbl Augenheilkd 181:25, 1982.
5. Goldberg, DB, Mannarino, AP, Greco, JA: Intraocular pressure and ocular pain during hemodialysis. J Ocul Ther Surg 3:246, 1984.
6. Riise, D, Simonsen, SE: Intraocular pressure in unilateral optic nerve lesion. Acta Ophthal 47:750, 1969.
7. Krupin, T, Podos, SM, Becker, B: Effect of optic nerve transection on osmotic alterations of intraocular pressure. Am J Ophthalmol 70:214, 1970.
8. Krupin, T, Podos, SM, Lehman, RAW, Becker, B: Effects of optic nerve transection on intraocular pressure in monkeys. Arch Ophthal 84:668, 1970.
9. Becker, B, Krupin, T, Podos, SM: Phenobarbital and aqueous humor dynamics: effect in rabbits with intact and transected optic nerves. Am J Ophthal 70:686, 1970.
10. Podos, SM, Krupin, T, Becker, B: Mechanism of intraocular pressure response after optic nerve transection. Am J Ophthal 72:79, 1971.
11. Krupin, T, Podos, SM, Becker, B: Alteration of intraocular pressure after third ventricle injections of osmotic agents. Am J Ophthal 76:948, 1973.
12. Cox, CE, Fitzgerald, CR, King, RL: A preliminary report on the supraoptic nucleus and control of intraocular pressure. Invest Ophthal 14:26, 1975.
13. Liu, JHK, Neufeld, AH: Study of central regulation of intraocular pressure using ventriculocisternal perfusion. Invest Ophthal Vis Sci 26:136, 1985.
14. Serafano, DM, Brubaker, RF: Intraocular pressure after optic nerve transection. Invest Ophthal Vis Sci 17:68, 1978.
15. Lam, K-W, Shihab, Z, Fu, Y-A, Lee, P-F: The effect of optic nerve transection upon the hypotensive action of ascorbate and mannitol. Ann Ophthal 12:1102, 1980.
16. Laties, AM, Rapoport, S: The blood-ocular barriers under osmotic stress. Studies on the freeze-dried eye. Arch Ophthal 94:1086, 1976.
17. Shabo, AL, Maxwell, DS, Kreiger, AE: Structural alterations in the ciliary process and the blood-aqueous barrier of the monkey after systemic urea injections. Am J Ophthal 81:162, 1976.
18. Okisaka, S, Kuwabara, T, Rapoport, SI: Effect of hyperosmotic agents on the ciliary epithelium and trabecular meshwork. Invest Ophthal 15:617, 1976.
19. Gaasterland, DE, Barranger, JA, Rapoport, SI, et al: Long-term ocular effects of osmotic modification of the blood-brain barrier in monkeys. I. Clinical examinations; aqueous ascorbate and protein. Invest Ophthal Vis Sci 24:153, 1983.
20. Tarter, RC, Linn, JC Jr: A clinical study of the use of intravenous urea in glaucoma. Am J Ophthal 52:323, 1961.
21. Marshall, S, Hinman, F Jr: Subdural hematoma following administration of urea for diagnosis of hypertension. JAMA 182:813, 1962.
22. Grabie, MT, Gipstein, RM, Adams, DA, Hepner, GW: Contraindications for mannitol in aphakic glaucoma. Am J Ophthal 91:265, 1981.
23. Havener, WH: Ocular Pharmacology, 4th ed. CV Mosby, St. Louis, 1978, p. 440.
24. Virno, M, Cantore, P, Bietti, C, Bucci, MG: Oral glycerol in ophthalmology. A valuable new method for the reduction of intraocular pressure. Am J Ophthal 55:1133, 1963.
25. Oakley, DE, Ellis, PP: Glycerol and hyperosmolar nonketotic coma. Am J Ophthal 81:469, 1976.
26. Barry, KG, Khoury, AH, Brooks, MH: Mannitol and isosorbide. Sequential effects on intraocular pressure, serum osmolality, sodium, and solids in normal subjects. Arch Ophthal 81:695, 1969.
28. Krupin, T, Kolker, AE, Becker, B: A comparison of isosorbide and glycerol for cataract surgery. Am J Ophthal 69:737, 1970.
29. Wisznia, KI, Lazar, M, Leopold, IH: Oral isosorbide and intraocular pressure. Am J Ophthal 70:630, 1970.
30. Mehra, KS, Singh, R, Char, JN, Rajyashree, K: Lowering of intraocular tension. Effects of isosorbide and glycerin. Arch Ophthal 85:167, 1971.
31. Mehra, KS, Singh, R: Lowering of intraocular pressure by isosorbide. Effects of different doses of drug. Arch Ophthal 86:623, 1971.

32. Wood, TO, Waltman, SR, West, C, Kaufman, HE: Effect of isosorbide on intraocular pressure after penetrating keratoplasty. Am J Ophthal 75:221, 1973.
33. Buckley, EG, Shields, MB: Isosorbide and isosorbide dinitrate. Am J Ophthal 89:457, 1980.
34. Fox, SL, Kranta, JC Jr: The use of glycine in the reduction of intraocular pressure. EENT Monthly 51:469, 1972.
35. Chiang, TS, Stocks, SA, Jones, C, Thomas, RP: The ocular hypotensive effect of sodium lactate in rabbits. Arch Ophthal 86:566, 1971.
36. Bietti, G: Recent experimental, clinical, and therapeutic research on the problems of intraocular pressure and glaucoma. Am J Ophthal 73:475, 1972.
37. Obstbaum, SA, Podos, SM, Kolker, AE: Low-dose oral alcohol and intraocular pressure. Am J Ophthal 76:926, 1973.
38. Smith, EW, Drance, SM: Reduction of human intraocular pressure with intravenous mannitol. Arch Ophthal 68:734, 1962.
39. Vucicevic, AM, Tark, E III, Ahmad, S: Echographic studies of osmotic agents. Ann Ophthal 11:1331, 1979.
40. Spaeth, GL, Spaeth, EB, Spaeth, PG, Lucier, AC: Anaphylactic reaction to mannitol. Arch Ophthal 78:583, 1967.
41. O'Keeffe, M, Nabil, M: The use of mannitol in intraocular surgery. Ophthal Surg 14:55, 1983.
42. Holtmann, HW: Experiences with glycerin infusions for intra-ocular pressure-lowering. Klin Monatsbl Augenheilkd 161:322, 1972.
43. Masiakowski, J, Warchalowska, D, Orlowski, WJ: Effect of osmotic agents on intraocular pressure. I. Survey of pharmacological possibilities. Klin Oczna 43:365, 1973.
44. Bartkowska-Orlowska, M, Orlowski, WJ, Warchalowska, D, Masiakowski, J: Effect of osmotic agents on intraocular pressure. II. Intravenous administration of glycerol and glycerol with sorbitol under experimental conditions. Klin Oczna 43:371, 1973.

Kapitel 30. Kannabinoide, Prostaglandine und andere Antiglaukomatosa in wissenschaftlicher Erprobung

30.1 Kannabinoide
30.1.1 Wirkungsmechanismus
30.1.2 Nebenwirkungen
30.2 Prostaglandine
30.2.1 Frühe Studien
30.2.2 Wirkungsmechanismus
30.2.3 Nebenwirkungen
30.3 Weitere Substanzen
30.4 Neuroprotektiva
30.5 Zusammenfassung

Für die Wirkstoffgruppen, die in den vorangegangenen 5 Kapiteln besprochen wurden, sind augendrucksenkende Wirkungen und Risikoprofile wohl definiert. Trotz des bestmöglichen Einsatzes der verfügbaren Antiglaukomatosa kann eine Progression der glaukomatösen Gesichtsfeldschädigung bei einem Teil der Patienten nicht verhindert werden. Die wissenschaftlichen Anstrengungen für neue und vielleicht bessere Antiglaukomatosa sind damit gerechtfertigt. Ein guter Teil der Forschungsaktivitäten sind auf neue pharmazeutische Zubereitungen und neue Derivate der bekannten Wirkstoffklassen konzentriert, weit mehr Anstrengungen richten sich jedoch auf die Entwicklung neuartiger Wirkstoffgruppen.

30.1 Kannabinoide

1971 berichteten Hepler und Frank [1], daß Marihuanarauchen zu einer signifikanten Augeninnendrucksenkung führte. Nachfolgende Studien am Versuchstier und klinische Prüfungen am Menschen ergaben, daß verschiedene Derivate des *Tetrahydrocannabinols* (THC), dem wichtigsten Vertreter der aktiven Substanzen im Marihuana, den Augeninnendruck sowohl bei peroraler [2–6] wie auch intravenöser Gabe [7–10] effektiv senkte, wobei die Ergebnisse zur Wirksamkeit lokal applizierter Kannabinoide sehr widersprüchlich waren [2,11–17]. Diese Beobachtungen haben zahlreiche Forschungsprojekte zum Nachweis geeigneter Kannabinoidderivate angeregt, die für eine Dauertherapie des Glaukoms in Frage kämen. Zur Zeit ergibt sich etwa folgender Wissensstand:

30.1.1 Wirkungsmechanismus

Ursprünglich glaubte man, daß Marihuanarauchen den Augeninnendruck durch seine zentralnervösen, relaxierenden Wirkungen senkt [18]. Umfangreiche Untersuchungen am Tiermodell haben jedoch einen direkten augeninnendrucksenkenden Effekt belegt. Die lokale Wirkung am Auge kann hauptsächlich auf einer Vasodilatation der efferenten Gefäße im Bereich der anterioren Uvea beruhen, wodurch der Perfusionsdruck für die Ultrafiltration der Kammerwasserbildung abnimmt [10,19,20]. Dieser Effekt kann nach Literaturberichten durch eine Ganglionektomie [9,21], β-Blocker [21] oder Vasodilatatoren supprimiert werden [22]. Biochemische Studien an Kaninchen belegen, daß der augendrucksenkende Mechanismus von Marihuanaderivaten nicht über die Adenylzyklase, ATPase oder Substanz P geht; möglicherweise jedoch über eine Modifikation der membrangebundenen Glykoproteine des Ziliarkörperepithels [23].

Die Augeninnendrucksenkung geht mit einer Verbesserung der Abflußleichtigkeit einher [9,10,19], die durch eine Ganglionektomie [9,21] oder α-adrenerge Antagonisten [20,21] aufgehoben wird. In einer anderen tierexperimentellen Studie an Katzen konnte jedoch die völlige chirurgische Entfernung der autonomen Innervation den okulär hypertensiven Effekt von δ-9-Tetrahydrocannabinol nicht ändern [24]. Man konnte auch nachweisen, daß Kannabinoide die Monoaminooxidaseaktivität erhöhen, was evtl. eine mögliche Wirkung dieser Substanzen auf den Augeninnendruck darstellt [25]. Weitere publizierte Effekte der Kannabinoidtherapie sind eine Zunahme des Kammerwasserproteins [10] und ein Antagonismus der Biosynthese von Prostaglandinen aus der Arachidonsäure im Auge [26]. δ-9-Tetrahydrocannabinol führte bei Kaninchen zu einer Augendrucksenkung und einer Miosis bei intravenöser Gabe aber nicht bei Applikation in die Hirnventrikel, was ein Hinweis dafür ist, daß die Wirkung von Kannabinoiden auf den Augeninnendruck wahrscheinlich nicht vom ZNS ausgeht [27].

30.1.2 Nebenwirkungen

Obwohl Marihuana und viele Kannabinoidderivate den Augeninnendruck erheblich senken können, haben die zahlreichen Nebenwirkungen dieser Substanzen in klinischen Prüfungen am Menschen die allgemeine Anwendbarkeit für die Dauertherapie des Glaukoms sehr begrenzt erscheinen lassen [4,28,29]. Die am besten verifizierten Nebenwirkungen sind Änderungen der Stimmungslage, die sowohl in Therapiestudien mit Inhalation von Marihuana [30] und bei der peroralen Applikation von Tetrahydrocannabinolderivaten zu beobachten waren [4,5].

Nebenwirkungen am Auge bei Marihuanarauchern sind hauptsächlich Bindehauthyperämie, Miosis und eine Herabsetzung der Tränensekretion [28,29,31,32]. Individuen, die dauerhaft Marihuana für 10 Jahre oder länger einnahmen, zeigten bei einer mindestens dreistündigen Abstinenz vor der Untersuchung eine Zunahme der Tränenbasalsekretion, eine Abnahme der Dunkeladaptation, eine Abnahme des Farbunterscheidungsvermögens, eine geringere Snellen-Sehschärfe und einen geringfügig höheren Augeninnendruck im Vergleich zu einer Kontrollgruppe, die nie Marihuana konsumiert hatte [33].

Unter dem Gesichtspunkt einer Glaukomtherapie ist die bedenklichste Nebenwirkung die Blutdruckhypotonie, die sowohl bei der peroralen [4,5], bei der intravenösen Gabe von Kannabinoiden [8] wie auch bei der Marihuanainhalation [30] auftrat. Wenn der Blutdruckabfall mit einer Minderung des Perfusionsdruckes der Papille einhergeht, könnten Kannabinoide den Augeninnendruck wohl senken, jedoch nicht eine progressive glaukomatöse Optikusatrophie verhindern [4,34]. Selbst mit einer lokalen Applikation dieser Substanzen am Auge kann eine Hypotonie auftreten. Tierstudien belegten, daß eine topische Kannabinoidtherapie den Augeninnendruck durch einen systemischen Mechanismus senkt [13] und Therapiestudien an Glaukompatienten zeigten gelegentlich eine ausgeprägte Hypotension [14]. Das Rauchen von Marihuana, unabhängig von dem Gehalt an Tetrahydrocannabinol, führt auch zu einer beträchtlich größeren respiratorischen Belastung mit CO_2 und Teer als ein quantitativ vergleichbares Rauchen von Tabak [35].

Bevor man Kannabinoide für die Glaukomtherapie empfehlen könnte, muß ein Derivat dieser Substanzklasse verifiziert werden, das in der Lage ist, die okulären und systemischen Nebenwirkungen vom augeninnendrucksenkenden Effekt zu dissoziieren. Vorläufige Untersuchungen lassen vermuten, daß das Kannabinoid Cannabigerol solche Eigenschaften haben könnte [36], so daß weitere Untersuchungen mit diesen Wirkstoffen gerechtfertigt erscheinen.

Man hat auch zeigen können, daß lösliche Extrakte aus anderen Pflanzen wie Tabak, Kohl und Salat Substanzen enthalten, die im Tierversuch am Kaninchen den Augeninnendruck senken konnten. Dabei könnten sich Alternativen zu Marihuanainhaltsstoffen für die Glaukomtherapie verstecken [37].

30.2 Prostaglandine

Prostaglandine sind überall im Körper vorkommende Hormone, die zur Gruppe der Arachidonsäurederivate oder *Eikosanoide* gehören. In den meisten Geweben des Körpers führt die Freisetzung von Arachidonsäure zu der komplexen *Arachidonsäurekaskade*, wobei der Zyklooxygenaseweg zur Synthese der stabilen Prostaglandine und zu labileren Stoffen wie Thromboxan A2 und Prostazyklin führt, während der Lipoxygenaseweg zur Synthese der Leukotriene führt. Die Prostaglandine, von denen verschiedene Typen (z. B. A, B, D, E und F) sowie zahlreiche Untergruppen bestehen und weitere Eikosanoide werden in geringen Mengen bei physiologischen Prozessen und in größeren Mengen bei pathologischen Veränderungen gebildet. Letztere können hauptsächlich intraokulare Entzündungen und erhöhter Augeninnendruck sein, worauf sich frühe Prostaglandinforschungen am Auge konzentrierten. Neuere wissenschaftliche Studien haben jedoch gezeigt, daß geringe Mengen von Prostaglandinen den Entzündungsprozeß sogar dämpfen und den Augeninnendruck senken können, was zu Forschungsaktivitäten führte, diese Substanzen für die medikamentöse Glaukomtherapie nutzbar zu machen [38,39].

30.2.1 Frühe Studien

Bei Kaninchen führte die lokale Applikation von 25–200 µg Prostaglandinen zu einem initialen Anstieg des Augeninnendruckes, gefolgt von einer Drucksenkung für 15–20 h, wohingegen eine 5 µg-Dosis eine Augeninnendrucksenkung ohne initialen Anstieg bewirkte [40]. Die zweimal tägliche Applikation verschiedener Prostaglandinderivate führte zu einer dauerhaften Augendrucksenkung bei Kaninchen, Katzen und Affen [41–45]. Andere Arachidonsäuremetaboliten senkten auch den Augeninnendruck bei Kaninchen [46,47]. In ersten Therapiestudien am Menschen ergab die lokale Applikation eines Trometaminsalzes von Prostaglandin $F_{2\alpha}$ eine signifikante, dosisabhängige Augeninnendrucksenkung bei gesunden Freiwilligen, die jedoch mit erheblicher Reizung der vorderen Augenabschnitte, Bindehauthyperämie und Kopfschmerzen einherging [48,49]. Ein lipidlöslicher Ester von Prostaglandin $F_{2\alpha}$, der durch eine bessere Hornhautpermeation in geringeren Dosen als die Salzform angewandt werden kann, hatte auch einen signifikanten, dosisabhängigen augendrucksenkenden Effekt sowohl bei gesunden Freiwilligen [50,51] wie bei Patienten mit Offenwinkelglaukom [52] ohne ernsthafte Nebenwirkungen.

30.2.2 Wirkungsmechanismus

Bei den meisten Studien war der augendrucksenkende Effekt der verschiedenen Prostaglandine nicht auf eine Abnahme der Kammerwassersekretion, eine Abnahme des episkleralen Venendruckes oder eine Zunahme der Abflußleichtigkeit im Bereich der konventionellen Abflußwege zurückzuführen [50,53–56]. Dies führte zu der Hypothese, daß der drucksenkende Mechanismus der Prostaglandine auf einer *Verbesserung des uveoskleralen Abflusses* beruht, was durch die Beobachtung gestützt wurde, daß Pilokarpin die augendrucksenkende Wirkung von Prostaglandin $F_{2\alpha}$ am Auge antagonisiert [47]. Die Wirkung auf den uveoskleralen Abfluß scheint der hauptsächliche Mechanismus für die verschiedenen Prostaglandinderivate zu sein [56], obwohl eine tierexperimentelle Studie mit lokal appliziertem Prostaglandin-D_2 an Kaninchen eine Abnahme der Kammerwasserströmung als Grundlage der Augendrucksenkung ergab [58]. Es wurde berichtet, daß Sympatholytika die prostaglandininduzierte Zunahme der gesamten Abflußleichtigkeit blockieren [20], obwohl die Zugabe von topisch appliziertem Prostaglandin $F_{2\alpha}$ bei Patienten mit Offenwinkelglaukom, bei denen durch Timolol alleine keine ausreichende Drucksenkung erreicht werden konnte, zu einer additiven Drucksenkung führte [59]. Weder die Vorbehandlung mit Indomethacin noch eine Sympathektomie konnte den augendrucksenkenden Effekt der Prostaglandine beeinflussen, was dafür spricht, daß der Wirkungsmechanismus von einer Neusynthese von Prostaglandinen oder einer Freisetzung endogenen Norepinephrins unabhängig ist [40]. Eine Studie vermutete, daß der augendrucksenkende Mechanismus nicht durch Prostaglandin-$F_{2\alpha}$-empfindliche Rezeptoren vermittelt wird [60]. Es wurde auch nachgewiesen, daß Prostaglandine nur einen minimalen Einfluß auf die augendrucksenkende Wirkung von Marihuanaderivaten haben [61].

30.2.3 Nebenwirkungen

Intraokulare Entzündungszeichen wie vermehrter Eiweißgehalt, Entzündungszellen und Miosis, die bei einer Applikation höherer Dosen von Prostaglandinen auftreten, werden sowohl an Tieraugen wie an menschlichen Augen nicht in den Dosierungen gefunden, die für eine augendrucksenkende Wirkung notwendig sind [41–45,48–52,62,63]. Außerdem scheinen die aktiven Transportmechanismen der Ziliarkörperfortsätze die lokal applizierten Prostaglandine und andere Eikosanoide an einer retinalen Toxizität zu hindern [38]. Extraokulare Reizerscheinungen waren bei der Verwendung der Salzform von Prostaglandin $F_{2\alpha}$ am Menschen ein relevantes Problem [48,49], obwohl diese Nebenwirkungen bei der Verwendung des lipidlöslichen Esters weitgehend gemindert wurden [50,52]. Es ließ sich auch zeigen, daß die augendrucksenkende Wirkung von Prostaglandin-D_2 von dem entzündlichen Effekt auf die Bindehaut durch die gleichzeitige Gabe eines selektiven Prostaglandin-D_2-sensitiven Rezeptoragonisten getrennt werden konnte [64]. Bezüglich der systemischen Nebenwirkungen ist die Gesamtmenge von Prostaglandinen, die in den Blutkreislauf aus der geringen, lokal applizierten Menge des Esters gelangen, nur eine minimale Fraktion der Gesamtmenge von endogen, physiologisch in letztlich allen Körpergeweben freigesetzten Prostaglandinen [39].

30.3 Weitere Substanzen

Eine große Anzahl von Wirkstoffen wurde bezüglich ihres Einflusses auf die Hydrodynamik des Auges geprüft. Im folgenden sollen nur einige vorgestellt werden, die vielleicht eines Tages für die Glaukomtherapie von Bedeutung sein könnten.

Valinomycin. Valinomycin, ein zyklisches Peptid, das die Permeabilität der Mitochondrienmembran für

Kalium erhöht, führte zu einer signifikanten Augendrucksenkung bei Kaninchen und Affen, wobei unerwünschte Nebenwirkungen wie ein transientes Hornhautödem und erhöhte Proteinspiegel im Kammerwasser auftraten [65].

Atriopeptide. Atriopeptide stellen eine Gruppe von Polypeptiden dar, die von den kardialen Myozyten bei vermehrter Flüssigkeitsbelastung des Herzvorhofs abgegeben werden. Atriopeptide haben Rezeptoren, die die Guanylzyklase in den Ziliarkörperfortsätzen beim Kaninchen aktivieren und den Augeninnendruck senken [66].

Neuropeptid Y. Das Neuropeptid Y, das in den Ziliarkörperfortsätzen reichlich vorkommt, führte im Tierversuch am Kaninchen zu einer Hemmung der Adenylzyklase [67] und wirkte auch auf den M. dilatator iridis [68].

Antazolin. Antazolin ist ein Antihistaminikum aus der Gruppe der Ethylendiamine. Es senkte bei lokaler Applikation an Kaninchen den Augeninnendruck, vermutlich durch eine Abnahme der Kammerwassersekretion [69].

Etacrynsäure. Etacrynsäure ist ein sulfhydrylreaktives Diuretikum. Es verbesserte die Abflußleichtigkeit bei Perfusion der Vorderkammer am lebenden Affenauge wie auch an enukleierten Rinderaugen [70].

Spironolacton. Spironolacton ist ein synthetischer, steroidaler Aldosteronantagonist mit einer kaliumschonenden, diuretisch-antihypertensiven Wirkung. Er führte zu einer signifikanten Augeninnendrucksenkung bei Glaukompatienten, die noch für 2 Wochen nach Beendigung der Therapie anhielt [71].

Tetrahydrokortisol. Tetrahydrokortisol ist ein Metabolit des Kortisols, das den Augeninnendruck bei Kaninchen nach einer dexamethasoninduzierten Drucksteigerung senkte [72].

Angiotensin-converting-Enzym-Hemmstoff. Ein ACE-Hemmstoff in einer neuen, lokal applizierbaren Zubereitung konnte den Augeninnendruck am Hund sowie an menschlichen Augen mit okulärer Hypertension oder Offenwinkelglaukom senken [73].

Organische Nitrate. Organische Nitrate, wie intravenös gegebenes Nitroglyzerin oder peroral verabreichtes Isosorbiddinitrat, sollen den Augeninnendruck sowohl bei Glaukomen wie auch bei gesunden Patienten senken [74].

Melatonin. Melatonin, ein Hormon der Zirbeldrüse mit ausgeprägtem zirkadianen Rhythmus, senkte den Augeninnendruck bei gesunden Freiwilligen [75].

Kalziumblocker. Kalziumblocker bewirken eine Vasodilatation durch Hemmung des Kalziumeinstroms in die glatte Muskelzelle, weshalb sie bei der Behandlung der koronaren Herzerkrankung hauptsächlich angewendet werden. Sie zeigten eine augendrucksenkende Wirkung [76], die bei gesunden Freiwilligen bis zu 10 h anhält [77].

Demeclocyclin, Tetrazyklin. Demeclocyclin, Tetrazyklin und andere Tetrazyklinderivate senkten den Augeninnendruck bei Kaninchen, was vermutlich auf einer Hemmung der Kammerwasserproduktion beruhte [78].

Haloperidol. Haloperidol ist ein dopaminerger Antagonist, der als Psychopharmakon Verwendung findet. Er zeigte sich dem Timolol gleichwertig oder überlegen bei der Suppression eines artifiziell gesteigerten Augeninnendruckes am Kaninchen [79,80]. Der Wirkungsmechanismus beruht vermutlich auf einer Abnahme der Kammerwasserbildung durch eine Minderung der Durchblutung des Ziliarkörpers.

30.4 Neuroprotektiva

Alle bisher besprochenen Wirkstoffe schützen den Sehnerven beim Glaukom durch eine Senkung des Augeninnendruckes. Eine attraktive Alternative zu diesem Prinzip wäre eine Medikation, die den Sehnerven gegenüber den schädlichen Effekten eines erhöhten Augeninnendruckes schützt. Dies wäre besonders beim Niederdruckglaukom wünschenswert, wo häufig eine maximale medikamentöse Therapie und auch eine operative Behandlung den Augeninnendruck nicht so weit senken können, um eine Progression der glaukomatösen Papillenschädigung zu verhindern.

1948 berichtete McGuire [81] die Anwendung von Bihydroxycoumarin (Dicumarol) zum Schutze des Sehnerven über eine verbesserte Durchblutung. Andere Untersucher konnten seine Ergebnisse jedoch nicht bestätigen [82]. Nachfolgend wurde zu Diphenylhydantoin (Dilantin) [83] und Phosphatidkomplexen [84] in vorläufigen Studien berichtet, daß diese den Sehnerven vor einer glaukomatösen Progression schützen können. Alle bisherigen Befunde zu einer neuroprotektiven Therapie beim Glaukom konnten bisher nicht bestätigt werden. Sie stellen bis jetzt interessante Denkansätze zu neuen Wegen der Glaukomtherapie dar, die weitere Forschungsbemühungen verdienen.

30.5 Zusammenfassung

Zusätzlich zu den wissenschaftlichen Studien mit den klassischen Antiglaukomatosa werden neue Wirkstoffgruppen bezüglich ihres möglichen Nutzens in der Glaukomtherapie intensiv geprüft. Kannabinoide senken den Augeninnendruck durch einen noch ungeklärten Mechanismus, wenngleich die Unmöglichkeit bei den Wirkstoffen aus dieser Gruppe die unerwünschten zentralnervösen Effekte von der augendrucksenkenden Wirkung zu trennen, den klinischen Einsatz dieser Substanzen noch begrenzt. Prostaglandine in niedriger Dosierung haben einen ausgeprägt augendrucksenkenden Effekt, wahrscheinlich durch eine Zunahme der uveoskleralen Abflußleichtigkeit. Vorläufige Ergebnisse mit einer Reihe anderer Wirkstoffe eröffnen neue Möglichkeiten, das medikamentöse Behandlungsspektrum bei Glaukom zu erweitern. Neuroprotektive Pharmaka in der Glaukomtherapie stellen eine lohnenswerte Forschungsrichtung dar.

Literatur

1. Hepler, RS, Frank, IR: Marihuana smoking and intraocular pressure. JAMA 217:1392, 1971.
2. Green, K, Kim, K: Acute dose response of intraocular pressure to topical and oral cannabinoids. Proc Soc Exp Biol Med 154:228, 1977.
3. Newell, FW, Stark, P, Jay, WM, Schanzlin, DJ: Nabilone: a pressure-reducing synthetic benzopyran in open-angle glaucoma. Ophthalmology 86:156, 1979.
4. Tiedeman, JS, Shields, MB, Weber, PA, et al: Effect of synthetic cannabinoids on elevated intraocular pressure. Ophthalmology 88:270, 1981.
5. Merritt, JC, McKinnon, S, Armstrong, JR, et al: Oral delta^9-tetrahydrocannabinol in heterogeneous glaucomas. Ann Ophthal 12:947, 1980.
6. Weber, PA, Bianchine, JR, Howes, JF: Nabitan hydrochloride: ocular hypotensive effect in normal human volunteers. Glaucoma 3:163, 1981.
7. Purnell, WD, Gregg, JM: Delta^9-tetrahydrocannabinol, euphoria and intraocular pressure in man. Ann Ophthal 7:921, 1975.
8. Cooler, P, Gregg, JM: Effect of delta^9-tetrahydrocannabinol on intraocular pressure in humans. South Med J 70:951, 1977.
9. Green, K, Kim, K: Mediation of ocular tetrahydrocannabinol effects by adrenergic nervous system. Exp Eye Res 23:443, 1976.
10. Green, K, Pederson, JE: Effect of delta^1-tetrahydrocannabinol on aqueous dynamics and ciliary body permeability in the rabbit. Exp Eye Res 15:499, 1973.
11. Green, K, Kim, K, Wynn, H, Shimp, RG: Intraocular pressure, organ weights and the chronic use of cannabinoid derivatives in rabbits for one year. Exp Eye Res 25:465, 1977.
12. Green, K, Bigger, JF, Kim, K, Bowman, K: Cannabinoid penetration and chronic effects in the eye. Exp Eye Res 24:197, 1977.
13. Merritt, JC, Peiffer, RL, McKinnon, SM, et al: Topical delta^9-tetrahydrocannabinol on intraocular pressure in dogs. Glaucoma 3:13, 1981.
14. Merritt, JC, Olsen, JL, Armstrong, JR, McKinnon, SM: Topical delta^9-tetrahydrocannabinol in hypertensive glaucomas. J Pharm Pharmacol 33:40, 1981.
15. Merritt, JG, Whitaker, R, Page, CJ, et al: Topical delta^8-tetrahydrocannabinol as a potential glaucoma agent. Glaucoma 4:253, 1982.
16. Green, K, Roth, M: Ocular effects of topical administration of delta^9-tetrahydrocannabinol in man. Arch Ophthal 100:265, 1982.
17. Jay, WM, Green, K: Multiple-drop study of topically applied 1% delta^9-tetrahydrocannabinol in human eyes. Arch Ophthal 101:591, 1983.
18. Flom, MC, Adams, AJ, Jones, RT: Marijuana smoking and reduced pressure in human eyes: drug action or epiphenomenon? Invest Ophthal 14:52, 1975.
19. Green, K, Wynn, H, Padgett, D: Effects of delta^9-tetrahydrocannabinol on ocular blood flow and aqueous humor formation. Exp Eye Res 26:65, 1978.
20. Green, K, Kim, K: Interaction of adrenergic antagonists with prostaglandin E_2 and tetrahydrocannabinol in the eye. Invest Ophthal 15:102, 1976.
21. Green, K, Bigger, JF, Kim, K, Bowman, K: Cannabinoid action on the eye as mediated through the central nervous system and local adrenergic activity. Exp Eye Res 24:189, 1977.
22. Green, K, Kim, K: Papaverine and verapamil interaction with prostaglandin E_2 and delta^9-tetrahydrocannabinol in the eye. Exp Eye Res 24:207, 1977.
23. Green, K, Cheeks, K, Mittag, T, et al: Marihuana-derived material: biochemical studies of the ocular responses. Curr Eye Res 4:631, 1985.
24. Colasanti, BK, Powell, SR: Effect of delta^9-tetrahydrocannabinol on intraocular pressure after removal of autonomic input. J Ocul Pharm 1:47, 1985.
25. Gawienowski, AM, Chatterjee, D, Anderson, PJ, et al: Effect of delta^9-tetrahydrocannabinol on monoamine oxidase activity in bovine eye tissues, in vitro. Invest Ophthal Vis Sci 22:482, 1982.
26. Green, K, Podos, SM: Anatagonism of arachidonic acid-induced ocular effects by delta^1-tetrahydrocannabinol. Invest Ophthal 13:422, 1974.
27. Liu, JHK, Dacus, AC: Central nervous system and peripheral mechanisms in ocular hypotensive effect of cannabinoids. Arch Ophthal 105:245, 1987.
28. Green, K: Marihuana and the eye. Invest Ophthal 14:261, 1975.
29. Green, K, Roth, M: Marijuana in the medical management of glaucoma. Pers Ophthal 4:101, 1980.

30. Merritt, JC, Crawford, WJ, Alexander, PC, et al: Effect of marihuana on intraocular and blood pressure in glaucoma. Ophthalmology 87:222, 1980.
31. Hepler, RS, Frank, IM, Ungerleider, JT: Pupillary constriction after marijuana smoking. Am J Ophthal 74:1185, 1972.
32. Brown, B, Adams, AJ, Haegerstrom-Portnoy, G, et al: Pupil size after use of marijuana and alcohol. Am J Ophthal 83:350, 1977.
33. Dawson, WW, Jimenez-Antillon, CF, Perez, JM, Zeskind, JA: Marijuana and vision–after ten years' use in Costa Rica. Invest Ophthal Vis Sci 16:689, 1977.
34. Gaasterland, DE: Efficacy in glaucoma treatment–the potential of marijuana. Ann Ophthal 12:448, 1980.
35. Wu, T-C, Tashkin, DP, Djahed, B, Rose, JE: Pulmonary hazards of smoking marijuana as compared with tobacco. N Engl J Med 318:347, 1988.
36. Colasanti, BK, Craig, CR, Allara, RD: Intraocular pressure, ocular toxicity and neurotoxicity after administration of cannabinol or cannabigerol. Exp Eye Res 39:251, 1984.
37. Deutsch, HM, Green, K, Zalkow, LH: Water soluble high molecular weight components from plants with potent intraocular pressure lowering activity. Curr Eye Res 6:733, 1987.
38. Bito, LZ: Prostaglandins and other eicosanoids: their ocular transport, pharmacokinetics, and therapeutic effects. Trans Ophthal Soc UK 105:162, 1986.
39. Bito, LZ: Prostaglandins. Old concepts and new perspectives (editorial). Arch Ophthal 105:1036, 1987.
40. Camras, CB, Bito, LZ, Eakins, KE: Reduction of intraocular pressure by prostaglandins applied topically to the eyes of conscious rabbits. Invest Ophthal Vis Sci 16:1125, 1977.
41. Stern, FA, Bito, LZ: Comparison of the hypotensive and other ocular effects of prostaglandins E_2 and $F_{2\text{-alpha}}$ on cat and rhesus monkey eyes. Invest Ophthal Vis Sci 22:588, 1982.
42. Bito, LZ, Draga, A, Blanco, J, Camras, CB: Long-term maintenance of reduced intraocular pressure by daily or twice daily topical application of prostaglandins to cat or rhesus monkey eyes. Invest Ophthal Vis Sci 24:312, 1983.
43. Bito, LZ, Srinivasan, BD, Baroody, RA, Schubert, H: Noninvasive observations on eyes of cats after long-term maintenance of reduced intraocular pressure by topical application of prostaglandin E_2. Invest Ophthal Vis Sci 24:376, 1983.
44. Camras, CB, Podos, SM, Rosenthal, JS, et al: Multiple dosing of prostaglandin $F_{2\alpha}$ or epinephrine on cynomolgus monkey eyes. I. Aqueous humor dynamics. Invest Ophthal Vis Sci 28:463, 1987.
45. Kulkarni, PS, Srinivasan, BD: Prostaglandins E_3 and D_3 lower intraocular pressure. Invest Ophthal Vis Sci 26:1178, 1985.
46. Hoyng, PFJ, de Jong, N: Iloprost®, a stable prostacyclin analog, reduces intraocular pressure. Invest Ophthal Vis Sci 28:470, 1987.
47. Masferrer, JL, Dunn, MW, Schwartzman, ML: 12(R)-hydroxyeicosatetraenoic acid, an endogenous corneal arachidonate metabolite, lowers intraocular pressure in rabbits. Invest Ophthal Vis Sci 31:535, 1990.
48. Giuffre, G: The effects of prostaglandin $F_{2\text{-alpha}}$ in the human eye. Graefe's Arch Ophthal 222:139, 1985.
49. Lee, P-Y, Shao, H, Xu, L, Qu, C-K: The effect of prostaglandin $F_{2\alpha}$ on intraocular pressure in normotensive human subjects. Invest Ophthal Vis Sci 29:1474, 1988.
50. Kerstetter, JR, Brubaker, RF, Wilson, SE, Kullerstrand, LJ: Prostaglandin $F_{2\alpha}$-1-isopropylester lowers intraocular pressure without decreasing aqueous humor flow. Am J Ophthal 105:30, 1988.
51. Villumsen, J, Alm, A: Prostaglandin $F_{2\alpha}$-isopropylester eye drops: effects in normal human eyes. Br J Ophthal 73:419, 1989.
52. Villumsen, J, Alm, A, Söderström, M: Prostaglandin $F_{2\alpha}$-isopropylester eye drops: effect on intraocular pressure in open-angle glaucoma. Br J Ophthal 73:975, 1989.
53. Lee, P-Y, Podos, SM, Severin, C: Effect of prostaglandin $F_{2\text{-alpha}}$ on aqueous humor dynamics of rabbit, cat, and monkey. Invest Ophthal Vis Sci 25:1087, 1984.
54. Moses, RA, Parkison, G, Snower, DP: Prostaglandin E_2 effect on the facility of outflow in the rabbit eye. Ann Ophthal 13:721, 1981.
55. Crawford, K, Kaufman, PL, Gabelt, B'AT: Effects of topical $PGF_{2\alpha}$ on aqueous humor dynamics in cynomolgus monkeys. Curr Eye Res 6:1035, 1987.
56. Hayashi, M, Yablonski, ME, Bito, LZ: Eicosanoids as a new class of ocular hypotensive agents. 2. Comparison of the apparent mechanism of the ocular hypotensive effects of A and F type prostaglandins. Invest Ophthal Vis Sci 28:1639, 1987.
57. Crawford, K, Kaufman, PL: Pilocarpine antagonizes prostaglandin $F_{2\alpha}$-induced ocular hypotension in monkeys. Evidence for enhancement of uveoscleral outflow by prostaglandin $F_{2\alpha}$. Arch Ophthal 105:1112, 1987.
58. Goh, Y, Araie, M, Nakajima, M, et al: Effect of topical prostaglandin D_2 on the aqueous humor dynamics in rabbits. Graefe's Arch Ophthal 227:476, 1989.
59. Villumsen, J, Alm, A: The effect of adding prostaglandin $F_{2\alpha}$-isopropylester to timolol in patients with open angle glaucoma. Arch Ophthal 108:1102, 1990.
60. Woodward, DF, Burke, JA, Williams, LS, et al: Prostaglandin $F_{2\alpha}$ effects on intraocular pressure negatively correlate with FP-receptor stimulation. Invest Ophthal Vis Sci 30:1838, 1989.
61. Green, K, Cheeks, KE, Watkins, L, et al: Prostaglandin involvement in the responses of the rabbit eye to water-soluble marihuana-derived material. Curr Eye Res 6:337, 1987.
62. Camras, CB, Bhuyan, KC, Podos, SM, et al: Multiple dosing of prostaglandin $F_{2\alpha}$ or epinephrine on cynomolgus monkey eyes. II. Slit-lamp biomicroscopy, aqueous humor analysis, and fluorescein angiography. Invest Ophthal Vis Sci 28:921, 1987.
63. Camras, CB, Friedman, AH, Rodrigues, MM, et al: Multiple dosing of prostaglandin $F_{2\alpha}$ or epinephrine on cynomolgus monkey eyes. III. Histopathology. Invest Ophthal Vis Sci 29:1428, 1988.
64. Woodward, DF, Hawley, SB, Williams, LS, et al: Studies on the ocular pharmacology of prostaglandin D_2. Invest Ophthal Vis Sci 31:138, 1990.
65. Lee, P-F, Lam, K-W: The effect of valinomycin on intraocular pressure. Ann Ophthal 5:33, 1973.
66. Nathanson, JA: Atriopeptin-activated guanylate cyclase in the anterior segment. Identification, localization, and effects of atriopeptins on IOP. Invest Ophthal Vis Sci 28:1357, 1987.
67. Cepelik, J, Hynie, S: Inhibitory effects of neuropeptide Y on adenylate cyclase of rabbit ciliary processes. Curr Eye Res 9:121, 1990.
68. Piccone, M, Littzi, J, Krupin, T, et al: Effects of neuropeptide Y on the isolated rabbit iris dilator muscle. Invest Ophthal Vis Sci 29:330, 1988.
69. Krupin, T, Silverstein, B, Feitl, M, et al: The effect of H_1-blocking antihistamines on intraocular pressure in rabbits. Ophthalmology 87:1167, 1980.

70. Epstein, DL, Freddo, TF, Bassett-Chu, S, et al: Influence of ethacrynic acid on outflow facility in the monkey and calf eye. Invest Ophthal Vis Sci 28:2067, 1987.
71. Witzmann, R: The effect of spironolactone on intraocular pressure in glaucoma patients. Klin Monatsbl Augenheilkd 176:445, 1980.
72. Southren, AL, l'Hommedieu, D, Gordon, GG, Weinstein, BI: Intraocular hypotensive effect of a topically applied cortisol metabolite: 3α, 5β-tetrahydrocortisol. Invest Ophthal Vis Sci 28:901, 1987.
73. Constad, WH, Fiore, P, Samson, C, Cinotti, AA: Use of an angiotensin converting enzyme inhibitor in ocular hypertension and primary open-angle glaucoma. Am J Ophthal 105:674, 1988.
74. Wizemann, A, Wizemann, V: The use of organic nitrates to lower intraocular pressure in outpatient and surgical treatment. Klin Monatsbl Augenheilkd 177:292, 1980.
75. Samples, JR, Krause, G, Lewy, AJ: Effect of melatonin on intraocular pressure. Curr Eye Res 7:649, 1988.
76. Monica, ML, Hesse, RJ, Messerli, FH: The effect of a calcium-channel blocking agent on intraocular pressure. Am J Ophthal 96:814, 1983.
77. Abelson, MB, Gilbert, CM, Smith, LM: Sustained reduction of intraocular pressure in humans with the calcium channel blocker verapamil. Am J Ophthal 105:155, 1988.
78. Wallace, I, Krupin, T, Stone, RA, Moolchandáni, J: The ocular hypotensive effects of demeclocycline, tetracycline and other tetracycline derivatives. Invest Ophthal Vis Sci 30:1594, 1989.
79. Chiou, GCY: Ocular hypotensive actions of haloperidol, a dopaminergic antagonist. Arch Ophthal 102:143, 1984.
80. Chiou, GCY: Treatment of ocular hypertension and glaucoma with dopamine antagonists. Ophthal Res 16:129, 1984.
81. McGuire, WP: The effect of dicumarol on the visual fields in glaucoma. A preliminary report. Trans Am Ophthal Soc 84:96, 1948.
82. Shields, MB, Wadsworth, JAC: An evaluation of anticoagulation in glaucoma therapy. Ann Ophthal 9:1115, 1977.
83. Becker, B, Stamper, RL, Asseff, C, Podos, SM: Effect of diphenylhydantoin on glaucomatous field loss: a preliminary report. Trans Am Acad Ophthal Otol 76:412, 1972.
84. Hruby, K, Weiss, H: Therapeutic utilization of phosphatide complexes in ophthalmology. Ophthal Digest June:9, 1976.

Kapitel 31. Anatomische Grundlagen der Glaukomchirurgie

31.1 Übersicht
31.2 Strukturen der Hydrodynamik
31.2.1 Ziliarkörper
31.2.2 Kammerwinkel
31.3 Äußere Augenabschnitte
31.3.1 Anteriore Limbusregion
31.3.2 Bindehaut und Tenonkapsel
31.3.3 Posteriore Limbusregion
31.4 Zusammenfassung

Das Ziel aller laser- und mikrochirurgischen Glaukomoperationen ist die Herabsetzung des Augeninnendruckes entweder über eine Verbesserung des Kammerwasserabflusses oder durch eine Herabsetzung der Kammerwassersekretion. Die an der Hydrodynamik des vorderen Augensegmentes beteiligten anatomischen Strukturen sind die Kammerwasserabflußwege und die Anteile des Ziliarkörpers, die das Kammerwasser bilden. Für eine fachgerechte Ausführung aller Glaukomoperationen müssen dem Operateur sowohl die inneren anatomischen Beziehungen wie die dem äußeren Auge zugewandten anatomischen Strukturen der Abflußwege geläufig sein. In dem folgenden Kapitel sollen deshalb die anatomischen Grundlagen und topographischen Beziehungen der Gewebe des vorderen Augensegmentes besprochen werden, die von den verschiedenen antiglaukomatösen Eingriffen betroffen sind.

31.1 Übersicht

Die Strukturen, die an der Hydrodynamik des menschlichen Auges beteiligt sind (Kammerwassersekretion, -abfluß), liegen in unmittelbarer Nachbarschaft zueinander in einer ringförmigen Anordnung im vorderen Augensegment. Die funktionelle Wechselbeziehung dieser Strukturen wurde in Kap. 2 bereits besprochen und soll hier mit der Betonung ihrer topographisch-anatomischen Zuordnung nochmals summarisch aufgezeigt werden.

Die Übergangszone zwischen Kornea und Sklera wird als *Limbus* bezeichnet. Die über 360° zirkumferente, innere Oberfläche des Limbus stellt eine Einbuchtung dar, die auch als skleraler Sulkus bezeichnet wird und die die funktionell entscheidenden Strukturen des Kammerwinkels enthält. Die vordere Begrenzung dieses Sulkus geht in die periphere Hornhaut über, während die posteriore Begrenzung eine bindegewebige Prominenz bildet, die als *Skleralsporn* bezeichnet wird. Dieser stellt gleichsam eine Trennlinie zwischen den Strukturen des Kammerwasserabflusses nach anterior und den Strukturen der Kammerwasserbildung nach posterior dar. Das *Trabekelmaschenwerk* inseriert z. T. an den anterioren Anteilen des Skeralsporns und erstreckt sich nach vorne, um in die vordere Begrenzung des Skleralsulkus überzugehen. Hinter dem Trabekelmaschenwerk liegt der *Schlemm-Kanal*. Der überwiegende Anteil des Kammerwasserabflusses aus der Vorderkammer geht durch das Trabekelmaschenwerk in den Schlemm-Kanal, von wo es über intrasklerale Sammelkanälchen in das episklerale Venensystem abgeleitet wird.

Der *Ziliarkörper* inseriert an den hinteren Anteilen des Skleralsporns. Dies ist die tatsächlich einzige, feste gewebliche Verbindung des Ziliarkörpers mit den übrigen Grenzflächen von Sklera und Ziliarkörper, wo ein potentieller Raum gebildet wird, den man auch als den supraziliaren Raum bezeichnet. Die *Ziliarkörperfortsätze* sind die für die Kammerwassersekretion entscheidenden Strukturen, die die inneren und anterioren Anteile des Ziliarkörpers einnehmen. Die Iris inseriert am Ziliarkörper, unmittelbar anterior der Ziliarkörperfortsätze. Aus diesem Grunde kann man nach einer peripheren Iridektomie ebenso wie bei einer antiglaukomatösen Filtrationsoperation die Ziliarkörperfortsätze sehen. Die Insertion der Iris am Ziliarkörper ermöglicht bei einem weiten Kammerwinkel die Vorderfläche des Ziliarkörpers zwischen Iriswurzel und Skleralsporn gonioskopisch einzusehen. Dieser Anteil des Ziliarkörpers wird auch

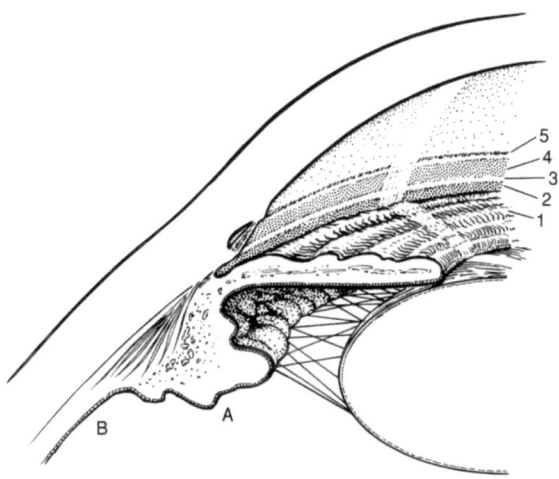

Abb. 31.1. Strukturen der Hydrodynamik. Der Ziliarkörper liegt unmittelbar hinter der peripheren Iris und wird unterteilt in Pars plicata *(A)* und Pars plana *(B)*. Die übrigen Strukturen können gonioskopisch beurteilt werden: *1* Iris, *2* Ziliarkörperband, *3* Skleralsporn, *4* Trabekelmaschenwerk, *5* Schwalbe-Linie

als *Ziliarkörperband* bezeichnet. Ein kleiner Anteil des Trabekelmaschenwerkes (der nicht am Skleralsporn inseriert), zeigt eine Anheftung am Ziliarkörperband und an der peripheren Iris.

31.2 Strukturen der Hydrodynamik
(Abb. 31.1)

31.2.1 Ziliarkörper

Der größte Anteil des Ziliarkörpers liegt hinter der Iris und kann nur unter bestimmten Umständen wie einer pathologischen Irisretraktion oder beim Fehlen wesentlicher Irisanteile eingesehen werden. Die Pars anterior des Ziliarkörpers ist etwa 2–3 mm breit, sie wird auch Pars plicata genannt, sie ist dicker und enthält die radialen Erhebungen der Ziliarkörperfortsätze. Diese sind die anatomische Grundlage der Kammerwassersekretion und die Zielstruktur der zyklodestruktiven Glaukomoperationen. Bei den besonderen Bedingungen, unter denen jene direkt eingesehen werden können (Zykloskopie), ist eine direkte Behandlung mit einer transpupillären Laserzyklophotokoagulation möglich. In den meisten Fällen ist jedoch ein indirekter, transskleraler Operationsweg für eine zyklodestruktive Behandlung notwendig, wobei man sich externe, anatomische Orientierungspunkte (die später in diesem Kapitel besprochen werden) für die Lokalisation der sezernierenden Ziliarkörperpartien zunutze macht. Die weiter posterior gelegenen 4 mm des Ziliarkörpers sind wesentlich dünner und werden auch als Pars plana bezeichnet, die ebenfalls durch externe anatomische Beziehungspunkte abgegrenzt werden kann.

31.2.2 Kammerwinkel

Die folgenden Strukturen der Kammerwinkelregion können gonioskopisch beurteilt werden und sind für eine Anzahl von laser- und mikrochirurgischen Glaukomoperationen sehr wichtig.

Iris. Die Iris ist die am meisten posterior gelegene Struktur der Kammerwinkelregion. Es ist wichtig zu bedenken, daß die periphere Iris dünner als die mittelperipheren und zentralen Irisanteile ist, weshalb sie für eine Laseriridotomie (wie auch aus anderen Gründen) besonders geeignet ist. Weitere anatomische Aspekte für die bestmögliche Ausführung einer Laseriridotomie sind die Iriskrypten, Regionen eines verdünnten Irisstromas, die laserchirurgisch gut perforiert werden können und Stellen vermehrter Irispigmentierung, wie z. B. Irisnävi, die eine verbesserte Absorption der Laserenergie insbesondere bei Anwendung eines Argonlasers bei nur gering pigmentierten Augen ermöglichen.

Ziliarkörperband. Das Ziliarkörperband liegt unmittelbar anterior von der Iriswurzel und erscheint in der Gonioskopie typischerweise als ein dunkleres, graues oder braunes Gewebe. Die Weite des Ziliarkörperbandes variiert erheblich von einem Patienten zum anderen, wobei Myope häufig ein breiteres Ziliarkörperband und Hyperope ein schmaleres Ziliarkörperband entsprechend der Kammerwinkelweite zeigen. Vorsicht ist geboten bei der möglichen Verwechslung des pigmentierten Ziliarkörperbandes mit dem Trabekelmaschenwerk bei Patienten mit nur einem sehr gering pigmentierten Maschenwerk, besonders bei einer Lasertrabekuloplastik. Der Patient wird bei einer Lasertrabekuloplastik dem Operateur eine Verwechslung übel nehmen, da das Ziliarkörperband sensible Nervenenden enthält und die Applikation von Laserherden Schmerzen verursacht.

Skleralsporn. Den Skleralsporn kann man gonioskopisch als weißliche, scharf begrenzte Linie unmittelbar anterior des Ziliarkörperbandes erkennen. Bei manchen Patienten kann man den Skleralsporn wegen zahlreicher Irisausläufer oder einer ausgeprägten

Pigmentdispersion im Kammerwinkel nicht erkennen. Am Skleralsporn wäre der korrekte Zugang für eine Zyklodialyse, bei der der Ziliarkörper vom Skleralsporn abgetrennt wird. In Frühstadien des neovaskulären Glaukoms überschreiten neugebildete Gefäße aus der Iris und dem Ziliarkörper den Skleralsporn in Richtung Trabekelmaschenwerk, wo sie einer Behandlung mit der Goniophotokoagulation zugänglich sind.

Trabekelmaschenwerk. Unmittelbar anterior des Skleralsporns liegt der funktionelle Anteil des Trabekelmaschenwerkes (der Anteil, der vor dem Schlemm-Kanal liegt), wodurch der größte Prozentsatz des Kammerwassers abfließt. Dieser Anteil des Maschenwerkes ist gonioskopisch durch eine verstärkte Pigmentierung unterschiedlichen Ausmaßes markiert. Da das Pigment aus den uvealen Geweben mit der Kammerwasserströmung in das Trabekelmaschenwerk gelangt, ist die Pigmentierung bei hellen Irides typischerweise gering und variiert im Laufe des Lebens, mit einer Zunahme der Pigmentierung im höheren Lebensalter. Bei manchen Pathomechanismen, wie z.B. dem Pigmentdispersions- oder Exfoliationssyndrom, kann das Trabekelmaschenwerk sehr stark pigmentiert sein. Bei der Lasertrabekuloplastik sollten die Laserherde auf den am stärksten pigmentierten Teil des Maschenwerkes gerichtet werden. Man darf jedoch nicht vergessen, daß ein weiterer, weniger pigmentierter Anteil des Trabekelmaschenwerkes anterior dieser funktionell wichtigen, stärker pigmentierten Region liegt. Klinische Studien zum Nutzen-Risiko-Profil der Lasertrabekuloplastik ergaben gute Hinweise dafür, daß eine Plazierung der Laserherde zwischen den pigmentierten und nicht-pigmentierten Anteilen des Maschenwerkes (das wäre gerade anterior der am dichtesten pigmentierten Region) die Komplikationen transienter postoperativer Drucksteigerungen und die Entwicklung von Kammerwinkelsynechien reduzieren kann.

Schwalbe-Linie. Die Schwalbe-Linie ist die am meisten nach anterior gelegene Struktur des Kammerwinkels und stellt anatomisch die Verbindung zwischen dem nicht-pigmentierten Teil des Trabekelmaschenwerkes und der peripheren Hornhaut dar, was man als einen kleinen Wulst erkennen kann. Dies ist eine wichtige anatomische Orientierung für die Goniotomie, da die Inzision gerade posterior dieser Linie erfolgen sollte. Die Schwalbe-Linie kann sehr schwer gonioskopisch erkennbar sein, wenn nicht ein Mindestmaß an Pigmentierung im Kammerwinkel vorliegt. Ist dies nicht der Fall, kann man zuweilen etwas Pigmentdispersion anterior der Schwalbe-Linie in der unteren Zirkumferenz erkennen (Sampoalesi-Linie). Man muß sorgfältig bei der Lasertrabekuloplastik darauf achten, daß man diese, die Schwalbe-Linie überschreitende Pigmentierung, inferior nicht mit der Begrenzung des Trabekelmaschenwerkes verwechselt. In anderen Fällen mit nur minimaler Pigmentierung kann man die Lage der Schwalbe-Linie im Kammerwinkel gonioskopisch durch die Beurteilung der Kammerwinkelweite abschätzen. Ein schmales Lichtbüschel der Spaltlampe wird an dieser Stelle sowohl von der anterioren wie von der posterioren Oberfläche der peripheren Hornhaut reflektiert. Wo der klare Anteil der peripheren Hornhaut auf die Schwalbe-Linie trifft, wird die klare Hornhaut von der Außenseite her durch intransparentes, limbales Bindegewebe ersetzt, was zu einer Konvergenz der beiden Lichtbüschel an der Schwalbe-Linie führt und damit eine Orientierung für die Lokalisation dieser wichtigen Struktur des Kammerwinkels ergibt.

31.3 Äußere Augenabschnitte (Abb. 31.2)

31.3.1 Anteriore Limbusregion

Am äußeren Auge ist die anteriore Begrenzung des Limbus definiert als das Ende der Bowmann-Membran, was ungefähr 0,5 mm anterior der Insertion der Bindehaut und der Tenon-Kapsel liegt. Dies wird auch als *korneolimbaler Übergang* oder anteriore Limbusregion bezeichnet. Es ist auch wichtig zu bedenken, daß die Bindehaut in den oberen und unteren Quadranten mehr anterior inseriert. Konsequenterweise ist der Limbus in diesen Quadranten breiter (zwischen 1 und 1,5 mm) und wird dann zunehmend enger, mit der engsten Stelle in den nasalen und temporalen Quadranten, wo er nur etwa 0,3–0,5 mm breit ist [1]. Bei der antiglaukomatösen Filtrationschirurgie nutzen viele Operateure den Vorteil der breiteren Limbusregion in der 12-Uhr-Position. Bei operativen Eingriffen, die sich auch auf den Ziliarkörper beziehen, wie z.B. zyklodestruktive Operationen oder für Zugänge über die Pars plana, ist auch wichtig, daß diese Strukturen geringfügig mehr nach posterior in Relation zur anterioren Limbusregion in den oberen und unteren Quadranten liegen.

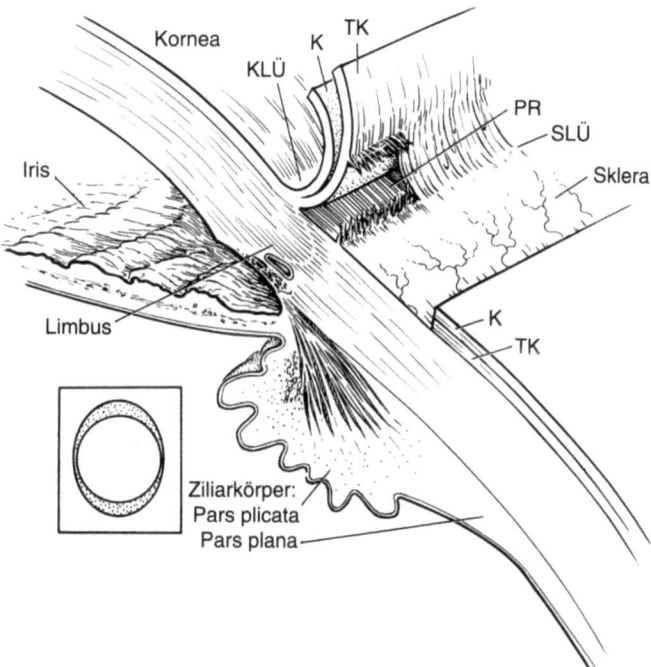

Abb. 31.2. Anatomie der äußeren Augenabschnitte. Der Limbus ist extern durch den sklerolimbalen Übergang *(SLÜ)* nach posterior und durch den korneolimbalen Übergang *(KLÜ)* nach anterior begrenzt. Die Breite der Limbusregion variiert mit einem Maximum superior zu einem Minimum zu beiden Seiten *(Inlet)* als eine Konsequenz der relativen Insertion der Konjunktiva *(K)*. Die Tenonkapsel *(TK)* ist fest mit dem Bindegewebe des Limbus etwa 0,5 mm hinter der Bindehautinsertion verbunden, wo ein potentieller Raum *(PR)* entsteht. Zyklodestruktive Eingriffe sollten über der Pars plicata, etwa 1–2 mm posterior des korneolimbalen Übergangs erfolgen, während eine posteriore Sklerotomie durch die Pars plana, etwa 3–4 mm posterior des korneolimbalen Übergangs erfolgen sollte

31.3.2 Bindehaut und Tenonkapsel

Die Bindehaut und die Tenonkapsel bedecken den Limbus. Die Verbindungen zwischen Bindehaut und Tenonkapsel sind relativ fest, so daß eine scharfe Trennung bei der operativen Separierung beider Strukturen, wie z. B. bei der Vorbereitung eines Bindehautlappens für die Filtrationsoperation, notwendig ist. Die Verbindung zwischen der Tenonkapsel und dem darunterliegenden Limbus und der Sklera ist weniger fest, so daß diese Strukturen meist mit stumpfer Präparation separiert werden können. Die Tenonkapsel ist jedoch mit dem Bindegewebe des Limbus ca. 0,5 mm hinter der Insertion der Konjunktiva fest verbunden, wodurch ein potentieller Raum zwischen der anterioren Bindehaut, Tenonkapsel und Bindegewebe des Limbus entsteht. Bei der Präparation eines limbusbasalen Bindehautlappens ist es notwendig, diese Adhärenz zwischen der Tenonkapsel und dem Limbusgewebe zu durchtrennen, um die Limbusregion korrekt darzustellen.

31.3.3 Posteriore Limbusregion

Werden Bindehaut und Tenonkapsel zurückgeschlagen, so ist die posteriore Begrenzung der Limbusregion sichtbar. Dies wurde auch als *sklerolimbaler Übergang* oder als chirurgischer bzw. posteriorer Limbus bezeichnet. Diese Stelle ist identisch mit einem Übergang der opaken, intransparenten, weißen Sklera posterior in die durchscheinende, bläulichgraue Limbusregion anterior. Diese Grenzregion des Limbus ist für die Glaukomchirurgie wichtiger als der korneolimbale Übergang, da damit die Lage der tieferen Strukturen der Kammerwinkelbucht identifiziert werden. Der Skleralsporn liegt unmittelbar posterior des sklerolimbalen Übergangs, womit der Schlemm-Kanal gerade anterior dieser Orientierungsmarke zu suchen wäre. Bei einer Trabekulotomie ab externo sollte ein radialer Schnitt über dem sklerolimbalen Übergang den Schlemm-Kanal in den anterioren Anteilen der „Blau-Weiß-Grenze" finden lassen. Bei einer Trabekulektomie oder einer anderen Filtrationsoperation ermöglicht eine zirkumferente Inzision am korneolimbalen Übergang den Zugang in die Vorderkammer, gerade vor dem Trabekelmaschenwerk. Die

Erweiterung des Schnittes radial nach posterior zum sklerolimbalen Übergang ermöglicht eine nach posterior geschlagene Lamelle tiefen limbalen Bindegewebes mit Zugang in den Kammerwinkel und eine Exzision entlang des Skleralsporns. Liegt letztere Schnittführung zu weit posterior, kann es zu einer starken Blutung aus dem Ziliarkörper kommen.

Die vorderen Ziliararterien gelangen in den Ziliarkörper hinter dem Skleralsporn an Stellen, die der Lage der sehnigen Ansätze der geraden Augenmuskeln entsprechen. Diese Gefäße sollten, wenn irgendwie möglich, bei operativen Eingriffen geschont werden, da sie massiv bluten können.

Weil der Ziliarkörper von außen nicht sichtbar ist (zuweilen gelingt dies mit einer Intensivdiaphanoskopie), wird man für operative Eingriffe am Ziliarkörper äußere anatomische Orientierungspunkte verwenden. Bei zyklodestruktiven Operationen, die sich auf die Pars plicata konzentrieren, wurde empfohlen, die Kryode oder Diathermiesonde 2–3 mm hinter dem korneolimbalen Übergang aufzusetzen, wobei die vorher besprochene Variation dieser anatomischen Orientierungsstelle bedacht werden muß [1]. Neuere Erfahrungen mit der transskleralen Zyklophotokoagulation lassen eine Plazierung des Laserstrahls 1–1,5 mm hinter dem korneolimbalen Übergang für eine selektive Behandlung der Pars plicata günstiger erscheinen [2]. Für eine Inzision im Bereich der Pars plana, wie für eine posteriore Sklerotomie beim malignen Glaukom, bei der Drainage einer suprachoroidalen Abhebung oder einer suprachoroidalen Blutung, sollte die Inzision 3–4 mm hinter dem korneolimbalen Übergang geschehen.

31.4 Zusammenfassung

Laser- und mikrochirurgische Glaukomoperationen beziehen sich auf anatomische Strukturen, die an der Kammerwasserbildung (Ziliarkörper) oder am Kammerwasserabfluß (Iris und Trabekelmaschenwerk, einschließlich Schlemm-Kanal) beteiligt sind. Für eine erfolgreiche Glaukomchirurgie ist es notwendig, sich mit den topographischen Beziehungen dieser Strukturen auszukennen, soweit sie bei der Spaltlampenuntersuchung und bei der Gonioskopie beurteilbar sind. Ebenso bedeutsam ist die äußere Orientierung an den verschiedenen Geweben des Limbus und den darüberliegenden Strukturen der Konjunktiva und der Tenonkapsel.

Literatur

1. Sugar, HS: Surgical anatomy for glaucoma. Surv Ophthal 13:143, 1968.
2. Hampton, C, Shields, MB: Transscleral neodymium:YAG cyclophotocoagulation: a histologic study of human autopsy eyes. Arch Ophthal 106:1121, 1988.

Kapitel 32. Grundsätzliche Aspekte der Laserchirurgie der Glaukome

32.1 Grundprinzipien von Lasern
32.2 Eigenschaften des Laserlichtes
32.3 Laserinduzierte Gewebeveränderungen
32.3.1 Thermische Effekte
32.3.2 Ionisierende Effekte
32.3.3 Photochemische Effekte
32.4 Übertragung des Laserlichtes auf das Auge
32.5 Spezielle Laser für die Glaukomchirurgie
32.5.1 Argonlaser
32.5.2 Neodym:YAG-Laser
32.5.3 Weitere ophthalmologische Laser
32.6 Sicherheitsaspekte beim Umgang mit Lasern
32.7 Zusammenfassung

Die Einführung der Laserchirurgie war unzweifelhaft der wichtigste Fortschritt in der operativen Behandlung der Glaukome während der 80er Jahre und es bestehen mit der zunehmenden Verbesserung der Lasertechnologien und vielversprechenden Neuentwicklungen in den 90er Jahren gute Aussichten für eine Erweiterung unseres operativen Indikationsbereiches. Das Behandlungsprinzip, mit Hilfe von Lichtenergie intraokulare Strukturen zu beeinflussen, wurde bereits vor Beginn der Lasertechnologie geprägt. Meyer-Schwickerath [1] begann in den späten 40er Jahren seine Pionierarbeiten auf diesem Gebiet der Ophthalmochirurgie, indem er zunächst Sonnenlicht und später das Licht einer Xenonbogenlampe auf intraokulare Gewebe fokussierte. Er wurde damit der Begründer der Lichtkoagulation am Auge. Wenngleich damit die große Ära einer neuen Ophthalmochirurgie begann, ließ sich der Xenonbogenkoagulator für Zwecke der Glaukombehandlung nicht verwenden.

1960 entwickelte Maiman [2] den ersten Laser mit einem Rubinkristall. Die wirklich explosive Ausbreitung der Laseranwendung am Auge begann jedoch erst mit der Entwicklung des Argonlasers mit kontinuierlicher Emission des Laserlichtes am Ende dieses Jahrzehntes. Nach mehreren Jahren Forschungsarbeit begannen in den frühen 70er Jahren die Kliniker das Laserlicht für die Behandlung verschiedener Glaukomformen anzuwenden. Heutzutage stellen die laserchirurgischen Eingriffe die häufigsten Glaukomoperationen dar, wenngleich sich eine gewisse, verständliche Ernüchterung zur langfristigen Wirksamkeit allseits abzeichnet. Einer der Pioniere für den Einsatz des Argonlasers zur Behandlung des Offenwinkelglaukoms, zunächst Lasertrabekulopunktur genannt, war Hugo Hager in Berlin.

Im vorliegenden Kapitel soll eine kurze Übersicht über die physikalischen und biologischen Grundlagen der Lasertherapie gegeben werden. Die Anwendung dieser grundsätzlichen Gesichtspunkte für die Lasertherapie spezieller Glaukomformen wird in den folgenden Kapiteln besprochen.

32.1 Grundprinzipien von Lasern [3–6]

Bereits Albert Einstein spekulierte, daß Atome unter bestimmten Umständen Licht- oder andere Strahlungsenergie absorbieren und nach Stimulation die gleichsam geborgte Energie wieder abgeben können. Seine Theorie beschrieb das Grundprinzip des Lasers („Light Amplification by Stimulated Emission of Radiation").

Wenn Atome Strahlungsenergie absorbieren, das sog. „Pumpen", werden sie von einem niedrigeren auf ein höheres Energieniveau angehoben. Liegen mehr Atome in einem angeregten Zustand als umgekehrt vor, spricht man von einer Inversion des Atomverbandes. Unter solchen Bedingungen haben Photone mit einem Energieniveau, das der Differenz zwischen beiden Anregungszuständen entspricht, die Eigenschaft, Atome auf erhöhtem Energieniveau dazu zu stimulieren, auf ein geringeres Energieniveau durch die Aussendung von Photonen zurückzufallen, einen Vorgang, den man „stimulierte Emission" nennt. Die emittierten Photone stimulieren die Emission weiterer Photone, was zu einer Kettenreaktion führt.

Wenn ein solches System zwischen zwei reflektierenden Spiegeln eingeschlossen ist, werden die Photo-

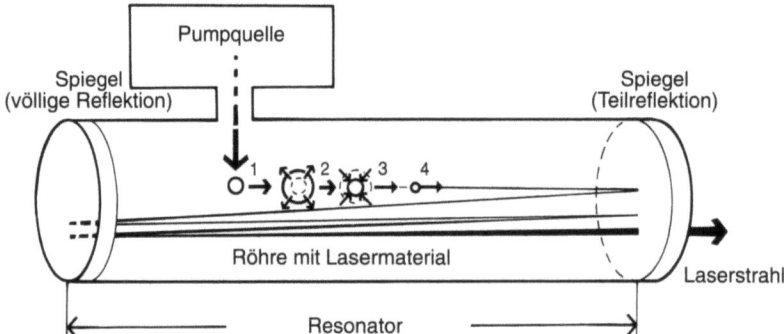

Abb. 32.1. Schematischer Aufbau eines Lasers. Das Lasermaterial ist in einer Röhre zwischen 2 Spiegeln eingebracht. Wenn das Lasermaterial mit Energie über eine Pumpquelle versorgt wird, werden die Atome des Lasermaterials *(1)* auf ein höheres Energieniveau angeregt *(2)*. Im angeregten Zustand haben die Atome eine größere Neigung, durch Photone stimuliert zu werden und in das tiefere Energieniveau zurückzufallen *(3)*, wobei sie Photone abgeben *(4)*. Die emittierten Photone werden zwischen beiden Spiegeln hin- und herreflektiert und stimulieren andere angeregte Atome, Photone abzugeben, bis eine ausreichende Lichtverstärkung erreicht ist. Dies ist der Zeitpunkt, zu dem das Licht am teilreflektierenden Spiegel als Laserstrahl ausgekoppelt wird

ne hin- und herreflektiert und führen so zu einer multipel stimulierten Emission von Licht oder „Lichtverstärkung". Die beiden Spiegel formen gleichsam eine „Kavität", die zusätzlich zur Lichtverstärkung ein paralleles Strahlenbündel bildet, als Resonator wirkt und die Anzahl der möglichen Wellenlängen eng begrenzt. Wenn die Lichtverstärkung ein gewisses Maß erreicht hat, wird ein Teil der Photonen aus dem Resonator ausgekoppelt und bildet einen Laserstrahl (Abb. 32.1).

Der Laserstrahl kann kontinuierlich oder in Form eines Pulses abgegeben werden. Bei einem gepulsten Laser wird die Energie konzentriert und in einer sehr kurzen Zeitspanne freigesetzt, was auf zwei Wegen geschehen kann. Bei der einen Methode, der „Q-switch-Technik" wird das Licht nicht innerhalb des Resonators bis zu einer maximalen Anregung hin- und herreflektiert. Dies wird entweder durch einen elektronischen Verschluß oder durch eine inkomplette Ausrichtung beider Spiegel erreicht. Wenn der Verschluß geöffnet oder die Spiegel aufeinander ausgerichtet werden, tritt plötzlich die stimulierte Emission und die Lichtverstärkung ein und die Energie wird in einen Puls von wenigen Zehntel einer Nanosekunde freigesetzt. Bei einer anderen Form des gepulsten Lasers, dem sog. „modelocked"-Laser, wird die Energie ebenfalls nach einer maximalen Inversion der atomaren Energiezustände freigesetzt, es werden aber verschiedene Moden von Licht synchronisiert, wodurch Energiemaxima entstehen, die in einer Zeitspanne von wenigen Nanosekunden als eine Impulskette emittiert werden, wobei jeder Puls im Bereich von Picosekunden liegt. Um sich die extrem kurzen Zeitspannen solcher Laserimpulse vorzustellen, muß man bedenken, daß das Verhältnis zwischen der Dauer eines Q-switched-Laserpulses und eines konventionellen Argonlaserherdes etwa so ist wie das Verhältnis zwischen einem Argonlaserherd und der Dauer eines menschlichen Lebens [7].

32.2 Eigenschaften des Laserlichtes

Laserlicht unterscheidet sich von dem üblichen „weißen Mischlicht" in der folgenden Weise:

Kohärenz. Ganz im Unterschied zu den emittierten Photonen einer Glühlampe ist die Emission der Photonen eines Lasers synchronisiert, d.h. die Lichtschwingungen sind räumlich und zeitlich phasengleich. Dies wird als Kohärenz des Laserlichtes bezeichnet.

Kollimation. Der physikalische Ausdruck Kollimation bezeichnet die hohe Parallelität des Laserlichtes. Da eine Lichtverstärkung ausschließlich für Photone zwischen beiden reflektierenden Spiegeln stattfindet, wird nur eine minimale Divergenz der Lichtstrahlen auftreten. Dadurch wird eine außergewöhnliche Fokussierung des Laserlichtes möglich.

Monochromasie. Da die Photonen in Konsequenz eines definierten Energieschrittes zwischen zwei Anregungszuständen der Atome freigesetzt werden, hat das emittierte Laserlicht eine sehr enge Bandbreite der Wellenlänge.

Intensität. Die Lichtverstärkung im Resonator läßt eine Intensität des Laserlichtes (Energiedichte) zu, das selbst die Lichtintensität der Sonne übersteigen kann.

32.3 Laserinduzierte Gewebeveränderungen

Die Gewebeeffekte durch laserchirurgische Maßnahmen können dreifacher Art sein: thermisch, ionisierend und photochemisch [8].

32.3.1 Thermische Effekte

Dabei wird das Zielgewebe durch die Absorption der Laserenergie aufgeheizt bis ein Temperaturniveau erreicht ist, das biochemische Veränderungen auslöst, die wiederum zu einer lokalen Entzündung und Vernarbung *(Photokoagulation)* oder zur Verdampfung intra- und extrazellulärer Flüssigkeit *(Photovaporisation)* führt, was gleichbedeutend mit der Inzision des Gewebes ist. Parameter, die die thermischen Effekte des Laserlichtes beeinflussen, sind: 1. Wellenlänge des Laserlichtes; 2. Expositionszeit und 3. Lichtintensität in Relation zur Fokusfläche. Melanin, das Pigment der meisten Zielstrukturen bei antiglaukomatösen Lasereingriffen, hat eine maximale Absorption im blau-grünen Bereich des sichtbaren Spektrums. Aus diesem Grunde sind Laser mit Wellenlängen zwischen 400–600 nm für diese Eingriffe am besten geeignet. Deshalb ist der Argonlaser auch der Prototyp für einen Photokoagulator.

Die Hitze, die durch die Absorption der Laserenergie entsteht, wird von dem umgebenden Gewebe aufgenommen. Eine kurze Expositionszeit und eine hohe Energiedichte mindern die lokale Wärmebildung, wodurch Gewebetemperaturen bis zum kritischen Verdampfungspunkt entstehen können, was die Bildung von Gasblasen bei der lokalisierten Gewebezerreißung und photogenen Verdampfung durch eine Mikroexplosion erklärt. Diese thermischen Effekte kann man dazu verwenden, um bestimmte Strukturen des Auges zu perforieren, wie z. B. bei einer Laseriridotomie. Auf geringerem Energieniveau führt die Photokoagulation zu einer Kontraktion des Kollagens, was dem Wirkungsmechanismus der Pupillo- und Iridoplastik, möglicherweise auch der Lasertrabekuloplastik entspricht.

32.3.2 Ionisierende Effekte

Fokussiert man sehr intensives Laserlicht auf eine kleine Fleckgröße mit minimaler Expositionszeit, tritt eine Gewebereaktion auf, die unabhängig von der Energieabsorption durch Pigment ist und als *Photodisruption* bezeichnet wird. Es entsteht sofort ein starkes elektromagnetisches Feld, das gleichsam die Elektronenhülle vom atomaren Verband des Zielgewebes abtrennt, wodurch ein gasförmiger physikalischer Zustand gebildet wird, den man auch als „Plasma" bezeichnet [7]. Da sich die ionisierten Atome eines Plasmas wieder mit freien Elektronen verbinden, werden Photone mit einem breiten Energiebereich emittiert, wodurch ein Funken inkohärenten weißen Lichtes entsteht. Damit gehen Schock- und Druckwellen einher, die eine zusätzliche mechanische Schädigung der Zielgewebe bewirken, wodurch es zu einer Disruption sowohl der pigmentierten wie der nichtpigmentierten Strukturen kommt. Bei der Photodisruption können auch thermische Effekte beteiligt sein [9].

Die Neodym:YAG-Laser sind die am meisten verwandten photodisruptiven Laser. Der Laserpuls kann „Q-switched" oder „modusgebunden" sein. Beide Laserpulse bewirken größenidentische Rupturen in einer Polyethylenmembran im In-vitro-Experiment [9]. Der Anwendung dieser Laser als Photodisruptoren liegt ihre Fähigkeit zum Schneiden relativ transparenter Strukturen des vorderen Augensegmentes, hauptsächlich der hinteren Linsenkapsel, zugrunde. In der Glaukomchirurgie werden sie überwiegend für die Laseriridotomie angewandt, wenngleich eine neuere, zusätzliche Anwendungsmöglichkeit die Wiedereröffnung einer Filtrationsstelle durch die Zertrennung von Narbengewebe im Filtrationsbereich ist. Neodym:YAG-Laser können auch in der gepulsten thermischen oder kontinuierlich emittierenden Weise für die transsklerale Zyklophotokoagulation angewandt werden.

32.3.3 Photochemische Effekte

Die Zielstrukturen können auch durch ultraviolettes Laserlicht mit sehr kurzen Pulsen *(Photoablation)* verdampft werden, während Tumorgewebe durch Hämatoporphyrin auch photosensibilisiert und selektiv mit einem roten Laserlicht spezieller Wellenlänge zerstört werden kann (photodynamische Therapie oder Photoradiatio).

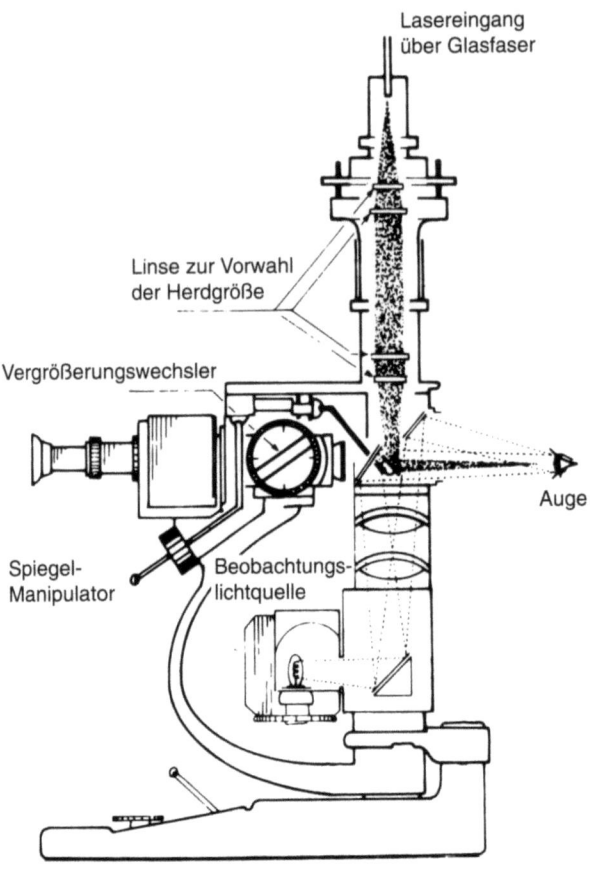

Abb. 32.2. Schematische Darstellung der Anwendung ophthalmologischer Laser an der Spaltlampe. Das Laserlicht gelangt über eine Glasfaseroptik oder einen optischen Gelenkarm mit entsprechenden Spiegeln über die Spaltlampe in das Auge des Patienten

32.4 Übertragung des Laserlichtes auf das Auge

Bei den meisten ophthalmologischen Lasern wird ein Spaltlampenbiomikroskop benutzt, das über Glasfaseroptiken oder Spiegel und einen Gelenkarm das Laserlicht direkt von der Laserröhre über die Spaltlampe in das Auge des Patienten führt (Abb. 32.2). Für die Lasereingriffe an der Spaltlampe werden verschiedene, spezielle Kontaktgläser benutzt. Manche enthalten Spiegel mit geeigneter Steilheit, um den Laserstrahl in den Kammerwinkel zu richten, während andere eine sehr starke Konvexlinse integriert haben, um die Lichtenergie auf die Iris zu fokussieren. Laser, die im sichtbaren Spektrum emittieren, verwenden einen Zielstrahl mit reduzierter Laserenergie für eine korrekte Plazierung und Fokussierung des Laserstrahls auf dem Zielgewebe. Für Laser mit Wellenlängen außerhalb des sichtbaren Spektrums wird ein zusätzlicher Laser, wie z. B. ein Helium-Neon-Laser, als Zielstrahl verwandt. Die für den Gewebeeffekt notwendige Laserenergie wird meist über ein Fußpedal oder durch einen mit der Hand zu betätigenden Auslösemechanismus freigegeben.

Andere Lasergeräte verwenden auch eine Kontaktankopplung am Auge mit Glasfiberoptiken, um die Laserenergie direkt auf die extraokularen Gewebe aufzubringen, wieder andere Entwicklungen erlauben eine direkte Einführung der Lasersonde in den intraokularen Raum für eine Laserkoagulation ab interno, wie dies bei glaskörperchirurgischen Eingriffen üblich ist. Die Parameter der meisten Lasergeräte werden an der Steuereinheit angegeben, in Form von Fokusgröße (üblicherweise in Mikrometer angezeigt), Expositionszeit (üblicherweise ausgedrückt in Bruchteilen von Sekunden, Millisekunden, Mikrosekunden oder Nanosekunden) und Energie (Joule oder Millijoule) oder Laserleistung (Energie multipliziert mit Expositionszeit in Sekunden, ausgedrückt in Watt oder Milliwatt).

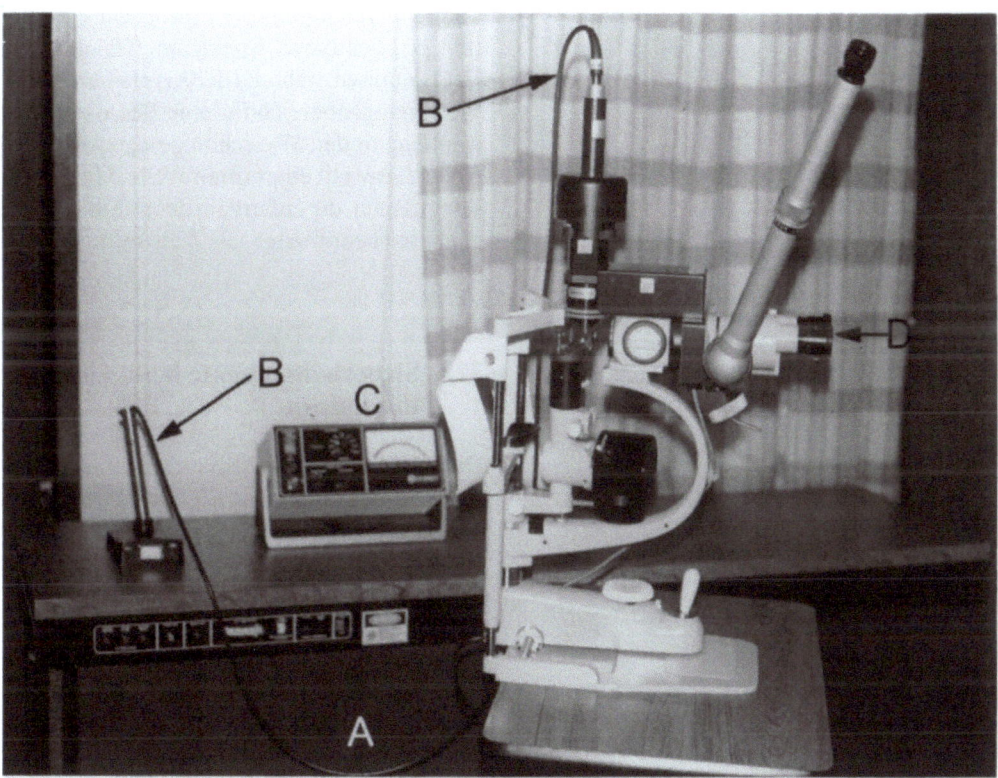

Abb. 32.3. Argonlaser mit kontinuierlicher Abgabe des Laserlichtes: Gehäuse mit Laserröhre *(A)*, Laserfaseroptik *(B)*, Steuereinheit *(C)* und Spaltlampe *(D)*

32.5 Spezielle Laser für die Glaukomchirurgie

Die Laser unterscheiden sich hauptsächlich durch das Medium, in dem die Atome die stimulierte Emission von Photonen abgeben. Das Resonanzmedium in den Lasern, die hauptsächlich in der Glaukomchirurgie verwandt werden, besteht aus dem Edelgas Argon und aus Neodym, wenngleich Erfahrungen mit vielen anderen Lasern inzwischen publiziert wurden.

32.5.1 Argonlaser (Abb. 32.3)

Das resonierende Medium in diesem Laser ist Argongas, das durch eine elektrische Entladung angeregt wird. Die emittierten Wellenlängen liegen im blauen (488 nm) und im grünen Licht (514 nm) des sichtbaren Spektrums, was für eine Absorption im Melanin optimal ist. Die meisten Argonlaser arbeiten mit einer kontinuierlichen Laserlichtabgabe und haben eine maximale Leistung von 2–6 Watt. Es sind jedoch auch Lasergeräte dieser Klasse verfügbar, die Laserpulse von etwa 100 Mikrosekunden mit einer Leistung von 20–50 Watt abgeben. Letztere Geräte erbringen die volle Leistung nur nach Bedarf, was die Hitzeentwicklung im Gewebe reduziert und die Energieausbeute verbessert. Die kurze Expositionszeit und die große Leistung eines gepulsten Argonlasers können bei der Ausführung einer Iridotomie von Vorteil sein, da im Gegensatz zu den kontinuierlich emittierenden Argonlasern, die eine Koagulationsnekrose um die zentrale Perforation der Iris erzeugen, die gepulste Energiefreisetzung das Irisgewebe im Laserherd verdampft, mit deutlich weniger Schäden an der umgebenden Irisstruktur.

32.5.2 Neodym:YAG-Laser (Abb. 32.4)

Bei diesen Lasergeräten sind die Neodymatome in einem Kristall von Yttrium-Aluminium-Granulat (YAG) eingebettet und werden über eine Xenonblitzlampe angeregt. Das emittierte Laserlicht liegt nahe dem infraroten Wellenbereich (1064 nm), obwohl es durch eine Frequenzverdopplung in den sichtbaren Bereich oder durch eine Frequenzverdreifachung in

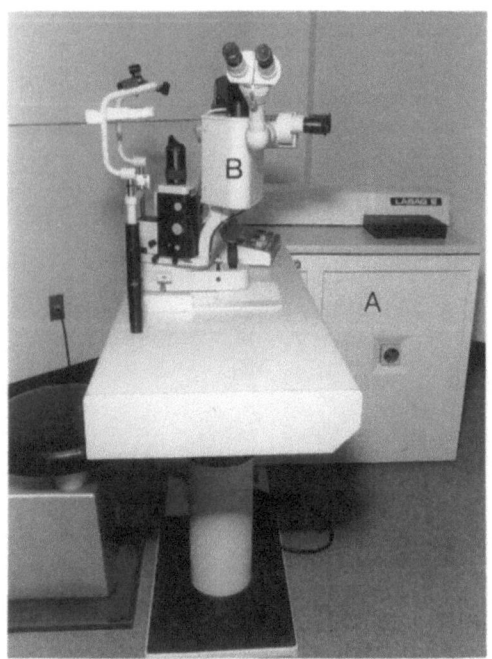

Abb. 32.4. Neodymium:YAG-Laser: Gehäuse für Laserröhre *(A)*; Spaltlampenübertragungssystem *(B)*

den ultravioletten Bereich gebracht werden kann [8]. Neodym:YAG-Laser können mit einer kontinuierlichen Emission für photokoagulative Effekte betrieben werden, meist werden sie jedoch für eine gepulste Laserlichtfreigabe, entweder in der „Q-switched"- oder „mode-locked"-Art für die Photodisruption nicht-pigmentierter Augengewebe eingesetzt.

32.5.3 Weitere ophthalmologische Laser

Es wurden viele neue Laser zur Anwendung am Auge entwickelt und geprüft. Hierunter sind die *Farbstofflaser* („dye"-Laser) diejenigen, die monochromatisches Licht bei relativ hoher Ausgangsleistung über einen breiten Bereich des sichtbaren Spektrums abgeben. Damit kann die Wellenlänge gewählt werden, die am Zielgewebe am besten absorbiert wird, wodurch sich der Absorptionsverlust von Laserenergie in den brechenden Medien weitgehend reduzieren läßt [10]. *Kohlendioxidlaser* im infraroten Spektrum (10 600 nm) wurden in der kontinuierlichen Emissionsart zur Ausführung von Schnitten mit sehr kleinen Koagulationsnekrosen im Randbereich der Schnitte eingesetzt (Biomechanismus der Gewebeverdampfung), während *Excimerlaser* im ultravioletten Spektrum (193 und 248 nm) arbeiten und im Pulsbetrieb Gewebe ohne sichtbare Nekrose schneiden können. Der *Rubinlaser* ermöglicht eine Photoablation im sichtbaren Spektrum (694 nm) mit hohen Energiepulsen, während der *Kryptonlaser* im gelb-roten Wellenlängenbereich für eine Photokoagulation Anwendung findet. Wie schon gesagt, wird der *Helium-Neon-Laser* mit einer roten Wellenlänge in vielen Lasersystemen, die außerhalb des sichtbaren Wellenlängenbereiches arbeiten, als Zielstrahl angewandt [8].

32.6 Sicherheitsaspekte beim Umgang mit Lasern

Die Charakteristika der Laserenergie, wenngleich sie für chirurgische Zwecke z. T. ideale Eigenschaften haben, bergen auch ernste Gefahren: Starkstromverletzungen, direkte Verbrennungen durch Laserenergie, Explosionen und Brände. Der häufigste und zugleich sehr ernste gesundheitliche Schaden im Umgang mit Lasergeräten ist die unbeabsichtigte Verbrennung der Retina, entweder durch eine direkte Exposition des Auges oder durch reflektiertes Laserlicht. Bezüglich der Gesundheitsrisiken ist die in Tabelle 32.1 dargestellte Klassifikation von Lasergeräten allgemein akzeptiert [11].

Bei antiglaukomatösen Laseroperationen besteht für den Patienten das größte Risiko darin, daß unabsichtlich die Retina oder die Linse beschädigt werden. Methoden zur Vermeidung dieser Komplikationen werden in den folgenden Kapiteln bei den speziellen Lasereingriffen besprochen. Das Risiko für das Hornhautendothel wurde mit der Hornhautendothelmikroskopie 1 Jahr nach einer Lasertrabekuloplastik oder -iridotomie untersucht, was keine signifikante Zunahme der Zellgröße in einer Studie [12], aber signifikante Veränderungen in einer anderen Studie ergab [13].

Der Operateur wird während der Laserkoagulation vor dem therapeutischen Laserlicht durch einen Filter geschützt, der in den Strahlengang des Lasers eingebaut ist. Aus diesem Grunde sind außer dem Patienten besonders jene Menschen gefährdet, die sich während der Laserchirurgie im Behandlungszimmer aufhalten. Eine große Gefahr entsteht durch die Exposition der Retina gegenüber reflektiertem Laserlicht in diesen Räumen. Eine Studie mit Argonlasern und verschiedenen Kontaktgläsern ergab, daß der Operateur schädlichen Laserstrahlungen über die Spaltlampe nicht ausgesetzt ist, jedoch Netzhautschäden bei einer Begleitperson neben der Spaltlampe auftreten können, die einem reflektierten, abgeschwächten Laserlicht des Behandlungsstrahls bis zu

Tabelle 32.1. Klassifikation von Lasergeräten

Gruppe I	Die emittierten Laserleistungen sind ungefährlich
Gruppe II	Lasergeräte mit Emission im sichtbaren Licht, die für eine kurzfristige Retinaexposition ungefährlich sind, in deren Licht man jedoch nicht länger schauen sollte. Beispiel: der Zielstrahl ophthalmologischer Laser
Gruppe III	Auch bei kurzfristiger Exposition Gesundheitsschäden möglich, technische Kontrollen beim Betrieb und entsprechende Sicherheitsausrüstung notwendig
Gruppe IV	Brandgefahr und Hautverbrennungen möglich. Die meisten therapeutischen Laser, die in der Augenchirurgie eingesetzt werden, fallen in diese Gruppe

1 Meter von dem Kontaktglas ausgesetzt ist [14]. Um diesen Risiken zu begegnen, verwendet man nur antireflektive, oberflächenvergütete Kontaktgläser. Hilfspersonen sollten während der Laserbehandlung Schutzgläser tragen und sich von der Laserquelle abwenden. Der Zugang zum Laserraum muß begrenzt und nur für Arzt, Patient und notwendige Begleitpersonen (für die Laserschutzbrillen zur Verfügung stehen) möglich sein.

32.7 Zusammenfassung

Lasergeräte arbeiten nach dem physikalischen Prinzip, daß angeregte Atome zur Emission von Photonen stimuliert werden können, was eine ausgeprägte Lichtverstärkung ergibt, die die speziellen Eigenschaften der Kohärenz, Kollimation, Monochromasie und hoher Intensität hat. Die besondere Natur des Laserlichtes ermöglicht die präzise Einwirkung auf die Gewebe des Auges durch thermische (Photokoagulation und Photovaporisation), ionisierende (Photodisruption) und photochemische Effekte (Photoablation und photodynamische Therapie oder Photoradiatio). Die Gewebewechselwirkungen mit dem Laserlicht, besonders bei der Photokoagulation und -disruption, werden in einer großen Anzahl antiglaukomatöser Laseroperationen genutzt.

Literatur

1. Meyer-Schwickerath, G: Light Coagulation (translated by Drance, SM). CV Mosby, St. Louis, 1960.
2. Maiman, TH: Stimulated optical radiation in ruby. Nature 187:493, 1960.
3. L'Esperance, FA Jr: Ophthalmic Lasers. Photocoagulation, Photoradiation, and Surgery, 2nd ed. CV Mosby, St. Louis, 1983.
4. Belcher, CD, Thomas, JV, Simmons, RJ: Photocoagulation in Glaucoma and Anterior Segment Disease. Williams and Wilkins, Baltimore, 1984.
5. Schwartz, L, Spaeth, G, Brown, G: Laser Therapy of the Anterior Segment. A Practical Approach. Slack Inc., Thorofare, 1984.
6. Peyman, GA, Raichand, M, Zeimer, RC: Ocular effects of various laser wavelengths. Surv Ophthal 28:391, 1984.
7. Mainster, MA, Sliney, DH, Belcher, CD III, Buzney, SM: Laser photodisruptors. Damage mechanisms, instrument design and safety. Ophthalmology 90:973, 1983.
8. Council on Scientific Affairs: Lasers in medicine and surgery. JAMA 256:900, 1986.
9. Vogel, A, Hentschel, W, Holzfuss, J, Lauterborn, W: Cavitation bubble dynamics and acoustic transient generation in ocular surgery with pulsed Neodymium:YAG lasers. Ophthalmology 93:1259, 1986.
10. L'Esperance, FA Jr: Clinical photocoagulation with the organic dye laser. A preliminary communication. Arch Ophthal 103:1312, 1985.
11. Sliney, D, Wolbarsht, M: Safety with Lasers and Other Optical Sources. A Comprehensive Handbook. Plenum Press, New York, 1980.
12. Hong, C, Kitazawa, Y, Tanishima, T: Influence of argon laser treatment of glaucoma on corneal endothelium. Jap J Ophthal 27:567, 1983.
13. Thoming, C, Van Buskirk, EM, Samples, JR: The corneal endothelium after laser therapy for glaucoma. Am J Ophthal 103:518, 1987.
14. Sliney, DH, Mainster, MA: Potential laser hazards to the clinician during photocoagulation. Am J Ophthal 103:758, 1987.

Kapitel 33. Aspekte der antiglaukomatösen Mikrochirurgie

33.1 Wundheilung
33.1.1 Koagelphase
33.1.2 Proliferationsphase
33.1.3 Granulationsphase
33.1.4 Kollagenphase
33.2 Anästhesie
33.2.1 Lokalanästhesie
33.2.2 Zusätzliche Medikationen zur Lokalanästhesie
33.3 Instrumente
33.3.1 Hämostase
33.3.2 Umgang mit dem Gewebe
33.3.3 Nahttechnik
33.4 Zusammenfassung

Eine Trennung zwischen laserchirurgischen Eingriffen und mikrochirurgischen Operationen erscheint mehr und mehr unwirklich. Das mikrochirurgische Spektrum der antiglaukomatösen Eingriffe wurde ursprünglich auch mit dem Ausdruck „konventionelle Glaukomchirurgie" bezeichnet, obwohl die Lasermethoden zunehmend an Bedeutung gewinnen und fast häufiger als die klassischen, operativen Eingriffe angewandt werden, was diese trennende Terminologie wenig sinnvoll erscheinen läßt. Der Ausdruck „invasive Chirurgie" ist keine zufriedenstellende Alternative, da die Wechselwirkungen eines Laserstrahls mit den intraokularen Strukturen sicherlich ebenso eingreifend und problematisch sein können wie mit einem chirurgischen Instrument. Der Terminus „mikrochirurgische Glaukomtherapie" ist ebenfalls nicht optimal, da neue Lasermethoden sich auch im Sinne eines schneidenden Instrumentes anwenden lassen. Mit zunehmender Verbesserung und Erweiterung der laserchirurgischen Optionen kann durchaus eines Tages der Zeitpunkt kommen, an dem sämtliche antiglaukomatösen Eingriffe mit einem Laser ausgeführt werden. Aus diesem Grunde erscheint es logisch, daß in den folgenden Kapiteln sowohl laserchirurgische wie auch mikrochirurgische Verfahren für gemeinsame anatomische Zielstrukturen zusammengefaßt werden. Die Inhalte des vorliegenden Kapitels beziehen sich somit sowohl auf die mikrochirurgischen wie auf die laserchirurgischen Operationsmethoden.

33.1 Wundheilung

Auf die Inzision eines Gewebes folgt ein komplexer biologischer Prozeß, der auf die Heilung dieser Wunde ausgerichtet ist. Das Ziel der meisten Operationen ist, eine komplette, feste Wundheilung zu erreichen. Der Glaukomchirurg, der einen Filtrationseingriff ausführt, wünscht sich keine umfassende Wundheilung, da dies zu einem funktionellen Versagen seines Eingriffes führt. Im vorliegenden Kapitel sollen einige allgemeine Aspekte der Wundheilung angesprochen werden, die besonders für die Effektivität der Filtrationschirurgie relevant sind, während Möglichkeiten zur Verhinderung einer exzessiven Vernarbung in Kap. 36 diskutiert werden.

Man kann sich den komplexen und nur teilweise geklärten Vorgang einer Wundheilung in vier Phasen vorstellen: 1. Koagelphase; 2. Proliferationsphase; 3. Granulationsphase; 4. Kollagenphase.

33.1.1 Koagelphase

Nahezu unmittelbar nach der operativen Öffnung eines Gewebes kommt es zu einer Vasokonstriktion und Freisetzung von zellulären Blutbestandteilen sowie Plasmaproteinen einschließlich Fibrinogen, Fibronektin und Plasminogen. Unter dem Einfluß bestimmter Gewebefaktoren formen diese Blutbestandteile ein gelförmiges Koagel mit einer Matrix aus Fibrin und Fibronektin [1].

33.1.2 Proliferationsphase

Entzündungszellen einschließlich Monozyten und Makrophagen wandern zusammen mit Fibroblasten und neugebildeten Kapillaren in das Koagel ein. Am Modell eines Filtrationseingriffes beim Kaninchen kann man Fibroblasten aus dem episkleralen Gewebe, den Muskelscheiden des M. rectus superior und dem subkonjunktivalen Bindegewebe einwandern sehen [2]. Am Modell des Affenauges erkennt man, daß diese Zellen entlang den Wandungen der limbalen Fistel am 6. Tag proliferieren [3]. Nimmt man tritiummarkiertes Thymidin als eine Markierungssubstanz der Zellteilung, um den zeitlichen Verlauf der zellulären Proliferation nach einer Filtrationsoperation beim Affen zu untersuchen, so findet man eine Einlagerung bereits 24 h postoperativ mit einem Maximum nach 5 Tagen und einem Abfall auf die ursprüngliche, präoperative Aktivität am 11. Tag [4].

33.1.3 Granulationsphase

Mit dem Abbau des Fibrinkoagels durch Entzündungszellen beginnen Fibroblasten Fibronektin, interstitielles Kollagen und Glykosaminoglykane zu synthetisieren, um neues fibrovaskuläres Bindegewebe oder Granulationsgewebe zu bilden [1]. Am Kaninchenmodell fand sich Granulationsgewebe in der Glaukomfistel am 3. Tag [2], während eine Auskleidung der Fistel am Affenmodell am 10. Tag zu beobachten war [3].

33.1.4 Kollagenphase

Prokollagen wird von den Fibroblasten intrazellulär synthetisiert und dann in den Extrazellulärraum abgegeben, wo es durch eine biochemische Transformation in Tropokollagen umgewandelt wird. Die Tropokollagenmoleküle vereinen sich zu unreifen, löslichen Kollagenfibrillen, die dann durch eine Quervernetzung reifes Kollagen bilden. Die neugebildeten Blutgefäße werden teilweise reabsorbiert und die Fibroblasten verschwinden weitgehend, wobei eine dichte Kollagennarbe mit vereinzelten Fibroblasten und Blutgefäßen übrig bleibt [1].

33.2 Anästhesie

Während für die meisten laserchirurgischen Eingriffe nur eine Oberflächenanästhesie notwendig ist, braucht man für einen mikrochirurgischen Eingriff oder für manche Laseroperationen eine Infiltrationsanästhesie. Manche Operateure bevorzugen grundsätzlich eine Allgemeinanästhesie, obwohl diese in der Regel den Kindern oder Erwachsenen vorbehalten bleiben sollte, bei denen Kooperativität oder andere Umstände die Operation in einer lokalen Anästhesie nicht ermöglichen.

33.2.1 Lokalanästhesie

Die am häufigsten angewandten, injizierbaren Anästhetika in der Augenheilkunde sind *Lidocain*, *Bupivacain* und *Mepivacain*. Ein Vergleich der drei Wirkstoffe in Bezug auf die Lidakinesie zeigt, daß alle drei bezüglich des Beginns (weniger als 6 min) und der Tiefe der Anästhesie vergleichbar sind, während Bupivacain die längste Wirkungsdauer hat (bis zu 6 h, verglichen mit 90 min für Mepivacain und 15–30 min für Lidocain) [5]. Bei der Untersuchung einer Kombinationsanästhesie ergab 0,5% Bupivacain mit 2% Lidocain und Epinephrin 1:100 000 eine bessere Lid- und Bulbusakinesie als Bupivacain alleine oder beide genannten Anästhetika ohne Epinephrin [6]. Bupivacain hatte eine längere Anklingzeit für die Anästhesie, war jedoch effektiver bezüglich der Akinesie als beide Anästhetika zusammen ohne Epinephrin. Die drei möglichen Kombinationen waren vergleichbar bezüglich der Häufigkeit einer Schmerzempfindung während eines 30minütigen Eingriffs und des Bedarfs eines Analgetikums innerhalb von 6 h postoperativ.

Epinephrin kann die Wirkung der Lokalanästhetika verstärken, vermutlich durch eine Reduktion des Abtransportes über den Blutkreislauf von der Injektionsregion infolge seiner vasokonstriktiven Eigenschaften. Es ergibt sich jedoch auch ein zusätzliches Risiko bei fortgeschrittenen Glaukomen durch eine Herabsetzung der vaskulären Perfusion bei einem vorgeschädigten Sehnerven. Ein weiterer, ungefährlicher Zusatzstoff für die Lokalanästhesie ist *Hyaluronidase*. Dieses Enzym fördert die Wirkstoffverteilung im Gewebe durch einen Abbau der bindegewebigen Grundsubstanz.

Obwohl die retrobulbäre und periorbikulare Anästhesie üblicherweise getrennt injiziert werden, zeigte sich, daß die retrobulbäre Injektion alleine bei der überwiegenden Mehrheit der Fälle auch eine adäquate Fazialisakinesie ergibt [7]. Für die retrobulbäre Injektion hat eine Atkinson-Nadel den Vorteil, daß sie kürzer und an der Spitze abgerundet ist, was retrobulbäre Blutungen zu vermeiden hilft. Eine Injektion von 3–5 ml einer 50-50-Mischung von 0,75% Bupivacain und 2–4% Lidocain mit Hyaluronidase ergibt gewöhnlich eine ausreichende Anästhesie und Akinesie. Eine digitale Bulbuskompression für 30 s nach der Injektion kann das Blutungsrisiko im Retrobulbärraum durch eine Tamponade von kleineren blutenden Gefäßen mindern.

33.2.2 Zusätzliche Medikationen zur Lokalanästhesie

Wenngleich eine Allgemeinanästhesie bei der Glaukomchirurgie nicht üblich ist, erscheint es ratsam, sie im Beisein eines Anästhesisten auszuführen, der die Vitalfunktionen des Patienten überwacht und falls notwendig eine zusätzliche Medikation gibt. Diese kann bestehen aus kurzwirksamen Analgetika (z. B. Fentanyl) oder kurzwirksamen Sedativa (z. B. Midazolam). Außerdem können ultrakurzwirksame Barbituratanästhetika (z. B. Methohexital) im Bedarfsfall intravenös gegeben werden, um eine kurze Schlafphase während der Retrobulbärinjektion zu erreichen.

33.3 Instrumente

Die bei der Mikrochirurgie der Glaukome angewandten Instrumente variieren erheblich von einem Eingriff zum anderen wie auch unter den verschiedenen Operateuren. Details dazu sind nicht Gegenstand dieses Lehrbuches, es sollen nur einige Grundprinzipien angesprochen werden.

33.3.1 Hämostase

Wie schon gesagt, ist die Blutung der erste Schritt im Wundheilungsvorgang, der überschießend zu einem unerwünschten Vernarbungsstadium bei der antiglaukomatösen Filtrationschirurgie führt. Es ist deshalb bei allen Eingriffen wünschenswert, eine Blutung so gering wie möglich zu halten. Dies geschieht in erster Linie durch die weitestgehende Schonung größerer Gefäße wie z. B. die Region der langen Ziliararterien in der Nähe der geraden Muskelansätze. Tritt eine kleine Blutung auf, sollte dieser durch eine kontinuierliche Spülung mit gepufferter Elektrolytlösung begegnet werden. Kleinere Blutungen können damit spontan zum Stillstand gebracht werden, wenngleich die meisten Blutungsstellen einer vorsichtigen Kauterisation bedürfen. Ein idealer Kauter für die Glaukomchirurgie hat einen sehr geringen Durchmesser, funktioniert im wäßrigen Medium und folgt einem bipolaren Funktionsprinzip wie bei der intraokularen Diathermie. Dies ermöglicht eine problemorientierte Kauterisation episkleraler Blutungsstellen ohne unnötige Gewebeschädigung oder Kontraktion der Sklera und kann auch bei niedrigem Stromfluß für die Kauterisation intraokularer Blutungsstellen, wie z. B. am Ziliarkörper oder der Iris, angewandt werden.

33.3.2 Umgang mit dem Gewebe

Die meisten Glaukomoperationen werden an den extraokularen Geweben des vorderen Augensegmentes ausgeführt. Ein vorsichtiger Umgang mit diesen Geweben ist stets geboten, um Einrisse der Bindehaut zu vermeiden und die Schnittführung so begrenzt wie möglich zu halten, da man anderenfalls leicht eine überschießende Vernarbung provoziert. In dieser Hinsicht ist es hilfreich, die Bindehaut mit nicht zu scharfzähnigen Pinzetten zu fassen. Bei der Darstellung des Bindehautblattes sollte die Trennung der Gewebeschichten möglichst stumpf erfolgen, am besten durch kleine Scheren mit abgerundeten Spitzen, Klingen nur wenn notwendig. Einzelheiten zu speziellen Instrumenten für die verschiedenen Operationsmethoden werden in den folgenden Kapiteln aufgezeigt.

33.3.3 Nahttechnik

Um eine entzündliche Gewebereaktion mit nachfolgender Vernarbung so gering wie möglich zu halten, ist es wichtig, ein Nahtmaterial mit möglichst wenig Gewebereaktion zu wählen. Für korneosklerale Nähte sind 9–0 oder 10–0 Nylon auf einer atraumatischen Nadel empfehlenswert. Für die Bindehaut sind jedoch Nahtmaterialen aus Polyglykolsäure oder Polygalaktin ebenso wenig reaktiv wie Nylon und haben den Vorteil der Biodegradierbarkeit. Es ist auch wichtig Nadeln zu verwenden, die keine Einrisse oder größere Löcher in der Bindehaut erzeugen. Feine, spitz zulaufende Nadeln ohne Schnittflächen sind für die feinen biodegradierbaren Nähte kommerziell verfügbar und eignen sich gut zur Bindehautnaht.

33.4 Zusammenfassung

Der Wundheilungsvorgang nach einem operativen Zugang zu einem Gewebe verläuft über Koagelbildung, zelluläre Proliferation, Bildung von Granulationsgewebe sowie der Synthese und Ausreifung von Kollagen. Die meisten mikrochirurgischen Glaukomeingriffe werden in Lokalanästhesie ausgeführt, mit Anästhetika wie Lidocain und Bupivacain. Epinephrin als Zusatzstoff zur Lokalanästhesie sollte bei fortgeschrittenen Glaukomstadien wegen unerwünschter Gefäßwirkungen an der Papille vermieden werden, Hyaluronidase kann jedoch die Verteilung des Anästhetikums im Retrobulbärraum fördern. Die Auswahl geeigneter Operationsinstrumente für die mikrochirurgische Glaukomtherapie sollte auch eine bestmögliche Hämostase, weitestgehend atraumatische Handhabung der Gewebe des vorderen Augensegmentes und geeignete Nahtmaterialien wie auch Nahttechniken berücksichtigen.

Literatur

1. Skuta, GL, Parrish, RK II: Wound healing in glaucoma filtering surgery. Surv Ophthal 32:149, 1987.
2. Miller, MH, Grierson, I, Unger, WI, Hitchings, RA: Wound healing in an animal model of glaucoma fistulizing surgery in the rabbit. Ophthal Surg 20:350, 1989.
3. Desjardins, DC, Parrish, RK II, Folberg, R, et al: Wound healing after filtering surgery in owl monkeys. Arch Ophthal 104:1835, 1986.
4. Jampel, HD, McGuigan, LJB, Dunkelberger, GR, et al: Cellular proliferation after experimental glaucoma filtration surgery. Arch Ophthal 106:89, 1988.
5. Parrish, RK II, Spaeth, GL, Poryzees, EM, Hargens, CW: Evaluation of local anesthetic agents using a new force-sensitive lid speculum. Ophthal Surg 14:575, 1983.
6. Vettese, T, Breslin, CW: Retrobulbar anesthesia for cataract surgery: comparison of bupivacaine and bupivacaine/lidocaine combinations. Can J Ophthal 20:131, 1985.
7. Martin, SR, Baker, SS, Muenzler, WS: Retrobulbar anesthesia and orbicularis akinesia. Ophthal Surg 17:232, 1986.

Kapitel 34. Chirurgie des Kammerwinkels

34.1	Lasertrabekuloplastik
34.1.1	Historischer Hintergrund
34.1.2	Theorien zum Wirkungsmechanismus
34.1.3	Methodik
34.1.4	Komplikationen
34.1.5	Modifikationen
34.1.6	Ergebnisse
34.1.7	Indikationen
34.2	Trabekulotomie
34.2.1	Mikrochirurgische Trabekulotomie
34.2.2	Lasertrabekulotomie
34.3	Goniotomie
34.3.1	Operationstechnik
34.3.2	Komplikationen
34.3.3	Modifikationen
34.3.4	Ergebnisse und Vergleich von Trabekulotomie und Goniotomie
34.4	Zyklodialyse
34.4.1	Theorien zum Wirkungsmechanismus
34.4.2	Operationstechnik
34.4.3	Modifikationen
34.4.4	Postoperative Behandlung
34.4.5	Komplikationen
34.5	Goniosynechiolyse
34.6	Goniophotokoagulation
34.7	Zusammenfassung

In diesem Kapitel sollen sowohl laserchirurgische wie mikrochirurgische Operationsverfahren besprochen werden, deren Operationslogik auf eine Verbesserung des Kammerwasserabflusses durch die Behandlung bestimmter Strukturen im Kammerwinkel gerichtet ist.

34.1 Lasertrabekuloplastik

34.1.1 Historischer Hintergrund

1961 führten Zweng und Flocks [1] das Behandlungskonzept der Intensivlichtübertragung auf den Kammerwinkel in die Glaukomtherapie ein. Sie verwandten die Xenonbogenphotokoagulation nach Meyer-Schwickerath zur selektiven Koagulation des Trabekelmaschenwerkes bei Katzen, Hunden sowie Affen und berichteten über eine Senkung des Augeninnendruckes durch eine Art Goniophotokoagulation. Die histopathologische Untersuchung der bestrahlten Gewebe ergab eine Fragmentation der Trabekellamellen, eine Atrophie des Ziliarmuskels und destruktive Veränderungen an den Ziliarkörperfortsätzen. Diese Behandlungsmethode wurde jedoch wenig weiter untersucht, bis etwa ein Jahrzehnt später mehrere Forscher dieses Behandlungskonzept jedoch jetzt mit Laserlicht wieder aufnahmen. Es bedurfte eines weiteren Jahrzehntes Entwicklungsarbeit, bevor die Lasertrabekuloplastik als antiglaukomatöse Operation weltweit als Routinemethode akzeptiert wurde.

In den frühen 70er Jahren erschienen die ersten Publikationen aus verschiedenen Ländern der Welt über Versuche, die Kammerwasserabflußleichtigkeit dadurch zu verbessern, indem man mit Laserlicht in das Trabekelmaschenwerk kleine Löcher bohrt, so z.B. von Krasnov in Rußland [2], Hager in Deutschland [3], Demailly et al. in Frankreich [4] sowie Worthen und Wickham in USA [5]. Obwohl es gelang morphologisch nachweisbare Perforationen im Trabekelmaschenwerk bis zum Schlemm-Kanal zu erreichen, verschlossen diese sich jedoch in den meisten Fällen durch eine konsekutive Fibrose, so daß die Augeninnendrucksenkung in der Regel nur temporär war. Die Bewertung der Lasertherapie des Trabekelmaschenwerkes geriet in eine besonders kritische Betrachtung als 1975 Gaasterland und Kupfer [6] berichteten, daß man ein experimentelles Glaukom durch die Applikation von Argonlaserlicht auf das Trabekelmaschenwerk am Affenauge erzeugen könnte. Ein Jahr später bemerkten Ticho und Zauberman [7], daß eine langfristige Augendrucksenkung bei einigen Patienten nach Laserbestrahlung des Trabekelmaschenwerkes auftrat, ohne daß permanente Öffnungen im Trabekelmaschenwerk vorlagen. Dies führte zu einem völlig neuen Konzept der Laserbehandlung des Kammerwinkels, bei dem geringe Energieniveaus für eine Photokoagulation verwandt wurden und eine

Perforation des Trabekelmaschenwerkes nicht mehr das Ziel war. 1979 beschrieben Wise und Witter [8] das erste erfolgreiche Behandlungsprotokoll für diese Therapieform, die später mit der Bezeichnung Lasertrabekuloplastik in die Literatur einging. Ihre vorläufigen Ergebnisse bestätigten sich 1981 in einer Reihe von klinischen Studien [9–11] und in weniger als 5 Jahren wurde die Lasertrabekuloplastik der am häufigsten angewandte Glaukomeingriff in den industrialisierten Ländern.

34.1.2 Theorien zum Wirkungsmechanismus

Tonographische Studien belegen, daß die Lasertrabekuloplastik den Augeninnendruck über eine Verbesserung der Abflußleichtigkeit senkt [12–16], wobei fluorophotometrische Studien keine signifikante Veränderung der Kammerwassersekretion zeigten [14,17,18]. Wenngleich eine Fluoreszeinfreisetzung in der Vorderkammer als ein Hinweis auf eine Störung der Blut-Kammerwasser-Schranke innerhalb der ersten Woche nach einer Lasertrabekuloplastik nachweisbar ist, klingt diese innerhalb des ersten postoperativen Monats ab und scheint für den langfristigen Effekt der Lasertrabekuloplastik keine wesentliche Rolle zu spielen [19].

Der Mechanismus einer Abflußverbesserung durch eine Lasertrabekuloplastik ist noch ungeklärt. Wise und Witter [8] nahmen ursprünglich an, daß die thermische Energie nach der Pigmentabsorption des Laserlichtes zu einer Schrumpfung des Kollagens in den Trabekellamellen führt. Sie glaubten, daß diese Schrumpfungsvorgänge im behandelten Maschenwerk durch Spannungsphänomene zu einer Vergrößerung der Porosität in den dazwischenliegenden Trabekelanteilen führen oder das Lumen des Schlemm-Kanals durch eine Zugwirkung nach zentral öffnen. Wenngleich dies immer noch die gängige Vorstellung zum Wirkungsmechanismus der Lasertrabekuloplastik ist, haben experimentelle Studien gezeigt, daß zusätzliche und alternative augendrucksenkende Mechanismen eine Rolle spielen müssen. Elektronenmikroskopische Untersuchungen des Trabekelmaschenwerkes von menschlichen Augen, die wenige Stunden oder Wochen nach einer Lasertrabekuloplastik gewonnen wurden, zeigten eine Disruption der Trabekellamellen mit fibrinösem Material, vereinzelten Zellnekrosen und einer nachfolgenden Schrumpfung der Kollagenbestandteile des Maschenwerkes [20,21]. Die überlebenden Endothelzellen in der Umgebung des Laserherdes zeigten eine vermehrte Phagozytose und Migrationsaktivität [21]. Trabekelstückchen, die mehrere Monate nach der Lasertrabekuloplastik entnommen wurden, ergaben eine partielle oder völlige Okklusion der intertrabekulären Räume durch eine monozelluläre Schicht [20,21].

Tierexperimentelle Untersuchungen an Affenaugen ergaben vergleichbare Befunde mit denen von menschlichem Trabekelmaschenwerk nach Lasertrabekuloplastik, jedoch mit zusätzlichen Aspekten zum Wirkungsmechanismus der Lasertrabekuloplastik. Innerhalb der ersten Stunden nach dem Eingriff tritt eine Disruption der Trabekellamellen sowie eine Koagulationsnekrose mit einer Anhäufung von zellulärem Debris in der juxtakanalikulären Region auf [22]. Die nicht-geschädigten Trabekelendothelzellen reagierten mit einer vermehrten Phagozytoseaktivität zur Beseitigung des zellulären Debris [22] und einer vermehrten Zellteilung [23]. Nach einem Monat ist die laserbehandelte Trabekelregion abgeflacht, mit kollabierten Trabekellamellen und von Hornhautendothel bedeckt [24]. Letzterer Befund ist wahrscheinlicher, wenn der Laserherd in die anterioren Anteile des Trabekelmaschenwerkes plaziert wurde [25]. Eine Perfusion des Trabekelmaschenwerkes mit Ferritin ergibt keinen Fluß von Kammerwasser im Bereich des behandelten Maschenwerkes, mit einer Aufteilung der Kammerwasserströmung in die benachbarten, nicht-gelaserten Trabekelanteile hinein, die konsequenterweise strukturelle Veränderungen zur Kompensation der höheren Flußbelastung aufweisen [26]. Man vermutete auch, daß der begleitende Kollagenabbau und der Verlust von Trabekelzellen die intertrabekulären Räume aufweiten und die Abflußleichtigkeit dadurch verbessern könnte [27].

Studien an menschlichen Autopsieaugen, die mit einer Lasertrabekuloplastik behandelt wurden, ergaben eine signifikante Abnahme der Zelldichte im Trabekelmaschenwerk und eine Veränderung der Aufnahme radioaktiv markierten Sulfats in die extrazelluläre Matrix der gelaserten Augen [28]. Die Autoren schlossen daraus, daß eine Lasertrabekuloplastik einen Teil der Trabekelzellen zerstört, was die verbliebenen Zellen dazu anregt, eine veränderte Zusammensetzung der extrazellulären Matrix zu synthetisieren, die sich gegenüber dem Kammerwasserabfluß weniger obstruktiv verhält. Studien an explantiertem, menschlichen korneoskleralen Gewebe in einer Gewebekultur zeigen, daß die Lasertrabekuloplastik zunächst eine Teilung von Trabekelendothelzellen im anterioren Maschenwerk anregt, wobei diese neuen Zellen im Verlaufe der nächsten Wochen in die behandelten Areale des Trabekelmaschenwerkes einwandern und dort funktionell wirksam werden [29,30].

Trotz umfangreicher Forschungsbemühungen muß man zugeben, daß der präzise Wirkungsmechanismus der Lasertrabekuloplastik noch nicht völlig geklärt ist, es erscheint jedoch überzeugend, daß es sich, wie von Van Buskirk [31] vermutet, um eine komplexe Wechselwirkung mechanischer, zellulärer und biochemischer Veränderungen handelt.

34.1.3 Methodik

34.1.3.1 Apparative und instrumentelle Voraussetzungen

Ein Argonlaser mit kontinuierlicher Emission des Laserlichtes gehört zur Grundausrüstung für eine Lasertrabekuloplastik. Dieser wird in der Regel im blaugrünen Bereich (454,5–528,7 nm) mit bichromatischem Spektrum betrieben. Beim Vergleich mit einem monochromatischen Laser mit Grünlicht (514,5 nm) ergaben sich keine Unterschiede im postoperativen Augendruckverhalten oder in der Inzidenz von Komplikationen [32,33]. Ein Kryptonlaser mit rotem (647,1 nm) oder gelbem (568,2 nm) Licht ist nach orientierenden klinischen Studien für eine Lasertrabekuloplastik ebenfalls anwendbar [34], obwohl eine Vergleichsstudie dem Argonlaser eine deutlich bessere Wirksamkeit zubilligte [33]. Erste Ergebnisse mit dem Neodym:YAG-Laser in der thermischen Betriebsart ergaben Gewebeveränderungen am Affenauge, die vergleichbar mit dem Argonlaser waren, jedoch tiefer in das Maschenwerk hineinreichten [27]. Tonographische Untersuchungen einer klinischen Studie konnten eine Korrelation der Abflußverbesserung mit der Augeninnendrucksenkung nachweisen [16].

Ein Spiegelkontaktglas zur Darstellung des Kammerwinkels (Gonioskop) ist für die Lasertrabekuloplastik unabdingbar. Wie bei allen Kontaktgläsern zur Laseranwendung am Auge, sollte dieses eine antireflektierende Oberflächenvergütung haben. Man kann das klassische Goldmann-Dreispiegelglas, bei dem ein Spiegel in einem Winkel von 59° für die Gonioskopie eingebracht ist oder das traditionelle Goldmann-Einspiegelgonioskop verwenden. Beide Kontaktgläser haben jedoch den unbedeutenden Nachteil, daß eine Rotation des Glases auf dem Auge zur Beurteilung aller Quadranten des Kammerwinkels notwendig ist. Wenn man dies nicht möchte, so kann man auch ein Vierspiegelgonioskop (z. B. nach Torpe oder Zeiss) verwenden, bei dem alle vier Spiegel eine Neigung von 62° haben. Eine weitere Möglichkeit ist das Lasertrabekuloplastikkontaktglas nach Ritch mit

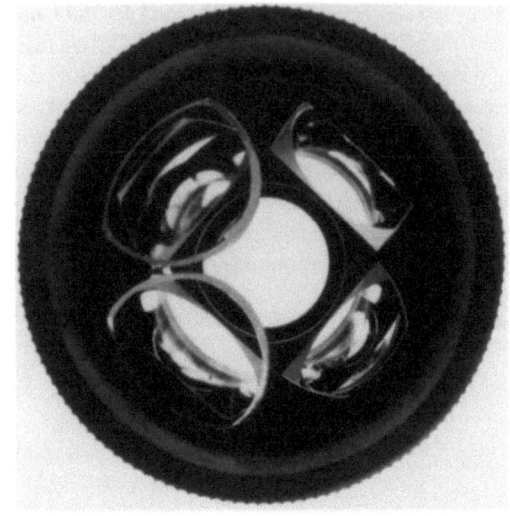

Abb. 34.1. Kontaktglas für die Lasertrabekuloplastik nach Ritch

zwei Spiegeln und einer Neigung von 59° zur Einsicht in die unteren Quadranten sowie zwei Spiegeln mit einer Neigung von 64° zur Beurteilung der oberen Quadranten (Abb. 34.1) [35,36]. Bei letzterem Glas ermöglicht eine aufgesetzte, plankonvexe 70-Dioptrien-Lupe über zwei Spiegeln eine 1,4fache Vergrößerung, was einen 50-µ-Laserherd auf 35 µ verkleinert. Dies ist ein unstrittiger Vorteil, da ein 50 µ-Laserstrahl einen 70-µ-Laserherd mit den meisten Argonlasern ergibt, was evtl. eine überschießende Gewebeschädigung bedeutet [37].

34.1.3.2 Gonioskopische Aspekte

Eine erfolgreiche Lasertrabekuloplastik setzt eine genaue Kammerwinkelbeurteilung für eine präzise Lokalisation der Laserherde voraus. Der Operateur muß deshalb mit der genauen Topographie der Kammerwinkelregion und ihrer Varianten vertraut sein. Grundlegende Gesichtspunkte dazu wurden in Kap. 3 und 31 abgehandelt und es sollen hier nur jene weiteren Aspekte aufgezeigt werden, die für eine Lasertrabekuloplastik essentiell sind.

Zwei Parameter der Kammerwinkelregion sind für eine fachgerechte Lasertrabekuloplastik besonders bedeutsam: 1. das Ausmaß der Pigmentierung und 2. die Kammerwinkelweite. Mit Hinblick auf die Pigmentierung ergibt sich die Schwierigkeit, daß manche Kammerwinkel zwischen Ziliarkörperband und Schwalbe-Linie so diffus pigmentiert sind, daß die exakte Lokalisation des funktionellen Maschenwerkes

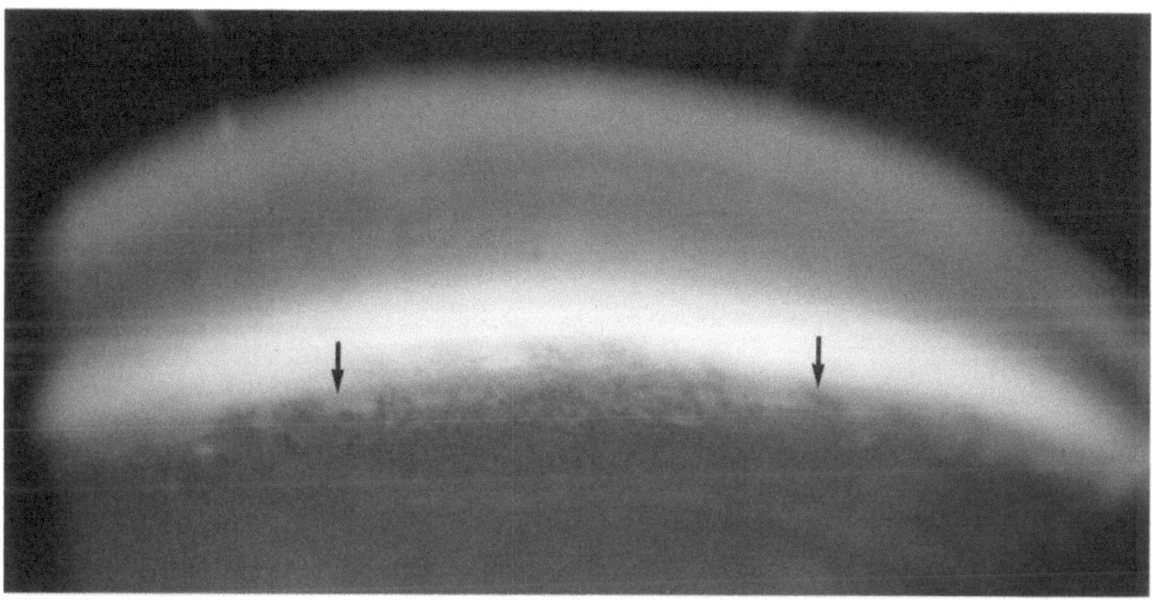

Abb. 34.2. Gonioskopisches Bild eines weiten Kammerwinkels mit sehr starker Pigmentierung, die die genaue Lokalisation des Trabekelmaschenwerkes erschwert *(Pfeile)*

erschwert ist (Abb. 34.2). Eine Orientierung anhand der Pigmentierung ist in den unteren Quadranten am besten möglich, weshalb eine sorgfältige Inspektion aller vier Quadranten vor Beginn der Lasertrabekuloplastik an manchen Stellen eine anatomische Zuordnung der verschiedenen Bereiche ermöglicht, die dann wiederum eine Hilfe für die Lokalisation des vor dem Schlemm-Kanal liegenden Maschenwerkes im übrigen Kammerwinkelbereich ergibt. In manchen Augen ist das Trabekelmaschenwerk nur minimal pigmentiert, so daß dessen Lokalisation grundsätzlich sehr schwierig sein kann (Abb. 34.3). In manchen Fällen sind Irisausläufer, die in der Regel in das Trabekelmaschenwerk einstrahlen, ein nützlicher Wegweiser. Die Identifikation des Ziliarkörperbandes oder der Schwalbe-Linie kann ebenso die relative Lage des Trabekelmaschenwerkes anzeigen.

Ein enger Kammerwinkel kann eine adäquate Plazierung der Laserherde oder überhaupt die Ausführung einer Lasertrabekuloplastik verhindern. Ist die Erkennbarkeit des Maschenwerkes durch die periphere Iris nicht gegeben, so kann eine sehr stark pigmentierte Schwalbe-Linie zuweilen mit dem Trabekelmaschenwerk verwechselt werden. Die Kippung des Kontaktglases horizontal oder vertikal in Relation zum Auge mit der Bitte an den Patienten in Richtung des Spiegels zu sehen, ermöglicht häufig einen besseren Einblick in den Kammerwinkel mit entsprechender Erkennbarkeit des Maschenwerkes. Dabei muß man jedoch darauf achten, daß es nicht zu wesentlichen Verzerrungen in Größe und Form des Laserzielstrahles kommt. Wenn bei bestmöglicher Positionierung des Kontaktglases die Darstellung des Maschenwerkes nicht ausreichend ist, kann man häufig den Einblick auf den Kammerwinkel durch Laserherde bei geringem Energieniveau auf die periphere Iris verbessern, eine Methode, die auch Irido- oder Gonioplastik genannt wird. Erscheint der Kammerwinkel immer noch zu eng, so sollte zunächst eine Laseriridotomie und erst später eine Lasertrabekuloplastik vorgenommen werden. Die Technik der Iridoplastik und Iridotomie wird im nächsten Kapitel besprochen.

34.1.3.3 Behandlungsprotokoll

Das ursprüngliche Behandlungsprotokoll von Wise und Witter [8] für eine Lasertrabekuloplastik behielt man im wesentlichen unverändert bei, wenngleich viele Modifikationen untersucht wurden. Eine 25fache Vergrößerung an der Spaltlampe ergibt in der Regel ein Optimum zwischen Tiefenschärfe und Gesichtsfeld. Der Argonlaser wird auf eine Expositionszeit von 0,1 s und eine Herdgröße von 50 μ eingestellt, was auch für die meisten Modifikationen der Lasertrabekuloplastik beibehalten wurde. Eine klinische Studie verglich eine Expositionszeit des Laserlichtes von 0,2 mit 0,1 s und fand keine Vorteile der längeren

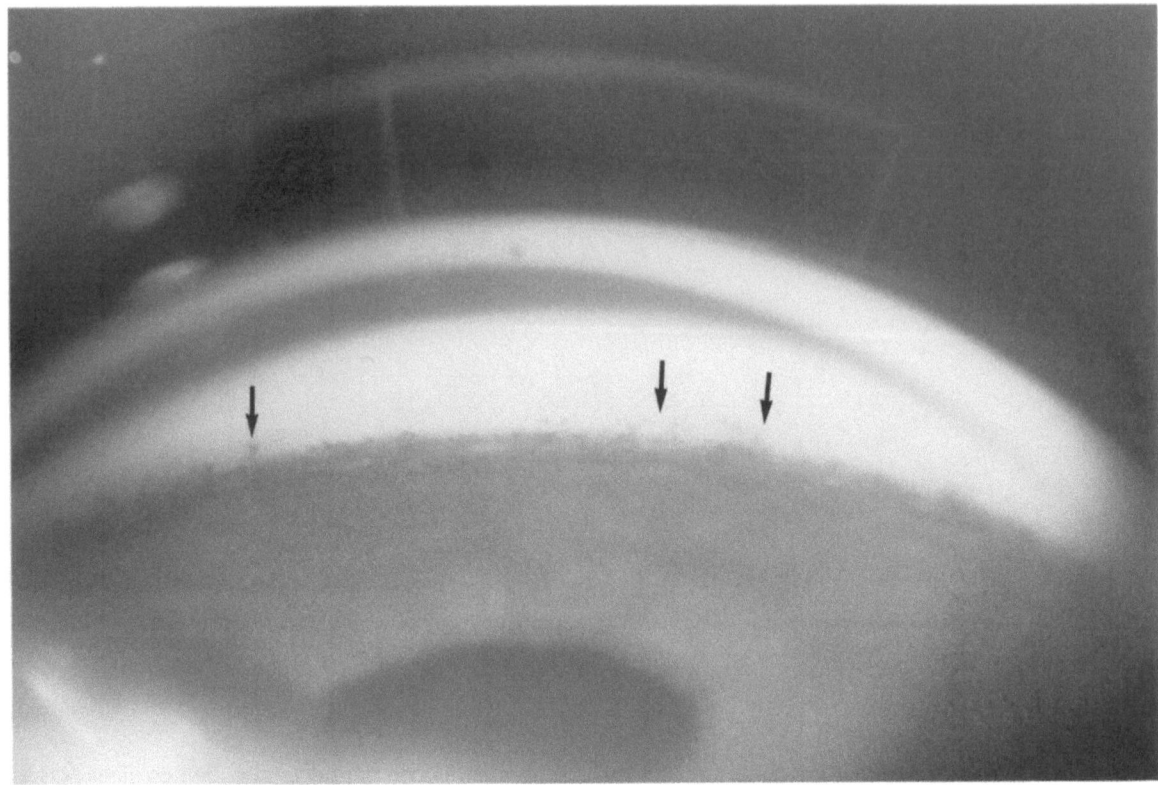

Abb. 34.3. Gonioskopisches Bild eines weiten Kammerwinkels mit sehr geringer Pigmentierung, die eine Identifikation des Trabekelmaschenwerkes erschwert. In diesem Falle können die Irisausläufer *(Pfeile)* die Lage des Maschenwerkes andeuten

Expositionszeit [38]. Meist wird die Laserleistung zwischen 700 und 1500 Milliwatt (mW) einreguliert. In einer klinischen Studie wurden Leistungsstufen zwischen 100 mW und 1000 mW mit dem Ergebnis verglichen, daß Laserleistungen über 500 mW die bessere augendrucksenkende Wirkung hatten [39]. Die Ausgangsleistung des Lasers sollte auf die Pigmentierung des individuellen Kammerwinkels so abgestimmt werden, daß im Laserherd eine fleckförmige Depigmentierung oder ein kleines Gasbläschen entsteht (Abb. 34.4). Das Auftreten dieses Phänomens ist entscheidend vom Pigmentierungsgrad des Maschenwerkes abhängig. Bei einem sehr stark pigmentierten Maschenwerk sind häufig erstaunlich geringe Energieniveaus ausreichend, während bei nur minimaler Pigmentierung entsprechend höhere Laserleistungen einen äquivalenten, sichtbaren Effekt ergeben.

Ursprünglich wurde empfohlen, die Laserherde entweder auf den Bereich stärkster Pigmentierung oder unmittelbar hinter dem pigmentierten Band des Trabekelmaschenwerkes zu applizieren, etwa 100 Laserapplikationen gleichmäßig über die gesamte Zirkumferenz von 360° des Trabekelmaschenwerkes verteilt [8]. Komplikationen mit diesem Behandlungsprotokoll veranlaßten jedoch eine Reihe von Modifikationen der Behandlungstechnik. Es sollen zunächst die Komplikationen der Lasertrabekuloplastik und dann jene Modifikationen der Operationstechnik besprochen werden, die sich auf eine Reduktion des Komplikationsprofils richten.

34.1.4 Komplikationen

Passagere Augeninnendrucksteigerung. Vorübergehende Augeninnendrucksteigerungen in der unmittelbar postoperativen Phase sind die häufigste, ernste Komplikation der Lasertrabekuloplastik [40–45]. In der Mehrheit der Fälle ist die Augeninnendrucksteigerung nur mäßig und dauert weniger als 24 h an, ohne langfristige Probleme zu verursachen. Bei manchen, wenigen Patienten kann die Augeninnendrucksteigerung jedoch sehr ausgeprägt sein und über einen kritischen Zeitraum anhalten, was besonders bei Glaukomspätstadien möglicherweise einen weiteren Verfall des Sehvermögens verursacht. Der Augeninnen-

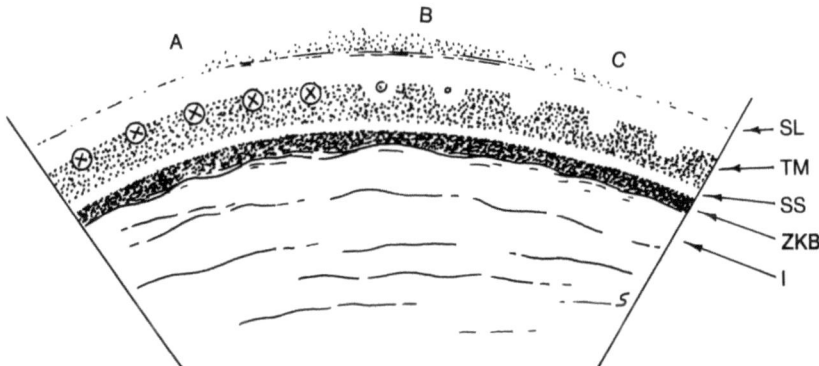

Abb. 34.4. Lokalisation der Laserherde *(A)* entlang der anterioren Anteile des Trabekelmaschenwerkes *(TM)*. Der gewünschte gonioskopische Effekt entspricht einer Depigmentierung im Laserherd *(B, C)* und/oder einem kleinen Gasbläschen *(B)*. *(SL)* Schwalbe-Linie, *(SS)* Skleralsporn, *(ZKB)* Ziliarkörperband, *(I)* Iris

druckanstieg beginnt bereits 2 h nach der Lasertrabekuloplastik, wenngleich manche Augen erst nach 4–7 h mit einer Augeninnendruckerhöhung reagieren [43,44]. Aus diesem Grunde ist eine Augeninnendruckkontrolle bereits 1 h nach Lasertrabekuloplastik sinnvoll und bei Augen mit einer fortgeschrittenen glaukomatösen Papillenschädigung eine sorgfältige Verlaufskontrolle während der ersten 24 h gerechtfertigt.

Der Patientenparameter, der eine signifikante Beziehung zu postoperativen, laserinduzierten Drucksteigerungen hat, ist die Trabekelpigmentierung [45]. Zwei Patienten mit einem Exfoliationsglaukom hatten einen verzögerten Augeninnendruckanstieg innerhalb eines Monats nach der Lasertrabekuloplastik, einhergehend mit entzündlichen Präzipitaten auf dem Trabekelmaschenwerk [46]. Entzündliche Sekundärglaukome mit einer aktiven intraokularen Entzündung haben ein besonderes Risiko nach einer Lasertrabekuloplastik dramatische Augeninnendrucksteigerungen zu entwickeln, weshalb eine Lasertrabekuloplastik bei floriden intraokularen Entzündungszeichen kontraindiziert ist. Histopathologische Untersuchungen ergeben, daß der augendrucksteigernde Mechanismus nach einer Lasertrabekuloplastik auf eine Entzündungsreaktion mit fibrinösem Material und zellulärem Debris im Trabekelmaschenwerk zurückgeht [20,22,47,48].

Iritis. Eine Iritis ist eine häufige, frühe postoperative Komplikation einer Lasertrabekuloplastik. Sie ist ihrer Natur nach mild und vorübergehend, sie kann durch eine kurzzeitige, postoperative, lokale Steroidmedikation unschwer therapiert werden.

Späte strukturelle Veränderungen. Die Entwicklung *peripherer anteriorer Synechien* ist ebenfalls nicht ungewöhnlich [49]. Sie sind üblicherweise klein und feinzipflig, entsprechend der Lokalisation des Laserherdes. Eine Studie zum Hornhautendothel nach Lasertrabekuloplastik ergab eine signifikante Zunahme der Zellgröße [50], während eine andere Studie keine signifikante Veränderung des Endothelbildes zeigte [51].

Späte Auswirkungen auf das Glaukom. Die gravierendste, langfristige Komplikation der Lasertrabekuloplastik ist z.Z. mehr theoretisch als faktisch belegt. Wie schon ausgeführt, zeigen histologische Studien Veränderungen des Trabekelmaschenwerkes einschließlich einer Endothelschicht über die innere Oberfläche (Abb. 34.5), die evtl. später zu einer Zunahme des Abflußwiderstandes führt [20,21,24,25]. Ob Glaukomaugen, die mit einer Lasertrabekuloplastik behandelt wurden, schwieriger medikamentös zu therapieren sind (als eine Konsequenz dieser morphologischen Veränderungen, die eindeutig ungünstig erscheinen), bleibt eine Frage sorgfältiger Verlaufsstudien über lange Zeiträume. Es gab auch Bedenken, inwieweit die Lasertrabekuloplastik die Erfolgsrate einer evtl. notwendigen Filtrationschirurgie negativ beeinflußt, was in einer klinischen Studie verneint wurde [52].

34.1.5 Modifikationen

34.1.5.1 Operative Varianten

Die am meisten untersuchten Behandlungsparameter sind die Anzahl der Laserherde und die prozentual behandelte Zirkumferenz des Trabekelmaschenwer-

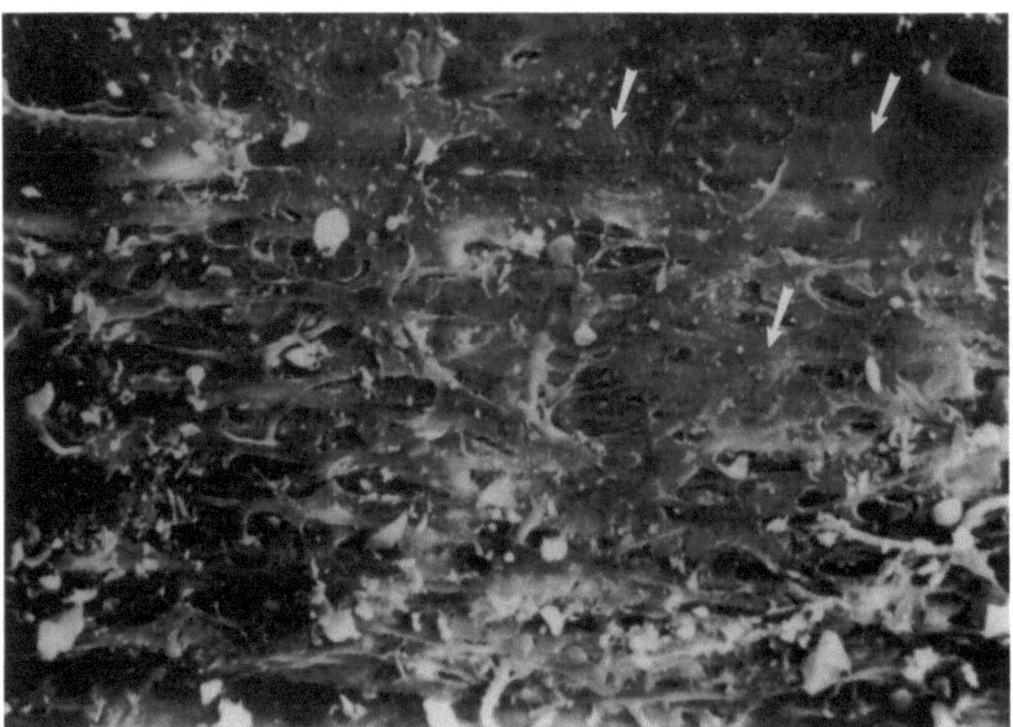

Abb. 34.5. Rasterelektronenmikroskopisches Bild eines Trabekulektomiestückchens eines Auges mit einer erfolglosen Argonlasertrabekuloplastik, das ein endotheliales Überwachsen von Bereichen der intertrabekulären Räume zeigt *(Pfeile)*

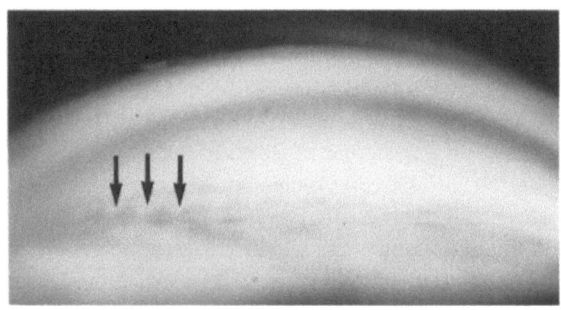

Abb. 34.6. Gonioskopisches Bild mit Depigmentierungsstellen *(Pfeile)* entlang der vorderen Begrenzung des Trabekelmaschenwerkes unmittelbar nach einer Argonlasertrabekuloplastik

kes. Die Applikation von 25 Laserherden auf 90° des Trabekelmaschenwerkes scheint weniger effektiv zu sein als Therapieschemata mit mehr Herden oder größerem Behandlungsareal [53,54]. Die Applikation von 50 Herden auf entweder 180 oder 360° des Trabekelmaschenwerkes ergab jedoch einen vergleichbaren augendrucksenkenden Effekt wie 100 Herde auf 360° des Maschenwerkes [54–56]. In einem Zweistufenbehandlungsprotokoll, bei dem die Lasertrabekuloplastik über die gesamten 360° auf zwei Sitzungen mit einem Zeitintervall von 1 Monat aufgeteilt wurde, war die langfristige Augendrucksenkung identisch mit einer gleichwertigen Lasertrabekuloplastik in einer Sitzung [57]. Bei einer Lasertrabekuloplastik in zwei Sitzungen wird der überwiegende augendrucksenkende Effekt bei dem initialen Behandlungsschritt erreicht, wenngleich ein Teil der Patienten eine meist nur geringe, im Einzelfall jedoch signifikante zusätzliche Augendrucksenkung im zweiten Behandlungsschritt erfährt [58]. Der Hauptvorteil einer reduzierten Anzahl von Laserapplikationen in einem Behandlungsschritt ist das geringere Risiko erheblicher, passagerer Augeninnendrucksteigerungen unmittelbar postoperativ [40,41,54–59]. Man konnte auch nachweisen, daß Laserleistungen in den hohen Bereichen jenseits 800 mW häufiger mit starken Augeninnendrucksteigerungen einhergehen [60,61] und auch das größere Risiko der Entwicklung peripherer, vorderer Kammerwinkelsynechien haben [49].

Eine andere Modifikation der Lasertrabekuloplastiktechnik, die wahrscheinlich das Risiko postoperativer Augendrucksteigerungen reduziert, ist die Lokalisation der Laserherde in den anterioren Anteilen des pigmentierten Maschenwerkes (Abb. 34.6) [54,56,59]. Die anteriore Lokalisation der Laserherde auf dem Trabekelmaschenwerk reduziert auch die postoperative Inzidenz von Kammerwinkelsynechien [49,62], verstärkt jedoch die potentielle Problematik einer zellulären Proliferation von Seiten des Hornhautendothels über das Trabekelmaschenwerk hinweg [25]. Ein Untersucher berichtete sogar über einen Behandlungseffekt bei Laserapplikationen auf das Ziliarkörperband, um den Schlemm-Kanal durch eine Zugwirkung am Skleralsporn zu öffnen [63].

34.1.5.2 Pharmakologische Parameter

Man glaubt allgemein, daß *Kortikosteroide* eine milde Uveitis anterior nach einer Lasertrabekuloplastik dämpfen können. Ein Therapieschema von 1 % Prednisolonaugentropfen viermal täglich für 4–7 Tage nach der Lasertrabekuloplastik zusätzlich zur präoperativen, augendrucksenkenden Medikation wird häufig verordnet.

Ein Tropfen einer 4 %igen Pilokarpinlösung unmittelbar nach der Lasertrabekuloplastik soll postoperative Drucksteigerungen effektiv mindern [64]. Auch die lokale Applikation des α_2-adrenergen Agonisten *Apraclonidin* (1 %-Augentropfen) 1 h vor und unmittelbar nach der Lasertrabekuloplastik kann postoperative Drucksteigerungen weitgehend reduzieren [65]. Die perioperative Anwendung von Apraclonidin wurde für viele Ophthalmologen ein fester Bestandteil der Behandlungstechnik bei einer Lasertrabekuloplastik. Der Vorzug der perioperativen Therapie mit Apraclonidin wird als so wesentlich eingeschätzt, daß die Aufteilung der Lasertrabekuloplastik auf zwei Sitzungen von jeweils 180° zur Reduktion passagerer Drucksteigerungen nicht mehr notwendig ist.

Acetazolamid kann ebenfalls den Augeninnendruckanstieg nach Lasertrabekuloplastik weitgehend aufheben [66]. Aber weder Kortikosteroide [67], Indomethacin als Hemmstoff der Prostaglandinsynthetase [68–70] noch Flurbiprofen [71] konnten das postoperative Augeninnendruckverhalten nach einer Lasertrabekuloplastik signifikant beeinflussen. Eine klinische Studie zeigte sogar, daß Patienten, die Indomethacinaugentropfen bekamen, nach 1 Monat höhere Augendruckwerte hatten als die Behandlungsgruppe, die Plazeboaugentropfen erhielt [69]. Hemmstoffe der Prostaglandinsynthetase haben offensichtlich auch keinen Einfluß auf Inzidenz und Schweregrad einer laserinduzierten, postoperativen Iritis [68,72].

34.1.6 Ergebnisse

34.1.6.1 Kurzfristige Augendrucksenkung

Die meisten klinischen Studien ergeben, daß mit der Lasertrabekuloplastik eine klinisch relevante Augeninnendrucksenkung in etwa 85 % der behandelten Augen erreicht wird [8–11,13,40,73]. Manche Augen zeigen bereits innerhalb weniger Stunden nach der Lasertrabekuloplastik eine Augendrucksenkung, wenngleich in der Regel Tage bis wenige Wochen notwendig sind, um den vollen Effekt dieses Eingriffs auf das Augeninnendruckniveau zu erkennen, wobei eine weitere Drucksenkung nach dem ersten postoperativen Monat unwahrscheinlich ist. Die maximale Augeninnendrucksenkung liegt in einem Bereich von 6–9 mm Hg, was für die meisten Augen nicht ausreichend ist, um die antiglaukomatöse, medikamentöse Therapie abzusetzen. Eine Vereinfachung des medikamentösen Therapieschemas für eine begrenzte Zeit ist häufig möglich, der völlige Verzicht auf Medikamente jedoch die große Ausnahme [74]. Die Lasertrabekuloplastik kann das Tagesprofil des Augendruckes um etwa 25 % senken [75].

34.1.6.2 Faktoren mit Einfluß auf die augeninnendrucksenkende Wirkung

Viele Faktoren beeinflussen die augendrucksenkende Wirkung der Lasertrabekuloplastik. Augen mit höheren *präoperativen Druckwerten* zeigen in der Regel eine ausgeprägtere Drucksenkung [76]. Trotzdem ist unbestritten, daß ein präoperatives Augendruckniveau deutlich über 30 mm Hg häufiger mit einem Versagen der Laserbehandlung einhergeht [73,77], während Augen mit Druckwerten im „Normbereich" oft ausgeprägte Augendrucksenkungen nach Lasertrabekuloplastik zeigen [78–80].

Ein anderer wichtiger Parameter ist die *Glaukomform*. Ein günstiger Effekt durch die Lasertrabekuloplastik wird beim primären Offenwinkel-, Exfoliations- und Pigmentglaukom erreicht [12,73,76,77, 81–83]. Die günstige Wirkung beim Exfoliations- und Pigmentglaukom geht wohl auf die sehr ausgeprägte Pigmentierung des Trabekelmaschenwerkes zurück [84]. Beim Pigmentglaukom haben jüngere Patienten eine dauerhaftere Drucksenkung als ältere Patienten bei gleichem Stadium des Pigmentglaukoms [83]. Andere Glaukomformen, die ebenfalls auf eine Lasertrabekuloplastik, wenngleich weniger gut als die genannten, reagieren, sind das Offenwinkelglaukom bei Aphakie und das Winkelblockglaukom nach Iridotomie [81]. Augen mit einer vielfachen Operationsanamnese sprechen in der Regel nicht gut auf eine Lasertrabekuloplastik an [82]. Jene mit einer einzigen, erfolglosen Trabekulektomie können zuweilen relevante Augeninnendrucksenkungen nach Lasertrabekuloplastik zeigen [85]. Glaukomformen, die nicht gut auf eine Lasertrabekuloplastik ansprechen, sind entzündungsbedingte Glaukome bei Uveitis, posttraumatische Glaukome und kongenitale oder juvenile Glaukome [81,82,86].

Manche Untersucher glauben, daß ein geringes Alter einen sehr ungünstigen Einfluß auf die Effizienz der Lasertrabekuloplastik hat [73,87], obwohl in einer anderen klinischen Studie keine Altersabhängigkeit gezeigt werden konnte [77]. Wie schon gesagt, reagieren jüngere Patienten mit Pigmentglaukom besser als ältere Patienten auf die gleiche Laserbehandlung [83]. Ein Vergleich von farbigen und weißen Glaukompatienten ergab keinen Einfluß rassischer Zugehörigkeit auf die Erfolgsaussichten der Lasertrabekuloplastik [88].

34.1.6.3 Langfristige Augeninnendrucksenkung

Die Kardinalfrage für die klinische Wertigkeit der Lasertrabekuloplastik ist die Dauerhaftigkeit der Augeninnendrucksenkung. Während Kurzzeitstudien über 1 Jahr kein übermäßiges Nachlassen des augendrucksenkenden Effektes zeigten, haben Verlaufsstudien über 3–10 Jahre einen langsamen Wiederanstieg des Augeninnendruckes mit einer Verlustquote druckregulierter Patienten von etwa 10% pro Jahr nachgewiesen [89–93]. Legt man diese Zahlen zugrunde, kann man davon ausgehen, daß bei mindestens der Hälfte der Patienten eine augendrucksenkende Wirkung der Lasertrabekuloplastik nach 5 Jahren nicht mehr nachweisbar ist.

34.1.6.4 Wiederholte Lasertrabekuloplastik

Wenn eine therapeutisch bedeutsame Augeninnendrucksenkung nach einer Lasertrabekuloplastik über 360° zu keinem Zeitpunkt zu erreichen war, ist eine weitere Laserbehandlung des Trabekelmaschenwerkes kaum indiziert. Wenn jedoch initial eine gute drucksenkende Wirkung bestand, die für etwa 1 Jahr oder länger anhielt, gefolgt von einem Wiederanstieg des Augendruckniveaus, ist eine erneute Lasertrabekuloplastik durchaus sinnvoll. Viele klinische Studien haben jedoch eine sehr viel geringere Wirkung einer wiederholten Lasertrabekuloplastik als im ersten Behandlungsschritt belegt, wobei die Effektivität der zweiten Lasertrabekuloplastik etwa im Bereich eines Drittels oder der Hälfte der Erstbehandlung lag [94–99], wenngleich eine Arbeitsgruppe über eine erfolgreiche Augendrucksenkung von länger als 1 Jahr in 8 von 11 Augen nach einer wiederholten Lasertrabekuloplastik berichtete [100]. Einige Studien ergaben eine höhere Inzidenz postoperativer Augendrucksteigerungen bei einer zweiten Lasertrabekuloplastik [94,95] und es ist wahrscheinlich ratsam, eine wiederholte Lasertrabekuloplastik in zwei Behandlungsschritten über jeweils 180° der Zirkumferenz auszuführen.

34.1.7 Indikationen

Die Lasertrabekuloplastik ist indiziert bei der Therapie der Glaukomformen, bei denen günstige Wirkungen dieses Eingriffs belegt sind, wie primäres Offenwinkelglaukom, Exfoliationsglaukom, Pigmentglaukom und Glaukom bei Aphakie oder Pseudophakie. In der ersten Dekade klinischer Erfahrungen wurde die Lasertrabekuloplastik als sinnvolle Ergänzung zu einem maximalen medikamentösen Therapieschema angesehen und eine Reihe von klinischen Studien haben dieses Konzept gestützt [40,101]. Die Logik für diese Form der Stufentherapie gründete nicht nur auf dem Risiko früher postoperativer Komplikationen wie z. B. transienten, postoperativen Drucksteigerungen, sondern auch auf Bedenken, daß laserbehandelte Augen langfristig schwieriger zu kontrollieren seien als nach einer ausschließlich medikamentösen Therapieanamnese. Der histopathologische Nachweis der Proliferation einer Zellschicht über das Trabekelmaschenwerk war der hauptsächliche Anstoß diese mehr theoretische Komplikation sorgfältig zu bedenken [20,21,24,25]. Trotzdem haben vorläufige Kurzzeitstudien zur therapeutischen Breite der Lasertrabekuloplastik als primären Behandlungsschritt des Offenwinkelglaukoms Sicherheit und Wirksamkeit belegt, wenngleich die langfristige augendrucksenkende Wirkung der Lasertrabekuloplastik ohne zusätzliche augendrucksenkende Medikation zunehmend kritisch erscheint [102–106]. In einer multizentrischen klinischen Studie in USA (The Glaucoma Laser Trial) wurden 271 Patienten mit einem erstdiagnostizierten, primären Offenwinkelglaukom randomisiert einer Behandlungsgruppe mit initialer Lasertrabekuloplastik an einem Auge und einer medikamentösen Therapie von Timolol 0,5%-Augentropfen am anderen Auge zugeordnet, wobei nach einem abgestuften Schema die zusätzliche medikamentöse Behandlung an beiden Augen nach Bedarf möglich war [106]. Während der ersten beiden Jahre der Verlaufsbeobachtung hatten die laserbehandelten Augen einen geringfügig niedrigeren Augeninnendruck von 1–2 mm Hg, obwohl mehr als die Hälfte der Augen eine oder mehrere zusätzliche Medikationen im Laufe der Zeit benötigten.

Bisher liegen keine Langzeitstudien zur Lasertrabekuloplastik vor, die erlauben würden, die verfügbare medikamentöse Glaukomtherapie als initiale Behandlungsform des Glaukoms prinzipiell zu ersetzen. Die Lasertrabekuloplastik wurde auch in einer prospektiven, randomisierten Studie mit der Trabekulektomie verglichen, wobei sie deutlich der Filtrationschirurgie bezüglich dauerhafter Augeninnendrucksenkung unterlegen war [107].

34.2 Trabekulotomie

Das Grundprinzip dieser Operation ist eine Öffnung im Trabekelmaschenwerk für eine direkte Verbindung zwischen Vorderkammer und Schlemm-Kanal. Diese wird in der Regel ab externo chirurgisch erreicht, neue Lasermethoden zu diesem Zweck befinden sich in Erprobung.

34.2.1 Mikrochirurgische Trabekulotomie

1960 beschrieben Burian [108] und Smith [109] unabhängig voneinander Operationstechniken für die Inzision des Trabekelmaschenwerkes ab externo. Diese Operationstechnik wurde von Harms und Dannheim [110] modifiziert und verbessert, die über chirurgische Erfolge sowohl bei Erwachsenen wie auch bei Kindern berichteten, wobei das Hauptinteresse mehr bei den kindlichen und juvenilen Glaukomen lag.

34.2.1.1 Operationstechnik (Abb. 34.7 a–c)

Die folgende Operationstechnik, wie sie von McPherson [111] beschrieben wurde, schließt auch die Operationsmethoden von Allen und Burian [112] sowie von Harms und Dannheim [110] ein.

Es wird zunächst ein Bindehautlappen in der gleichen Weise wie für einen Filtrationseingriff (Kap. 36) präpariert und dann ein 2 × 4 mm limbusbasaler, lamellärer Skleralappen dargestellt. Es folgt eine radiale Inzision entlang des sklerolimbalen Übergangs bis zur Eröffnung des Schlemm-Kanals. Zur sicheren Identifikation des Schlemm-Kanals kann man einen schwarzen Nylonfaden auf einer Seite des eröffneten Schlemm-Kanals einführen und diesen gonioskopisch im Kanallumen erkennen. Alternativ könnte man auch das freie Ende eines entsprechend kräftigen Nylonfadens nach anterior und posterior abwinkeln und darauf achten, ob es in die ursprüngliche Position parallel zum Verlauf des Schlemm-Kanals zurückkehrt, wenn es freigegeben wird.

Beide Methoden sind geeignet, einen falschen Weg des vermeindlichen Kanallumens in Richtung Vorderkammer oder Supraziliarraum darzustellen.

Die doppeläufige Trabekulotomiesonde wird zunächst auf der einen Seite in den Schlemm-Kanal eingeführt, wobei der parallele, extraokulare Arm der Sonde als Leitlinie dient. Die Trabekulotomiesonde wird dann in die Vorderkammer eingeschwenkt, wodurch das Trabekelmaschenwerk dieser Region vom Schlemm-Kanal ausgehend in die Vorderkammer rupturiert wird. Das gleiche Vorgehen erfolgt dann auf der anderen Seite der radialen Inzision.

Die Skleralamelle und der Bindehautlappen werden in gleicher Weise wie bei einem Filtrationseingriff verschlossen. Die postoperative Therapie gründet auf die lokale Applikation von Antibiotika und Steroiden. Eine geringe Dosierung von Pilokarpinaugentropfen trägt dazu bei, das rupturierte Trabekelmaschenwerk offenzuhalten. Die Pupille kann einmal täglich mit Phenylephrin erweitert werden, um eine hintere Synechierung zu vermeiden.

34.2.1.2 Komplikationen

Wird der Schlemm-Kanal nicht korrekt aufgefunden, gerät die Sonde entweder in die Vorderkammer oder in den Supraziliarraum. Ein Einrotieren der Sonde aus dem Supraziliarraum führt zu einer Zyklodialyse und womöglich zu einer ernsthaften Blutung. Kann der Schlemm-Kanal nicht aufgefunden werden, ist es möglich, den Eingriff in eine Trabekulektomie umzuwandeln. Wird die Sonde zu weit anterior in die Vorderkammer rotiert, kommt es zu einer Desçemetolyse, bei einer zu posterioren Rotation können Iris und Linse, besonders bei einer flachen Vorderkammer, verletzt werden. Wie bei allen intraokularen Eingriffen zählt die postoperative Blutung und Infektion zu den potentiellen, ernsthaften Komplikationen.

34.2.1.3 Modifikationen

Kombinierte Trabekulotomie/Trabekulektomie. Ist der Schlemm-Kanal nicht mit Gewißheit darzustellen, was bei schweren Formen des kongenitalen Glaukoms häufig ist, kann der Eingriff in eine Trabekulektomie umgewandelt werden, indem man einen Block der tiefen Anteile des limbalen Gewebes unter der Skleralamelle reseziert. Außerdem können beide Operationsmethoden in der Weise kombiniert werden, indem man zunächst eine Trabekulotomie und dann eine Glaukomfiltration unter dem Skleralappen herstellt. In manchen Situationen (wie z. B. beim Sturge-Weber-Syndrom), bei dem der exakte Pathomechanismus des Glaukoms unklar ist (s. Kap. 18), kann diese kombinierte Operationsmethode bessere Erfolgsaussichten bieten [113].

Eine ähnliche, kombinierte Operationstechnik wurde auch für das kongenitale Glaukom mit spätem Manifestationsalter empfohlen, wobei ein 2 × 2 mm Block von Bindegewebe unter der Skleralamelle exzidiert wird, jedoch ohne Perforation des Trabekelmaschenwerkes [114]. Diese Methode war bei sieben operierten Augen erfolgreich, von denen fünf ein diffuses Sickerkissen entwickelten.

Elektrokauterisation. Eine Elektrodiathermie wurde für eine modifizierte Trabekulotomie mit einer Trabekulotomiesonde ausgeführt, die an allen Seiten isoliert war bis auf jene, die dem Trabekelmaschenwerk gegenüberlag [115–117]. Durch eine Eröffnung des Maschenwerkes mit der Diathermie glaubte man, einen fibrotischen Wiederverschluß der Trabekelöffnung verhindern zu können. Operative Erfolge mit dieser Methode wurden sowohl für das primäre Offenwinkelglaukom wie auch für das kongenitale Glaukom berichtet [117]. Eine ähnliche Operationstechnik wurde beschrieben, bei der man elektrische Entladungen verwandte, um kleine Löcher in das Trabekelmaschenwerk zu reißen [118].

Verschiedene Modifikationen. Andere experimentelle Varianten der Trabekulotomie verwenden Kammerwasservenen zur Lokalisation des Schlemm-Kanals, indem eine Sonde über eine große Vene in den Kanal eingeführt wird [119] oder durch die Injektion von Luft in die Vene, was zu multiplen Rupturen im Trabekelmaschenwerk führt [120]. Es wurde auch ein Instrument entwickelt, das Trabekulektom, welches einen Streifen des Trabekelmaschenwerkes exzidiert, wenn es über eine Fadensonde in den Schlemm-Kanal eingeführt in den Kammerwinkel gezogen wird [121].

34.2.2 Lasertrabekulotomie

Wie schon zu Beginn des Kapitels bemerkt, konzentrierten sich die frühesten Behandlungsversuche mit Lasermethoden darauf, kleine Löcher in das Trabekelmaschenwerk bis in das Lumen des Schlemm-Kanals zu bohren (Lasertrabekulopunktur nach Hager) [2–5,7]. Diese Methode wurde aber wegen häufigen Versagens und dem nachfolgenden Enthusiasmus für die Lasertrabekuloplastik wieder aufgegeben. Jüngste Fortschritte in der Technologie gepulster Laser zur Anwendung am Auge haben jedoch zu einer Neubewertung der Lasertrabekulopunktur bzw. der Lasertrabekulotomie geführt.

In tierexperimentellen Therapiestudien an Affenaugen führte der Q-switched-Rubinlaser nicht zu dauerhaften Öffnungen des Schlemm-Kanals [122]. Mit dem Q-switched-Neodym:YAG-Laser konnte man gut Öffnungen am Trabekelmaschenwerk anbringen, diese waren jedoch bald durch eine Proliferation von Hornhautendothel und Narbenbildung wieder verschlossen [123,124]. Experimentelle Untersuchungen an isolierten Geweben des menschlichen Auges haben gezeigt, daß der gepulste Neodym:YAG-Laser bei Leistungen zwischen 3 und 6 mJ sehr diskrete Öffnungen des Schlemm-Kanals mit minimaler Gewebeschädigung der umliegenden Strukturen ergeben kann [125,126]. An menschlichen Autopsieaugen konnten mit einer Laserleistung von 30 mJ Öffnungen im Trabekelmaschenwerk von etwa 100 μ Breite angelegt werden [127]. Eine derartige Behandlung an vier menschlichen Augen, etwa 18 h vor einer Enukleation führte zu irregulären Kratern von 150–300 μ Breite im Trabekelmaschenwerk mit einer völligen Entblößung von Endothelzellen und einer Ablagerung von zellulärem Debris auf den umgebenden Trabekel- und Hornhautgeweben [128].

Vorläufige klinische Erfahrungen mit der Lasertrabekulotomie ergaben sehr unterschiedliche Ergebnisse. In einer Behandlungsserie an acht Augen von sechs Patienten mit juvenilem Glaukom wurde eine Augeninnendruckregulierung in sechs Augen (75 %) bei einer Verlaufsbeobachtung über 6 Monate erreicht [129]. Die effektivste Behandlungstechnik bei dieser Studie war eine konfluierende Lasertrabekulotomie über den Bereich von jeweils h. Eine andere Therapiestudie an 69 Augen von 61 Patienten mit einem Offenwinkelglaukom hatte jedoch nur eine Erfolgsrate von 46 % 1 Jahr nach Behandlung [130]. Die abschließende Bewertung der therapeutischen Breite einer Lasertrabekulotomie auf lange Sicht ist also noch nicht möglich.

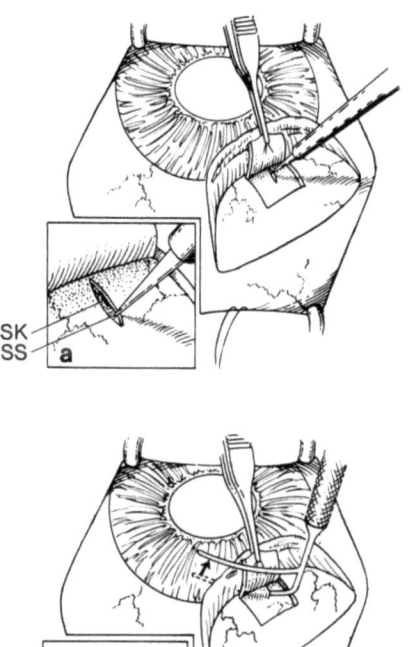
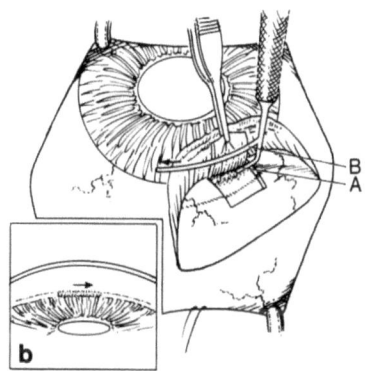

Abb. 34.7 a–c. Trabekulotomie. **a** Unter einem lamellären Skleralappen wird eine radiale Inzision im sklerolimbalen Übergang bis zur Darstellung des Schlemm-Kanals *(SK)* ausgeführt, der unmittelbar anterior der zirkumferenten Fasern des Skleralsporns *(SS)* zu finden ist. **b** Der innere Arm (a) der doppelläufigen Trabekulotomiesonde wird in den Schlemm-Kanal eingeführt, wobei der äußere, parallele Arm (**b**) als Leitschiene dient; der Ausschnitt zeigt das gonioskopische Bild des inneren Arms der Trabekulotomiesonde, der sich durch das Kanallumen bewegt *(Pfeil)*. **c** Die Trabekulotomiesonde wird kammerwärts rotiert *(Pfeile)*, wodurch diese das Trabekelmaschenwerk in die Vorderkammer hinein rupturiert

34.3 Goniotomie

1938 beschrieb Barkan [131] eine Operationsmethode für das kongenitale Glaukom, bei der eine Inzision der Kammerwinkelstrukturen die Verlegung der Kammerwasserabflußwege durch eine Membran über das Trabekelmaschenwerk beseitigen sollte. Wenngleich das Vorliegen einer echten Membran nie nachgewiesen wurde, ist die Operation in einem hohen Prozentsatz der Fälle vermutlich durch die Inzision des mesodermalen Gewebes, das für die Abflußverlegung verantwortlich ist, wirksam und wird aus diesen Gründen immer noch von vielen Operateuren bei der Chirurgie der angeborenen Glaukome bevorzugt. Spätere Modifikationen der ursprünglichen Operationstechnik erlaubten auch eine Anwendung bei anderen Glaukomformen sowohl bei Kindern wie auch bei Erwachsenen. Die Goniotomie unterscheidet sich grundsätzlich von der Trabekulotomie darin, daß nur ein Teil der Trabekelstrukturen ab interno durchschnitten wird.

34.3.1 Operationstechnik (Abb. 34.8 a, b) [131]

Man kann die Operation auch mit einer binokularen Vergrößerungslupe ausführen, wenngleich ein Operationsmikroskop die bessere Einsicht auf die Kammerwinkelstrukturen ergibt und eine zeitgemäßere Technik darstellt [132]. Der Kopf des Patienten wird dem Operationszugang abgewandt gelagert und das zu operierende Auge geringfügig abduziert. Ein Operationsgonioskop wird dann auf die Hornhaut nach nasal aufgebracht, wobei 2–3 mm der temporalen, peripheren Hornhaut für den Zugang des Goniotomiemessers freibleiben. Die Fixation des Bulbus ist für den Eingriff wesentlich, was am besten mit zwei Pinzetten über den Muskelansät-

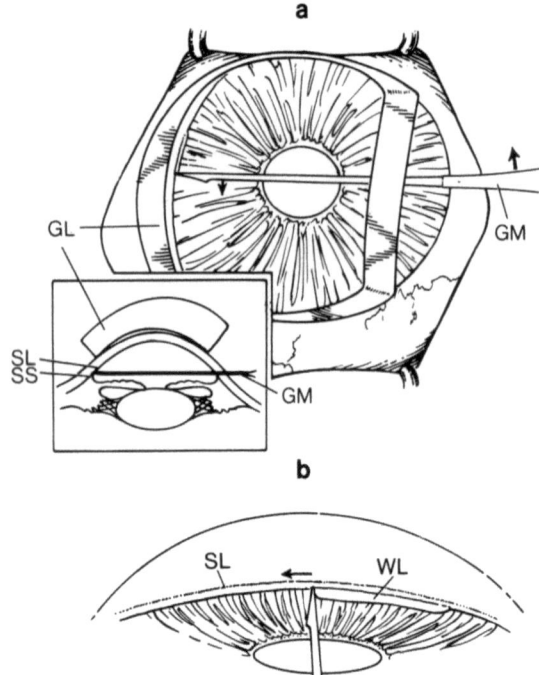

Abb. 34.8 a, b. Goniotomie. **a** Mit einer chirurgischen Gonioskopielinse auf der Hornhaut wird das Goniotomiemesser *(GM)* über die periphere Hornhaut eingeführt und in den gegenüberliegenden Quadranten der Vorderkammer gebracht. **b** Unter direkter gonioskopischer Kontrolle wird das Bindegewebe zwischen Schwalbe-Linie *(SL)* und Skleralsporn *(SS)* auf etwa ein Drittel der Kammerwinkelzirkumferenz durchtrennt. Dies führt zu einer weißen Linie *(WL)*, wenn sich das Gewebe vom Schnittrand retrahiert. Die Pfeile zeigen die Richtung der Messerführung während der Inzision des Kammerwinkels

zen geschieht, die von einem Assistenten gehalten werden.

Das Goniotomiemesser perforiert die Hornhaut 1 mm anterior vom Limbus in einer 10-Uhr-Position am rechten Auge und in einer 4-Uhr-Position am linken Auge. Die Klinge wird durch die Vorderkammer zu einem Punkt im Kammerwinkel 180° gegenüber des Vorderkammerzuganges geführt. Der Schaft des Goniotomiemessers ist abgeflacht, um einen wasserdichten Wundverschluß während des Eingriffes zu haben. Es wurden zahlreiche Modifikationen des Goniotomiemessers von Barkan beschrieben, einschließlich angekoppelter Glasfaseroptiken für die intraokulare Beleuchtung [133]. Eine weitere Modifikation ist die Verwendung einer 23er oder 25er Einmalnadel als Messer auf einer Einmalspritze mit Hyaluronsäure [134].

Mit der Spitze des Goniotomiemessers wird das Kammerwinkelgewebe unmittelbar posterior der Schwalbe-Linie auf die Distanz von etwa einem Drittel der Zirkumferenz eingeschnitten. Das Ziel ist eine oberflächliche Inzision des pathologischen Bindegewebes, das dem Trabekelmaschenwerk aufliegt. Der sichtbare morphologische Aspekt der geeigneten Schnittführung ist das Auftreten einer weißen Linie bei Retraktion des Schnittrandes nach posterior, wobei die Sklera durch ein intaktes Trabekelmaschenwerk sichtbar ist.

Das Goniotomiemesser wird dann zurückgezogen, wobei man darauf achten muß, die Strukturen der Vorderkammer nicht zu verletzen. Die Vorderkammer läßt sich anschließend mit Luft oder Elektrolytlösung vertiefen. Eine Verlaufsstudie an sieben Kindern, die mit zwei simultanen Goniotomien an einem Auge und einer einzelnen Goniotomie am Partnerauge behandelt wurden, zeigte keine signifikanten Unterschiede der Operationsergebnisse [135]. Ist ein Eingriff an beiden Augen notwendig, so kann dieser während einer Narkose ausgeführt werden [136]. Die Sterilitätssorgfalt erfordert jedoch zwei völlig getrennte Sets von Instrumenten. Die pharmakotherapeutische Nachbehandlung besteht aus lokaler Antibiotikagabe, einem Miotikum und lokal applizierten Steroiden.

34.3.2 Komplikationen

Intraoperative Komplikationen. Die Lokalisation der Inzision im Kammerwinkel bei der Goniotomie ist von kritischer Bedeutung. Liegt die Inzision zu weit posterior kann es zu einer schweren Blutung aus dem Ziliarkörper kommen, liegt die Inzision zu weit anterior hat sie keine Wirkung. Es kann auch zu einer unbeabsichtigten Iridodialyse oder Zyklodialyse kommen [136].

Eine Abflachung der Vorderkammer während des Eingriffes behindert die Einsicht auf den Kammerwinkel und erhöht das Schädigungsrisiko der umgebenden Strukturen. In einem solchen Fall sollte das Goniotomiemesser aus dem Auge entfernt und zunächst die Kammer mit Elektrolytlösung oder Hyaluronat über die Zugangsparazentese vertieft werden.

Wie bei jeder Operation unter Allgemeinanästhesie, sind auch die Risiken der Anästhesie zu berücksichtigen. Bei einer Serie von 401 Goniotomien in Allgemeinnarkose war die schwerwiegendste Komplikation ein Herzstillstand, der in 1,8 % der Säuglinge vorkam [136].

Postoperative Komplikationen. Eine geringe Vorderkammereinblutung nach einer Goniotomie ist nicht selten, hat jedoch meist keine ernsthaften Folgen. Bei einer Reihe von 401 Goniotomien trat eine relevante postoperative Einblutung in 0,6 % der Fälle auf, wobei in nur einem Fall eine brauchbare Sehschärfe verloren wurde [136]. Postoperative Infektionen sind offensichtlich sehr selten. Bleibende Veränderungen des Sehvermögens nach antiglaukomatösen Operationen bei Kindern können spezielle anatomische Gründe haben, gehen jedoch häufiger auf eine tiefe Amblyopie und große Refraktionsfehler zurück [137]. Aus diesem Grunde sind die Amblyopiebehandlung und der sorgfältige Ausgleich des Refraktionsfehlers als wichtige Aspekte der postoperativen Betreuung zu berücksichtigen.

34.3.3 Modifikationen

Goniopunktur. Scheie [138,139] beschrieb eine Form der Filtrationsoperation, die von der Goniotomietechnik ausging und primär für Kinder vorgesehen war, bei denen eine Standardgoniotomie versagte. Bei diesem Verfahren wird Kochsalzlösung zunächst unter die Tenonkapsel in Nähe des inferioren Limbus injiziert bis man eine gut prominente Blase erhält. Die Klinge eines Goniotomiemessers nach Scheie wird dann über die periphere Hornhaut durch die Vorderkammer bis in den unteren Kammerwinkel eingeführt. Das Trabekelmaschenwerk und limbale Bindegewebe werden mit der Spitze des Messers perforiert bis es unterhalb der Tenon und der abgehobenen Bindehaut in der 6-Uhr-Position erscheint. Danach wird die Klinge zurückgezogen und die Vorderkammer mit Kochsalzlösung vertieft.

Goniodiathermie. Der Nachteil der Goniopunktur ist, daß sich die limbale Inzision wieder narbig verschließt. Um dies zu vermeiden wurde eine Operationstechnik entwickelt, bei der eine intraokulare Diathermiesonde für die Goniopunktur eingeführt wird, um ein Auseinanderklaffen der Wundränder zu erreichen. Vorläufige Ergebnisse im tierexperimentellen Modell am Kaninchen schienen ermutigend [140].

Direkte Goniotomie. Wenn Hornhauttrübungen eine direkte Einsehbarkeit des Kammerwinkels für eine Standardgoniotomie verhindern, wurde eine Goniotomie direkt über eine 60°-Limbusinzision empfohlen [141]. Die meisten Operateure würden jedoch in solchen Fällen eine Trabekulotomie vorziehen.

Trabekulodialyse. Bei dieser Modifikation der Goniotomietechnik wird das Trabekelmaschenwerk aus dem Sulcus scleralis mit der stumpfen Seite des Goniotomiemessers abgeschabt [142]. Diese Methode soll besonders bei *entzündlichen Glaukomen* günstig sein, vermutlich weil das Trabekelgewebe sehr bröckelig ist und in solchen Fällen leicht kürretiert werden kann [142–144]. Eine histologische Studie ergab, daß diese Operationsmethode durch eine Verbindung zwischen Vorderkammer und Schlemm-Kanal funktioniert [144]. Bei einer Behandlungsserie an 23 Kindern oder jungen Erwachsenen mit einem Sekundärglaukom nach Uveitis anterior konnte mit der Trabekulodialyse eine ausreichende Senkung des Augeninnendruckes in 60 % der Fälle erreicht werden [145].

Lasergoniotomie. Die Applikation von Laserherden mit dem Neodym:YAG-Laser vor der Irisinsertion bei Patienten mit entwicklungsbedingten Glaukomen ermöglicht die Abtrennung des Irisgewebes vom Trabekelmaschenwerk. Diese Operationsmethode konnte den Augeninnendruck bei sieben von acht Augen mit einem primären juvenilen Glaukom senken [146]. In einer weiteren Studie an 10 Kindern mit einem beidseitigen, symmetrischen, kongenitalen Glaukom wurde ein Auge mit einer Standardgoniotomie in Allgemeinnarkose und das andere Auge mit einer Lasergoniotomie unter einer Chloralhydratsedierung mit vergleichbaren Operationsergebnissen behandelt [147].

34.3.4 Ergebnisse und Vergleich von Trabekulotomie und Goniotomie

Die Meinungen unterscheiden sich bezüglich des Operationsverfahrens erster Wahl bei der Behandlung des kongenitalen Glaukoms. Viele Glaukomatologen ziehen wegen der kürzeren Operationszeit die Goniotomie vor und führen die Trabekulotomie überwiegend bei jenen Fällen mit optisch relevanter Hornhauttrübung oder nach wiederholtem Versagen einer Goniotomie aus. Publizierte Erfolgsraten der Goniotomie reichen von 80–90 %, wenngleich bei einem Drittel bis der Hälfte der Augen die Operation ein- oder mehrmals wiederholt werden mußte [148,151]. Die Operationsaussichten sind weniger günstig, wenn die Erkrankung entweder bereits zum Zeitpunkt der Geburt oder erst später in der frühen Kindheit manifest wird. Ein ungünstiges prognostisches Zeichen ist auch ein sehr hohes Augendruckniveau oder ein ausgeprägter Buphthalmus.

Andere Operateure wiederum ziehen eine Trabekulotomie als Ersteingriff für die meisten Fälle eines primär kongenitalen Glaukoms vor. Publizierte Erfolgsraten mit dieser Operation sind im wesentlichen vergleichbar mit der Goniotomie, obwohl evident ist, daß weniger Wiederholungseingriffe bei der Trabekulotomie notwendig sind [148,152–158]. Die prognostischen Indikatoren für das Ergebnis der Trabekulotomie sind die gleichen wie für die Goniotomie.

Befürworter der Goniotomie weisen darauf hin, daß sie in ihrer anatomischen Zuordnung präziser sei, mit geringerem operativen Trauma der umgebenden Strukturen [159], während jene, die eine Trabekulotomie als Primäreingriff vorziehen, diesem zugute halten, daß er unabhängig von der Transparenz der Hornhaut sei [160]. Da eine Glaukomchirurgie im Säuglingsalter oder in der frühen Kindheit von den meisten Glaukomoperateuren nicht häufig ausgeführt wird, ist es sinnvoll, seine persönlichen Erfahrungen auf einen Eingriff zu konzentrieren. Außerdem hat die Trabekulotomie den Vorteil, daß es möglich ist, den Eingriff umzuwandeln, wenn der Schlemm-Kanal nicht gefunden wird. Bezüglich der Augeninnendrucksenkung muß man jedoch nach Abwägen aller Gesichtspunkte beiden Operationsmethoden eine gewisse Gleichwertigkeit bei der Ausführung durch erfahrene Operateure zugestehen [161].

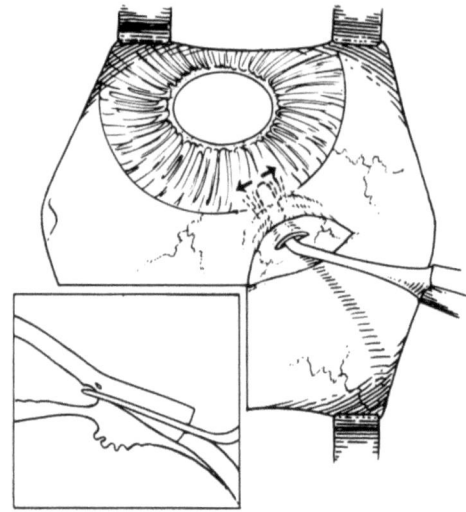

Abb. 34.9. Zyklodialyse. Ein Zyklodialysespatel wird durch eine Sklerainzision über den Suprachoroidalraum bis in die Vorderkammer eingeführt. Mit einem Ausschwenken des Spatels zu beiden Seiten *(Pfeile)* wird etwa ein Drittel des Ziliarkörpers vom Skleralsporn abgetrennt

34.4 Zyklodialyse

Die Zyklodialyse als antiglaukomatöse Operation wurde 1905 von Heine [162] beschrieben und als eine Alternative zur Filtrationsoperation besonders bei aphaken Augen oder in Kombination mit der intrakapsulären Kataraktextraktion angewandt. Diese Operationstechnik hat jedoch in der letzten Zeit erheblich an Popularität verloren, da der Operationseffekt wenig vorhersehbar ist und eine Reihe neuerer, risikoärmerer Eingriffe entwickelt wurden.

34.4.1 Theorien zum Wirkungsmechanismus

Bei der Zyklodialyse wird der Ziliarkörper vom Skleralsporn abgetrennt, wodurch eine direkte Verbindung der Vorderkammer mit dem Suprachoroidalraum entsteht. Die meisten Studien vermuten, daß dies den Augeninnendruck durch eine Zunahme des druckabhängigen uveoskleralen Abflusses senkt [163–167]. Man nimmt jedoch auch an, daß eine Sekretionsminderung in Konsequenz der veränderten Ziliarkörperanatomie einen entscheidenden Anteil an der Drucksenkung hat [168,169]. Vermutlich sind beide Mechanismen an einer erfolgreichen Zyklodialyse beteiligt. Dies zeigte sich bei einer intraokularen, manometrischen Untersuchung an einem Glaukompatienten vor und nach einer Zyklodialyse, die sowohl einen verbesserten Abfluß wie auch eine eingeschränkte Kammerwassersekretion ergab [170].

34.4.2 Operationstechnik [162,171]

Bindehaut und Tenonkapsel werden etwa 8 mm hinter dem Limbus, meist in den oberen Quadranten zwischen den Ansätzen von zwei geraden Augenmuskeln eröffnet. Danach wird eine 3–4 mm breite, limbusparallele Inzision der Sklera in voller Dicke, 4–6 mm hinter dem anatomischen Limbus angelegt.

Ein Zyklodialysespatel wird über die sklerale Inzision in den Supraziliarraum und dann streng an der inneren Sklerafläche entlang eingeführt, bis die Spatelspitze in der Vorderkammer erscheint. Eine Lateralbewegung des Spatels zu beiden Seiten führt dann zu einer Abtrennung des Ziliarkörpers vom Skleralsporn über etwa 1/3 der Zirkumferenz (Abb. 34.9). Nach dem Zurückziehen des Spatels wird anschließend lediglich die Bindehaut verschlossen.

34.4.3 Modifikationen

Varianten der Operationstechnik. Eine andere Möglichkeit einen Zyklodialysetunnel zu schaffen ist, die Spatelspitze vielfach in die Vorderkammer einzuführen, wodurch bis zu der Hälfte des Ziliarkörpers desinseriert werden kann [172]. Die Injektion von Luft [173,174] oder Natriumhyaluronat [175] in die Vorderkammer wurde als eine Möglichkeit empfohlen, den Zyklodialysespalt in der frühen postoperativen Phase offenzuhalten. Modifikationen des Zyklodialysespatels selbst sind ein abgerundeter, kurzer Handgriff für eine günstigere Handhabung unter dem Operationsmikroskop [176], ein kürzeres Spatelblatt mit einer stumpfen runden Spitze für ein geringeres Blutungsrisiko [176] sowie eine Spatelspitze mit Glasfaseroptik, um den Verlauf des Spatels im Supraziliarraum und in der Vorderkammer sichtbar zu machen [177].

Implantate. Es wurden Implantate unterschiedlichen Materials in den Zyklodialysespalt eingepflanzt, um diesen offenzuhalten [170,178–181]. Keines dieser Implantate konnte die Erfolgsrate der Operation jedoch verbessern.

Iridozykloretraktion. Krasnov [182] beschrieb eine Operationsmethode für das chronische Winkelblockglaukom, bei der er zwei oder drei gestielte Skleraläppchen in den Zyklodialysespalt einschlug, um den Kammerwinkel offenzuhalten. Eine Modifikation dieser Operationstechnik mit einem einzelnen Sklerallappen wurde auch empfohlen, um einen Zyklodialysespalt bei aphaken Augen zu weiten [183]. Literaturberichte über die Nützlichkeit dieser Operationsmethode sind widersprüchlich [183,184]. Eine andere Modifikation, die als „filtrierende Iridozykloretraktion" bezeichnet wurde, sah die Einfaltung von zwei limbusbasalen Sklerastreifen in die Vorderkammer und den Supraziliarraum bei Augen mit einem chronischen Winkelblockglaukom vor, um den Kammerwinkel aufzuweiten und eine Verbindung sowohl zwischen subkonjunktivalem und suprachoroidalen Raum herzustellen [185].

Laserzyklodialyse. Es wurde am Affenauge auch eine Zyklodialysetechnik erprobt, bei der man den Argonlaser auf die Region zwischen Ziliarkörperband und Iriswurzel richtete [186]. Eine nachfolgende klinische Studie an 52 Augen von 36 Patienten mit Offenwinkelglaukom ergab eine Erfolgsrate von 73 % bei einjähriger Verlaufskontrolle [187].

34.4.4 Postoperative Behandlung

Die postoperative Pharmakotherapie konzentriert sich auf lokal applizierte Antibiotika und Kortikosteroide. Außerdem wird ein Miotikum postoperativ empfohlen, um den Zyklodialysetunnel durch eine Traktion des longitudinalen Ziliarmuskels offenzuhalten [163].

34.4.5 Komplikationen [171,172]

Intraoperative Komplikationen. Eine *intraokulare Blutung* ist eine häufige Komplikation der Zyklodialyse. Man kann das Risiko mindern durch eine mehr anterior gelegene Sklerainzision, durch eine strikte Vermeidung der Region der vorderen Ziliararterien und durch eine Führung des Zyklodialysespatels streng entlang der Innenfläche der Sklera, um eine Verletzung des Ziliarkörpers zu vermeiden. Wenn eine plötzliche, heftige Blutung intraoperativ auftritt, läßt sich diese zuweilen durch die Tamponade mit einer großen Luftblase in der Vorderkammer für mehrere Minuten stoppen. Eine *inkorrekte Lage des Zyklodialysespatels* kann verschiedene schwere Komplikationen verursachen. Wird der Zyklodialysespatel zu weit anterior in die Vorderkammer eingeführt, erhält man eine Descemetolyse oder eine Hornhautverletzung. Eine Lage des Spatels zu weit posterior in der Vorderkammer führt zu Zerreißungen des Ziliarkörpers oder der Iris, Linsenverletzungen oder einer Ruptur der Glaskörpergrenzmembran mit möglicherweise Glaskörperverlust durch die Sklerainzision.

Postoperative Komplikationen. Die *persistierende Hypotonie* ist die häufigste postoperative Komplikation der Zyklodialyse. Eine perforierende Zyklodiathermie oder Zyklokryotherapie kann den Zyklodialysetunnel verschließen, was jedoch schwer vorhersagbar ist. Die Applikation von Argonlaserherden in den Zyklodialysespalt kann diesen ebenfalls verkleinern oder verschließen. In einer Publikation waren folgende Laserparameter erfolgreich: Expositionszeit 0,2 s, 100 µ Herdgröße, 500–600 mW Laserleistung und ungefähr 50 Herde [188]. Ein operativer Verschluß des Zyklodialysetunnels mit der Refixation des Ziliarkörpers an den Skleralsporn wurde ebenfalls beschrieben [189,190]. Eine inadäquate Augeninnendrucksenkung ist häufig mit einem primären Verschluß des Zyklodialysetunnels verbunden, was auf eine Blutung, exzessive Entzündung oder einen initial inadäquaten Zyklodialysespalt zurückgehen kann. Wie schon gesagt, ist ein frühzeitiger *Verschluß des Zyklodialysetunnels* durch postoperative Miotika weniger wahrscheinlich, da dabei der Zyklodialysespalt vermutlich über eine Traktion des Ziliarmuskels offengehalten wird. Eine Kompli-

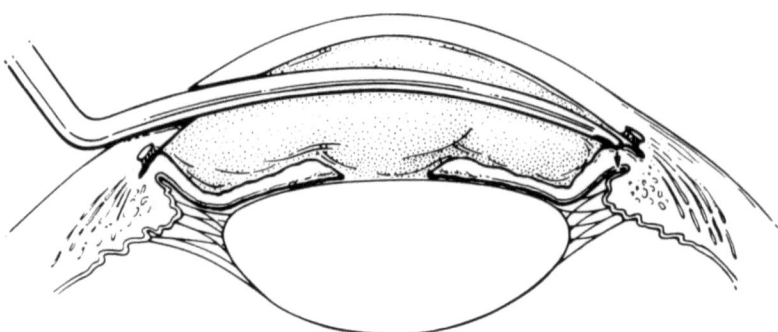

Abb. 34.10. Goniosynechiolyse. Nach Vertiefung der Vorderkammer mit Natriumhyaluronat wird ein Irrigationszyklodialysespatel zur Lösung der Synechien vom Trabekelmaschenwerk mit einer anterior-posterioren Bewegung verwandt

kation der Zyklodialyse, die zu jedem postoperativen Zeitpunkt auftreten kann, ist die plötzliche, dramatische Augeninnendrucksteigerung [191]. Man glaubt, daß diese mit dem Verschluß des Zyklodialysetunnels einhergeht, was in manchen Fällen durch eine konsequente Miotikatherapie wieder umgekehrt werden kann.

34.5 Goniosynechiolyse

Campbell und Vela [192] berichteten über vorläufige, gute Erfahrungen mit einer Operationsmethode bei Winkelblockglaukomen durch Synechierung. Die Technik sieht eine Vertiefung der peripheren Kammer mit Natriumhyaluronat und eine Lösung der Synechien vom Trabekelmaschenwerk mit einem Zyklodialysespatel mit Spülzugang und direkter gonioskopischer Einsicht vor (Abb. 34.10). Dieses Verfahren wurde auch bei einer perforierenden Keratoplastik mit einem Zahnarztspiegel zur Einsicht in den Kammerwinkel angewandt [193]. Der primäre Einsatz dieser Operationsmethode ist für Patienten gedacht, bei denen die Kammerwinkelsynechierung nicht über längere Zeit bestanden hat. In einer Behandlungsserie von 15 Patienten mit einem Winkelblockglaukom durch Synechierung konnte die Goniosynechiolyse alleine (5 Fälle) oder in Verbindung mit anderen Operationsmethoden (10 Fälle) eine Herabsetzung des durchschnittlichen Augendruckes von 40 auf 14 mm Hg erzielen [194]. Es wurde auch eine erfolgreiche Goniosynechiolyse bei 5 von 7 Patienten mit einem Q-switched Neodym:YAG-Laser berichtet [195].

34.6 Goniophotokoagulation

Simmons et al. [196,197] beschrieben eine Laseroperationsmethode für die Frühstadien des neovaskulären Glaukoms. Das Ziel dieser Laserchirurgie ist, die neugebildeten Gefäße im Kammerwinkel durch eine direkte Laserphotokoagulation zu veröden. Bei der Operationstechnik werden Argonlaserherde auf die neugebildeten Gefäße gerichtet, wo sie den Skleralsporn überschreiten und sich auf dem Trabekelmaschenwerk zu verteilen beginnen. Die Laserparameter sind 0,2 s Expositionszeit, 150 µ Herdgröße und eine Laserleistung, die ausreicht, die Lumina der Gefäße zu veröden (in der Regel 100–800 mW) [197].

Die Methode ist am effektivsten im präglaukomatösen oder rubeotischen Stadium der Erkrankung, um eine Progression der Kammerwinkelneovaskularisation mit nachfolgendem Winkelblock und therapierefraktärem Glaukom zu verhindern. Man sollte sie in Verbindung mit einer panretinalen Photokoagulation anwenden, besonders wenn die retinale Photokoagulation alleine nicht ausreichend war, den neovaskulären Pathomechanismus zu unterbrechen oder wenn eine retinale Koagulation nicht möglich oder nicht ratsam ist. Bei fortgeschrittenen Stadien des neovaskulären Glaukoms ist die Goniophotokoagulation jedoch mit Vorsicht anwendbar, da man dabei leicht eine Blutung mit einer Beschleunigung des Kammerwinkelverschlusses erzeugt.

34.7 Zusammenfassung

Bei der Lasertrabekuloplastik werden Argonlaserherde in gleichen Abständen auf die anterioren Anteile des Trabekelmaschenwerkes gesetzt. In der Mehrheit der Fälle führt dies zu einer Augeninnendrucksenkung durch eine Verbesserung des Kammerwasserabflusses, wobei der Mechanismus der Abflußverbesserung noch nicht geklärt ist. Die häufigste, relevante Komplikation ist eine frühe, passagere Augendrucksteigerung. Bei einer erheblichen Anzahl der Patienten läßt der augeninnendrucksenkende Effekt im Laufe der Zeit nach. Eine wiederholte Lasertrabekuloplastik wirkt erheblich weniger augendrucksenkend als der Primäreingriff.

Bei der mikrochirurgischen Trabekulotomie ab externo wird das Trabekelmaschenwerk inzidiert, um eine Verbindung zwischen Vorderkammer und Schlemm-Kanal zu erreichen. Die Lasertrabekulotomie befindet sich als eine alternative Operationsmethode noch im Erprobungsstadium, bei der das Trabekelmaschenwerk ab interno mit einem gepulsten Laser aufgebrochen wird. Bei der Goniotomie ab interno wird das pathologische Gewebe, das den Kammerwinkel auskleidet, inzidiert. Trabekulotomie und Goniotomie sind die Primäreingriffe beim kongenitalen Glaukom und anderen entwicklungsbedingten Glaukomen. Modifikationen dieser Operationsmethoden können in Zukunft auch für weitere Glaukomformen sowohl bei Kindern wie Erwachsenen anwendbar sein.

Die Zyklodialyse führt zu einer Abtrennung des Ziliarkörpers vom Skleralsporn, womit der Augeninnendruck überwiegend durch eine Zunahme des uveoskleralen Abflusses sinkt. Andere Operationsmethoden im Bereich des Kammerwinkels sind die Goniosynechiolyse beim Winkelblockglaukom durch eine Kammerwinkelsynechierung und die Goniophotokoagulation im Frühstadium des neovaskulären Glaukoms.

Literatur

1. Zweng, HC, Flocks, M: Experimental photocoagulation of the anterior chamber angle. A preliminary report. Am J Ophthal 52:163, 1961.
2. Krasnov, MM: Laser puncture of the anterior chamber angle in glaucoma. Vestn Oftal 3:27, 1972.
3. Hager, H: Besondere mikrochirurgische Eingriffe. II. Erste Erfahrungen mit der Argon-laser-gerat 800. Klin Monatsbl Augenheilkd 163:437, 1973.
4. Demailly, P, Haut, J, Bonnet-Boutier, M: Trabeculotomie au laser a l'argon (note preliminaire). Bull Soc Ophthal Fr 73:259, 1973.
5. Worthen, DM, Wickham, MG: Argon laser trabeculotomy. Trans Am Acad Ophthal Otol 78:371, 1974.
6. Gaasterland, D, Kupfer, C: Experimental glaucoma in the rhesus monkey. Invest Ophthal 14:455, 1975.
7. Ticho, U, Zauberman, H: Argon laser application to angle structures in the glaucomas. Arch Ophthal 94:61, 1976.
8. Wise, JB, Witter, SL: Argon laser therapy for open-angle glaucoma. A pilot study. Arch Ophthal 97:319, 1979.
9. Wise, JB: Long-term control of adult open angle glaucoma by argon laser treatment. Ophthalmology 88:197, 1981.
10. Schwartz, AL, Whitten, ME, Bleiman, B, Martin, D: Argon laser trabecular surgery in uncontrolled phakic open angle glaucoma. Ophthalmology 88:203, 1981.
11. Wilensky, JT, Jampol, LM: Laser therapy for open angle glaucoma. Ophthalmology 88:213, 1981.
12. Pohjanpelto, P: Argon laser treatment of the anterior chamber angle for increased intraocular pressure. Acta Ophthal 59:211, 1981.
13. Lichter, PR: Argon laser trabeculoplasty. Trans Am Ophthal Soc 80:288, 1982.
14. Brubaker, RF, Liesegang, TJ: Effect of trabecular photocoagulation on the aqueous humor dynamics of the human eye. Am J Ophthal 96:139, 1983.
15. Merte, H-J, Denffer, H, Hirsch, B: Tonographic findings following argon laser trabeculoplasty. Klin Monatsbl Augenheilkd 186:220, 1985.
16. Schrems, W, Sold, J, Krieglstein, GK, Leydhecker, W: Tonographic response of laser trabeculoplasty in chronic glaucoma. Klin Monatsbl Augenheilkd 187:170, 1985.
17. Araie, M, Yamamoto, T, Shirato, S, Kitazawa, Y: Effects of laser trabeculoplasty on the human aqueous humor dynamics: a fluorophotometric study. Ann Ophthal 16:540, 1984.
18. Yablonski, ME, Cook, DJ, Gray, J: A fluorophotometric study of the effect of argon laser trabeculoplasty on aqueous humor dynamics. Am J Ophthal 99:579, 1985.
19. Feller, DB, Weinreb, RN: Breakdown and reestablishment of blood-aqueous barrier with laser trabeculoplasty. Arch Ophthal 102:537, 1984.
20. Rodrigues, MM, Spaeth, GL, Donohoo, P: Electron microscopy of argon laser therapy in phakic open-angle glaucoma. Ophthalmology 89:198, 1982.
21. Alexander, RA, Grierson, I, Church, WH: The effect of argon laser trabeculoplasty upon the normal human trabecular meshwork. Graefe's Arch Ophthal 227:72, 1989.
22. Melamed, S, Pei, J, Epstein, DL: Short-term effect of argon laser trabeculoplasty in monkeys. Arch Ophthal 103:1546, 1985.
23. Dueker, DK, Norberg, M, Johnson, DH, et al: Stimulation of cell division by argon and Nd:YAG laser trabeculoplasty in cynomolgus monkeys. Invest Ophthal Vis Sci 31:115, 1990.
24. Melamed, S, Pei, J, Epstein, DL: Delayed response to argon laser trabeculoplasty in monkeys. Morphological and morphometric analysis. Arch Ophthal 104:1078, 1986.
25. van der Zypen, E, Fankhauser, F: Ultrastructural changes of the trabecular meshwork of the monkey (*Macaca speciosa*) following irradiation with argon laser light. Graefe's Arch Ophthal 221:249, 1984.

26. Melamed, S, Epstein, DL: Alterations of aqueous humour outflow following argon laser trabeculoplasty in monkeys. Br J Ophthal 71:776, 1987.
27. Van der Zypen, E, Fankhauser, F, England, C, Kwasniewska, S: Morphology of the trabecular meshwork within monkey (*Macaca speciosa*) eyes after irradiation with the free-running Nd:YAG laser. Ophthalmology 94:171, 1987.
28. Van Buskirk, EM, Pond, V, Rosenquist, RC, Acott, TS: Argon laser trabeculoplasty. Studies of mechanism of action. Ophthalmology 91:1005, 1984.
29. Bylsma, SS, Samples, JR, Acott, TS, Van Buskirk, EM: Trabecular cell division after argon laser trabeculoplasty. Arch Ophthal 106:544, 1988.
30. Acott, TS, Samples, JR, Bradley, JMB, et al: Trabecular repopulation by anterior trabecular meshwork cells after laser trabeculoplasty. Am J Ophthal 107:1, 1989.
31. Van Buskirk, EM: Pathophysiology of laser trabeculoplasty. Surv Ophthal 33:264, 1989.
32. Smith, J: Argon laser trabeculoplasty: comparison of bichromatic and monochromatic wavelengths. Ophthalmology 91:355, 1984.
33. Makabe, R: Comparison of krypton and argon laser trabeculoplasty. Klin Monatsbl Augenheilkd 189:118, 1986.
34. Spurny, RC, Lederer, CM Jr: Krypton laser trabeculoplasty. A clinical report. Arch Ophthal 102:1626, 1984.
35. Dieckert, JP, Mainster, MA, Ho, PC: Contact lenses for laser applications. Ophthalmology Instrument and Book Supplement 55, 1983.
36. Ritch, R: A new lens for argon laser trabeculoplasty. Ophthal Surg 16:331, 1985.
37. Wise, JB: Errors in laser spot size in laser trabeculoplasty. Ophthalmology 91:186, 1984.
38. Blondeau, P, Roberge, JF, Asselin, Y: Long-term results of low power, long duration laser trabeculoplasty. Am J Ophthal 104:339, 1987.
39. Rouhiainen, H, Terasvirta, M: The laser power needed for optimum results in argon laser trabeculoplasty. Acta Ophthal 64:254, 1986.
40. Thomas, JV, Simmons, RJ, Belcher, CD III: Argon laser trabeculoplasty in the presurgical glaucoma patient. Ophthalmology 89:187, 1982.
41. Weinreb, RN, Ruderman, J, Juster, R, Zweig, K: Immediate intraocular pressure response to argon laser trabeculoplasty. Am J Ophthal 95:279, 1983.
42. Hoskins, HD Jr, Hetherington, J Jr, Minckler, DS, et al: Complications of laser trabeculoplasty. Ophthalmology 90:796, 1983.
43. Krupin, T, Kolker, AE, Kass, MA, Becker, B: Intraocular pressure the day of argon laser trabeculoplasty in primary open-angle glaucoma. Ophthalmology 91:361, 1984.
44. Frucht, J, Bishara, S, Ticho, U: Early intraocular pressure response following laser trabeculoplasty. Br J Ophthal 69:771, 1985.
45. Glaucoma Laser Trial Research Group: The glaucoma laser trial. 1. Acute effects of argon laser trabeculoplasty on intraocular pressure. Arch Ophthal 107:1135, 1989.
46. Fiore, PM, Melamed, S, Epstein, DL: Trabecular precipitates and elevated intraocular pressure following argon laser trabeculoplasty. Ophthal Surg 20:697, 1989.
47. Greenidge, KC, Rodrigues, MM, Spaeth, GL, et al: Acute intraocular pressure elevation after argon laser trabeculoplasty and iridectomy: a clinicopathologic study. Ophthal Surg 15:105, 1984.
48. Koss, MC, March, WF, Nordquist, RE, Gherezghiher, T: Acute intraocular pressure elevation produced by argon laser trabeculoplasty in the cynomolgus monkey. Arch Ophthal 102:1699, 1984.
49. Rouhiainen, HJ, Teräsvirta, ME, Tuovinen, EJ: Peripheral anterior synechiae formation after trabeculoplasty. Arch Ophthal 106:189, 1988.
50. Hong, C, Kitazawa, Y, Tanishima, T: Influence of argon laser treatment of glaucoma on corneal endothelium. Jap J Ophthal 27:567, 1983.
51. Traverso, C, Cohen, EJ, Groden, LR, et al: Central corneal endothelial cell density after argon laser trabeculoplasty. Arch Ophthal 102:1322, 1984.
52. Schoenlebe, DB, Bellows, AR, Hutchinson, BT: Failed laser trabeculoplasty requiring surgery in open-angle glaucoma. Ophthal Surg 18:796, 1987.
53. Wilensky, JT, Weinreb, RN: Low-dose trabeculoplasty. Am J Ophthal 95:423, 1983.
54. Schwartz, LW, Spaeth, GL, Traverso, C, Greenidge, KC: Variation of techniques on the results of argon laser trabeculoplasty. Ophthalmology 90:781, 1983.
55. Weinreb, RN, Ruderman, J, Juster, R, Wilensky, JT: Influence of the number of laser burns administered on the early results of argon laser trabeculoplasty. Am J Ophthal 95:287, 1983.
56. Lustgarten, J, Podos, SM, Ritch, R, et al: Laser trabeculoplasty. A prospective study of treatment variables. Arch Ophthal 102:517, 1984.
57. Heijl, A: One- and two-session laser trabeculoplasty. A randomized, prospective study. Acta Ophthal 62:715, 1984.
58. Klein, HZ, Shields, MB, Earnest, JT: Two-stage argon laser trabeculoplasty in open-angle glaucoma. Am J Ophthal 99:392, 1985.
59. Kitazawa, Y, Yamamoto, T, Shirato, S, Eguchi, S: Argon laser trabeculoplasty: methods and results. Klin Monatsbl Augenheilkd 184:274, 1984.
60. Rouhiainen, HJ, Teräsvirta, ME, Tuovinen, EJ: Laser power and postoperative intraocular pressure increase in argon laser trabeculoplasty. Arch Ophthal 105:1352, 1987.
61. Rosenblatt, MA, Luntz, MH: Intraocular pressure rise after argon laser trabeculoplasty. Br J Ophthal 71:772, 1987.
62. Traverso, CE, Greenidge, KC, Spaeth, GL: Formation of peripheral anterior synechiae following argon laser trabeculoplasty. A prospective study to determine relationship to position of laser burns. Arch Ophthal 102:861, 1984.
63. Payer, H: Circular argon laser coagulation of the ciliary band to lower pressure in open-angle glaucoma. Klin Monatsbl Augenheilkd 187:334, 1985.
64. Ofner, S, Samples, JR, Van Buskirk, EM: Pilocarpine and the increase in intraocular pressure after trabeculoplasty. Am J Ophthal 97:647, 1984.
65. Robin, AL, Pollack, IP, House, B, Enger, C: Effects of ALO 2145 on intraocular pressure following argon laser trabeculoplasty. Arch Ophthal 105:646, 1987.
66. Metcalfe, TW, Etchells, DE: Prevention of the immediate intraocular pressure rise following argon laser trabeculoplasty. Br J Ophthal 73:612, 1989.
67. Ruderman, JM, Zweig, KO, Wilensky, JT, Weinreb, RN: Effects of corticosteroid pretreatment on argon laser trabeculoplasty. Am J Ophthal 96:84, 1983.
68. Pappas, HR, Berry, DP, Partamian, L, et al: Topical indomethacin therapy before argon laser trabeculoplasty. Am J Ophthal 99:571, 1985.

69. Gelfand, YA, Wolpert, W: Effects of topical indomethacin pretreatment on argon laser trabeculoplasty: a randomised, double-masked study on black South Africans. Br J Ophthal 69:668, 1985.
70. Tuulonen, A: The effect of topical indomethacin on acute pressure elevation of laser trabeculoplasty in capsular glaucoma. Acta Ophthal 63:245, 1985.
71. Weinreb, RN, Robin, AL, Baerveldt, G, et al: Flurbiprofen pretreatment in argon laser trabeculoplasty for primary open-angle glaucoma. Arch Ophthal 102:1629, 1984.
72. Hotchkiss, ML, Robin, AL, Pollack, IP, Quigley, HA: Nonsteroidal anti-inflammatory agents after argon laser trabeculoplasty. A trial with flurbiprofen and indomethacin. Ophthalmology 91:969, 1984.
73. Forbes, M, Bansal, RK: Argon laser goniophotocoagulation of the trabecular meshwork in open-angle glaucoma. Trans Am Ophthal Soc 76:257, 1981.
74. Pollack, IP, Robin, AL, Sax, H: The effect of argon laser trabeculoplasty on the medical control of primary open-angle glaucoma. Ophthalmology 90:785, 1983.
75. Greenidge, KC, Spaeth, GL, Fiol-Silva, Z: Effect of argon laser trabeculoplasty on the glaucomatous diurnal curve. Ophthalmology 90:800, 1983.
76. Brooks, AMV, Gillies, WE: Do any factors predict a favourable response to laser trabeculoplasty? Aust J Ophthal 12:149, 1984.
77. Tuulonen, AN, Airaksinen, J, Kuulasmaa, K: Factors influencing the outcome of laser trabeculoplasty. Am J Ophthal 99:388, 1985.
78. Strasser, G, Stelzer, R: Laser trabeculoplasty in low-tension glaucoma. Klin Monatsbl Augenheilkd 183:507, 1983.
79. Schwartz, AL, Perman, KI, Whitten, M: Argon laser trabeculoplasty in progressive low-tension glaucoma. Ann Ophthal 16:560, 1984.
80. Sharpe, ED, Simmons, RJ: Argon laser trabeculoplasty as a means of decreasing intraocular pressure from "normal" levels in glaucomatous eyes. Am J Ophthal 99:704, 1985.
81. Robin, AL, Pollack IP: Argon laser trabeculoplasty in secondary forms of open-angle glaucoma. Arch Ophthal 101:382, 1983.
82. Lieberman, MF, Hoskins, HD Jr, Hetherington, J Jr: Laser trabeculoplasty and the glaucomas. Ophthalmology 90:790, 1983.
83. Lunde, MW: Argon laser trabeculoplasty in pigmentary dispersion syndrome with glaucoma. Am J Ophthal 96:721, 1983.
84. Rouhiaine, HJ, Teräsvirta, ME, Tuovinen, EJ: The effect of some treatment variables on the results of trabeculoplasty. Arch Ophthal 106:611, 1988.
85. Fellman, RL, Starita, RJ, Spaeth, GL, Poryzees, EM: Argon laser trabeculoplasty following failed trabeculectomy. Ophthal Surg 15:195, 1984.
86. Wilensky, JT, Weinreb, RN: Early and late failures of argon laser trabeculoplasty. Arch Ophthal 101:895, 1983.
87. Safran, MJ, Robin, AL, Pollack, IP: Argon laser trabeculoplasty in younger patients with primary open-angle glaucoma. Am J Ophthal 97:292, 1984.
88. Krupin, T, Patkin, R, Kurata, FK, et al: Argon laser trabeculoplasty in black and white patients with primary open-angle glaucoma. Ophthalmology 93:811, 1986.
89. Grinich, NP, Van Buskirk, EM, Samples, JR: Three-year efficacy of argon laser trabeculoplasty. Ophthalmology 94:858, 1987.
90. Schwartz, AL, Kopelman, J: Four-year experience with argon laser trabecular surgery in uncontrolled open-angle glaucoma. Ophthalmology 90:771, 1983.
91. Tuulonen, A, Niva, A-K, Alanko, HI: A controlled five-year follow-up study of laser trabeculoplasty as primary therapy for open-angle glaucoma. Am J Ophthal 104:334, 1987.
92. Shingleton, BJ, Richter, CU, Bellows, AR, et al: Long-term efficacy of argon laser trabeculoplasty. Ophthalmology 94:1513, 1987.
93. Ticho, U, Nesher, R: Laser trabeculoplasty in glaucoma. Ten-year evaluation. Arch Ophthal 107:844, 1989.
94. Starita, RJ, Fellman, RL, Spaeth, GL, Poryzees, E: The effect of repeating full-circumference argon laser trabeculoplasty. Ophthal Surg 15:41, 1984.
95. Brown, SVL, Thomas, JV, Simmons, RJ: Laser trabeculoplasty re-treatment. Am J Ophthal 99:8, 1985.
96. Richter, CU, Shingleton, BJ, Bellows, AR, et al: Retreatment with argon laser trabeculoplasty. Ophthalmology 94:1085, 1987.
97. Messner, D, Siegel, LI, Kass, MA, et al: Repeat argon laser trabeculoplasty. Am J Ophthal 103:113, 1987.
98. Grayson, DK, Camras, CB, Podos, SM, Lustgarten, JS: Long-term reduction of intraocular pressure after repeat argon laser trabeculoplasty. Am J Ophthal 106:312, 1988.
99. Weber, PA, Burton, GD, Epitropoulos, AT: Laser trabeculoplasty retreatment. Ophthal Surg 20:702, 1989.
100. Jorizzo, PA, Samples, JR, Van Buskirk, EM: The effect of repeat argon laser trabeculoplasty. Am J Ophthal 106:682, 1988.
101. Sherwood, MB, Lattimer, J, Hitchings, RA: Laser trabeculoplasty as supplementary treatment for primary open angle glaucoma. Br J Ophthal 71:188, 1987.
102. Thomas, JV, El-Mofty, A, Hamdy, EE, Simmons, RJ: Argon laser trabeculoplasty as initial therapy for glaucoma. Arch Ophthal 102:702, 1984.
103. Rosenthal, AR, Chaudhuri, PR, Chiapella, AP: Laser trabeculoplasty primary therapy in open-angle glaucoma. A preliminary report. Arch Ophthal 102:699, 1984.
104. Migdal, C, Hitchings, R: Primary therapy for chronic simple glaucoma. The role of argon laser trabeculoplasty. Trans Ophthal Soc UK 104:62, 1984.
105. Tuulonen, A, Koponen, J, Alanko, HI, Airaksinen, PJ: Laser trabeculoplasty versus medication treatment as primary therapy for glaucoma. Acta Ophthal 67:275, 1989.
106. The Glaucoma Laser Trial Research Group. The glaucoma laser trial (GLT). 2. Results of argon laser trabeculoplasty versus topical medicines. Ophthalmology 97:1403, 1990.
107. Watson, PG, Allen, ED, Graham, CM, et al: Argon laser trabeculoplasty or trabeculectomy. A prospective randomised block study. Trans Ophthal Soc UK 104:55, 1984.
108. Burian, HM: A case of Marfan's syndrome with bilateral glaucoma. With description of a new type of operation for developmental glaucoma (trabeculotomy ab externo). Am J Ophthal 50:1187, 1960.
109. Smith, R: A new technique for opening the canal of Schlemm. Preliminary report. Br J Ophthal 44:370, 1960.
110. Harms, H, Dannheim, R: Trabeculotomy results and problems. In: Microsurgery in Glaucoma, MacKensen, C, ed. Karger, Basel, 1970, p. 121.
111. McPherson, SD Jr: Results of external trabeculotomy. Am J Ophthal 76:918, 1973.
112. Allen, L, Burian, HM: Trabeculotomy ab externo. Am J Ophthal 53:19, 1962.

113. Board, RJ, Shields, MB: Combined trabeculotomy-trabeculectomy for the management of glaucoma associated with Sturge-Weber syndrome. Ophthal Surg 12:813, 1981.
114. Rothkoff, L, Blumenthal, M, Biedner, B: Trabeculotomy in late onset congenital glaucoma. Br J Ophthal 63:38, 1979.
115. Moses, RA: Electrocautery puncture of the trabecular meshwork in enucleated human eyes. Am J Ophthal 72:1094, 1971.
116. Maselli, E, Sirellini, M, Pruneri, F, Galantino, G: Diathermo-trabeculotomy ab externo. A new technique for opening the canal of Schlemm. Br J Ophthal 59:516, 1975.
117. Maselli, E, Galantino, G, Pruneri, F, Sirellini, M: Diathermo-trabeculotomy ab externo: indications and long-term results. Br J Ophthal 61:675, 1977.
118. Hager, H, Hauck, W, Heppke, G, Hoffmann, F, Resewitz, E-P: Experimental principles of trabecular-electro-puncture (TEP). Graefe's Arch Ophthal 185:95, 1972.
119. Bonnet, M, Schiffer, H-P: On trabeculotomy ab externo. Localisation of the canal of Schlemm by passing a catheter through an aqueous vein. Klin Monatsbl Augenheilkd 161:563, 1972.
120. Jocson, VL: Air trabeculotomy. Am J Ophthal 79:107, 1975.
121. Skjaerpe, F: Selective trabeculectomy. A report of a new surgical method for open angle glaucoma. Acta Ophthal 61:714, 1983.
122. Gaasterland, DE, Bonney, CH III, Rodrigues, MM, Kuwabara, T: Long-term effects of Q-switched ruby laser on monkey anterior chamber angle. Invest Ophthal Vis Sci 26:129, 1985.
123. Van der Zypen, E, Fankhauser, F: The ultrastructural features of laser trabeculopuncture and cyclodialysis. Ophthalmologica 179:189, 1979.
124. Melamed, S, Pei, J, Puliafito, CA, Epstein, DL: Q-switched neodymium-YAG laser trabeculopuncture in monkeys. Arch Ophthal 103:129, 1985.
125. Dutton, GN, Cameron, SA, Allan, D, Thomas, R: Parameters for neodymium-YAG laser trabeculotomy: an in-vitro study. Br J Ophthal 71:782, 1987.
126. Dutton, GN, Allan, D, Cameron, SA: Pulsed neodymium-YAG laser trabeculotomy: energy requirements and replicability. Br J Ophthal 73:177, 1989.
127. Venkatesh, S, Lee, WR, Guthrie, S, et al: An in-vitro morphological study of Q-switched neodymium/YAG laser trabeculotomy. Br J Ophthal 70:89, 1986.
128. Lee, WR, Dutton, GN, Cameron, SA: Short-pulsed neodymium-YAG laser trabeculotomy. An in vivo morphological study in the human eye. Invest Ophthal Vis Sci 29:1698, 1988.
129. Melamed, S, Latina, MA, Epstein, DL: Neodymium:YAG laser trabeculopuncture in juvenile open-angle glaucoma. Ophthalmology 94:163, 1987.
130. Del Priore, LV, Robin, AL, Pollack, IP: Long-term follow-up of neodymium:YAG laser angle surgery for open-angle glaucoma. Ophthalmology 95:277, 1988.
131. Barkan, O: Technic of goniotomy. Arch Ophthal 19:217, 1938.
132. Draeger, J: New microsurgical techniques to improve chamber angle surgery. Glaucoma 2:403, 1980.
133. Amoils, SP, Simmons, RJ: Goniotomy with intraocular illumination. A preliminary report. Arch Ophthal 80:488, 1968.
134. Hodapp, E, Heuer, DK: A simple technique for goniotomy. Am J Ophthal 102:537, 1986.
135. Catalano, RA, King, RA, Calhoun, JH, Sargent, RA: One versus two simultaneous goniotomies as the initial surgical procedure for primary infantile glaucoma. J Ped Ophthal Strab 26:9, 1989.
136. Litinsky, SM, Shaffer, RN, Hetherington, J, Hoskins, HD: Operative complications of goniotomy. Trans Am Acad Ophthal Otol 83:78, 1977.
137. Biglan, AW, Hiles, DA: The visual results following infantile glaucoma surgery. J Ped Ophthal Strab 16:377, 1979.
138. Scheie, HG: Goniopuncture-a new filtering operation for glaucoma. Arch Ophthal 44:761, 1950.
139. Scheie, HG: Goniopuncture: an evaluation after eleven years. Arch Ophthal 65:38, 1961.
140. Kozart, DM, Cameron, JD: Goniodiathermy: experimental studies on ab interno filtration. Ann Ophthal 10:1597, 1978.
141. Fernandez, JL, Galin, MA: Technique of direct goniotomy. Arch Ophthal 90:305, 1973.
142. Haas, J: Goniotomy in Aphakia, Welsh, R, ed. In: The Second Report on Cataract Surgery. Miami Educational Press, Miami, Fla., 1971, p. 551.
143. Hoskins, HD, Hetherington, J Jr, Shaffer, RN: Surgical management of the inflammatory glaucomas. Pers Ophthal 1:173, 1977.
144. Herschler, J, Davis, B: Modified goniotomy for inflammatory glaucoma. Histologic evidence for the mechanism of pressure reduction. Arch Ophthal 98:684, 1980.
145. Kanski, JJ, McAllister, JA: Trabeculodialysis for inflammatory glaucoma in children and young adults. Ophthalmology 92:927, 1985.
146. Yumita, A, Shirato, S, Yamamoto, T, Kitazawa, Y: Goniotomy with Q-switched Nd-YAG laser in juvenile developmental glaucoma: a preliminary report. Jap J Ophthal 28:349, 1984.
147. Senft, SH, Tomey, KF, Traverso, CE: Neodymium-YAG laser goniotomy vs surgical goniotomy. A preliminary study in paired eyes. Arch Ophthal 107:1773, 1989.
148. Promesberger, H, Busse, H, Mewe, L: Findings and surgical therapy in congenital glaucoma. Klin Monatsbl Augenheilkd 176:186, 1980.
149. Broughton, WL, Parks, MM: An analysis of treatment of congenital glaucoma by goniotomy. Am J Ophthal 91:566, 1981.
150. Draeger, J, Wirt, H, Von Domarus, D: Long-term results after goniotomy. Klin Monatsbl Augenheilkd 180:264, 1982.
151. Francois, J, Van Oye, R, Mendoza, A, De Sutter, E: Goniotomy for congenital glaucoma. J Fr Ophthal 5:661, 1982.
152. McPherson, SD Jr, McFarland, D: External trabeculotomy for developmental glaucoma. Ophthalmology 87:302, 1980.
153. Luntz, MH, Livingston, DG: Trabeculotomy ab externo and trabeculectomy in congenital and adult-onset glaucoma. Am J Ophthal 83:174, 1977.
154. Gregersen, E, Kessing, SVV: Congenital glaucoma before and after the introduction of microsurgery. Results of "macrosurgery" 1943–1963 and of microsurgery (trabeculotomy/ectomy) 1970–1974. Acta Ophthal 55:422, 1977.
155. Luntz, MH: Congenital, infantile, and juvenile glaucoma. Ophthalmology 86:793, 1979.
156. Dannheim, R, Haas, H: Visual acuity and intraocular pressure after surgery in congenital glaucoma. Klin Monatsbl Augenheilkd 177:296, 1980.
157. Quigley, HA: Childhood glaucoma. Results with trabeculotomy and study of reversible cupping. Ophthalmology 89:219, 1982.
158. McPherson, SD Jr, Berry, DP: Goniotomy vs external trabeculotomy for developmental glaucoma. Am J Ophthal 95:427, 1983.

159. Hoskins, HD Jr, Shaffer, RN, Hetherington, J: Goniotomy vs trabeculotomy. J Ped Ophthal Strab 21:153, 1984.
160. Luntz, MH: The advantages of trabeculotomy over goniotomy. J Ped Ophthal Strab 2:150, 1984.
161. Anderson, DR: Trabeculotomy compared to goniotomy for glaucoma in children. Ophthalmology 90:805, 1983.
162. Heine, L: Die Cyklodialyse, eine neue Glaucomoperation. Deutsche Med Wehnschr 31:825, 1905.
163. Barkan, O: Cyclodialysis: its mode of action. Histologic observations in a case of glaucoma in which both eyes were successfully treated by cyclodialysis. Arch Ophthal 43:793, 1950.
164. Bill, A: The routes for bulk drainage of aqueous humour in rabbits with and without cyclodialysis. Doc Ophthal 20:157, 1966.
165. Pederson, JE, Gaasterland, DE, MacLellan, HM: Experimental ciliochoroidal detachment. Effect on intraocular pressure and aqueous humor flow. Arch Ophthal 97:536, 1979.
166. Suguro, K, Toris, CB, Pederson, JE: Uveoscleral outflow following cyclodialysis in the monkey eye using a fluorescent tracer. Invest Ophthal Vis Sci 26:810, 1985.
167. Toris, CB, Pederson, JE: Effect of intraocular pressure on uveoscleral outflow following cyclodialysis in the monkey eye. Invest Ophthal Vis Sci 26:1745, 1985.
168. Auricchio, G: Considerations on mechanism of action of cyclodialysis. Boll Ocul 35:401, 1956.
169. Chandler, PA, Maumenee, AE: A major cause of hypotony. Trans Am Acad Ophthal Otol 52:563, 1961.
170. Gills, JP Jr, Paterson, CA, Paterson, ME: Action of cyclodialysis utilizing an implant studied by manometry in a human eye. Exp Eye Res 6:75, 1967.
171. Ascher, KW: Some details of the technique of cyclodialysis. Am J Ophthal 50:1207, 1960.
172. O'Brien, CS, Weih, J: Cyclodialysis. Arch Ophthal 42:606, 1949.
173. Haisten, MW, Guyton, JS: Cyclodialysis with air injection: technique and results in ninety-four consecutive operations. Arch Ophthal 590:507, 1958.
174. Miller, RD, Nisbet, RM: Cyclodialysis with air injection in black patients. Ophthal Surg 12:92, 1981.
175. Alpar, JJ: Sodium hyaluronate (Healon®) in cyclodialysis. CLAOJ 11:201, 1985.
176. Simmons, RJ, Kimbrough, RL: A modified cyclodialysis spatula. Ophthal Surg 10:67, 1979.
177. Cohen, SW, Banko, W, Nath, S: A fiber-optics cyclodialysis spatula. Ophthal Surg 10:74, 1979.
178. Gills, JP: Cyclodialysis implants in human eyes. Am J Ophthal 61:841, 1966.
179. Streeten, BW, Belkowitz, M: Experimental hypotony with silastic. Arch Ophthal 78:503, 1967.
180. Richards, RD: Long-term results of gonioplasty. Am J Ophthal 70:715, 1970.
181. Portney, GL: Silicone elastomer implantation cyclodialysis. A negative report. Arch Ophthal 89:10, 1973.
182. Krasnov, MM: Iridocyclo-retraction in narrow-angle glaucoma. Br J Ophthal 55:389, 1971.
183. Aviner, Z: Modified Krasnov's iridocycloretraction for aphakic glaucoma. Ann Ophthal 7:859, 1975.
184. Sugar, HS: Experiences with some modifications of cyclodialysis for aphakic glaucoma. Ann Ophthal 9:1045, 1977.
185. Nesterov, AP, Kolesnikova, LN: Filtering iridocycloretraction in chronic closed-angle glaucoma. Am J Ophthal 99:340, 1985.
186. Mizukawa, A: Histopathological study on argon laser cyclodialysis of cynomolgus monkey eyes. Folia Ophthal Jap 35:526, 1984.
187. Mizukawa, A, Okisaka, S, Taketani, P: Argon laser cyclodialysis for open angle glaucoma. Folia Ophthal Jap 36:750, 1985.
188. Partamian, LG: Treatment of a cyclodialysis cleft with argon laser photocoagulation in a patient with a shallow anterior chamber. Am J Ophthal 99:5, 1985.
189. Best, W, Hartwig, H: Traumatic cyclodialysis and its treatment. Klin Monatsbl Augenheilkd 170:917, 1977.
190. Tate, GW Jr, Lynn, JR: A new technique for the surgical repair of cyclodialysis induced hypotony. Ann Ophthal 10:1261, 1978.
191. Wagdi, SF, Simmons, RJ: Acute glaucoma from unrecognized closure of surgical cyclodialysis cleft. Glaucoma 3:287, 1981.
192. Campbell, DG, Vela, A: Modern goniosynechialysis for the treatment of synechial angle-closure glaucoma. Ophthalmology 91:1052, 1984.
193. Weiss, JS, Waring, GO III: Dental mirror for goniosynechialysis during penetrating keratoplasty. Am J Ophthal 100:331, 1985.
194. Shingleton, BJ, Chang, MA, Bellows, AR, Thomas, JV: Surgical goniosynechialysis for angle-closure glaucoma. Ophthalmology 97:551, 1990.
195. Senn, P, Kopp, B: Nd:YAG laser goniosynechialysis in angle-closure glaucoma. Klin Monatsbl Augenheilkd 196:210, 1990.
196. Simmons, RJ, Dueker, DK, Kimbrough, RL, Aiello, LM: Goniophotocoagulation for neovascular glaucoma. Trans Am Acad Ophthal Otol 83:80, 1977.
197. Simmons, RJ, Deppermann, SR, Dueker, DK: The role of goniophotocoagulation in neovascularization of the anterior chamber angle. Ophthalmology 87:79, 1980.

Kapitel 35. Chirurgie der Iris

35.1 Laseriridotomie
35.1.1 Geschichtlicher Hintergrund
35.1.2 Operationstechnik
35.1.3 Vergleich von Argon- und Neodym:
YAG-Laser-Iridotomien
35.1.4 Prävention und Behandlung von Komplikationen
35.2 Mikrochirurgische Iridektomie
35.2.1 Laseriridotomie vs. mikrochirurgische Iridektomie
35.2.2 Operationstechniken
35.2.3 Vorbeugung und Behandlung von Komplikationen
35.3 Periphere Laseriridoplastik
35.4 Laserpupilloplastik
35.5 Irissphinkterotomie
35.6 Zusammenfassung

35.1 Laseriridotomie

35.1.1 Geschichtlicher Hintergrund

1956 berichtete Meyer-Schwickerath [1] erstmals über die Anwendung von Lichtenergie zur Perforation der Iris. Mit dem Xenonbogenphotokoagulator gelang es ihm, eine periphere Iridotomie auszuführen. Die dabei unvermeidbare Hitzeentwicklung führte jedoch zu Schäden an Hornhaut und Linse [1,2]. Mit der Einführung der ophthalmologischen Laser in den 60er Jahren wurde die epochale Entdeckung Meyer-Schwickeraths wieder aufgenommen, zunächst mit Rubinlasern [3-7]. Ähnlich wie bei der Lasertrabekuloplastik dauerte es bis zur Einführung der Argonlasertechnologie in den 70er Jahren bis die Laseriridotomie routinemäßig eingesetzt wurde. Mitte der 70er Jahre erschienen mehrere Publikationen über eine erfolgreiche Argonlaseriridotomie in der Literatur [8-11] und am Ende der 70er Jahre hatte die Laseriridotomie die mikrochirurgische Iridektomie als Operationsmethode der Wahl beim Winkelblockglaukom fast verdrängt. Während der 80er Jahre überholte bereits der Neodym:YAG-Laser den Argonlaser für die Iridotomie.

35.1.2 Operationstechnik

35.1.2.1 Instrumente

Man kann verschiedene *Lasertypen* für eine Iridotomie verwenden. Vor Einführung der Neodym:YAG-Laser wurde der kontinuierlich emittierende Argonlaser am häufigsten für die Laseriridotomie angewandt [8-17]. Mit der Weiterentwicklung der Lasertechnologie ließen sich auch andere Laserarten wie z.B. der gepulste Argonlaser [13,16,18,19] und der Kryptonlaser [20] für die Iridotomie einsetzen. Heutzutage hat jedoch der gepulste Neodym:YAG-Laser die größte Popularität für diese Indikation erreicht [21-28] und ist vermutlich z.Z. der am häufigsten angewandte Laser für die Iridotomie. Es wurde auch ein tragbarer Neodym:YAG-Laser entwickelt, der in entlegenen Regionen der nicht-industrialisierten Welt eingesetzt werden kann [29]. Die relativen Vor- und Nachteile der Argon- vs. Neodym:YAG-Laseriridotomie werden später in diesem Kapitel besprochen.

Die Verwendung eines *Kontaktglases* ist für die Laseriridotomie sehr vorteilhaft, da es 1. die Lidspalte offenhält, 2. das Risiko einer Hornhautepithelverbrennung durch die Wärmeableitung minimiert und 3. eine gewisse Bulbusimmobilität gewährleistet. Außerdem können Kontaktlinsen mit konvexer Oberfläche die Energiedichte auf der Iris verstärken [30-32]. In häufigem Gebrauch hierfür ist die Abraham-Iridotomielinse, bei der eine 66-Dioptrien-plankonvexe Linse auf die Frontfläche des Kontaktglases aufgebracht ist (Abb. 35.1) [30]. Diese Linse verdoppelt den Durchmesser des Laserstrahls auf der Hornhautebene, während er auf Irisniveau um etwa die Hälfte reduziert wird, was die Intensität des Laserstrahls auf der Hornhaut um etwa das Vierfache herabsetzt und auf der Iris um den Faktor 4 verstärkt. Ein anderes Kontaktglas, die Wise-Iridotomie-Sphinkterotomie-Linse, hat eine 103 Dioptrien starke, aufgesetzte Lupe, um etwa 2,5 mm auf dem Kontaktglas dezentriert, was wiederum die Fokusgröße auf der Iris herabsetzt und die Energiedichte im Fokus verstärkt

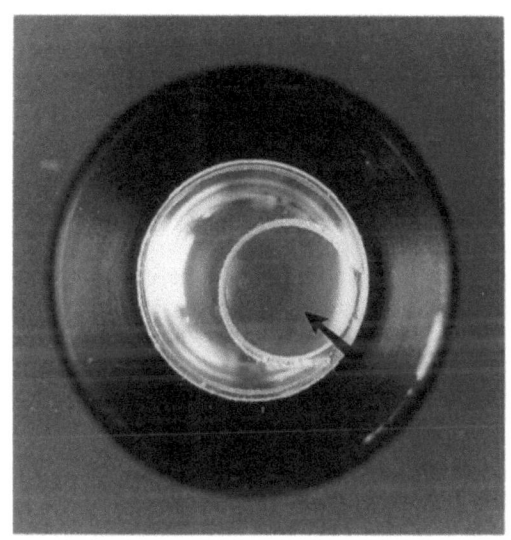

Abb. 35.1. Abraham-Kontaktglas mit einer plankonvexen Lupe *(Pfeil)* auf der Frontfläche zur Laseriridotomie

[32]. Diese Kontaktgläser mit aufgesetzten, stark brechenden Lupen finden die größte Anwendung mit dem Argonlaser, wenngleich derartige Kontaktgläser auch bei dem Neodym:YAG-Laser vorteilhaft sein sollen.

Bei allen Lasertypen und Kontaktgläsern sollte eine möglichst hohe Vergrößerung (z. B. 40fach) an der Spaltlampe gewählt werden.

35.1.2.2 Präoperative Medikation

Pilokarpinaugentropfen sollten vor dem Eingriff für eine bestmögliche Abflachung und Spannung der peripheren Iris gegeben werden. Stellt sich der Patient in einem akuten Anfall eines Winkelblockglaukoms vor, sollte die Winkelblockierung wenn möglich zunächst medikamentös unterbrochen und die Behandlung fortgeführt werden bis das Hornhautödem völlig abgeklungen ist und die Pupille sich einwandfrei verengt. Bestehen klinische Zeichen einer wesentlichen, ischämischen Iritis nach der Lösung des akuten Winkelblocks, erscheint es ratsam, lokal Steroide über einen Zeitraum von 24–48 h vor dem Lasereingriff zu geben. Ist es jedoch nicht möglich, den Glaukomanfall medikamentös zu beherrschen, kann trotzdem eine Laseriridotomie (oder Irido- bzw. Pupilloplastik, wie später in diesem Kapitel besprochen) die Winkelblockierung unter Umständen effektiv unterbrechen [33].

In fast allen Fällen ist eine Tropfanästhesie mit z. B. Proparacain 0,5 % notwendig und ausreichend. Sehr selten ist eine Retrobulbäranästhesie bei Patienten mit Nystagmus oder mangelnder Kooperativität unumgänglich. Viele Operateure geben auch 1 h vor dem Lasereingriff und unmittelbar danach einen Tropfen von 1 % *Apraclonidin*, um das Risiko postoperativer, laserinduzierter Drucksteigerungen zu mindern [34].

35.1.2.3 Wahl der Perforationsstelle

Theoretisch kann jeder Quadrant der peripheren Iris für eine Laseriridotomie in Frage kommen, wenngleich die obere Zirkumferenz der peripheren Iris in den meisten Fällen vorzuziehen ist, da die Irisöffnung dann unter das Oberlid zu liegen kommt. Die 12-Uhr-Position ist in der Regel keine gute Wahl, da Gasbläschen sich der Schwerkraft entsprechend dort ansammeln und eine Vervollständigung oder ausreichende Größe der Irisperforation verhindern können. Der obere nasale Quadrant hat den Vorteil, daß der Laserstrahl in Richtung der nasalen Peripherie der Retina gerichtet wird. Eine Ausnahme, die oberen Quadranten zu wählen, ist der Patient mit einer Silikonöltamponade an einem aphaken Auge, bei dem die Iridotomie in die 6-Uhr-Position plaziert werden sollte, um eine Blockade der Irisöffnung durch das Silikonöl zu vermeiden, da es entsprechend seines spezifischen Gewichtes nach oben fließt.

Welchen Quadranten man für die Laseriridotomie auch vorsieht, stets sollte die Spaltlampe so positioniert werden, daß der Laserstrahl genügend abseits der Makularegion verläuft. Die Laseriridotomie wird in der Regel zwischen dem mittleren und peripheren Drittel der Iris angebracht. Ist dies schwer möglich wegen peripherer Hornhauttrübungen oder einer sehr flachen Vorderkammer, kann man auch eine zentralere Lokalisation wählen, solange diese eine ausreichende Distanz zum M. sphincter iridis hat.

Mehrere morphologische Parameter der Iris erleichtern das Anlegen einer Iridotomie. In einer Region dünnen Irisstromas oder im Bereich einer großen Iriskrypte ist die Perforation in der Regel einfacher. In nur gering pigmentierten Augen kann eine Stelle mit verstärkter Pigmentierung (z. B. über einem Irisnävus), die Absorption der Laserenergie verbessern. Es ist zuweilen schwierig, sehr helle, weißliche Kollagenbündel des Irisstromas in radialer Anordnung mit dem Argonlaser zu durchtrennen. Deshalb ist es besser, eine Behandlungsstelle zu wählen, wo zwei Stromabündel deutlicher separiert sind (Abb. 35.2) [35].

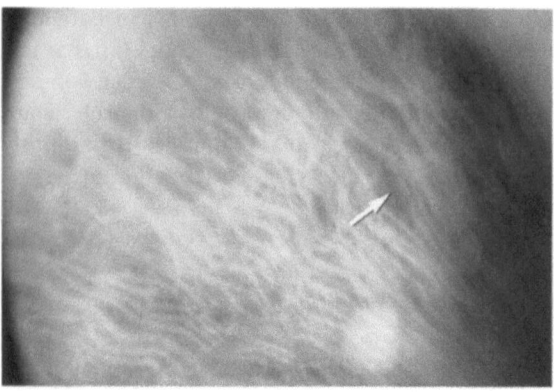

Abb. 35.2. Spaltlampenbild einer blauen Iris mit weißen Kollagenbündeln, die mit dem Argonlaser zu perforieren schwierig sind und für die Laseriridotomie vermieden werden sollten. Wenn möglich, ist die Lokalisation der Iridotomie in einer Region zu wählen, wo das Irisstroma stärker separiert ist *(Pfeil)*

35.1.2.4 Iridotomie mit dem kontinuierlich emittierenden Argonlaser

Es wurden verschiedene Operationstechniken für eine Iridotomie mit dem Argonlaser und kontinuierlicher Emission beschrieben. Eine Methode empfiehlt, zunächst eine lokalisierte Prominenz auf der Iris mit größeren Laserherden geringer Leistung zu schaffen und dann auf dieser Stelle mit kleinen intensiven Herden zu perforieren [36]. Bei einer anderen Operationstechnik werden Laserherde niedriger Energie in einem größeren Durchmesser um die gewählte Perforationsstelle angelegt, um im Zentrum eine bestmögliche Spannung der Iris zu erreichen. Das Zentrum wird dann mit wenigen, energiereichen Herden perforiert [14,37]. Eine dritte Methode geht von einer direkten Perforation mit entsprechenden Laserparametern ohne Vorbehandlung aus [13,16,17]. Letztere Methode kann auch modifiziert werden, indem man viele, sehr kurze Laserpulse wählt [38,39]. Keine der genannten Methoden für die Argonlaseriridotomie ist für alle Situationen ideal und es ist wohl am klügsten, die Technik der Laseriridotomie hauptsächlich auf die individuelle Morphologie der Iris abzustimmen. Für Irides unterschiedlicher Färbung stimmt man die Laserparameter zunächst auf das Irisstroma und anschließend auf das Pigmentepithel ab.

Mittelbraune Iris. Diese Form der Irispigmentierung ist mit dem kontinuierlich emittierenden Argonlaser am leichtesten zu perforieren und die folgende Operationstechnik eignet sich gut für diese Patienten.

Ein „direktes" Vorgehen ist für mittelbraune Irides mit einer Expositionszeit von 0,1–0,2 s, 50-μ-Herden und einer Laserleistung von 700–1500 mW (im Mittel 1000) günstig. Der erste Laserherd führt gewöhnlich zu einem tiefen Krater im Irisstroma. Es kann auch eine Gasblase entstehen, die von der Behandlungsstelle aufsteigt (Abb. 35.3). Falls sich die Gasblase nicht bewegt, kann sie mit der nächsten Laserapplikation oder durch die Plazierung eines Laserherdes in unmittelbarer Nähe entfernt werden. Eine Serie zusammenhängender Laserherde führt dann zu einem Stromakrater der Irisoberfläche von etwa 500 μ Durchmesser. Danach werden zusätzliche Laserherde an den tiefsten Punkt des Stromakraters gesetzt, bis das Pigmentepithel erreicht ist, was sich durch eine Pigmentwolke anzeigt (Abb. 35.4).

Wenn der überwiegende Stromaanteil entfernt ist und nur das Pigmentepithel verblieben ist, muß die Laserleistung reduziert werden (z. B. 100 μ und 500–700 mW oder 50 μ und 200–600 mW), um das Pigmentepithel aufzubrechen. Letztere Laserparameter sind unabhängig von der Irisfärbung, da das Pigmentepithel in allen Augen vergleichbar ist. Zu energiereiche Herde an diesem Punkt der Laseriridotomie können das angrenzende Pigmentepithel ablösen, wodurch das sog. „Kaskadenphänomen" entsteht, welches auf weitere Sicht zu einem Verschluß der Iridotomie führen kann. Diese Methode der Laseriridotomie für mittelbraune Irides benötigt etwa 30–60 Laserherde, um eine ausreichend große und offene Iridotomie zu bekommen.

Dunkelbraune Irides. Bei diesen Augen ist es schwieriger eine durchgängige Laseriridotomie zu erreichen, da das Irisstroma dicker und dichter ist. Vorherige Laserparameter ergeben eine schwarze Narbe im Irisstroma, wodurch das Gewebe für eine weitere Perforation relativ resistent wird. Eine Möglichkeit, diese Komplikation zu vermeiden und eine offene Iridotomie bei dunkelbraunen Irides zu erreichen ist, multiple, kurze Laserherde oder die sog. „Fragmentierungstechnik" zu verwenden [36,38,40]. Der wichtige Aspekt dieser Modifikation ist die kurze Expositionszeit des Laserherdes von 0,02–0,05 s mit einer Fokusgröße von 50 μ und einer Laserleistung von 700–1500 mW. Bei diesem Vorgehen werden winzige Fragmente des Stromas „stückweise" abgetragen, wofür häufig 200–300 Laserherde zur Perforation des Stromas notwendig sind. Ist die Pigmentepithelschicht der Iris erreicht, muß die Laserleistung wie beim Vorgehen für mittelbraune Irides zum Abschluß des Eingriffes reduziert werden.

Blaue Irides. Auch hier kann eine Laseriridotomie wegen des nur gering pigmentierten Stromas, das

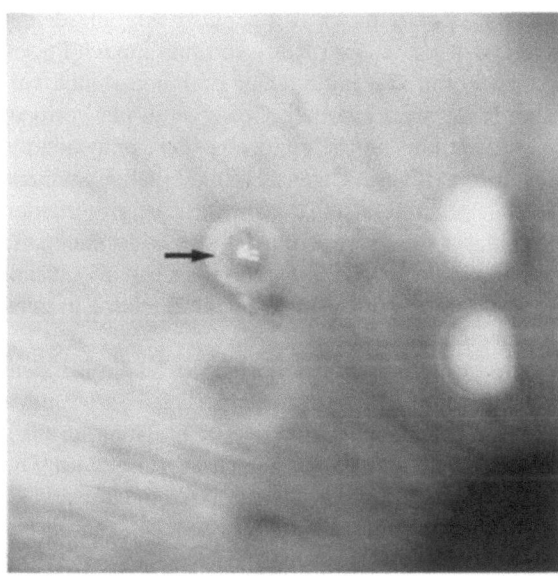 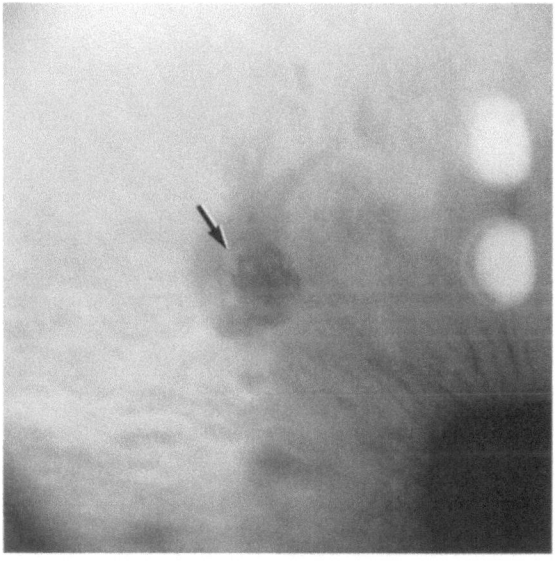

Abb. 35.3. Gasblase *(Pfeil)* bei der Ausführung einer Argonlaseriridotomie

Abb. 35.4. Pigmentwolke *(Pfeil)*, aus dem Pigmentepithel freigesetzt, wenn es zu einer Perforation dieser Struktur bei einer Laseriridotomie kommt

nicht ausreichend Laserlicht für die Perforation des Irisgewebes absorbiert, schwierig werden. Es kann zu einer Verlagerung von Pigmentepithel in der Umgebung der Behandlungsstelle kommen, wobei intaktes Irisstroma verbleibt, das undurchlässig für die Kammerwasserströmung ist. Manche Operateure empfehlen ein Vorgehen in zwei Schritten, wobei zunächst Laserherde von 500 μ und 200–300 mW eingesetzt werden, um eine lokalisierte, bräunliche Verfärbung mit höherer Irisstromadichte zu erreichen, worauf sich Herde von 50 μ, 500–700 mW und einer Expositionszeit von 0,1 s für eine Perforation des Irisstromas in voller Dicke anschließen [41]. Andere Autoren empfehlen ein direktes Vorgehen mit Laserherden von 50 μ Herdgröße, 1000–1500 mW und einer verlängerten Expositionszeit von 0,5 s, um die gesamte Irisdicke mit 2–3 Applikationen zu perforieren [35,40]. Bei beiden Methoden muß die Laserleistung in der beschriebenen Weise zurückgenommen werden, um das Pigmentepithel aufzubrechen.

35.1.2.5 Iridotomie mit gepulsten Lasern

Neodym:YAG-Laser. Wie schon gesagt, ist dies heutzutage der gebräuchlichste Lasertyp für eine Iridotomie. Die extrem hohen Energiedichten und kurzen Expositionszeiten dieser Laser führen zu einer elektromechanischen Photodisruption des Gewebes, unabhängig von der Pigmentabsorption und der thermischen Wirkung. Aus diesem Grunde ist eine Iridotomie besonders bei hellen Irides leicht, jedoch auch bei allen übrigen Varianten der Irispigmentierung gut durchführbar. Der Operationstechnik liegt eine simultane Perforation von Irisstroma und Pigmentepithel bei Laserleistungen im Bereich von 5–15 mJ zugrunde [21–28]. Die Laserexpositionszeit oder Pulsdauer ist für jedes Gerät fixiert und liegt im Bereich von 12 Nanosekunden, wobei die Anzahl der Pulse pro „Burst" bei den meisten Geräten variiert werden kann. Viele Operateure bevorzugen 1–3 Pulse. Die Herdgröße ist ebenso fixiert, wenngleich manche Geräte die Wahl zwischen einem einzelnen Fokus oder multiplen Fokussen ermöglichen, womit wiederum eine größere Iridotomie möglich ist. Da die Wellenlänge des Neodym:YAG-Lasers außerhalb des sichtbaren Spektrums liegt, wird ein Helium-Neon-Laserstrahl als Zielstrahl für die Irisoberfläche verwendet. Mit Lasergeräten, die eine selektive Trennung zwischen den Fokussen beider Laserstrahlen ermöglichen, wird die Einstellung so gewählt, daß sie koinzident sind, wenn die Laseriridotomie ausgeführt wird.

Als Standardmethode gilt, eine Irisstelle nach den gleichen Kriterien wie bei der Argonlaseriridotomie aufzusuchen, obwohl es mit dem Neodym:YAG-Laser meist leichter möglich ist, die Iridotomie peripherer anzulegen. Dies ist u. a. auch wegen des Risikos einer Linsenverletzung wünschenswert. Bei der Wahl der Perforationsstelle an der Iris sollte man größere

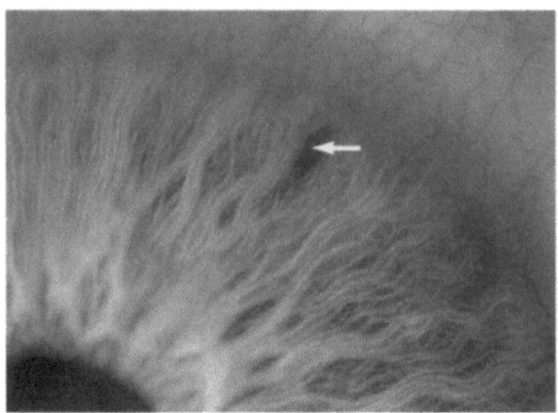

Abb. 35.5. Typisches Bild einer peripheren Laseriridotomie, die mit dem Neodymium:YAG-Laser ausgeführt wurde *(Pfeil)*

Gefäße streng meiden, da diese unter der Gewebewechselwirkung mit dem Neodym:YAG-Laser leichter bluten als mit dem Argonlaser. Sehr häufig gelingt eine offene Iridotomie mit einer einzigen Laserapplikation und selten sind mehr als zwei oder drei Laserherde notwendig, besonders bei blauen oder hellbraunen Irides. Die gewonnenen Laseriridotomien können jedoch kleiner als mit dem Argonlaser sein (Abb. 35.5), und es ist manchmal ratsam, mehr als eine Iridotomie anzulegen.

Es wurden mehrere Modifikationen der Operationstechnik beschrieben. Eine empfiehlt sowohl den Argon- wie den Neodym:YAG-Laser, indem man zunächst einen Irisstromakrater mit Argonlaserherden kurzer Expositionszeit anlegt und dann die Iris mit niedriger Energie durch einen einzelnen Puls des Neodym:YAG-Lasers perforiert [42,43]. Dies hat den Vorteil eines geringeren Blutungsrisikos durch die Koagulation der Irisgefäße im ersten Laserschritt. Sinnvoll erscheint ein solches Vorgehen auch bei dickem, stark pigmentierten Irisstroma, bei dem der Neodym:YAG-Laser eine erhebliche Disruption und Dispersion von Irisstroma verursachen kann, bevor eine Perforation des Pigmentblattes möglich ist. Eine andere Methode empfiehlt vielfache Neodym:YAG-Laserapplikationen bei niedriger Energie (1–1,7 mJ) in einer Reihe entlang radialer Irisfasern, um eine in der Größenausdehnung besser steuerbare Iridotomie zu bekommen [44]. Der Autor hielt dieses Vorgehen für sicherer als eine vergleichbare Technik mit dem Argonlaser oder den üblichen Laserleistungen des Neodym:YAG-Lasers [45]. Es wurde auch im experimentellen Modell die thermische Applikation mit kontinuierlicher Emission über ein Faseroptiksystem auf transskleralem Wege angewandt [46].

Andere gepulste Laser. Der gepulste Argonlaser, der sein Laserlicht in einer Kette von sehr kurzen Pulsen und nicht mit kontinuierlicher Emission abgibt, verdampft das absorbierende Gewebe mit nur geringer Wärmeleitung und Zerstörung der umgebenden Strukturen. Diese Eigenschaften ergeben manche Vorteile gegenüber dem kontinuierlich emittierenden Argonlaser bei der Ausführung von Iridotomien, da mehr Energie für die Perforation der Iris aufgewandt werden kann, jedoch mit weniger Beeinträchtigung des umgebenden Gewebes [18].

Das Grundprinzip des Verfahrens ist ähnlich dem der Iridotomie mit dem kontinuierlich emittierenden Argonlaser, wobei die direkte oder Fragmentierungsmethode in den meisten Fällen angewandt wird. Die Laserparameter für den gepulsten Argonlaser sind jedoch erheblich unterschiedlich. Die Laserleistung beträgt dabei 20–25 Watt. Die übrigen Parameter sind 50 µ Herdgröße, 0,2 s Expositionszeit und 300 Pulse pro Sekunde, abgestimmt auf die individuelle Gewebereaktion (der einzelne Puls hat eine fixierte Dauer von 128 Mikrosekunden). Mit dieser Einstellung des gepulsten Argonlasers werden zwischen 20 und 250 Applikationen für eine Iridotomie gebraucht, ganz in Abhängigkeit der Irisstruktur [18].

In einer experimentellen Studie an Affenaugen erwies sich auch der Q-switched-Rubinlaser für Iridotomien als geeignet [47]. Mit Farbstofflasern konnten bei der klinischen Anwendung mit einem einzelnen Puls Iridotomien ausgeführt werden [48].

35.1.3 Vergleich von Argon- und Neodym:YAG-Laser-Iridotomien

Histologische Untersuchungen haben gezeigt, daß die Argonlaseriridotomien ein stärkeres Ödem und destruktive Gewebeveränderungen in den Randbezirken der Irisbestrahlung verursachen [18,19], verglichen mit Neodym:YAG-Laseriridotomien, bei denen die Irisläsionen zirkumskripter mit weniger Gewebezerstörung in den Randbezirken sind [26,28]. Die Auswertung von Hochgeschwindigkeitskinematographien an Rinderaugen ergab bei der Neodym:YAG-Laseriridotomie ein Ausschleudern von Gewebepartikeln über 8 mm mit Geschwindigkeiten von mehr als 20 km/h [27]. Die von dem Neodym:YAG-Laserherd ausgehenden Schockwellen beeinflussen das Trabekelmaschenwerk und das Hornhautendothel am Affenauge, wenn die Laserapplikation innerhalb einer Limbusdistanz von 0,8 mm zu liegen kam [49]. Im klinischen Vergleich beider Laseroperationsmethoden hatte der Neodym:YAG-Laser den Nachteil häufiger Blutungen, die üblicherweise spontan oder nach einer geringen Kompression des Auges mit dem Kontaktglas sistieren und selten zu wesentlichen Komplikationen führen [23,24,50, 51]. Andererseits sind die potentiellen Nachteile der Argonlaseriridotomie eine stärkere Iritis, eine Pupillenverziehung und ein verzögerter Verschluß der Iridotomie. In einer Studie an 33 Augen, bei denen eine Iridotomie mit dem Argonlaser nicht angelegt werden konnte, ließ sich eine offene Iridotomie in allen Augen mit dem Neodym:YAG-Laser in einer einzigen Behandlungssitzung erreichen [52]. Allgemein kann man sagen, daß die Neodym:YAG-Laseriridotomien erheblich weniger Laserapplikationen mit wesentlich geringerer Gesamtenergie benötigen als die Argonlaseriridotomien, weshalb heutzutage zurecht überwiegend für die Iridotomie der Neodym:YAG-Laser angewandt wird.

35.1.4 Prävention und Behandlung von Komplikationen

Wie bei der Lasertrabekuloplastik sind eine transiente Augeninnendrucksteigerung und eine milde Uveitis anterior häufige, frühe postoperative Komplikationen der Laseriridotomie. Andere mögliche Komplikationen sind ein später Verschluß der Iridotomieöffnung, Hornhautschäden, Hyphäma, Kataraktentwicklung und Retinaläsionen.

Transiente Augendrucksteigerung. Dies ist die häufigste ernste Komplikation in der Frühphase nach einer Argon- [53] oder einer Neodym:YAG-Laseriridotomie [54]. Experimentelle Studien an Kaninchen belegen, daß der augendrucksteigernde Mechanismus mit der Freisetzung von Prostaglandinen [55] und prostaglandinähnlichen Substanzen [56] in das Kammerwasser, einer Störung der Blut-Kammerwasser-Schranke sowie einer Ansammlung von Blutplasma und Fibrin im Kammerwinkel [57–59] einhergeht. Eine histopathologische Untersuchung an Affenaugen zeigte die rasche Ansammlung von partikulärem zellulären Debris im Kammerwinkel [60], was ebenfalls zur transienten, laserinduzierten Augendrucksteigerung beiträgt. Klinisch scheint das Risiko einer postoperativen Drucksteigerung von der applizierten Lasergesamtenergie abzuhängen, hat jedoch keinen Bezug zum Vorliegen eines chronischen Winkelblockglaukoms [54]. Wie schon ausgeführt, kann ein Tropfen von 1% Apraclonidin 1 h vor und unmittelbar nach dem Lasereingriff das Risiko postoperativer Drucksteigerungen entscheidend mindern [34]. Lokal appliziertes Clonidin ist ebenfalls wirksam [61], hat jedoch ein größeres Risiko der Blutdrucksenkung als das Paraaminoderivat Apraclonidin.

Uveitis anterior. Eine passagere Iritis unterschiedlichen Ausmaßes tritt in allen Augen auf und geht unzweifelhaft mit der Störung der Blut-Kammerwasser-Schranke einher, die in tierexperimentellen Studien nachgewiesen wurde [57–59]. Lokal applizierte Steroide während der ersten 3–5 postoperativen Tage können diese milde Iritis in der überwiegenden Mehrzahl der Fälle unkompliziert zum Abheilen bringen. Gelegentlich kommt es auch zu einer ausgeprägten intraokularen Entzündung, manchmal sogar Tage oder Wochen nach dem Eingriff und es wurde auch ein Hypopyon nach einer Laseriridotomie publiziert [62]. Ebenso trat der Fall einer prolongierten Iritis mit einem passageren, zystoiden Makulaödem nach Laseriridotomie auf [63].

Verschluß der Iridotomie. Die Iridotomie kann sich innerhalb der ersten wenigen Wochen, besonders bei der Argonlaseriridotomie, durch die Ansammlung von Pigmentgranula und Debris wieder verschließen. Es ist deshalb ratsam, die Therapie mit Pilokarpin auf die ersten 4–6 postoperativen Wochen auszudehnen. Bleibt die Iridotomie offen, kann man die Miotikatherapie nach dieser Zeit unterbrechen, es sei denn, daß sie wegen einer chronischen Drucksteigerung notwendig ist. Es wurde auch empfohlen, einen Provokationstest mit Mydriatika nach Beendigung der Miotikatherapie auszuführen, um die funktionelle Zuverlässigkeit der Iridotomie zu bestätigen [17]. Ein verzögerter Verschluß der Öffnung ist bei der Neodym:YAG- Laseriridotomie selten. In einer Serie an 200 Fällen kam es zu zwei verzögerten Verschlüssen, in beiden Augen lag jedoch eine präexistente chronische Uveitis vor [64].

Der minimale Durchmesser einer Laseriridotomie, der notwendig ist, um weiteren Episoden eines akuten Winkelblockglaukoms vorzubeugen, ist noch nicht genau bestimmt und variiert vermutlich von einem Patienten zum anderen. Es wurde ein Fall publiziert, bei dem ein Winkelblockglaukom trotz einer offenen Iridotomie von 75 µ Größe auftrat, was darauf hinweist, daß dies offensichtlich für manche Augen zu klein ist [65]. Es wurde ein minimaler Durchmesser von 150–200 µ empfohlen [65]. Bei manchen Augen vergrößert sich die Laseriridotomie spontan über einen Zeitraum von Monaten oder Jahren [66], obwohl man sich darauf in Grenzsituationen nicht verlassen kann, wenn es ratsam scheint, die ursprüngliche Iridotomieöffnung zu vergrößern.

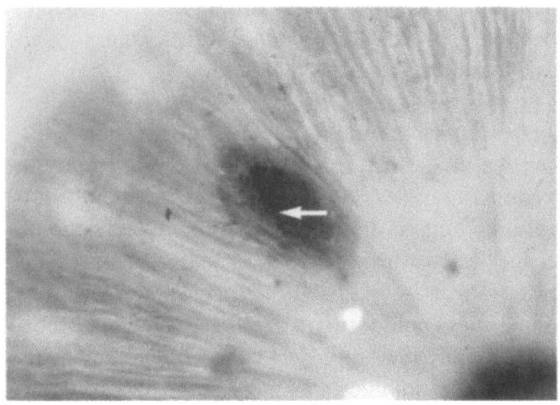

Abb. 35.6. Argonlaseriridotomie mit nachgewiesener Durchgängigkeit, gezeigt durch die Darstellung der vorderen Linsenkapsel *(Pfeil)*

Die Durchgängigkeit der Iridotomie ist am besten dadurch zu bestätigen, indem die vordere Linsenkapsel oder die Glaskörpergrenzfläche in der Öffnung erkennbar werden (Abb. 35.6). Man kann auch eine Transillumination anwenden, wenngleich dies manchmal irreführend ist, besonders bei blauen Irides, bei denen ein disloziertes Pigmentepithel einen Transilluminationsdefekt trotz eines intakten, darüberliegenden Irisstromas, das für Kammerwasser nicht durchgängig ist, vortäuschen kann.

Hornhautverletzung. Fokale epitheliale und endotheliale Hornhautläsionen sind insbesondere bei höheren Laserenergien nicht selten, wenngleich sie rasch ohne langfristige Folgen abheilen. An Affenaugen führte eine Laseriridotomie zu signifikanten Zelluntergängen des Hornhautendothels [67]. Die Spiegelmikroskopie und Pachymetrie der Hornhaut ergaben keinen signifikanten Unterschied in der Endothelzellzahldichte oder der Hornhautdicke nach einer Laseriridotomie in zwei klinischen Studien [68,69], obwohl eine signifikante Zunahme der Zellgröße der Endothelzellen in einer dritten Untersuchung verifiziert wurde [70]. Eine generalisierte Hornhautdekompensation wurde bei fünf Augen von drei Patienten nach einer Argonlaseriridotomie berichtet. Faktoren, die zu dieser Komplikation prädisponieren, sind anamnestische Episoden akuter Winkelblockglaukome mit massiven Drucksteigerungen und intraokularer Entzündung, Cornea guttata, Diabetes und die Notwendigkeit mehrfacher Lasertherapien bei hohem Energieniveau [71].

Hyphäma. Wie schon gesagt, ist eine kleine Blutung aus der Iridotomiestelle nach einer Neodym:YAG-Laseriridotomie häufig und selten von ernsten Konsequenzen begleitet [21–25]. Eine persistierende Blutung aus der Umgebung der Iridotomie kann durch Druck mit dem Kontaktglas für wenige Sekunden oder bis zu einer Minute gestillt werden. Hyphämata sind nach einer Argonlaseriridotomie selten, können jedoch vorkommen [72,73], besonders bei Augen mit einer Rubeosis iridis oder einer Uveitisanamnese.

Linsentrübungen. Fokale anteriore Linsentrübungen sind nach einer Argonlaseriridotomie relativ häufig [23,25,74]. Die meisten dieser Linsentrübungen sind nicht progressiv, wenngleich eine Abnahme des Sehvermögens durch eine zunehmende Kataraktentwicklung dokumentiert wurde [74]. Das Ausmaß der Progression präexistenter Linsentrübungen ist vergleichbar mit der nach einer mikrochirurgischen Iridektomie [17], wobei eine eindeutige Ursache-Wirkungs-Beziehung zwischen Operation und Katarakt nicht nachgewiesen wurde. Linsenläsionen sind weniger häufig bei der Neodym:YAG-Laseriridotomie [23–25], obwohl Verletzungen der Linsenkapsel [75] mit einer Kataraktentwicklung [76] berichtet wurden. In zwei Studien an Kaninchen traten sowohl bei der Argonlaser- wie auch bei der Neodym:YAG-Laseriridotomie Linsenverletzungen dann auf, wenn zusätzliche Laserherde auf eine bereits offene Iridotomie fielen [77,78]. In einer tierexperimentellen Untersuchung an Affen ergab sich ein Schwellenwert für die Linsenverletzung von etwa 6 mJ und zwei Laserpulsen pro „Burst". Eine eindeutig lokalisierte Linsenverletzung trat erst bei höheren Energien oder bei drei und mehr Pulsen pro „Burst" auf [79].

Retinaverletzungen. Die meisten Studien zur visuellen Funktion haben keinen nachteiligen Effekt einer Argonlaseriridotomie gezeigt [80]. Vermutlich trifft dies auch für die Neodym:YAG-Laseriridotomie zu. Eine Studie zeigte jedoch 6 Monate nach einer Argonlaseriridotomie in der statischen Perimetrie und bei der Fluoreszenzangiographie Hinweise auf fokale Netzhautschäden in den behandelten Quadranten [81]. Eine Retinaverletzung kann am besten vermieden werden, wenn der Laserstrahl stets in Richtung der peripheren Netzhaut fällt. Ein Abweichen hiervon kann ernsthafte Netzhautverletzungen zur Folge haben und in seltenen Fällen eine akute, bleibende Einbuße der zentralen Sehschärfe verursachen, als Konsequenz einer unbeabsichtigten fovealen Photokoagulation während der Laseriridotomie [82]. Das Risiko ist geringer, jedoch nicht zu eliminieren, durch die Anwendung einer Abraham-Linse [83]. Es wurde auch ein Fall einer temporären, beidseitigen serösen

Aderhaut- und nicht-rhegmatogenen Netzhautablösung nach einer Neodym:YAG- Laseriridotomie berichtet [84], ebenso ein malignes Glaukom nach einer Laseriridotomie wegen eines akuten Winkelblockglaukoms [85].

35.2 Mikrochirurgische Iridektomie

35.2.1 Laseriridotomie vs. mikrochirurgische Iridektomie

Die mikrochirurgische Iridektomie ist eine der sichersten und wirksamsten Operationen bei Engwinkelglaukom. Ein Vergleich mit der Laseriridotomie bedarf der sorgfältigen Berücksichtigung von Vor- und Nachteilen. Langzeitstudien versuchen zu belegen, daß Laseriridotomien in bezug auf Effektivität und Sicherheit den chirurgischen Iridektomien ebenbürtig sind [17,86,87]. Der Lasereingriff hat den Vorteil: 1. daß er ambulant ausgeführt werden kann; 2. eine Retrobulbäranästhesie nicht notwendig ist; 3. nicht ein operatives Risikoprofil hat wie z.B. ein undichter Wundverschluß, Hyphäma oder Endophthalmitis; 4. die postoperative Wundheilung kürzer ist und 5. die Kosten geringer sind. Diese überzeugenden Vorteile führten zu einer signifikanten Zunahme der jährlich ausgeführten Laseriridotomien im Vergleich zu den mikrochirurgischen Iridektomien vor der Laserära [88].

Aus den genannten Gründen wurde die Laseriridotomie für viele Operateure der Eingriff der Wahl bei den meisten Fällen von Winkelblockglaukom. Es gibt jedoch eine Reihe von klinischen Situationen, in denen eine mikrochirurgische Iridektomie vorzuziehen ist. Manche ältere Patienten können nicht an der Spaltlampe sitzen oder sind für eine fachgerechte Laseroperation nicht ausreichend kooperativ. Bei anderen Situationen ist die Hornhaut zu trüb oder die Iris in zu gefährlicher Nähe zum Hornhautendothel, um einen Lasereingriff auszuführen. Es gibt auch die seltene Situation, bei der eine offene Iridotomie mit dem Laser nicht erreicht werden kann oder, bei der die Laseröffnung der Iris sich wiederholt postoperativ verschließt. Letzteres Problem tritt besonders häufig bei einer chronischen Uveitis auf. Der ursprüngliche Enthusiasmus für die Laseriridotomie hat inzwischen wieder nachgelassen. Ein wichtiger Aspekt ist auch die Tatsache, daß der in der Vorderkammer freigesetzte zelluläre Debris bei der Laseriridotomie die trabekuläre Fazilität belastet und ein chronisches Glaukom mit engem Kammerwinkel provoziert. Bei der mikrochirurgischen Iridektomie wird der Gewebeanteil der Iris, der sich bei der Laseriridotomie feindispers in der Vorderkammer verteilt und die trabekuläre Fazilität belastet, aus dem Auge entfernt. Es ist deshalb für jeden Operateur gut, weiterhin mit der mikrochirurgischen Iridektomie vertraut zu bleiben.

35.2.2 Operationstechniken

35.2.2.1 Periphere Iridektomie

Die periphere Iridektomie ist der häufigste mikrochirurgische Eingriff bei der Behandlung des Winkelblockglaukoms.

Operationsprinzip (Abb. 35.7 a–c). Bei der von Chandler [89] beschriebenen Operationstechnik wird ein kleiner Bindehautlappen im oberen Quadranten entweder fornix- oder limbusbasal gebildet. Ein 3 mm breiter korneoskleraler Zugang zur Vorderkammer wird etwa 1–1,5 mm hinter dem korneolimbalen Übergang gewählt.

Meist kommt es zu einem spontanen Prolaps der Irisbasis, die mit der Pinzette gefaßt und mit einem Scherenschlag parallel zum Limbus partiell exzidiert wird. Wenn die Irisbasis nicht spontan in die korneosklerale Inzision prolabiert, kann ein leichter Druck auf den posterioren Schnittrand der korneoskleralen Inzision den Vorfall der peripheren Iris in den Wundbereich bewirken. Umstände, die den Prolaps der peripheren Iris in die limbale Inzision verhindern sind: 1. falsche Position der korneoskleralen Inzision; 2. Hypotonie des Auges; 3. periphere vordere Synechien; 4. ein Loch anderswo in der peripheren Iris und 5. zilioiridale Fortsätze (Anheftungen der posterioren, peripheren Iris an den Ziliarkörper).

Fällt die Iris nicht spontan vor, wird sie mit Pinzetten gefaßt und in den Schnittbereich luxiert, um die Iridektomie auszuführen. Die periphere Iris wird dann durch ein sanftes Einstreichen und geringen Druck auf die periphere Hornhaut repositioniert.

Beim Wundverschluß kann man die Naht durchgreifend führen (sowohl korneosklerale Inzision wie Bindehaut). Bei einem limbusbasalen Lappen genügt zuweilen nur der Bindehautwundverschluß, wenn die limbale Inzision tangential für eine spontane Apposition der korneoskleralen Wundränder angelegt wurde.

Modifikationen. Manche Operateure bevorzugen einen Zugang zur Vorderkammer durch die *klare Hornhaut* im Bereich des korneolimbalen Übergangs [90–92]. Der Hauptvorteil dieser Operationsmethode ist die Schonung der limbalen Region für evtl. später

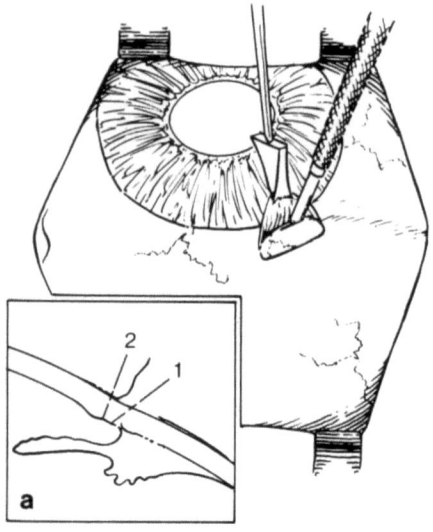
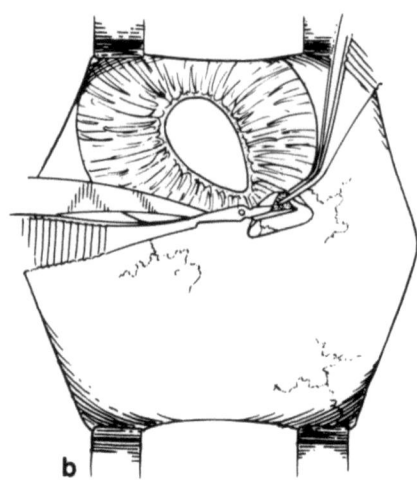
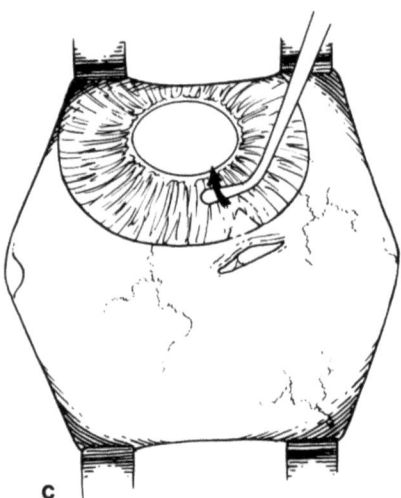

Abb. 35.7 a–c. Periphere Iridektomie. **a** Inzision der Vorderkammer entweder *(1)* hinter dem korneolimbalen Übergang oder *(2)* in der peripheren Hornhaut (man beachte die angeschrägte Inzision). **b** Die periphere Iris wird mit der Pinzette gefaßt und ein kleines Stückchen mit der Schere exzidiert. **c** Die Iris wird durch das Antupfen der peripheren Hornhaut mit einem stumpfen Instrument repositioniert *(Pfeil)*

notwendige Filtrationseingriffe. Die Inzision wird in der Regel perpendikulär zum Limbus für einen optimalen Zugang zur peripheren Iris ausgeführt (Abb. 35.7 a–c). Der Hornhautzugang läßt sich am besten mit einer 10-0-Nylon-Einzelknopfnaht schließen. Manche Autoren verzichten jedoch auch auf einen Wundverschluß der Hornhautöffnung [90], besonders wenn die Inzision nach posterior angeschrägt wurde [92].

Eine andere Operationsmethode für die periphere Iridektomie ist die *Transfixation*, bei der die Vorderkammer am Limbus mit einem Graefe-Messer eröffnet wird. Dabei werden mehrere Inzisionen der Iris ausgeführt, wenn das Messer durch das vordere Augensegment geführt wird (Abb. 35.8). Manche Autoren verwenden diese Operationsmethode für die Behandlung einer Iris bombata bei chronischer intraokularer Entzündung, in der Erwartung, daß das Blutungsrisiko dabei geringer wäre. Eine klinische Studie belegte jedoch, daß die konventionelle periphere Iridektomie kein größeres Blutungsrisiko hat [93]. Die nicht-chirurgische Laseroperation wird jedoch bei der Iris bombata den chirurgischen Methoden überlegen sein.

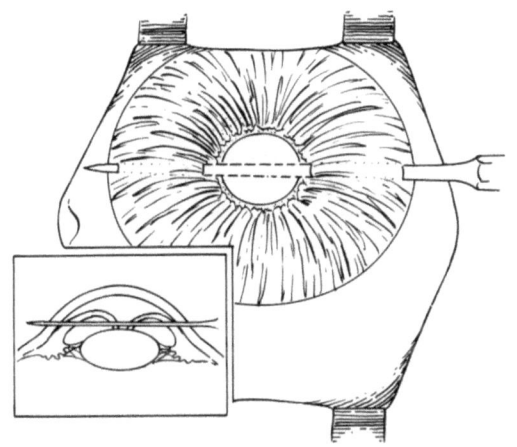

Abb. 35.8. Transfixation. Es werden multiple Iridotomien durch die Einführung eines Graefe-Messers quer durch die Vorderkammer über die gesamte Breite angelegt

35.2.2.2 Sektoriridektomie

Einige Operateure sehen in einer Sektoriridektomie bei manchen Situationen Vorteile gegenüber einer peripheren Iridektomie. Solche klinischen Situationen können sein: 1. der Bedarf eines größeren, freien Pupillarbereiches, 2. die Erleichterung für eine zukünftige Kataraktextraktion und 3. Verdachtsmomente einer operationswürdigen Retinaerkrankung. Bei dieser Methode, die von King und Wadsworth [94] beschrieben wurde, ist eine größere limbale Inzision notwendig, so daß die Iris über einen Bereich von 1-2 mm des Pupillarsaums gefaßt und in den Wundbereich luxiert werden kann. Ein radialer Schnitt wird dann von einer basalen Stelle der Iris bis zum Pupillarsaum ausgeführt, die Iris an der Basis eingerissen und eine zweite Inzision auf der Gegenseite ausgeführt. Dadurch entsteht eine wirklich basale Iridektomie. Eine andere Möglichkeit ist, die Iris mittelperipher zu fassen, in den Schnittbereich zu luxieren bis der Pupillarsaum erscheint und das Gewebe mit einem einzigen Schnitt zu exzidieren.

35.2.3 Vorbeugung und Behandlung von Komplikationen

35.2.3.1 Intraoperative Komplikationen

Blutung. Schnittränder der Iris bluten normalerweise nicht. Eine Blutung kann besonders dann auftreten, wenn eine intraokulare Entzündung oder eine Neovaskularisation vorlag. In diesen Situationen ist eine bipolare Kauterisation der Irisoberfläche entlang der vorgesehenen Schnittränder für die auszuführende Iridektomie empfehlenswert [95,96]. Es wurden auch Irisscheren mit geeigneter elektrischer Isolierung zur Diathermie entwickelt, die ein simultanes Schneiden und Kautern der Iris ermöglichen [97]. Eine heftige Blutung tritt dann auf, wenn der Ziliarkörper unabsichtlich verletzt wurde. Die Blutung sowohl aus der Iris wie aus dem Ziliarkörper kann durch eine Lufttamponade in der Vorderkammer für mehrere Minuten häufig gestillt werden.

Inkomplette Iridektomie. Es ist nicht ungewöhnlich, daß nur das Irisstroma entfernt wurde und das intakte Pigmentepithel verblieb, wodurch sich der gewünschte Operationseffekt nicht einstellte. Man kann dies vermeiden, indem man intraoperativ überprüft, ob das entfernte Iridektomiestückchen auch das dunkle Pigmentepithel trägt und die Iridektomie durchleuchtbar ist. Entdeckt man postoperativ, daß das Pigmentblatt stehenblieb, kann man diese dichtpigmentierte Epithelschicht leicht mit dem Argonlaser perforieren [98,99]. Mit geringen Laserleistungen von 300-400 mW, 100 μ- Laserherden und einer Expositionszeit von 0,1 s kommt man in den meisten Fällen aus, wobei sich das verbliebene Pigmentblatt im Iridektomiebereich mit wenigen Laserapplikationen entfernen läßt.

Linsenverletzung. Eine Verletzung der Linse oder eine Durchtrennung der Zonulafasern mit potentieller Subluxation der Linse und Glaskörperverlust kann bei entsprechender mikrochirurgischer Vorsicht vermieden werden. Eine intralentikuläre Blutung wurde auch als eine seltene Komplikation einer Iridektomie berichtet [100].

35.2.3.2 Postoperative Komplikationen

Erhöhter Augeninnendruck. Tritt ein erhöhter Augeninnendruck bei aufgehobener Vorderkammer auf, so muß man an ein *malignes Glaukom* (oder Ziliarblockglaukom) denken. Bei einer Behandlungsserie an 155 Augen trat ein Fall eines malignen Glaukoms auf [101]. Die Behandlung des Ziliarblockglaukoms wurde in Kap. 23 besprochen. Eine nicht durchgängige Iridektomie ist eine andere Ursache eines postoperativ erhöhten Augeninnendruckes und einer flachen/aufgehobenen Vorderkammer. Die adäquate Behandlung mit dem Argonlaser wurde bereits oben geschildert. Eine gut gestellte Vorderkammer mit erhöhtem Augeninnendruck nach einer Iridektomie spricht für eine chronische Komponente mit reduziertem trabekulären Abfluß. Dabei sind augendrucksenkende Medikamente indiziert, wenn diese nicht ausreichen, kann eine Lasertrabekuloplastik oder eine Filtrationsoperation weiterhelfen.

Hyphämata. Hyphämata sollten konservativ behandelt werden und verlangen selten eine operative Revision.

Kataraktentwicklung. Die Häufigkeit, mit der eine periphere Iridektomie zu einer Katarakt führt, wird kontrovers diskutiert. Mehrere klinische Studien besagen, daß eine Linsentrübung bis zu einem gewissen Maße in etwa der Hälfte der Augen nach einem akuten Winkelblockglaukom auftritt und in einem Drittel der Augen mit einer prophylaktischen Iridektomie [101–105]. Der Pathomechanismus der Linsentrübung nach einer Iridektomie ist ungeklärt, die Häufigkeit nimmt jedoch mit dem Alter zu.

Endophthalmitis. Wie bei jedem intraokularen Eingriff ist eine intraokulare Infektion eine sehr seltene, aber realistische Komplikation.

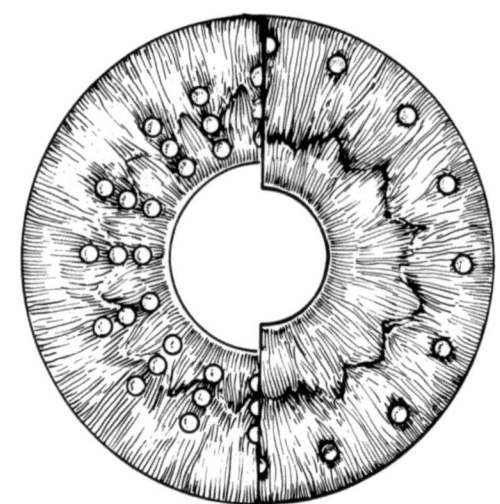

Abb. 35.9. Periphere Laseriridoplastik *(rechts)* mit Vertiefung der Kammerwinkelbucht durch Laserherde geringer Energie auf die periphere Iris, während die Laserpupilloplastik *(links)* die Pupille durch eine Iriskontraktion mit Laserherden geringer Leistung dilatiert, die weiter zentral auf die Iris aufgebracht werden

35.3 Periphere Laseriridoplastik

Es gibt Situationen, in denen eine Laseriridotomie entweder technisch nicht möglich oder ineffektiv ist. Solche Situationen sind ein Winkelblockglaukom mit persistierendem Hornhautödem [33], ein Nanophthalmus [106] und ein Winkelblockglaukom in Konsequenz eines Ziliarkörperödems unterschiedlicher Ursache, einschließlich einer Operation bei Netzhautablösung [107]. In solchen Fällen kann die Applikation von Laserherden mit geringer Leistung auf das periphere Irisstroma, was auch als Gonioplastik oder periphere Laseririsretraktion bezeichnet wird, die periphere Vorderkammer durch eine Kontraktion und Retraktion der peripheren Iris vertiefen (Abb. 35.9). Außerdem kann diese Methode dazu beitragen, den Kammerwinkel zu erweitern und die Möglichkeiten für eine Lasertrabekuloplastik verbessern.

Empfohlene Laserparameter für die periphere Iridoplastik sind Herdgrößen von 500 μ, Expositionszeiten von 0,5 s und eine Leistung von 150–200 mW [33]. Man kann die Laserleistung verstärken, wenn die Kontraktion der Iris nicht erkennbar ist und eine Pigmentfreisetzung durch die Laserapplikation den gewünschten Effekt auf die periphere Iris mindert. Es werden etwa 10 Laserherde auf die periphere Iris in jeden Quadranten appliziert. Es kann eine zweite Reihe von Laserherden in zirkulärer Anordnung angebracht werden, wenn die erste Laserkoagulation nicht ausreichte.

35.4 Laserpupilloplastik

Eine alternative Möglichkeit der Behandlung des Pupillarblockes, wenn eine Laseriridotomie, wie z. B. bei einer trüben Hornhaut nicht möglich ist, ist die Laserpupilloplastik. Diese kann beim Pupillarblockglaukom bei Aphakie oder Pseudophakie zu guten Ergebnissen führen [108–110]. Durch eine laserinduzierte Zugwirkung auf den Pupillarsaum in einem Quadranten kann die Iris von ihrer Verklebung mit der Linse oder der Kunstlinse abgezogen werden, wodurch eine Verbindung zwischen vorderer und hinterer Augenkammer wiederhergestellt wird. Dies funktioniert nur bei einer lockeren iridolentikulären Verbindung, da die durch die Laserpupilloplastik mögliche Irisretraktion wenig ausgeprägt ist. War die Pupilloplastik ineffektiv, kann eine Kombinationsbehandlung mit einer peripheren Iridoplastik evtl. ausreichend sein [33].

Empfohlene Laserparameter für die Laserpupilloplastik sind Herdgrößen von 200–500 μ, 0,2–0,5 s Expositionszeit und etwa 200 mW Laserleistung [33]. Mehrere Reihen von Laserherden werden auf die sphinkternahe Region der Iris in einem Quadranten aufgebracht, wobei man am Pupillarsaum beginnt und die Laserkoagulation nach peripher fortsetzt (Abb. 35.9). Die Kontraktion des Irisstromas mit jeder Laserapplikation verzieht die Pupille in Richtung des Behandlungsortes und man kann die Lasertherapie fortsetzen, bis sich durch eine Vertiefung der Vorderkammer eine Unterbrechung des Pupillarblockes anzeigt. Die Pupilloplastik wurde auch zur Erweiterung einer irreversiblen Miosis angewandt. Das Ausmaß der Pupillenerweiterung, das man hiermit erreicht ist häufig gering und meist nur temporär. Erhebliche Augeninnendrucksteigerungen können die Folge einer Pupilloplastik sein.

35.5 Irissphinkterotomie

Es wurde eine Laseroperationstechnik beschrieben, bei der die Pupille vergrößert, neu konfiguriert oder durch einen linearen Schnitt entlang der Iris mit einem Argonlaser und folgenden Laserparametern: 0,01–0,05 s, 50 µ und 1,5 Watt Laserleistung repositioniert werden kann. Durch die intrinsische Spannung der Iris trennen sich die Wundränder spontan [111].

35.6 Zusammenfassung

Laseriridotomien wurden vielfach zum operativen Vorgehen der Wahl bei der chirurgischen Therapie der Winkelblockglaukome. Laseriridotomien können entweder mit kontinuierlich emittierenden oder gepulsten Lasertypen ausgeführt werden. Die Laserparameter variieren mit dem Lasertyp und der Irispigmentierung. Komplikationen sind vorübergehende Augeninnendrucksteigerung, Uveitis, Verbrennungen von Hornhaut, Linse oder Retina. In manchen Situationen ist es nicht möglich eine Laseriridotomie auszuführen, in diesen Fällen ist eine mikrochirurgische Iridektomie nach wie vor notwendig. Laseroperative Verfahren können auch für bestimmte Winkelblockglaukome zur mechanischen Abflachung der peripheren Iris (Irido- bzw. Gonioplastik) oder zur Pupillenerweiterung (Pupilloplastik) eingesetzt werden. Die Sphinkterotomie ist eine weitere Operation am vorderen Augensegment, die mit dem Laserstrahl ausgeführt werden kann.

Literatur

1. Meyer-Schwickerath, G: Erfahrungen mit der Lichtokoagulation der Netzhaut und der Iris. Doc Ophthal 10:91, 1956.
2. Hogan, MF, Schwartz, A: Experimental photocoagulation of the iris of guinea pigs. Am J Ophthal 49:629, 1960.
3. Flocks, M, Zweng, HC: Laser coagulation of ocular tissues. Arch Ophthal 72:604, 1964.
4. Snyder, WB: Laser coagulation of the anterior segment. Arch Ophthal 77:93, 1967.
5. Hallman, VL, Perkins, ES, Watts, GK, et al: Laser irradiation of the anterior segment of the eye. I. Rabbit eyes. Exp Eye Res 7:481, 1968.
6. Hallman, VL, Perkins, ES, Watts, GK, et al: Laser irradiation of the anterior segment of the eye. II. Monkey eyes. Exp Eye Res 8:1, 1969.
7. Perkins, ES: Laser iridotomy for secondary glaucoma. Trans Ophthal Soc UK 91:777, 1971.
8. Khuri, CH: Argon laser iridectomies. Am J Ophthal 76:490, 1973.
9. L'Esperance, FA Jr, James, WA Jr: Argon laser photocoagulation of iris abnormalities. Trans Am Acad Ophthal Otol 79:321, 1975.
10. Abraham, RK, Miller, GL: Outpatient argon laser iridectomy for angle closure glaucoma: a two-year study. Trans Am Acad Ophthal Otol 79:529, 1975.
11. Anderson, DR, Forster, RK, Lewis, ML: Laser iridotomy for aphakic pupillary block. Arch Ophthal 93:343, 1975.
12. Pollack, IP, Patz, A: Argon laser iridotomy: an experimental and clinical study. Ophthal Surg 7:22, 1976.
13. Pollack, IP: Use of argon laser energy to produce iridotomies. Trans Am Ophthal Soc LXXVII:674, 1979.
14. Podos, SM, Kels, BD, Moss, AP, et al: Continuous wave argon laser iridectomy in angle-closure glaucoma. Am J Ophthal 88:836, 1979.
15. Yassur, Y, Melamed, S, Cohen, S, Ben-Sira, I: Laser iridotomy in closed-angle glaucoma. Arch Ophthal 97:1920, 1979.
16. Pollack, IP: Use of argon laser energy to produce iridotomies. Ophthal Surg 11:506, 1980.
17. Quigley, HA: Long-term follow-up of laser iridotomy. Ophthalmology 88:218, 1981.
18. Schwartz, LW, Rodrigues, MM, Spaeth, GL, et al: Argon laser iridotomy in the treatment of patients with primary angle-closure or pupillary block glaucoma: a clinicopathologic study. Ophthalmology 85:294, 1978.
19. Rodrigues, MM, Streeten, B, Spaeth, GL, Schwartz, LW: Argon laser iridotomy or primary angle closure or pupillary block glaucoma. Arch Ophthal 96:2222, 1978.
20. Yassur, Y, David, R, Rosenblatt, I, Marmour, U: Iridotomy with red krypton laser. Br J Ophthal 70:295, 1986.
21. Latina, MA, Puliafito, CA, Steinert, RR, Epstein, DL: Experimental iridotomy with the Q-switched neodymium-YAG laser. Arch Ophthal 102:1211, 1984.
22. Klapper, RM: Q-switched neodymium:YAG laser iridotomy. Ophthalmology 91:1017, 1984.
23. Robin, AL, Pollack IP: A comparison of neodymium:YAG and argon laser iridotomies. Ophthalmology 91:1011, 1984.
24. McAllister, JA, Schwartz, LW, Moster, M, Spaeth, GL: Laser peripheral iridectomy comparing Q-switched neodymium YAG with argon. Trans Ophthal Soc UK 104:67, 1984.

25. Pollack, IP, Robin, AL, Dragon, DM, et al: Use of the neodymium:YAG laser to create iridotomies in monkeys and humans. Trans Am Ophthal Soc LXXXII:307, 1984.
26. Rodrigues, MM, Spaeth, GL, Moster, M, et al: Histopathology of neodymium:YAG laser iridectomy in humans. Ophthalmology 92:1696, 1985.
27. Vernon, SA, Cheng, H: Freeze frame analysis on high speed cinematography of Nd/YAG laser explosions in ocular tissues. Br J Ophthal 70:321, 1986.
28. Goldberg, MF, Tso, MOM, Mirolovich, M: Histopathological characteristics of neodymium-YAG laser iridotomy in the human eye. Br J Ophthal 71:623, 1987.
29. Robin, AL, Arkell, S, Gilbert, SM, et al: Q-switched neodymium-YAG laser iridotomy. A field trial with a portable laser system. Arch Ophthal 104:526, 1986.
30. Abraham, RK: Protocol for single-session argon laser iridectomy for angle-closure glaucoma. Int Ophthal Clin 21:145, 1981.
31. Schirmer, KE: Argon laser surgery of the iris, optimized by contact lenses. Arch Ophthal 101:1130, 1983.
32. Wise, JB, Munnerlyn, CR, Erickson, PJ: A high-efficiency laser iridotomy-sphincterotomy lens. Am J Ophthal 101:546, 1986.
33. Ritch, R: Argon laser treatment for medically unresponsive attacks of angle-closure glaucoma. Am J Ophthal 94:197, 1982.
34. Robin, AL, Pollack, IP, deFaller, JM: Effects of topical ALO 2145 (p-aminoclonidine hydrochloride) on the acute intraocular pressure rise after argon laser iridotomy. Arch Ophthal 105:1208, 1987.
35. Hoskins, HD, Migliazzo, CV: Laser iridectomy–a technique for blue irises. Ophthal Surg 15:488, 1984.
36. Abraham, RK: Procedure for outpatient argon laser iridectomies for angle closure glaucoma. Int Ophthal Clin 16:1, 1976.
37. Harrad, RA, Stannard, KP, Shilling, JS: Argon laser iridotomy. Br J Ophthal 69:368, 1985.
38. Yamamoto, T, Shirato, S, Kitazawa, Y: Argon laser iridotomy in angle-closure glaucoma: a comparison of two methods. Jap J Ophthal 26:387, 1982.
39. Mandelkorn, RM, Mendelsohn, AD, Olander, KW, Zimmerman, TJ: Short exposure times in argon laser iridotomy. Ophthal Surg 12:805, 1981.
40. Kolker, AE: Techniques of argon laser iridectomy. Trans Am Ophthal Soc 82:303, 1984.
41. Stetz, D, Smith, H Jr, Ritch, R: A simplified technique for laser iridectomy in blue irides. Am J Ophthal 96:249, 1983.
42. Damerow, A, Utermann, D: Combined thermal-photodisruptive iridotomy with the argon and Nd:YAG laser. Klin Monatsbl Augenheilkd 195:61, 1989.
43. Goins, K, Schmeisser, E, Smith, T: Argon laser pretreatment in Nd:YAG iridotomy. Ophthal Surg 21:497, 1990.
44. Wise, JB: Large iridotomies by the linear incision technique using the neodymium:YAG laser at low energy levels. A study using cynomolgus monkeys. Ophthalmology 94:82, 1987.
45. Wise, JB: Low-energy linear-incision neodymium:YAG laser iridotomy versus linear-incision argon laser iridotomy. A prospective clinical investigation. Ophthalmology 94:1531, 1987.
46. Rol, P, Kwasniewska, S, van der Zypen, E, Fankhauser, F: Transscleral iridotomy using a neodymium:YAG laser operated both with standard equipment and an optical fiber system-a preliminary report: Part 1-Optical system and biomicroscopic results. Ophthal Surg 18:176, 1987.
47. Bonney, CH, Gassterland, DE: Low-energy, Q-switched ruby laser iridotomies in *Macaca mulatta*. Invest Ophthal Vis Sci 18:278, 1979.
48. Bass, MS, Cleary, CV, Perkins, ES, Wheeler, CB: Single treatment laser iridotomy. Br J Ophthal 63:29, 1979.
49. Richardson, TM, Brown, SV, Thomas, JV, Simmons, RJ: Shock-wave effect on anterior segment structures following experimental neodymium:YAG laser iridectomy. Ophthalmology 92:1387, 1985.
50. Moster, MR, Schwartz, LW, Spaeth, GL, et al: Laser iridectomy: a controlled study comparing argon and neodymium:YAG. Ophthalmology 93:20, 1986.
51. Del Priore, LV, Robin, AL, Pollack, IP: Neodymium:YAG and argon laser iridotomy. Long-term follow-up in a prospective, randomized clinical trial. Ophthalmology 95:1207, 1988.
52. Robin, AL, Pollack, IP: Q-switched neodymium-YAG laser iridotomy in patients in whom the argon laser fails. Arch Ophthal 104:531, 1986.
53. Krupin, T, Stone, RA, Cohen, BH, et al: Acute intraocular pressure response to argon laser iridotomy. Ophthalmology 92:922, 1985.
54. Taniguchi, T, Rho, SH, Gotoh, Y, Kitazawa, Y: Intraocular pressure rise following Q-switched neodymium:YAG laser iridotomy. Ophthal Laser Ther 2:99, 1987.
55. Gailitis, R, Peyman, GA, Pulido, J, et al: Prostaglandin release following Nd:YAG iridotomy in rabbits. Ophthal Surg 17:467, 1986.
56. Weinreb, RN, Weaver, D, Mitchell, MD: Prostanoids in rabbit aqueous humor: effect of laser photocoagulation of the iris. Invest Ophthal Vis Sci 26:1087, 1985.
57. Sanders, DR, Joondeph, B, Hutchins, R, et al: Studies on the blood-aqueous barrier after argon laser photocoagulation of the iris. Ophthalmology 90:169, 1983.
58. Schrems, W, van Dorp, HP, Wendel, M, Krieglstein, GK: The effect of YAG laser iridotomy on the blood-aqueous barrier in the rabbit. Graefe's Arch Ophthal 221:179, 1984.
59. Tawara, A, Inomata, H: Histological study on transient ocular hypertension after laser iridotomy in rabbits. Graefe's Arch Ophthal 225:114, 1987.
60. Robin, AL, Pollack, IP, Quigley, HA, et al: Histologic studies of angle structures after laser iridotomy in primates. Arch Ophthal 100:1665, 1982.
61. Kitazawa, Y, Sugiyama, K, Taniguchi, T: The prevention of an acute rise in intraocular pressure following Q-switched Nd:YAG laser iridotomy with clonidine. Graefe's Arch Ophthal 227:13, 1989.
62. Cohen, JS, Bibler, L, Tucker, D: Hypopyon following laser iridotomy. Ophthal Surg 15:604, 1984.
63. Choplin, NT, Bene, CH: Cystoid macular edema following laser iridotomy. Ann Ophthal 15:172, 1983.
64. Schwartz, LW, Moster, MR, Spaeth, GL, et al: Neodymium-YAG laser iridectomies in glaucoma associated with closed or occludable angles. Am J Ophthal 102:41, 1986.
65. Brainard, JO, Landers, JH, Shock, JP: Recurrent angle closure glaucoma following a patent 75-micron laser iridotomy: a case report. Ophthal Surg 13:1030, 1982.
66. Sachs, SW, Schwartz, B: Enlargement of laser iridotomies over time. Br J Ophthal 68:570, 1984.
67. Hirst, LW, Robin, AL, Sherman, S, et al: Corneal endothelial changes after argon-laser iridotomy and panretinal photocoagulation. Am J Ophthal 93:473, 1982.
68. Smith, J, Whitted, P: Corneal endothelial changes after argon laser iridotomy. Am J Ophthal 98:153, 1984.

69. Panek, WC, Lee, DA, Christensen, RE: Effects of argon laser iridotomy on the corneal endothelium. Am J Ophthal 105:395, 1988.
70. Hong, C, Kitazawa, Y, Tanishima, T: Influence of argon laser treatment of glaucoma on corneal endothelium. Jap J Ophthal 27:567, 1983.
71. Schwartz, AL, Martin, NF, Weber, PA: Corneal decompensation after argon laser iridectomy. Arch Ophthal 106:1572, 1988.
72. Hodes, BL, Bentivegna, JF, Weyer, NJ: Hyphema complicating laser iridotomy. Arch Ophthal 100:924, 1982.
73. Rubin, L, Arnett, J, Ritch, R: Delayed hyphema after argon laser iridectomy. Ophthal Surg 15:852, 1984.
74. Yamamoti, T, Shirato, S, Kitazawa, Y: Treatment of primary angle-closure glaucoma by argon laser iridotomy: a long-term follow-up. Jap J Ophthal 29:1, 1985.
75. Welch, DB, Apple, DJ, Mendelsohn, AD, et al: Lens injury following iridotomy with a Q-switched neodymium-YAG laser. Arch Ophthal 104:123, 1986.
76. Berger, CM, Lee, DA, Christensen, RE: Anterior lens capsule perforation and zonular rupture after Nd:YAG laser iridotomy. Am J Ophthal 107:674, 1989.
77. Seedor, JA, Greenidge, KC, Dunn, MW: Neodymium:YAG laser iridectomy and acute cataract formation in the rabbit. Ophthal Surg 17:478, 1986.
78. Higginbotham, EJ, Ogura, Y: Lens clarity after argon and neodymium-YAG laser iridotomy in the rabbit. Arch Ophthal 105:540, 1987.
79. Gaasterland, DE, Rodrigues, MM, Thomas, G: Threshold for lens damage during Q-switched Nd:YAG laser iridectomy. A study of rhesus monkey eyes. Ophthalmology 92:1616, 1985.
80. Anderson, DR, Knighton, RW, Feuer, WJ: Evaluation of phototoxic retinal damage after argon laser iridotomy. Am J Ophthal 107:398, 1989.
81. Karmon, G, Savir, H: Retinal damage after argon laser iridotomy. Am J Ophthal 101:554, 1986.
82. Berger, BB: Foveal photocoagulation from laser iridotomy. Ophthalmology 91:1029, 1984.
83. Bongard, B, Pederson, JE: Retinal burns from experimental laser iridotomy. Ophthal Surg 16:42, 1985.
84. Karjalainen, K, Laatikainen, L, Raitta, C: Bilateral non-rhegmatogenous retinal detachment following neodymium-YAG laser iridotomies. Arch Ophthal 104:1134, 1986.
85. Brooks, AMV, Harper, CA, Gillies, WE: Occurrence of malignant glaucoma after laser iridotomy. Br J Ophthal 73:617, 1989.
86. Robin, A, Pollack IP: Argon laser peripheral iridotomies in the treatment of primary angle closure glaucoma. Long-term follow-up. Arch Ophthal 100:919, 1982.
87. Go, F-J, Yamamoto, T, Kitazawa, Y: Argon laser iridotomy and surgical iridectomy in treatment of primary angle-closure glaucoma. Jap J Ophthal 28:36, 1984.
88. Rivera, AH, Brown, RH, Anderson, DR: Laser iridotomy vs surgical iridectomy. Have the indications changed? Arch Ophthal 103:1350, 1985.
89. Chandler, PA: Peripheral iridectomy. Arch Ophthal 72:804, 1964.
90. Weene, LE: Self-sealing incision for peripheral iridectomy. Ophthal Surg 9:64, 1978.
91. Freeman, LB, Ridgway, AEA: Peripheral iridectomy via a corneal section: a follow-up study. Ophthal Surg 10:53, 1979.
92. Ahmad, N: Transcorneal peripheral iridectomy. Ophthal Surg 11:124, 1980.
93. Curran, RE: Surgical management of iris bombé. Arch Ophthal 90:464, 1973.
94. King, JH, Wadsworth, JAC: An Atlas of Ophthalmic Surgery, 2nd ed. JB Lippincott, Philadelphia, 1970, p. 416.
95. Kass, MA, Hersh, SB, Albert, DM: Experimental iridectomy with bipolar microcautery. Am J Ophthal 81:451, 1976.
96. Hersh, SB, Kass, MA: Iridectomy in rubeosis iridis. Ophthal Surg 7:19, 1976.
97. Hashmi, MS, McCarthy, JP: Cauterising iris scissors. Br J Ophthal 63:754, 1979.
98. Snyder, WB, Vaiser, A, Hutton, WL: Laser iridectomy. Trans Am Acad Ophthal Otol 79:381, 1975.
99. Tessler, HH, Peyman, GA, Huamonte, F, Menachof, I: Argon laser iridotomy in incomplete peripheral iridectomy. Am J Ophthal 79:1051, 1975.
100. Feibel, RM, Bigger, JF, Smith, ME: Intralenticular hemorrhage following iridectomy. Arch Ophthal 87:36, 1972.
101. Go, F-J, Kitazawa, Y: Complications of peripheral iridectomy in primary angle-closure glaucoma. Jap J Ophthal 25:222, 1981.
102. Sugar, HS: Cataract formation and refractive changes after surgery for angle-closure glaucoma. Am J Ophthal 69:747, 1970.
103. Floman, N, Berson, D, Landau, L: Peripheral iridectomy in closed angle glaucoma–late complications. Br J Ophthal 61:101, 1977.
104. Godel, V, Regenbogen, L: Cataractogenic factors in patients with primary angle-closure glaucoma after peripheral iridectomy. Am J Ophthal 83:180, 1977.
105. Krupin, T, Mitchell, KB, Johnson, MF, Becker, B: The long-term effects of iridectomy for primary acute angle-closure glaucoma. Am J Ophthal 86:506, 1978.
106. Kimbrough, RL, Trempe, CS, Brockhurst, RJ, Simmons, RJ: Angle-closure glaucoma in nanophthalmos. Am J Ophthal 88:572, 1979.
107. Burton, TC, Folk, JC: Laser iris retraction for angle-closure glaucoma after retinal detachment surgery. Ophthalmology 95:742, 1988.
108. Patti, JC, Cinotti, AA: Iris photocoagulation therapy of aphakic pupillary block. Arch Ophthal 93:347, 1975.
109. Theodossiadis, G: A new argon-laser-approach for the management of aphakic pupillary block. Klin Monatsbl Augenheilkd 169:153, 1976.
110. Theodossiadis, GP: Pupilloplasty in aphakic and pseudophakic pupillary block glaucoma. Trans Ophthal Soc UK 104:137, 1985.
111. Wise, JB: Iris sphincterotomy, iridotomy, and synechiotomy by linear incision with the argon laser. Ophthalmology 92:641, 1985.

Kapitel 36. Filtrationschirurgie

36.1 Wirkungsmechanismus
36.1.1 Filtrationsstelle
36.1.2 Filterkissen
36.1.3 Abtransport des Kammerwassers
36.2 Grundsätzliche Aspekte der Filtrationschirurgie
36.2.1 Limbale Parazentese
36.2.2 Präparation des Bindehautlappens
36.2.3 Periphere Iridektomie
36.2.4 Verschluß der Bindehautwunde
36.2.5 Injektion von Flüssigkeit
36.2.6 Postoperative Behandlung
36.3 Filtrationsoperationen
36.3.1 Ungedeckte Filtrationsoperationen
36.3.2 Filtrationsöffnungen mit lamellärer Skleradeckung (Trabekulektomie)
36.3.3 Antiglaukomatöse Implantate
36.4 Prävention und Behandlung von Komplikationen
36.4.1 Intraoperative Komplikationen
36.4.2 Frühe postoperative Komplikationen
36.4.3 Späte postoperative Komplikationen
36.5 Vergleich der verschiedenen Filtrationsoperationen
36.5.1 Ungedeckte Operationen
36.5.2 Gedeckte Trabekulektomie vs. ungedeckte Operationen
36.6 Zusammenfassung

Die häufigsten angewandten Operationsmethoden für Offenwinkelglaukome bei Erwachsenen sind die sog. Filtrationseingriffe. Wenngleich eine Vielzahl von Operationsmodifikationen beschrieben wurde, folgen alle Filtrationseingriffe einem gemeinsamen Wirkungsmechanismus und grundsätzlichen Prinzipien. Es sollen deshalb hier zunächst die übergeordneten Aspekte und gemeinsamen Charakteristika besprochen werden, bevor man die speziellen Operationsmethoden und möglichen Komplikationen aufzeigt.

36.1 Wirkungsmechanismus

36.1.1 Filtrationsstelle

Der prinzipielle Wirkungsmechanismus für alle Filtrationseingriffe ist eine Öffnung der Vorderkammer in den Subkonjunktivalraum, die eine Drainage von Kammerwasser aus der Vorderkammer ermöglicht, wodurch die pathologische Widerstandserhöhung der physiologischen Abflußwege umgangen wird. In der frühen Literatur wurde die Verbindung der Vorderkammer zum limbusnahen Subkonjunktivalraum auch als Fistel bezeichnet, was eigentlich nicht korrekt ist, da der Abfluß von Kammerwasser an dieser Stelle mehr einer Filtration entspricht und der Terminus Fistel im ursprünglichen Sinne eine Verbindung intraokularer Kompartimente mit dem äußeren Auge meint. Das Kammerwasser fließt im Bereich der operativ geschaffenen Filtrationsstelle direkt oder indirekt in die subkonjunktivalen Räume und wird dort auf verschiedene Weise abtransportiert.

36.1.2 Filterkissen

Die meisten, nicht alle, erfolgreichen antiglaukomatösen Filtrationsoperationen sind durch eine Anhebung der Bindehaut an der Operationsstelle charakterisiert, die allgemein als Filterkissen bezeichnet wird. Das biomikroskopische Bild der Filterkissen kann sich erheblich bezüglich Größenausdehnung, Prominenz und Gefäßversorgung unterscheiden. Gut ausgebildete Filterkissen gehen häufig mit einer ausreichenden, postoperativen Augeninnendrucksenkung einher. Sie können avaskulär mit zahlreichen Mikrozysten im Epithel sein, auch flach, diffus, mehr zirkumskript oder stark prominent (Abb. 36.1 a, b) [1,2].

Das histologische Bild von sowohl funktionierenden wie afunktionellen Filterkissen besteht aus normalem Epithel ohne interzelluläre Verbindungen,

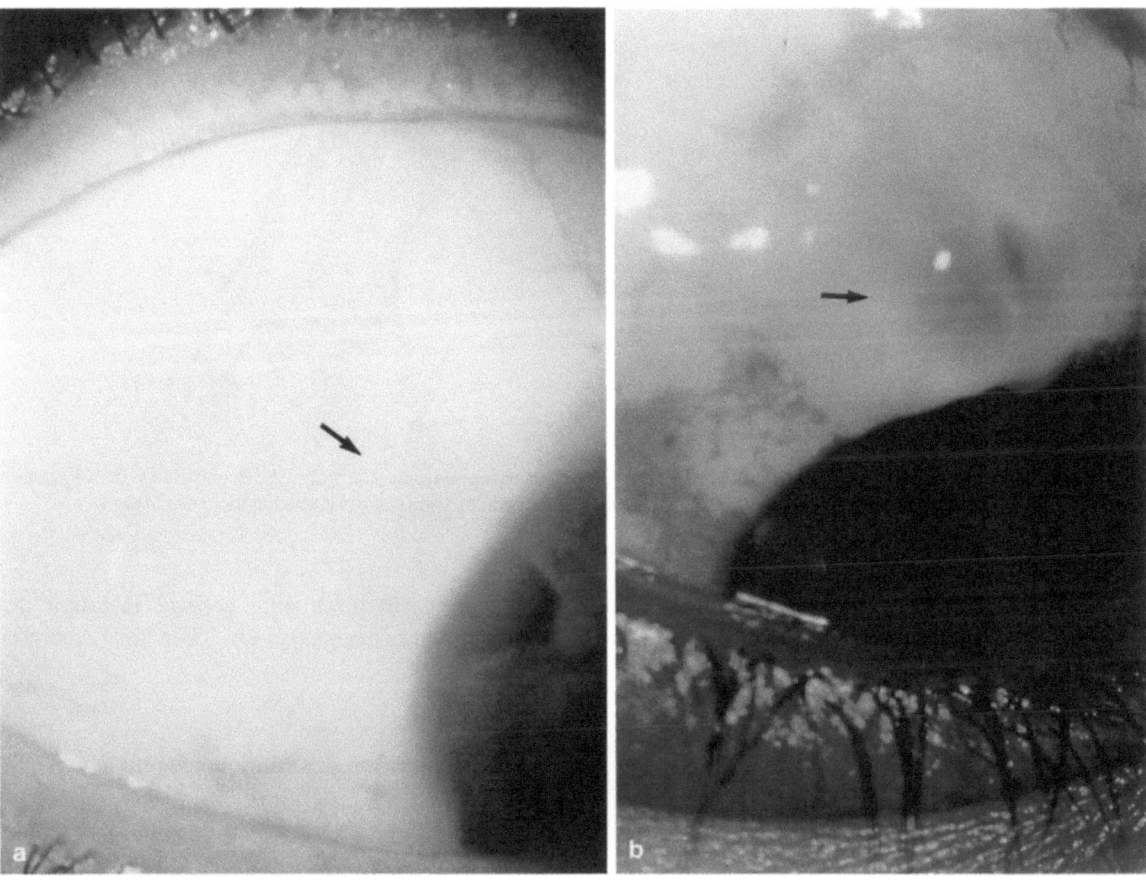

Abb. 36.1a, b. Grundtypen verschiedener Filterkissen. **a** Flaches, diffuses Filterkissen *(Pfeil).* **b** Kleines, prominentes Filterkissen. Man beachte die Avaskularität beider Kissen

was die Flüssigkeitsströmung begrenzen würde [2]. Das subepitheliale Bindegewebe korreliert besser mit dem Funktionsstatus des Filterkissens, wobei funktionelle Filterkissen locker angeordnetes Bindegewebe mit histologisch leeren Zwischenräumen zeigen, während afunktionelle Filterkissen dichtes, kollagenes Bindegewebe aufweisen [2].

36.1.3 Abtransport des Kammerwassers

Einige Studien vermuten, daß das Kammerwasser im Filterkissen durch die Bindehaut [3] filtriert wird und sich mit dem Tränenfilm [4,5] vermischt. Andere gehen von einem vaskulären [3] oder perivaskulären [6] Abtransport aus. Manchmal kann eine Filtrationsoperation auch eine gute Augeninnendrucksenkung trotz des Fehlens eines erkennbaren Filterkissens ergeben. Dies ist häufiger, wenn die Filtrationsstelle durch eine lamelläre Sklerapräparation gedeckt ist. Vermutlich geht der Mechanismus des Kammerwassertransportes bei diesen Fällen 1. über lymphatische Gefäße in der Umgebung des Operationsfeldes, 2. über atypische neugebildete Kammerwasservenen und 3. über physiologische Kammerwasservenen [3,6].

36.2 Grundsätzliche Aspekte der Filtrationschirurgie

Die verschiedenen Arten der Filtrationsoperationen unterscheiden sich hauptsächlich in der operativen Methodik, mit der die Filtrationsstelle angelegt wird. Die übrigen Aspekte der Operation wie auch der postoperativen Nachbetreuung sind im Prinzip für alle Filtrationseingriffe identisch und werden zunächst besprochen, bevor auf spezielle Filtrationsmethoden eingegangen wird.

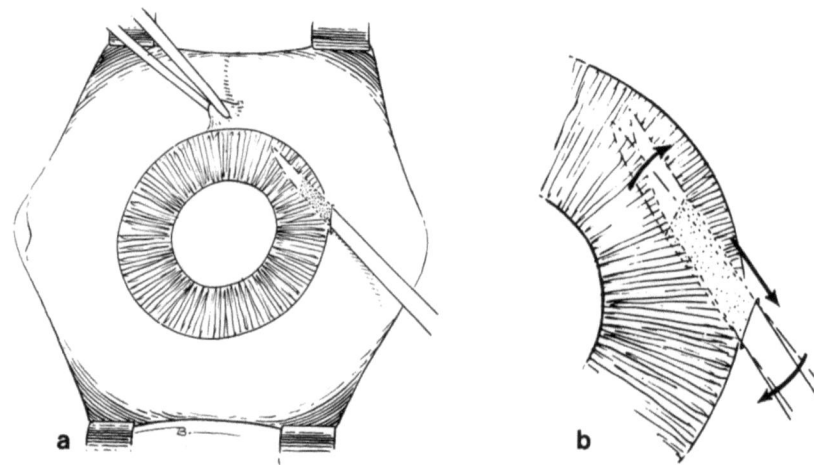

Abb. 36.2 a, b. Limbale Parazentese. **a** Zugang am Limbus mit einem Parazentesemesser, wobei die Schnittfläche dem Kammerwinkel zugewandt ist. **b** Rotation der Messerspitze in Richtung Kammerwinkel während des Zurückziehens des Messers

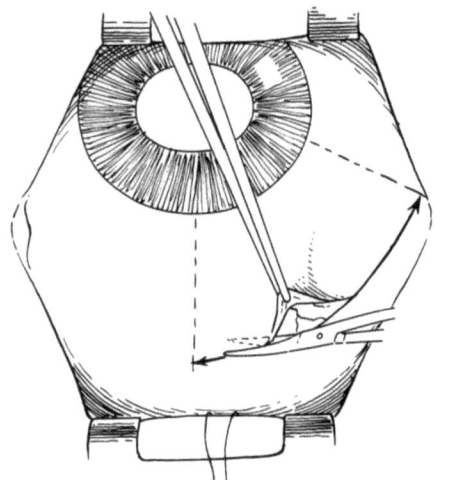

Abb. 36.3. Eröffnung der Bindehaut zur Präparation eines limbusbasalen Bindehautlappens

36.2.1 Limbale Parazentese

Manche Operateure bevorzugen zu Operationsbeginn einen angeschrägten Parazentesezugang zur peripheren Vorderkammer, meist im inferotemporalen Quadranten, für die Injektion von Luft, Elektrolytlösung, pupillenwirksame Pharmaka oder viskoelastische Substanzen, je nach individuellem Bedarf. Dies kann mit einer Luftlanze oder einem üblichen Parazentesemesser, selten auch mit einem Graefemesser geschehen. Für einen guten, nahtlosen Wundverschluß muß der Zugang schräg zur Hornhautoberfläche erfolgen, wobei die vorderkammerseitige Öffnung größer als der externe Zugang sein sollte, was sich durch eine geringe Rotation des schneidenden Instrumentes erreichen läßt (Abb. 36.2 a, b).

36.2.2 Präparation des Bindehautlappens

Die Präparation des Bindehautlappens ist ein kritischer Operationsschritt bei allen Filtrationseingriffen, da die häufigste Ursache einer erfolglosen Operation die Vernarbung des Filterkissens ist. Wenngleich sich die verschiedenen Operationsmethoden von Operateur zu Operateur unterscheiden, stimmen doch alle Experten darin überein, daß eine minimale Traumatisierung und eine subtile Blutstillung essentiell sind.

Lage des Bindehautlappens. Manche Operateure ziehen eine Lokalisation der Bindehautpräparation in der 12-Uhr-Position vor, um den breiteren Limbus in dieser Region zu nutzen. Andere weichen in den temporalen oder nasalen Quadranten aus, um den zweiten oberen Quadranten für eine evtl. notwendig werdende, spätere Operation zu reservieren. Sehr selten wird bei einer ausgeprägten Vernarbungsanamnese vorausgegangener Eingriffe oder, wenn durch anderweitige periokuläre Chirurgie die Bindehaut in den oberen Quadranten völlig vernarbt ist, einer der unteren Quadranten für den Filtrationseingriff benutzt.

Limbus- vs. fornixbasaler Bindehautlappen. Viele Jahre war die Präparation des Bindehautlappens zur antiglaukomatösen Filtrationschirurgie limbusbasal

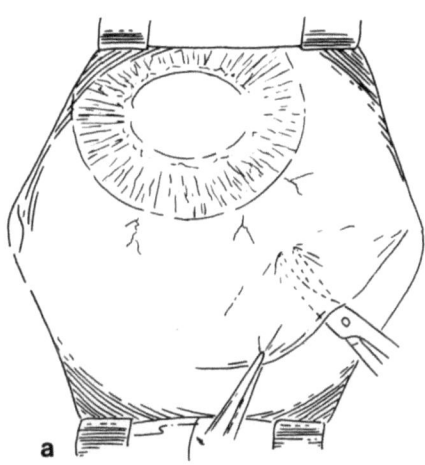 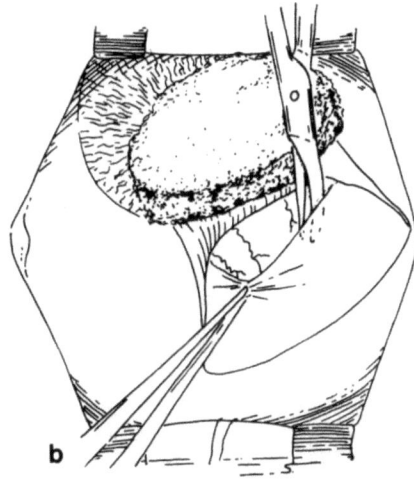

Abb. 36.4 a, b. Totale Tenonektomie. **a** Stumpfe und scharfe Präparation zwischen Bindehaut und Tenonkapsel mit sorgfältiger Beachtung des Schlusses der Scherenbranchen zur Vermeidung eines Bindehautloches. **b** Abpräparation der Tenonkapsel von der Episklera, beginnend mit einer Inzision nahe am Limbus und Erweiterung in Richtung Bindehauteröffnung. Über diesen Bereich wird die Tenonkapsel dann exzidiert

(d.h., die Eröffnung der Bindehaut erfolgte in der Nähe des oberen Fornix; Abb. 36.3). Seit wenigen Jahren bevorzugen manche Operateure einen fornixbasalen Bindehautlappen, besonders bei einer Trabekulektomie [7,8]. In einer ganzen Anzahl klinischer Studien, die in den jüngsten Jahren publiziert wurden, verglich man limbus- und fornixbasale Bindehautpräparationen bei der Trabekulektomie, wobei alle Studien vergleichbare Erfolgsraten ergaben [9–13]. Eine klinische Studie berichtete jedoch über eine geringfügig bessere postoperative Augeninnendruckkontrolle beim limbusbasalen Bindehautlappen [11], während eine andere Studie eine mehr diffuse Ausprägung des Filterkissens bei den fornixbasalen Bindehautlappen feststellte [12]. Die Einstellung der Operateure variiert erheblich zu diesem Aspekt der Filtrationschirurgie, wobei viele den leichteren Zugang und die einfachere Darstellung des Operationsfeldes beim fornixbasalen Lappen bevorzugen, während andere den besseren Wundverschluß und möglicherweise niedrigere postoperative Augendruckwerte bei den limbusbasalen Lappen mehr schätzen.

Umgang mit der Tenonkapsel. Es bestehen unterschiedliche Meinungen bezüglich des Nutzens der Resektion von Teilen der Tenonkapsel im Bereich des Bindehautlappens. Zwei Studien ergaben keinen Unterschied im postoperativen Augendruckniveau zwischen Augen mit Exzision von Tenongewebe und Augen, bei denen das Tenongewebe teilweise oder völlig intakt gelassen wurde [14,15]. Aus diesem Grunde präparieren viele Chirurgen zwischen Tenonkapsel und Episklera wenn sie den Bindehautlappen darstellen, wobei Tenongewebe weder von der Bindehaut getrennt noch reseziert wird. Andere wiederum entfernen einen großen Teil des im Operationsfeld befindlichen Tenongewebes, wenn dies wie bei jungen Patienten oder Farbigen, ungewöhnlich dick erscheint, was dadurch erfolgen kann, indem zwischen Bindehaut und Tenonkapsel präpariert und anschließend das Tenongewebe von der Episklera abgetrennt wird (Abb. 36.4 a, b). Ein anderes Vorgehen ist das Abpräparieren der Tenonkapsel von der darunterliegenden Sklera und dann die Resektion eines Teils der Kapsel von der Bindehaut durch einen sanften Gegenzug, wobei der Teil der Tenonkapsel, der sich hierdurch darstellt, von der Bindehaut abgeschnitten wird (Abb. 36.5 a, b). Bei beiden Verfahren ist eine stumpfe Präparation empfehlenswert, um unnötige Blutungsquellen zu vermeiden. Eine scharfe Präparation erfolgt nur, wenn notwendig. Der stets zarte Umgang mit der Bindehaut ist zu jedem Zeitpunkt notwendig, wozu spezielle Bindehautpinzetten entwickelt wurden, die ein festes Fassen der Bindehaut ermöglichen, ohne sie einzureißen [16].

Eröffnung der Vorderkammer. Während der Vorderkammereröffnung (nach alter Nomenklatur das Anlegen der „Glaukomfistel") ist es wichtig, den Bindehautlappen stets feucht zu halten und möglichst wenig zu traumatisieren. Dies kann am besten dadurch geschehen, indem man den auf die Hornhaut zurückgeschlagenen Bindehautlappen mit einem feuchten, feinen Tupfer fixiert (Abb. 36.6). Der flüssigkeitsgetränkte Tupfer sollte mit einem möglichst stumpfen Instrument gehalten werden [17].

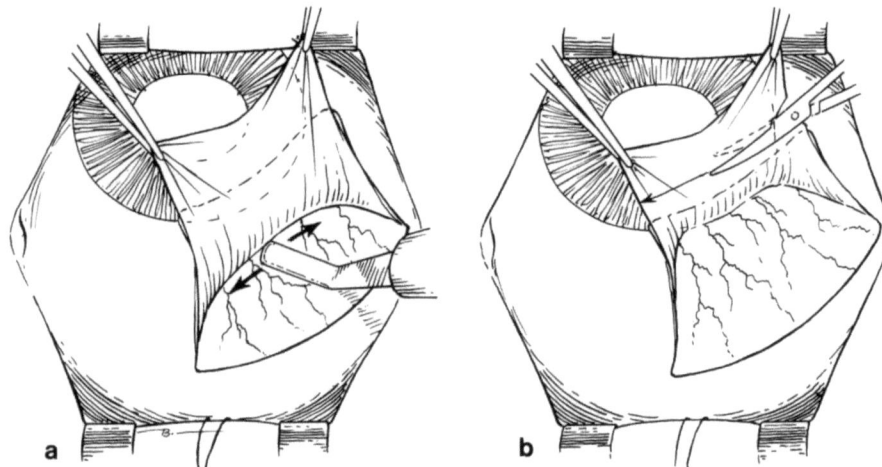

Abb. 36.5 a, b. Partielle Tenonektomie. **a** Stumpfe Präparation der Tenonkapsel von der Episklera. **b** Exzision eines Teils der Tenonkapsel, die von der Bindehaut abgetrennt werden kann

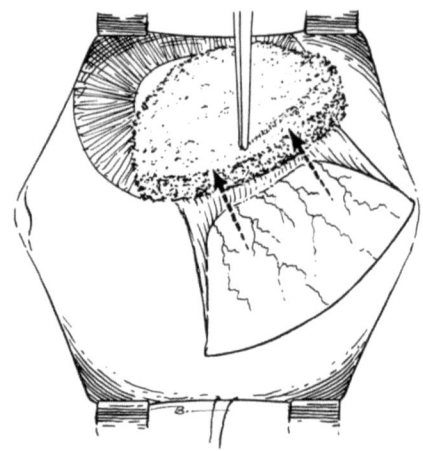

Abb. 36.6. Halten des zurückgeschlagenen Bindehautlappens auf der Hornhaut mit einem befeuchteten Tupfer

36.2.3 Periphere Iridektomie

Eine periphere Iridektomie gehört routinemäßig zu allen Filtrationsoperationen und wird gewöhnlich nach Eröffnung der Vorderkammer angelegt. Wenn jedoch die basale Iris spontan in die limbale Inzision prolabiert, ist es am besten, sofort die Iridektomie auszuführen und dann die antiglaukomatöse Limbuseröffnung zu vervollständigen. Die Iridektomie muß groß genug sein, um eine Verlegung der Kammerwinkelöffnung durch die periphere Iris auszuschließen [18].

36.2.4 Verschluß der Bindehautwunde

Ein dichter Verschluß der Bindehautwunde ist bei allen Glaukomfiltrationseingriffen der wesentliche, abschließende Operationsschritt. Eine Außenfistulation führt zu einer flachen, aufgehobenen Kammer und verhindert, daß sich das Filterkissen adäquat entwickelt. Eine feine Naht, wie z.B. 10–0 Nylon oder aus absorbierbarer Polyglykolsäure bzw. Polyglactin auf einer gebogenen, dünnen Rundnadel ist günstig, um eine minimale Gewebereaktion zu provozieren. Für den Verschluß eines limbusbasalen Bindehautlappens ergibt eine fortlaufende Naht mit sehr enger Stichfolge einen wasserdichten Verschluß (Abb. 36.7). Man kann auch eine fortlaufende Naht entlang des Limbus bei einem fornixbasalen Bindehautlappen anlegen, obwohl die meisten Operateure Einzelknopfnähte zu beiden Seiten der Bindehautöffnung bevorzugen, die die Bindehaut fest über die periphere Hornhaut anspannen [8]. Manche Operateure ziehen auch einen getrennten Wundverschluß von Tenonkapsel und Bindehautlappen vor. Dies ergibt eine besonders sorgfältige Abdichtung des Filterkissens.

36.2.5 Injektion von Flüssigkeit

Wenn zu Operationsbeginn eine limbale Parazentese ausgeführt wurde, so wird am Ende der Filtrationsoperation über diesen Vorderkammerzugang Elektrolytlösung in die Vorderkammer injiziert (Abb. 36.8). Diese sollte die Vorderkammer vertiefen und eine bleibende Prominenz des Bindehautlappens er-

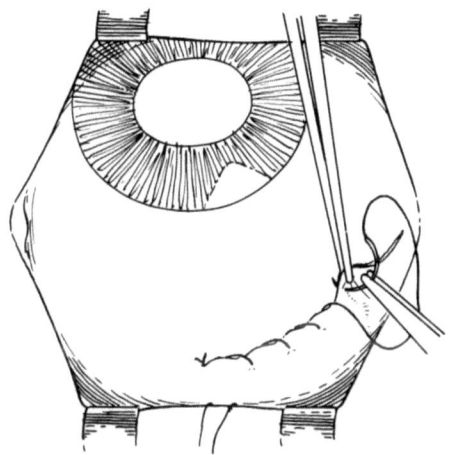

Abb. 36.7. Verschluß des Bindehautlappens mit einer fortlaufenden Naht

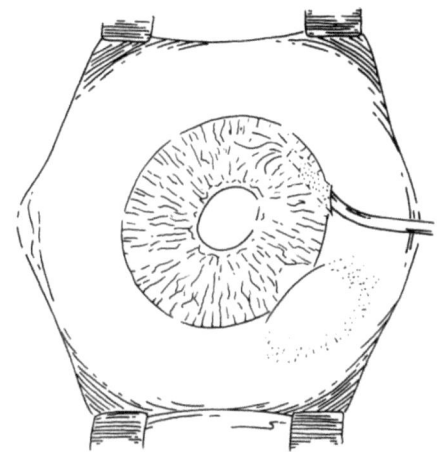

Abb. 36.8. Injektion von BSS in die Vorderkammer mit Anhebung der Bindehaut im späteren Filterkissenbereich

geben, womit die Offenheit der antiglaukomatösen Filtrationsstelle und ein wasserdichter Verschluß des Bindehautzugangs belegt werden. Die relativen Vorzüge, andere Stoffe in die Vorderkammer während einer Filtrationsoperation zu injizieren, werden später in diesem Kapitel besprochen.

36.2.6 Postoperative Behandlung

Die lokale Applikation von Mydriatika/Zykloplegika und Antibiotika sollte routinemäßig über die ersten 2–3 Wochen fortgeführt werden. Zusätzlich bevorzugen die meisten Operateure eine lokale Steroidmedikation, um der Narbenbildung im Filterkissenbereich zu begegnen. Andere Pharmaka, die die Vernarbung der Filterkissenregion hemmen, werden später in diesem Kapitel besprochen.

36.3 Filtrationsoperationen

Es gibt zwei grundsätzliche Arten antiglaukomatöser Filtrationen: 1. jene, bei denen für die Eröffnung der Vorderkammer das korneosklerale Gewebe des Limbus in voller Dicke reseziert wird (ungedeckte Filtereingriffe), und 2. jene, bei denen der Vorderkammerzugang durch eine lamelläre Sklerapräparation bedeckt ist (gedeckte Filtrationsoperationen). Außerdem wurden zahlreiche Versuche unternommen, die Filtrationsstelle durch die Implantation unterschiedlichster Drainagevorrichtungen dauerhaft offenzuhalten.

36.3.1 Ungedeckte Filtrationsoperationen

Die ursprüngliche Art der „antiglaukomatösen Fistel" bestand aus einer direkten Verbindung zwischen Vorderkammer und Subkonjunktivalraum durch die limbale Sklera in voller Dicke. Diese Operationsmethode wird unter bestimmten Bedingungen noch von vielen Operateuren bevorzugt. Die Öffnung der Vorderkammer zum Subkonjunktivalraum ließ sich operativ auf verschiedene Weise erreichen.

36.3.1.1 Sklerektomie

1906 beschrieb LaGrange [19] eine Operationstechnik, bei der eine limbale Inzision in voller Dicke ausgeführt und dabei ein Gewebestück aus der anterioren Wundlippe exzidiert wurde, wodurch eine limbale Fistulation zwischen Vorderkammer und Subkonjunktivalraum entstand. Holth [20] modifizierte dieses Verfahren 3 Jahre später, indem er die Sklerektomie mit einer Stanze ausführte. Spätere Operationsmodifikationen waren die Exzision von limbalem Gewebe sowohl aus der anterioren wie aus der posterioren Wundlippe über den gesamten Inzisionsbereich [21,22] oder aus den lateralen Wundrändern bei einer radialen Limbusinzision [23]. Die Sklerektomiemethode, die in der neueren Literatur am häufigsten diskutiert wird, ist die hintere Sklerektomie (Exzision aus dem posterioren Wundrand), die von Iliff und Haas [24] beschrieben wurde.

Operationstechnik (Abb. 36.9 a–d). Es erfolgt zunächst eine limbusparallele Inzision der Sklera un-

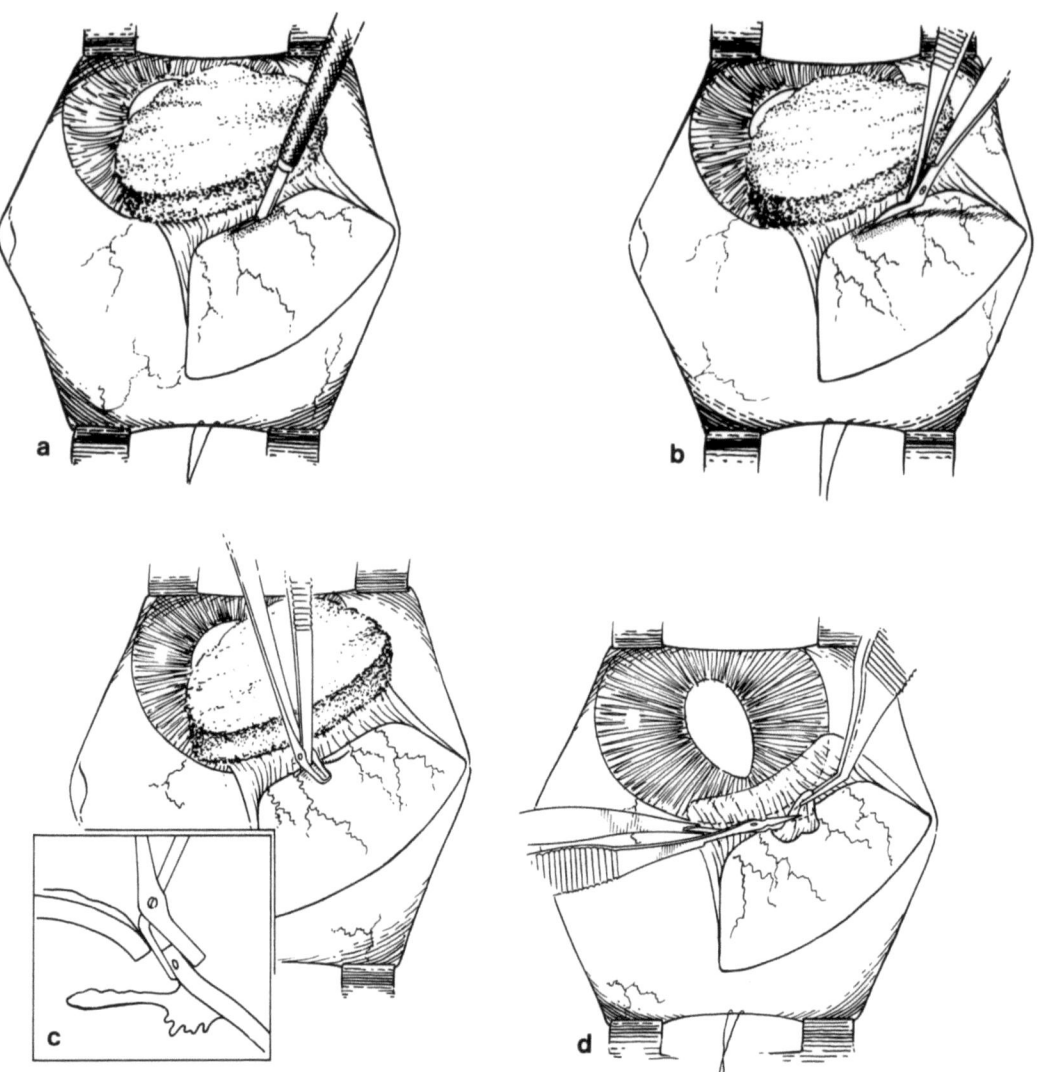

Abb. 36.9 a–d. Posteriore Sklerektomie. **a** Angeschrägte Inzision in die Vorderkammer. **b** Vergrößerung der limbalen Inzision mit Scheren. **c** Exzision von Sklera aus der posterioren Wundlippe in voller Dicke mit der Sklerektomiestanze. **d** Periphere Iridektomie wie bei allen Filtrationsoperationen üblich

mittelbar hinter dem Ansatz des Bindehautlappens in einer Region, die zuvor zart kautert wurde. Die Inzision ist in Richtung des Kammerwinkels mit etwa 75° zur Limbusoberfläche angeschrägt und wird so bis in das Lumen der Vorderkammer fortgeführt. Mit der Schere folgt die Erweiterung der Inzision zu beiden Seiten auf etwa insgesamt 5 mm. Eine Sklerektomiestanze, wie z. B. die 1,5 mm breite Stanze nach Holth, wird für eine Exzision von limbalem Bindegewebe in voller Dicke aus der posterioren Wundlippe verwandt, um eine Fistel von etwa 1 × 3 mm anzulegen. Eine Verletzung des Ziliarkörpers muß dabei sorgfältig vermieden werden, da diese zu massiven Blutungen führen würde.

Modifikationen. Diese Operationsmethode kann durch eine sanfte Kauterisation der posterioren Ränder der Sklerektomie geringfügig modifiziert werden, was die Fistel vergrößert und postoperative Vernarbungsvorgänge möglicherweise hemmt [25]. Die Sklerektomiestanzen wurden vielfach modifiziert. Ein häufig gebrauchtes Gerät ist die Sklerektomiestanze nach Gass (Guillotineprinzip), die einen Halbkreis von 1,5 mm Sklera exzidiert [26]. Diese Stanze wurde weiter modifiziert, indem die Öffnung der Stanze um 45° vom Handgriff wegrotiert wurde, um eine bessere Einsicht unter dem Mikroskop über den Operationsbereich zu gewährleisten [27].

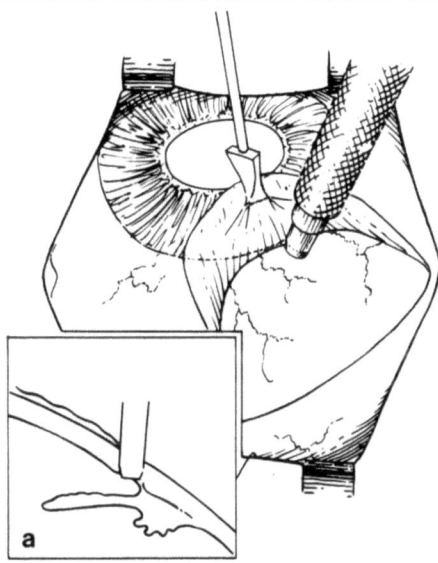 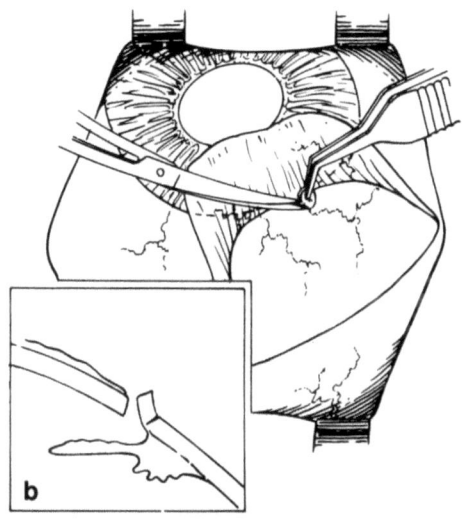

Abb. 36.10a, b. Limbussklerale Trepanation nach Elliot. **a** Teilweise Vervollständigung der Trepanation durch Kippen des Trepans nach anterior. **b** Vollständige Exzision des Trepanationsscheibchens durch Abtrennung der posterioren, skleralen Verbindung mit der Schere

36.3.1.2 Trepanation nach Elliot

1909 beschrieben sowohl Elliot [28] wie auch Fergus [29] eine antiglaukomatöse Filtrationsoperation, bei der die limbale Vorderkammeröffnung mit einem kleinen Trepan angelegt wurde, den man unmittelbar hinter dem korneolimbalen Übergang aufsetzt. Elliot [30] modifizierte später diese Operationsmethode, indem er die periphere Hornhaut teilte und den Trepan mehr anterior aufsetzte (sklerokorneale Trepanation). Diese Operationsmodifikation führte jedoch zu einem sehr dünnen Filterkissen mit dem größeren Risiko einer Spätinfektion und Sugar [31] empfahl zu der ursprünglichen Operationstechnik mit der mehr posterioren Plazierung des Trepans zurückzukehren, was er als limbussklerale Trepanation (oder Goniotrepanation) bezeichnete. Die folgenden umfangreichen Operationsverfahren von Sugar [32] und anderen Operateuren popularisierten diese Operationstechnik.

Operationstechnik (Abb. 36.10 a, b). Ein 1,5 oder 2,0 mm breiter Trepan wird über den Limbus unmittelbar hinter dem korneolimbalen Übergang aufgebracht. Der Trepan wird etwas nach vorne gekippt, so daß die anteriore Schnittfläche zuerst in die Vorderkammer eintritt. Die Eröffnung der Vorderkammer durch die Schnittfläche des Trepans erkennt man bei Bewegung des oberen Pupillarsaums in Richtung Trepan. Das Trepanationsscheibchen, das an der skleraseitigen Wunde hängt und durch den Prolaps der Iris nach außen gedrängt wird, kann mit einer feinen Schere exzidiert werden. Wie bei allen Filtrationseingriffen muß man eine Verletzung des Ziliarkörpers strikt vermeiden, dies gilt besonders, wenn zum Zeitpunkt der Vorderkammereröffnung ein erhöhter intraokularer Druck besteht.

36.3.1.3 Thermische Sklerostomie (Scheie-Operation)

1924 beschrieb Preziosi [33] eine Filtrationsoperation, bei der der limbale Vorderkammerzugang mit einem Elektrokauter erzielt wurde. Scheie [34] beschrieb später ein Verfahren, bei dem auch eine Kauterisation angewandt wurde, sich jedoch von der Operation nach Preziosi darin unterschied, daß man zunächst eine limbale, strichförmige Inzision ausführte, anschließend mit der Kauterisation eine Retraktion der Wundränder erreichte und dadurch eine bleibende Filtrationsöffnung entstand.

Operationstechnik (Abb. 36.11 a, b). Es wird zunächst eine leichte Kauterisation der Sklera in einem Areal von 1 × 5 mm hinter dem korneolimbalen Übergang ausgeführt. Eine strichförmige, 5 mm lange, limbusparallele Inzision wird dann in dem kauterisierten Bereich, streng perpendikulär zur Skleraoberfläche ausgeführt. Anschließend werden die Wundränder dieser Inzision gekautert bis sie einen Spalt von mindestens 1 mm bilden.

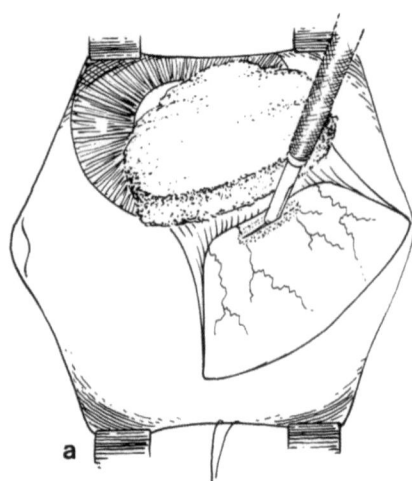
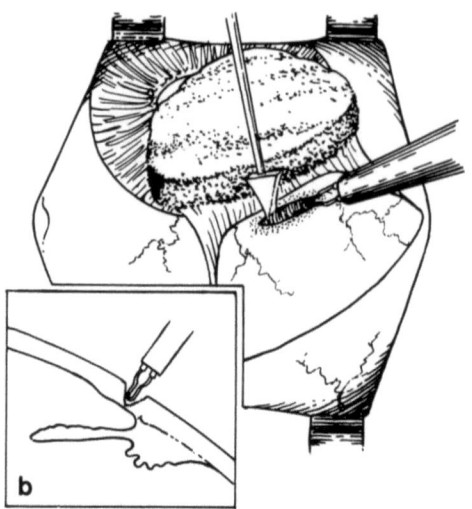

Abb. 36.11 a, b. Thermische Sklerostomie (Scheie-Operation). **a** Limbale Inzision (zunächst partiell oder auch in voller Dicke). **b** Kauterisation der Wundlippen bis eine deutliche Trennung der Wundränder von 1 mm erfolgt. Die zunächst partielle Inzision wird dann in die Vorderkammer vervollständigt, und die tiefen Anteile der Wundränder werden erneut gekautert

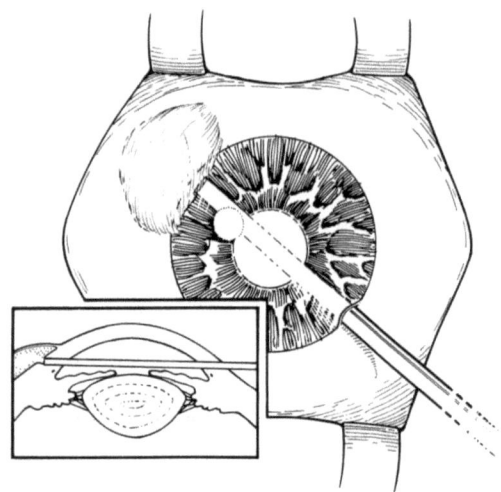

Abb. 36.12. Sklerostomie ab interno. Eine Sonde mit einer Faseroptik für die Laserleitung oder ein automatischer Mikrotrepan wird in die Vorderkammer durch eine limbale Parazentese eingeführt und ermöglicht eine Perforation im Limbus, 180° gegenüber der Parazentese für eine Verbindung der Vorderkammer mit dem Subkonjunktivalraum nach Unterspritzen der Bindehaut mit Flüssigkeit

Das Abfließen von Kammerwasser aus der limbalen Inzision kann die Kauterisation behindern, was sich dadurch vermeiden läßt, indem die Inzision nicht ganz bis in die Vorderkammer hineingeführt wird, man die Kauterisation der Wundränder bis zu einer adäquaten Retraktion anschließt und dann die Inzision in die Vorderkammer vervollständigt [35]. Außerdem kann eine bipolare Kauterisation sehr wirksam auch im nassen Medium angewandt werden. Eine andere Operationsmodifikation war, eine temporäre Naht über die Vorderkammereröffnung zu legen, um eine aufgehobene Kammer in der frühen postoperativen Phase zu vermeiden [36].

36.3.1.4 Iridenkleisis

Diese Operationsmethode unterscheidet sich von den anderen Formen einer Filtrationsoperation ohne Skleradeckung dadurch, daß eine Irisfalte in die limbale Inzision inkarzeriert wird, um eine gewisse Dochtwirkung in einem offenen Tunnel für den Kammerwasserfluß zu ermöglichen. Dies war einst eine sehr gebräuchliche Operationsmethode, wurde jedoch wegen des Verdachtsmomentes eines im Vergleich zu anderen Filtrationsoperationen erhöhten Risikos einer sympathischen Ophthalmie weitgehend verlassen. Wenngleich diese Befürchtung nie klar bewiesen wurde, hat diese Operation ihre ursprüngliche Popularität nicht mehr erreicht.

36.3.1.5 Lasersklerostomie (ab externo)

Es wurden auch „Glaukomfisteln" in voller Limbusdicke mit Lasern experimentell an Tieraugen wie auch an menschlichen Glaukomaugen erzielt. Dabei wurde nach Präparation eines Bindehautlappens der Limbus von extern mit einem Laserstrahl perforiert [37].

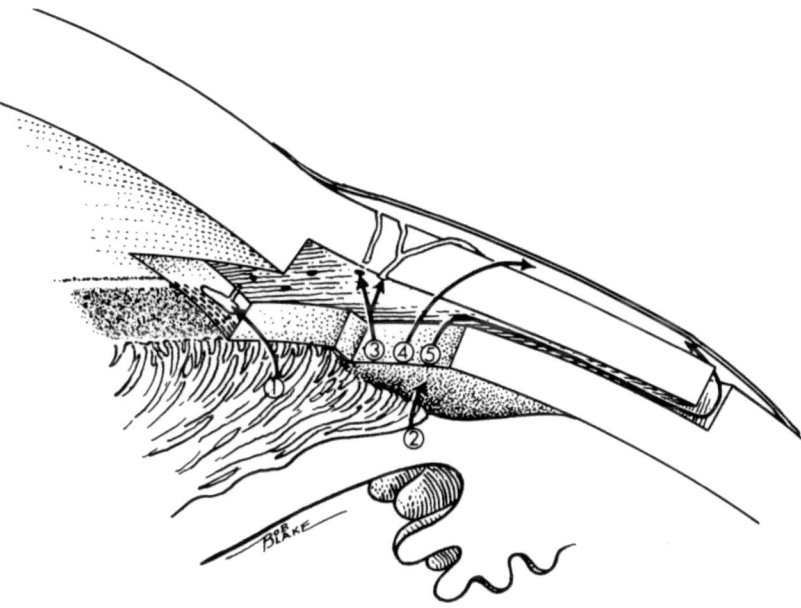

Abb. 36.13. Mögliche Abflußwege für Kammerwasser bei Trabekulektomie. *1* Kammerwasser fließt in die angeschnittenen Öffnungen des Schlemm-Kanals (wahrscheinlich selten ausschlaggebend), *2* Zyklodialyse (wenn die Exzision nach posterior über den Skleralsporn hinausgeht), *3* Filtration über Abflußkanälchen ins Skleralläppchen, *4* Filtration durch das Bindegewebe der Sklerallamelle, *5* Filtration entlang der Schnittränder der Sklerallamelle

36.3.1.6 Interne Sklerostomie

Zusätzlich zur Vorderkammereröffnung in voller Limbusdicke von außen mit Lasergeräten wurden auch Lasermethoden und instrumentelle Möglichkeiten für eine Sklerostomie ab interno (Eröffnung der Vorderkammer von innen in den Subkonjunktivalraum) geprüft. Der wesentliche, theoretische Vorteil dieser Methode ist, daß sich eine Bindehauteröffnung erübrigt, die lediglich mit einer Injektion von Flüssigkeit über der Operationsstelle angehoben wird. Das Risiko einer Vernarbung und eines Versagens des Filterkissens soll entsprechend geringer sein. Ein erster derartiger Versuch gelang mit dem Q-switched-Neodym:YAG-Laser, der über ein spezielles Gonioskop auf den Kammerwinkel fokussiert wurde. Die Perforation des korneoskleralen Limbus gelang, es waren jedoch sehr hohe Laserenergien notwendig [38–40]. Andere Versuche stützten sich auf eine Lasermethode im Kontaktverfahren, wobei die Spitze der Lasersonde in die Vorderkammer über eine limbale Inzision 180° gegenüber der vorgewählten Sklerostomiestelle eingeführt wurde (Abb. 36.12). Die Spitze der Lasersonde führt man quer durch die Vorderkammer zum Trabekelmaschenwerk und legt dort die Sklerostomie an. Diese Operationstechnik wurde mit dem kontinuierlich emittierenden Neodym:YAG-Laser [41–44], ebenso mit einem Hochleistungsargonlaser im Blau-Grün-Bereich [45,46] und mit dem Excimerlaser [47] erprobt. Eine tierexperimentelle Studie verglich die Lasersklerostomie ab interno mit dem Neodym:YAG-Kontaktlaser mit der thermischen Sklerostomie bei Kaninchen und fand bei der Lasersklerostomie die bessere Erfolgsrate, offensichtlich durch eine geringere Induktion der Bindehautvernarbung [42]. Vergleichbare Sklerostomien ab interno wurden auch erfolgreich mit einem kleinen automatisierten Trepan ausgeführt [48,49] und es erscheint sehr wahrscheinlich, daß weitere Instrumente und Methoden in naher Zukunft für diese interne Technik der Glaukomfiltrationsoperation entwickelt werden.

36.3.2 Filtrationsöffnungen mit lamellärer Skleradeckung (Trabekulektomie)

Filtrationsoperationen ohne lamelläre Sklerapräparation sind häufig durch eine exzessive Kammerwasserfiltration kompliziert, was nicht selten mit einer prolongierten Aufhebung der Vorderkammer mit Hornhautdekompensation, Synechierung und Kataraktentwicklung einhergeht. Außerdem sind die Filterkissen nach ungedeckten Glaukomoperationen häufig sehr dünn, avaskulär und können leicht fisteln, wodurch das Risiko einer postoperativen Endophthalmitis oder einer Filterkisseninfektion zunimmt.

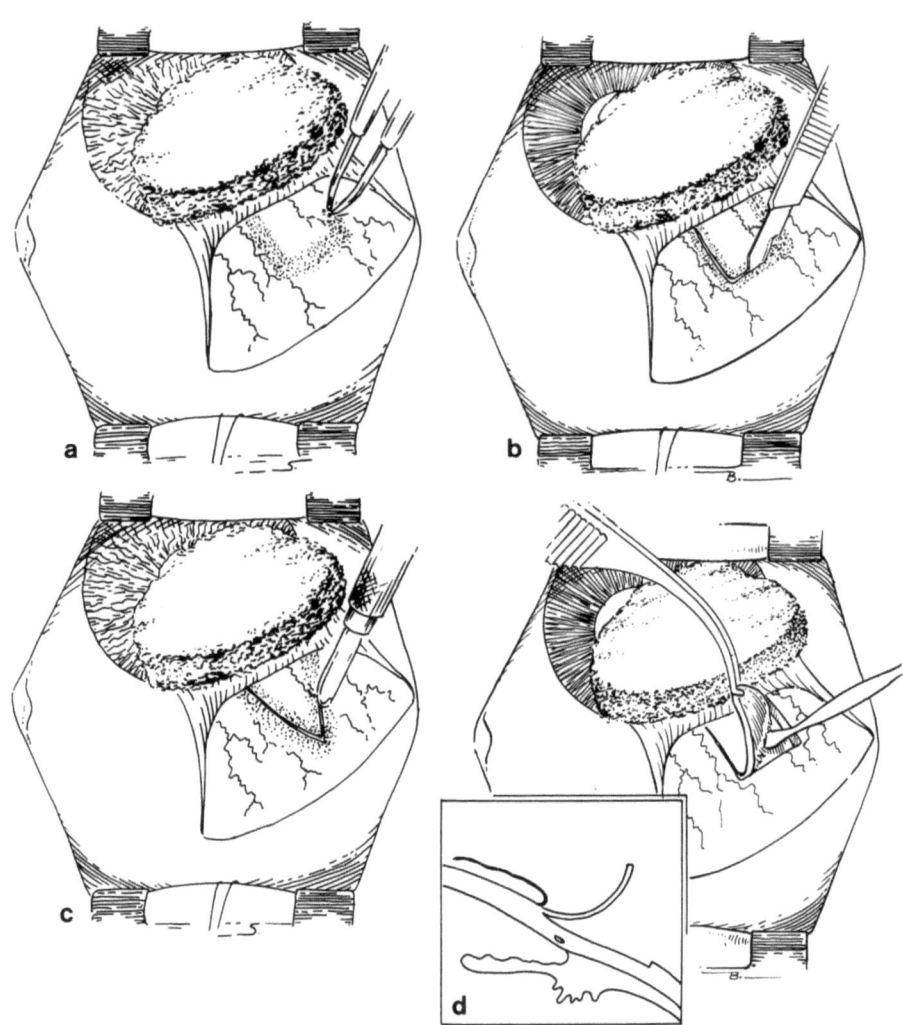

Abb. 36.14a–d. Trabekulektomie. **a** Kauterisation der Gegend der vorgesehenen Schnittränder für die Skleralamelle. **b** Vorzeichnen der Skleralamelle durch eine Inzision halber Schichtdicke. **c** Dreieckförmiger Sklerallappen als alternative Operationsmethode. **d** Präparation der Skleralamelle.

Diese Risiken können erheblich gemindert werden, wenn die antiglaukomatöse Öffnung im Limbus durch eine lamelläre Sklerapräparation gedeckt wird. Diese Technik wurde 1961 von Sugar [50] vorgeschlagen und fand durch die Arbeiten von Cairns 1968 [51] erst weite Verbreitung. Beide Autoren bezeichneten diese Operationsmethode als Trabekulektomie.

36.3.2.1 Theorien zum Wirkungsmechanismus (Abb. 36.13)

Man glaubte ursprünglich, daß das Kammerwasser bei einer Trabekulektomie durch die beiden offenen Enden des Schlemm-Kanals abfließt [51]. Nachfolgende morphologische Untersuchungen zeigten jedoch einen fibrotischen Verschluß des Kanallumens an den Schnittenden bei Affenaugen [52] wie auch bei menschlichen Augen [53]. Außerdem korrelierte der Nachweis des Schlemm-Kanals in dem Trabekulektomiestückchen nicht mit dem Operationsergebnis [54–56]. Ebenso ergaben die überwiegende Mehrzahl der funktionierenden Eingriffe ein Filterkissen [57], was für eine externe Filtration als den wesentlichen augendrucksenkenden Mechanismus sprach.

Ob der wesentliche Filtrationsweg durch die Skleralamelle oder entlang der Schnittränder des Sklerallappens geht, bleibt weiterhin Gegenstand

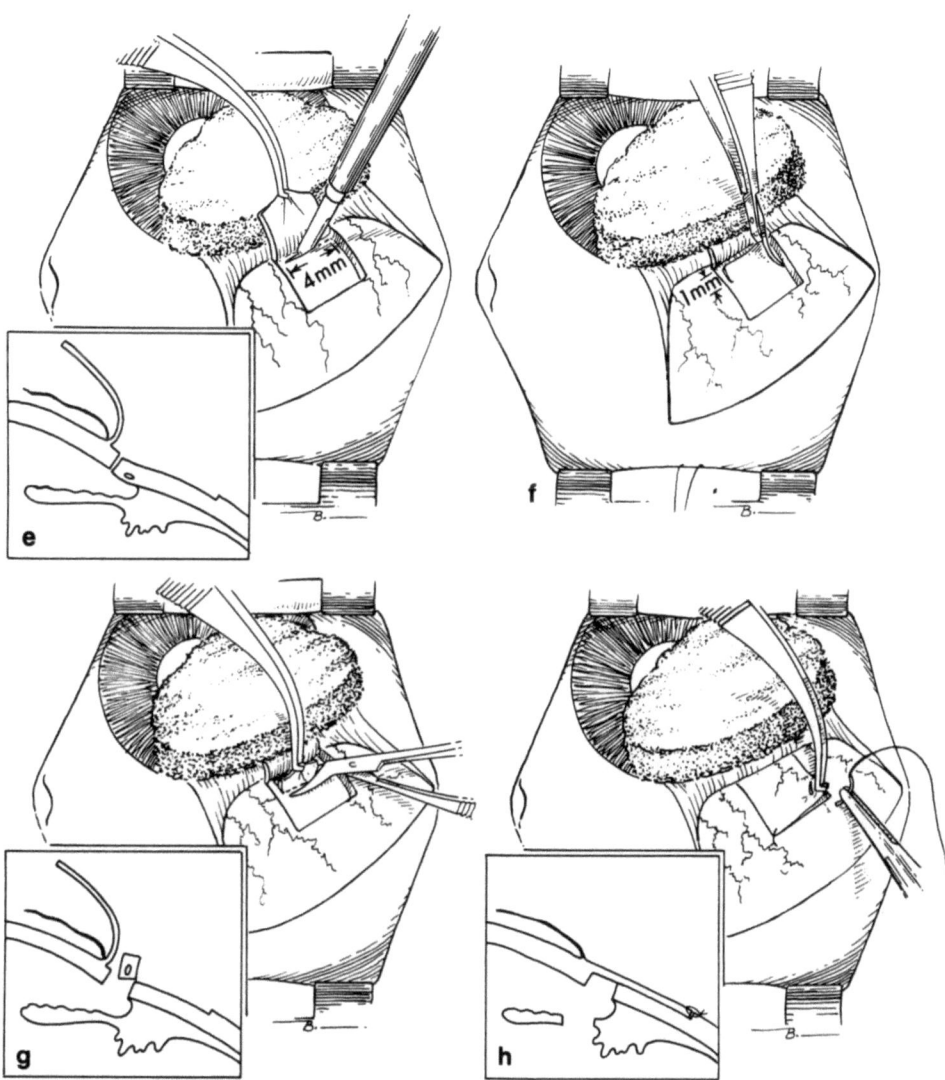

Abb. 36.14 e–h. e Eröffnung der Vorderkammer unmittelbar hinter dem Ansatz der Skleralamelle. **f** Vorschneiden der anterioren und lateralen Ränder der limbalen Exzision mit Scherchen. **g** Exzision des Trabekulektomiestückchens durch eine Schnittführung entlang dem Skleralsporn. **h** Refixation der Skleralamelle

unterschiedlicher Meinungen. Während die äußeren Schichten des Limbus und der anterioren Sklera sich von den inneren Schichten ultrastrukturell nicht in einer Weise unterscheiden, die sie für eine vermehrte Flüssigkeitspassage prädisponierten [58], haben Perfusionsstudien an menschlichen Autopsieaugen, bei denen eine Trabekulektomie vorgenommen und die Schnittränder der Sklerapräparation mit einem Klebstoff versiegelt wurden, einen signifikanten Kammerwasserfluß durch den Skleralappen ergeben [59]. Fluoreszenzangiographische Untersuchungen an Glaukomaugen mit erfolgreichen Trabekulektomien ergaben andererseits die Schnittränder der Sklerapräparation als den entscheidenden Weg der externen Filtration [60]. Es kann deshalb gut sein, daß die externe Filtration über beide Wege geht, evtl. in Abhängigkeit wie dicht der Skleralappen vernäht ist. Andere mögliche augendrucksenkende Mechanismen bei einer Trabekulektomie können auch eine Zyklodialyse [52] oder eine Kammerwasserströmung durch neugebildete Kammerwasservenen, lymphatische Gefäße bzw. über physiologische Kammerwasservenen sein [61, 62].

36.3.2.2 *Operationsmethodik* (Abb. 36.14 a–h)

Die Schnittränder einer 5 × 5 mm großen Sklerapräparation am Limbus werden mit einer skleralen

Inzision halber Schichtdicke angezeichnet. Eine vorsichtige Kauterisation vor der Inzision zur Blutstillung erleichtert häufig die Präparation. Eine Skleralamelle von der Hälfte der Gesamtschichtdicke der Sklera mit Fixation am Limbus wird in Richtung Kornea präpariert bis mindestens 1 mm der Blau-Weiß-Grenze dargestellt ist.

Die Vorderkammer wird am besten mit einer Diamantklinge unmittelbar hinter dem Ansatz der Skleralamelle eröffnet und mit der Schere auf etwa 4 mm erweitert. Danach werden radiale Inzisionen nach posterior zu beiden Seiten der limbusparallelen Inzision auf etwa 1 mm Länge angelegt und ein 1 × 4 mm Gewebeblock nach posterior reflektiert bis die Kammerwinkelstrukturen gut sichtbar sind. Das so dargestellte Trabekulektomiestückchen wird dann mit der Schere entlang des Skleralsporns exzidiert.

Nach der Iridektomie wird der Skleralappen wieder zurückgeschlagen. Manche Operateure bevorzugen die Fixation der Skleralamelle möglichst locker mit zwei 10–0-Nylon-Einzelknopfnähten an den hinteren Ecken der Lamelle, um die Filtration entlang der Schnittränder zu erleichtern, während andere Operateure zusätzliche Nähte für einen möglichst dichten Verschluß anlegen, in der Hoffnung, daß das Kammerwasser durch die Lamelle filtriert.

36.3.2.3 Modifikationen der Operationstechnik

Die zahlreichen publizierten Operationsmodifikationen betreffen hauptsächlich Varianten der Skleralamelle oder der Vorderkammereröffnung.

Varianten der Skleralamelle. Anstatt einen rechteckigen Skleralappen zu präparieren ziehen manche Chirurgen einen dreieckförmigen [63,64] oder einen halbkreisförmigen [65] Skleralappen vor. Bezüglich der langfristigen Erfolgsrate bestehen keine offensichtlichen Vorteile der einen oder anderen Form der Skleralamelle, wenngleich der dreieckförmige Lappen die Vorteile einer kleineren Sklerapräparation und den Wundverschluß mit einer Einzelknopfnaht an der Lappenspitze hat. Andere Chirurgen wiederum versuchen das Ausmaß der postoperativen Filtration durch eine Modifikation der Sklerapräparation zu beeinflussen. So wurde z. B. vermutet, daß die Dicke der Skleralamelle dem postoperativen Augendruckniveau korreliert, in dem Sinne, daß eine dünne Skleralamelle eine stärkere externe Filtration und geringere Augendruckwerte ergibt [66]. Andere Varianten der Operationstechnik versuchen die Filtration entlang der Lamelle zu verstärken, indem sie die Schnittränder kautern [60], auf Fixationsnähte des Skleralappens verzichten [67] oder die distalen 2 mm der Skleralamelle exzidieren [67]. Wiederum andere Operateure nehmen resorbierbares Nahtmaterial für die Fixation der Skleralamelle oder nähen diese zunächst sehr fest und durchtrennen je nach Bedarf die einzelnen Nähte postoperativ mit dem Argonlaser [68]. Beide Methoden haben den Vorteil, eine tiefere Vorderkammer in der frühen postoperativen Phase zu erreichen.

Varianten der Vorderkammereröffnung. Watson [69,70] modifizierte die Operationstechnik von Cairns, indem er mit der Resektion des Trabekelstückchens hinter dem Ziliarkörper begann, das er von den darunterliegenden Strukturen ablöste und an der Schwalbe-Linie exzidierte. Andere Methoden zur subskleralen Vorderkammereröffnung sind die Trepanation (gedeckte Elliot-Trepanation oder gedeckte Goniotrepanation) [65,71,72], Sklerektomien [73–75], thermische Sklerostomie [76–78] und Sklerostomien mit einem Kohlendioxidlaser [79].

Krasnov [80] beschrieb ein Operationsverfahren, das er *Sinusotomie* nannte, bei der ein Sklerastreifen zur Darstellung eines Teils des Kanallumens exzidiert wurde. Es ist unklar, ob der Vorteil dieser Operation in einer Entfernung des Abflußwiderstandes in den skleralen Abflußkanälen bzw. in der Vermeidung eines Kollapses des Schlemm-Kanals liegt [81,82] oder ob es lediglich eine weitere Filtrationsoperation ist. Eine ähnliche Methode, die sog. *nichtperforierende Trabekulektomie*, führt die subsklerale Exzision der tiefen limbalen Gewebeanteile bis einschließlich dem Schlemm-Kanal aus, beläßt jedoch das Trabekelmaschenwerk [83]. Man glaubte, dies sei besonders vorteilhaft bei aphaken Augen und sollte weniger postoperative Komplikationen als eine Standardtrabekulektomie bei phaken Augen verursachen [84].

Die Operationsmethode wurde durch den Neodym:YAG-Laser modifiziert, indem man postoperativ das Trabekelmaschenwerk an der Operationsstelle perforierte [85,86].

Modifikationen beim neovaskulären Glaukom. Eine Operationsvariante impliziert die Exzision eines großen Trabekelsegmentes mit einer partiellen, nicht-perforierenden Zyklodiathermie des skleralen Wundgrundes und einer partiellen Ablation pathologischer Irisgefäße mit einer breiten Sektoriridektomie [87]. Eine andere Operationstechnik verwendet eine direkte, bipolare Kauterisation neugebildeter Blutgefäße im Kammerwinkel und der Ziliarkörperfortsätze im Bereich der Filtrationsöffnung [88]. Manche Operateure sehen im Kohlendioxidlaser besondere Vorteile für die Eröffnung der Vorderkammer beim neovaskulären Glaukom, da beim Schneidevorgang neovaskuläres Gewebe im Kammerwinkel zugleich kauterisiert wird [89]. Eine weitere Operationsmöglichkeit beim neovaskulären Glaukom ist eine Pars-plana-Filtrationsoperation, kombiniert mit einer Lentektomie und Vitrektomie. Dieses Vorgehen erwies sich in nur 50 % der Augen einer Behandlungsserie als erfolgreich [90], wobei andere Operationsmethoden beim neovaskulären Glaukom häufig keine besseren Ergebnisse bringen. Drainageimplantate wurden auch beim neovaskulären Glaukom vorgeschlagen und werden später in diesem Kapitel besprochen.

Modifikationen für Glaukom bei Aphakie. Der fornixbasale Bindehautlappen, wie vorhergehend besprochen [7–9], ist besonders vorteilhaft bei Augen, an denen ein intraokularer Eingriff vorausging, wie z. B. bei einem fornixbasalen Bindehautlappen für eine extrakapsuläre Kataraktchirurgie. Die Bindehaut ist in diesen Augen meist fest mit der Episklera in der Umgebung des Limbus vernarbt, was die Präparation eines limbusbasalen Bindehautlappens erschwert. Bei einem fornixbasalen Lappen ist es wahrscheinlich am besten, die lateralen Schnittränder der Skleralamelle dicht zu vernähen, um eine Drainage nach posterior zu fördern. Eine vordere Vitrektomie kann dann notwendig werden, wenn Glaskörperanteile in der Vorderkammer sind oder in die Iridektomie prolabieren. Wie schon gesagt, wurde auch eine nicht-perforierende Trabekulektomie für Glaukom bei Aphakie befürwortet [83].

36.3.3 Antiglaukomatöse Implantate

Eine Möglichkeit, die Filtrationsstelle sowohl bei den gedeckten wie bei den ungedeckten Filtrationseingriffen offenzuhalten, ist die Implantation von Glaukomdrainagen aus verschiedenen möglichen Materialien. Wenngleich diese Operationsmethoden jahrelang wenig erfolgreich waren, haben Neuentwicklungen bessere Ergebnisse gebracht.

36.3.3.1 Schlauchförmige Implantate

Der Erfolg mit neuentwickelten Drainageimplantaten geht zumindest teilweise auf das Konzept einer Kammerwasserdrainage über translimbale, schlauch-

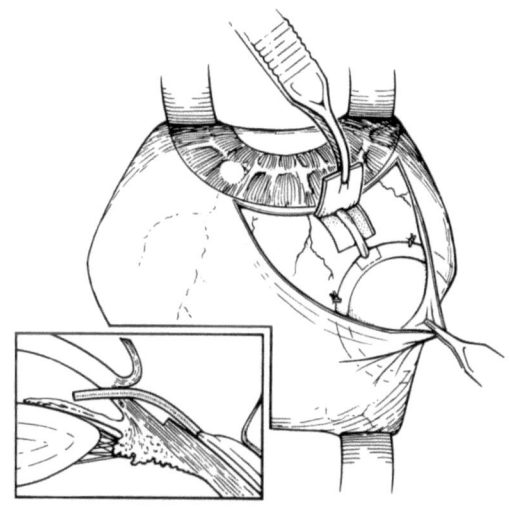

Abb. 36.15. Moltenoimplantat. Ein Silikonschläuchlein wird über eine limbale Parazentese in die Vorderkammer eingeführt und ist mit einer subkonjunktivalen Akrylfußplatte verbunden, die auf der Sklera in der Nähe des Äquators fixiert ist

förmige Implantate zurück. Tierexperimentelle Studien haben gezeigt, daß katheterförmige Verbindungen zwischen der Vorderkammer und dem Subkonjunktivalraum für mindestens 6 Monate nach der Implantation eine Kammerwasserströmung aufrechterhalten [91]. Erfolgreiche Versuche wurden an menschlichen Augen mit streifenförmigem Hydrogel, integrierten, parallelen, kapillären Kanälchen [92], Silikonimplantaten [93] und Teflonröhrchen [94] publiziert. Viele dieser Eingriffe schlugen jedoch wegen einer Fibrose am äußeren Ende des Schläuchleins fehl und der langfristige Erfolg hängt offensichtlich von einem mechanischen, subkonjunktivalen Reservoir ab, in welches sich die schlauchförmige Drainage entleeren kann. Solche Reservoirs können eine Acrylfußplatte auf der Sklera oder ein episklerales Umschnürungsband sein [96,97]. Die umfangreichsten Erfahrungen bestehen mit dem Moltenoimplantat (Abb. 36.15), das sich bei vielen Fällen eines therapieresistenten Glaukoms als erfolgreich erwies [98,99], besonders beim neovaskulären Glaukom [100], beim chronischen Glaukom bei Aphakie [101] wie auch bei Glaukomen nach Epithelinvasion [102], bei Glaukomen nach perforierender Keratoplastik [103] und bei entwicklungsbedingten Glaukomen [104]. Es wurde auch eine Operationstechnik beschrieben (kammerwasservenöser Shunt), bei der ein mikroskopisch kleines Kollagen- oder Silikonschläuchlein in die Vorderkammer eingeführt und dann mit dem Lumen des extraokularen Verlaufes einer Vortexvene verbunden wurde [105].

36.3.3.2 Implantate mit Ventilmechanismen

Ein weiterer Nachteil offener Schlauchverbindungen, zusätzlich zum Verschluß des Schlauchendes durch eine subkonjunktivale Fibrose, ist die exzessive Drainage in einer frühen postoperativen Phase, die zu einer persistierenden Hypotonie führen kann. Um diese Komplikation zu vermeiden, wurden Schlauchimplantate mit Ventilklappen entwickelt, die nur eine unidirektionale Strömung aus der Vorderkammer erlauben und sich bei einem vorbestimmten Augendruckniveau öffnen. Ein solches Ventilimplantat (Krupin-Denver-Ventil) besteht aus einem internen Supramidschläuchlein, das in ein externes (subkonjunktivales) elastisches Schlauchende integriert ist [106]. Der Ventileffekt entsteht durch Schlitze im verschlossenen externen Ende des Silastikschläuchleins. Vorläufige Erfahrungen mit diesem Ventilimplantat waren ermutigend [107,108], obwohl eine Fibrose den subkonjunktivalen Anteil mit dem Ventilmechanismus wieder verschließen kann [109], was in den meisten Fällen zu einem Filtrationsversagen führt. Zur Zeit erprobte Neuentwicklungen haben den Ventilmechanismus direkt in das Reservoir integriert, wie z. B. Klappenventile in den Drainageschläuchlein [110–112]. Es wurde auch ein Ventilimplantat für die temporäre Insertion in die Vorderkammer beschrieben, mit einer Drainage von Kammerwasser in den Bindehautsack für eine vorübergehende Senkung des Augeninnendruckes [113].

36.4 Prävention und Behandlung von Komplikationen

Die im folgenden aufgeführten Komplikationen können bei allen Filtrationsoperationen vorkommen, wenngleich das Nutzen-Risiko-Profil der verschiedenen Eingriffe auch in Abhängigkeit der jeweiligen Glaukomform unterschiedlich sein kann. Es wird deshalb zunächst das für alle Filtrationseingriffe geltende Komplikationsspektrum allgemein besprochen und dann die Vorzüge der unterschiedlichen Operationstechniken aufgezeigt. Eine Unterteilung der möglichen Komplikationen in drei zeitliche Phasen ist sinnvoll: intraoperativ, frühe postoperative Komplikationen und Spätkomplikationen.

36.4.1 Intraoperative Komplikationen

36.4.1.1 Einriß oder Lochbildung im Bereich des Bindehautlappens

Die Bindehaut kann bei der Präparation oder dem Wundverschluß unbeabsichtigt einreißen oder ein Bindehautloch im Bereich des Lappens entstehen. Diese Komplikation läßt sich weitgehend durch einen vorsichtigen Umgang mit diesem empfindlichen Gewebe vermeiden, worauf bereits vorher in diesem Kapitel hingewiesen wurde. Wenn es passiert, kann man den Defekt mit einer feinen Naht auf einer runden, atraumatischen Nadel verschließen. Zu diesem Zweck wurden Nylonnähte [114] empfohlen, wenngleich ein Nahtmaterial von 10–0 Polyglykolsäure oder Polyglactin den Vorteil der Resorbierbarkeit hat. Sehr kleine Bindehautlöcher kann man auch mit einer Matratzennaht verschließen, während man bei größeren Einrissen des Bindehautlappens besser eine fortlaufende Naht wählt. Gewebekleber [115] und eine sanfte bipolare Kauterisation können auch für den Verschluß kleiner Bindehautforamina versucht werden, diese Methoden sind jedoch weniger zuverlässig als ein Nahtverschluß.

36.4.1.2 Blutung

Eine erhöhte episklerale Blutungsneigung tritt besonders bei jenen Glaukompatienten auf, die eine langjährige, medikamentöse Behandlungsanamnese haben. Man kann eine physiologische Blutstillung während einer Spülung mit Elektrolytlösung abwarten oder die Blutungsquellen gezielt mit sanfter Kauterisation angehen. Die Blutung sollte sistieren, bevor die Vorderkammer eröffnet wird. Bei der Exzision des Trabekelstückchens kann eine unabsichtliche Schnittverletzung des Ziliarkörpers eine plötzliche, heftige Blutung auslösen. Die Kauterisation ist dabei schwierig, wenngleich intraokular anwendbare, bipolare Kauter bei niedrigem Stromfluß häufig wirksam sind. Eine andere Möglichkeit ist ein sanfter, bleibender Druck auf der Filtrationsöffnung mit einem Schwämmchen oder über eine große Luftblase in der Vorderkammer. Eine choroidale oder expulsive Blutung ist eine für das Auge deletäre Komplikation, die meist während der plötzlichen Augeninnendrucksenkung durch die Ruptur eines großen Aderhautgefäßes ausgelöst wird. Die entscheidende Konsequenz in einer solchen dramatischen Situation ist der sofortige Wundverschluß der Filtrationsöffnung. Manche Operateure legen sofort eine Sklerainzision im unteren temporalen Quadranten an, um eine Drainage des Blutes nach extraokular zu erreichen, bis die Blutung spontan sistiert. Die Effektivität dieses Vorgehens ist jedoch nicht einwandfrei bewiesen. Es wurde auch eine Blutung in die Linse als eine seltene Komplikation der Glaukomchirurgie beschrieben [116].

36.4.1.3 Choroidale Effusion

Dies ist eine Komplikation während einer antiglaukomatösen Filtrationschirurgie, die besonders bei Augen mit sehr stark dilatierten episkleralen Gefäßen, wie z. B. Fällen von Sturge-Weber-Syndrom, nicht selten ist [117]. Die suprachoroidale Flüssigkeit enthält in diesen Augen sehr wenig Protein (18 % der Plasmakonzentration), was dafür spricht, daß ein entsprechender Druckgradient die Flüssigkeit und die kleineren Eiweißmoleküle aus den Aderhautkapillaren in den Extravasalraum drückt [118]. Diese Komplikation deutet sich gewöhnlich durch eine plötzliche Abflachung der Vorderkammer während der Operation oder eine Außenrotation der Ziliarkörperfortsätze in die Iridektomie und die sklerolimbale Exzision an. Bei schweren Fällen kann eine Sklerainzision zur Entlastung der suprachoroidalen Flüssigkeitsansammlung notwendig sein [117].

36.4.1.4 Andere intraoperative Komplikationen

Ein *Glaskörperverlust* kann während der sklerolimbalen Exzision und der Iridektomie als eine Konsequenz der Ruptur von Zonulafasern und der vorderen Glaskörpergrenzmembran auftreten, was meist eine Folge inadäquaten operativen Vorgehens bei der Vorderkammereröffnung ist. Der Glaskörper sollte aus der Filtrationsöffnung mit Tupfern und Scherchen oder mit einem Vitrektomieinstrument entfernt werden. Eine *Linsenverletzung* kann auf die Operationsstelle, wenn sie klein ist, begrenzt bleiben, während größere Linsenverletzungen mit einer akuten Kataraktentwicklung einhergehen, zuweilen auch mit einer schweren Uveitis [117]. Desçemetolysen während einer Glaukomoperation mit nachfolgendem lokalisierten Hornhautödem wurden ebenfalls in der Literatur berichtet [120].

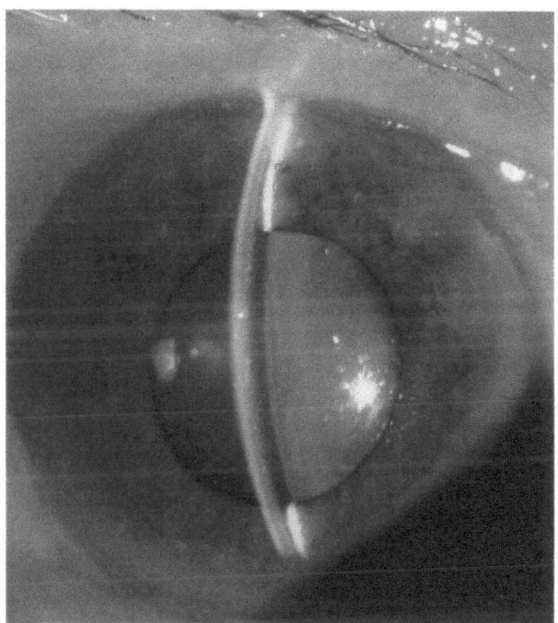

Abb. 36.16. Spaltlampenbild einer flachen Vorderkammer in der frühen postoperativen Phase nach einer Trabekulektomie, bei dem sich ein iridokornealer Kontakt im Bereich der peripheren Kammer mit spaltförmigem Erhalt der zentralen Vorderkammer zwischen Hornhaut und Linse zeigt

36.4.2 Frühe postoperative Komplikationen

Die häufigsten postoperativen Komplikationen in den ersten Tagen sind entweder eine Überfiltration mit Hypotonie und flacher bzw. aufgehobener Vorderkammer oder eine inadäquate Filtration mit erhöhten Augeninnendruckwerten.

36.4.2.1 Hypotonie und flache Vorderkammer

Ein sehr niedriger, häufig nicht meßbarer Augeninnendruck ist in der frühen postoperativen Phase nach einem Filtrationseingriff nicht ungewöhnlich und geht meist mit einer abgeflachten Vorderkammer einher. Die geringste Vorderkammertiefe tritt meist am zweiten oder dritten postoperativen Tag auf und nimmt im Laufe der nächsten zwei Wochen wieder zu [121]. Pathophysiologisch ist es sehr wichtig, zwischen einer *abgeflachten* Vorderkammer mit iridokornealem Kontakt und einer *aufgehobenen* Vorderkammer mit Hornhaut-Linsen-Kontakt zu unterscheiden, da die Behandlung und Prognose ebenfalls different sind [122]. Bei ersterer Situation ist die Hornhaut glatt, klar und das Irisstroma zeigt keine Abflachung durch den sanften Kontakt mit der Hornhaut (Abb. 36.16).

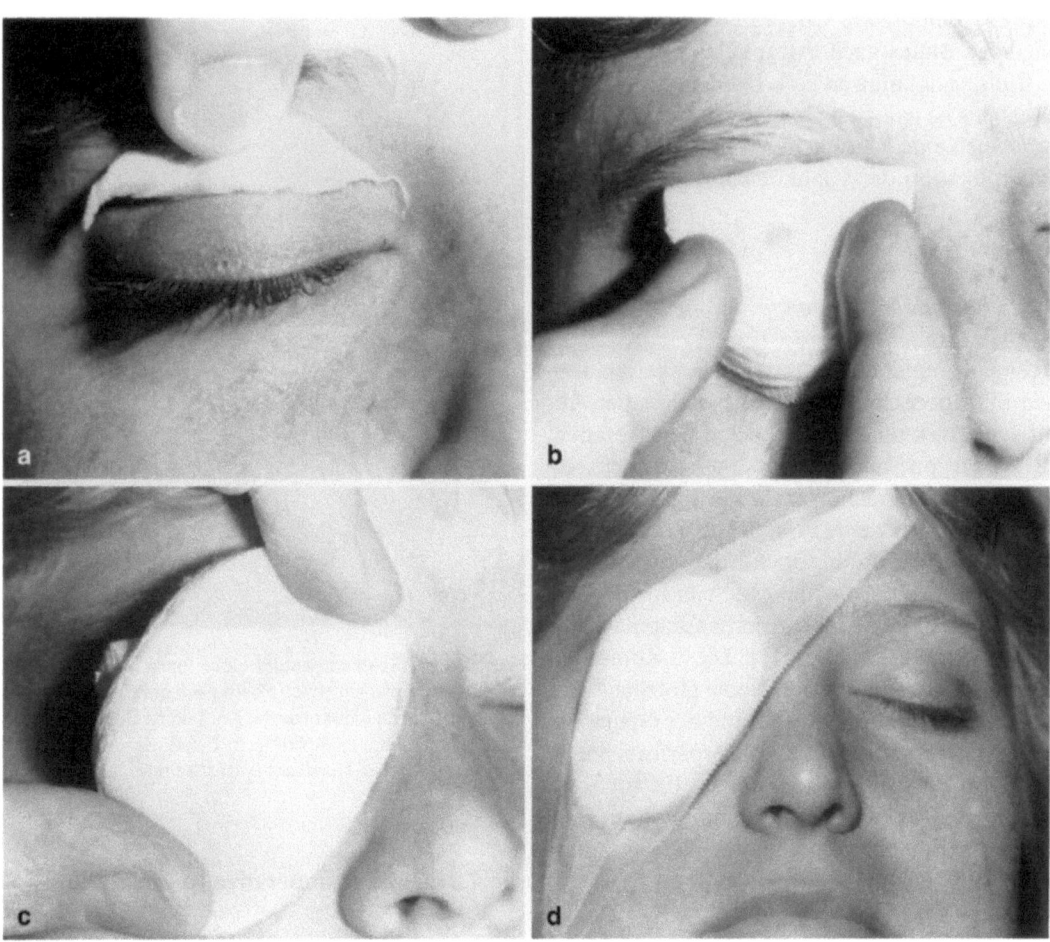

Abb. 36.17 a–d. Druckverband an einem Auge mit einer abgeflachten Vorderkammer bei exzessiver Filtration in der postoperativen Phase nach einer Glaukomoperation. **a** Tupferröllchen über dem Oberlid entsprechend der Lokalisation der Filtrationsstelle. **b** Eingefaltete Augenkompresse unterhalb der Augenbraue. **c** Zweite Augenkompresse zur Abdeckung. **d** Multiple Pflasterstreifen mit mäßiger Spannung

Die Vorderkammer vertieft sich in diesen Fällen spontan im Laufe der weiteren postoperativen Phase und es bedarf keiner gesonderten Behandlung, außer der üblichen postoperativen Nachsorge. Eine dauerhaft abgeflachte Vorderkammer mit iridokornealem Kontakt kann mit einem relevanten Verlust an Hornhautendothelzellen [123] und häufig mit hinteren Synechien [124] einhergehen, was nicht unbedingt einen Einfluß auf das langfristige Operationsergebnis bezüglich der Drucksenkung haben muß. Bei einer aufgehobenen Vorderkammer mit iridokornealem Kontakt quillt die Hornhaut jedoch auf und das Irisstroma erscheint abgeflacht. Solche Augen bedürfen der sofortigen Revision, da der antiglaukomatöse Effekt der Operation sonst verlorengeht.

Bei all diesen Fällen ist es am besten, diese potentielle Komplikation von vornherein zu vermeiden. Ein sorgfältiger Wundverschluß, wie vorausgehend dargestellt, ist eine solche Maßnahme, eine abgeflachte oder aufgehobene Vorderkammer zu vermeiden. Als eine weitere Möglichkeit der Prävention wurde die Injektion von *Natriumhyaluronat* in die Vorderkammer beschrieben. Die meisten Studien konnten jedoch nicht nachweisen, daß hiermit die Inzidenz eines Vorderkammerverlustes postoperativ vermieden wird, wenn die viskoelastische Substanz am Ende der Operation in die Vorderkammer eingebracht wird [125,126]. Es gibt jedoch zunehmend Hinweise dafür, daß die Vertiefung der Vorderkammer mit Natriumhyaluronat zu Beginn der Operation und über den gesamten Verlauf des Eingriffes eine tiefere Vorderkammer postoperativ erwarten lassen kann [127].

Tritt eine Hypotonie und eine aufgehobene Vorderkammer postoperativ auf, ist der erste Schritt, die

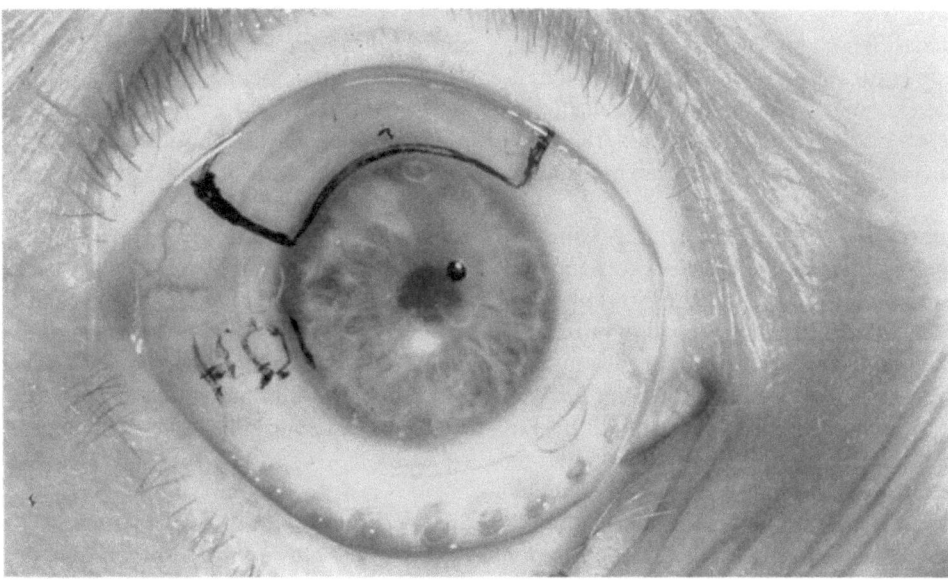

Abb. 36.18. Simmons-Schale mit der Positionierung der Tamponade über der Operationsstelle vor dem Anlegen eines Augenverbandes zur Behandlung eines Filterkissens mit Fistel oder exzessiver Filtration

Ursache zu definieren und dann problemorientierte Maßnahmen zu ergreifen. Es sollen zunächst die Ursachen und dann die Behandlungsoptionen besprochen werden.

Bindehautfistel. Besteht ein offensichtliches Loch im Bindehautlappen oder eine Fistel im Bereich der Wundränder, kann diese durch einen Druckverband für 24 h manchmal verschlossen werden (Abb. 36.17 a–d). Man kann auch ein kleines Röllchen aus einem Baumwolltupfer über der Lidregion, worunter das Filterkissen liegt, aufbringen und mit einem Augenverband versehen, wodurch eine Tamponade der Filterkissenregion erreicht wird. Dieser sog. „Röllchenverband" sollte am wachen Patienten angelegt werden, da im Schlaf mit dem Bell-Phänomen das Auge nach oben außen rotiert und so die zentrale Hornhaut unter die lokalisierte Kompression zu liegen kommt. Die Untersuchung nach mehreren Stunden (der Röllchenverband wird in der Regel von morgens bis abends belassen) kann zuweilen schon einen Verschluß der Bindehautfistel und eine Vertiefung der Vorderkammer ergeben. Wenn die Fistulation jedoch persistiert, kann man auch an eine Tamponade mit einer Skleraschale (Simmons-Schale) denken [128]. Bei dieser Methode wird der tamponierende Anteil der Kontaktschale über den Fistel- und Bindehautbereich gebracht (Abb. 36.18) und mit einem festen Druckverband in dieser Position fixiert. Der Verband muß täglich gewechselt werden, wobei die Vorderkammertiefe durch die Kontaktschale beobachtet wird, die meist 3 Tage verbleibt, was eine für die Wundheilung ausreichende Zeit ist. Wenn auch dies keinen Erfolg bringt, kann man einen Gewebekleber aus Zyanoacrylat verwenden, mit einer zusätzlichen Abdeckung durch eine Kollagenkontaktlinse [129]. Je nach individueller Situation der Bindehautfistulation ist eine Nahtversorgung der Fistulationsstelle vorzuziehen [114]. Bei großen Defekten kann auch die Bildung eines völlig neuen Bindehautlappens aus den posterioren Bindehautanteilen notwendig werden [130].

Exzessive Filtration. Bei manchen Fällen kann trotz fehlender Außenfistulation durch ein Bindehautloch oder eine Wunddehiszenz eine überschießende Filtration bei einer zu großen Filtrationsöffnung oder einem außergewöhnlich großen Filterkissen auftreten. Eine Trabekulektomie mit lamellärer Skleradecke hat gegenüber den ungedeckten Filtrationsoperationen den Vorteil, daß durch die Schutzwirkung der Skleralamelle eine exzessive Filtration seltener auftritt. Bei ungedeckten Operationen kann durch das Aufnähen einer Simmons-Schale eine überschießende Filtration während der temporären Kompression der Filtrationsstelle vermieden werden [128]. Andere Operateure empfahlen eine temporäre Naht der Filtrationsstelle, um die Filtrationsmenge an Kammerwasser in der frühen postoperativen Phase zu reduzieren [36]. Manche Autoren wiederum verlassen sich auf die präventive Wirkung durch zusätzliche Nylonnähte an der Skleralamelle bei einer Trabekulektomie, die postoperativ mit dem Argonlaser durchtrennt werden können, wenn die Filtration nicht ausreichend ist [68,131]. Eine Fixation der Skleralamelle mit resorbierbarem Nahtmaterial ist ebenfalls möglich [132].

Bei aufgehobener Vorderkammer mit Dekompensationszeichen der Hornhaut ist eine konsequente Revision notwendig, wenn Kompressionsmaßnahmen im Bereich der Filtrationsstelle eine unverzügliche Aufhebung des Linsen-Hornhaut-Kontaktes nicht ermöglichen. Eine operative Revision zur Vertiefung der Vorderkammer mit Elektrolytlösungen, einer Luftblase in der Vorderkammer [133] oder am besten mit Natriumhyaluronat [134] ist dann unumgänglich. Wenn zugleich eine große Aderhautabhebung besteht, kann eine gleichzeitige Drainage der Suprachoroidalflüssigkeit zusammen mit der Wiederherstellung der Vorderkammer hilfreich sein [135].

Aderhautamotio. In einem hohen Prozentsatz der hypotonen Augen entsteht eine exsudative Flüssigkeitsansammlung im Suprachoroidalraum. Die Hypotonie ist der wesentliche ätiopathogenetische Faktor bei der Aderhautabhebung, wenngleich zusätzliche Mechanismen wie postoperative Entzündung und venöse Stauung im Vortexbereich dazu beitragen können [136]. Die Aderhautabhebung unterhält offensichtlich die Hypotonie über eine Reduktion der Kammerwassersekretion und möglicherweise durch eine Zunahme des uveoskleralen Abflusses. Bei den meisten Fällen postoperativer Hypotonie und flacher/aufgehobener Vorderkammer besteht eine *seröse Aderhautabhebung* mit einer oder mehrerer charakteristischer, glatter, bräunlicher, kuppelförmiger Prominenzen am peripheren Fundus. Die suprachoroidale Flüssigkeit hat bei einer Aderhautabhebung einen hohen Proteingehalt (67% der Plasmakonzentration), was dafür spricht, daß ein Druckgradient intravasale Flüssigkeit mit klein- und mittelmolekularen Proteinen aus den Aderhautkapillaren in den Extravasalraum drängt [118,137]. Seltener können die Kapillarwandungen rupturieren, was zu einer *hämorrhagischen Aderhautabhebung* führt [118]. Diese Situation geht jedoch häufiger mit Schmerzen, Augendrucksteigerung, einer aufgehobenen Vorderkammer und massiven Aderhautabhebungen mit zentralem Kontakt („kissing choroidals") einher und wird später in diesem Abschnitt ausführlicher diskutiert.

Die meisten serösen Aderhautabhebungen bilden sich spontan zurück, wenn das Augeninnendruckniveau in den ersten postoperativen Tagen oder Wochen in den Normbereich kommt. Eine Drainage der suprachoroidalen Flüssigkeit ist nur dann notwendig, wenn eine aufgehobene bzw. flache Vorderkammer fortbesteht oder sich der Verdacht einer Aderhautblutung ergibt. Die Operationstechnik für diese Komplikation besteht aus einer Drainage der suprachoroidalen Flüssigkeit über Sklerotomien in den unteren beiden Quadranten und einer Vertiefung der Vorderkammer mit gepufferter Elektrolytlösung.

Viel seltener kommt es zu einer *serösen Netzhautabhebung* nach einer Glaukomfilteroperation, vermutlich nach dem gleichen Pathomechanismus wie bei einer Aderhautabhebung. Auch die seröse Netzhautabhebung bildet sich meist spontan zurück.

36.4.2.2 Erhöhter Augeninnendruck und aufgehobene Vorderkammer

Ein Augeninnendruckanstieg in der frühen postoperativen Phase kann sowohl bei flacher/aufgehobener oder tiefer Vorderkammer auftreten. Eine aufgehobene Vorderkammer kann in diesen Fällen hinweisen auf 1. ein malignes Glaukom (Ziliarblockglaukom), 2. eine inkomplette Iridektomie mit gleichzeitigem Pupillarblock oder 3. eine verzögerte Suprachoroidalblutung. Diagnostik und Behandlung dieser Glaukomformen wurden in Kap. 23 besprochen, weshalb hier nur auf wenige zusätzliche Aspekte zur verzögerten Blutung eingegangen werden soll.

Verzögerte Suprachoroidalblutung. Eine verzögerte Suprachoroidalblutung nach einer antiglaukomatösen Filtrationsoperation tritt typischerweise in den ersten postoperativen Tagen mit starken Schmerzen, gelegentlich Erbrechen und einem plötzlichen Visusverlust auf. Der Augeninnendruck ist meist, jedoch nicht immer, erhöht, die Vorderkammer abgeflacht oder aufgehoben, und man erkennt in den tiefen Abschnitten eine hohe Aderhautabhebung, die sich im Zentrum berührt. Diese Komplikation ist selten (etwa 2% oder weniger in den meisten großen Untersuchungsreihen), die Inzidenz steigt jedoch mit bestimmten Risikofaktoren wie z.B. Aphakie und Vitrektomie [138–141] erheblich an. Bei einer Untersuchungsreihe an 305 Filtrationsoperationen war die Gesamtinzidenz einer verzögerten Suprachoroidalblutung 1,6%, jedoch 13% bei aphaken Augen und 33% bei aphaken, vitrektomierten Augen [140]. Die visuelle Prognose ist meist schlecht, sie kann jedoch durch eine sofortige Drainage der suprachoroidalen Blutung und Wiederherstellung der Vorderkammer verbessert werden [142,143]. Die Meinungen bezüglich des Nutzens einer Vitrektomie bei der operativen Behandlung in dieser Situation differieren, obwohl gute Ergebnisse mit modifizierten vitreoretinalen Operationen publiziert wurden [144,145].

36.4.2.3 Erhöhter Augeninnendruck und tiefe Vorderkammer

Ein erhöhter Augeninnendruck bei tiefer Vorderkammer zeigt eine ungenügende Filtration an, entweder durch 1. Verlegung der Filtrationsöffnung durch Iris, Ziliarkörperfortsätze, Linse bzw. Glaskörper oder 2. ein fehlendes/schlecht funktionierendes Filterkissen. Eine Verlegung der Filtrationsöffnung ist bei korrektem mikrochirurgischen Vorgehen, adäquater Filtrationsöffnung, ausreichender Iridektomie und korrekter Position der Filtrationsöffnung wenig wahrscheinlich. Stellt sich das Problem eines hohen Augeninnendruckes bei tiefer Vorderkammer, muß die Möglichkeit einer Verlegung der Filtrationsöffnung zuerst gonioskopisch ausgeschlossen werden. Zeigt sich im Gonioskop, daß Iris oder Ziliarkörperfortsätze die Filtrationsöffnung verschließen, läßt sich eine Retraktion des Gewebes mit Argonlaserherden geringer Energie erreichen. Ist die interne Verlegung damit nicht aufzuheben, muß man eine antiglaukomatöse Medikation geben und möglicherweise den Eingriff revidieren oder zu einem späteren Zeitpunkt wiederholen. Läßt sich eine Verlegung der Filtrationsöffnung nicht nachweisen, ist an ein nicht funktionierendes Filterkissen zu denken, was sehr viel häufiger auftritt als erstere Komplikation.

Filterkisseninsuffizienz. Die häufigste Ursache für das Versagen einer antiglaukomatösen Filtrationsoperation ist die Vernarbung des Filterkissens [146]. Der große Anteil von Kollagen in den Strukturen eines vernarbten Filterkissens weist darauf hin, daß eine Proliferation von Fibroblasten mit der damit einhergehenden Bildung von Kollagen und Glykosaminoglykanen eine bedeutsame Reaktion des Gewebes auf einen Filtrationseingriff darstellt [2]. Wie jedoch schon in Kap. 33 angesprochen, ist die Wundheilung ein komplexer Vorgang mit mehreren Phasen und es ist sehr wahrscheinlich, daß eine Filterkisseninsuffizienz auf viele dieser Faktoren wie auch auf bestimmte Charakteristika des Glaukomauges zurückzuführen ist. Das menschliche Kammerwasser hemmt oder fördert zumindest nicht das Wachstum von konjunktivalen Fibroblasten in der Gewebekultur [147–149]. Eine mögliche Erklärung hierfür ist, daß das Kammerwasser einen Hemmfaktor für die Fibroblastenproliferation enthält. Studien an Gewebekulturen haben gezeigt, daß die physiologische, hohe Konzentration von *Askorbinsäure* im Kammerwasser auf sich teilende, menschliche Fibroblasten der Tenonkapsel zytotoxisch wirkt, was zur Bildung eines funktionierenden Filterkissens beitragen kann [150]. Kammerwasser, das unmittelbar nach einem intraokularen Eingriff gewonnen [149] oder mit 20%igem Extrakt aus embryonalem Gewebe versetzt wurde [151], förderte jedoch die Proliferation von Fibroblasten. Sekundäres Kammerwasser stimuliert auch die Proliferation kultivierter Hornhautendothelzellen [152], Kammerwasser von Kaninchen stimuliert die DNS-Synthese kultivierter Fibroblasten aus der Tenonkapsel, was durch Erhitzen des Kammerwassers und den Zusatz proteolytischer Enzyme reduziert wird [153]. Außerdem zeigt Kammerwasser eine chemotaktische Aktivität für die Fibroblasten des Auges, wobei diese chemotaktischen Eigenschaften erheblich stärker ausgeprägt sind in Augen mit einer Anamnese erfolgloser Glaukomchirurgie [154], aus diesem Grunde können biochemische Veränderungen im Kammerwasser bei manchen Glaukompatienten zu einer Filterkisseninsuffizienz prädisponieren.

Modulation der Wundheilung. Großes Interesse hat sich in den vergangenen Jahren auf medikamentöse Möglichkeiten konzentriert, mit Hilfe derer eine Filterkisseninsuffizienz durch die Modulation des Wundheilungsvorganges vermieden wird. Die ersten zu diesem Zweck erprobten Wirkstoffe waren *Kortikosteroide*. Experimentelle Untersuchungen an Kaninchen haben gezeigt, daß die topische Gabe von Dexamethason den Zeitraum für ein funktionierendes Filterkissen verlängert [155]. Klinische Studien haben die Wirksamkeit einer lokalen Steroidmedikation bestätigt, wobei ein zusätzlicher Therapieeffekt durch die gleichzeitige Gabe systemischer Steroide nicht erreicht wurde [156]. Man vermutete auch, daß die subkonjunktivale Injektion von Triamcinolon vor dem Filtrationseingriff die Erfolgsrate verbessern könnte [157].

Trotz dieser Bemühungen blieb der Prozentsatz einer Filterkisseninsuffizienz bei bestimmten Glaukomformen (Glaukome bei Aphakie und Pseudophakie, neovaskuläre Glaukome) hoch, was die Suche nach weiteren, wirksameren Substanzen zur Modifikation der Wundheilung stimulierte.

5-Fluorouracil (5-FU) ist die für die ophthalmologische Anwendung am besten untersuchte Substanz. 5-FU ist ein pyrimidinanaloger Antimetabolit, der die DNS-Synthese durch die Hemmung der Thymidinbiosynthese blockiert. Der Wirkstoff hemmt effektiv die Fibroblastenproliferation in Zellkulturen [158]. Die subkonjunktivale Injektion von 5-FU nach einer Filtrationsoperation verbesserte signifikant die Bildung eines Filterkissens am Affenauge [159] und die Erfolgsrate der Glaukomchirurgie bei schwierigen klinischen Glaukomformen [160,161]. Eine nachfolgende multizentrische, randomisierte klinische Studie an 213 Patienten mit Glaukom bei Aphakie oder Pseudophakie bzw. Anamnese einer erfolglosen Operation in einem phaken Auge bestätigte die Fähigkeit von 5-FU, die Erfolgsrate der Filtrationschirurgie bei diesen Risikofällen zu verbessern [162]. Das Behandlungsprotokoll erforderte jedoch die zweimal tägliche subkonjunktivale Injektion von 5 mg 5-FU für 7 Tage und darauf eine einmal tägliche Injektion für weitere 7 Tage. Wesentliche Komplikationen waren dabei Bindehautfisteln im Filterkissenbereich und korneale Epithelläsionen. Man hat sich deshalb um niedriger dosierte, noch wirksame Behandlungsschemata, alternative Applikationsformen und weitere Wirkstoffe bemüht.

Es wurden auch gute Erfolge berichtet mit der einmal täglichen Injektion von 5 mg 5-FU für 7–14 Tage [163,164], ein Dosierungsschema, welches heute wohl am häufigsten angewandt wird. Es besteht Übereinstimmung darüber, daß der Behandlungseffekt am besten ist, wenn bereits prophylaktisch am ersten postoperativen Tag mit den Injektionen begonnen wird, obwohl auch Erfolge mit einem Therapiebeginn am 3.–15. Tag postoperativ bei Anzeichen einer drohenden Filterkisseninsuffizienz berichtet wurden [165]. Bezüglich alternativer Applikationsformen verzögerte lokal appliziertes 5-FU im Tiermodell auch die Filterkissenvernarbung, hatte jedoch eine zu starke Hornhauttoxizität [166]. Die Wirkstoffabgabe über eine Iontophorese war bei Kaninchen auch effektiv [167], ist jedoch klinisch wenig praktikabel. Es wurden subkonjunktivale Implantate geprüft, die 5-FU verzögert abgeben. Kollagenimplantate waren nicht geeignet, da sie eine granulomatöse Entzündungsreaktion provozierten [168], während biodegradierbare Polymere günstiger erschienen [169]. Liposomen können die subkonjunktivale Bioverfügbarkeit von 5-FU ebenfalls verbessern [170,171].

Alternative Substanzen, die bezüglich einer antiproliferativen Wirksamkeit geprüft wurden, sind Cytosinarabinosid [172], Bleomycin [172], Doxorubicin [158], 5-Fluorouridin 5'-Monophosphat [170], Mitomycin-C [173], Fluoroorotat [171], Heparin [174], Taxol [175], Cytochalasin-B [175], Colchicin [175] und Immunotoxine [176]. Auch eine β-Bestrahlung kann die Fibroblastenproliferation in der Gewebekultur hemmen [177] und die Wundheilung bei Kaninchen verzögern [178], konnte jedoch klinisch die Operationsresultate von Trabekulektomien nicht verbessern [179]. Außer den Wirkstoffen, die die Fibroblastenproliferation hemmen, wurden Substanzen untersucht, die andere Phasen des Wundheilungsprozesses beeinflussen. Dazu zählen z. B. der Gewebeplasminogenaktivator, der eine lokalisierte Fibrinolyse verursacht [180], β-Aminoproprionitril [181,182] und D-Penicillamin [155,181], die die Quervernetzung des Kollagens hemmen, was sich in Tierversuchen auch als effektiv erwies. Wahrscheinlich werden in Zukunft Kombinationen von Wirkstoffen gegeben, entsprechend den verschiedenen Phasen des Wundheilungsprozesses mit der gemeinsamen Zielsetzung, die Filterkisseninsuffizienz zu verhindern.

Behandlung der Filterkisseninsuffizienz. Nicht funktionierende Filterkissen sind typischerweise flach, stark vaskularisiert und ohne Mikrozysten (Abb. 36.19). Wenn bei einem derartigen Erscheinungsbild eines Filterkissens mit erhöhtem Augeninnendruck nicht sofortige konsequente Behandlungsschritte ergriffen werden, muß man mit einem Ausbleiben des Operationserfolges rechnen. Zuerst sollte man die lokale Steroidmedikation erhöhen, wie z. B. ein Tropfen einer Steroidlösung alle 1–2 h mit zusätzlichen subkonjunktivalen Steroidinjektionen alle 1–2 Tage. Wie schon gesagt, kann 5-FU selbst mehrere Tage nach dem Eingriff noch wirksam sein [165].

Eine *Bulbusmassage* ist ebenfalls gerechtfertigt, um den Subkonjunktivalraum aufzuweiten, indem Kammerwasser hineingedrückt wird (Abb. 36.20 a, b). Wenn die Bulbusmassage den Druck senkt und das Filterkissen vergrößert, kann unter besonderen Umständen auch der Patient mehrmals täglich eine digitale Massage auf dem Unterlid ausführen. Eine Modifikation der Bulbusmassage, besonders nach einer Trabekulektomie, ist die Applikation eines mit Anästhetikum getränkten Stieltupfers auf die Sklera am Rande der Skleralamelle [183]. Es wurde auch berichtet, daß die Anwendung therapeutischen Ultraschalls auf die Operationsstelle eine Filterkisseninsuffizienz beheben kann [184]. Ebenso wurde ein Fall berichtet, bei dem die subkonjunktivale Injektion von Gewebeplasminogenaktivator ein Filterkissen wiederherstellte, das wegen eines dichten Blutkoagels unter der Bindehautdecke nicht funktionierte [185].

Wenn all diese Maßnahmen versagen, soll man mit einer antiglaukomatösen Medikation nicht zögern. Die operative Revision eines flachen, vaskularisierten Filterkissens hat wenig Aussichten, kann jedoch versucht werden. In den meisten Fällen ist ein erneu-

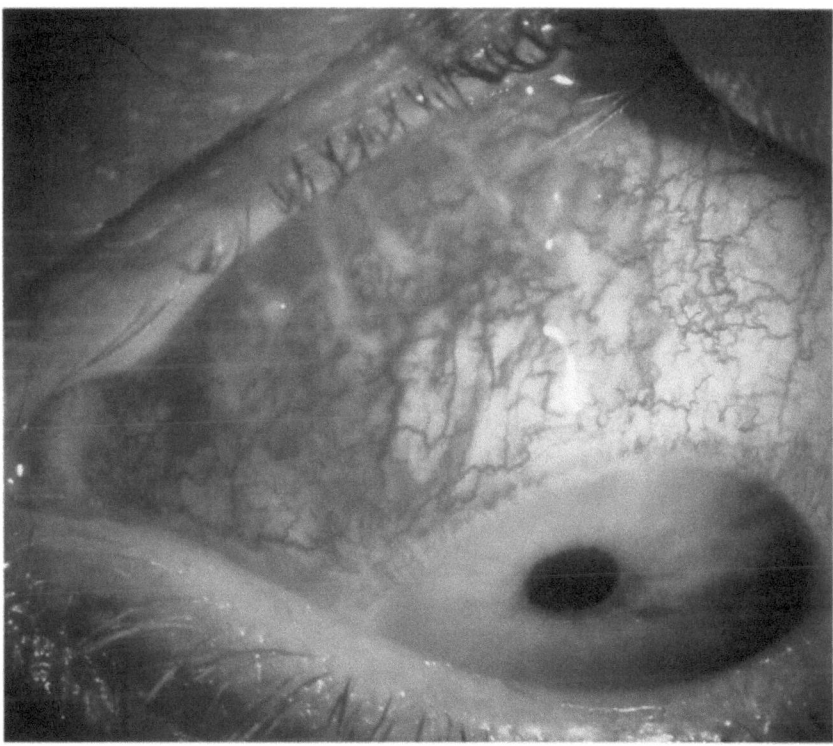

Abb. 36.19. Typisches Erscheinungsbild eines nicht funktionierenden Filterkissens, charakterisiert durch eine sehr flache, stark vaskularisierte Bindehaut im Filterkissenbereich

ter Filtrationseingriff und die postoperative Behandlung mit 5-FU oder einem anderen Antimetaboliten notwendig.

Abgekapseltes Filterkissen. Filterkissen dieser Art werden auch als Tenonzysten [186] oder zystische Filterkissen [187] bezeichnet und sind durch eine hochprominente, kuppelförmige Form mit großen Gefäßen, aber dazwischenliegenden avaskulären Räumen und fehlenden Mikrozysten charakterisiert (Abb. 36.21). Die Verschiebung der Bindehaut auf dem zystischen Filterkissen zeigt eine zweite Anordnung von Gefäßen unter der Bindehaut, die in einer fibrösen Gewebeschicht liegen und das Filterkissen auskleiden. Ein afunktionelles, zystisches Filterkissen muß gegenüber der bereits diskutierten Insuffizienz abgegrenzt werden. Beide gehen mit einem erhöhten Augeninnendruck und einer tiefen Vorderkammer in der frühen postoperativen Phase einher, Prognose und Behandlung unterscheiden sich jedoch wesentlich.

Abgekapselte Filterkissen sind nicht selten, sie wurden in einer Häufigkeit von 10–14 % in verschiedenen Verlaufsserien beobachtet [186–188]. Da die meisten Erhebungen über die Inzidenz und Verteilung zystischer Filterkissen in die 80er Jahre fallen, erhob sich die Frage, ob ein Zusammenhang mit Behandlungsmodalitäten besteht, die in den 80er Jahren besonders verbreitet waren, wie z. B. β-Blocker-Therapie oder Lasertrabekuloplastik, die evtl. die starke Zunahme der genannten postoperativen Komplikationen in dieser Zeit mitverursacht haben. Eine klinische Studie vermutete einen Zusammenhang zwischen der medikamentösen Dauertherapie des Glaukoms und einer vermehrten Entzündung im Bereich der Konjunktiva und der Tenonkapsel nach einer Filtrationsoperation [189]. Es konnte jedoch eine eindeutige Ursache-Wirkungs-Beziehung zwischen einer speziellen medikamentösen Glaukomtherapie und dem Risiko, ein abgekapseltes Filterkissen zu entwickeln, nicht aufgestellt werden. Literaturberichte über den Einfluß der Argonlasertrabekuloplastik auf die Wahrscheinlichkeit der Entwicklung eines zystischen Filterkissens bei Glaukomoperation sind widersprüchlich [190,191].

Ein zystisches Filterkissen entwickelt sich in der Regel während des ersten postoperativen Monats. Bezüglich der Therapie ist es wichtig sich zu vergegenwärtigen, daß viele zystische Filterkissen innerhalb weniger weiterer Monate noch eine ausreichende Au-

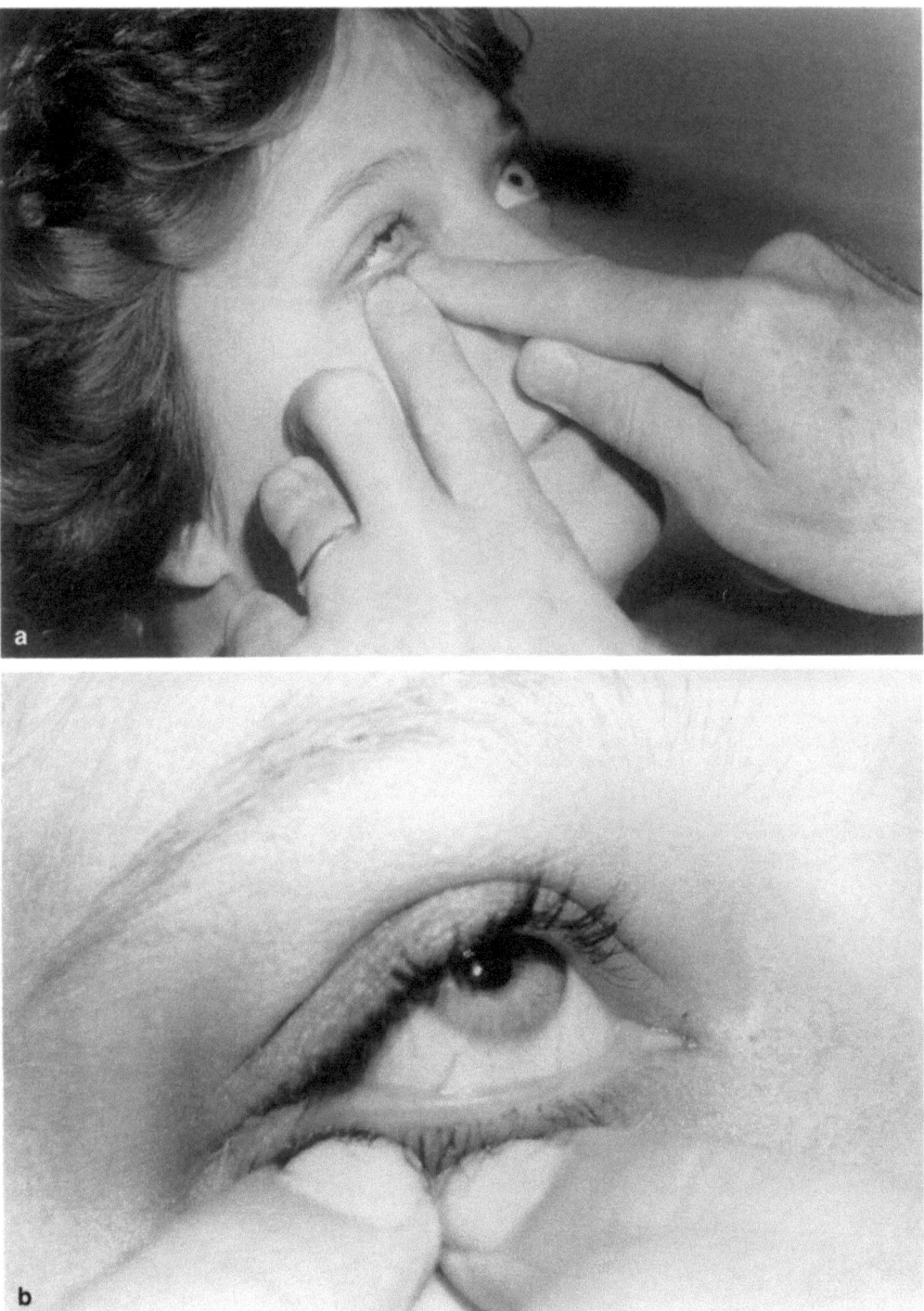

Abb. 36.20 a, b. Bulbusmassage an einem Auge mit Filterkisseninsuffizienz. **a** Bulbusmassage durch den Arzt. **b** Bulbusmassage durch den Patienten

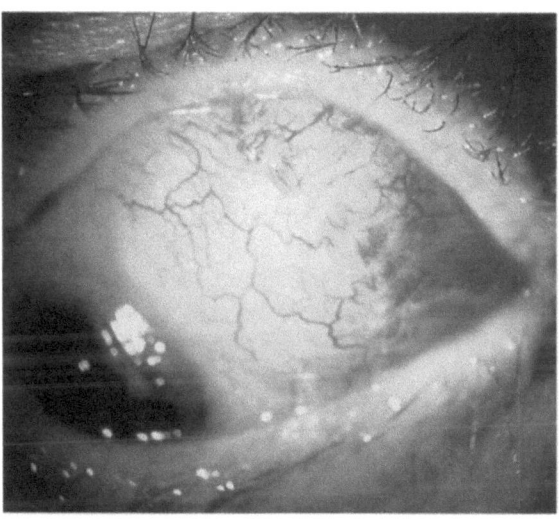

Abb. 36.21. Typisches Erscheinungsbild eines abgekapselten Filterkissens, charakterisiert durch eine stark prominente, kuppelförmige Bindehaut mit großen Gefäßen, aber dazwischenliegenden avaskulären Arealen und Fehlen von Mikrozysten

gendrucksenkung ergeben. Es besteht weitgehend Übereinstimmung darüber, daß ein Grundprinzip der Behandlung die Wiederaufnahme einer antiglaukomatösen Medikation sein sollte, bis sich evtl. eine Verbesserung der Filterkissenfunktion einstellt [192]. Die Meinungen zum Nutzen von Steroidgaben oder Bulbusmassage sind widersprüchlich. Eine klinische Studie vermutete, daß eine prolongierte, postoperative Steroidtherapie die Inzidenz eines abgekapselten Filterkissens erhöht [193], und man postulierte, daß eine Bulbusmassage den Kammerwasserfluß über das abgekapselte Filterkissen durch eine Kompression der Bindehautschichten weiter verschlechtert [187]. Tenonzysten, die auf die konservative medikamentöse Therapie nicht ansprechen, müssen operativ behandelt werden. Eine derartige Möglichkeit ist die Nadelung des zystischen Filterkissens, wobei eine Nadel (25er Kanüle) etwa 10 mm vom Filterkissenrand entfernt unter die Bindehaut eingeführt wird, die sich durch eine Injektion von Elektrolytlösung aufbläht. Dann punktiert und inzidiert man die fibröse Kapsel des Tenongewebes [194,195]. Eine größere operative Revision ist die Bindehauteröffnung und die Resektion des fibrösen Gewebes mit späterem erneutem Bindehautverschluß [196]. Die Prognose aller operativen Revisionen soll durch die zusätzliche Gabe von 5-FU besser sein [195].

36.4.2.4 Weitere frühe postoperative Komplikationen

Uveitis und Hyphäma. Selten können eine Uveitis und ein Hyphäma im frühen postoperativen Verlauf einer Filtrationsoperation auftreten. Erstere wird mit einer intensiven lokalen Steroidmedikation und Mydriatika behandelt, das Hyphäma kann durch Kopfhochlagerung, Einschränkung der körperlichen Aktivitäten und evtl. durch fibrinolytische Pharmaka behandelt werden.

Hornhautdellen. Hornhautdellen können sich vor einem sehr großen Filterkissen in der frühen wie auch in der späten postoperativen Phase entwickeln. Viele heilen unter einer unspezifischen Therapie mit Tränenersatzmitteln ab. Wenn sich jedoch ein Hornhautulkus entwickelt oder biomikroskopische Aspekte einer Superinfektion bestehen, ist eine operative Verkleinerung des Filterkissens notwendig [197].

Verlust der zentralen Gesichtsfeldinsel. Der Verlust eines zentralen Gesichtsfeldrestes im Spätstadium eines Glaukoms kann nach einem Filtrationseingriff vorkommen. Die meisten Studien belegen, daß dies nur sehr selten auftritt [198–200], wenngleich eine klinische Studie diesbezüglich ein erhebliches Risiko postulierte [201]. Trotzdem ist ein Restgesichtsfeld mit einer kleinen zentralen Insel keine grundsätzliche Kontraindikation für eine Glaukomfiltrationsoperation [199,200].

36.4.3 Späte postoperative Komplikationen

36.4.3.1 Ungenügende Filtration

Die häufigste Spätkomplikation nach einer Filtrationsoperation ist die nachlassende augendrucksenkende Wirkung. Diese kann sich in einem Zeitraum von wenigen Monaten bis Jahren nach einer zunächst erfolgreichen Operation einstellen. Es ist schwer, aufgrund des Erscheinungsbildes eines Filterkissens ein spätes Filtrationsversagen vorherzusagen, oder welche Filterkissen früher oder später afunktionell werden. Eine persistierende intraokulare Entzündung wie auch prä- und postoperative Faktoren, die zu einer Entzündungsreaktion prädisponieren, scheinen jedoch eine wichtige Rolle zu spielen [202].

Der Mechanismus einer Filtrationsinsuffizienz kann der Verschluß der Filtrationsöffnung selbst sein, obwohl es viel wahrscheinlicher ist, daß ein Anstieg des Augeninnendruckes auf Vernarbungsvorgänge oder eine Zystenbildung innerhalb des Filterkissens zurückgeht [196,201,204]. Eine histopathologische Untersuchung an vernarbten Filterkissen zeigte eine ausgeprägte entzündliche Gewebereaktion, mit reichlich Fibroblasten und Ablagerung von neugebildetem Kollagen in den ersten wenigen Monaten nach der Operation [202]. Jene Augen, bei denen eine Filtrationsinsuffizienz in der späten postoperativen Phase auftrat, hatten eine hypozelluläre Kapsel fibrinösen Gewebes, mit einer dicken Fibrinschicht ausgekleidet unter einer relativ normal aussehenden Bindehaut und Tenonkapsel [202].

Diese feingeweblichen Veränderungen lassen keinen Effekt einer Bulbusmassage oder pharmakologischer Wirksubstanzen zur Suppression von Entzündung und Fibrose erwarten. Kann der Augeninnendruck medikamentös nicht mehr ausreichend gesenkt werden und zeigt das Filterkissen eine deutliche Abkapselung, so ist meist eine operative Revision des Filterkissens mit den Operationstechniken wie vorher beschrieben notwendig [194–196]. Man versuchte auch eine transkonjunktivale Argonlaserphotokoagulation, um erkennbares, pigmentiertes subkonjunktivales Gewebe bei Filtereingriffen ohne Skleradecke zu entfernen [205]. Es gelang auch mit einem Q-switched-Neodym:YAG-Laser das episklerale fibröse Gewebe durch die Bindehaut bei einer erfolglosen Trabekulektomie zu durchschneiden [206].

Wenn die gonioskopische Beurteilung bestätigt, daß der Eingriff aufgrund einer Verlegung der Filtrationsöffnung wegen membranösen Gewebes erfolglos war, kann man eine Wiedereröffnung der Filtrationsstelle durch die Inzision dieses Gewebes mit einem Messer oder einer Nadel über eine Ab-interno-Operationstechnik versuchen [203]. Mit den heutzutage verfügbaren modernen Lasertechnologien kann man jedoch auch mit nichtinvasiver Laserchirurgie den Verschluß der Filtrationsöffnung aufheben. Ist die verschließende, membranöse Membran pigmentiert, kann man zu diesem Zweck einen Argonlaser verwenden, während der gepulste Neodym:YAG-Laser für eine Durchtrennung nicht-pigmentierten Gewebes vor der Filtrationsöffnung geeignet ist [209,210]. Es läßt sich mit dem Neodym:YAG-Laser auch die Skleralamelle bei einer gedeckten Filtrationsoperation lockern oder perforieren [211].

Wenn es nicht gelingt, eine gewisse Filterkissenfunktion wiederherzustellen, ist es meist unumgänglich eine erneute Operation in einem anderen Quadranten mit intra- oder postoperativer Applikation eines Antimetaboliten wie Mitomycin oder 5-FU auszuführen [162].

36.4.3.2 Filterkissenfistel

Wenn die Wandung eines Filterkissens sehr dünn wird, kann diese rupturieren, was zu einem Verlust der Vorderkammer und einem erheblichen Endophthalmitisrisiko führt. Die Defekte in der meist avaskulären Filterkissendecke sind normalerweise klein. Die Fistulationsstelle kann mit dem Seidel-Test genau lokalisiert werden. In manchen Fällen gelingt es das Loch mit einem Gewebekleber zu verschließen, eine Simmons-Schale mit Augenverband [212,213] oder eine passagere Abdeckung mit einer Kollagenkontaktlinse zu verwenden [214]. Wenn diese filterkissenerhaltenden Maßnahmen versagen, kann eine operative Revision mit der Bildung eines neuen Bindehautlappens von posterior her notwendig sein, um den Defekt zu decken. Die histologische Untersuchung von 10 fistulierenden Filterkissen zeigte eine Epithelisation von der Oberfläche des Filterkissens bis hinunter zur Episklera in 8 Fällen, was dafür spricht, daß man das Filterkissen exzidieren sollte, bevor man einen neuen Bindehautlappen zur Vermeidung einer Epithelinvasion bildet [215].

36.4.3.3 Endophthalmitis

Eine Endophthalmitis geht meist einher mit einer sehr dünnen Filterkissenwand [216], die besonders häufig nach ungedeckten Filtrationsoperationen auftritt, wenngleich sie nach einer Trabekulektomie mit Skleralamelle ebenfalls nicht selten ist [217]. Eine klinische Verlaufsstudie fand die Inzidenz einer Endophthalmitis identisch nach thermischer Sklerostomie und Trabekulektomie [218]. Das Risiko einer Endophthalmitis bei Augen mit Filterkissen macht eine aggressive, antibiotische Behandlung unverzüglich notwendig, wenn Verdachtsmomente einer floriden Infektion am äußeren Auge, wie z. B. bei einer bakteriellen Konjunktivitis bestehen. Augen mit einem sehr dünnen Filterkissen bedürfen der besonders sorgfältigen Verlaufsbeobachtung wegen des permanenten Risikos einer Filterkissenruptur und nachfolgender Endophthalmitis. Manche Operateure entscheiden sich für eine prophylaktische, topische Antibiotikatherapie bei diesen Fällen, wenngleich die Wertstellung dieses Konzeptes nicht gesichert ist.

Wenn sich eine bakterielle Endophthalmitis bei einem rupturierten oder fistelnden Filterkissen entwickelt, so ist die Ursache meist ein virulenter Keim, wie gramnegative Stäbchen und Streptokokken, die eine prompte, aggressive, z.T. chirurgische Behandlung erfordern [219]. Bei einer bakteriellen, postoperativen Endophthalmitis ist ein allgemein akzeptiertes Vorgehen die diagnostische Punktion von Kammerwasser sowie Glaskörper und dann gezielte antibiotische Therapie in hoher Dosierung mit Breitspektrumantibiotika parenteral wie periokulär (z.B. mit Gentamycin und Kefazolin). Ist eine therapeutische Vitrektomie indiziert, erfolgt eine intravitreale Antibiotikaapplikation, (z.B. mit Vancomycin und Gentamycin), wobei sich jedoch das Behandlungsschema nach dem Antibiogramm und der Erregerempfindlichkeit zu orientieren hat. Zur Begrenzung der entzündungsbedingten Gewebeschädigung sollten systemisch Kortikosteroide gegeben werden [219–222].

36.4.3.4 Katarakt

Eine Kataraktentwicklung tritt in etwa einem Drittel der Augen nach einer Filtrationsoperation auf [198,223–225]. Der Pathomechanismus ist nicht eindeutig geklärt, mögliche prädisponierende Faktoren sind jedoch 1. Alter des Patienten, 2. Therapieanamnese mit Miotika, 3. Operationstrauma, 4. postoperative Iritis, 5. prolongierte flache oder aufgehobene Kammer und 6. Änderung der Ernährungsgewohnheiten.

36.4.3.5 Weitere postoperative Spätkomplikationen

Luxurierendes Filterkissen. Bei manchen Fällen kann ein großes Filterkissen durch den Anlagedruck des Lides und die Lidbewegung auf die Hornhaut luxurieren (Abb. 36.22). Zuweilen ist eine operative Filterkissenverkleinerung notwendig, manchmal gelingt dies auch durch Argonlaserherde auf das Filterkissen [226]. Eine operative Verkürzung mit einer Ablösung des Filterkissens von der peripheren Hornhaut mit einem Irisspatel oder eine Exzision im Limbusbereich mit einer Nahtversorgung der freien Enden kann notwendig sein [227].

Spontanes Hyphäma. Ein spontanes Hyphäma kann Wochen oder Jahre nach einer Filtrationsoperation auftreten [228]. Die Blutung kann aus einer der beiden angeschnittenen Enden des Schlemm-Kanals [229] oder aus neugebildeten Gefäßen von der Innenseite der Filtrationsöffnung entstehen [230]. Mit einer bimanuellen bipolaren Diathermie läßt sich eine Blutung im Kammerwinkel stillen [231], obwohl eine Argonlaserphotokoagulation bei kleinen Blutungsstellen und kleinen Gefäßen auch erfolgreich sein kann.

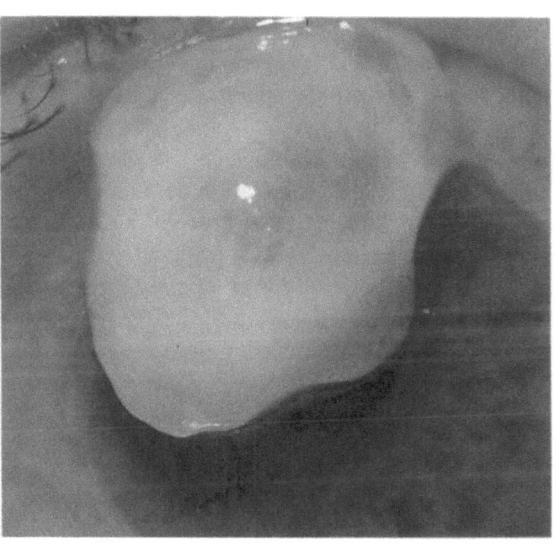

Abb. 36.22. Exzessives Filterkissen auf die periphere Hornhaut überlappend als Spätkomplikation der antiglaukomatösen Filtrationschirurgie

Hypotonie und ziliochoroidale Abhebung. Beide Befunde können zu jedem Zeitpunkt nach einer Filtrationsoperation auftreten [232–234]. Die Hypotonie mit der ziliochoroidalen Abhebung kann dauerhaft oder rezidivierend sein [233], häufig mit einer intraokularen Entzündung einhergehend [233,234]. Risikofaktoren sind Pharmaka, die eine Entzündungsreaktion anregen können oder Kammerwasserhemmstoffe [232,233]. Die Behandlung dieser Fälle stützt sich zunächst auf ein Absetzen der für den zugrundeliegenden Pathomechanismus ungünstigen Medikation und auf eine aggressive, antiphlogistische Therapie [232- 234]. Bei diesen Komplikationen kommt es häufig zu einer schnellen Kataraktbildung und meist folgt auf die Kataraktextraktion eine Rückbildung der choroidalen Abhebungen [233].

Es wurde auch ein Riß im retinalen Pigmentepithel als eine Folge der Hypotonie und der choroidalen bzw. serösen Netzhautabhebung nach Glaukomchirurgie beschrieben [235].

Staphylomata. Ein Staphylom kann als Spätkomplikation nach einer Trabekulektomie selten auftreten [236].

Veränderungen der Lidregion. Eine Retraktion des Oberlides nach antiglaukomatöser Filtrationschirurgie wurde bei zwei Patienten beschrieben und man hielt dies für die Folge einer adrenergen Wirkung des Kammerwassers auf den Müller-Lidhebemuskel [237]. Auch eine Ptosis wurde als eine Komplikation der Glaukomchirurgie beschrieben, die auf ein Operationstrauma am M. levator palpebrae und umgebende Strukturen zurückgehen kann [238,239].

Sympathische Ophthalmie. Dies ist offensichtlich eine extrem seltene Komplikation der Glaukomchirurgie. Retrospektive Studien ergeben keine Beziehung zu einer bestimmten Operationstechnik, eher besteht eine Korrelation zur präoperativen Situation derart, daß das Risiko der sympathischen Ophthalmie größer ist, wenn an einem blinden, schmerzhaften Auge operiert wurde [240].

36.5 Vergleich der verschiedenen Filtrationsoperationen

Obwohl die meisten Operateure heutzutage die eine oder andere Art der Trabekulektomie bevorzugen, besteht keine universale Übereinstimmung zur Filtrationsmethode der ersten Wahl. Günstige Ergebnisse wurden sowohl zu den ungedeckten Filtrationseingriffen wie auch zu den gedeckten Operationsverfahren publiziert. Vergleicht man beide Operationsmethoden, so muß man sowohl die augendruckorientierte Erfolgsrate des Eingriffes und sein spezielles Risikoprofil berücksichtigen.

36.5.1 Ungedeckte Operationen

Augeninnendrucksenkung. Bezüglich der Unterbrechung einer progressiven glaukomatösen Papillenschädigung, mit oder ohne zusätzliche antiglaukomatöse Medikation, wurden gute Ergebnisse mit allen ungedeckten Standardfiltrationsoperationen beschrieben (z. B. Sklerektomie [21–24], Trepanation [30–32,241] und thermische Sklerostomie [34–36,242]). Die publizierten Erfolgsraten für all diese Operationen bewegen sich zwischen 75 und 95 %. Eine Studie vermutete jedoch, daß eine thermische Sklerostomie, trotz der Einfachheit ihres Wirkungsprinzips, für den operativen Anfänger schwieriger auszuführen sei als eine posteriore Sklerektomie [224]. Dies mag darauf zurückzuführen sein, daß eine gewisse Operationserfahrung für eine adäquate Filtrationsöffnung bei der Kauterisation notwendig ist.

Komplikationen. Deutlicher ist der Unterschied zwischen gedeckten und ungedeckten Filtrationseingriffen, wenn man das Komplikationsprofil der verschiedenen Operationstechniken berücksichtigt. Wie schon gesagt, können Filtereingriffe mit einer großen Filtrationsöffnung wie bei einer 2-mm-Trepanation eine höhere Inzidenz von Komplikationen (z. B. aufgehobene Vorderkammer in der frühen postoperativen Phase, Filterkissenfisteln und mögliche Endophthalmitis in der Spätphase) aufweisen. Wenn man jedoch alle Aspekte der individuellen Glaukomsituation sowie auch der Komplikationsrate zusammen berücksichtigt, läßt sich eine klare Überlegenheit für eine der möglichen, ungedeckten Filtrationsoperationen nicht beweisen.

36.5.2 Gedeckte Trabekulektomie vs. ungedeckte Operationen

Augendrucksenkung. Über die verschiedenen Varianten der Trabekulektomie wurden zahlreiche klinische Studien zu deren Effizienz publiziert. All diese Studien ergeben eine erfolgreiche Augeninnendruckkontrolle über einen angemessenen Beobachtungszeitraum in einem Prozentsatz, der den ungedeckten Eingriffen entspricht, jedoch mit einer erheblich geringeren Inzidenz von Komplikationen [51,57,63–77,243–253]. Manche Studien haben speziell die gedeckten Trabekulektomien mit den ungedeckten Eingriffen verglichen und eine gleichwertige Augendrucksenkung berichtet [254,255], wenngleich manche Verlaufsstudien eine geringfügig bessere Augendrucksenkung mit den ungedeckten Operationen angeben [60,256–260].

Man nimmt allgemein an, daß die Augeninnendruckkontrolle bei *farbigen Patienten* schwerer als bei der weißen Bevölkerung mit den meisten Filtrationseingriffen zu erreichen ist, obwohl sich dies nicht in allen Studien belegen ließ. Bezüglich der gedeckten Trabekulektomien bei farbigen Patienten sind die publizierten Erfolgsraten in einem vergleichbaren Bereich wie für die weißen Patienten [261–264], wenngleich manche Studien eine Erfolgsrate von deutlich weniger als 75 % mit einer Standardtrabekulektomie angaben [67,265]. Manche Operateure fanden eine bessere Augendrucksenkung bei farbigen Patienten, wenn die Trabekulektomietechnik in einer Weise modifiziert wurde, die die Filtration entlang der Schnittränder der Skleralamelle vergrößerte [67,266]. Vergleichsstudien von gedeckten Trabekulektomien mit ungedeckten Eingriffen bei farbigen Bevölkerungsgruppen ergaben widersprüchliche Ergebnisse [260,267–269].

Es ist weitgehend erwiesen, daß Filtrationseingriffe im allgemeinen bei Kindern eine schlechtere Erfolgsaussicht haben [270]. Dies trifft auch für die gedeckten Trabekulektomien zu [271–273]. Eine Studie fand keine Hinweise dafür, daß die Trabekulektomie günstiger als andere Operationstechniken bei fortgeschrittenen, kindlichen Glaukomen sei [274].

Die *Aphakie* ist ein weiterer Faktor, der offensichtlich einen ungünstigen Einfluß auf die langfristige Prognose von Filtrationsoperationen einschließlich der Trabekulektomie hat [275,276]. Wie schon besprochen, kann jedoch die intra- und postoperative Anwendung von Antimetaboliten zur Modulation der Wundheilung bzw. zur Prävention einer vorzeitigen Filterkissenvernarbung die Erfolgsaussichten verbessern [162].

Komplikationen. Letztlich stimmen alle Studien darin überein, daß die Komplikationsrate bei den gedeckten Trabekulektomien sehr viel geringer ist als bei den ungedeckten Filtrationsoperationen. Aus diesem Grunde ist es verständlich, daß die meisten Operateure heutzutage in der überwiegenden Mehrheit der Patienten eine gedeckte Trabekulektomie bevorzugen, wenngleich manche noch ungedeckte Operationsmethoden anwenden, besonders wenn es gilt ein möglichst niedriges Druckniveau zu erreichen oder wenn eine gedeckte Trabekulektomie bereits einmal versagt hat.

36.6 Zusammenfassung

Antiglaukomatöse Filtrationsoperationen senken den Augeninnendruck, indem sie über eine Filtrationsöffnung im Limbus das Kammerwasser in den subkonjunktivalen Raum drainieren und im folgenden über die Bindehaut in den Tränenfilm abfiltrieren oder durch die umgebenden Gewebe aufnehmen. Die Standardeingriffe haben gemeinsame Prinzipien bezüglich der Präparation des Bindehautlappens und der Iridektomie. Sie unterscheiden sich hauptsächlich durch die Art und Weise, in der die Filtrationsöffnung angelegt wird, mit den beiden Hauptunterschieden einer gedeckten und ungedeckten sklerolimbalen Exzision. Ein alternatives Vorgehen ist eine Trabekulektomie ab interno ohne Präparation eines Bindehautlappens, entweder instrumentell oder mit Lasern. Das Komplikationsspektrum der antiglaukomatösen Filtrationsoperationen unterteilt sich in intraoperative Probleme (z.B. Verletzung des Bindehautlappens, Blutungen, choroidale Effusion), Komplikationen in der frühen postoperativen Phase (z.B. Hypotonie, Augeninnendrucksteigerung, Uveitis und Blutung) oder Spätkomplikationen (z.B. Filterkisseninsuffizienz, Filterkissenfistel, Endophthalmitis und Kataraktentwicklung). Besondere Forschungsbemühungen wurden der Modulation des Wundheilungsprozesses zur Minimierung der Filterkisseninsuffizienz gewidmet. Grundsätzlich haben mit einer Skleralamelle gedeckte Filtrationsöffnungen ein geringeres Komplikationsprofil, während ungedeckte Operationen vermutlich eine geringfügig bessere Augendrucksenkung ergeben.

Literatur

1. Migdal, C, Hitchings, R: The developing bleb: effect of topical antiprostaglandins on the outcome of glaucoma fistulising surgery. Br J Ophthal 67:655, 1983.
2. Addicks, EM, Quigley, HA, Green, WR, Robin, AL: Histologic characteristics of filtering blebs in glaucomatous eyes. Arch Ophthal 101:795, 1983.
3. Benedikt, O: The effect of filtering operations. Klin Monatsbl Augenheilkd 170:10, 1977.
4. Kronfeld, PC: The chemical demonstration of transconjunctival passage of aqueous after antiglaucomatous operations. Am J Ophthal 35:38, 1952.
5. Galin, MA, Baras, I, McLean, JM: How does a filtering bleb work? Trans Am Acad Ophthal Otol 69:1082, 1965.
6. Teng, CC, Chi, HH, Katzin, HM: Histology and mechanism of filtering operations. Am J Ophthal 47:16, 1959.
7. Luntz, MH: Trabeculectomy using a fornix-based conjunctival flap and tightly sutured scleral flap. Ophthalmology 87:985, 1980.
8. Faggioni, R: Trabeculectomy with conjunctival flap in the fornix: 12 months' follow-up. Klin Monatsbl Augenheilkd 182:385, 1983.
9. Shuster, JN, Krupin, T, Kolker, AE, Becker, B: Limbus- v fornix-based conjunctival flap in trabeculectomy. A long-term randomized study. Arch Ophthal 102:361, 1984.
10. Traverso, CE, Tomey, KF, Antonios, S: Limbal- vs fornix-based conjunctival trabeculectomy flaps. Am J Ophthal 104:28, 1987.
11. Reichert, R, Stewart, W, Shields, MB: Limbus-based versus fornix-based conjunctival flaps in trabeculectomy. Ophthal Surg 18:672, 1987.
12. Agbeja, AM, Dutton, GN: Conjunctival incisions for trabeculectomy and their relationship to the type of bleb formation. A preliminary study. Eye 1:738, 1987.
13. Grehn, F, Mauthe, S, Pfeiffer, N: Limbus-based versus fornix-based conjunctival flap in filtering surgery. A randomized prospective study. Internat Ophthal 13:139, 1989.
14. Kapetansky, FM: Trabeculectomy, or trabeculectomy plus tenectomy: a comparative study. Glaucoma 2:451, 1980.
15. Miller, KN, Blasini, M, Shields, MB: Total vs partial tenonectomy with trabeculectomy. Am J Ophthal 3:323, 1991.

16. Shields, MB: Conjunctival forceps for glaucoma filtering surgery. Am J Ophthal 104:666, 1987.
17. Rainin, EA: Limbal-based conjunctival flap retractor. Ann Ophthal 7:599, 1975.
18. Freedman, J: Iridectomy technique in trabeculectomy. Ophthal Surg 9:45, 1978.
19. LaGrange, F: Iridectomie et sclerectomie combinees dans le traitement du glaucome chronique. Procede nouveau pour l'etablissement de la cicatrice filtrante (1). Arch d'Opht 26:481, 1906.
20. Holth, S: Sclerectomie avec la pince emporte-piece dans le glaucome, de preference apres incision a la pique. Ann d'Ocul 142:1, 1909.
21. Berens, C: Iridocorneosclerectomy for glaucoma. Am J Ophthal 19:470, 1936.
22. McPherson, SD Jr, McCurdy, D: Anterior posterior lip sclerectomy. Proc Ann Staff Conf, McPherson Hosp 13:19, 1974.
23. Gershen, HJ: Lateral lip sclerectomy. Arch Ophthal 86:534, 1971.
24. Iliff, CE, Haas, JS: Posterior lip sclerectomy. Am J Ophthal 54:688, 1962.
25. Regan, EF: Scleral cautery with iridectomy–an experimental study. Trans Am Ophthal Soc 61:219, 1963.
26. Gass, JDM: Anterior lip sclerectomy. A microsurgical technique for filtering operation for control of glaucoma. Ann Ophthal 2:355, 1970.
27. Henry, JC, Krupin, T, Wax, MB, Feitl, ME: A modified scleral punch for filtration surgery. Am J Ophthal 108:740, 1989.
28. Elliot, RH: A preliminary note on a new operative procedure for the establishment of a filtering cicatrix in the treatment of glaucoma. Ophthalmoscope 7:804, 1909.
29. Fergus, F: Treatment of glaucoma by trephining. Br Med J 2:983, 1909.
30. Elliot, RH: Sclero-Corneal Trephining in the Operative Treatment of Glaucoma. George Pulman and Sons, London, 1913.
31. Sugar, HS: Limboscleral trephination. Am J Ophthal 52:29, 1961.
32. Sugar, HS: Limboscleral trepanation. Eleven years' experience. Arch Ophthal 85:703, 1971.
33. Preziosi, CL: The electro-cautery in the treatment of glaucoma. Br J Ophthal 8:414, 1924.
34. Scheie, HG: Retraction of scleral wound edges as a fistulizing procedure for glaucoma. Am J Ophthal 45:220, 1958.
35. Viswanathan, B, Brown, IAR: Peripheral iridectomy with scleral cautery for glaucoma. Arch Ophthal 93:34, 1975.
36. Shaffer, RN, Hetherington, J Jr, Hoskins, HD Jr: Guarded thermal sclerostomy. Am J Ophthal 72:769, 1971.
37. Litwin, RL: Successful argon laser sclerostomy for glaucoma. Ophthal Surg 10:22, 1979.
38. March, WF, Gherezghiher, T, Koss, MC, Nordquist, RE: Experimental YAG laser sclerostomy. Arch Ophthal 102:1834, 1984.
39. March, WF, Gherezghiher, R, Koss, MC, et al: Histologic study of a neodymium-YAG laser sclerostomy. Arch Ophthal 103:860, 1985.
40. Gherezghiher, T, March, WF, Koss, MC, Nordquist, RE: Neodymium-YAG laser sclerostomy in primates. Arch Ophthal 103:1543, 1985.
41. Federman, JL, Wilson, RP, Ando, F, Peyman, GA: Contact laser: thermal sclerostomy ab interna. Ophthal Surg 18:726, 1987.
42. Higginbotham, EJ, Kao, G, Peyman, G: Internal sclerostomy with the Nd:YAG contact laser versus thermal sclerostomy in rabbits. Ophthalmology 95:385, 1988.
43. Javitt, JC, O'Connor, SS, Wilson, RP, Federman, JL: Laser sclerostomy ab interno using a continuous wave Nd:YAG laser. Ophthal Surg 20:552, 1989.
44. Wilson, RP, Javitt, JC: Ab interno laser sclerostomy in aphakic patients with glaucoma and chronic inflammation. Am J Ophthal 110:178, 1990.
45. Jaffe, GJ, Williams, GA, Mieler, WF, Radius, RL: Ab interno sclerostomy with a high-powered argon endolaser. Am J Ophthal 106:391, 1988.
46. Jaffe, GJ, Mieler, WF, Radius, RL, et al: Ab interno sclerostomy with a high-powered argon endolaser. Clinicopathologic correlation. Arch Ophthal 107:1183, 1989.
47. Berlin, MS, Rajacich, G, Duffy, M, et al: Excimer laser photoablation in glaucoma filtering surgery. Am J Ophthal 103:713, 1987.
48. Brown, RH, Denham, DB, Bruner, WE, et al: Internal sclerectomy for glaucoma filtering surgery with an automated trephine. Arch Ophthal 105:133, 1987.
49. Brown, RH, Lynch, MG, Denham, DB, et al: Internal sclerectomy with an automated trephine for advanced glaucoma. Ophthalmology 95:728, 1988.
50. Sugar, HS: Experimental trabeculectomy in glaucoma. Am J Ophthal 51:623, 1961.
51. Cairns, JE: Trabeculectomy. Preliminary report of a new method. Am J Ophthal 5:673, 1968.
52. Rich, AM, McPherson, SD: Trabeculectomy in the owl monkey. Ann Ophthal 5:1082, 1973.
53. Spencer, WH: Histologic evaluation of microsurgical glaucoma techniques. Trans Am Acad Ophthal Otol 76:389, 1972.
54. Schmitt, H: Histological examination on disks obtained by goniotrephining with scleral flap. Klin Monatsbl Augenheilkd 167:372, 1975.
55. Taylor, HR: A histologic survey of trabeculectomy. Am J Ophthal 82:733, 1976.
56. Lalive d'Epinay, S, Reme, C, Witmer, R: Influence of different topographical locations of trabeculectomy specimens on regulation of intraocular pressure and the quality of the filtering bleb. Klin Monatsbl Augenheilkd 182:387, 1983.
57. Cairns, JE: Trabeculectomy. Trans Am Acad Ophthal Otol 75:1395, 1971.
58. Shields, MB, Shelburne, JD, Bell, SW: The ultrastructure of human limbal collagen. Invest Ophthal Vis Sci 16:864, 1977.
59. Shields, MB, Bradbury, MJ, Shelburne, JD, Bell, SW: The permeability of the outer layers of limbus and anterior sclera. Invest Ophthal Vis Sci 16:866, 1977.
60. Shields, MB: Trabeculectomy vs full-thickness filtering operation for control of glaucoma. Ophthal Surg 11:498, 1980.
61. Benedikt, O: The mode of action of trabeculectomy. Klin Monatsbl Augenheilkd 167:679, 1975.
62. Benedikt, O: Demonstration of aqueous outflow patterns of normal and glaucomatous human eyes through the injection of fluorescein solution in the anterior chamber. Graefe's Arch Ophthal 199:45, 1976.
63. Krasnov, MM: A modified trabeculectomy. Ann Ophthal 6:178, 1974.
64. Clemente, P: Goniotrepanation with triangular scleral flap. Klin Monatsbl Augenheilkd 177:455, 1980.
65. Dellaporta, A: Experiences with trepano-trabeculectomy. Trans Am Acad Ophthal Otol 79:362, 1975.

66. David, R, Sachs, U: Quantitative trabeculectomy. Br J Ophthal 65:457, 1981.
67. Welsh, NH: Trabeculectomy with fistula formation in the African. Br J Ophthal 56:32, 1972.
68. Hoskins, HD Jr, Migliazzo, C: Management of failing filtering blebs with the argon laser. Ophthal Surg 15:731, 1984.
69. Watson, PG: Surgery of the glaucomas. Br J Ophthal 56:299, 1972.
70. Watson, PG, Barnett, F: Effectiveness of trabeculectomy in glaucoma. Am J Ophthal 79:831, 1975.
71. Hollwich, F, Fronimopoulos, J, Junemann, G, et al: Indication, technique and results of goniotrephining with scleral flap in primary chronic glaucoma. Klin Monatsbl Augenheilkd 163:513, 1973.
72. Papst, W, Brunke, R: Goniotrepanation as a second fistulizing procedure. Klin Monatsbl Augenheilkd 176:915, 1980.
73. Smith, BF, Schuster, H, Seidenberg, B: Subscleral sclerectomy: a double-flap operation for glaucoma. Am J Ophthal 71:884, 1971.
74. Vasco-Posada, J: Glaucoma: esclerectomia subescleral. Arch Soc Am Oftal Optom 6:235, 1967.
75. Tomey, KF, Shamas, IV: Single snip trabeculectomy using a specially designed punch. Ophthal Surg 17:816, 1986.
76. Soll, DB: Intrascleral filtering procedure for glaucoma. Am J Ophthal 75:390, 1973.
77. Schimek, RA, Williamson, WR: Trabeculectomy with cautery. Ophthal Surg 8:35, 1977.
78. McGuigan, LJB, Luntz, MH, Freedman, J, Harrison, R: The role of subscleral Scheie procedure in glaucoma surgery. Ophthal Surg 17:802, 1986.
79. Beckman, H, Fuller, TA: Carbon dioxide laser scleral dissection and filtering procedure for glaucoma. Am J Ophthal 88:73, 1979.
80. Krasnov, MM: Sinusotomy. Foundation, results, prospects. Trans Am Acad Ophthal Otol 76:368, 1972.
81. Nesterov, AP: Role of the blockade of Schlemm's canal in pathogenesis of primary open-angle glaucoma. Am J Ophthal 70:691, 1970.
82. Ellingson, BA, Grant, WM: Trabeculotomy and sinusotomy in enucleated human eyes. Invest Ophthal 11:21, 1972.
83. Zimmerman, TJ, Kooner, KS, Ford, VJ, et al: Effectiveness of nonpenetrating trabeculectomy in aphakic patients with glaucoma. Ophthal Surg 15:44, 1984.
84. Zimmerman, TJ, Kooner, KS, Ford, VJ, et al: Trabeculectomy vs. nonpenetrating trabeculectomy: a retrospective study of two procedures in phakic patients with glaucoma. Ophthal Surg 15:734, 1984.
85. Weber, PA, Keates, RH, Opremcek, EM, et al: Two-stage neodymium-YAG laser trabeculotomy. Ophthal Surg 14:591, 1983.
86. Hara, T, Hara, T: Deep sclerectomy with Nd:YAG laser trabeculotomy ab interno: two-stage procedure. Ophthal Surg 19:101, 1988.
87. Lee, P-F, Shihab, ZM, Fu, Y-A: Modified trabeculectomy: a new procedure for neovascular glaucoma. Ophthal Surg 11:181, 1980.
88. Herschler, J, Agness, D: A modified filtering operation for neovascular glaucoma. Arch Ophthal 97:2339, 1979.
89. L'Esperance, FA Jr, Mittl, RN, James, WA Jr: Carbon dioxide laser trabeculostomy for the treatment of neovascular glaucoma. Ophthalmology 90:821, 1983.
90. Sinclair, SH, Aaberg, TM, Meredith, TA: A pars plana filtering procedure combined with lensectomy and vitrectomy for neovascular glaucoma. Am J Ophthal 93:185, 1982.

91. Egerer, I, Freyler, H: Aqueous outflow following seton operations. Klin Monatsbl Augenheilkd 174:93, 1979.
92. Krejci, L: Hydrogel capillary drain for glaucoma: nine years' clinical experience. Glaucoma 2:259, 1980.
93. Honrubia, FM, Gómez, ML, Hernádez, A, Grijalbo, MP: Long-term results of silicone tube in filtering surgery for eyes with neovascular glaucoma. Am J Ophthal 97:501, 1984.
94. Kuljaca, Z, Ljubojević, V, Momirov, D: Draining implant for neovascular glaucoma. Am J Ophthal 96:372, 1983.
95. Molteno, ACB: New implant for drainage in glaucoma. Clinical trial. Br J Ophthal 53:606, 1969.
96. Schocket, SS, Lakhanpal, V, Richards, RD: Anterior chamber tube shunt to an encircling band in the treatment of neovascular glaucoma. Ophthalmology 89:1188, 1982.
97. Schocket, SS, Nirankari, VS, Lakhanpal, V, et al: Anterior chamber tube shunt to an encircling band in the treatment of neovascular glaucoma and other refractory glaucomas. A long-term study. Ophthalmology 92:553, 1985.
98. Freedman, J: The use of the single stage Molteno long tube seton in treating resistant cases of glaucoma. Ophthal Surg 16:480, 1985.
99. Minckler, DS, Heuer, DK, Hasty, B, et al: Clinical experience with the single-plate Molteno implant in complicated glaucomas. Ophthalmology 95:1181, 1988.
100. Ancker, E, Molteno, ACB: Molteno drainage implant for neovascular glaucoma. Trans Ophthal Soc UK 102:122, 1982.
101. Ancker, E, Molteno, ACB: Surgical treatment of chronic aphakic glaucoma with the Molteno plastic implant. Klin Monatsbl Augenheilkd 177:365, 1980.
102. Fish, LA, Heuer, DK, Baerveldt, G, et al: Molteno implantation for secondary glaucomas associated with advanced epithelial ingrowth. Ophthalmology 97:557, 1990.
103. McDonnell, PJ, Robin, JB, Schanzlin, DJ, et al: Molteno implant for control of glaucoma in eyes after penetrating keratoplasty. Ophthalmology 95:364, 1988.
104. Billson, F, Thomas, R, Aylward, W: The use of two-stage Molteno implants in developmental glaucoma. J Ped Ophthal Strab 26:3, 1989.
105. Lee, P-F, Ward, RH: Aqueous-venous shunt for glaucoma. A further report. Arch Ophthal 99:2007, 1981.
106. Krupin, T, Podos, SM, Becker, B, Newkirk, JB: Valve implants in filtering surgery. Am J Ophthal 81:232, 1976.
107. Krupin, T, Kaufman, P, Mandell, A, et al: Filtering valve implant surgery for eyes with neovascular glaucoma. Am J Ophthal 89:338, 1980.
108. Krupin, T, Kaufman, P, Mandell, AI, et al: Long-term results of valve implants in filtering surgery for eyes with neovascular glaucoma. Am J Ophthal 95:775, 1983.
109. Folberg, R, Hargett, NA, Weaver, JE, McLean, IW: Filtering valve implant for neovascular glaucoma in proliferative diabetic retinopathy. Ophthalmology 89:286, 1982.
110. Krupin, T, Ritch, R, Camras, CB, et al: A long Krupin-Denver valve implant attached to a 180° scleral explant for glaucoma surgery. Ophthalmology 95:1174, 1988.
111. Haas, JS, Peyman, GA, Lim, J: Experimental evaluation of a posterior drainage system. Ophthal Surg 14:494, 1983.
112. Hitchings, RA, Joseph, NH, Sherwood, MB, et al: Use of one-piece valved tube and variable surface area explant for glaucoma drainage surgery. Ophthalmology 94:1079, 1987.
113. Blasini, M, Shields, MB, Hickingbotham, D: A temporary glaucoma valve for transient intraocular pressure elevation. Ophthal Surg 21:199, 1990.

114. Petursson, GJ, Fraunfelder, FT: Repair of an inadvertent buttonhole or leaking filtering bleb. Arch Ophthal 97:926, 1979.
115. Awan, KJ, Spaeth, PG: Use of isobutyl-2-cyanoacrylate tissue adhesive in the repair of conjunctival fistula in filtering procedures for glaucoma. Ann Ophthal 6:851, 1974.
116. Ferry, AP: Hemorrhage into the lens as a complication of glaucoma surgery. Am J Ophthal 81:351, 1976.
117. Bellows, AR, Chylack, LT Jr, Epstein, DL, Hutchinson, BT: Choroidal effusion during glaucoma surgery in patients with prominent episcleral vessels. Arch Ophthal 97:493, 1979.
118. Bellows, AR, Chylack, LT Jr, Hutchinson, BT: Choroidal detachment. Clinical manifestation, therapy and mechanism of formation. Ophthalmology 88:1107, 1981.
119. Swan, KC, Lindgren, TW: Unintentional lens injury in glaucoma surgery. Trans Am Ophthal Soc 78:55, 1980.
120. Kozart, DM, Eagle, RC Jr: Stripping of Descemet's membrane after glaucoma surgery. Ophthal Surg 12:420, 1981.
121. Kao, SF, Lichter, PR, Musch, DC: Anterior chamber depth following filtration surgery. Ophthal Surg 20:332, 1989.
122. Stewart, WC, Shields, MB: Management of anterior chamber depth after trabeculectomy. Am J Ophthal 106:41, 1988.
123. Fiore, PM, Richter, CU, Arzeno, G, et al: The effect of anterior chamber depth on endothelial cell count after filtration surgery. Arch Ophthal 107:1609, 1989.
124. Phillips, CI, Clark, CV, Levy, AM: Posterior synechiae after glaucoma operations: aggravation by shallow anterior chamber and pilocarpine. Br J Ophthal 71:428, 1987.
125. Hung, SO: Role of sodium hyaluronate (Healonid) in triangular flap trabeculectomy. Br J Ophthal 69:46, 1985.
126. Teekhasaenee, C, Ritch, R: The use of PhEA 34c in trabeculectomy. Ophthalmology 93:487, 1986.
127. Wand, M: Viscoelastic agent and the prevention of post-filtration flat anterior chamber. Ophthal Surg 19:523, 1988.
128. Simmons, RJ, Kimbrough, RL: Shell tamponade in filtering surgery for glaucoma. Ophthal Surg 10:17, 1979.
129. Weber, PA, Baker, ND: The use of cyanoacrylate adhesive with a collagen shield in leaking filtering blebs. Ophthal Surg 20:284, 1989.
130. Sugar, HS: Treatment of hypotony following filtering surgery for glaucoma. Am J Ophthal 71:1023, 1971.
131. Savage, JA, Condon, GP, Lytle, RA, Simmons, RJ: Laser suture lysis after trabeculectomy. Ophthalmology 95:1631, 1988.
132. Cohen, JS, Osher, RH: Releasable suture in filtering and combined procedures. In: Perspectives in Glaucoma, Shields, MB, Pollack, IP, Kolker, AE, eds. Slack, Inc., Thorofare, NJ, p. 157, 1988.
133. Stewart, RH, Kimbrough, RL: A method of managing flat anterior chamber following trabeculectomy. Ophthal Surg 11:382, 1980.
134. Fisher, YL, Turtz, AI, Gold, M, et al: Use of sodium hyaluronate in reformation and reconstruction of the persistent flat anterior chamber in the presence of severe hypotony. Ophthal Surg 13:819, 1982.
135. Fourman, S: Management of cornea-lens touch after filtering surgery for glaucoma. Ophthalmology 97:424, 1990.
136. Brubaker, RF, Pederson, JE: Ciliochoroidal detachment. Surv Ophthal 27:281, 1983.
137. Chylack, LT Jr, Bellows, AR: Molecular sieving in suprachoroidal fluid formation in man. Invest Ophthal Vis Sci 17:420, 1978.
138. Gressel, MG, Parrish, RK, Heuer, DK: Delayed nonexpulsive suprachoroidal hemorrhage. Arch Ophthal 102:1757, 1984.
139. Ruderman, JM, Harbin, TS, Jr, Campbell, DG: Postoperative suprachoroidal hemorrhage following filtration procedures. Arch Ophthal 104:201, 1986.
140. Givens, K, Shields, MB: Suprachoroidal hemorrhage after glaucoma filtering surgery. Am J Ophthal 103:689, 1987.
141. Canning, CR, Lavin, M, McCartney, ACE, et al: Delayed suprachoroidal haemorrhage after glaucoma operations. Eye 3:327, 1989.
142. Ariano, ML, Ball, SF: Delayed nonexpulsive suprachoroidal hemorrhage after trabeculectomy. Ophthal Surg 18:661, 1987.
143. Frenkel, REP, Shin, DH: Prevention and management of delayed suprachoroidal hemorrhage after filtration surgery. Arch Ophthal 104:1459, 1986.
144. Lakhanpal, V, Schocket, SS, Elman, MJ, Nirankari, VS: A new modified vitreoretinal surgical approach in the management of massive suprachoroidal hemorrhage. Ophthalmology 96:793, 1989.
145. Abrams, GW, Thomas, MA, Williams, GA, Burton, TC: Management of postoperative suprachoroidal hemorrhage with continuous-infusion air pump. Arch Ophthal 104:1455, 1986.
146. Maumenee, AE: External filtering operations for glaucoma: the mechanism of function and failure. Trans Am Ophthal Soc 58:319, 1960.
147. Kornblueth, W, Tenebaum, E: The inhibitory effect of aqueous humor on the growth of cells in tissue cultures. Am J Ophthal 42:70, 1956.
148. Herschler, J, Claflin, AJ, Fiorentino, G: The effect of aqueous humor on the growth of subconjunctival fibroblasts in tissue culture and its implications for glaucoma surgery. Am J Ophthal 89:245, 1980.
149. Radius, RL, Herschler, J, Claflin, A, Fiorentino, G: Aqueous humor changes after experimental filtering surgery. Am J Ophthal 89:250, 1980.
150. Jampel, HD: Ascorbic acid is cytotoxic to dividing human Tenon's capsule fibroblasts. A possible contributing factor in glaucoma filtration surgery success. Arch Ophthal 108:1323, 1990.
151. Albrink, WS, Wallace, AC: Aqueous humor as a tissue culture nutrient. Proc Soc Exp Biol Med 77:754, 1951.
152. Ledbetter, SR, Hatchell, DL (Van Horn), O'Brien, WJ: Secondary aqueous humor stimulates the proliferation of cultured bovine corneal endothelial cells. Invest Ophthal Vis Sci 24:557, 1983.
153. Litin, BS, Jones, MA, Herschler, J: Heat and protease treatment of aqueous humor: effect on cell DNA synthesis and growth. Graefe's Arch Ophthal 222:154, 1985.
154. Joseph, JP, Grierson, I, Hitchings, RA: Chemotactic activity of aqueous humor. A cause of failure of trabeculectomies? Arch Ophthal 107:69, 1989.
155. McGuigan, LJB, Cook, DJ, Yablonski, ME: Dexamethasone, d-penicillamine, and glaucoma filter surgery in rabbits. Invest Ophthal Vis Sci 27:1755, 1986.
156. Starita, RJ, Fellman, RL, Spaeth, GL, et al: Short- and long-term effects of postoperative corticosteroids on trabeculectomy. Ophthalmology 92:938, 1985.
157. Giangiacomo, J, Dueker, DK, Adelstein, E: The effect of preoperative subconjunctival triamcinolone administration on glaucoma filtration. I. Trabeculectomy following subconjunctival triamcinolone. Arch Ophthal 104:838, 1986.

158. Blumenkranz, MS, Claflin, A, Hajek, AS: Selection of therapeutic agents for intraocular proliferative disease. Cell culture evaluation. Arch Ophthal 102:598, 1984.
159. Gressel, MG, Parrish, RK II, Folberg, R: 5-Fluorouracil and glaucoma filtering surgery: I. An animal model. Ophthalmology 91:378, 1984.
160. Heuer, DK, Parrish, RK II, Gressel, MG, et al: 5-Fluorouracil and glaucoma filtering surgery. II. A Pilot study. Ophthalmology 91:384, 1984.
161. Heuer, DK, Parrish, RK II, Gressel, MG, et al: 5-Fluorouracil and glaucoma filtering surgery. III. Intermediate follow-up of a pilot study. Ophthalmology 93:1537, 1986.
162. The Fluorouracil Filtering Surgery Study Group: Fluorouracil filtering surgery study one-year follow-up. Am J Ophthal 108:625, 1989.
163. Weinreb, RN: Adjusting the dose of 5-fluorouracil after filtration surgery to minimize side effects. Ophthalmology 94:564, 1987.
164. Ruderman, JM, Welch, DB, Smith, MF, Shoch, DE: A randomized study of 5-fluorouracil and filtration surgery. Am J Ophthal 104:218, 1987.
165. Krug, JH Jr, Melamed, S: Adjunctive use of delayed and adjustable low-dose 5-fluorouracil in refractory glaucoma. Am J Ophthal 109:412, 1990.
166. Heuer, DK, Gressel, MG, Parrish, RK II, et al: Topical fluorouracil. II. Postoperative administration in an animal model of glaucoma filtering surgery. Arch Ophthal 104:132, 1986.
167. Kando, M, Araie, M: Iontophoresis of 5-fluorouracil into the conjunctiva and sclera. Invest Ophthal Vis Sci 30:583, 1989.
168. Hasty, B, Heuer, DK, Minckler, DS: Primate trabeculectomies with 5'-fluorouracil collagen implants. Am J Ophthal 109:721, 1990.
169. Lee, DA, Flores, RA, Anderson, PJ, et al: Glaucoma filtration surgery in rabbits using bioerodible polymers and 5-fluorouracil. Ophthalmology 94:1523, 1987.
170. Skuta, GL, Assil, K, Parrish, RK II, et al: Filtering surgery in owl monkeys treated with the antimetabolite 5-fluorouridine 5'-monophosphate entrapped in multivesicular liposomes. Am J Ophthal 103:714, 1987.
171. Alvarado, JA: The use of a liposome-encapsulated 5-fluoroorotate for glaucoma surgery: I. Animal studies. Trans Am Ophthal Soc 87:489, 1989.
172. Litin, BS, Jones, MA, Kwong, EM, Herschler, J: Effect of antineoplastic drugs on cell proliferation–individually and in combination. Ophthal Surg 16:34, 1985.
173. Chen, C-W, Huang, H-T, Sheu, M-M: Enhancement of IOP control. Effect of trabeculectomy by local application of anticancer drug. Act XXV Con Ophthal, pp. 1487, 1986.
174. del Vecchio, PJ, Bizios, R, Holleran, LA, et al: Inhibition of human scleral fibroblast proliferation with heparin. Invest Ophthal Vis Sci 29:1272, 1988.
175. Joseph, JP, Grierson, I, Hitchings, RA: Taxol, cytochalasin B and colchicine effects on fibroblast migration and contraction: a role in glaucoma filtration surgery? Curr Eye Res 8:203, 1989.
176. Fulcher, S, Lui, G, Houston, LL, et al: Use of immunotoxin to inhibit proliferating human corneal endothelium. Invest Ophthal Vis Sci 29:755, 1988.
177. Nevárez, JA, Parrish, RK II, Heuer, DK, et al: The effect of beta irradiation on monkey Tenon's capsule fibroblasts in tissue culture. Curr Eye Res 6:719, 1987.
178. Miller, MH, Grierson, I, Unger, WG, Hitchings, RA: The effect of topical dexamethasone and preoperative beta irradiation on a model of glaucoma fistulizing surgery in the rabbit. Ophthal Surg 21:44, 1990.
179. Miller, MH, Joseph, NH, Wishart, PK, Hitchings, RA: Lack of beneficial effect of intensive topical steroids and beta irradiation of eyes undergoing repeat trabeculectomy. Ophthal Surg 18:508, 1987.
180. Fourman, S, Vaid, K: Effects of tissue plasminogen activator on glaucoma filter blebs in rabbits. Ophthal Surg 20:663, 1989.
181. McGuigan, LJB, Mason, RP, Sanchez, R, Quigley, HA: D-penicillamine and beta-aminopropionitrile effects on experimental filtering surgery. Invest Ophthal Vis Sci 28:1625, 1987.
182. Fourman, S: Effects of aminoproprionitrile on glaucoma filter blebs in rabbits. Ophthal Surg 19:649, 1988.
183. Traverso, CE, Greenidge, KC, Spaeth, GL, Wilson, RP: Focal pressure: a new method to encourage filtration after trabeculectomy. Ophthal Surg 15:62, 1984.
184. Yablonski, M, Masonson, HN, El-Sayyad, F, et al: Use of therapeutic ultrasound to restore failed trabeculectomies. Am J Ophthal 103:492, 1987.
185. Ortiz, JR, Walker, SD, McManus, PE, et al: Filtering bleb thrombolysis with tissue plasminogen activator. Am J Ophthal 106:624, 1988.
186. Sherwood, MB, Spaeth, GL, Simmons, ST, et al: Cysts of Tenon's capsule following filtration surgery. Medical management. Arch Ophthal 105:1517, 1987.
187. Scott, DR, Quigley, HA: Medical management of a high bleb phase after trabeculectomies. Ophthalmology 95:1169, 1988.
188. Richter, CU, Shingleton, BJ, Bellows, AR, et al: The development of encapsulated filtering blebs. Ophthalmology 95:1163, 1988.
189. Sherwood, MB, Grierson, I, Millar, L, Hitchings, RA: Long-term morphologic effects of antiglaucoma drugs on the conjunctiva and Tenon's capsule in glaucomatous patients. Ophthalmology 96:327, 1989.
190. Schoenleber, DB, Bellows, AR, Hutchingson, BT: Failed laser trabeculoplasty requiring surgery in open-angle glaucoma. Ophthal Surg 18:796, 1987.
191. Feldman, RM, Gross, RL, Spaeth, GL, et al: Risk factors for the development of Tenon's capsule cysts after trabeculectomy. Ophthalmology 96:336, 1989.
192. Shingleton, BJ, Richter, CU, Bellows, AR, Hutchinson, BT: Management of encapsulated filtration blebs. Ophthalmology 97:63, 1990.
193. Loftfield, K, Ball, SF: Filtering bleb encapsulation increased by steroid injection. Ophthal Surg 21:282, 1990.
194. Pederson, JE, Smith, SG: Surgical management of encapsulated filtering blebs. Ophthalmology 92:955, 1985.
195. Ewing, RH, Stamper, RL: Needle revision with and without 5-fluorouracil for the treatment of failed filtering blebs. Am J Ophthal 110:254, 1990.
196. Van Buskirk, EM: Cysts of Tenon's capsule following filtration surgery. Am J Ophthal 94:522, 1982.
197. Soong, HK, Quigley, HA: Dellen associated with filtering blebs. Arch Ophthal 101:385, 1983.
198. O'Connell, EJ, Karseras, AG: Intraocular surgery in advanced glaucoma. Br J Ophthal 60:124, 1976.
199. Lawrence, GA: Surgical treatment of patients with advanced glaucomatous field defects. Arch Ophthal 81:804, 1969.
200. Lichter, PR, Ravin, JG: Risks of sudden visual loss after glaucoma surgery. Am J Ophthal 78:1009, 1974.

201. Aggarwal, SP, Hendeles, S: Risk of sudden visual loss following trabeculectomy in advanced primary open-angle glaucoma. Br J Ophthal 70:97, 1986.
202. Hitchings, RA, Grierson, I: Clinico pathological correlation in eyes with failed fistulizing surgery. Trans Ophthal Soc UK 103:84, 1983.
203. Swan, KC: Reopening of nonfunctioning filters–simplified surgical techniques. Trans Am Acad Ophthal Otol 79:342, 1975.
204. Cohen, JS, Shaffer, RN, Hetherington, J Jr, Hoskins, D: Revision of filtration surgery. Arch Ophthal 95:1612, 1977.
205. Kurata, F, Krupin, T, Kolker, AE: Reopening filtration fistulas with transconjunctival argon laser photocoagulation. Am J Ophthal 98:340, 1984.
206. Rankin, GA, Latina, MA: Transconjunctival Nd:YAG laser revision of failing trabeculectomy. Ophthal Surg 21:365, 1990.
207. Ticho, U, Ivry, M: Reopening of occluded filtering blebs by argon laser photocoagulation. Am J Ophthal 84:413, 1977.
208. Van Buskirk, EM: Reopening filtration fistulas with the argon laser. Am J Ophthal 94:1, 1982.
209. Praeger, DL: The reopening of closed filtering blebs using the neodymium:YAG laser. Ophthalmology 91:373, 1984.
210. Dailey, RA, Samples, JR, Van Buskirk, EM: Reopening filtration fistulas with the neodymium-YAG laser. Am J Ophthal 102:491, 1986.
211. Cohn, HC, Whalen, WR, Aron-Rosa, D: YAG laser treatment in a series of failed trabeculectomies. Am J Ophthal 108:395, 1989.
212. Ruderman, JM, Allen, RC: Simmons' tamponade shell for leaking filtration blebs. Arch Ophthal 103:1708, 1985.
213. Melamed, S, Hersh, P, Kersten, D, et al: The use of glaucoma shell tamponade in leaking filtration blebs. Ophthalmology 93:839, 1986.
214. Fourman, S, Wiley, L: Use of a collagen shield to treat a glaucoma filter bleb leak. Am J Ophthal 107:673, 1989.
215. Sinnreich, Z, Barishak, R, Stein, R: Leaking filtering blebs. Am J Ophthal 86:345, 1978.
216. Hattenhauer, JM, Lipsich, MP: Late endophthalmitis after filtering surgery. Am J Ophthal 72:1097, 1971.
217. Lobue, TD, Deutsch, TA, Stein, RM: *Moraxella nonliquefaciens* endophthalmitis after trabeculectomy. Am J Ophthal 99:343, 1985.
218. Freedman, J, Gupta, M, Bunke, A: Endophthalmitis after trabeculectomy. Arch Ophthal 96:1017, 1978.
219. Mandelbaum, S, Forster, RK, Gelender, H, Culbertson, W: Late onset endophthalmitis associated with filtering blebs. Ophthalmology 92:964, 1985.
220. Kanski, JJ: Treatment of late endophthalmitis associated with filtering blebs. Arch Ophthal 91:339, 1974.
221. Stern, GA, Engel, HM, Driebe, WT, Jr: The treatment of postoperative endophthalmitis. Results of differing approaches to treatment. Ophthalmology 96:62, 1989.
222. Olk, RJ, Bohigian, GM: The management of endophthalmitis: diagnostic and therapeutic guidelines including the use of vitrectomy. Ophthal Surg 18:262, 1987.
223. Sugar, HS: Cataract and filtering surgery. Am J Ophthal 69:740, 1970.
224. Marion, JR, Shields, MB: Thermal sclerostomy and posterior lip sclerectomy: a comparative study. Ophthal Surg 9:67, 1978.
225. Chauvaud, D, Clay-Fressinet, C, Pouliquen, Y, Offret, G: Opacification of the lens after trabeculectomy. Arch Ophthal (Paris) 36:379, 1976.
226. Fink, AJ, Boys-Smith, JW, Brear, R: Management of large filtering blebs with the argon laser. Am J Ophthal 101:695, 1986.
227. Scheie, HG, Guehl, JJ III: Surgical management of overhanging blebs after filtering procedures. Arch Ophthal 97:325, 1979.
228. Harris, LS, Galin, MA: Delayed spontaneous hyphema following successful sclerotomy with cautery in three patients. Am J Ophthal 72:458, 1971.
229. Namba, H: Blood reflux into anterior chamber after trabeculectomy. Jap J Ophthal 27:616, 1983.
230. Wilensky, JT: Late hyphema after filtering surgery for glaucoma. Ophthal Surg 14:227, 1983.
231. Michels, RG, Rice, TA: Bimanual bipolar diathermy for treatment of bleeding from the anterior chamber angle. Am J Ophthal 84:873, 1977.
232. Vela, MA, Campbell, DG: Hypotony and ciliochoroidal detachment following pharmacologic aqueous suppressant therapy in previously filtered patients. Ophthalmology 92:50, 1985.
233. Berke, SJ, Bellows, R, Shingleton, BJ, et al: Chronic and recurrent choroidal detachment after glaucoma filtering surgery. Ophthalmology 94:154, 1987.
234. Burney, EN, Quigley, HA, Robin, AL: Hypotony and choroidal detachment as late complications of trabeculectomy. Am J Ophthal 103:685, 1987.
235. Laatikainen, L, Syrdalen, P: Tearing of retinal pigment epithelium after glaucoma surgery. Graefe's Arch Ophthal 225:308, 1987.
236. Spaeth, GL, Rodrigues, MM: Staphyloma as a late complication of trabeculectomy. Ophthal Surg 8:81, 1977.
237. Putterman, AM, Urist, MJ: Upper eyelid retraction after glaucoma filtering procedures. Ann Ophthal 7:263, 1975.
238. Alpar, JJ: Acquired ptosis following cataract and glaucoma surgery. Glaucoma 4:66, 1982.
239. Deady, JP, Price, NJ, Sutton, GA: Ptosis following cataract and trabeculectomy surgery. Br J Ophthal 73:283, 1989.
240. Shammas, HF, Zubyk, NA, Stanfield, TF: Sympathetic uveitis following glaucoma surgery. Arch Ophthal 95:638, 1977.
241. Riss, B, Binder, S: Review of 402 goniotrephinations. Klin Monatsbl Augenheilkd 176:286, 1980.
242. Rehak, S, Hrochova, J, Rozsival, P: Long-term follow-up of scleral cauterization in glaucoma surgery. Klin Monatsbl Augenheilkd 181:283, 1982.
243. Jerndal, T, Lundstrom, M: 330 trabeculectomies–a follow-up study through $1/2$–3 years. Acta Ophthal 55:52, 1977.
244. Wilson, P: Trabeculectomy: long-term follow-up. Br J Ophthal 61:535, 1977.
245. Schwartz, AL, Anderson, DR: Trabecular surgery. Arch Ophthal 92:134, 1974.
246. D'Ermo, F, Bonomi, L, Doro, D: A critical analysis of the long-term results of trabeculectomy. Am J Ophthal 88:829, 1979.
247. Zaidi, AA: Trabeculectomy: a review and 4-year follow-up. Br J Ophthal 64:436, 1980.
248. Jay, JL, Murray, SB: Characteristics of reduction of intraocular pressure after trabeculectomy. Br J Ophthal 64:423, 1980.
249. Watson, PG, Grierson, I: The place of trabeculectomy in the treatment of glaucoma. Ophthalmology 88:175, 1981.
250. Jerndal, T, Lundstrom, M: 330 trabeculectomies. A long time study (3–5 $1/2$ years). Acta Ophthal 58:947, 1980.

251. Mills, KB: Trabeculectomy: a retrospective long-term follow-up of 444 cases. Br J Ophthal 65:790, 1981.
252. Inaba, Z: Longterm results of trabeculectomy in the Japanese: an analysis of life table method. Jap J Ophthal 26:361, 1982.
253. Shirato, S, Kitazawa, Y, Mishima, S: A critical analysis of the trabeculectomy results by a prospective follow-up design. Jap J Ophthal 26:468, 1982.
254. Drance, SM, Vargas, E: Trabeculectomy and thermosclerectomy: a comparison of two procedures. Can J Ophthal 8:413, 1973.
255. Lewis, RA, Phelps, CD: Trabeculectomy v thermosclerostomy. A five-year follow-up. Arch Ophthal 102:533, 1984.
256. Spaeth, GL, Joseph, NH, Fernandes, E: Trabeculectomy: a re-evaluation after three years and a comparison with Scheie's procedure. Trans Am Acad Ophthal Otol 79:349, 1975.
257. Spaeth, GL, Poryzees, E: A comparison between peripheral iridectomy with thermal sclerostomy and trabeculectomy: a controlled study. Br J Ophthal 65:783, 1981.
258. Watkins, PH Jr, Brubaker, RF: Comparison of partial-thickness and full-thickness filtration procedures in open-angle glaucoma. Am J Ophthal 86:756, 1978.
259. Blondeau, P, Phelps, CD: Trabeculectomy vs thermosclerostomy. A randomized prospective clinical trial. Arch Ophthal 99:810, 1981.
260. Wilson, MR: Posterior lip sclerectomy vs trabeculectomy in West Indian blacks. Arch Ophthal 107:1604, 1989.
261. Freedman, J, Shen, E, Ahrens, M: Trabeculectomy in a Black American glaucoma population. Br J Ophthal 60:573, 1976.
262. Ferguson, JG Jr, MacDonald, R Jr: Trabeculectomy in blacks: a two-year follow-up. Ophthal Surg 8:41, 1977.
263. David, R, Freedman, J, Luntz, MH: Comparative study of Watson's and Cairn's trabeculectomies in a Black population with open angle glaucoma. Br J Ophthal 61:117, 1977.
264. BenEzra, D, Chirambo, MC: Trabeculectomy. Ann Ophthal 10:1101, 1978.
265. Miller, RD, Barber, JC: Trabeculectomy in black patients. Ophthal Surg 12:46, 1981.
266. Thommy, CP, Bhar, IS: Trabeculectomy in Nigerian patients with open-angle glaucoma. Br J Ophthal 63:636, 1979.
267. Sandford-Smith, JH: The surgical treatment of open-angle glaucoma in Nigerians. Br J Ophthal 62:283, 1978.
268. Bakker, NJA, Manku, SI: Trabeculectomy versus Scheie's operation: a comparative retrospective study in open-angle glaucoma in Kenyans. Br J Ophthal 63:643, 1979.
269. Kietzman, B: Glaucoma surgery in Nigerian eyes: a five year study. Ophthal Surg 7:52, 1976.
270. Cadera, W, Pachtman, MA, Cantor, LB, et al: Filtering surgery in childhood glaucoma. Ophthal Surg 15:319, 1984.
271. Stewart, RH, Kimbrough, RL, Bachh, H, Allbright, M: Trabeculectomy and modifications of trabeculectomy. Ophthal Surg 10:76, 1979.
272. Kolozsvari, L: Trabeculectomy in cases of buphthalmos. Klin Monatsbl Augenheilkd 183:503, 1983.
273. Gressel, MG, Heuer, DK, Parrish, RK II: Trabeculectomy in young patients. Ophthalmology 91:1242, 1984.
274. Beauchamp, GR, Parks, MM: Filtering surgery in children: barriers to success. Ophthalmology 86:170, 1979.
275. Levene, RZ: Glaucoma filtering surgery factors that determine pressure control. Trans Am Ophthal Soc LXXXII:282, 1984.
276. Heuer, DK, Gressel, MG, Parrish, RK II, et al: Trabeculectomy in aphakic eyes. Ophthalmology 91:1045, 1984.

Kapitel 37. Zyklodestruktive Glaukomchirurgie

37.1	Übersicht
37.2	Historische zyklodestruktive Operationen
37.2.1	Perforierende Zyklodiathermie
37.2.2	Weitere historische zyklodestruktive Eingriffe
37.3	Zyklokryotherapie
37.3.1	Wirkungsmechanismus
37.3.2	Operationstechnik
37.3.3	Komplikationen
37.3.4	Indikationen
37.4	Transsklerale Zyklophotokoagulation
37.4.1	Geräte
37.4.2	Theorien zum Wirkungsmechanismus
37.4.3	Operationstechnik
37.4.4	Klinische Erfahrungen
37.5	Weitere Möglichkeiten der Zyklophotokoagulation
37.5.1	Transpupillare Zyklophotokoagulation
37.5.2	Intraokulare Zyklophotokoagulation
37.5.3	Therapeutischer Ultraschall
37.6	Weitere zyklodestruktive Operationen
37.6.1	Transsklerale Zyklodestruktion mit Mikrowellen
37.6.2	Ziliarkörperresektion
37.7	Zusammenfassung

Alle in den vorangegangenen Kapiteln besprochenen Operationsmethoden senken den Augeninnendruck durch eine Verbesserung des Kammerwasserabflusses auf irgendeine Art. Eine alternative Möglichkeit ist die Herabsetzung der Kammerwassersekretion durch eine partielle Eliminierung der Funktion der Ziliarkörperfortsätze. All diese Operationsmethoden sind kaum Eingriffe erster Wahl, da die Effekte auf den Augeninnendruck schwer vorherzusagen sind und die Schädigung der Gewebe häufig zu intraokularer Entzündung und anderen Komplikationen führt. Zyklodestruktive Operationen sind jedoch insbesondere bei schweren, therapierefraktären Glaukomformen eine wichtige operative Option, wenn am Abfluß orientierte Eingriffe bereits mehrmals fehlschlugen oder kontraindiziert sind.

37.1 Übersicht

Die zyklodestruktiven Eingriffe unterscheiden sich in der Energieform, die den Ziliarkörper schädigt und dem Applikationsweg, auf dem die gewebeschädigende Energie die Ziliarkörperfortsätze erreicht. In den 30er und 40er Jahren wurden verschiedene Energiequellen wie Diathermie, β-Bestrahlungen und Elektrolyse untersucht, wobei nur die Zyklodiathermie eine begrenzte klinische Akzeptanz erfuhr. Die Zyklokryotherapie wurde in den 50er Jahren eingeführt und ist heutzutage die wohl am häufigsten angewandte, zyklodestruktive Operationsmethode. Zunehmende Erfahrungen mit der Laserzyklophotokoagulation lassen jedoch vermuten, daß diese bald die bevorzugte zyklodestruktive Operationsmethode sein wird. Weitere, in jüngster Zeit erprobte zyklodestruktive Verfahren sind therapeutischer Ultraschall und Mikrowellenanwendung.

Alle genannten Energiemedien können auf transskleralem Wege eingesetzt werden, auf dem die den Ziliarkörper schädigende Energie Bindehaut, Sklera und Ziliarmuskel durchdringen muß, bevor sie die Ziliarkörperfortsätze als therapeutische Zielstruktur erreicht. Transsklerale zyklodestruktive Operationen haben die Vorteile nichtinvasiver Eingriffe, sind relativ einfach und schnell auszuführen, wobei auch signifikante Nachteile in Kauf zu nehmen sind wie die Unmöglichkeit, die zu behandelnden Ziliarkörperfortsätze von außen zu sehen, die Schädigung umgebender Gewebe, die wenig vorhersagbaren Augendruckeffekte und die häufigen Komplikationen. Mit der Anwendung von Laserlicht als zyklodestruktiven Energieträger sind andere Übertragungswege möglich wie die transpupillare oder intraokulare Zyklophotokoagulation.

37.2 Historische zyklodestruktive Operationen

37.2.1 Perforierende Zyklodiathermie

Weve [1] führte das Konzept der zyklodestruktiven Glaukomchirurgie 1933 mit der nicht-perforierenden Diathermie zur selektiven Destruktion von Ziliarkörperfortsätzen ein. Vogt [2,3] modifizierte diese Operationsmethode, indem er eine Diathermiesonde verwandte, die die Sklera perforierte, was in den folgenden Jahren für die zyklodestruktive Glaukomchirurgie Standard wurde. Bei dieser Operationsmethode perforiert man die Sklera 2,5–5 mm posterior vom korneolimbalen Übergang mit einer 1–1,5 mm langen Elektrode und einem Stromfluß für die Diathermie von 40–50 mA für 10–20 s [3], was mit oder ohne Präparation eines Bindehautlappens erfolgen kann. Es wurden meist ein oder zwei Reihen von Diathermieherden mehrere Millimeter voneinander entfernt über zwei Quadranten von etwa 180° appliziert. Der augendrucksenkende Mechanismus ging wahrscheinlich auf die thermischen Zelluntergänge am Ziliarkörper zurück [4]. Es ist auch möglich, daß die mehr posterior angelegten Diathermieläsionen uveosklerale Abflußwege im Bereich der Pars plana bildeten.

Frühe Berichte über klinische Erfahrungen mit der Zyklodiathermie waren ermutigend [5,6]. Spätere Untersuchungen ergaben jedoch eine geringe Erfolgsrate und eine signifikante Inzidenz persistierender Hypotonie. Bei einer Übersicht zu 100 Fällen zeigten 5% der Patienten eine dauerhafte, adäquate Augendrucksenkung, eine identische Anzahl von Patienten entwickelte aber auch eine Phthisis [7]. Die Ergebnisse variierten erheblich in Abhängigkeit der angewandten Operationsmethode, wobei Erfahrungen mit einer neuartigen, einpoligen Diathermieeinheit günstiger sein sollten [8].

37.2.2 Weitere historische zyklodestruktive Eingriffe

β-Bestrahlung. 1948 berichteten Haik et al. [9] über die experimentelle Anwendung von Radium am Ziliarkörper beim Kaninchenauge sowie über einen klinischen Fall. Obwohl die Gefäßversorgung des Ziliarkörpers damit deutlich reduziert werden konnte, führte diese Methode jedoch zu Linsenveränderungen und wurde deshalb nie für klinische Zwecke eingesetzt.

Zykloelektrolyse. Berens et al. [10] beschrieben 1949 eine Operationsmethode, bei der galvanischer Strom niedriger Frequenz eingesetzt wurde, um eine chemische Reaktion innerhalb des Ziliarkörpers auszulösen. Dies führt zur Bildung von Natriumhydroxid, das ätzend auf den Ziliarkörper wirkt. Obwohl das Verfahren beim Kaninchen zu einer Verödung der Ziliarkörperfortsätze führte [11], ergab die Methode keine erkennbaren Vorteile gegenüber einer perforierenden Zyklodiathermie und hat deshalb nie eine wesentliche klinische Verbreitung gefunden.

37.3 Zyklokryotherapie

Die Anwendung der Gefriertechnik zur Zyklokryotherapie wurde von Bietti 1950 empfohlen [12]. Sie gilt in ihren Auswirkungen auf den Augeninnendruck allgemein als kalkulierbarer bzw. weniger destruktiv als die Zyklodiathermie und hat diese allmählich in ihrer Rolle als häufig angewandte zyklodestruktive Glaukomoperation ersetzt.

37.3.1 Wirkungsmechanismus

Physikalisches Prinzip der Kryochirurgie [13]. Die Fähigkeit einer Kältequelle Gewebe einzufrieren, hängt von dem Ausmaß ab, mit dem es Wärme ableitet, was wiederum eine Funktion des Siedepunktes des Kältemediums ist. So siedet z.B. flüssiger Stickstoff bei –195,6° Celsius und ist eine ausgezeichnete Kältequelle. Wird das Kältemedium auf das Gewebe übertragen, so bildet sich ein halbkugelförmiger Eisball, der aus verschiedenen Thermogradienten oder Temperaturzonen zusammengesetzt ist. Die Temperatur an jedem gegebenen Punkt innerhalb des Eisballs hängt ab von: 1. der Entfernung zur Kältequelle, mit allmählichem Anstieg der Temperaturen bei zunehmender Distanz durch die Wiedererwärmung aufgrund der Blutströmung bzw. dem Kälteabtransport über die Blutgefäße und 2. von der Gefriergeschwindigkeit, wobei ein sehr schnelles Einfrieren niedrigere Temperaturen am Rande des Eisballs erzeugt.

Biologisches Prinzip der Kryochirurgie [13]. Es gibt zwei Phasen des kältebedingten Zelltodes in vivo. Initial führt das partielle Gefrieren extrazellulärer Flüssigkeit zu einer Konzentrationssteigerung in der verbleibenden Extrazellulärflüssigkeit, die wiederum zu einer zellulären Dehydratation führt und der wahrscheinliche Mechanismus des Zelluntergangs

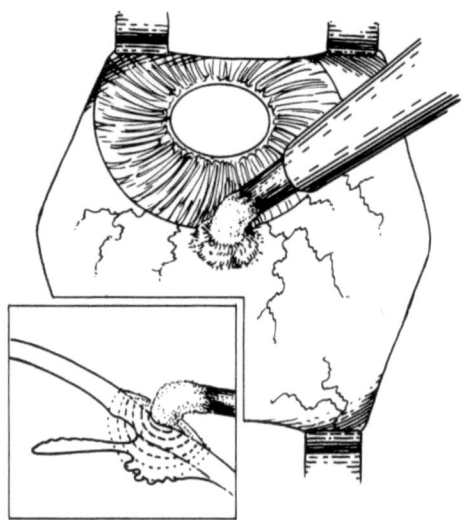

Abb.37.1. Zyklokryotherapie mit der Darstellung der Lokalisation der Kryosonde und Bildung eines Eisballs *(Bildausschnitt)* über dem Ziliarkörper

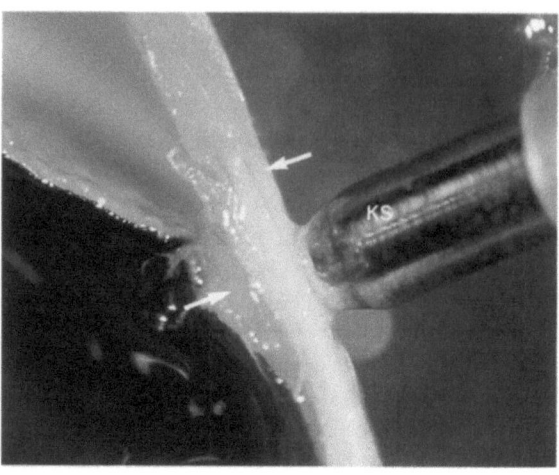

Abb.37.2. Schnitt durch ein menschliches Autopsieauge mit Darstellung der Lokalisation der Kryosonde *(KS)* in Relation zum Ziliarkörper *(großer Pfeil)* und anterioren Limbus *(kleiner Pfeil)*

bei langsamer Gefriergeschwindigkeit ist. Ist die Gefriergeschwindigkeit sehr hoch, bilden sich intrazelluläre Eiskristalle. Wenngleich die intrazelluläre Kristallbildung nicht zwangsläufig für die Zelle letal ist, führt ein langsames Auftauen zur Bildung größerer Kristalle, die in hohem Maße für die Zelle aufgrund eines ungeklärten Mechanismus schädigend sind. So wird eine maximale Zellschädigung durch ein sehr schnelles Einfrieren und langsames Auftauen erreicht. Ein zweiter und späterer Mechanismus für den kryogenen Zelltod ist eine zusätzliche hämorrhagische Infarzierung, die durch eine Obliteration der Mikrozirkulation in dem gefrorenen Gewebe erfolgt. Die ischämische Nekrose ist das histologische Hauptkennzeichen des kryogenen Gewebeschadens.

Zyklokryotherapie. Die Zyklokryotherapie zerstört vermutlich durch den biphasischen Mechanismus der intrazellulären Kristallbildung und der ischämischen Nekrose (wie oben dargestellt) die Fähigkeit der Ziliarkörperfortsätze Kammerwasser zu bilden. Tierexperimentelle Studien zeigten signifikante Unterschiede zwischen der Temperatur an der Kältesonde und der Temperatur innerhalb des behandelten Gewebes [14,15]. An lebenden Augen ergab eine Temperatur von –60 bis –80° Celsius über der sklerolimbalen Region etwa –10° Celsius an den Spitzen der Ziliarkörperfortsätze mit einer zeitlichen Latenz von 20–30 s [15]. Letztere Temperatur liegt nahe des minimalen Temperaturgradienten, bei dem eine kryogene Gewebebeschädigung auftritt [15]. Die Durchblutung des Ziliarkörpers bei Kaninchen wird um 50–60 % herabgesetzt, wenn eine Kryoapplikation mit –80° Celsius für 60 s erfolgt [16]. Histologische Untersuchungen an mit Kryotherapie behandelten Augen zeigten eine Zerstörung der Gefäße, des Stromas und der epithelialen Anteile der Ziliarkörperfortsätze sowie einen Ersatz dieser Strukturen durch fibröses Gewebe [4,5,17,18]. Man konnte beobachten, daß sich das Ziliarkörperepithel zwar beim Affen, aber nicht beim Menschen regenerieren kann [18].

Außer der Augeninnendrucksenkung kann die Zyklokryotherapie Schmerzen durch die Schädigung der sensiblen Hornhautnerven verursachen. Eine Degeneration von kornealen Nervenfasern wurde bei Kaninchen nach Zyklokryotherapie beobachtet, wenngleich eine Regeneration innerhalb von 9–16 Tagen einsetzte [19].

37.3.2 Operationstechnik

Kryogeräte. In den herkömmlichen Kryogeräten wird entweder Lachgas oder Kohlendioxid verwandt. Der Durchmesser der häufiger verwandten Kryosonden beträgt 1,5–4 mm, wobei ein Durchmesser von 2,5 mm als optimal für die Zyklokryotherapie gilt [20]. Es wurde auch eine modifizierte Kryosonde mit einer gebogenen Spitze von 3 x 6 mm entwickelt, um die Anzahl der notwendigen Applikationen zu mindern [21]. Man hat ebenfalls einen automatischen Zeitnehmer für die Überwachung der Applikationsdauer beschrieben [22].

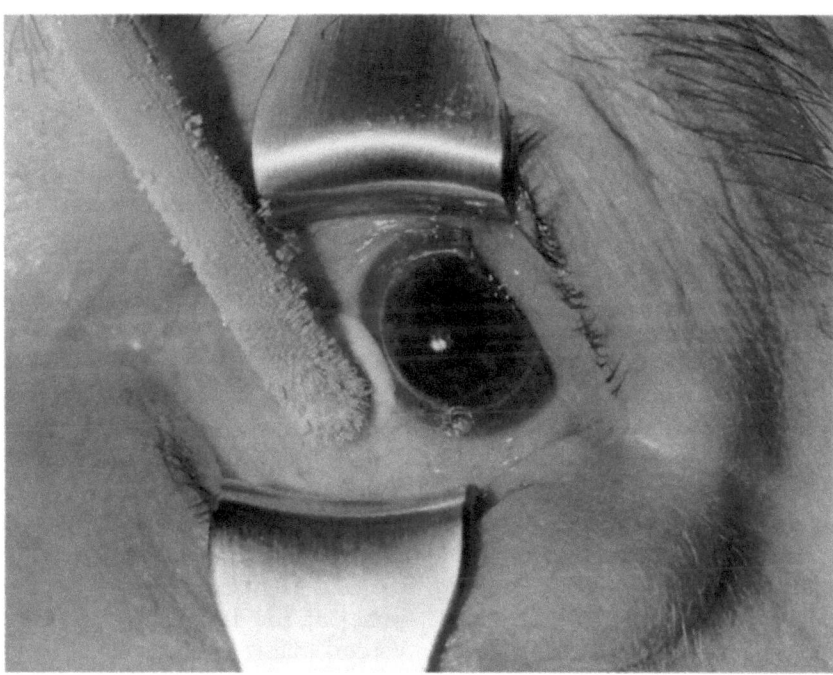

Abb. 37.3. Typisches Erscheinungsbild eines Eisballs während der Zyklokryotherapie

Lokalisation der Kältesonde am Auge. Mit einer 2,5-mm-Sondenspitze ist eine Lokalisation des Vorderrandes der Sonde 1 mm vom korneolimbalen Übergang temporal, inferior und nasal sowie 1,5 mm superior angemessen, um den maximalen Gefriereffekt über die Ziliarkörperfortsätze zu konzentrieren (Abb. 37.1–37.3) [20]. Man empfahl auch eine Transillumination als Lokalisationshilfe der Pars plicata [23,24], was jedoch nicht immer notwendig erscheint, wenn die anatomischen Orientierungspunkte am vorderen Augensegment, wie z. B. bei einem Buphthalmus, nicht verlagert sind. Die Kryosonde sollte mit festem Druck auf der Sklera aufgesetzt werden, da hierdurch der Blutfluß im Ziliarkörper und damit der Kälteabtransport gemindert wird. Außerdem erreicht der sich bildende Eisball schneller die Ziliarkörperfortsätze [20]. Es wurde auch ein Gerät beschrieben, das den Auflagedruck 6er Kryosonde während des Durchfrierens überwacht und sowohl optisch wie akustisch anzeigt [25].

Anzahl der Kryoherde. Die meisten Operateure behandeln 2–3 Quadranten mit 3–4 Kryoherden pro Quadrant. Eine experimentelle Studie an Katzen zeigte, daß eine zwischen –90, –180 oder –270° Celsius graduierte Zyklokryotherapie eine abgestufte Destruktion des Ziliarkörperepithels und proportionale Veränderungen des Augeninnendruckes und der Kammerwasserdynamik ergab [26]. Die Anzahl der Kryoherde kann auf präoperative Parameter, wie Glaukomform, Augendruckniveau und Operationsanamnese abgestimmt werden. Man konnte auch zeigen, daß jüngere Patienten in der Regel eine größere Anzahl von Kryoapplikationen als ältere Glaukompatienten für einen gleichwertigen augendrucksenkenden Effekt benötigten [27]. Es gibt jedoch keine genauen Richtlinien, wie ein individueller Patient auf die Kryotherapie reagiert und es ist besser, eine Unterdosierung als eine Phthisis zu riskieren. Ein empfohlenes Vorgehen ist, jede Behandlung auf sechs Applikationen oder weniger über 180° der Zirkumferenz zu beschränken [23].

Gefriertechnik. Experimentelle Studien zeigen, daß Sondentemperaturen von weniger als –60 bis –80° Celsius oder eine kürzere Gefrierdauer als 60 s keine adäquate Destruktion der Ziliarkörperfortsätze ergibt, während wesentlich höhere Gefrierparameter das Risiko einer Phthisis deutlich erhöhen [20]. Aus diesem Grunde bevorzugen die meisten Operateure Applikationen von –60 bis –80° auf die Dauer von 60 s [23,24,28]. Wie schon gesagt, ist ein schnelles Einfrieren und ein langsames, nicht beschleunigtes Auftauen wichtig für einen sicheren Zelluntergang [13]. Die Meinungen über den Nutzen eines wiederholten Einfrierens auf der gleichen Stelle differieren erheblich.

Bei der kryochirurgischen Behandlung von Tumoren ergaben häufige Einfrier-Auftau-Zyklen eine zunehmend größere Gewebedestruktion [13]. Dies ist jedoch nicht identisch mit einer optimalen Behandlung am Auge und es konnten keine überzeugenden Vorteile einer Einfrier-Auftau-Einfrier-Technik für die Zyklokryotherapie belegt werden. Wenn die erste Operation keine adäquate Augeninnendrucksenkung nach etwa 1 Monat ergibt, kann eine Zyklokryotherapie ein- oder mehrmals wiederholt werden. Bei einer Behandlungsreihe von 61 Augen benötigten 14 zwei oder mehr Kryooperationen [28].

Postoperative Behandlung. Für etwa die ersten 24 h kann der Patient heftige Schmerzen haben und manchmal sind starke Analgetika notwendig. Es wurde behauptet, daß die subkonjunktivale Steroidmedikation am Ende des Eingriffes die postoperativen Schmerzen erheblich lindern kann [23]. Außerdem sollten neben häufiger lokaler Steroidgabe Antibiotika und ein Zykloplegikum routinemäßig bereits am Operationstag gegeben werden. Da der Augeninnendruck für einen weiteren Tag oder auch länger nach der Kryotherapie erhöht sein kann, ist es ratsam, die präoperative, antiglaukomatöse Medikation beizubehalten, mit Ausnahme der Miotika, bis sich eine überzeugende Augendrucksenkung abzeichnet.

37.3.3 Komplikationen

Passagere Augendrucksteigerung. Während der Zyklokryotherapie und in der unmittelbar postoperativen Phase kann es zu dramatischen Augeninnendrucksteigerungen kommen. In einer Studie wurden Augeninnendruckwerte von 60- 80 mm Hg während der Einfrierphase und ein Wiedererreichen der Ausgangsdrucklage während der Auftauphase registriert [29]. Die Autoren schlossen daraus, daß diese Augendrucksteigerungen auf intraokulare Volumenverschiebungen zurückgehen, womöglich durch eine Kontraktion der Sklera bedingt sind und sie beschrieben eine Operationsmethode, bei der diese Komplikation durch eine manometrische Kontrolle des Druckes während der Kryochirurgie kontrolliert wurde. Sie fanden auch einen zweiten Druckgipfel mit etwa 50 mm Hg und einem Maximum etwa 6 h nach der Operation. Der Pathomechanismus für diese Komponente der postoperativen Drucksteigerung ist unklar, kann jedoch auf eine ausgeprägte intraokulare Entzündungsreaktion zurückgehen. Gonioskopische Untersuchungen nach der Zyklokryotherapie konnten gefrorenes Kammerwasser im Kammerwinkel nachweisen [30], mit offensichtlichen Konsequenzen für die Belastung des nicht durch gefrorenes Kammerwasser blockierten Anteils der verbleibenden konventionellen Abflußwege.

Uveitis. Eine postoperative Uveitis anterior tritt praktisch bei allen Fällen auf und ist häufig sehr intensiv, zuweilen sieht man die Bildung einer Fibrinqualle in der Vorderkammer. Eine Studie vermutet, daß die Entzündung durch die Prostaglandinfreisetzung induziert wird und bei Vorbehandlung mit Aspirin beeinflußbar sei [31]. Der Vergleich von lokal appliziertem Flurbiprofen, Dexamethason und Plazebo zeigte jedoch, daß die zyklokryotherapieinduzierte Entzündung mit jedweder Lokalmedikation nur schwer zu supprimieren ist [32]. Eine experimentelle Untersuchung an Kaninchen ergab, daß die Injektion von Heparin in die Vorderkammer die Bildung von Fibrinkoageln nach der Zyklokryotherapie verhindern kann [33]. Ein dauerhaftes Tyndallphänomen in der Vorderkammer tritt bei einer bleibenden Verletzung der Blut-Kammerwasser-Schranke auf [34], was nicht immer der Behandlung bedarf.

Schmerzen. Wie schon gesagt, können nach einer Zyklokryotherapie heftige Schmerzen auftreten und für Tage anhalten. Diese gehen wahrscheinlich auf die Augeninnendrucksteigerung und die intraokulare Entzündung zurück, beide sollten konsequent auch zusammen mit starken Analgetika behandelt werden.

Hyphäma. Dies ist besonders bei Augen mit einem neovaskulären Glaukom eine häufige Komplikation und klingt gewöhnlich mit den üblichen konservativen Maßnahmen ab.

Hypotonie. Der wesentliche Nachteil aller zyklodestruktiven Glaukomoperationen ist, daß man beim Auftreten einer persistierenden Hypotonie oder einer Phthisis therapeutisch wenig unternehmen kann. Obwohl dieses Problem mit der Zyklokryotherapie wesentlich seltener auftritt als mit der Zyklodiathermie [28], so kommt es dennoch vor und kann am besten dadurch vermieden werden, indem man mit der Dosierung sehr vorsichtig ist. Es ist klüger, die Zyklokryotherapie mehrere Male zu wiederholen als von vornherein durch Überdosierung eine Phthisis auszulösen.

Weitere Komplikationen. Andere mögliche Komplikationen bei der Zyklokryotherapie sind die Aderhautabhebung, die auch zu einer aufgehobenen Vorderkammer führen kann [35]. Eine vom Ziliarkörper ausgehende intravitreale Neovaskularisation (auch mit Glaskörperblutungen) kann nach einer Zyklokryotherapie auftreten [36,37] und sich nach einer entsprechenden panretinalen Photokoagulation verbessern [37]. Eine Ischämie des gesamten vorderen Augensegmentes beobachtete man auch bei Augen mit neovaskulärem Glaukom, bei denen eine Zyklokryotherapie über 360° ausgeführt wurde [38]. An Kaninchen zeigte sich nach einer Zyklokryotherapie eine Proliferation von retinalen Glia- und Pigmentepithelzellen. Eine subretinale Fibrose trat in einem klinischen Fall auf [40]. Andere berichtete Komplikationen sind Linsensubluxation [41] und ein möglicher Fall von sympathischer Ophthalmie [42]. Die okuläre Rigidität bei Kaninchen war nach der Zyklokryotherapie initial erniedrigt, stieg jedoch nach etwa 2 Wochen signifikant an, ein Aspekt, der für die Bewertung der Indentationstonometrie wichtig ist [43].

37.3.4 Indikationen

Die Zyklokryotherapie ist in der Regel jenen Fällen vorbehalten, bei denen andere Glaukomoperationen mehrfach versagten oder bei denen der Operateur ein intraokulares Vorgehen vermeiden möchte. Zwei Glaukomformen, bei denen diese zyklodestruktive Behandlungsform besonders günstig sein soll, sind das Glaukom nach perforierender Keratoplastik [44,45] und das chronische Offenwinkelglaukom bei Aphakie [27,46]. Gute Ergebnisse wurden auch an drei Augen mit ausgeprägtem Buphthalmus und kongenital trüben Hornhäuten berichtet, bei denen eine Zyklokryotherapie zu einer Verkleinerung der Bulbusgröße führte, wodurch anschließend eine erfolgreiche perforierende Keratoplastik möglich wurde [47]. Manche Operateure halten die Zyklokryotherapie bei der Behandlung des neovaskulären Glaukoms für angezeigt [48,49], obwohl wieder andere davon ausgehen, daß diese Operationsmethode beim neovaskulären Glaukom bestenfalls die Schmerzen lindern kann, da die Langzeitergebnisse bezüglich des Sehvermögens in der Regel sehr dürftig sind [50–53].

37.4 Transsklerale Zyklophotokoagulation

Weekers et al. [54] verwandten 1961 intensives Licht für die Zyklodestruktion mit der transskleralen Applikation einer Xenonbogenphotokoagulation auf den Ziliarkörper. Wie jedoch bei vielen anderen Versuchen Intensivlicht für mikrochirurgische Ziele am Auge zu verwenden, dauerte es bis zur Einführung der Lasers bis die Zyklophotokoagulation zur klinischen Routine wurde. 1969 berichteten Vucicevic et al. [55] über die transsklerale Zyklophotokoagulation bei Kaninchen mit dem *Rubinlaser* und einer zytochemischen Substanz zur Verstärkung der Laserabsorption im Ziliarkörper. Es folgten dann weitere Publikationen zur transskleralen Laserzyklophotokoagulation [56–59] und 1984 berichteten Beckman und Waeltermann [60] über eine zehnjährige Verlaufsbeobachtung an 241 Augen, die mit einer transskleralen Rubinlaserzyklophotokoagulation behandelt wurden. Der Prozentsatz der Augeninnendruckregulierung in der Gesamtgruppe war 62%, 86% bei den Aphakieglaukomen und 53% bei den neovaskulären Glaukomen. Eine chronische Hypotonie trat bei 41 Augen auf, mit einer Phthisis in 17 Fällen, die meisten Augen behielten ihr Sehvermögen. Jedoch erst mit der Verfügbarkeit spezieller *Neodym:YAG-Laser* nahm das Interesse an der transskleralen Zyklophotokoagulation weltweit zu.

37.4.1 Geräte

Die Neodym:YAG-Laser für die transsklerale Zyklophotokoagulation können entweder in einer gepulsten, „free running", thermischen Weise oder mit kontinuierlicher Emission betrieben werden. Die Laserenergie wird entweder ohne Kontakt über die Spaltlampe oder mit einem Kontaktansatz durch Faseroptik übertragen. Am umfangreichsten klinisch geprüft wurde der Lasag Mikroruptor 2, der das Laserlicht über die Spaltlampe im „free-running"-Mode in 20-ms-Pulsen überträgt. Er hat zwei zusätzliche Einrichtungen, die für die transsklerale Zyklophotokoagulation Voraussetzung sind: 1. eine justierbare Trennung zwischen den Brennpunkten des Heliumneonzielstrahls und dem therapeutischen Laserstrahl, so daß letzterer auf eine vorgewählte Distanz innerhalb des Auges fokussiert wird, wenn der Zielstrahl auf die Bindehaut gerichtet ist (Abb. 37.4) und 2. hohe Laserleistungen von bis zu 8–9 Joule.

Ein anderes Lasergerät, welches ebenfalls für diese Indikation umfassend untersucht wurde, ist das Gerät von Surgical Laser Technologies (SLT) CL60, das über einen Kontaktansatz in einer kontinuierlichen Emission von 0,1–10 s die Laserleistung überträgt. Eine 2,2 mm breite Sonde mit Saphirspitze, die in Luft auf eine Entfernung von 1,2–2 mm fokussiert ist, wird an eine Faseroptik angekoppelt. Die Einheit kann Laserenergien von mehr als 10 Watt übertragen (die Energie in Joule entspricht einer Leistung in Watt multipliziert mit der Zeitdauer in Sekunden).

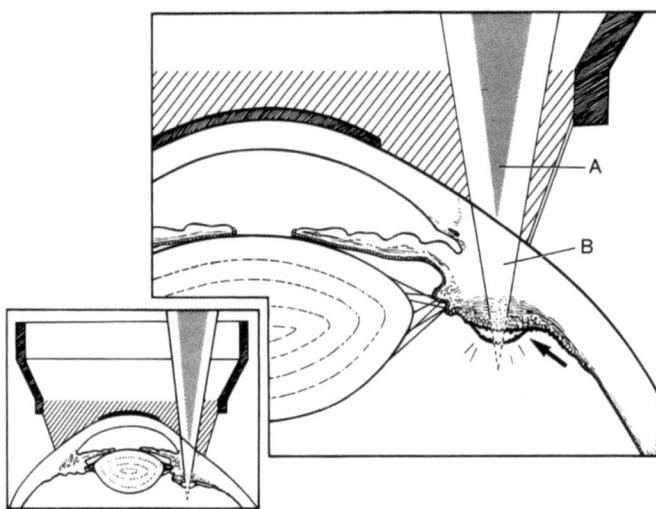

Abb. 37.4. Nonkontakt-transsklerale Neodymium:YAG-Zyklophotokoagulation über ein Kontaktglas, das den Heliumneonzielstrahl *(A)* auf die Bindehaut fokussiert, während der therapeutische Neodymium:YAG-Laserstrahl *(B)* auf den Ziliarkörper fokussiert ist und eine Disruption des Ziliarkörperepithels *(Pfeil)* bewirkt

Es wurden auch andere Lasergeräte für die transsklerale Zyklophotokoagulation, z. B. Argon- und Kryptonlaser [61] und ein Halbleiterdiodenlaser [62] entwickelt.

37.4.2 Theorien zum Wirkungsmechanismus

Anfängliche Untersuchungen an Kaninchen haben bewiesen, daß die transsklerale Applikation von Laserenergie des Neodym:YAG-Lasers im Nonkontat-, „free-running"-Mode den Ziliarkörper schädigen und den Augeninnendruck senken kann [63,64]. Die histologische Auswertung ergab eine selektive Destruktion des Ziliarkörperepithels [64,65]. In einer morphologischen Studie war das photodisruptiv geschädigte Epithel in pustelförmigen Läsionen aufgeworfen, unter Schonung des Ziliarmuskels, der Sklera und der Bindehaut [64], während eine andere morphologische Untersuchung auch eine Schädigung der betroffenen Ziliarkörpergefäße in der unmittelbar postoperativen Phase zeigte, gefolgt von einer ausgeprägten Atrophie der Ziliarkörperfortsätze in den folgenden 4–8 Wochen [65]. Eine inkomplette Regeneration der Epithelschichten und der Kapillaren korrelierte mit dem Ausmaß der Augendrucksenkung [66]. Diese histologischen Veränderungen waren in pigmentierten, aber nicht in Albinokaninchen nachzuweisen [67], so daß man annehmen kann, daß die Laserenergie durch Melaningranula des Pigmentepithels absorbiert und in Hitze umgewandelt wird, was zu den genannten Veränderungen führt. Vergleichbare histologische Befunde wurden bei Kaninchen erhoben, die mit dem kontinuierlich emittierenden Neodym:YAG-Laser im Kontaktverfahren behandelt wurden, obwohl sich dort mehr eine Koagulationsnekrose der Epithelschichten im Gegensatz zur Behandlung im „free-running"-Mode abzeichnete. Laserherde mehr nach posterior über der Pars plana oder der peripheren Retina gelegen, konnten auch den Augeninnendruck senken, was entweder auf Entzündungsvorgänge [69,70] oder möglicherweise auf eine Verstärkung des transskleralen Abflusses über die Pars plana hinweist [71].

Untersuchungen an menschlichen Autopsieaugen zeigten strukturelle Veränderungen des Ziliarkörpers, ähnlich den morphologischen Befunden im Experiment an Kaninchen. Das makroskopische Bild der Herde mit dem Nonkontakt-"free-running"-Neodym:YAG-Laser war eine weiße Prominenz des Ziliarkörperepithels [72]. Das histologische Korrelat entsprach einer pustelförmigen Abhebung der Epithelschichten vom umgebenden Stroma mit einer ausgeprägten Disruption vorwiegend des Pigmentepithels, jedoch minimalen Veränderungen im Ziliarmuskel und in der Sklera im Verlaufe des Laserstrahls (Abb. 37.5) [73,74]. Im Gegensatz dazu war das histologische Bild des Herdes beim kontinuierlich emittierenden Neodym:YAG-Laser im Kontaktverfahren eine kleinere Koagulationsnekrose des Epithels mit geringerer, pustelförmiger Prominenz [74,75]. Eine Studie zeigte sogar einen thermischen Effekt in voller Dicke einschließlich der Sklera [74], während eine andere für diese Lasertherapieform keine Skleraveränderungen nachwies [75].

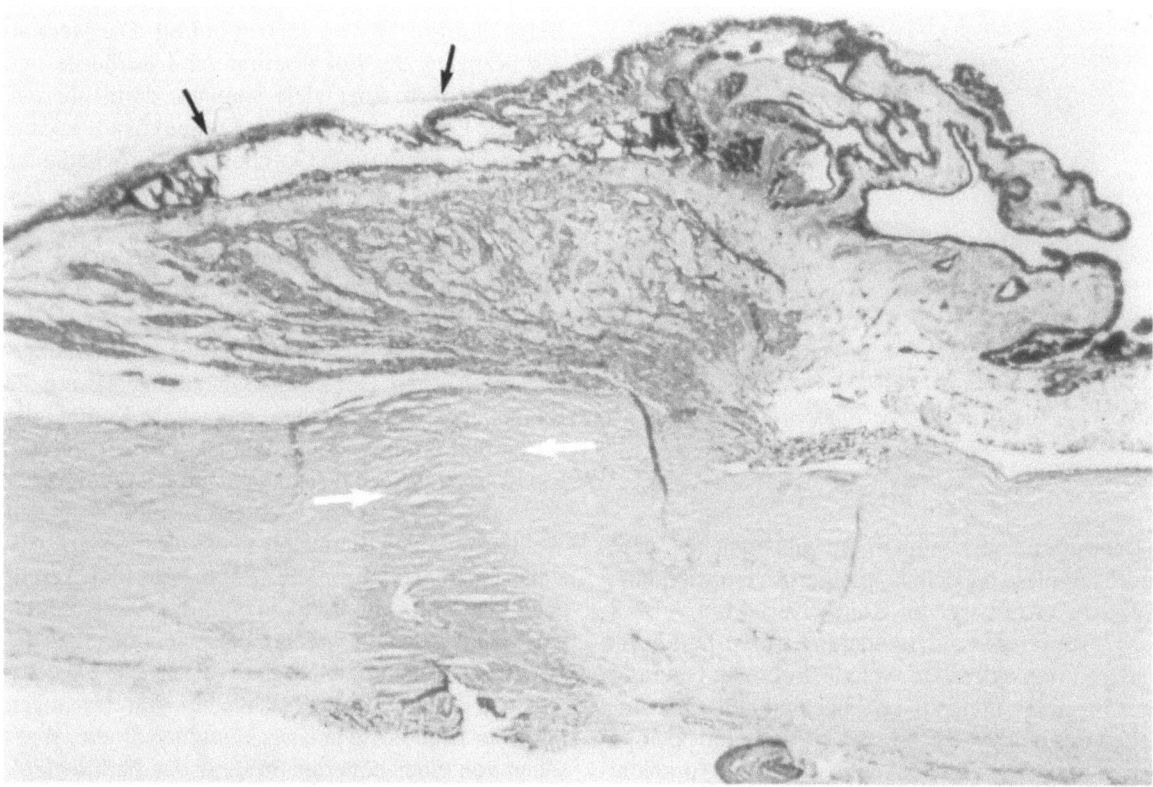

Abb. 37.5. Lichtmikroskopisches Bild eines menschlichen Autopsieauges, das eine Neodymium:YAG-Zyklophotokoagulation im Nonkontakt-"free-running"-Verfahren erhielt. Man sieht eine bläschenförmige Aufwerfung des aufgebrochenen Ziliarkörperepithels *(schwarze Pfeile)* mit minimaler Gewebeschädigung des Ziliarmuskels und der Sklera *(weiße Pfeile)*. Der Einstich an der Skleraoberfläche erfolgte durch eine Nadel mit Tinte zur Markierung der Stelle der Laserapplikation

Es wurden auch histologische Untersuchungen an menschlichen Augen ausgeführt, die zu verschiedenen Zeitpunkten nach einer transskleralen Neodym:YAG-Zyklophotokoagulation enukleiert wurden. In einer Untersuchungsreihe an Augen, die im Nonkontakt-"free-running"-Verfahren mit dem Neodym:YAG-Laser wenige Tage vor der geplanten Enukleation behandelt wurden, waren die strukturellen Veränderungen die gleichen wie bei menschlichen Autopsieaugen mit zusätzlichem Fibrin und wenigen Entzündungszellen zwischen den aufgebrochenen Epithelschichten und im Stroma [76]. Es wurden keine Veränderungen der Gefäßstruktur des Ziliarkörpers beobachtet. Eine andere histologische Studie an einem Auge, das eine gleichwertige Neodym:YAG-Laserbehandlung 70 Tage vor der Enukleation wegen schmerzhafter Hypotonie bekam, zeigte eine lokalisierte Zerstörung des Pigmentepithels und eine granulomatöse Entzündung des Ziliarkörpers [77]. Zwei Augen, die im Kontaktverfahren mit dem Neodym:YAG-Laser eine transsklerale Zyklophotokoagulation einen Tag vor der Enukleation wegen eines Melanoms bekamen, zeigten Epithelnekrosen und partielle Kapillarthrombosen im Ziliarkörper mit geringfügiger Gewebeschädigung der Sklera [78].

Diese Beobachtungen sowohl an Tieraugen wie an menschlichen Augen weisen darauf hin, daß der wahrscheinliche augendrucksenkende Mechanismus bei der Neodym:YAG- Zyklophotokoagulation eine Reduktion der Kammerwasserproduktion durch eine Zerstörung des Ziliarkörperepithels ist. Andere Mechanismen sind die Gefäßschädigung im Ziliarkörper mit nachfolgender Herabsetzung der Durchblutung und chronischer Entzündung, was sowohl die Kammerwassersekretion wie auch den uveoskleralen Abfluß betreffen kann.

37.4.3 Operationstechnik

Prä- und postoperative Behandlung. Im Gegensatz zu vielen anderen Laserbehandlungen am Auge ist die transsklerale Zyklophotokoagulation intraoperativ so schmerzhaft, daß in der Regel eine Retrobul-

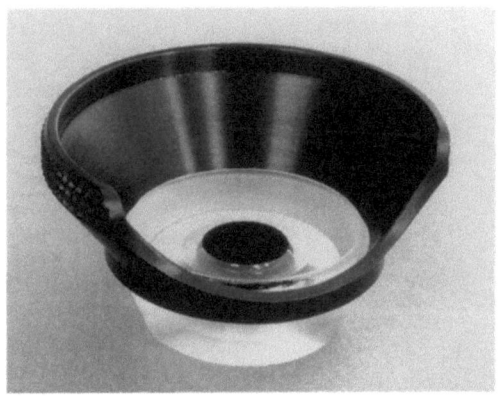

Abb. 37.6. Kontaktglas für die Nonkontakt-"free-running"-, transsklerale Neodymium:YAG-Zyklophotokoagulation

bäranästhesie notwendig ist, obwohl manche Operateure auf diese bei dem kontinuierlich emittierenden Neodym:YAG-Laser im Kontaktverfahren verzichten [78]. Im Gegensatz zu anderen Laserverfahren und anderen transskleralen, zyklodestruktiven Operationen ist ein postoperativer Augeninnendruckanstieg selten und diesbezügliche, spezielle prä- und postoperative Maßnahmen wie Applikation von Apraclonidinaugentropfen sind in der Regel nicht notwendig.

Die postoperative Entzündung kann ein wesentliches Problem sein, das besondere prophylaktische Maßnahmen erfordert. Eine Möglichkeit ist die subkonjunktivale Injektion eines kurz wirksamen Steroids am Ende des Eingriffes und die Verordnung von einem lokal applizierten Atropinpräparat sowie einem Steroid für weitere 10 Tage [79]. Präoperative Glaukommedikamente werden in der Regel weitergeführt, mit Ausnahme der Miotika, bis die allmähliche Augeninnendrucksenkung ein Absetzen erlaubt. Die postoperativen Schmerzen sind in der Regel nur mild und ein schwaches Analgetikum für wenige Tage ist meist ausreichend. Der Augeninnendruck sollte üblicherweise wenige Stunden nach der Zyklophotokoagulation das erste Mal kontrolliert werden, dann am Folgetag und im weiteren Verlauf je nach Drucklage.

Laserparameter und Behandlungsprotokoll. Die histologischen Befunde am menschlichen Auge waren die Grundlage für die Empfehlungen von Behandlungsparametern zu prospektiven klinischen Studien. Die bevorzugten Laserparameter differieren jedoch erheblich zwischen den einzelnen Operateuren und das optimale Behandlungsschema bedarf noch der Bestätigung schlüssiger Langzeiterfahrungen.

Bei der Nonkontakt-, gepulsten „free-running"-Technik verwenden alle Geräte Pulse von 20 Millisekunden und eine Fokusdistanz zwischen Ziel- und Behandlungsstrahl von 3,6 mm in Luft. Die Meinungen bezüglich der Lokalisation der Laserherde sind unterschiedlich, aber viele stimmen darin überein, daß eine Fokussierung auf der Konjunktiva 1–1,5 mm hinter dem Limbus ein Optimum für die Schädigung der Pars plicata des Ziliarkörpers ist [72,73,76]. Die bevorzugten Laserleistungen variieren ebenfalls, wobei zwischen 2 und 8 Joule publiziert wurden [79–83]. Mit dem Patienten an der Spaltlampe und dem zu behandelnden Auge in primärer Blickposition wird der Laserstrahl geringfügig tangential auf die Skleraoberfläche auftreffen. Der Laserstrahl kann direkt auf die Bindehaut gerichtet werden, wenngleich Kontaktgläser speziell für diese Anwendung konzipiert wurden. Ein Kontaktglas ermöglicht nicht nur das Offenhalten der Lidspalte, sondern auch die Kompression und Weißfärbung der Bindehaut sowie eine bessere Abstandsmessung vom Limbus (Abb. 37.6) [84]. Verglichen mit der Zyklophotokoagulation ohne Kontaktglas bei identischem Behandlungsprotokoll ergab die Anwendung eines Kontaktglases die gleichen histologischen Befunde an menschlichen Autopsieaugen [85] oder Ergebnisse in einer klinischen Studie, abgesehen von einer höheren Inzidenz der Phthisis [86]. Ein anderes Kontaktglas für die transsklerale Neodym:YAG- Zyklophotokoagulation über die Spaltlampe ist ein Glaszylinder mit einem kegelförmig abgestumpften Ende, das gegen die Konjunktiva gepreßt wird [87]. Mit diesen Kontaktgläsern bekommt man wahrscheinlich mehr Laserenergie auf den Ziliarkörper des lebenden Auges über eine Kompression und Verdrängung von Blut in Bindehaut und Sklera, wohl auch auch durch eine Minderung des Streuverlustes am Luft-Gewebe-Übergang. Verwendet man ein Kontaktglas sind geringere Laserleistungen ratsam. Die Gesamtzahl der Laserherde variiert ebenfalls zwischen den einzelnen Operateuren, wobei 30–40 Herde in gleichförmigem Abstand über 360° am häufigsten publiziert wurden [79–83].

Im kontinuierlich emittierenden Kontaktverfahren werden in der Regel Expositionszeiten von 0,5–0,7 s gewählt. Der Laserfokus ist durch das Design der Sonde fixiert, die senkrecht zur Bindehaut mit der vorderen Begrenzung der Sonde 0,5–1,5 mm hinter dem Limbus aufgesetzt wird. Die empfohlenen Laserleistungen variieren erheblich in einem Bereich von etwa 4–9 Watt (4 Watt zu 0,5 s ergeben eine Energie von 2 Joule, während 9 Watt zu 0,7 s 6,3 Joule entsprechen) [88,89]. Die publizierte Anzahl der Herde variiert erheblich von 16 über 360° [88] bis 32–40 über 360° mit Aussparung der 3- und 9-Uhr-Positionen [89].

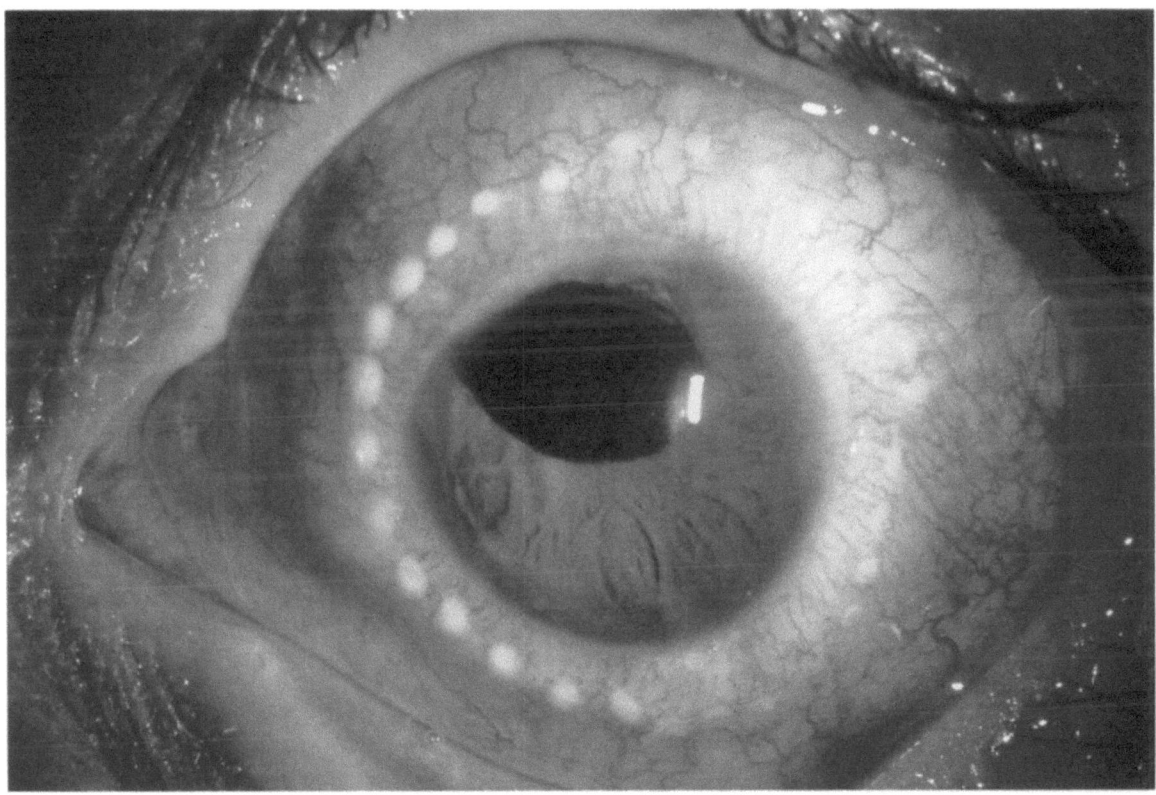

Abb. 37.7. Spaltlampenbild der konjunktivalen Laserherde unmittelbar nach der Nonkontakt-"free-running"-, transskleralen Neodymium:YAG-Zyklophotokoagulation. Man beachte die größeren Läsionen auf der linken Seite, wo die Laserbehandlung ohne ein Kontaktglas ausgeführt wurde, im Vergleich zur rechten Seite der Zyklophotokoagulation mit Kontaktglas

37.4.4 Klinische Erfahrungen

Die Patientenauswahl in den publizierten klinischen Studien entspricht den Studien anderer zyklodestruktiver Glaukomoperationen mit dem Schwerpunkt refraktärer Glaukomformen wie z.B. Glaukome bei Aphakie oder Pseudophakie, neovaskuläre Glaukome, entzündungsbedingte Glaukome und Glaukome mit einer Vorgeschichte multipler, erfolgloser Filtrationseingriffe oder nach perforierender Keratoplastik. Sowohl bei dem Nonkontakt-"free-running"- wie bei dem Kontakt-, kontinuierlich emittierenden Verfahren ergibt die transsklerale Zyklophotokoagulation eine zufriedenstellende Augendrucksenkung in etwa 2/3 oder mehr der behandelten Fälle nach einer ersten Laserbehandlung, wobei viele der verbleibenden Augen mit weiteren Zyklophotokoagulationen druckreguliert werden können [79–83,88,89]. Das Maximum des augendrucksenkenden Effektes tritt typischerweise nach einem Monat auf und es ist deshalb günstig so lange zu warten, bis man eine erneute Zyklophotokoagulation empfiehlt. Das Kontaktverfahren braucht offensichtlich etwas weniger Laserenergie und hat eine geringfügig bessere Erfolgsrate bezüglich des Augeninnendruckes [89]. Es hat auch den Vorteil, daß eine Zyklophotokoagulation am liegenden Patienten möglich ist, so daß diese falls notwendig auch in Allgemeinanästhesie ausgeführt werden kann.

In der unmittelbar postoperativen Phase erkennt man die Laserapplikationsstellen als weißliche, lokalisierte Bindehautverbrennungen, was im Nonkontaktverfahren durch die Verwendung eines Kontaktglases weitgehend vermieden werden kann (Abb. 37.7) [86]. Diese anämischen Herde an der Bindehaut und die damit einhergehende konjunktivale Hyperämie bilden sich innerhalb weniger Tage zurück. Die entscheidenden Vorteile der transskleralen Zyklophotokoagulation gegenüber der Zyklokryotherapie sind ein geringerer passagerer Augeninnendruckanstieg, weniger intraokulare Entzündung und weniger Schmerzen postoperativ [79,89]. Eine Herabsetzung der Sehschärfe bleibt jedoch ein relevantes Problem des Nonkontaktverfahrens [79], was ein weiterer Vor-

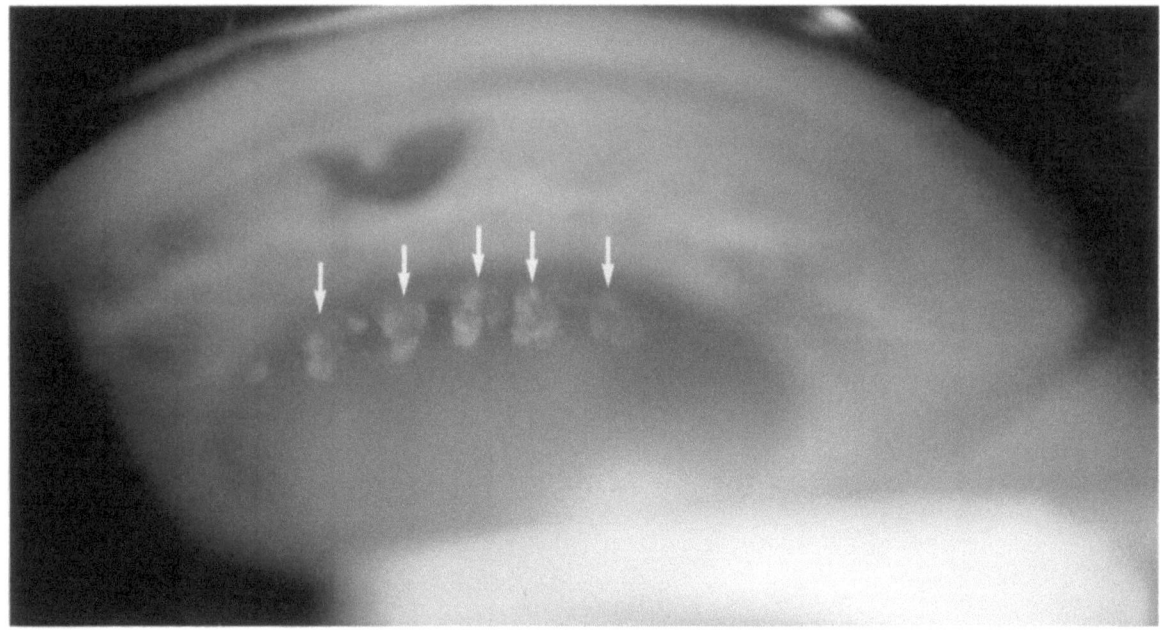

Abb. 37.8. Gonioskopisches Bild von Ziliarkörperfortsätzen *(Pfeile)* während der transpupillaren Zyklophotokoagulation. Die Darstellung der Ziliarkörperfortsätze in diesem Auge geht auf eine Retraktion der Iris durch eine fibrovaskuläre Membran bei einem neovaskulären Glaukom zurück

teil des Kontaktverfahrens mit kontinuierlicher Laseremission für die transsklerale Zyklophotokoagulation sein kann [89]. Die Herabsetzung der Sehschärfe ist durch die postoperative Entzündung bedingt, die in manchen Augen sehr ausgeprägt vorkommt, zuweilen mit Hypopyon und Fibrinkoageln. Andere publizierte Komplikationen sind Hypotonie mit Aderhautabhebung und aufgehobene Vorderkammer [90], Hyphäma, Glaskörperblutungen, Kataraktentwicklung und möglicherweise eine sympathische Ophthalmie [91, 92].

37.5 Weitere Möglichkeiten der Zyklophotokoagulation

37.5.1 Transpupillare Zyklophotokoagulation

Lee und Pomerantzeff [93] begründeten 1971 das Konzept der Argonlaserzyklophotokoagulation über einen transpupillaren Zugang. Histopathologische Untersuchungen an Kaninchen [93] und menschlichen Augen [94] bestätigten diese Möglichkeit der direkten Laserapplikation zur selektiven Verödung der Ziliarkörperfortsätze.

Die transpupillare Zyklophotokoagulation bleibt jedoch jenen Augen vorbehalten, bei denen eine ausreichende Anzahl von Ziliarkörperfortsätzen gonioskopisch einsehbar ist. Dies ist aber bei den meisten Augen nicht möglich, besonders wenn die Anamnese einer langjährigen Miotikatherapie besteht, die eine ausreichende Pupillenerweiterung verhindert. Bei Augen mit einer sehr großen Iridektomie oder einer Retraktion der Iris wie bei fortgeschrittenen neovaskulären Glaukomen ist ein direkter Zugang zu den Ziliarkörperfortsätzen gegeben (Abb. 37.8). Es wurden spezielle Kontaktgläser mit einem Skleraindentator zur besseren Darstellung der Ziliarkörperfortsätze entwickelt. Die Laserparameter für den Argonlaser sind 0,1–0,2 s Expositionszeit, 100–200 μ Herdgröße und eine Laserleistung, die ausreicht, eine Weißverfärbung oder einen bräunlichen, konkaven Laserherd zu erzeugen, häufig mit einer Pigmentdispersion und/oder einer Gasblase (meist mit 700–1000 mW). Alle sichtbaren Anteile der Ziliarkörperfortsätze sollten behandelt werden, wozu in der Regel 3–5 Applikationen für einen Fortsatz notwendig sind. Die erreichbaren Fortsätze werden bis maximal der Hälfte der Zirkumferenz (180°) koaguliert. Eine Verödung der Ziliarkörperfortsätze über dieses Maß hinaus ist in Einzelfällen möglich, jedoch steigt konsekutiv das Phthisisrisiko an.

Die publizierten Ergebnisse mit der transpupillaren Zyklophotokoagulation sind unterschiedlich [95–100]. In jenen Fällen, bei denen die Behandlung

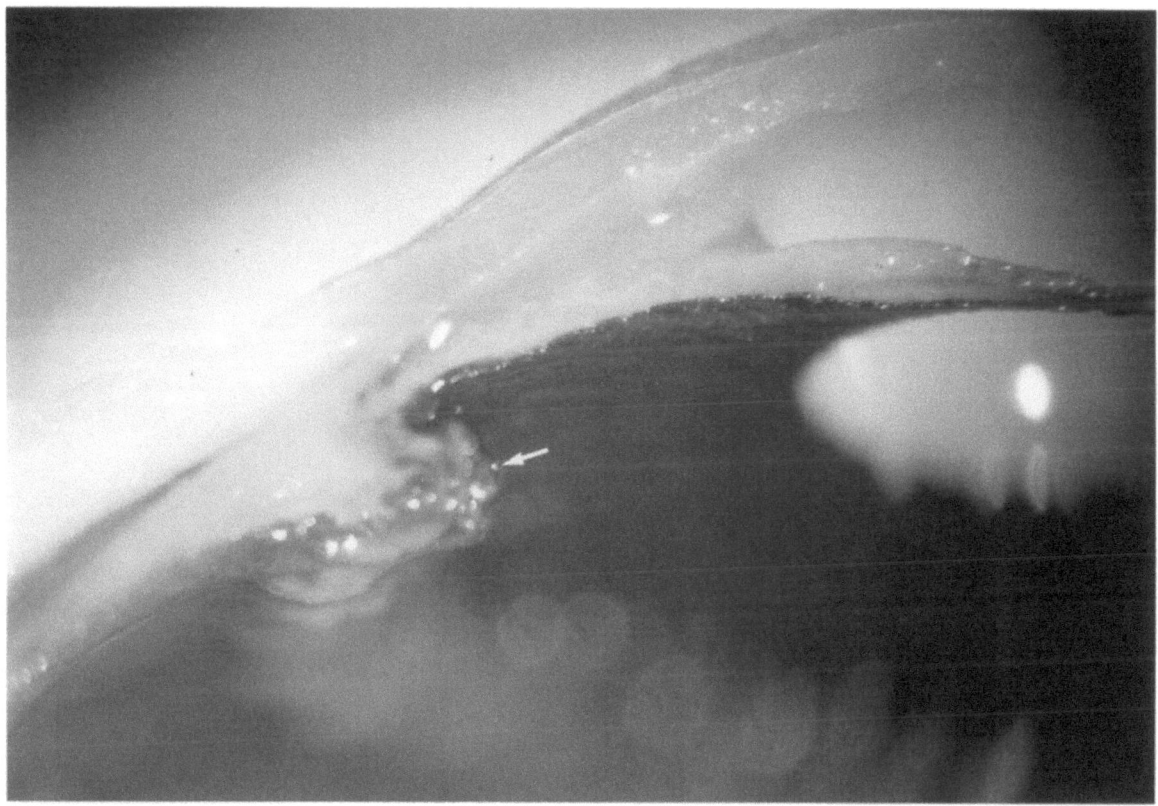

Abb. 37.9. Schnitt durch ein menschliches Autopsieauge mit der Darstellung von Ziliarkörperfortsätzen während der transpupillaren Zyklophotokoagulation *(Pfeil)*, wobei nur die anterioren Anteile der Fortsätze einsehbar sind

nicht ausreichte, waren vermutlich zu wenige Ziliarkörperfortsätze einsehbar [97] und die Laserleistung zur Therapie des einzelnen Ziliarkörperfortsatzes evtl. unterdosiert [95], obwohl die Anzahl der therapierten Ziliarkörperfortsätze und die Intensität der Behandlung nicht immer mit dem Ausmaß der Augendrucksenkung korrelieren [100]. Ein anderer Aspekt, der zum Versagen der transpupillaren Zyklophotokoagulation beiträgt, ist der Winkel unter dem die Ziliarkörperfortsätze gonioskopisch dargestellt werden können. Selbst mit einer Skleraindentation sind häufig nur die Spitzen der Ziliarkörperfortsätze darzustellen, was eine Zerstörung des gesamten Ziliarkörperfortsatzes verhindert (Abb. 37.9) [100].

37.5.2 Intraokulare Zyklophotokoagulation

Eine Alternative zur transskleralen und transpupillaren Zyklophotokoagulation bei Augen mit Aphakieglaukom ist die intraokulare Zyklophotokoagulation mit einem Endophotokoagulator über einen Pars-plana-Zugang. Bei dieser Methode kann die Pars plicata des Ziliarkörpers transpupillar eingesehen werden, obwohl auch eine endoskopische Darstellung geprüft wurde.

Intraokulare Zyklophotokoagulation mit transpupillarer Darstellung. Netzhaut- und Glaskörperchirurgen publizierten die Anwendung der Argonlaserendophotokoagulation über einen Pars-plana-Zugang zur Behandlung von Netzhautveränderungen unter transpupillarer Beobachtung [101–103]. Während einer Vitrektomie am aphaken Auge ist es unschwer möglich, den Augeninnendruck zu senken und durch eine Skleraindentation die Ziliarkörperfortsätze für eine Zyklophotokoagulation mit einem Endolaser transpupillar darzustellen [104–106].

Am Ende der Vitrektomie wird das Glaskörperschneidegerät zurückgenommen und der Endophotokoagulator über den gleichen Zugang eingeführt. Eine Skleraindentation in den gegenüberliegenden Quadranten bringt eine Reihe von Ziliarkörperfortsätzen zur Darstellung und die Spitze der Endolasersonde wird mit einer Entfernung von 2–3 mm auf die Ziliarkörperfortsätze gerichtet (Abb. 37.10). Mit einer Ex-

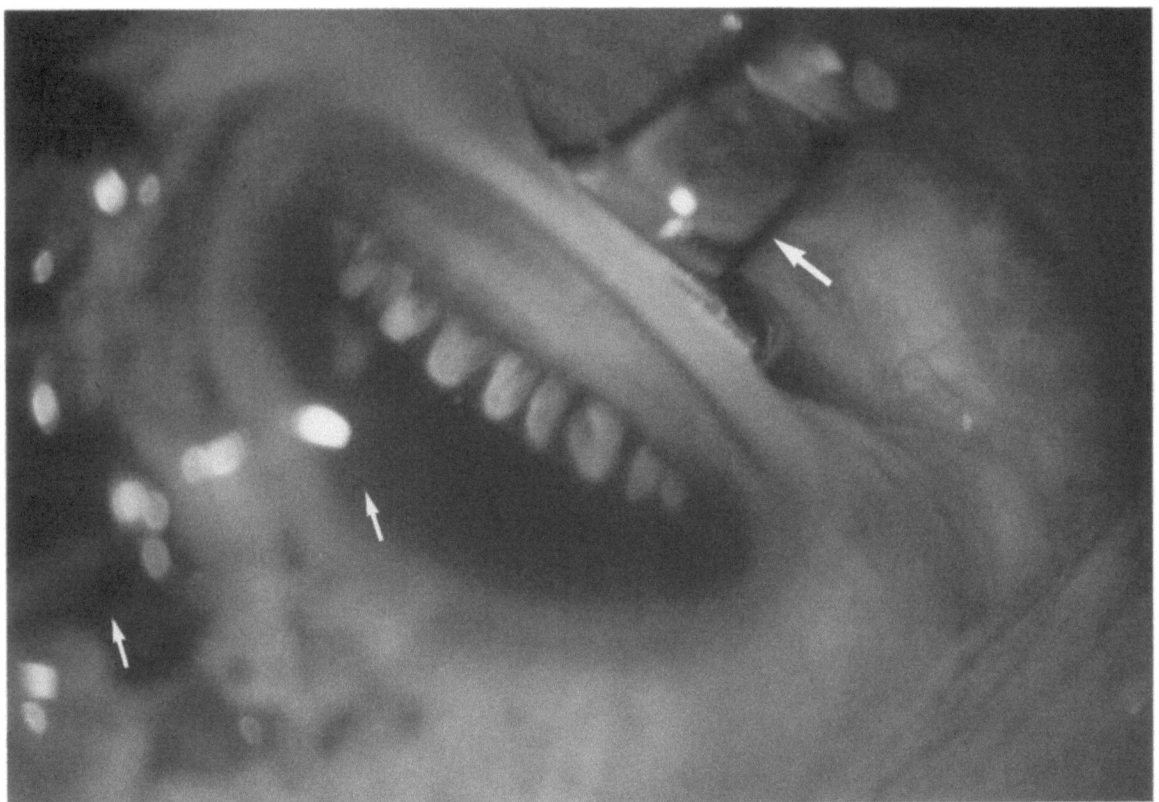

Abb. 37.10. Intraokulare Zyklophotokoagulation mit transpupillarer Darstellung der Ziliarkörperfortsätze. Die Fortsätze werden durch eine Skleraindentation sichtbar gemacht *(schwarzer Pfeil)* und mit dem Endolaserphotokoagulator *(weiße Pfeile)* über einen Pars-plana-Zugang behandelt

positionszeit von 0,1–0,2 s wird der Laserstrahl auf die einzelnen Fortsätze mit einer Laserleistung gerichtet, die ausreicht, eine Weißverfärbung und Disruption der Epithelschichten auszulösen (meist 1000 mW). Es werden dann die einzelnen Fortsätze in den beiden dem Zugang gegenüberliegenden Quadranten mit 3–5 Laserapplikationen behandelt.

In einer großen Behandlungsserie hatten 3/4 der Augen einen Innendruck von 21 mm Hg oder weniger, mit oder ohne Glaukommedikamente nach 1–2 Behandlungen, bei einer mittleren Verlaufsbeobachtung von 13 Monaten [106]. Der hauptsächliche Nutzen dieser Behandlungsmethode ist die Kombinierbarkeit mit einer Pars-plana-Vitrektomie bei Augen mit einem refraktären Glaukom.

Intraokulare Zyklophotokoagulation mit endoskopischer Darstellung. Es wurde ein intraokulares Endoskop zur Zyklophotokoagulation modifiziert, indem man eine Laserfaseroptik anbrachte, die mit einem kontinuierlich emittierenden Argonlaser verbunden war [104,107,108]. Dies ermöglicht eine direkte Einsicht auf die Ziliarkörperfortsätze über einen Pars-plana-Zugang mit einer simultanen Applikation des Laserlichtes.

Bei einer Studie an Affenaugen, die mit einer Lentektomie, vorderen Vitrektomie und endoskopischer Zyklophotokoagulation behandelt wurden, ergab die histopathologische Untersuchung der behandelten Ziliarkörperfortsätze ein unterschiedliches Ausmaß der Destruktion der Epithelschichten und eine spätere Fibrose der Ziliarkörperfortsätze [107]. Eine vorläufige klinische Studie konnte die Möglichkeit dieser Behandlungsmethode zur Drucksenkung über eine selektive Photodestruktion der Ziliarkörperfortsätze belegen [108]. Die invasive Natur dieser Operationsmethode und die relativen Risiken begrenzen ihre Anwendung im Vergleich zu den Möglichkeiten der transskleralen Zyklophotokoagulation.

37.5.3 Therapeutischer Ultraschall

1964 begründeten Purnell et al. [109] das Konzept einer transskleral fokussierten Ultraschallbehandlung zur lokalisierten Destruktion des Ziliarkörpers an Affenaugen. Coleman et al. berichteten 1985 ihre Ergebnisse an Kaninchen [110] und zu vorläufigen klinischen Studien mit intensiven, fokussierten Ultraschallwellen.

Das Grundprinzip dieser Behandlungsmethode beruht auf der Anwendung von durchschnittlich 6–7 Applikationen von Ultraschall mit einer Intensität von 10 kW/cm2 für 5 s auf die limbusnahe Sklera [111,112]. Die Autoren postulieren, daß zusätzlich zur Hemmung der Kammerwassersekretion über eine Schädigung des Ziliarkörperepithels, diese Methode auch den Kammerwasserabfluß durch eine selektive Verdünnung der Sklera und über eine Ablösung des Ziliarkörpers von der darüberliegenden Sklera verbessert. Die histologische Untersuchung von menschlichen Augen, die 8 Monate nach einer Ultraschalltherapie enukleiert wurden, zeigte eine lokalisierte Zerstörung der Epithelschichten des Ziliarkörpers mit einer tiefen Atrophie des Ziliarmuskels und einem Schwund an Sklerakollagen [113]. Verschiedene, große klinische Studien zur Anwendung von Ultraschall bei Patienten mit refraktären Glaukomen, vergleichbar den Studien zu vorher genannten zyklodestruktiven Operationen, ergaben eine Augeninnendrucksenkung um 20 mm Hg oder darunter in etwa der Hälfte bis 2/3 der Fälle, 6–12 Monate nach einer einzelnen Behandlung [112,114,115]. Die Inzidenz der publizierten Komplikationen wie Hypotonie, Phthisis und Verlust des Sehvermögens waren gering.

37.6 Weitere zyklodestruktive Operationen

37.6.1 Transsklerale Zyklodestruktion mit Mikrowellen

Die direkte Applikation von elektromagnetischen Wellen mit hoher Frequenz über der Bindehaut bei Kaninchen führte zu einer hitzebedingten Schädigung des Ziliarkörpers unter relativer Schonung von Bindehaut und Sklera [116].

37.6.2 Ziliarkörperresektion

Außer der Zerstörung von Ziliarkörperfortsätzen durch energiereiche Medien kann man die Kammerwassersekretion durch die operative Resektion eines Teils des Ziliarkörpers reduzieren. Mehrere klinische Studien berichteten über akzeptable Erfolgsraten und Komplikationsprofile für dieses Operationsprinzip bei in der Regel schwer therapierbaren, refraktären Glaukomen [117–119].

37.7 Zusammenfassung

Zyklodestruktive Operationen senken den Augeninnendruck durch die partielle Eliminierung der sekretorischen Funktion der Ziliarkörperfortsätze und damit durch die Minderung der Kammerwasserproduktion. Möglichkeiten der gezielten, kontrollierten Ziliarkörperschädigung sind Diathermie, Kryotherapie, Laser und Ultraschall. Eine Applikation ist möglich auf transskleralem Weg, was eine einfache, schnelle und nichtinvasive Methode darstellt, aber mit wenig vorhersehbaren Ergebnissen sowie einer hohen Komplikationsrate belastet ist. Mit Laserlicht als energiereiches Medium für die Zyklodestruktion, sind alternative Applikationswege wie die transpupillare und intraokulare Zyklophotokoagulation möglich.

Literatur

1. Weve, H: Die Zyklodiatermie das Corpus ciliare bei Glaukom. Zentralbl Ophthalmol 29:562, 1933.
2. Vogt, A: Versuche zur intraokularen Druckherabsetzung mittels Diatermieschadigung des Corpus ciliare (Zyklodiatermiestichelung). Klin Monatsbl Augenheilkd 97:672, 1936.
3. Vogt, A: Cyclodiathermypuncture in cases of glaucoma. Br J Ophthal 24:288, 1940.
4. Edmonds, C, de Roetth, A Jr, Howard, GM: Histopathologic changes following cryosurgery and diathermy of the rabbit ciliary body. Am J Ophthal 69:65, 1970.
5. Albaugh, CH, Dunphy, EB: Cyclodiathermy. Arch Ophthal 27:543, 1942.
6. Stocker, FW: Response of chronic simple glaucoma to treatment with cyclodiathermy puncture. Arch Ophthal 34:181, 1945.
7. Walton, DS, Grant, WM: Penetrating cyclodiathermy for filtration. Arch Ophthal 83:47, 1970.
8. Nesterov, AP, Egorov, EA: Transconjunctival penetrating cyclodiathermy in glaucoma. J Ocul Ther Surg July-Aug:216, 1983.
9. Haik, GM, Breffeilh, LA, Barber, A: Beta irradiation as a possible therapeutic agent in glaucoma. Am J Ophthal 31:945, 1948.
10. Berens, C, Sheppard, LB, Duel, AB Jr: Cycloelectrolysis for glaucoma. Trans Am Ophthal Soc 47:364, 1949.
11. Sheppard, LB: Retrociliary cyclodiathermy versus retrociliary cycloelectrolysis. Effects on the normal rabbit eye. Am J Ophthal 46:27, 1958.
12. Bietti, G: Surgical intervention on the ciliary body. New trends for the relief of glaucoma. JAMA 142:889, 1950.
13. Wilkes, TDI, Fraunfelder, FT: Principles of cryosurgery. Ophthal Surg 10:21, 1979.
14. de Roetth, A Jr: Ciliary body temperatures in cryosurgery. Arch Ophthal 85:204, 1971.

15. Quigley, HA: Histological and physiological studies of cyclocryotherapy in primate and human eyes. Am J Ophthal 82:722, 1976.
16. Green, K, Hull, DS, Bowman, K: Cyclocryotherapy and ocular blood flow. Glaucoma 1:141, 1979.
17. Ferry, AP: Histopathologic observations on human eyes following cyclocryotherapy for glaucoma. Trans Am Acad Ophthal Otol 83:90, 1977.
18. Smith, RS, Boyle, E, Rudt, LA: Cyclocryotherapy. A light and electron microscopic study. Arch Ophthal 95:284, 1977.
19. Wener, RG, Pinkerton, RMH, Robertson, DM: Cryosurgical induced changes in corneal nerves. Can J Ophthal 8:548, 1973.
20. Prost, M: Cyclocryotherapy for glaucoma. Evaluation of techniques. Surv Ophthal 28:93, 1983.
21. Machemer, R: Modified cryoprobe for retinal detachment surgery and cyclocryotherapy. Am J Ophthal 83:123, 1977.
22. Machemer, R, Lashley, R: Automatic timer for cryotherapy. Am J Ophthal 83:125, 1977.
23. Bellows, AR: Cyclocryotherapy: its role in the treatment of glaucoma. Pers Ophthal 4:139, 1980.
24. Wesley, RE, Kielar, RA: Cyclocryotherapy in treatment of glaucoma. Glaucoma 3:533, 1980.
25. Matthes, R, Koza, K-D, Heber, G, Matthaus, W: A new device for glaucoma cryotherapy. Klin Monatsbl Augenheilkd 195:100, 1989.
26. Higginbotham, EJ, Lee, DA, Bartels, SP, et al: Effects of cyclocryotherapy on aqueous humor dynamics in cats. Arch Ophthal 106:396, 1988.
27. Brindley, G, Shields, MB: Value and limitations of cyclocryotherapy. Graefe's Arch Ophthal 224:545, 1986.
28. Bellows, AR, Grant, WM: Cyclocryotherapy in advanced inadequately controlled glaucoma. Am J Ophthal 75:679, 1973.
29. Caprioli, J, Sears, M: Regulation of intraocular pressure during cyclocryotherapy for advanced glaucoma. Am J Ophthal 101:542, 1986.
30. Strasser, G, Haddad, R: Gonioscopic changes after cyclocryocoagulation. Klin Monatsbl Augenheilkd 187:343, 1985.
31. Chavis, RM, Vygantas, CM, Vygantas, A: Experimental inhibition of prostaglandin-like inflammatory response after cryotherapy. Am J Ophthal 82:310, 1976.
32. Hurvitz, LM, Spaeth, GL, Zakhour, I, et al: A comparison of the effect of flurbiprofen, dexamethasone, and placebo on cyclocryotherapy-induced inflammation. Ophthal Surg 15:394, 1984.
33. Johnson, RN, Balyeat, E, Stern, WH: Heparin prophylaxis for intraocular fibrin. Ophthalmology 94:597, 1987.
34. Haddad, R: Cyclocryotherapy: experimental studies of the breakdown of the blood-aqueous barrier and analysis of a long term follow-up study. Wien Klin Wochenschr (suppl 126) 93:3, 1981.
35. Kaiden, JS, Serniuk, RA, Bader, BF: Choroidal detachment with flat anterior chamber after cyclocryotherapy. Ann Ophthal 11:1111, 1979.
36. Goldberg, MF, Ericson, ES: Intravitreal ciliary body neovascularization. Ophthal Surg 8:62, 1977.
37. Gieser, RG, Gieser, DK: Treatment of intravitreal ciliary body neovascularization. Ophthal Surg 15:508, 1984.
38. Krupin, T, Johnson, MF, Becker, B: Anterior segment ischemia after cyclocryotherapy. Am J Ophthal 84:426, 1977.
39. Yamishita, H, Sears, ML: Complications of cyclocryosurgery. Glaucoma 2:273, 1980.
40. Kao, SF, Morgan, CM, Bergstrom, TJ: Subretinal fibrosis following cyclocryotherapy. Arch Ophthal 105:1175, 1987.
41. Pearson, PA, Baldwin, LB, Smith, TJ: Lens subluxation as a complication of cyclocryotherapy. Ophthal Surg 20:445, 1989.
42. Sabates, R: Choroiditis compatible with the histopathologic diagnosis of sympathetic ophthalmia following cyclocryotherapy of neovascular glaucoma. Ophthal Surg 19:176, 1988.
43. Paterson, CA, Paterson, EF, Briggs, SA: Experimental cryosurgery. Effect upon ocular rigidity and intraocular pressure. Arch Ophthal 86:425, 1971.
44. West, CE, Wood, TO, Kaufman, HE: Cyclocryotherapy for glaucoma pre- or postpenetrating keratoplasty. Am J Ophthal 76:485, 1973.
45. Binder, PS, Abel, R Jr, Kaufman, HE: Cyclocryotherapy for glaucoma after penetrating keratoplasty. Am J Ophthal 79:489, 1975.
46. Bellows, AR, Grant, WM: Cyclocryotherapy of chronic open-angle glaucoma in aphakic eyes. Am J Ophthal 85:615, 1978.
47. Frucht-Pery, J, Feldman, ST, Brown, SI: Transplantation of congenitally opaque corneas from eyes with exaggerated buphthalmos. Am J Ophthal 107:655, 1989.
48. Feibel, RM, Bigger, JF: Rubeosis iridis and neovascular glaucoma. Evaluation of cyclocryotherapy. Am J Ophthal 74:862, 1972.
49. Klein, J, Kuechle, HJ: Cryotherapy of the ciliary body in cases of secondary glaucoma with poor prognosis. Klin Monatsbl Augenheilkd 179:470, 1981.
50. Faulborn, J, Birnbaum, F: Cyclocryotherapy of haemorrhagic glaucoma: clinical long time and histopathologic results. Klin Monatsbl Augenheilkd 170:651, 1977.
51. Krupin, T, Mitchell, KB, Becker, B: Cyclocryotherapy in neovascular glaucoma. Am J Ophthal 86:24, 1978.
52. Caprioli, J, Strang, SL, Spaeth, GL, Poryzees, EH: Cyclocryotherapy in the treatment of advanced glaucoma. Ophthalmology 92:947, 1985.
53. Benson, MT, Nelson, ME: Cyclocryotherapy: a review of cases over a 10-year period. Br J Ophthal 74:103, 1990.
54. Weekers, R, Lavergne, G, Watillon, M, et al: Effects of photocoagulation of ciliary body upon ocular tension. Am J Ophthal 52:156, 1961.
55. Vucicevic, ZM, Tsou, KC, Nazarian, IH, et al: A cytochemical approach to the laser coagulation of the ciliary body. Mod Probl Ophthal 8:467, 1969.
56. Smith, RS, Stein, MN: Ocular hazards of transscleral laser radiation: II. Intraocular injury produced by ruby and neodymium lasers. Am J Ophthal 67:100, 1969.
57. Vucicevic, ZM, Tsou, KC, Nazarian, IH, et al: A cytochemical approach to the laser coagulation of the ciliary body. Bibl Ophthal 79:467, 1969.
58. Beckman, H, Kinoshita, A, Rota, AN, Sugar, HS: Transscleral ruby laser irradiation of the ciliary body in the treatment of intractable glaucoma. Trans Am Acad Ophthal Otol 76:423, 1972.
59. Beckman, H, Sugar, HS: Neodymium laser cyclocoagulation. Arch Ophthal 90:27, 1973.
60. Beckman, H, Waeltermann, J: Transscleral ruby laser cyclocoagulation. Am J Ophthal 98:788, 1984.
61. Peyman, GA, Conway, MD, Raichand, M, Lin, J: Histopathologic studies on transscleral argon-krypton photocoagulation with an exolaser probe. Ophthal Surg 15:496, 1984.

62. Schuman, JS, Jacobson, JJ, Puliafito, CA, et al: Experimental use of semiconductor diode laser in contact transscleral cyclophotocoagulation in rabbits. Arch Ophthal 108:1152, 1990.
63. Wilensky, JT, Welch, D, Mirolovich, M: Transscleral cyclocoagulation using a neodymium:YAG laser. Ophthal Surg 16:95, 1985.
64. Devenyi, RG, Trope, GE, Hunter, WH: Neodymium-YAG transscleral cyclocoagulation in rabbit eyes. Br J Ophthal 71:441, 1987.
65. England, C, van der Zypen, E, Fankhauser, F, Kwasniewska, S: Ultrastructure of the rabbit ciliary body following transscleral cyclophotocoagulation with the free-running Nd:YAG laser: preliminary findings. Lasers Ophthal 1:61, 1986.
66. van der Zypen, E, England, C, Fankhauser, F, Kwasniewska, S: The effect of transscleral laser cyclophotocoagulation on rabbit ciliary body vascularization. Graefe's Arch Ophthal 227:172, 1989.
67. Cantor, LB, Nichols, DA, Katz, LJ, et al: Neodymium-YAG transscleral cyclophotocoagulation. The role of pigmentation. Invest Ophthal Vis Sci 30:1834, 1989.
68. Brancator, R, Leoni, G, Trabucchi, G, Trabucchi, E: Transscleral contact cyclophotocoagulation with Nd:YAG laser CW: experimental study on rabbit eyes. Int J Tiss Reac 9:493, 1987.
69. Schubert, HD, Federman, JL: The role of inflammation on CW Nd:YAG contact transscleral photocoagulation and cryopexy. Invest Ophthal Vis Sci 30:543, 1989.
70. Schubert, HD, Federman, JL: A comparison of CW Nd:YAG contact transscleral cyclophotocoagulation with cyclocryopexy. Invest Ophthal Vis Sci 30:536, 1989.
71. Schubert, HD, Agarwala, A, Arbizo, V: Changes in aqueous outflow after in vitro neodymium:yttrium aluminum garnet laser cyclophotocoagulation. Invest Ophthal Vis Sci 31:1834, 1990.
72. Fankhauser, F, van der Zypen, E, Kwasniewska, S, et al: Transscleral cyclophotocoagulation using a neodymium YAG laser. Ophthal Surg 17:94, 1986.
73. Hampton, C, Shields, MB: Transscleral neodymium-YAG cyclophotocoagulation. A histologic study of human autopsy eyes. Arch Ophthal 106:1121, 1988.
74. Schubert, HD: Noncontact and contact pars plana transscleral neodymium:YAG laser cyclophotocoagulation in postmortem eyes. Ophthalmology 96:1471, 1989.
75. Allingham, RR, de Kater, AW, Bellows, AR, Hsu, J: Probe placement and power levels in contact transscleral neodymium:YAG cyclophotocoagulation. Arch Ophthal 108:738, 1990.
76. Blasini, M, Simmons, R, Shields, MB: Early tissue response to transscleral neodymium:YAG cyclophotocoagulation. Invest Ophthal Vis Sci 31:1114, 1990.
77. Shields, SM, Stevens, JL, Kass, MA, Smith, ME: Histopathologic findings after Nd:YAG transscleral cyclophotocoagulation. Am J Ophthal 106:100, 1988.
78. Brancato, R, Leoni, G, Trabucchi, G, Cappellini, A: Probe placement and energy levels in continuous wave neodymium-YAG contact transscleral cyclophotocoagulation. Arch Ophthal 108:679, 1990.
79. Hampton, C, Shields, MB, Miller, KN, Blasini, M: Evaluation of a protocol for transscleral neodymium:YAG cyclophotocoagulation in one hundred patients. Ophthalmology 97:910, 1990.
80. Devenyi, RG, Trope, GE, Hunter, WH, Badeeb, O: Neodymium:YAG transscleral cyclocoagulation in human eyes. Ophthalmology 94:1519, 1987.
81. Badeeb, O, Trope, GE, Mortimer, C: Short-term effects of neodymium-YAG transscleral cyclocoagulation in patients with uncontrolled glaucoma. Br J Ophthal 72:615, 1988.
82. Klapper, RM, Wandel, T, Donnenfeld, E, Perry, HD: Transscleral neodymium:YAG thermal cyclophotocoagulation in refractory glaucoma. A preliminary report. Ophthalmology 95:719, 1988.
83. Trope, GE, Ma, S: Mid-term effects of neodymium:YAG transscleral cyclocoagulation in glaucoma. Ophthalmology 97:73, 1990.
84. Shields, MB, Blasini, M, Simmons, R, Erickson, PJ: A contact lens for transscleral Nd:YAG cyclophotocoagulation. Am J Ophthal 108:457, 1989.
85. Simmons, RB, Blasini, M, Shields, MB, Erickson, PJ: Comparison of transscleral neodymium:YAG cyclophotocoagulation with and without a contact lens in human autopsy eyes. Am J Ophthal 109:174, 1990.
86. Simmons, RB, Shields, MB, Blasini, M, Wilkerson, M: Transscleral neodymium:YAG cyclophotocoagulation with a contact lens. A clinical trial. Am J Ophthal (submitted).
87. Dürr, U, Henchoz, P-D, Fankhauser, F, et al: Results and methods of transscleral laser cyclodestruction: a new contact lens for use with non-contact systems. Lasers Light Ophthal 3:123, 1990.
88. Brancato, R, Giovanni, L, Trabucchi, G, Pietroni, C: Contact transscleral cyclophotocoagulation with Nd:YAG laser in uncontrolled glaucoma. Ophthal Surg 20:547, 1989.
89. Schuman, JS, Puliafito, CA, Allingham, RR, et al: Contact transscleral continuous wave neodymium:YAG laser cyclophotocoagulation. Ophthalmology 97:571, 1990.
90. Maus, M, Katz, LJ: Choroidal detachment, flat anterior chamber, and hypotony as complications of neodymium:YAG laser cyclophotocoagulation. Ophthalmology 97:69, 1990.
91. Edward, DP, Brown, SVL, Higginbotham, E, et al: Sympathetic ophthalmia following neodymium:YAG cyclotherapy. Ophthal Surg 20:544, 1989.
92. Brown, SVL, Higginbotham, E, Tessler, H: Sympathetic ophthalmia following Nd:YAG cyclotherapy. Ophthal Surg 21:736, 1990.
93. Lee, P-F, Pomerantzeff, O: Transpupillary cyclophotocoagulation of rabbit eyes. An experimental approach to glaucoma surgery. Am J Ophthal 71:911, 1971.
94. Bartl, G, Haller, BM, Wocheslander, E, Hofmann, H: Light and electron microscopic observations after argon laser photocoagulation of ciliary processes. Klin Monatsbl Augenheilkd 181:414, 1982.
95. Lee, P-F: Argon laser photocoagulation of the ciliary processes in cases of aphakic glaucoma. Arch Ophthal 97:2135, 1979.
96. Bernard, JA, Haut, J, Demailly, PH, et al: Coagulation of the ciliary processes with the argon laser. Its use in certain types of hypertonia. Arch Ophthal (Paris) 34:577, 1974.
97. Merritt, JC: Transpupillary photocoagulation of the ciliary processes. Ann Ophthal 8:325, 1976.
98. Lee, P-F, Shihab, Z, Eberle, M: Partial ciliary process laser photocoagulation in the management of glaucoma. Lasers Surg Med 1:85, 1980.
99. Klapper, RM, Dodick, JM: Transpupillary argon laser cyclophotocoagulation. Doc Ophthal Proc 36:197, 1984.

100. Shields, S, Stewart, WC, Shields, MB: Transpupillary argon laser cyclophotocoagulation in the treatment of glaucoma. Ophthal Surg 19:171, 1988.
101. Fleishman, JA, Schwartz, M, Dixon, JA: Argon laser endophotocoagulation. An intraoperative trans-pars plana technique. Arch Ophthal 99:1610, 1981.
102. Peyman, GA, Salzano, TC, Green, JL: Argon endolaser. Arch Ophthal 99:2037, 1981.
103. Landers, MB, Trese, MT, Stefánsson, E, Bessler, M: Argon laser intraocular photocoagulation. Ophthalmology 89:785, 1982.
104. Shields, MB: Cyclodestructive surgery for glaucoma: past, present and future. Trans Am Ophthal Soc 83:285, 1985.
105. Patel, A, Thompson, JT, Michels, RG, Quigley, HA: Endolaser treatment of the ciliary body for uncontrolled glaucoma. Ophthalmology 93:825, 1986.
106. Zarbin, MA, Michels, RG, de Bustros, S, et al: Endolaser treatment of the ciliary body for severe glaucoma. Ophthalmology 95:1639, 1988.
107. Shields, MB, Chandler, DB, Hickingbotham, D, Klintworth, GK: Intraocular cyclophotocoagulation. Histopathologic evaluation in primates. Arch Ophthal 103:1731, 1985.
108. Shields, MB: Intraocular cyclophotocoagulation. Trans Ophthal Soc UK 105:237, 1986.
109. Purnell, EW, Sokollu, A, Torchia, R, Taner, N: Focal chorioretinitis produced by ultrasound. Invest Ophthal 3:657, 1964.
110. Coleman, DJ, Lizzi, FL, Driller, J, et al: Therapeutic ultrasound in the treatment of glaucoma. I. Experimental model. Ophthalmology 92:339, 1985.
111. Coleman, DJ, Lizzi, FL, Driller, J, et al: Therapeutic ultrasound in the treatment of glaucoma. II. Clinical applications. Ophthalmology 92:347, 1985.
112. Burgess, SEP, Silverman, RH, Coleman, DJ, et al: Treatment of glaucoma with high-intensity focused ultrasound. Ophthalmology 93:831, 1986.
113. Margo, CE: Therapeutic ultrasound. Light and electron microscopic findings in an eye treated for glaucoma. Arch Ophthal 104:735, 1986.
114. Maskin, SL, Mandell, AI, Smith, JA, et al: Therapeutic ultrasound for refractory glaucoma: a three-center study. Ophthal Surg 20:186, 1989.
115. Valtot, F, Kopel, J, Haut, J: Treatment of glaucoma with high intensity focused ultrasound. Internat Ophthal 13:167, 1989.
116. Finger, PT, Smith, PD, Paglione, RW, Perry, HD: Transscleral microwave cyclodestruction. Invest Ophthal Vis Sci 31:2151, 1990.
117. Freyler, H, Scheimbauer, I: Excision of the ciliary body (Sautter procedure) as a last resort in secondary glaucoma. Klin Monatsbl Augenheilkd 179:473, 1981.
118. Demeler, U: Ciliary surgery for glaucoma. Trans Ophthal Soc UK 105:242, 1986.
119. Welge-Lussen, L, Stadler, G: Results with a modified ciliary body excision to reduce intraocular pressure. Klin Monatsbl Augenheilkd 189:199, 1986.

Kapitel 38. Operationsverfahren bei Glaukom und Katarakt

38.1 Indikationen
38.1.1 Einschätzung des Sehvermögens
38.1.2 Kataraktextraktion alleine
38.1.3 Filtrationsoperation alleine
38.1.4 Kombinierte Kataraktextraktion und Glaukomchirurgie
38.2 Operationstechniken
38.2.1 Kataraktchirurgie bei Glaukomaugen
38.2.2 Kataraktextraktion nach Filtrationsoperation
38.2.3 Kombinierte Katarakt- und Glaukomchirurgie
38.3 Zusammenfassung

Bei der Behandlung von Patienten mit einer operationswürdigen Katarakt und gleichzeitigem Glaukom bestehen grundsätzlich drei Möglichkeiten des operativen Vorgehens: 1. Kataraktextraktion alleine; 2. Glaukomfiltrationsoperation alleine, gefolgt von der Kataraktextraktion zu einem späteren Zeitpunkt; 3. kombinierte Katarakt- und Glaukomoperation in einem Eingriff. Die kombinierten Operationsverfahren haben ein geringfügig größeres Komplikationsprofil als die alleinige Kataraktoperation wie auch eine geringere Prognose der Druckregulierung verglichen mit einer alleinigen Filtrationsoperation. Aus diesen Gründen sollte der Operateur jeweils alle drei Möglichkeiten in Betracht ziehen und die für den individuellen Patienten geeignetste wählen. Es sollen in diesem Kapitel zunächst die relativen Indikationen für diese drei Möglichkeiten besprochen und dann die speziellen chirurgischen Techniken aufgezeigt werden.

38.1 Indikationen

38.1.1 Einschätzung des Sehvermögens

Bei der Beurteilung dieser Fälle wird eine operationswürdige Katarakt unabhängig von der Glaukomerkrankung vorausgesetzt. Die Entscheidung bei einem Auge mit einer fortgeschrittenen Katarakt und einem manifesten Glaukom ist dann schwierig, wenn es nicht möglich ist vorherzusagen, inwieweit das Glaukom zur Herabsetzung des Sehvermögens beiträgt. Es wurden verschiedene Geräte zur Vorhersage der zu erwartenden postoperativen Sehschärfe entwickelt. Ein Gerät fokussiert miniaturisierte Snellen-Karten auf die Retina (Potential Acuity Meter oder PAM), während andere Geräte Streifenmuster entweder mit einem Laser oder weißem Licht (Visometer) auf die Netzhaut projizieren. In einer klinischen Studie ergab das Visometer bessere Vorhersagen als das PAM bei Kataraktpatienten mit Offenwinkelglaukom, selbst bei fortgeschrittenem glaukomatösen Gesichtsfeldverlust [1]. In einer anderen Studie war das PAM aussagekräftig, wenn der Glaukomschaden nur wenig ausgeprägt und die vorausgesagte Sehschärfe besser als 0,3 war, wohingegen die Ergebnisse weniger zuverlässig waren, wenn der glaukomatöse Gesichtsfeldverlust schwerwiegend oder die vorhergesagte Sehschärfe weniger als 0,3 betrug [2].

Ist die Kataraktextraktion zweifelsfrei indiziert, hängt die Wahl des speziellen operativen Vorgehens hauptsächlich von der begleitenden Glaukomerkrankung ab.

38.1.2 Kataraktextraktion alleine

Wenn der Augeninnendruck mit einer gut verträglichen Medikation reguliert ist, ziehen die meisten Operateure eine alleinige Kataraktextraktion vor. Eine extrakapsuläre Kataraktextraktion mit Implantation einer Hinterkammerlinse kann jedoch insbesondere bei präexistentem Glaukom in der frühen postoperativen Phase zu einem signifikanten Augeninnendruckanstieg führen [3–7]. In einer klinischen Studie zeigten mehr als die Hälfte der Patienten Augendruckwerte über 25 mm Hg unmittelbar 2–3 h postoperativ [5]. Wenngleich der Augeninnendruck während der ersten postoperativen Tage meist wieder medikamentös einreguliert werden kann, ist eine Verschlechterung der Gesichtsfeldsituation durch diese zeitlich begrenzte Drucksteigerung bei präoperativ fortgeschrittenen, glaukomatösen Gesichtsfeldausfällen möglich. Eine mäßige bis fortgeschrittene glaukomatöse Papillenschädigung und ein entsprechender Gesichtsfeldverlust können deshalb gegen eine alleinige Kataraktextraktion sprechen, trotz eines präoperativen Augendruckniveaus im Normbereich.

Mehrere klinische Studien haben sich auch mit dem Augeninnendruckverlauf in der intermediären und späten postoperativen Phase bei Patienten nach Kataraktextraktion mit präexistentem Glaukom beschäftigt. Grundsätzlich wird bezüglich des Augeninnendruckes die extrakapsuläre Operationsmethode mit Implantation einer Hinterkammerlinse besser toleriert als ein intrakapsuläres Verfahren [4,8], wenngleich es zu einer Dysregulation des Druckniveaus mit jeder Operationsmethode kommen kann. Während der ersten 2–4 Monate nach der extrakapsulären Kataraktextraktion haben viele Glaukompatienten Augendruckwerte über dem präoperativen Druckniveau, während andere ein unverändertes Druckniveau oder sogar geringere Druckwerte zeigen [8–11]. Die Kataraktoperation hat offensichtlich keine wesentliche Wirkung auf das Ausmaß der Drucksenkung, das mit einer präoperativen Argonlasertrabekuloplastik erreicht wurde [9], obwohl diese Patienten mit größerer Wahrscheinlichkeit Drucksteigerungen während der ersten zwei postoperativen Monate aufweisen [10]. Ein bis zwei Jahre nach einer extrakapsulären Kataraktoperation können Patienten mit einem präexistenten Offenwinkelglaukom und mäßig erhöhtem Augeninnendruck ein etwas tieferes Druckniveau mit evtl. geringerem Therapiebedarf erwarten [12–14]. Dieser Trend kann sich jedoch mit der Zeit wieder umkehren [15] und man sollte die Kataraktoperation nicht als eine Möglichkeit zur Behandlung eines dysregulierten Glaukoms ansehen.

Andererseits, wenn der Augeninnendruck mit einer niedrig dosierten und gut vertragenen Medikation bei initialem Glaukomschaden der Papille ausreichend gesenkt ist, so ist die alleinige extrakapsuläre Kataraktoperation mit Implantation einer Hinterkammerlinse das Verfahren der Wahl. Eine spezielle Situation, bei der diese Operation die Glaukomsituation verbessert, ist das primäre Winkelblockglaukom nach einer Iridektomie [16].

38.1.3 Filtrationsoperation alleine

Ist das Glaukom trotz einer maximalen medikamentösen Therapie und nach einer Lasertrabekuloplastik nicht reguliert, ist das operative Vorgehen der Wahl jenes, das die besten Aussichten einer Augeninnendruckregulierung ergibt. In den meisten Fällen ist dies ein Filtrationseingriff. Wenn die Miotikatherapie vor der Glaukomchirurgie die kataraktbedingte Herabsetzung des Sehvermögens verschlechtert, kann das Sehvermögen postoperativ durch den Wegfall der Miosis so weit gebessert werden, daß manchmal die Kataraktextraktion aufgeschoben werden kann. In anderen Fällen läßt sich nach der Filtrationsoperation die Kataraktextraktion 4–6 Monate später anschließen, wenn sich ein gut funktionierendes Filterkissen gebildet hat, im Sinne einer operativen Versorgung in *2 Schritten*. Eine Studie, bei der Patienten in 2 Schritten wegen Glaukom und Katarakt versorgt wurden, hatten einen größeren Prozentsatz langfristiger Augendruckregulierung als jene, die nur eine Kataraktextraktion hatten oder eine kombinierte Katarakt-Glaukom-Operation [7]. Diese Ergebnisse variieren jedoch erheblich unter den verschiedenen Operateuren.

38.1.4 Kombinierte Kataraktextraktion und Glaukomchirurgie

Zwischen beiden Extremen, die oben geschildert wurden (jenen Patienten mit gut reguliertem Glaukom sowie jenen mit einem dysregulierten Glaukom und unmittelbarer Bedrohung des Sehvermögens), gibt es eine dritte Gruppe von Patienten mit grenzwertiger Glaukomsituation für die eine kombinierte Operation indiziert sein kann. Die operative Indikation hierfür ist häufig eine subtile, grenzwertige Entscheidung, obwohl in den folgenden Situationen ein Kombinationseingriff gerechtfertigt erscheint: 1. Glaukom grenzwertig kontrolliert, trotz einer maximalen medikamentösen Therapie und nach einer Lasertrabekuloplastik, besonders wenn eine Adrenalintherapie notwendig ist oder der Patient signifikante Arzneimittelnebenwirkungen seiner Glaukomtherapie zeigt; 2. fortgeschrittene glaukomatöse Optikusatrophie, trotz adäquater Druckregulierung oder 3. dysreguliertes Glaukom, jedoch eine dringende Notwendigkeit zur schnellen Verbesserung des Sehvermögens oder wenn zwei getrennte Operationsschritte nicht machbar sind.

Die Logik für eine kombinierte Operation liegt im Gegensatz zur Kataraktchirurgie alleine bei Augen mit guter Druckregulierung aber fortgeschrittenem Glaukomstadium im Risiko eines passageren Druckanstieges in der frühen postoperativen Phase (wie vorher schon angesprochen). Selbst wenn man mit der Lasertrabekuloplastik eine angemessene Drucksen-

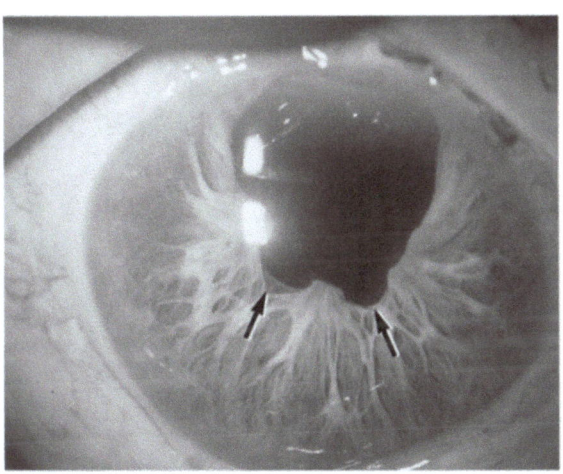

Abb. 38.1. Spaltlampenbild eines Glaukomauges nach extrakapsulärer Kataraktextraktion mit einer oben gelegenen Sektoriridektomie und unten gelegenen Sphinkterotomien *(Pfeile)*, die zur Erleichterung der vorderen Kapsulotomie angelegt wurden

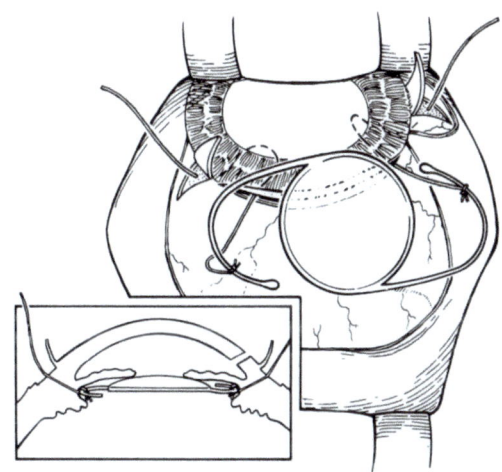

Abb. 38.2. Technik zur Nahtfixation einer Hinterkammerlinse bei fehlender Hinterkapsel. Es werden zwei 10–0 Prolennähte auf langen, gebogenen Nadeln durch die Pupille über den Ziliarsulkus und die Sklera unter lamellären Skleraläppchen ausgestochen. Die an der Linsenhaptik befestigten Nähte fixieren die Linse in der Hinterkammer *(Bildausschnitt)*. Die transsklerale Nahtfixation wird mit den Skleraläppchen gedeckt

kung erreichte, kann es immer noch notwendig sein, an die Kataraktextraktion einen Glaukomeingriff anzuschließen, da eine gute Laserwirkung vor der Kataraktchirurgie eine postoperative Augendruckregulierung nicht gewährleisten kann [17]. Klinische Studien haben gezeigt, daß ein früher postoperativer Augeninnendruckanstieg nach der kombinierten Operation weniger ausgeprägt ist als nach einer Kataraktextraktion alleine [6,7]. Dies kann ein primärer Vorteil der kombinierten Operation in speziellen Fällen sein. Langfristige Ergebnisse nach kombinierten Eingriffen variieren jedoch mehr, wobei manche Studien eine Augeninnendruckregulierung vergleichbar der Filtrationschirurgie alleine berichten [18–20], während die Ergebnisse bezüglich des Augeninnendruckes bei anderen Studien weniger günstig als bei einem solitären Glaukomeingriff sind [7,21]. Manche Operateure indizieren eine Kombinationsoperation bei allen Fällen eines dysregulierten Glaukoms mit Katarakt, während andere die Kombinationsoperation auf die vorher genannten Indikationen beschränken.

38.2 Operationstechniken

38.2.1 Kataraktchirurgie bei Glaukomaugen

Bei manchen Fällen kann eine Kataraktextraktion ohne besondere Berücksichtigung des begleitenden Glaukoms in der üblichen Operationstechnik ausge-

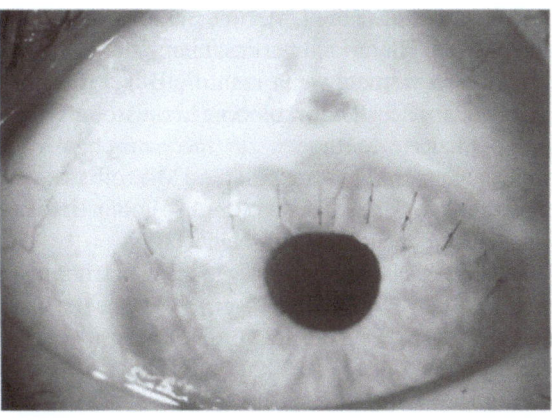

Abb. 38.3. Spaltlampenbild eines Auges mit einem funktionierenden Filterkissen, bei dem eine extrakapsuläre Kataraktextraktion und Implantation einer Hinterkammerlinse über eine korneale Inzision zum Erhalt des vorbestehenden Filterkissens ausgeführt wurde

führt werden. Ein häufiges Problem der Kataraktchirurgie bei Glaukomaugen ist die irreversible *Miosis* nach einer chronischen Miotikatherapie. Dies ist besonders seit der Einführung der extrakapsulären Operation unangenehm, da hierfür eine adäquate Pupillenerweiterung zur anterioren Kapsulotomie notwendig ist. Eine Möglichkeit ist das Anlegen einer Sektoriridektomie, meist mit zwei inferioren Sphinkterotomien (Abb. 38.1) [22] oder multiple Sphinkterotomien und eine periphere Iridektomie [23].

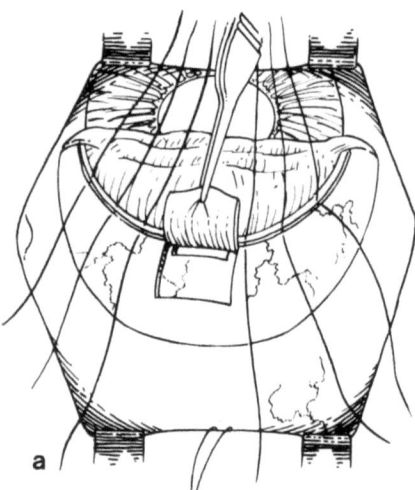 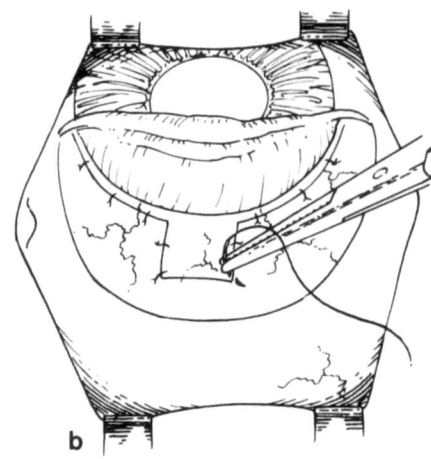

Abb. 38.4a, b. Trabekulektomie und Kataraktextraktion. **a** Skleralamelle mit darunterliegender Filtrationsöffnung. Die korneosklerale Schnittführung zu beiden Seiten ermöglicht die Kataraktextraktion. **b** Nach der Kataraktextraktion wird der Korneoskleralschnitt und die Skleralamelle über der Filtrationsöffnung mit Einzelknopfnähten verschlossen

Manche Operateure bevorzugen auch eine durchgreifende Iridotomie und stellen mit ein bis zwei Irisnähten wieder eine runde Pupille nach Implantation der Hinterkammerlinse her [24]. Eine Sektoriridektomie muß nach der Hinterkammerlinsenimplantation nicht verschlossen werden, wenn man die Bügel der Linsenhaptik aus dem Sektorkolobom herausrotiert. Andere publizierte Methoden zur mechanischen Vergrößerung einer Miotikapupille sind Mikroirisretraktoren, ähnlich den Netzhautstiften [25] oder Irisfixationsnähte über eine spezielle Nadel [26].

Viskoelastische Substanzen wie z. B. Natriumhyaluronat sollten bei Glaukomaugen mit Vorsicht eingesetzt werden. Sie sind bei der vorderen Kapsulotomie sehr hilfreich, nicht nur um eine tiefe Kammer während der Kapsulotomie zu erhalten, sondern auch um die Pupillenerweiterung zu unterstützen. Hyaluronsäure erhöht jedoch erheblich das Risiko postoperativer Drucksteigerungen und sollte am Ende des Eingriffes sorgfältig aspiriert und ausgespült werden. Wenn nach Linsenimplantation eine Pupillenverengung notwendig ist, wäre intraokulares *Karbachol* gegenüber Azetylcholin vorzuziehen, da Karbachol ein günstigeres postoperatives Augendruckverhalten ergibt [27].

Die Auswahl einer geeigneten intraokularen Kunstlinse ist bei Glaukomaugen wichtig. Hinterkammerlinsen werden gut vertragen, während Vorderkammerlinsen bei Glaukom strikt vermieden werden sollten. Wenn es zu einer Kapselruptur kommt, die die übliche Hinterkammerlinsenimplantation erschwert, ist eine operative Option die sulkusnahtfixierte Hinterkammerlinse. Dafür wurden eine ganze Reihe von Operationstechniken beschrieben [28–30], wobei die meisten von dem Grundprinzip ausgehen, eine Naht mit einem 10-0 Prolenefaden an der Haptik der Kunstlinse fixiert über den Sulcus ciliaris und die Sklera durchzuführen und subkonjunktival bzw. unter einem lamellären Skleraläppchen zu verankern (Abb. 38.2).

38.2.2 Kataraktextraktion nach Filtrationsoperation

Wird eine Kataraktextraktion an einem Auge mit funktionierendem Filterkissen notwendig, bevorzugen die meisten Operateure entweder eine Kataraktinzision abseits des Filterkissenbereiches [31–33] oder eine Inzision über die klare Hornhaut unterhalb des Filterkissens, jeweils unter strenger Schonung desselben (Abb. 38.3) [33–37]. Beide Methoden sind gleichwertig bezüglich des Erhalts der Filterkissenfunktion, obwohl der Zugang durch die klare Hornhaut für die meisten Operateure technisch einfacher ist. Manche Operateure bevorzugen eine temporale Limbusinzision [38], was gut gelingt, wenn das Filterkissen im nasal oberen Quadranten angelegt wurde. Eine andere publizierte Operationsmethode ist die Inzision durch das Filterkissen und die Wiederherstellung eines neuen Kissens in der Umgebung des ersten [39]. Bei den meisten Verlaufsbeobachtungen ließ sich das Filterkissen erhalten und der Augeninnendruck blieb langfristig im Normbereich, obwohl üblicherweise der Druck nach der Kataraktextraktion geringfügig höher ist und deshalb zuweilen eine stärkere Medikation notwendig wird.

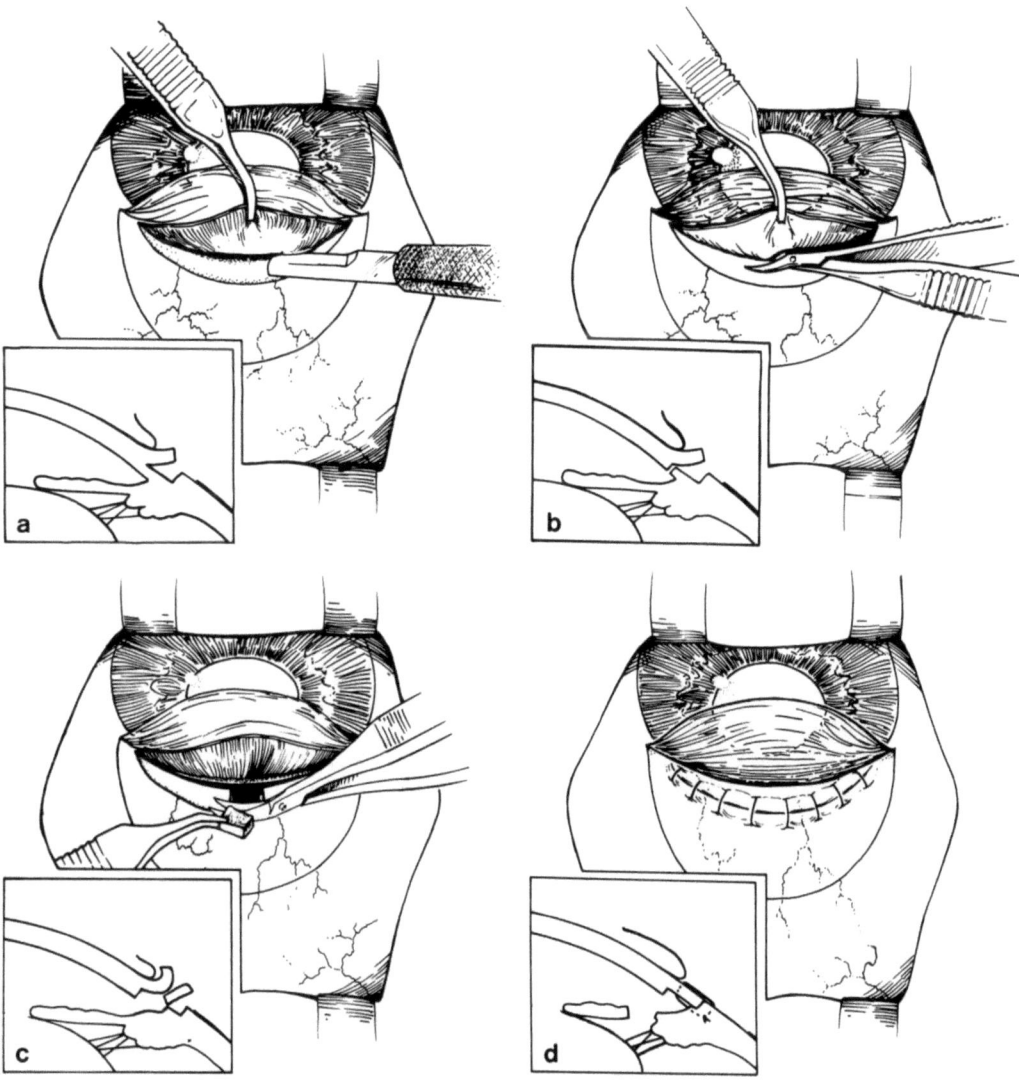

Abb. 38.5 a–d. Kontrollierte Sklerektomie und Kataraktextraktion. **a** Es wird zunächst eine schräge korneosklerale Inzision gebildet. **b** Die Inzision wird in voller Dicke mit Korneoskleralscheren erweitert. **c** Nach Kataraktextraktion und Hinterkammerlinsenimplantation wird die antiglaukomatöse Filtrationsöffnung in der posterioren Wundlippe der korneoskleralen Inzision angelegt. **d** Beim Nahtverschluß des korneoskleralen Zugangs wirkt die anteriore Wundlippe als eine lamelläre Skleradecke über der Filtrationsöffnung

38.2.3 Kombinierte Katarakt- und Glaukomchirurgie

Frühe Kombinationsoperationen verwandten Glaukomeingriffe in voller Skleradicke. Das Problem bei der Kombination von Filtrationsoperationen in voller Skleradicke mit einer Kataraktextraktion ist das Risiko einer vorübergehenden flachen oder aufgehobenen Vorderkammer, was zu signifikant größeren Komplikationen in entzündeten, aphaken oder pseudophaken Augen führt. Aus diesem Grund ist die bevorzugte Glaukomoperation ein Eingriff, bei dem der antiglaukomatöse Teil ein möglichst geringes Risiko des Vorderkammerverlustes impliziert. In der überwiegenden Mehrheit der Fälle ist dies die eine oder andere Form der kontrollierten Filtrationsoperation.

Trabekulektomie und Kataraktextraktion. Die für das Vorderkammervolumen protektive Skleralamelle über einer limbalen Filtrationsöffnung, die die Wahrscheinlichkeit einer unmittelbar postoperativ flachen oder aufgehobenen Vorderkammer reduziert, macht diese Art der kontrollierten Filtrationsoperation besonders vorteilhaft für Kombinationseingriffe. Es wur-

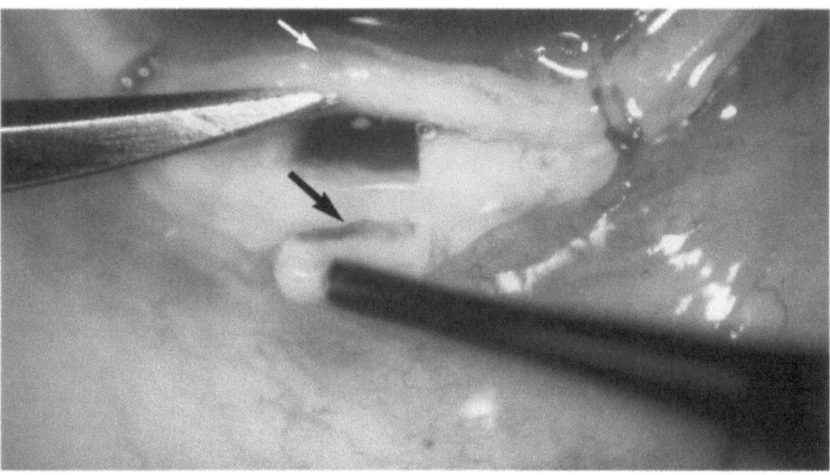

Abb. 38.6. Intraoperatives Bild einer gedeckten Sklerektomie mit Kataraktextraktion und Darstellung der Filtrationsöffnung *(Pfeil)* in der posterioren Wundlippe der korneoskleralen Inzision

den verschiedene Operationsmethoden für die Kombination einer Trabekulektomie mit der intrakapsulären Kataraktextraktion [40–47] und später auch für die extrakapsuläre Kataraktextraktion mit Hinterkammerlinsenimplantation beschrieben [18–21, 48–51]. Die Implantation einer Hinterkammerlinse scheint keine nachteilige Wirkung auf das Funktionsergebnis der Kombinationsoperation zu haben [51].

Das Prinzip des operativen Vorgehens beinhaltet die Präparation eines lamellären Skleralappens und eine limbale Filtrationsöffnung in der üblichen Weise, gefolgt von der Erweiterung der Filtrationsöffnung zu beiden Seiten (Abb. 38.4 a, b). Nach einer standardmäßigen extrakapsulären Kataraktextraktion und der Implantation einer Hinterkammerlinse werden sowohl Skleralappen und korneosklerale Inzision mit Einzelknopfnähten geschlossen. Der Bindehautlappen wird in der gleichen Weise (wie in Kap. 36 bei den Glaukomoperationen beschrieben) versorgt. Ein Vergleich von limbusbasalem vs. fornixbasalem Bindehautlappen zeigte keinen Einfluß auf das Funktionsergebnis der kombinierten Trabekulektomie und extrakapsulären Kataraktextraktion [21,50]. Es wurde auch die Phakoemulsifikation erfolgreich mit der Trabekulektomie in einem Kombinationseingriff verbunden [52]. Die postoperative Applikation von subkonjunktivalem 5-Fluorouracil kann die postoperative Augendrucklage nach einer kombinierten extrakapsulären Kataraktextraktion und Filtrationsoperation verbessern [53].

Kontrollierte Sklerektomie und Kataraktextraktion.
Eine vereinfachte Technik zur Herstellung einer kontrollierten Filtrationsöffnung in Verbindung mit einer Kataraktextraktion ist die Präparation einer angeschrägten korneoskleralen Inzision und die Bildung der Filtrationsöffnung in der hinteren korneoskleralen Wundlippe mit einer Stanze oder Scherchen (Abb. 38.5 a–d). Wenn die korneosklerale Inzision wieder verschlossen wird, bedeckt die anteriore Wundlippe der Inzision die Filtrationsöffnung in der gleichen Weise wie bei einer Trabekulektomie (Abb. 38.6). Diese Operationsmethode wurde ursprünglich für eine Kombination mit einer intrakapsulären Kataraktextraktion beschrieben [54,55] und später für die extrakapsuläre Operationstechnik modifiziert [7,22,56]. Ein Vergleich der limbusbasalen gegenüber der fornixbasalen Bindehautpräparation ergab vergleichbare, langfristige Funktionsergebnisse bezüglich des Augeninnendruckes wie des Sehvermögens, jedoch geringere frühe postoperative Druckwerte mit den limbusbasalen Bindehautlappen [56]. Die Langzeitergebnisse dieses Operationsverfahrens sind vergleichbar mit jenen der kombinierten Trabekulektomie mit Kataraktextraktion, wenngleich die kontrollierte Sklerektomie die „kleinere" Operation darstellt.

Zyklodialyse und Kataraktextraktion. Die Zyklodialyse wurde viele Jahre als antiglaukomatöser Teil bei einer Kombinationsoperation angewandt, mit vielen Berichten guter Ergebnisse [57–60]. In einer umfangreichen Verlaufskontrolle ergab die Analyse des postoperativen Augeninnendruckverhaltens jedoch, daß die Augeninnendrucksenkung bei vielen Fällen mehr auf die Kataraktchirurgie als auf die Zyklodialyse zurückging [59]. Da dieser Effekt bei neueren Methoden des Wundverschlusses nicht mehr zu erwarten ist und die Funktionsergebnisse einer Zyklodialyse wenig vorhersehbar sind, haben die meisten Operateure diese Operationsmethode für kombinierte Eingriffe völlig verlassen.

Trabekulotomie und Kataraktextraktion. McPherson [61] berichtete über eine Operationstechnik, bei der er eine Trabekulotomie über eine radiale Inzision in der 12-Uhr-Position mit einer nicht-perforierenden korneoskleralen Inzision ausführte. Nach der Trabekulotomie wird der Kataraktzugang auf die volle Dicke des korneoskleralen Übergangs erweitert und die Kataraktextraktion in der üblichen Weise ausgeführt. Auf der Grundlage vorläufiger Erfahrungen waren die Ergebnisse gut.

38.3 Zusammenfassung

Bei einem Auge mit Katarakt (für die eine Extraktionsindikation besteht) und Glaukom, ist das operative Vorgehen überwiegend abhängig vom Glaukomstadium und der Augendrucksituation. Bei manchen Fällen kann eine alleinige Kataraktextraktion ausreichend sein, während andere Augen zunächst ausschließlich einer Filtrationsoperation bedürfen, wobei die Kataraktoperation zu einem späteren Zeitpunkt angeschlossen wird, wenn sich ein funktionierendes Filterkissen ausgebildet hat. Bei wiederum anderen Patienten ist eine kombinierte Glaukom- und Kataraktoperation das Verfahren der Wahl. Die bevorzugte Technik des antiglaukomatösen Anteils einer Kombinationsoperation ist üblicherweise irgendeine Form einer gedeckten Filtrationsoperation.

Literatur

1. Spurny, RC, Zaldivar, R, Belcher, CD III, Simmons, RJ: Instruments for predicting visual acuity. A clinical comparison. Arch Ophthal 104:196, 1986.
2. Asbell, PA, Chiang, B, Amin, A, Podos, SM: Retinal acuity evaluation with the potential acuity meter in glaucoma patients. Ophthalmology 92:764, 1985.
3. McGuigan, LJB, Gottsch, J, Stark, WJ, et al: Extracapsular cataract extraction and posterior chamber lens implantation in eyes with preexisting glaucoma. Arch Ophthal 104:1301, 1986.
4. Vu, MT, Shields, MB: The early postoperative pressure course in glaucoma patients following cataract surgery. Ophthal Surg 19:467, 1988.
5. Gross, JG, Meyer, DR, Robin, AL, et al: Increased intraocular pressure in the immediate postoperative period after extracapsular cataract extraction. Am J Ophthal 105:466, 1988.
6. Krupin, T, Feitl, ME, Bishop, KI: Postoperative intraocular pressure rise in open-angle glaucoma patients after cataract or combined cataract-filtration surgery. Ophthalmology 96:579, 1989.
7. Murchison, JF Jr, Shields, MB: An evaluation of three surgical approaches for coexisting cataract and glaucoma. Ophthal Surg 20:393, 1989.
8. Hansen, TE, Naeser, K, Rask, KL: A prospective study of intraocular pressure four months after extracapsular extraction with implantation of posterior chamber lenses. J Cat Ref Surg 13:35, 1987.
9. Brown, SVL, Thomas, JV, Budenz, DL, et al: Effect of cataract surgery on intraocular pressure reduction obtained with laser trabeculoplasty. Am J Ophthal 100:373, 1985.
10. Savage, JA, Thomas, JV, Belcher, CD III, Simmons, RJ: Extracapsular cataract extraction and posterior chamber intraocular lens implantation in glaucomatous eyes. Ophthalmology 92:1506, 1985.
11. McMahan, LB, Monica, ML, Zimmerman, TJ: Posterior chamber pseudophakes in glaucoma patients. Ophthal Surg 17:146, 1986.
12. Radius, RL, Schultz, K, Sobocinski, K, et al: Pseudophakia and intraocular pressure. Am J Ophthal 97:738, 1984.
13. Handa, J, Henry, JC, Krupin, T, Keates, E: Extracapsular cataract extraction with posterior chamber lens implantation in patients with glaucoma. Arch Ophthal 105:765, 1987.
14. Cinotti, DJ, Fiore, PM, Maltzman, BA, et al: Control of intraocular pressure in glaucomatous eyes after extracapsular cataract extraction with intraocular lens implantation. J Cat Ref Surg 14:650, 1988.
15. Sponagel, LD, Gloor, B: Does implantation of posterior chamber lenses lower intraocular pressure? Klin Monatsbl Augenheilkd 188:495, 1986.
16. Greve, EL: Primary angle closure glaucoma: extracapsular cataract extraction or filtering procedure? Int Ophthal 12:157, 1988.
17. Galin, MA, Obstbaum, SA, Asano, Y, et al: Laser trabeculoplasty and cataract surgery. Trans Ophthal Soc UK 104:72, 1984.
18. Percival, SPB: Glaucoma triple procedure of extracapsular cataract extraction, posterior chamber lens implantation, and trabeculectomy. Br J Ophthal 69:99, 1985.
19. Skorpik, C, Paroussis, P, Gnad, HD, Menapace, R: Trabeculectomy and intraocular lens implantation: a combined procedure. J Cat Ref Surg 13:39, 1987.
20. Raitta, C, Tarkkanen, A: Combined procedure for the management of glaucoma and cataract. Acta Ophthal 66:667, 1988.
21. Simmons, ST, Litoff, D, Nichols, DA, et al: Extracapsular cataract extraction and posterior chamber intraocular lens implantation combined with trabeculectomy in patients with glaucoma. Am J Ophthal 104:465, 1987.
22. Shields, MB: Combined cataract extraction and guarded sclerectomy. Reevaluation in the extracapsular era. Ophthalmology 93:366, 1986.
23. Kolker, AE, Stewart, RH, LeBlanc, RP: Cataract extraction in glaucomatous patients. Arch Ophthal 84:63, 1970.

24. Saito, Y, Kiboshi, H: A new intra-anterior chamber iris suturing method. Am J Ophthal 105:701, 1988.
25. McCuen, BW II, Hickingbotham, D, Tsai, M, de Juan, E Jr: Temporary iris fixation with a micro-iris retractor. Arch Ophthal 107:925, 1989.
26. Murray, TG, Abrams, GW: A new self-sealing needle for iris suture fixation. Arch Ophthal 108:746, 1990.
27. Ruiz, RS, Rhem, MN, Prager, TC: Effects of carbachol and acetylcholine on intraocular pressure after cataract extraction. Am J Ophthal 107:7, 1989.
28. Hu, BV, Shin, DH, Gibbs, KA, Hong, YJ: Implantation of posterior chamber lens in the absence of capsular and zonular support. Arch Ophthal 106:416, 1988.
29. Stark, WJ, Gottsch, JD, Goodman, DF, et al: Posterior chamber intraocular lens implantation in the absence of capsular support. Arch Ophthal 107:1078, 1989.
30. Lindquist, TD, Agapitos, PJ, Lindstrom, RL, et al: Transscleral fixation of posterior chamber intraocular lenses in the absence of capsular support. Ophthal Surg 20:769, 1989.
31. Baloglou, P, Matta, C, Asdourian, K: Cataract extraction after filtering operations. Arch Ophthal 88:12, 1972.
32. Simmons, RJ, Thomas, JV, Singh, OS, Taheri, N: Surgical indications and options in the management of coexisting glaucoma and cataract. Glaucoma 4:92, 1982.
33. Kass, MA: Cataract extraction in an eye with a filtering bleb. Ophthalmology 89:871, 1982.
34. Riise, P: Influence of cataract operation on the pressure in glaucoma eyes operated with iridencleisis. Acta Ophthal 50:436, 1972.
35. Oyakawa, RT, Maumenee, AE: Clear-cornea cataract extraction in eyes with functioning filtering blebs. Am J Ophthal 93:294, 1982.
36. Wocheslander, E, Bartl, G: Follow-up examinations after trabeculectomy and cataract surgery. Klin Monatsbl Augenheilkd 183:323, 1983.
37. Binkhorst, CD, Huber, C: Cataract extraction and intraocular lens implantation after fistulizing glaucoma surgery. Am Intra-ocular Implant Soc J 7:133, 1981.
38. Antonios, SR, Traverso, CE, Tomey, KF: Extracapsular cataract extraction using a temporal limbal approach after filtering operations. Arch Ophthal 106:608, 1988.
39. Levene, R: Triple procedure of extracapsular cataract surgery, posterior chamber lens implantation, and glaucoma filter. J Cat Ref Surg 12:385, 1986.
40. Dellaporta, A: Combined trepano-trabeculectomy and cataract extraction. Trans Am Ophthal Soc 69:113, 1971.
41. Rich, W: Cataract extraction with trabeculectomy. Trans Ophthal Soc UK 94:458, 1974.
42. Bregeat, P: Cataract surgery and trabeculectomy at the same time. Klin Monatsbl Augenheilkd 167:505, 1975.
43. Jerndal, T, Lundstrom, M: Trabeculectomy combined with cataract extraction. Am J Ophthal 81:227, 1976.
44. Stewart, RH, Loftis, MD: Combined cataract extraction and thermal sclerostomy versus combined cataract extraction and trabeculectomy. Ophthal Surg 7:93, 1976.
45. Johns, GE, Layden, WE: Combined trabeculectomy and cataract extraction. Am J Ophthal 88:973, 1979.
46. Edwards, RS: Trabeculectomy combined with cataract extraction: a follow-up study. Br J Ophthal 64:720, 1980.
47. Praeger, DL: Combined procedure: sub-scleral trabeculectomy with cataract extraction. Ophthal Surg 14:130, 1983.
48. Ohanesian, RV, Kim, EW: A prospective study of combined extracapsular cataract extraction, posterior chamber lens implantation, and trabeculectomy. Am Intra-ocular Implant Soc J 11:142, 1985.
49. Jay, JL: Extracapsular lens extraction and posterior chamber intraocular lens insertion combined with trabeculectomy. Br J Ophthal 69:487, 1985.
50. McCartney, KL, Memmen, JE, Stark, W, et al: The efficacy and safety of combined trabeculectomy, cataract extraction, and intraocular lens implantation. Ophthalmology 95:754, 1988.
51. Neumann, R, Zalish, M, Oliver, M: Effect of intraocular lens implantation on combined extracapsular cataract extraction with trabeculectomy: a comparative study. Br J Ophthal 72:741, 1988.
52. Hansen, LL, Hoffmann, F: Combination of phacoemulsification and trabeculectomy–results of a retrospective study. Klin Monatsbl Augenheilkd 190:478, 1987.
53. Cohen, JS: Combined cataract implant and filtering surgery with 5-fluorouracil. Ophthal Surg 21:181, 1990.
54. Spaeth, GL, Sivalingam, E: The partial-punch: a new combined cataract-glaucoma operation. Ophthal Surg 7:53, 1976.
55. Shields, MB: Combined cataract extraction and glaucoma surgery. Ophthalmology 89:231, 1982.
56. Murchison, JF Jr, Shields, MB: Limbal-based vs fornix-based conjunctival flaps in combined extracapsular cataract surgery and glaucoma filtering procedure. Am J Ophthal 109:709, 1990.
57. Galin, MA, Baras, I, Sambursky, J: Glaucoma and cataract. A study of cyclodialysis-lens extraction. Am J Ophthal 67:522, 1969.
58. Shemleva, VV, Mukhina, EA: Combined cataract extraction and cyclodialysis. Vestn Oftalmol 85:30, 1972.
59. Shields, MB, Simmons, RJ: Combined cyclodialysis and cataract extraction. Trans Am Acad Ophthal Otol 81:286, 1976.
60. McAllister, JA, Spaeth, GL: Intracapsular cataract extraction with cyclodialysis. A useful procedure. Klin Monatsbl Augenheilkd 184:283, 1984.
61. McPherson, SD Jr: Combined trabeculotomy and cataract extraction as a single operation. Trans Am Ophthal Soc 74:251, 1976.

Farbtafeln I–VII

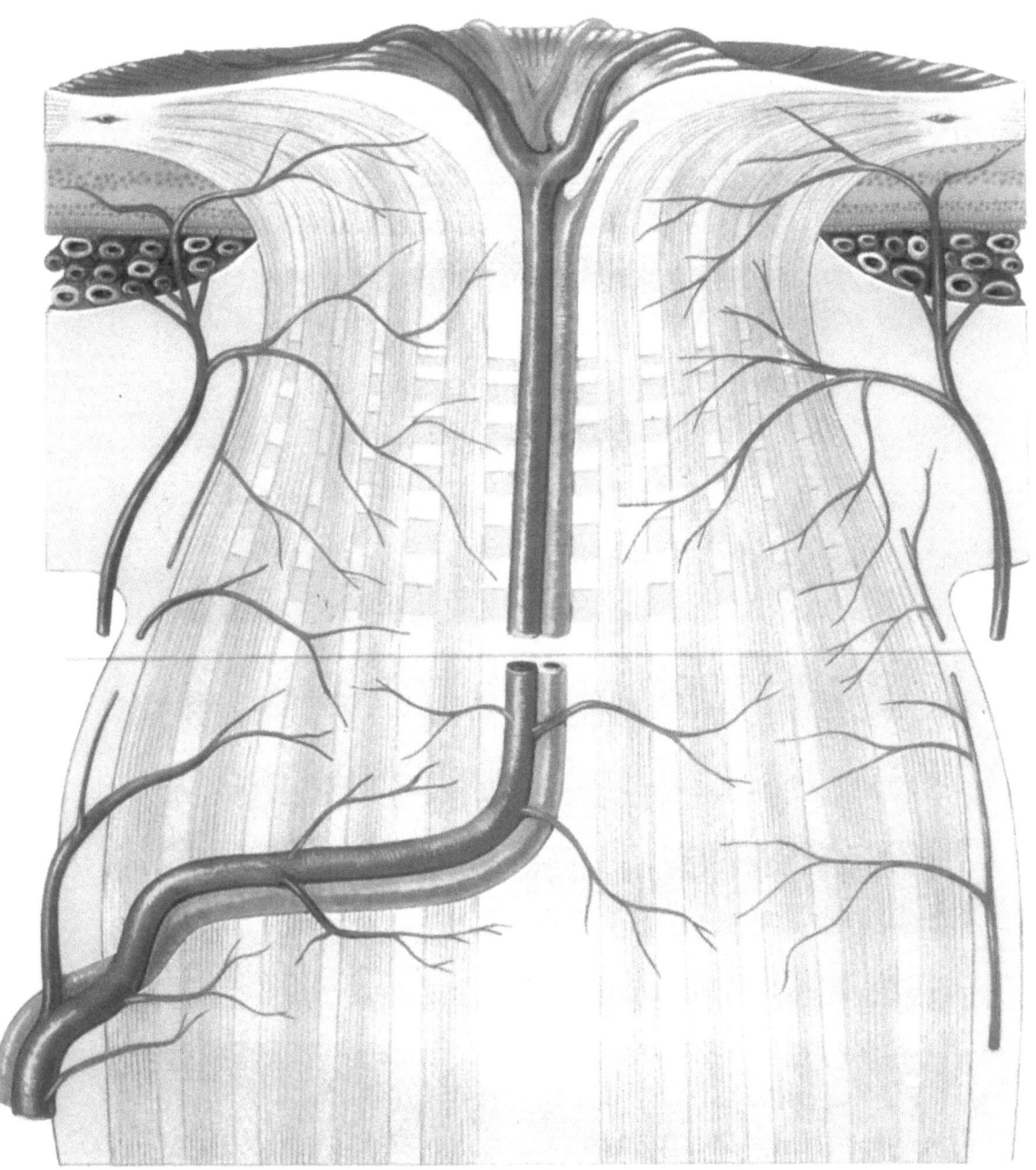

Schematischer Querschnitt durch die Pupille

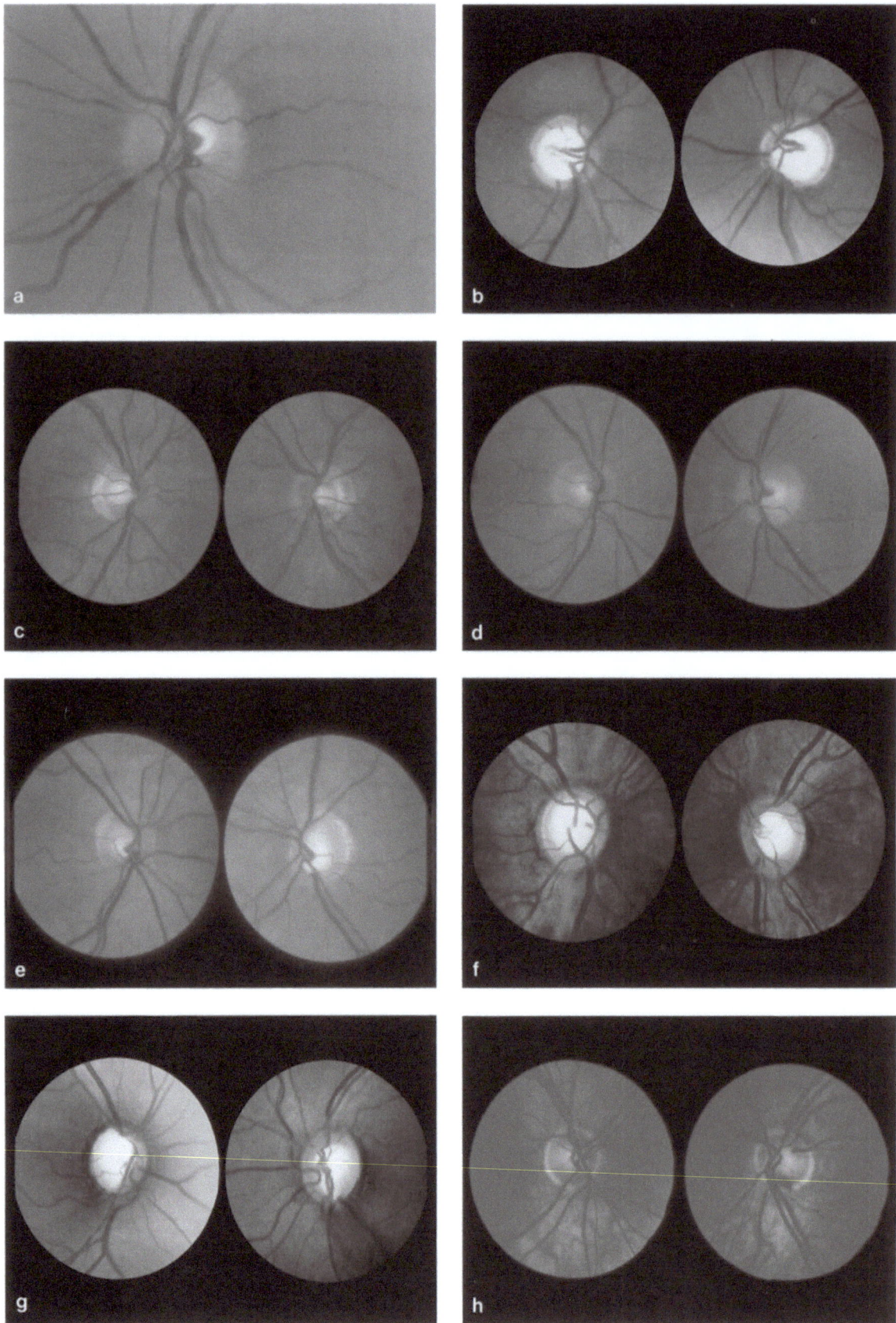

Papillenphotos: **a)** normale Papille; **b)** große physiologische Exkavation; **c)** schräger Sehnerveneintritt und temporaler Konus bei myopen Augen mit glaukomatöser Exkavation *(linkes Bild);* **d)** schüsselförmige Exkavation *(linkes Bild);* **e)** fokale Einkerbung des unteren neuroretinalen Randsaumes *(rechtes Bild);* **f)** Freiliegen zirkumlinearer Gefäße oben *(linkes Bild);* **g)** selektive Exkavation am oberen und unteren Papillenrand *(linkes Bild)* und am unteren Papillenrand *(rechtes Bild)* mit inferotemporalen Ausfällen der Nervenfaserschicht beidseits; **h)** Papillenrandblutung unten *(rechtes Bild)*

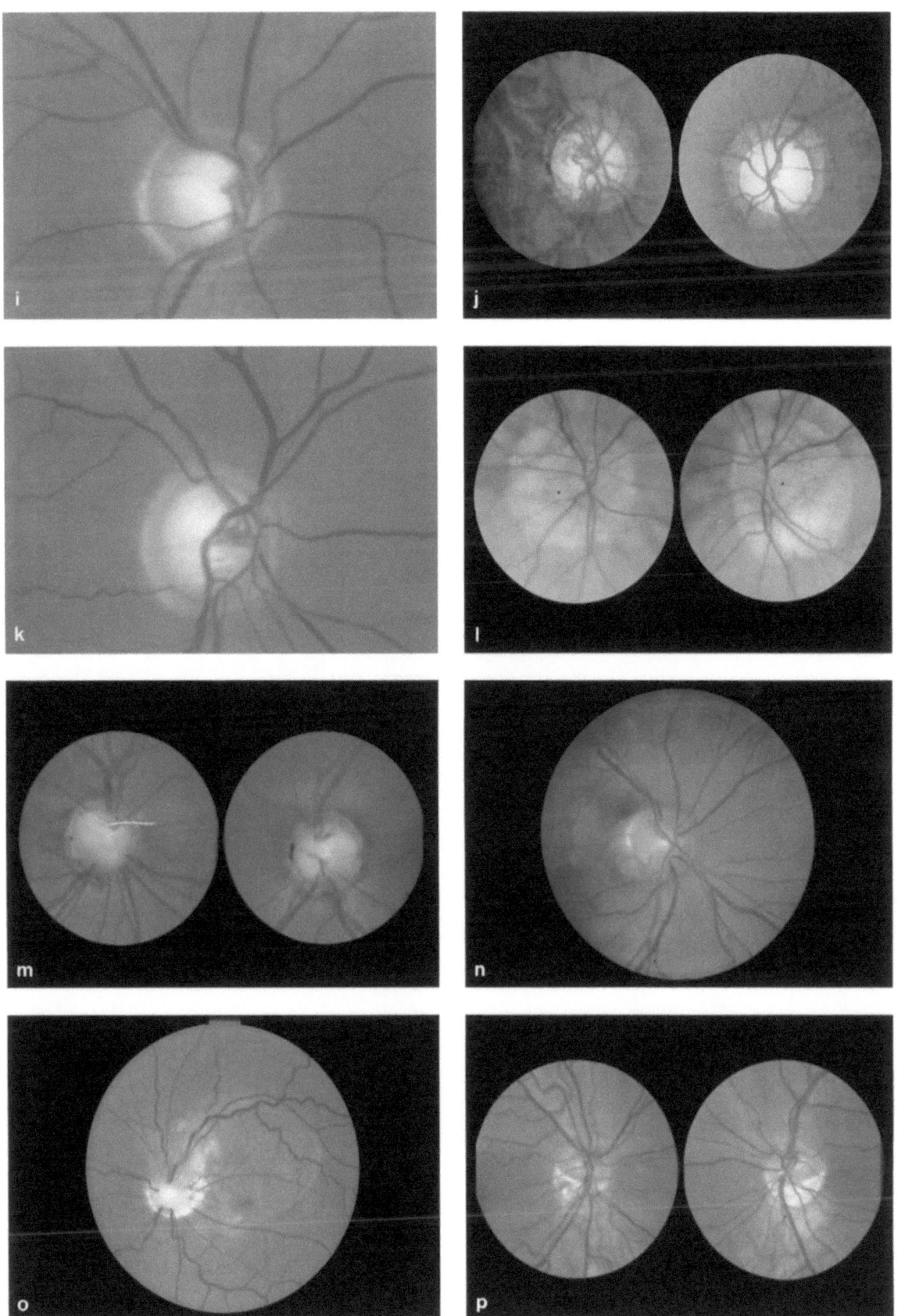

i) Exkavation bis temporalen Papillenrand mit zentraler Abblassung; **j)** randständige Exkavation an beiden Augen mit zahlreichen Shuntgefäßen *(linkes Bild);* **k)** randständige Exkavation und Atrophie mit gleichmäßigem peripapillären Halo; **l)** breite, irreguläre peripapilläre Atrophie; **m)** Kolobome der Papille; **n)** kongenitale Grubenpapille; **o)** „Morning glory"-Syndrom; **p)** „Tilted disk"-Syndrom

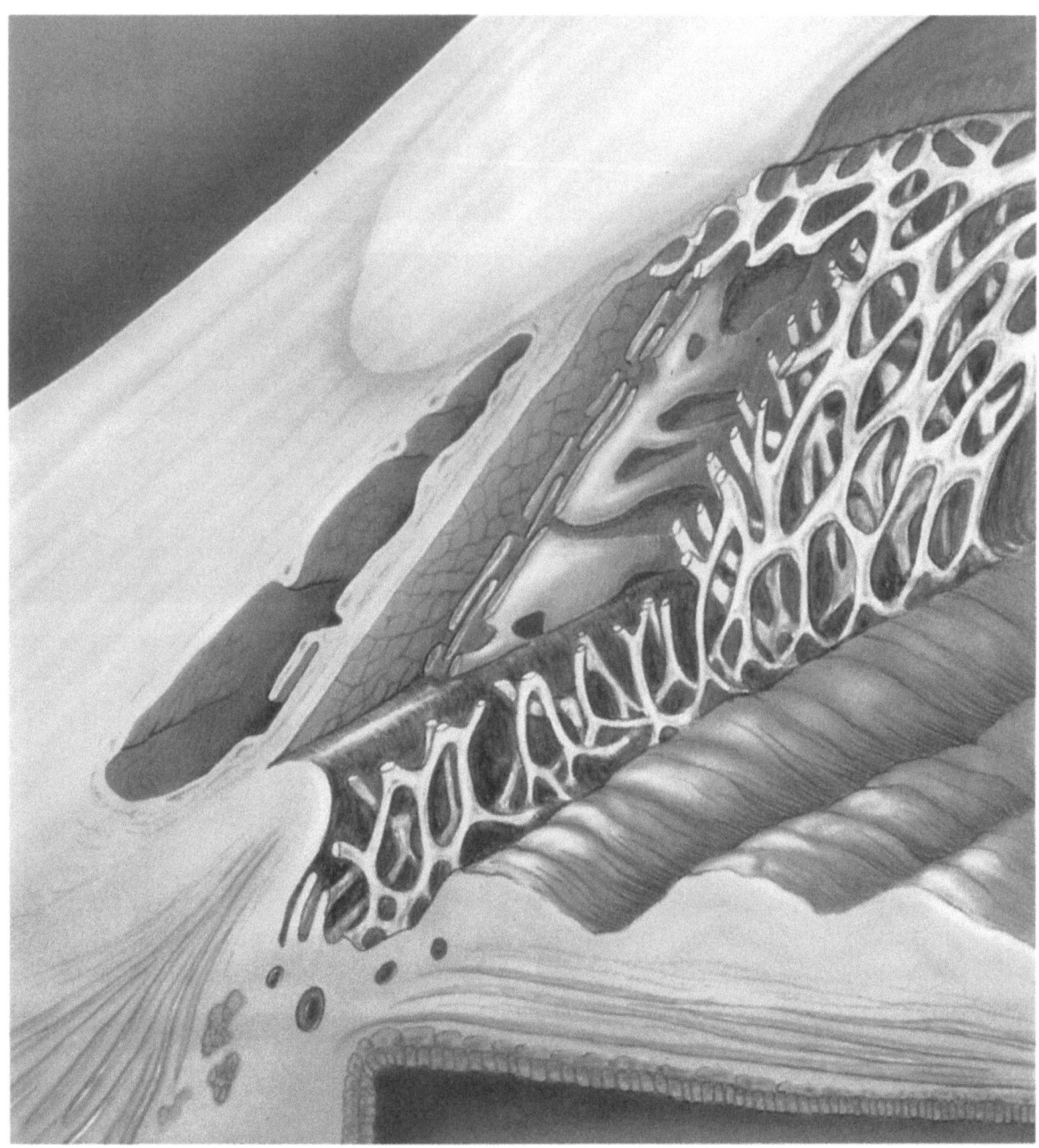

Schematische Darstellung der internen Anatomie des Kammerwinkels

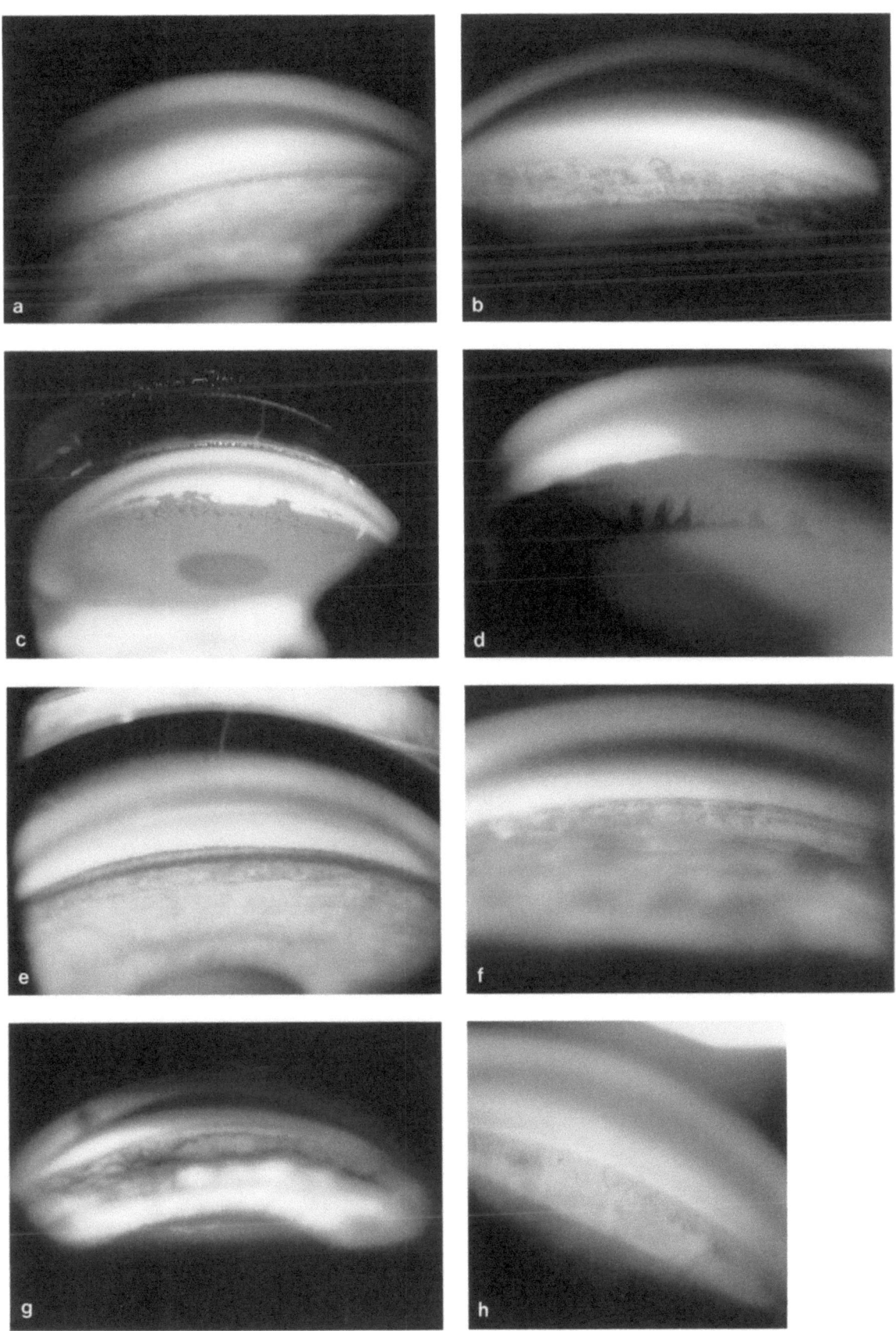

Gonioskopische Photos: **a)** normaler Kammerwinkel; **b)** kongenitales Glaukom; **c)** Axenfeld-Rieger-Syndrom; **d)** Aniridie (beachten Sie die dünne rudimentäre Iris und die dargestellten Ziliarkörperfortsätze); **e)** Pigmentglaukom; **f)** Exfoliations-Syndrom; **g)** Ziliarkörpermelanom, das sich in den Kammerwinkel erstreckt; **h)** Fuchs'sche Iridozyklitis mit neugebildeten Blutgefäßen

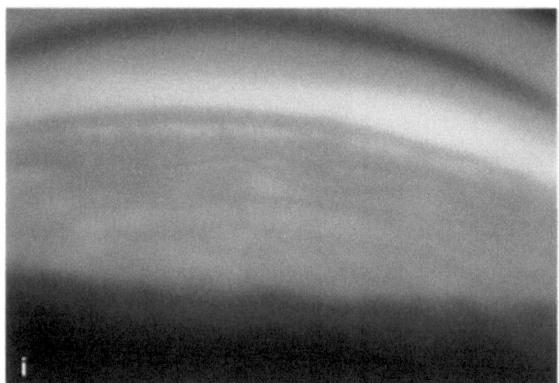 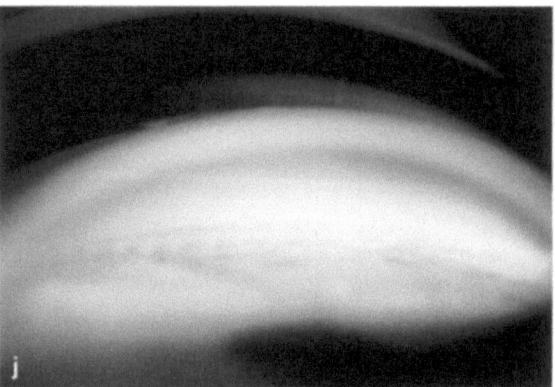

i) taumatische Kammerwinkelvertiefung; **j)** Argon-Laser-Trabekuloplastik (beobachten Sie die Weißfärbung der Behandlungsstellen an den vorderen Anteilen des Trabekelmaschenwerkes)

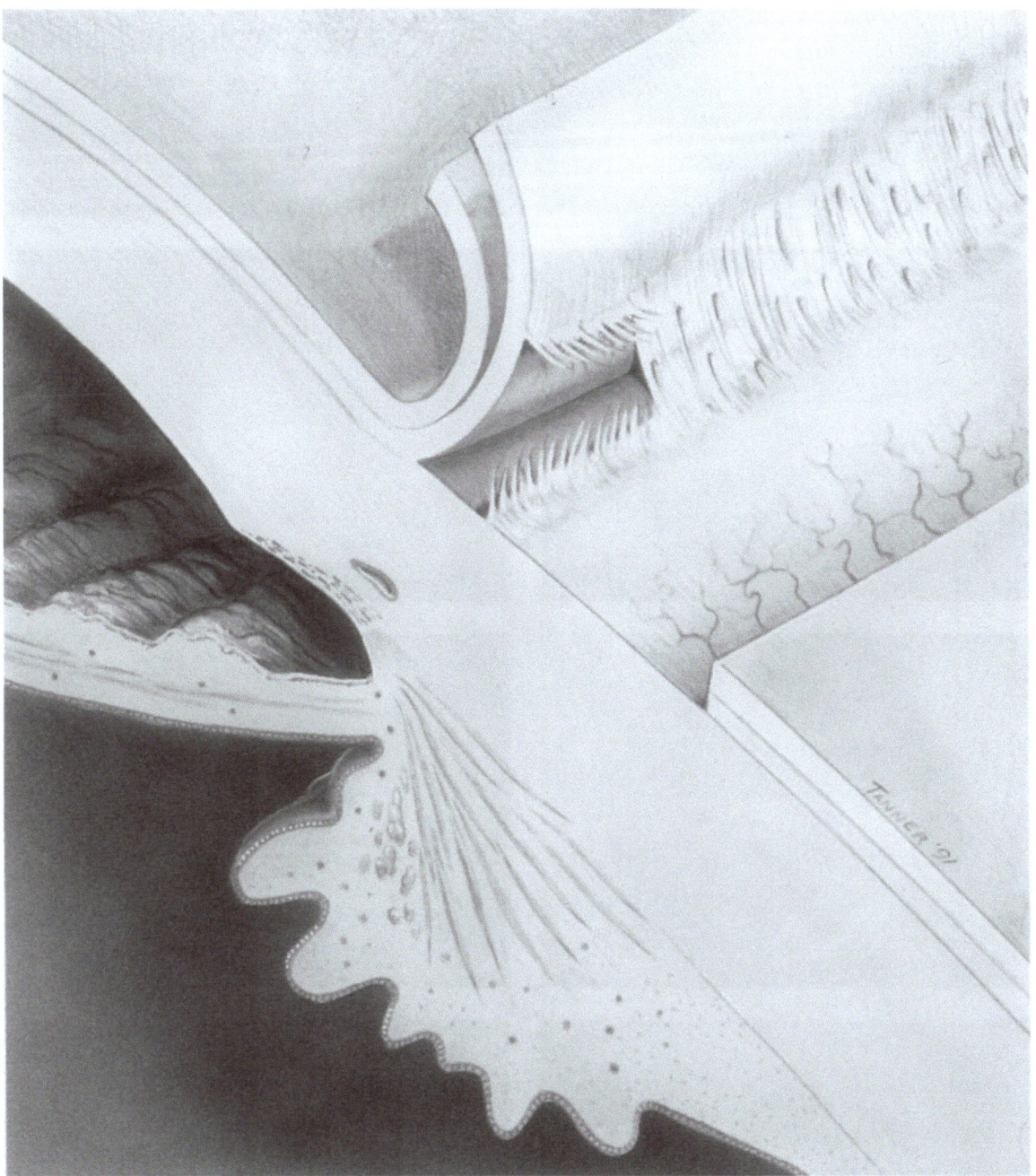
Schematische Darstellung der externen Anatomie des Kammerwinkels

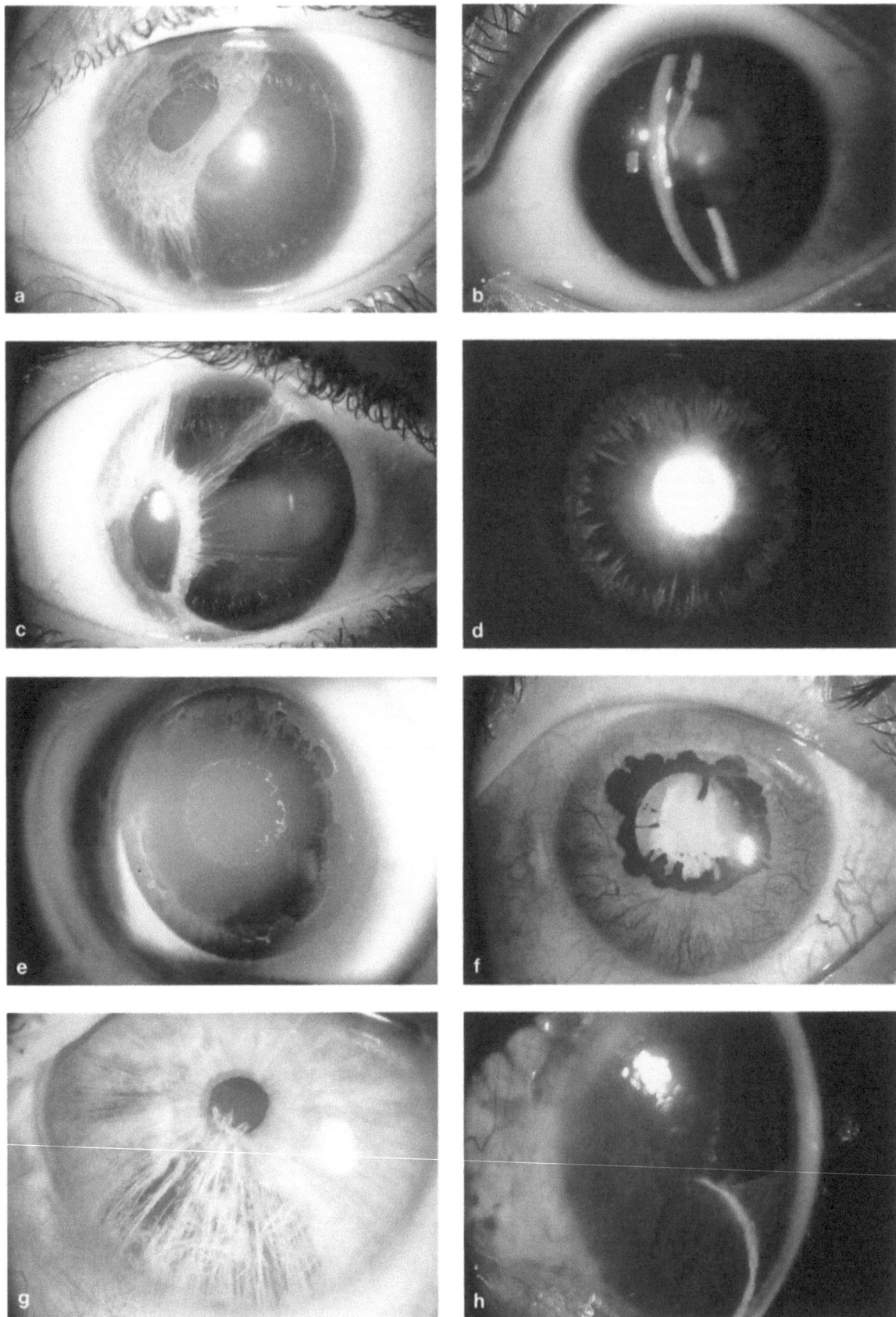

Spaltlampenphotos; **a)** Axenfeld-Rieger-Syndrom mit prominenter, nach vorne verlagerter Schwalbe'scher Linie; **b)** Peter'sche Anomalie mit Irisadhäsion an eine trübe zentrale Hornhaut; **c)** progressive Irisatrophie bei Iridokorneal-Endothelialem-Syndrom; **d)** mittelperiphere Transilluminationsdefekte der Iris bei Pigmentglaukom; **e)** Exfoliationsmaterial auf der vorderen Linsenkapsel bei Exfoliations-Syndrom; **f)** neovaskuläres Glaukom mit Ectropium uveae; **g)** Irioschisis des unteren Irisquadranten; **h)** Pupillarblock bei Aphakie mit Iris bombé

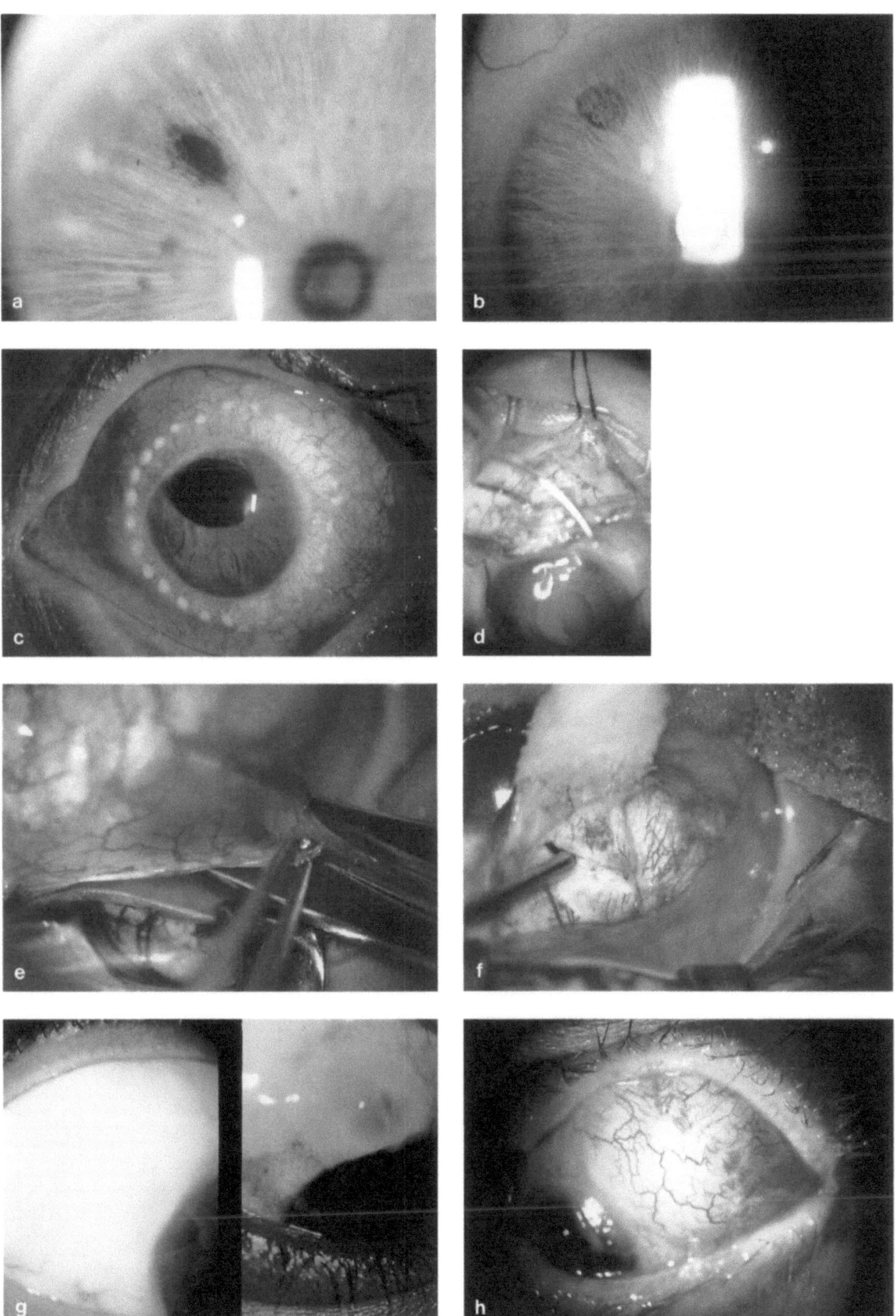

Operative Photos: **a)** durchgängige Laser-Iridotomie; **b)** Transillumination durch Laser-Iridotomie trotz intaktem Irisstroma; **c)** Bindehautherde nach der transskleralen Neodymium-YAG-Zyklophotokoagulation (ausgeführt mit Kontaktglas in der rechten Zirkumferenz und ohne Kontaktglas links); **d)** Trabekulotomie mit Trabekulotom, das in die Vorderkammer rotiert wird; **e)** Präparation des Bindehautlappens für Filtrationsoperation mit den Scherenbranchen durch die Bindehaut hindurch sichtbar; **f)** dreieckförmige, lamelläre Sklerapräparation für Trabekulektomie; **g)** funktionierende Filterkissen (prominent und lokalisiert auf der rechten Seite, flach und diffus links); **h)** abgekapseltes Filterkissen

Quellenverzeichnis zu den Abbildungen

Abb. 2.4. Morrison JC, Van Buskirk EM: Am J Ophthalmol 97:372, 1984.

Abb. 2.5. Morrison JC, Van Buskirk EM: Am J Ophthalmol 97:372, 1984.

Abb. 2.11. Douglas E. Gaasterland, M. D.

Abb. 2.13. Tripathi RC: Exp Eye Res 7:335, 1968.

Abb. 2.14. Tripathi RC: Trans Ophthalmol Soc UK 89:449, 1969.

Abb. 2.15. Tripathi RC: Exp Eye Res 11:116, 1971.

Abb. 3.13. Douglas E. Gaasterland, M. D.

Abb. 4.15. Surv Ophthalmol 24:211, 1980

Abb. 5.4. Harry A. Quigley, M. D.

Abb. 5.6. Harry A. Quigley, M. D.

Abb. 5.7. Harry A. Quigley, M. D.

Abb. 5.8. Caprioli J, Spaeth GL: Am J Ophthalmol 97:730, 1984.

Abb. 5.13. Am J Ophthalmol 89:238, 1980.

Abb. 5.24. Sommer A, Miller N, Pollack I, Maumenee AE, George T: Arch Ophthalmol 95:2149, 1977.

Abb. 5.29. Nagin P, Schwartz B, Nanba K: Ophthalmology 92:243, 1985.

Abb. 6.9. de Oliveira-Rassi M, Shields MB: Am J Ophthalmol 94:4, 1982.

Abb. 7.1. Sommer A: Epidemiology and Statistics for the Ophthalmologist, New York, Oxford, Oxford University Press, 1990.

Abb. 10.9. H. Saul Sugar, M. D.

Abb. 11.6. Trans Am Ophthalmol Soc 81:736, 1983.

Abb. 12.1. The Secondary Glaucomas. Hrsg. Ritch R, Shields MB, Kapitel 2, St. Louis/The CV Mosby Co., 1982.

Abb. 12.2. The Secondary Glaucomas. Hrsg. Ritch R, Shields MB, Kapitel 2, St. Louis/The CV Mosby Co., 1982.

Abb. 12.3. Trans Am Ophthalmol Soc 81:736, 1983.

Abb. 12.4. Trans Am Ophthalmol Soc 81:736, 1983.

Abb. 12.5. The Secondary Glaucomas. Hrsg. Ritch R, Shields MB, Kapitel 2, St.Louis/The CV Mosby Co., 1982.

Abb. 12.6. The Secondary Glaucomas. Hrsg. Ritch R, Shields MB, Kapitel 2, St. Louis/The CV Mosby Co., 1982.

Abb. 12.7. Trans Am Ophthalmol Soc 81:736, 1983.

Abb. 12.8. Surv Ophthalmol 29:387, 1985.

Abb. 12.9. Trans Am Ophthalmol Soc 81:736, 1983.

Abb. 12.10. George O. Waring, M. D.

Abb. 12.12. George O. Waring, M. D.

Abb. 13.1. Am J Ophthalmol 85:749, 1978.

Abb. 13.3. Ophthalmology 86:1533, 1979.

Abb. 13.4. Am J Ophthalmol 85:749, 1978.

Abb. 13.5. Am J Ophthalmol 85:749, 1978.

Abb. 13.6. Ophthalmology 86:1533, 1979.

Abb. 13.7. Am J Ophthalmol 85:749, 1978.

Abb. 13.8. Arch Ophthalmol 94:406, 1976.

Abb. 13.9. Arch Ophthalmol 94:406, 1976.

Abb. 13.10. Surv Ophthalmol 24:3, 1979

Abb. 13.11. Bourgeois J, Shields MB, Thresher R: Ophthalmol 91:420, 1984.

Abb. 13.12. Rodrigues MM, Phelps CD, Krachmer JH, et al.: Arch Ophthalmol 98:688, 1980.

Abb. 13.13. Bourgeois J, Shields MB, Thresher R: Ophthalmol 91:420, 1984.

Abb. 14.5. Campbell DG: Arch Ophthalmol 97:1667, 1979.

Abb. 14.6. Richardson TM: Pigmentary Glaucoma. In: The Secondary Glaucomas, Hrsg.Ritch R, Shields MB, St. Louis, The CV Mosby Co., 1982.

Abb. 15.2. Layden WE: Exfoliation syndrome. In: The Secondary Glaucomas, Hrsg.Ritch R, Shields, MB, St. Louis, The CV Mosby Co., 1982.

Abb. 16.1. Ehrenberg M, McCuen BW, Schindler RH, Machemer R: Ophthalmology 91:321, 1980.

Abb. 16.5. Brooks W. McCuen, II, M. D.

Abb. 17.2. Jonathan Dutton, M. D.

Abb. 18.1. The Secondary Glaucomas, Hrsg. Ritch R, Shields MB, St. Louis, The CV Mosby Co., 1982.

Abb. 18.2. Shields MB, Klintworth GK: Ophthalmology 87:503, 1980.

Abb. 18.3. David G. Campbell, M. D.

Abb. 18.4. Shields MB, Klintworth GK: Ophthalmology 87:503, 1980.

Abb. 18.5. Shields MB, Klintworth GK: Ophthalmology 87:503, 1980.

Abb. 18.6. Shields MB, Klintworth GK: Ophthalmology 87:503, 1980.

Abb. 18.7. The Secondary Glaucomas, Hrsg. Ritch R, Shields MB, St. Louis, The CV Mosby Co., 1982.

Abb. 18.8. The Secondary Glaucomas, Hrsg. Ritch R, Shields MB, St. Louis, The CV Mosby Co., 1982.

Abb. 18.9. The Secondary Glaucomas, Hrsg. Ritch R, Shields MB, St. Louis, The CV Mosby Co., 1982.

Abb. 18.11. George Rosenwasser, M. D.

Abb. 19.1. Gary N. Foulks, M. D.

Abb. 19.3 John W. Reed, M. D.

Abb. 21.2. David G. Campbell, M. D.

Abb. 21.3. David G. Campbell, M. D.

Abb. 22.2. L. Frank Cashwell, M. D.

Abb. 23.6. David G. Campbell, M. D.

Abb. 24.5. Zimmerman TJ, Kooner KS, Kandarakis AS, Ziegler LP: Arch Ophthalmol 102:551, 1984.

Abb. 24.6. Sharon Brooks, RN, McPherson Hospital, Durham, North Carolina.

Abb. 25.1. David G. Campbell, M. D.

Abb. 26.1. Bigger JF: Ann Ophthalmol 11:183, 1979.

Abb. 26.2. Cashwell LF, Shields MB, Reed JW: Arch Ophthalmol 95:514, 1977.

Abb. 26.3. Cashwell LF, Shields MB, Reed JW: Arch Ophthalmol 95:514, 1977.

Abb. 26.4. Cashwell LF, Shields MB, Reed JW: Arch Ophthalmol 95:514, 1977; sowie David Donaldson, M. D.

Abb. 32.2. Sliney D, Wolbarsht M: Safety with Lasers and Other Optical Sources. A Comprehensive Handbook. New York, London, Plenum Press, 1980.

Abb. 34.1. Ritch R: Ophthalmol Surg 16:331, 1985.

Abb. 34.10. Campbell DG und Vela A: Ophthalmology 91:1052, 1984.

Abb. 36.6. Ophthalmol Surg 11:498, 1980.

Abb. 36.7. Ophthalmol Surg 11:498, 1980.

Abb. 36.9. Teilweise Ophthalmol Surg 11:498, 1980.

Abb. 36.14. Teilweise aus Shields MB: Ophthalmol Surg 11:498, 1980.

Abb. 36.16. Stewart WC, Shields MB: Am J Ophthalmol 106:41, 1988.

Abb. 36.18. Richard J. Simmons, M. D.

Abb. 37.5. Hampton C, Shields MB: Arch Ophthalmol 106:1121, 1988.

Abb. 37.6. Ocular Instruments, Inc., Bellevue, Wash.

Abb. 37.9. Shields MB: Trans Am Ophthalmol Soc 83:285, 1985.

Abb. 37.10. Shields MB: Trans Am Ophthalmol Soc 83:285, 1985.

Abb. 38.3. The Glaucomas, Ed. Ritch, Shields, Krupin, pp 701, C. V. Mosby, St. Louis, 1989.

Abb. 38.6. The Glaucomas, Ed. Ritch, Shields, Krupin, pp 705, C. V. Mosby, St. Louis, 1989.

Sachverzeichnis

Aa. ciliares
- anteriores 7
- posteriores longae 7
Abfluß
- uveoskleraler 350, 432, 497, 532, 594
- Uveovortexabfluß 23
Abflußkanal
- direkte 18
- indirekte 18
Abflußleichtigkeit 41, 261, 287, 288, 316, 350, 373, 380, 392, 400, 401, 416, 430, 445, 463, 467, 471, 495, 497, 519
Abflußstörung, venöse 316
Abflußwege 220
- konventionelle 15
- Uvea-Vortex- 15
- unkonventionelle 22
- uveosklerale 15, 446
Abflußwiderstand 24, 43, 264, 319
- intrasklerale Abflußkanäle 26
- für Kammerwasser 23
- Schlemm-Kanal 26
- im Trabekelmaschenwerk 23
Abgabesysteme 433
Abraham-Kontaktglas 541
Abstrom 5
Accelidin 437
Acetazolamid 399, 418, 482, 485, 525
ACTH 54, 358
Acyclovir 353
Adenokarzinome 334
Adenome 333
Adenosinmonophosphat, zyklisches (cAMP) 179, 350
Adenovirus Typ-10 353
Aderhaut 294 ff.
Aderhautabhebung 13, 164, 307, 388, 395, 592
- hämorrhagische 572
Aderhautamotio 572
Aderhauthämangiom 334
Aderhautmelanom 296
Aderhautvenen 9
Adontie 231
Adrenalektomie 482
Adrenalin 368, 399, 401, 416, 445
Adrenalintest 174
adrenerge
- Agonisten 417
- Antagonisten 418

- Supersensitivität 437
adrenerges (sympathisches) Nervensystem 416
Adrenergika 199
- unspezifische 455
Adrenochromablagerungen 451
Agniotensin-converting-Enzym-Hemmstoff 498
Agonisten
- adrenerge 417
- - α-adrenerge 454
- - β-adrenerge 454
- cholinerge 416
Agranulozytose 484
Aids 63, 349
Akkommodation 19, 430
- Akkommodationsspasmus 437
Aktinfilamente 19
Aktivität, intrinsisch-sympathomimetische 469
Albinismus, okulokutaner 231
Albumin-Globulin-Verhältnis 14
Alkohol 55
- fetales Alkoholsyndrom 243
- retrobulbäre Alkoholinjektion 307
Allgemeinanästhesie 51, 55, 214, 438
α-Chymotrypsin 287
α-adrenerge
- Agonisten 454
- Antagonisten 472 ff.
- Rezeptoren 12, 416
α-Blocker 472
α-Methylparatyrosin 448
α-Sympatholytika 471
Alter 51, 84, 93, 168, 193, 277, 431, 526, 579
- retinale Schwellenwerte 135
altersabhängige Veränderungen 22
Altersvorgänge 236
Alzheimer-Erkrankung 435
Amblyopie 214, 217, 222, 531
Amine, biogene 298
Aminosäure 12
Aminozolamidgel 487
Amotio retinae, rhegmatogene 305
Amotiochirurgie 59
Amyloid 280, 281
Amyloidose, primäre 280
Analgetika 592
Anämie, aplastische 484
Anamnese, Familien- 169, 193

anaphylaktische Reaktion 492
Anästhesie
- Allgemeinanästhesie 55, 214, 438
- Barbituratanästhetika 516
- Hornhautanästhesie 470
- Lokalanästhesie 515
- Retrobulbär- 397, 515
Anastomosen 9
Aneurysma, intrakranielles 106
angiogene Faktoren 297
angiogenetische Aktivität 298
Angiographie, Fluoreszenz- 8, 108, 269, 296, 299, 343, 346, 354, 565
- Iris 327
Angiomatose, enzephalotrigeminale 334
Angiomatose Hippel-Lindau 336
Angioskotome 122
Angiotensin, Serumangiotensin-converting-Enzym 344
„angle recession" (Einriß Kammerwinkelbucht) 377
Aniridie 234, 237, 239
Anisometropie 222
Anomalien, entwicklungsbedingte 105
Anorexie 483
Anstrengung, körperliche 53, 268
Antagonisten
- adrenerge 418
- α- 472 ff.
- β- 472 ff.
- cholinerge 416
Antazolin 498
Anticholinergika 56, 199
Antiepileptika 56
Antifibrinolytika 367
Antiglaukomatosa 415
antiglaukomatöse Mikrochirurgie 514 ff.
Antihistaminika 56
Antikörper, antinukleäre 180, 345
Antikörperreaktion, antinukleäre 180
Antimetaboliten 578, 581
Antiphlogistika, nicht-steroidale 351, 354, 362
aphakes Pupillarblockglaukom 394
Aphakie 385, 390, 567, 572, 574, 581
Aphakieglaukom 390
Aphthen 347
Apostilb 142
Appetitzügler 199
Applanation 56

Applanationsfläche 61
Applanationsgerät, sklerales 68
Applanationsköpfchen 61
Applanationstonometer (s. Tonometer)
Applanationstonometrie, Meßfehler 62
Applikationsfrequenz 423
Apraclonidin 417, 452, 525, 541
Arden-Gitter 124
Argonlaser 511, 520, 540, 542, 566, 572
Argonlaserphotokoagulation 389, 578, 579
- transkonjunktivale 578
Argonlasertrabekuloplastik 129, 174, 606
Argonlaserzyklophotokoagulation 598
Armaly-Drance-Technik 137
Arrhythmie 450
Arterien, zilioretinale 102
arteriovenöse Fisteln 335
Arthritis, juvenil rheumatoide 344
Arzneimitteldepots 421
Arzneimittelfreisetzung, prolongierte 433
Arzneimittelkombination 435
Arzneimittelreservoirs 421
Arzneimittelwechselwirkungen 435, 465, 467
Ascher, Kammerwasservenen nach 17
Askorbinsäure 12, 573
Aspirat, Kammerwasser 328
Aspirin 351, 365, 399, 483, 592
Astarterienverschluß 296
Astigmatismus 135
Astroglia 82
Astrogliozyten 79
Astrozyten 80
Astvenenthrombose 296
Atenolol 470
Atherosklerose 296
Ätiologien 161
Ätiopathogenese 1
Atkinson-Nadel 515
Atriopeptide 498
Atrophie
- fokale 97
- Irisstroma 272
- peripapilläre 104
Atropin 56, 389, 404, 435, 439
Aufklärung 157, 423
Aufklärungsbücher 427
Augenbecher 217
Augendruckerhöhung
- Mechanismen 162
- passagere Augendrucksteigerung 592
Augendruckkurve, kontinuierliche 44
Augendrucksenkung, konsensuelle 45, 426
Augeninnendruck (IOD) 1, 50ff., 170
- Bedeutung 165
- Druckkontrolle, telemetrische 68
- Druckmessung
- - Häufigkeitsverteilung 50
- - kontinuierliche 42
- Drucksteigerung, passagere 522
- Genetik 51

- Grenzwert 154
- Körperlage 53
- künstlich erhöhter 87
- tageszeitliche Schwankungen 52
Augenkammer
- hintere 7
- vordere 7
Augentrauma, stumpfe 365
Augenverletzungen 377 ff.
Aulhorn, Rauschfeld-Phänomen 145
Ausbuchtung, schüsselförmige 99
Ausführungskanäle 22
Ausgußpräparate 8
Aushöhlung 99
Autoregulation 87, 172
AV-Block 468
Axenfeld-Anomalie 226
Axenfeld-Rieger-Syndrom 226, 227, 256, 272
Axone 79, 84
- der Papille 83
axoplasmatische Blockade 89
axoplasmatischer Fluß 85, 88
Azathioprin 351
Azetazolamintest 175
Azetylcholin 398, 416
Azetylcholinesterase 416
Azetylcholinesterasehemmstoffe 437
Azidose, metabolische 53, 482

bakterielle Kontaminationen 62
Ballonokklusion, intraarterielle 319
Bandkeratopathie, atypische 436
Barbituranästhetika 516
Barbiturate 55
Barkan-Membran 220
Basalmembran 280
Basedow-Erkrankung 316
Bauchlagentest 198
bean-pot-Phänomen 101
Befunolol 418, 471
Behandlung (s. Therapie)
Behandlungskosten 1
Beleuchtung 199
Bengalrosa 305
Benzalchoniumchlorid 422
Beobachtungsfehler 45
Bestrahlung 329, 331
β-adrenerge
- Agonisten 454
- Rezeptoren 12, 416
β-Aminoproprionitril 574
β-Antagonisten 472 ff.
β-Bestrahlung 574, 588, 589
β-Blocker 271, 304, 319, 351, 368, 380, 389, 399, 418, 448, 465, 495
- perorale 465, 469
Betamethason 361
Betaxolol 418, 467
Bettruhe 367
Bewegungswahrnehmung 171
Bihydroxycoumarin 498
Bildanalyse, computerassistierte 88, 108

Bildteilungsprisma 61
Bindegewebe, juxtakanalikuläres 20, 23, 176
Bindehaut 280, 505, 555
Bindehautfisteln 571, 574
Bindehautgefäße 316
Bindehauthyperämie 286, 466, 496
Bindehautlappen 556
- fornixbasale 557
- limbusbasale 557
Bindehautloch 568
Biomorphometrie 94
Biopsie, Feinnadelbiopsie 328
Biotransformation 437
Biotronics-Tonometer 65
Bioverfügbarkeit 418
Bjerrum-Areal 126, 127, 130
Bjerrum-Skotom 127
black-ball-Hyphäma 366
Blässe, zentrale 91
Blässemessungen mit ONHA 111
Blau-Weiß-Grenze 566
Bleomycin 574
Blepharospasmus 213
Blickbewegungen 54
Blickrichtungen 317
blinder Fleck 121
- Vergrößerung 122
Blitz-ERG 125
Block, ziliolentikulärer 386
Blockade, axoplasmatische 89
Blockexzision 400
Blubusvergrößerungen 213
Blut-Hirn-Schranke 453
Blut-Kammerwasser-Schranke 11, 347, 393, 439, 463, 491, 519, 545, 592
Blut-Retina-Schranke 11
Blutdruck 52, 169, 435
- Abfall 496
- Erhöhung 54, 450
Blutgefäße, im Kammerwinkel 41
Blutgruppe 170
Blutkreislauf, retinaler 81
Blutplasma 11
Blutreflux 41, 315
Blutung
Blutungsrisiko 548
- expulsive 320, 335, 568
- intraokuläre 365 ff., 533
- Netzhaut 348
- Papillenrandblutungen 172
- postoperative 527
- rezidivierende 365
- suprachoroidale 388
Bogenperimeter 136
Bogenskotom 120, 127
Bowmann-Membran 504
Brachydaktylie 284
Bradykardie 200
- Sinusbradykardie 466
Brechungsfehler 134
Bronchodilatatoren 199
Bronchokonstriktion 469
Bronchospasmus 435, 466
Brückenphänomen 98

Bulbusachsenlänge 203, 213, 217
bulbuserhaltende Exzision 329
Bulbusmassage 574, 576
Buphthalmus 211, 284
Bupivacain 515
Bupranolol 418
Busacca-Knötchen 343

C-Wert 42, 46
C/D-Ratio 92, 95, 111
Café-au-lait-Flecken 335
cAMP (zyklisches Adenosinmonophosphat) 179, 350
Candy-Streifen-Zeichen 372
Cannabigerol 496
Carteolol 418, 469
CAT-100-Applanationstonometer 65
Cerclageband 403
Chalkosis bulbi 381
Challenger-Applanationstonometer 65
Chandler-Syndrom 248
Chemosis 315
Chemotherapie 330, 331
Chirurgie 182, 502 ff.
– Filtrationschirurgie 304, 351, 554 ff.
– Iris 540 ff.
– Kammerwinkel 518 ff.
– Mikrochirurgie 514 ff.
– mikrochirurgische Iridektomie 547
– Operationsverfahren, Glaukom und Katerakt 605 ff.
– operative Revision 574
– zyklodestruktive Glaukomchirurgie 588 ff.
Chloralhydrat 214
Chlorambucil 351
Chloridionen 12
Choleratoxin 455
Cholesterinkristalle 286
cholinerge
– Agonisten 416
– Antagonisten 416
– Stimulatoren 416
cholinerges (parasympathisches) Nervensystem 416
Cholinesterasehemmstoffe 199
Chondroitinsulfat 19, 359, 392
Choriogonadotropin 54
Chorioretinitis 343
choriosskleraler Halbmond 97
Choristomie der Hornhaut 221
choroidale Effusion 335, 569
Choroidea 7
Chromosomenanomalien 232
Circulus arteriosus major 7, 8, 365
Clobetasonbutyrat 361
Clonidin 452
Clusteranalyse 143
CO_2-Gehalt, Kammerwasser 15
Cockayne-Syndrom 243
Cogan-Syndrom 353
– Cogan-Reese-Syndrom 248, 254
Colchicin 574
Competer 145
Compliance 182, 423

Computer der Steuerungseinheit 140
computerassistierte Bildanalyse 108
computergesteuertes Farbsinnprüfgerät 123
Cornea
– guttata 171, 259
Corona ciliaris 6
Corpus geniculatum laterale 89
Corynanthin 472
creeping-angle Syndrom 192, 204
Cytochalasin-B 25, 574
Cytochalasin D 25
Cytosinarabinosid 574

D-Penicillamin 574
D-Timolol 470
Dapiprazol 472
Dauertherapie 464
Defekttiefe 143
Definition 1
Deltaprogramm 144
Demecarium 439
Demeclocyclin 498
Depigmentierung, peripapilläre 104
depressive Verstimmung 483
Dermatansulfat 19
Dermatitis, exfoliative 484
Dermoide 230
Descemet-Membran 15, 235, 249, 250, 255, 257, 272
– Descemet-ähnliche Membran 380
Descemetolyse 527, 533, 569
Desinfektion 63
Desmentin 19
Desmosomen 19
Dexamethason 179, 361, 573, 592
Dezibel (dB) 142
Diabetes mellitus 96, 169, 367
diabetische Retinopathie 295, 298
Diagnose, Reihenuntersuchung zur Frühdiagnose 153
Diät 56
Diathermie 588
Diazepam 55
Diclofenac 455
Diclofenamid 486
Dicon-2000 145
Differentialblutbild 484
Diffraktionsphänomen 200
Diffusion 11, 419
Diflunisal 485
DigiLab-350 145
Diisopropylfluorophosphat 439
Diphenylhydantoin 179, 498
Dipivalylepinephrin (DPE) 437
Dipivefrin 447, 468
Dipyridamol 351
Dislokation
– inkomplette 282
– komplette 282
Diurese 491
– Karboanhydrasehemmstoffe 482
Dokumentation, photographische 107
Donaldson-Kamera 107

Down-Syndrom (Trisomie 21) 241
Doxorubicin 574
Draeger-Applanationstonometer 70
– Handapplanationstonometer 64
Druckkammertechnik 47
Drucktoleranz, Sehnerv 175
Druckverband 571
Dunkeladaption 125
Dunkellochphänomen 140
Dunkelzimmertest 198
Durashuntsyndrom 319
Durchblutung 87
Durchleuchtbarkeit, Iris 266
Durchleuchtung, transsklerale 267
„dye"-Laser 512
Dysgenesie
– Iridodysgenesie 225
– Korneodysgenesie 225
– mesodermale 226
– Trabekulodysgenesie 225
Dysplasie
– okulodentodigitale 234, 242
– retinale 309
Dyspnoe 466
Dystrophie
– myotone 54
– posterior polymorphe 256

Ecothiopat 437
Ecothiopatiodid 416, 435, 438
Ectopia lentis 282
– et pupillae 283
Ectropium uveae 229, 253, 257, 301, 302
– kontenitales 234
EDTA 25
Edwards-Syndrom (Trisomie 18) 242
Effusion
– chorodiale 335, 569
– uveale 307, 320, 350, 378
Effusionssyndrom, uveales 308
Ehlers-Danlos-Syndrom 284
Eichpflicht 63
Eichung 63
Eigentonometrie 52
Eikosanoide 496
Einkerbung 97
Einschränkung, konzentrische 122
Ektopie, Linse und Pupille 234
Elastin 19, 280
Elektrolyse 588
Elektronenmikroskopie 24, 89
elektronischer Identationstonometer 43
Elektrookulographie 125
elektrophysiologische Untersuchungen 11
Elektroretinographie 124, 299
Elektroschockbehandlung 53
Elongation, vertikale 94
Elschnig, Grenzgewebe 83
Embolisation 319
Embryotoxon posterior 227
Emission, stimulierte 507
empty-sella-Syndrom 231
Emulsionen 420

endokrine Erkrankungen 169
Endophotokoagulation 303
Endophotokoagulator 599
Endophthalmitis 381, 578
- phakoanaphylactica 288
Endoskop, intraokulares 600
Endothel 255
Endotheldystrophie 258
- Fuchs-Endotheldystrophie 248, 256, 259
endotheliale Tubuli 21
endotheliales Maschenwerk 20
Endotheliom, progressiv korneales 255
Endothelzellen 176
- metaplastische 397
- Zelldichte 266
- Zellverlust 215
Endozytose 20
Enolase, nichtspezifische 19
entopische Prüfung 122
entzündliche Augenerkrankungen 341 ff.
Entzündung
- granulomatöse 289
- intraokulare 46
- intrauterine 221
- postoperative 595, 598
Entzündungszellen 252
Enukleation 307, 329, 330, 332
enzephalotrigeminale Angiomatose 334
Enzyme, glykolytische 12
Enzymglaukom 392
Epidemiologie 167
epidemische Keratokonjunktivitis 63
Epikeratophakie 72
Epinephrin 445, 515
Epinephrinmakulopathie 452
Epiphora 213
episklerale Venen 18
episkleraler Venendruck 23, 27, 47, 315 ff.
Episkleritis 354
Epithelinvasion 396, 400, 401, 567, 578
Epithelläsionen, korneale 574
Erblindung 1
Erbrechen 200
ERG
- Blitz-ERG 125
- Flimmer-ERG 125
- Muster-ERG 124
Erythema nodosum 347
Erythrozyten 366
Estermann-Gitter 139
Etacrynsäure 498
Ethoxzolamid 486
Ethylalkohol 492
evozierte Potentiale, visuell evozierte (VEP) 90, 125
Exfoliation 275
- Pseudoexfoliation 276
Exfoliationsglaukom 526
Exfoliationsmaterial 277 ff.
Exfoliationssyndrom 174, 271, 275
Exkavation 85, 91, 170

- Exkavationsdifferenz 93
- Exkavationsgröße 93
- Exkavationsrand 92
- glaukomatöse 85, 201
- - Reversibilität 104
- kindliche Papille 216
- physiologische 92, 105
- Verteilung 93
Exophthalmus 315
- endokriner 316
- intermittierender 318
- pulsierender 318
experimentelles Glaukom 518
Expositionskeratopathie 317
extrazelluläre Matrix 22, 83, 85
Exzimerlaser 512, 563
Exzision, bulbuserhaltende 329

Fahrradfahren 53
Familienanamnese 169, 193
Farbempfindlichkeit 123
Farbsättigung 133
Farbsinnprüfgerät, computergesteuertes 123
Farbstofflaser 512
Farbtonmessungen 108
Farnsworth-Munsell-100-Hue-Test 123
Faserdurchmesser 85
Fasern, elastische 19
Fazilität 25, 194, 449, 547
Feinnadelbiopsie 328
Fenestrierungen 9
Fernsehschirme 140
fibrilläres
- Material 281
- Protein 280
Fibrinogen 514
Fibrinolyse, intraokulare 15
Fibrinolysin 368
fibrinolytische Aktivität 25
Fibroblasten 514, 515, 573
Fibronektin 19, 83, 177, 308, 514
fibröse Invasion 396
Fibrose, subkonjunktivale 568
fibrovaskuläre Membran 297, 301, 336
Fieldmaster
- Fieldmaster-50 145
- Fieldmaster-101 144
- Fieldmaster-200 144
- Fieldmaster-300 145
Filterkissen 554, 563, 573
- abgekapseltes 575
- luxurierendes 579
- Vernarbung 556
- zystisches 575
Filterkissenfistel 578
Filterkisseninfektion 563
Filtration
- exzissive 571
- ungenügende 573
Filtrationschirurgie 182, 206, 304, 351, 554 ff.
- ungedeckte 559
Filtrationsversagen, spätes 577
Fistel 395, 396

- arteriovenöse 335
Fitrationseingriff 337
Fixation 140
Fixationskontrolle, automatische 140
Fixationsverlust 142
Fleck
- blinder 121
- Café-au-lait-Flecken 335
Flimmer-ERG 125
Flimmerfeld 124
Fliterkisseninsuffizienz 573
Flugreisen 402
Fluktuation
- Kurzzeit- 126, 142
- Langzeit- 126, 143
5-Fluorouracil 351, 400, 573, 601
Fluophotometrie 34
Fluoreszein 62, 300
Fluoreszeinangiographie 8, 87, 108, 269, 296, 299, 343, 346, 354, 565
- Iris 327
Fluoreszenzfüllungsdefekte 104
Fluorometholon 361
Fluorophotometrie 249, 342, 446
- Glaskörper- 305
fluorophotometrische Untersuchungen 13, 432, 463
Flurbiprofen 362, 453, 525, 592
Flüssigkeitsmeniskus 61
Fluß, axoplasmatischer 85, 88
fokale Atrophie 97
Fontana-Räume 25
Forskolin 454
Foveahypoplasie 238
Fragmentierungstechnik 542
Freisetzung, gepulste 421
Freisetzungsrate, konstante 421
Fremdkörper, intraokulare 381
Friedenwald-Nomogramm 59
Friedenwald-Tabellen 43
Friedmann-Gesichtsfeldanalysator 139
Frühdiagnose, Reihenuntersuchung 153
Frühgeborenenretinopathie 308
Fuchs-Adenom 333
Fuchs-Dystrophie 260
Fuchs-Endotheldystrophie 248, 256, 259
Fuchs-Heterochromiezyklitis 346

Ganglienzellen 130
Ganglionektomie 495
- ziliare 432
Ganglionzellschicht 79
Gap junctions 19
Gastamponade 402
- intraokulare 72
Geburtstrauma 221, 236
Gefäßbogen
- episkleraler 8
- intramuskulärer 8
Gefäße, bajonettförmiges Abknicken 98
Gefäßtheorie 85
Gefriergeschwindigkeit 590
Gefrierschnittdiagnostik 328

Gefriertechnik 591
Gele, lösliche 420
Genetik, Augeninnendruck 51
gepulste Freisetzung 421
Geschlecht 52, 93, 169, 193
Gesichtsfeld 120, 202
- binokulares 139
- und Papillenveränderungen, Korrelation 130
Gesichtsfeldanteile, periphere 128
Gesichtsfeldausdruck 142
Gesichtsfeldausfälle 172
- fortgeschrittene 128
Gesichtsfeldberg 130
Gesichtsfeldgrenzen 120
Gesichtsfeldindizes 143
Gesichtsfeldinsel, zentrale 128, 577
Gesichtsfeldkontur 120
Gesichtsfeldprüfung 120, 155
Gesichtsfeldrest, temporaler 128
Gesichtsfeldschaden 130
Gesichtsfeldsprung, vertikaler 128
Gesichtsfeldstörung, Reversibilität 129
Gesichtsfeldveränderungen 121
- Trendanalyse 143
Gesichtsfeldverfall 182
Gesichtsfeldverlust 606
Gewebebrücken, iridokorneale 232
Gewebekleber 568, 571
Gewebekulturen 446
Gewebeplasminogenaktivator 15, 25, 403, 574
Gewebeveränderungen, laserinduzierte 509
Ghost-cell-Glaukom 370
Glasbläserstar 275
Glaskörper 397
- primär hyperplastisch persitierend 309
Glaskörperabhebung 101
- hintere 386
Glaskörperblutung 371
Glaskörpererkrankungen 294 ff.
Glaskörperfluorophotometrie 305
Glaskörpergrenzmembran 394
- vordere 278, 386
Glaskörperprolaps 378
Glaskörpertrübungen 134
Glaskörperverlust 549, 569
Glaskörpervolumen 490
Glasmembran 19
Glauco-Test 71
Glaukom
- chronisches 165
- entwicklungsbedingtes 161, 225 ff.
- experimentelles 518
- Glaucoma chronicum simplex 165
- hämolytisches 373
- hämosiderotisches 372, 373
- juveniles 212, 526
- kongestives 191
- durch Linsenpartikel 288
- malignes 207, 384, 547, 549, 572
- melanomalytisches 324

- neovaskuläres 162, 242, 294 ff., 300, 319, 326, 567
- Offenwinkelglaukome 162 ff.
- Operationsverfahren 605 ff.
- phakogenetisches 286
- phakolytisches 285
- phakomorphes 289
- posttraumatisches 379, 526
- primäres 161
- - primär infantiles 211
- - primär kongenitale 161, 211 ff.
Glaukomanfall 178
glaukomatöse
- Exkavation 85
- - Reversibilität 104
- Optikusatrophie 79, 85
Glaukomchirurgie (s. auch Chirurgie) 128, 502
- anatomische Grundlagen 502 ff.
Glaukomdrainagen 567
Glaukomscreening 153 ff.
Glaukomverdacht 166
glaukomzyklitische Krise 346
Gliom, Pseudogliome 332
Glukokortikoidrezeptoren 25, 359
Glukose 13
Glukosetoleranztest 169, 194
Glutathion 25
glykolytische Enzyme 12
Glykoproteine 19
Glykosaminoglykane 19, 24, 180, 446
Glyzerin 418 491
Glyzin 492
Goldmann
- Applanationstonometer 57, 60, 69
- Dreispiegelglas 37, 201
- Einspiegelglas 37
- Kammerwasservenen nach 17
- Perimeter 136
- Tonometer, Kalibrierung 63
Goniodiathermie 531
Goniodysgenesie 215, 259
Goniophotokoagulation 304, 518, 534
Gonioplastik 521, 550
Gonioprisma 36
Goniopunktur 531
Gonioskop 520, 563
- Koeppe- 201, 215
Gonioskopie 35, 171, 194, 215, 300
- direkte 36
- indirekte 36
- Kompressions- 206
- Vergleich direkte und indirekte 39
Gonioskopielinsen 36
Goniosynechiolyse 534
Goniotomie 221, 235, 240, 241, 335, 529
- direkte 531
Goniotomiemesser 530
Goniotrepanation 561
Goniozyten 359
Grant-Gleichung 43
Grant-Syndrom 348
Granulationsgewebe 515
Granulationsphase 515
Granulom, eosinophiles 331

granulomatöse Entzündung 289
Graustufenskala 143
Grenzgewebe nach Elschnig 83
Grubenpapille, kongenitale 105
Guanethidin 448

Haab-Leisten 214, 259
Halberg-Applanationstonometer 71
Halbkugelperimeter 136
Halbleiterdiodenlaser 594
Halbmond
- choriosklearer 97
- grauer 96
- temporaler 128
Hallermann-Streiff-Syndrom 240, 242
Halo 200
- peripapillärer 104
Haloperidol 498
Hämangiome, episklerale 335
Hamartom 334
Hämatokornea 367
hämatologische Erkrankungen 169
Hämatopoese 484
Hämoglobin 373
Hämoglobinkonzentration 54
hämolytisches Glaukom 373, 403
Hämosiderin 367
hämosiderotisches Glaukom 372, 373
Hämostase 516
Hand-Schüller-Christian-Erkrankung 331
haploskopische Darbietung 125
Harnstoff 492
Häufigkeitsverteilung, Augeninnendruckwerte 50
Heidelberg-Retinatomograph 110
Heimtonometrie 69
Heinz-Körperchen 370, 371
Helium-Neon-Laser 510
Helligkeit 132
Helligkeitsvergleichstest 125
Heparin 592
Heparinsulfat 19
Hepatitis 63
Heroin 56
Herpes-simplex-Virusinfektion 63, 466
- Keratouveitis 353
- latent okulare 452
Herpes-Zoster-Keratouveitis 353
Herpeskeratitis 353
Herzarrhythmien 46
Herzinsuffizienz 466
Heterochromie 266, 324, 346
Heterochromieiridozyklitis 303
Heterochromiezyklitis, Fuchs- 346
Hintergrundleuchtdichte 134
Hinterkammerlinse 385, 395, 398, 605
- Implantation 287, 390
Hippel-Lindau, Angiomatose 336
Hirnhäute 83
Hirsutismus 484
Histiozyten 331
Histiozytose X 331
Histokompatibilitätsantigene 176

HLA-Antigene 176, 194, 270
- HLA-B$_{27}$ 342, 345
- HLA-B$_{12}$ 361
- HLA-Bw$_{54}$-Antigen 346
- HLA-CW$_3$-Antigen 346
- HLA-Histokompatibilitätsantigene 212
Hochdruckglaukom 166
Hochgeschwindigkeitskinematographien 544
Homozystinurie 284
Honan-Okulopressor 398
Horner-Syndrom 54, 346, 463
Hornhaut 60, 171
- Choristomie 221
- schwarze 451
Hornhautabplattung, variable 67
Hornhautanästhesie 470
Hornhautastigmatismus 63
Hornhautdekompensation 200
Hornhautdellen 577
Hornhautdicke 62, 266, 360
Hornhautdurchmesser 213
- größerer 221
Hornhautdystrophie, posteriore polymorphe 221, 233, 251, 257, 259
Hornhautendothel 218, 228, 260, 265, 466, 523, 544
- Dekompensation 367
- Anomalie 248
- Mikroskopie 249, 250, 286, 512
- - Spekularmikroskopie 278
- Toxizität 436
- Zelldichte 171
Hornhauterkrankungen 247 ff.
Hornhautindentation 205
Hornhautkrümmungsradius 45
Hornhautleukome, kongenitale 237
Hornhautmykose 385
Hornhautnarben 71
Hornhautödem 71, 200, 213, 254, 259, 271, 273, 286, 348, 498, 541
Hornhautpannus 230, 238
Hornhautpenetration 421
Hornhautpermeation 419, 464, 486
Hornhautpräzipitate
- fettige 343
- sternförmige 347
Hornhautschäden 64
Hornhautsensitivität 466
Hornhauttoxizität 574
Hornhauttrübung 134, 236
- zentrale 236
Hornhautveränderungen, augeninnendruckabhängige 247
Hornhautverletzung 546
Hruby-Linse 106
Humphrey Retina Analyzer 109
Humphrey-Field-Analyzer 144
Hurler-Syndrom 242
Hyalonsäure 19
Hyaluronidase 25, 359, 392, 515
Hyaluronsäure 359
Hydratation 25
Hydrodynamik 503

Hydrophthalmie 211
5-Hydroxydopamin 448
Hyperämie 437
- konjunktivale 200
- - konjunktival reaktive 449
Hypercholesterinämie 173
Hyperkoagulabilität 172
Hyperlysämie 284
Hyperopie 135, 203
Hyperosmotika 205, 351, 388, 418, 490 ff.,
Hypersekretion 348
Hypertension, okuläre 104, 166, 181, 315
Hyperthermie 54
Hyperthyreoidismus 54
Hyphäma 294, 301, 330, 331, 365 ff., 369, 377, 393, 403, 546, 577, 592, 598
- black-ball- 366
- spontanes 370, 579
Hypochromie, Iris 346
Hypodontie 231
Hypoperfusion
- persisitierende 88
- transiente 88
Hypophyse 232
Hypophysektomie 305
Hypopyon 330, 331, 347, 545, 598
- Pseudohypopyon 372
- schwarzes 330
Hypospadie 231
hypothalamisch-neuronale Theorie 490
Hypothalamus 491
Hypothermie 23
Hypothyroidismus 54
Hypotonie 305, 306, 579, 592, 601
- persistierende 533, 568, 589
Hypoxie, okuläre 452

ICE-Syndrom 233, 248
Imbert-Fick-Gesetz 60
Immunität, okuläre 19
Immunkomplexe 180
Immunotoxine 574
Immunreaktion 401
immunsuppresive Therapie 347
Implantate 567
- antiglaukomatöse 567
Implantation
- Hinterkammerlinsen- 390
- Kunstlinsen- 296, 371
- Ventil- 304
Indentation 56
Indentationstonometrie 42
- elektronischer Indentationstonometer 43
Indomethacin 351, 399, 446, 449, 497, 525
Infektionen 39, 63
- Spätinfektion 561
Infrarotstrahlung 275, 281
Injektionen
- Luft 389
- periokuläre 351, 360
- retrobulbäre 515

Inserts 421
- lösliche 434
Instrumentenreinigung 39
Intensivdiaphanoskopie 506
Interdigitationen 10
intertrabekuläre Räume 176
interzelluläre Verbindungen 10
intrakranielles Aneurysma 106
intraokulare
- Entzündungen 46
- Gastamponade 72
intrauterine Entzündungen 221
intrazelluläre Räume 21
Intubation 55
intumeszente Linse 289
Inzidenz, okuläre Hypertension 167
Inzision, korneale 607
IOD (Augeninnendruck) 1
Ionentransport 482
Iontophorese 34, 574
Iridektomie 285, 369, 387
- inferiore 403
- inkomplette 549, 572
- mikrochirurgische 547
- periphere 192, 202, 206, 353, 394, 395, 404, 547, 558
- prophylaktische periphere 207
- Sektoriridektomie 549, 607
Iridenkleisis 562
Iridodialyse 377, 379, 530
Iridodysgenesie 225
iridokorneal-endotheliales Syndrom 228, 272, 303
iridokorneale
- Adhäsionen 229, 257
- Gewebebrücken 232
iridokorneendotheliales Syndrom 248
Iridoschisis 256, 271
Iridotomie, Laser- 204, 205
Iridozyklektomie 329, 332
Iridozyklitis 13, 330, 341
- nicht-granulomatöse 348
Iridozykloretraktion 533
Iris 7, 264 ff., 502, 503
- bombata 344, 345, 381, 548
- Chirurgie 540 ff.
- Durchleuchtbarkeit 266
- Fluoreszenzangiographie 327
- Hypochromie 346
- Ischämie 298
- Lochbildung 253
- Plateauiris 192
- Zysten 326, 333
Irisatrophie
- essentielle 248
- progressive 248, 253
Irisfortsätze 41
Irisgefäße 23
Irisheterochromie 243
Irishypoplasie, kongenitale 234
Irisinsertion 195, 203
Irisits 326
Irisknötchen 343
Irismelanom 296, 324
Irismelanose 257

Irisnävi 333
Irisnävussyndrom 248, 353
Irispigmentepithel 393
Irisretraktionssyndrom 305
Irisretraktor 399
Irissphinkterotomie 551
Irisstroma, Atrophie 272
– sektrorielle 201
Iristransilluminationsdefekte 266
Iriswurzel 16, 196
Iriszysten 439
Iritis 523
Ischämie 254
– Iris 298
Isopropylalkohol 63
Isoproterenol 454
Isopteren 120, 131
Isosorbid 492
Isotopen, radioaktiv-markierte 35

juveniles Glaukom 212
juxtakanalikuläres Bindegewebe 20, 23, 176
juxtapapilläre Nervenfaserschicht 104

Kaffee 56
Kalibrierung, Goldmann-Tonometer 63
Kaliumionen 12
Kaliumverlust 483
Kalziumblocker 498
Kamera, Donaldson- 107
Kammerwasser 177
– Abfluß 601
– Abstrom 35 ff., 42
– Aspirat 328
– Bildung
– – altersabhängige Änderung 13
– – tageszeitliche Schwankungen 13
– chemotaktische Aktivität 573
– Dynamik 5 ff., 27
– – Untersuchungsmethoden 34 ff.
– Funktion und Zusammensetzung 13
– Kammerwasservenen 555
– – nach Ascher 17
– – laminierte Venen nach Goldmann 17
– Produktion 7, 11, 173, 360, 377, 467, 595
– Sekretion 13, 43, 350, 432, 445, 448, 453 ff., 463, 464, 481, 497, 502, 572, 588, 601
– – Sekretionsmenge 5
– – Sekretionsrate 34
– Strömungsumkehr 384
– Transport, aktiver 12
Kammerwinkel 503
– Blutgefäße 41
– Chirurgie 518 ff.
– Entwicklung 219
– Kompression 401
– Pseudokammerwinkel 302

Kammerwinkelbucht 7, 162
– Einriß 377
– Entwicklung 336
Kammerwinkelstrukturen 196
Kammerwinkelsynechien 236, 251, 252, 279, 330, 345, 392, 396, 401
Kammerwinkelverkürzung 204
Kammerwinkelverletzung 378
Kammerwinkelweite 39, 195, 520
– Klassifikation 197
Kanal
– Sammelkanäle, intrasklerale 177, 502
– Schlemm- 6, 16, 26, 177, 319, 367, 430, 502, 527, 564
Kannabinoide 495 ff.
kapilläre Nichtperfusion 299
Kapillarendothel 9
– nicht-fenestriertes 81
Kaposi-Sarkom 349
Kapselabschilferung 275, 281
Kapselfibrose 397
Kapselruptur 282, 288
Kapsulotomie, primäre 295
Karbachol 398, 437
Karboanhydrase 12, 481
Karboanhydrasehemmstoffe 205, 319, 351, 368, 380, 389, 401, 404, 418, 481 ff.
– diuretischer Effekt 482
– lokal applizierbare 486
– spezielle 485
kardiovaskuläre Erkrankungen 169
Karotis-Sinus-cavernosus-Fistel 296, 317
Kaskadenphänomen 542
Katarakt 134, 230, 235, 241, 242, 282, 283, 550, 579, 605
– Entwicklung 183
– Extraktion 287, 371, 492,
– – extrakapsuläre 207, 295, 391, 605
– – intrakasuläre 295, 610
– Operationsverfahren 605 ff.
kataraktogene Wirkung 439
Kauterisation 560, 562, 566, 568
– intraokular bipolare 304
Keratinsulfat 19
Keratitis
– interstitielle 352
– syphilitisch interstitielle 271
Keratoconus posterior 237
Keratokonjunktivitis, epidemische 63
Keratokonus 59
Keratopathie, bandförmige 341, 345
Keratoplastik, perforierende 222, 236, 257, 259, 260, 400
Kinder 465, 580
kinetische Untersuchungsmethoden 131
Kissing choroidals 388
Klassifikation 161 ff.
– Kammerwinkelweite 197
klinische Glaukomformen 159 ff.
Koagelphase 514
Koagulation
– Argonlaserphotokoagulation 389, 578, 579

– – transkonjunktivale 578
– Argonlaserzyklophotokoagulation 598
– Endophotokoagulation 303, 599
– Goniophotokoagulation 304, 518, 534
– Laserphotokoagulation 507
– – diagnostische 396
– Lichtkoagulation 507
– Koagulationsnekrose 594
– Neodym-YAG-
– – Photokoagulation 370
– – Zyklophotokoagulation 352
– Photokoagulation 509
– – panretinale 295, 404
– Xenonbogenphotokoagulation 303, 329, 540, 593
– Zyklokryotherapie 240
– Zyklophotokoagulation 240, 593
– – Neodym-YAG- 304
– – transpupilläre 34
– – transsklerale 506
Koeppe-Gonioskop 201, 215
Koeppe-Knötchen 343
Koeppe-Linse 36
Kohärenz 508
Kohlendioxid 590
Kohlendioxidlaser 304, 512, 567
Kollagen 19, 260, 359, 515, 573
– Typen III, IV und V 19
Kollagenaseaktivität 15
Kollagenkontaktlinse 571, 578
Kollagenphase 515
Kollimation 508
Kolobome
– chorioretinale 230
– der Papille 105
Kolorimetrie 108
Kombinationseingriff /-therapie 422
– Kataraktextraktion und Glaukomchirurgie 606
Kompression
– Gonioskopie 206
– Kammerwinkel 401
kongenital primäres Glaukom 211 ff.
konjunktival reaktive Hyperämie 449
konjunktivale
– Hyperämie 200
– Venen 18
Konjunktivitis 348
Konservierungsstoffe 422
Kontaktdermatitis 439
Kontaktflüssigkeit 39
Kontaktglas 106, 510, 540, 596
– Abraham- 541
Kontaktlinse 68, 71, 135
– zur Gonisokopie 36
– weiche 434, 486
Kontaktverfahren 594, 597
– Neodym-YAG-Laser 594
– Nonkontaktverfahren 597
Kontaminationen, bakterielle 62
Kontrastempfindlichkeit 123, 133, 171
– zeitliche 124
Konzentration 135, 422
konzentrische Einschränkung 122

Kooperation 135
Kopfschmerzen 172, 200, 450, 491, 492, 497
Korektopie 226, 229, 248, 253, 257
korneale Inzision 607
Korneodysgenesie 225
korneolimbaler Übergang 504
Korneoskleralnähte 391
Körperlage, Augeninnendruck 53
körperliche Anstrengung 53, 268
Kortikosteroide 351, 353, 525, 573, 579
Kortikosteroidtherapie 352
Krise, glaukomatozyklitische 346
Kristallbildung, intrazelluläre 590
Krukenberg-Spindel 265, 266, 393
Kryoextraktion 369
kryogener Zelltod 590
Kryogeräte 590
Kryoherde 591
Kryosonden 590
Kryotherapie 345
– transskleral panretinale 303
– Zyklokryotherapie 303
Kryptonlaser 512, 540
Kuhnt, Meniskus nach 82
Kunstlinse 550
– Implantation 296, 371
Kurzzeitfluktuation 126, 142

L-671/152 487
L-Timolol 470
Labetalol 472
Lachgas 590
Lamina cribrosa 79, 80, 82, 86, 98, 172
Laminin 19, 83, 280
Langzeitfluktuation 126, 143
Laser
– Argon- 511, 520, 542, 566, 572
– – Argonlaserphotokoagulation 389
– – Argonlasertrabekuloplastik 129, 174
– Exzimer- 512, 563
– Farbstoff- („dye"-Laser) 512
– Halbleiterdioden- 594
– Helium-Neon- 510
– Kohlendioxidlaser 304, 512
– Kryptonlaser 512, 540
– Lasertrabekuloplastik 257
– mode-locked- 508
– Neodym-YAG- 235, 389, 509, 511, 520, 540, 543, 563, 578, 593
– Q-switch-Technik 508
– Resonanzmedium 511
– Rubinlaser 512, 593
– Sicherheitsaspekte 512
– Zielstrahl 510
Laser-Dopplermethoden 85
Laserchirurgie 507 ff.
Lasergonioplastik 308
Lasergoniotomie 531
laserinduzierte Gewebeveränderungen 509
Laseriridoplastik 349, 399
Laseriridotomie 204, 205, 273, 285, 308, 351, 453, 503, 521, 540

Laseririsretraktion, periphere 550
Laserlicht 508
– Intensität 509
Laserphotokoagulation, diagnostische 396
Laserpupilloplastik 550
Lasersklerostomie 562
Laserstrahl 508
Lasertrabekuloplastik 38, 182, 259, 271, 282, 286, 337, 351, 362, 380, 381, 399, 453, 503, 504, 518 ff., 575
– Komplikationen 522
– wiederholte 526
Lasertrabekuloplastiklinse, Ritch- 38
Lasertrabekulopunktur 507
Lasertrabekulotomie 528
Laserzyklodialyse 533
Laserzystotomie 333
Lentektomie 298, 389
Lepra 349
Lerneffekt 135
Lesen 199
Letterer-Siwe-Erkrankung 331
Leukämie 331
Leukokorie 331
Leukotriene 496
Leukozytenmigration 180
Levobunolol 418, 468
Leydhecker, Tonographietest 44
Lichtdioden (LEDs) 140
Lichtkoagulation 507
Lichtunterschiedsempfindlichkeit 120, 126, 131
Lichtverstärkung 508
Lidocain 515
Lidschluß 53, 425
Ligamentum pectinatum 25, 218
Limbus 5, 502
– posteriorer 505
Limbusregion, anteriore 504
Linse 7, 193, 203, 452
– Ektopie 234
– Hruby- 106
– intumeszente 289
– Kunstlinse 550
– Subluxation 277, 282
linsenbedingte Uveitis 286
Linsenblase 217
Linsendislokation 378
Linsenerkrankungen 275 ff.
Linsenextraktion 282
Linsenkapsel 280
Linsenproteinglaukom 286
Linsenstoffwechsel 14
Linsensubluxation 269, 593
Linsentrübungen 238, 546
Linsenverletzung 543, 549, 569
Linsenwinkelblockglaukom 384
Liposomen 420, 574
Lippe, sklerale 97
Lisch-Knötchen 335
Listers Morgennebel 216
Loch-Ness-Monster-Phänomen 216
Lochbildung, Iris 253
Loewe-Syndrom 241

Lokalanästhesie 515
Long-term drift 464
Löslichkeitsverhalten, selektives 419
Lösungsmittel 420
LSD 56
Luft 528, 530, 533
– Luftinjektion 389
– Luftstoß 67
– – Luftstoßmethode 47
Lungenödem 491
– letales 435
Lymphome 331
Lymphozytentransformation 179
Lysosomen 25, 359

Mackay-Marg-Tonometer 64, 70
Madarosis 451
Magnesium 484
Maklakov
– Applanationstonometer 66
– Fick-Gesetz 60
– Tonometer 57
Makrophagen 286, 288, 324, 373, 403, 514
Makuladegeneration 230
Makulaödem 452
– zystoides 545
Makulopathie
– disziforme 307
– zystoide 345
malignes
– Glaukom 207, 547, 549, 572
– Melanom 307, 336
Mannitol 205, 418, 492
Marfan-Syndrom 240, 283, 284
Marie-Strümpell-Erkrankung 345
Marihuana 56, 495
Markerstudien 11
Maroteaux-Lamy-Syndrom 243
Marquio-Syndrom 243
Maschenwerk
– endotheliales 20
– juxtakanalikuläres 17
– korneoskleales 17
– uveales 16
Mastzellen 347
Material, fibrilläres 281
Matrix
– extrazelluläre 83, 85, 359, 519
– interzelluläre 177
medikamentöse Therapie 181, 205, 304, 415 ff.
Medryson 361
Medulloepitheliom 332
Meerrettichperoxidase 14, 89, 280
Megalokornea 228, 284
Melanin 419, 509
Melanogenese 269
Melanom
– malignes 307, 336
– Metastasen 322, 330
– Uvea 322
melanomalytisches Glaukom 324
Melanose, okuläre 271

Melanosis
- iridis 333
- oculi 333
melanozytäre Proliferation 397
Melanozyten 337
Melanozytome 333
Melanozytose, okulodermale (Naevus Ota) 333
Melatonin 498
Membran
- Barkan- 220
- Bowmann- 504
- Desçemet- 15, 235, 249, 250, 255, 257, 272
- - Desçemet-ähnliche 380
- fibrovaskuläre 297, 301, 336
- retrokorneale 396
Membrana limitans interna 10, 82
Membrantheorie 254, 258
Meningokokkenseptikämie 349
Meniskus nach Kuhnt 82
Mepivacain 515
Mesoderm 218
Meßfehler, Applanationstonometrie 62
metabolische Azidose 53, 482
Metaplasie 257
Metastasen 328, 329
Methazolamid 418, 486
Methotrexat 351
Methylzellulose 37, 393, 420
Metipranolol 418, 469
Metoprolol 470
Metyrapon 53
Midazolam 516
Mifepriston 361
Migrationsaktivität 519
Mikrochirurgie, antiglaukomatöse 514 ff.
Mikrodontie 230
Mikrognathie 231
Mikrokornea 228, 238
Mikrophthalmie 309, 348
Mikroskopie, Rasterelektronenmikroskopie 219
Mikrosphärophakie 284
Mikrovilli 11
Mikrowellen 601
Mikrozysten 577
Milchsäure 13, 298
Miosis 134, 199, 432, 436, 471, 496
- irreversible 551, 607
Miotika / Miotikatherapie 221, 284, 305, 306, 380, 384, 385, 401, 533, 479, 496
Mitomycin C 574
Mittelohrtaubheit 231
MK-927 487
mode-locked Laser 508
Molekulargewicht 422
Molteno-Drainage 400
Molteniomplantat 567
Monoaminooxidaseaktivität 495
Monoaminooxidasehemmstoffe 454
Monochromasie 508
Morbus Behçet 347

Morbus Hansen 349
morning-glory Syndrom 105
Moses-Effekt 45
Mottenfraßmuster 278
Müdigkeit 483
Mukopolysaccharide 24
Mukopolysaccharidose 236, 242
Müller-Zellen 84
Muster-ERG 124
Muttermilch 467
Myasthenia gravis 47, 467
Mydriasis 268, 452
- Mydriasistest 174, 198
Mydriatika 559
Myelinisierung 84
Myelinscheiden 80
Myelome, multiple 331
Myoblastendifferenzierung 302
Myopie / Myopisierung 52, 134, 170, 214, 242, 268, 283, 284, 305, 436, 484
Myosin 22

N. trigeminus 334
Na$^+$-K+-ATPase 12
Nachblutung 365, 368
Nachtstar, proliferativer 397
Nadolol 470
Naevus Ota (okulodermale Melanozytose) 333, 336
Nahtmaterial 516
Nanophthalmus 307, 308, 550
Narkose 55
nasaler Sprung 127
nasolakrimale Okklusion 425
Natriumhyaluronat 392, 533, 570, 608
Natriumionen, Pumpmechanismus 12
Natriumlaktat 492
Nebenwirkungen 424
Nekrose, ischämische 590
Neodym-YAG-Laser 235, 389, 509, 511, 520, 540, 543, 563, 578, 593
- Kapsulotomie 397
- Photokoagulation 370
- - Zyklophotokoagulation 304, 352
neovaskuläres Glaukom 294 ff., 300, 319, 326
Neovaskularisation 278, 296, 347, 549
Nephropathia epidemica 349
Nervenfaserbündel
- Ausfälle 125
- Defekte 104
Nervenfaserschicht 80, 96, 107
- juxtapapilläre 104
- retinale 170
Nervensystem
- adrenerges (sympathisches) 416
- cholinerges (parasympathisches) 416
- zentrales, Vaskulitis 347
Netzhaut
- Abhebung 436
- - seröse 572
- Ablösung 54, 105, 217, 230, 242, 267, 271, 283, 296, 298, 305, 324, 326, 332, 385, 403, 482, 547
- - exsudative 354

- Blutungen 348
- ischämische Erkrankungen 294 ff.
- peripapilläre 155
Neugeborenenpapille 216
Neuralrinne 218, 225, 232
Neurocristopathien 225
Neurofibromatose 257, 335
Neurofibrome 335
Neuronenzahl 84
Neuropathie, anteriore ischämische 173
Neuropeptid Y 498
Neuroprotektiva 498
neuroretinaler Randsaum 91
Neurtropenie 484
Nichtperfusion, kapilläre 299
Niederdruckglaukom 129, 166
Niereninsuffizienz 491
Nierensteinbildung 483
Nitrate, organische 498
Nitroglyzerin 56
Nocadia asteroides 385
Noncompliance 423
Nonkontakttonometrie 57, 67, 71
Nonkontaktverfahren 597
Noradrenalin 15, 416
Norepinephrin 454
Normaldruckglaukom 88, 123, 129, 166, 171, 359
- Behandlung 183
Nylidrin 455
Nylon 516

O$_2$-Spannung 55
Oberkieferhypoplasie 231
Oberlidretraktion 453, 472
Octopus
- Octopus-1-2-3 145
- Octopus-201 144
- Octopus-500 144
- Octopus-2000 144
Ocusert 434
Offenwinkelglaukom 162 ff., 261, 305, 330
- chronisches 165
- entwicklungsbedingtes 164
- posttrabekuläres 164
- prätrabekuläre Formen 163
- primäres 163, 165 ff., 270, 526
- trabekuläre Formen 163
Okklusion, nasolakrimale 425
okuläre
- Hypertension 104, 106, 181, 315
- Immunität 19
- Melanose 271
- Pulsamplituden 172
- Pulsation 62, 315
- Rigidität 43, 58, 59, 66, 70, 306
okulodentodigitale Dysplasie 234, 242
okulodermale Melanozytose (Naevus Ota) 336
okulokutaner Albinismus 231
Okulopression 397
Oligodendrozyten 80
Oligodontie 231
ONHA (optic nerve head analyzer) 108

Open-sky-Verfahren 309
Operation (s. auch Chirurgie)
– eindellende 403
– frühzeitige 182
Operationstrauma 393
Operationsverfahren, Glaukom und Katerakt 605 ff.
operative
– Revision 574
– Therapie 205
Ophthalmie, sympathische 289, 352, 381, 562, 580, 593, 598
Ophthalmodynamometrie 172
Ophthalmopathie, thyreogene 316
Ophthalmoskopie 106, 155
– Zeiss-Confocal-Scanning-Ophthalmoskop 110
Ophthimus Ringperimeter 145
Opitkoneuropathie
– anteriore ischämische 90
– vordere ischämische 106
Optikusatrophie
– glaukomatöse 79, 85
– nicht-glaukomatöse 105
Ora serrata 7
Orbitavarizen 318
Orbitopathie, endokrine 54, 316
Osmolarität, Serum 53
Osmotika, Hyperosmotika 351
osmotische Gradienten 12
Osteogenesis imperfecta 59
Östrogen 54, 169
Ouabain 179
Oxyphenbutazon 362
Oxytalan 280

P-32-Test 327
Pachymetrie 546
Paillenschädigung 398
Papille 79
– Axone 83
– Beurteilung 155
– Blutungen 101
– Exkavation, totale 101
– und Gesichtsfeldveränderungen, Korrelation 130
– glaukomatöse Schädigung 606
– Kollobome 105
– Morphologie 170
– Neugeborenen- 216
– Ödem 201
– Papillenrand 91
– – Papillenrandblutungen 172
– und peripapillere Retina 79 ff.
– retrolaminare 80
Parästhesien 483
Parasympathikomimetika 416, 430, 436 ff.
– indirekte 437
Parasympatholytika 416
Parazentese 287, 330, 368, 556
– Parazentesemesser 556
Pargylin 454

Pars plana 6, 503, 594
– Vitrektomie 295, 399, 402
– Zugang 286
Pars planitis 345, 354
Pars plicata 503
Patientenführung 427
Pemphigoid, okuläres 436, 451, 466
Penbutolol 471
Perfluorokarbone 402
perforierende
– Keratoplastik 400
– Verletzungen 380
Perfusion, ziliare 12
Perimat-203 145
Perimeter
– Goldmann- 136
– Halbkugel- 136
– Schwellenwert-, statische 141
– Tübinger Automatikperimeter (TAP) 136, 145
Perimetrie 120
– automatische 139
– halbautomatische 139
– manuelle 135
– Ophthimus Ringperimeter 145
– Profilperimetrie, statische 131
– Schwellenperimetrie, statische 131
– Screening- 137, 139
– selektive 137
– überschwellige statische 141
– vollautomatische 140
peripapilläre Pigmentierung 93
Periphlebitis retinae 343
Peristat-433 145
Peritest 145
Perizyten 10, 81
Perkins-Applanationstonometer 70
– Handapplanationstonometer 64
Permeabilität 9
Peters-Anomalie 233, 235
pH / pH-Wert 12, 420, 421, 481
Phagozytose 19, 180, 325, 359, 519
Phakoanaphylaxie 288
Phakodonesis 277, 282
Phakoemulsifikation 610
phakogenetisches Glaukom 286
Phakolyse 286
phakolytisches Glaukom 285
Phakomatose 334
phakomorphes Glaukom 289
Pharmakokinetik 418
Phenobarbital 491
Phlebitis retinae 345
Photoablation 509
Photodisruption 509, 543
Photodokumentation 106
photodynamische Therapie 509
Photogrammetrie 108, 197
Photographie, Stereophotographie 107
photographische Dokomentation 107
Photokoagulation 509
– Neo-YAG- 370
– panretinale 295, 404
Photonen 507
Photophobie 213, 451

Photoradiatio 509
Photosensibilisierung 305
Photovaporisation 509
Phthisis 304, 591, 593, 596, 601
Physiostigmin 435, 437
Pierre-Robin-Anomalie 242
Pigmentablagerung 41
Pigmentdispersion 201, 278, 281, 326, 393, 399, 401
– physiologische 264
Pigmentdispersionssyndrom 264, 282, 306
Pigmentepitheldystrophie, retinale 269
Pigmentglaukom 173, 174, 264, 472, 525, 526
– pseudophakes 393
Pigmentgranula 265, 170
Pigmentierung 464, 520
– irreguläre 97
– peripapilläre 93
Pigmentkonus, peripapillärer 96
Pigmentzellen 268
Pilokarpin 205, 271, 399, 416, 430, 462
– Gel 433
– Pilokarpintest 175
– – Phenylephrin-Test 198
Pindolol 418, 470
pinozytische Vesikel 10
Pinozytose 19
Pirbuterol 455
Planimetrie 108
Plaques, elektromikroskopische 22
Plasma 509
– HDL-Cholesterin 467
Plasmaaustausch 351
Plasmakortisol 178
Plasmalipidprofile 169
Plasmareservoir 11
Plasmaviskosität 172
Plasmazellen 180
Plasmin 26
Plasminogen 514
Plasminogenaktivator 367
Plateauiris 192, 203
Plateauirissyndrom 204
Plexus
– episkleraler 7
– intraskleraler 18
Plombe 403
pneumatisches Tonometer (Pneumotonographie) 45, 66, 70
Poiseuille-Gesetz 42
Polymere
– lösliche 420, 433
– polymere Komplexe 25
Polyvinylalkohol 420
Posner-Schlossmann-Syndrom 346
Potential Acuity Meter (PAM) 605
Potentiale, visuell evozierte 90
Prader-Willi-Syndrom 243
Pralidoximchlorid 439
prärubeotisches Stadium 298
Prävalenz 167, 192, 212
Prednisolon 361
primäres kongenitales Glaukom 211 ff.

Profilperimetrie, statische 131
Profilschnitte 132
Progesteron 54, 169
Prognose 328
Proliferation
- melanozytäre 397
- Proliferationsphase 514
Propylenglykol 492
Prostaglandine 25, 56, 298, 346, 350, 382, 496, 545
Prostaglandinsynthetase 351
Protein, fibrilläres 280
Provokationstests 197
Prüfmarken 132
- Darbietung 132
- farbige 132
- Formen- und Muster 133
- Prüfmarkengröße 132
- statische 140
Prüfmethode, überschwellige 131
Prüfpunktdarbietung 133
- randomisierte 141
Prüfpunktleuchtdichte, Gesichtsfeld 120
Prüfpunktraster 142
Pseudoaphakie 390, 395
- Pseudoaphakieglaukom 390
Pseudoexfoliation 276
- Pseudoexfoliationssyndrom 276
Pseudofazilität 13, 43
Pseudogliome 332
Pseudohypopyon 372
Pseudokammerwinkel 302
psychophysikalische Untersuchungsmethoden 123
Ptosis 240, 360, 448, 579
Pulsamplitude 46
- okuläre 62, 172, 315
Pulsfrequenz 52, 54
Pumpmechanismus, Natriumionen 12
Punktion, diagnostische 579
Pupillarblock 164, 285, 387, 399
- relativer 202
Pupillarblockglaukom 191 ff., 284
- aphakes 394
Pupillarmembran 218, 240
- entzündliche 288
- kongenitale 230
- persistierende 283
Pupillarmembranen 240
Pupille 551
- Ektopie 234
- entrundete 200
Pupillendefekt, relativ afferenter 125, 299
Pupillenentrundung 227
Pupillenweite 134

Q-switch-Technik, Laser- 508
Querschnittuntersuchung 168

radioaktiv-markierte Isotopen 35
randomisierte Prüfdarbietungen 141

Randsaum
- Randsaumfläche 95
- neuroretinaler 91
Randständigkeit 97
Rasse 52, 193, 212, 265, 366
- Prävalenzstudie 168
Rasterelektronenmikroskopie 219
Rauchen 56
Räume, intrazelluläre 21
Rauschfeld-Phänomen nach Aulhorn 145
rechtliche Aspekte 157
Refraktion 52, 193
- Refraktionsfehler 213
- Refraktionsskotome 135
Reihenuntersuchung 137
- zur Frühdiagnose 153
Reihenuntersuchungen 167
Reinigung, diagnostische Kontaktgläser 39
Reiter-Syndrom 348
Relaxin 54
Releasingfaktoren 54
respiratorische Bewegungen 46
Retina Analyzer, Humphrey- 109
retinale
- Dysplasie 309
- Empfindlichkeit 122
- Ischämie 296
- Verletzungen 546
Retina, peripapilläre 79 ff.
retinaler Blutkreislauf 81
Retinatomograph, Heidelberg- 110
Retinitis pigmentosa 309
Retinoblastom 331
Retinographie, Elektroretinographie 299
Retinopathie
- diabetische 295, 298
- Frühgeborene 308
Retrobulbäranästhesie 397
retrolaminare Papille 80
Reversibilität
- Gesichtsfeldstörung 129
- glaukomatöse Exkavation 104
Revision, operative 574
Rezeptoren 415
- α-adrenerge 416
- β-adrenerge 416
Rheumafaktoren 345
Rieger-Anomalie 226
Rieger-Syndrom 226
Riesenvakuolen 22, 177, 431
Riesenzellen 289
Rigidität, okuläre 43, 58, 59, 66, 306
Ringmelanom 324
Risikofaktoren 156, 181
Risikogruppen 156
Ritch-Lasertrabekuloplastiklinse 38
Rönne-Sprung 127
Röteln, kongenitale 348
Rubenstein-Taybi-Syndrom 242
Rubeolenembryopathie 348

Rubeosis iridis 294, 296, 300, 307, 319, 330, 332
Rubinlaser 512, 593

Salben 420
Salbutamol 455
Sammelkanälchen, intrasklerale 6, 17, 177, 502
Sampoalesi-Linie 278, 504
Sarkoidose 343
- Sarkoidoseknötchen 344
Sauerstoffmessungen 297
Sauerstoffspannung 305
Sauerstofftherapie, hyperbare 368
Saugglocke 198
Säureverletzungen 382
Schattenzeichen 99
Scheie-Operation (thermische Sklerostomie) 561
Schilddrüsendysfunktion 317
Schilddrüsenerkrankungen 169
Schiötz-Tonometer 57, 70, 306, 502
Schlaf 463
Schlemm-Kanal 6, 16, 177, 220, 319, 367, 430, 502, 527, 564
- Abflußwiderstand 26
- äußere Wand 22
- Porengröße 17
- Trabekelmaschenwerk 19
Schock, Elektroschockbehandlung 53
Schockwellen 544
Schutzgläser 513
Schwalbe-Linie 6, 15, 40, 41, 196, 267, 308, 504, 530
- Kammerwinkelveränderungen 252
- prominente 226, 228
Schwangerschaft 484
Schwartz-Syndrom 306
Schwellenperimetrie, statische 131
Schwellenwertperimeter, statische 141
Schwellenwertvariabilität 143
Schwerkraft 55
Screeningmethoden 154
- Screeninggerät 71
- Screeningperimetrie 137, 139
Seclusio pupillae 381
Sehnerven
- Blut-Schranke 81
- Drucktoleranz 175
Sehnerveneintritt, schräger 96
Sehnervenexkavation 51
Sehnervenkopf 79
Sehnervenpapille 79
Sehschärfe 171, 598
- zentrale 129, 171
Seidel-Skotom 126, 127
Seidel-Test 396, 578
Sekretion 11
Sektoriridektomie 549, 607
Sekundärglaukom 252, 283, 307, 318, 322, 342, 344, 347, 352, 366, 380, 390
Senkstift 59
Sensitivität 141, 153
Serumangiotensin-converting-Enzym 344

Serumosmolarität 53, 490
Short-term escape 464
Shunt
- Durashuntsyndrom 319
- Shuntdruck 318
- Shuntgefäße 100
- Shuntsyndrom 318
Sichelzellhämoglobinopathien 366
Sichelzellretinopathie 300
Siderosis 373
- Siderosis bulbi 381
Silikonausgußpräparate 300
Silikondrainagen 304
Silikonimplantate 567
Silikonöl 403
Silikonöltamponade 295, 305, 541
Simmons-Schale 571
Sinus cavernosus 19
- Thrombose 317
Sinusbradykardie 466
Sinusotomie 566
Skleraindentation 599
Sklerainzision 569
sklerale Lippe 97
sklerales Applanationsgerät 68
Skleralsporn 5, 15, 40, 196, 502, 503, 532
Sklerarigidität 317, 402
Sklerektomie 559, 610
Sklerektomiestanze 560
Skleritis 353
Sklerokornea 221
sklerolimbaler Übergang 505
Skleromalacia perforans 354
Sklerotomie 388
- posteriore 506
- thermische (Scheie-Operation) 561
Skotom
- Bjerrum- 127
- Bogenskotome 127
- parazentrales 127
- physiologisches 121
- Refraktionsskotome 135
- Seidel- 126, 127
Sondermann-Kanäle 22
Sonnenlicht 507
sozioökonomische Bedeutung 1
Spaltlampe 510
Spätinfektion 561
Speziesvariabilität 14
Spezifität 141, 153
Spiegelendothelmikroskopie 272
Sphinkter, präkapillärer 8
Sphinkterotomien 607
Spironolacton 498
Spondylarthropathie 342
Spondylitis ankylosans 342, 345
Sportverletzungen 377
Sprung, nasaler 127
- Gesichtsfeldsprung 128
- Rönne-Sprung 127
Stadium, präruboetisches 298
Staphylom 579
- posteriores 134
STATPAC-Programm 144
Steal-Phänomen 296

Stereochronoskopie 107
Stereophotographie 107
Steroiddepot 360
Steroide 53, 129, 304, 358
Steroidempfindlichkeit 270
Steroidgabe 281
Steroidglaukom 350, 354, 358 ff.
Steroidmedikation 345
Steroidresponder 169, 358
- Highrespondern 175
Steroidsensitivität 177, 305
- topische, Vererbung 178
Steroidtherapie 288, 347
Steuerungseinheit 140
Stickler-Syndrom 242
Stickstoff, flüssiger 589
Stickstoffverbindungen, quaternäre 419
Stimulatoren, cholinerge 416
Stoffwechselerkrankungen, angeborene 221
Strabismus 230, 331
Strahlentherapie 382
Streptokokken 578
Streß 199
Stroma 10
Strömungsgeräusch 315
Strömungsumkehr des Kammerwassers 384
Strömungswiderstand 5
Stumuslussequenz 133
Sturge-Weber-Syndrom 318, 320, 334, 528, 569
Subtraktion, elektronische 108
Sukzinylcholin 55
Sulcus cleralis 5
Sulfhydrylgruppen 25
Sulfitoxidasemangel 284
Supersensitivität, adrenerge 447
Suppressor-T-Zellen-Aktivität 346
Suprachoroidalblutung 572
Suprachoroidalraum 23, 532, 572
Supraziliarraum 6
Suspensionen 420
Suxamethonium 55
Sympathektomie, chemische 448
Sympatholytika 418, 462 ff.
Sympathomimetika 417, 445 ff.
- intrinsisch-sympathomimetische Aktivität 469
Symptome, subjektive 168
Syndrome
- Alkoholsyndrom, fetales 243
- Axenfeld-Rieger- 226, 227, 256, 272
- Chandler- 248
- Cockayne- 243
- Cogan- 353
- Cogan-Reese- 248, 254
- creeping-angle- 192, 204
- Down- (Trisomie 21) 241
- Durashuntsyndrom 319
- Edwards- (Trisomie 18) 242
- Effusionssyndrom, uveales 308
- Ehlers-Danlos- 284
- emty-sella- 231
- Exfoliationssyndrom 174, 271, 275

- Grant- 348
- Hallermann-Streiff- 240, 242
- Hand-Schüller-Christian- 331
- Hippel-Lindau- 336
- Horner- 54, 346, 463
- Hurler- 242
- ICE- 233, 248
- iridokorneal endotheliales 228, 248, 272, 303
- Irisnävussyndrom 248, 333
- Irisretraktions- 305
- Letterer-Siwe- 331
- Loewe- 241
- Marfan- 240, 283, 284
- Marie-Strümpell- 345
- Maroteaux-Lamy- 243
- Marquio- 243
- morning-glory- 105
- Pigmentdispersions- 264, 282, 306
- Plateauirissyndrom 204
- Posner-Schlossmann- 346
- Prader-Willi- 243
- Pseudoexfoliationssyndrom 276
- Reiter- 348
- Rieger- 226
- Rubenstein-Taybi- 242
- Schwartz- 306
- Shuntsyndrom 318
- Stickler- 242
- Sturge-Weber- 318, 320, 334, 528, 569
- Trisomie-D-(13-15)- 241
- Turner- 242
- UGH- 393
- Vena-cava-superior- 317
- Vogt-Koyanagi-Harada- 352
- Vorderkammer-cleavage- 226
- Waardenburg 243
- Weill-Marchesani- 284
- XO- (Turner-) 242
- Zellweger- 242
Synechien 254, 353
- Kammerwinkel- 392, 396, 401
- peripher anteriore 285, 301, 350, 395, 583
Synechierung 204
Syphilis 283, 349, 352
syphilitisch interstitielle Keratitis 271

Tabak 496
Tachykardie 454
90-Tage-Glaukom 301
Tagesdruckschwankungen 173
tageszeitliche Schwankungen, Augeninnendruck 52
Tangentenskala 135
Tapiokamelanom 325
Tee 56
Teflonröhrchen 567
telemetrische Augeninnendruckkontrolle 68
Teleskop 140
Temperatur 590
Tenonektomie 557
Tenonkapsel 505, 557
Tenonzysten 575

Terbutalin 455
Terminologie 1
Testmarke 131
Tests
– Adrenalintest 174
– Azetazolamidtest 175
– Bauchlagentest 198
– Dunkelzimmertest 198
– entopische Prüfung 122
– Farnsworth-Munsell-100-Hue- 123
– Glauco- 71
– Glukosetoleranztest 159, 194
– Helligkeitsvergleichstest 125
– Mydriasistest 174, 198
– P-32- 327
– Pilokarpintest 175
– – Pilokarpin-Phenylephrin-Test 198
– Provokationstests 197
– Seidel- 396, 578
– Thymoxamintest 204
– Tonographietest nach Leydhecker 44
– Valsalva-Versuch 53, 318
– Wassertrinkversuch 46, 173
Tetraethylpyrophosphat 439
Tetrahydrocannabinol (THC) 495
Tetrahydrokortisol 498
Tetrazyklin 498
Theophyllin 180
Theorie
– hypothalamisch-neuronale 490
– mechanische 85, 269
– vaskuläre 89
Therapie 413 ff.
– Behandlungseffizienz 426
– Behandlungsplan 426
– chrirugische 182
– Dauertherapie 464
– einseitiger Therapieversuch 423
– immunsuppressive 347
– Kombinationstherapie 422
– medikametöse 181, 205, 304, 415 ff.
– operative 205
– photodynamische 509
– Therapieschema 425
Thrombophlebitis 347
Thrombose
– Astvenenthrombose 296
– Sinus-cavernosus- 317
– Zentralvenenthrombose 53, 294, 295, 298, 307
Thrombozytenaggregationsneigung 172
Thrombozytopenie 484
Thymoxamin 271, 446, 471
Thymoxamintest 204
thyreogene Ophthalmopathie 316
Tiefenauslotung 138
tight junctions 11
Timolol 397, 399, 401, 418, 446, 449, 462
– D-Timolol 470
– L-Timolol 470
Tono-Pen 65
Tonographie 41, 173
Tonographiekurve 44
Tonographietest nach Leydhecker 44

Tonometer 56, 154
– Applanations- 43, 65, 306
– – CAT-100- 65
– – Challenger- 65
– – Draeger- 70
– – Goldmann- 69
– – Halberg- 71
– – Maklakov- 57, 66
– – Perkins- 70
– Biotronics- 65
– Goldmann-Kalibrierung 63
– Heimtonometrie 69
– Mackay-Marg- 64, 70
– Maklakov- 57
– Nonkontakt- 57, 67
– pneumatische (Pneumotonometer) 45, 66, 70
– Schiötz- 57, 70, 306, 402
– Vibratonometer 69
– Zeigerausschlag 59
Tonometrie 50 ff., 56, 153, 154
– Eigentonometrie 52
Topcon IS 2000 109
Torsionsfeder 47
Tortuositas 101
– episklerale Venen 315
Toxokariasis 352
Trabeculens 38
Trabekallamellen 258
Trabekel
– Iriswurzel 16
– uveale 15
Trabekelendothel 17
Trabekelendothelzellen 519
Trabekelmaschenwerk 5, 16, 40, 176, 196, 218, 259, 267, 270, 287, 289, 325, 343, 365, 370, 396, 430, 502, 504, 518, 527
– Abflußwiderstand 23
– funktionelles 41
– Schlemmkanal 19
Trabekelpigmentierung 195
Trabekelpräzipitate 348
Trabekelsystem, fetales 219
Trabekelzellen 359
Trabekulektom 528
Trabekulektomie 182, 358, 369, 400, 527, 564, 609
– gedeckte 581
– nicht-perforierende 566
Trabekulektomiestückchen 524, 566
Trabekulitis 347
Trabekulodialyse 351, 531
Trabekulodysgenesie 225, 240
Trabekuloplastik
– Argonlaser- 129, 174
– Laser- 182
Trabekulotomie 26, 53, 221, 222, 235, 335, 505, 611
Trabekulotomiesonde 527
Tractus uvealis 7
Tränenfilm 418, 555
Tränenflüssigkeit 63
Tränensekretion 466
Tränenträufeln 451

Tränenwegstenose 220
Tranquilizer 55
Transfixation 548
Transillumination 546, 591
Transluminationsdefekte 278
transluzide zentral scheibenförmige Zone 277
Transmitter 415
Traube-Hering-Wellen 46
Trauma 271, 291, 293, 285, 318
– Operationstrauma 393
Trendanalyse der Gesichtsfeldveränderungen 143
Trepan 561
Trifluoromethazolamid 487
Trifluorothymidin 353
Trisomie
– Trisomie 13-15 309
– Trisomie 18 (Edwards-Syndrom) 242
– Trisomie 21 (Down-Syndrom) 241
– Trisomie-D-(13-15)-Syndrom 241
Tropfengröße 422
Tropfpipette 425
Tübinger Automatikperimeter (TAP) 136, 145
Tubuli, endotheliale 21
Tumor 164
– intraokularer 322 ff.
– retrobulbärer 317
– Tumorangiogenesefaktor 297
– Wilms- 237
Tunica vasculosa lentis 309
Turner-Syndrom (XO-Syndrom) 242
Tuscheperfusion 88
Tyndall-Phänomen 200, 331, 341, 346

Übelkeit 200, 483, 491
Übergewicht 52, 54
UGH-Syndrom 393
Ultrafiltration 11, 27, 463, 495
Ultraschall / Ultrasonographie 108, 195, 217, 327
– therapeutischer 600
– transskleral fokussierte Behandlung 600
Ultraschallemulsifikation 369
Untersuchung
– elektrophysiologische 11
– fluoreszenzangiographische 565
– fluorometrische 13
– fluorophotometrische 432, 463
– Querschnittuntersuchung 168
– Reihenuntersuchung 138, 167
Untersuchungseinheit 140
Untersuchungsmethode
– adaptive 141
– kinetische 131
– psychophysikalische 123
– statische 131
Urokinase 368
Urolithiasis 484
uveale
– Effusion 307, 320, 350, 378
– Trabekel 15

uveales
- Effusionssyndrom 308
- Maschenwerk 16
- Melanom 322
Uveitis 271, 281, 284, 296, 303, 393, 547, 577
- anteriore 54, 261, 306, 525, 545, 592
- - anterior, akute 342
- linsenbedingte 286
uveoskleraler Abfluß 432, 446, 497, 532
Uveovortexabfluß 23

Vakuolen 20
Valinomycin 497
Valsalva-Versuch 53, 318
Vanadat 455
Variabilität 142
vaskuläre Theorie 89
Vaskulitis
- ZNS 347
Vasodilatatoren 56
vasoinhibitorische Faktoren 298
Vasokonstriktoren 199
vasospastische Disposition 172
Vena-cava-superior-Syndrom 317
Venektomie 298
Venen, episklerale, Tortuositas 315
Venendruck, episkleraler 5, 23, 27, 47, 315 ff., 335, 354
Venendrucksteigerung, idiopathisch episklerale 318
Venensystem, episklerales 18
Venographie 318
Ventilimplantation 304, 568
Verätzungen 382
Verbindungen, interzelluläre 10
Vererbung, topische Steroidsensitivität 178
Verlaufskontrolle 154, 156, 426
Verletzungen, perforierende 369, 380
Verlustvarianz 143
Vernarbung, Filterkissen 556
Verschwommensehen 200
Verteilungskoeffizient 421
Vibratonometer 69
Vierspiegellinse 38
Vimentin 19
Visitenlampe 195
Visometer 605
visuell evozierte Potentiale (VEP) 125
visuelle Funktion beim Glaukom 120 ff., 155
Vitrektomie 59, 309, 371, 373, 381, 389, 394, 401, 572, 579, 599
- Pars-plana- 402
Vogt-Koyanagi-Harada-Syndrom 352
Vorderkammer
- aufgehobene 592, 609
- fetale 219
- flache 569

Vorderkammer-cleavage-Syndrome 226
Vorderkammereröffnung 566
Vorderkammerlinse 390, 395, 398, 608
Vorderkammertiefe 194, 279
- asymmetrische 282
- zentrale 195
Vorderkammervolumen 13, 194
Vorsorgeprogramme, kommunale 156
Vorsorgezentren 156
Vortexvenene 308

Waardenburg-Syndrom 243
Wachstumshormone 179, 231
Wahrscheinlichkeitskarten 143
Warnzeichen, subjektive 168
Wasserstoffperoxid 25, 63
Wassersucht, epidemische 348
Wassertrinkversuch 46, 173
Weill-Marchesani-Syndrom 284
Weitwinkelglaukom, chronisches 165
Wilms-Tumor 237
Winkel, kritischer 36
Winkelblock, akuter 129
Winkelblockglaukom 46, 272, 284, 307, 330, 349, 352 ff., 385, 403, 452,
- akutes 191, 280, 471, 485
- chronisches 204
- entwicklungsbedingte 164
- primäres 191 ff.
- sekundäres 204, 326, 348
- subakutes 191
- Symptome 200
Winkelblockrisiko 193
Winkelbogenglaukom 261
- akutes 319
Witterung 55
Wundheilung 515

Xanthogranulom, juveniles 332
Xenonbogenlampe 507
Xenonbogenphotokoagulation 303, 329, 593
Xenonbogenphotokoagulator 540

YAG-Laser (s. Neodym-)
Yttrium-Aluminium-Granulat 511

Zeigerausschlag, Tonometer 59
Zeiss-Confocal-Scanning Ophthalmoskop 110
Zelldichte 176
Zellkontraktion 19
Zellkulturen 298
Zellmembran 415
Zelltod, kryogener 590
Zellweger-Syndrom 242
Zentralarterienverschluß 90
Zentralvenenthrombose 53, 294, 295, 298, 307

Zentralvenenverschluß 296
Zielstrahl, Laser 510
Ziliararterien, hintere 81
Ziliarblockglaukom 207, 384
ziliare Perfusion 12
Ziliarkörper 5 ff., 324, 369, 502, 503
- Epithelien 9
- Gefäße 7
- Ziliarkörperfortsätze 6
Ziliarkörperband 7, 40, 196, 503
Ziliarkörperepithel 481, 491
Ziliarkörperfortsätze 8, 588, 598
- elongierte 309
- Feinstruktur 9
- Stroma 10
Ziliarkörpermelanome 326
Ziliarkörperresektion 601
Ziliarmuskel 7
- longitudinale Muskelanteile 7
- suprachoroidale Lamina 7
- zirkuläre Muskelanteile 7
Ziliarmuskelinsertion, anteriore 220
Ziliarmuskelkontraktion 430
Ziliarmuskelspasmus 387
ziliolentikulärer Block 386
zilioretinale Arterien 102
Zinn-Haller-Gefäßkranz 81
ZNS, Vaskulitis 347
Zone
- periphere granuläre 277
- transluzide zentral scheibenförmige 277
Zonulae ocludentes 21
Zonulafasern 269, 277, 387, 392
- Stroma 10
Zonulolyse 203, 282, 285
Zuverlässigkeit 142
zyklitische Membran 381
zyklodestruktive Glaukomchirurgie 588 ff.
Zyklodialyse 13, 377, 402, 504, 530, 532, 565
Zyklodialysespatel 532
Zyklodiathermie 369
- perforierende 589
Zykloelektrolyse 589
Zyklokryotherapie 222, 240, 303, 390, 402, 588, 589
Zyklopentolat 56
Zyklophotokoagulation 240, 593
- intraokulare 599
- Neodym-YAG- 304, 352
- transpupillare 34, 506, 598
Zykloplegika 174, 380, 384, 388
Zykloskopie 34, 279
Zyste, Iris 326, 333
Zystinose 243
Zytomegalieretinitis 352
zytopathologische Untersuchungen 328

Springer-Verlag und Umwelt

Als internationaler wissenschaftlicher Verlag sind wir uns unserer besonderen Verpflichtung der Umwelt gegenüber bewußt und beziehen umweltorientierte Grundsätze in Unternehmensentscheidungen mit ein.

Von unseren Geschäftspartnern (Druckereien, Papierfabriken, Verpackungsherstellern usw.) verlangen wir, daß sie sowohl beim Herstellungsprozeß selbst als auch beim Einsatz der zur Verwendung kommenden Materialien ökologische Gesichtspunkte berücksichtigen.

Das für dieses Buch verwendete Papier ist aus chlorfrei bzw. chlorarm hergestelltem Zellstoff gefertigt und im ph-Wert neutral.

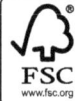

MIX
Papier aus verantwortungsvollen Quellen
Paper from responsible sources
FSC® C105338

If you have any concerns about our products,
you can contact us on
ProductSafety@springernature.com

In case Publisher is established outside the EU,
the EU authorized representative is:
**Springer Nature Customer Service Center GmbH
Europaplatz 3, 69115 Heidelberg, Germany**

Printed by Libri Plureos GmbH
in Hamburg, Germany